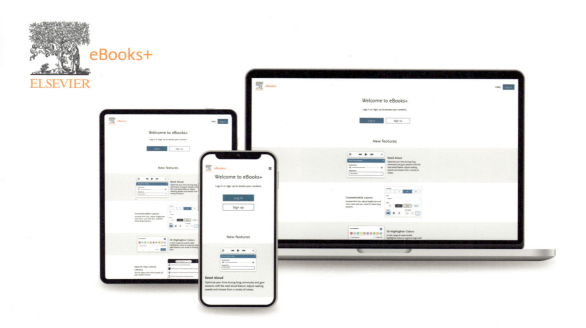

eBooks+のご利用方法

Elsevier eBooks+ では，コンテンツの閲覧，検索，ノートやハイライトの作成，コンテンツの音声読み上げが可能です．

1. http://ebooks.health.elsevier.com/ にアクセスします．
2. 左ページのスクラッチを削り，"**Redeem Access Code**" に eBooks+ 用のコードを入力します．
3. "**Redeem**" ボタンをクリックします．

テクニカル・サポート（英語対応のみ）：
https://service.elsevier.com/app/home/supporthub/elsevierebooksplus/

本書を購入することにより，原著（英語版）の電子版（eBooks+）を無料でご利用いただけます．

本書の電子版（eBooks+）の使用は，https://www.elsevier.com/legal/elsevier-website-terms-and-conditions で許諾された譲渡不可の限定ライセンスの条件に従うものとします．eBooks+ へのアクセスは，http://ebooks.health.elsevier.com/ にて本書の表紙裏側にある PIN コードで最初に eBooks+ の利用登録をした個人に限られ，第三者に譲渡することはできません．事前予告なくサービスを終了することがあります．

ロビンス基礎病理学

原書11版

KUMAR
ABBAS
ASTER
DEYRUP
DAS

Robbins & Kumar Basic Pathology,
Eleventh Edition

監訳 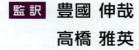 豊國 伸哉
高橋 雅英

ELSEVIER

丸善出版

ELSEVIER

Higashi-Azabu 1-chome Bldg.
1-9-15, Higashi-Azabu,
Minato-ku, Tokyo 106-0044, Japan

ROBBINS & KUMAR BASIC PATHOLOGY

Copyright © 2023 by Elsevier Inc. All rights reserved, including those for text and data mining, AI training, and similar technologies.

Publisher's note: Elsevier takes a neutral position with respect to territorial disputes or jurisdictional claims in its published content, including in maps and institutional affiliations.

Previous editions copyrighted 2018, 2013, 2007, 2003, 1997, 1992, 1987, 1981, 1976, and 1971

ISBN: 978-0-323-79018-5

This translation of *Robbins & Kumar Basic Pathology, Eleventh Edition* by Vinay Kumar, Abul K. Abbas, Jon C. Aster, Andrea T. Deyrup and Abhijit Das was undertaken by Maruzen Publishing Co., Ltd. and is published by arrangement with Elsevier Inc.

本書, Vinay Kumar, Abul K. Abbas, Jon C. Aster, Andrea T. Deyrup and Abhijit Das 著： *Robbins & Kumar Basic Pathology, Eleventh Edition* は，Elsevier Inc. との契約によって出版されている．

ロビンス基礎病理学　原書11版 by Vinay Kumar, Abul K. Abbas, Jon C. Aster, Andrea T. Deyrup and Abhijit Das.
Copyright © 2025, Elsevier Japan KK.
ISBN: 978-4-621-30862-2

All rights reserved. No part of this publication may be reproduced or transmitted in any form or by any means, electronic or mechanical, including photocopying, recording, or any information storage and retrieval system, without permission in writing from the publisher. Details on how to seek permission, further information about the Publisher's permissions policies and our arrangements with organizations such as the Copyright Clearance Center and the Copyright Licensing Agency, can be found at our website: www.elsevier.com/permissions.

This book and the individual contributions contained in it are protected under copyright by the Publisher (other than as may be noted herein).

注　意

本翻訳は，エルゼビア・ジャパンがその責任において請け負ったものである．医療従事者と研究者は，ここで述べられている情報，方法，化合物，実験の評価や使用においては，常に自身の経験や知識を基盤とする必要がある．医学は急速に進歩しているため，特に，診断と薬物投与量については独自に検証を行うものとする．法律のおよぶ限り，Elsevier，出版社，著者，編集者，監訳者，翻訳者は，製造物責任，または過失の有無に関係なく人または財産に対する被害および／または損害に関する責任，もしくは本資料に含まれる方法，製品，説明，意見の使用または実施における一切の責任を負わない．

ELEVENTH EDITION

ROBBINS & KUMAR
BASIC PATHOLOGY

VINAY KUMAR, MBBS, MD, FRCPath
Lowell T. Coggeshall Distinguished Service
  Professor of Pathology
Biological Sciences Division and The Pritzker
  Medical School
University of Chicago
Chicago, Illinois

ABUL K. ABBAS, MBBS
Emeritus Professor
Department of Pathology
University of California San Francisco
San Francisco, California

JON C. ASTER, MD, PhD
Ramzi S. Cotran Professor of Pathology
Brigham and Women's Hospital and Harvard
  Medical School
Boston, Massachusetts

ANDREA T. DEYRUP, MD, PhD
Professor of Pathology
Duke University School of Medicine
Durham, North Carolina

ABHIJIT DAS, MD
Associate Professor of Pathology
Janakpuri Super Speciality Hospital
New Delhi, India

ELSEVIER

献　辞

挑戦を続け，私たちに刺激を与え続けてくれる学生たちへ

監訳者序文

　2023年に発刊されたロビンス基礎病理学第11版の日本語翻訳版をようやくみなさまにお届けできることをたいへんうれしく思う。

　ロビンス基礎病理学の特徴は，世界で最も多く使用される病理学の教科書の1つであることからもわかるように，グローバルな視点からのバランスのとれた記載と，病理学の理解を助ける芸術的とさえいえるイラストや写真の豊富さにある。この2点においては，この教科書はどの教科書よりも優れていると考えている。今回は5年の間に極めて大きな改訂がなされ，2章分が削除され10%程度コンパクトになっている。これは，サイエンスの進歩に対応しながらも必要最小限を目指した編集として多いに評価できる。最近の学生は漫画調で，医師国家試験で出題されることのみが凝縮された教科書を好むようになっているが，医学の進歩は学術論文として公表されて初めて成り立っていくことを考えると，ロビンス基礎病理学の文章を日本の医学生が日本語と英語でしっかり理解し，病気に関する概念を身につけることは在学中の最も重要な訓練の1つと考えられる。また，第10版と同様に，電子書籍eBooks＋を使用すれば，原著英文の全文へのアクセスが可能になっているので十分に活用していただきたい。医学領域においても，輸入医薬品，新興感染症，外国人居住者の増加など，日本だけでは済まされない問題が増加している。医学部2年生，3年生の比較的時間的な余裕のあるときに，是非医学書を読む癖をつけ，英文をできる限り咀嚼してほしいと願っている。そしてそのような学生のなかから，世界レベルで活躍できる医学研究者が育ってくることを期待している。

　2003年のヒトゲノム解読完了から21年が経過して，いよいよその成果が臨床に反映されつつある。がんは主としてゲノム改変の病気と理解されるようになり，現在では個々の情報が各がんの診断や治療に日常的に活用されつつある。また，2018年のノーベル生理学・医学賞が免疫チェックポイント阻害剤開発の先鞭をつけた本庶　佑　京都大学特別教授となったことは，日本の医学研究のさらなる発展に拍車をかけている。そのような先端的な記述もこの教科書には多数含まれている。明治時代に多くの医学部・医科大学は，病理学教室・衛生学教室，内科学教室・外科学教室でスタートしている。それが現在では，50を超えるような多様な教室に分化したが，ヒトの病気や病態の理解の中心にあるのは病理学教室であるという事実には少しの変わりもない。病理学が臓器・組織・細胞レベルの形態学を基盤にしているのは極めて重要な事実であり，幾千年をかけて得られたこの人類の叡智を，この教科書を手にして是非体得してもらいたい。形態学において，その病変の解釈には多少の主観が関わるが，肉眼的にあるいは顕微鏡により観察されるイメージは客観的なものであり，うそいつわりはない。それが現在，分子レベルで理解されるようになってきたのである。とくにここ数年において，病理診断に日常使用されるホルマリン固定パラフィン包埋標本からゲノム解析や空間トランスクリプトーム解析が可能になってきており，病理学はますます重要になりつつある。そして，個別化医療を目指す医療発展のためには，たいへんわくわくする時代になってきている。

　本版においても，全国の病理学教室や病院の病理医の仲間にたいへんお世話になった。多忙ななか，翻訳を担当していただいた先生方に心より感謝したい。また，全国の医学生もたくさん下訳に協力をしてくれた。その名前は翻訳協力者としてすべて記載している。もし，翻訳や内容に誤りがあることに気づかれたときには，それはすべて二人の監訳者に責任があるので，次刷で訂正できるように是非ともご一報いただきたい。

　この教科書は医学生向けに書かれているが，医学部や医療関係の教育施設で病理学の講義をする教員，基礎医学の知識をリフレッシュしたい臨床家，コ・メディカルの学生・スタッフ，ヒトの病気に興味を持つ研究者，病気を理解したい一般の方々にも大いに役立つものと自負している。日本では今，医学研究者の育成や，日本独自の医療技術や薬剤の開発が大きな目標となっている。病理学を勉強することにより初めてヒトの病気の体系的な理解が可能となる。この教科書を読み込めば，世界の医師・研究者が病気をどう捉えているのか，最新の知識を獲得できるであろう。この教科書により，医療に興味を持つ方が一人でも増え，また日本語での病理の理解に役立てていただけるなら，監訳者の望外の喜びである。

　最後になったが，今回の翻訳・監訳にあたり，発行元のエルゼビア・ジャパン株式会社および発売元の丸善出版株式会社にはたいへんお世話になった。この場をお借りして深謝申し上げたい。

2024年10月5日　鶴舞にて
監訳者　豊國 伸哉，高橋 雅英

訳者一覧

――監訳――

豊國　伸哉　名古屋大学大学院医学系研究科病理病態学講座生体反応病理学／分子病理診断学 教授
高橋　雅英　藤田医科大学 特命教授／名古屋大学 名誉教授

――翻訳※50音順――

大原　悠紀　米国国立衛生研究所国立がん研究所 Laboratory of Human Carcinogenesis 博士研究員[9章]
岡﨑　泰昌　名古屋大学大学院医学系研究科生体反応病理学 准教授[15章]
加留部 謙之輔　名古屋大学大学院医学系研究科高次医用科学臓器病態診断学 教授[13章]
小林　基弘　福井大学医学部腫瘍病理学分野 教授[2, 3章]
高橋　恵美子　愛知医科大学病院病理診断科 准教授[10章]
鷹橋　浩幸　東京慈恵会医科大学病理学講座・病院病理部 教授[16章]
高橋　雅英　藤田医科大学 特命教授／名古屋大学 名誉教授[6章]
豊國　伸哉　名古屋大学大学院医学系研究科病理病態学講座生体反応病理学／分子病理診断学 教授[1章]
中嶋　安彬　三菱京都病院病理診断科 顧問[19, 20章]
長嶋　洋治　東京女子医科大学病理診断学分野 教授[12章]
能勢　眞人　愛媛大学 名誉教授[5章]
羽賀　博典　京都大学大学院医学研究科病理診断学分野 教授[14章]
原　　明　　岐阜大学大学院医学系研究科腫瘍病理学 教授[4章]
二口　充　　山形大学医学部病理学講座 教授[7章]
真鍋　俊明　京都大学 名誉教授[22章]
村雲　芳樹　北里大学医学部病理学(村雲)単位 教授[18章]
谷田部　恭　国立がん研究センター中央病院病理診断科 科長[11章]
山下　享子　公益財団法人がん研究会有明病院病理部 副医長[8章]
山下　依子　豊田厚生病院病理診断科 代表部長[17章]
吉田　眞理　愛知医科大学加齢医科学研究所神経病理部門 特命研究教授[21章]

──【翻訳協力】※施設名50音順──

(東京慈恵会医科大学)
深瀬　悠人
萩野　美結
加畑　智也
冠城　佳奈
中山　大河
浜島　宜子
西野　健太郎

(山形大学)
菅原　健登

著者一覧

VINAY KUMAR, MBBS, MD, FRCPath
Lowell T. Coggeshall Distinguished Service Professor
  of Pathology
Biological Sciences Division and The Pritzker Medical
  School
University of Chicago
Chicago, Illinois

ABUL K. ABBAS, MBBS
Emeritus Professor
Department of Pathology
University of California San Francisco
San Francisco, California

JON C. ASTER, MD, PhD
Ramzi S. Cotran Professor of Pathology
Brigham and Women's Hospital and Harvard Medical
  School
Boston, Massachusetts

ANDREA T. DEYRUP, MD, PhD
Professor of Pathology
Duke University School of Medicine
Durham, North Carolina

ABHIJIT DAS, MD
Associate Professor of Pathology
Janakpuri Super Speciality Hospital
New Delhi, India

原著者序文

　Stanley Robbins は『基礎病理学』を，臨床志向のシンプルな教科書として構想し，1971年に最初に出版した。その著者は Robbins と Angell の二人である。その後50年にわたり，この本を常に最新の状態に保つという目標のために，ほとんどの章が専門家によって執筆された。その結果，この本は徐々に（そして必然的に）複雑になっていった。慎重に考えた結果，軌道修正が必要だと判断した。第11版は，以下の点でこれを反映している。

- すべての章が編集者自身によって執筆され，改訂された。
- Abhijit Das 博士（編集に参加）が作成した150以上の新しい図を追加し，複雑な疾患メカニズムを説明している。
- 基礎病理学を将来の医師にとってより有用なものとするため，各章に一般的に使用される臨床検査とその病態生理および臨床的関連性を示した表を追加した。
- また，学生が基本的な項目に集中できるよう，各章の最後に覚えておくべき重要なメッセージを提供する要約の項を設けた。
- 疾患プロセスをより分かりやすく説明するため，顕微鏡写真を多数追加した。また，テキストに掲載されている図以外にも，オンライン版でアクセスできる eFigure を追加した。
- もう一つの大きな変更点は，健康格差の問題を取り上げ，社会経済的要因や社会的に定義された人種との関係を再考したことである。この取り組みには，医学における人種の役割に詳しい Joseph L. Graves, Jr 博士を起用し，第7章に健康格差に関するセクションを設

けた。可能な限り，様々な臨床症状を反映させるため，色素の薄い皮膚と濃い皮膚の両方の皮膚病変の写真を掲載し，人体を描いた図版は色調を調整した。

　オミックスの時代に入ったとはいえ，古くから用いられてきた肉眼的，顕微鏡的解析は，依然として疾患理解の中心であり，形態学的変化については，すぐに参照できるように強調されている。また，臨床病理学的相関を重視し，分子病理学が医学の実践に与える影響も強調されている。これらすべてが，本文の10％の簡潔化で達成されたことを嬉しく思う。

　私たちは，明瞭な文章と適切な言葉遣いが理解力を高め，学習プロセスを促進すると引き続き確信している。旧版をご存知の方は，情報の流れを改善し，より論理的にするために，多くの章で文章が大幅に再構成されていることにお気づきだろう。私たちはデジタル時代に突入しており，テキストは100の臨床症例とともにオンラインで利用可能で，チュートリアルや自習用として利用できるインタラクティブな機能を備えている。

　本書を編集できたことは，私たちにとって名誉なことであり，病理学を学ぶ学生や先生方から多大な信頼を寄せられていることを実感している。この責任を痛感し，本書が先達の伝統にふさわしく，またその伝統をさらに高めるものとなることを願ってやまない。

VK
AKA
JCA
ATD
AD

謝　辞

　この種の大きな試みは，多くの方々の協力なしには成し得ない。何よりもまず，旧版のさまざまな章の執筆者に感謝する。この版の編集者はすべての章を改訂したが，基礎は以前の寄稿者たちによって築かれた。各章で個別に謝辞を述べている。Andrea Deyrup と Abhijit Das という2人の新編集者を迎えたが，2人ともベテランの教育者である。彼らは，文章を簡素化し，図版を改善しようとする我々の試みに多大な貢献をしてくれた。

　臨床検査表の作成に貢献してくれた Association of Pathology Chairs の Undergraduate Medical Educators Section に感謝したい。さらに，Mayo Foundation for Medical Education and Research のウェブサイト(https://www.mayocliniclabs.com，2022年9月27日アクセス)から臨床検査表の基準値の公開を許可していただいたことに感謝の意を表したい。さらに多くの同僚が，医学生に適切なレベルに保つために，臨床検査を注意深く見直し，テキストを充実させてくれた。彼らには，関連する表とともに個別に謝辞を述べている。また，個人的なコレクションから珠玉の写真を提供してくださった方々もいる。Edward Klatt 博士の Robbins and Cotran Atlas of Pathology と Christopher Fletcher 博士の Histopathology of Tumors から多くの新しい画像を引用した。これらの著者の寛大なご厚意により，写真の使用を許可していただいたことに感謝する。さらに，ミシガン大学病理学教室のバーチャルスライドボックス(https://www.pathology.med.umich.edu/slides)の画像の使用許可に感謝したい。また，本文中で人種と家系をどのように取り上げるべきかについて提言してくださった Joseph Graves, Jr. 博士に感謝したい。さらに，各章の内容をレビューしてくださった方々にも感謝している。マサチューセッツ州ロックスベリーの Dimmock Center の Julianne Elofson 博士(中毒医学)，デューク大学の Sarah Wolfe 博士(皮膚科学)，ブリガム・アンド・ウィメンズ病院の Susan Lester 博士(乳腺病理学)，デューク大学の Thomas Cummings 博士(眼と脳の病理学)，デューク大学の Jessica Seidelman 博士(感染症学)，デューク大学の Franca Alphin 博士(栄養学)などである。意図しない脱落があった場合は，お詫び申し上げたい。

　Elsevier 社の多くの人々が，本書の制作において果した役割は評価に値する。このテキストは，幸運にも数版にわたって私たちのパートナーである Rebecca Gruliow(ディレクター，コンテンツ開発担当)の手に渡った。その他，Jim Merritt(エグゼクティブ・コンテンツ・ストラテジスト)，Jeremey Bowes(編集者)にも感謝の意を表したい。特に，制作チーム全体，とりわけシニア・プロジェクト・マネージャーの Dan Fitzgerald には，ときに「不可能」に近い要求に耐えてくれたこと，そして，終わりのない仕事に取り組むすべての著者を苦しめる極度の疲労の時期に，私たちの特異性に耐えてくれたことに感謝している。Brian Salisbury(シニア・ブックデザイナー)，Muthu Thangaraj(シニア・グラフィック・アーティスト)，Nijantha Priyadharshini(グラフィック・コーディネーター)，Narayanan Ramakrishnan(グラフィック・コーディネーター)，Santhoshkumar Iaraju(デジタル・メディア・シニア・プロデューサー)など，私たちの情熱を分かち合ってくれた Elsevier チーム全員に感謝している。また，世界中に散らばる数多くの学生や先生方には，内容の明確さについて質問を投げかけ，究極のコピーエディターとしての役割を担っていただいた。彼らの努力は，この本が彼らに真剣に読まれていることを再確認させてくれた。

　このような事業は，著者の家族に大きな負担を強いる。物理的にも精神的にも，私たちの不在を許容してくれたことに感謝する。彼らの無条件のサポートと愛情，そして我々の努力が価値あるものであり，役に立つものであるという信念を分かち合ってくれることによって，我々は祝福され，強くなる。特に配偶者の Raminder Kumar と，Ann Abbas，Erin Malone，Tony Williamson，Kankana Roy には，揺るぎないサポートを提供し続けてくれていることに感謝している。

　そして最後に，私たち編集者はお互いを称えあいたい。私たちのパートナーシップが成功しているのは，意見や個人のスタイルが異なるにもかかわらず，卓越した教育というビジョンを共有しているからだ。

VK
AKA
JCA
ATD
AD

オンラインコンテンツ

本書『ロビンス基礎病理学 原書11版』を購入いただいた方には，本書の電子書籍版をElsevier eLibraryで提供しており，原著の電子書籍などを含む以下のコンテンツをElsevier eBooks+で提供している．

オンラインテキストブック（英語版）

Elsevier eBooks+では本書の原著のオンラインバージョンをご覧いただくことが可能である．全篇を通して検索が可能で，印刷版に掲載されている図もすべて提供している．いくつかのパートからなる図はクリックで拡大でき，スライドショー表示も可能．

臨床症例

Elsevier eBooks+では，100以上の臨床症例について学ぶことができる（英語のみ）。各症例は、臨床病理学的相関関係および病態生理の理解がより深まるように考案されている。

自己採点問題集

Elsevier eBooks+では，各章にリンクされたインタラクティブな選択式テストで自己採点することが可能（英語のみ）。

目 次

1　細胞傷害，細胞死と適応　　1
Cell Injury, Cell Death, and Adaptations

- 病理学とは ... 1
- 概論：ストレスや有害刺激への細胞応答 ... 1
- 細胞傷害の原因 ... 2
- 細胞傷害から細胞死に至る各事象の順番 ... 2
- 細胞傷害と細胞死のメカニズム ... 11
- ストレスに対する細胞の適応 ... 17
- 細胞内あるいは細胞外の蓄積 ... 21
- 細胞老化 ... 23

2　炎症と修復　　29
Inflammation and Repair

- 炎症の一般的特徴 ... 29
- 炎症の原因 ... 30
- 微生物や傷害細胞の認識 ... 30
- 急性炎症 ... 31
- 炎症のメディエーター ... 37
- 急性炎症の形態学的パターン ... 44
- 急性炎症の転帰 ... 46
- 慢性炎症 ... 47
- 炎症の全身に及ぼす影響 ... 52
- 組織修復 ... 53

3　血液循環障害，血栓塞栓症，およびショック　　65
Hemodynamic Disorders, Thromboembolism, and Shock

- 充血とうっ血 ... 65
- 浮腫 ... 65
- 静水圧の上昇 ... 67
- 血漿膠質浸透圧の低下 ... 67
- リンパ管閉塞 ... 67
- ナトリウムと水の貯留 ... 67
- 出血 ... 68
- 止血と血栓症 ... 69
- 塞栓症 ... 79
- 梗塞 ... 81
- ショック ... 82

4 遺伝性疾患および小児の疾患　　89
Genetic and Pediatric Diseases

- ゲノム　89
- 遺伝性疾患　93
  - ヒト疾患にかかわる遺伝的異常の成り立ち　94
  - メンデルの法則に従う疾患（単一遺伝子の変異による疾患）　95
  - 複合多因子疾患　111
  - 細胞遺伝学的疾患　112
  - 非定型的な遺伝様式を示す単一遺伝子疾患　118
- 小児の疾患　122
  - 先天性奇形　122
  - 周産期感染症　126
  - 早産児および子宮内発育遅延　127
  - 新生児呼吸窮迫症候群　128
  - 壊死性腸炎　129
  - 乳児突然死症候群　130
  - 胎児水腫　131
  - 幼児・児童期における腫瘍および腫瘍様病変　134
  - 遺伝性疾患の分子診断　140

5 免疫系疾患　　149
Diseases of the Immune System

- 正常の免疫応答　149
- 免疫系を構成する細胞と組織　151
- リンパ球の活性化と獲得免疫応答の概要　157
- 過敏症：免疫介在性組織傷害機序　160
- 自己免疫疾患　170
- 移植の免疫学　182
- 免疫不全症候群　188
- 後天性免疫不全症候群　193
- アミロイドーシス　202

6 腫瘍　　213
Neoplasia

- 用語の定義　213
- 良性および悪性腫瘍の特徴　215
- 疫学　220
- がん関連遺伝子　223
- がんにおける遺伝子の変異部位　224
- 発がん：多段階過程　227
- がんの特徴　228
- がんの病因：発がん性物質　253
- 腫瘍の臨床的特徴　258

7 環境要因および栄養障害による疾患
Environmental and Nutritional Diseases … 271

- 健康格差 … 271
- 気候変動が健康に及ぼす影響 … 272
- 化学的・物理的な物質の毒性 … 274
- 環境汚染物質 … 275
- タバコの影響 … 281
- アルコールの影響 … 283
- 治療薬による傷害と非処方薬の乱用 … 285
- 物理的因子による損傷 … 290
- 栄養障害による疾患 … 296

8 血管
Blood Vessels … 317

- 血管の構造と機能 … 317
- 先天性奇形 … 318
- 血圧調節 … 319
- 高血圧性血管疾患 … 321
- 動脈硬化 … 323
- アテローム性動脈硬化 … 323
- 動脈瘤と解離 … 333
- 血管炎 … 337
- 血管反応過敏性疾患 … 345
- 静脈とリンパ管 … 345
- 腫瘍 … 346

9 心臓
Heart … 355

- 心臓疾患の概要 … 355
- 心不全 … 355
- 先天性心疾患 … 358
- 虚血性心疾患 … 363
- 不整脈 … 374
- 高血圧性心疾患 … 375
- 弁膜性心疾患 … 377
- 心筋症と心筋炎 … 383
- 心筋炎 … 389
- 心外膜疾患 … 391
- 心臓の腫瘍 … 392
- 心臓移植 … 393

10　造血およびリンパ組織　　397
Hematopoietic and Lymphoid Systems

- **赤血球の疾患** … 397
  - 失血による貧血：出血 … 398
  - 溶血性貧血 … 399
  - 赤血球造血の低下による貧血 … 409
  - 多血症 … 415
- **白血球の疾患** … 415
  - 白血球の非腫瘍性疾患 … 416
  - 白血球の腫瘍性増殖 … 419
- **出血性疾患** … 440
  - 播種性血管内凝固症候群（DIC） … 441
  - 血小板減少症 … 443
  - 凝固障害性疾患 … 444
- **輸血の合併症** … 446
- **脾臓および胸腺を侵す疾患** … 448
  - 脾腫 … 448
  - 胸腺疾患 … 448

11　肺　　459
Lung

- 無気肺（肺虚脱） … 459
- 急性肺傷害と急性呼吸促迫症候群 … 460
- 閉塞性および拘束性肺疾患 … 460
- 閉塞性肺（気道）疾患 … 461
- 慢性間質性（拘束性，浸潤性）肺疾患 … 469
- 肺血管の疾患 … 477
- 肺感染症 … 480
- 肺腫瘍 … 500
- 胸膜病変 … 505
- 上気道病変 … 507

12　腎　　513
Kidney

- 腎疾患の臨床症状 … 513
- 糸球体の疾患 … 514
- 尿細管および間質を侵す疾患 … 529
- 血管を侵す疾患 … 534
- 慢性腎臓病 … 537
- 囊胞性疾患 … 538
- 尿路閉塞 … 540
- 腫瘍 … 542

13 口腔と消化管　549
Oral Cavity and Gastrointestinal Tract

口腔 549
- 歯牙とその支持組織の疾患 549
- 口腔炎症性疾患 549
- 口腔の増殖性病変と腫瘍性病変 550
- 唾液腺の疾患 552
- 歯原性嚢胞と歯原性腫瘍 555

食道 556
- 閉塞性疾患と血管性疾患 556
- 食道炎 558
- 食道腫瘍 561

胃 563
- 胃症と急性胃炎 563
- 慢性胃炎 565
- 慢性胃炎の合併症 566
- 胃ポリープと腫瘍 568

小腸と大腸 572
- 腸閉塞 572
- 腸管の血管病変 574
- 下痢症 575
- 炎症を伴う腸疾患 586
- 結腸ポリープと腫瘍性疾患 591

虫垂 600
- 急性虫垂炎 600
- 虫垂の腫瘍 600

14 肝臓と胆嚢　607
Liver and Gallbladder

肝臓 607
- 肝疾患の一般的な特徴 607
- 感染性疾患 612
- 自己免疫性肝炎 620
- 薬物および毒素による肝障害 620
- アルコール関連および非アルコール性脂肪性肝疾患 621
- 遺伝性代謝性肝疾患 625
- 胆汁うっ滞性疾患 629
- 循環障害 636
- 結節と腫瘍 637

胆嚢 642
- 胆石症 642
- 胆嚢炎 644
- 胆嚢癌 645

15 膵臓　　651
Pancreas

    先天異常 651
    膵炎 652
    膵腫瘍 657

16 男性生殖器および下部尿路　　663
Male Genital System and Lower Urinary Tract

    陰茎 663
    陰嚢，精巣，精巣上体 664
    前立腺 668
    尿管，膀胱，尿道 673
    性行為感染症 675

17 女性生殖器と乳腺　　687
Female Genital System and Breast

    外陰部 687
        外陰炎 687
        腫瘍 688
    腟 689
        腟炎 689
        悪性腫瘍 690
    子宮頸部 690
        子宮頸管炎 690
        子宮頸部腫瘍 690
    子宮体部 694
        子宮内膜炎 694
        腺筋症 694
        子宮内膜症 694
        異常子宮出血 695
        子宮内膜および子宮筋層の増殖性病変 696
    卵管 699
    卵巣 700
        卵胞嚢胞および黄体嚢胞 700
        多嚢胞性卵巣症候群 700
        卵巣腫瘍 700
    妊娠と関係する疾患 705
        胎盤の炎症および感染症 705
        子宮外妊娠 705
        子癇前症/子癇 705
        妊娠性絨毛性疾患 706

乳腺 708
　乳腺疾患の臨床像 708
　炎症過程 709
　間質性腫瘍 710
　良性上皮性病変 710
　がん 712

18　内分泌系　　723
Endocrine System

下垂体 723
　下垂体疾患の臨床症状 725
　下垂体前葉腫瘍 725
　下垂体機能低下症 728
　下垂体後葉の疾患 729
甲状腺 729
　甲状腺機能亢進症 729
　甲状腺機能低下症 730
　自己免疫性甲状腺疾患 731
　びまん性多結節性甲状腺腫 735
　甲状腺腫瘍 736
副甲状腺 742
　副甲状腺機能亢進症 743
　副甲状腺機能低下症 745
膵内分泌 745
　糖尿病 746
　膵神経内分泌腫瘍 757
副腎皮質 758
　副腎皮質機能亢進症 758
　副腎不全 763
　副腎皮質腫瘍 764
　副腎髄質の腫瘍 766
多発性内分泌腫瘍症候群 767
　多発性内分泌腫瘍症 1 型 767
　多発性内分泌腫瘍症 2 型 768

19　骨，関節および軟部腫瘍　　775
Bones, Joints, and Soft Tissue Tumors

骨 775
　骨の構造と機能 775
　骨・軟骨の形成異常 777
　骨の代謝性疾患 778
　骨パジェット病（変形性骨炎） 781
　骨折 782

　　　　骨壊死（無血行性壊死） ... 783
　　　　骨髄炎 ... 784
　　　　骨腫瘍および腫瘍関連病変 ... 785
　　関節 ... 794
　　　　関節炎 ... 795
　　　　関節腫瘍と腫瘍関連病変 ... 804
　　軟部腫瘍 ... 805
　　　　脂肪組織の腫瘍 ... 806
　　　　線維性腫瘍 ... 807
　　　　骨格筋腫瘍 ... 807
　　　　平滑筋腫瘍 ... 808
　　　　起源不明の腫瘍 ... 809

20　末梢神経と筋肉　813
Peripheral Nerves and Muscles

　　末梢神経疾患 ... 813
　　神経筋接合部疾患 ... 816
　　骨格筋疾患 ... 817
　　末梢神経腫瘍 ... 823

21　中枢神経系と眼　827
Central Nervous System and Eye

　　中枢神経 ... 827
　　　　脳浮腫，脳ヘルニア，水頭症 ... 828
　　　　先天性奇形 ... 830
　　　　遺伝性代謝疾患 ... 831
　　　　脳血管障害 ... 831
　　　　中枢神経系の外傷 ... 838
　　　　中枢神経系感染症 ... 840
　　　　栄養障害 ... 847
　　　　髄鞘疾患 ... 847
　　　　神経変性疾患 ... 850
　　　　腫瘍 ... 860
　　眼 ... 867

22 皮膚 879
Skin

急性炎症性皮膚症 879
慢性炎症性皮膚症 883
感染性皮膚症 885
水疱性疾患 886
皮膚腫瘍 890

索引 901

細胞傷害，細胞死と適応

Cell Injury, Cell Death, and Adaptations

第1章

病理学とは

病理学 pathology は，疾患の原因を追究する学問である。その際，疾病の発生に関連した細胞，組織ならびに臓器の各レベルにおいて発生するさまざまな変化を理解する。したがって，**病理学は臨床行為の科学的な基盤を形成している**。今後，学生諸君が病理学ならびに臨床医学を学習するにあたり，常に遭遇する2つの重要な医学用語がある。

- **病因 etiology** とは疾患の原因であり，背景となっている要因や修飾因子を含む。特に，高血圧，糖尿病やがんといったほとんどのありふれた疾患において，その病因が遺伝子感受性などのような遺伝的素因と，さまざまな環境要因により複合的に成立していることは明らかである。このように，疾患の背景にある遺伝的素因ならびに環境要因を理解することは現代医学の主要な目標でもある。
- **病態形成 pathogenesis** とは，疾患の段階的成立ならびに進行過程のメカニズムを示す概念である。病態形成は，さまざまな病因が，最初の疾患のきっかけから，特定の疾患に特異的な機能的ならびに構造的な異常を特徴づけるような細胞レベル・分子レベルの変化をどのようにして起こしているのかを説明するものである。病因が"なぜ"疾患が発生するかという理由に言及しているのに対して，病態形成は"どのように"疾患が進展するかという過程を示しているといえる（図1.1）。

疾患において病因と病態形成を定義することは，疾患を理解するのみならず，疾患の治療法や有効な予防法を開発するうえでも必須である。今では，類似した形態学的特徴の疾患でさえ（例えば，特定の臓器のがん），症例ごとに分子の重要な相違（変異やエピゲノム修飾など）を示すことがわかっている。このことを認識することが，**精密（個人に特異的な）医療 precision（or personalized）medicine** を生み出し，この場においては，治療が疾患概念に対してではなく，個々人の病気に対してデザインされるのである。

臨床において患者の診断を確定し治療方針を決定するにあたり，病理医は細胞や組織を肉眼的あるいは顕微鏡的に観察し，その**形態学 morphology** 的変化を同定する

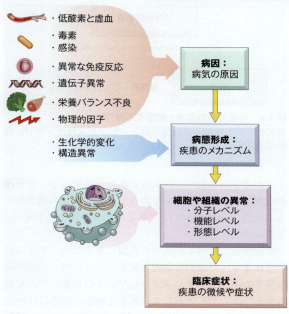

図1.1 疾患の進展する段階
選ばれた主要な原因（病因）のみを記載している。

のみならず，血液や尿など体液の生化学的な組成の変化と同様に，その内容（遺伝子やタンパク質の発現など）を評価する。このような変化を病的組織で評価することは，予後や最適の治療を予測することだけでなく，診断にも役に立つ。

概論：ストレスや有害刺激への細胞応答

細胞は，刻一刻と変化する細胞内の物質要求や細胞外からのストレスに応答して，**ホメオスタシス homeostasis** とよばれる恒常的な状態を維持するためその形態や機能を周辺環境に適応するように積極的に調整していく機能を備えている。細胞は生理的なストレスや傷害性の刺激に遭遇すると，**適応 adaptation** が可能であり，新たな恒常状態を達成し，生存と機能を維持する。もし，適応能力を超えたり，外的ストレスが本質的に有害なものであるときには，**細胞傷害 cell injury** が発生する（図1.2）。一定の範囲内においては，傷害は**可逆性 reversible** であり，恒常性が回復する。しかし，ストレ

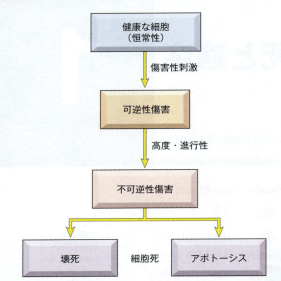

図 1.2　可逆性細胞傷害と細胞死の順序
壊死とアポトーシスは細胞死の 2 つの主要な経路であり，詳細は後述する。

スが高度であったり，持続性であったりすると，**不可逆的な傷害** irreversible injury となり，標的細胞の死が起こる。**細胞死** cell death は，多くの疾患の発生において，重要な現象である。

細胞傷害はすべての疾患の基盤にあるため，本章においてはまず，可逆的な傷害と細胞死を含む種々の急性細胞傷害の原因，メカニズムならびにその影響について議論する。次いで，ストレスに対する細胞の適応について熟考し，細胞や組織に影響を与えるその他の 2 つの過程，すなわち異常物質の沈着と細胞老化とともに本章をまとめる。

細胞傷害の原因

細胞傷害の主要な原因は，以下のように分類可能である。

- **低酸素症と虚血**：低酸素症 hypoxia は酸素欠乏を意味し，**虚血** ischemia は血液供給の減少を意味する，これらは細胞傷害や細胞死の原因として最も頻度の高いものである。ともに組織において，細胞の機能や生存に必要なエネルギー産生に必須である酸素欠乏をもたらすものである。また，虚血は栄養の供給も減らしてしまう。低酸素症の最も多い原因は動脈閉塞による虚血であるが，酸素欠乏症は種々の肺疾患のように血液の酸素化に問題がある場合，さまざまな原因による貧血あるいは一酸化炭素中毒のように酸素運搬能力の低下からも発生することがある。
- **毒性物質**：毒性を有する可能性のある**化学物質** toxin は毎日の環境中に存在する。これには，空気中の汚染物質，殺虫剤，一酸化炭素，アスベスト，タバコの煙，エタノールや薬剤などが含まれる。多くの治療用薬品でさえ，感受性の高い患者に投与されたり過量あるいは不適切に投与されたりすると，細胞や組織を傷害することがある（第7章）。ブドウ糖，食塩，水あるいは酸素のような無害な物質さえも毒物として作用することがある。
- **感染性物質**：ウイルス，細菌，真菌，寄生虫のような，すべての種類の感染性病原体は，毒性物質の放出や危険な免疫応答の惹起を含む広範なメカニズムにより，細胞を傷害する。
- **免疫反応**：免疫機構は，病原性のある微生物から身体を保護しているが，ときに**免疫反応** immunologic reaction が細胞や組織傷害を引き起こすこともある。例として，自己組織に反応する自己免疫反応や環境物質に対するアレルギー反応などがあり，遺伝的に感受性の高い人にみられる（第5章）。このようなすべての場合において，免疫応答は炎症反応を引き起こし，しばしば炎症は細胞や組織への傷害の原因となる。
- **遺伝子異常**：染色体異常や変異のなかには，ダウン症に伴う先天性奇形のように著明な形態変化を引き起こすこともあれば，ヘモグロビンに1アミノ酸置換が起こり鎌状赤血球性貧血が発症するような，一見してわからないような病態変化を起こすこともある（第4章）。変異はタンパク質機能の減少（先天性代謝異常の酵素など）あるいは増加の結果として，細胞傷害を起こすかもしれない。また，DNA傷害や折りたたみ不全タンパク質の蓄積も細胞死のスイッチを入れるかもしれない。変異はまた発がんにおいて中心的な役割を担っている（第6章）。
- **栄養不良**：タンパク質やカロリーの不足は，いまだ細胞傷害の主要原因の1つである。また，特定のビタミン欠乏症は，高い生活水準をもつ先進国においても珍しくはない（第7章）。一方，過剰な食事摂取も肥満を引き起こすため，2型糖尿病や動脈硬化症のような種々の疾患において重要な基盤因子となっている。
- **物理的刺激**：外傷，異常温度，放射線，電気刺激，急激な気圧変化はすべて，傷害性の影響を細胞に及ぼす（第7章）。

これまでの導入をもって細胞死の過程や形態学的変化を議論し，その後種々の**有害刺激** noxious stimuli によって発生する傷害の生化学的な機構の議論へと進めていく。

細胞傷害から細胞死に至る各事象の順番

さまざまな有害性刺激が種々の生化学的な機構で細胞を傷害するが，そのすべては，ほとんどの種類の細胞において定型的な形態学的・構造的な変化を誘導する。

可逆的細胞傷害

可逆的な細胞傷害とは，傷害性の刺激を取り除くことができれば，傷害された細胞の機能や形態の異常がもとどおりになる細胞傷害と定義される（図1.3）。可逆的な傷害においては，細胞や細胞内小器官は腫脹する。これは，形質膜に存在するエネルギー依存性のイオンポンプがうまく機能しないために水が入るからであり，そのためにイオンや水分の恒常性を維持することが不能になる。ある傷害においては，傷害を受けた細胞の内部に変性した小器官や脂肪が蓄積することもある。

形態学

可逆的細胞傷害に関連がある2つの主な形態学変化は，細胞腫脹と脂肪変性である。

- **細胞腫脹 cellular swelling**（図1.4B）は，低酸素，毒性物質あるいは他の原因による細胞傷害でよく観察される。光学顕微鏡の観察ではわかりにくいかもしれないが（細胞内の液体は標本作製過程で失われるからである），臓器全体を調べたときには肉眼的に明らかである場合が多い。1つの臓器で多くの細胞が腫脹しているときには，臓器の色調は蒼白となり（毛細血管の収縮の結果として），張りが増し，臓器重量が増える。顕微鏡による観察では，細胞質のなかに小さく透明な空胞が散見されるが，これは拡張して切り離された小胞体の一部である。これらの非致死的な損傷は，しばしば水腫性変性（水様変性）hydropic change あるいは空胞変性 vacuolar degeneration とよばれる。
- **脂肪変性 fatty change** は，細胞質中にトリグリセリドを含む脂肪滴が出現するのが特徴的である。脂肪変性は，肝細胞など脂質代謝を行う細胞で主に観察される可逆的な変化である。したがって，第14章において議論する。

傷害を受けた細胞はしばしば赤色が強く染色される（好酸性と表現し，ヘマトキシリン・エオジン（H&E）染色のエオジン（E）により赤く染色されていることを意味する）ようになるが，これは損傷を受けた細胞が壊死に進展していくとさらに顕著になる（後述参照）。

細胞傷害に伴う他の細胞内の変化（e図1.1）には以下のようなものがあるが，これらは電子顕微鏡により最もよく観察されるものである。(1) **ブレブ（水疱）形成 blebbing**，**鈍化 blunting**，微絨毛のねじれ，細胞間接着の緩みなどの形質膜の変化，(2) 膨脹やリン脂質に富む無構造塊の出現などのミトコンドリアの変化，(3) リボソーム剥離やポリソームの解離を伴う小胞体の拡張，(4) クロマチン凝集を伴う核変化である。細胞質は，損傷を受けた細胞膜に由来するミエリン鞘に類似した"**ミエリン像 myelin figure**"とよばれるリン脂質の塊を多く含むこともある。

傷害を起こす可能性のある損傷を受けた場合には，小胞体など細胞小器官に特異的な変化が誘導されることがある。**滑面小胞体 smooth ER** は，アルコールやバルビツール酸などの薬剤を含むさまざまな化学物質の代謝に関与している（第7章）。これら化学物質に曝露された

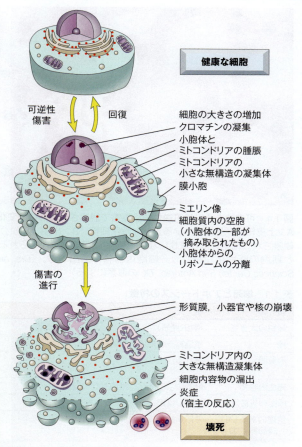

図1.3　可逆的な細胞傷害と壊死
可逆性細胞傷害と壊死を特徴づける主な細胞の変化を図示している。慣例的には，細胞傷害性の刺激が続くと，可逆性傷害も壊死に至ると考えられている。

細胞では，適応反応として滑面小胞体の増生を起こすことで重要な機能を果たすようになる。ある薬剤に適応した細胞は，同じ代謝系で扱われる他の薬物の代謝に関する能力の向上も獲得したかもしれない。したがって，**てんかん epilepsy** の治療薬であるフェノバルビタールを服用している患者は，飲酒量が増えた場合，アルコールに対する滑面小胞体の活性が上がるため，てんかんに対する薬物の濃度が治療域以下に下がってしまうかもしれない。

持続的あるいは過剰な傷害が起こると，傷害細胞はある"帰還不能点"を超えてしまい，典型的には壊死のかたちで細胞死に陥る。不可逆的細胞傷害に関する絶対的な形態学的あるいは生化学的な関連因子は今のところはないが，以下の3つの現象が常に関連づけられてきた。すなわち，もとの傷害が解決したのにミトコンドリア機能（酸化的リン酸化とATP産生）が回復しないこと，形質膜や細胞内膜の構造変化や機能の喪失，そしてDNAやクロマチン構造の整合性の喪失である。詳細は後述するが，リソソーム膜へ傷害が発生すると傷害細胞は酵素的に消化されてしまう。これがまさに壊死の完成なので

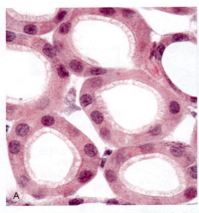 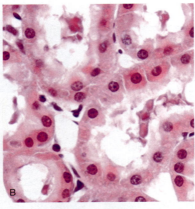 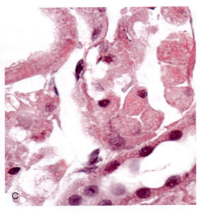

図1.4　可逆性あるいは可逆性細胞傷害で観察される形態的変化と壊死
A：上皮細胞が生存している正常な腎尿細管。B：早期（可逆的）虚血傷害においては，尿細管内腔側細胞表面にブレブ（水疱）が観察され，細胞質は好酸性になり，所々に細胞腫脹がみられる。C：上皮細胞の壊死性傷害（不可逆的）においては，核の消失と細胞の断片化が起こり，細胞内容物は漏出する。（Drs. Neal Picklard and M.A. Venkatachalam, University of Texas Health Sciences Center, San Antonio, TX. の厚意による）

表1.1　壊死とアポトーシスの特徴

特　徴	壊　死	アポトーシス
細胞の大きさ	増加（腫脹）	減少（収縮）
核	核濃縮→核崩壊→核融解	ヌクレオソームサイズに断片化
形質膜	破れる	損傷はないが，構造に変化がみられる。特に，脂質分子の向きが変わる
細胞内容物	酵素による消化，細胞外への漏出	損傷はないが，アポトーシス小体の形で放出されることがある
周囲の炎症反応	しばしば起こる	起こらない
生理的あるいは諸病態における意義	常に病的（非可逆的細胞傷害の結果である）	しばしば生理的であり，不必要な細胞を排除するのに使用される。特にDNA・タンパク質損傷などのある種の細胞損傷において，病的現象として起こるものもある

ある。

細胞死

細胞は傷害を受けると，その傷害の性質や強度の違いにより，異なった機構で死に至る（表1.1）。

- **壊死**：酸素や栄養供給の喪失や毒素の作用のような高度の傷害の場合には，"事故的な細胞死 accidental cell death" とよばれる急速で制御不能な細胞死が起こる。事故的な細胞死の形態学的特徴は**壊死 necrosis** である（ギリシャ語：necros＝死）。壊死は，虚血，毒素への曝露，種々の感染症，外傷などから生じる，多くの頻繁に遭遇する傷害における主要な細胞死の経路である。

壊死はこれまで伝統的に，救助不能な高度の傷害の避けられない結果であり，しかも特定のシグナルや生化学的な機構では制御されてはいないとされてきた。壊死は傷害が細胞の修復能力を超えて生存できないときに発生する。

- **アポトーシス**：一方，宿主反応を引き起こさずに細胞を除去する必要があるとき，細胞内である精密な分子機構が活性化され，アポトーシスとよばれる細胞死が発生する（表1.1）。アポトーシス apoptosis は決まった遺伝子や生化学的経路に依存しており，いったん始まると不可逆的なので，精緻に制御されている。したがって，"制御性の細胞死" ともよばれる。制御性細胞死の発見は，細胞死が意図を有する高度に制御された過程の場合もあるという点で，一種の啓示であった。アポトーシスは種々の内的異常を有する細胞を除く過程であり，炎症を起こすことなく死んだ細胞の断片を除去することを促進する。このような "きれいな形" の細胞の自殺は，細胞のDNAやタンパク質が修復できないほどに壊れた場合や，必要な生存シグナルがなくなった場合に起こる。しかしながら，必ず病的な過程で発生する壊死とは異なり，アポトーシスは健康な組織でも発生し，必ずしも病的な細胞死とは関係しない。すなわち，正常の発生過程で望まない細胞を除去して，一定の細胞数を維持する機能である。このようなタイプの生理的な細胞死は，**プログラム細胞死 programmed cell death** とよばれる。

細胞死が起こるよりずっと前に細胞機能は失われるかもしれず，傷害（あるいは死）の形態学的変化は機能が失われることや死ぬことがずっと後になることを認識しておくことは重要である（図1.5）。例えば，心筋細胞は虚

細胞傷害から細胞死に至る各事象の順番

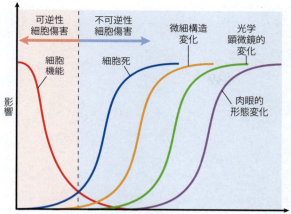

図1.5 細胞機能，細胞死と細胞傷害による形態変化の関係
細胞が可逆的損傷を受けた場合には，生存していても急激に機能を失っていく．傷害が長時間にわたると不可逆的傷害や細胞死に至る．微細構造変化，光学顕微鏡的変化，肉眼的形態変化が発生する以前に，細胞は通常死んでいることに注意．

血が1～2分続くと拍動しなくなるが，虚血が20～30分続くまで死ぬことはない．電子顕微鏡で観察される死を示す形態学的変化は，細胞の死後2～3時間に観察できるが，光学顕微鏡の場合は6～12時間後まで明らかでない．

■ 壊死

壊死においては，細胞膜の結合性を維持することができない．そのため細胞内酵素が漏出していき，最終的には細胞自身を消化してしまい，炎症反応を伴う（図1.3）．炎症 inflammation とよばれる局所的な宿主反応は，死んだ細部から放出される分子に起因し，これは死細胞の残骸を片付け，修復過程へと移行するのに役立っている（第2章）．

死細胞を消化する酵素は，免疫反応として召集された白血球，あるいは死にゆく細胞自身の破綻したリソソーム由来である．

壊死の生化学的なメカニズムは異なる有害刺激により異なっている（後述）．

● 形態学

壊死の特徴は，傷害を受けた細胞の核と細胞質内の変化である（図1.3，図1.4C）．
- **細胞質の変化**：壊死細胞では**好酸性**が上昇している〔**好酸性** eosinophilic．ヘマトキシリン・エオジン染色（H&E染色）のEとはエオジン色素のことであり，ピンク色に染色される〕．この現象は，一部は変性した細胞質内のタンパク質に対するエオジンの結合性が上昇していることに起因し，一部は細胞質内に含まれているリボ核酸（RNA）が減少したことによる好塩基性の減少に起因する（**好塩基性**

basophilic．H&E染色のHとはヘマトキシリン色素のHであり，青色に染色される）．生細胞と比較して，壊死細胞は**硝子様** glassy で均質な外観をしているが，これは主に明るく染色されるグリコーゲン顆粒の消失によるものである．酵素によって細胞質内の小器官が分解されると細胞質は空胞化し，"虫食い状態（moth-eaten）"にみえる．電子顕微鏡では，壊死細胞では形質膜や細胞内小器官を構成する膜の連続性は消失し，大きな無構造塊の出現を伴うミトコンドリアの著明な膨潤，リソソームの崩壊，細胞質内のミエリン像などが観察される．これらは可逆的な傷害を受けた細胞より，壊死細胞においてより顕著である（e図1.1）．
- **核の変化**：核変化には次に挙げる3種類のパターンがあるが，そのどれもがDNAとクロマチンの分解に起因している．**核濃縮** pyknosis においては，核の収縮と好塩基性の増大が特徴である．そして，DNAは濃縮して濃い色の縮んだ形態をとる．核濃縮を起こした核はその後，断片化を起こすかもしれない．これは**核崩壊** karyorrhexis とよばれている．同時に，核は**核融解** karyolysis に至ることがある．この状態では，**デオキシリボヌクレアーゼ** deoxyribonuclease（DNase）の活性化でDNAが分解されるため，好塩基性が失われていく．1～2日後に死細胞の核は完全に消失する．
- **壊死細胞の運命**：壊死した細胞はしばらく持続するか，酵素によって分解され消失する．死細胞はミエリン像に置換され，やがて他の細胞に貪食されたり脂肪酸に分解されたりする．こうして形成した脂質塊にカルシウム塩が沈着して，壊死した細胞は最終的に**石灰化** calcification となることがある（異栄養性石灰化，後述）．

■ 組織壊死のパターン

傷害が高度であると，組織の多くあるいはすべての細胞が，あるいは全臓器の細胞が細胞死に陥る．壊死は著明な虚血，感染症あるいは炎症反応で起こることがある．組織の壊死にはいくつかの形態学的に明確なパターンがあり，その根底にある原因の手掛かりとなることがある．これらの名称自体は必ずしも病態のメカニズムを反映していないが，頻繁に使用され，各用語の意味するところは臨床医や病理医が理解している．種々に分類される壊死のほとんどは肉眼的にも特徴的な外観を呈している．フィブリノイド壊死は，顕微鏡でないと診断できない．

● 形態学

- **凝固壊死** coagulative necrosis においては，傷害後，内部の組織構造が少なくとも数日間は保存される（図1.6）．また，壊死した組織の触感は硬いという特徴をもつ．おそらく，細胞の構造タンパク質だけでなく酵素も損傷によって変性しているため，死細胞のタンパク質分解が限定的であるためであろう．その結果，好酸性で核のみえない細胞が数日間から数週間にわたって認められる．最終的に，壊死部位には白血球が集積し，死滅した細胞はそのリソソーム

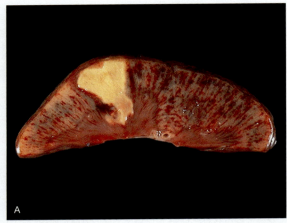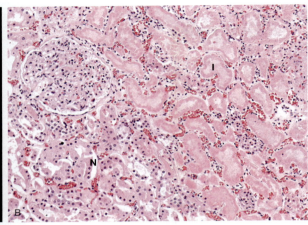

図1.6　凝固壊死
A：楔型をした腎臓の梗塞巣（黄色部分）。境界が明瞭である。B：正常な腎臓（N）と梗塞巣の壊死細胞（I）の境目部分の顕微鏡像。壊死細胞の輪郭は保たれているが，その核は消失している。また，この倍率では確認しづらいが，炎症細胞の浸潤がみられる。

酵素の働きによって消化され，遺残物はその場にやってくる好中球やマクロファージの貪食によって取り除かれる。凝固壊死は，脳を除くほとんどの器官における**梗塞 infarct**（虚血性壊死の部位）の特徴的所見である。

- **融解（液状）壊死 liquefactive necrosis** は，局所性の細菌感染や，ときに真菌感染の病巣に観察される。これは，病原体が炎症細胞の迅速な集積を引き起こし，その酵素が組織を消化（**液化 liquefy**）するからである。また，原因は明らかでないが，中枢神経系の虚血性壊死も融解壊死になることが多い（図1.7）。病因が何であれ，融解壊死では死んだ細胞は完全に消化され，その結果，組織が粘稠な液状物質へと変わる。消化された組織は最終的に貪食によって取り除かれる。この過程が，細菌感染のような急性炎症によって始まった場合，病変は黄色クリーム状を呈し，**膿 pus** とよばれる。膿が局所的に貯留したものを**膿瘍 abscess**という（第2章）。
- **壊疽性壊死 gangrenous necrosis** は，細胞死の明確なパターンの1つではないが，用語として臨床においてはいまだ一般的に使用されている。このタイプの壊死は，血流の供給がなくなり，組織の凝固壊死が多層に及んだ四肢，特に下肢で発生することが多い。この状況に細菌感染が加わると，凝固壊死は，細菌や集まってきた白血球による液状化を起こす性質により修飾を受ける。その結果，いわゆる**湿性壊疽 wet gangrene** となる。
- **乾酪壊死 caseous necrosis** は，ほとんどの場合，結核菌の感染巣で認められる。"乾酪"とは"チーズ様"という意味であり，肉眼的に黄白色でもろい壊死巣を表現している（図1.8）。壊死巣では，通常のH&E染色をした顕微鏡検査によると，無構造の顆粒状で，ピンク色の背景のなかに断片化や融解をした細胞が数多くあるのが観察される。凝固壊死と異なり組織構造は完全に破壊されており，細胞の辺縁をうかがうことはできない。また，乾酪壊死巣はマクロファージや他の炎症細胞による境界部によって取り囲まれている。この様子は**肉芽腫 granuloma** とよばれ，結節性の炎症病変として特徴的なものである（第2章）。
- **脂肪壊死 fat necrosis** とは，脂肪組織が局所的に破壊されることを指し，腹部外傷や急性膵炎の場合がある（第15章）。その場合，傷害を受けた膵腺房細胞や導管細胞から酵素が漏出し，腹膜の脂肪細胞，ならびに蓄積されたトリグリセリドを含むその内容物を消化してしまう。そして放出された脂肪酸はカルシウムと結合して，肉眼的に認識できるチョーク様白色病変となる（図1.9）。顕微視的には，壊死に陥った脂肪細胞の輪郭が影のように残存し，それらの周囲には顆粒状好塩基性のカルシウム沈着や炎症反応がみられる。
- **フィブリノイド（線維素様）壊死 fibrinoid necrosis** は特殊な壊死であり，抗原抗体複合体の血管壁沈着を認める免疫反応を通常伴っている。しかし，高度な高血圧の際に起こることもある。沈着した抗原抗体複合体が血漿タンパク質とともに血管外へ漏出し，H&E染色で明るいピンク色の無構造沈着物を呈すものである。そのため，病理医によって"フィブリノイド（フィブリン様）fibrinoid"とよばれる（図1.10）。フィブリノイド壊死は血管炎のかたちで（第3章），あるいは拒絶されつつある移植臓器で（第5章）最も頻繁に観察される。

傷害を受けた細胞膜から漏出し最終的に循環血に入った細胞内タンパク質から，血液や血清のサンプルを使用することによって，どの臓器で壊死が起こったのかを見いだすことも可能である。例えば，心筋には，クレアチンキナーゼや収縮タンパク質であるトロポニンの特有のアイソフォームが含まれており，肝臓の胆管上皮には温度抵抗性アイソフォームのアルカリホスファターゼ，肝細胞にはトランスアミナーゼが含まれている。これらの組織に不可逆性の傷害や細胞死が起これば，上述のタンパク質の血清濃度が高値となる。臨床の場では，この逸脱酵素濃度の測定により特定の臓器の傷害の度合いがわかるのである。

細胞傷害から細胞死に至る各事象の順番　7

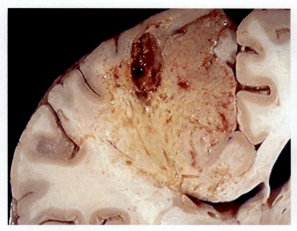

図 1.7　融解壊死
脳梗塞において，組織の融解を認める。

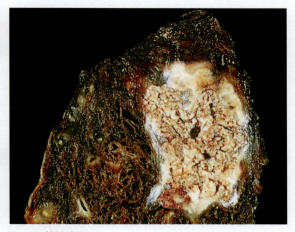

図 1.8　乾酪壊死
結核病変を有する肺において，黄白色でチーズ様の広範囲の乾酪壊死を認める。

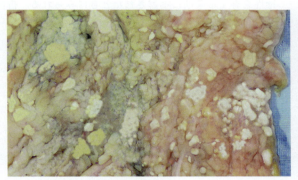

図 1.9　急性膵炎における脂肪壊死
腸間膜で脂肪の分解がみられる。そこで観察できる白いチョークのような斑点は，カルシウム石鹸の形成（鹸化）を伴った脂肪壊死巣である。

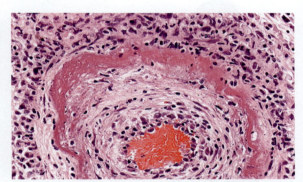

図 1.10　一種の血管炎である（第 3 章）結節性多発性動脈炎症例のフィブリノイド（線維素様）壊死
動脈壁の円周に沿って，明るいピンク色の壊死層がみられ，タンパク質の沈着と炎症を伴っている。

■ アポトーシス

アポトーシスとは，核内 DNA や細胞質・核内タンパク質を分解する酵素が活性化することで起こる細胞死の 1 つの経路である（図 1.11）。そして，アポトーシスが起こっている細胞の断片は剥がれ落ちていき，アポトーシスの語源である"（木の葉などが）枯れ落ちる"外観を呈する。アポトーシスを起こす細胞の形質膜は無傷のままであるが，細胞膜成分はアポトーシス小体とよばれる断片となり，マクロファージに認識され，急速に貪食される。壊死とは対照的に（表 1.1），アポトーシスを起こしている細胞やその断片は，その内容物が漏出する前に除去されるため，アポトーシスは宿主において炎症反応を引き起こすことはない。

■ アポトーシスの原因

アポトーシスは多様な生理的条件下で起こり，身体にとって有害となりうる細胞や寿命を迎えた細胞の除去に働く（表 1.2）。また，細胞が，特に DNA やタンパク質に影響を与えるような傷害を受けた病的な状況においても発生する。このように，修復不可能な傷害を受けた細胞は取り除かれるのである。

- 生理的なアポトーシス：正常の個体発生において，ある種の細胞は死に，新しい細胞に置き換えられる。成熟個体においては増殖が盛んで，ホルモン依存性の組織はしばしば増殖因子レベルか生存シグナルに依存しながら増殖と細胞喪失のサイクルを繰り返している。このような状況においては，細胞死は必ずアポトーシスによるものであり，潜在的に危険な炎症を起こすことなく，不要な細胞を取り除くことを保証している。免疫システムにおいては，自己抗原を認識するリンパ球だけでなく，免疫応答のあとで残された過剰な白血球を取り除くのにもアポトーシスは使用される。高親和性抗体をつくることができない胚中心にいる B リンパ球や自己抗原を認識するリンパ球は，一掃されなければ，自己免疫疾患が起こるかもしれないのである（第 5 章）。
- 病的条件下でみられるアポトーシス：アポトーシス

表1.2 アポトーシスに伴う生理的・病的状態

状　態	アポトーシスのメカニズム
生理的	
胎生期	増殖因子シグナルの喪失（予想される機序）
増殖組織の細胞回転（例：腸上皮，リンパ節や胸腺のリンパ球）	増殖因子シグナルや生存シグナルの喪失（予想される機序）
ホルモン依存性組織の退縮（例：子宮内膜）	ホルモンレベルの減少は，増殖シグナルの減少につながる
免疫反応あるいは炎症反応の終末期における白血球数の減少	白血球を活性化する刺激がなくなると，生存シグナルが消失する
潜在的に有害な自己反応性リンパ球の除去	自己抗原を強く認識すると，ミトコンドリア経路およびデスレプター経路によりアポトーシスが誘発される
病　的	
DNA 損傷	アポトーシス促進性の BH3-only タンパク質が活性化される
折りたたみ不全タンパク質の蓄積	アポトーシス促進性の BH3-only タンパク質が活性化され，おそらくカスパーゼ自身が直接活性化される
感染，特にある種のウイルス感染	ウイルスタンパク質によるアポトーシス促進性のタンパク質やカスパーゼの活性化，細胞傷害性T細胞（CTLs）が感染細胞を殺すときに感染細胞のカスパーゼが活性化される

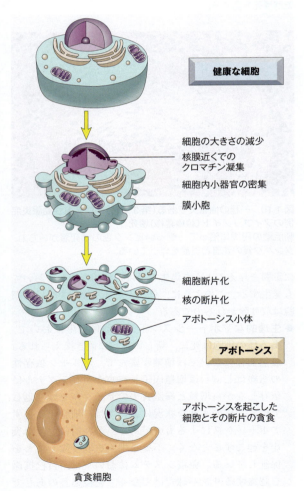

図 1.11　アポトーシス
アポトーシスにおける細胞の変化を図示している。これらの変化と，図1.3の壊死細胞を特徴づける変化を比較すること。

毒性を有する薬剤に曝露されたときにみられる。折りたたみ不全タンパク質の蓄積もまた，アポトーシスによる細胞死の引き金を引く。疾患において，この原因による細胞死に伴うメカニズムやその意義は，**小胞体ストレス** endoplasmic reticulum（ER）stress に着目して後に議論する。ある種の病原体，特にある種のウイルスも感染細胞のアポトーシスを引き起こす。

■ **アポトーシスの機序**

アポトーシスは，死と生存シグナルをコントロールしている生化学的な経路に制御されており，究極的にはカスパーゼ caspase とよばれる酵素が活性化することで生じる。カスパーゼはシステインプロテアーゼであり，アスパラギン酸残基の直後でタンパク質を切断する酵素であることから名づけられた。カスパーゼの活性化には2つの異なる経路が存在し，それぞれ**ミトコンドリア経路** mitochondrial pathway と**デスレセプター経路** death receptor pathway とよばれる（図1.12）。これら2つの経路は相互に関連しているが，一般的にそれぞれ異なる条件で誘導され，それぞれ異なる分子が関与しており，生理的な状態と病的な状態において特異的な役割を担っている。アポトーシスによる細胞死の最終結果は，貪食細胞によるアポトーシス小体の除去である。

● **ミトコンドリアを介したアポトーシス経路（内因性経路）**が，ほとんどの生理的あるいは病的な状況におけるアポトーシスを担っている。ミトコンドリアには，シトクロム c をはじめとしてアポトーシスを誘導するいくつかのタンパク質が含まれている。ミトコンドリア膜の透過性が上昇すると，シトクロム c が細胞質に漏出し，カスパーゼ活性化とアポトーシス死の引き金を引くのである。ミトコンドリア膜の透過性は，プロトタイプの BCL-2 を筆頭に，20種類以上のタンパク質ファミリーが制御している。健康な細

は，高度な DNA 傷害など修復できない傷害を受けた細胞を除去している。これは，例えば放射線や細胞

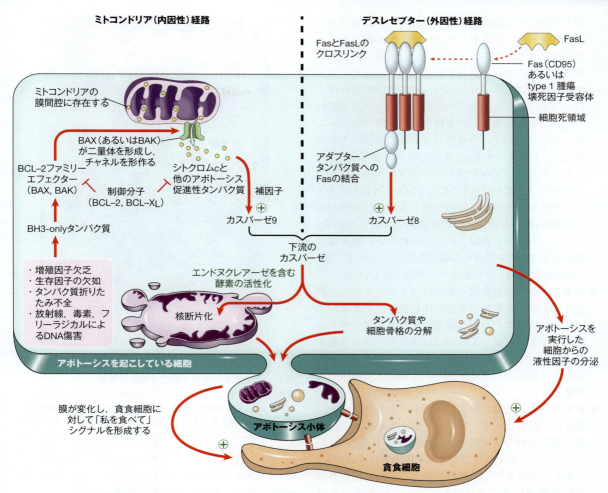

図 1.12　アポトーシスの機構
アポトーシスに関する 2 つの経路は開始と制御の段階が異なるが，ともにカスパーゼの活性化に収束する．ミトコンドリア経路では，Bcl–2 ファミリーメンバーに関連した BH3–only タンパク質が，生存シグナルの欠如あるいは DNA・タンパク質の損傷を検知する．これらの BH3–only タンパク質は，ミトコンドリアの浸透性を高めるエフェクター分子を活性化する．ミトコンドリアの浸透性を制御している BCL–2 や他のタンパク質がないことと協調して，ミトコンドリアは浸透性が上昇し，シトクロム c などの種々の分子が細胞基質に入って，カスパーゼを活性化するのである．活性化したカスパーゼは最終的に細胞死と細胞の断片化をきたす．デスレセプター経路においては，細胞膜受容体からのシグナルがアダプタータンパク質を呼び寄せ，"死誘導性シグナル複合体"を形成することによりカスパーゼを活性化する．その結果は同じである．

胞においては，増殖ホルモンや他の刺激によって誘導される BCL–2 とその関連タンパク質である BCL–XL が増殖シグナルに応答して産生され，細胞を生存させている．これらの抗アポトーシスタンパク質は，主にアポトーシス促進タンパク質ファミリーの一員でチェックを行う BAX と BAK を抑制することにより，ミトコンドリア膜の整合性を維持している．細胞において，増殖因子や生存シグナルが足りなくなったり，DNA を損傷する化学物質に曝露されたり，許容量を超えた折りたたみ不全のタンパク質が蓄積したりすると，一連のセンサータンパク質が活性化される．これらのセンサータンパク質のうち最も重要なものは，Bcl–2 ファミリーに保存されたドメインのうち，3 番目のドメインのみを有するために "BH3–only タンパク質" とよばれる．これらのセンサータンパク質は，BAK と BAX を活性化し，両者は二量体を形成しミトコンドリア膜に入り込み，シトクロム c やその他のミトコンドリアタンパク質が細胞基質へと流出できるチャネルを形成する．同時に，生存シグナルがなくなると BCL–2 と BCL–XL が減少することから，ミトコンドリアの透過性がさらに上昇する．シトクロム c は細胞基質に入るやいなや，他の補因子と共同してカスパーゼ 9 を活性化する．これらの結果，カスパーゼカスケードが活性化される．

● デスレセプターを介したアポトーシス経路（外因性経路）：多くの細胞は，デスレセプター death receptor とよばれる表面分子を発現しており，アポトーシスを引き起こす．これらの受容体の多くは，腫瘍壊死

因子(TNF)受容体のメンバーであり，細胞質内領域に保存された"デスドメイン death domain"をもっている。また，デスドメインという名前は細胞死に関連する他のタンパク質と相互作用することに由来する。典型的なデスレセプターは型TNF受容体とFas(CD95)である。Fasリガンド(FasL)は主に活性化Tリンパ球に発現している膜タンパク質である。これらのT細胞がFasを発現している標的分子を認識すると，Fas分子がFasLを介してクロスリンクし，さらにデスドメインを介してアダプタータンパク質と結合する(図1.12)。これらFas分子は次にカスパーゼ8をリクルートし活性化する。この現象が次に下流の多数のカスパーゼを活性化するのである。デスレセプター経路は，自己反応性リンパ球を取り除いたり，FasLを発現する細胞毒性Tリンパ球(CTL)が標的細胞を殺したりするのに使用されている。

- **アポトーシスの最終相**：最初は種々のカスパーゼの活性化を伴う最終的な共通反応経路としてカスパーゼ8またはカスパーゼ9が活性化されると，多くの標的分子を介して，最終的には細胞のタンパク質や核を分解する酵素が活性化されることになる。その最終的な結果が，アポトーシスに特徴的な細胞の断片化である。

- **アポトーシス細胞の除去**：アポトーシス細胞やその断片は"私を食べて"というシグナルを出すことで貪食細胞を呼び寄せる。例えば，正常の細胞では，ホスファチジルセリンは形質膜の内膜側に存在する。しかし，アポトーシス細胞では，このリン脂質が形質膜外膜側にはじき出されるため，組織内マクロファージによって認識され，アポトーシス細胞が貪食される。アポトーシスで死にかけている細胞はまた，貪食細胞をリクルートする可溶性の因子を分泌する。多数のマクロファージ受容体がアポトーシス細胞に結合し，その細胞を貪食することに関与していると考えられる。この貪食作用の過程は非常に効率よく行われるので，死細胞は跡形もなく消失し，炎症はほとんど生じない。

形態学

H&E染色を施した組織切片において，アポトーシスを起こした細胞の核内では，クロマチンの濃縮や凝集といったさまざまな段階が観察され，最終的には**核破砕 karyorrhexis**に至る(図1.13)。この過程は，分子レベルにおいて，DNAがヌクレオソーム1個分単位のサイズにまで断片化することに対応している。細胞は急速に萎縮し，細胞質からは芽のような突起が形成され，細胞基質を包み込んだ膜水疱や小器官からなる**アポトーシス小体 apoptotic body**へと断片化する(e図1.2, 図1.11)。これらの断片は，形成されるとただちに外へ押し出され貪食されるため，炎症反応が惹起されることはない。そのため，相当なアポトーシスが起こっていても組

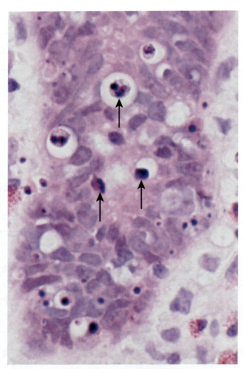

図1.13　アポトーシスを起こす細胞の形態
矢印に示すのは，結腸上皮の正常陰窩で観察されるアポトーシスを起こした細胞である(結腸内視鏡のための前処置はしばしば上皮細胞のアポトーシスを引き起こすことがあるが，正常組織において死細胞がみられるのはこのためである)。クロマチンの凝集を伴う核の断片化や，細胞体の収縮がみられ，断片のなかには剥がれ落ちているものもある。(Dr. Sanjay Kakar, Department of Pathology, University of California San Francisco, San Francisco, CAの厚意による)

織学的に検出困難な場合がある。

壊死とアポトーシス以外に，他の細胞死経路も報告されている。**ネクロプトーシス necroptosis**はサイトカインである腫瘍壊死因子(TNF)により引き起こされる細胞死であり，壊死とアポトーシスの両方の特徴を有するため，この名称となっている。**パイロトーシス pyroptosis**(pyro, 熱)はインフラマソーム(第5章)の活性化により引き起こされ，サイトカインであるインターロイキン-1(IL-1)を放出することで炎症と発熱を惹起する。**フェロトーシス ferroptosis**は細胞内の鉄に依存する。これらの細胞死の生理的そして病的状態における役割はまだ十分には確立されておらず，研究対象となっている。

■ オートファジー

オートファジー autophagy(自身を食べること)は，細胞自身の内容物がリソソームによって消化される現象のことを指している。栄養不足時の生存メカニズムとして，飢えた細胞は自身の構成要素を消化し，栄養やエネルギーを供給するために構成要素をリサイクルすること

でなんとか生存している。この過程において，細胞内小器官や細胞質の一部が小胞体から形成される二重膜構造（**ファゴフォア** phagophore）にまず集積され，それは**オートファジー小胞** autophagic vacuole となる。このオートファゴソームの形成は栄養飢餓を感知する細胞基質のタンパク質によって開始される（図1.14）。小胞はリソソームと融合し，**自己貪食性リソソーム** autophagolysosome を形成し，そのなかでリソソーム由来の酵素が細胞内構成要素を消化する。オートファジーは，組織の萎縮（後述）に関与することもあれば，栄養不足の状態でも生き抜く適応であることもある。しかしながら，飢えた細胞がついには自身を貪食することもできなくなると，オートファジーは最終的にアポトーシスによる細胞死シグナルとなっていくこともある。

広範なオートファジーは虚血性傷害やある種のミオパチーでみられる。オートファジー小胞は感染細胞の細菌の周囲にも形成され，この感染病原体の破壊を行うかもしれない。がん細胞は，ストレス下においてもオートファジーなしに生存する能力を獲得している（第6章）。このように，一時はほとんど見向きもされなかった細胞における生存経路が，ヒトの疾患において広範囲の役割を果たしていることがわかるかもしれない。

細胞傷害と細胞死のメカニズム

細胞傷害や細胞死の原因には多数でかつ広範な原因がある。したがって，細胞傷害や細胞死に至る一連の現象を開始する内因性の生化学的経路がたくさんあっても何ら不思議ではない。細胞傷害や細胞死の個々の機構を議論する前に，いくつかの一般原則を強調しておく。

- **有害な刺激に対する細胞の反応は，その傷害の種類，継続時間，強さによって決まる。**したがって，低濃度の毒素や短時間の虚血の場合には細胞の傷害は可逆的であるが，より高濃度の毒素であったり虚血の時間が長くなったりすると細胞の傷害が不可逆的となり，壊死を引き起こす可能性が出てくる。
- **有害刺激の影響の程度は，傷害を受ける細胞の種類やその代謝状態，適応性，遺伝的形質によって決まる。**例えば，下肢の骨格横紋筋は2〜3時間の完全虚血でも傷害が不可逆的になることはないが，心筋細胞は20〜30分の虚血だけで死に至る。また，代謝経路の遺伝的多様性も有害な刺激に対する反応の相違に大いに関与する。例えば，同じ量の毒素に曝露したとしても，シトクロムP-450をコードする遺伝子の個人間の相違によってそれを代謝する効率が異なるため，予後が変わってくることがある。
- **細胞傷害は，単一もしくは複数のきわめて重要な細胞構成要素に，機能的あるいは生化学的な異常が生じることによって起こる**（図1.15）。酸素や栄養が欠乏すると（低酸素や虚血の場合のように）まずはエネルギー依存性の細胞機能に傷害を与える一方，タン

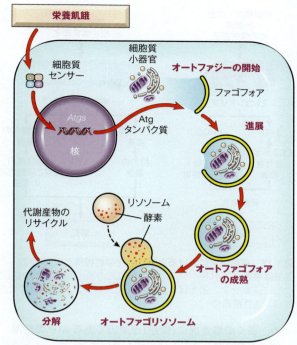

図1.14 オートファジー
栄養飢餓のような細胞ストレスはオートファジー遺伝子 (Atgs) を活性化する。すると，その産物は膜結合性小胞を形成し始め，そのなかに細胞小器官が蓄積される。これらの小胞はリソソームと融合し，小器官は消化され，その産物は細胞の栄養となるように使用される。同様の過程は，まだよく理解されていない機構を介して，アポトーシスを開始することもある。

パク質やDNAへの傷害はアポトーシスを引き起こす。しかしながら，まったく同じ傷害因子であっても，多数の重複した生化学的経路の引き金を引くかもしれないので，1つの経路を標的とすることで細胞傷害を防ぐことが困難であるということがわかってきたのは，不思議なことではない。

次のセクションにおいては，細胞傷害や細胞死に至る機構を議論する。それぞれの機構において，壊死あるいはアポトーシスが主体となるが，両方の機構が共存することもある。例えば，虚血やフリーラジカルの産生は典型的には壊死性細胞死をきたすが，アポトーシスを惹起することもある。

ミトコンドリアの機能不全と傷害

ミトコンドリアは，細胞が生存するためのエネルギーをATPというかたちで供給する。低酸素，毒性化学物質や放射線のような種々の傷害性の刺激により，機能的にあるいは構造的に傷害を受ける。ミトコンドリアの機能不全には2つの主な機構がある。

- **酸化的リン酸化の障害により，ATP産生が下がり，細胞におけるATPが枯渇する。**ATPは細胞におけるほとんどすべての酵素あるいは生合成系に必要なた

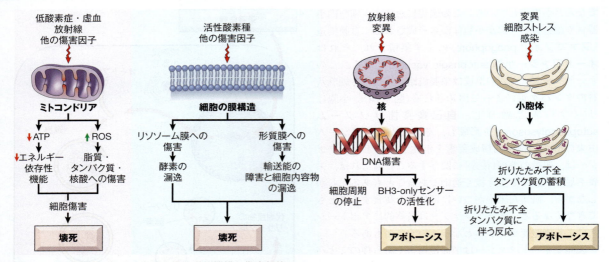

図1.15 細胞傷害における主要な生化学的機構と傷害部位
図では壊死とアポトーシスによる細胞死の原因と機構が独立しているように描かれているが，それらは重複する可能性があることに注意せよ。例えば，虚血，酸化ストレスや放射線は両方の細胞死を起こすかもしれない。ATP：アデノシン三リン酸，ROS：活性酸素種

め，多くの場合虚血（後述）が原因である ATP の枯渇は多くの細胞システムに影響を及ぼす。

- 形質膜の ATP 依存性ナトリウムポンプの活性が落ちるため，細胞内にナトリウムが貯留し，カリウムを消失する。その結果，膠質浸透圧により水分が増加して，**細胞が腫脹**(cell swelling)し，小胞体が拡張する。
- 代償として**嫌気的解糖** anaerobic glycolysis が増えると，乳酸が蓄積し，細胞内の pH が落ち，多くの細胞内の酵素活性も落ちる。
- ATP 欠乏が遷延したり，悪化したりすると，タンパク合成装置の構造的な崩壊をきたし，粗面小胞体からリボソームが剥離し，ポリソームの離脱が起こり，そのためタンパク合成量が減少する。
- 最後になると，**ミトコンドリアとリソソームの膜に不可逆的な傷害が発生し，細胞は壊死を迎える**。壊死が低酸素による細胞死の主なかたちではあるが，ミトコンドリア経路によるアポトーシスも貢献すると考えられている。

● 後述のように，異常な酸化的リン酸化は**活性酸素種** reactive oxygen species（ROS）を発生する。
● ミトコンドリアへの傷害により，ミトコンドリア膜に，ミトコンドリア膜透過性遷移孔とよばれる伝導率の高いチャネルが形成される。このチャネルが開放されると，ミトコンドリア膜電位が失われ，pH が変化することにより，酸化的リン酸化がさらに低下する。

先に述べたように，ミトコンドリアはチトクローム c のようなタンパク質を含有しており，これが細胞質に漏れると，細胞に内的な傷害が起こっていることを警告し，

アポトーシスが始まるのである。これらのタンパク質の漏逸は他のタンパク質によっても制御されており，生存シグナルの喪失や他のアポトーシス促進の引き金となるタンパク質への反応でもある。このようにミトコンドリアは健康なときには生命を支えており，傷害を受けると多くの防御的で病的な反応を活性化することができる。

酸化ストレス

酸化ストレス oxidative stress とは，フリーラジカルとして知られる一連の分子である活性酸素種（ROS）の蓄積による細胞傷害のことである。多くの状況の細胞傷害でフリーラジカルによる傷害が関係している。このような状況には，化学物質や放射線による傷害，低酸素状態，細胞老化，炎症細胞による組織傷害，虚血・再灌流傷害（後述）がある。フリーラジカルとは，最外殻軌道に不対電子を1個以上有する化学種である。そのような分子状態はきわめて不安定であり，相手として無機物質や有機物質を選ぶことなく，核酸，タンパク質や脂質と反応する。さらに，フリーラジカルは連鎖反応を起こし，フリーラジカルに"攻撃された"分子は次に自分自身が新たな別のフリーラジカルとなり，損傷の連鎖を広げていく。

ROS の産生と除去

ROS の蓄積は，その産生率と除去率によって決定される（図1.16）。ROSは2つの主な経路により産生される。主な ROS の性質と病理学的影響を表1.3 にまとめた。

ROS は通常，2つの主な経路により発生している。
● ROS はミトコンドリア呼吸とエネルギー産生に伴う酸化還元反応に伴い，常時少量産生されている。こ

細胞傷害と細胞死のメカニズム

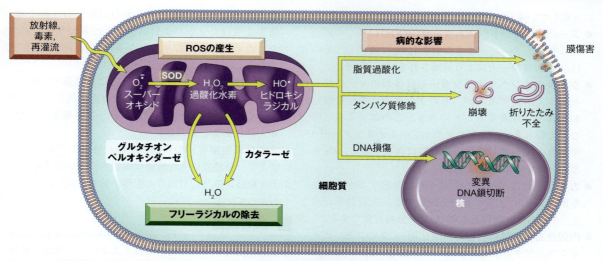

図 1.16　細胞傷害における活性酸素種(ROS)の産生や除去とその役割
ROSの産生は多くの損傷刺激によって増加する．これらのフリーラジカルは自然に減っていくか，あるいは特異的な酵素によって除去される．ROSが過剰に産生されたり，除去が不十分だと細胞内にフリーラジカルが蓄積し，（過酸化により）脂質，タンパク質，DNAが損傷を受け，細胞が傷害される．SOD：スーパーオキシドジスムターゼ．

表 1.3　細胞傷害にかかわる主なフリーラジカル

	産生メカニズム	除去メカニズム	病的な影響
スーパーオキシド($O_2^{\bullet-}$)	ミトコンドリアの酸化的リン酸化におけるO_2の不完全な還元，白血球・貪食細胞のオキシダーゼ	スーパーオキシドジスムターゼによるH_2O_2とO_2への変換	脂質（過酸化），タンパク質，DNAへの直接損傷的影響【訳注：シグナルとしての役割が強い】
過酸化水素(H_2O_2)	多くはスーパーオキシドジスムターゼによりスーパーオキシドから	カタラーゼやグルタチオンペルオキシダーゼによりH_2Oにまで還元される	•OHやClO⁻に変換され，細菌や細胞を殺傷する【訳注：シグナルとしての役割も強い】
ヒドロキシルラジカル(•OH)	H_2O，H_2O_2や$O_2^{\bullet-}$から種々の化学反応で発生する	【訳注：近傍の生体分子と反応するのみ】	脂質，タンパク質やDNAを直接傷害する
ペルオキシナイトライト(ONOO⁻)	$O_2^{\bullet-}$とNO合成酵素によりつくられるNOが反応して生成	ミトコンドリアや細胞基質の酵素によって亜硝酸塩に変換される	脂質，タンパク質やDNAを直接傷害する

ClO⁻：次亜塩素酸，NO：一酸化窒素，SOD：スーパーオキシドジスムターゼ

の過程においては，分子状酸素はミトコンドリアにおいて，4つの電子が順番に付加することにより最終的に水になる．しかしながら，この反応は不完全であり，酸素が部分的に還元されるときに，少量だが非常に反応性が高く短寿命の有毒な中間体が発生する．これらの中間体には，スーパーオキシド($O_2^{\bullet-}$)が含まれるが，それはさらに自動的にあるいはスーパーオキシドジスムターゼ(SOD)という酵素により過酸化水素(H_2O_2)へと変換される．H_2O_2は$O_2^{\bullet-}$より安定しており，細胞膜を透過できる．Fe^{2+}のような金属の存在下では，H_2O_2はフェントン反応によりきわめて反応性の高いヒドロキシラジカル(•OH)を発生する．電離放射線や高用量の紫外線は，水をヒドロキシラジカル(•OH)や水素ラジカル(H•)にすることによりROSの産生を増加させる．

- 活性酸素は，主に好中球といった貪食作用を有する白血球においても産生され，炎症の際に微生物や他の分子を攻撃する役割をもつ（第2章）．白血球内のファゴリソソームでROSが生じる過程は，ミトコンドリアにおける細胞内呼吸と類似しており，これは**呼吸バースト respiratory burst**（あるいは**酸化的バースト oxidative burst**）とよばれている．この過程において，ファゴソームの膜上のオキシダーゼが$O_2^{\bullet-}$の生成を触媒し，また生じた$O_2^{\bullet-}$はH_2O_2へ変換される．続いてH_2O_2は白血球，特に好中球内に豊富に存在する酵素ミエロペルオキシダーゼによって反応性のきわめて高い次亜塩素酸(HOCl，家庭用ブリーチの主成分)へ変化する．好中球から放出されたROSは組織を傷害する可能性がある．

細胞はフリーラジカルを取り除く機構を進化させており，そのため傷害は最小限に抑えられている．フリーラジカルはもともと不安定であり，自然に崩壊していく．しばしばラジカルスカベンジャーともよばれる被酵素的ならびに酵素的な機構があり，フリーラジカルの不活化

- スーパーオキシドジスムターゼ(SODs)は多くの細胞に存在し、スーパーオキシドを H_2O_2 に変換し、その H_2O_2 はカタラーゼにより分解される(以下参照)。
- グルタチオンペルオキシダーゼは多数のファミリーを有する酵素であるが、その主な機能は細胞を酸化的傷害から保護することである。このファミリーのなかで最も多いのはグルタチオンペルオキシダーゼ1であり、すべての細胞の細胞質に存在する。H_2O_2 を水に分解するのを触媒する。
- カタラーゼはペルオキシゾームに存在するが、H_2O_2 を酸素と水に分解するのを触媒する。大変効率が高く、1秒あたり数百万もの H_2O_2 を分解狩野である。
- 内因性あるいは外因性の抗酸化剤(ビタミンE、ビタミンA、ビタミンC、βカロテンなど)は、フリーラジカルの産生を抑えるか、一度できたフリーラジカルの消去を行う。

活性酸素種(ROS)による細胞の傷害

ROSは細胞のさまざまな要素を損傷することによって細胞傷害を起こす(図1.16)。
- 膜脂質の過酸化 peroxidation of membrane lipids:膜を構成する多価不飽和脂肪酸中の二重結合は、酸素由来のフリーラジカルによる攻撃を受けやすいので、ミトコンドリアやリソソーム膜はもちろん、ROSは形質膜に傷害を起こす。脂質とラジカルの反応はペルオキシドを産生する。これ自身不安定で反応性が高いので、自己触媒的な連鎖反応が続いていく。
- タンパク質における架橋や他の反応:フリーラジカルは、スルフヒドリル基(−SH基)を介したタンパク質の架橋反応を促進する。その結果、タンパク質の分解や酵素活性の低下が起こる。また、フリーラジカル反応は直接ポリペプチドの切断を引き起こす。傷害を受けたタンパク質は折りたたみがうまくいかないため、後述の折りたたみ不全応答の引き金を引くかもしれない。
- DNA損傷:フリーラジカル反応は、修飾やDNA切断など、いくつかの種類のDNA傷害を起こす。このようなDNAの損傷は、アポトーシス細胞死、老化、がん化に関係している。

ROSは細胞傷害や微生物の殺菌に寄与していることに加えて、低濃度の活性酸素は細胞内において多くのシグナル経路に関与しており、生理学的な機能があることもわかっている。

膜の損傷

壊死に帰結する細胞傷害のほとんどのかたちは、膜透過性の増加が特徴であり、最終的には著明な膜傷害に至っている。細胞膜はROS、リン脂質合成の低下(低酸素あるいは栄養飢餓による)、分解亢進(細胞内カルシウムの増加によるフォスファターゼの活性化など)や形質膜内のアンカーを壊す細胞骨格の異常、などにより傷害を受ける(図1.17)。最も重要な膜損傷部位は以下の通りである。

- 前述のミトコンドリア膜傷害
- 形質膜 plasma membrane の損傷が起こると、膠質バランスが失われ、液体やイオンが入る一方、細胞の内容物が失われてしまう。
- リソソーム膜 lysosomal membrane の損傷が起こると、傷害(虚血性などによる)細胞の酸性細胞内pHにおいて活性化される酸性ヒドロラーゼのようなリソソーム酵素が細胞質へ漏出する。これらの酵素は多くの細胞成分を分解して、不可逆的な損傷と壊死を引き起こす。

カルシウム恒常性の破綻

カルシウムイオンはいくつかのシグナル経路で通常セカンド・メッセンジャーの役割を果たしているが、過剰に細胞質に放出されると、細胞傷害の重要な原因となる。細胞基質内のフリー Ca^{2+}(0.1 μmol)は通常、細胞外(1.3 mmol)よりきわめて低く維持されており、ほとんどの細胞内 Ca^{2+} はミトコンドリアと小胞体に蓄積されている。虚血やある種の毒性物質は細胞内 Ca^{2+} を、最初は細胞内蓄積の放出により、後には形質膜の機能異常に伴う取り込み増加により、増加させる。細胞内 Ca^{2+} が過剰となると、プロテアーゼやフォスフォリパーゼなど細胞成分を分解する種々の酵素が活性化されることにより細胞傷害をきたす。

小胞体ストレス

細胞内に折りたたみ不全のタンパク質が蓄積すると、小胞体において代償的な経路にストレスを与えるので、

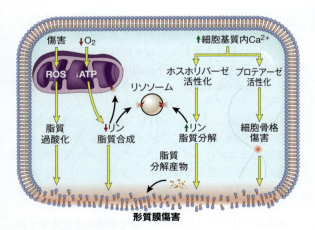

図1.17 膜損傷のメカニズム
虚血時には、酸素の減少と細部基質の Ca^{2+} の増加が典型的には観察されるが、他のかたちの細胞傷害でもみられる。虚血組織の再灌流により、活性酸素種が産生されるが、これもまた膜損傷(ここでは示していない)の原因となる。

アポトーシスによる細胞死に至る。タンパク質合成中には小胞体内のシャペロンタンパク質が新たにつくられたタンパク質の正しい折りたたみを促進するが，この過程は完全ではないため，折りたたみ不全のポリペプチドが出現し，それらはユビキチン化によるタンパク質分解の標的となる。折りたたみ不全のタンパク質が小胞体に蓄積したときには，**折りたたみ不全タンパク質応答**とよばれる防御的な細胞の反応が惹起される（図1.18）。この適応反応はシグナル経路を活性化し，シャペロンタンパク質の産生を増やし，タンパク質の翻訳を遅らせることにより，細胞内の折りたたみ不全タンパク質レベルを減らすのである。しかしながら，折りたたみ不全タンパク質の量が適応反応により対処できる量を超えたときには，さらに別のシグナルが発生して，アポトーシス促進性センサーを活性化して，主としてミトコンドリア（内因性）経路によりアポトーシスが発生する。

細胞内の折りたたみ不全タンパク質の蓄積は，折りたたみ不全タンパク質の産生の増加を起こすか，あるいはそれを取り除く能力が減る異常により発生する。この現象は異常なタンパク質の産生につながる変異が原因になることがある。老化においては，折りたたみ不全を修復する能力が落ちている。感染症，特にウイルス感染においては，感染体のタンパク質がきわめて多量に産生されるために，通常はタンパク質の折りたたみを保証している品質保証システムを凌駕してしまう。細胞内pHや酸化還元状況の変化も原因となる。虚血や低酸素状態のときのような，グルコースや酸素の欠乏もタンパク質の折りたたみ不全の負荷を増加させるかもしれない。

細胞内でのタンパク質の折りたたみ不全は，必須のタンパク質の欠乏あるいはアポトーシス誘導することにより疾患を引き起こすかもしれない（表1.4）。折りたたみ不全タンパク質はしばしば活性を消失しており，早く分解されていく。そのどちらもが機能不全につながっていく。もし，その機能が不可欠のものなら，細胞傷害が出現する。一例は嚢胞性線維症であり，この疾患は膜輸送タンパク質の遺伝性変異が原因であるが，正常な折りたたみが行われないことによるものも存在する。タンパク質の折りたたみ傷害が細胞傷害の原因となることが，多くの疾患において認識されるようになった（表1.4）。

■ DNA傷害

放射線，化学療法剤，細胞内で発生するROSへの曝露や，変異の獲得などはすべてDNA傷害 DNA damageを起こす可能性があり，高度であると，アポトーシスを開始する。DNA傷害は細胞内のセンサータンパク質で検知され，それはp53タンパク質が蓄積するようなシグナルを伝達する。p53は最初は細胞周期を（G1相で）止め，DNAが複製されるまでに修復されるようにする（第6章）。しかし，DNA傷害が大き過ぎてうまく修復できないときには，p53は主にミトコンドリア経路を介してアポトーシスの引き金を引くのである。p53が変異しているか，いないとき（がんでもこのような場合がある），アポトーシスを起こすはずの傷害DNAをもった細胞が生存してしまう。そのような細胞においては，DNA傷害は種々のゲノムの改変（染色体喪失など）となることがあり，発がんにつながる（第6章）。

■ 細胞傷害や壊死の臨床病理学的実例

壊死に至る細胞傷害の頻度の高い機構を以下にまとめた。

■ 低酸素と虚血

臨床医学においては，酸素欠乏が細胞傷害と壊死の最も頻度の高い原因である。酸素は酸化的なリン酸化とATP産生，すなわち細胞のエネルギー蓄積に必要である。したがって，酸素供給のない細胞は多くの必須機能の決定的不全を被るリスクがある。低酸素では血流は維持さ

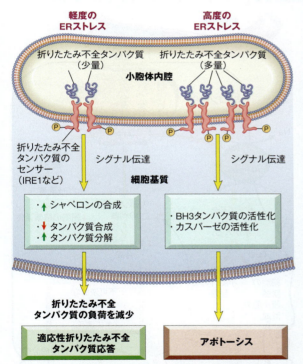

図1.18　折りたたみ不全タンパク質応答と小胞体（ER）ストレス
小胞体に折りたたみ不全タンパク質が存在することは，リン酸化によって活性化されオリゴマーを取る（ともに，折りたたみ不全タンパク質量に比例する）IRE1キナーゼのような，小胞体膜に存在するセンサーによって検知される。これは，適応的な折りたたみ不全タンパク質反応を開始し，折りたたみ不全タンパク質の危険な影響から細胞を保護する。折りたたみ不全タンパク質があまりに多過ぎて修正することができないと，ERセンサーが過度に活性化され，ミトコンドリア経路のアポトーシスを起こすため，修復できないほど損傷を受けた細胞は死に至る。これはまた，終末折りたたみ不全タンパク質応答とよばれている。IRE1 (Inositol requiring enzyme-1)：イノシトール要求性酵素1

表1.4　折りたたみ不全タンパク質に起因する疾患

疾　患	標的タンパク質	病態形成
変異タンパク質が分解されやすいため，当該タンパク質の欠乏となる疾患		
囊胞性線維症[a]	囊胞性線維症膜貫通調節因子(CFTR)	CFTR欠損がイオン輸送不全をきたす
家族性高コレステロール血症[a]	LDL受容体	LDL受容体欠損により高コレステロール血症が発生する
テイ・サックス病[a]	ヘキソサミニダーゼαサブユニット	リソソーム酵素の欠損によりGM_2ガングリオシドがニューロンに蓄積する
折りたたみ不全タンパク質が小胞体ストレスによる細胞死を起こす疾患		
色素性網膜炎[a]	ロドプシン	ロドプシンの折りたたみ不全により光受容体や同細胞が失われ，そのため視力が失われる
クロイツフェルト・ヤコブ病	プリオン	PrP^{sc}タンパク質が異常な折りたたみのため凝集し，神経細胞死をきたす
折りたたみ不全タンパク質が小胞体ストレスによる細胞死を起こし，かつそのタンパク質の機能的欠損となる疾患		
α–1アンチトリプシン欠損症	α–1アンチトリプシン	非機能的なタンパク質が肝細胞内に蓄積され，アポトーシスを起こす。肺において酵素活性が欠損していると，弾性組織の破壊をきたし，肺気腫が発生する

[a] 折りたたみ不全は，ある種の分子サブタイプにおいて，タンパク質機能障害や細胞傷害の原因である。
タンパク質の折りたたみ不全がその機能不全や細胞・組織損傷の主要な病因と考えられている代表的な疾患を選択し説明している。
CFTR：囊胞性線維症運搬体，LDL：低密度リポタンパク質，PrP：プリオンタンパク質

れ，嫌気的な解糖によりエネルギー産生は続くが，虚血となると解糖系のための基質の運搬にも問題が出てくる。したがって，虚血の組織においては，嫌気的な代謝が止まるだけではなく，嫌気的なエネルギー産生も，基質が不足したり，通常は血液で洗い流されるはずの代謝物の蓄積で解糖が阻害されれば，止まってしまう。このような理由で，虚血は低酸素よりも速やかで高度な細胞や組織の傷害をきたす。

　低酸素によるストレス状態にあるがすぐには死なない細胞は，低酸素誘導因子(HIF)転写因子ファミリーにより誘導される代償性機構を活性化させている。HIFは，細胞が低酸素状態でも生存できるのを助けるいくつかのタンパク質の合成を刺激する。そのようなタンパク質には，血管内皮増殖因子(VEGF)が含まれるが，新生血管の増生を刺激し，血量を増加して酸素供給を増やそうとするのである。HIFによる誘導される他のタンパク質は，グルコースの取り込みや解糖系を刺激したり，ミトコンドリアの酸化的リン酸化を弱めたりすることによって，細胞代謝において適当な変化を起こすのである。無酸素下の解糖系は，酸素がなくても，循環血液や細胞内グリコーゲンの加水分解から得られたグルコースからATPをつくることができる。グリコーゲンの存在のために解糖系能力の高い組織は(例：肝臓，横紋筋)限られたグルコース量しか蓄積していない組織(例：脳)に比較して，低酸素状態や低い酸化的リン酸化状態を生き延びる可能性が高いことは容易に理解できる。

　持続的なあるいは高度の低酸素症や虚血ではATPが不足する。この決定的なエネルギー源が失われると，形質膜のナトリウムポンプが不全となり，細胞内のpHが下がり多くの酵素活性が変わり，ROS産生が増え，タンパク質の産生に問題が起こる(図1.19)。このような変化は，前述のミトコンドリア傷害の議論でも述べた。

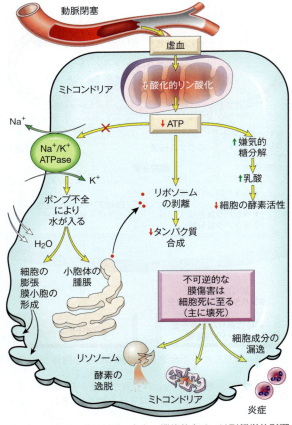

図1.19　低酸素症ならびに虚血の機能的あるいは形態学的影響
細胞の左下部分のみが腫脹しているが，実際，細胞の腫脹は傷害を受けた細胞全体で均一に起こる。

■ **虚血・再灌流傷害**

　状況によっては，虚血状態にはあるもののまだ生存している組織に血流が再開したとき，逆に傷害や壊死が増

加する場合がある。これは，血流の再開通で可逆的に傷害を受けた細胞に通常みられるはずの回復とは逆の結果である。この**虚血・再灌流傷害** ischemia–reperfusion injury とよばれる現象は，特に心筋梗塞や脳梗塞の状況における組織傷害と関連が深く，臨床的に重要である。

虚血組織への再灌流は，いくつかの機序により細胞傷害を増悪させると考えられている。

- 再酸素化の際に，ROS 産生増加により新しい傷害が起こりうる（前述）。ROS は酸素を完全に還元できない損傷ミトコンドリアを有する傷害細胞から産生される場合もあり，同時に虚血により抗酸化防御システムも障害を受け，その状況をさらに悪くしている可能性がある。浸潤する白血球もまた，傷つきやすい傷害された細胞のさらなる傷害に寄与するかもしれない。
- **カルシウムの流入**は前述のように傷害をきたすかもしれない。

虚血による損傷に伴う**炎症** inflammation は，再灌流時に白血球や血漿タンパク質の流入が増加するために，さらに強くなるかもしれない。そして，活性化した白血球の産物は，さらなる組織傷害をきたす（第 2 章）。また，**補体系** complement system の活性化も，虚血・再灌流傷害に寄与する可能性がある。

■ 毒性物質による細胞傷害

環境化学物質や感染性微生物のつくる毒性物質は細胞傷害をきたし，基本的には壊死性細胞死を誘導する。毒素の種類により，2 つの基本的機構で細胞傷害をきたす。

- **直接作用性毒素**：毒素のなかには，重要な分子成分や細胞小器官に直接結合して作用するものがある。例えば，塩化水銀中毒（汚染したシーフードを食べることで発症するかもしれない）（第 7 章）では，水銀が種々の細胞膜タンパク質のスルフヒドリル基と結合し，ATP 依存性の輸送を阻害して膜の透過性を上昇させる。多くのがんを治療するための抗がん剤もまた，直接的な細胞傷害作用により，しばしば DNA 損傷による，細胞傷害をきたす。微生物のつくる毒素もこの分類に入る。これらの毒素はしばしば，タンパク質合成やイオン輸送などの必須の機能に必要な宿主のタンパク質を標的としている。例えば，**ジフテリア菌** *Corynebacterium diphtheriae* により作られるジフテリア毒素はタンパク質合成を阻害し，炭疽菌 *Bacillus anthracis* により産生される毒素のサブユニットは，細胞内への水の流入を促進し，多くの細胞機能にかかわる MAP キナーゼのような重要な酵素を分解する。
- **潜在的な毒素**：多くの毒性を有する化学物質はそのままでは活性はなく，反応性の高い代謝物に変換されて初めて標的細胞に作用する。ある種の毒素は，典型的にはその分子が活性化された細胞に影響を及ぼすことは容易に理解できる。このような活性化は，通常，肝臓やその他臓器の細胞の滑面小胞体に分布する P–450 によって行われる。そして代謝産物は，タンパク質や脂質に直接共有結合することによって膜を損傷するものの，最も重要な細胞傷害の機序はフリーラジカルの形成が関与するものである。このタイプの傷害の 2 つの典型例は，溶媒である四塩化炭素と薬剤であるアセトアミノフェンである。

  - **四塩化炭（CCl_4）**は，過去にドライクリーニング業界で広く使用されていたが，現在は使用禁止となっている。CCl_4 は，主に肝臓において有毒なフリーラジカルに $CCl_3\cdot$ 変化する。これが主に膜リン脂質の過酸化をきたすことで，細胞傷害を引き起こす。CCl_4 の曝露を受けた細胞は，30 分以内に小胞体の急速な破壊と，同時に肝臓における酵素や細胞膜の合成能が低下する。そして，2 時間以内に滑面小胞体が腫大し，粗面小胞体からリボソームが遊離する。また，輸送タンパク質の合成が減ることにより，トリグリセリドの分泌が減り，CCl_4 中毒による**脂肪肝** fatty liver になる。引き続いてミトコンドリアが損傷され，その後 ATP 濃度が低下してイオン輸送の障害と進行性の細胞腫大が生じる。それに加えて，形質膜は小胞体内の脂質の過酸化によって生じる脂質過酸化により，さらに損傷される。その結果，細胞死が起こるのである。
  - 広く使用されている鎮痛解熱薬の**アセトアミノフェンよる中毒**が，米国における急性肝不全の一番の原因である（第 14 章）。推奨量を服用していれば，アセトアミノフェンを無毒産物にする代謝系が作用する。しかし，多量に摂取すると，この経路は飽和してしまい，P–450 経路で毒性が高い中間産物が発生するように代謝され，肝細胞の傷害を起こしてしまう。

ストレスに対する細胞の適応

適応とは細胞周辺の環境変化に対する応答のことで，細胞の数・大きさ・表現型・代謝活性，あるいは機能の可逆的変化のことをいう。**生理的適応** physiologic adaptation とは，ホルモンや内因性化学物質など通常の刺激に対する細胞の応答を意味する。例としては，ホルモンや内的なメディエーターによって（妊娠時にホルモンにより乳房や子宮が大きくなること）や，物理的なストレスに対する（骨や筋肉に関する）応答が挙げられる。**病的適応** pathologic adaptation とは，細胞が傷害を回避するために機能上および構造上の調整をすることで，ストレスに対処する反応のことである。しかしながら，正常な機能を犠牲にしており，喫煙者における気管支上皮の扁平上皮化生などが挙げられる。生理的あるいは病的適応には，以下に述べるように性質の異なるいくつか

の形式がある。

肥大

肥大 hypertrophy とは，細胞のサイズの増大であるが，細胞が大きくなると，結果として，その臓器のサイズも増大することになる。肥大とは対照的に，**過形成** hyperplasia では細胞数が増加している。別の言い方をすれば，純粋な意味の"肥大"とは，細胞は分裂を伴わずに構造タンパク質や細胞内小器官が増加した状態であり，細胞の大きさだけが大きくなることである。純粋な意味の肥大とは，分裂能力に制限のある膵類の細胞に限られている。他の組織においては，肥大と過形成が同時に起こることもあり，複合的に大きくなった（**肥大した** hypertrophic）臓器が観察される。

肥大には生理的なものと病的なものがあるが，どちらも機能的要求の増大や増殖因子 growth factor やホルモンの刺激により引き起こされる。

- 妊娠時に子宮は生理的に著しく腫大するが，これはエストロゲン刺激による子宮平滑筋の肥大と過形成の結果である（図 1.20）。対照的に，横紋筋である骨格筋と心筋では，身体に対して機能を高めるような要求が生じたときに肥大することしかできない。これはこれらの細胞は分裂能が限られているためである。
- 病的な細胞肥大の例としては，高血圧症や大動脈弁が狭くなる（狭窄）など，心室内圧の増加がみられる他の疾患の際にみられる心肥大が挙げられる（図 1.21）。このような状況においては，継続的な負荷がかかった心筋細胞は，必要とされる高い収縮力を生むように肥大を起こして適応する。肥大は細胞傷害への第一歩でもある。

肥大のメカニズムは心臓で最も深く研究されている。心肥大を起こす1つのメカニズムは伸展刺激のような**機械性刺激** mechanical trigger であり，もう1つは**増殖因子**やアドレナリン作動性ホルモン adrenergic hormone などの細胞増殖を刺激する液性因子による**刺激**である。これらの刺激は，多数の遺伝子の発現を誘導するシグナル伝達経路を活性化し，何種類もの増殖因子や細胞構造タンパク質などの細胞を構成する多種多様なタンパク質の合成を促進する。その結果，個々の細胞あたりのタンパク質と筋線維の合成が活性化し，結果として身体の要求に見合っただけの筋収縮力が得られるようになる。こうした量的増加のみならず，ときにタンパク質の質的変化を起こすこともある。例えば，筋肥大の過程において収縮タンパク質が成人型から胎児型・新生児型に置換されることがある。αミオシン重鎖が胎児型であるβミオシン重鎖へと置換されることにより，収縮速度が遅くエネルギー的に効率的な収縮を生み出すようになる。

肥大のようなストレスに対する適応は，そのストレスが軽減しないか，組織の適応能力を凌駕すると，細胞傷害に発展することがある。持続する高血圧のためにこれが心臓で起こると，心筋線維において変性的変化が起こるが，最も重要なものに筋線維収縮単位の断裂と喪失がある。なぜ心肥大には限界があって退行性の変化を引き起こすのか，その機序は現在でも解明されていない。この原因として，肥大した心筋線維に対して血管系が必要十分量の血液を供給できなくなっている可能性，ミトコンドリアがアデノシン三リン酸（ATP）を供給する能力の限度を超えてしまう可能性，あるいは，収縮タンパク質やその他の細胞骨格タンパク質の合成能力が限界に達している可能性など，いくつかの可能性が提唱されている。いずれにしても，こうした変化が生じた結果，心臓では**心室拡張** ventricular dilatation が発生し，最終的には**心不全** cardiac failure となる。

過形成

過形成とは，ある臓器において細胞分裂を伴って細胞

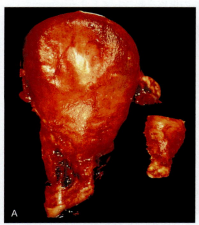 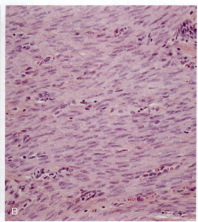 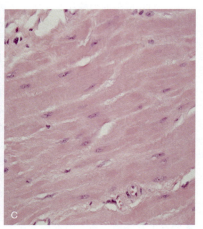

図 1.20 妊娠子宮の生理的肥大
A：通常時における子宮（右）と分娩後出血のために摘出された妊娠子宮（左）の肉眼所見。B：通常時の子宮において観察されるのは，小型で紡錘形の子宮平滑筋細胞である。C：妊娠時子宮で観察されるのは，大型で丸々と肥大した平滑筋細胞である。Bの通常時子宮の細胞と比較せよ（BとCは等倍率である）。

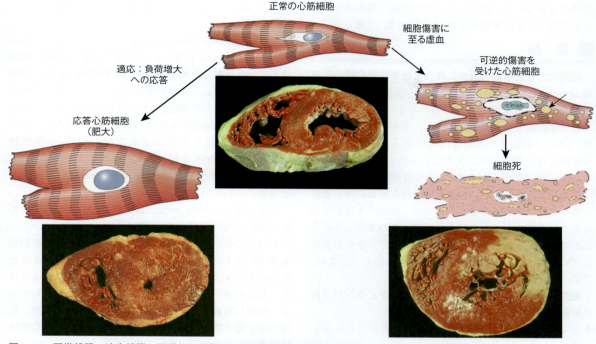

図 1.21　正常状態，適応状態，可逆的細胞傷害，不可逆的細胞傷害，ならびに死に至った心筋細胞の関係
本図において，適応状態に相当するのは肥大である。また，可逆的細胞傷害は虚血，不可逆的細胞傷害は虚血性凝固壊死にそれぞれ相当する。心筋肥大の例において(**図左下**)，左室壁の厚さは2cmを超えている(通常は1〜1.5cm)。可逆的に傷害された心筋は(**図上右**)，肉眼的あるいは光学顕微鏡的変化を伴わない機能低下を示すか，あるいは細胞腫脹や脂肪変性(**矢印**)のような可逆的変化を示す。壊死を起こしている標本において(**図右下**)，左心室の後外側にみられる貫壁性の明るい部位は急性心筋梗塞を示している。これら3つの心筋横断面標本は，すべてトリフェニルテトラゾリウムクロライドで染色されている。これは心筋に存在する酵素の基質であり，生きている心筋を赤色(マゼンタ)に染色する。黄色の部分は心筋が壊死した部位で，細胞死によって酵素が失われたために染色されない。

数が増えることであり，分化細胞が増えることがあれば，場合によっては完全に分化していない前駆細胞が増えることもある。すでに述べたように，過形成は組織内に分裂可能な細胞集団が存在するときに起きる。しばしば肥大を伴い，同じ刺激に対して**肥大と過形成の両方が起こることもある**。

過形成には生理的なものと病的なものがある。どちらの場合にも，細胞分裂はホルモンあるいは増殖因子によって刺激を受ける。

- **生理的過形成** physiologic hyperplasia には，2つのタイプがある。(1)思春期や妊娠時における女性の乳腺上皮の増殖に代表されるような**ホルモン性過形成** hormonal hyperplasia と，(2)臓器の一部分が除去されたり失われたときに残存した組織の成長によって生じる**代償的過形成** compensatory hyperplasia とが挙げられる。例えば，肝臓が部分的に切除されると，12時間後程度といった短時間で残存した肝細胞では分裂活動が始まり，最終的に肝臓はもとの重量まで修復される。このとき過形成を引き起こす刺激は，ポリペプチドからなる増殖因子であり，肝臓の非実質細胞と残存肝細胞の両者から産生される(**第2章**)。肝重量がもとに戻ると，種々の成長抑制因子により細胞増殖がオフ状態にされる。

- ホルモンのバランス異常によって，**病的過形成** pathologic hyperplasia が引き起こされることがある。例えば，正常の月経周期が終了すると，子宮内膜は急激な増殖を開始する。内膜増殖は，通常ならば下垂体ホルモンと卵巣エストロゲンにより促進され，プロゲステロンによって抑制を受けるように厳密に制御されている。しかしながら，このバランスが崩れ，エストロゲン刺激が増加すると，不正性器出血の主要原因の1つである**子宮内膜増殖症** endometrial hyperplasia が起こる。良性前立腺肥大は，アンドロゲンならびにエストロゲンのホルモン刺激に応答して発生する病的な過形成で，頻度の高いもう1つの例である。

重要な点として，これらのすべての状況において，過形成の過程がまだ個体の制御下にあるということである。すなわち，過形成を起こしている刺激が減弱すると，過形成は消失する。病的過形成とがんとの違いとは，この正常な調節機構に対する感受性の違いに他ならず，がんにおいてはこの増殖調整機構が制御不全に陥っているか，あるいは機能していない(**第6章**)。しかしながら，多くの場合において，病的過形成はしばしばがん発生の

素地となっている。例として，子宮内膜に過形成を有する患者では子宮内膜癌のリスクが高い（第17章）。

萎縮

細胞の大きさや数の減少に伴う臓器や組織の縮小を萎縮 atrophy という（図1.22）。萎縮の原因には，骨折治療のために患肢を固定した場合のような負荷の減少や，神経支配の喪失，血液供給の減少，栄養不足，内分泌刺激の消失，老化（老人性萎縮）などがある。こうした萎縮の原因となる刺激には，生理的なものもあれば（閉経によるホルモン刺激の消失など），神経支配の喪失のような病的なものもあるが，いずれの場合も細胞に生じる基本的な変化は同じである。萎縮とは，細胞の生存が可能なようにその大きさを退縮させる適応性の変化とみることができる。しかしながら，時間が経過し，萎縮が悪化していくと，それらの細胞はある一線を越えてしまい，アポトーシスに陥るかもしれない。

細胞の萎縮は，タンパク質合成量の減少とタンパク質分解量の増加によって発生する。

- タンパク質合成は，代謝活性が低下するために減少する。
- 細胞内タンパク質の分解は，主として**ユビキチン–プロテアソーム系** ubiquitin–proteasome pathway によって実行される。**栄養障害** nutrition deficiency あるいは**廃用** disuse は，ユビキチンリガーゼを活性化することがある。ユビキチンリガーゼは，小さいペプチドであるユビキチンを細胞内の特定タンパク質に大量に結合し，プロテアソームによる分解の標的とするタンパク質である。
- 多くの場合において，萎縮時には**オートファジー** autophagy の亢進も伴っており，**自食胞** autophagic vacuole の数も増加している。前に述べたように，オートファジーは，飢餓状態の細胞が生存するために自細胞の細胞小器官を貪食するものである。

化 生

化生 metaplasia とは，いったんは上皮系あるいは間葉系に分化成熟した細胞種が，他の細胞種に転換し置換することをいう。この種の細胞適応においては，ある特定のストレスに弱い細胞種が，その悪環境に対して抵抗性の高い他の細胞種に転換する現象のことである。化生は，すでに分化した細胞が表現型の変化（**分化転換** transdifferentiation）を起こすというよりは，幹細胞の遺伝子が**再プログラミング** reprogramming されるものと通常考えられている。

上皮化生 epithelial metaplasia の例として，長期にわたる喫煙者の呼吸器上皮に起こる変化が知られている。この過程において，気管や気管支の正常では比較的繊細な線毛円柱上皮が，丈夫な重層扁平上皮に置換することが知られている（図1.23）。その方が，タバコの煙に含有される有害化学物質に耐えるのに適しているからである。化生した扁平上皮は生存にこそ有利ではあるが，粘液分泌や粒子状物質の線毛による排除などの重要な生体保護機構が失われている。このように上皮化生は両刃の剣であるといえる。また，ビタミンAも正常な上皮の分化に必須であることが知られており，ビタミンA欠乏は呼吸上皮において扁平上皮化生を引き起こす。

他の例としては，慢性的な胃酸の逆流があると，食道下部の正常な重層扁平上皮が，胃や腸においてみられるような円柱上皮へと化生する。化生はまた，間葉系細胞にも起こるが，これはむしろ病的な変化であってストレスによる適応反応とは異なる。例えば，損傷を受けた部位の軟部組織に骨組織が形成されることがある。

上皮において化生を起こす影響が持続すると，がん化を起こしやすいかもしれない。多くのそのような例が存在する。例えば，呼吸上皮の扁平上皮化生は，悪性の扁

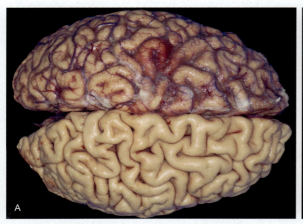
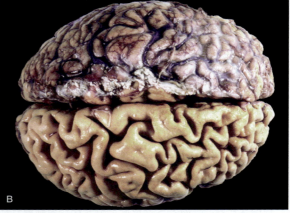

図1.22 脳にみられる萎縮
A：若年成人の正常な脳。B：粥状脳動脈硬化性疾患を発症した81歳男性の脳にみられる萎縮。この脳の萎縮は，加齢と血液供給の減少によるものである。脳実質の減少により，脳回は狭小化し，脳溝は拡大していることに注目せよ。脳表面を観察できるように，どちらの標本も下半分（右半球）の脳膜は取り除いてある。

細胞内あるいは細胞外の蓄積　21

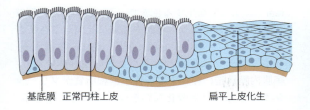

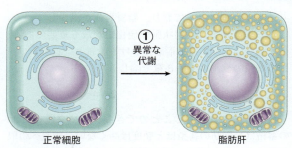

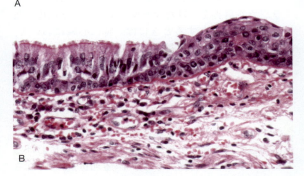

図1.23　気管支における正常な円柱上皮（左）から扁平上皮（右）への化生
概念図（A）と組織標本写真（B）を示す。

平上皮細胞からなる肺癌の発生に関して豊穣な土壌となっている。同様に，胃の腸上皮化生は胃癌の発生に関連している。

細胞内あるいは細胞外の蓄積

特定の状況においては，細胞や組織はさまざまな物質を異常に多く蓄積するが，それは無害の場合もあれば，傷害をきたす場合もある。

細胞内蓄積

細胞内で異常蓄積が生じる主なメカニズムは，内因性物質をうまく除去したり分解したりできないこと，または過剰に産生していること，あるいは異常な外因性分子の蓄積による（図1.24）。細胞内蓄積は，細胞質に蓄積することもあれば，小器官内や（典型的にはリソソーム内に）核に蓄積することもある。その例を以下に記載する。

脂肪変性

脂肪変性 fatty change（脂肪症 steatosis）。脂肪変性とは，実質細胞においてトリグリセリドが異常に蓄積することを指す。脂肪の代謝にかかわる主な器官であるため，肝臓で最もよくみられるが，心臓や骨格筋，腎臓およびその他の器官においても起こることがある。脂肪変性は，細胞毒やタンパク質不足，糖尿病や肥満，あるいは無酸素症でも引き起こされる。高所得国においてはアルコール中毒症や肥満を伴う糖尿病が，肝臓における脂肪変性（脂肪肝）の最も一般的な原因である。この過程は**第14章**でさらに詳細に論じる。

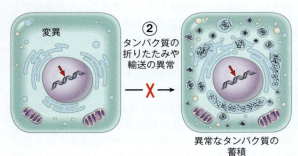

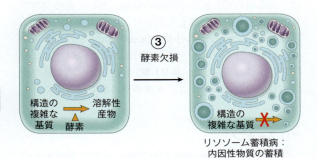

図1.24　細胞内蓄積の仕組み

コレステロールとコレステリルエステル

細胞内のコレステロール代謝は，異常な細胞内蓄積を起こさずに，確実に細胞が正常な細胞膜（そのなかではコレステロールが鍵となる成分である）を合成できるよう制御されている。しかしながら，貪食細胞は，一連のさまざまな病理的過程において脂質過剰（トリグリセリド，**コレステロール** cholesterol，**コレステリルエステル** cholesteryl ester）になることがある。この場合，取

り込みが過剰になっており，脂質異化が減少している。これらのなかでは，粥状動脈硬化症が最も重要である。粥状動脈硬化症の病態形成における脂質とコレステロールの蓄積の役割は，第8章で論じる。

タンパク質

　組織学的に目でみることのできる**タンパク質 protein**の蓄積は，脂肪の蓄積ほど頻度は高くない。細胞への取り込みが増すか，細胞が過剰量を合成することで生じる。例えば，腎臓では糸球体を介して濾過された微量のアルブミンは，通常では近位尿細管曲部において飲作用(**ピノサイトーシス pinocytosis**)により再吸収される。しかしながら，大量のタンパク質が糸球体の濾過装置を通過して尿へ漏出してしまう疾患(ネフローゼ症候群など，第12章)では，タンパク質が大量に再吸収され，このタンパク質を含む小胞が尿細管上皮内に蓄積することで，組織学的にピンク色の硝子様小体を呈する。この過程は可逆的であり，もし尿タンパク質が減少するならばタンパク質の液滴は代謝されて消失する。別の例としては，ある種の形質細胞が粗面小胞体において免疫グロブリンを新規に大量合成したために，細胞質内に円形でエオジン好性の**ラッセル小体 Russell body**を形成する場合がある。肝のアルコール性硝子体(第14章)やニューロンの神経原線維変化(第21章)など，タンパク質が集積する他の例については，本書の他の章で論じることとする。

グリコーゲン

　グリコーゲン glycogenが細胞内に過剰に蓄積するのは，グルコースもしくはグリコーゲンの代謝異常と関連がある。うまく制御できていない糖尿病においては，異常なグルコース代謝の例として，グリコーゲンが腎尿細管上皮や心筋細胞，膵臓のランゲルハンス島β細胞に蓄積する。グリコーゲンはまた，**グリコーゲン蓄積症 glycogen storage disease**や**糖原病 glycogenosis**と総称される遺伝性疾患において，細胞内にも蓄積する(第4章)。

色　素

　色素 pigmentは色のついた物質であり，外来性(身体の外から)の炭素のようなもの，あるいはリポフスチン，メラニン，ヘモグロビン由来分子のような内在性(身体の内部で合成)のものがある。

- 最もよく知られた外来性の色素は**炭素 carbon**であり，都会の空気汚染物質である。炭粉を吸い込むと，肺胞マクロファージが貪食し，リンパ管を通して，局所の気管や気管支のリンパ節に輸送される。色素が集合すると，灌流領域のリンパ節や肺の実質組織が黒くなる(**炭粉症 anthracosis**)(第11章)。
- **リポフスチン lipofuscin**は"消耗・摩耗 wear-and-tear"によって発生する色素で，不溶性の黄褐色顆粒状細胞内物質であり，年齢や萎縮に比例してさまざまな組織(とりわけ，心臓，肝臓，脳)に蓄積する。リポフスチンは脂質とタンパク質の複合体であり，細胞内膜構造に存在する多価不飽和脂質がフリーラジカルを介した過酸化反応を受けることで生じる。リポフスチンは細胞に傷害性はなく，過去にフリーラジカル傷害を受けたマーカーである。茶褐色の色素は大量に存在するときには，特に心臓において，萎縮性組織において**褐色萎縮 brown atrophy**とよばれる外観が観察される(図1.25)。
- **メラニン melanin**は内在性の黒褐色の色素であり，表皮に存在するメラノサイトによって合成され，有害な紫外線の防護壁として働く。メラニンはメラノサイトからのみ合成されるが，皮膚において近接する細胞の基底部のケラチノサイトが，真皮におけるマクロファージ同様，そばかす(雀卵斑)にみられるように，この色素を蓄積することができる。
- **ヘモジデリン hemosiderin**はヘモグロビン由来の顆粒状色素で，黄金色から茶色までの色相を呈する。ヘモジデリンは局所的に，あるいは全身にわたって鉄過剰になったときに組織に蓄積する。鉄は通常，細胞内の**アポフェリチン apoferritin**というタンパク質内に貯蔵され，フェリチンミセルを形成している。ヘモジデリン色素とは，フェリチンのミセルが大量に凝集したものであり，光学電子顕微鏡によって簡単に可視化できる。鉄はプルシアンブルー染色によって明確に特定できる(図1.26)。通常，ヘモジデリン蓄積は病的であるが，骨髄や脾臓，肝臓において単核の貪食細胞内においては正常状態で少量のヘモジデリンが認められる。そこでは，老化した赤血球が生理的に壊されており，その鉄を新しい赤血球をつくるのにリサイクルしているからである(第10章)。ヘモジデリンが過剰に蓄積していると，**ヘモジ**

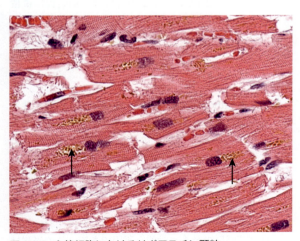

図1.25　心筋細胞におけるリポフスチン顆粒
沈着物を矢印で示す。

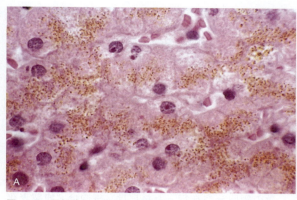
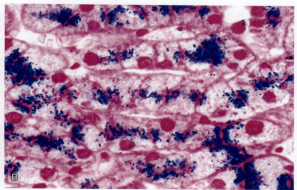

図1.26　肝細胞におけるヘモジデリン顆粒
A：H&E 染色では，黄金褐色で微細顆粒状の色素である。B：プルシアンブルー反応とよばれる特殊な染色方法による鉄の沈着物。

デローシス hemosiderosis とよばれ，また**遺伝性ヘモクロマトーシス** hereditary hemochromatosis ではさらに広範な鉄の過剰蓄積が認められる（第14章）。

細胞外蓄積：病的石灰化

病的石灰化 pathologic calcification は，あらゆる種類の病気においてありふれたプロセスであり，カルシウム塩の異常な蓄積による。2種類の発生機構がある。

- **異栄養性石灰化**：異栄養性石灰化 dystrophic calcification においては，カルシウム代謝は正常であり，すべてのタイプの壊死に関連して傷害された，あるいは死んだ組織に沈着している。この変化は**進行期のアテローム性動脈硬化症** advanced atherosclerosis の**粥腫** atheroma では必ずといっていいほど発生している（第8章）。異栄養性石灰化は過去の細胞傷害の痕跡にすぎないかもしれないが，臓器不全の原因になる可能性がある。例えば，石灰化は老化や損傷を受けた心臓の弁で起こり，結果として弁の動きが高度に制限される。大動脈の異栄養性石灰化は，中高年者にとって大動脈弁狭窄症の主な原因である（第9章）。

　異栄養性石灰化は，損傷細胞に由来する膜結合性小胞のかたちでの結晶性リン酸カルシウムの細胞外沈着，あるいは死にゆく細胞のミトコンドリアにカルシウムが細胞内沈着を起こすことによって始まる。細胞外カルシウムは膜リン脂質との親和性から膜小胞で濃縮され，リン酸は膜結合性フォスファターゼの作用の結果蓄積すると考えられている。結晶は析出して，大きな沈着物を形成するようになる。

- **転移性石灰化**：転移性石灰化 metastatic calcification は，正常な組織であっても**高カルシウム血症** hypercalcemia により生じることがある。以下に高カルシウム血症の主な原因について記載する。(1)**副甲状腺ホルモン** parathyroid hormone **の分泌量増加**：副甲状腺原発腫瘍や副甲状腺ホルモン関連ペプチドが悪性腫瘍によって産生されることによる。(2)**骨破壊の亢進** destruction of bone：**パジェット病** Paget disease などの代謝亢進に伴うもの，身体を動かさないことに伴うもの，腫瘍に伴うもの（多発性骨髄腫，白血病，びまん性の骨転移に伴う骨分解の亢進）がある。(3)**ビタミンD関連疾患** vitamin D-related disorder：ビタミンD中毒や**サルコイドーシス** sarcoidosis（マクロファージによるビタミンD前駆体の活性化）がある。(4)**腎不全** renal failure：リン酸が貯留されることで，二次的な**副甲状腺機能亢進症** secondary hyperparathyroidism をもたらす。

> ### 形態学
> 解剖学的部位にかかわらず，カルシウム塩は細かな白色顆粒あるいは小集塊として認められ，しばしば砂のようにざらざらした沈着物のように感じる。異栄養性石灰化は，粥状硬化症のプラークや，肺結核の乾酪性壊死領域で頻繁に見受けられる。時折，結核病変のリンパ節は放射線を通さない石として映ることがある。組織学的検査では，石灰化は細胞内あるいは細胞外における好塩基性の沈着物として確認される。長時間経つと，石灰化の部位に異所性の骨が形成されることもある。
>
> 転移性石灰化は身体のいたるところで広範に生じるが，主に脈管系・腎臓・肺・胃粘膜といった細胞間質に影響を及ぼしている。ここでのカルシウム沈着は，形態学的には異栄養性石灰化における症状と類似している。これらは概して，臨床的な機能不全は引き起こさないが，肺で石灰化が進行した場合には，特徴的なX線像が認められることがあり，呼吸不全の原因になる。また，顕著な腎実質への沈着（**腎石灰沈着症** nephrocalcinosis）では腎傷害が引き起こされる。

細胞老化

多細胞性動物の若年期においては，自然淘汰により生殖能力の高い遺伝変異体が強く選択される。これは，そのような変異体が子孫へと伝えられ，集団を維持するこ

とに寄与するからである。一方で，DNA 修復メカニズムは，生殖年齢まで生存が可能でありさえすれば，完全である必要はない。不完全な DNA 修復の結果，時間とともに変異が蓄積していき，なかでも悪い変異は細胞老化を促進することとなる。老化は，生殖年齢後に，生理的，細胞的，分子的な恒常性維持機構がだんだんと衰えていくことである。

老化は健康に大きな影響がある。それというのも，老化は"がん"や"アルツハイマー病"，加えて"虚血性心疾患"といった慢性疾患の最大のリスク因子であるからである。おそらく，**細胞老化 cellular aging** に関する最も驚愕すべき発見は，老化は，時間経過にしたがって"単に細胞が気力を失っていく結果"であるだけでなく，実際，"酵母から哺乳類に至るまで進化上保存されてきた限られた数の遺伝子とシグナル伝達経路の変化の結果であること"である。確かに，実験により老化は遅延できることが証明されている。例えば動物においては，老化のある指標は，カロリー制限やある治療薬の投与などの操作により，遅延できるのである。

細胞老化は，細胞の 複製能力ならびに機能が減衰していくことの結果である。細胞老化には，いくつかの異常が関与していると考えられる（図 1.27）。

- **DNA 傷害**：核やミトコンドリア DNA はしばしば変異を起こすが，それには塩基置換，コピー数の変化や欠失・挿入が含まれる。多くの変異は，シトシンの自然なアミノ基欠損によって発生し，これは残念ながら時間に依存した時計のようなものである。DNA 傷害は内因性のストレス（ROS など）や外因性の要因（紫外線への曝露，化学療法剤など）によって加速する。ほとんどの DNA の構造変化は細胞によって検知され，DNA 修復酵素により修復されるが，なかには修復がうまくいかず，老化するにしたがって蓄積していく変異となっていく。予測できるだろうが，早老症を特徴とする遺伝疾患のなかには，ゲノムの安定性を維持する DNA 修復タンパク質をコードする遺伝子の変異によるものがある。核やミトコンドリア DNA への損傷は，多くの悪影響を介して，老化を促進する可能性がある。
  - テロメア不全（後述）
  - 多くの遺伝子の発現を変えるエピゲノム変化
  - タンパク質の恒常性を撹乱する，欠陥のあるタンパク質の合成
  - 細胞死の引き金を引くかもしれないミトコンドリアの機能障害
  - 細胞老化（増殖停止）と幹細胞喪失
  - 老化を制御するシグナル経路への影響

- **細胞の複製機能低下**：幹細胞以外のすべての正常細胞において，複製能力には限界があり，決まった回数の細胞分裂を行った後には，細胞は"**複製老化 replicative senescence**"として知られる永続的に細胞分裂ができない状態になる。老化は，進行していく複製老化と関連している。子どもの細胞には，大人の細胞よりも多く複製を行う能力がある。それに対して，表現型が老化に類似した**ワーナー症候群 Werner syndrome** の患者から採取した細胞は，複製能力が著しく減少している。

老化細胞における複製老化とは，**テロメア telomere** が徐々に短くなり，最後には細胞周期が停止するというものである。テロメアとは，染色体末端の完全な複製を保証し，染色体末端の融合あるいは変性から保護するために染色体末端に存在する DNA の短い塩基の反復配列のことである。テロメア DNA はそれを保護するタンパク質と結合しており，DNA 損傷応答が起こらないようにしている。体細胞が複製するときには，テロメアのわずかな領域が複製されないため，テロメアは徐々に短くなっていく。テロメアが短くなるにつれて，染色体の末端は保護されなくなり，テロメアが完全になくなると，染色体末端は保護されなくなり，損傷 DNA として認識され，細胞回転が停止する。テロメアの長さは**テロメラーゼ telomerase** とよばれる酵素によって，ヌクレオチドが付加されることで維持される。テロメラーゼは特殊な RNA タンパク質複合体であり，自身の RNA を鋳型として染色体の末端にヌクレオチドを付

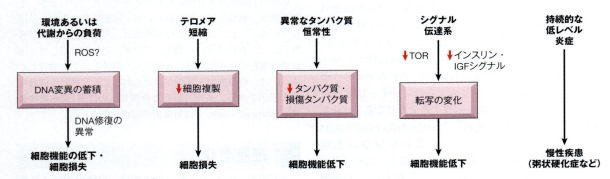

図 1.27　細胞老化のメカニズム
多数のメカニズムが細胞老化に寄与する。カロリー制限のようなある種の環境影響が，さまざまなシグナル伝達経路や転写因子（ここでは記載せず）を活性化することによって老化に対抗する。ROS：活性酸素種，TOR：ラパマイシン標的タンパク質

細胞老化

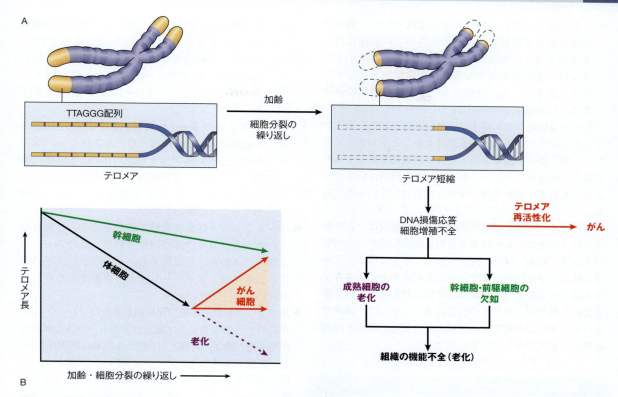

図1.28　細胞の複製老化におけるテロメアとテロメラーゼの役割
A：テロメア縮小の機構とその影響。加齢に関連する繰り返す細胞分裂によりテロメアは次第に短くなり、老化と幹細胞プールの減少の引き金を引く。B：テロメア縮小は体細胞の特徴である。幹細胞は自己のテロメアを維持するため、無限の複製を重ねることが可能である。がん細胞はしばしばテロメラーゼを活性化させているため、テロメアの維持が可能である。

加することができる。テロメラーゼ活性は、生殖細胞や幹細胞でも低レベルで発現しているが、大部分の正常な組織には発現していない（図1.28）。したがって、細胞は分裂を繰り返すたびにテロメアが短縮していき、やがて細胞分裂が停止する。その結果、損傷を受けた細胞が新しい細胞に置き換わることができなくなる。逆に、不死化した"がん細胞"では（第6章）、テロメラーゼが多くの場合に再活性化しており、テロメアの長さが維持されることで細胞が無限に増殖できるようになる。テロメアが短縮することで幹細胞の再生能力も低下し、細胞老化をさらに促進する。しかしながら、テロメラーゼ活性、テロメアの長さと老化の3者間の関係についてはいまだに完全には確立されていない。テロメア維持機構の異常は、再生不良性貧血（造血幹細胞の異常と考えられている）、若年性白髪症、皮膚色素や爪の異常、肺・肝線維症など、多数の疾患と関連づけられてきた。これらの疾患はしばしば**テロメア病** telomeropathies と考えられている。

- **タンパク質代謝の異常**：老齢化すると、細胞が正常なタンパク質代謝を維持することはできない。それというのも、翻訳されるタンパク質量が減少し、シャペロン（正常なタンパク質の折りたたみを促進する）

や、プロテアソーム（不適切に折りたたまれたタンパク質を分解する）、修復酵素の活性に異常が生じて代謝回転数が増加し、タンパク質の合成が減少するためである。異常なタンパク質代謝は、細胞の生存や複製、機能にも影響を及ぼす可能性がある。加えて、折りたたみ不全タンパク質の蓄積につながり、アポトーシス経路を活性化することもある。

- **生化学的シグナル経路**もまた老化の過程に関与している。カロリー制限のような、ある種の環境ストレスは、老化に影響を与えるシグナル経路を改変する。カロリー制限に関連した生化学的な変化は老化と拮抗し、寿命を伸ばす。実験モデルにおいて老化を防ぐ特異的な物質は、インスリン様増殖因子（IGF-1）やmolecular target of rapamycin（mTOR）の阻害剤を含むが、これらの経路は細胞の代謝を制御するシグナル系に影響を与えている。これらの経路を部分的に阻害しても、細胞は増殖一辺倒から傷害の修復へとスイッチを入れるのである。これらの方略により、モデル生物では寿命が延伸したが、この結果がどの程度ヒトにあてはまるのかはまだ不明である。

- **持続性炎症**：ヒトは加齢により、損傷を受けた細胞、脂質やDNAがインフラマソーム経路を活性化するかもしれず（第5章）、その結果低レベルの炎症が持続

するかもしれない．持続する炎症はそして，粥状動脈硬化症や2型糖尿病などの慢性疾患の形成に貢献するのである．免疫反応の間に産生されたサイトカインは，老化を促進するような細胞変化を惹起するかもしれず，一方，慢性的な代謝疾患は老化の過程をさらに加速するのである．

臨床的な観察や疫学調査により，身体運動と，前述のようなカロリー制限は老化を遅延することがわかってきた．一方，多くの種類のストレスは，老化を促進するのである．残念なことに，これらの正確な機構はいまだわかっておらず，私たちは一人残らず老化していくのである．

本章で述べてきた細胞の異常と適応の病態は，急性傷害に伴う可逆的あるいは不可逆的な細胞傷害から，細胞の大きさ，増殖，機能に関する適応，そしてほとんど避けられない老化に至るまで，実に多岐にわたる．本書全体を通じてこのような病理学的変化に対して，すべて参考文献を載せた．すべての臓器傷害は，そして，臨床でみられるすべての疾患は，究極的には細胞の構造と機能の破綻が原因となっているからである．

要　約

細胞傷害と細胞死のパターン
- 細胞傷害の原因：虚血，毒性物質，感染，免疫反応，遺伝的，栄養バランス異常，物理的因子（外傷，やけどなど），老化
- 可逆的細胞傷害：細胞腫脹，脂肪変性，形質膜のブレブ形成と微絨毛の喪失，ミトコンドリア腫脹，小胞体の拡張，好酸性の増加（細胞質RNAの減少による），ミエリン像．
- 壊死：細胞質の好酸性の増加に特徴づけられる．核の縮小・断片化・融解，形質膜や細胞内小器官の膜の分解，細胞内容物の漏出，酵素による分解，炎症を引き起こす．
- 組織壊死の形態学的タイプ：凝固壊死，融解壊死，壊疽性壊死，乾酪壊死，脂肪壊死，フィブリノイド壊死がある．
- アポトーシス：細胞死の制御された機構によって，不要な細胞や修復不能な細胞を，宿主反応（炎症）なしに除去することができる．その際，カスパーゼがタンパク質やDNAを切断することで開始されることと，貪食細胞が迅速に死細胞を認識し除去することが特徴である．
- アポトーシスは2つの主要な経路で開始される．
  - ミトコンドリア（内在性）経路 mitochondrial (intrinsic) pathway は生存シグナルの欠失や，DNA損傷，折りたたみ不全タンパク質の蓄積（小胞体ストレス）で引き起こされる．アポトーシス促進性タンパク質がミトコンドリア膜から細胞質へ流出することで，カスパーゼが活性化する．一方で，増殖因子などの生存シグナルによって誘導される抗アポトーシス性タンパク質メンバーであるBCLファミリーによって阻害を受ける．
  - デスレセプター（外来性）経路 death receptor (extrinsic) pathway は，自己反応性リンパ球の除去と，細胞傷害性Tリンパ球による損傷に関与している．この反応は，近隣細胞のリガンドにデスレセプター（TNF受容体ファミリー）が結合することで開始される．
- オートファジーは栄養飢餓で惹起される．分解と細胞内容物のリサイクルが特徴であり，このストレスの間のエネルギーを供給する．このストレスが持続するときには，アポトーシスの引き金を引くかもしれない．
- 他の2つの特異的な細胞死経路がネクロプトーシス（その名前からわかるように壊死とアポトーシスの両方の特徴を兼ね備え，特異的なシグナル経路に制御される）と，炎症促進性サイトカインを放出し，アポトーシス開始の引き金を引くかもしれないパイロトーシスである．

細胞傷害の機構
- さまざまな開始因子が，広範な機構により細胞傷害や細胞死を起こす．
- ミトコンドリア傷害や細胞膜の浸透性の亢進が，しばしば異なる原因による細胞傷害と壊死の後期に相当する現象である．
- 酸化ストレスはROSの蓄積を意味し，細胞の脂質，タンパク質，DNAの傷害を引き起こし，多くの初期の原因にかかわっている．
- 小胞体ストレス：タンパク質の折りたたみ不全により必須のタンパク質が枯渇し，折りたたみ不全タンパク質が細胞内に蓄積すると，アポトーシスが開始される．
- 放射線などによりDNA損傷は，修復されないと，アポトーシスを誘導する．
- 低酸素症や虚血では，ATP欠乏ならびに多くのエネルギー依存性機能の不全に陥り，その結果，まずは可逆的な損傷を受けるが，原因が取り除かれないと壊死が起こる．
- 虚血・再灌流傷害においては，血流が虚血組織に回復するとROSの産生が増加し，炎症をきたすことによってかえって傷害がひどくなることがある．

ストレスに対する細胞適応
- 肥大：細胞や組織の大きさが増大する．負荷の増大によって起こることが多い．機械的刺激やその他の刺激

に対して産生される増殖因子により誘導される。細胞分裂能力のない組織で起こる。
- **過形成**：ホルモンや他の増殖因子によって細胞数が増大する。細胞分裂が可能な細胞を含む組織や，十分量の組織幹細胞を含む組織で起こりやすい。
- **萎縮**：細胞や組織の大きさが減少する。栄養供給の減少や廃用の結果として起こる。細胞構成成分の合成減少や細胞内小器官の分解亢進，あるいはオートファジーと関連する。
- **化生**：分化した細胞表現型の変化である。慢性的な刺激を受けた細胞に発生し，そのストレスに耐えられるように適応する。通常は，組織幹細胞とは異なる分化経路で発生する。その結果，機能低下や悪性形質転換の素地となる可能性がある。

異常な細胞内蓄積と石灰化
- 生体分子の取り込み過剰やその輸送や異化に異常が生じると，当該分子が細胞内や組織に過剰に蓄積する。
    - 脂肪の蓄積
        - **脂肪変性**：細胞内への取り込みや輸送傷害によって，細胞内に遊離トリグリセリドが蓄積する(輸送タンパク質の合成に障害をきたしたときに認められることが多い)。可逆的な細胞傷害において認められる。
        - **コレステロールの蓄積**：コレステロールの代謝異常や過剰な摂取の際に認められる。粥状硬化性動脈硬化症における血管壁のマクロファージや平滑筋細胞で認められる。
    - **タンパク質**：腎尿細管で再吸収されたタンパク質や，形質細胞における免疫グロブリンなど。
    - **グリコーゲンの蓄積**：グリコーゲンを分解するリソソーム内の酵素に異常のある患者から採取したマクロファージで認められる(糖原病)。
    - **色素の沈着**：炭粉，リポフスチン(脂質過酸化物の分解産物)，鉄(ヘモジデローシスのような細胞内での鉄過剰でみられることが多い)など消化不可能な色素。
- **病的石灰化**
    - **異栄養性石灰化**：細胞傷害や壊死が生じた領域におけるカルシウムの蓄積
    - **転移性石灰化**：高カルシウム血症が原因で起こる正常組織におけるカルシウム沈着(過剰な副甲状腺ホルモンの結果としてみられることが多い)。

細胞老化
- 細胞老化は，以下のような多数で進行性細胞の変化の組み合わせの結果である。
- **DNA損傷と変異の蓄積**
- **複製老化**：テロメラーゼの発現量の減少や染色体末端(テロメア)の短縮によって，細胞分裂能力が減少する。
- **タンパク質維持機構の破綻**：正常タンパク質の喪失と折りたたみ不全タンパク質の蓄積。
- 老化は，特に長期化した炎症などの慢性疾患やストレスによって促進され，カロリー制限や運動によって遅延する。

炎症と修復

Inflammation and Repair

第2章

炎症は，感染や組織傷害に対する血管組織の反応であり，宿主防御に携わる細胞や分子を血中からそれらが必要とされている場所に運び，攻撃因子を排除する。一般的な医学用語や俗語では，炎症は有害な反応を連想させるが，実際は生存に不可欠な防御反応である。炎症は，細胞傷害の当初の原因（例：微生物や毒素）とともに，そのような傷害の結果生じたもの（例：壊死した細胞や組織）を宿主から除去し，傷害を受けた組織の修復を開始する。炎症のメディエーターには，貪食白血球，抗体，補体タンパク質などがある（図2.1）。これらの大部分は通常血中を循環しており，組織から隔離されているため，組織に傷害を与えることはない。感染や死細胞は通常，血管外の組織に存在する。炎症の過程は，微生物などの外敵や，傷害を受けたり壊死に陥ったりした組織に白血球やタンパク質を送り届け，動員された細胞や分子を活性化し，ひいては有害または不要な物質を除去する。炎症がなければ感染は野放しになり，創は決して治らず，傷ついた組織は永久にただれたままかもしれない。

まず炎症の重要な一般的特徴について概説し，次に急性炎症の主な反応と，これらの反応を引き起こす化学物質について述べる。続いて慢性炎症について説明し，最後に組織修復の過程について述べる。

炎症の一般的特徴

炎症には急性と慢性がある（表2.1）。感染や組織傷害に対する最初の迅速な反応は，**急性炎症 acute inflammation** とよばれる。急性炎症は数分から数時間以内に発症し，数時間から数日持続する。急性炎症の主な特徴は，水分と血漿タンパク質の漏出（浮腫）と，好中球（多形核白血球ともよばれる）を主体とする白血球の集積である。急性炎症により攻撃因子の排除という目的が達成されると，炎症反応は速やかに沈静化するが，急性炎症反応により刺激を排除できない場合には，この反応は**慢性炎症 chronic inflammation** とよばれる長引く局面に進展することがある。慢性炎症は持続時間が長く，継続的な組織破壊と線維化（結合組織の沈着）を伴う。

外部に現れる炎症の徴候は，しばしば炎症の主徴とよばれ，局所熱感 heat（ラテン語：*calor*）【訳注：全身性反応（後述）の発熱と混同しないこと】，発赤 redness（*rubor*），腫脹 swelling（*tumor*），疼痛 pain（*dolor*），機

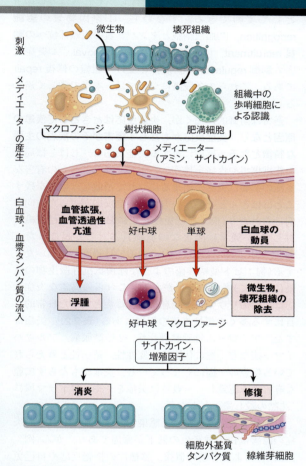

図2.1 炎症反応における一連の出来事
組織中に存在するマクロファージなどの細胞は，微生物や傷害を受けた細胞を認識してメディエーターを放出し，炎症における血管と細胞の反応を惹起する。血管からの血漿タンパク質の流入（図には示されていない）によって浮腫が生じる。

表2.1 急性炎症と慢性炎症の特徴

特 徴	急性炎症	慢性炎症
発症	速い：数分から数時間	遅い：数日
細胞浸潤	主に好中球	単球/マクロファージ，リンパ球
組織傷害	通常軽度で自然消退	重篤なことがある
線維化	ない	高度で進行性のことがある
局所および全身徴候	顕著	さまざま，通常軽度

能障害 loss of function（*functio laesa*）からなる。これらのうち最初の4つは，今から2,000年以上前に，ローマの百科事典編集者で，当時有名な医学書であった『医学論 *De Medicina*』を著した Celsus によって記述され，5つ目は，19世紀の終わりごろ，"近代病理学の父"として知られる Rudolf Virchow によって加えられた。以下の考察で明らかになるように，これらの徴候は，血管変化や白血球の動員および活性化の結果生じる。

炎症反応は段階を追って進行し，それらは5つのRとして要約できる。すなわち，(1)原因物質の**認識** recognition，(2)血液細胞とタンパク質の組織部位への**動員** recruitment，(3)原因物質の**除去** removal，(4)炎症反応の**制御** regulation，(5)傷害を受けた組織の**修復** repair である。これらの各段階については，本章で詳しく述べる。

通常は防御的に働くが，**炎症反応はときとして疾患の原因となり，炎症反応がもたらす傷害がその疾患の主要な特徴となる**。感染に対する炎症反応は，しばしば局所の組織傷害や疼痛を伴う。しかし，通常これらの有害な炎症の影響は炎症が治まるにつれて消散し，傷跡を残すことはほとんどない。一方で，炎症反応が誤った方向に向けられたり（例：自己免疫疾患においては自己組織に対して），通常は無害な環境物質に対して起こったり（例：アレルギーにおいて），あるいは過度に長引いたりする（例：ヒト型結核菌のような除菌抵抗性微生物の感染において）多くの疾患がある。これらの異常な炎症反応は，関節リウマチ，喘息，肺線維症といった日常的に目にする多くの慢性疾患の根底にある（**表2.2**）。炎症はまた，アテローム性動脈硬化症，2型糖尿病，アルツハイマー病など，主に代謝性，変性性，遺伝性と考えられている疾患の一因にもなっている。炎症がもたらす広範な有害性を認識し，一般誌は炎症をややメロドラマ風に"沈黙の殺し屋"とよんだ。

不十分な炎症は通常，易感染性という形で現れる。炎症の障害は白血球産生の低下が原因であり，がん（例：白血病）による骨髄の置換，移植片の拒絶反応や自己免疫疾患の治療に使用される免疫抑制剤，栄養失調など他の多くの疾患で起こる。白血球機能の遺伝性疾患はまれであるが，白血球反応機構に関する有益な情報を提供する。これらの疾患については，**第5章**で免疫不全疾患との関連で述べる。

炎症が攻撃因子を除去すると炎症は治まり，**組織修復** tissue repair の過程が始まる。この過程では，傷害を受けた組織は，生き残った細胞の**再生** regeneration と，残存欠損部の結合組織による充填（**瘢痕化** scarring）によって置換される。

炎症の原因

炎症の原因は無数にあるが，最も頻度が高いのは以下である。

表2.2　炎症反応によって引き起こされる疾患

疾患	傷害に関与する細胞と分子
急性	
急性呼吸窮迫症候群	好中球
糸球体腎炎，血管炎	抗体，補体，好中球
敗血症性ショック	サイトカイン
慢性	
関節リウマチ	リンパ球，マクロファージ，抗体？
喘息	好酸球，IgE抗体
肺線維症	マクロファージ，線維芽細胞

炎症反応が組織傷害に重要な役割を果たしている代表的疾患を列挙してある。喘息など一部の疾患は，急性増悪を繰り返す慢性疾患として発症することもある。これらの疾患とその発症機序については，関連する章で述べる。

- **感染症** infection では，微生物の産物が宿主に認識され，さまざまな種類の炎症反応が惹起される。
- **組織壊死** tissue necrosis は，**虚血** ischemia（血流の低下，心臓や脳などの組織における梗塞の原因），**外傷** trauma，**物理的・化学的傷害** physical and chemical injury（例：熱傷，放射線照射，毒素への曝露）によって引き起こされる。壊死細胞から放出される分子は，感染がなくても炎症を惹起する（いわゆる"無菌性炎症"）。
- 縫合糸やインプラントなどの**異物** foreign body も無菌性炎症を引き起こす。
- **免疫反応** immune reaction（**過敏症** hypersensitivity ともよばれる）では，正常では防御的に働く免疫系が，個体自身の組織を傷害する。前述のように，**自己免疫疾患** autoimmune disease と**アレルギー** allergy は免疫反応によって引き起こされる疾患であり，どちらも炎症が組織傷害の主な原因となっている（**第5章**）。

微生物や傷害細胞の認識

炎症反応の最初の段階は，細胞の受容体や血中タンパク質による微生物や壊死細胞の認識である。すべての組織には常在細胞が存在し，その主な機能は，外敵や死細胞の存在を検出し，これらの潜在的な有害因子を取り込んで破壊し，炎症反応を惹起して血中から細胞やタンパク質を動員して排除過程を完了させることである。これらの歩哨細胞のなかで最も重要なのは，組織常在マクロファージと樹状細胞である。これらの細胞は，細胞外の微生物を認識する細胞表面の受容体，微生物が取り込まれるエンドソーム内の受容体，そして特定の微生物が生存する細胞質内の受容体など，複数の細胞区画に微生物産物に対する受容体を発現している。これらの受容体のなかで最もよく知られているのは **Toll 様受容体** Toll-like receptor（TLR）である（**第5章**）。TLR が活性化されると，炎症を惹起するサイトカインが産生される（後述）。別の

センサー系は細胞質NOD様受容体NOD-like receptor (NLR)で構成されており，活性化されると，生物学的活性を示すサイトカイン，インターロイキン-1（IL-1）を産生する多タンパク質複合体（インフラマソーム inflammasome，第5章）を動員し活性化する。NLRは，微生物産物，漏出したDNA，細胞質カリウム濃度の低下といった細胞傷害の指標を含む幅広い刺激を認識する。そして，サイトカインによって誘導された炎症は，炎症反応を引き起こした刺激（微生物や死細胞の残屑）を排除する。

微生物が組織中の歩哨の難所を通過して血中に侵入しても，抗体や補体系のメンバーなど，多くの**血漿タンパク質 plasma protein** によって認識される。これらのタンパク質は，血中の微生物を破壊し，組織の感染部位に動員され，そこで炎症反応を刺激する。

このような背景を踏まえて，急性炎症とその基礎となる機構，そして微生物や死細胞を排除するために急性炎症がどのように機能するかについての議論に進もう。

急性炎症

急性炎症 acute inflammation には3つの主要な構成要素がある。すなわち，(1)細小血管の拡張，(2)微小血管の透過性亢進，(3)微小血管からの白血球遊出である（図2.1）。これらの変化のほとんどは，感染や組織傷害部位にある後毛細血管細静脈で起こる。これらの血管壁は刺激に反応することができ，また十分に薄いため，水分やタンパク質の通過を可能にする。血管拡張は血流を遅くし，その後の反応の準備をする一方，血管透過性の亢進は血漿タンパク質の組織部位への侵入を可能にする。遊出は，白血球を血管内の平和な住処から感染や壊死の渦中へと移動させ，そこで白血球は有害物質の破壊と損傷の後始末という機能を果たす。これらの反応はすべて，感染や壊死の部位で産生されるサイトカインなどの分子（**炎症性メディエーター inflammatory mediator** と総称される）によって誘導される（後述）。

急性炎症における血管反応

血管拡張 vasodilation は急性炎症の初期反応の1つであり，大部分の急性炎症反応でみられる発赤（紅斑 erythema）と局所熱感の原因である。血管拡張の最も重要な化学メディエーターは，後述するヒスタミンである。

血管拡張に続いて，速やかに微小血管の透過性が亢進し，タンパク質に富んだ水分が血管外組織に流出する。水分やタンパク質，血液細胞が血管系から間質組織あるいは体腔へと漏れ出ることを**滲出 exudation** とよぶ（図2.2）。**滲出液 exudate** は，タンパク質濃度が高く細胞残屑を含んだ血管外液である。滲出液の存在は，一般に炎症反応の際に細小血管の透過性が亢進していること

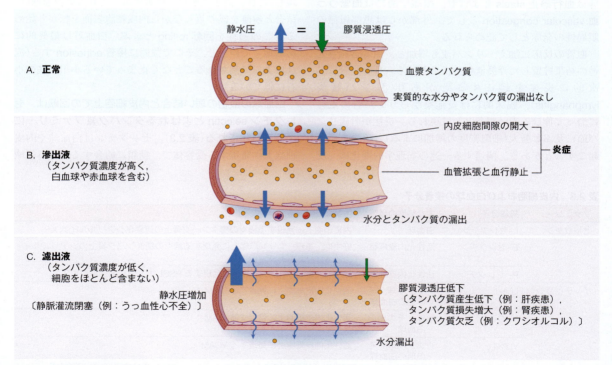

図2.2　滲出液および濾出液の産生
A：正常静水圧（青色矢印）は，毛細血管床動脈端で約32 mmHg，静脈端で12 mmHgであり，平均血漿膠質浸透圧は約25 mmHgである（緑色矢印）。したがって，定常状態では血管床をまたぐ水分の正味の移動はほとんどない。B：炎症の際に滲出液が形成されるのは，内皮細胞の収縮により血管透過性が亢進し，水分やタンパク質が透過できる間隙が形成されるためである。C：濾出液は，静水圧増加や浸透圧低下により水分が漏出するため形成される。

を意味する．一方，**濾出液** transudate は，タンパク質濃度が低く（その大部分はアルブミン），細胞成分をほとんど含まない，比重の低い血管外液である．濾出液は本質的に血漿の限外濾過液であり，血管透過性の亢進を伴うことなく，血管壁をまたぐ浸透圧と静水圧の不均衡により産生され，通常は炎症とは関連しない（第3章）．**浮腫** edema は，間質組織または漿膜腔における水分の過剰を表し，滲出液の場合も濾出液の場合もある．**化膿性滲出液** purulent exudate である**膿** pus は，白血球（ほとんどが好中球），死細胞の残屑，そして多くの場合微生物に富んだ炎症性滲出液である．

血管透過性亢進の主な機序は内皮細胞の収縮であり，これによって内皮細胞間に間隙が形成される．内皮細胞の収縮は，ヒスタミン，ブラジキニン，ロイコトリエンなどの化学メディエーターによって惹起される．内皮細胞の収縮は，メディエーターに曝露されると速やかに（15〜30分以内）起こり，一般に持続時間は短い．まれな例では（例：熱傷），血管透過性の亢進は内皮細胞の直接傷害に起因することがある．このような場合，漏出は受傷直後から始まり，傷害を受けた血管が血栓により閉塞するか修復されるまで数時間持続する．

水分の損失と血管径の増大により，血流速度が低下し，細小血管内の赤血球濃度が高くなり，血液の粘性が増加する．病変部の細小血管は赤血球で充満するが，この状態は**血行静止** stasis とよばれ，組織学的には**血管うっ血** vascular congestion として，外部からは患部組織の限局性の発赤として認められる．

血管の反応に加え，リンパ流も増加し，血管透過性亢進の結果貯留した浮腫液の排出を助ける．リンパ管は二次的に炎症を起こすことがあり（**リンパ管炎** lymphangitis），臨床的には炎症巣からリンパ管の走行に沿って伸びる赤い線条として現れる．炎症が所属リンパ節に及ぶと腫大（細胞密度の増加による）と疼痛を引き起こすことがある．関連する一連の病理学的変化は，反応性リンパ節炎 reactive lymphadenitis あるいは炎症性リンパ節炎 inflammatory lymphadenitis とよばれる（第10章）．

炎症部位への白血球動員

血管内腔から組織への白血球の移動は，接着分子とサイトカインによって制御される多段階過程からなる．白血球は通常，細小血管を素早く通過する．炎症が起こると白血球は立ち止まり，次いで血管外に存在する攻撃因子のもとや組織傷害部位へと運ばれなければならない．この過程はいくつかの段階に分けることができ，まず炎症部位の内皮細胞への白血球の接着，次に血管壁を通り抜ける白血球の遊出，最後に攻撃因子に向かう白血球の遊走である（図2.3）．

血液が毛細血管から後毛細血管細静脈に流れる際，正常な層流の条件下では，赤血球は血管の中心に集中し，白血球を血管壁に向かって押しやる．炎症初期に血流が遅くなる（血行静止）につれて，白血球は赤血球より大きいため，より速度を落とし，内皮細胞表面に沿ってより辺縁部に位置するようになる．この過程を**辺縁趨向** margination とよぶ．血管壁の近傍に移動することで，白血球は内皮細胞の変化を感知し，反応することができる．内皮細胞は，局所で産生されたサイトカインなどのメディエーターによって活性化されると，接着分子を発現し，これに白血球が緩く接着する．これらの白血球は，結合と解離を繰り返しながら内皮細胞表面を転がり始める．この過程を**回転** rolling とよぶ．白血球は最終的にある地点で停止し，そこで強固に**接着** adhesion する（流れによって乱されることなく止まっている小川の底の小石に似ている）．

白血球の最初の弱い結合と内皮細胞上での回転は，セレクチン selectin とよばれるタンパク質ファミリーによって惹起される（表2.3）．セレクチンは白血球や内皮細胞上に発現する受容体で，糖鎖に結合する細胞外領域

表 2.3　内皮細胞および白血球の接着分子

ファミリー	接着分子	主な細胞の種類	主要なリガンド
セレクチン	L-セレクチン	白血球	内皮細胞上に発現する種々の糖タンパク質上の硫酸化シアリルルイス X
	E-セレクチン	活性化内皮細胞	好中球，単球，T リンパ球上に発現する種々の糖タンパク質上のシアリルルイス X
	P-セレクチン	活性化内皮細胞	好中球，単球，T リンパ球上に発現する PSGL-1 上のシアリルルイス X
インテグリン	LFA-1	T リンパ球，その他の白血球	活性化内皮細胞上に発現する ICAM-1
	MAC-1	単球，その他の白血球	活性化内皮細胞上に発現する ICAM-1
	VLA-4	T リンパ球，その他の白血球	活性化内皮細胞上に発現する VCAM-1
	α4β7	リンパ球，単球	腸管や腸管関連リンパ組織の内皮細胞上に発現する MAdCAM-1

ICAM(intercellular adhesion molecule)：細胞間接着分子，LFA(lymphocyte function-associated antigen)：リンパ球機能関連抗原，MAC-1(macrophage antigen 1)：マクロファージ抗原 1，MAdCAM-1(mucosal addressin cell adhesion molecule-1)：粘膜アドレッシン細胞接着分子 -1，PSGL-1(P-selectin glycoprotein ligand-1)：P-セレクチン糖タンパク質リガンド -1，VCAM(vascular cell adhesion molecule)：血管細胞接着分子，VLA(very late antigen)：最晩期抗原

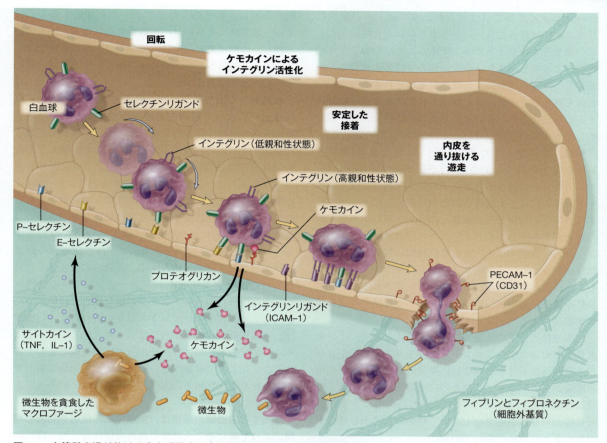

図2.3 血管壁を通り抜ける白血球遊走の多段階過程（本図では好中球を例示）
白血球はまず回転し、次いで活性化され内皮細胞に接着した後、内皮を横切って遊出し、基底膜を貫き、傷害部位から放出される走化性因子に向かって移動する。この過程の各段階で、異なる分子が主要な役割を果たしている。回転時のセレクチン、好中球を活性化してインテグリンの結合活性を増加させる際のケモカイン（プロテオグリカンに結合した状態で提示される）、強固に接着する際のインテグリン、および遊出時のCD31（PECAM–1）。E–およびP–セレクチンは内皮細胞上に発現している。一方、L–セレクチンは白血球上に発現している（図示されていない）。ICAM–1(intercellular adhesion molecule–1)：細胞間接着分子–1, IL-1(interleukin-1)：インターロイキン–1, PECAM–1(platelet endothelial cell adhesion molecule–1)：血小板内皮細胞接着分子–1（CD31）, TNF(tumor necrosis factor)：腫瘍壊死因子

をもつ（したがってその名前にレクチンを含む）。セレクチンのリガンドは、糖タンパク質骨格に結合したシアル酸含有オリゴ糖であり、白血球上に発現するものと内皮細胞上に発現するものがある。白血球はL–セレクチンを発現するが、内皮細胞は2つのセレクチン（E–およびP–セレクチン）、そしてL–セレクチンのリガンドを発現する。活性化されていない内皮細胞表面では、E–およびP–セレクチンは一般に少量発現しているのみか、あるいはまったく発現していないが、サイトカインなどのメディエーターに刺激されると発現が亢進する。したがって白血球の接着は、感染部位や組織傷害部位（メディエーターが産生される部位）の内皮細胞にほぼ限定される。例えば活性化されていない内皮細胞では、P–セレクチンは主にバイベル・パラーデ小体とよばれる細胞内の膜結合小胞内に存在するが、ヒスタミンやトロンビンといったメディエーターが作用すると、P–セレクチンは数分以内に細胞表面へと配送される。同様に、E–セ

レクチン、およびL–セレクチンのリガンドは正常内皮細胞上に発現していないが、組織マクロファージや樹状細胞、肥満細胞、そして内皮細胞が微生物や壊死組織に遭遇した後に産生するサイトカインIL–1や腫瘍壊死因子（TNF）によって刺激されると誘導される。セレクチンを介した相互作用は親和性が低く解離速度が速いため、血流によって容易に中断される。その結果、白血球は内皮細胞に結合しては解離し、そして再び結合する。この弱い回転相互作用によって白血球は十分に減速し、内皮細胞上の別の接着分子を認識するようになる。

白血球の内皮細胞への強固な接着は、インテグリンintegrinとよばれる一群の白血球表面タンパク質によってもたらされる（表2.3）。インテグリンは膜貫通型二重鎖糖タンパク質で、白血球と内皮細胞との接着のみならず、さまざまな細胞と細胞外基質との接着にも関与している。インテグリンは普段、白血球の細胞膜上に低親和性型として発現しており、白血球が**ケモカイン**

chemokine によって活性化されるまでは，その特異的リガンドには結合しない。ケモカインは走化性因子としての機能をもつサイトカインであり，炎症の場で多くの細胞によって分泌され，内皮細胞のプロテオグリカンに結合し，内皮細胞表面に高濃度で提示される。内皮細胞表面を回転する白血球は，提示されたケモカインを認識すると活性化され，インテグリンは立体構造変化を起こすとともに集合し，それによって高親和性型に変化する。同時に，他のサイトカイン，特にTNFとIL-1（やはり感染や傷害の場で分泌される）が内皮細胞を活性化し，インテグリンに対するリガンドの発現を増加させる。サイトカインによって誘導された内皮細胞上のインテグリンリガンドの発現と，白血球上のインテグリンの親和性の増加が組み合わさることにより，白血球はインテグリンを介して炎症部位の内皮細胞に強固に接着する。白血球は回転を止め，インテグリンがそのリガンドに結合することによって白血球にシグナルが伝達されると，細胞骨格が変化して白血球は捕捉され，内皮細胞に強固に接着する。

　白血球接着分子の重要性を物語るものとして，インテグリンやセレクチンリガンドに影響を与える変異が存在し，白血球接着障害や炎症反応障害の結果，再発性の細菌感染を引き起こす。これらの白血球接着不全に関しては第5章で述べる。インテグリンの拮抗薬は，多発性硬化症や炎症性腸疾患など，いくつかの慢性炎症性疾患の治療薬として承認されている。

　内皮細胞表面に捕捉された白血球は，主に内皮細胞間結合の間を縫うようにして血管壁を通り抜ける。このような白血球の移動は**血管外遊出 transmigration**（diapedesis）とよばれる。白血球および内皮細胞上に発現する細胞接着分子である血小板内皮細胞接着分子-1（PECAM-1，CD31ともよばれる）は，白血球が内皮を横切るのに必要な細胞接着を引き起こす。内皮を横切った白血球は，おそらくコラゲナーゼを分泌することによって基底膜に孔を開け，血管外組織に入る。組織内における白血球運動の方向は，局所で産生されるケモカインによって制御され，ケモカインが形成する拡散勾配に沿って白血球は遊走する。

　血流中から出た白血球は，走化性 chemotaxis とよばれる過程によって組織内を傷害部位に向かって移動する。走化性とは，化学的濃度勾配に沿った移動と定義される。多くの走化性因子が知られているが，最も強力なものは細菌産物（特に N-ホルミルメチオニン末端をもつペプチド），サイトカイン（特にケモカイン），補体系の成分（特に C5a）そしてロイコトリエンである。これらの走化性因子は，感染や組織傷害に反応して，あるいは免疫反応の最中に産生される（詳細については後述する）。これらの走化性因子はすべて，白血球表面のGタンパク質共役受容体に結合する。これらの受容体から発せられたシグナルはセカンドメッセンジャーを活性化し，細胞前縁におけるアクチンの重合化と，細胞後方におけるミオシンフィラメントの局在をもたらす。白血球は，前輪駆動の自動車が前輪に引っ張られるのと同じように，糸状仮足を伸ばし，その方向に細胞後部を引き寄せることによって移動する。その結果，白血球は局所で産生された走化性因子の方向に，炎症刺激に向かって遊走する。

　浸潤する白血球の種類は，炎症反応の経過や刺激の種類によって異なる。大部分の急性炎症において，最初の6〜24時間は好中球が炎症細胞のほとんどを占めるが，24〜48時間をすぎると単球と入れ替わる（図2.4）。早期に好中球が優勢となるのは理由がある。好中球は他の白血球よりも多く血中に含まれ，より速くケモカインに反応し，P-セレクチンやE-セレクチンなど，内皮細胞上に速やかに誘導される接着分子に対してより強固に接着するからである。組織に遊出した好中球の寿命は短

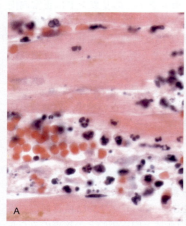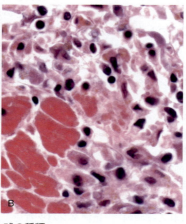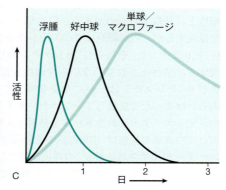

図2.4　炎症反応において浸潤する白血球の種類
組織写真は，虚血性壊死（梗塞）後の心筋における炎症反応を示す。**A**：早期の好中球浸潤と充血した血管。**B**：後期の単核細胞浸潤（大部分はマクロファージ）。**C**：浮腫と細胞浸潤の大まかな動態。細胞浸潤の動態と種類は，炎症反応の重症度や原因によって異なる場合がある。

く，アポトーシスにより数日以内に消失する．単球は組織内でマクロファージへと成熟し，その寿命が好中球より長いばかりでなく，増殖することもあるので，長期にわたる炎症反応において優勢な白血球集団となる．

しかし，このような細胞浸潤の画一的なパターンには例外がある．ある種の感染症（例：緑膿菌による感染症）では，数日間にわたって継続的に動員される好中球が優勢な浸潤細胞となる．ウイルス感染症では，リンパ球が最初に出現する．ある種の過敏性反応では，活性化リンパ球，マクロファージ，形質細胞が優勢となる（免疫反応を反映している）．アレルギー反応やある種の寄生虫感染では，好酸球が主な浸潤細胞となる．

白血球の動員や遊走に関する分子生物学的な理解により，有害な炎症を制御するための数多くの治療標的が見いだされた．後述するように，白血球動員に関与する主要なサイトカインの1つであるTNFを阻害する薬物は，関節リウマチなどの慢性炎症性疾患に対してきわめて有用な治療薬である．インテグリンを阻害する抗体についてはすでに述べた．

■ 攻撃因子の貪食と除去

感染や細胞死の場に動員された好中球や単球は，微生物や壊死細胞の産物，あるいは局所で産生されたサイトカインによって活性化される．活性化によっていくつかの反応が誘導されるが（e図2.1），なかでも貪食と細胞内殺傷は微生物の破壊と死細胞の除去において最も重要である．

■ 貪食

貪食phagocytosisとは，細胞による粒子状物質の取り込みである．人体において最も重要な食細胞は好中球 neutrophilとマクロファージmacrophageである（表2.4）．好中球は速やかに応答するが，比較的短命である．炎症反応におけるマクロファージは血中の単球に由来し，数日から数か月生存する（後述するように，長寿の組織常在マクロファージのなかには，胚性前駆細胞に由来するものもあり，それらは胎生初期に組織に播種され，何年もそこにとどまる）．マクロファージの反応は好中球の反応より緩慢だが，より長期間持続する傾向がある．

好中球やマクロファージは，マンノース受容体（微生物の糖タンパク質にみられる末端マンノース残基を認識する）や"スカベンジャー受容体"などの食細胞受容体によって微生物を認識した後，それを取り込む．この過程の効率は，微生物がオプソニンopsoninとよばれる分子で覆われる（オプソニン化opsonizationされる）と大幅に促進されるが，それは食細胞がこれらのオプソニンに対する特異的な受容体を発現しているからである．オプソニンには，抗体，補体のC3b分解産物，ある種の血漿レクチンなどがある．粒子は食細胞受容体に結合した後，ファゴソームphagosomeとよばれる膜結合小胞に取り込まれ，その後リソソームと融合し，その結果，リソソーム内容物がファゴリソソームphagolysosome内に放出される（図2.5）．この過程で，好中球は顆粒内容物を細胞外に放出することがある．

■ 微生物および残屑の細胞内破壊

微生物の殺菌と取り込まれた物質の破壊は，活性酸素種reactive oxygen species(ROS)（活性酸素中間体reactive oxygen intermediateともよばれる），活性窒素種〔主に一酸化窒素nitric oxide(NO)に由来する〕，およ

表2.4 好中球とマクロファージの特性

	好中球	マクロファージ
由来	骨髄のHSC	骨髄のHSC（炎症反応において） 卵黄嚢や胎児肝臓の幹細胞〔発生初期において（一部の組織常在マクロファージ）〕
組織における寿命	1〜2日	炎症性マクロファージ：数日ないし数週 組織常在マクロファージ：数年
活性化刺激に対する反応	速やか，短い持続時間，主に脱顆粒と酵素活性	より持続性，緩やか，しばしば新たな遺伝子転写に依存
● 活性酸素種	食細胞オキシダーゼの集合により速やかに誘導される（呼吸バースト）	目立たない
● 一酸化窒素	ほとんどない	iNOSの転写活性化により誘導される
● 脱顆粒	主な反応，細胞骨格再構成によって誘導される	目立たない
● サイトカイン産生	ほとんどない	主な機能的活動，サイトカイン遺伝子の転写活性化を必要とする
● NET形成	速やかに誘導される，核内容物の排出による	ほとんどない
● リソソーム酵素の分泌	顕著	少ない

HSC(hematopoietic stem cell)：造血幹細胞，iNOS(inducible nitric oxide synthase)：誘導型一酸化窒素合成酵素，NET(neutrophil extracellular trap)：好中球細胞外トラップ．
この表は好中球とマクロファージの主な相違点を列挙している．この2種類の細胞は，食作用，血管を通って組織に遊走する能力，走化性など，多くの特徴を共有していることに注意．

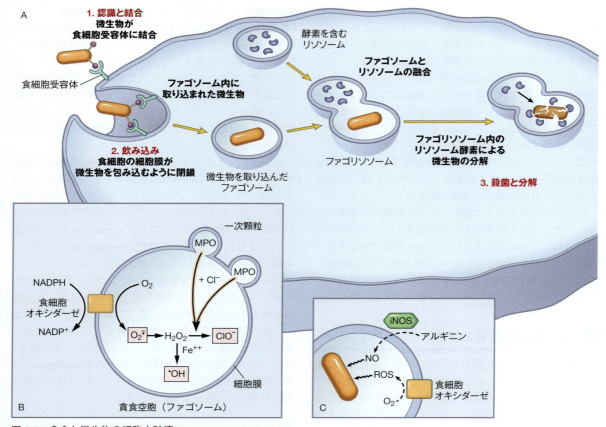

図 2.5 貪食と微生物の細胞内破壊
A：粒子（例：細菌）の貪食過程は，白血球細胞膜上の受容体への結合，飲み込み，貪食空胞（ファゴソーム）とリソソームの融合，これに続く取り込まれた粒子の破壊（ファゴリソソーム内でリソソーム酵素，活性酸素種，活性窒素種によって行われる）の各段階からなる．B：活性化された食細胞では，細胞質に存在する食細胞オキシダーゼ酵素の構成成分がファゴソーム膜に集まり活性型酵素を形成し，酸素からスーパーオキシド（$O_2^{\cdot-}$）と H_2O_2 への変換を触媒する．好中球の顆粒中に存在するミエロペルオキシダーゼは，H_2O_2 を次亜塩素酸塩に変換する．C：殺菌性の活性酸素種（ROS）と一酸化窒素（NO）は，取り込まれた微生物を殺菌する．貪食の際に，顆粒内容物が細胞外組織に放出されることもある（図には示されていない）．iNOS（inducible NO synthase）：誘導型 NO 合成酵素，MPO（myeloperoxidase）：ミエロペルオキシダーゼ，ROS（reactive oxygen species）：活性酸素種

びリソソーム酵素によって達成される．通常，これらの物質はすべてリソソーム内に隔離されており，そこに貪食された物質が運び込まれる．したがって，潜在的に有害な物質が細胞質から隔離され，食細胞は傷害を受けることなく正常な機能を営むことができる．

活性酸素種

これらのフリーラジカルは主に好中球のファゴリソソームで産生される．好中球が活性化されると，**食細胞オキシダーゼ** phagocyte oxidase（または NADPH オキシダーゼ）とよばれる多成分酵素がファゴリソソームの膜内で速やかに組み立てられる（図 2.5B）．この酵素は NADPH（還元型ニコチンアミドアデニンジヌクレオチドリン酸）を酸化し，その過程で酸素をスーパーオキシドアニオン（$O_2^{\cdot-}$）に還元するが，これはその後 H_2O_2 に変換される．H_2O_2 自体は微生物を効果的に殺菌することができない．しかし，好中球のアズール顆粒は**ミエロペル**オキシダーゼ myeloperoxidase（MPO）という酵素を含み，Cl^- などのハロゲン化物が存在すると，MPO は H_2O_2 を次亜塩素酸塩（ClO^-）に変換する．この次亜塩素酸塩は強力な殺菌剤であり，**ハロゲン化** halogenation（ハロゲン化物は細胞構成成分と共有結合する）あるいはタンパク質や脂質の**酸化** oxidation（脂質過酸化）によって微生物を破壊する．H_2O_2–MPO–ハロゲン化物系は最も効果的な好中球の殺菌系である．H_2O_2 はまた，別の強力な破壊因子であるヒドロキシラジカル（$\cdot OH$）にも変換される．第 1 章で述べたように，これらの酸素由来フリーラジカルは，細胞の脂質やタンパク質，核酸に結合してこれらを修飾することによって微生物などの細胞を破壊する．酸素消費を伴った ROS 産生は**呼吸バースト** respiratory burst とよばれる．ROS 産生に関与する遺伝子の異常は，**慢性肉芽腫症** chronic granulomatous disease とよばれる免疫不全症の原因であり，第 5 章で述べる．

一酸化窒素

一酸化窒素合成酵素（NOS）の作用によってアルギニンから産生される可溶性ガスであるNOもまた（特にマクロファージにおいて）殺菌に関与する。マクロファージの誘導型NOS（iNOS）は，微生物産物やIFN-γなどのサイトカインに反応して遺伝子転写が活性化されることによって発現が亢進する（図2.5C）。NOは，食細胞オキシダーゼによって産生されたスーパーオキシド（$O_2^{\cdot-}$）と反応し，きわめて反応性に富む過酸化亜硝酸塩（$ONOO^-$）を産生する。これらの窒素由来分子はROSと同様，微生物の脂質やタンパク質，核酸を攻撃し，傷害を与える。

白血球顆粒内容物

好中球には主に2種類の顆粒があり，微生物や壊死組織を分解するのみならず，組織傷害を引き起こしうる酵素を含んでいる。小さな**特異的 specific**（あるいは二次）顆粒は，リゾチーム，コラゲナーゼ，ゼラチナーゼ，ラクトフェリン，プラスミノーゲン活性化因子，ヒスタミナーゼ，アルカリホスファターゼを含む。大きな**アズール azurophil**（あるいは一次）顆粒は，ミエロペルオキシダーゼ，殺菌因子（例：ディフェンシン），酸性加水分解酵素，さまざまな中性プロテアーゼ（エラスターゼ，カテプシンG，非特異的コラゲナーゼ，プロテイナーゼ3）を含む。好中球が活性化されると，両顆粒の内容物が放出される。取り込まれた物質を含んだ貪食空胞（ファゴソーム）はこれらの顆粒（および前述のリソソーム）と融合し，取り込まれた物質は酵素の作用によってファゴリソソーム内で破壊される。同様に，マクロファージには酸性加水分解酵素，コラゲナーゼ，エラスターゼ，およびホスホリパーゼで満たされたリソソームがあり，これらはすべて取り込まれた物質や細胞の残屑を破壊することができる。

顆粒内容物に加えて，活性化された好中球はヒストンなどのクロマチン成分を放出し，**好中球細胞外トラップ neutrophil extracellular trap（NET）**とよばれる線維状ネットワークを形成する（e 図2.2）。このネットワークは抗菌ペプチドや顆粒酵素と結合してそれらを濃縮し，細胞外に微生物を破壊するための場を形成する。NETの形成過程で好中球の核は失われるため，好中球は死滅する。NETはまた，敗血症の際にも血液中に認められるが，これは広範に好中球が活性化された結果である。

白血球による組織傷害

白血球は正常な細胞や組織を傷害する重要な原因となる。これは微生物（特にマイコバクテリウム属の細菌のような除菌抵抗性の微生物）に対する通常の防御反応の際に起こる。また，自己免疫疾患のように自己抗原に対して，あるいはアレルギー疾患のように通常は無害な環境抗原に対して，白血球の反応が不適切に向けられた場合にも組織傷害の原因となる。

白血球による組織傷害機序は，顆粒およびリソソームの内容物放出である。これは，活性化した白血球が微生物やその他の攻撃因子を排除しようとするとき，正常でもある程度は起こる。食細胞が，消化不可能な平坦面に沈着した抗体など，容易に取り込むことができない物質に遭遇したり，あるいは尿酸やシリカの結晶など，貪食された物質がファゴリソソームの膜を傷害したりすると，この過程は誇張される。白血球が放出する有害なプロテアーゼは通常，血液や組織液中の**抗プロテアーゼ antiprotease**系によって制御されている。その最たるものが$α_1$-アンチトリプシンであり，好中球エラスターゼの主要な阻害因子である。これらの阻害因子が欠乏すると，$α_1$-アンチトリプシン欠損症患者のように，プロテアーゼ活性が持続する（第11章）。

急性炎症における好中球とマクロファージの機能を強調してきたが，他の細胞も重要な役割を果たしている。**Th17細胞 Th17cell**とよばれる一部のT細胞は，好中球を動員するIL-17などのサイトカインを分泌し，微生物を直接殺傷する抗菌ペプチドの産生を刺激する。有効なTh17反応が欠如すると，ヒトは真菌や細菌に感染しやすくなる。発症した皮膚膿瘍は，局所熱感や発赤といった急性炎症の典型的な特徴を欠く。好酸球は蠕虫性寄生虫に対する反応や一部のアレルギー疾患において特に重要であり，肥満細胞と好塩基球はアレルギー反応の重要な細胞である。

急性炎症反応によって問題となる刺激が取り除かれると，炎症反応は沈静化するが，それは白血球がそれ以上動員されず，メディエーターが短命であるため産生されなくなれば減少し，好中球の寿命も短いためである。

炎症のメディエーター

炎症反応は，炎症反応の場で産生される化学物質によって惹起され，制御される。メディエーターの数は膨大であり，気が遠くなるが，それらの分子の基本的な理解は重要である。なぜなら，それらの分子の同定は，広く使用され，効果的な抗炎症薬の開発の基礎となっているからである。まずは炎症のメディエーターに関する一般的な特徴の要約から始め，次に一部の重要な分子について考察する。

- メディエーターは，炎症部位に存在する細胞によって局所的に産生されることもあれば，血中を循環する前駆体が，炎症部位で活性化されることによって生成される場合もある。
  - **細胞由来メディエーター cell-derived mediator**は，細胞内顆粒からただちに放出されるか（例：アミン），刺激に反応して新たに合成される（例：プロスタグランジン，ロイコトリエン，サイトカイン）。急性炎症のメディエーターを産生する主な細胞は，組織マクロファージ，樹状細胞，肥満細胞であるが，血小板，好中球，内皮細胞，

- 大部分の上皮細胞もまた，一部のメディエーターを産生する。
- **血漿由来メディエーター** plasma-derived mediator（例：補体タンパク質）は，主に肝臓で産生され，不活性前駆体として循環しているが，炎症部位に入ると，通常は一連のタンパク質分解による切断によって活性化される。
- 活性型のメディエーターは，さまざまな刺激に反応したときにのみ産生され，これには微生物産物や壊死細胞から放出される物質が含まれる。そのため，炎症は必要なとき，必要な場所でのみ確実に起こる。
- 大部分のメディエーターは寿命が短い。これらのメディエーターは速やかに崩壊するか，あるいは酵素によって不活性化されるか，そうでなければ除去または阻害される。これら固有の制御機構は，過剰な反応を防いでいる。

急性炎症の主要なメディエーターを表2.5にまとめ，次に述べる。

血管作動性アミン：ヒスタミンとセロトニン

主要な血管作動性アミンはヒスタミン histamine であり，肥満細胞，血液中の好塩基球，血小板の顆粒内にあらかじめ産生され貯蔵されている。ヒスタミンは，これらの細胞が活性化されるとただちに放出されるため，炎症の際に最初に産生されるメディエーターに属する。ヒスタミンの最も豊富な供給源は肥満細胞であり，通常，血管近傍の結合組織中に存在する。肥満細胞の脱顆粒とヒスタミンの放出は，即時型過敏性（アレルギー）反応の基盤をなす IgE 抗体の肥満細胞への結合（第5章），後述する**アナフィラトキシン** anaphylatoxin とよばれる補体産物（C3a と C5a），外傷，寒冷，熱によって誘発される未知の機構による物理的傷害など，さまざまな刺激に反応して起こる。抗体や補体産物は，肥満細胞上の特異的受容体に結合し，速やかな脱顆粒をもたらすシグナル伝達経路を刺激する。神経ペプチド（例：サブスタンス P）やサイトカイン（IL-1，IL-8）もまた，ヒスタミンの放出を惹起する。

ヒスタミンは細動脈の拡張を引き起こすとともに，細静脈の透過性を亢進させる。血管に対するヒスタミンの作用は，主に微小血管内皮細胞上の H_1 受容体とよばれるヒスタミン受容体への結合を介して起こる。アレルギーなどの炎症反応を治療する一般的な抗ヒスタミン薬は，H_1 受容体に結合し，これを阻害する。ヒスタミンはまた一部の平滑筋を収縮させるが，後述のロイコトリエンの方が遥かに強力であり，喘息などにおける気管支平滑筋の痙攣の惹起に関与している。

セロトニン（5-ヒドロキシトリプタミン）は，あらかじめ産生される血管作動性メディエーターで，血小板や消化管などの特定の神経内分泌細胞に存在する。セロトニンは血管収縮因子であるが，炎症におけるその重要性は不明である。

アラキドン酸代謝産物

プロスタグランジン prostaglandin とロイコトリエン leukotriene は，細胞膜リン脂質に存在するアラキドン酸 arachidonic acid（AA）から産生される脂質メディエーターであり，急性炎症における血管と細胞の反応を刺激する。AA は炭素数20の多価不飽和脂肪酸であり，サイトカイン，補体産物，物理的傷害などの炎症刺激によって活性化される細胞性ホスホリパーゼ（主にホスホリパーゼ A_2）の作用によって細胞膜リン脂質から放出される。AA 由来のメディエーターは**エイコサノイド** eicosanoid（炭素数20の脂肪酸に由来するため，20を意味するギリシャ語 eicosa から）ともよばれ，2種類の主要な酵素，すなわちシクロオキシゲナーゼ（プロスタグランジンを産生）とリポキシゲナーゼ（ロイコトリエンとリポキシンを産生）によって合成される（図2.6）。エイコサノイドは，多くの細胞の表面にあるGタンパク質共役受容体に結合し，事実上，炎症のあらゆる過程に関与している（表2.6）。

表2.5 炎症の主要メディエーター

メディエーター	供給源	作用
ヒスタミン	肥満細胞，好塩基球，血小板	血管拡張，血管透過性亢進，内皮細胞活性化
プロスタグランジン	肥満細胞，白血球	血管拡張，疼痛，発熱
ロイコトリエン	肥満細胞，白血球	血管透過性亢進，走化性，白血球の接着と活性化
サイトカイン（例：TNF，IL-1，IL-6）	マクロファージ，内皮細胞，肥満細胞	局所：内皮細胞活性化（接着分子の発現） 全身：発熱，代謝異常，低血圧（ショック）
ケモカイン	白血球，活性化マクロファージ	走化性，白血球活性化
血小板活性化因子	白血球，肥満細胞	血管拡張，血管透過性亢進，白血球接着，走化性，脱顆粒，酸化バースト
補体	血漿（肝臓で産生）	白血球の走化性と活性化，標的の直接殺傷（細胞膜傷害複合体），血管拡張（肥満細胞刺激を介して）
キニン	血漿（肝臓で産生）	血管透過性亢進，平滑筋収縮，血管拡張，疼痛

IL（interleukin）：インターロイキン，TNF（tumor necrosis factor）：腫瘍壊死因子

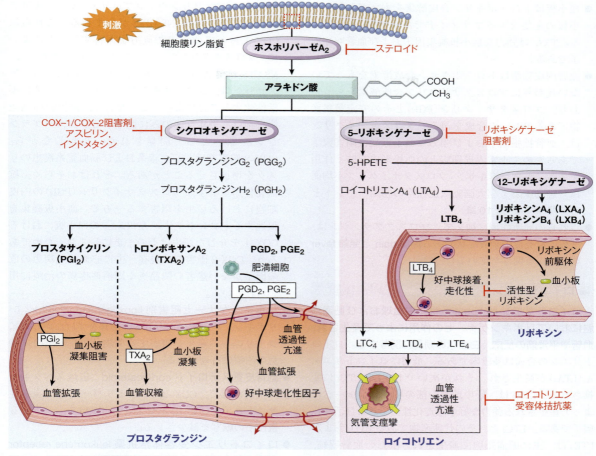

図 2.6 アラキドン酸代謝産物の産生と炎症における役割
さまざまな酵素や受容体の拮抗薬で，臨床的に有効なものを赤色で示す．ロイコトリエン受容体拮抗薬は，ロイコトリエンのすべての作用を阻害するが，臨床では図のように喘息の治療に用いられる．COX-1，COX-2 (cyclooxygenase 1 and 2)：シクロオキシゲナーゼ 1 および 2，HPETE (hydroperoxyeicosatetraenoic acid)：ヒドロペルオキシエイコサテトラエン酸

■ プロスタグランジン

プロスタグランジン prostaglandin (PG) は，肥満細胞，マクロファージ，内皮細胞をはじめとする多くの細胞によって産生され，炎症における血管と全身の反応に関与している．プロスタグランジンは，COX-1 および COX-2 とよばれる 2 つの**シクロオキシゲナーゼ** cyclooxygenase の作用によって産生されるが，これらの発現部位は異なる．COX-1 は炎症刺激に反応して産生されるとともに，ほとんどの組織で恒常的に発現しており，恒常性維持機能（例：腎臓における水分・電解質バランスの調整，消化管における細胞保護）を担っている．対照的に，COX-2 は大部分の健康な組織ではほとんど発現しておらず，炎症刺激によって誘導されるため，炎症反応においてプロスタグランジンを産生する．

プロスタグランジンは構造上の特徴に基づいて命名され，PGD，PGE のような文字と，化合物中の二重結合の数を表す下付き数字（例：1，2）によって符号化される．炎症における最も重要なプロスタグランジンは，

表 2.6 炎症におけるアラキドン酸代謝産物の主な作用

作用	エイコサノイド
血管拡張	プロスタグランジン PGI_2（プロスタサイクリン），PGE_1，PGE_2，PGD_2
血管収縮	トロンボキサン A_2，ロイコトリエン C_4，D_4，E_4
血管透過性亢進	ロイコトリエン C_4，D_4，E_4
走化性，白血球接着	ロイコトリエン B_4

PGE_2，PGD_2，PGF_{2a}，PGI_2（プロスタサイクリン），TXA_2（トロンボキサン A_2）であり，いずれもそれぞれに特異的な酵素が，シクロオキシゲナーゼ経路の共通する中間体に作用することによって産生される．これらの酵素のなかには，組織分布と機能が限定されているものもある．

- PGD_2 は肥満細胞で産生される主要なプロスタグランジンであり，PGE_2（より広範に分布している）とともに血管拡張と後毛細血管細静脈の透過性亢進を引き起こすため，滲出とその結果起こる浮腫を増強する．PGD_2 はまた，好中球の走化性因子でもある．

- 血小板はトロンボキサン合成酵素をもっており，血小板の主要なエイコサノイドである TXA_2 を産生する。TXA_2 は強力な血小板凝集因子および血管収縮因子である。
- 血管内皮細胞はトロンボキサン合成酵素をもっていない代わりにプロスタサイクリン合成酵素をもっており，プロスタサイクリン(PGI_2)とその安定最終産物である PGF_{1a} の合成を司る。プロスタサイクリンは，血管拡張因子および強力な血小板凝集阻害因子であるため，正常内皮細胞上の血栓形成を防ぐ作用をする。トロンボキサン–プロスタサイクリン不均衡は，冠動脈および大脳動脈血栓症の初期イベントとして関与する(第10章)。
- これらの局所作用に加えて，プロスタグランジンは，一般的な炎症の全身症状である**疼痛** pain と**発熱** fever の発症にも関与している(後述)。

■ ロイコトリエン

ロイコトリエン leukotriene は，**白血球および肥満細胞においてリポキシゲナーゼの作用によって産生され，血管や平滑筋の反応，白血球の動員に関与する**。ロイコトリエンの合成は多段階である。最初にロイコトリエン A_4(LTA_4)が産生され，それが次いで LTB_4 や LTC_4 に変換される。LTB_4 は，好中球や一部のマクロファージによって産生される強力な好中球走化性因子および活性化因子である。LTC_4 と，その代謝産物である LTD_4 および LTE_4 は，主に肥満細胞で産生され，激しい血管収縮，気管支攣縮(喘息において重要)，細静脈の透過性亢進を引き起こす。

■ その他のアラキドン酸由来メディエーター

リポキシン lipoxin もまた，AA からリポキシゲナーゼ経路で産生されるが，プロスタグランジンやロイコトリエンとは異なり，リポキシンは好中球の走化性および内皮細胞への接着，ひいては白血球の動員を阻害することによって炎症を抑制する。白血球，特に好中球は，リポキシン合成経路における中間体を産生する。この中間体が，白血球と相互作用する血小板によってリポキシンに変換される。

その他にもさまざまな抗炎症性 AA 由来メディエーターが報告されており，急性炎症の急性期を沈静化することからレゾルビンなどの名前が付けられている。炎症反応におけるこれらの化合物の役割は，現在活発に研究されているテーマである。

■ プロスタグランジンおよびロイコトリエンの薬理学的阻害剤

炎症におけるエイコサノイドの重要性により，以下のような抗炎症薬の開発が推進されてきた。
- **シクロオキシゲナーゼ阻害剤** cyclooxygenase inhibitor：アスピリンやイブプロフェンなどの非ステロイド性抗炎症薬(NSAIDs)が含まれる。これらは COX–1 および COX–2 の両方を阻害することによって，プロスタグランジン合成を阻害する(したがって，NSAIDs は疼痛および発熱の治療に有効である)。アスピリンは，シクロオキシゲナーゼを不可逆的に不活性化することによってこれを行う。選択的 COX–2 阻害剤は，炎症反応のみに関与するプロスタグランジンを標的として開発された。しかしながら，COX–2 阻害剤は，心血管系および脳血管系疾患のリスクを増加させることがある。それはおそらく，抗血栓作用を有するプロスタサイクリン(PGI_2)の内皮細胞における産生を阻害する一方で，血小板凝集を促進するトロンボキサン A_2(TXA_2)の血小板における COX–1 を介した産生はそのままにしておくためであろう。COX-2 阻害剤は現在，主に心血管系疾患の危険因子がない患者の関節炎や周術期疼痛の治療に用いられている。
- **リポキシゲナーゼ阻害剤** lipoxygenase inhibitor：5-リポキシゲナーゼは NSAIDs の影響を受けない。ロイコトリエンの産生を阻害する薬物(ジロートン)は喘息の治療に有効である。
- **副腎皮質ステロイド** corticosteroid：広域スペクトルの抗炎症薬で，COX–2，ホスホリパーゼ A_2，炎症性サイトカイン(例：IL–1 や TNF)，iNOS をコードする遺伝子の転写を減少させる。
- **ロイコトリエン受容体拮抗薬** leukotriene receptor antagonist：ロイコトリエン受容体を遮断し，ロイコトリエンの作用を阻害する(ザフィルルカスト)。これらの薬は，アレルギー性喘息やアレルギー性鼻炎の治療に用いられる。

サイトカインとケモカイン

サイトカイン cytokine は多くの細胞(主に活性化リンパ球，マクロファージ，樹状細胞だが，内皮細胞，上皮細胞，結合組織細胞も)によって産生されるタンパク質であり，免疫反応や炎症反応を引き起こし，これを制御する。慣例により，上皮細胞や間葉系細胞に作用する増殖因子はサイトカインに含めない。サイトカインの一般的特性および機能は第5章で述べる。ここでは急性炎症に関与するサイトカインについて概説する(表2.7)。

■ 腫瘍壊死因子(TNF)とインターロイキン–1(IL–1)

腫瘍壊死因子 tumor necrosis factor(TNF)とインターロイキン -1 interleukin-1(IL–1)は，白血球の内皮細胞への接着と血管を通り抜ける遊走を促進することにより，白血球の動員において重要な役割を果たしている。これらのサイトカインは主に活性化マクロファージや樹状細胞によって産生されるが，TNF は T リンパ球や肥満細胞からも産生され，同様に IL–1 は一部の上皮細胞から

炎症のメディエーター

表 2.7 炎症におけるサイトカイン

サイトカイン	主な供給源	炎症における主な作用
急性炎症		
TNF	マクロファージ，肥満細胞，Tリンパ球	内皮細胞接着分子の発現および他のサイトカインの分泌促進，全身性作用
IL-1	マクロファージ，内皮細胞，一部の上皮細胞	TNFと同様，発熱ではより大きな役割
IL-6	マクロファージなど	全身性作用（急性期反応）
ケモカイン	マクロファージ，内皮細胞，Tリンパ球，肥満細胞など	白血球の炎症部位への動員，正常組織における細胞遊走
慢性炎症		
IL-12	樹状細胞，マクロファージ	IFN-γの産生亢進
IFN-γ	Tリンパ球，NK細胞	マクロファージの活性化（微生物および腫瘍細胞を殺傷する能力の亢進）
IL-17	Tリンパ球	好中球および単球の動員

INF-γ（interferon-γ）：インターフェロン-γ，IL（interleukin）：インターロイキン，NK（natural killer）：ナチュラルキラー，TNF（tumor necrosis factor）：腫瘍壊死因子

ケモカインは，タンパク質中に保存されている 2 つのシステイン間のアミノ酸の数に基づいて 4 つのグループに分けられる。先に示したように，これらのグループのケモカインは標的細胞の特異性が多少異なっている。

炎症反応に関与する最も重要なサイトカインを列挙する。他の多くのサイトカインも炎症に関与する。急性炎症および慢性炎症に関与するサイトカインの間にはかなりの重複もある。厳密にいえば，急性炎症の項目に列挙したすべてのサイトカインが，慢性炎症反応にも関与する。

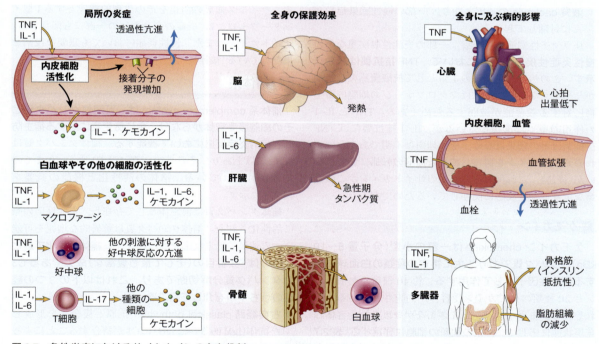

図 2.7 急性炎症におけるサイトカインの主な役割

も産生される。TNF と IL-1 の分泌は，微生物産物，壊死細胞，その他さまざまな炎症刺激によって刺激される。TNF の産生は，TLR などの微生物センサーを介したシグナルによって惹起される。IL-1 の産生も同様のシグナルによって刺激されるが，活性型 IL-1 の産生にはインフラマソームの活性化が不可欠である（第 5 章）。

TNF と IL-1 の作用によって，局所および全身の炎症反応が起こる（図 2.7）。炎症におけるこれらサイトカインの最も重要な役割を以下に挙げる。

- 内皮細胞活性化 endothelial activation と白血球動員

leukocyte recruitment：TNF と IL-1 はいずれも内皮細胞に作用し，内皮細胞接着分子（主に E-セレクチン，P-セレクチン，白血球インテグリンのリガンド）の発現を亢進させる。これらの変化は白血球が炎症部位に動員されるためにきわめて重要である。これらのサイトカインはまた，他のサイトカインやケモカイン，エイコサノイドなどさまざまなメディエーターの産生を刺激し，内皮細胞の凝固促進活性を亢進させる。

- 白血球やその他の細胞の活性化：TNF は，好中球の

細菌エンドトキシンなどの刺激に対する反応を増強するとともに，マクロファージの殺菌能を促進する。IL-1は線維芽細胞を活性化してコラーゲンを合成させるとともに，滑膜細胞や他の間葉系細胞の増殖を促進する。IL-1はまたTh17応答を刺激することによって，急性炎症を惹起する。

- **全身性急性期反応 systemic acute-phase response**：IL-1とTNF（IL-6も同様）は，感染や傷害に伴う全身性反応（発熱 fever など）を引き起こす（本章で後述する）。これらのサイトカインはまた，播種性細菌感染やその他の重篤な疾患（後述）の結果起こる全身性炎症反応症候群（SIRS）の発生に関与する。高濃度では，TNFは血管を拡張するとともに心筋収縮力を低下させ，この両方がSIRSに伴う血圧低下に寄与する。TNFは，脂質とタンパク質の動員を促進するとともに，食欲を抑制することによってエネルギーバランスを制御する。したがって，TNFの持続的産生は，体重減少と食欲不振を特徴とする病的状態である**悪液質 cachexia**の一因となり，一部の慢性感染症やがんに付随して起こる。

リウマチ性関節炎，乾癬，一部の炎症性腸疾患などの**慢性炎症性疾患の治療において，TNF拮抗薬は著効を示す**。この治療の副作用の1つとして抗酸菌感染症にかかりやすくなるが，これはマクロファージの細胞内微生物に対する殺菌能が減弱するためである。TNFとIL-1の作用の多くは重複しているが，IL-1拮抗薬にはTNF拮抗薬ほどの効果はなく，その理由は不明である。いずれのサイトカインを阻害しても敗血症の転帰に影響しないが（後述），これはおそらく他のサイトカインがこの重篤な全身性炎症反応に関与しているためであろう。

ケモカイン

ケモカイン chemokine は一群の小型（分子量8～10 kDa）タンパク質であり，主に特定の種類の白血球に対する走化性因子として作用する。約40種類のケモカインと20種類のケモカイン受容体が同定されている。それぞれのケモカインは，さまざまなケモカイン受容体の発現状態に応じて，特定の種類の細胞に作用する（表2.7参照）。ケモカインはプロテオグリカンに結合することにより，内皮細胞表面および細胞外基質において高濃度で提示される（図2.3）。ケモカインには主に2つの機能がある。

- **炎症において**：**炎症性ケモカイン inflammatory chemokine** の産生は，微生物やその他の刺激によって惹起される。これらのケモカインは白血球上の受容体に結合し，インテグリン依存性の白血球の内皮細胞への接着と，組織中の白血球の感染や組織傷害の場への遊走（走化性）の両方を促進する。
- **組織構造の維持**：一部のケモカインは，組織中の間質細胞によって恒常的に産生され（**恒常性ケモカイン** homeostatic chemokine），さまざまな種類の細胞を特定の解剖学的領域に局在させる。例えばある種のケモカインは，Tリンパ球やBリンパ球を脾臓やリンパ節の別々の領域に局在させる機能がある（第5章）。

炎症におけるケモカインの役割は十分解明されている一方で，これらのタンパク質の作用を抑制する拮抗剤を開発することは困難であることが判明した。

急性炎症における他のサイトカイン

炎症に関与するサイトカインは膨大な数にのぼり，その数は常に増え続けている。すでに述べたサイトカインに加えて，最近大きな関心を集めているサイトカインが2つある。1つはIL-6であり，マクロファージなどの細胞によって産生され，局所および全身の炎症反応に関与する。もう1つはIL-17であり，主にTリンパ球によって産生され，好中球の動員を促進する。この両者に対する拮抗薬は，炎症性疾患の治療に優れた効果を上げている。ウイルス複製の阻止をその生理的機能とするI型インターフェロンは，炎症の全身徴候の一部にも関与する。サイトカインはまた，慢性炎症においても重要な役割を果たしている（後述）。

補体系

補体系 complement system は，可溶性タンパク質とその細胞膜受容体からなり，主に微生物に対する宿主防御と病的炎症反応において機能する。補体タンパク質は20種類以上あり，それらの一部にはC1からC9までの番号が付されている。補体の活性化と機能の概要を図2.8に示す。

補体タンパク質は前駆体として存在し，炎症反応の際に活性化される。補体タンパク質は驚異的な増幅を可能にする連鎖的酵素反応を引き起こす。**補体活性化で鍵となるのは，3番目の（そして最も豊富な）成分であるC3のタンパク質分解切断**であり，これは以下の3つの経路のうち1つを介して起こる。

- **古典経路 classical pathway**：抗原と複合体を形成した抗体（IgMあるいはIgG）にC1が結合することによって惹起される。
- **副経路 alternative pathway**：抗体の関与なしに，微生物表面分子〔例：エンドトキシン，すなわちリポ多糖（LPS）〕や複合多糖類などの物質によって惹起される。
- **レクチン経路 lectin pathway**：やはり抗体の関与なしに，血漿中のマンノース結合レクチンが微生物上の糖鎖に結合し，C1を活性化する。

これら3つの補体活性化経路により，C3転換酵素 C3 convertaseとよばれる酵素が形成され，C3を機能的に異なる2つの断片，すなわちC3aとC3bに分割する。C3aは放出され，C3bは補体が活性化された場所で細胞

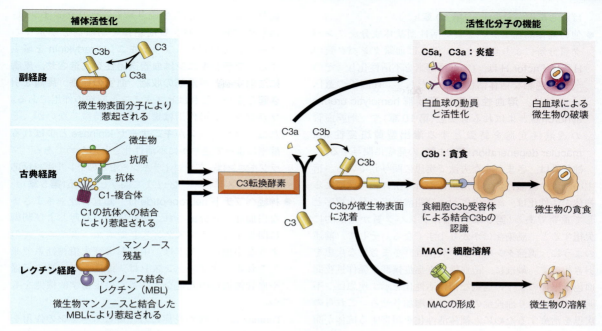

図2.8　補体系の活性化と機能
さまざまな経路による補体活性化は，C3の切断に収束する．補体系の機能は，C3分解産物や他の補体タンパク質，および細胞膜傷害複合体(MAC)によりもたらされる．

や分子と共有結合する．次いで，さらに多くのC3bがすでに産生された断片(C3転換酵素)に結合して**C5転換酵素 C5 convertase**を形成する．この酵素はC5を切断してC5aを放出し，C5bを細胞表面に接着したままにする．C5bは後期成分(C6〜C9)と結合し，多数のC9分子からなる細胞膜傷害複合体(MAC)の形成に至る．

補体系には3つの主要な機能がある(図2.8)．

- **炎症 inflammation**：C5a(より少ない程度ではあるがC4aとC3aも)は，対応する補体成分の分解産物であり，好中球や他の白血球の動員を促進する．また，肥満細胞からのヒスタミン放出を刺激し，それによって血管透過性を亢進させるとともに血管拡張を引き起こす．これらの分解産物は，アナフィラキシーとよばれる反応に関与する肥満細胞メディエーターと同様の効果を発揮するため，**アナフィラトキシン anaphylatoxin**とよばれる(第5章)．
- **オプソニン化 opsonization**と**貪食 phagocytosis**：微生物細胞壁に結合すると，C3bとその分解産物であるiC3b(不活性化C3b)はオプソニンとして作用し，これらの補体断片に対する細胞表面受容体をもつ好中球やマクロファージによる貪食を促進する．
- **細胞溶解 cell lysis**：細胞上にMACが構築されると細胞膜に孔が開き，細胞内の水とイオンが漏れ出た結果，細胞，特に**ナイセリア菌 Neisseria**のような細胞壁の薄い微生物は死(溶解)に至る．注目すべきは，補体の最終成分が遺伝的に欠損している人や，補体阻害剤による治療を受けている人は，ナイセリア属菌(髄膜炎菌や淋菌)による播種性感染のリスクが高いことである．

補体の活性化は，細胞上や血中の調節タンパク質によって厳密に制御されている．調節タンパク質は，活性を有する補体断片の産生を阻害したり，あるいは細胞上に沈着した断片を除去したりする．この調節因子は，正常宿主細胞上に発現しているので，補体活性化部位で健康な組織が傷害されるのを防ぐ．自身の細胞や組織の抗原に対して補体結合性抗体が産生される自己免疫疾患でみられるように，宿主細胞上あるいは組織中に多量の補体が沈着した場合は，これらのタンパク質では歯が立たないことがある(第5章)．これらの調節タンパク質で最も重要なものに以下がある．

- **C1阻害因子 C1 inhibitor(C1 INH)**：補体の古典経路における最初のタンパク質であるC1の活性化を阻害する．この阻害因子の遺伝的欠損は，**遺伝性血管性浮腫 hereditary angioedema**の原因となる．
- **崩壊促進因子 decay accelerating factor(DAF)とCD59**：いずれもグリコシルホスファチジルイノシトール(GPI)アンカーによって細胞膜とつながっているタンパク質である．DAFはC3転換酵素の形成を防ぎ，CD59は細胞膜傷害複合体の形成を阻害する．GPIアンカーを合成する酵素が後天的に欠損すると，これらの調節因子が失われ，補体が過剰に活性化され，溶血を引き起こす(赤血球は補体依存性細胞溶解を起こしやすい)．これにより，**発作性夜間血色素尿症 paroxysmal nocturnal hemoglobinuria(PNH)**とよ

ばれる疾患が発生する（第10章）。
- 他の補体調節タンパク質：活性型補体成分をタンパク質分解により切断する。例えば血漿タンパク質のH因子 Factor H は，C3転換酵素を不活性化し，その欠損は過剰な補体活性化をもたらす。H因子の遺伝子変異は，溶血性尿毒症症候群 hemolytic uremic syndrome とよばれる腎疾患（第10章）や，網膜血管の透過性亢進を特徴とする滲出型黄斑変性 wet macular degeneration（第21章）の発症に関与する。

補体系は，さまざまな方法で疾患に関与している。宿主の細胞や組織に沈着した抗体や抗原抗体複合体による補体の活性化は，細胞傷害および組織傷害の発生機序として重要である（第5章）。補体タンパク質が遺伝的に欠損すると，感染症にかかりやすくなる。そして，前述のように，調節タンパク質の欠損は，さまざまな疾患を引き起こす。最後に，溶血性尿毒症症候群や発作性夜間血色素尿症のように過剰な補体活性化を示す疾患は，不明な機序により血栓症のリスクを増加させる。これらの疾患を治療するために，補体活性化を阻害する抗体が開発されている。

その他の炎症性メディエーター

- 血小板活性化因子 platelet-activating factor（PAF）は，リン脂質由来メディエーターであり，血小板凝集を引き起こす因子として発見された。血小板，好塩基球，肥満細胞，好中球，マクロファージ，内皮細胞など，さまざまな細胞がPAFを産生する。血小板凝集に加えて，PAFは血管収縮と気管支収縮を引き起こし，低濃度では血管拡張と細静脈透過性亢進を引き起こす。急性炎症反応におけるPAFの役割は，依然として不明である。
- 50年以上前に行われた研究から，凝固因子 coagulation factor を阻害すると一部の微生物に対する炎症反応が減弱することが示唆され，凝固と炎症はひと続きの過程であるという考えが生まれた。この考えは，トロンビンによって活性化され，血小板や白血球上に発現しているプロテアーゼ活性化受容体 protease-activated receptor（PAR）の発見によって裏づけられた。しかし，PARの主な役割は，血液凝固時の血小板活性化である可能性が高い（第3章）。実際には，凝固と炎症を切り離すことは難しい。というのは，事実上，凝固を引き起こすあらゆる種類の組織傷害は炎症も引き起こすうえ，炎症は内皮細胞の変化を引き起こし，異常凝固（血栓症，第3章で述べる）を起こす可能性を高めるからである。凝固産物それ自体が炎症を刺激する重要な役割をもつかどうかはまだ明らかにされていない。
- キニン kinin は血管作動性ペプチドであり，カリクレイン kallikrein とよばれる特異的タンパク質分解酵素の作用によって，キニノーゲン kininogen とよばれる血漿タンパク質から生成される。カリクレインは，血漿中の糖タンパク質前駆体である高分子量キニノーゲンを切断し，ブラジキニン bradykinin を産生する。ブラジキニンは血管透過性を亢進させ，皮膚に注射すると平滑筋の収縮，血管の拡張，疼痛を引き起こすが，これはヒスタミンと同様の作用である。ブラジキニンの作用は短時間しか持続しないが，それはブラジキニンがキニナーゼ kininase とよばれる酵素によって速やかに不活性化されるためである。ブラジキニンは，アナフィラキシーなどのアレルギー反応においてメディエーターとして関与している（第5章）。
- 神経ペプチド neuropeptide は，知覚神経やさまざまな白血球から分泌され，炎症反応の惹起および制御に関与する。サブスタンスPやニューロキニンAのような小型ペプチドは，中枢および末梢神経系で産生される。サブスタンスPは，疼痛シグナルの伝達や血管透過性の亢進など，多くの生物学的機能をもつ。

Thomas Lewis卿が炎症におけるヒスタミンの作用を記述したときは，メディエーターは1つで十分と考えられていた。現在では，メディエーターが嫌というほどある。しかし，これら多数のメディエーターのうち，生体内の急性炎症反応において本当に重要なメディエーターはごく少数である可能性が高く，それらを表2.8にまとめた。メディエーターの冗長性とその相乗作用により，この防御反応は堅固なものとなり，簡単に破壊されることはない。

急性炎症の形態学的パターン

急性炎症反応の形態学的特徴は，細小血管の拡張と，血管外組織における白血球の集積および液体の貯留である。これらの一般的特徴は大部分の急性炎症反応で認め

表2.8 さまざまな炎症反応におけるメディエーターの役割

炎症の反応	主なメディエーター
血管拡張	ヒスタミン
血管透過性亢進	ヒスタミン C3aおよびC5a（肥満細胞などの細胞から血管作動性アミンを放出させることによって） ロイコトリエン C_4, D_4, E_4
走化性，白血球の動員と活性化	TNF, IL-1 ケモカイン C3a, C5a ロイコトリエン B_4
発熱	IL-1, TNF プロスタグランジン
疼痛	プロスタグランジン ブラジキニン 神経ペプチド
組織傷害	白血球のリソソーム酵素 活性酸素種

IL（interleukin）：インターロイキン，TNF（tumor necrosis factor）：腫瘍壊死因子

急性炎症の形態学的パターン

られるが，炎症反応の強さ，病因，侵される組織の種類や部位によって形態学的パターンが異なる。このような肉眼的にも顕微鏡的にも特徴的な炎症のパターンは，しばしば根本的な原因を知る重要な手掛かりとなる。

漿液性炎症

漿液性炎症 serous inflammation の特徴は，血漿様のタンパク質に富んだ滲出液の貯留であり，腹膜，胸膜，心膜で裏打ちされた体腔，あるいは組織傷害によって生じた空間に生じる。一般に，漿液性炎症で貯留する液体は無菌であり，多数の白血球（後述の化膿性炎症を起こしやすい）を含まない。体腔内に貯留する液体は，血管透過性亢進の結果血漿から得られることもあれば，局所刺激により中皮細胞から分泌されることもある。中皮で裏打ちされた腔内に貯留する液体は滲出液 effusion とよばれる【訳注："exudate"と"effusion"はいずれも"滲出液"と訳される】。熱傷やウイルス感染によって生じる皮膚水疱は，傷害を受けた表皮内あるいは直下に漿液が貯留したものである（図2.9）。

線維素性炎症

線維素性炎症 fibrinous inflammation の特徴は，凝固の局所的活性化の結果，フィブリンが沈着することである。血管透過性が大幅に亢進すると，フィブリノーゲンなどの高分子量タンパク質が滲出液中に蓄積し，凝固促進刺激が存在するとフィブリンが形成される。線維素性滲出物は，髄膜や心膜（図2.10A），胸膜など，体腔面の炎症に特徴的である。フィブリンは，組織学的に糸状の好酸性網状物として，ときには非晶質の凝固塊として認められる（図2.10B）。線維素性滲出物は，フィブリンの分解（線維素溶解）とマクロファージによる除去によって消失することもあるが，消失しない場合には，**器質化** organization（線維芽細胞と血管が滲出物内部に侵入して増殖し，瘢痕化に至る過程）が起こることもある。これは有害な結果をもたらすことがある。例えば心膜腔内の線維素性滲出物が瘢痕組織へと変質（器質化）し，それが広範囲に及ぶと，心膜腔が閉塞し，拘束型心筋症を引き起こすことがある（第9章）。

化膿性炎症，膿瘍

化膿性炎症 purulent（suppurative）inflammation の特徴は，好中球，壊死細胞の液化残屑，浮腫液からなる滲出液，すなわち膿が産生されることである。化膿性炎症の原因として最も多いのは，組織の融解壊死を引き起こす細菌（例：ブドウ球菌）の感染であり，これらの病原体は**化膿菌** pyogenic bacterium とよばれる。急性化膿性炎症の一般例は，急性虫垂炎である。**膿瘍** abscess は**膿の限局性集積**であり，組織や臓器，あるいは限定された空間内の化膿によって生じる。膿瘍は化膿菌の組織内散布によって生じる（図2.11）。膿瘍の中心部は，壊死に陥った白血球と組織細胞の塊からなる。通常，壊死巣の周囲には生き残った好中球の縁があり，さらにその外

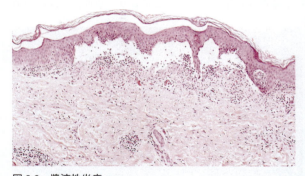

図2.9　漿液性炎症
皮膚水疱の低倍率断面像。漿液性滲出液が限局性に貯留することにより，表皮が真皮から解離している。

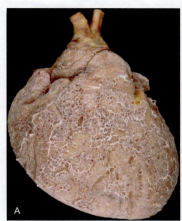
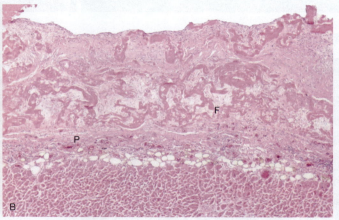

図2.10　線維素性心膜炎
A：心膜上の線維素性沈着物。B：エオジン好性で網状の線維素性滲出物（F）が心膜表面（P）を覆っている。（*Dr. Joseph J. Maleszewski, Mayo Clinic, Rochester, MN USA* 提供）

側には血管うっ血や実質細胞および線維芽細胞の増殖を認めることがある。これは慢性炎症と修復を意味する。やがて膿瘍は被包化され，結合組織に置換される。

潰瘍

潰瘍 ulcer は，臓器や組織表面の局所的欠損，すなわち陥凹であり，炎症を起こした壊死組織が脱落することによって生じる（図 2.12）。潰瘍は，組織壊死とその結果起こる炎症が，表面あるいはその近くに存在するときにのみ生じる。潰瘍が形成される最も一般的な部位は，口腔，胃，腸，泌尿生殖器の粘膜や，下肢の皮膚や皮下組織（末梢血管障害のような循環障害のある人は広範な虚血性壊死を起こしやすい）である。潰瘍には急性炎症と慢性炎症が共存する。急性期には，欠損部の辺縁に著明な多形核白血球浸潤と血管拡張が認められる。時間の経過とともに，潰瘍の縁と底部は瘢痕化し，慢性炎症細胞（リンパ球，形質細胞，マクロファージ）が集積する。

急性炎症の転帰

傷害の性質や強さ，傷害部位や組織，宿主の反応性など，多くの要因が炎症の基本過程を修飾するが，すべての急性炎症反応は，一般に以下の3つの転帰のいずれかをとる（図 2.13）。

- **完全な消炎**：理想的な状況では，すべての炎症反応は攻撃因子を排除した時点で終息し，組織は正常に戻るはずである。これは**消炎 resolution** とよばれる通常の転帰であり，傷害がわずかで短時間しか続かないとき，あるいは組織破壊がほとんどなく，傷害を受けた実質細胞が再生できるときに起こる。消炎には，マクロファージによる細胞残屑や微生物の除去，および主にリンパ管を介した浮腫液の吸収が必要である。
- **結合組織置換による治癒（瘢痕化ないし線維化）**：これは，炎症による傷害が再生能のない組織に起きたとき，あるいは組織や漿膜腔（胸膜腔，腹膜腔）内に存在する多量の線維素性滲出物が十分に除去されなかったときなど，かなりの組織破壊が起こった場合に生じる。これらすべての状況において，結合組織は傷害部位や滲出物内で増生し，それを線維組織の塊に変質させる。
- **慢性炎症への進展**（次に述べる）：急性から慢性への移行は，傷害因子が存続したり，あるいは治癒の正常過程が障害されることにより，急性炎症反応が消

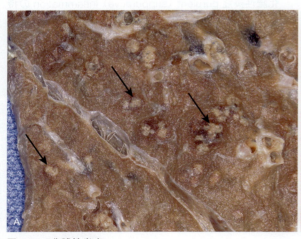
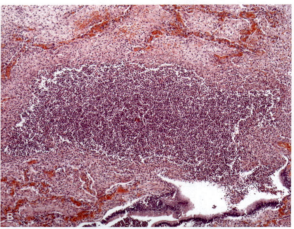

図 2.11　化膿性炎症
A：気管支肺炎例における肺の多発性細菌性膿瘍（矢印）。B：膿瘍は好中球と細胞残屑を含み，充血した血管に取り囲まれている。

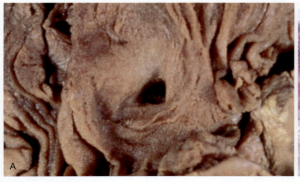
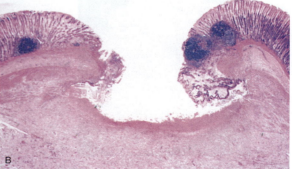

図 2.12　潰瘍
A：慢性十二指腸潰瘍。B：十二指腸潰瘍の低倍率断面像。クレーター状で，潰瘍底には炎症性滲出物を認める。

慢性炎症　47

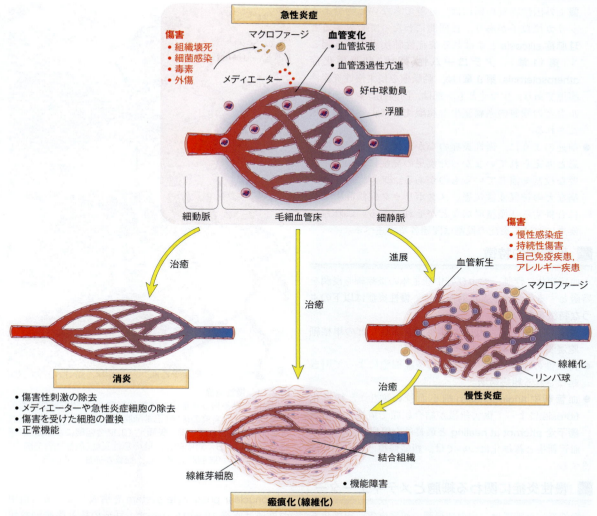

図2.13　急性炎症の転帰：消炎，慢性炎症，線維化による治癒（慢性炎症によくみられる転帰）
さまざまな反応の構成要素と機能的転帰を示す。

炎されない場合に起こる。

慢性炎症

慢性炎症 chronic inflammation は長期間（数週から数か月）に及ぶ反応で，炎症，組織傷害，修復不全がさまざまな組み合わせで共存する。すでに述べたように，慢性炎症は急性炎症に続いて起こることもあるが，急性反応が先行することなく，くすぶった経過や，ときに進行性の経過をとりながら，潜行性に始まることもある。慢性炎症は，肝硬変でみられるように，炎症細胞浸潤が比較的少ないにもかかわらず，かなりの組織傷害と瘢痕化をもたらすこともある。

慢性炎症の原因

慢性炎症は以下のような状況で生じる。
- **持続感染** persistent infection：抗酸菌やある種のウイルス，真菌，寄生虫など，除去困難な微生物による

感染。一部の感染症では，急性炎症が完全に消炎されることなく慢性炎症に移行する。例えば肺の急性細菌感染が慢性肺膿瘍に進展するような場合である。
- **過敏性疾患** hypersensitivity disease：慢性炎症は，免疫系の過剰で不適切な活性化によって引き起こされる一群の疾患において，重要な役割を果たす（第5章）。**自己免疫疾患** autoimmune disease では，自己抗原が永続的な免疫反応を惹起し，その結果，慢性的な組織傷害と炎症が起こる。このような疾患の例に，関節リウマチや多発性硬化症がある。**アレルギー疾患** allergic disease では，気管支喘息でみられるように，ありふれた環境物質に対する過剰な免疫反応が慢性炎症を引き起こす。このような疾患の特徴として炎症が繰り返し起こるため，急性炎症と慢性炎症が混在した形態学的パターンを示す。晩期には線維化が優勢になる。
- 外因性あるいは内因性の潜在的毒性物質への長期曝

露：外因性物質の例には，分解できない鉱物であるシリカ微粒子があり，長期間にわたって吸入すると**珪肺症** silicosis とよばれる炎症性肺疾患を引き起こす（第11章）。**アテローム性（粥状）動脈硬化症** atherosclerosis（第9章）は，動脈壁を侵す慢性炎症性疾患であり，少なくとも一部は，内因性コレステロールなどの脂質の過剰産生と組織沈着によって引き起こされる。

- 前述のように，慢性炎症のなかには，従来炎症性疾患と考えられていなかった疾患の発症において，重要な役割を演じているものがある。アルツハイマー病などの神経変性疾患，メタボリック症候群やこれに合併する2型糖尿病などがそれである。これらの疾患における炎症の役割は関連各章で述べる。

形態学的特徴

血管変化，浮腫，および好中球主体の炎症細胞浸潤を特徴とする急性炎症とは対照的に，**慢性炎症は以下のような特徴をもつ**。

- マクロファージ，リンパ球，形質細胞などの**単核細胞浸潤**（図2.14）。
- 持続性の攻撃因子，あるいは炎症細胞によって引き起こされる**組織破壊**。
- **血管新生** angiogenesis（細小血管の増生）と**線維化** fibrosis によって傷害組織が結合組織で置換される**治癒不全** attempt at healing と最終的な**瘢痕** scar 形成。血管新生と線維化については，組織修復との関連で後述する。

慢性炎症に関わる細胞とメディエーター

慢性炎症の特徴は，白血球浸潤，組織傷害，線維化を同時に認めることである。これは，さまざまな細胞が局所で活性化され，メディエーターが産生される結果起こる。

マクロファージの役割

ほとんどの慢性炎症反応において中心的な細胞はマクロファージであり，外敵や組織を破壊し，サイトカインや増殖因子を分泌し，他の細胞，特にTリンパ球を活性化する。マクロファージは専門的な食細胞であり，その主な機能は粒子状物質や微生物，死細胞を取り込んで破壊することである。しかし，後述のように，マクロファージは宿主防御，炎症，修復において，他にも多くの役割を担っている。マクロファージは通常，ほとんどの結合組織中に散在している。血中を循環するこの系統の細胞は**単球** monocyte として知られている。加えて，組織常在マクロファージは，肝臓（クッパー細胞），脾臓，リンパ節（洞組織球），中枢神経系（ミクログリア細胞），肺（肺胞マクロファージ）などの臓器の特定の場所に認められる。これらの細胞は全体として**単核貪食細胞系**

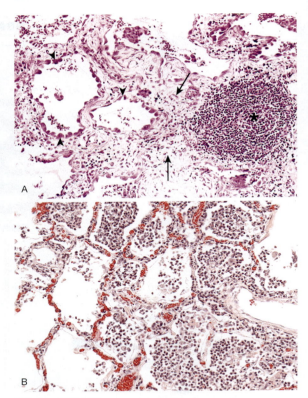

図2.14　慢性炎症
A：肺における慢性炎症の組織学的特徴：（1）慢性炎症細胞の集簇（＊），（2）実質の破壊（正常肺胞が立方上皮で裏打ちされた空間で置換されている，矢頭），（3）結合組織による置換（線維化，矢印）。B：対照的に，肺の急性炎症（急性気管支肺炎）では，好中球が肺胞腔を満たし，血管が充血している。

mononuclear phagocyte system を構成している。血中の単球は直径 $10 \sim 15\,\mu m$ で，豆形の核と微細顆粒状の細胞質をもつ（図2.15）。組織マクロファージは，リソソームやその他の小器官に加えて，貪食空胞（その多くは取り込んだ物質で満たされている）を含む豊富な細胞質を有している。

組織中のマクロファージは，骨髄の造血幹細胞，あるいは発生初期に胚卵黄嚢や胎児肝臓に存在する前駆細胞に由来する（図2.16）。炎症反応において，骨髄の前駆細胞から単球が生じ，それが血中に入り，さまざまな組織に遊走し，マクロファージに分化する。血中単球の組織への侵入は，接着分子やケモカインなど，好中球の遊出に関与するものと同様の因子によって制御される。マクロファージは他の白血球よりも組織内での寿命が長いため，通常，発症後48時間以内に炎症反応における優勢な細胞集団になる。組織常在マクロファージ（例：ミクログリアやクッパー細胞）は，発生初期に卵黄嚢あるいは胎児肝臓から発生し，これらの組織に住み着いて長期間とどまり，主に常在細胞の増殖によって補充される。

マクロファージの活性化には，古典的および代替的とよばれる2つの主要な経路がある（図2.17）。活性化シ

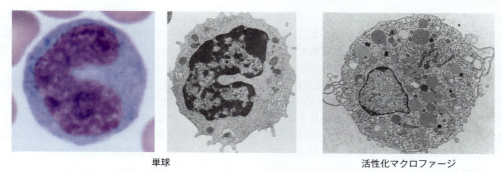

図2.15 単球と活性化マクロファージの形態

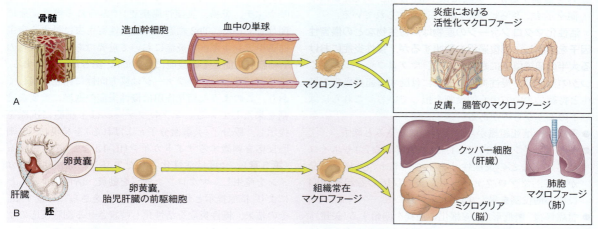

図2.16 単核食細胞の成熟
A：炎症反応に際して，大部分の組織マクロファージは造血幹細胞から分化する。B：一部の寿命の長い組織常在マクロファージは，発生初期に組織に定着した胚前駆細胞に由来する。

グナルの性質によって，特定のマクロファージがこの2つの経路のどちらを選択するかが決まる。

- マクロファージの古典的活性化 classical macrophage activation は，TLRやその他のセンサーに結合するエンドトキシンなどの微生物産物や，免疫応答におけるT細胞由来のメディエーター，特にサイトカインINF-γによって誘導される。古典的に活性化された（M1ともよばれる）マクロファージは，NOとROSを産生するとともにリソソーム酵素の発現を亢進させ，取り込んだ微生物を殺傷する能力を高め，炎症を惹起するサイトカインを分泌する。これらのマクロファージは感染症の制圧に重要であり，多くの炎症反応を制御している。先に急性炎症と白血球活性化の関連で述べたように，活性化マクロファージは正常組織を傷害する能力がある。

- マクロファージの代替的活性化 alternative macrophage activation は，Tリンパ球などの細胞によって産生されるIL-4やIL-13など，INF-γ以外のメディエーターによって誘導される。これらの代替的に活性化された（M2ともよばれる）マクロファージは，活発な殺菌作用を示す代わりに，その主な機能

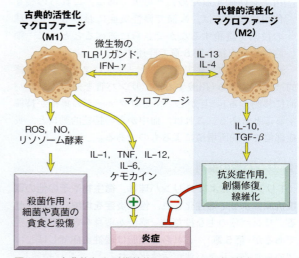

図2.17 古典的および代替的マクロファージ活性化
組織マクロファージは，刺激の種類によって異なる機能をもつ集団へと活性化される。古典的に活性化された（M1）マクロファージは，微生物産物やサイトカイン，特にIFN-γによって誘導される。これらのマクロファージは，微生物や壊死組織の残屑を貪食して破壊し，炎症反応を増強する。代替的に活性化された（M2）マクロファージは，他のサイトカインによって誘導され，組織修復や消炎に重要である。

は組織修復である。これらのマクロファージは増殖因子を分泌し，血管新生を促進するとともに，線維芽細胞を活性化し，コラーゲン産生を刺激する。これらのマクロファージはまた，炎症を抑制する。ほとんどの傷害性刺激に対して，最初の活性化経路は，攻撃因子を破壊するように働く古典的なものであり，その後に代替的活性化が続き，炎症を終息させて組織修復を開始するというのは理にかなっていると思われる。しかし，ほとんどの炎症反応において，このような正確な順序はよくわかっていない。また，これらの種類のマクロファージは有用な概念的枠組みを提供するが，実際には，M1とM2の表現型の中間を示す，さらに多くの亜集団が知られている。

活性化マクロファージの産物は，微生物などの傷害性因子を排除し，修復過程を開始するが，慢性炎症における大半の組織傷害にも関与する。マクロファージのいくつかの機能は，慢性炎症とそれに付随する組織傷害の発生と持続において中心的役割を担っている。これらには以下のようなものがある。
- 微生物や壊死組織からの残屑の取り込みと除去。
- サイトカイン（TNF，IL-1，ケモカインなど）やエイコサノイドなどの炎症性メディエーターの分泌。したがって，マクロファージは，炎症反応の惹起や増幅に中心的役割を果たす。
- 組織修復，瘢痕形成，線維化の過程を開始する（後述）。
- Tリンパ球に抗原を提示し，T細胞からのシグナルに反応することで，フィードバックループを形成する。これは，細胞性免疫反応によって多くの微生物から宿主を防御するために不可欠である。これらの相互作用については，次節で慢性炎症におけるリンパ球の役割を議論するなかでさらに述べるとともに，細胞性免疫を扱う第5章で詳述する。

通常，刺激物が除去されると，マクロファージは最終的には消失する（死滅するか，リンパ管を通ってリンパ節に移動する）。しかし，マクロファージの集積が持続することもある。これは，血中からの持続的動員と，炎症部位での局所増殖によるものである。

■ リンパ球の役割

Tリンパ球およびBリンパ球は，微生物やその他の環境抗原によって活性化され，慢性炎症を増幅，進展させる。リンパ球の主な役割は，感染から身を守る獲得免疫であるが（第5章），これらの細胞は慢性炎症でしばしば認められる。リンパ球が活性化されると，炎症は持続し，かつ重症化しやすい。後述する肉芽腫性炎症など，最も強い慢性炎症反応の一部には，リンパ球とマクロファージの相互作用が不可欠である。自己免疫疾患やその他の過敏性疾患では，リンパ球が優勢な細胞集団となる。

CD4陽性Tリンパ球はサイトカインを分泌して炎症を促進し，炎症反応の性質に影響を与える。CD4陽性T細胞には3つのサブセットがあり，それぞれ異なる種類のサイトカインを分泌し，異なる種類の炎症を惹起する。
- Th1細胞はサイトカインIFN-γを産生し，古典経路によってマクロファージを活性化する。
- Th2細胞はIL-4，IL-5，IL-13を分泌し，好酸球を動員して活性化するとともに，代替経路によってマクロファージを活性化する。
- Th17細胞はIL-17などのサイトカインを分泌し，ケモカインの分泌を誘発することにより，主に好中球を炎症の場に動員する。

Th1細胞，Th17細胞はともに，多くの細菌やウイルスに対する宿主防御や，多くの自己免疫疾患（例：関節リウマチ，乾癬，炎症性腸疾患）でみられる慢性炎症に関与している。Th2細胞は，蠕虫性寄生虫に対する宿主防御やアレルギー性炎症において重要である。これらのT細胞亜集団とその機能については，第5章で詳述する。

リンパ球とマクロファージは双方向性に相互作用しており，このような相互作用は慢性炎症の進展に重要な役割を果たしている。マクロファージはT細胞に抗原を提示し，膜分子（共刺激分子とよばれる）を発現し，T細胞反応を刺激するサイトカイン（IL-12など）を産生する（第5章）。今度は活性化されたTリンパ球がサイトカインを産生し，マクロファージを動員，活性化することにより，抗原提示とサイトカイン分泌をさらに促進する。その結果，慢性炎症を活性化し持続させる細胞反応のサイクルが形成される。

活性化Bリンパ球と抗体を分泌する形質細胞は，しばしば慢性炎症部位に存在する。抗体は，炎症部位に持続する外来抗原や自己抗原に特異的であったり，あるいは変質した組織成分に対するものであったりする。しかし，大部分の慢性炎症性疾患における抗体の特異性やさらにその重要性は不明である。

一部の慢性炎症反応では，集積したリンパ球，抗原提示細胞，形質細胞は集まり，リンパ節で認められる濾胞に似たリンパ組織様の構造を形成する。これらは**三次リンパ器官** tertiary lymphoid organとよばれる。このようなリンパ器官の形成は，関節リウマチに長期罹患した患者の滑膜，橋本甲状腺炎の甲状腺，一部のがん微小環境でしばしば認められる。これらの構造の機能的意義は明らかにされていない。

■ 慢性炎症におけるその他の細胞

特定の刺激によって惹起される慢性炎症では，その他の細胞が目立つことがある。
- **好酸球** eosinophilは，IgEの介在した免疫反応や寄生虫感染で優勢となる（図2.18）。好酸球は，好中球が用いるものと同じ接着分子と，白血球や上皮細胞が産生する特異的ケモカイン（例：エオタキシン）によって動員される。好酸球顆粒に含まれる**主要塩基性タンパク質** major basic proteinは高度に陽イオン

慢性炎症

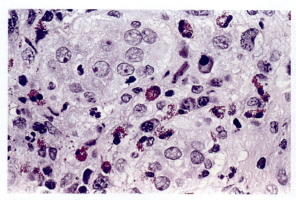

図2.18　多数の好酸球を含む炎症巣

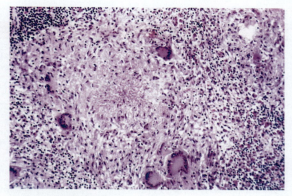

図2.19　肉芽腫性炎症
典型的な結核性肉芽腫で，中心壊死領域は，複数の多核巨細胞，類上皮細胞，およびリンパ球に取り囲まれている。

性のタンパク質であり，寄生虫に毒性を発揮するのみならず上皮細胞も傷害する。好酸球が寄生虫感染を効果的に制御する一方で，アレルギーなどの免疫反応で組織傷害を引き起こすのはこのためである（第5章）。

- **好中球** neutrophil は急性炎症の特徴であるが，さまざまな慢性炎症では，微生物が存続するため，あるいは活性化マクロファージやTリンパ球が産生するメディエーターのため，多数の好中球が出現し続ける。骨の慢性細菌感染症（骨髄炎）では，好中球の滲出が何か月も続くことがある（第19章）。好中球はまた，喫煙などの刺激による肺の慢性傷害においても重要である（第11章）。

■ 肉芽腫性炎症

肉芽腫性炎症 granulomatous inflammation は慢性炎症の一形態であり，活性化マクロファージの集積（しばしばTリンパ球を伴う）を特徴とし，ときに中心壊死を伴う。**肉芽腫** granuloma という名称は，これらの炎症性結節が肉眼的に顆粒状にみえることに由来する。肉芽腫性炎症は通常，除去が困難であり，かつ強力なT細胞介在性免疫反応を誘導する攻撃因子，例えば持続感染する微生物などを封じ込めようとする試みである。肉芽腫性炎症は，T細胞介在性免疫反応がない場合にも，消化できない異物に対する反応として認められる。これらの異物に免疫原性はないが，マクロファージが貪食するには大きすぎるため，マクロファージが持続的に活性化される。異物肉芽腫を生じさせる物質には，タルク（静脈内薬物使用に関連）（第7章），縫合糸，その他の線維などがある。異物は通常，特にその異物が偏光で屈折性を示す場合は，顕微鏡観察によって肉芽腫の中心部に認められる。

形態学

通常のヘマトキシリン・エオシン標本（図2.19）では，肉芽腫を構成する活性化マクロファージはピンク色の顆粒状細胞質を有し，細胞境界は不明瞭で，上皮に似ていることから**類上皮細胞** epithelioid cell とよばれる。類上皮細胞の集塊は，しばしばリンパ球で環状に取り囲まれている。比較的古い肉芽腫には，線維芽細胞および結合組織の縁を認めることがある。肉芽腫内には，必ずではないが，豊富な細胞質を有する直径40〜50 μmの**多核巨細胞** multinucleated giant cell（ランゲハンス巨細胞）が含まれることが多い。これらの巨細胞は，多数の活性化マクロファージが融合して生じたものである。ある種の感染性微生物（ヒト型結核菌 *Mycobacterium tuberculosis* が最も典型的）に伴う肉芽腫では，低酸素症とフリーラジカル介在性障害が組み合わさることにより，中心部に壊死が生じる。肉眼的には，この壊死巣は顆粒状で，チーズ様の外観を呈するため，**乾酪壊死** caseous necrosis とよばれる。組織学的には，この壊死物質は非晶質で無構造の好酸性顆粒状残屑として認められる。クローン病，サルコイドーシス，および異物反応における肉芽腫は通常，中心壊死を欠き，**非乾酪性** noncaseating とよばれる。肉芽腫の治癒に伴い線維化が起こり，しばしば広範囲に及ぶ。

炎症反応における肉芽腫の認識は重要である。それはこの種の炎症を引き起こす疾患は限られているからである（表2.9）。**結核は感染によって生じる肉芽腫性疾患の典型であり，肉芽腫が認められた場合はその可能性を必ず考慮しなければならない**。梅毒や一部の真菌感染など，その他の感染症も肉芽腫性炎症を引き起こす。これらの疾患の形態像は十分異なるため，かなり正確な診断が可能であるが（表2.9），臨床検査室では，特殊染色（例：ヒト型結核菌に対する抗酸菌染色），微生物培養，分子生物学的手法，血清学的検査（例：梅毒の場合）を用いて，特定の病原体を同定することが常に必要である。肉芽腫は，免疫介在性炎症性疾患の一部でも発生することがあり，炎症性腸疾患の一種であるクローン病（第13章）やサルコイドーシス（第11章）がその代表である。

表 2.9 肉芽腫性炎症を伴う疾患の例

疾患	原因	組織反応
結核	ヒト型結核菌 Mycobacterium tuberculosis 感染	乾酪性肉芽腫（結核結節）：活性化マクロファージ（類上皮細胞）の集簇巣，線維芽細胞，リンパ球に縁取られている．しばしばラングハンス巨細胞，非晶質の顆粒状残屑を伴う中心壊死，抗酸菌
らい病	らい菌 Mycobacterium leprae 感染	マクロファージ内の抗酸菌，非乾酪性肉芽腫
梅毒	梅毒トレポネーマ Treponema pallidum 感染	ゴム腫：顕微鏡大から肉眼で同定できる大きさの病変，マクロファージの周囲壁，形質細胞浸潤，中心部の細胞は細胞の輪郭を失うことなく壊死している
猫ひっかき病	バルトネラ菌 Bartonella henselae（グラム陰性桿菌）感染	円形または星状の肉芽腫，中心部に顆粒状残屑と好中球を含む，巨細胞はまれ
サルコイドーシス	病因不明	非乾酪性肉芽腫，活性化マクロファージを豊富に含む
クローン病（炎症性腸疾患）	腸内細菌，おそらく自己抗原に対する免疫反応	腸管壁にしばしば非乾酪性肉芽腫，密な慢性炎症細胞浸潤を伴う

炎症の全身に及ぼす影響

炎症は，たとえ限局性であっても，サイトカインが引き起こす全身性の炎症反応を伴う．重篤な症状をきたすウイルス性疾患（例：インフルエンザ）にかかったことがある者なら誰でも，炎症が全身に及ぼす徴候や症状を経験したことがあるだろう．これらの変化はサイトカインに対する反応であり，その産生はLPSのような細菌産物や他の炎症性刺激によって刺激される．**サイトカインTNF，IL-1，IL-6は全身性炎症反応の重要なメディエーターであり，他のサイトカイン，特にI型インターフェロンもこの反応に関与する**．全身性炎症反応は通常，慢性炎症よりも急性炎症の方が重篤であり，これはサイトカイン産生レベルを反映している．

全身性炎症反応は，いくつかの臨床的，病理学的変化からなる．

- 通常1～4℃の体温上昇によって特徴づけられる**発熱 fever** は，全身性炎症反応の最も顕著な徴候の1つであり，特に炎症が感染に伴う場合に認められる．発熱を引き起こす物質を，**発熱因子 pyrogen** とよばれる．感染症では，LPSなどの細菌産物が白血球を刺激してサイトカインIL-1やTNFを放出させ，視床下部の血管や血管周囲の細胞でプロスタグランジン（特にPGE₂）の産生を亢進させる．PGE₂は，視床下部の視索前核にある神経細胞の発火を変化させることにより体温を上昇させる．アスピリンなどのNSAIDsは，プロスタグランジン合成を阻害することで発熱を軽減させる．発熱には防御的な役割があると推測されているが，その機序は不明である．
- **白血球増多症 leukocytosis** は炎症反応の一般的特徴であり，特に細菌感染が原因の場合は顕著である．白血球数は通常 15,000～20,000/μL まで上昇するが，ときには 40,000～100,000/μL という異常高値に達することもある．このように極端な白血球数の上昇は**類白血病反応 leukemoid reaction** とよばれるが，それは白血病で観察されるものと類似しており，この疾患と区別しなければならないからである（第10章）．白血球増多症は，はじめは（TNFやIL-1などのサイトカインによって）骨髄に蓄えられた有糸分裂後細胞の放出が促進されるために起こり，そのため血液中の未熟な好中球（"バンド"細胞）の数が増加し，歴史的な理由から（過去に細胞がどのように数えられていたかに基づいて）**左方移動 shift to the left** とよばれる．長期間に及ぶ感染はまた，骨髄中のマクロファージ，間質細胞，内皮細胞，およびTリンパ球からコロニー刺激因子（CSF）とよばれる造血増殖因子を放出させることによって白血球産生を増加させる．大部分の細菌感染は，**好中球増多症 neutrophilia** とよばれる血中好中球数の増加を引き起こす．伝染性単核球症，流行性耳下腺炎，風疹などのウイルス感染症は，リンパ球の絶対数増加（**リンパ球増多症 lymphocytosis**）を引き起こす．一部のアレルギーや寄生虫感染では，血中好酸球数が増加する（**好酸球増多症 eosinophilia**）．ある種の感染症（腸チフス，リケッチア，ある種のウイルスや原虫による感染症）は，血中白血球数の減少（**白血球減少症 leukopenia**）を伴う．
- **急性期反応 acute-phase response** は，急性期タンパク質とよばれる血漿タンパク質の産生からなる．これらのタンパク質は主に肝臓で合成され，その血中濃度は，炎症刺激に対する反応の一端として，数百倍まで上昇することがある．最もよく知られている急性期タンパク質は，C反応性タンパク質（CRP），フィブリノーゲン，血清アミロイドA（SAA）タンパク質の3種類である．肝細胞におけるこれらの分子の合成はサイトカインによって促進される．CRPやSAAのような急性期タンパク質は微生物の細胞壁に結合し，オプソニンとして作用したり，また補体を固定したりすることによって宿主防御に関与していると考えられる．フィブリノーゲンは赤血球表面の陰性荷電を中和するため，赤血球は積み重なった細胞集団（**連銭 rouleaux** とよばれる）を形成し，1つ1つの赤血球

よりも単位重力あたりの沈降速度が速くなる。このような根拠から，炎症を検出する簡単な検査として**赤血球沈降速度** erythrocyte sedimentation rate が用いられているのである。急性期タンパク質は急性炎症に際して有益な作用を示すが，慢性炎症においてこれらのタンパク質（特にSAA）が長期にわたって産生されると，**アミロイドーシス** amyloidosis を引き起こすことがある（第5章）。CRPの血清濃度上昇は，冠動脈疾患の患者における心筋梗塞の危険因子として提唱されている（第9章）。炎症はまた，鉄代謝を制御するペプチドである**ヘプシジン** hepcidin の産生亢進を伴う。ヘプシジンは鉄利用能を低下させることで，慢性炎症に伴う**貧血** anemia の原因となる（第10章）。

- 全身性炎症反応で認められる他の徴候として，心拍数および血圧の上昇，発汗減少（主な理由は，皮膚からの熱喪失を最小限にするため，血流が皮膚血管床から深部血管床へと振り向けられるため），悪寒戦慄（震え），食欲不振，傾眠，倦怠感（これらはおそらくサイトカインが脳細胞に作用することによる）が挙げられる。重篤な細菌感染症（**敗血症** sepsis）では，血中に存在する大量の細菌およびその産物が，膨大な量のサイトカイン，特にTNF，IL-1，IL-6の産生を刺激する。サイトカインの血中濃度が上昇すると，播種性血管内凝固症候群，低血圧，代謝異常（インスリン抵抗性や高血糖など）といった広範な異常が起こる。この臨床上の三徴候は**敗血症性ショック** septic shock として知られている（第3章）。敗血症性ショックに類似した症候群が，重症熱傷，外傷，膵炎などの非感染性疾患の合併症として生じることがある。これは**全身性炎症反応症候群** systemic inflammatory response syndrome（SIRS）とよばれる。

組織修復

修復（治癒とよばれることもある）とは，傷害後の組織構造や機能の回復を指す。微生物や傷害組織に対する炎症反応は，これらの危険因子を排除するだけでなく，修復の過程を開始する。

傷害組織の修復は，再生と瘢痕形成という2種類の反応によって起こる。（図2.20）。
- **再生**：ある種の組織は，傷害を受けた成分を取り替え，基本的に正常な状態に戻ることができる。この過程を**再生** regeneration とよぶ。再生は，傷害を生き延び，その組織の成熟細胞を生み出す能力を保持した細胞が増殖することによって起こる。再生を担う細胞は，成熟分化した細胞であることもあれば，より一般的には組織幹細胞であることもある（後述）。
- **瘢痕形成** scar formation：傷害組織が完全に復元できない場合，あるいは組織の支持構造が損傷した場合，修復は（線維性）結合組織が蓄積することによって起

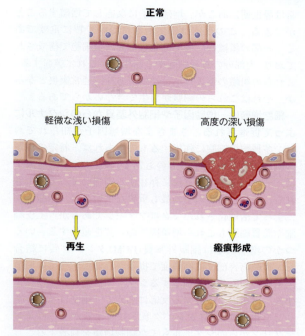

図2.20　組織修復機構：再生と瘢痕形成
軽微な損傷では，上皮は損傷を受けてもその下の支持組織は無傷のため，組織は再生によって修復される。一方，深い損傷では結合組織にも損傷が及ぶため，組織は瘢痕形成によって修復される。

こり，この過程は瘢痕化として知られる。線維性瘢痕は，組織構造を十分安定化させるため，傷害を受けた組織はたいていの場合その機能を果たすことができる。瘢痕化が慢性炎症の結果として肺，肝臓，腎臓などの実質臓器に生じた場合，これを線維化という。

通常みられるさまざまな傷害では，程度の差こそあれ，再生と瘢痕形成の両方が修復に寄与している。そこで，まず細胞増殖と再生の機構について述べ，次に瘢痕形成による治癒について述べる。

細胞と組織の再生

組織の自己修復能は，その組織が本来もっている増殖能によってある程度決まる。ある種の組織では，細胞は常に失われているため，組織幹細胞あるいは残存する成熟組織細胞に由来する新しい細胞によって絶えず補充されなければならない。この種の組織には，骨髄の造血細胞，皮膚の扁平上皮の基底層や消化管の円柱上皮など，多くの表面上皮がある。これらの組織は，幹細胞のプールが保たれている限り，傷害を受けても容易に再生することができる。その他の組織は，通常は細胞周期のG0期にある細胞で構成されているため増殖しないが，傷害や組織欠損に反応して分裂することができる。この種の組織には，肝臓，腎臓，膵臓など，ほとんどの固形臓器の実質がある。内皮細胞や線維芽細胞，平滑筋細胞も通

常は静止期にあるが，増殖因子に反応して増殖することができる．この反応は創傷治癒において特に重要である．一部の組織は，最終分化した非増殖細胞で構成されており，大部分の神経細胞や心筋細胞がこれに該当する．これらの組織の傷害は不可逆的であり，通常瘢痕となるが，それはこれらの細胞が再生できないからである．

細胞増殖は，増殖因子や細胞外基質からのシグナルによって促進される． さまざまな増殖因子が知られており，多種類の細胞に作用するものもあれば，特定の種類の細胞のみに作用するものもある（**表2.10**）．増殖因子は，一般に傷害部位近傍に存在する細胞によって産生される．これら増殖因子の最も重要な供給源は，組織傷害によって活性化されたマクロファージであるが，上皮細胞や間質細胞もこれら増殖因子の一部を産生する．いくつかの増殖因子は細胞外基質（ECM）タンパク質に結合し，組織傷害部位に高濃度で提示される．すべての増殖因子は，細胞分裂を刺激するシグナル伝達経路を活性化する．増殖因子に対する反応に加えて，細胞はインテグリンを用いてECMタンパク質と結合するが，このインテグリンからのシグナルもまた細胞増殖を刺激する．

再生の過程において，生存細胞の増殖は幹細胞から生じた成熟細胞によって補充される．幹細胞は，すべての成熟細胞系統を生み出すことができる（全能性）自己複製可能な細胞として胚で発見され，**胚性幹細胞 embryonic stem cell（ES細胞）**とよばれた．幹細胞はその後，ほとんどの成体組織で発見されるようになり，それらは**組織幹細胞 tissue stem cell** とよばれている．ES細胞とは異なり，組織幹細胞は限定された自己複製能しかもたず，通常，その細胞が存在していた組織を形成する．すべての幹細胞は，非対称細胞分裂を行うための重要な能力をもっている．この非対称細胞分裂とは，一方の娘細胞は幹細胞のままで（自己複製を担う），もう一方の娘細胞は分化を始める（成熟した細胞集団を生み出す能力を担う）ものとして定義される．組織幹細胞は特殊なニッチに存在する．傷害はシグナル伝達を惹起し，幹細胞の増殖と成熟細胞への分化を促し，これらの細胞を傷ついた組織に再配置させる．このように，組織幹細胞は傷害を受けた組織の再生に貢献しており，特に傷害から生き延びた分化細胞が限られた増殖能しかもたないか，あるいはまったくもっていない場合にはなおさらである．

傷害組織の置換における再生の重要性は，組織の種類や傷害の程度によって異なる．

- 腸管や皮膚の上皮では，直下の基底膜が無傷であれば，傷害を受けた細胞は生存細胞の増殖と組織幹細胞の分化によって速やかに置換される．
- 組織の再生は，増殖能をもつ成熟細胞で構成された実質臓器で起こるが，肝臓を除けば，再生は通常わずかしか起こらない．膵臓，副腎，甲状腺，肺にはある程度の再生能がある．片方の腎臓を外科的に摘出すると，残りの腎臓が代償性に腫大する．これは近位尿細管上皮細胞の肥大および過形成による．この反応の根底にある機構は十分に解明されていない．肝臓の並外れた再生能力は，後述するように，再生過程を研究するための有益なモデルとなっている．

正常組織構築への修復が起こるのは，例えば肝臓の部分切除後のように生存組織が構造的に無傷である場合に限られる．対照的に，感染や炎症により組織全体（支持骨格を含む）が傷害されると再生は不完全で，瘢痕化を伴う．例えば肝膿瘍でみられるように，肝実質が高度に破壊され，細網線維の骨組みも崩れてしまうと，残存肝

表2.10 増殖因子

増殖因子	供給源	機能
上皮増殖因子（EGF）	活性化マクロファージ，唾液腺，表皮細胞，他の多くの細胞	表皮細胞と線維芽細胞の分裂促進，表皮細胞の遊走刺激，肉芽組織の形成を刺激
形質転換増殖因子α（TGF-α）	活性化マクロファージ，表皮細胞，他の多くの細胞	肝細胞や他の多くの上皮細胞の増殖を刺激
肝細胞増殖因子（HGF）（散乱因子）	線維芽細胞，肝臓の間質細胞，内皮細胞	肝細胞や他の上皮細胞の増殖を促進，細胞運動性を高める
血管内皮増殖因子（VEGF）	間葉系細胞	内皮細胞の増殖を刺激，血管透過性を高める
血小板由来増殖因子（PDGF）	血小板，マクロファージ，内皮細胞，平滑筋細胞，表皮細胞	好中球，マクロファージ，線維芽細胞，平滑筋細胞の走化性，線維芽細胞，内皮細胞，その他の細胞の活性化と増殖促進，ECMタンパク質合成を刺激
酸性（FGF-1）および塩基性（FGF-2）を含む線維芽細胞増殖因子（FGF）	マクロファージ，肥満細胞，内皮細胞，他の多くの細胞	線維芽細胞の走化性と細胞分裂促進，血管新生とECMタンパク質合成を刺激
形質転換増殖因子-β（TGF-β）	血小板，Tリンパ球，マクロファージ，内皮細胞，表皮細胞，平滑筋細胞，線維芽細胞	白血球と線維芽細胞の走化性，ECMタンパク質合成を刺激，急性炎症を抑制
表皮細胞増殖因子（KGF）（すなわちFGF-7）	線維芽細胞	表皮細胞の遊走，増殖，分化を刺激

ECM（extracellular matrix）：細胞外基質

細胞には再生能があるにもかかわらず，瘢痕形成に至る。

■ 肝臓の再生

肝臓には驚くべき再生能があり，これは腫瘍切除や生体肝移植を目的に行われる肝部分切除後の肝臓の成長によって実証されている。肝臓再生の神話的な描写は，プロメテウスの物語に出てくる。プロメテウスは，火の秘密を盗んだ罰として，ゼウスが遣わした鷲に毎日肝臓を食べられていたが，それは一晩で元に戻った。現実は，それほど劇的ではないが，それでも非常に印象的である。

肝臓の再生は，前述したものと同じ2つの機序，すなわち生存肝細胞の増殖と幹細胞からの再配置によって起こる。どちらの機序が支配的な役割を果たすかは，傷害の性質によって決まる。

- **肝部分切除後の肝細胞の増殖**：ヒトでは，残存肝細胞の増殖によって肝臓の90％までを再生させることができる。再生中の肝臓における肝細胞の増殖は，サイトカインとポリペプチド増殖因子の複合作用によって惹起される。最初に，主にクッパー細胞から産生されるIL-6などのサイトカインが肝細胞に作用し，肝実質細胞が増殖因子のシグナルを受け取って反応できるようにする。次の段階で，多くの種類の細胞から産生されるHGFやTGF-αなどの増殖因子（表2.10）が，準備された肝細胞に作用してその増殖を刺激する。
- **幹細胞からの肝再生**：慢性肝傷害や炎症など，肝細胞の増殖能が障害された状況では，肝臓の幹細胞が再生に寄与する。幹細胞の一部は，**ヘリング管 canal of Hering** とよばれる特殊なニッチに存在し，そこでは毛細胆管とより太い胆管がつながっている。

■ 瘢痕化による修復

再生のみで組織を修復することができない場合には，傷害を受けた細胞が結合組織で置換され，瘢痕形成に至る。すでに述べたとおり，瘢痕化は，組織傷害が重度または長期に及び，実質細胞や上皮だけでなく結合組織の骨組みにも傷害が及ぶ場合，あるいは非分裂細胞が傷害を受けた場合に起こる。組織構成要素の回復からなる再生とは対照的に，瘢痕形成は組織を回復させる反応というよりは"継ぎを当てる"反応である。**瘢痕 scar** という用語は，一般に皮膚の創傷治癒に関連して用いられるが，心筋梗塞後の心臓のように，あらゆる組織の実質細胞がコラーゲンで置換された場合にも用いられる。

■ 瘢痕形成過程

瘢痕形成は，皮膚の創傷治癒によって最も端的に示される。外傷後数分以内に血小板からなる止血栓（第3章）が形成され，出血を止めるとともに浸潤する炎症細胞に足場を提供し，安定した血栓を形成する。その後の過程を以下に要約する（図2.21）。

- **炎症 inflammation**：次の6〜48時間にわたって，好中球，そして次に単球が患部に動員され，攻撃因子を排除し，残屑を除去する。**マクロファージは修復過程において中心的な働きをする細胞である**。前述のように，さまざまなマクロファージ集団が微生物や壊死組織を除去し，炎症を促進し，修復の次の段階でさまざまな細胞の増殖を刺激する増殖因子を産生する。傷害因子や壊死細胞が除去されるにつれて炎症は消退する。
- **細胞増殖 cell proliferation**：次の段階（最大で10日かかる）では，上皮細胞，内皮細胞およびその他の血管細胞，線維芽細胞など，数種類の細胞が増殖，遊走し，今や清潔になった創傷を閉鎖する。各種細胞はそれぞれ独特な機能を発揮する。
  - 上皮細胞 epithelial cell は局所で産生された増殖因子に反応し，創傷を覆うように遊走する。

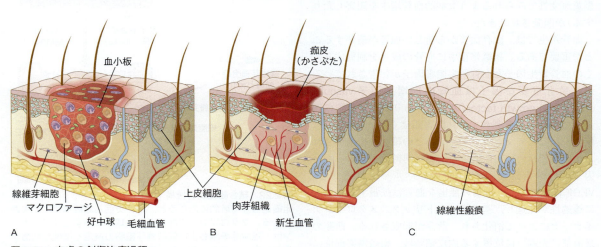

図2.21 皮膚の創傷治癒過程
A：止血凝血塊と炎症。B：上皮細胞の増殖，血管新生と線維芽細胞増殖による肉芽組織の形成。痂皮とは，損傷した皮膚の上に形成されるかさぶたである。C：リモデリングによる線維性瘢痕の形成。これが二次治癒の例である。

- 内皮細胞 endothelial cell およびその他の血管細胞は増殖し，新しい血管を形成する．この過程は**血管新生** angiogenesis として知られる（後述）．
- **線維芽細胞** fibroblast は増殖して傷害部位に遊走し，コラーゲンを蓄積して瘢痕を形成する．
- 増殖線維芽細胞，ECM，新生血管が組み合わさり，治癒過程にある創傷に特有な一種の組織を形成する．この組織は**肉芽組織** granulation tissue とよばれる．この用語は，ピンク色で柔らかい顆粒状の肉眼像に由来する．
- **リモデリング** remodeling：沈着した結合組織は再構築され，安定した線維性**瘢痕** scar を形成する．この過程は傷害後2～3週間で始まり，数か月ないし数年間持続する．

皮膚の創傷治癒は，**一次治癒** primary union と**二次治癒** secondary union に分類される．一次治癒とは，正しく合わせられた外科的切開創のような，瘢痕化のほとんどない上皮の再生を指し，二次治癒とは，再生と瘢痕化が組み合わさって治癒した，より大きな創傷を指す．いずれの創傷治癒形式においても，重要な出来事は同じであるため，別々に説明することはしない．次に，治癒による修復における主要な出来事について述べる．

血管新生

血管新生 angiogenesis とは，既存血管から新しい血管が形成される過程を指す．血管新生は，創傷部位の治癒，虚血部位における側副血行路の発達，および腫瘍の増殖において不可欠である．血管新生の機序解明に向け，これまでに多くの研究がなされ，血管新生を促進する治療法（例：冠動脈アテローム性動脈硬化症によって荒廃した心臓の血流を増加させる）や，あるいはこれを阻害する治療法（例：腫瘍の成長を妨げたり，眼の滲出型黄斑変性でみられるような病的血管増生を阻害したりする）が開発されてきた．

血管新生では，既存血管から新しい血管が萌芽することが重要である．組織修復中に血管の成長を制御する多くの血管新生因子と血管新生阻害因子が報告されているが，最も重要な因子は**血管内皮増殖因子** vascular endothelial growth factor（VEGF）であり，内皮細胞の遊走と増殖の両方を刺激する．傷害部位では，VEGFは低酸素に反応してマクロファージなどの細胞から産生される．低酸素は，VEGF産生の重要な制御因子である転写因子，低酸素誘導因子（HIF）のレベルを上昇させる．VEGFに反応して，近傍の無傷な血管は拡張するとともに透過性が亢進し，基底膜はマトリックスメタロプロテイナーゼによって消化され，萌芽が形成される．萌芽の最前部（"先端"）に位置する内皮細胞は，組織傷害部位に向かって遊走し，"先端"の後方に位置する細胞は増殖し，血管の管にリモデリングされる．並行して，周皮細

胞（毛細血管の場合）や平滑筋細胞（より太い血管の場合）が動員されてリモデリングされ，最終的に成熟血管が形成される．時間とともに血管退縮が進行し，血管を豊富に含んでいた肉芽組織は，白色調でほとんど血管のない瘢痕へと変化する．

■ 線維芽細胞の活性化と結合組織の沈着

結合組織の蓄積は2つの段階を踏んで起こる．すなわち，(1)線維芽細胞の傷害部位への遊走とそこでの増殖，(2) ECMタンパク質の産生と沈着である（図2.22）．これらの過程は，PDGF，FGF-2，TGF-βなど，局所で産生されたサイトカインや増殖因子によって制御される．これら因子の主な供給源は，傷害部位に浸潤した炎症細胞，特にマクロファージである．瘢痕の主成分は結合組織であるので，次にその組成と特性を簡単に要約する．

結合組織は線維芽細胞と無細胞成分であるECMからなり，ECMはコラーゲンと他の糖タンパク質から構成されている．**細胞とECMの相互作用は，正常な組織構築の発達と維持に加え，治癒においてもきわめて重要である**（図2.23）．ECMにはいくつかの重要な機能がある．
- 細胞の固定と遊走のための**機械的支持** mechanical support，および細胞極性の維持．
- 増殖因子の結合と提示，およびインテグリンファミリーの細胞受容体を介したシグナル伝達による細胞

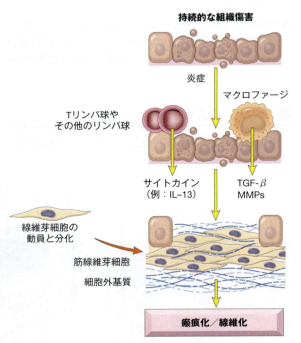

図2.22 結合組織沈着機構
組織傷害が持続的に起こると，慢性炎症と組織構築の喪失が起こる．マクロファージなどの白血球が産生するサイトカインは，線維芽細胞および筋線維芽細胞の遊走と増殖を刺激するとともに，コラーゲンなどの細胞外基質タンパク質の沈着を促進する．これらの結果，正常組織は結合組織によって置換される．

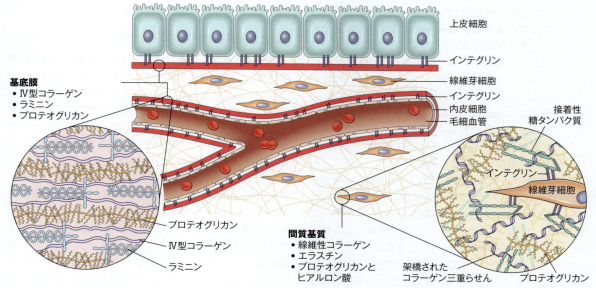

図2.23　細胞外基質（ECM）
ECMの主成分は，コラーゲン，プロテオグリカン，接着性糖タンパク質などである。上皮細胞と間葉系細胞（例：線維芽細胞）の両方がインテグリンを介してECMと相互作用する。基底膜と間質基質は異なる構造と一般的な組成を示すが，特定の構成成分は両者に存在する。ECM成分の多く（例：エラスチン，フィブリリン，ヒアルロン酸，およびシンデカン）は図に示されていない。

- **増殖の制御 control of cell proliferation**。ECMは，傷害や炎症巣内で活性化されるさまざまな潜在増殖因子の貯蔵庫となる。
- **組織再生の足場 scaffold for tissue renewal**：正常な組織構造の維持には，組織細胞がその上に静止できる基底膜や間質の足場が必要であるため，基底膜（上皮の場合）または間質（実質臓器の場合）が完全であることは，組織の再生にとってきわめて重要である。

ECMは，間質基質と基底膜という2つの基本形態で存在する（図2.23）。

- **間質基質 interstitial matrix** は，結合組織では細胞間の隙間に，実質臓器では上皮とその下にある支持構造（血管や平滑筋）との間に存在する。間質基質の主成分は，線維性および非線維性のコラーゲン，ならびにフィブロネクチン，エラスチン，プロテオグリカン，ヒアルロン酸などである（後述）。
- **基底膜 basement membrane**：結合組織の間質基質は，一見不規則な配列を示すようにみえるが，上皮細胞，内皮細胞，平滑筋細胞の周囲では高度に組織化され，特殊化した基底膜を形成する。その主成分は，非晶質の非線維性Ⅳ型コラーゲンとラミニンである。

次に主要なECMタンパク質の特性を要約する。

- **コラーゲン collagen**：これは間質基質と瘢痕組織の主要なECM成分である。30種類以上のコラーゲンがあり，それらはすべて3本のポリペプチド鎖が三重らせんに編まれたものである。線維性コラーゲン（Ⅰ型，Ⅱ型，Ⅲ型，Ⅴ型）は，瘢痕組織，腱，骨，皮膚で主にみられる種類のコラーゲンである。線維性コラーゲンは，共有結合による三重らせんの側方架橋によってその引張強度を得ている。この構造修飾には，補酵素としてビタミンC（アスコルビン酸）を必要とする酵素的過程が関与している。ビタミンC欠乏症（**壊血病 scurvy**）で傷の治りが悪く，出血しやすいのはこのためである。
- **エラスチン elastin**：組織が物理的変形後に反発して形状を回復する能力は，エラスチンによってもたらされる。弾性力は，子宮，皮膚，靱帯だけでなく，繰り返し脈動する血流に対応しなければならない心臓弁や大型血管において特に重要である。
- **プロテオグリカン proteoglycan と ヒアルロン酸 hyaluronan**：プロテオグリカンは，高度に水和したゲルを形成し，圧縮力に対する抵抗力を与える。プロテオグリカンはまた，関節軟骨では隣接する骨表面の間に潤滑層を提供している。プロテオグリカンは，組織に圧縮性を与えるだけでなく，分泌された増殖因子（例：EGFやHGF）の貯水池としての役割も果たしている。プロテオグリカンのなかには，増殖因子やケモカインを結合，濃縮するなどして，細胞の増殖，遊走，接着に関与する内在性膜タンパク質もある。
- **接着糖タンパク質 adhesive glycoprotein と 接着受容体 adhesion receptor**：これらは構造的に多様な分子で，細胞同士，細胞とECM，そしてECM同士の相互作用に関与している。原型的な接着性糖タンパク質には，フィブロネクチン（間質基質の主成分）とラ

ミニン（基底膜の主成分）がある。
- フィブロネクチン fibronectin は組織や血漿中に存在し，線維芽細胞，単球，内皮細胞など，さまざまな細胞によって合成される。創傷治癒において，フィブロネクチンは後に続くECMの沈着，血管新生，再上皮化の足場を提供する。
- ラミニン laminin は基底膜に最も多く存在する糖タンパク質である。基底膜への接着を仲介する以外に，ラミニンには細胞の増殖，分化，運動性を調節する働きもある。

ラミニンやフィブロネクチンのようなECM成分への細胞の接着はインテグリンを介して起こるが，これについては先に組織への白血球の動員との関連で述べた（表2.3）。このようにインテグリンは，機能的にも構造的にも，細胞内の細胞骨格と外界とを結びつけている。インテグリンはまた，細胞間接着相互作用も引き起こす。インテグリンを介した結合は，下層基質への局所的な接着をもたらすだけでなく，細胞の運動，増殖，形状，分化に影響を与えるシグナル伝達カスケードの引き金を引くこともある。

ECMの構造と機能に関するこのような背景を踏まえて，瘢痕形成における結合組織の沈着に話を戻そう（図2.22）。サイトカインや増殖因子に反応して，線維芽細胞は創傷にその縁から入り，中心に向かって遊走する。これらの細胞の一部は，平滑筋アクチンをもち，収縮能の亢進した**筋線維芽細胞 myofibroblast** とよばれる細胞に分化する。筋線維芽細胞は，創縁を中心に向かって引き寄せることによって創傷の閉鎖を促進する。活性化線維芽細胞や筋線維芽細胞は，その合成活性を亢進させて結合組織タンパク質（主にコラーゲンや他のECMタンパク質）を産生する。

形質転換増殖因子β transforming growth factor–β（TGF–β）は結合組織タンパク質の合成と蓄積に最も重要なサイトカインである。TGF–βは，活性化マクロファージをはじめ，肉芽組織中に存在する大部分の細胞によって産生される。TGF–βは線維芽細胞の遊走と増殖を促進し，コラーゲンやフィブロネクチンの合成を亢進させるとともに，メタロプロテイナーゼを阻害することによってECMの分解を減少させる。TGF–βは受傷後の瘢痕形成に関与するのみならず，肺や肝臓，腎臓の慢性炎症に続発する線維化にも関与する。さらに，TGF–βは抗炎症性サイトカインであり，リンパ球の増殖を抑制したり，他の白血球の機能的活性を阻害したりすることによって，炎症反応を抑制し終息させる。

治癒の進行に伴い，線維芽細胞は次第にECMを産生するようになるため，ECMの沈着量が増加する。特にコラーゲンの産生は創傷治癒部位を強化する。線維芽細胞によるコラーゲンの産生は受傷後（3〜5日という）早期から始まり，傷の大きさにもよるが数週間持続する。コラーゲンの最終的な蓄積量は，産生される量のみならず，分解される量によっても決まる（後述）。

結合組織のリモデリング

瘢痕は形成された後，リモデリングが続くと瘢痕の強度は増し，その大きさは小さくなる。創傷の強度は，コラーゲンの架橋とコラーゲン線維径の増大によって増加する。加えて，沈着するコラーゲンの種類は，修復早期のIII型コラーゲンからより弾力性のあるI型コラーゲンへと変化する。上手に縫合された皮膚創傷の強度は3か月以内に正常皮膚の70〜80％まで回復する。

時間とともに，瘢痕は**マトリックスメタロプロテイナーゼ matrix metalloproteinase（MMP）**の作用によって縮小する。MMPの活性化には金属イオン（例：亜鉛）が不可欠であるため，このようによばれる。MMPはさまざまな細胞（線維芽細胞，マクロファージ，好中球，滑膜細胞，一部の上皮細胞）によって産生され，その合成と分泌は増殖因子やサイトカインなどによって制御される。MMPには，線維性コラーゲンを切断する間質コラゲナーゼ（MMP–1, -2, -3），非線維性コラーゲンやフィブロネクチンを分解するゼラチナーゼ（MMP–2, -9），プロテオグリカン，ラミニン，フィブロネクチン，非線維性コラーゲンなどさまざまなECM成分を分解するストロメリシン（MMP–3, -10, -11）などがある。これらのMMPは，ほとんどの間葉系細胞が産生する組織メタロプロテイナーゼ阻害因子（TIMP）によって特異的に阻害され，MMPとTIMPの活性バランスが瘢痕の最終的な大きさと組成を決定する。

形態学

- **肉芽組織 granulation tissue** の特徴は，線維芽細胞および壁が薄く脆弱な毛細血管の増生であり，背景の細胞外基質は浮腫状で，マクロファージを中心とする炎症細胞を散在性に認めることが多い（図2.24A）。この肉芽組織は傷害部位に徐々に沈着していく。形成される肉芽組織の量は，創傷によって生じた組織欠損の大きさと炎症の強さによって決まる。
- **組織の瘢痕 scar** や**線維化 fibrosis** は，コラーゲンをほとんど産生しなくなった紡錘形線維芽細胞，コラーゲンの稠密な束，および他のECM成分からなる（図2.24B）。病理学者はしばしば特殊染色を用いて，瘢痕や線維化組織のさまざまなタンパク質成分を同定する。トリクローム染色によりコラーゲン線維が検出され，エラスチン染色により柔軟な弾性組織の主成分であるエラスチンの繊細な線維が検出される（その名のとおり，トリクロームには実際に3種類の色素が含まれており，赤血球をオレンジ色に，筋肉を赤色に，そしてコラーゲンを青色に染める）。別の細胞外基質タンパク質であるレチクリンは，正常臓器の結合組織間質を構成するとともに，初期瘢痕内にも存在する。レチクリンはIII型コラーゲンからなり，これも特殊染色で同定することができる。

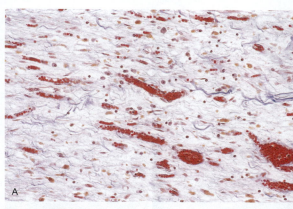 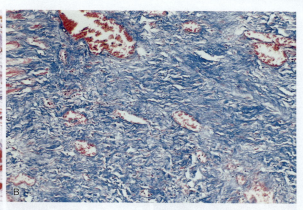

図2.24　創傷治癒
A：肉芽組織には血管が豊富で浮腫を伴い，疎な細胞外基質には炎症細胞が散在している。コラーゲンはトリクローム染色により青く染められており，この段階では成熟コラーゲンがわずかしか存在しないことがわかる。B：完成した瘢痕組織にはコラーゲン（トリクローム染色で青色）が密に蓄積し，血管は散在性に認められる。

組織修復を妨げる因子

治癒を妨げる因子には外部から加わるもの（例：感染）と，傷害を受けた組織に固有のものがあり，全身性のことも局所性のこともある。

- **感染 infection**：臨床的に最も重要な治癒遅延の原因の1つであり，炎症を長引かせ，局所の組織傷害を増強する。
- **糖尿病 diabetes**：さまざまな理由により組織修復を障害する代謝性疾患であり（第18章），創傷治癒の遅延をもたらす重要な全身性要因である。
- **栄養状態 nutritional status**：修復に与える影響は大きく，タンパク質やビタミンCが欠乏するとコラーゲン産生が低下し，治癒が遅延する。
- **グルココルチコイド（ステロイド）glucocorticoid (steroid)**：抗炎症薬であり，TGF-β（コラーゲンの沈着を促進するサイトカインとしてすでに述べた）の産生を阻害する。したがって，術後にグルココルチコイドを投与すると，適切な創傷治癒が妨げられる。一方，グルココルチコイドは角膜感染症の患者に（抗生物質とともに）処方されることがあり，これによりコラーゲンの沈着と失明の可能性を減らす。
- **機械的因子 mechanical factor**：例えば局所への圧力や運動によるねじり力の増加によって傷口が裂開する。
- **灌流不良 poor perfusion**：糖尿病などによる動脈硬化，あるいは静脈瘤などの静脈排出障害によっても治癒が障害される。
- **異物 foreign body**：鉄片，ガラス片，ときには骨片なども治癒を妨げる。

異常な創傷治癒と瘢痕化の臨床例

組織修復の合併症は，瘢痕形成不全，修復要素の過剰沈着，拘縮の発生など，創傷治癒過程のあらゆる基本構成要素の異常から生じる。

治癒の障害：慢性創傷

これらの障害は，治癒を妨げる局所性および全身性の要因に関連して，多くの臨床現場でみられる。以下に一般的な例の一部を挙げる。

- **静脈性下腿潰瘍 venous leg ulcer**（図2.25A）は高齢者に多く，重度の静脈瘤やうっ血性心不全に起因する慢性静脈高血圧の結果，酸素供給が乏しくなることで生じる。
- **動脈性潰瘍 arterial ulcer**（図2.25B）は，末梢動脈のアテローム性動脈硬化症（特に糖尿病に伴うもの）のある人に生じる。血管障害の結果起こる虚血は修復を妨げ，皮膚および皮下組織の壊死を引き起こし，有痛性病変を形成する。
- **糖尿病性潰瘍 diabetic ulcer**（図2.25C）は下肢，特に足部に生じる。壊死と治癒不全は，虚血と神経障害を引き起こす細小血管症と二次感染の結果起こる。これらの病変の組織学的特徴は，表皮の潰瘍化（図2.25E）と下層真皮の広範な肉芽組織形成（図2.25F）である。
- **褥瘡 pressure sore**（図2.25D）は，皮膚潰瘍と下層組織の壊死からなる領域であり，寝たきりの人など，長期にわたって組織が骨で圧迫されることによって生じる。褥瘡の原因は，機械的圧迫と局所の虚血である。

ある種の状況では，治癒不全は創傷の離解や破裂をきたすことがある。頻繁にみられるわけではないが，離解や破裂は開膜手術後に最も多くみられ，腹部創傷に機械的ストレスがかかる嘔吐，咳，イレウスなどにより起こり，破裂に至る。

過剰瘢痕化

修復過程の構成要素が過剰に形成されると，肥厚性瘢

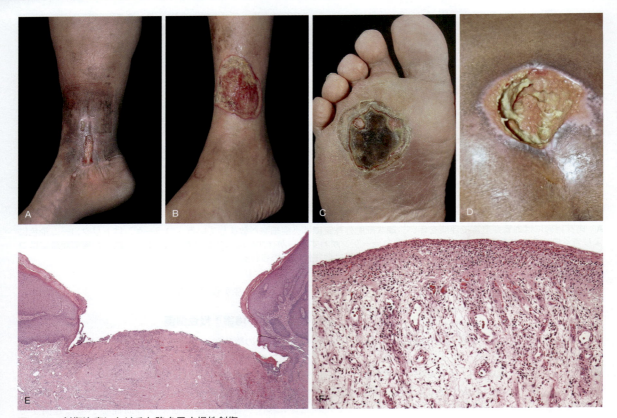

図 2.25　創傷治癒における欠陥を示す慢性創傷
A～D：皮膚潰瘍の外観。A：静脈性下腿潰瘍，B：より広範な組織壊死を伴う動脈性潰瘍，C：糖尿病性潰瘍，D：褥瘡。E～F：糖尿病性潰瘍の組織像。E：潰瘍のクレーター，F：慢性炎症と肉芽組織。(Eming SA, Margin P, Tomic-Canic M: Wound repair and regeneration: mechanisms, signaling, and translation, Sci Transl Med 6:265, 2014. より)

痕やケロイドを生じる。肥厚性瘢痕は筋線維芽細胞を豊富に含み，しばしば急速に成長するが，その後数か月の間に退縮することが多い。肥厚性瘢痕は一般に，真皮深層に及ぶ熱傷や外傷の後に生じる。瘢痕組織が当初の創傷の境界を越えて成長し，退縮しない場合は**ケロイド keloid** とよばれる（図 2.26）。ケロイド形成の素因には個人差があるようである。

創傷の収縮は，正常治癒過程の重要な部分である。この過程が過剰に起こると**拘縮 contracture** が生じ，創傷および周囲組織が変形する。拘縮は特に手掌，足蹠，胸部前面に生じやすい。拘縮は重度の熱傷後によくみられ，関節運動を障害することがある。

■ 実質臓器の線維化

線維化 fibrosis という用語は，組織にコラーゲンをはじめとする ECM 成分が過剰に沈着することを示すのに用いられる。**瘢痕 scar** および**線維化 fibrosis** という用語はしばしば同じ意味で使われるが，線維化は通常，慢性疾患において内臓に起こるコラーゲンの異常沈着を指す。線維化の基本的な機序は，組織修復における皮膚の瘢痕形成の場合と同様である。線維化は，慢性感染症や免疫反応など持続的な傷害刺激によって引き起こされ，重篤な臓器機能障害，さらには臓器不全の原因となる。先に述べたように，線維化に関与する主要なサイトカインは TGF-β であるが，T リンパ球が産生する IL-13 などのサイトカインも寄与している（図 2.22）。

線維症をきたす疾患には，さまざまな慢性消耗性疾患が含まれており，肝硬変，全身性硬化症（強皮症），肺線維症（特発性肺線維症，塵肺，薬剤性ないし放射線性肺線維症），終末期腎疾患，収縮性心膜炎などが挙げられる。これらの疾患については，本書の該当する各章で述べる。線維化による機能障害は甚大であるため，抗線維化薬の開発に高い関心が集まっている。

組織修復　61

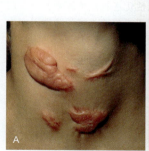
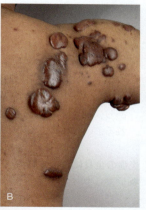
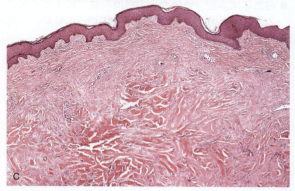

図2.26　ケロイド
ケロイドは，A：明るい色調の皮膚では発赤してみえ，B：暗い色調の皮膚では過剰に色素沈着してみえる。C：ケロイドの組織像。真皮に沈着した厚い結合組織に注意。（A：*Zitelli BJ, Davis HW: Atlas of Pediatric Physical Diagnosis*, ed 5, Philadelphia, 2007, Mosby より，B：*Eming SA, Margin P, Tomic–Canic M: Wound repair and regeneration: mechanisms, signaling, and translation*, Sci Transl Med 6:265, 2014. より）

要　約

炎症の一般的特徴と原因

- 炎症は，外敵や壊死組織に対する宿主の有益な反応であるが，組織傷害を引き起こすこともある。
- 炎症の主要な構成要素は血管反応と細胞反応であり，両者はいずれも血漿タンパク質やさまざまな細胞に由来するメディエーターによって活性化される。
- 炎症反応の過程は，5つのRとして覚えることができる。すなわち(1)傷害因子の認識(recognition)，(2)白血球の動員(recruitment)，(3)傷害因子の除去(removal)，(4)炎症反応の制御(regulation)，そして(5)修復(repair)である。
- 炎症の原因には，感染，組織壊死，異物，外傷，免疫反応などがある。
- 上皮細胞，組織マクロファージや樹状細胞，白血球などの細胞は，微生物や壊死細胞の存在を感知する受容体を発現している。血中のタンパク質は，血中

に入った微生物を認識する。
- 急性炎症の転帰は，有害刺激の除去に続く炎症反応の沈静化と傷害組織の修復か，あるいは傷害の持続による慢性炎症への移行のいずれかである。

急性炎症における血管反応

- 血管拡張は化学メディエーターによって惹起され，発赤と血行静止の原因となる。
- 血管透過性の亢進は，ヒスタミン，キニン，および内皮細胞間隙を形成する他のメディエーターによって，あるいは内皮細胞が直接または白血球によって傷害されることによって惹起される。
- 血管透過性の亢進は，宿主防御のメディエーターである血漿タンパク質や白血球が感染部位や組織傷害部位に侵入することを可能にする。血管からの水分漏出（滲出）により浮腫が起こる。
- リンパ管やリンパ節も炎症に関与し，しばしば発赤（リンパ管）や腫脹（リンパ節）を示す。

炎症部位への白血球動員

- 血中の白血球は，感染性病原体や傷害組織の存在する血管外組織に動員されて活性化され，防御機能を発揮する。
- 白血球動員過程は多段階であり，内皮細胞への弱い接着と内皮細胞上での回転（セレクチンによる），内皮細胞への強固な接着（インテグリンによる），そして内皮細胞間隙を通り抜ける遊走からなる。
- さまざまなサイトカインが，内皮細胞上のセレクチンやインテグリンリガンドの発現を促進したり（TNF，IL–1），インテグリンリガンドに対するインテグリンの結合活性を増加させたり（ケモカイン），白血球の方向性をもった遊走を促進したりする（同じくケモカイン）。これらのサイトカインの多くは，病原体や傷害組織に反応した組織マクロファージなどの細胞によって産生される。
- 炎症早期には好中球が浸潤細胞のほとんどを占めるが，後に単球と入れ替わり，組織内でマクロファージに分化する。

白血球活性化と攻撃因子の除去

- 白血球は微生物や壊死細胞の残屑を貪食し，ファゴリソソーム内で破壊することにより，それらを排除する。
- 破壊因子として，活性化白血球内で産生されるフリーラジカル（ROS，NO）と顆粒酵素が挙げられる。
- 好中球は，自身の核内容物を細胞外に押し出して網状構造物を形成し，微生物を捕捉してこれを破壊する。
- 酵素およびROSは細胞外環境に放出され，組織傷害

- を引き起こすことがある。
- 微生物や壊死細胞の残屑を排除するために機能する機構（炎症の生理的役割）はまた，正常組織を傷害することもある（炎症の病理学的結果）。

炎症のメディエーター
- 血管作動性アミン，主にヒスタミン：これらの主な作用は血管拡張と血管透過性亢進である。
- アラキドン酸代謝産物（プロスタグランジンおよびロイコトリエン）：いくつかの種類が存在し，血管反応，白血球走化性，その他の炎症反応に関与する。これらにはリポキシンが拮抗する。
- サイトカイン：これらのタンパク質はさまざまな細胞が産生し，通常，作用範囲は狭い。これらは多くの作用を発揮するが，炎症反応においては白血球の動員と遊走が主体である。急性炎症における主要なサイトカインは，TNF，IL-1，ケモカインである。
- 補体タンパク質：微生物や抗体による補体系の活性化は多数の分解産物を産生し，それらは，白血球走化性，微生物や他の粒子のオプソニン化と貪食，細胞の殺傷に関与する。
- キニン：前駆タンパク質の分解により産生され，血管反応や疼痛を引き起こす。

炎症の形態学的パターン
- 漿液性炎症は，体腔や組織壊死によって生じた空間に，タンパク質を豊富に含む滲出液が貯留するものである。
- 線維素性炎症の特徴はフィブリンの形成であり，通常は心臓や肺などの臓器の表面に形成される。
- 化膿性炎症の特徴は膿（死細胞，好中球，微生物からなる）の形成であり，細菌感染によって引き起こされることが多い。膿瘍は限局性の化膿性炎症である。
- 潰瘍は上皮の断絶であり，その下には急性および慢性の炎症がある。

慢性炎症
- 慢性炎症は，持続的な刺激に対する宿主の長期間に及ぶ反応である。
- 慢性炎症は，殺菌抵抗性微生物，自己抗原や環境抗原に対する免疫反応，ある種の毒性物質（例：シリカ）によって引き起こされ，多くの医学的に重要な疾患の基礎をなす。
- 慢性炎症の特徴は，炎症，組織傷害，瘢痕化による修復不全，および免疫反応の共存である。
- 細胞浸潤は，マクロファージ，リンパ球，形質細胞などの白血球からなる。
- 慢性炎症は，マクロファージやリンパ球（特にTリンパ球）の産生したサイトカインによって引き起こされ，これらの細胞間における双方向性相互作用のため，炎症反応は増幅され，長期化しやすい。
- 肉芽腫性炎症は慢性炎症の一形態であり，除菌抵抗性の病原体に反応して活性化されたT細胞とマクロファージによって引き起こされる。肉芽腫性炎症の特徴は，上皮様形態を示すマクロファージの集合であり，結核，真菌感染症，梅毒によって引き起こされる。

炎症の全身に及ぼす影響
- 発熱：サイトカイン（TNF，IL-1）が視床下部におけるプロスタグランジンの産生を刺激する。
- 白血球増多症：骨髄からの細胞の放出によって起こる。サイトカイン（コロニー刺激因子）は骨髄の前駆細胞を刺激して白血球を産生させる。
- 急性期タンパク質の産生：C反応性タンパク質など。産生は肝細胞に作用するサイトカイン（IL-6など）によって刺激される。
- 一部の重症感染症における敗血症性ショック：血圧低下，播種性血管内凝固症候群，代謝異常。高濃度のTNFなどのサイトカインによって引き起こされる。

再生による修復
- さまざまな組織は，常に分裂している細胞（上皮，造血組織），通常は休止期にあるが増殖可能な細胞（大部分の実質臓器），および非分裂細胞（神経細胞，骨格筋，心筋）で構成される。組織の再生能は，その構成細胞の増殖能により決まる。
- 細胞増殖は，増殖因子や細胞と細胞外基質との相互作用によって刺激される。
- 肝臓の再生は，再生による修復の典型例である。肝細胞量の減少や炎症に反応して産生されるサイトカインや増殖因子によって惹起される。さまざまな状況において，生存肝細胞の増殖や幹細胞の分化によって起こる。

瘢痕形成による修復
- 傷害を受けた組織に増殖能がない場合，あるいは構造の骨組みが損傷して再生を支持できない場合，修復は結合組織による置換と瘢痕形成によって起こる。
- 瘢痕化による修復の主な過程は，凝血塊の形成，炎症，血管新生と肉芽組織の形成，線維芽細胞の遊走と増殖，コラーゲン産生，そして結合組織のリモデリングからなる。
- マクロファージは修復過程の制御においてきわめて重要な役割を果たしており，攻撃因子を排除するとともに，修復に関与する細胞の増殖を促進するサイトカインや増殖因子を産生する。
- TGF-βは強力な線維形成因子である。ECMの沈着は，

線維形成因子，ECM を消化するマトリックスメタロプロテイナーゼ（MMP），および組織メタロプロテイナーゼ阻害因子（TIMP）のバランスにより決まる。

組織修復の臨床病理学的側面
- 皮膚の創傷は一次治癒または二次治癒によって治癒する。二次治癒は，より広範な瘢痕化と創傷収縮を伴う。
- 創傷治癒はさまざまな因子，特に感染と糖尿病の影響を受ける。傷害の種類，程度，部位は治癒過程に影響する重要な因子である。
- ケロイドは皮膚でコラーゲンが過剰に産生されることによって生じる。
- 慢性炎症性疾患でコラーゲンの産生が持続的に刺激されることにより，組織の線維化をきたし，しばしば組織の広範な喪失と機能障害を伴う。

臨床検査

検査	参考値	病態生理／臨床的関連
血球数		第 10 章参照
血清C反応性タンパク質（CRP）	≤ 8 mg/L	CRP は急性期反応物質であり，オプソニンとして働く。急性炎症では，IL-6 が肝細胞からの CRP 産生を刺激する。CRP は鋭敏ではあるが非特異的な炎症マーカーである。CRP はさまざまな急性疾患や炎症性疾患（例：細菌感染，心筋梗塞）で上昇する。血漿 CRP の基準値が高いほど，慢性心疾患や脳卒中のリスクが高くなるが，これはおそらくアテローム性動脈硬化症に伴う炎症反応によるものであろう。
赤血球沈降速度（ESR）	男性 0〜22 mm/ 時 女性 0〜29 mm/ 時	健康な状態では，陰性に荷電した赤血球膜が，赤血球の凝集を防いでいる。炎症が起こると，正に荷電した免疫グロブリンや急性期タンパク質（例：プロトロンビン，プラスミノーゲン，フィブリノーゲン，C 反応性タンパク質）が細胞膜に結合し，陰性荷電を中和し，赤血球を積み重ねて凝集させる（連銭）。これらの大きな凝集体は，個々の赤血球よりも速やかに沈降し，ESR を上昇させる。ESR は，感染症，慢性炎症，妊娠，悪性腫瘍，末期腎臓病，ネフローゼ症候群など，さまざまな病態で上昇する。

参考値は Mayo Foundation for Medical Education and Research の許可を得て https://www.mayocliniclabs.com/ から引用。無断転載を禁ずる。Deyrup AT, D'Ambrosio D, Muir J, et al. Essential Laboratory Tests for Medical Education. *Acad Pathol*. 2022;9. doi: 10.1016/j.acpath.2022.100046 より引用。

血液循環障害，血栓塞栓症，およびショック

第3章

Hemodynamic Disorders, Thromboembolism, and Shock

　細胞や組織が正常に機能するためには，血液が循環して，酸素と栄養分を供給するとともに，細胞の代謝によって生じた老廃物を除去する必要がある．正常な状態では，血液が毛細血管床を流れる際，水や電解質は組織中にほとんど流出しない（後述）．このようなバランスは，内皮細胞機能の異常，血管静水圧の上昇，血漿タンパク質濃度の低下などの病的状態によってしばしば崩れ，**浮腫 edema**，すなわち水分が血管外に移動することによって生じる水分の組織内貯留を生じる．浮腫は，その程度やどの組織で起こるかによって，生体への影響が軽微な場合もあれば重篤な場合もある．下肢に浮腫が生じても，長時間座りっぱなしの一日を過ごした後に靴が窮屈に感じる程度かもしれないが，肺に浮腫が生じた場合，浮腫液が肺胞腔を満たし，生命を脅かす低酸素症を引き起こす．

　しばしば血管は外傷により破綻する．**止血 hemostasis** とは，血管の損傷に続いて血液が凝固する過程を指す．止血がうまくいかないと**出血 hemorrhage**（過剰出血）が起こり，組織灌流が障害され，急激な大出血は低血圧やショックを引き起こし，死に至る場合もある．逆に，血液が血管内で異常に凝固したり（**血栓症 thrombosis**），その凝血塊が血流に乗り，他の場所に運ばれたりすると（**塞栓症 embolism**），血管を閉塞し虚血性細胞死（**梗塞 infarction**）を引き起こすこともある．重要なことは，血栓塞栓症が心筋梗塞，肺塞栓，脳血管障害（脳卒中）という主要な3つの疾患の発症と死亡の原因になっているということである．

　以上を背景として，局所的または全身的に血液量が増加する血液循環障害の議論を始めよう．

充血とうっ血

　充血 hyperemia と**うっ血 congestion** という用語は，いずれも組織内の血液量が増加した状態を指すが，発症機序は互いに異なる．**充血 hyperemia** は能動的過程であり，炎症局所や運動時の骨格筋など，細動脈の拡張により組織への動脈血流入量が増加する結果生じる．充血組織には酸素化された血液（動脈血）が満ちるため，正常に比べ紅潮する．**うっ血 congestion** は受動的過程であり，組織からの静脈血流出量が低下する結果生じる．うっ血は，心不全の場合など全身性に生じる場合もあれば，静脈閉塞により限局性に生じる場合もある．うっ血組織は，酸素を放出したヘモグロビンが蓄積するため，異常な青紫色（**チアノーゼ cyanosis**）になる．長期間持続する慢性うっ血では，組織灌流の低下により低酸素状態が持続し，実質細胞の壊死に続いて組織の線維化をきたす．また，血管内圧の上昇により浮腫を生じ，毛細血管が破綻して限局性の出血をきたすこともある．

形態学

　充血やうっ血をきたした組織の割面はみずみずしく，通常血液がにじみ出る．**急性肺うっ血 acute pulmonary congestion** の組織学的特徴として，肺胞毛細血管腔内に血液が充満し，肺胞隔壁の浮腫や肺胞腔内出血をさまざまな程度に伴う．**慢性肺うっ血 chronic pulmonary congestion** では肺胞隔壁が線維性に肥厚し，肺胞腔内には赤血球を貪食してヘモジデリンを蓄えたマクロファージ，いわゆる "心不全細胞 heart failure cell"（e図3.1）が多数認められる．**急性肝うっ血 acute hepatic congestion** では，拡張した中心静脈および類洞腔内に血液が充満し，小葉中心部の肝細胞が壊死に陥ることもある．小葉辺縁部の肝細胞は小葉間動脈に近いため，中心部に比べて低酸素状態になりにくく，脂肪変化をきたすにすぎない．**慢性受動性肝うっ血 chronic passive liver congestion** では，小葉中心部はうっ血し，赤褐色調で，わずかに陥凹している（壊死と細胞の脱落による）．この小葉中心部の変化は，黄褐色調で，ときに脂肪変化を伴った小葉辺縁部の肝細胞からなる帯によって際だっている（**ニクズク肝 nutmeg liver**）（図3.1A，B）．

浮　腫

　除脂肪体重の約60％は水分であり，その2/3は細胞内に存在する．残りの水分の大部分は間質液として組織に存在し，血漿として存在するのは体内総水分量の5％にすぎない．すでに述べたように，浮腫は間質液が組織内に貯留したものである．間質液は体腔に貯留することもあり，その場合には**滲出液 effusion** とよばれる．具体例として，胸膜腔，心膜腔，腹膜腔の滲出液はそれぞれ，**胸水 hydrothorax**，**心嚢水 hydropericardium**，**腹水 hydroperitoneum（ascites）** とよばれている．**全身浮腫 anasarca** とは重篤な全身性浮腫を指し，皮下組織が著明に膨脹し，体腔に水分が貯留する．

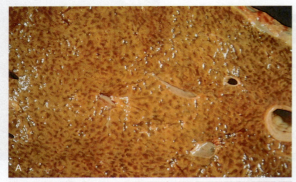

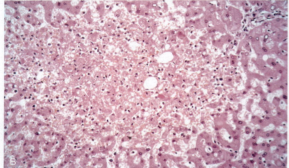

図 3.1　慢性受動性うっ血と出血性壊死をきたした肝臓
A：この剖検例では，小葉中心部が赤色調で，周囲の黄褐色調の健常部実質に比べてわずかに陥凹しており，ちょうどニクズク（ナツメグ）の実を割ったときに現れる縞模様に似ているため"ニクズク肝"とよばれる。B：組織学的に，出血と炎症細胞浸潤を伴う小葉中心性肝細胞壊死を示す。(Dr. James Crawford. の厚意による)

表 3.1　浮腫の原因
静水圧の上昇
静脈還流障害
うっ血性心不全
収縮性心膜炎
肝硬変
静脈閉塞または圧迫
血栓症
外部からの圧迫(例：腫瘍)
下肢の不動(下肢を長時間体の下に置いた状態で)
細動脈拡張
熱
神経液性因子の調節異常
血漿膠質浸透圧低下(低タンパク質血症)
タンパク質喪失性糸球体疾患(ネフローゼ症候群)
タンパク質合成の低下(例：進行した肝疾患)
栄養失調
タンパク質喪失性胃腸症
リンパ管閉塞
炎症性
腫瘍性
手術後
放射線照射後
ナトリウム貯留
腎不全時の塩分過剰摂取
ナトリウムの腎排泄低下
腎血流量低下
レニン-アンギオテンシン-アルドステロン分泌増加
炎症
急性炎症
慢性炎症
血管新生

Leaf A, Cotran RS: *Renal Pathophysiology*, 3rd ed. New York, Oxford University Press, 1985, p 146. より

表3.1に浮腫の主要原因を列挙する。炎症における浮腫は血管透過性亢進によるものである(**第2章**)。非炎症性浮腫の原因については，以下の考察で述べる。

血管内腔と間質組織間隙との間の水分の移動は主に，血管静水圧，および血漿タンパク質によって生じる膠質浸透圧という互いに逆向きの力によって制御されている。正常の微小循環系において，静水圧によって生じる末梢細動脈から間質組織への水分流出は，末梢細静脈で浸透圧によって起こる水分流入とほぼ釣り合っている。間質組織間隙にわずかに流出する水分は，リンパ管から胸管を通って血流に排出され，組織は"乾燥した状態"に保たれる。静水圧の上昇や膠質浸透圧の低下により間質への水分移動が増加し(**図 3.2**)，リンパ管の排出能力を超えると浮腫が生じる。

静水圧が高いため，あるいは膠質浸透圧が低いために貯留する浮腫液は，一般にタンパク質濃度の低い**濾出液 transudate** である。一方，血管透過性亢進の結果生じる炎症性浮腫液はタンパク質濃度の高い**滲出液 exudate** となる【訳注："effusion"と"exudate"はいずれも"滲出液"と訳される】。次に浮腫のさまざまな原因を述べる。

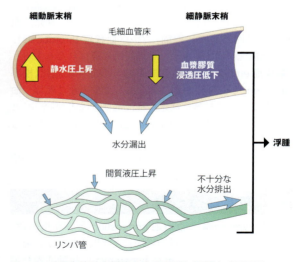

図 3.2　毛細血管壁を横切る水分移動に影響する諸因子
毛細血管の静水圧と膠質浸透圧は正常では釣り合っているため，間質への水分移動はほとんど起こらない。静水圧が上昇したり，血漿膠質浸透圧が低下したりすると，間質への水分流入が増加する。組織のリンパ管は過剰水分の大部分を排出し，胸管を経て血流に戻す。しかし，間質液の貯留がリンパ管の排出能力を上回ると，組織に浮腫が生じる。

静水圧の上昇

静水圧の上昇は，主に静脈還流を障害する疾患によって生じる。例えば下肢の深部静脈血栓症は，患脚の遠位部に限局性の浮腫を引き起こす。一方，うっ血性心不全（第 11 章）は，全身性の静脈圧上昇と，多くの場合，広範な浮腫を引き起こす。図 3.3 は，心不全，腎不全，肝不全の際にみられる全身性浮腫の根底にある機序を示す。うっ血性心不全の患者では，さまざまな要因により静脈静水圧が上昇する。心拍出量の低下により静脈循環に血液が貯留し，毛細血管の静水圧が上昇する。心拍出量の低下はまた，腎血流量を低下させ，レニン–アンギオテンシン–アルドステロン系を活性化することによりナトリウムと水が貯留する（**二次性高アルドステロン症 secondary hyperaldosteronism**）。心機能が正常な場合，この機序により心臓に充満する血液量と心拍出量が増加するため腎血流が回復する。しかし，心機能が低下すると心臓に充満する血液量が増加しても心拍出量は増加しないことが多く，水分の貯留，静脈静水圧の上昇，浮腫の増悪という悪循環に陥る。心拍出量を増加させたり，（塩分制限や利尿剤，アルドステロン拮抗剤の投与などによって）腎臓による水貯留を減少させたりしないかぎりこの悪循環は続く。二次性高アルドステロン症はまた，心臓以外の原因で起こる全身性浮腫の特徴でもあり，塩分制限，利尿剤，アルドステロン拮抗剤による治療が有効である。

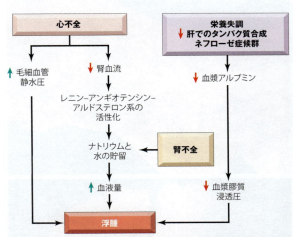

図 3.3　心不全，腎不全，血漿膠質浸透圧低下（肝不全などさまざまな原因による）が全身性浮腫を引き起こす機序

血漿膠質浸透圧の低下

血漿アルブミンの減少は，膠質浸透圧の低下によって浮腫が引き起こされる疾患の一般的な特徴である。通常，アルブミンは全血漿タンパク質のほぼ半分を占め，膠質浸透圧の形成に最も寄与している。アルブミン濃度は，尿中への排泄が増加したり，肝での合成が減少したりすると低下する。

- **ネフローゼ症候群 nephrotic syndrome** は，アルブミン尿症の最も重要な原因である。ネフローゼ症候群をきたす疾患（第 12 章）では，糸球体の損傷によりアルブミン（および他の血漿タンパク質）が尿中に入る。
- アルブミン合成の低下は，重篤な肝疾患（例：肝硬変）（第 14 章）やタンパク質栄養失調（第 7 章）でみられる。

原因が何であれ，低アルブミン血症は，浮腫，血漿量の減少，腎血流量の低下，そして二次性高アルドステロン症を引き起こす。しかし，腎臓でナトリウムと水を貯留しても，最初の原因である低タンパク質血症が持続するため，血漿量の不足を是正できないばかりか浮腫を増悪させてしまう。

リンパ管閉塞

浮腫の原因の 1 つに，リンパ管閉塞による間質組織間隙からの水分排出障害がある。リンパ液の排出障害とその結果生じるリンパ浮腫は，通常，炎症性あるいは腫瘍性の限局性リンパ管閉塞によって生じる。例えば寄生虫感染症の**フィラリア症 filariasis** は，鼠径部のリンパ管とリンパ節に線維化をきたし，そこから二次的に下肢や外性器に高度の浮腫（いわゆる象皮病）を引き起こす（e 図 3.2）。乳癌細胞が皮膚組織のリンパ管に浸潤してこれを閉塞すると，腫瘍を覆う皮膚に浮腫をきたす。このとき患部皮膚表面に（毛嚢のくぼみが強調されるために）生じる多数の細い穴は特徴的で，**オレンジの皮 peau d'orange** とよばれる。治療の合併症としてリンパ浮腫をきたすこともある。乳癌患者に対し腋窩リンパ節の郭清や放射線照射を行った場合，リンパ液の排出が障害され，上肢に高度のリンパ浮腫をきたすことがある。

ナトリウムと水の貯留

ナトリウム（とそれに伴う水）が過剰に貯留すると，（循環血液量の増加による）静水圧の上昇とともに（血漿タンパク質濃度の低下による）血漿浸透圧の低下が起こり浮腫をきたす。ナトリウムと水の過剰な貯留は，腎機能が低下するさまざまな疾患，例えば連鎖球菌感染後糸球体腎炎や急性腎不全でみられる（第 12 章）。

形態学

浮腫は肉眼的観察で最も容易に識別できる。組織学的観察では，細胞外基質（ECM）はやや明るく，各成分が互いに離れてみえる。浮腫はあらゆる組織に発生しうるが，一般的には皮下組織や肺，脳でよくみられる。

皮下浮腫 subcutaneous edema は，心臓からみて最も下にあり静水圧が最も高くなる部位に生じやすい。したがって，浮腫は立位における下肢や仰臥位における仙骨部で最も目立ち，これを**就下性浮腫 dependent edema** とよぶ。浮腫をき

たした皮下組織を指で押すと，間質液が押しのけられ，指の形をしたくぼみが残る（いわゆる**圧痕浮腫 pitting edema**）．腎機能不全やネフローゼ症候群による浮腫は，はじめに疎性結合組織に出現することが多く，例えば眼瞼に生じると**眼窩周囲浮腫 periorbital edema** をきたす．**肺水腫 pulmonary edema** をきたした肺（e 図 3.3）の重量はしばしば正常の 2～3 倍となり，割を入れると，泡立ってときに赤みを帯びた水分が流出するが，これは浮腫液に空気や肺胞腔に溢れ出た赤血球が混ざっているためである．**脳浮腫 brain edema**（第 21 章）は，（膿瘍や腫瘍などにより）限局性のこともあれば脳全体に及ぶこともあり，病態や傷害の性質，程度によりさまざまである．脳全体が浮腫をきたした場合，脳回が膨隆し，頭蓋骨に押しつけられて平らになるため，脳溝は狭くなる．

臨床的特徴

浮腫の影響はさまざまであり，単に煩わしいだけのものから急速に死に至るものまである．皮下浮腫は，心疾患や腎疾患の徴候である場合がしばしばあるため，これを認識することは重要であり，重症の場合には，皮膚創傷の治癒や皮膚感染の除去を遅らせることもある．肺水腫は頻度の高い臨床徴候で，その原因として左室不全が最も多く，他に腎不全，急性肺傷害（第 11 章），炎症性・感染性肺疾患が挙げられる．肺水腫は，正常呼吸機能を障害することにより死に至ることがあり，また，肺胞腔内に浮腫液が貯留することにより，細菌感染を併発しやすくなる．脳浮腫は命にかかわり，重症の場合にはヘルニアをきたし，大孔を通って脳組織が脱出する．頭蓋内圧の亢進とともに脳幹の血液供給が障害され，呼吸などの生命維持機能を制御する延髄中枢が損傷して死に至ることがある（第 21 章）．

出 血

出血 hemorrhage は血液の血管からの流出と定義され，血管壁の損傷によって生じ，血液凝固障害によって悪化する．すでに述べたように，毛細血管からの出血は慢性うっ血を伴う組織で起こる．外傷，アテローム性動脈硬化症，あるいは炎症や腫瘍による血管壁の破壊もまた出血を引き起こし，侵された血管が太い静脈や動脈であれば大量出血をきたす．

（一見些細な傷害の後における）出血の危険性は多彩な疾患で増大するが，これらは**出血性素因 hemorrhagic diathesis** と総称される．出血性素因には血管壁，血小板，凝固因子の先天的あるいは後天的な欠陥をはじめとするさまざまな原因があり，これらはすべて止血を確実にするために適切に機能しなければならないものである．これらについては次節で述べる．ここでは原因によらない出血の臨床的特徴に絞って述べる．

出血の外観や影響はさまざまである．
- 出血は外出血のかたちをとることもあれば，組織内に貯留して**血腫 hematoma** を形成することもある．血腫は些細なもの（例：あざ）から致命的なもの（例：解離性大動脈瘤破裂による巨大後腹膜血腫）（第 8 章）までさまざまである．胸膜腔，心膜腔，腹膜腔，関節腔への多量の血液貯留は，それぞれ**血胸 hemothorax，心囊血腫 hemopericardium，腹腔内出血 hemoperitoneum，関節血症 hemarthrosis** とよばれる．大出血を起こすと赤血球やヘモグロビンがマクロファージによって分解されるため，ときに黄疸をきたす．
- 皮膚，粘膜，漿膜面の微小な（直径 1～2 mm）出血は**点状出血 petechia** とよばれる（図 3.4A）．原因として血小板数の減少（血小板減少症），血小板機能異常，ビタミン C 欠乏症（壊血病，第 7 章）などによる血管壁の脆弱化が挙げられる．
- 点状出血よりわずかに大きい（直径 3～5 mm）出血は**紫斑 purpura** とよばれる．紫斑の原因として点状出血をきたす上記疾患の他，外傷，血管の炎症（血管炎），血管脆弱性の増大が挙げられる．
- 紫斑より大きな（直径 1～2 cm）皮下血腫は**斑状出血 ecchymosis** とよばれ，俗に言う"あざ"である．血管外に流出した赤血球がマクロファージによって貪食・分解される際，赤紫色のヘモグロビンは酵素反応によって青緑色のビリルビンに変換され，最終的には黄褐色のヘモジデリンとなる．あざに生じる特徴的な色調変化はこのためである．

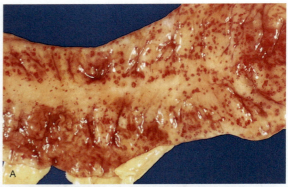

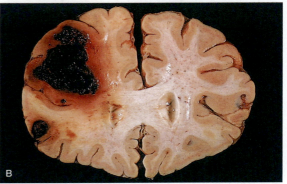

図 3.4
A：血小板減少症の結果生じた大腸粘膜の点状出血．B：致死的脳内出血．

出血の臨床的影響は，失われた血液の量，出血速度，出血部位，および患者の健康状態によって決まる。血液量の20％が急速に失われても健常成人なら耐えられるが，心臓や肺に基礎疾患がある人には心血管系の代償不全を引き起こす。さらに大量の出血が起こった場合，出血性(低容量性)ショック(後述)をきたすことがある。皮下組織であればさしたることのない出血でも，脳に生じれば致死的となる(図3.4B)。最後に，慢性あるいは反復性の外出血(例：消化性潰瘍や月経出血による)は，ヘモグロビン中の鉄が失われるため，しばしば鉄欠乏性貧血を引き起こす。対照的に，鉄は貪食された赤血球から効率よく再利用されるため，内出血(例：血腫)では鉄欠乏を引き起こさない。

止血と血栓症

止血は外傷性の血管損傷によって惹起される過程であり，血餅の形成に至る。血栓症は止血が異常に起こった状態で，病気の過程で傷害された血管内に血餅(血栓)が形成される。ここではまず止血過程とその制御機構について述べ，次に血栓症の原因と転帰について述べる。

止　血

止血 hemostasis とは，血小板，凝固因子，内皮細胞の関与する厳密に制御された過程であり，血管損傷部位に起こり，血餅を形成することによって出血を防いだり，出血の程度を抑えたりする。血管損傷部位に起こる止血過程の概要を図3.5に示す。

- **細動脈収縮** arteriolar vasoconstriction がただちに起こり，損傷部位への血流が著しく低下する(図3.5A)。血管収縮は自律神経反射によって起こり，強力な内皮細胞由来血管収縮因子である**エンドセリン** endothelin などの局所分泌によって増強される。しかし，この効果は一過性であり，血小板や凝固因子が活性化しなければすぐに再出血をきたす。
- **一次止血** primary hemostasis：**血小板栓** platelet plug の形成。内皮細胞が損傷すると内皮下のコラーゲンが露出し，ここにフォン・ヴィレブランド因子(vWF)が結合することにより，血小板の接着と活性化が促進される。血小板が活性化すると形態が劇的に変化し(小型円盤状から尖った突起のある平板状になり，表面積が著しく増加する)，分泌顆粒を放出する。放出された生理活性分子は数分のうちにさらに血小板を動員し，血小板は凝集して**一次止血栓** primary hemostatic plug を形成する(図3.5B)。
- **二次止血** secondary hemostasis：**フィブリンの沈着** deposition of fibrin。血管が損傷すると，損傷部位に**組織因子** tissue factor が露出する。組織因子は血液凝固を促進する膜結合型の糖タンパク質であり，通常，血管壁の内皮下に存在する平滑筋細胞や線維芽細胞に発現している。組織因子は第VII因子(後述)に

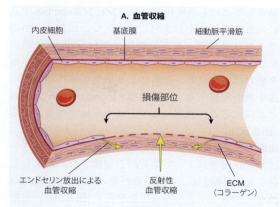
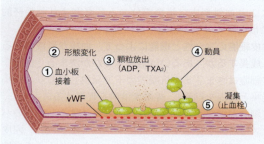
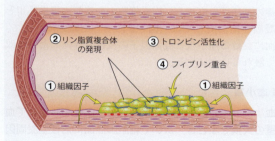
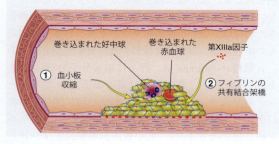

図3.5　正常止血
A：血管が損傷すると，局所の神経液性因子により一過性の血管収縮が起こる。B：露出した細胞外基質(ECM)に結合したフォン・ヴィレブランド因子(vWF)に血小板が結合する。結合後血小板は活性化し，形態を変化させ，顆粒内容物を放出する。放出されたアデノシンニリン酸(ADP)とトロンボキサンA_2(TXA_2)により，フィブリノーゲンと血小板上のGpIIb/IIIa受容体による架橋反応を介してさらに血小板が凝集し，一次止血栓が形成される。C：凝固経路が活性化するとフィブリンが重合し，血小板を"固める"ことによって二次止血栓が完成する。D：血小板の収縮とフィブリンの共有結合架橋が血餅を安定化させる。

結合してこれを活性化し，**トロンビン thrombin** 生成に至る連鎖反応を引き起こす。トロンビンは血中のフィブリノーゲンを不溶性**フィブリン fibrin** に切断し，フィブリン網を形成する。トロンビンは血小板を強力に活性化し，これにより損傷部位にはさらに血小板が凝集する。**二次止血 secondary hemostasis** とよばれるこの過程により，血小板栓が補強される（図3.5C）。

- **血餅の安定化 clot stabilization**：重合したフィブリンは第XIII因子によって共有結合架橋され，凝集した血小板は収縮する。この両者が硬い**永久栓 permanent plug** を形成し，さらなる出血を防ぐ（図3.5D）。血餅の大きさは，抑制機構（後述）により制限され，これにより血餅形成は損傷部位のみにとどまり，最終的には血餅の吸収と組織修復に至る。

内皮細胞の完全性と機能によって，血栓が形成されるか，成長するか，あるいは溶解するかが決まる。健康な内皮細胞はさまざまな抗凝固因子を発現しており，血小板凝集と凝固を抑制し，線維素溶解を促進する。しかし，内皮細胞が傷害されたり活性化されたりすると，このバランスは凝固を促進する方向にシフトする（後述）。内皮細胞は病原微生物，血行動態因子，および多くの炎症性メディエーターによって活性化され，これらすべて血栓症のリスクを高める。内皮細胞の血液凝固促進作用と抗凝固作用に関しては，図3.5に示した図式に沿って，止血における血小板と凝固因子の役割を詳述した後で改めて触れることにする。

■ 血小板

血小板 platelet は，はじめに一次止血栓を形成して血管壁の欠損をふさぎ，次いで細胞膜表面に活性型凝固因子を捕捉し濃縮するという止血においてきわめて重要な役割を果たす。血小板は核をもたない円盤状の細胞片であり，骨髄巨核球から血中に放出される。血小板が機能するためには，いくつかの糖タンパク質受容体，収縮能をもつ細胞骨格，および2種類の細胞質顆粒が必要である。**α顆粒 α-granule** は，膜上に接着分子P-セレクチンを有し（第2章），顆粒内には凝固因子（フィブリノーゲン，第V因子，vWFなど）や，創傷治癒に関与するタンパク質因子（フィブロネクチン，血小板第4因子［ヘパリン結合性ケモカイン］，血小板由来増殖因子［PDGF］，形質転換増殖因子β［TGF-β］など）を含む。**高密度顆粒 dense granule（δ顆粒）**は，アデノシン二リン酸（ADP），アデノシン三リン酸（ATP），ポリリン酸塩，カルシウムイオン，セロトニン，アドレナリンを含む。

外傷によって血管が損傷すると，血小板は内皮下結合組織の構成成分であるコラーゲンやそれに接着したvWF（通常，血漿中だけでなくここにも存在する）と接触する。すると血小板に一連の変化が起こり，血小板栓の形成に至る（図3.5B）。

- **血小板の接着 platelet adhesion** の大部分はvWFとの相互作用を介して起こり，vWFは血小板表面の受容体である糖タンパク質Ib（GpIb）と露出したコラーゲンを架橋する（図3.6）。注目すべきは，vWFやGpIbの遺伝的欠損は，それぞれフォン・ヴィレブランド病（第10章），ベルナール・スーリエ症候群という出血性疾患を引き起こすことであり，これら因子の重要性を実証している。

- 接着後，血小板は急速に形態を変化させ，表面の滑らかな円盤からトゲをもった"ウニ"へと変化し，表面積も著しく増加する。これに伴い，**糖タンパク質IIb/IIIa glycoprotein IIb/IIIa（GpIIb/IIIa）** の立体構造が変化してフィブリノーゲンに対する親和性が高まる（後述）とともに，**陰性荷電をもつリン脂質 negatively charged phospholipid**（特にフォスファチジルセリン）が血小板表面に移動する。これらのリン脂質はカルシウムイオンと結合し，凝固因子複合体形成の足場となる。

- 形態変化とともに**顆粒内容物の分泌（放出反応 release reaction）**が起こる。しばしばこれら2つの出来事を合わせて**血小板活性化 platelet activation** とよぶ。血小板活性化は，凝固因子トロンビンやADPなど多くの因子によって惹起される。トロンビンは，特殊なGタンパク質共役受容体である**プロテアーゼ活性化受容体 protease-activated receptor（PAR）** をタンパク質分解によって切断し，スイッチを入れることによって血小板を活性化する。ADPは高密度顆粒の成分であるため，血小板活性化に伴うADP放出は新たな血

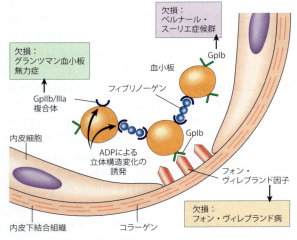

図3.6 血小板の接着と凝集
フォン・ヴィレブランド因子（vWF）は内皮下のコラーゲンと血小板上の糖タンパク質Ib（GpIb）受容体を架橋する。血小板凝集はフィブリノーゲンが血小板上のGpIIb/IIIa受容体に結合し，多数の血小板を架橋することによって起こる。さまざまな受容体や架橋分子が先天的に欠損することにより，色のついた枠内に示す疾患が発症する。ADP（adenosine diphosphate）：アデノシン二リン酸。

小板活性化を引き起こす．この現象は**動員 recruitment** とよばれる．活性化血小板はまた，プロスタグランジンの一種で強力な血小板凝集促進因子である**トロンボキサン A_2 thromboxane A_2（TXA_2）** を産生する．アスピリンは，TXA_2 の生合成に必要な血小板酵素のシクロオキシゲナーゼを阻害することにより，血小板凝集を阻害するため，軽度の出血傾向を引き起こす．血小板から放出される PDGF のような増殖因子は，損傷した血管壁の修復を促進すると考えられている．

● 血小板活性化に引き続き**血小板凝集 platelet aggregation** が起こる．血小板が活性化すると，GpIIb/IIIa の立体構造が変化してフィブリノーゲン（活性化された血小板同士を架橋する大きな二価の血漿タンパク質）との結合が可能になり，凝集が起こる．GpIIb/IIIa の遺伝的欠損により，**グランツマン血小板無力症 Glanzmann thrombasthenia** とよばれる出血性疾患をきたす．初期の凝集は可逆的だが，同時にトロンビンが活性化すると血小板がさらに活性化・凝集し，不可逆的な**血小板収縮 platelet contraction** も進行するため，血小板栓は安定化する．血小板の収縮は細胞骨格の変化によって起こり，凝集した血小板を固める．これと並行して，トロンビンはフィブリノーゲンを不溶性の**フィブリン fibrin** に変換するとともに第XIIIa因子を活性化する．第XIIIa因子はフィブリンを共有結合架橋し，血小板を必要な場所に塗り固めることにより**二次止血栓 secondary hemostatic plug** が完成する．止血栓のなかには赤血球や白血球も閉じ込められているが，その理由の1つは，活性化血小板上に発現した P-セレクチンに白血球が接着するためである．

■ 凝固因子

凝固因子 coagulation factor は，一連の増幅酵素反応に関与することによって，不溶性フィブリン塊を形成する．後述するように，フィブリン塊の形成はさまざまな因子に依存しており，その様子は検査室の試験管内と生体の血管内では異なる（図3.7）．しかし，試験管内でも生体内でも，フィブリン塊形成は以下に述べる同じ原理に従っている．

凝固経路で凝固因子が次々に活性化される様子は"舞踏会"に例えることができる．それはまるで，タキシードを着た紳士（凝固因子）がパートナーの淑女と一曲踊り終えた後で，次のパートナーと踊り始めるのに似ている（図3.8）．各反応には，酵素（活性型凝固因子），基質（次の反応を触媒する凝固因子の不活性型前駆体），補因子（反応促進因子）が必要である．これらの因子は，活性化血小板の陰性荷電したリン脂質表面上で複合体を形成する．この複合体形成はまたカルシウムに依存し，カルシウムは第 II，VII，IX，X 因子に含まれる γ カルボキシル化グルタミン酸残基に結合する．グルタミン酸残基に γ カルボキシル基を付加する酵素反応にはビタミンKが必要だが，ワルファリンなどの薬剤はビタミンKの代謝を阻害することによってこの反応を抑制する．

臨床検査室で実施されている測定法に基づき，凝固経路は**外因性経路 extrinsic pathway** と**内因性経路 intrinsic**

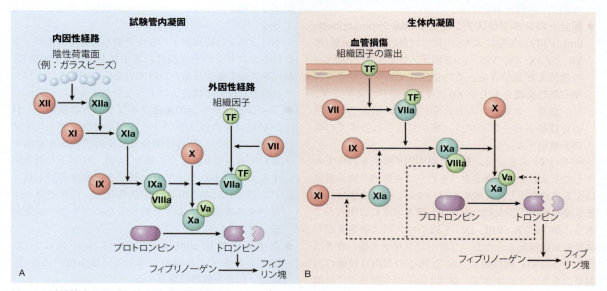

図3.7 試験管内および生体内での凝固経路
A：試験管内凝固は，リン脂質，カルシウム，ガラスビーズなど陰性に荷電した物質（内因性経路）あるいは組織因子を含む溶液（外因性経路）を加えることによって起こる．B：生体内では組織因子が主要な凝固惹起因子であり，凝固はトロンビンのフィードバックループによって増幅される（点線）．赤色で示すポリペプチドは不活性型因子を，青緑色で示すポリペプチドは活性型因子を，黄緑色で示すポリペプチドは補因子を示す．組織因子は，血管損傷によって露出するだけでなく，傷害を受けたり炎症を起こしたりした無傷の内皮細胞にも発現している．

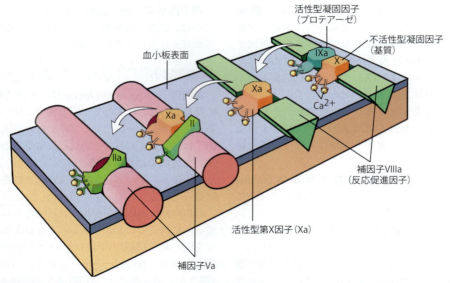

図3.8 血小板表面での第Ⅹ因子と第Ⅱ因子（プロトロンビン）の順次活性化
最初の反応複合体は，プロテアーゼ（第Ⅸa因子），基質（第Ⅹ因子），および反応促進因子（第Ⅷa因子）が負に帯電した血小板リン脂質表面上に集合したものである。カルシウムイオンは複合体を安定化し，反応に不可欠である。活性化された第Ⅹa因子は，凝固経路における次の反応複合体のプロテアーゼとなり，別の補因子である第Ⅴa因子とともに，プロトロンビンをトロンビン（第Ⅱa因子）に変換する。

pathwayに分けられる（図3.7A）。

- プロトロンビン時間prothrombin time（PT）の測定により，外因性経路のタンパク質（第Ⅹ，Ⅶ，Ⅴ，Ⅱ因子［プロトロンビン］，フィブリノーゲン）の機能を評価できる。簡単に述べると，組織因子，リン脂質，カルシウムを血漿に加え，フィブリン塊が形成されるまでの時間を測定する。
- 部分トロンボプラスチン時間partial thromboplastin time（PTT）の測定により，内因性経路のタンパク質（第Ⅻ，Ⅺ，Ⅹ，Ⅸ，Ⅷ，Ⅴ，Ⅱ因子，フィブリノーゲン）の機能を評価できる。この測定法では，すりガラスなど陰性荷電をもち第Ⅻ因子を活性化する粒子を，リン脂質，カルシウムとともに血漿に加えて凝固反応を開始させ，フィブリン塊が形成されるまでの時間を測定する。

PTやPTTの測定は，患者の凝固因子機能を評価するうえで非常に有用であるが，それらは生体内で血液凝固に至る過程を正しく反映してはいない。この主張は，さまざまな凝固因子欠損の臨床的影響を考えれば明らかである。第Ⅴ，Ⅶ，Ⅷ，Ⅸ，Ⅹ因子の欠損は中等度から高度の出血傾向をきたし，プロトロンビン欠損の患者は生存できない。対照的に，第Ⅺ因子の欠損は軽度の出血傾向をきたすにすぎず，第Ⅻ因子の欠損患者では出血傾向はまったくみられない。第Ⅻ因子の生理学的機能は不明である。まれではあるが，第Ⅻ因子活性が過剰な人は血管浮腫（第Ⅻ因子が高分子キニノーゲンを切断してブラジキニンを産生することによって引き起こされる炎症性疾患）を起こしやすい。

これらの観察結果から，生体内では，第Ⅶa因子/組織因子複合体が第Ⅸ因子の最も重要な活性化因子であり，第Ⅸa因子/第Ⅷa因子複合体が第Ⅹ因子の最も重要な活性化因子であると考えられている（図3.7B）。第Ⅺ因子欠損症の患者では出血傾向が軽度であるが，この現象は，トロンビンが第Ⅺ因子を活性化し，凝固反応を増幅する正のフィードバック機構を考えると説明できる。

トロンビンは凝固因子のなかで最も重要であるが，それはトロンビンが止血機構のさまざまな局面を制御し，凝固を炎症と修復に結びつけているからである。トロンビンの主な作用には以下のようなものがある。

- **フィブリノーゲンの架橋フィブリンへの変換**：トロンビンは可溶性フィブリノーゲンをフィブリンモノマーに変換し，後者は重合して不溶性線維を形成する。トロンビンはまた，第Ⅴ，Ⅷ，Ⅺ因子を活性化することによりフィブリン形成を増幅する。トロンビンはさらに第ⅩⅢ因子を活性化し，これがフィブリンを共有結合により架橋するためフィブリン塊が安定化する。
- **血小板活性化 platelet activation**：トロンビンは，PARを活性化する能力を通じて，血小板の活性化，凝集，収縮を強力に誘導する。
- **さまざまな細胞への作用**：PARはまた，炎症細胞や内皮細胞など，さまざまな細胞に発現しており（図3.9），トロンビンがPARを活性化することにより，組織修復に必要な反応を引き起こすと考えられている。

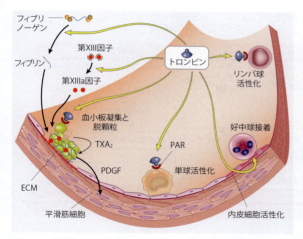

図 3.9　止血と細胞活性化におけるトロンビンの役割
血液凝固の際，トロンビンはフィブリノーゲンを切断するとともに第 XIII 因子を活性化する．さらに，トロンビンはプロテアーゼ活性化受容体 (PAR) を介して，(1) TXA$_2$ 分泌，血小板凝集，血小板脱顆粒，(2) 内皮細胞による白血球接着分子の産生，および (3) 白血球の活性化内皮細胞への接着能を活性化する．ECM (extracellular matrix)：細胞外基質，PDGF (platelet-derived growth factor)：血小板由来増殖因子，TXA$_2$ (thromboxane A$_2$)：トロンボキサン A$_2$．

- **抗凝固作用 anticoagulant effect**：驚くべきことに，トロンビンは正常内皮細胞に結合すると，凝固促進因子から抗凝固因子に変化する (機序は後述)．この機能の逆転により，凝血塊が血管損傷部位を越えて広がるのを防いでいる．

血液凝固を抑制する諸因子

ひとたび始まった血液凝固は，生体に有害な影響を及ぼさないように，血管損傷部位のみにとどまらなければならない．第 1 の抑制因子は単純な希釈である．活性型凝固因子は，損傷部位を流れる血液によって洗い流され，肝臓で速やかに除去される．第 2 の抑制因子は，陰性荷電をもつリン脂質が血液凝固に必要なことである．この

リン脂質は主に活性化血小板により提供され，損傷部位から離れた場所には存在しない．しかし，最も重要な抑制機序には，損傷部位近傍の正常内皮細胞に発現する分子が関与する (後述)．

凝固経路が活性化すると**線維素溶解系 fibrinolytic cascade** も活性化し，凝血塊の大きさを制限し，後にこれを溶解するのに役立つ (図 3.10)．線維素溶解の大部分は**プラスミン plasmin** の酵素活性により進行し，プラスミンはフィブリンを分解し重合を阻害する．フィブリン分解産物，特にフィブリン由来 D-ダイマー D-dimer の上昇は，多くの血栓性疾患の有益な臨床マーカーである (後述)．プラスミンは，血中の不活性前駆体である**プラスミノーゲン plasminogen** から酵素的切断によって産生される．最も重要なプラスミノーゲン活性化因子は組織プラスミノーゲン活性化因子 (t-PA) であり，主に内皮細胞により産生され，フィブリンに結合したときに最も活性が強くなる．この特性により，t-PA は主に血栓部位に限定して線維素溶解作用を発揮するため，有用な治療薬となる．プラスミンは一度活性化されると，今度は α$_2$-プラスミン阻害因子のような因子によって厳密に制御される．α$_2$-プラスミン阻害因子は血漿タンパク質で，遊離プラスミンに結合し，これを速やかに阻害する．

内皮細胞

多くの場合，**内皮細胞 endothelium** の抗凝固活性と凝固促進活性のバランスによって，凝血塊の形成，成長，溶解のいずれが起こるかが決まる (図 3.11)．正常内皮細胞は多数の因子を発現し，血小板や凝固因子の凝固促進活性を阻害したり，線維素溶解を促進したりする．これらの因子が協調して血栓症を防ぎ，血液凝固を血管損傷部位にとどめる．しかし，内皮細胞は傷害されたり炎症誘発因子にさらされたりすると，内皮細胞のもつ多くの血栓形成抑制能が失われる．止血の説明を終える前に，正常内皮細胞の血栓形成抑制能を以下に述べる．活性化内皮細胞の血栓形成促進能については，血栓症の項

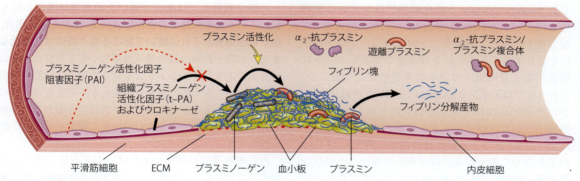

図 3.10　線維素溶解系
血中プラスミノーゲンはフィブリン塊に結合すると構造変化を起こし，組織プラスミノーゲン活性化因子やウロキナーゼによって活性化される．活性化プラスミンはフィブリンを分解し，今度は血中 α$_2$-抗プラスミンによって不活性化される．内皮細胞はまた，プラスミン活性を負に制御するプラスミノーゲン活性化因子阻害因子を産生する．

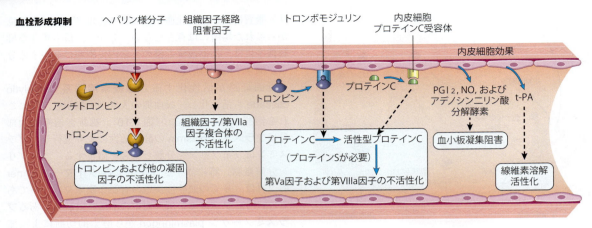

図3.11　正常内皮細胞の抗血栓作用
詳細は本文を参照。

で述べる。

内皮細胞の血栓形成抑制能は，血小板，凝固因子，線維素溶解系に対する作用に分けられる。

- **血小板阻害作用**：言うまでもなく正常内皮細胞は，血小板が内皮細胞下のvWFやコラーゲンと接触するのを防ぐバリアとして機能する。しかし正常内皮細胞はまた，血小板の活性化や凝集を阻害する多くの因子を放出する。なかでも最も重要なものは，**プロスタサイクリン prostacyclin（PGI₂）**，**一酸化窒素 nitric oxide（NO）**，**アデノシンニリン酸分解酵素 adenosine diphosphatase** であり，後者は，強力な血小板凝集促進因子としてすでに述べたADPを分解する。最後に，内皮細胞はトロンビンと結合し，トロンビンの血小板活性化能を阻害する。

- **凝固因子阻害作用 anticoagulant effect**：正常内皮細胞は，凝固因子が血管壁中の組織因子と接触するのを防ぐとともに，血液凝固を阻害する多くの因子を発現する。代表的因子として，トロンボモジュリン，内皮細胞プロテインC受容体，ヘパリン様分子，組織因子経路阻害因子が挙げられる。**トロンボモジュリン thrombomodulin** と **内皮細胞プロテインC受容体 endothelial protein C receptor** は内皮細胞表面上で複合体を形成し，それぞれトロンビン，プロテインCと結合する。トロンビンはトロンボモジュリンに結合すると凝固因子や血小板の活性化能を喪失し，代わりに**プロテインC protein C** を切断し活性化する。プロテインCはビタミンK依存性プロテアーゼで，補因子としてプロテインSを必要とする。活性化プロテインC/プロテインS複合体は，第Va，第VIIIa因子を強力に阻害する。内皮細胞表面上の**ヘパリン様分子 heparin-like molecule** は，アンチトロンビンIIIと結合しこれを活性化することにより，トロンビンや第IXa，Xa，XIa，XIIa 因子を阻害する。ヘパリンやその関連薬剤の臨床的有用性は，アンチトロンビン活性化能に基づく。**組織因子経路阻害因子 tissue factor pathway inhibitor（TFPI）** は，プロテインCと同様にプロテインSを補因子として必要とし，その名のとおり組織因子/第VIIa因子複合体に結合してこれを阻害する。

- **線維素溶解作用**：正常内皮細胞は，線維素溶解系の重要な構成要素であるt-PAを産生することはすでに述べた。

血栓症

血管内血栓症を引き起こす主要な異常は，いわゆる"ウィルヒョウの3要素 Virchow triad"，すなわち，(1)内皮細胞傷害，(2)血行静止や乱流，(3)血液凝固能亢進である（図3.12）。血栓症 thrombosis は現代人に降りかかる災難の1つであり，最も重篤で頻度の高い心血管疾患の原因となる。ここでは血栓症の原因と結果に焦点をあてる。心血管疾患における血栓症の役割は，第8章，第9章で詳述する。

内皮細胞傷害

心臓や動脈系では血流が速いため血液は凝固しにくい。このため同部位での血栓形成には，ほとんどの場合，内皮細胞傷害とそれに続いて起こる血小板活性化が関与する。心臓や動脈の凝血塊は通常血小板を豊富に含むのが特徴であり，動脈のようなずり応力が大きい部位の血栓形成には，血小板の接着と活性化が不可欠と考えられている。このように考えると，アスピリンなどの血小板阻害薬を冠動脈疾患や急性心筋梗塞に使用する理由が概ね理解できる。

内皮細胞傷害が高度であれば，vWFや組織因子が露出することによって血栓症を惹起することは明らかである。しかし，炎症などの有害な刺激もまた，内皮細胞の遺伝子発現パターンを"血栓形成促進性"に変化させることによって血栓症を促進する。この変化は**内皮細胞活**

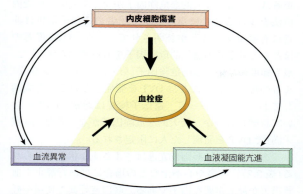

図3.12 血栓形成におけるウィルヒョウの3要素
内皮細胞傷害が最も重要な要素である。血液凝固促進因子や抗凝固因子の異常により血栓を形成しやすくなる。血流の異常（静止や乱流）は，血液凝固能を直接亢進させるだけでなく，内皮細胞を傷害する結果，間接的に亢進させることもある。

性化 endothelial activation あるいは内皮細胞機能不全 endothelial dysfunction ともよばれ，物理的傷害，感染因子，血流異常，サイトカインなどの炎症性メディエーター，代謝異常（高コレステロール血症やホモシスチン血症など），タバコの煙に含まれる有害物質など，さまざまな刺激によって起こる。内皮細胞活性化は，動脈の血栓形成に重要な役割を果たすと考えられている。

内皮細胞活性化・機能不全の動脈血栓症における役割は第8章，第9章でも述べるので，ここでは主要な血栓形成促進性変化を列挙するにとどめる。

- 血液凝固促進性変化 procoagulant change：活性化内皮細胞は，凝固阻害因子であるトロンボモジュリン，内皮細胞プロテインC受容体，組織因子経路阻害因子の発現を低下させるとともに，組織因子の発現を増加させる。
- 抗線維素溶解作用 antifibrinolytic effect：活性化内皮細胞はプラスミノーゲン活性化因子阻害因子（PAI）の分泌を増加させ，t-PAとウロキナーゼの作用に拮抗することによって線維素溶解を抑制する。

■ 血流異常

乱流（無秩序な血流）は，内皮細胞の損傷や機能異常とともに，逆流や局所の血行静止も引き起こし，動脈や心臓における血栓形成の原因となる。血行静止は静脈における血栓形成の主要因である。正常血流は層流をなしており，血小板などの血液細胞は主に血管腔の中心部を流れ，辺縁部をよりゆっくりと流れる血漿の層によって内皮細胞と隔てられている。一方，血行静止と乱流は以下のような有害作用を示す。

- いずれも内皮細胞の遺伝子発現を変化させることなどにより，内皮細胞を活性化し，血液凝固促進能を高める。
- 血行静止によって血小板や白血球が内皮細胞と接触

できるようになる。
- 血行静止により活性型凝固因子が洗い流されにくくなるとともに，凝固因子阻害因子も流入しにくくなる。

乱流や血行静止は，さまざまな疾患において血栓形成の原因となる。アテローム性動脈硬化プラークが潰瘍化することにより，内皮下のECMが露出するのみならず乱流の原因にもなる。大動脈や動脈の異常拡張は動脈瘤とよばれ，瘤内に血行静止をきたす結果，血栓症の好発部位となる（第8章）。急性心筋梗塞では梗塞部の心筋が収縮しなくなる。一方，陳旧性心筋梗塞では心室のリモデリングが起こり，心室瘤が形成される。いずれの場合も局所に血行静止が起こるため，心臓に壁在血栓が形成されやすくなる（第9章）。僧帽弁狭窄症はリウマチ性心疾患などにより生じ，左心房拡張の原因となる。また，心房拡張に心房細動（乱流を引き起こす）が重なると血行静止をきたし，血栓を形成しやすくなる。真性多血症（第10章）などの過粘稠度症候群では，血流抵抗が増大するため，細小血管に血行静止をきたし，血栓症の素因となる。

■ 凝固能亢進

凝固能亢進 hypercoagulability は血液が異常に凝固しやすい状態を指し，通常，凝固因子の異常によって生じる。凝固能亢進は静脈血栓症の重要な危険因子であり，動脈血栓症や心臓内血栓症の原因となることもある。凝固能亢進をきたす異常は，原発性（遺伝性）および二次性（後天性）疾患に分けられる（表3.2）。

原発性（遺伝性）凝固能亢進のほとんどは，第Ⅴ因子ないしプロトロンビンの遺伝子変異によって引き起こされる。

- 最初に発見されたオランダの都市名にちなんでライデン変異とよばれる第Ⅴ因子の変異は，第Ⅴ因子の1アミノ酸置換を引き起こし，プロテインCにより切断されにくくなる。このため，重要な血栓形成抑制機構の1つが機能しなくなる。第Ⅴ因子ライデン変異のヘテロ接合体では静脈血栓症のリスクが3〜4倍に増加し，ホモ接合体になると25〜50倍に跳ね上がる。深部静脈血栓症（DVT）を繰り返す患者では，第Ⅴ因子ライデン変異 factor V Leiden の頻度が60%にも達する。この変異はヨーロッパ人に祖先をもつ人の約2〜15%にみられ，他のアメリカ人集団にも程度の差こそあれ認められるが，その多くは集団の混血による。
- プロトロンビン遺伝子3'-非翻訳領域の1塩基置換は，一般集団の1〜2%に認められる。この変異によりプロトロンビンの遺伝子発現が増加し，静脈血栓症のリスクが約3倍に上昇する。
- 原発性凝固能亢進状態には，これらより頻度は低いがアンチトロンビン，プロテインC，プロテインS

表3.2 凝固能亢進状態

原発性（遺伝性）
高頻度（米国人口の1％以上）
第V因子変異（Arg506Glu変異体，第V因子ライデン変異） プロトロンビン変異（G20210A変異体） 第VIII，IX，XI因子やフィブリノーゲンの血中濃度増加
まれ
アンチトロンビン欠損症 プロテインC欠損症 プロテインS欠損症
きわめてまれ
線維素溶解障害 ホモ接合性ホモシスチン尿症
二次性（後天性）
血栓症高リスク群
長期臥床や不動 心筋梗塞 心房細動 組織傷害（例：手術，骨折，火傷） がん 人工心臓弁 播種性血管内凝固症候群 ヘパリン起因性血小板減少症 抗リン脂質抗体症候群
血栓症リスク上昇群
心筋症 ネフローゼ症候群 高エストロゲン状態（例：妊娠中および産後） 経口避妊薬の使用 鎌状赤血球症 喫煙

など抗凝固因子の遺伝的な欠損が含まれる。一般に患者は青壮年期に静脈血栓症や再発性血栓塞栓症を発症する。

- シスタチオンβ合成酵素が遺伝的に欠損した患者にみられるように，ホモシステイン濃度の著しい上昇は，動脈および静脈血栓症の原因となる。ホモシステインの上昇がより穏やかな場合（人口の5～7％にみられる）にも静脈血栓塞栓症のリスクが増加することが研究で示唆されている。

第V因子ライデン変異やプロトロンビン遺伝子変異のヘテロ接合体キャリアでは，血栓症のリスクは軽度増加するにすぎないが，これらの変異は2つの理由から重大な意味をもつ。まず第1に，これらの変異のホモ接合体または複合ヘテロ接合体は珍しいものではなく，そのような個体は血栓症を発症するリスクが高い。第2に，ヘテロ接合体の血栓症リスクは，後天的な危険因子，例えば妊娠，長期臥床，長時間の飛行機搭乗などが加わった場合，有意に増加する。したがって，50歳未満の若い凝固能亢進患者では，後天的な危険因子が存在する場合でも，遺伝的要因を考慮すべきである。第V因子ライデン変異のヘテロ接合体で，後天的な危険因子がないにもかかわらずDVTを発症した患者は，一般に再発性DVTや肺塞栓症を予防するために生涯抗凝固療法を受けることになる。一方，ホモ接合体でDVTを発症した患者は，通常，後天的な危険因子がなくても生涯抗凝固療法を受けることになる。DVT患者の遺伝子解析は非常に有益であることが証明されているが，DVT患者のほとんどは既知の遺伝的危険因子をもっておらず，また，最も頻度の高い遺伝的危険因子（第V因子ライデン変異）をもつ患者のほとんどはDVTを発症しないことを強調しておく。したがって，遺伝子検査は通常，DVTの強い家族歴をもつか，後天的な危険因子がなく若年（50歳未満）でDVTを発症した人に限定される。

二次性（後天性）凝固能亢進はさまざまな状況でみられる（**表3.2**）。外傷や心不全などの場合には血行静止や血管傷害が最も重要な因子である。経口避妊薬の使用や妊娠に伴って起こる凝固能亢進には，肝臓における凝固因子の産生増加とアンチトロンビンの産生低下が関与している。がんが全身に転移した場合，腫瘍の放出する凝固促進因子（例：腺癌の放出するムチン）により血栓症をきたしやすくなる。加齢に伴う凝固能亢進の原因は，血小板凝集亢進と内皮細胞からのPGI$_2$分泌低下である。喫煙や肥満が凝固能亢進を引き起こす機序は不明である。

後天性凝固能亢進状態のなかでも，以下の2つの症候群が臨床上特に重要であり，特筆に値する。

- **ヘパリン起因性血小板減少症候群** heparin-induced thrombocytopenia (HIT) syndrome：本症候群は（抗凝固療法のため）未分画ヘパリンを投与された患者の5％に認められる。本症候群の特徴として，ヘパリンと血小板第4因子（PF4）の複合体に対する自己抗体が産生される（**第10章**）。抗体/PF4/ヘパリン複合体が血小板上のFc受容体に結合することにより，血小板の活性化，凝集，血中からの除去（すなわち血小板減少症）をきたすと考えられる。その結果，ヘパリン投与中で血小板数が少ないにもかかわらず凝固能亢進状態をきたす。新しく出た低分子量分画ヘパリン製剤では，自己抗体の出現頻度は低下しているが，それでも血栓症を引き起こす可能性があり，特に以前にヘパリンが投与されて抗体がすでに産生されている場合はなおさらである。

- **抗リン脂質抗体症候群** anti-phospholipid antibody syndrome：本症候群（以前はループス抗凝固因子症候群とよばれていた）の臨床症状は，再発性血栓症，習慣性流産，心臓弁膜疣贅，血小板減少症など変化に富む。どの血管系に血栓ができるかにより，（深部静脈血栓症による）肺塞栓症，（再発性肺塞栓症による）肺高血圧症，脳卒中，腸管梗塞，あるいは腎血管性高血圧症などを発症する。流産の原因は血栓症ではなく，抗体により栄養膜の成長と分化が阻害され，胎盤形成不全を生じることによると考えられている。抗リン脂質抗体症候群はまた腎微小血管症の原因となり，毛細血管や動脈に血栓が多発することにより腎不全をきたす（**第12章**）。

- 抗リン脂質抗体症候群という名前は，患者にリン脂

質と結合する抗体が存在することに由来する。しかし，この名称は誤解を招きやすい。というのも，この抗体は，リン脂質との相互作用によってタンパク質上に出現するエピトープに結合することによって病的作用を示すと考えられているからである。抗体の標的としては，内皮細胞や栄養膜の表面に結合する血漿タンパク質β₂糖タンパク質Ⅰが考えられている。生体内でこの抗体は，β₂糖タンパク質Ⅰやおそらく他のタンパク質にも結合し，凝固能亢進状態を引き起こすと考えられているが，その機序は不明である。しかし，臨床検査室では，上記抗体はリン脂質を中和し，血液凝固測定を阻害する（すなわち"抗凝固因子"である）。上記抗体陽性患者はまた，梅毒に対する血清学的検査がしばしば偽陽性を示す。これは，梅毒の標準検査法では抗原がリン脂質のカルジオリピンに埋め込まれているためである。

● 抗リン脂質抗体症候群には原発性と二次性がある。全身性エリテマトーデス（第5章）など，背景に明確な自己免疫疾患をもつ患者は二次性抗リン脂質抗体症候群に分類される。ループスとの関連性から，これらの抗体は歴史的に"ループス抗凝固因子"とよばれた。原発性抗リン脂質抗体症候群の患者は凝固能亢進状態のみを示し，他の自己免疫疾患の症状は示さない。治療法は抗凝固療法および免疫抑制療法である。抗リン脂質抗体は確かに血栓症と関連しているが，健常人の5～15%にも認められる。これは，抗リン脂質抗体が典型的な本症候群発症の必要条件であっても，十分条件ではないことを示している。

形態学

血栓は心血管系のどこにでも発生する。動脈や心臓の血栓は一般に内皮細胞傷害部位や乱流部位に発生し，静脈血栓は血行静止部位に発生するのが特徴である。血栓は，その下の血管表面と部分的に接着し，心臓に向かって伸展する傾向がある。つまり，動脈血栓は接着部位から血流の反対方向に成長するが，静脈血栓は血流方向に伸長する。血栓の伸展部分は，血管表面とわずかしか接着していないことが多いため断片化しやすく，**塞栓 embolus** となって血中を移動する。

血栓は肉眼的（および組織学的）に明瞭な層構造を伴うことがある。これは**ツァーン線条 line of Zahn** とよばれ，血小板とフィブリンからなる色の薄い層と，赤血球を多く含む色の濃い層が交互に積み重なることにより生じる。このような線条は，血流中で形成された血栓にのみ認められるという点で重要である。したがって，このような線条が認められるか否かにより，生前に形成された血栓と死後に生じた凝血塊（特徴的層構造をもたない）を区別できる。"緩慢な"静脈血流のなかで形成される血栓は一見死後に生じる凝血塊に似ているが，注意深く観察すればたいていの場合，不明瞭な層構造が認められる。

心室腔や大動脈腔に生じる血栓は**壁在血栓 mural thrombus**

とよばれる。心筋収縮異常（例：不整脈，拡張型心筋症，心筋梗塞）や心内膜傷害（例：心筋炎，カテーテル損傷）は心臓の壁在血栓形成を促進する（図3.13A）。一方，潰瘍化したアテローム性動脈硬化プラークや動脈瘤は大動脈の血栓形成を促進する（図3.13B）。

動脈血栓 arterial thrombus はしばしば血管を閉塞する。動脈血栓は一般に血小板を豊富に含むが，これは血栓形成の原因（例：内皮細胞傷害）が血小板の活性化につながるからである。動脈血栓は通常，潰瘍化したアテローム性動脈硬化プラークに付着しているが，他の血管傷害（例：血管炎，外傷）も血栓形成を惹起する。**静脈血栓 venous thrombus（静脈血栓症 phlebothrombosis）** はほぼ例外なく血管を閉塞する。静脈血栓はしばしば心臓に向かって伸展し，血管腔に長い円柱状の血栓を形成するが，これは塞栓を生じやすい。静脈血栓は緩慢な静脈血流中で形成されるので，動脈血栓に比べて多くの赤血球を巻き込みやすく，**赤色血栓 red thrombus**（または**静止血栓 stasis thrombus**）とよばれる。静脈血栓症の90%は下肢に生じるが，上肢，前立腺周囲静脈叢，卵巣静脈，子宮周囲静脈にも生じる。さらに，凝固能亢進状態のような特殊な状況下では，硬膜静脈洞，門脈，肝静脈にも生じる。

剖検時，**死後凝血 postmortem clot** を静脈血栓と間違えることがある。しかし，死後凝血はゼラチン様で，赤血球が重力で沈むため，下部は暗赤色，上部は黄色調で"鶏脂"様となる。また，死後凝血は通常，血管壁に接着していない。一

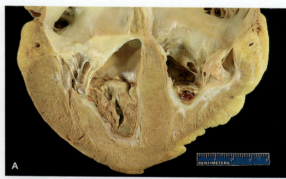

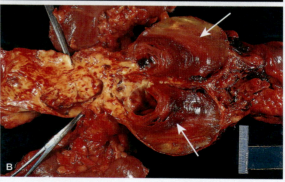

図3.13 壁在血栓
A：左右心室心尖部に形成された血栓で，白色の線維性瘢痕を覆っている。B：拡張した腹部大動脈瘤内に形成された層構造をもつ血栓（**矢印**）。これに加えて，多数の脆い壁在血栓が大動脈近位部（**写真左側**）の進行したアテローム性動脈硬化病変上に形成されている。

方，赤色血栓は一般に硬く，一部で血管壁と接着し，割面に灰白色のフィブリン線条が認められる。

心弁膜上の血栓は**疣贅 vegetation** とよばれる。細菌や真菌の血行性感染により弁膜が傷害され，大きな血栓塊が形成される（**感染性心内膜炎 infective endocarditis**）（第9章）。凝固能亢進状態では，感染していない弁膜上に無菌性疣贅が形成されることもあり，このような病変は"**非細菌性血栓性心内膜炎 nonbacterial thrombotic endocarditis**"とよばれる（第9章）。これよりも頻度は低いが，全身性エリテマトーデス患者に無菌性の**疣贅性心内膜炎 verrucous endocarditis**（**リブマン・サックス心内膜炎 Libman-Sacks endocarditis**）（e 図 3.4）が発生する（第5章）。

血栓の転帰

最初の血栓症が致死的でない場合，これに続く数日から数週間の間に血栓は以下の4つの転帰をとる。

- **伸展 propagation**：血栓は，血小板やフィブリンがさらに堆積することによって成長し，血管の閉塞や塞栓の危険性が高まる。
- **塞栓 embolization**：血栓の一部または全部が遊離し，血管系の別の場所に運ばれる。
- **溶解 dissolution**：血栓が新しい場合，線維素溶解因子の活性化によって血栓は急速に縮小し，完全に溶解する。古い血栓はフィブリンが高度に重合しているため，プラスミンの分解作用を受けにくく溶解することができない。このような溶解抵抗性の獲得は臨床的に重要であり，線維素溶解薬（例：急性冠動脈血栓症における t-PA）は，一般に血栓形成後数時間以内に投与しなければ効果を発揮しない。
- **器質化 organization と再疎通 recanalization**：古い血栓は，血管壁から内皮細胞，平滑筋細胞，線維芽細胞が進入して増殖することによって器質化する（図 3.14）。やがて毛細血管網が新生し，血栓の全長にわたって通路が形成され，もともと存在した血管腔の連続性がある程度復旧する。さらに再疎通が進むと，血栓は血管網を伴う結合組織の塊に変化することがあり，最終的にはリモデリングされた血管壁に取り込まれる。時折，器質化の代わりに血栓の中心部は酵素的消化を受けることがあるが，これは，血栓に取り込まれた白血球からリソソーム酵素が放出されるためと考えられる。

臨床的特徴

血栓は動脈や静脈を閉塞し，塞栓を形成しうるため重要である。その臨床的重要性は血栓形成部位によって決まる。例えば，静脈血栓は閉塞部位より遠位の血管床にうっ血をもたらし浮腫の原因となることがあるが，致死性肺塞栓症を引き起こしうる点が最も問題となる。逆に動脈血栓も塞栓を形成することがあるが，冠状動脈や脳動脈などの血管を閉塞し，梗塞を生じることのほうがは

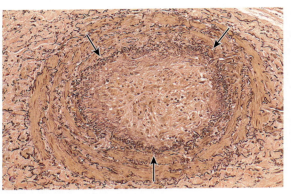

図 3.14　器質化血栓
血栓により閉塞した動脈の低倍率組織像（弾性線維染色）。本来の血管腔は内弾性板（矢印）からわかるとおり，器質化血栓により完全に閉塞している。

るかに重要である。

大部分の静脈血栓は，下肢の表在静脈または深部静脈に生じる。表在静脈血栓は通常，伏在静脈系に生じ，特に静脈瘤があるときには生じやすい。表在静脈血栓が塞栓を形成することはまれであるが，疼痛を伴い，静脈還流障害のため，局所にうっ血と腫脹をきたす。このため患部の皮膚は感染や静脈瘤性潰瘍を生じやすくなる。深部静脈血栓症（DVT）は膝部，あるいはこれより近位側の太い静脈（例：膝窩静脈，大腿静脈，腸骨静脈）に生じ，塞栓を形成しやすいためより重要である。DVT は局所に疼痛や浮腫をきたすことがあるが，側副血行路が静脈閉塞を回避することが多い。その結果，DVT の約 50% はまったく無症状であり，肺に塞栓を形成して初めて気づかれる。

下肢の DVT が血行静止と凝固能亢進状態によって生じることはすでに述べた（表 3.2）。頻度の高い誘発因子には，うっ血性心不全，臥床，不動があり，後者2つは下肢筋の血管を搾る作用を低下させるため，静脈還流が低下する。外傷，手術，熱傷は患者に不動をもたらすのみならず，血管傷害，血液凝固促進因子放出，肝臓における凝固因子産生増加，t-PA 産生低下ももたらす。妊娠時には，さまざまな要因により血栓症をきたす。分娩時には，羊水が循環血液中に混入する可能性があるうえ，成長した胎児や腫大した子宮の圧迫により下肢の静脈に血行静止をきたし，さらに妊娠後期や分娩後には血漿タンパク質にホルモンによる変化が起こり，血液凝固能が亢進する。全身転移をきたしたがんでは，腫瘍が放出する凝固促進因子によって血栓塞栓症の頻度が増加する。この状態は**遊走性血栓性静脈炎 migratory thrombophlebitis**（全身の静脈を一過性に次々と侵すことにちなむ），あるいは**トルソー症候群 Trousseau syndrome**（本疾患を記載し，実際に本疾患に罹患した医師 Armand Trousseau にちなむ）とよばれる。臨床背景のいかんにかかわらず，DVT のリスクは50歳以上で増

加し，女性よりも男性で高い。

アテローム性動脈硬化症 atherosclerosis は，内皮細胞傷害と血流異常を伴うため動脈血栓症の主要原因である（図3.13B）。心筋梗塞は，心筋収縮異常と心内膜傷害をきたすため壁在血栓を生じやすい（図3.13A）。また，リウマチ性心疾患は心房拡張と心房細動をきたすため，やはり壁在血栓を生じやすい。心臓および大動脈の壁在血栓は塞栓をきたしやすい。どの臓器にも塞栓をきたしうるが，脳，腎臓，脾臓は，血流が豊富なため特に頻度が高い。

播種性血管内凝固症候群

播種性血管内凝固症候群 disseminated intravascular coagulation（DIC）は，微小血管内に広範な血栓症を生じ，突然発症することもあれば，潜行性に発症することもある。DIC は，産科的合併症や進行がんなどさまざまな疾患でみられる。病態は複雑で，広範な微小血管血栓症によって血小板と凝固因子が消費され（このため DIC は**消費性凝固障害 consumptive coagulopathy** ともよばれる），同時に線維素溶解機構も活性化される。その結果，過剰な血液凝固と出血が1人の患者で同時に起こる。DIC は他の出血性疾患とともに第10章で詳述する。

塞栓症

塞栓とは，固体，液体，あるいは気体からなる血管内遊離物で，血流によって発生部位から離れた場所に運ばれ，しばしばそこの組織に機能障害や梗塞を引き起こす。塞栓のほとんどは遊離した血栓に由来するため血栓塞栓症とよばれる。頻度は低いが，塞栓の成分として脂肪滴，空気や窒素ガスの泡，アテローム性動脈硬化プラークの残屑（コレステロール塞栓），腫瘍組織片，骨髄組織片，羊水がある。塞栓は細くて通過できない血管に必然的に引っかかり，血管を部分的あるいは完全に閉塞する。発生部位次第で塞栓は血管系のどこにでも引っかかる。体循環系の塞栓は，下流の組織に虚血性壊死（梗塞）を引き起こす。一方，肺循環系の塞栓は，低酸素症，低血圧，右心不全を引き起こすことが多い。

肺血栓塞栓症

肺塞栓は深部静脈血栓に由来し，代表的な血栓塞栓症である。米国では年間約10万人が肺血栓塞栓症（PE）で死亡していると推定されている。PE の危険因子は深部静脈血栓症と同じであるが（前述），これは静脈性塞栓の95%以上が膝窩より近位の下肢深部静脈に生じた血栓に由来するためである。

断片化した血栓は下大静脈系から心臓に向かって運ばれ，通常右心系を通過した後，肺動脈系で停止する。PE はその大きさにより，肺動脈幹を閉塞したり，左右肺動脈分岐部に引っかかったり（**鞍状塞栓 saddle embolus**），あるいはより末梢の細動脈分岐部に入り込んだりする（図3.15）。塞栓はしばしば多発するが，これは連続して起こるか，あるいは1つの大きな血栓から小さな塞栓がシャワーのように出てくるかのいずれかである。つまり，PE が1個みつかった場合，多発している危険性が高い。まれに静脈塞栓が心房中隔欠損や心室中隔欠損を通り，体循環系に入ることがある（**奇異性塞栓症 paradoxical embolism**）。詳細は第11章で述べるが，PE の主な臨床的，病理学的特徴は以下のとおりである。

- 大部分の肺塞栓（60〜80%）は小さく，無症状である。塞栓は時間とともに器質化し，血管壁に取り込まれる。血栓塞栓の器質化により，クモの巣状に張られた線維組織が血管壁に残ることもある。
- 一方，大きな塞栓が主肺動脈を閉塞すると，突然死をきたすことがある。
- 中程度の太さの肺動脈が塞栓によって閉塞しても，通常そのような塞栓は肺梗塞をきたさない。これはその領域が無傷の気管支動脈系からも血液供給を受けているからである（血管の二重支配）。しかし，同様の塞栓でも左心不全（およびそれに伴う気管支動脈灌流低下）があれば，梗塞を起こすことがある。
- 肺動脈末梢枝の灌流域は血管の二重支配を受けていないので，塞栓症は通常，梗塞を引き起こし，ときに低酸素状態の毛細血管の破裂や出血を伴うことがある。
- 何度も再発する塞栓症は，時間の経過とともに肺高血圧症や右心不全（**肺性心 cor pulmonale**）を引き起こすことがある。

全身性血栓塞栓症

大部分の全身性塞栓（80%）は心臓内の壁在血栓から生じ，これらの2/3 は左室梗塞と関連し，1/4 は左心房の拡張（例：僧帽弁疾患に続発するもの）と関連する。残りは大動脈瘤，潰瘍化したアテローム性動脈硬化プラーク上の血栓，断片化した弁膜疣贅，あるいは静脈系（奇異性塞栓）に由来する。全身性塞栓の10〜15%は由来不

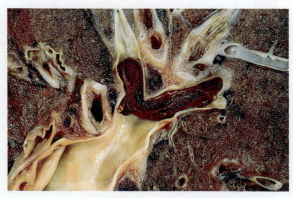

図3.15　下肢の深部静脈血栓由来で，肺動脈分岐部に詰まった塞栓

明である。

　静脈性塞栓が主に肺に引っかかるのとは対照的に，動脈性塞栓は体内のどこにでも運ばれる。そして動脈塞栓が最終的に引っかかる場所は，その発生部位と下流にある臓器に向かう相対血流量によって決まる。動脈塞栓症の好発部位は下肢（75％）と中枢神経系（10％）であり，腸管，腎臓，脾臓がこれに続く。塞栓の影響は，閉塞した血管の太さ，側副血行路の有無，塞栓された組織の低酸素症に対する脆弱性によって決まるが，動脈塞栓はしばしば終動脈に引っかかるため，梗塞をきたすことが多い。

脂肪塞栓症

　軟部組織の圧挫損傷や（長骨骨折などによる）骨髄洞様毛細血管の破綻により，微小な脂肪滴や骨髄成分が血中に入る。脂肪塞栓（図3.16A）は激しい心肺蘇生術を実施した患者に偶然みつかることの多い所見であるが，臨床的問題を起こすことはほとんどない。一方，ごく一部の重症骨折患者は脂肪塞栓症症候群を発症し，呼吸不全，神経症状，貧血，血小板減少症，および全身の皮膚や粘膜に多数の点状出血をきたす。徴候や症状は受傷翌日から3日の間に現れ，頻呼吸，呼吸困難，頻脈，易刺激性，不穏が突然起こり，急速にせん妄や昏睡に進行し，10％の患者が死亡する。血小板減少症は，血小板が脂肪滴に付着し，その後凝集したり脾臓で除去されたりすることによって起こる。貧血は，赤血球凝集や溶血によって起こる。皮膚の点状出血（患者の20～50％にみられる）は，血小板減少症によるもので，診断上有用な徴候である。

　脂肪塞栓症候群の発症には，機械的閉塞と生化学的変化の両者が関与する。微小脂肪塞栓は，肺や大脳の微小血管を直接閉塞するとともに，血小板凝集を惹起して閉塞をさらに進展させる。この病態は脂肪滴から遊離脂肪酸が放出され，局所の内皮細胞を傷害することによってさらに悪化する。最後に血小板の活性化や顆粒球の動員が起こり，（それらがフリーラジカル，タンパク質分解酵素，エイコサノイドを放出することにより）血管が強く傷害される。脂肪は標本作製時に使用される有機溶媒によって組織切片から溶出するので，微小脂肪滴（すなわち，骨髄組織を伴わない場合）を組織学的に確認するためには，特殊技術（例：凍結切片で行う脂肪染色）を必要とする。

羊水塞栓症

　羊水塞栓症 amniotic fluid embolism は，分娩時や分娩直後にまれに起こる重篤な合併症であり，胎盤膜や子宮静脈の裂け目から羊水（およびその内容物）が母胎循環系に流入することによって起こる。本疾患の発生頻度は4万回の分娩に1回程度であるが，死亡率は80％に達する。米国では周産期死亡の5～10％を占め，生存者の85％が何らかの神経系の後遺症に生涯苦しむ。突然の重篤な呼吸困難，チアノーゼ，ショックを発症し，次いで痙攣や昏睡を生じる。患者は最初の危機を乗り越えたとしても，通常はその後に肺水腫をきたし，また，羊水から血栓形成物質が放出されるため，患者の約半数は播種性血管内凝固症候群を発症する。

　本症の発症と死亡の原因は，塞栓によって肺血管が機械的に閉塞されることよりも，羊水中の物質によって凝固系や自然免疫系が活性化されることによると考えられている。致死的症例の組織学的検査では，母体の肺微小血管内に胎児の皮膚から脱落した扁平上皮細胞，産毛，胎脂由来の脂肪，胎児の呼吸器や消化管由来の粘液が認められる（図3.16B）。この他に高度の肺水腫，びまん性肺胞傷害（第11章），播種性血管内凝固によって生じた広範なフィブリン血栓が認められる。

空気塞栓症

　循環血液中に入り込んだ気泡は，融合して血流を遮断し，下流域に虚血性傷害を引き起こすことがある。例えば，冠状動脈バイパス手術や，座位での開頭手術の際に，冠状動脈や脳動脈に入った少量の空気が血流を遮断して

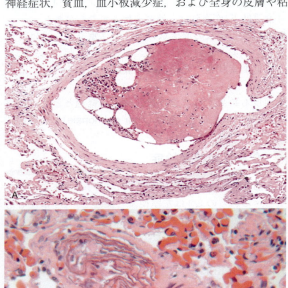
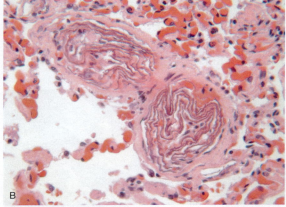

図3.16　まれな塞栓
A：脂肪塞栓。塞栓は造血成分と脂肪細胞（**透明な空胞**）からなり，血栓（塞栓右側の比較的均一なエオジン好性領域）に付着している。B：羊水塞栓。2本の肺細動脈は，渦巻状の胎児由来重層扁平上皮細胞で充満している。周囲肺組織にはうっ血水腫が認められる。（Dr. Beth Schwartz, Baltimore, MD. の厚意による）

重篤な合併症を引き起こすことがある。一般に静脈の小さな空気塞栓は有害な影響を及ぼさないが，産科処置や腹腔鏡手術の際に，あるいは胸壁外傷により，かなりの空気が偶然肺循環系に入り，低酸素症をきたすことがある。非常に大きな静脈空気塞栓は心臓で停止し，致命的となる。

減圧症とよばれる特殊な空気塞栓症は，気圧の急激な変化によって起こる。スキューバダイバー，水中の建設作業員，急上昇する非加圧航空機の搭乗者などにその危険性がある。高圧下で呼吸すると（例：深海潜水中），血液や組織に溶解する気体（特に窒素）の量が増加する。このとき余りにも急速に低圧環境に移動すると，窒素が組織内で膨張するとともに，血中では気泡となって空気塞栓を形成し組織に虚血を引き起こす。関節支持組織や周囲の骨格筋内で気泡が急速に形成されると，減圧痛とよばれる痛みを生じる。肺では血管内気泡により水腫，出血，および限局性の無気肺や肺気腫をきたし，呼吸困難を生じる。中枢神経系では気泡により記憶喪失，運動失調，視覚障害，さらには突然昏睡に陥ることさえある。潜函病は減圧症の慢性型で（橋梁建設時に使用される加圧された水中の部屋，すなわち潜函にちなんで名づけられた），骨内に空気塞栓が繰り返し残存することにより虚血性壊死が多発する。大腿骨，脛骨，上腕骨の各骨頭が好発部位である。

急性減圧症の治療は，まず患者を高圧室に入れ気体を再溶解させる。次いでゆっくりと減圧することにより気体の再吸収と吐き出しを徐々に行い，血管を閉塞する気泡が再形成されないようにする。

梗　塞

梗塞 infarct とは，血管閉塞により虚血性壊死を起こした領域を指す。心臓と脳の梗塞は，疾病の原因として頻度が高く重要である。米国における死亡の約40％は心血管疾患によるものであり，そのほとんどは心筋梗塞や脳梗塞が原因である。肺梗塞，腸管梗塞，主に糖尿病患者にみられる四肢末端の虚血性壊死（**壊疽 gangrene**）もまた，相当な罹患率と死亡率の原因となっている。

梗塞のほとんどの原因は動脈血栓症か動脈塞栓症である。動脈閉塞の原因として，頻度は低いが血管攣縮，プラーク内出血によるアテロームの膨張，外部からの血管圧迫（腫瘍，解離性大動脈瘤，前脛骨区画症候群のような閉鎖空間内の浮腫）などがある。上記以外のまれな組織梗塞の原因として，（精巣捻転や腸捻転などによる）血管のねじれ，外傷性血管破綻，ヘルニア嵌頓が挙げられる。静脈血栓症も梗塞をきたしうるが，単にうっ血しか起こさない場合のほうが多い。通常，側副血行路が開通し，静脈血の流出が改善することにより動脈血の流入も回復する。したがって，静脈血栓症による梗塞は一般に静脈を1本しかもたない臓器（例：精巣や卵巣）のみに生じる。

形態学

梗塞はその色調（出血量を反映する）と微生物感染の有無に基づいて分類される。したがって，梗塞は**赤色**（出血性 hemorrhagic）あるいは**白色**（貧血性 anemic），および**敗血症性** septic あるいは**無菌性** bland のいずれかである。

赤色梗塞 red infarct（図 3.17A）は以下の状況で生じる。(1) 静脈閉塞（精巣捻転など），(2) 肺や小腸など二重の血液供給を受ける組織で，閉塞していない動脈から梗塞域に血液が細々と供給され続ける場合，(3)（静脈還流量低下のため）うっ血状態にある組織，(4) 梗塞後に血流が再開した場合（例：閉塞動脈に対する血管形成術後）。

白色梗塞 white infarct は終動脈支配を受ける固形臓器（例：心臓，脾臓，腎臓）の動脈閉塞によって生じる（図 3.17B）。梗塞は，閉塞血管を頂点に，臓器の末梢域を基部に置く楔形になる傾向がある。基部が漿膜面の場合，表面はしばしば線維素性滲出物で覆われる。非梗塞域との境界は凹凸不整であるが，これは隣接血管からの血流を反映している。急性梗塞の境界は一般に不明瞭で，わずかに出血を伴う。時間の経過とともに境界は明瞭となるが，これは梗塞周囲に起こった炎症を反映する狭い充血帯が形成されるためである。

二重の血液供給を受けない臓器の動脈閉塞による梗塞は，一般に時間の経過とともに淡色調となり，境界は明瞭になる（図 3.17B）。これに対し，肺など二重の血液供給を受ける臓器は，一般に出血性梗塞をきたす（図 3.17A）。出血性梗塞内に溢出した赤血球はマクロファージに貪食され，ヘム鉄はヘモジデリンとなり細胞内に貯留する。このため，少量の出血であれば組織に色素沈着を生じないが，出血が多量になると硬い褐色の残渣が残る。

大部分の組織では，梗塞の主要な組織学的所見は**虚血性凝固壊死** ischemic coagulative necrosis である（第1章）。そして数時間以内に梗塞の辺縁に沿って炎症反応が起こり始め，通常一両日中に明瞭になってくる。やがて炎症反応に続いて，梗塞辺縁部では修復が始まる（第2章）。一部の組織では，間質の構造が残っている場合，梗塞辺縁部で実質の再生が起こる。しかし，大部分の梗塞は最終的に瘢痕で置換される（図 3.18）。脳はこの原則にあてはまらず，中枢神経系の虚血性組織傷害は常に**融解壊死** liquefactive necrosis を起こす（第1章）。

敗血症性梗塞 septic infarcts は，心弁膜上の感染性疣贅が塞栓を形成したり，あるいは壊死組織で微生物が増殖した場合に生じる。これらの場合，梗塞は膿瘍になり，炎症反応も強くなり，器質化と線維化によって治癒する（第2章）。

梗塞の発生に影響を及ぼす因子

血管閉塞は些細な結果をもたらすにすぎない場合もあれば，組織壊死から臓器不全に陥る場合もあり，ときに致命的である。血管閉塞の結果を左右する因子として以下の3つが挙げられる。

- **血管支配の解剖学**：ある血管が閉塞したとき，別の血管系から血液供給を受けられるかどうかは，組織傷害を起こすかどうかを決める最も重要な因子であ

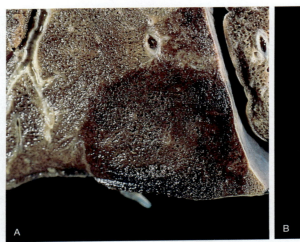
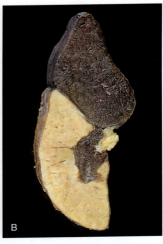

図3.17　赤色および白色梗塞
A：出血を伴いほぼ楔形をした肺梗塞（赤色梗塞）。B：境界明瞭で淡色調の脾梗塞（白色梗塞）。

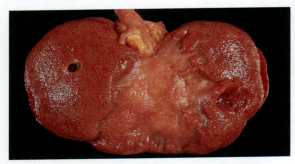

図3.18　広範な線維性瘢痕で置換された陳旧性腎梗塞

る。肺は肺動脈と気管支動脈から二重の血液供給を受けるので，肺動脈末梢枝が閉塞したとしても気管支動脈系が正常であれば梗塞を起こすことはない。同様に，肝臓は肝動脈と門脈から血液供給を受け，手と前腕は平行に走る橈骨動脈と尺骨動脈から血液供給を受けるので，いずれも梗塞を起こしにくい。一方，腎臓と脾臓はいずれも終動脈支配を受けているので，動脈が閉塞すると一般に梗塞に陥る。

● **血管閉塞の速度**：血管閉塞が緩徐に進行する場合，側副血行路の発達する時間的余裕があるため，梗塞は起こりにくい。例えば，普段はわずかな血液しか流れていない小動脈間吻合が冠状動脈3枝を相互に連結している。3枝のいずれかが（アテローム性動脈硬化プラークの侵入などにより）ゆっくり閉塞した場合，たとえその動脈が完全に閉塞したとしても，上記側副血行路の血流が十分に増加し，梗塞を防ぐ。

● **低酸素症に対する組織の脆弱性**：低酸素傷害に対する脆弱性が細胞の種類によって異なるのは，主に基礎代謝の違いによる。神経細胞はわずか3～4分間血流が途絶しただけで不可逆的傷害を受ける。心筋細胞は神経細胞よりもやや丈夫であるが，わずか20～30分間虚血にさらされるだけで死んでしまう。一方，線維芽細胞は数時間にわたって虚血にさらされても生存している。

ショック

ショックshockとは，心拍出量や有効循環血液量が低下することにより組織灌流が障害され，細胞が低酸素状態に陥る状態である。細胞傷害は初期には可逆性であるが，ショックが長引くと最後には不可逆性の組織傷害をきたし，しばしば致命的である。ショックは，大出血，重症外傷や火傷，心筋梗塞，肺塞栓症，敗血症に合併し，それらを悪化させる。ショックは原因により3種類に分類される（表3.3）。

● **心原性ショック** cardiogenic shock は，心筋ポンプ機能不全による心拍出量低下を原因として生じる。ポンプ機能不全の原因として，心筋傷害（梗塞），心室性不整脈，外部からの圧迫（心タンポナーデ）（第9章），あるいは流出路の閉塞（例：肺塞栓症）が挙げられる。

● **低容量性ショック** hypovolemic shock は，血液量あるいは血漿量の減少（例：出血や重症熱傷による体液喪失）による心拍出量低下を原因として生じる。

● **敗血症性ショック** septic shock は微生物感染によって惹起され，重篤な全身性炎症反応症候群（SIRS）を伴う。微生物に加え，SIRSは熱傷，外傷，膵炎によって惹起される。これらに共通の発症機序として，自然免疫や獲得免疫に関与する細胞から炎症性メディエーターが大量に放出され，動脈拡張，血管漏出，および静脈での血液貯留をきたす。このような心血管系の異常により組織低灌流，細胞低酸素症，および代謝異常をきたし，臓器に機能異常を生じる。この状態が高度で持続すれば臓器不全や死に至る。敗血症性ショックの発症機序を以下に詳述する。

頻度は低いが，麻酔や脊髄損傷による血管緊張低下の結果，ショックに陥ることがある（**神経原性ショック**

表 3.3　主なショックの種類

ショックの種類	臨床例	主な発症機序
心原性	心筋梗塞 心室破裂 不整脈 心タンポナーデ 肺塞栓症	心筋自体の傷害，外部からの圧迫，または流出路の閉塞に起因する心臓のポンプ機能不全
低容量性	出血 水分喪失（例：嘔吐，下痢，熱傷）	血液量あるいは血漿量の不足
敗血症性	重篤な微生物感染 　細菌性敗血症 　真菌性敗血症 　スーパー抗原（例：毒素性ショック症候群）	末梢血管拡張と血液貯留，内皮細胞活性化/傷害，白血球による傷害，播種性血管内凝固症候群，サイトカインカスケードの活性化

neurogenic shock）。アナフィラキシーショックanaphylactic shock は，全身の血管拡張と血管透過性亢進の結果起こり，IgE を介した過敏性反応によって惹起される（第 5 章）。

敗血症性ショックの病態形成

　敗血症性ショックは，米国における全入院患者の 2%を占める。そのうち 50%は集中治療室での治療を必要とする。米国における患者数は年間 75 万人を超え，頻度も増加しているが，その主な原因は，重傷患者に対する生命維持療法の進歩，免疫不全患者の増加（化学療法，免疫抑制療法，高齢化，あるいはヒト免疫不全ウイルス感染による），病院内における多剤耐性菌の増加である。治療の進歩にもかかわらず，死亡率は依然 20〜30%にも及ぶ。

　敗血症性ショックの原因はグラム陽性菌感染が最も多く，グラム陰性菌，真菌と続く。第 2 章で述べたとおり，マクロファージ，好中球，樹状細胞，内皮細胞，および自然免疫系の可溶性因子（例：補体）は微生物由来のさまざまな物質を認識し，それらによって活性化される。活性化されたそれらの細胞や因子はさまざまな炎症反応を惹起し，これらの反応が複雑に絡み合うことにより敗血症性ショックや多臓器不全を引き起こす（図 3.19）。

　敗血症性ショックの病態生理において主要な役割を果たすと考えられている因子には，以下のようなものがある。

- **炎症反応と抗炎症反応**：敗血症では，微生物のさまざまな細胞壁成分が自然免疫系細胞上の受容体に結合し，炎症反応を惹起する。これには以下のようなものがある。
    - Toll 様受容体（TLR）：いわゆる病原体関連分子パターン（PAMP）など，微生物由来物質の多くを認識する（第 5 章）。
    - G タンパク質共役受容体：細菌由来ペプチドを認識する。
    - デクチンなどの C 型レクチン受容体：真菌の細胞壁成分を認識する。

　活性化された自然免疫細胞は，TNF，IL–1，I 型インターフェロン，IL–12，IL–18 などのサイトカインや他の炎症性メディエーターを産生し，C 反応性タンパク質やプロカルシトニンのような急性炎症マーカーの血中濃度を上昇させる。活性酸素種やプロスタグランジンなどの脂質メディエーターも産生される。これらの分子が作用することにより，内皮細胞（および他の細胞）では接着分子の発現が増強し，サイトカインやケモカインの産生がさらに増加する。微生物成分はまた，補体経路を活性化する（第 2 章）。その結果，アナフィラトキシン（C3a，C5a）や走化性因子（C5a），オプソニン（C3b）が産生され，これらすべてが炎症を促進する。

　加えて，微生物成分は第 XII 因子を通して直接的に，また内皮細胞の機能変化を通して間接的に，血液凝固を活性化する（後述）。これにより全身でトロンビンが活性化し，炎症細胞上のプロテアーゼ活性化受容体を活性化することにより炎症をさらに増強する。

　時間の経過とともに，敗血症が惹起した過度の炎症状態により負の制御がかかり，免疫抑制機序が活性化される。これには自然免疫細胞と獲得免疫細胞の両方が関与する。その結果，敗血症患者は臨床経過中に炎症亢進状態と免疫抑制状態の間を行き来する。この免疫抑制機序として，炎症性（Th1）サイトカインから抗炎症性（Th2）サイトカインへの移行（第 5 章），抗炎症性メディエーター（例：可溶性 TNF 受容体，IL–1 受容体拮抗因子，IL–10）の産生，リンパ球のアポトーシス，アポトーシス細胞の免疫抑制効果などが考えられている。

- **内皮細胞の活性化と傷害**：敗血症に伴う炎症状態と内皮細胞の活性化により，接着分子の発現が亢進し，全身に血管漏出と組織浮腫が起こる。これらは栄養供給と老廃物除去の両方に悪影響を及ぼす。炎症性サイトカインにより内皮細胞の密着結合が緩み，血管透過性が亢進するため，タンパク質濃度の高い浮腫液が全身に貯留する。全身性浮腫は組織灌流を低下させ，治療のための経静脈補液によって増悪する。活性化内皮細胞はまた，一酸化窒素（NO）や他の血管

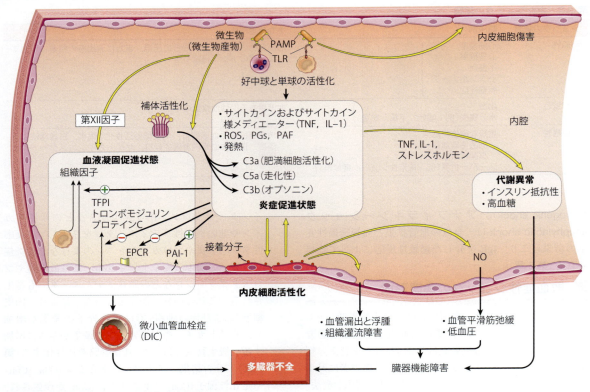

図 3.19　敗血症性ショックの主要発症経路
微生物産物は内皮細胞を活性化するとともに，自然免疫系を構成する細胞成分や液性因子を活性化し，一連の反応を次々と惹起することによって，凝固促進状態，炎症促進状態，代謝異常を引き起こす。これを放置すると多臓器不全に至る。詳細は本文参照。DIC(disseminated intravascular coagulation)：播種性血管内凝固症候群，EPCR(endothelial protein C receptor)：内皮細胞プロテインC受容体，IL-1(interleukin-1)：インターロイキン-1，NO(nitric oxide)：一酸化窒素，PAF(platelet-activating factor)：血小板活性化因子，PAI-1(plasminogen activator inhibitor-1)：プラスミノーゲン活性化因子阻害因子-1，PAMP (pathogen-associated molecular pattern)：病原体関連分子パターン，PG(prostaglandin)：プロスタグランジン，ROS(reactive oxygen species)：活性酸素種，TFPI(tissue factor pathway inhibitor)：組織因子経路阻害因子，TLR(Toll-like receptor)：Toll様受容体，TNF(tumor necrosis factor)：腫瘍壊死因子

作動性炎症性メディエーターの産生を増加させる。これらの作用によって血管平滑筋が弛緩し，全身の血圧が低下する。

- **凝固促進状態の誘発**：凝固異常により，敗血症患者の2人に1人は **播種性血管内凝固症候群 disseminated intravascular coagulation** を合併し，重篤化する（第10章）。敗血症により，多くの因子の発現が変化し，血液凝固が亢進する。炎症性サイトカインは，単球（おそらく内皮細胞も）による組織因子の産生を増加させるとともに，組織因子経路阻害因子，トロンボモジュリン，内皮細胞プロテインC受容体といった内皮細胞による抗凝固因子の産生を低下させる。炎症性サイトカインはまた，プラスミノーゲン活性化因子阻害因子-1の発現を増加させ，線維素溶解を阻害する（図3.10）。血管漏出と組織浮腫のため細小血管では血流低下が起こり，血行静止をきたすため，活性型凝固因子を洗い流すことができなくなる。以上の変化が重なり合うことによりトロンビンが全身で活性化され，全身の細小血管にフィブリン血栓が形成され，組織灌流がさらに損なわれる。完全に進行した播種性血管内凝固症候群では，凝固因子や血小板の消費が高度なため，これらの欠乏が起こり，出血傾向をきたす（第10章）。

- **代謝異常 metabolic abnormality**：重症敗血症患者はインスリン抵抗性と高血糖を示す。TNFやIL-1などのサイトカイン，ストレスによって分泌されるホルモン（グルカゴン，成長ホルモン，グルココルチコイドなど），カテコールアミンはすべて糖新生を促進する。それと同時に，炎症性サイトカインはインスリン分泌を抑制する一方で，おそらくグルコーストランスポーターであるGLUT-4の細胞表面への発現を抑制することによって，肝臓や他の組織におけるインスリン抵抗性を増加させる。敗血症の初期にはグルココルチコイドの産生が急増するが，やがて副腎機能不全に陥り，グルココルチコイドが不足する。その原因は，副腎のグルココルチコイド合成能低下，あるいは播種性血管内凝固症候群による副腎壊死（**ウォーターハウス・フリーデリクセン症候群**

Waterhouse–Friderichsen syndrome）（第 18 章）である。最後に，細胞低酸素症により酸化的リン酸化が低下するため，乳酸産生が増加し乳酸アシドーシスをきたす。
- **臓器機能不全 organ dysfunction**：全身性低血圧や間質の浮腫，および細小血管血栓症により，組織への酸素や栄養分の供給が減少する。一方組織でも，細胞低酸素症のため，供給された栄養分を適切に利用できない。酸化ストレスによるミトコンドリア傷害のため，酸素の利用が障害される。高濃度のサイトカインや二次性メディエーターにより心筋収縮能が低下し，心拍出量が減少する。また，血管透過性亢進や内皮細胞傷害により**急性呼吸窮迫症候群 acute respiratory distress syndrome** をきたす（第 11 章）。末期には上記要因が重なり合って腎臓や肝臓，肺，心臓をはじめとする多臓器不全に陥り，死に至る。

敗血症性ショックの重症度や予後は，感染症の程度や病原性の強さ，患者の免疫状態，合併症の有無，およびメディエーター産生のパターンや程度によって決まると考えられている。敗血症は多くの要因が複雑に絡み合って発症するので，特定のメディエーターに対する拮抗薬を用いて敗血症を治療しようとする試みが効果を示さず，ときには有害でさえあることも理解できる。現在の標準治療は，原因である感染症を治療するための抗生剤投与，血圧維持を目的とする経静脈補液や昇圧剤投与，および組織の低酸素症を軽減するための酸素投与にとどまっている。最高の診療施設においてさえ，敗血症性ショックは依然として難治性疾患である。

スーパー抗原 superantigen とよばれる一群の細菌分泌タンパク質もまた，敗血症性ショックに類似した症候群を引き起こす（例：**毒素性ショック症候群 toxic shock syndrome**）。スーパー抗原はポリクローナルなTリンパ球活性化因子で，大量のサイトカイン放出を惹起することにより，びまん性皮疹から血管拡張，低血圧，ショックに及ぶ多彩な臨床徴候を引き起こし，死に至ることもある。

ショックの病期

ショックは進行性疾患であり，原因疾患を治療しなければ死に至る。敗血症により死亡する正確な機序は依然として不明である。リンパ球や腸上皮細胞のアポトーシスが増加する以外，細胞死はわずかしか起こらない。敗血症性ショックでは，患者は一般に多臓器不全によって死亡するが，各臓器の機能不全を説明できる形態学的所見は通常認められない。一方，低容量性ショックや心原性ショックでは，患者が死に至る経路はかなりよく理解されている。傷害が重大で即死するような場合（例：大動脈瘤破裂による大出血）を除き，ショックは一般に（いくぶん恣意的ではあるが）3つの病期を経て進行する。これらの病期は低容量性ショックで最も明瞭に認められ

るが，他のショックにも共通する。
- 最初の非進行期は，反射性代償機構が作動し，生命維持に不可欠な臓器の灌流は維持される。
- 進行期は，組織の灌流が低下して循環や代謝が乱れ始め，アシドーシスなどをきたす。
- 不可逆期に入ると，すでに細胞や組織が非常に重大な傷害を受けているため，たとえ血行動態が改善されたとしても生存は不可能である。

初期の非進行期ではさまざまな神経液性機構により，心拍出量と血圧が維持される。これらの機構には圧受容器反射，カテコールアミンや抗利尿ホルモンの分泌，レニン–アンギオテンシン–アルドステロン系の活性化，全身の交感神経活性化が含まれる。これらにより，最終的に頻脈，末梢血管収縮，腎臓による水分の保持が起こる。ショック患者の皮膚は血管収縮のため冷たく蒼白になる（一方，敗血症性ショック初期の患者の皮膚は，血管拡張のため温かく紅潮する）。冠状動脈や脳動脈は交感神経刺激に対する感受性が低いため，比較的正常な血管径や血流，酸素供給能を維持する。このようにして皮膚への血流は心臓や脳など生命維持に不可欠な臓器に振り向けられる。

基礎にある原因が改善されないかぎり，次にみられるのは進行期であり，全身の組織が低酸素状態に陥る。持続的な酸素不足のため，細胞内では好気的呼吸に代わって嫌気的解糖が起こり，乳酸が過剰に産生される。その結果生じる乳酸アシドーシスにより組織内の pH が下がり，細動脈の血管運動反応が弱くなる。このため細動脈が拡張し，血液が微小循環系に貯留する。末梢に血液が貯留すると，心拍出量が低下するだけでなく，内皮細胞の虚血性傷害とこれに続く DIC 発症の危険性が高まる。全身の組織が低酸素状態に陥ると生命維持に不可欠な臓器が機能不全を起こし始める。

治療が行われない場合や重症例では，ショックは最終的に不可逆期へと移行する。広範な細胞傷害の結果リソソーム酵素が漏出し，細胞傷害をさらに悪化させる。心筋収縮能が低下し，虚血に陥った腸管から腸内細菌が血中に流入するため，菌血症性ショックがさらに加わる。通常，ショック患者は腎臓の虚血性傷害により腎不全に陥る。治療を施しても，この負の連鎖により死亡することが多い。

形態学

ショックの病態生理学的変化は，基本的に低酸素傷害による変化であり（第 1 章），**低灌流 hypoperfusion** と**微小血管血栓症 microvascular thrombosis** が組み合わさって起こる。どの臓器も傷害されうるが，一般に脳，心臓，腎臓，副腎，消化管が傷害される。**フィブリン血栓 fibrin thrombus** はどの組織にも生じうるが，通常，腎糸球体で最も容易に観察される。**副腎皮質細胞の脂質消失**は，他のさまざまな種類のストレスが加わったときにみられる変化と同様であり，ステロイド生

合成のために貯蔵脂質の使用が増加したことを反映している。肺は出血後の低容量性ショックにより低酸素傷害をきたすことはないが，敗血症や外傷によりびまん性肺胞傷害（第11章）をきたし，いわゆる"**ショック肺 shock lung**"となる。壊死した神経細胞や心筋細胞を除き，傷害を受けた組織は患者が生存すれば完全に回復する。

臨床的特徴

　ショックの臨床経過はその原因により決まる。低容量性および心原性ショックでは低血圧，弱く速い脈拍，および頻呼吸が認められ，皮膚は冷たく湿りチアノーゼ様となる。既述のとおり，敗血症性ショックでは，末梢血管拡張のため皮膚は温かく紅潮する。患者はまず，ショックをきたした疾患（例：心筋梗塞，大出血，細菌感染）により生命の危機にさらされる。次いで心臓，脳，肺の傷害により病態は急速に悪化する。たとえ患者が病初期を乗り越えても，やがて腎機能が悪化し，乏尿やアシドーシス，電解質異常をきたす。

　ショックの予後は原因や持続時間によりさまざまである。例えば，若くて余病のない低容量性ショック患者の90％以上は適切な治療によって救命できる。一方，敗血症性および心原性ショック患者の予後は最先端の治療を施してもかなり悪い。

要　約

浮　腫
- 水分が血管内から間質組織間隙に移動する結果起こる。
- 浮腫液のタンパク質濃度は低い場合（濾出液）もあれば高い場合（滲出液）もある。
- 非炎症性浮腫は，静水圧上昇（例：心不全），血漿アルブミン減少による膠質浸透圧低下（合成低下［例：肝疾患，タンパク質栄養失調］または喪失増加［例：ネフローゼ症候群］），リンパ管閉塞（例：線維症や新生物），ナトリウム貯留（例：腎不全）によって引き起こされる。
- 炎症性浮腫は，血管透過性亢進によって生じる。

止　血
- 血小板の接着，活性化，凝集（一次止血）および凝固因子（二次止血）によって起こる。
- 一次止血は以下の段階を経て起こる。
  - 血管傷害により細胞外基質中の vWF が露出する。
  - 血小板の GpIb 受容体が vWF と結合することにより血小板が接着する。
  - 接着により血小板は活性化し，顆粒内容物の分泌，形態および細胞膜組成の変化，GpIIb-IIIa 受容体（フィブリノーゲンと結合する）の構造変化が起こり，血小板凝集と一次止血栓の形成を引き起こす。
- 二次止血は以下の段階を経て起こる。
  - 傷害部位で組織因子が露出すると，凝固経路が活性化される。
  - 生体内では，凝固経路における最も重要な因子は，第 VII 因子，第 IX 因子，第 X 因子，第 II 因子（プロトロンビン），フィブリノーゲン，および補因子 V と VIII である。
  - トロンビンはフィブリノーゲンをフィブリンに変換して二次止血栓を形成する。トロンビンはまた，第 XIII 因子を活性化してフィブリンを架橋するとともに，血小板の収縮を促進することによって血餅を安定化させる。
  - 過剰な血液凝固はさまざまな機構によって防止されるが，これには活性型凝固因子の洗い流しと肝臓での除去，活性化血小板が提供するリン脂質表面の必要性，正常内皮細胞上の抗凝固因子の発現（例：トロンボモジュリン），線維素溶解系の活性化（例：組織プラスミノーゲン活性化因子）などが含まれる。

血栓症
- 通常，ウィルヒョウの3要素の1つまたは複数の構成要素が原因である。ウィルヒョウの3要素は，内皮細胞傷害（例：毒素，高血圧，炎症，代謝産物による），血流の静止または乱流（例：動脈瘤，アテローム性動脈硬化プラークによる），および凝固能亢進（原発性［例：第 V 因子ライデン変異］または二次性［例：臥床］）からなる。
- 血栓は伸展したり，溶解したり，器質化したり，あるいは塞栓を形成したりする。
- 血栓症は，局所の血管を閉塞したり，遠位血管に塞栓を形成したりすることにより組織を傷害する。

塞栓症
- 塞栓とは，固体，液体，あるいは気体からなる血管内遊離物で，血流によって発生部位から離れた場所に運ばれる。大部分は遊離した血栓である。
- 肺塞栓（PE）は主に下肢深部静脈血栓から生じる。
- PE の影響は，その大きさ，数，停止部位によって決まる。
- PE により，右心不全，肺出血，肺梗塞，突然死をきたす。
- 全身性塞栓は通常，心臓壁在血栓や弁膜血栓，大動脈瘤，アテローム性動脈硬化プラークから生じる。
- 全身性塞栓が梗塞を引き起こすかどうかは，塞栓部位と代替血液供給の有無によって決まる。

- 脂肪塞栓症は粉砕骨折後に起こり，呼吸不全や神経障害を引き起こすことがある。
- 羊水塞栓症はまれな分娩の合併症で，呼吸不全や中枢神経障害によりしばしば致死的となる。
- 空気塞栓症は急速な減圧後に発症し，ダイバーに最も多く，窒素ガスの気泡が突然形成されることによって起こる。

梗塞

- 梗塞は虚血性壊死を起こした領域を指し，その原因のほとんどは血栓症や塞栓症による動脈閉塞であり，静脈閉塞によるものはまれである。
- 梗塞は，静脈閉塞や，動脈閉塞に続いて起こる組織の血流減少が部分的または一過性の場合，出血性(赤色)となる。
- 白色(非出血性)梗塞は，終動脈から血液供給を受けている組織で血管閉塞が持続し，血液が梗塞組織に染み込まない場合に生じる。
- 梗塞が生じるかどうかは，側副血行路の有無，血管閉塞の進展速度，虚血性傷害に対する組織固有の脆弱性，血液酸素濃度によって決まる。

ショック

- ショックとは全身組織の低灌流状態であり，心拍出量低下や循環血液量減少によって起こる。
- 主なショックの種類には，心原性(例：心筋梗塞)，低容量性(例：出血)，および敗血症性(例：感染)があり，これらはすべて低酸素性組織傷害を引き起こす。
- 敗血症性ショックは，細菌や真菌の感染に対する宿主の反応によって引き起こされる。
- 敗血症性ショックの病態生理には，内皮細胞の活性化と傷害，血管拡張，さまざまな組織の浮腫，播種性血管内凝固症候群，および代謝異常が関与する。

臨床検査

検査	参考値	病態生理／臨床的関連
活性化部分トロンボプラスチン時間(aPTT)，血漿	25～37秒	aPTTは内因性経路の凝固因子(第XII, XI, IX, VIII因子)と共通経路の凝固因子(第X, V, II因子，フィブリノーゲン)を評価する。これらの因子のいずれかが欠乏するとaPTT延長の原因となる。ヘパリンや抗リン脂質抗体(ループス抗凝固因子)はaPTTの単独延長を引き起こす。aPTTは凝血を基礎とした測定法であるため，抗凝固療法によってaPTTが延長する。
活性化プロテインC(aPC)抵抗性，血漿	比率≧2.3	プロテインCは肝臓で合成されるビタミンK依存性の凝固因子で，トロンビンが内皮細胞上のトロンボモジュリンと結合するとトロンビンによって活性化される。aPCは第Va因子と第VIIIa因子を切断することと，プラスミノーゲン活性化因子阻害因子を不活性化することの両方によって凝固を阻害し，線維素溶解をもたらす。aPCに対する抵抗性は主に第V因子ライデン(FVL)変異に関連してみられ，この変異では第V因子に影響を及ぼす1アミノ酸置換によってaPCの切断部位が除去されている。
抗リン脂質抗体(aPL，ループス抗凝固因子抗体としても知られる)，血清	陰性	aPLは後天性自己抗体で，陰性に荷電したリン脂質と結合する。aPLは全身性エリテマトーデス患者に多くみられる。aPLはリン脂質(本検査に必要な補助子)と結合することによってaPTTを延長させる。しかし生体内では，aPLは動脈および静脈血栓症を引き起こし，血栓症と後期自然流産を特徴とする抗リン脂質抗体症候群と関連している。
アンチトロンビン(AT)活性，血漿	成人80～130%	ATは肝細胞で産生され，第IIa, IXa, Xa, XIa, XIIa因子と結合してこれらを不活性化する。AT欠損症は静脈血栓塞栓症の危険因子であり，遺伝性のものと後天性のもの(例：ネフローゼ症候群，劇症肝不全，播種性血管内凝固症候群[DIC])がある。ヘパリンはAT活性を増強することにより抗凝固因子として作用するため，AT欠損症はヘパリン抵抗性となる。
D-ダイマー，血漿	< 500 ng/mL フィブリノーゲン換算単位(FEU)	D-ダイマーは，フィブリンがプラスミンによって分解される際に生じるタンパク質分解産物であり，(1)フィブリン塊が形成され，(2)そのフィブリン塊が第XIIIa因子によって架橋され，プラスミンによって切断されたことを示す。D-ダイマー濃度の上昇は，凝固促進活性と線維素溶解活性を示す疾患(例：DIC，深部静脈血栓症[DVT]，肺塞栓症[PE]，最近の手術，外傷)や凝固能亢進状態(例：妊娠，肝疾患，炎症)でみられる。

第V因子ライデン変異(FVL)，血液	陰性	第V因子(FV)は，第Xa因子によるプロトロンビンからトロンビンへの変換に必須の補因子である。FVLでは，点変異によりアルギニンがグルタミンに置換され(R506Q)，活性化プロテインC(aPC)によるFVLの切断が妨げられる。第Va因子が持続的に存在すると凝固能亢進状態となる。PCRを基礎とした本検査はこの変異を検出する。FVLは遺伝性静脈血栓塞栓症の最も多い原因であり，ヨーロッパ系の祖先をもつ人に多いが，混血により他の集団にもみられる。FVLの静脈血栓症リスクは，ホモ接合体では25～50倍，ヘテロ接合体では3～4倍に増加する。
第VIII因子(FVIII)活性測定，血漿	55～200%	FVIIIは凝固補因子であり，血清中のフォン・ヴィレブランド因子(vWF)と結合して安定化する。FVIIIは第IX因子による第X因子の活性化に不可欠な補因子である。本検査では患者血漿中のFVIII活性を測定し，基準となる正常血漿に対する相対的な割合として報告される。血友病Aは伴性潜性遺伝性疾患であり，重度のFVIII欠乏を原因とする。罹患患者のFVIII活性値は通常，正常値の5%未満である。血友病Aは，外傷後の遷延性出血および関節血症を呈する。まれではあるが，ホモ接合性のフォン・ヴィレブランド病患者は，低FVIII値および血友病様の出血を呈することがある。FVIIIに対する自己抗体がその機能を阻害し，後天性血友病を発症することがある。
第IX因子(FIX)活性測定，血漿	65～140%	FIXは内因性凝固経路を構成するプロテアーゼである。FIXは第XIa因子または第VIIa因子/組織因子によって活性化される。カルシウム，リン脂質，第VIIIa因子の存在下で，FIXaは第X因子を活性化し，活性化された第X因子が今度はプロトロンビンからトロンビンを生成する。遺伝性FIX欠損症は血友病Bを引き起こすが，これはクリスマス病ともよばれ，臨床的には血友病Aと区別できない伴性潜性遺伝性疾患である。
フィブリノーゲン，血漿	200～393 mg/dL	フィブリノーゲン(第I因子)は安定した凝血塊形成，ひいては止血に不可欠である。フィブリノーゲンはGpIIb-IIIa受容体を介して活性化血小板と結合するほか，トロンビンによって切断されて不溶性のフィブリン重合体を形成する。フィブリノーゲンは肝臓で合成される急性期反応物質であり，炎症時に上昇する。その濃度低下は，産生不足(例：内因性肝疾患，タンパク質栄養失調，まれな遺伝性疾患)または過剰"消費"(例：DIC)による。
ヘパリン-PF4 IgG抗体，血清	不検出	ヘパリン-血小板第4因子(PF4)複合体に対する抗体は，ヘパリン治療後に一部の患者で形成され，一般に治療開始後5～10日でヘパリン起因性血小板減少症(HIT)を引き起こす。これらの患者には静脈および動脈血栓塞栓症のリスクがある。本検査の感度は高い(98～100%)が，すべての抗PF4抗体が血小板を活性化したり枯渇させたりするわけではないので，特異度は低い。
プロトロンビン時間(PT)，血漿	PT：9.4～12.5秒 国際標準比(INR)：0.9～1.1	PTは凝固経路の外因性経路を評価するため，第VII因子，第X因子，第II因子(プロトロンビン)，第I因子(フィブリノーゲン)に量的，質的異常がある場合に延長する。PTの結果は，正常値を1とする国際標準比(INR)に換算することにより検査施設間で標準化されている。PT/INRはスクリーニング検査として，あるいはワルファリン治療中の患者をモニターするために一般的に用いられている。
フォン・ヴィレブランド因子(vWF)抗原，血漿	55～200%	フォン・ヴィレブランド因子(vWF)は内皮細胞と巨核球で産生される。一次止血では，vWFは血小板受容体GpIb-IXおよび内皮下コラーゲンに結合し，血小板がコラーゲンに接着するのを促進する。本検査ではvWFの量を測定し，通常vWFの機能測定(例：vWFリストセチンコファクター活性)と組み合わせて行われる。vWFの濃度低下あるいは機能低下は，遺伝性あるいは後天性(自己免疫性)のフォン・ヴィレブランド病でみられる。

参考値はMayo Foundation for Medical Education and Researchの許可を得てhttps://www.mayocliniclabs.com/から引用。無断転載を禁ずる。Deyrup AT, D'Ambrosio D, Muir J, et al. Essential Laboratory Tests for Medical Education. *Acad Pathol*. 2022;9. doi: 10.1016/j.acpath.2022.100046より引用。

遺伝性疾患および小児の疾患

Genetic and Pediatric Diseases

第4章

　小児疾患の多くが遺伝に起因するため，この章では遺伝性疾患と小児疾患をまとめて説明する．しかし，すべての遺伝性疾患が幼少期に発症するわけではない．また逆に，多くの小児の疾患は遺伝子以外の原因で発生するということを念頭に置く必要がある．後者に属する疾患は，諸臓器の未熟性の結果として発生する．

　遺伝性疾患の分子基盤を理解しやすくするため，この章ではヒトゲノムの構造の概要から始める．

ゲノム

　過去50年間，ヒトの遺伝性疾患と後天性疾患の両方の遺伝的基盤の理解はめざましい進歩を遂げた．これは，ヒトゲノムの構造と遺伝子発現を制御する因子の理解が深まったことによってもたらされた．

　21世紀初頭のヒトゲノムの解読は，生物医学の画期的な成果だった．それ以来，配列決定のコストが急速に低下し，膨大な量のデータを分析する計算能力の向上により，健康と病気に対するわれわれの理解は大きく変化した．同時に，新たな情報により，ゲノムの直線的な配列をはるかに超えた，息を呑むような複雑な解析レベルも明らかになった．これらの新しい強力なツールによる病因の理解の広がり，そして治療法革新の可能性は，科学者だけでなく一般の人々にも興奮と感動を与えている．初期の研究では，タンパク質をコードする遺伝子の発見に焦点が当てられていたが，最近の研究では，遺伝子発現の制御における非コードDNAの役割に関する重要な洞察が得られている．これについては次に説明する．

タンパク質をコードするDNAと非コードDNA

　ヒトゲノムには約33億のDNA塩基対が含まれている．しかし，ゲノムのなかには19,000をわずかに超えるタンパク質コード遺伝子が存在し，ゲノムのわずか1.5%を占めているにすぎない．これらの遺伝子によってコードされるタンパク質は，酵素，構造要素，シグナル伝達分子として機能し，細胞の基本的な構成要素となっている．19,000という数字は，コードされるタンパク質の実際の数を過小評価しているが（多くの遺伝子は，異なるタンパク質アイソフォームを生成する複数のRNA転写産物を生成する），それにもかかわらず，1,000個未満の細胞から構成され，ゲノムが1/30しかない線虫が，およそ20,000個のタンパク質をコードする遺伝子から組み立てられていることは驚くべきことである．さらに驚くべきことは，これらのタンパク質の多くが，ヒトで発現する分子のホモログであることである．では，何がヒトと線虫を分けるのだろうか？その答えは完全にはわかっていないが，ヒトゲノムの98.5%がタンパク質をコードしていないことにその違いがあるという主張を裏付ける証拠がある．現在では，ヒトゲノムの85%以上が転写され，その80%近くが遺伝子発現の制御に使われていることがわかっている．つまり，タンパク質が細胞，組織，生物を組み立てるのに必要な構成要素や機構を提供するのに対し，重要な"構造計画"を提供するのはゲノムの非コード領域なのである．

　ヒトゲノムにみられる機能的な非タンパク質コードDNA配列 non–protein-coding DNA sequences の主なクラスには以下のものがある（図4.1）．

- 転写因子と結合するプロモーター promoter とエンハンサー enhancer 領域
- クロマチンの高次構造 higher-order chromatin structures を構成して維持するタンパク質の結合部位
- 非コーディング制御RNA．ゲノムの80%が制御機能に特化しているが，その大部分はRNA―特にマイクロRNAと長鎖非コードRNA（後述）に転写される．これらはタンパク質には翻訳されないが，遺伝子発現を調節できる．
- 可動性の遺伝要素 mobile genetic elements（トランスポゾン transposons など）．注目すべきことに，ヒトゲノムの1/3以上がこれらの"ジャンピング遺伝子"で構成されており，これらの遺伝子はゲノム内のさまざまな部位を移動することができ，遺伝子制御やクロマチン構成に関与している．
- テロメア telomeres（染色体末端）やセントロメア centromeres（染色体の"つなぎ目"）を含むDNAの特殊な構造領域

謝辞：Dr. Anirban Maitra, Department of Translational Molecular Pathology, University of Texas, MD Anderson Cancer Center, Houston, Texas. による本書の旧版における本章への貢献に深謝する．

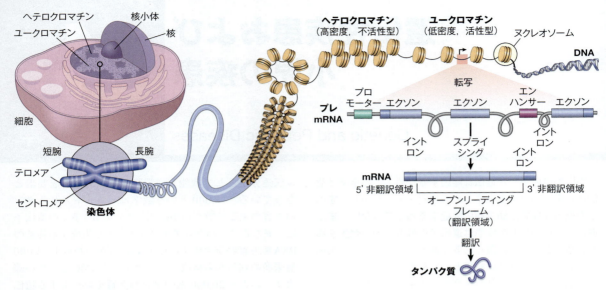

図4.1　核DNAの構成要素
光学顕微鏡レベルでは，核遺伝物質は，分散した転写活性のある**ユークロマチン**，あるいは高密度で転写不活性な**ヘテロクロマチン**で構成されている。一部のクロマチンは核膜に結合しているため，核膜の障害は転写に影響を与える可能性がある。図に示されるような染色体は，細胞分裂中にのみ光学顕微鏡で視覚化できる。有糸分裂中，それらは**セントロメア**で接続された一対の染色分体として構成される。セントロメアは，分裂中期の染色体分離を制御する動原体タンパク質複合体の形成の場として機能する。**テロメア**は，染色分体の末端をキャップ保全し，染色体末端のDNAを失うことなく染色体の反復複製を可能とする反復ヌクレオチド配列である。染色分体は，短い"P"（「小さなという"プチ"に由来」）腕と長い"Q"（"アルファベットPの次の文字"）腕により形成される。染色分体の特徴的なバンドパターンは，相対的なGC含量（バンド間と比較してバンド内のGC含量は少ない）に起因しており，遺伝子はバンド間領域に局在する傾向があると考えられている。個々のクロマチン線維は，DNAリンカーを介して結合している一連の**ヌクレオソーム**（8量体ヒストンコアの周りに巻かれたDNA）で構成されている。**プロモーター**は，遺伝子の転写を開始するDNAの非コード領域であり，関連する遺伝子の上流の同じDNA鎖上にある。**エンハンサー**は，プロモーターにループバックし，プレmRNAの転写効率を高めるために必要な追加の因子を動員することにより，100 kB以上の距離を越えて遺伝子発現を調節することができる調節要素である。その後，イントロン配列がプレmRNAからスプライシングされて成熟mRNAが生成される。この成熟mRNAには，タンパク質に翻訳されるエクソンと，翻訳調節機能をもつとされる5'および3'の非翻訳領域（UTR）が含まれる。エンハンサー，プロモーター，UTR配列に加えて，非コード要素がゲノム全体に存在することがわかっている。これらには，短いリピート，調節因子結合領域，非コード調節RNA，およびトランスポゾンが含まれる。

　重要なことは，疾患に関連する遺伝的変異（多型polymorphisms）の多くは，ゲノムの非タンパク質コード領域に存在するということである。したがって，特定のタンパク質の構造的変化よりも，遺伝子制御における変異の方が疾患の原因として重要である可能性がある。ゲノム配列決定により，2人のヒトのDNAは通常99.5％以上同一であることが示されている。したがって，疾患や環境曝露に対する感受性の違いを含む個人差は，DNAの0.5％未満にコードされている。
　ヒトゲノムにおけるDNA変異の最も一般的な2つの形態は，**一塩基多型** single-nucleotide polymorphisms（SNP）と**コピー数多型** copy number variations（CNV）である。
- SNPは単一塩基における変異であり，ほとんど常に**2対立遺伝子** biallelicとなる（AまたはTのように，集団内のある部位に2つの選択肢しか存在しない）。600万を超えるヒトのSNPが同定されており，その多くは異なる集団において頻度に大きなばらつきを示している。以下の特徴は注目に値する：
  - SNPは遺伝子や非コード領域のゲノム全体に存在する。
  - コーディング領域はゲノムの約1.5％を占めるので，SNPのおよそ1％はコーディング領域に存在する。
  - 非コード領域に位置するSNPは，ゲノムの調節エレメントに存在し，それによって遺伝子発現を変化させることがある。このような場合，SNPは疾患感受性に直接的な影響を及ぼす可能性がある。
  - SNPはまた，遺伝子の機能や表現型に影響を及ぼさない"中立的"変異体であることもある。
  - "中立的"SNPであっても，物理的に近接した結果，疾患関連遺伝子と偶然に共遺伝する場合には，有用なマーカーとなる可能性がある。言い

換えれば，SNPと原因遺伝因子は**連鎖不平衡 linkage disequilibrium**にある．連鎖不平衡とは，2つの遺伝マーカーが二項確率では予測できない頻度で一緒にみつかることをいう．連鎖不平衡は，近傍のすべての遺伝的変異体の頻度が増加する1つの遺伝マーカーの正の自然選択，あるいは遺伝的ドリフト（偶然の出来事による2つの対立遺伝子のランダムな関連）によって生じる．

- 個々のSNPが疾患感受性に及ぼす影響は，特に糖尿病，心臓病，がんなどのように複雑な疾患の場合には弱い．複雑な疾患は多くの遺伝システムが関与するため，個々のSNPの寄与が小さいためである．このような変異体の同定が，単独または組み合わせで病因の理解を深めたり，疾患の予測や予防のための効果的な戦略を開発するために利用できるかどうかは，まだわかっていない．

- コピー数多型（CNV）は遺伝的変異の一形態で，あるゲノム領域の遺伝子のコピー数が変化する．これらは数千から数百万塩基対に及ぶ．場合によっては，これらの遺伝子座はSNPと同様に2対立遺伝子であり，集団の一部で重複または欠失するだけである．また，ヒト集団のなかで複数の対立遺伝子をもつ，ゲノム構成物の複雑な再構成（逆位）が存在する場合もある．CNVは2個体間の数百万塩基対の配列の違いに関与する．CNVの約50%は遺伝子をコードする配列に関与している．したがって，CNVはヒトの表現型の多様性の大部分の基本となっている可能性がある．

DNA配列の変化だけでは，ヒト集団における表現型の多様性を説明できないことに注意することが重要である．すべての表現型は，遺伝子，環境，そして偶然の間における複雑な相互作用から生じる．表現型の変異は，遺伝的に同一の一卵性双生児でも観察されることがある．さらに，DNAメチル化やヒストンなどの翻訳後修飾は，遺伝子発現に大きな影響を与える．これについては次に説明する．

エピジェネティックの変化

事実上，体内のすべての細胞が同じ遺伝子組成をもっているにもかかわらず，分化した細胞は，系統特異的な遺伝子発現プログラムによって生じる，異なる構造と機能を有する．このような細胞型特有のDNA転写と翻訳の違いは，遺伝子発現に大きな影響を与えるクロマチンの**エピジェネティック修飾 epigenetic modifications**によって制御される．

エピジェネティック制御 epigenetic regulationの中心的なメカニズムの1つは，遺伝子プロモーターにおけるシトシン残基のメチル化であり，高度にメチル化されたプロモーターはRNAポリメラーゼにアクセスできなくなり，転写サイレンシングを引き起こす．プロモーターのメチル化とがん抑制遺伝子のサイレンシング（第6章）は，多くのヒト癌で観察され，制御されない細胞増殖につながっている．転写のエピジェネティック制御におけるもう一つの主要な役割には，ヒストンタンパク質ファミリーが関与している．ヒストンタンパク質はヌクレオソームとよばれる構造の構成要素であり，DNAがその周りに巻きついている．ヒストンタンパク質は，メチル化やアセチル化などのさまざまな可逆的修飾を受け，DNAの二次構造や三次構造，さらには遺伝子の転写に影響する．予想されるように，ヒストン修飾の異常はがんなどの多くの後天性疾患で観察され，転写調節異常を引き起こす．ヒストン脱アセチル化酵素やDNAメチル化阻害剤は，ある種のがんの治療に用いられている．個体発生過程における生理的なエピジェネティックサイレンシングはインプリンティングとよばれ，インプリンティングの障害については後述する．

マイクロRNAと長鎖非コードRNA

遺伝子調節のもう1つのメカニズムは，非コードRNAの機能に依存する．その名のとおり，これらは転写されるが翻訳されない遺伝子によってコードされる．**マイクロRNA microRNA**とよばれる低分子RNAと，200ヌクレオチドを超える**長鎖非コードRNA long noncoding RNA**である．

- **マイクロRNA micro-RNAs（miRNAs）**は比較的短いRNA（平均22ヌクレオチド）であり，標的mRNAから対応するタンパク質への翻訳を制御する基本的な機能を有する．miRNAによる遺伝子発現の転写後サイレンシングは，すべての真核生物に存在する遺伝子調節の基本的かつ進化的に保存されたメカニズムである．バクテリアでさえ，外来DNA（例えば，ファージやウイルス）から身を守るために使う，同様の一般的機構からなる独自のバージョンをもっている．

- ヒトゲノムには約6,000のmiRNA遺伝子が含まれているが，これはタンパク質をコードする遺伝子の数のわずか3.5分の1である．さらに，個々のmiRNAはタンパク質をコードする複数の遺伝子を制御するようであり，それにより個々のmiRNAが遺伝子発現プログラム全体を制御することを可能にしている．miRNA遺伝子の転写により一次転写産物（pri-miRNA）が生成され，エンドヌクレアーゼである酵素Dicerによるトリミングなどにより，徐々に小さなセグメントに加工される．こうして，**RNA誘導サイレンシング複合体 RNA-induced silencing complex（RISC）**とよばれる多タンパク質複合体と結合する21〜30ヌクレオチドの成熟一本鎖miRNAが生成される（図4.2）．その後，miRNA鎖と標的mRNAとの塩基対形成により，RISCはmRNAの切断を誘導する

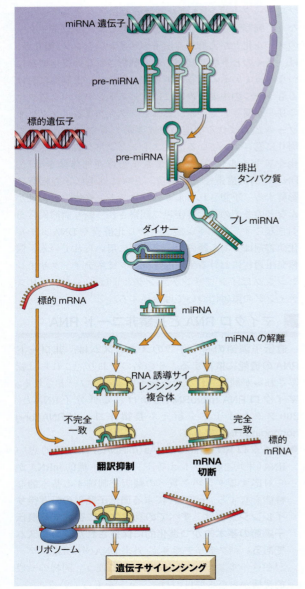

図4.2　マイクロRNA(miRNA)の生成とその遺伝子機能調節の作用機序

miRNA遺伝子は転写されて一次miRNA(pri-miRNA)を生成する。pri-miRNAは核内で処理され、二次ヘアピンループ構造をもつ一本鎖RNAからなる前駆体miRNA(pre-miRNA)を形成し、二本鎖RNAのストレッチ構造を形成する。このpre-miRNAが特定のトランスポータータンパク質を介して核外に運び出された後、細胞質酵素Dicerがpre-miRNAをトリミングして、21〜30ヌクレオチドの成熟二本鎖miRNAを生成する。その後、miRNAが巻き戻され、生じた一本鎖が多タンパク質RISCに組み込まれる。一本鎖miRNAとその標的mRNA間の塩基対形成により、RISCはmRNA標的を切断するか、その翻訳を抑制する。いずれの場合も、標的mRNA遺伝子は転写後にサイレンシングされる。RISC(RNA-induced silencing complex)：RNA誘導性サイレンシング複合体

か、あるいはmRNAの翻訳を抑制する。こうして標的mRNAは転写後にサイレンシングされる。

　短鎖干渉RNA small interfering RNA(siRNA)は、同じ経路を利用して細胞内に導入可能な短いRNA配列である。これらはDicerの基質となり、内因性miRNAと同様の方法でRISC複合体と相互作用する。したがって、特定のmRNA種を標的とできる合成siRNAは、遺伝子機能を研究するための強力な実験ツール(いわゆるノックダウン技術)である。いくつかのsiRNAは現在、黄斑変性症などの疾患の治療にも使用されている。

- **長鎖非コードRNA** long noncoding RNA(lncRNA)。lncRNAはさまざまな方法で遺伝子発現を調節する(図4.3)。例えば、クロマチン領域に結合して、その領域内のコーディング遺伝子へのRNAポリメラーゼのアクセスを制限することができる。抑制機能の最もよく知られた例は、X染色体から転写され、生理的なX染色体の不活性化において重要な役割を果たすXISTである。XIST自身はX染色体の不活性化を免れるが、転写元のX染色体上では抑制的な"マント"を形成し、遺伝子サイレンシングを引き起こす。逆に、多くのエンハンサーがlncRNA合成の場であり、lncRNAがさまざまなメカニズムを通じて、空間を超えて関連した遺伝子プロモーターからの転写を増強することがわかってきた(図4.3)。現在進行中の研究では、動脈硬化やがんなどの疾患におけるlncRNAの役割が調べられている。

遺伝子編集

　きわめて特異的なゲノム編集を可能にする革新的な技術が、生物医学革命の先駆けとなっている。これらの進歩は、まったく予想外にもたらされた。それは、Cas9ヌクレアーゼに代表されるCRISPR(clustered regularly interspersed short palindromic repeats)およびCas(またはCRISPR関連遺伝子)の発見である。これらは、原核生物にファージやプラスミドに対する獲得免疫の一種を付与する連結遺伝要素である。細菌はこのシステムを使って感染因子のDNAをサンプリングし、CRISPRとして宿主ゲノムに組み込む。CRISPRは転写され、ヌクレアーゼCas9を(例えばファージなどの)DNA配列に結合・誘導するRNA配列に加工され、その切断とファージの破壊を引き起こす。遺伝子編集では、Cas9と結合し、目的のDNA配列に相補的な人工ガイドRNA(gRNA)を用いることで、このプロセスを再利用する。gRNAによって標的配列に誘導されると、Cas9は二本鎖DNAの切断を引き起こす(図4.4)。

　その結果、高度に特異的な切断部位の修復により、標的配列に〔非相同末端結合(nonhomologous end joining, NHEJ)による〕いくぶんランダムな破壊的変異、あるいは目的の新規配列の(相同組み換えによる)正確な導入が

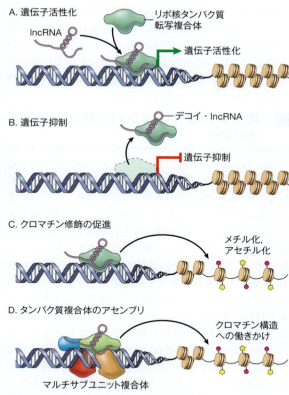
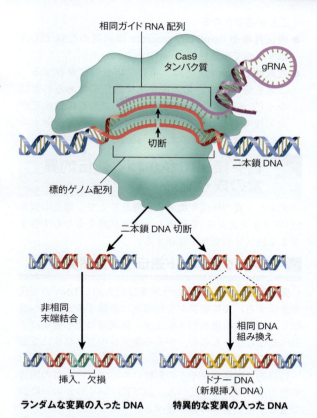

図4.3 長鎖非コードRNA(lncRNA)の役割
A：lncRNAは転写因子との結合を促進し，遺伝子の活性化を促進する。B：逆に，lncRNAは転写因子と先に結合し，遺伝子の転写を阻止することができる。C：アセチラーゼやメチラーゼ（あるいは脱アセチラーゼや脱メチラーゼ）によるヒストンやDNAの修飾は，lncRNAの結合によって誘導されることがある。D：他の例として，lncRNAは，一般的なクロマチン構造または遺伝子活性に影響を与える二次構造または三次構造および/またはマルチサブユニット複合体を安定化するための足場として機能する可能性がある。（Wang KC, Chang HY: Molecular mechanisms of long noncoding RNAs. Mol Cell 43:904, 2011より引用）

図4.4 CRISPR(clustered regularly interspersed short palindromic repeats)/Cas9によるゲノム編集
細菌において，CRISPRからなるDNA配列は，定常領域と約20塩基の可変配列をもつガイドRNA(gRNA)に転写される。gRNAの定常領域はCas9と結合して，可変領域が宿主細胞の相同なDNA配列とヘテロ二重鎖を形成できるようにする。その後，Cas9ヌクレアーゼが，結合したDNAを切断し二本鎖DNA切断が生じる。ゲノム編集を目的として，gRNAは標的DNA配列と相同な可変領域をもつように設計される。細胞内でgRNAとCas9を共発現させることにより，標的DNA配列が効率的に切断される。相同DNAが存在しない場合，切断されたDNAは非相同末端結合(NHEJ)によって修復されるが，この方法はエラーを起こしやすく，しばしば破壊的な挿入や欠失(indel変異)を引き起こす。対照的に，CRISPR/Cas9が標的とする領域にまたがる相同な"ドナー"DNAが存在する場合，細胞は相同DNA組み換え(HDR)を用いてDNA切断を修復する。HDRはNHEJよりも効率は悪いが，DNA配列に正確な変更を導入する能力がある。Cas9：CRISPR-associated protein 9

可能となる。gRNAもCas9酵素も，設計が容易な単一のプラスミドにより細胞に導入できる。しかし，このシステムの本当の素晴らしさ（そして遺伝子工学へのエキサイティングな可能性）は，その驚くべき柔軟性と特異性に由来し，これまでの他の編集システムよりも大幅に優れている。その応用例としては，細胞のゲノムに特定の変異を挿入してがんやその他の疾患をモデル化することや，編集された胚性幹細胞からトランスジェニック動物を迅速に作製することなどが挙げられる。逆にいえば，遺伝性疾患の原因となる変異を選択的に"修正"することも，あるいは，おそらくもっと心配なことは，あまり"望ましくない"形質を単に除去することも可能である。予想どおり，この技術はその応用に関して活発な議論を引き起こしている。

遺伝性疾患

遺伝性疾患について議論を始める前に，遺伝性，家族性，先天性という3つの一般的に使用される用語を明確にす

ることが必要となる：
- **遺伝性疾患** hereditary disorder は両親の配偶子で遺伝するので**家族性** familial である．
- **先天性** congenital とは，単に"出生時に存在する"ことを意味する．先天性疾患は遺伝的である必要はなく（先天梅毒など），また，すべての遺伝性疾患が先天性であるわけではない．例えば，ハンチントン病の症状は生後30年または40年以降に始まる．

ヒト疾患にかかわる遺伝的異常の成り立ち

タンパク質の構造や機能に影響を与えて，細胞の恒常性（ホメオスタシス）を阻害し，病的状態をもたらすさまざまな遺伝学的変化が存在する．

タンパク質コード遺伝子の突然変異

突然変異 mutation という言葉は恒久的な DNA の変化を意味する．突然変異が生殖細胞に影響すると子孫へ遺伝し，遺伝性疾患を引き起こす．体細胞の突然変異は子孫へ遺伝しないものの，がんや先天性疾患の発生に重要な働きを示す．

特異的な突然変異やその影響については，本書の関連疾患の項目で詳しく述べる．以下に，いくつかの一般的な遺伝子突然変異の例を述べる．

- **点突然変異** point mutation は，1つのヌクレオチドの塩基が異なる塩基に置換されることに由来し，それによりアミノ酸が1つ置換されたタンパク質が産生されうる．例えば，ヘモグロビンのβグロビン鎖に点突然変異により，ヘモグロビンAの代わりにヘモグロビンS（HbS）が生じる．HbSの性質の変化により鎌状赤血球症が引き起こされる．このような突然変異は**ミスセンス突然変異** missense mutation とよばれる．また一方で，ある種の点突然変異が停止コドンを作り，その結果，タンパク質が切り詰められたり，mRNAの翻訳とタンパク質合成が完全に中断することがある．このような突然変異はナンセンス突然変異とよばれる．
- **フレームシフト突然変異** frameshift mutation は，1つまたは2つの塩基対が挿入もしくは欠失し，DNA鎖の翻訳枠をずらすことで発生する．
- **トリプレットリピート突然変異** trinucleotide (triplet) repeat mutation は，ある3つのヌクレオチド（トリプレット）が増幅されるという特徴から，特殊なカテゴリーに分類される．疾患により特異的に増幅されるヌクレオチド配列が異なっている．例えば，このカテゴリーの典型である脆弱X症候群では，*FMR1* とよばれる家族性精神遅滞-1遺伝子のなかにCGG配列が200〜4,000回連続して反復されている．健常人ではこの反復回数は少なく平均29回である．この3つのヌクレオチドの増幅は適切な *FMR1* 遺伝子の発現を抑制し，知的障害を引き起こす．トリプレットリピート突然変異のもう1つの特徴は，配偶子形成の段階で反復回数が増幅されるという数的変化を伴う点にある．以上のような特徴は，本章で後述するとおり，この類の突然変異に起因する疾患の遺伝様式やその表現型にも影響を及ぼす．

突然変異以外のタンパク質コード遺伝子の変化

DNA塩基配列の変化に加えて，タンパク質コード遺伝子は，ゲノムコピー数異常，すなわち増幅や欠失，転座などの構造的な変化をきたすことにより，タンパク質の異常な機能獲得や機能喪失を引き起こす．突然変異と同様に，それらの構造の変化は生殖細胞と体細胞のいずれにも起こりうる．多くの場合，疾患を引き起こしうる生殖細胞の変化は単一の遺伝子座ではなく，後述する22番染色体長腕の微小欠失症候群のような染色体上の複数の連続する遺伝子座で起こる．次世代シークエンシング技術の普及により，全ゲノムにおけるDNAコピー数の多様性を非常に詳細に解析できるようになり，コピー数多型は自閉症を含むいくつかの障害を発症するリスクの上昇として関連づけられている．がんでは，しばしば体細胞レベルにおける遺伝子増幅や欠失，転座といった構造的な変化をきたすことがある．慢性骨髄性白血病における *BCR* 遺伝子と *ABL* 遺伝子の転座 t(9;22)，いわゆる"**フィラデルフィア染色体** philadelphia chromosome"（第10章）は，その典型例である．

ヒト疾患の原因に関する変化の成り立ちを概観してみると，遺伝性疾患は大きく4つの主要なカテゴリーに分類できることに気づく．

- **単一遺伝子の突然変異に起因するメンデル遺伝性疾患**．これらの変異は高浸透率を示し，その異常を受け継いだ個体のほとんどが表現型の影響を示すことを意味する．メンデル性疾患は遺伝性で家族性であり，酵素異常による貯蔵病や先天性代謝異常など，比較的まれな疾患が含まれる．
- **複数の遺伝子と環境の影響が関与する複合障害**．これらは複合疾患または多因子疾患とよばれる．これらの疾患には，高血圧，糖尿病，アレルギー性疾患，自己免疫疾患など，人類に最も多くみられる疾患が含まれる．
- **染色体の数や構造の変化に起因する疾患**．ダウン症のようないくつかの発達障害は，この種の染色体変化に起因する．
- **その他の遺伝性疾患**．単一遺伝子の突然変異に関連するが，メンデル遺伝の法則に単純には従わない．これらの非典型的な遺伝様式を示す単一遺伝子疾患（single-gene disorders）には，トリプレットリピート突然変異によるもの，ミトコンドリアDNAの突然変異によるもの，あるいはゲノムインプリンティング

genomic imprinting とよばれるエピジェネティック現象の遺伝が含まれる。以上の4つの分類を別々に説明する。

メンデルの法則に従う疾患（単一遺伝子の変異による疾患）

単一遺伝子変異は有名なメンデルの遺伝の法則に従う（表4.1，表4.2）。各々の発生頻度は低いが，これらの変異が一緒になると重大な疾病負荷の原因となる。National Center for Biotechnology Information の Online Mendelian Inheritance in Man（OMIM）データベース（https://www.omim.org/）は，ヒトの遺伝病に関する情報収集に有用なサイトである。メンデル遺伝性疾患を考えるときの重要事項と注意点を以下に列挙する。

- 単一遺伝子の突然変異は常染色体顕性遺伝，常染色体潜性遺伝，伴性遺伝の3つのいずれかに従って遺伝する。
- 単一遺伝子の突然変異は多様な表現型に影響する（**多面発現性 pleiotropy**）。また逆に，異なった遺伝子座に起こる突然変異が同じ形質を生み出すこともある（**遺伝的多様性 genetic heterogeneity**）。結合組織の構造的欠陥によって発症する**マルファン症候群 Marfan syndrome** では，結合組織の構成成分である**フィブリリン fibrillin** をコードする遺伝子の突然変異によって，骨，眼および心血管系に広範な異常をき

表4.1 新生児における代表的なメンデル遺伝性疾患の有病率

疾　患	有病率
常染色体顕性遺伝性疾患	
家族性高コレステロール血症	1/500
多囊胞腎	1/1,000
遺伝性球状赤血球症	1/5,000（欧米系）
マルファン症候群	1/5,000
ハンチントン病	1/10,000
常染色体潜性遺伝性疾患	
鎌状赤血球症	1/500（米国アフリカ系）[a]
囊胞性線維症	1/3,200（米国北欧系）
テイ・サックス病	1/3,500（米国アシュケナージ系ユダヤ人，仏系カナダ人）
フェニルケトン尿症	1/10,000
ムコ多糖症（全型）	1/25,000
グリコーゲン蓄積症（全型）	1/50,000
ガラクトース血症	1/60,000
伴性遺伝性疾患	
デュシェンヌ（Duchenne）型筋ジストロフィー	1/3,500（米国男性）
血友病	1/5,000（米国男性）

[a] ヘテロ接合鎌状赤血球症の有病率は，米国アフリカ系では12人に1人である。鎌状赤血球症貧血の有病率は，サハラ以南のアフリカの一部，南ヨーロッパ，中東，インドなど，マラリアによる進化的圧力のある地域で増加している（第10章）。

表4.2 代表的なメンデル遺伝性疾患の生化学的原因と遺伝様式

疾　患	異常タンパク質	タンパク質のタイプ／機能
常染色体顕性遺伝		
家族性高コレステロール血症	LDL 受容体	受容体の輸送
マルファン症候群	フィブリリン	組織構築の維持：細胞外基質
エーラス・ダンロス症候群[a]	膠原線維	組織構築の維持：細胞外基質
遺伝性球状赤血球症	スペクトリン，アンキリン，タンパク質4.1	組織構築の維持：赤血球細胞膜
神経線維腫症1型	ニューロフィブロミン1（NF-1）	増殖の制御
成人多囊胞腎	ポリシスチン1（PKD-1）	細胞同士，細胞と基質の相互作用
常染色体潜性遺伝		
囊胞性線維症	囊胞性線維症膜貫通調節因子	イオンチャネル
フェニルケトン尿症	フェニルアラニン水酸化酵素	酵素
テイ・サックス病	ヘキソサミニダーゼ	酵素
重症複合型免疫不全症[c]	アデノシンデアミナーゼ	酵素
αおよびβサラセミア[b]	ヘモグロビン	酸素輸送
鎌状赤血球症[b]	ヘモグロビン	酸素輸送
伴性潜性遺伝		
血友病A	第VIII因子	血液凝固
デュシェンヌ／ベッカー型筋ジストロフィー	ジストロフィン	組織構築の維持：細胞膜
脆弱X症候群	FMRP	RNA 翻訳

[a] エーラス・ダンロス症候群の亜型のなかには，常染色体潜性遺伝形式を示すものも存在する。
[b] 両対立遺伝子の突然変異によって，完全な症候が出現するが，サラセミアと鎌状赤血球症のヘテロ接合体は軽度の症候を示しうる。したがって，これらの疾患は"常染色体共顕性（autosomal codominant）"のカテゴリーに分類される。
[c] 重症複合免疫不全症の一部はX連鎖性である。

たす.一方,いくつかの異なる突然変異は,網膜の異常な色素沈着により視力障害をきたす網膜色素変性症の原因となる.遺伝的異質性を認識することは,遺伝カウンセリングにおいて重要であるだけでなく,後述するフェニルケトン尿症などの疾患の分子診断の実現可能性においても重要である.メンデル疾患はまれであるが,その原因遺伝子の解明は,正常経路および後天性疾患におけるその破綻の影響を理解するのに非常に役立っている.

- 既知の単一遺伝子に影響を及ぼす突然変異の表現型は,**修飾遺伝子 modifier gene** とよばれる別の遺伝子座からの影響を受ける.囊胞性線維症の項で後述するように,これらの修飾遺伝子座は疾患の重症度や進展に影響を与えている可能性がある.
- 高リスクな集団(例:アシュケナージ系ユダヤ人家系)における出生前スクリーニングは,**テイ・サックス病 Tay–Sachs disease** といったある種の遺伝性疾患の頻度を激減させた(表4.1).

単一遺伝子疾患の伝達様式

常染色体顕性遺伝性疾患

常染色体顕性遺伝性疾患 disorders of autosomal dominant inheritance はヘテロ接合の場合に表現型として現れ,通常,少なくとも当該患者の片方の親が発端患者として罹患している.男性も女性も罹患し,いずれもその病態を子孫へ伝達しうる.仮にその罹患者が健常者との子どもをもった場合,各々の生まれる子どもの2人に1人がその疾患を受け継ぐ可能性がある.そして常染色体顕性遺伝性疾患は以下のような特徴を示す.

- すべての患者の両親が罹患しているわけではない.そのような患者では,個体発生前の卵子もしくは精子の段階で新たな突然変異が起こって発症する.その患者の兄弟姉妹はその疾患の影響は受けない.
- 臨床像は疾病の浸透率や表現度の差異によって変化する.突然変異の遺伝子を受け継いだ個体のうち何人かは,表現型が正常な場合があり,これは疾病の**不完全浸透 reduced penetrance** によるものである.この浸透率を決定する因子については,いまだ解明されていない.ある形質が一貫して変異遺伝子と関連しているが,その遺伝子をもつ人の間で発現が異なる場合,その現象は**発現変動 variable expressivity** とよばれる.例えば,神経線維腫症1型では,茶色の斑点のみの場合もあれば,多発腫瘍や骨格異常をきたす例まで多様な表現型が存在する.
- 多くの疾患では発症年齢が遅く,成人になるまで症状や徴候が現れない.例えば,ハンチントン病や成人発症がんのリスク上昇につながるいくつかの生殖細胞系列変異がある.
- 常染色体顕性遺伝性疾患では,正常遺伝子産物が

50%減少すると臨床徴候や症状が出現しうる.酵素活性の低下が50%までであれば代償されうるため,常染色体顕性遺伝性疾患において変異が起こるのは,通常,酵素タンパク質をコードしない遺伝子であり,代わりにいくつかの他に分類される非酵素のタンパク質が関係する.

- 複雑な代謝経路の調節に関連し,フィードバック調節にも関連するタンパク質(例:膜受容体や輸送タンパク質).この発病形式の1つの例が家族性高コレステロール血症でみられ,この疾患は LDL 受容体遺伝子の変異によって発症する(後述).
- 膠原線維(コラーゲン)や赤血球の細胞膜骨格の構成成分などのような重要な構造タンパク質(例:**スペクトリン spectrin**,遺伝性球状赤血球症の原因となる変異).

構造タンパク質が50%減少することで病的な表現型が現れる生化学的メカニズムは,まだ完全には解明されていない.いくつかの例では,特に多重結合タンパク質の一部分を遺伝子がコードしている場合に,正常なレベルで発現する変異を起こした対立遺伝子産物が,機能的には正常な多重結合物質の結合を阻害する.例えば,膠原線維分子は,3つの膠原線維鎖がらせん状に配置された三量体である.変異した膠原線維鎖の存在により正常の線維鎖からなる膠原線維分子は減少し,膠原線維に著しい欠陥が現れる.この場合,突然変異を起こした対立遺伝子は,野生型対立遺伝子を阻害するために**顕性阻害 dominant negative** 遺伝子とよばれる.この効果はいくつかの病型の骨形成不全症において説明される(第19章).

常染色体潜性遺伝性疾患

常染色体潜性遺伝性疾患 disorders of autosomal recessive inheritance はホモ接合体状態でみられる.常染色体潜性遺伝病は当該遺伝子座の両方の対立遺伝子に変異が起こった際に発症する.したがって,それらは次に示すような特徴を有する.(1)通常,1つの変異対立遺伝子の保因者である両親は発症しないが,複数の兄弟姉妹は発症する可能性がある.(2)兄弟姉妹は4人中1人に発症の可能性がある(再発危険率は1出生につき25%).(3)突然変異遺伝子の一般発生頻度が低い場合は,罹患した患者(発端者)は血縁関係にある両親をもつ可能性が高い.常染色体潜性遺伝性疾患はメンデル遺伝性疾患のなかで最も多い.

常染色体顕性遺伝性疾患と比較して,以下に挙げる特徴が大部分の常染色体潜性遺伝性疾患にあてはまる.
- 欠損の表現型は,常染色体顕性遺伝性疾患よりも一定となる傾向がある.
- 通常,完全浸透を示す.
- 発症は若年であることが多い.

- 新たに潜性遺伝形質を示す突然変異が起こっていても，臨床的にとらえられることはまれである．なぜならば，突然変異遺伝子をもっている個体はヘテロ接合体では症状が現れず，何世代かを経て他のヘテロ接合体をもった配偶者との間に突然変異遺伝子を両方受け継いだ子孫が誕生することで，初めて発症するからである．
- 多くの場合，影響を受ける遺伝子は酵素をコードしている．ヘテロ接合では，野生型酵素と変異酵素が等量産生される．一般的に，通常の酵素量の半分があれば，その細胞は正常に機能するという"自然の安全装置(margin of safety)"が働いている．

■ X染色体連鎖性疾患(伴性遺伝性疾患)X-linked disorders

ほとんどの場合，性関連障害はXに連鎖する．Y染色体には**精巣決定遺伝子SRY**の他，精子形成を制御するいくつかの遺伝子が存在し，男性の性分化を司る男性特異的Y領域(MSY)にマッピングされている．Y染色体に影響する変異をもつ男性は不妊となるため，Y染色体に連鎖するメンデル疾患は報告されていない．大部分のX連鎖遺伝性疾患はX連鎖体"潜性"遺伝性疾患であり，以下のような特徴をもつ．

- ヘテロ接合体をもつ女性保因者は，息子(X染色体を1つしかもたない)にのみ形質を伝達する．ヘテロ接合体女性の息子は2人に1人の確率で変異遺伝子を受け継ぐ．
- ヘテロ接合体をもつ女性は野生型の対立遺伝子をもっているので，表現型の変化が出現することはまれである．女性では一方のX染色体が不活化されているが(後述)，X染色体の不活化はランダムに起こるため，通常は野生型の対立遺伝子を発現する十分な数の細胞が存在する．
- 疾患遺伝子をもった男性は，息子にそれを伝達することはないが，すべての娘が保因者となる．

■ 構造タンパク質遺伝子の突然変異に起因する疾患

■ マルファン症候群

マルファン症候群 Marfan syndrome は結合組織に異常をきたす常染色体顕性遺伝性疾患で，主に骨格，眼，心血管系の変化が認められる．これは**フィブリリン fibrillin** とよばれる細胞外糖タンパク質の遺伝的欠陥に起因する．

発症機序

フィブリリンは線維芽細胞から分泌され，細胞外マトリックス(基質)中に存在する微小線維の主成分を構成する．微小線維は，弾性線維の必須構成成分である**トロポエラスチン tropoelastin** が沈着するための足場を提供する．微小線維は全身のあらゆる部位に分布するが，特に大動脈，靱帯，水晶体を保持する毛様体小帯に豊富に含まれ，まさにその臓器がマルファン症候群で侵されやすい．

フィブリリンは第15番染色体15q21に位置し，FBN1遺伝子によってコードされている．FBN1遺伝子の突然変異はマルファン症候群のすべての患者に認められる．巨大なFBN1遺伝子座に1,000以上もの独立した突然変異が発見され，DNAシークエンスによる診断を困難にしている．そのため診断は主に臨床所見に基づいている．ヘテロ接合が臨床症状を伴うため，変異フィブリリンタンパク質は正常の微小線維の重合を**顕性阻害性 dominant negative** に妨げている．マルファン症候群の有病率は世界中で5,000人に1人と推定される．おおよそ70〜85%の患者は家族性であるが，残りは親の生殖細胞に新たに生じたFBN1遺伝子突然変異による散発例である．

マルファン症候群における多くの所見が結合組織の構造的欠陥により説明しうるが，骨の過成長などのいくつかの異常所見は，フィブリリンの単純な欠損のみで説明するのが困難である．微小線維の欠損によって，**トランスフォーミング増殖因子β transforming growth factor-β (TGF-β)** の過剰な活性化が引き起こされることが現在は明らかとなっているが，これは正常な微小線維がTGF-βの働きを抑制し，サイトカインとしての生物活性を制限するからである．過剰なTGF-βのシグナル活性化は，血管平滑筋の発達や細胞外基質の成熟に有害な影響を与える．この仮定を支持するものとして，TGF-βのII型受容体の突然変異により，マルファン症候群II型(MFS2)とよばれる類縁疾患を引き起こすことが挙げられる．注目すべきこととして，TGF-βの活性を阻害するアンギオテンシン受容体阻害薬II型遮断薬が，心血管疾患の予防のために血圧を下げて心血管系の破局の危険性を減らすβアドレナリン阻害薬とともに臨床的に使用されていることである．

形態学

マルファン症候群の最も目立つ特徴は，**骨格系の変化**である．患者は細身で背が高く，非常に長い四肢と指(**クモ指症 arachnodactyly**)，高いアーチの口蓋，関節の過伸展が認められる．重度の後側弯症などのさまざまな脊椎奇形を認めることもある．胸郭は変形し，**漏斗胸 pectus excavatum**(深く落ち込んだ胸骨)もしくは鳩胸となる．最も特徴的な**眼の変化**は，水晶体を支持する靱帯の脆弱性により起こる，両側水晶体の転位ないし亜脱臼である(**水晶体転位症 ectopia lentis**)．水晶体転位，特に両側性のものはマルファン症候群に非常に特異的であり，その診断が強く示唆される．しかし，最も重篤となる合併症は**心血管系**の疾患である．マルファン症候群の患者は，大動脈の中膜における弾性線維の断片化によって，大動脈瘤形成と大動脈解離を引き起こしやすくなる(第8章)．**嚢胞状中膜壊死 cystic medionecrosis** とよばれるこれらの変化は，マルファン症候群に特異的なものではなく，

高血圧症や加齢に伴い類似の変化が起こる。中膜による支持がなくなることで大動脈弁輪の拡張が起こり，大動脈弁閉鎖不全症が引き起こされる。心臓弁，特に僧帽弁は，極度の膨張および逆流（フロッピーバルブ症候群 floppy valve syndrome）をきたす可能性があり，やがて僧帽弁逸脱症やうっ血性心不全を引き起こす（第9章）。大動脈の破裂は死因として最多で，どの年齢でも起こる可能性がある。頻度は低いが，心不全が終末期に認められる。

以上がマルファン症候群における典型的な病変であるが，全症例に認められるわけではない。臨床徴候は多種多様であり，症例によっては心血管系病変が優位となり，骨格や眼には最小限の変化しかきたさない場合もある。多様な臨床症状は，FBN1 遺伝子の異なる突然変異部位に関係していると考えられている。

■ エーラス・ダンロス症候群

エーラス・ダンロス症候群 Ehlers–Danlos syndrome（EDS）は，膠原線維の合成，または構造の欠陥を特徴とする疾患の一群である。EDS は多くの遺伝子の変異によって引き起こされる。最もよく影響を受ける遺伝子はさまざまなコラーゲンをコードしており，罹患した遺伝子はすべて，何らかのメカニズムによってコラーゲンの欠陥を引き起こす。すべて単一遺伝子疾患であるが，遺伝様式は常染色体顕性および潜性のいずれをも含んでいる。膠原線維にはおおよそ30種類の異なるタイプがある。それらすべてが特徴的な組織内分布を示しており，それぞれが異なった遺伝子から産生される。本症が臨床的にさまざまな症状を呈することは，突然変異した膠原線維の遺伝子がそれぞれ異なっている，という理由である程度説明できる。

EDS には少なくとも13の臨床的および遺伝的な亜型が知られている。個々にはまれな疾患であるが，EDS の全症例を合わせた頻度は，世界中で出生5,000人に1人となる。いずれも膠原線維の欠陥が根本的な原因であるため，臨床的特徴については共通する部分がある。

- EDS の多くの亜型における皮膚や靱帯，関節など膠原線維に富む組織の影響。異常な膠原線維は適度な張力を欠くために，関節が過剰に動くという症状が現れる。これによって，親指を反り返して前腕につけたり，膝が過伸展して上方にほぼ直角になったりするなど，極端な過屈曲が可能になる。実際に，多くの曲芸師は本症のいずれかの亜型に属すると考えられるが，関節が偏位しやすいことはこの特殊能力の代償ともいうべきものである。
- 脆弱な皮膚。皮膚は異常に伸展し，もろく，外傷に対して脆弱である。小さな外傷でも大きな亀裂となり，手術を含め，いかなる外科的手技であっても，正常な皮膚張力を欠くことによりきわめて困難となる。
- 臓器や組織における構造の欠陥。結合組織における基本構造の欠陥によって，数ある症候のなかでも特に結腸破裂や大血管の破裂（血管型 EDS），角膜破裂や網膜剥離といった眼の脆弱性（後側弯型 EDS），横隔膜ヘルニア（古典型 EDS）といった深刻な臓器合併症をきたす。

EDS の分子学的な原因はさまざまで，以下のものが含まれる。

- COL3A1 遺伝子 COL3A1 gene の突然変異によるIII型コラーゲンの合成障害によるもの。この亜型（血管型 EDS）は常染色体顕性遺伝形式を示し，III型コラーゲンに富む血管や消化管壁が脆弱となり，破裂しやすくなることを特徴とする。
- リシル水酸化酵素 enzyme lysyl hydroxylase の欠損によるもの。I型およびIII型コラーゲンにおけるリシル残基の水酸化が減少することにより，コラーゲン分子同士の正常な架橋構築が阻害される。予想されるとおり，この亜型（後側弯型 EDS）は酵素欠損に由来し，常染色体潜性遺伝形式を示す。患者は典型的には先天性側弯症を発症し，眼球の脆弱さを伴う。
- COL5A1 と COL5A2 の突然変異に伴うV型コラーゲンの合成障害によるもの。常染色体顕性遺伝形式を示す（古典型 EDS）。

■ 受容体タンパク質またはチャネル遺伝子の突然変異に起因する疾患

■ 家族性高コレステロール血症

家族性高コレステロール血症 familial hypercholesterolemia（FH）はコレステロールの輸送と代謝に関連する LDL 受容体 LDL receptor をコードする遺伝子の機能喪失型突然変異により発症する"受容体の疾患"（通常80％〜85％の症例）である。受容体の異常により，コレステロールの合成を正常に抑制するフィードバック調節が妨げられる。結果として生じるコレステロールの増加は早期の動脈硬化を誘導し，心筋梗塞のリスクを著増させる。家族性高コレステロール血症はメンデル遺伝性疾患のなかでも最も頻度の高いものの1つである。この遺伝子をヘテロ接合で保有する頻度は，世界中の一般人口500人当たり1人である。アテローム性動脈硬化性心血管疾患の有病率は20倍となる。

正常なコレステロール代謝

全身のコレステロールの約7％は血漿中にあり，大部分は LDL のかたちで存在する。血漿中のコレステロールの量はその合成と異化に影響され，後述するように肝臓はこれら両方の過程で重要な役割を果たす。コレステロールは，食事または体内合成に由来すると考えられている。食事中のトリグリセリドやコレステロールは腸粘膜においてカイロミクロンと結合し，腸のリンパ管を経

由して血管内へ流入する。吸収されたカイロミクロンは筋や脂肪組織中の毛細血管内皮において，リポタンパク質リパーゼにより加水分解される。そして，コレステロールに富んだカイロミクロンの分解産物は肝臓へ輸送される。あるコレステロールは代謝プールへ入り(後述)，またあるコレステロールは遊離コレステロールや胆汁酸として胆道へ分泌される。

そして，肝臓においてコレステロールとLDLの体内生合成が開始される(図4.5)。第1段階では，豊富なトリグリセリドをもつ超低密度リポタンパク質(VLDL)が肝臓から血中へ放出される。脂肪組織や筋組織の毛細血管内皮細胞で，VLDL粒子は脂肪分解を受けて中密度リポタンパク質(IDL)へ変化する。IDLは，VLDLに比してトリグリセリド含有量の減少とコレステロールエステル含有量の増加を認めるが，VLDL関連アポリポタンパク質であるB-100とEの2つをその表面に維持する。続いてIDLの代謝は，次に述べる2つの経路に沿って進む。大部分のIDL粒子は，後述するLDL受容体を通じて肝臓に回収される。そして，残りはトリグリセリドのさらなる減少とアポリポタンパク質Eの減少により，コレステロールに富むLDLへ変換される。肝細胞内では，IDLはVLDLを生成するための材料として再利用される。

LDL受容体経路で得られたLDLのうち2/3が代謝され，残りは後述する酸化LDL受容体(**スカベンジャー受容体 scavenger receptor**)によって代謝される。LDL受容体は，アポリポタンパク質B-100およびEに結合するため，LDLとIDLの両者の取り込みに関与する。LDL受容体は体内に広く分布しているが，そのうちおおよそ75%は肝細胞上に存在しているため，LDL代謝における肝臓の役割はきわめて重要である。受容体を介したLDL輸送の第1段階は，LDLの細胞表面受容体への結合と，それに続く，いわゆる"クラスリン被覆ピット"を介した細胞内への取り込み，そしてエンドソームへの移行である(図4.6)。細胞内では，貪食によってできた小胞がリソソームと融合する。ここでLDLは受容体から解離し，表面にリサイクルされる。LDLレセプターのリサイクルは，LDLレセプターを分解するPCSK9として知られる酵素によって負に制御されている。リソソームでは，LDL分子は酵素的に分解されて最終的に細胞質へ遊離コレステロールとして放出される。リソソームからコレステロールが放出されるためには，NPC1とNPC2とよばれる2つのタンパク(ニーマン・ピック病C型の項で後述)の作用が必要である。コレステロールは細胞膜合成に利用されるだけではなく，以下に述べる高度なフィードバック機構によって，細胞内のコレステロールの恒常性維持に寄与する。

- **3-ヒドロキシ-3-メチルグルタリル補酵素A** 3-hydroxy-3-methylglutaryl-coenzyme A(HMG-CoA)還元酵素を阻害することにより，コレステロールの生合成を抑制する。この酵素反応は，コレステロール合成における律速段階である。
- コレステロールの貯蔵形態であるコレステロールエステルの形成を促進する。
- 細胞表面のLDL受容体合成を減少させ，細胞内の過剰なコレステロールの蓄積を妨げる。
- コレステロールはPCSK9の発現を上方制御し，エンドサイトーシスされたLDL受容体を分解してLDL受容体のリサイクルを減少させる。これは，コレステロールの過剰蓄積から細胞を保護する付加的メカニズムを提供する。

前述したスカベンジャー受容体によるLDLの輸送は，単核食細胞系の細胞内で行われていると思われるが，他の細胞でも起こっている可能性はある。単球やマクロファージは化学的に変化(例：アセチル化，酸化など)したLDLに対する受容体をもっている。血漿中のコレステロール濃度は，この"スカベンジャー受容体"経路で代謝された量に依存している。

発症機序

家族性高コレステロール血症では，LDL受容体タンパク質の突然変異によって，細胞内のLDL輸送および代謝に障害をきたし，血液中のLDLコレステロールの蓄積をもたらす。加えて，肝細胞上のLDL受容体の欠如はIDLの肝臓への取り込みにも障害をきたし，より多くの血漿中IDLがLDLへ変換される。このようにして，本症の患者はコレステロール異化の減少と，過剰な生合成の結果として血漿コレステロール値の上昇をきたす(図4.5)。これによりスカベンジャー受容体を介して単球・マクロファージや血管壁へのコレステロール取り込み量が著増し，その結果として，皮膚黄色腫や若年性の動脈硬化症を発症する。前述したように，LDL受容体の突然変異はFHの80～85%を占める。あまり一般的ではない他のFHは，血漿LDLのクリアランスに関与する別の2つの遺伝子の変異によって引き起こされる。具体的には，(1)LDL粒子上のLDL受容体のリガンドであるB-100(ApoB)の機能喪失変異(症例の5～10%)，および(2)酵素であるPCSK9の機能獲得変異(症例の1～2%)である。PCSK9は通常，肝細胞上のLDL受容体のリサイクルを弱めることによってそのレベルを低下させ，リソソームでの分解を引き起こす。LDL受容体の変異と同様に，これらの変異もLDLの肝クリアランスを障害し，臨床的に区別できない病態を引き起こす。LDL受容体遺伝子を含む2,000以上の変異が確認されている。最も一般的な変異型の1つはLDL受容体タンパク質をコードするものであるが，このタンパク質は折りたたみ異常を起こしており，細胞表面での発現を妨げている。

臨床的特徴

家族性高コレステロール血症は常染色体顕性遺伝性疾患である。ヘテロ接合では血漿コレステロール濃度が正常の2～3倍であるのに対して，ホモ接合の場合は正常の5倍にもなる。本症患者は生下時よりコレステロー

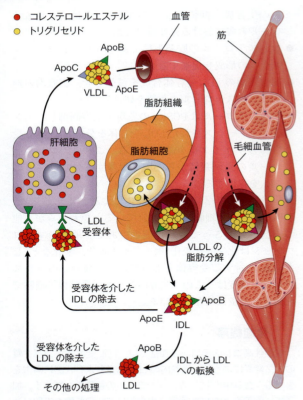

図 4.5　低密度リポタンパク質（LDL）代謝とその生合成および消化に関する肝臓の役割
毛細血管内のリポタンパク質リパーゼによる超低密度リポタンパク質（VLDL）の脂肪分解によってトリグリセリドが放出されると，トリグリセリドは脂肪細胞に貯蔵され，骨格筋内でエネルギー源として利用される。IDL（中密度リポタンパク質）は血中に残り，肝臓に取り込まれる。

濃度が上昇しているが，ヘテロ接合の場合には成人するまで無症状で経過したのち，腱鞘へのコレステロール沈着（黄色腫）や，若年での動脈硬化性変化に伴う冠動脈疾患として発症しうる。ホモ接合の場合はより重症で，学童期に皮膚黄色腫が出現し，しばしば20歳までに心筋梗塞で死亡する。

　コレステロールの恒常性維持においてLDL受容体が担う重要な役割を発見したことは，現在，脂質異常症治療薬として広く普及しているスタチン系薬剤の合理的な開発に役立っている。スタチン系薬剤は，HMG–CoA還元酵素活性を阻害することでより多くのLDL受容体の合成を促進する（図 4.6）。しかしながら，LDL受容体の上方調節はPCSK9の代償性の増加を伴い，スタチンの影響を損なう。そのためPCSK9の酵素機能に拮抗する抗体やPCSK9の転写を阻害するsiRNAなどの薬剤が難治性の高コレステロール血症患者の治療のために開発されている。

■ 囊胞性線維症

　囊胞性線維症 cystic fibrosis（CF）は，外分泌腺や呼吸器，消化管，生殖管の上皮における体液分泌に影響を及ぼす上皮性イオン輸送の遺伝性疾患である。イオン輸送が障害されると，異常に粘性の高い粘液の分泌によって気道や膵管が閉塞し，2つの最も重要な臨床症状，すなわち(1) 再発を繰り返す慢性の肺感染症と(2) 膵機能不全を呈する。これらに加え，**CFに常に随伴する特徴的な生化学的所見**として，外分泌腺である汗腺が構造的に正常であるのに（本症の全経過において正常である），**汗中の塩化ナトリウムが高値である**ことが挙げられる。それと同時に驚くほど多彩な臨床所見をCFが呈しうることを覚えておかなければならない。このような表現型の多様性はCF膜貫通コンダクタンス制御因子をコードする遺伝子である *CFTR* の多様な変異や疾患修飾遺伝子の影響により生じる。

　CFは米国では出生2,500人当たり1人の割合で生じ，ヨーロッパ系の人々に最も頻度の高い生命を脅かす遺伝性疾患である。米国でヨーロッパ系における保因者の割合は20人当たり1人であるが，他の祖先をもつ人ではまれである。CFは単純な常染色体潜性遺伝形式を示すが，ヘテロ接合の保因者であっても，一般健常人よりも高い割合で肺および膵疾患発症の素因を有する。

■ 発症機序

　CFにおける主な異常は，上皮の塩化物および重炭酸塩チャネルタンパク質であるCFTRの産生の低下や機能障害である。*CFTR* 遺伝子の突然変異により，上皮の膜におけるClイオン透過性が低下した状態となる（図 4.7）。輸送機能におけるこの障害の影響は，組織特異的である。

● 汗腺の腺管におけるCFTRタンパク質の主な機能は，管腔のClイオンを再吸収し，**上皮Naイオンチャネル** epithelial sodium channel（ENaC）を介したNaイオンの再吸収を促進することにある。したがって，汗腺でCFTRの機能異常が起こると，塩化ナトリウム再吸収が減少し，"**高張性 salty**" の汗の産生が起こる（図 4.7 上図）。

● 汗腺とは対照的に，呼吸上皮や腸管上皮におけるCFTRは，管腔側への能動的なClイオン分泌の重要な経路となる。これらの部位では，*CFTR* 突然変異は管腔へのClイオン分泌の欠損や低下を引き起こす（図 4.7 下図）。ENaC活性の抑制が失われるため，ENaCを介した管腔内からの能動的なNaイオン吸収は増加し，これらのイオンの変化により管腔からの受動的な水分再吸収が増加することで粘膜細胞の表面を覆っている液体層の水分も減少する。したがって，汗腺とは異なり，気管や腸管粘膜細胞の表面を覆っている液体層の塩分濃度は健常者とCF患者間で差がみられない。CF患者の気管と腸管では，粘膜表面の液体層の脱水によって合併症が起こると思われる。肺におけるこの脱水は線毛運動障害をもたらし，濃縮した粘性の高い分泌物による気道塞栓が形成され，肺の感染症に繰り返しかかりやすい状態となる。粘性の分泌物はまた，膵管や精管を閉

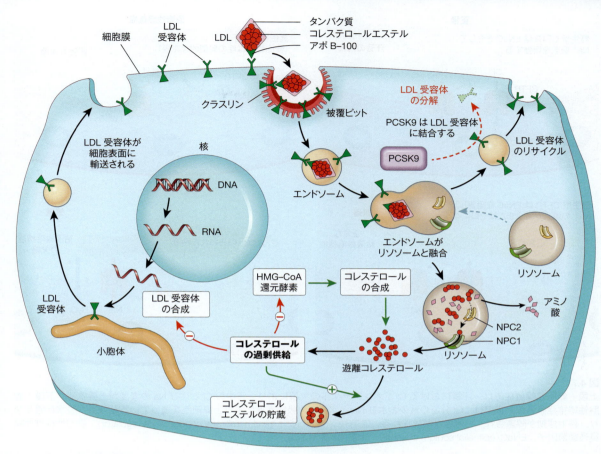

図 4.6　LDL 受容体経路とコレステロール代謝調節
細胞内遊離コレステロールの調節機構には 3 つある。(1)HMG–CoA 還元酵素を阻害することによるコレステロール生合成抑制，(2)エステル化合物としての余剰コレステロール貯蔵の促進，(3)LDL 受容体の合成抑制。PCSK9 は肝細胞内で LDL 受容体を分解し，細胞膜の LDL 受容体量を低下させる。NPC1 と NPC2 は，リソソームから細胞質へのコレステロールの排出に必要である。HMG–CoA reductase（3-Hydroxy-3-methylglutaryl–coenzyme A reductase）：3- ヒドロキシ–3- メチルグルタリル補酵素 A 還元酵素，LDL（low-density lipoprotein）：低密度リポタンパク質，NPC1（Niemann-Pick protein type C1）：ニーマン・ピック・タンパク C1 型，NPC2（Niemann-Pick protein type C2）：ニーマン・ピック・タンパク C2 型，PCSK9（proprotein convertase subtilisin/kexin type 9）：前駆タンパク質転換酵素サブチリシン／ケキシン 9 型

塞し，それぞれ膵機能不全や男性不妊症を引き起こす可能性がある。
- CFTR は膵外分泌上皮細胞における重炭酸イオンの輸送も調節するため，CFTR の機能欠損は重炭酸イオンの分泌低下と膵分泌物の酸性化につながる。その結果，ムチンが沈殿し，アルカリ性条件下で最もよく機能するトリプシンなどの消化酵素の活性が低下し，どちらも膵機能不全を悪化させる。

1989 年に *CFTR* 遺伝子が単離されてから，2,000 を超える病原突然変異が同定された。それらは臨床的特徴あるいは内在する欠陥の性質に基づいて分類される。機序としては，CFTR の細胞表面への輸送を減少させるか，CFTR の機能を障害することにより，疾患を引き起こす可能性がある。CFTR 変異は臨床症候により，重症または軽症に分類することができる。**重症**の突然変異では，CFTR タンパク質はその機能を完全に喪失しているが，**軽症**の突然変異におけるタンパク質は部分的に機能が残存している。最も頻度の高い *CFTR* 遺伝子変異では，アミノ酸位置 508（ΔF508）のフェニルアラニンをコードする 3 つのヌクレオチドの欠失であり，*CFTR* の折りたたみ異常を引き起こし，細胞内での分解につながる。変異した ΔF508 タンパク質のうち，細胞表面に到達するわずかな量も機能不全となる。ΔF508 突然変異は全世界の CF 患者のおおよそ 70％に認められる。CF は常染色体潜性遺伝性疾患であるため，患者は両方の対立遺伝子座に変異を有している。後述するように，両方の対立遺伝子の突然変異は，すべての表現型をはじめ臓器特異的な症状にも影響を与える。CF は，"1 遺伝子 1 疾患（one gene–one disease）"の原則の好例の 1 つとして今

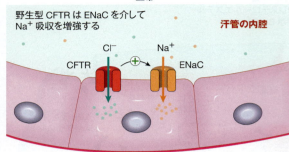
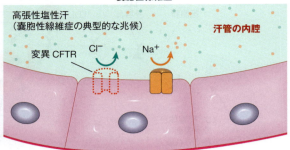
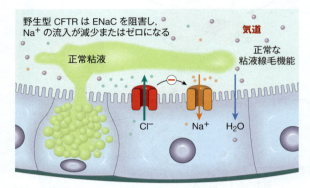
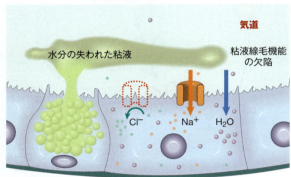

図 4.7
上段：嚢胞性線維症では，汗管におけるClイオンチャネルの欠損により，汗中のClおよびNaの濃度が上昇する。下段：嚢胞性線維症患者の気道では，Cl分泌の減少およびNaと水分の再吸収亢進により上皮細胞を覆っている粘液層が脱水状態となり，線毛運動が障害され，粘液栓が形成される。CFTR（Cystic fibrosis transmembrane conductance regulator）：嚢胞性線維症膜貫通調節因子，ENaC（epithelial sodium channel）：上皮Naチャネル

なおよく知られているが，別の遺伝子によって臓器特異的な症状の頻度と重症度が変化するという根拠が示されている。これらの修飾遺伝子の2例として，**マンノース結合レクチン** mannose-binding lectin2（MBL2）と**トランスフォーミング増殖因子β1** transforming growth factor-β1（TGF-β1）がある。これらの遺伝子は，毒性病原菌の感染に対する肺の抵抗性に影響を与えると想定されており（後述），CFの発症様式を修飾する。

形態学

"CF患者は多数の特徴を示しうる（図4.8）。患者の85〜90%に**膵臓の異常** pancreatic abnormalities が出現する。軽症例では，粘液が小腺管に貯留し，少数の外分泌腺が拡張するのみである。進行すると，主に小児後期や青年期において腺管が完全閉塞し，外分泌腺の萎縮と進行性の線維化をきたす（図4.9）。膵外分泌機能が完全に失われると，脂肪吸収が障害され，ビタミンA欠乏状態になりうる。このことは膵管上皮において扁平上皮化生をきたし，濃縮な粘液分泌による損傷をさらに悪化させる。粘性の高い粘液塞栓は，幼児の小腸にも認められることがある。これによって，**胎便栓症候群（胎便イレウス）**meconium ileus として知られる小腸通過障害が起こりうる。

肺病変 pulmonary change はCFにおける最も深刻な合併症である（図4.10）。粘膜下腺からの粘性の高い粘液分泌および繰り返される感染により，気道の通過障害を引き起こす。細気管支は分厚い粘液によりしばしば膨張し，粘液産生細胞の著明な過形成と肥大を伴う。度重なる感染は，重症の慢性気管支炎や気管支拡張症を引き起こし，多くの場合で肺膿瘍を形成する。**黄色ブドウ球菌** Staphylococcus aureus （メチシリン耐性変異体を含む），**緑膿菌** Pseudomonas aeruginosa，**非結核性抗酸菌** nontuberculous mycobacteria が肺感染症の3大起炎菌である。さらなる問題点として，もう1つのシュードモナス感染症である**バークホルデリア・セパシア菌** Burkholderia cepacia の高頻度な感染が挙げられる。B. セパシアはもともと単一種と考えられていたが，現在では複数の別種からなることが知られており，B. セパシアコンプレックスと総称されている。この日和見感染は特に難治性で，この菌による感染は本症の劇症化と関連している（"**セパシア症候群** cepacia syndrome"）。肝病変も基本的には同様の機序で発生する。毛細胆管が粘性物質で塞栓され，細胆管の増生と門脈域の炎症を惹起する。**肝脂肪沈着** steatosis（脂肪肝 fatty liver）は，肝生検組織において高頻度に認められる。時間の経過とともに**肝硬変** cirrhosis となり，びまん性の結節性病変を形成するに至る。ただし，このような重度の肝病変がみられるのは患者の10%に満たない。**無精子症** azoospermia と不

メンデルの法則に従う疾患（単一遺伝子の変異による疾患） 103

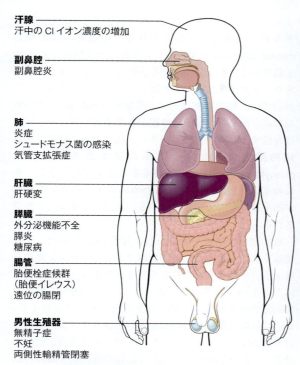

図 4.8　囊胞性線維症患者で影響を受ける臓器
（参照：Cutting GR: Cystic fibrosis genetics: from molecular understanding to clinical application. Nat Rev Genet 16:45, 2015.）

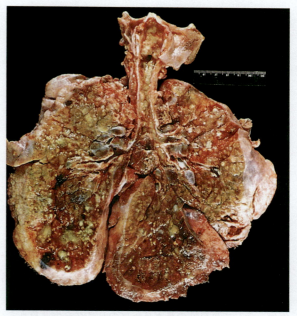

図 4.10　囊胞性線維症で死亡した患者の肺
気管支分岐全体において粘液栓と気管支拡張が明らかである。肺実質は分泌物と肺炎により硬化している。緑色の部分は緑膿菌感染による変化を示す。（Dr. Eduardo Yunis: Children's Hospital of Pittsburgh, Pittsburgh, Pennsylvania. の厚意による）

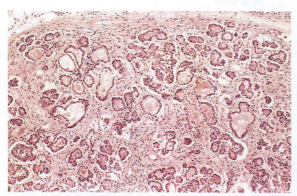

図 4.9　囊胞性線維症の膵臓における軽度から中等度の変化
導管は拡張し，好酸性の粘液栓が詰まっており，実質の腺房組織は萎縮して線維組織に置換されている。

妊 infertility は成人まで生存した男性の 95％ にみられる。CF は，胚の発育中に精管の萎縮を引き起こし**両側輸精管が欠損**することが多い。男性患者のなかには，この所見が CFTR 突然変異を示唆する唯一のものとなる場合もある。

臨床的特徴

　CF ほど多様な臨床症状を呈する小児疾患はほとんどない（図 4.8）。おおよそ 5〜10％ の症例は，生下時か生後比較的早期に**胎便イレウス**の発症を契機として臨床的に明らかとなる。膵外分泌機能不全 pancreatic exocrine insufficiency は患者の 85〜90％ で発生し，それらの患者は**両対立遺伝子座 both allele** に起こる"重度"の CFTR 突然変異（例：Δ F508/ Δ F508）をもっている。一方で，残りの 10〜15％ の，1本の"重度"および1本の"軽度"の CFTR ヘテロ突然変異，または2本とも"軽度"の CFTR 突然変異をもつ患者では，十分な膵外分泌機能が残存し，酵素補充療法を必要としない（**膵機能残存型 pancreas-sufficient phenotype**）。膵機能不全は吸収不良を引き起こし，タンパク質と脂質の便中排泄量は増加する。吸収不良に伴う症状（例：悪臭のする大量の便，腹部膨満，そして体重増加不良）は生後1年間で出現する。脂質吸収不良によって脂溶性ビタミンが不足し，ビタミン A, D, K 欠乏症に陥る可能性がある（**第7章**）。タンパク質栄養失調は，低タンパク血症および全身性浮腫を引き起こすほど重症化することがある。そして持続する下痢により直腸脱を発症するケースは，CF 患児の 10％ にも及ぶ。膵機能残存型では，通常，他の消化器合併症を引き起こすことはなく，一般的にこれらの症例では良好に成長・発達する。外分泌不全と対照的に，CF における（糖尿病などの）内分泌不全は珍しく臨床経過の後期に生じる。

　米国では，CF センターで経過観察を受けている患者において，慢性咳嗽，反復する肺感染症，閉塞性肺疾患，

肺性心などの心肺合併症が，最も一般的な死因となっている（死亡原因の約80％を占める）。18歳までに重度のCF患者の80％が緑膿菌を，またいくつかの集団はセパシア菌を保菌している。予防的な抗生物質の乱用によって，残念ながら多くの患者で**シュードモナス属** *Pseudomonas* の耐性菌が発生している。CFの自然経過のなかで，後に重度の肝障害が発生することは，肺病変や膵病変の存在とともに以前より予測されていたが，生命予後が改善するにつれて注目されるようになってきた。実際に，心肺合併症と移植合併症に次いで肝疾患は3番目に頻度が高い死因である。

CFの臨床スペクトラムは，前述した"古典的"な多臓器疾患よりも広い。例えば，以前は"特発性"の慢性膵炎と分類されていた小児期から腹痛や膵炎の再発する発作をもつ患者のなかには，今では"古典的"なCFでみられるものとは異なる両対立遺伝子の*CFTR*変異体をもつことが知られている。はじめは無症状と考えられていたCF保因者が，特に気管支拡張症といった慢性肺疾患，そして再発性の鼻ポリープのリスクを生涯負うことが，研究により示唆されている。多くの症例で，CFの診断は汗中の電解質濃度の持続的上昇（母親が，自分の赤ちゃんが塩辛いと言うこともある）や，特徴的臨床所見（鼻腔呼吸器病変および消化器症状），もしくは家族歴に基づいて診断される。*CFTR* 遺伝子配列の解析は，CF診断のゴールドスタンダードである。

CFの急性および慢性の合併症への重要な対策として，より有効な抗菌治療，膵酵素補充療法，そして両側肺移植が挙げられる。これらの進歩により平均余命は40年までに延び，小児期の致死的疾患から成人の慢性疾患へと変化した。また，変異したCFTR分子の折りたたみ構造，膜発現，機能を改善する薬物療法も利用できるようになった。ただし，これらの新たな分子療法が予後や生存率に与える影響を判断するのは時期尚早である。

酵素をコードする遺伝子の突然変異に起因する疾患

フェニルケトン尿症（PKU）

フェニルケトン尿症 phenylketonuria（PKU）は，フェニルアラニン水酸化酵素 phenylalanine hydroxylase（PAH）の重度な欠損をきたす突然変異に起因し高フェニルアラニン血症 hyperphenylalaninemia を引き起こす。ヨーロッパ系人種の新生児1万人に1人の割合で発症し，数種類の亜型が存在する。最も多い型は**古典型フェニルケトン尿症** classic phenylketonuria とよばれ，その発生率はヨーロッパ系人種で高く，他の地域の人々では少ない。

常染色体潜性遺伝形式を示す本症では，ホモ接合の場合，古典型ではPAHの重度な欠損により，高フェニルアラニン血症およびフェニルケトン尿症となる。患児は生下時には無症状だが，2～3週後に血漿中フェニルア

ラニン濃度の上昇をきたし，種々の機序で脳の発達が障害される。通常は生後6か月までに**重度の知的障害** mental disability が現れる。大多数は知能指数（IQ）が60未満である。約1/3にあたる患児は歩行が生涯不可能であり，また2/3は話すことができない。未治療の患児においては，**知的障害**以外にも**痙攣発作** seizure やその他の神経学的異常，髪の毛や肌の色素不足や湿疹をしばしば合併する。高フェニルアラニン血症とその結果である**知的障害**は，生後早期から**フェニルアラニン** phenylalanine 摂取量を制限することで回避できる。それゆえに，PKUを発見するためのスクリーニング検査が出生後早期に実施されている。生涯，食事療法が推奨される。

成人期に食事療法を中止した女性PKU患者は，一見健康そうにみえるが，著明な高フェニルアラニン血症を有する。そのような女性から生まれた場合，出生児自身はたとえヘテロ接合体であっても，75～90％は重度の知的障害や小頭症を，15％は先天性心疾患を合併する。この症候群は**母性** PKU maternal PKU とよばれ，催奇形性をもつフェニルアラニンもしくはその代謝物が胎盤を通過し，器官形成段階における胎児の特異的な臓器に悪影響を及ぼすことによって発症する。

発症機序

PKUでは生化学的異常としてフェニルアラニンから**チロシン** tyrosine への変換障害が認められる。PAH活性が正常な小児では，タンパク質合成のために必要なフェニルアラニンは全摂取量の50％未満であり，その残りはPAH系によってチロシンに変換される（図4.11）。フェニルアラニン代謝がPAHの欠損によって阻害された場合，側副経路が活性化され，中間代謝産物が尿中および汗中に大量に分泌される。その結果，患児はかび臭く，またはネズミのような臭いがするようになる。PKU患者におけるフェニルアラニンもしくはその代謝産物の過剰な状態は，脳に障害を引き起こすと考えられている。また付随して起こるチロシンの欠如（図4.11）は，その代謝産物である**メラニン** melanin の不足から髪の毛と皮膚の淡色化をもたらす。

PAHには約1,000個の変異対立遺伝子が同定されているが，重篤な酵素欠損を引き起こす変異はそのごく一部にすぎない。重度のPAH欠損をもたらす変異を有する乳児は古典的なPKUの特徴を示す一方，いくらかでもPAH活性を有しているならば軽症，あるいは無症状となり，**良性高フェニルアラニン血症** benign hyperphenylalaninemia とよばれる。PAH遺伝子においては病因となる対立遺伝子が数多く存在し，分子学的診断を困難にしているため，良性高フェニルアラニン血症とPKUを鑑別するために血漿フェニルアラニン濃度測定が行われている。PKUでは，典型症例で健常者の5倍以上の血漿フェニルアラニン濃度を示す。生化学的診断が確立されて以来，PKUを引き起こす特異的な突然変異が同定可能となっている。これを利用することで，発症リスクの高い家系

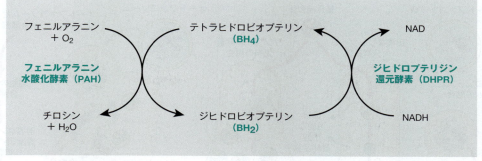

図 4.11　フェニルアラニン水酸化酵素代謝系
NADH（Nicotinamide adenine dinucleotide, reduced form）：ニコチンアミドアデニンジヌクレオチド（還元型）

における保因者検査が実施可能である．現在では，酵素注入療法が古典的な PKU 患者で試みられている．注入される酵素はフェニルアラニンアンモニアリアーゼ（あるいは PAL）として知られており，過剰なフェニルアラニンをアンモニアや他の代謝物に変換し，フェニルアラニンの毒性作用を軽減する．

■ ガラクトース血症

ガラクトース血症 galactosemia は，ガラクトース−1−リン酸ウリジルトランスフェラーゼ galactose-1-phosphate uridyltransferase（GALT）という酵素をコードする遺伝子の突然変異により生じる，ガラクトース代謝における常染色体潜性遺伝性疾患である．米国では新生児5万3,000人に1人の割合で発症する．**ラクターゼ** lactase は，腸管の微絨毛において乳汁中の主な炭水化物である乳糖を**グルコース** glucose と**ガラクトース** galactose に分解する．ガラクトースはいくつかの段階を経てグルコースとなるが，その一部で GALT という酵素を必要とする．このトランスフェラーゼの欠損により，ガラクトース−1−リン酸や**ガラクチトール** galactitol，その他の代謝産物が，肝臓や脾臓，水晶体，腎臓，大脳皮質，赤血球など多くの組織に蓄積する．

肝臓，眼，そして脳が主に障害を受ける臓器である．初期に発症する肝腫大は脂肪沈着によるところが大きいが，やがてアルコール性肝硬変に類似した広範囲の瘢痕化を併発する（第14章）．水晶体の混濁（白内障）は，蓄積したガラクチトール（代替代謝経路によって産生される）が水分を吸収して膨張し，その張力の増加によって起こると推測される．また中枢神経系においては，神経細胞の脱落，**グリオーシス** gliosis，浮腫などの非特異的変性が起こる．神経組織における**ガラクチトール量の増加が一因となることが推測されているが**，いまだに脳への明確な損傷機序はわかっていない．

生下時より患児は活動性に乏しく，哺乳が開始されて2〜3日で**嘔吐** vomiting や**下痢** diarrhea の症状が出現する．**黄疸** jaundice や**肝腫大** hepatomegaly は，通常，生後1週間以内に出現する．腎臓へのガラクトースおよびガラクトース−1−リン酸の蓄積は，アミノ酸輸送を阻害し，患児はアミノ酸尿を呈する．また大腸菌による劇症敗血症を引き起こす頻度も高い．新生児スクリーニングは米国で広く利用されている．それは乾燥血液スポットによる GALT 酵素活性の蛍光分析に基づいている．スクリーニングテストで陽性であれば，赤血球の GALT 量の定量的アッセイによって確認しなければならない．

ガラクトース血症の多くの臨床徴候や形態学的な変化は，食事からのガラクトース除去を最低でも生後2年間行うことで，予防あるいは改善することができる．もし生直後からガラクトース摂取制限を行えば，白内障や肝障害を予防することができ，発育障害は軽度となる．しかし食事制限を実施しても，年齢が高くなるにつれて言語障害や性腺機能不全（特に早期卵巣機能不全），また頻度は低いが運動失調を呈する．

■ リソソーム蓄積症

リソソーム lysosome は細胞がもつ消化装置で，**スフィンゴ脂質** sphingolipid や，**ムコ多糖類** mucopolysaccharide のような基質複合体を水溶性の最終産物へ分解そして再利用するために，さまざまな加水分解酵素をもっている．これらの基質は，細胞内小器官が新陳代謝の過程で**オートファジー** autophagy によりリソソーム内に取り込まれるか，あるいは細胞外物質がエンドサイトーシスあるいは貪食作用によって取り込まれることに由来すると思われる．遺伝的にリソソーム酵素が欠損すると代謝基質が不完全な状態で残り，部分的に分解された不溶性の代謝物がリソソーム内に蓄積する（図4.12）．不完全に消化された高分子が充満すると，リソソームは大きくなり，数が増え，正常な細胞機能を妨げてしまう．またリソソームの機能はオートファジーにも不可欠であるため，障害されたオートファジーによってポリユビキチンタンパクや機能不全のミトコンドリアといった，オートファジーの基質の追加貯蔵（additional storage）が生じる．この品質管理機構がないと，欠陥ミトコンドリアが蓄積し，フリーラジカルの発

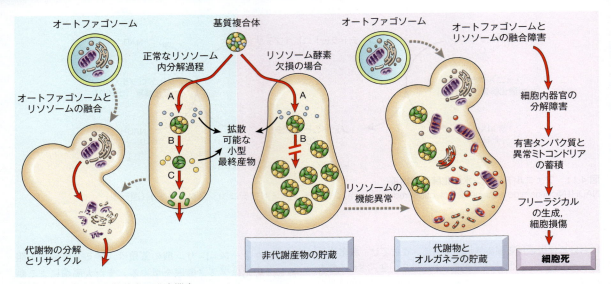

図 4.12　リソソーム蓄積症の発症機序
この例では，正常では A，B，C とラベルされた一連のリソソーム内酵素によって基質複合体が分解されて可溶性最終産物となる。いずれかの酵素に異常があると（例：酵素 B），異化が不完全となりリソソーム内に不溶性物質が蓄積する。この一次貯蔵に加え，不完全なオートファジーによって二次貯蔵と毒性作用が生じる。

表 4.3　代表的なリソソーム蓄積症

疾　患	欠損酵素	主な蓄積代謝物
糖原病，2 型ポンペ病	α-1,4 グルコシダーゼ（リソソームグルコシダーゼ）	グリコーゲン
スフィンゴリピドーシス GM1 ガングリオシドーシス	GM1 ガングリオシド β-ガラクトシダーゼ	GM1 ガングリオシド，ガラクトース含有オリゴ糖
GM2 ガングリオシドーシス テイ・サックス病 サンドホフ（Sandhoff）病	ヘキソサミニダーゼ A ヘキソサミニダーゼ A または B	GM2 ガングリオシド GM2 ガングリオシド，グロボシド
スルファチドーシス 異染性白質ジストロフィー クラッベ（Krabbe）病 ファブリー（Fabry）病 ゴーシェ病 ニーマン・ピック病：A 型および B 型	アリールスルファターゼ A ガラクトシルセラミダーゼ α-ガラクトシダーゼ A グルコセレブロシダーゼ スフィンゴミエリナーゼ	スルファチド ガラクトセレブロシド セラミドトリヘキソシド グルコセレブロシド スフィンゴミエリン
ムコ多糖症（MPS） MPS I H（ハーラー） MPS II（ハンター）	α-L-イズロニダーゼ L-イズロノ硫酸スルファターゼ	デルマタン硫酸，ヘパラン硫酸
ムコリピドーシス（ML） I 細胞病（ML II）および疑似ハーラー（pseudo-Hurler）ポリジストロフィー	マンノース-6-リン酸認識マーカーの形成に必須のリン酸化酵素の欠損。認識マーカーを欠く酸性加水分解酵素は，リソソームを標的とすることができず，細胞外に分泌される	ムコ多糖，糖脂質
他のリソソーム蓄積症 ウォルマン病 酸性リン酸欠乏症	酸性リパーゼ リソソーム酸性ホスファターゼ	コレステロールエステル，トリグリセリド リン酸エステル

生やアポトーシスを引き起こす可能性がある。

　おおよそ 70 の**リソソーム蓄積症** lysosomal storage disease（LSD）が同定されている。これらはリソソーム酵素，もしくは基質分解，エンドソームの選別，リソソーム膜の保全に関連するタンパク質の異常によって発症する。LSD は，基質および蓄積した代謝産物の生化学的性質に基づいて分類されてきた（**表 4.3**）。それぞれのグループはいくつかの疾患単位からなり，それぞれ特異的な酵素の欠損によって起こる。

　LSD 全体の頻度は出生 2,500 人当たり 1 人の割合だが，リソソーム機能不全はいくつかの一般的な疾患の病因に関連している。例えば，パーキンソン病が生じる重要な遺伝的リスク因子の 1 つはゴーシェ病の保因状態であり，事実上すべてのゴーシェ病患者はパーキンソン病を

発症する。ニーマン・ピック病C型はアルツハイマー病のリスクにつながる別のLSDである。このような相互関連性はリソソームの多機能性から生じる。リソソームは(1)オートファゴソームと結合することでオートファジーにおいて，(2)ファゴソームと結合することで免疫において，(3)細胞膜に結合することを通して，膜修復において重要な役割を担う。

分類は複雑だが，以下に述べる特徴はこのグループの大半の疾患で共通している。
- 常染色体潜性遺伝形式を示す。
- 乳幼児期に発症する。
- 不溶性の中間代謝物が単球食細胞系において蓄積することで肝脾腫をきたす。
- 神経障害を伴う中枢神経系の合併症が高頻度で起こる。
- 未消化物質の蓄積のみならず，マクロファージの活性化とサイトカイン放出のような二次的な**カスケード反応**により細胞機能障害が起こる。

これら疾患の患者の頻度は非常に低く，詳細な記述は専門の教科書や総説に譲ることとして，ここでは一般的な病態について少しだけ述べるにとどめる。

テイ・サックス病(GM2ガングリオシドーシス：ヘキソサミニダーゼα-サブユニット欠損症)

ガングリオシドーシス gangliosidosis は，糖脂質の異化作用をもつリソソーム酵素のなかの1つが欠損することによって，主に脳へ**ガングリオシド** ganglioside が蓄積する疾患である。関連するガングリオシドの種類によって，これらの疾患はGM1とGM2の2つの分類に大別される。**テイ・サックス病 Tay-Sachs disease** は全ガングリオシドーシスのなかで圧倒的に頻度が高く，GM2分解に必要な酵素である**ヘキソサミニダーゼA hexosaminidase A** のαサブユニット遺伝子の機能喪失型突然変異により生じる。100種以上の突然変異が報告されており，多くはタンパク質の折りたたみ構造や細胞内輸送を妨げる。**創始者効果 founder effect** により，テイ・サックス病は他の脂質蓄積症と同様に，アシュケナージ系ユダヤ人を祖先にもつ人の有病率が高く，ヘテロ接合保因者の頻度は30人当たり1人と見積もられている。アシュケナージ系ユダヤ人は東ヨーロッパと中央ヨーロッパを起源とし，米国のユダヤ人人口の90%以上を占めている。ヘテロ接合の保因者は血漿中のヘキソサミニダーゼ量の測定あるいはDNAシークエンスによって発見される。

発症機序

ヘキソサミニダーゼAが欠損すると，GM2ガングリオシドは，多くの組織(心臓，肝臓，脾臓，神経組織など)で蓄積するが，中枢神経系や自律神経系のニューロン，あるいは網膜に関連したものが臨床像として最も重要である。GM2の蓄積は，中枢神経系を通してニューロンや神経軸索，神経膠細胞に生じる。これらの細胞は膨化し，ときに泡沫化をきたす(図4.13A)。電子顕微鏡によって，リソソーム内に層状化したタマネギの皮のような渦巻き様構造をみることができる(図4.13B)。これらの病理学的変化は，脊髄を含む中枢神経，末梢神経，自律神経のすべてに観察される。また通常は，網膜にも病変が出現して網膜辺縁部において膨張した神経節細胞が蒼白色調を呈し，比較的正常に近い黄斑部分が"チェリーレッド色(cherry red)"の小領域として認識される。

ニューロン損傷の分子メカニズムは完全には解明されていない。多くの場合で突然変異タンパク質が異常な立体構造を示すため，いわゆる"変性タンパク質(unfolded protein)"反応を惹起する(第1章)。もしも，そのような構造異常の酵素が**シャペロン chaperone** による安定化を受けなければ，その細胞はプロテアソームによる分解を受け，ニューロン内の毒

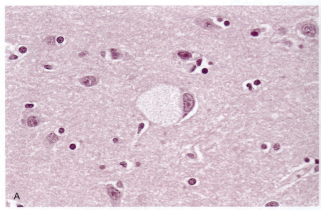 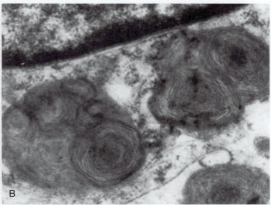

図4.13 テイ・サックス病の神経節細胞
A：光学顕微鏡下では，腫大したニューロンの脂肪空胞変性が明らかである。B：電子顕微鏡でニューロンの一部を観察すると，一部の核の直下に渦巻き様構造をもったリソソームが目立つ。(A：*Dr. Arthur Weinberg, Department of Pathology, University of Texas Southwestern Medical Center, Dallas, Texas.* B：*Dr. Joe Rutledge, Children's Regional Medical Center, Seattle, Washington.* の厚意による)

性基質や中間代謝物の蓄積につながる。これらの所見は，遅発性のテイ・サックス病と他の選択されたリソソーム蓄積症のいくつかの亜型に対する**分子シャペロン療法** molecular chaperone therapy の臨床試験に拍車をかけている。このような治療法では，血液脳関門を通過し，変異したタンパクに結合し，正しい折りたたみ構造を誘導する合成シャペロンを利用することになり，細胞の健康を回復するのに十分な酵素活性が生成される。

テイ・サックス病のなかで最も頻度の高い，乳幼児に発生する急性型では，生後3〜6か月から筋力低下が始まり，続いて神経障害，失明，重症中枢神経機能不全が起こり2〜3年で死に至る。

ニーマン・ピック病A型およびB型

ニーマン・ピック病 Niemann–Pick disease のA型とB型は類縁疾患であり，いずれも**酸性スフィンゴミエリナーゼ** acid sphingomyelinase の欠損と，その結果生じる**スフィンゴミエリン** sphingomyelin の蓄積を特徴とする。テイ・サックス病と同様に，ニーマン・ピック病のA型とB型はアシュケナージ系ユダヤ人を祖先にもつ人に発症率が高い。酸性スフィンゴミエリナーゼの遺伝子は父系染色体のエピジェネティックなサイレンシングの結果として，母系染色体から選択的に発現するインプリンティング遺伝子の1つである（後述）。

A型では，スフィンゴミエリナーゼの重度の欠損が起こり，スフィンゴミエリンから**セラミド** ceramide および**ホスホリルコリン** phosphorylcholine への変換が阻害され，過剰なスフィンゴミエリンが貪食細胞やニューロンに蓄積する。マクロファージの細胞内は脂肪複合体の小滴や粒子で溢れ，細胞質に微小な空胞や泡沫化が観察されるようになる（図4.14）。電子顕微鏡により，二次リソソームが充満したものであると確認できる。それらは，同心円状に層状構造を示し，ミエリンのようにみえる膜性細胞質小体（いわゆる"ゼブラ小体 zebra body"）をしばしば含んでいる。貪食細胞内への高度な蓄積をきたすため，最も障害が起こる臓器は脾臓，肝臓，骨髄，リンパ節そして肺であり，特に脾腫は顕著となりうる。加えて，脊髄や神経節を含む中枢神経系全体がこの重篤な経過をたどる。障害を受けたニューロンは，脂質の蓄積によって膨張し，空胞化が起こる。A型では，乳児期に著しい諸臓器腫大と重篤な神経障害が出現し，通常生後3年以内に死亡する。これに対して，ある程度機能が残存するスフィンゴミエリナーゼの突然変異に関連するB型では，臓器腫大はきたすものの神経学的症状は出現しない。白血球のスフィンゴミエリナーゼ活性の測定は本症の診断に有用であり，保因者を検出することも可能である。専門的な施設では，診断に分子遺伝学的検査も利用可能である。

ニーマン・ピック病C型

ニーマン・ピック病C型（NPC）は，かつてはA型やB型の類縁疾患と考えられていたが，分子学的にも生化学的にも異なる疾患であり，症例数はA型とB型の合計より多い。本症は*NPC1*と*NPC2*という関連した2つの遺伝子の変異によって発症し，多くの症例は*NPC1*変異が原因となっている。NPCは，他の主なリソソーム蓄積症と異なり，脂肪輸送の欠損が主な原因である。NPC1とNPC2は，いずれもリソソームから細胞質への遊離コレステロールの輸送に関連する（図4.6）。患者の細胞では，GM1，**GM2 ガングリオシドーシス** GM2 gangliosidosis におけるガングリオシドのように，細胞内にコレステロールが蓄積する。NPCは臨床的にさまざまな症状を呈するが，多くは小児期に，運動失調，核上性垂直注視麻痺，ジストニア，構音障害，精神運動発達遅滞などが出現する。

ゴーシェ病

ゴーシェ病 Gaucher disease は，**グルコセレブロシダーゼ** glucocerebrosidase という酵素をコードする遺伝子の突然変異によって発症し，その結果，この酵素欠損により，単核貪食細胞で糖脂質代謝の中間体であるグルコセレブロシドの蓄積が起こる。ゴーシェ病には常染色体潜性遺伝形式を示す3つの型があり，それぞれ異なる対立遺伝子上に突然変異が認められる。それらに共通していることは，セラミドに由来する糖残基の切断を触媒するグルコセレブロシダーゼの活性の欠損である。通常，糖脂質は老化した血球成分が破壊されて生じ，マクロファージによって主に肝臓，脾臓，骨髄において順次分解される。ゴーシェ病ではこの分解過程がグルコセレブロシドの段階で停止し，マクロファージに蓄積する。これらの細胞，すなわち"**ゴーシェ細胞** Gaucher cells"は腫大したリソソームによって，ときに100μmもの大きさに膨張し，特徴的な"しわしわのティッシュ

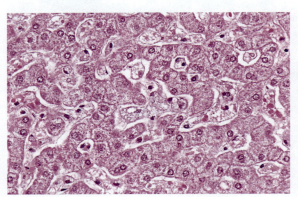

図4.14　ニーマン・ピック病A型における肝組織
肝細胞やクッパー細胞は脂肪の沈着により泡沫状変化あるいは空胞変性を起こしている。(Dr. Arthur Weinberg, Department of Pathology, University of Texas Southwestern Medical Center, Dallas, Texas. の厚意による)

メンデルの法則に従う疾患（単一遺伝子の変異による疾患）

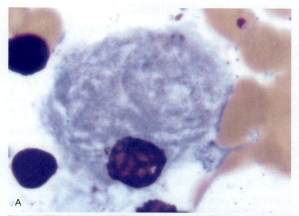

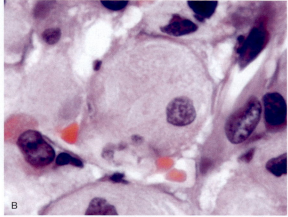

図4.15　ゴーシェ病の骨髄組織
AおよびB：ゴーシェ細胞はふっくらとしたマクロファージで，グルコセレブロシドの蓄積により，細胞質にしわくちゃのティッシュペーパーのような外観を示すのが特徴である。Aはライト染色，Bはヘマトキシリン・エオジン染色。（Dr. John Anastasi, Department of Pathology, University of Chicago, Chicago, Illinois. の厚意による）

ペーパー（wrinkled tissue paper）"様の細胞質像を呈する（図4.15）。現在，本症は貯蔵物質の負荷のみならず，マクロファージの活性化が関連していることが判明しており，病変部位の組織からインターロイキン（IL–1, IL–6）や腫瘍壊死因子（TNF）といったマクロファージ由来のサイトカインが高濃度で検出されている。

ゴーシェ病1型は**慢性非神経型 chronic non-neuronopathic form** ともよばれ，ゴーシェ病全体の99％を占める。本症は，臨床上あるいは放射線画像上，骨病変（骨減少，局所骨溶解，骨壊死）を70〜100％の症例に認めることを特徴とする。また，肝脾腫を認めるが中枢神経へは異常をきたさない。脾腫は，ときに腹部全体を占めるほど巨大になることもある。ゴーシェ細胞は肝臓，脾臓，リンパ節，骨髄に認められる。骨髄病変や骨皮質びらんは放射線画像にて確認できる所見であり，末梢血球減少症も引き起こす。骨変化は前述したマクロファージ由来のサイトカインが原因と考えられている。

他の病型と異なり1型は比較的生命予後がよい。アシュケナージ系ユダヤ人における1型保因者頻度はかなり高く，12人に1人に近い。一方，非ユダヤ人の保因率は40,000人に1人である。

2型および3型では神経学的徴候および症状を特徴とする。2型ではこれらの症状が乳児期に出現し（**急性乳児神経型 acute infantile neuronopathic form**），より重篤であるのに対して，3型は症状がやや遅れて乳幼児期に出現し，その程度は中等度である（**慢性神経型 chronic neuronopathic form**）。2型と3型の患者では肝臓や脾臓にも障害が現れるが，臨床徴候としては，痙攣や進行性の精神発達遅滞を含む神経学的異常症状が前面に出る。

すでに述べたように，グルコセレブロシド遺伝子の突然変異は，パーキンソン病の強力なリスク因子である。ゴーシェ病の患者はパーキンソン病に罹患するリスクが（コントロール群と比べ）20倍高く，パーキンソン病患者の5〜10％はグルコセレブロシダーゼをコードする遺伝子の突然変異をもつ。白血球中，あるいは培養した線維芽細胞中のグルコセレブロシド濃度測定は，本症の診断やヘテロ接合の保因者の検出に役立つ。DNA検査も利用可能である。

現在，ゴーシェ病1型に対し認可された治療は2つある。1つ目は，生涯にわたり遺伝子組み換えグルコセレブロシダーゼを点滴補充するものである。2つ目は，基質（グルコセレブロシド）を減らす治療として知られており，グルコセレブロシド合成酵素阻害薬を経口摂取する。これによりゴーシェ病の欠損酵素の基質である，グルコセレブロシドが全身性に減少する。基質を減らす治療が肝脾腫の減少や，血球数の改善，骨機能の改善につながることが確認された。他の新しい治療としては，補正された酵素を含む造血幹細胞を移植する遺伝子治療が挙げられる。

ムコ多糖症

ムコ多糖症 mucopolysaccharidosis（MPS）は，ムコ多糖類が分解されずにさまざまな組織に異常蓄積する疾患である。ムコ多糖は細胞外マトリックスの一部で，結合組織内の線維芽細胞によって合成される。大半のムコ多糖は分泌されるが，一部は複数の酵素が関連する代謝経路を通して，リソソーム内で分解される。いくつかの臨床病型が存在し，順にMPS Ⅰ〜Ⅶ型として分類され，それぞれが経路内の特異的な1酵素の欠損によって起こる。組織内には，ムコ多糖類のうち**デルマタン硫酸 dermatan sulfate**，**ヘパラン硫酸 heparan sulfate**，**ケラタン硫酸 keratan sulfate**，場合によっては**コンドロイチン硫酸 chondroitin sulfate** も蓄積する。

すべてのMPSに共通する特徴は，肝脾腫，骨格異常，心臓弁膜症，冠動脈を主体とするムコ多糖の血管内皮下沈着，そして脳病変である。冠動脈の内皮下病変により，心筋梗塞や心不全を引き起こす。大半の症例で**特徴的顔**

貌 coarse facial feature，角膜混濁 clouding of the cornea，関節拘縮 joint stiffness，知的障害 intellectual disability を合併する。尿中のムコ多糖排泄量もしばしば増加する。全病型のうち，ほとんどが常染色体潜性遺伝形式を示すが，ハンター症候群 Hunter syndrome だけは伴性潜性遺伝形式を示す。知られている 11 種の病型のうち，特徴的な 2 つの症候群についてのみ以下に概説する。

- ムコ多糖症 I 型（ハーラー症候群 Hurler syndrome）は，α-L-イズロニダーゼ α-L-iduronidase という酵素の欠損によって起こる。ハーラー症候群では，罹患児の寿命は 6〜10 年であり，しばしば心臓の合併症により死亡する。ムコ多糖の蓄積は，単球・マクロファージ系細胞や線維芽細胞，血管内皮細胞，血管壁の平滑筋細胞に認められる。腫大したそれらの細胞は淡明化した細胞質をもち，腫大し空胞化したリソソーム内に貯蔵物質を蓄積する。リソソーム内の封入体はニューロンにも観察され，知的障害 intellectual disability の原因であると考えられる。
- ムコ多糖症 II 型（ハンター症候群）は，L-イズロン酸スルファターゼ L-iduronate sulfatase の欠損により発症する。ハーラー症候群と異なり，伴性潜性遺伝形式を示す。また角膜混濁を呈さず比較的緩徐な経過を示す。診断は白血球内の α-L-イズロニダーゼの量を測定することで行われる。原因となる変異が多数あるため，DNA 診断は一般的ではない。

■ グリコーゲン蓄積症（糖原病）

グリコーゲン合成，および分解に関連する酵素が遺伝的に欠損すると，正常なグリコーゲンや異常なグリコーゲンがさまざまな組織で過剰に蓄積する可能性がある。蓄積するグリコーゲンの型や細胞内の局在，そして異常細胞の組織分布はそれぞれの欠損する酵素によって異なっている。蓄積する組織や細胞にかかわらず，グリコーゲンは主に細胞質に蓄積する。**糖原病 glycogenosis** の 1 つの亜型である**ポンペ病 Pompe disease** は，欠損する酵素がリソソームに存在するために，リソソーム蓄積症の形態を示す。大半の糖原病は"**酵素欠損症候群 missing enzyme syndrome**"と同じく常染色体潜性遺伝を示す。

おおよそ 12 種の糖原病がそれぞれに特異的な酵素欠損に則って分類されている。病態生理学的にそれらは大きく 3 つのカテゴリーに分類される（表 4.4）。

- **肝型**：肝臓は貯蔵グリコーゲンを合成するため，そして遊離グルコースに分解するための複数の酵素をもっている。したがって，グリコーゲン代謝に必要な肝酵素が欠損すると，**グリコーゲン蓄積に伴う肝腫大とグルコース産生不良による低血糖**，という 2 つの主要症状をきたす（図 4.16）。I 型糖原病である**フォン・ギールケ病 von Gierke disease** は，**グルコース-6-ホスファターゼ glucose-6-phosphatase** の欠損によって起こる，肝型糖原病の代表例である（表 4.4）。
- **筋型**：横紋筋において，グリコーゲンは重要なエネ

表 4.4 主な糖原病の分類

臨床病理学的分類	特異型	欠損酵素	形態学的変化	臨床的特徴
肝型	肝腎型（フォン・ギールケ病，I 型）	グルコース-6-ホスファターゼ	肝腫大：グリコーゲンや少量の脂肪の細胞質への蓄積，核内グリコーゲン蓄積 腎腫大：皮質尿細管上皮細胞の細胞質内へのグリコーゲン蓄積	未治療の患児は活気がなく，発育不良，肝腫大，腎腫大 グルコース利用阻害による低血糖およびそれに伴う痙攣 グルコース代謝異常に伴う脂質異常症，高尿酸血症により多くの患者が痛風や黄色腫に罹患 血小板機能低下による出血傾向 グルコース源を確保・維持する治療により多くの患者が生存，肝細胞腺腫などの晩期合併症を発症
筋型	マッカードル病（V 型）	筋ホスホリラーゼ	骨格筋のみ：主として筋線維鞘におけるグリコーゲン蓄積	激しい運動に関連した有痛性の痙攣 症例の半数にミオグロビン尿 発症年齢は 20 歳以上 静脈血中の乳酸値上昇による運動障害 寿命はほぼ正常
その他の型	全身の糖原病（ポンペ病，II 型）	リソソーム酸性 α グルコシダーゼ（酸性マルターゼ）	中等度肝腫大：グリコーゲンによるリソソームの腫大により細胞質のレース模様 心肥大：筋形質や膜結合へのグリコーゲン沈着 骨格筋：心に準ずる	著明な心肥大，筋緊張低下，そして 2 歳までに心肺機能不全 骨格筋のみの異常で，より症状が少ない成人では慢性のミオパシーを呈する

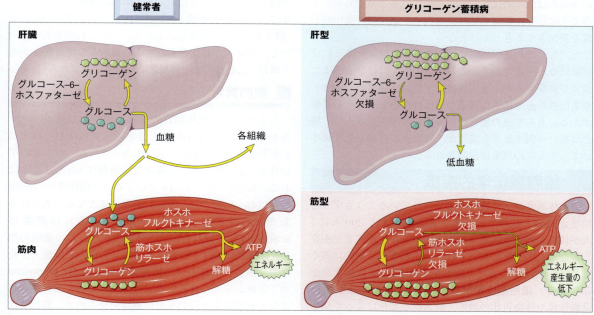

図4.16　グリコーゲン代謝
左：肝臓と骨格筋における正常グリコーゲン代謝の略図。右上段：グリコーゲン代謝に関連する肝酵素の遺伝的欠損による影響。右下段：骨格筋におけるグリコーゲン代謝酵素の欠損による影響。

ルギー源であり，糖原病の亜型のうち大半は筋病変を伴う。解糖系の酵素が欠損すると筋にグリコーゲンが蓄積し，その病変部位はエネルギー産生不良により筋力低下をきたす。**筋型糖原病の典型例では，運動後の筋痙攣，ミオグロビン尿の出現，そして解糖系の停止に伴う血中乳酸値の上昇による運動不能状態が出現する。**このカテゴリーには，**筋ホスホリラーゼ** muscle phosphorylase の欠損に起因するV型糖原病である**マッカードル病** McArdle disease および筋**ホスホフルクトキナーゼ** phosphofructokinase の欠損に起因するVII型糖原病が含まれる。

- II型糖原病（ポンペ病 Pompe disease）は**酸性αグルコシダーゼ** acid alpha glucosidase（リソソーム酸性マルターゼ）の欠損によって起こり，実質的にほぼすべての臓器にグリコーゲンが沈着するが，特に心肥大は著明となる（e図4.1）。患者の多くは発症後2年以内に心肺機能不全によって死亡する。グルコシダーゼによる補充療法は心筋障害からの回復と，若干の寿命の延長を見込める。

複合多因子疾患

複合多因子疾患 complex multigenic disorders は，"多因子疾患"または"**多遺伝子疾患** polygenic disorders"ともよばれ，遺伝子亜型と環境因子の相互作用によって引き起こされる。集団の少なくとも1％に存在する遺伝子亜型は，**遺伝子多型** polymorphism とよばれる。頻度の高い疾患において，共通の遺伝子亜型が存在すると仮定する場合，弱い影響と低い浸透率を示す複数の遺伝子多型が同時に遺伝することで複合多因子疾患を発症する。1型糖尿病のような複合多因子疾患の研究から，以下に示す3つの重要な事実が判明した。

- 複合多因子疾患は，複数の遺伝子多型の集合体が遺伝することで発症するが，それぞれの多型の重要度には差がある。例えば，1型糖尿病では20〜30の遺伝子多型が関連しているが，6〜7個は最も重要で，うち2〜3個のHLA対立遺伝子が危険度の50％以上に寄与している（第18章）。
- いくつかの多型は同じタイプの複数の疾患に共通するものもあれば，疾患特異的な多型も存在する。この関連性は，免疫応答を介する炎症性疾患において例証されている（第5章）。
- 疾患に関連する多型の多くは遺伝子をコードしない領域に存在し，遺伝子発現のエピジェネティック調節に影響するようである。

病気とは関係しないが，髪の色，目の色，皮膚の色や，身長，知能などの個人差のうちいくつかは，多遺伝子遺伝による影響を受けている。これらの個人差は，あらゆる集団において，亜型が継続的かつ横断的に認められる。しかし，環境因子は複合形質の表出に大きな変化をもたらす。例えば，2型糖尿病は複合多因子疾患の多くの特徴を有している。2型糖尿病患者に最初の臨床症状が出現するとき，しばしばすでに体重増加をきたしていると

いうことは臨床的にもよく知られていることである。このようにして、肥満や他の環境因子が糖尿病の遺伝的形質を表出させるきっかけとなる。

ただし、この遺伝形式に疾患の原因を帰することには慎重になるべきである。この帰属に関してはさまざまな要素が影響するが、まずは家族集積性の確認と、メンデル遺伝性疾患や染色体関連の遺伝性疾患を除外する必要がある。ある疾患の重症度が一定の範囲内でばらつく場合は複合多因子疾患を疑うが、表現度の差異や低浸透率によってもこの現象は説明される。

細胞遺伝学的疾患

染色体異常は、一般的に考えられているよりもずっと頻度が高い。試算では、新生児のおおよそ200人に1人が何らかの染色体異常を抱えている。正期産まで生存し得なかった胎児においては、その頻度は圧倒的に高くなり、妊娠3か月までの流産児の50%に染色体異常が存在する。**細胞遺伝学的疾患** cytogenetic disorders は常染色体や性染色体の数的・構造的な変化によって発生しうる。

染色体異常について述べる前に、細胞遺伝学者にとって基礎的なツールである**核型** karyotype 分析について概説する。核型分析は分裂中期の細胞を染色し、デジタル化して染色体長の長い順に並べたものである。染色体染色にはさまざまな技術が開発されている。広く利用されている**ギムザ染色** Giemsa stain (**G バンド法** G banding)では、それぞれの染色体に明と暗の縞模様(バンド)がさまざまな幅の特徴的なパターンとして示される(図4.17)。ギムザ染色によって、それぞれの染色体の同定と、バンドに変化をきたすような大きな構造異常がある場合に、その異常の局在まで知ることができる(後述)。

数的異常

ヒトでは、二倍体細胞の正常な染色体数は46本(すなわち、22本の常染色体と2本の性染色体がそれぞれ2本ずつあり、$2n=46$ と表される)である。いずれの半数体(n)も、整数倍した場合は**正倍数体** euploid とよばれる。染色体数の $3n$、$4n$ というものは**倍数体** polyploid とよばれ、胎児では、通常、自然流産となる。染色体本数が n の整数倍にならなければ、それは**異数体** aneuploid とよばれる。異数体の主原因には、細胞の第1減数分裂における接合子の相同染色体の不分離、または第2減数分裂における**姉妹染色分体** sister chromatid の不分離が挙げられる。後者は体細胞分裂においても起こり、その結果2つの異数体細胞を生み出す。異数体はまた、染色体のランダムな配置の後の相同染色体の対合不全によっても起こる(**有糸分裂後期遅滞** anaphase lag)。

分裂時に不分離が起こると、1本染色体が多い($n+1$)か、1本染色体が少ない($n-1$)配偶子が形成される。それらの配偶子が正常の配偶子と受精すると、染色体が1本多い**トリソミー** trisomy($2n+1$)もしくは1本少ない

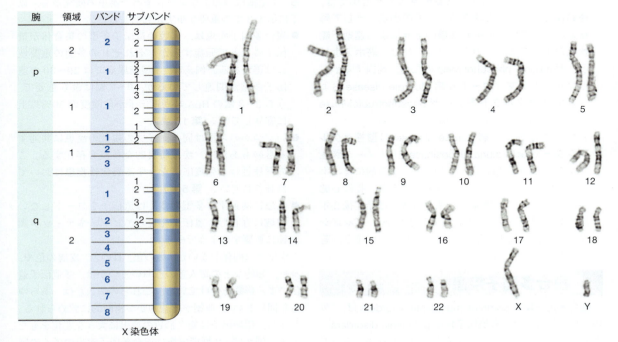

図4.17　男性(46, XY)のGバンド法による核型分析
左図はX染色体のバンドパターンを示し、その左に、長腕あるいは短腕、領域、バンド、サブバンドの命名法が記載されている。
(Dr. Stuart Schwartz, Department of Pathology, University of Chicago, Chicago, Illinois. の厚意による)

モノソミー monosomy（$2n-1$）となる．常染色体のモノソミーは生存が不可能であるが，一部の常染色体のトリソミーおよび性染色体のモノソミーは出生時までの発育が可能であり，21トリソミーの場合は成人期までの生存が可能となる．

　モザイク現象 mosaicism という用語は，異なる染色体の組み合わせをもつ細胞群が同一個体内に2種類以上存在することを指す．染色体本数についていえば，受精後の分裂時における染色体不分離によってトリソミーもしくはモノソミーの娘細胞が生み出され，後にそれらの細胞が**モザイク** mosaic を形成する．後述するように，性染色体に関連するモザイク現象は一般的に存在するが，常染色体ではまれである．

■ 構造上の異常

　染色体構造の変化は，一般的に染色体部分の欠失もしくは再構成によって染色体の正常構造が破綻することによって起こる．通常，この変化は細胞遺伝学的な略語として，p（petit：フランス語で"小さい"という意味）が短腕，qが長腕を示す記号を使って表記される．それぞれの腕は**動原体** centromere から遠位の方向へ数字による領域分けがなされる（1，2，3といったように）．さらに領域内でバンドが順番に並べられている（図4.17）．したがって2q34 は，第2番染色体長腕の第3領域，4番目のバンドとなる．染色体構造が破綻すると，以下に示す染色体の再構成（図4.18）が起こる．

- **転座** translocation は，染色体の一部が他の染色体へ移動することを意味し，通常その過程は互いの染色体の一部を交換するかたちで行われる．転座はまず，遺伝学的に略記して"t"と表され，続いて病変となるそれぞれの染色体番号が記される．例えば，46, XX, t(2;5)(q31;p14) であれば第2番染色体長腕の第3領域，1番目のバンドと，第5番染色体短腕第1領域，4番目のバンドが相互に入れ替わったことを示している．すべての断片が完全に入れ替わった場合は**均衡型相互転座** balanced reciprocal translocation（図4.18）となり，その場合，ブレークポイントの少なくとも1つが重要な遺伝子に関与していない限り染色体数は正常であり遺伝的構成要素は相補的に充足しているため，その個体に悪影響はない．しかし，配偶子形成時に異常な（不均衡な）配偶子が形成されると，受精後の接合体は異常なものとなる．また，特殊な例として，2つの末端動原体型染色体の転座により引き起こされる**中心融合型** centric fusion type または**ロバートソン転座** Robertsonian translocation とよばれる転座形式がある．一般的には動原体の近くで染色体の切断が起こり，2本の染色体の両短腕に影響が及ぶ．片方は非常に大きな染色体が形成され，もう片方は極端に短いものとなる（図4.18）．後者はその後，消失し，染色体総数は45本となる．末端動原体をもつ染色体の短腕には，重要度の低い遺伝子しか存在しない（リボソームRNAなど）ため，消失しても生存することが可能である．しかし，配偶子形成はうまくいかず，不均衡な配偶子が形成されることで病気の子孫が出現しうる．

- **同腕染色体** isochromosome は姉妹染色分体間で動原体周囲DNAの相同交換が行われた場合に生じ，2つのpアームまたは2つのqアームで構成される2つの染色体を生成する．そのうちの一方は2つのセントロメアを有し，もう一方は非動原体を有する．その後，非中心性の染色体が失われ，2本の短腕のみか，もしくは2本の長腕のみを有する染色体となる．新

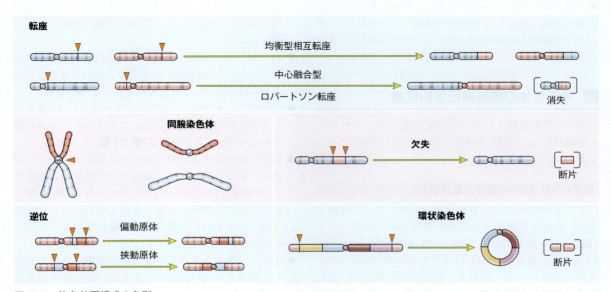

図4.18　染色体再構成の各型

生児に存在する最も頻度の高い同腕染色体は，X染色体の長腕でi(Xq)と表記される。正常X染色体を含む配偶子と受精が成立したときには，Xp遺伝子のモノソミーとなり，Xq遺伝子のトリソミーとなる。
- **欠失** deletion は染色体の一部が失われることを指す。1カ所の切断では末端の部分が欠失し，中間部分の2カ所の切断では，その近位端と遠位端の結合によってその間の部分が欠失する。切断によって脱落した断片は動原体を欠くため存在することが不可能となり，その部分に位置する遺伝子が消失する。
- **逆位** inversion は，染色体が2カ所で切断された後，放出された断片が通常とは反対の向きで再結合するときに起こる。
- **環状染色体** ring chromosome は，欠失の亜型である。染色体の両端が切断された後に，その部分同士で再結合し，環状となる。

染色体疾患の一般的特徴

- **染色体疾患** chromosomal disorders は，染色体の欠損(欠失やモノソミー)，過剰(トリソミー)，異常な再構成(転座)によって起こると考えられる。
- 一般的に染色体の欠損は，染色体が過剰な状態よりも重篤な状態となる。
- 過剰な染色体成分は，完全な染色体の過剰(例：トリソミー)や染色体の部分的過剰(例：**ロバートソン転座**)による。
- 性染色体の不均衡(過剰，欠損)は，類似の常染色体の不均衡よりも軽症である。
- 性染色体の疾患は，しばしばわずかな異常しかきたさないため，生下時に気づかれないことがある。一般的な主訴は不妊であるが，その場合，青年期までは診断できない。
- ほとんどの場合で染色体疾患は，新規に発症する(両親は健康であり，兄弟姉妹の発症リスクは低い)。**ダウン症候群** Down syndrome の転座型(後述)は，まれではあるものの，この原則の重要な例外である。

核型の変化をきたすいくつかの具体例を次に示す。

常染色体の細胞遺伝学的疾患

3つの常染色体トリソミー(21，18，13)と1つの欠失症候群(22qに影響)が検討に値するだけの頻度で発生する。

21トリソミー(ダウン症候群)

ダウン症候群は，21番染色体の余剰コピーを特徴とする，染色体疾患のなかで最も頻度が高い疾患である(図4.19)。患者のうち95%が**21トリソミー** trisomy 21 をもち，染色体総数は47本となる。すでに述べたように，21トリソミーの最も一般的な発症原因は，減数分裂時の**染色体不分離** meiotic nondisjunction である。

患児の両親は正常核型である。**母親の年齢は，ダウン症候群の発生率に強く影響する**。20歳以下の女性では，新生児1,550人中1人の発生率であるが，45歳以上では25人中1人に発生する。母年齢との相関関係は，ほとんどの場合で21番染色体の不分離が卵子で発生することを示唆している。実際に，余剰染色体の95%は母親由来である。加齢に伴う卵子における不分離の頻度増加の原因は，解明されていない。余剰染色体が父親由来である場合に，父親の年齢との相関関係はみられない。

21トリソミー患者のうち4%は，余剰な染色体成分が単体として存在せず，21番染色体の長腕が22番もしくは14番に転座して存在している。そのような場合の多くは家族性であり，両親のうちの1人からその染色体を受け継ぐ。典型例では，その親はロバートソン転座の保因者である。21トリソミー患者のおよそ1%は，46本と47本の染色体を混合してもつ**モザイク体** mosaic であり，これらは胚形成の早期段階における21番染色体の分裂時不分離によって起こる。そのような場合の臨床症状は，異常細胞の分布によりさまざまであるが軽症である。

ダウン症候群の臨床的特徴には，**平坦な顔貌，眼瞼裂斜上** oblique palpebral fissure，**内眼角贅皮** epicanthic fold があり(図4.19)，通常は出生時に認識できる。21トリソミーは重度の知的障害の主原因となり，おおよそ80%の症例で知能指数(IQ)は25〜50の間となる。これとは対照的に，ダウン症候群でモザイク体を示す患者は症状の変化が軽度で，知能は平均または平均に近いものとなる。ここまで述べてきた臨床所見や知的障害に加えて，いくつかの臨床的特徴を取り上げる。

- おおよそ40%の患者が先天性心疾患を合併する。その多くは心房中隔欠損や，房室弁奇形，心室中隔欠損といった心内膜床欠損による疾患である(第9章)。心合併症は乳幼児期の死因の大部分を占める。その他の先天性奇形として，食道や小腸の閉鎖も頻度が高い。
- 21トリソミーをもつ小児は，急性白血病を発症するリスクが10〜20倍高い。急性リンパ性白血病と急性骨髄性白血病のいずれをも発症しうる(第10章)。
- 実質的に，すべての21トリソミー患者は40歳を超えると，脳の変性疾患であるアルツハイマー病の特徴を示す神経症状が現れる(第21章)。
- ダウン症候群患者は異常な免疫応答を呈することがある。主なものとして，肺炎などの感染症の重症化や，甲状腺の自己免疫性疾患が挙げられる(第18章)。主にT細胞の機能に影響を及ぼす数々の異常が報告されているものの，免疫機構破綻の原因はいまだ不明である。
- さらに，他のさまざまな臓器系に影響を及ぼす異常も，通常より高い頻度で発生する。消化器系の異常(腸管狭窄やヒルシュスプルング病)，眼科系の異常

細胞遺伝学的疾患 115

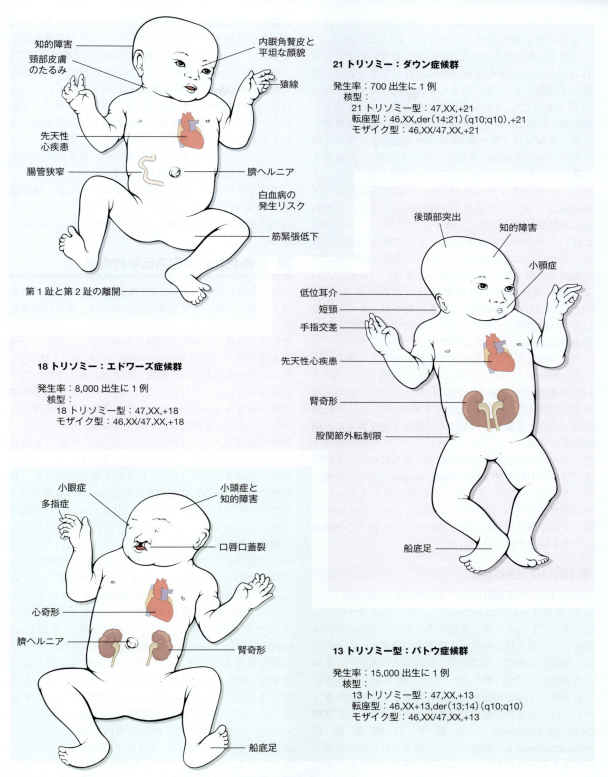

図 4.19 　常染色体トリソミーのうち頻度の高い 3 疾患の臨床的特徴と核型
核型は XX で示されているが，XY の場合もある。

（白内障や屈折異常），難聴，成長速度の低下，泌尿器系の異常（停留精巣および尿道下裂）などである。

このような問題を抱えてはいるが，治療の進歩により21トリソミー患者の生命予後は改善してきており，現在，平均寿命は60歳である（1983年時点で平均寿命は25歳であった）。ダウン症候群の核型は何十年も前から知られているが，疾患の分子学的基盤はいまだに難解である。アルツハイマー病 Alzheimer disease に関連するアミロイドβ前駆体の遺伝子など，染色体21に位置する遺伝子の余分な"用量"の関与が指摘されている。さらに，さまざまなマイクロRNAおよび長鎖非コードRNAによる遺伝子の制御が示唆されているが，いずれも因果関係は確立されていない。21トリソミーの診断にはいくつかの出生前スクリーニング検査が用いられる。これらには，母体の血中β-HCG濃度（上昇）および妊娠関連血漿タンパクA（PAPP）濃度（低下）の測定，および超音波検査による項部ひだの評価が含まれる。PAPPは合胞体栄養細胞によって分泌され，レベルが低い場合は胎盤機能の低下を示す。ダウン症候群におけるβ-HCG高値の根拠は明らかではない。

ダウン症候群の出生前分子診断はめざましく進歩している。母体血中のセルフリーDNA総量のうち，約5〜10％が胎児由来であり，遺伝子多型マーカーを同定できる。次世代シークエンサーを利用することで胎児DNA中の21番染色体に関連する遺伝子量を非常に正確に決定できる。この手法は21トリソミーやその他のトリソミーの出生前診断のため感度・特異度の高い非侵襲法（"リキッドバイオプシー liquid biopsy"）として登場した。現在のところ，スクリーニングテストあるいはリキッドバイオプシーで同定された21トリソミーの全例で，羊水穿刺で得られた胎児細胞を用いた従来の細胞遺伝学でも確認が行われている。

22q11.2欠失症候群

22q11.2欠失症候群 22q11.2 deletion syndrome には，第22染色体長腕にある22q11バンドの小さな中間部欠失によって起こる一連の疾患が含まれる。この症候群は臨床的に，先天性心疾患による流出路異常や，口蓋の異常，顔面形成異常，発達遅延，T細胞系の免疫不全を伴う胸腺形成不全症（第5章），そして低カルシウム血症を引き起こす副甲状腺形成不全を特徴とする（第18章）。かつては，これらの臨床的特徴は，**ディジョージ症候群** DiGeorge syndrome と **口蓋帆心顔症候群** velocardiofacial syndrome という異なった2つの疾患で現れると考えられていた。しかし，現在はいずれの疾患も22q11.2欠失が原因であると判明している。欠失する大きさや部位はさまざまであり，多様な臨床症状をきたすゆえんと考えられている。T細胞性免疫不全や低カルシウム血症が優位に出現する場合，その患者は**ディジョージ症候群**であると診断される。一方で，いわゆる**口蓋帆心顔症候群**の患者は免疫不全症は軽症であり，明らかな顔貌異常と心奇形を呈する。これらの奇形に加えて22q11.2欠失の患者は，統合失調症や双極性障害（躁うつ病）にかかりやすい。実際に，本症候群の成人患者の約25％に統合失調症が生じると推定されている。反対に，統合失調症の小児期発生例では，この領域の欠損は2〜3％みられる。22番染色体の病変部位は多数の遺伝子を含みタンパク質をコードするものもあれば，ノンコーディング（制御）RNAもあるため，本症候群の分子学的基盤は完全には解明されていない。

臨床症状からこの病態を疑うことはできるが，確定診断は一般的に蛍光 in situ ハイブリダイゼーション（FISH）法（後述図4.41B）により欠失を証明する必要がある。

性染色体の細胞遺伝学的疾患

性染色体の核型異常は，45, Xから49, XXXXYまで存在するが，これらの染色体をもつ個体は，生存自体は可能である。実際には，Y染色体が2本あるいは3本ありながら，表現型が通常の男性も存在する。このような極端な核型変化は常染色体においてみられることはない。性染色体異常における許容度の高さは，次の2つの因子に依存している。それは，(1) X染色体の不活化（ライオニゼーション lyonization），(2) Y染色体上の遺伝情報の少なさである。X染色体の不活化は Mary Lyon によって初めて提唱された。1962年に Lyon は，女性のX染色体は1本しか活性化していないことを発表した。X染色体不活化は受胎約16日という胎生早期に起こる。発育中の胎芽の細胞に存在する父親あるいは母親由来のX染色体のどちらかが無作為に不活化される。一度不活化されたX染色体は，その細胞の子孫の全細胞において不活化された状態となる。さらに，1本を除いたすべてのX染色体が不活化されるため，48, XXXXの女性でさえ活性化しているのはたった1本のX染色体のみである。この現象によって，女性が（男性に比べて）X染色体にコードされる表現型がなぜ2倍量にならないか，ということを説明できる。さらに，**ライオン仮説** Lyon hypothesis によって，なぜ女性がモザイク体，つまり活性化母方X染色体をもつ細胞と，活性化父方X染色体をもつ細胞との2種類の細胞集団を含んでいるかを説明できる。X染色体不活化の分子学的機序には *XIST* 遺伝子によりコードされる長鎖非コードRNAが関連している。この長鎖非コードRNAは核内に維持され，転写元のX染色体を"覆い"，染色体上の遺伝子をサイレンシングする。もう一方のアレルの *XIST* は活性化したX染色体上でスイッチオフとなり，このようにして1本のX染色体上の遺伝子のみが発現できる。

ライオン仮説は原則的に正しかったが，その後，改変されてきている。最も重要な点は，不活化X染色体上のすべての遺伝子が"スイッチオフ"となっているとい

う当初の想定が正しくはないことにある。実際にはX染色体の短腕(Xp)と長腕(Xq)の，それぞれ約30%と3%の遺伝子は，不活化を免れることが示唆されている。このことは，後述するX染色体モノソミー(ターナー症候群)を説明するための鍵となる。

Y染色体には男性への分化に関する情報のみが組み込まれていると考えられており，過剰に存在しても大きな問題とはならない。注目すべきはX染色体の個数に限らず，Y染色体が1本存在すれば表現型は男性となるという点である。男性への分化を誘導する遺伝子(SRY：Y染色体の性決定領域)は，Y染色体の短腕に存在する。

性染色体の異常に起因する2つの疾患，**クラインフェルター症候群** Klinefelter syndrome と**ターナー症候群** Turner syndrome を以下に概説する。

■ クラインフェルター症候群

クラインフェルター症候群は，2本以上のX染色体と，1本以上のY染色体を有する男性の性腺機能低下症と定義され，男性における性腺機能低下症の最も一般的な原因の1つである。患者の染色体は47,XXYであることが多く，減数分裂の際に性染色体の不分離が原因となって起こる。母親および父親の染色体不分離は，クラインフェルター症候群の発生に等しく寄与している。おおよそ15%の患者がモザイク体であり，その核型は46,XY/47,XXY や 47,XXY/48,XXXY などさまざまなパターンがある。モザイク体のなかに正常核型である46,XY が存在すると，臨床症状がより軽症となる。

臨床的特徴

クラインフェルター症候群は広範な臨床症状を呈する。個人によっては性腺機能低下症のみが出現することもあるが，多くの患者は足底から恥骨までが長いために容姿は細くなり，独特の外観を示す。顔面・体幹・恥骨の毛髪減少と**女性化乳房** gynecomastia も，よく現れる所見である。精巣は，ときに最大径が2cm程度しかないほど萎縮することもある。**精巣の萎縮** testicular atrophy によって，血清中テストステロン値は正常よりも低下し，**尿中ゴナドトロピン** urinary gonadotropin (FSH)値は上昇する。

ごく一部のクラインフェルター症候群患者のみが生殖機能を保持するが，そのような患者はおそらく46,XY細胞が多数を占めるモザイク体であると考えられる。不妊の原因は精子形成不全であり，ときに完全な無精子症を呈する。組織学的に精細管は硝子化し，組織標本においてゴースト様の構造として痕跡的に認められる。これとは対照的に，**ライディッヒ細胞** Leydig cell は，過形成あるいは，みかけ上，精細管の脱落によってその存在が目立つため，顕著となる。

認知能力は平均から平均以下の範囲であるが，言語能力は若干障害がある。クラインフェルター症候群の患者

は，いくつかの合併症を発症する。2型糖尿病やインスリン抵抗性を引き起こすメタボリックシンドロームの発症率が高い。また，先天性心疾患，特に成人の約50%にみられる僧帽弁逸脱症のリスクが高い。性腺外胚細胞腫瘍(主に縦隔奇形腫)を発症するリスクは20～30倍高い。さらに，乳癌や全身性エリテマトーデスなどの自己免疫疾患の発生頻度も高い。ここで説明する生態徴候は非常に多様であることに注意すべきであるが，性腺機能低下症は唯一の一貫した所見である。

■ ターナー症候群

ターナー症候群は，表現型が女性を示す原発性性腺機能低下を特徴とする疾患で，X染色体短腕における部分的あるいは完全なモノソミーが原因である。

通常の細胞遺伝学的手法では，ターナー症候群の患者には3種類の核型異常が認められる。

- 約57%はX染色体全体が欠損しており，45,X型の核型となる。残りの43%のうち，約3分の1(14%)はX染色体に構造異常があり，3分の2(29%)はモザイクとなる。
- X染色体の構造異常の通常の所見はX染色体の部分的モノソミーである。X染色体の構造異常には頻度の高い順に，(1)長腕の同腕染色体 isochromosome, 46,X,i(X)(q10)，その結果，短腕が失われる；(2)長腕と短腕の両方の一部が欠失し，環状染色体が形成される，46,X,r(X)；(3)短腕または長腕の一部が欠失する，46,X,del(Xq)または46,X,del(Xp)；がある。
- モザイクの患者は，45,X細胞集団と1つ以上の核型的に正常または異常な細胞型集団を有する。これらの核型の例には以下のものがある：(1)45,X/46,XX，(2)45,X/46,XY，(3)45,X/47,XXX，(4)45,X/46,X,i(X)(q10)。
  - ターナー症候群のモザイク患者の5～10%は，完全なY染色体(例えば，核型45,X/46,XY)または他の染色体上に転座したY染色体断片の存在により，Y染色体の配列を有している。これらの患者は性腺腫瘍(性腺芽細胞腫)の発生リスクが高くなる。

臨床的特徴

45,Xターナー症候群における典型的な臨床的特徴として，成長障害による異常な低身長(3パーセンタイル以下)，頸部リンパ管腫脹による頸部腫大(幼児期)および翼状頸(小児期)，後頭部の髪の生え際の低位，外反肘(前腕の運搬角増大)，乳頭間が通常より広い盾状胸，高いアーチの口蓋，手足のリンパ性浮腫，そして馬蹄型腎や大動脈弁二尖弁化あるいは大動脈狭窄などのさまざまな先天性奇形が挙げられる(図4.20)。

心血管系の奇形は小児期における死因の最たるものである。思春期になると，罹患した女児は通常の二次性徴

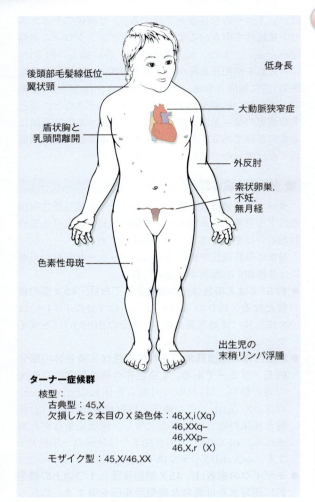

図 4.20　ターナー症候群の臨床的特徴と核型

を示さず，外性器は幼児性のままとなり，乳房発達はわずかで，陰毛もほとんど生えない。卵巣は，組織形態学的に卵胞を欠く線維性間質を伴う白色の索状構造へと変化し，大半の患者で原発性無月経となる。これらの患者の知能は通常は正常範囲内であるが，視覚・空間認識能力が若干劣ることがわかっている。興味深いことに，自己抗体による甲状腺機能低下症は，特にX染色体短腕（Xp）の同腕染色体をもつ女性に多く，50％もの患者が臨床的に甲状腺機能低下症を発症する。成人患者で，低身長と原発性無月経が両者存在する場合には，ターナー症候群を強く疑うべきである。ターナー症候群では，核型の多様性によって，表現型も実に多様となるため，そのことを理解することが重要である。X染色体の完全なモノソミーをもつ患者とは対照的に，モザイク体や部分欠失といった亜型を示す患者は，表現型所見がほとんどなく原発性無月経のみを生じることがある。診断は核型解析によって確定される。

発症機序

ターナー症候群の発症機序は，いまだ十分には解明されていないが，徐々に研究成果が現れてきている。前述したように，卵子形成の段階ではX染色体は2本とも活性状態にあり，卵巣の正常な発達に必要不可欠である。正常な胎児発達の過程で，卵巣は700万個もの卵母細胞を含んでいる。卵母細胞はその後徐々に消えていき，初潮を迎えるときには40万個にまで減少し，閉経する際には1万個以下しか残存しない。

ターナー症候群では，胎児の卵巣は発生初期の段階では正常であるが，2本目のX染色体を欠くことで卵母細胞が急激に減少し，2歳までに完全に消失する。このため，"閉経が初潮以前に起こる"状態となり，卵巣は，卵子や卵胞を欠く萎縮した線維束へと変化する（索状卵巣 streak ovary）。ターナー症候群の患者が，性腺以外にも異常を呈するということは，すなわち正常な成長と体組織の発達に必要な遺伝子がX染色体上に存在するはずである。これらの遺伝子の1つに，Xp22.33に存在する低身長ホメオボックス遺伝子 short stature homeobox（SHOX）があり，ターナー症候群の表現型に影響を与えている。この遺伝子は，2本あるX染色体の両者において不活化を免れているものの1つである。この遺伝子の特徴として，Y染色体短腕にも活性のある相同体が存在するという点が挙げられ，健常な男女はともに活性のあるこの遺伝子を2本有することとなる。SHOXの1本が欠失する場合，低身長をきたす。実際に，低身長以外は健常な小児のうち2〜5％にSHOX遺伝子の欠失が認められる。SHOX遺伝子の1本が欠失するという事実によって，ターナー症候群の発達障害を説明することができるが，他の重要な臨床的特徴である心奇形や内分泌器官の異常は説明がつかない。ただし，X染色体上に存在する他の遺伝子が関係していることは明白である。

非定型的な遺伝様式を示す単一遺伝子疾患

メンデル遺伝の法則に従わない，単一遺伝子突然変異による疾患は以下の3つに分類される。
- 3ヌクレオチド反復配列（トリプレットリピート）突然変異に由来する疾患
- ミトコンドリア遺伝子 mitochondrial genes の突然変異に由来する疾患
- ゲノムインプリンティングに関連する疾患

トリプレットリピート突然変異

脆弱X症候群（FXS）

脆弱X症候群 fragile X syndrome（FXS）は，3ヌクレオチドの長い反復配列を特徴とする突然変異疾患の典型である。この他に，トリプレットリピート突然変異に関連する疾患としてハンチントン病，筋ジストロフィー，さまざまな形態の脊髄小脳失調症などがある。このタイプの突然変異を原因とする約50の疾患が同定されており，これまでに発見されたすべての疾患に神経変性を

伴っている。これらの疾患では，特定の3ヌクレオチドの増幅がその遺伝子内で起こると，その遺伝子の機能が障害される。後述するように，トリプレットリピート突然変異の独特な特徴は，関連する遺伝子の非定型的な遺伝様式に反映される。

FXSは男性における知的障害の最も一般的な遺伝的原因であり，全体としてはダウン症候群に次いで2番目に多い。家族性精神遅滞1（*FMR1*）遺伝子の三塩基拡張変異に起因する。その罹患頻度は，男性が1,550人に1人，女性が8,000人に1人である。*FMR1*に影響する拡張変異は，当初はFXSの原因として発見されたが，現在では，**脆弱X関連振戦／運動失調症候群** fragile X-associated tremor/ataxia syndromeと**脆弱X関連早期卵巣機能不全** fragile X-associated primary ovarian insufficiencyの2つのよく定義された疾患にも存在することが知られている。

これらの疾患について，FXSの考察から説明する。この症候群の名前は，本症診断の原法となった核型分析におけるX染色体の所見に由来している。典型例では，患者から採取した細胞を葉酸不含培地で培養し核型分析すると，**X染色体の染色性の途絶や長腕の狭窄**が認められる。現在，この方法はトリプレットリピートの長さをDNA解析（後述）によって判定する方法に取って替わられている。臨床的に，罹患男性には重度の知的障害がある。下顎突出を伴う細長い顔や，大きく反り返った耳介，大きな精巣（**巨大睾丸 macroorchidism**）などの典型的な表現型を呈する。一部の患者にみられる過伸展性関節，高いアーチ状の口蓋，僧帽弁逸脱は結合組織障害を思わせる。これらの所見はFXS群に特徴的であるが，常に出現するわけではなく，ごく軽微なこともある。思春期後のFXS罹患男性において，少なくとも90％に認められる外見上の唯一の異常は巨大睾丸である。

知的障害に加えて，FXS患者ではいくつかの神経学的および精神神経学的症状が認められる。これらには，てんかん（30％の症例），攻撃的行動（90％の症例），自閉症スペクトラム障害，不安障害／多動性障害などが含まれる。

他の伴性遺伝性疾患と同じく，脆弱X症候群は男性に多く発症する。しかし，いくつかの家系を調査するうちに他の伴性潜性遺伝性疾患とは異なる遺伝様式を示すことがわかってきた（図4.21）。これらの特徴を以下に

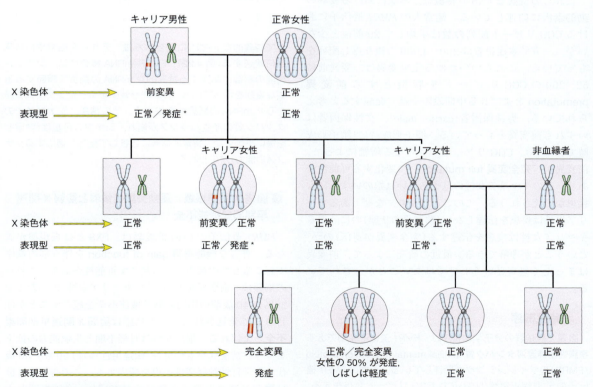

図4.21 脆弱X症候群家系
X染色体とY染色体を示す。第1世代では息子（男性）はすべて健常で，娘（女性）はすべてキャリアである点に注目（前変異を有する）。このキャリア女性の卵子形成時に，前変異は完全変異へ進行する。したがって，次世代では完全変異のX染色体を受け継いだ男性が発症する。しかしながら，完全変異を受け継いだ女性は50％のみが発症し，通常，軽症となる。＊本文で述べたように，保因者男性の50％が振戦／運動失調症候群を発症し，保因者女性の20％が早期卵巣不全を発症する。（Dr. Nancy Schneider, Department of Pathology, University of Texas Southwestern Medical School, Dallas, Texas. の厚意によるスケッチに基づく）

示す。

- **男性保因者**：家系調査や分子検査によって *FMR1* 遺伝子の 3 塩基伸長を有していることがわかっている保因男性のうち，おおよそ 20 〜 50％は典型的な神経学的症状が現れない。男性保因者は表現型的に正常な娘全員を介して罹患した孫に形質を伝えるため，**正常伝達男性** normal transmitting male とよばれる。
- **罹患女性**：約 20％の女性保因者が罹患する（すなわち，知的障害および後述する他の特徴を有する）。その数は他の X 連鎖潜性疾患よりもはるかに多い。
- **予期**(anticipation)：この用語は，脆弱 X 症候群の臨床症候が世代の継承とともに，変異がある男性からその孫息子へ，さらにその息子（つまりひ孫）へと悪化していく現象を示している。
- このような複雑な現象に加えて，最近の研究では，保因者の男女の一部が，表現型的にも機序的にも異なる疾患，**脆弱 X 関連振戦／運動失調症候群** fragile X-associated tremor/ataxia syndrome と **脆弱 X 関連早期卵巣不全** fragile X-associated primary ovarian insufficiency を発症することが明らかになってきた。これらについては後述する。

これらの奇異な FXS の特徴は，本症における変異の動的素因に関連している。健常人の *FMR1* 遺伝子における CGG リピート配列の数は平均して 29 前後と少ないが，一方で本症患者は 200 〜 4,000 の繰り返し配列をもっている。これらのいわゆる完全変異は，変異前に 52 〜 200 の CGG リピートを特徴とする **前変異** premutation とよばれる中間段階を経て発症すると考えられている。男性保因者(carrier male)，女性保因者はいずれも前変異をもっている。卵子形成時に（精子形成時ではない），CGG リピートのさらなる増幅によって，前変異が "**完全変異** full mutation" に変化する可能性があり，そのキャリア女性の息子あるいは娘のいずれにも疾患が伝達されうる。このことにより，なぜ，あるキャリア男性は疾患を伝達しない（前変異の状態）のに，あるキャリア女性は疾患を伝達する（完全変異が遺伝）のか，ということが理解できる。最近の研究によって，前変異はまったく無害というわけではないことが示されている。

発症機序

脆弱 X 症候群の分子学的機序は，*FMR1* 遺伝子産物である**家族性精神遅滞タンパク質** familial mental retardation protein (FMRP) のサイレンシングが関連している。正常 *FMR1* 遺伝子の 5' 非翻訳領域(UTR)には CGG リピートが存在する。トリプレットリピートがおおよそ 230 を超えると，遺伝子プロモーター領域を含む 5' 領域で DNA が高度にメチル化され，*FMR1* 遺伝子の転写を抑制する。FMRP は正常組織に広く分布しているが，脳や精巣ではより強く発現している。FMRP は RNA 結合タンパク質であり，細胞質から核へ運ばれ，そ

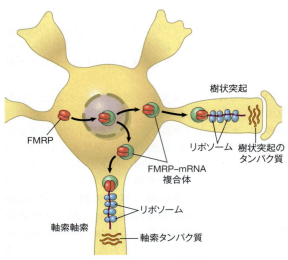

図 4.22　ニューロンにおける家族性精神発達遅滞タンパク質（FMRP）の作用モデル
FMRP は，シナプス接合部において，結合した mRNA からタンパク質の翻訳を調節する重要な物質である。局所的に産生されるこれらのタンパク質が，学習と記憶に重要なシナプス可塑性を制御する。（出典：Hin P, Warren ST: New insights into fragile X syndrome: from molecules to neurobehavior, Trends Biochem Sci 28:152, 2003.）

こで特異的な mRNA に結合した後，それらを軸索や樹状突起に輸送する（図 4.22）。FMRP-mRNA 複合体は，シナプス機能の制御に関連する特異的な mRNA の翻訳を調節する重要な役割を担っている。FMRP が減少すると，シナプスで結合した mRNA の翻訳が増加する。その結果，シナプスでのタンパク質の産生バランスが崩れ，シナプス可塑性（学習と記憶に不可欠な，特定の信号に応答して変化し適応するシナプスの能力）が失われる。

■ 脆弱 X 関連振戦／運動失調症候群と脆弱 X 関連早期卵巣機能不全

FMR1 遺伝子の CGG 前変異は，FXS とは表現型が異なる，有害な**機能獲得** gain of function を伴う別の機序で起こる 2 つの疾患も引き起こす可能性がある。これらの病態は，前変異をもつ女性（キャリア女性）のおおよそ 20％が 40 歳前の早期の卵巣機能不全を起こすことが注目されて発見された。この病態は**脆弱 X 関連早期卵巣不全**とよばれる。罹患女性は月経不順と生殖能力の低下を伴う。前変異をもつ男性（伝達男性）の約 50％が 50 歳代から進行性神経変性疾患を発症する。この神経症候群は**脆弱 X 関連振戦／運動失調**とよばれ，企図振戦と小脳運動失調を特徴とし，パーキンソニズムへ進展しうる。

発症機序

前変異はどのように疾患を生じさせるのだろうか？ キャリア女性と伝達男性患者の集団では，*FMR1*遺伝子はメチル化されてサイレンシングされるのではなく，CCGリピートを含む*FMR1*のmRNAが転写され続け，"有害物(toxic)"を形成する。FMR1はRNA結合タンパク質を動員し，正常な場所から隔離することでその機能を損なう。罹患した男性では，集積したFMR1 mRNAと隔離されたRNA結合タンパク質が核内に凝集し，中枢神経系と末梢神経系の両方で核内封入体を形成する。脆弱X関連早期卵巣不全の病態は，あまりよくわかっていない。FMR1 mRNAを含む凝集体が顆粒膜細胞や卵巣間質細胞で検出されている。おそらくこれらの凝集体が卵巣卵胞の早期死を引き起こす可能性がある。

先に触れたように，脆弱X症候群に加えて，多くの他の神経変性疾患においてトリプレットリピートの増幅が確認されている。一般的な原則を以下に示す。

- すべての症例において遺伝子機能がリピートの伸長により変化しているが，どの段階で前変異が完全変異に変化するのか，その正確な閾値は各々の疾患によって異なる。
- 脆弱X症候群では前変異から完全変異への進展が卵子形成期に起こるが，ハンチントン病などの他の疾患では精子形成の段階で前変異が完全変異に転換する。
- リピート伸長は遺伝子上のあらゆる部分で起こる可能性があり，脆弱X症候群のように非翻訳部位に影響するものと，ハンチントン病のように遺伝子コード領域に影響するものとの2つに大別される（図4.23）。通常，変異が遺伝子をコードしない領域に影響する場合は，タンパク質合成が抑制されることで"**機能の喪失**"が起こる（例：FMRP）。対照的に，遺伝子の翻訳部分に変異が起こると，正常タンパク質の機能を阻害する異常折りたたみタンパク質の生成が起こる（例：ハンチントン病）。これらのいわゆる"**有害な機能獲得** toxic gain-of-function"の突然変異にはポリグルタミン経路をコードするCAGリピート疾患が含まれ，主に神経系に異常をきたし，"**ポリグルタミン病** polyglutamine disease"とよばれることもある。細胞質内に異常折りたたみタンパク質が凝集して蓄積することが，これらの疾患に共通する特徴である。

■ ミトコンドリア遺伝子 *mitochondrial genes* の突然変異に起因する疾患

ミトコンドリアゲノムは，酸化的リン酸化反応に関する酵素をコードするいくつかの遺伝子をもっている。ミトコンドリアDNAは核DNAと異なる遺伝形式，すなわち**母系遺伝** maternal inheritance を示す。卵子がその豊富な細胞質に正常な量のミトコンドリアを有しているのに対し，精子はごく微量のミトコンドリアしかもっていないためである。したがって，受精卵におけるミトコンドリアの接合体DNAは，すべて卵子に由来する。このようにして，母親のみが男女を問わずすべての子孫にミトコンドリア遺伝子を伝達する。

ミトコンドリア遺伝子の突然変異による疾患はまれである。ミトコンドリア遺伝子は酸化的リン酸化にかかわる酵素をコードしているため，それらの遺伝子の変異によって起こる疾患では，中枢神経系や骨格筋，心筋，肝臓，腎臓といったような酸化的リン酸化に大きく依存する組織に障害をきたす。**レーバー遺伝性視神経症** Leber hereditary optic neuropathy はこの疾患群の典型例である。この神経変性疾患は進行性の両側性中心部視野欠損を主訴とし，最終的に失明に至る。

■ ゲノムインプリンティング：プラダー・ウィリー症候群およびアンジェルマン症候群

すべての人類は，母親と父親から相同染色体上に2つの常染色体を受け継いでいる。母親と父親に由来する正常な相同染色体の間には異なる点がないと長い間考えられてきた。実際に，ほとんどの遺伝子においてそれは真

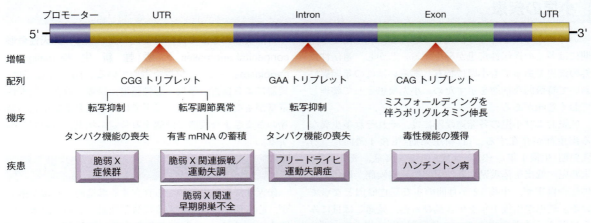

図4.23 ヌクレオチド反復の突然変異によって引き起こされる代表的疾患における増幅部位および異常塩基配列
UTR（Untranslated region）：非翻訳領域

実である。しかし現在，いくつかの父親由来遺伝子と母親由来遺伝子との間に機能的差異が存在するということが証明されている。これらの差異は**ゲノムインプリンティング** genomic imprinting とよばれるエピジェネティックな過程によって起こり，それにより父親あるいは母親の配偶子形成において，相同遺伝子に異なった"**不活化 inactivated**"が起こる。**母親由来のインプリンティング** maternal imprinting は母親由来の対立遺伝子における転写のサイレンシングを引き起こし，これとは別に**父親由来のインプリンティング** paternal imprinting は父親由来の対立遺伝子の不活化をきたす。分子レベルでは，インプリンティングは遺伝子プロモーターのメチル化や，DNA に結合するヒストンタンパク質の修飾に関連しており，それらは遺伝子のサイレンシングを引き起こす。インプリンティングは卵子や精子の段階で起こり，その接合体である受精卵に由来するすべての体細胞に伝達される。

ゲノムインプリンティングは**プラダー・ウィリー症候群** Prader–Willi syndrome および**アンジェルマン症候群** Angelman syndrome という2つのまれな遺伝性疾患を考えるとわかりやすい。

プラダー・ウィリー症候群は，知的障害，低身長，筋緊張低下，肥満，小さな手足，性腺機能低下症を特徴とする疾患である。60〜75％の症例で，第15番染色体の長腕におけるq12バンドの中間部欠失〔del(15)(q11;q13)〕が検出される。このような**症例で欠失は父親由来の第15番染色体に起こる**。プラダー・ウィリー症候群に対し，表現型が異なるアンジェルマン症候群の患者では，母親由来の同じ染色体部位に欠失が起こる。アンジェルマン症候群においても知的障害がみられるが，加えて失調性歩行，てんかん発作，異常な笑顔を示す。これらの2つの症候群を比較することで，"由来する親"が及ぼす遺伝子の機能を明らかにすることができる。もしも，第15番染色体に含まれる父親由来と母親由来の遺伝子すべてが同じように発現されるのならば，両親のどちらの由来かにかかわらず，欠失による臨床症状は完全に一致するはずである。

発症機序

これら2つの症候群の分子学的機序はインプリンティングの考え方で理解できる（図4.24）。母親由来の染色体15q12上の遺伝子群がインプリンティング（すなわち，サイレンシング）されると，父親由来の染色体のみが機能する対立遺伝子となる。もし，父親由来の染色体上のこれら遺伝子が欠失すると，患者はプラダー・ウィリー症候群を発症する。プラダー・ウィリー症候群において欠失している遺伝子群のうち，最も病態にかかわる候補として，メッセンジャーRNAのプロセシングに関連する，複数の異なった核小体低分子RNAs(snoRNAs)をコードする遺伝子群が考えられている。反対に，15番染色体の同じ領域に存在する別の遺伝子である *UBE3A* は，父親由来の染色体上でインプリンティングされている。*UBE3A* はユビキチンリガーゼをコードするが，ユビキチンリガーゼとは，ユビキチンを付加することで他の細胞内タンパクをプロテアソーム分解の標的とする酵素の一群である。*UBE3A* は母親由来の対立遺伝子のみで正常に機能する。第15番染色体にある母親由来のこの遺伝子が欠失すると，アンジェルマン症候群を発症する。アンジェルマン症候群の神経学的症状は，主に *UBE3A* の発現の消失が脳の特定の領域でみられることに起因する。

細胞遺伝学的異常を示さないプラダー・ウィリー症候群患者の分子レベルの研究によって，いくつかの症例において構造的に正常な第15番染色体は両者とも母親由来であることがわかっている。**片方の親から染色体を2本とも受け継ぐことは片親性ダイソミー** uniparental disomy **とよばれる**。結果的に15番染色体欠失患者の場合と同じとなり，関与するsnoRNA遺伝子の機能的コピーは存在しない。予想されるとおり，父親由来の第15番染色体の片親性ダイソミーによってもアンジェルマン症候群が起こりうる。

小児の疾患

いくつかの例とともに前述してきたが，乳児期と小児期には多くの遺伝性疾患が発生する。しかし，遺伝性以外の疾患であっても小児に特有，あるいはこの年齢層において特徴的な病態を示すため，小児疾患として整理しておく意味がある。

乳児および小児の各発達段階には，それぞれ多少異なる疾患群が存在する。(1)新生児期（生後4週間），(2)乳児期（生後1年），(3)1〜4歳，(4)5〜14歳。先天異常，未熟児・低出生体重児，乳幼児突然死症候群，母体の合併症や傷害が，生後12か月間の主な死亡原因となっている。乳児が生後1年を生き延びると，見通しは目にみえて明るくなる。次の2つの年齢層（1〜4歳，5〜9歳）では，事故による不慮の傷害が主な死因である。自然疾患のなかでは，重要性の高い順に，**先天性奇形** congenital anomalies と **悪性新生物** malignant neoplasms が大きな位置を占めている。10〜14歳では，銃器による傷害，事故，悪性腫瘍，自殺，殺人，先天性奇形が主な死因である。以下では，乳児および小児の発達のさまざまな段階で遭遇する特定の状況について説明する。

先天性奇形

先天性奇形は生下時から存在する構造的な異常を指すが，心奇形や腎奇形のように数年経過しないと臨床的に明らかにならないものも存在する。**先天性 congenital** という用語は，後述する内容から明らかなように遺伝的

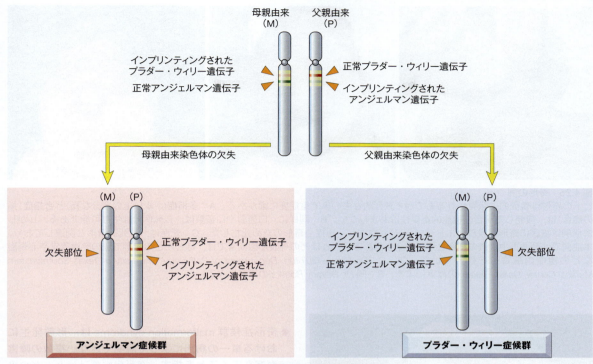

図4.24 アンジェルマン症候群とプラダー・ウィリー症候群の遺伝学的特徴
15q.12が欠失した15番染色体を示す。

素因によるものばかりではなく，それを除外するものでもない．米国において，毎年約12万の新生児（新生児33人中1人の頻度）が，構造的な障害を伴って生まれると推定されている．先天性奇形は乳児死亡の主要な原因である．さらに，その後の数年間にわたって，先天性奇形は疾患や身体障害，そして死亡の大きな要因となる．

先天性奇形の病因や病態を考える前に，形態発生の異常に関するいくつかの用語の定義を確認しておくことが重要である．

- 奇形 malformation は，形態発生における根本的な異常である．発生過程そのものに本質的な異常が存在する．奇形は，単一遺伝子や染色体の欠損よりも，通常，多因子による影響で発生する．奇形にはいろいろなパターンが認められる．心疾患をはじめとするいくつかの疾患では，単一の臓器に異常が出現するが，その他の疾患では多くの臓器や組織にまたがって複数の異常が出現することもありうる（図4.25）．
- 破壊 disruption は，それまでの成長過程では正常であった臓器や体の一部が，二次的に破壊された結果として起こる．したがって，奇形とは異なり，破壊は形態発生における外的要因によって起こる．例えば羊膜帯 amniotic band は，羊膜の破裂によって形成された"帯（バンド）"であり，発育中の胎児の一部を締めつけて圧迫し，接触して障害をきたす．これは破壊の古典的な例である（図4.26）．さまざまな環境因子が破壊を起こしうる（後述）．当然ながら，破壊は遺伝することがないため，次の妊娠における再発率には影響しない．
- 変形 deformation も破壊と同じく，形態発生における内因性異常というよりは外的要因によって起こるものを指す．変形は頻度が高く，新生児のおおよそ2％にさまざまな程度の異常をきたす．これらの異常の原因は，異常な生体力学的外力による限局性，または全身性の胎児圧迫であり，その結果としてさまざまな構造異常をきたす．変形の最たる原因は子宮圧迫である．妊娠35〜38週の間に胎児の成長は子宮の成長速度を上回り，羊水（クッションの役割を果たす）の相対的な量は減少する．このように，健常な胎児でさえも何らかのかたちで子宮内での圧迫を受けるが，初産や小さな子宮，子宮奇形（双角子宮），子宮筋腫などといった母体の状態によっては，胎児に対する過剰な圧迫の頻度が増加する．一方，胎児に関連した要因として，多胎や羊水過少，異常胎位などが挙げられる．
- 連鎖 sequence とは，臓器発生における単一の異常によって二次的に発生した複数の先天性奇形のことを指す．先行する異常としては，奇形，変形，破壊のいずれもありうる．この最たる例は，羊水過少症連鎖（ポッター症候群 Potter syndrome）である（図4.27A）．羊水過少症 oligohydramnios（羊水量の

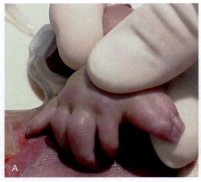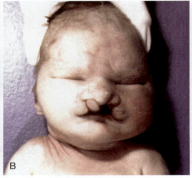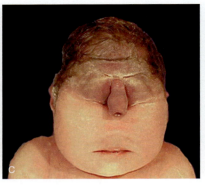

図 4.25　奇形の例
ヒトの奇形は偶発的に発見されるものから致死的なものまで重症度に幅がある。A：**多指症**（1 本以上の余分な指）と**合指症**（指の癒合）は，孤発した場合の機能的重要性はあまりない。B：同様に，口唇裂や口蓋裂は，孤発例では生存可能である。しかし本症例は根底に奇形症候群（13 トリソミー）が存在し，重症心奇形のため死亡した。C：死産は，致死的奇形と関連しており，本症例では顔面正中構造の癒合と形成不全を認める。これほどの外表形態異常では，ほとんどの症例で脳の発達異常や心奇形などの重症内臓奇形を伴っている。（A，C：Dr. Reade Quinton. Department of Pathology, University of Texas Southwestern Medical Center, Dallas, Texas. の厚意による。B：同 Dr. Beverly Rogers の厚意による）

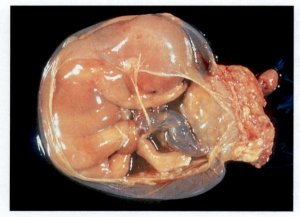

図 4.26　羊膜帯による破壊
写真の例では，羊膜右側に胎盤があり，羊膜の束が羊膜嚢の頂点から伸び，胎児の足に巻きついているのがわかる。（Dr. Theonia Boyd, Children's Hospital of Boston, Boston, Massachusetts. の厚意による）

- 奇形症候群 malformation syndrome は，形態発生における単一の病因によって説明できない複数の障害が存在することを指す。奇形症候群はほとんどの場合，単一の病態（例：ウイルス感染や特異的な染色体異常）が原因となっており，複数の組織に同時に異常をきたす。
- 上述した全体的な定義に加えて，いくつかの一般的な用語が臓器特異的な奇形に用いられている。"**無発生 agenesis**"は，ある臓器もしくは発生原基の完全な欠落を示す。一方，"**形成不全 aplasia**"は臓器の不完全な発達を，"**低形成 hypoplasia**"は発育不全を示す。"**閉鎖 atresia**"は通常，消化管や胆管といった管腔臓器，もしくは導管が開通していない状態を指す。

病　因

現在わかっているヒト奇形の原因は，**遺伝**，**環境**，**多因子**（表 4.5）という 3 つの大きなカテゴリーに分類することができる。ただし，報告例のおおよそ半数は原因不明であった。

奇形の**遺伝的要因**は，これまで述べてきた遺伝性疾患の発生機序をすべて包含する。実際，すべての染色体異常は先天性奇形をきたす。ダウン症候群や他のトリソミー，ターナー症候群，クラインフェルター症候群が例として挙げられる。染色体疾患の多くは配偶子形成の段階で発生するため，家族性発生とはならない。メンデル遺伝を特徴とする単一遺伝子突然変異は，主要な奇形の原因となりうる。例えば，全前脳胞症はヒトにおける前脳と顔面正中の発生異常のなかで最も頻度が高いが（第 21 章），家族性の場合，**ヘッジホッグシグナル経路 hedgehog signaling pathway** に影響する機能喪失型変

減少）は，羊膜の破綻による慢性的な羊水の漏出や，母親の高血圧症，重度の妊娠中毒症による胎盤機能不全，そして胎児の腎低形成（羊水の主要構成成分は胎児尿であるため）といった，母体，胎盤，あるいは胎児自身に起因するさまざまな原因により起こると考えられている。羊水過少による胎児圧迫の結果，扁平な顔貌や手足の位置異常などの典型的所見が新生児に現れる（図 4.27B）。また患児の股関節が脱臼することもある。胸壁や肺の発育も妨げられ，程度によっては生存が不可能なこともしばしばである。これらの発達異常の関連性（連鎖）に気づかず主病変が見逃されれば，一連のものが奇形症候群であると誤診される可能性がある。

先天性奇形

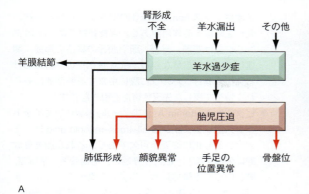

表 4.5　ヒトの先天性奇形の原因

原因	奇形の頻度(%)[a]
遺伝性	
染色体異常	10〜15
メンデル遺伝	2〜10
環境性	
母体／胎盤感染 　風疹 　トキソプラズマ症 　梅毒 　サイトメガロウイルス感染症 　HIV感染症 　ジカウイルス感染症	2〜3
母体の病的状態 　糖尿病 　フェニルケトン尿症 　内分泌障害	6〜8
薬剤および化学物質 　アルコール 　葉酸拮抗薬 　アンドロゲン 　フェニトイン 　サリドマイド 　ワルファリン 　13-cis-レチノイン酸 　その他	〜1
放射線曝露	〜1
多因子性	20〜25
原因不明	40〜60

[a] 死産児を除く。
（出典：Stevenson RE, et al.（eds）: Human Malformations and Related Anomalies. New York, 1993 Oxford University Press, p 115）

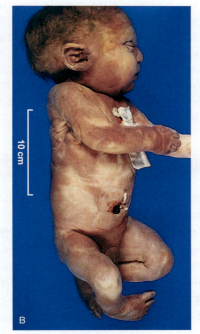

図 4.27
A：羊水過少症（ポッター症候群）の病因。B：羊膜結節は羊膜上にみられる小結節である。これは，胎児皮膚の胎脂に由来する扁平上皮の集合体からなる。羊膜結節は，羊水過少症による羊膜と胎児皮膚の擦り傷が原因で生じる。羊水過少症（ポッター症候群）の乳児。扁平な顔貌と足の変形（内反尖足）に注目。

異と関連している。

　妊娠中に母体がウイルス感染や，薬剤，放射線曝露など，**環境の影響**を受けることにより胎児の奇形を引き起こす可能性がある（"**奇形**"という名称は，この文中では厳密に用いられていない。これらの異常は厳密には**破壊**を意味する）。表 4.5 に示したウイルス感染のなかで，風疹は 19 世紀と 20 世紀早期に猛威をふるった。高所得国ではワクチン接種によって**母体の風疹** maternal rubella と，その結果として起こる**胎芽病** embryopathy がほとんどみられなくなった。母体の**ジカウイルス** Zika virus 感染は中枢神経系の重度奇形を生じうる（後述）。さまざまな種類の薬剤や化学物質に催奇形性があるが，おそらくこれらの物質によって起こる先天性奇形の割合は 1% にも満たない。これらのなかには**サリドマイド** thalidomide，アルコール，抗痙攣薬，ワルファリン（経口抗凝固薬），そして **13-cis-レチノイン酸 13-cis-retinoic acid**（重症のニキビ治療薬）が含まれる。**サリドマイド** thalidomide はかつて欧州において精神安定剤として用いられ，現在はある種のがんの治療に使用されているが，きわめて高い確率（50〜80%）で四肢の奇形を引き起こす。アルコールは重要な外因性催奇形因子でもある。妊娠中にアルコールを過剰摂取した母体から生まれた乳児は，摂取したアルコールの量と摂取時の妊娠年齢によって，出生前と出生後の発達遅延や，顔面奇形（**小脳症** microcephaly，短い眼裂，上顎の発育不全），そして精神運動異常（**胎児アルコール症候群** fetal alcohol syndrome）をきたす。タバコの煙由来のニコチンは，催奇形因子としての確証を得られてはいないが，妊娠喫煙者は高頻度に自然流産や早期陣痛，そして**胎盤異常** placental abnormality をきたし，産まれてきた子はしばしば低出生体重となり，また**乳児突然死症候群** sudden infant death syndrome（SIDS）に陥りやすいとされている。これらを踏まえると，妊娠中はタバコの煙への曝露

を避けるのがベストである。表4.5に示した母体の病態のなかで，**糖尿病 diabetes** は頻度が高く，出生前の産科的モニタリングと血糖コントロールを励行していても，糖尿病の母親から生まれる子の主要な奇形の発生頻度は，多くの報告例で6〜10％の間にある。母親の高血糖状態が引き起こす胎児の高インスリン状態は，巨大児（臓器肥大，体脂肪と筋量の増加）を生み出す。**糖尿病胎芽病 diabetic embryopathy** にみられる主要な奇形には，心奇形や神経管欠損，その他の中枢神経系奇形などが挙げられる。

多因子遺伝 multifactorial inheritance は，環境の影響と2つ以上の遺伝子による小さな影響との相互作用を意味し，先天性奇形の遺伝的要因として最も頻度が高い。このカテゴリーには口唇口蓋裂や神経管欠損などの比較的頻度が高い奇形が含まれる。多因子遺伝に対する環境因子の重要性は，受胎前後の葉酸摂取による神経管欠損発症頻度の劇的な減少によって裏づけられている。多因子疾患の再発危険率や伝達様式については本章に前述したとおりである。

発症機序

先天性奇形の発症機序は複雑で，いまだ十分には理解されていないが，原因のいかんにかかわらず2つの重要な基本原則が関連している。

1. 出生前の侵襲のタイミングは，奇形の発症自体や出現する奇形の型に重要な影響を及ぼしている。ヒトの子宮内における発育は2つの段階に分けられる。それは(1)妊娠9週までを占める胎芽期と，それ以降の(2)出生に至るまでの胎児期である。
   - **初期胎芽期 early embryonic period**（受精後3週間）には，有害物質がわずかな細胞に損傷を与えるだけで，胚は欠損することなく回復することもあれば，十分な細胞が死滅して流産を引き起こすこともある。第3週から第9週の間，胎芽は催奇形性に対してきわめて高い感受性を示し，そのピークは4〜5週の間に存在する。この期間に胚細胞層から諸臓器が形成される。
   - **器官形成期 fetal period** 後の胎児期には主として臓器のさらなる成長と成熟が起こり，催奇形性因子に対する感受性は大きく減少する。その一方で，胎児は発育遅延や形成された臓器の損傷を受けやすくなる。したがって，同じ物質であっても曝露時期により違った催奇形性を示す可能性がある。
2. 環境における催奇形物質と遺伝的異常との複雑な関連を裏づけるものとして，環境因子による侵襲によって引き起こされる形態発生異常の特徴は，催奇形物質の標的となる経路における遺伝的欠陥によって起こる異常としばしば類似するという点が挙げられる。
   - **バルプロ酸 valproic acid** は抗痙攣薬であり，催奇形物質として知られている。バルプロ酸は，個体発生において非常に重要な働きを示す転写因子であるホメオボックス homeobox(HOX)タンパク質の一群の発現を阻害する作用がある。脊椎動物では，HOXタンパク質は四肢，脊椎，頭や顔面の構造の形成に関連している。当然ながら，HOX遺伝子の一群における突然変異は，バルプロ酸に由来する胎芽病にみられる特徴を模した先天性奇形を引き起こす。
   - **ビタミンA vitamin A**（レチノール）誘導体である**全トランス型レチノイン酸 all-trans-retinoic acid** は，正常発生と分化に必要不可欠であり，これが胎児形成期に欠損すると，眼，生殖器系，心血管系，横隔膜，肺といった多臓器にわたる多くの奇形を引き起こす（第7章，出生後のビタミンA欠乏を参照）。逆に，過剰なレチノイン酸（ニキビの治療薬）への胎内曝露も催奇形性がある。レチノイン酸胎児症は，中枢神経系，心臓，頭蓋顔面の欠損（**口唇裂 cleft lip，口蓋裂 cleft palate** など）を特徴とする。頭蓋や顔面の異常については，レチノイン酸に由来する，口蓋形成に関与する**トランスフォーミング増殖因子β（TGF-β）**のシグナル経路の異常な調節により引き起こされると考えられている。

周産期感染症

胎児や新生児の感染は，経腟的あるいは経胎盤的に起こると考えられる。

- **経腟的感染 transcervical infection**（あるいは**上行性感染 ascending infection**）は，腟および子宮頸管から微生物感染が広まることで生じ，子宮内部からあるいは出産を契機に感染すると考えられる。多くの細菌（例：**α溶連菌 α-hemolytic streptococcus**）感染と少数のウイルス（例：**単純ヘルペスウイルス herpes simplex**）感染は，この経路で感染が成立する。感染した羊水を肺へ"吸入"するか，あるいは周産期に感染した産道を通過することによりこの微生物は胎児に感染する。この感染経路は通常，肺炎，重症な場合は敗血症や髄膜炎の原因となる。子宮内胎児感染は早産の一般的な原因である。
- **経胎盤的感染 transplacental infection**（あるいは**血行性感染 hematogenous infection**）は，母体血流が絨毛経由で胎盤を通過して胎児の血流へ混入することで成立し，妊娠期間中はいつでも起こりうる。また，ときとして，周産期において母体−胎児間の血液混合を経て感染する（例：B型肝炎，ヒト免疫不全ウイルス）。多くの寄生虫（**トキソプラズマ toxoplasma** や**マラリア malaria**）感染とウイルス感染，そして少数の細菌（**リステリア Listeria，トレポネーマ Treponema**）感染もまた，この血行性経路により成立する。これらの感染の臨床的な症状はきわめて多様であり，それらは妊娠期間における感染時期と感染する微生物に大きく左右される。最も重要な経胎盤

感染症は，その頭文字をとって TORCH 症候群とよばれる。TORCH 症候群を構成する感染症は，**トキソプラズマ** toxoplasma（T），**風疹ウイルス** rubella virus（R），**サイトメガロウイルス** cytomegalovirus（C），**ヘルペスウイルス** herpesvirus（H），そして**梅毒トレポネーマ** Treponema pallidum などの他（O：others）の数種の微生物が含まれる。これらの感染症は臨床的・病理学的に類似した症候を引き起こすため，同じグループとして扱われる。妊娠初期に胎児がTORCH 症候群に罹患すると，出生後に発達遅延，知的障害，白内障，先天性心奇形などの慢性的な続発症を引き起こす。一方で，妊娠後期に罹患すると，炎症に合併した組織傷害（例：脳炎，脈絡網膜炎，肝脾腫，肺炎，心筋炎）を発症する。ジカウイルスが母体から胎児に伝播する新たな因子として出現し，小脳症や脳の障害を含む深刻な結果を伴う。

早産児および子宮内発育遅延

早 産

早産 prematurity は，妊娠 37 週未満での出産と定義され，新生児の死亡原因として 2 番目（先天性奇形に次いで）に挙げられる。正期産以前に産まれた乳児は，通常より体重が軽い（2,500 g 未満）。早産に至る主なリスク因子には以下のものがある。

- **早期前期破水** preterm premature rupture of membranes（PPROM）および**前期破水** premature rupture of membranes（PROM）：PPROM は全妊娠の約 3％に合併し，早産の 3 分の 1 を占める。陣痛開始前の**破水** rupture of membranes（ROM）には，自然分娩と誘発分娩がある。PPROM は，妊娠 37 週以前に発生した自然破水を指す（そのため"早産 preterm"という注釈がある）。対照的に，PROM は妊娠 37 週以降に起こる自然分娩を指す。この区別は，37 週を過ぎると胎児への関連リスクが大幅に低下するため重要である。
- **子宮内感染** intrauterine infection：これは早産の主な原因（症例の約 25％）であり，通常，胎盤膜の炎症（絨毛膜羊膜炎）や臍帯の炎症（臍帯炎）を伴う。早産の原因となる子宮内感染に関与する微生物は，**ウレアプラズマ・ウレアリティクム** Ureaplasma urealyticum，**マイコプラズマ・ホミニス** Mycoplasma hominis，**ガードネレラ・バジナリス** Gardnerella vaginalis，**トリコモナス** Trichomonas，**淋菌** Neisseria gonorrhea，**クラミジア** Chlamydia である。
- **子宮，子宮頸部，胎盤の構造異常**：子宮の変形（子宮筋腫などによる），子宮頸部の構造的支持の低下，前置胎盤，および胎盤早期剥離（第 17 章）は，早産のリスク増加と関連している。早産児は臓器系が未熟であるため，**新生児呼吸窮迫症候群** neonatal respiratory distress syndrome（肺硝子膜症 hyaline membrane disease ともよばれる），**壊死性腸炎** necrotizing enterocolitis，**敗血症** sepsis，**脳室上衣下・脳室内出血** intraventricular and germinal matrix hemorrhage 等，いくつかの重要な合併症に対して特に脆弱である（第 21 章）。

胎児発育不全

早産児は出生体重が軽いが，妊娠週数で補正すると適正体重である場合が多い。反対に，2,500 g 未満の乳児のうち 1/3 は正期産であり，発育不良の状態であり（small-for-gestational-age, SGA），**胎児発育不全** fetal growth restriction に起因する。胎児発育不全は，胎児自体や母体，胎盤奇形などが原因となって起こるが，多くの場合で特定の原因はわかっていない。

- **母体要因**：このカテゴリーは，SGA の乳児における成長障害の原因として圧倒的に頻度が高い。これらの要因には，**子癇前症** preeclampsia（第 17 章）や**慢性高血圧症** chronic hypertension といった重要な血管系の疾患がある。後天性または遺伝性の凝固能亢進は，胎児発育不全の要因として認識されつつある（第 3 章）。避けうる原因として，母親の麻薬使用，アルコール摂取，過度の喫煙などがある。これらの原因は，成長制限や先天性奇形の発症に関与している。催奇形性薬物（例，フェニトイン）と非催奇形性薬物の両方が胎児発育不全に関与している。母体の栄養不良（特に，長期にわたる低血糖）も胎児の発育に影響を及ぼすことがある。
- **胎児異常** fetal abnormalities：このカテゴリーにおける病態は，母体からの栄養補給は十分にあるにもかかわらず，胎児の成長力が弱いことで引き起こされ，染色体疾患，先天性奇形，そして先天性感染が含まれる。胎児感染は，発育抑制を示すすべての新生児においてその存在を考慮されるべきであり，頻度が高い原因としては TORCH 症候群（前述）がある。胎児側にもともとの原因が存在する場合は，成長遅延は**左右対称性**（あらゆる臓器が同等に影響を受ける）となる。
- **胎盤異常** placental abnormalities：子宮胎盤の血液補給を脅かすすべての因子が含まれる。前置胎盤（胎盤付着位置の低位）や，胎盤早期剥離（胎盤後面の血塊によって脱落膜から胎盤が剥離する），あるいは胎盤梗塞が例として挙げられる。成長障害が胎盤（母体）の異常で起こった場合，胎児の成長障害は非対称性（肝臓などの臓器と比較して，脳は影響を受けにくい）となる。

成長が障害された新生児は，周産期に問題があるだけでなく，その障害は小児期や成人期まで続く。このような患児は脳機能障害や学習障害，感覚障害（視覚，聴覚）を合併しやすい。

新生児呼吸窮迫症候群

新生児の呼吸不全の最も一般的な原因は**呼吸窮迫（促迫）症候群 respiratory distress syndrome（RDS）**である。RDS は，この病態に陥った新生児の肺の末梢部分に"膜"が形成されるため，**硝子膜病 hyaline membrane disease** ともよばれている。RDS は主に未熟児の疾患であり，妊娠 28 週未満で生まれた乳児の約 60％，妊娠 28〜34 週の間に生まれた乳児の 30％，妊娠 34 週以降に生まれた乳児では 5％未満に発症する。その他の要因としては，男性，母親の糖尿病，帝王切開による出産などがある。新生児呼吸困難の頻度の低い原因としては，母親の過度の鎮静薬投与，分娩中の胎児頭部損傷，血液または羊水の誤嚥，頸部への臍帯の巻きつきによる臍帯圧迫に続発する子宮内低酸素症などがある。

発症機序

RDS の根本的な原因は，未熟肺における**サーファクタント surfactant** の合成不足にある。サーファクタントは界面活性作用をもつリン脂質複合体で，主に**ジパルミトイルホスファチジルコリン dipalmitoylphosphatidylcholine（レシチン lecithin）**と，これに加え少なくとも 2 つ以上の**サーファクタント関連タンパク質群 surfactant-associated protein** からなる。正常肺機能におけるサーファクタント関連タンパク質の重要性は，サーファクタント関連遺伝子の機能消失変異により，先天的にサーファクタントが欠損した新生児が重症呼吸不全を引き起こす事実から推し量ることができる。サーファクタントは II 型肺胞上皮細胞から産生され，健常な新生児の最初の呼吸時に肺胞の表面を素早く覆い，表面張力を低下させることによって肺胞腔を開存するために必要な圧を低下させる。サーファクタントがなくなると，肺胞は虚脱しやすくなり，肺胞を開存させるために 1 回ごとの呼吸においてより大きな吸気努力が必要となる。新生児はすぐに呼吸動作で疲弊してしまい，肺全体に無気肺が発生する。その結果，低酸素血症が起こり，一連の機序から肺胞上皮および血管内皮が損傷されて最終的に硝子膜を形成する（図 4.28）。この病態はサーファクタント補充療法によって劇的に改善する。

サーファクタント合成はホルモンによる調節を受けている。副腎皮質ステロイドはサーファクタント脂質とその関連タンパク質の形成を促進する。したがって，子宮内のストレスにより胎児の成長抑制をきたす病態においては，副腎皮質ステロイドが増加して，RDS のリスクを低減させる。反対に，母体が糖尿病である新生児は代償的にインスリン濃度が上昇しており，サーファクタント合成は抑制される。母体が糖尿病の場合，新生児は RDS を発症するリスクが高くなる。また，陣痛はサーファクタント合成を促進するため，陣痛発来前の帝王切開もまた発症リスクを上昇させる可能性がある。

形態学

RDS に罹患した乳児の肺は，大きさは正常であるが，重く，

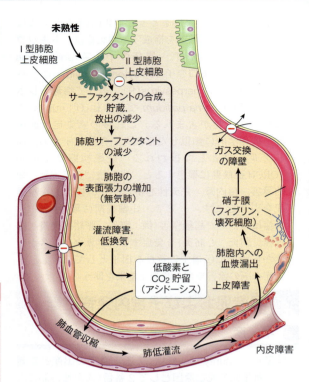

図 4.28　呼吸窮迫（促迫）症候群の発症機序（本文参照）

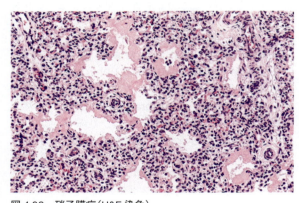

図 4.29　硝子膜病（H&E 染色）
無気肺と肺胞拡張が交互に存在している。拡張した肺胞を好酸性の肥厚した硝子膜が覆っている。

含気が少ない。色調はまだら状の紫色で，顕微鏡的に組織は充実性であり，未熟で全体として肺胞が虚脱している（無気肺）。生後数時間で死亡した新生児では，終末細気管支や肺胞管には壊死性の細胞片しか存在しない。病期が進むと，特徴的な**好酸性硝子膜 eosinophilic hyaline membrane** が呼吸細気管支や肺胞管，肺胞に存在するようになる（図 4.29）。これらの"膜"は壊死性の II 型肺胞上皮細胞 type II pneumocytes とともにフィブリンを生成するフィブリノーゲンなどが主となる血管外に滲出した血漿タンパク質が混在している。これらの膜では，好中球浸潤を伴う炎症はほとんどみられない。

硝子膜の形成は，死産児や出生後短時間で死亡した新生児には観察されない．数日後に死亡した新生児の場合には，修復による変化としてⅡ型肺胞上皮細胞の増生や間質の線維化が観察される．

臨床的特徴

サーファクタント補充療法が行われる以前の年代における古典的な臨床症状は，既述したとおりである．現在，新生児RDSの臨床経過は，新生児の成熟度，出生体重，治療開始の迅速さに左右される．RDSは予防に重点が置かれ，胎児の肺が成熟するまで出産を遅らせたり，出生前のステロイドによりリスクのある胎児の肺成熟を促したりすることによって発症をコントロールする．これらの目的を達成するには，正確に胎児の肺の成熟度を評価することが必要不可欠となる．肺からの分泌物は羊水中に排出されているため，羊水中リン脂質を解析することによって肺胞表面に存在するサーファクタント量を推測することができる．極度の未熟新生児（妊娠28週未満）に対する出生時の予防的なサーファクタント投与は非常に有益なものであり，この治療により現在は急性RDSで死亡する新生児は少なくなった．

合併症がない症例では，3～4日以内に回復し始める．人工呼吸器による酸素投与は治療の一部であるが，長期間の高濃度酸素投与は2つのよく知られた合併症を引き起こす．それは，眼における**未熟児網膜症 retinopathy of prematurity**（水晶体後部線維増殖症 retrolental fibroplasia ともよばれる）と**気管支肺異形成症 bronchopulmonary dysplasia**である．より侵襲の少ない換気手法や出生前グルココルチコイド（ステロイド）療法，そして予防的サーファクタント補充療法によって，現在では両合併症ともあまりみられなくなった．それらについて簡単に説明する．

- 未熟児網膜症には2段階の発症機序がある．RDS治療に伴う**酸素過剰期 hyperoxic phase**（第一相）では，血管新生を誘導する**血管内皮増殖因子 vascular endothelial growth factor（VEGF）**発現が著減し，血管内皮細胞のアポトーシスを引き起こす．VEGF値は室内気呼吸となり第一相に比して低酸素条件下になった後に再上昇し（第二相），網膜の病変に特徴的な網膜血管の増殖（**血管新生 neovascularization**）を引き起こす．
- **気管支肺異形成 bronchopulmonary dysplasia**における主な異常は，**肺胞隔壁の著減**（肺胞腔が大きく単調な構造を示す）と異常血管の構築である．高酸素血症，過換気，未熟性，炎症性サイトカイン，血管発育不全などの複数の因子が，気管支肺異形成症の発生に関与しており，おそらく相乗的に障害を促進する．

RDSから回復した乳児は，**動脈管開存症 patent ductus arteriosus（PDA），脳室内出血，壊死性腸炎（NEC）**など，早産に伴う他のさまざまな合併症をも発症する危険性がある．技術の進歩によってRDSに罹患した多くの新生児の命を助けたとしても，結局は未熟児の脆弱な面が表面化してしまうのである．

壊死性腸炎

壊死性腸炎 necrotizing enterocolitis（NEC）は未熟児に最も多く発症し，発症頻度は妊娠週数に反比例する．極低出生体重児（＜1,500 g）では，出生10人につきおおよそ1人の頻度で発生する．

発症機序

NECの病因は多因子性であり，関連する因子としては，(1) 腸粘膜バリアおよび免疫系の未熟，(2) 腸内細菌叢の変化とそれに伴う潜在的病原性細菌の増殖，(3) サイトカインおよびケモカインの放出を伴う宿主の炎症反応の亢進，が挙げられる．数多くの**炎症性物質 inflammatory mediator**がNEC発症に関連している．特に，**血小板活性化因子 platelet-activating factor**は腸管細胞のアポトーシスを促進し，細胞間の**タイトジャンクション tight junction**を損なうことにより腸粘膜の透過性を亢進させ，"火に油を注ぐ"状態となってしまう．**未熟性 prematurity**に加え，ほとんどの症例が経腸授乳と関連していることから，出生後の何らかの障害（細菌の侵入など）が，組織破壊を引き起こすカスケードの引き金となっているようである．

形態学

NECは，回腸末端，盲腸，上行結腸に発生することが多いが，小腸や大腸のどこにでも発生しうる．多くの症例で病変部位に膨張，脆弱化，うっ血がみられ（図4.30），ときに壊疽性変化，すなわち腹膜炎を合併した腸穿孔が起こりうる．NECにおける組織学的特徴には，粘膜あるいは全層性の凝固壊死，潰瘍形成，細菌増殖，そして粘膜下気泡がある．急性症状が軽快すると間もなく，肉芽形成や線維化といった組織修復に伴う変化を認める．

臨床的特徴

臨床経過はきわめて典型的で，血便と腹部膨満で発症し，循環系は不安定となる．腹部X線写真では，しばしば腸壁中にガスの貯留（**腸壁気腫症 pneumatosis intestinalis**）が確認される．NECは，早期発見された場合しばしば保存的に治療できるが，多くの症例（20～60％）は，壊死した腸管を切除する手術の適応となる．NECは周産期における死亡率が高く，生存した患児も治癒過程において線維化による**壊死性腸炎後狭窄症 post-NEC stricture**をしばしば発症する．

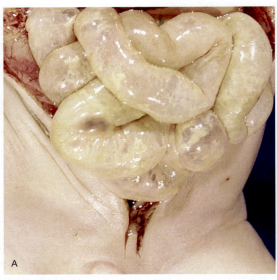 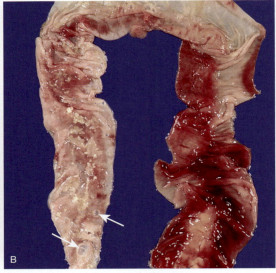

図 4.30　壊死性腸炎
A：重症例の病理解剖では，小腸全体が高度に膨満し，壁が著明に菲薄化している（通常これは腸穿孔の切迫を示唆する）。B：回腸のうっ血がみられる部分は，出血性梗塞と貫壁性壊死に一致している。粘膜下の気泡（腸壁嚢状気腫）が数カ所に見受けられる（矢印）。

乳児突然死症候群

　米国立小児保健発育研究所により，**乳児突然死症候群** sudden infant death syndrome（SIDS）は "1 歳未満の乳児の突然死で，全身解剖や死亡状況の調査，病歴の調査を含めた徹底的な症例検討を実施しても死因の特定に至らないもの" と定義されている。ただし，乳児期の突然死の多くの症例は，解剖により，解剖学的または生化学的な根拠が判明している（表 4.6）。これらは SIDS として分類されるべきではなく，**予期しない突然の死亡** sudden unexpected infant death（SUID）として分類されるべきである。疾病管理予防センターは，SIDS が米国における SUID 症例の約半分を占めていると推定している。厳密な定義はさておき，SIDS の一般的なイメージは，乳児が寝ている間に死亡する，すなわちベビーベッド上死亡（crib death）もしくはゆりかご死（cot death）という一般用語が示すとおりである。

　SIDS は米国において，1 か月～1 歳までの乳児死因のトップであり，乳幼児期を通じて，先天性奇形と未熟児および低出生体重児の疾患に次ぐ，死因の第 3 位を占めている。全症例の 90％ で乳児は 6 か月未満であり，その多くは 2～4 か月の間で起こる。兄や姉に SIDS があった場合の相対リスクは 5 倍高くなるが，児童虐待による外傷はすべての場合において慎重に除外されなければならない。

表 4.6　乳児突然死症候群（SIDS）に関連する因子

親側要因
母体の若年性（20 歳未満）
妊娠中の母体喫煙
父親あるいは母親の薬物乱用，特に父親のマリファナ，母親のアヘン，コカイン使用
短い妊娠間隔
胎児検診の遅れ，もしくは未受診
社会経済的貧困層

胎児側要因
覚醒と心肺機能制御の発達遅延に関連した脳幹機能障害
未熟児および低出生体重児
男児
多胎出産児
兄姉の SIDS 既往

環境要因
腹臥位就寝
柔らかい場所での就寝
異常高温

予期せぬ乳児突然死において死後検出された異常（SUID）[a]
感染
ウイルス性心筋炎
気管支肺炎
生前不明であった先天性奇形
先天性大動脈狭窄
肺動脈から異常に分枝した左冠動脈
乳児虐待による外傷
故意による死亡（実子殺害）
遺伝的および代謝性の欠陥
QT 延長症候群（SCN5A または KCNQ1 の突然変異）
脂肪酸酸化疾患（MCAD の突然変異）

[a] SIDS の原因は SUID だけではない。むしろ SIDS は除外診断である。死体解剖によって SUID がしばしば判明する場合もある。厳密には，そのような症例には SIDS という病名をつけるべきではない。

発症機序

SIDSは，症例ごとに多種多様な原因が入り混じる多因子性の病態である。3つの相互作用する因子，(1)急死に対し脆弱な乳児であること，(2)心肺制御の発達の遅れ，(3)1つ以上の外来性ストレス因子，が提唱されている。このモデルによれば，いくつかの因子によって重要な発達期(生後1か月～1歳)の脆弱性を高める。これらの因子が両親もしくは乳児自身に由来する一方で，外来性ストレス因子は環境に由来する(表4.6)。いくつもの因子が乳児の脆弱性の原因として挙げられているが，最も説得力のある仮説は，SIDSが覚醒と心肺機能の調節の発達遅延と関連しているというものである。脳幹，特に延髄は，睡眠中に遭遇する一時的な二酸化炭素濃度の上昇や低酸素，温度変化などの有害刺激に対する人体の"覚醒 arousal"反応において中心的な役割を担っている。髄質のセロトニン作動系(5-HT)は，これらの"覚醒"応答ならびに呼吸数，血圧，および上部気道反射などの重要な恒常性機能の調節に関係している。脳幹におけるセロトニン依存性シグナル伝達の異常は，一部の乳児のSIDSの根底にあるものと考えられる。

可能性のある原因のうち，うつ伏せ寝，柔らかい床での就寝および温度ストレスは，SIDSのリスク因子として最も重要で，かつ避けられるものである。多くの研究結果から，睡眠中の**腹臥位 prone position**によってSIDSの危険性が明らかに上昇することが示されたことを受け，米国小児科学会は，**健常な乳幼児を寝かせるときには仰向けにする**よう推奨することとなった。この"**仰向け寝(back to sleep)**"運動が1994年に開始されてから，SIDS関連死はかなり減少する結果となった。睡眠中の腹臥位により，有害刺激(低酸素，高濃度二酸化炭素，温度ストレス)とされているものに対する乳児の脆弱性が高まり，**仰臥位 supine position**と比較すると，より覚醒反応の低下と関連している。

SIDSは死亡状況の注意深い調査と徹底的な死後検索を行ったうえでの除外診断といえる。解剖によりSIDSで亡くなったとされる乳児の20%以上が予期せぬ特定の原因による突然死であったことが示される(表4.6)。感染(例：ウイルス性心筋炎または気管支肺炎)がSUIDの最も一般的な原因であり，次に先天性異常が続く。SUIDのいくつかの遺伝的原因が明らかとなっている。ミトコンドリア脂肪酸酸化酵素の欠損を特徴とする脂肪酸酸化障害は，乳児期の突然死のおよそ5%を占めており，中鎖アシル補酵素Aデヒドロゲナーゼの欠損が最も一般的である。SIDSと命名された突然の乳児死亡症例の後ろ向き解析によってもまた，心臓のナトリウムおよびカリウムチャネルの突然変異が明らかにされた。それはQT間隔の延長を特徴とする不整脈を生じ，SUIDの1%以下を占める。

形態学

SIDSにより死亡した患児の剖検では，組織学的所見に一貫性がない。通常，胸腺，臓側胸膜，壁側胸膜，心外膜に多発する**点状出血 multiple petechiae**は，典型的な剖検所見である(解剖症例のおおよそ80%)。肺は通常，うっ血し，大多数は**肺水腫 pulmonary edema**の有無にかかわらず血管拡張が認められる。**弓状核の低形成 hypoplasia of the arcuate nucleus**や脳幹神経細胞のわずかな減少といった，脳幹の量的異常が明らかとなった。しかし，これらの所見は症例により一様ではなく，また日常行われる"ルーティン"の剖検手技のうえでは，これらの検索は行うことができない。

胎児水腫

胎児水腫 fetal hydropsは，子宮内発育中に皮下浮腫を伴う，少なくとも2つの漿液腔内の浮腫液貯留のことを指す。胎児水腫の原因は多岐にわたり，最も重要なものを表4.7に挙げた。かつては，母子間におけるRh血液型不適合に起因する溶血性貧血(**免疫性水腫 immune hydrops**)が最も頻度が高い原因となっていたが，本症の予防法が確立したことにより(後述)，**非免疫性水腫 nonimmune hydrops**を引き起こす他の病態が主原因として浮上してきた。体液貯留量はさまざまであり，進行性・全身性の胎児浮腫(胎児水腫)は致死的となることが多いが，胸水または腹水の貯留や，後頸部液貯留(**嚢胞状リンパ管腫 cystic hygroma**)のように浮腫がより限局して起こる場合は，しばしば生存可能である(図4.31)。まず免疫性水腫の機序について，続いて他の重要な胎児水腫の原因について述べる。

免疫性水腫

免疫性水腫は新生児の抗体誘発性溶血性貧血

表 4.7　胎児水腫の主原因 [a]

心血管系
奇形
頻脈性不整脈
高拍出性心不全
染色体関連
ターナー症候群
21トリソミー, 18トリソミー
胸郭関連
横隔膜ヘルニア
胎児貧血
ホモ接合体のαサラセミア
パルボウイルスB19感染
免疫性水腫(RhまたはABO型不適合)
双胎妊娠
胎児間輸血症候群
感染(パルボウイルスを除く)
サイトメガロウイルス
梅毒
トキソプラズマ症

[a] 胎児水腫の原因は，20%の症例で不明(特発性)である。
(Machin GA: Hydrops, cystic hygroma, hydrothorax, pericardial effusions, and fetal ascites. In Gilbert-Barness E, et al, editor: Potter's Pathology of the Fetus, Infant, and Child, St. Louis, 2007, Mosby, p33. より出典)

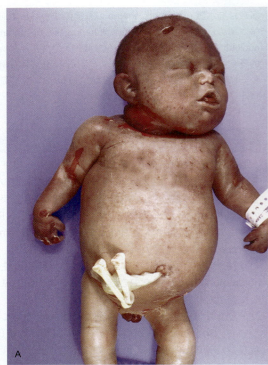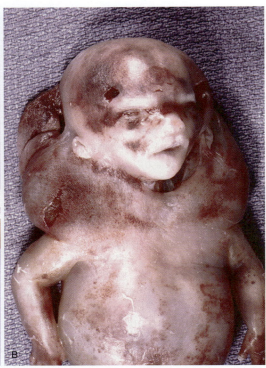

図 4.31　胎児水腫
A：胎児の全身性水腫。B：頸部の軟部組織に特に著しい水腫がみられる。この病態は囊胞状リンパ管腫とよばれる。囊胞状リンパ管腫は，特に 45,X 核型などの染色体の構造的異常に特徴的（限定的ではないが）である。（Dr. Beverly Rogers, Department of Pathology, University of Texas Southwestern Medical Center, Dallas, Texas. の厚意による）

antibody-induced hemolytic anemia に起因し，母子間の血液型不適合の結果として起こる。この不適合は，胎児が赤血球上の抗原決定基を父親から受け継いだ場合に，それが母親にとって非自己と認識されて起こる。臨床的に最も一般的な抗原は，Rh および ABO 型抗原である。多数の Rh 抗原のなかで，D 抗原のみが Rh 不適合の主原因となる。栄養膜細胞層 cytotrophoblast がもはやバリアとして機能しなくなった妊娠末期や，出産そのもの（胎児母体間出血 fetomaternal bleed）によって，胎児の赤血球は母体の血液循環に到達する。そして母体は外来抗原に対して感作され，抗 Rh IgG 抗体を産生する。次の妊娠時に抗体は自由に胎盤を通過し，胎児において赤血球の破壊を引き起こす。ひとたび免疫性溶血が惹起されると，胎児は進行性の貧血状態となり，結果として組織の虚血，子宮内における心不全，そして末梢への水分貯留（浮腫）が起こる。後述するように，非免疫性水腫においても多くの症例で浮腫が起こるが，それらの場合も最終的な病態は心不全であると考えられる。

母体の循環系に到達した Rh 陽性の胎児赤血球に対する免疫応答には，いくつかの因子が影響を与えている。

- ABO 型不適合が併存した場合，胎児赤血球は速やかに同種赤血球凝集素（元来存在する抗 A，抗 B IgM 抗体）によって包まれて循環から排除されるため，母体は Rh 免疫反応をきたさない。
- 抗原抗体反応は免疫抗原の量によって変化する。したがって溶血性疾患は，経胎盤的にある程度の量の血液（1 mL 以上の Rh 陽性赤血球）と接触した場合にのみ発症する。
- 抗体の種類は重要である。なぜなら，IgG は胎盤を通過できるが，IgM は通過できないからである。初回の Rh 抗原曝露では IgM 抗体が産生されるため，初回の妊娠では Rh 不適合疾患は非常にまれである。その後の妊娠中の曝露によって活発な IgG 抗体反応が起こる。

Rh 陰性の母親に対して，Rh 陽性の子を妊娠した場合，治療目的で，妊娠 28 週および産後 72 時間以内に Rh 免疫グロブリン（RhIg）が投与される。RhIg は，出産時に母体循環に漏出した胎児赤血球の抗原部位を覆うことで，Rh 抗原に対する長期間の感作を防ぐことができる。

この治療法が成功したため，現在は胎児母体間の ABO 型不適合が新生児の免疫性溶血性疾患の原因として最も頻度が高いものとなった。ABO 型不適合は妊娠のおおよそ 20〜25% に起こるが，ごく一部の新生児しか出生後溶血を発症せず，また一般的に Rh 型不適合よりもはるかに軽症である。疾患の重症度が軽くなるのは，赤血球以外の多くの細胞に発現する A 抗原および

B抗原が抗体に対して緩衝作用として働くためと考えられている。ABO型溶血性疾患は，ほとんどがA型またはB型の乳児がO型の母親から産まれた場合に起こる。O型の母親における正常の抗A，抗B同種凝集素は，通常IgM型であり胎盤を通過しない。しかし，理由はよくわかっていないが，いくらかのO型の女性はA型またはB型抗原（もしくは両者）に，前感作なくして直接反応するIgG抗体をもっていることがある。したがって，初回出産の場合も発症する場合がある。このABO型不適合による溶血性疾患を効果的に予防する方法は存在しない。

非免疫性水腫

非免疫性水腫の主原因には，**心血管障害 cardiovascular defect**，**染色体異常 chromosomal anomaly**，**胎児貧血 fetal anemia** に関連する疾患がある。

- 心血管系の構造異常および機能異常（例：不整脈）は，子宮内における心不全あるいは胎児水腫を引き起こしうる。染色体異常のなかでは，45,X核型（ターナー症候群）と21および18トリソミーが胎児水腫を合併することがある。発症機序としては，構造的な心奇形が背景にあることが多いが，ターナー症候群では頸部からのリンパ流出異常がもとで後頸部液貯留（**嚢胞状リンパ管腫 cystic hygroma** に至る）が起こると考えられる。
- また，RhまたはABO型不適合以外の原因で起こる胎児貧血も水腫を引き起こす。実際に，世界のある地域（例：東南アジア）では，**αサラセミア α-thalassemia** のホモ接合体による重症胎児貧血が最も頻度の高い胎児水腫の原因となっている。
- また，経胎盤的な**パルボウイルス parvovirus B19** 感染が胎児水腫の重要な原因として次第に知られるようになった。このウイルスは赤血球前駆細胞（正赤芽球）に感染し，そこで複製される。続いて起こる正赤芽球のアポトーシスは赤血球の無形成を引き起こす。パルボウイルスによる核内封入体は，赤血球前駆細胞のなかに観察することができる（図4.32）。

免疫性および非免疫性の胎児貧血における胎児水腫の原因は，組織の虚血と二次的に起こる心筋機能障害および循環不全にある。二次的な肝不全が発症することもあり，合成機能障害による低アルブミン血症，血漿浸透圧低下，そして浮腫が起こる。

形態学

子宮内で体液貯留をきたした胎児の解剖所見は，疾患の重症度と根本的な病因によって異なる。**胎児水腫**は最も重症で，全身性に症状が出現する（図4.31）。また胸水，腹水，後頸部に限局した，より軽度の体液貯留も起こりうる。胎児は死産となったり，数日で死亡したり，逆に完全に回復することもある。形態学的な異常の存在は根底に先天的な染色体異常があることを示唆し，実際に死後の解剖によって心奇形が判明することもある。胎児貧血に伴う水腫では，胎児と胎盤がともに蒼白色を呈し，そのほとんどの症例で肝臓と脾臓は**心不全 cardiac failure** とうっ血のため腫大している。加えて，骨髄は代償性に赤血球前駆細胞の過形成となり（パルボウイルスによる赤血球の無形成は例外として重要である），**髄外造血巣 extramedullary hematopoiesis** が肝臓や脾臓にみられ，ときには腎臓，肺，リンパ節，そして心臓にも存在することがある（図4.33）。赤血球造血能亢進によって，末梢循環において正赤芽球を含む赤血球前駆細胞や，さらに未熟な赤芽球が多数みられるようになる（**胎児赤芽球症 erythroblastosis fetalis**）。

RhまたはABO型不適合における溶血は，赤血球分解による高ビリルビン血症を合併することがある。中枢神経系障害は，高ビリルビン血症が著明になった際に（通常，正期産の乳児では20mg/dLを超えた場合であるが，未熟児ではそれよりも低値）起こると考えられる。非抱合のビリルビンは脳組織へ吸収され，毒性を発揮する。大脳基底核や脳幹は特にビリルビン色素沈着が起こりやすく，脳実質は特徴的な黄色調を呈する（**核黄疸 kernicterus**）（図4.34）。

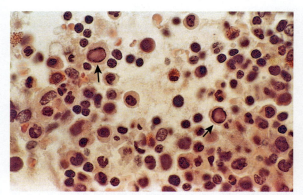

図4.32　パルボウイルスB19に感染した胎児の骨髄組織
矢印は，大きな均質な核内封入体をもち，残存したクロマチンが辺縁を取り囲んでいる2つの赤血球前駆細胞を指す。

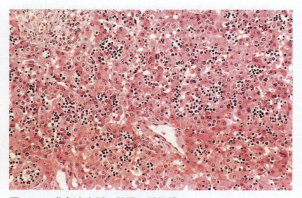

図4.33　非免疫水腫の胎児の肝組織
無数の髄外造血巣（小型で核／細胞質比が高い細胞）が成熟肝細胞間に散在している。

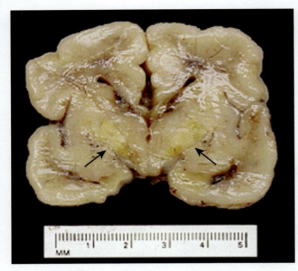

図 4.34 核黄疸
新生児期における重度の高ビリルビン血症（例：免疫性溶血に続発）は，脳実質におけるビリルビン色素沈着（矢印）を引き起こす。これは新生児期における脳血液関門が成人と比べて未発達であるためである。生存しえた乳児は長期にわたる神経疾患を合併する。

臨床的特徴

　胎児水腫は早期に診断される必要があり，それは重症症例であっても，適切なときに治療することで救命可能な場合があるからである。Rh 型不適合による免疫性水腫では，妊娠中の母体で急速に上昇する Rh 抗体濃度が病態を反映するため，ある程度正確に予測できる。羊水穿刺，絨毛および胎児血液採取により，危険性のある胎児の出生前の同定およびその管理が容易となってきている。胎児の臍帯血を用いた直接抗グロブリン試験（直接クームス試験）（第 10 章）は，赤血球が母体抗体により覆われている場合に陽性を示す。母体血液または羊水中の胎児 DNA の配列を決定することにより胎児の Rh 抗原の状態を判定可能である。重度の子宮内溶血の症例は，臍帯を介した胎児の血管内輸血および早期の分娩によって治療されることもある。出生後には，ビリルビンを排泄可能なジピロール dipyrrole に変換する光線療法が有効である。既述したとおり，ほとんどの症例で母体への RhIg 投与により第 2 子以降の妊娠における免疫性水腫発生を予防する。ABO 型の溶血性疾患の予測はより困難であるが，母親と父親間の血液型不一致に留意し，不適合が起こる可能性のある新生児のヘモグロビンおよびビリルビンを測定することにより，予測可能となる。胎児水腫の致死例においては，その原因究明と，染色体異常など繰り返し発生する可能性のある原因を排除するため，全身解剖による検索が重要である。

幼児・児童期における腫瘍および腫瘍様病変

　悪性腫瘍は 4〜14 歳の子どもにおける死因の第 2 位を占め，事故による犠牲者が唯一これを上回る【訳注：日本の 2020 年人口動態統計では，5〜9 歳における 1 位：悪性新生物，2 位：不慮の事故，10〜14 歳における 1 位：自殺，2 位：悪性新生物である】。悪性腫瘍よりも良性腫瘍の頻度が高い。

　乳児や子どもにおいて，形態学的な見地から真の腫瘍と腫瘍類似病変を鑑別することは，困難である。したがって，腫瘍に類似した 2 つの特殊な病態を知っておく必要がある。

- **異所性組織 heterotopia** もしくは **分離腫 choristoma** とは，顕微鏡的に正常な細胞や組織であるが，異常な部位に存在するものを指す。例を挙げると，胃や小腸の壁にみられる異所性の膵臓組織小結節や，腎臓，肺，卵巣などにみられる副腎細胞の小集塊などがある。異所性組織は通常問題となることはほとんどないが，臨床的に腫瘍と紛らわしいことがある。
- **過誤腫 hamartoma** とは，もともとその臓器にあった細胞と組織が，局所的ではあるが過剰に増生することを指す。成熟した細胞成分は，臓器の他の部分とまったく同一であるが，正常構造を構成することはない。過誤腫と良性腫瘍との境界は両方の病変がクローン性である可能性があるため，しばしば不明確である。血管腫，リンパ管腫，心臓の横紋筋腫，肝の腺腫は，過誤腫と新生物の区別があいまいな病変の例である。組織学的には良性であるが，その大きさや位置によっては重篤な合併症を引き起こすことがある。

良性腫瘍

　小児期は，事実上あらゆる腫瘍に遭遇する可能性があるが，**血管腫 hemangioma** や **リンパ管腫 lymphangioma**，**奇形腫 teratoma** の 3 つをここに特記する。

　血管腫は幼少期における最も頻度の高い腫瘍である。**海綿状血管腫 cavernous hemangioma** および **毛細血管腫 capillary hemangioma** の両者が出現しうる（第 8 章）が，後者についてはしばしば成人の場合より細胞密度が高いため悪性所見と紛らわしいことがある。子どもでは，ほとんどの血管腫は皮膚，特に顔面皮膚や頭皮に発生し，扁平型から斑状，結節型の不規則な紅斑〜紫斑病変となる（図 4.35）。血管腫は子どもが年を経るごとに大きくなることもあるが，多くの場合，自然退縮する（図 4.36）。表在性の血管腫の圧倒的多数は美容上の意義しかないが，まれに，*VHL* 腫瘍抑制遺伝子のホモ接合性欠失に起因する**フォンヒッペル・リンドウ症候群 von Hippel–Lindau syndrome** のように，遺伝性の内臓

疾患に関連した症状として出現することがある（第8章）。中枢神経系に生じる海綿状血管腫の一部は，家族性であり，その家系は3つの**脳海綿状血管奇形遺伝子** cerebral cavernous malformation gene のうち1つに突然変異を有する。

リンパ管腫 lymphangioma は，血管腫がリンパ系組織で置換されたようなものである。組織学的に，内面を内皮細胞に覆われた囊胞状・海綿状の空間と，その周囲のリンパ組織を認める。通常，その空間には淡色性の液性成分が入っている。皮膚に発生することが多いが，重要なのは頸部，腋窩，縦隔，後腹膜などの深部領域にも発生するということである。組織学的には良性であるが，生後に増大する傾向があり，縦隔の構造物や腋窩神経叢に侵入することがある。

奇形腫は，外胚葉，内胚葉，中胚葉の3つの胚葉細胞層すべてに由来する組織を含む新生物である。これらの腫瘍には，良性の分化した囊胞性病変（成熟奇形腫 mature teratoma），境界悪性の病変（未熟奇形腫 immature teratoma），あるいは明らかな悪性腫瘍が含まれる（第17章）。**仙尾骨奇形腫** sacrococcygeal teratoma は，小児期奇形腫のなかで最も頻度が高く，その40％以上を占める（図4.37）。先天性奇形と腫瘍発生とは，そのメカニズムに重複する部分があるとされ，仙尾骨奇形腫のおおよそ10％で先天性奇形を合併していることは興味深い。それらの奇形は後腸および排泄腔の先天的欠損や，その他の正中線欠損（例：髄膜瘤，二分脊椎）などであり，腫瘍の局所的影響によるとは考え

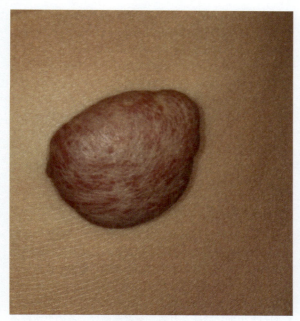

図4.35　結節性毛細血管腫（18か月女児の背部）
（Dr. Jane Bellet, Duke University School of Medicine, Durham, North Carolina. の厚意による）

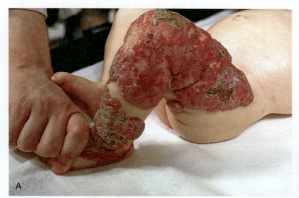

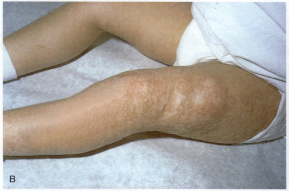

図4.36　先天性の毛細血管腫
A：生直後，B：2歳時。病変は自然退縮している。（Dr. Eduardo Yunis, Children's Hospital of Pittsburgh, Pittsburgh, Pennsylvania. の厚意による）

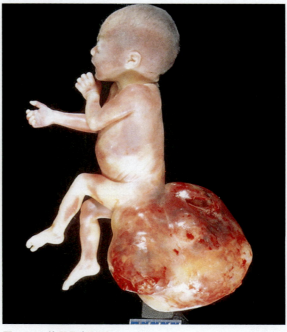

図4.37　仙尾骨奇形腫
乳児と比べると病変の大きさがよくわかる。

られていない。仙尾骨奇形腫のおおよそ75%は成熟奇形種であり，良性の経過をとるが，約12%は確実に悪性である。その他のものは**未熟奇形腫**とよばれ，その悪性度は含まれる未熟成分の量に関連する。乳児期早期（生後4か月以下）において，奇形腫のほとんどが良性であるのに対し，悪性病変をもつ小児はやや年齢が高い傾向がある。

悪性腫瘍

乳幼児期および児童期において悪性腫瘍が最も好発する臓器系は，造血器系，神経系，軟部組織（表4.8）である。これは，成人における悪性腫瘍が肺，乳腺，前立腺，大腸などの上皮性腫瘍であることときわめて対照的である。乳幼児期および児童期における悪性腫瘍もまた，生物学的・組織学的に成人のものと異なっている。主な相違点を以下に述べる。

- 発達異常（奇形発生 teratogenesis）と腫瘍誘発（腫瘍発生 oncogenesis）との間に，相関性が比較的高いことから，共通する幹細胞の異常が示唆される。
- がんになりやすい生殖細胞系列変異の存在。一方，成人のがんでは体細胞突然変異がより一般的。
- 胎児と新生児における悪性腫瘍は，自然退縮したり成熟組織へ"**分化** differentiation"する傾向をもつ。
- 多くの小児期腫瘍における生存率や治癒率の改善に伴い，化学療法や放射線療法による，二次発がんを含めた晩発性副作用に対して，より注意が向けられている。

多くの小児悪性腫瘍は，組織学的に特徴的な所見を示す。一般的に，多形性で退形成的な組織というより原始的（**胎芽的** embryonal）な組織像を示す傾向があり（第6章），しばしば腫瘍発生部位に特異的な器官形成像を特徴とする。原始的な組織学的特徴によって，多くの小児腫瘍が，小型で，円形で，**青い細胞の腫瘍 blue cell tumor**（核細胞質比が高いため）と表現される。これらは小さくて丸い核をもつ細胞が一面に存在し，**神経芽腫** neuroblastoma，**リンパ腫 lymphoma**（第10章），**横紋筋肉腫 rhabdomyosarcoma**（第19章），**ユーイング肉腫 Ewing sarcoma**（第19章），**髄芽腫 medulloblastoma**（第21章），**網膜芽細胞腫 retinoblastoma**，そして**ウィルムス腫瘍 Wilms tumor**の一部が含まれる。通常は，基本的な組織学的検査のみで確定診断を得るための十分な典型的特徴がみられるが，小児がんの診断と予後の判定には，確認のための分子生物学的検査が日常的に用いられている。頻度の高い3つの腫瘍（神経芽腫，網膜芽細胞腫，ウィルムス腫瘍）について，議論する必要がある。神経芽腫とウィルムス腫瘍については，小児腫瘍と成人腫瘍との違いに重点をおいてここで述べる。網膜芽細胞腫については第21章で考察する。

神経芽腫

神経芽の（neuroblastic）という用語には，交感神経節と副腎髄質を形成する原始神経堤細胞に由来する腫瘍が含まれる。神経芽腫は本群のなかで最も重要な疾患である。小児固形悪性腫瘍のなかで脳腫瘍に次いで2番目に頻度が高く，全小児腫瘍の7〜10%にあたり，50%もの症例が乳児期に診断される。神経芽腫は，その自然経過のなかでいくつかの独特な特徴をもっており，自然退縮したり，自然に，あるいは治療に反応して成熟が誘導されたりする場合がある。多くが散発性の症例であるが，1〜2%は家族性に常染色体顕性遺伝形式で発生し，そのような症例では副腎病変と多発性の交感神経病変が発生しうる。家族性に発生する神経芽腫の原因として，**未分化リンパ腫キナーゼ anaplastic lymphoma kinase（ALK）**遺伝子の生殖細胞系突然変異が同定された。体細胞におけるALKの機能獲得性突然変異も，散発性の神経芽腫症例の8〜10%に確認されており，予後不良のマーカーである。突然変異したALKチロシンキナーゼを標的とする阻害剤を用いた臨床試験が進行中である。一部の肺癌もALK変異を保有し，ALK阻害剤に反応する（第11章）。

形態学

小児においては，神経芽腫の40%が**副腎髄質 adrenal medulla**から発生する。残りは交感神経節鎖のどの場所からも発生するが，最も多い発生場所は腹部と後縦隔の傍脊椎領域である（それぞれ25%，15%）。肉眼的には，神経芽腫は無症候性の非常に小さな結節（in situ 病変）から1 kgを超える巨大な腫瘍塊まで存在する。神経芽腫の大多数の無症候性病変は自然退縮するが，これはおそらく完全な形質転換を起こすのに十分な変異を蓄積していないためと考えられる。いくつかの神経芽腫は，しばしば境界明瞭であるが，一方で，周囲の構造物である腎臓や腎静脈，大静脈，大動脈周囲へ強い浸潤性・侵襲性を示す場合もある。腫瘍の割面は，軟らかい灰褐色の組織により構成される。大きな腫瘍では壊死，軟化，腫瘍内出血を伴う。

組織学的に，神経芽腫を構成する細胞は小さくて濃染した

表4.8 乳幼児における頻度の高い悪性腫瘍

0〜4歳	5〜9歳	10〜14歳
白血病	白血病	白血病
網膜芽細胞腫	網膜芽細胞腫	肝細胞癌
神経芽腫	神経芽腫	軟部組織肉腫
ウィルムス腫瘍	肝細胞癌	骨肉腫
肝芽腫	軟部組織肉腫	甲状腺癌
軟部組織肉腫（特に横紋筋肉腫）	ユーイング肉腫 中枢神経系腫瘍	ホジキンリンパ腫
奇形腫	リンパ腫	
中枢神経系腫瘍		

核をもつ未分化細胞で，細胞質に乏しく，周囲との不明瞭な境界を示す（図 4.38A）。核分裂像や核の分解（**核崩壊 karyorrhexis**），多形性が目立つこともある。背景には，しばしば淡い好酸性を示す線維性物質（**神経網 neuropil**）が認められ，原始的な神経芽細胞の神経突起に類似している。典型的には，腫瘍が同心円状に配列し中心腔に微細神経突起を伴う，いわゆる**ホーマーライト偽ロゼット Homer–Wright pseudorosette** を確認することができる（実際には中心部は腔ではないため，"偽ロゼット"とよばれる）。他にも**ニューロン特異的エノラーゼ neuron–specific enolase** などの神経マーカーの免疫組織化学的な証明や，電子顕微鏡による微小な膜結合型の細胞質内カテコールアミン含有分泌顆粒の観察など，診断に有用な特徴がある。

腫瘍が自然に，あるいは治療に反応して**成熟 maturation** する徴候を示す症例もある。豊富な細胞質と核小体の目立つ大型で淡明な核をもつ大きな細胞は，成熟のさまざまな段階における**神経節細胞 ganglion cell** を示しており，それらは原始的な神経芽細胞のなかに混在してみられる（**神経節芽腫 ganglioneuroblastoma**）。さらに分化の進んだ成分を含んだ病変部には，成熟神経節細胞に類似したさらに大きい細胞が観察され，そこに神経芽細胞が残存していなければ，それは**神経節腫 ganglioneuroma** とよばれる（図 4.38B）。神経芽細胞が神経節細胞に成熟するとき，**シュワン細胞 Schwann cell** の出現を伴うことが一般的であり，予後がより良好であることを示す。

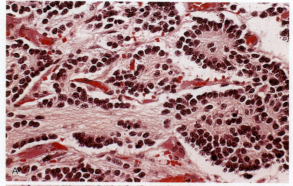
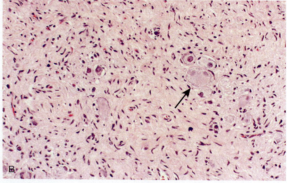

図 4.38
A：神経芽腫。この腫瘍は細かい線維性基質（神経網）を背景とする小型細胞群により構成される。ホーマーライト偽ロゼット（神経網を中核として周りに腫瘍細胞が同心円状に配列）が右上部に確認できる。B：神経節腫は自然に，もしくは治療効果によって神経芽腫から分化成熟して発生する。空胞核と豊富な好酸性細胞質（矢印）をもつ大型の腫瘍性神経節細胞の集簇を特徴とする。背景の間質には紡錘形のシュワン細胞が介在している。

臨床的特徴

多くの因子が予後に影響するが，最も重要なのは腫瘍の病期と患児の年齢である。

- **病期分類**。神経芽腫の国際病期分類は，予後を規定するうえで非常に重要である。4つの病期（1～4）が局所，領域および遠隔転移に基づいて定義される。特に病期 4S〔S は"特別（special）"の意〕の患者は疾患の広がりにもかかわらず非常によい経過をとるため，注意が必要である。通常，この場合の腫瘍は限局性であり，転移は肝臓，皮膚，骨髄に限定され，骨浸潤がない。このような歓迎すべき病態の生物学的根拠は明らかではない。
- **年齢**。1歳半（18か月）未満の小児は，1歳半以上の小児に比べはるかに予後がよい。1歳半未満で神経芽腫と診断された子どもの多くは病期1か2，もしくは4S（"低"リスク群）であり，それ以降の小児は，後述する他の予後マーカーに基づくリスクの"中間"あるいは"高"リスク群に分類される。
- 組織構造は神経芽腫において独立した予後決定因子であり，シュワン間質および神経節細胞分化の所見は"予後良好"を示す。
- *MYCN* がん遺伝子の増幅は予後に大きな影響を与える。*MYCN* の増幅は原発性腫瘍の 25～30％ に存在する。増幅数が多いほど予後不良である。*MYCN* の増

幅は，遺伝子の存在する部位（2p23-24）での染色体増加としてではなく，染色体外の二重微小染色体あるいは他の染色体の均質染色部位に現れる（図 4.39）。**現在，*MYCN* 増幅は神経芽腫において最も重要な遺伝子異常としてリスク層別化に利用されており，病期や年齢にかかわらず，増幅がある腫瘍は自動的に"高"リスク群とされる**。ある大規模研究では，*MYCN* 増幅腫瘍を有する小児の無イベント生存率は，*MYCN* 増幅のない小児と比較して 50％ 対 90％ であった。

- DNA の倍数性は別の予後因子であり，高二倍体（全染色体増加を伴う）である腫瘍は二倍体の腫瘍より良好な予後を示す。

神経芽腫をもつ 2 歳未満の小児の多くは，腫瘍塊による腹部膨隆や発熱，体重減少といった症状により気づかれる。年齢が上がると，腫瘍は転移に伴う肝腫大，腹水，骨痛を引き起こすまで気づかれずに経過することがある。神経芽腫は血行性またはリンパ行性に，主に肝臓，

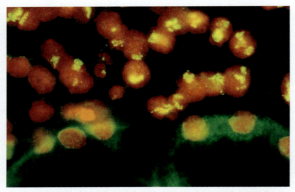

図 4.39 腎臓を含む神経芽腫の組織切片の *MYCN* 用フルオレセイン蛍光標識プローブを用いた FISH
写真の上半分の広い領域に染色される腫瘍細胞（黄色）に注目すると，それらは均一に染色され増幅された *MYCN* に対応する．写真の下半分の腎尿細管上皮細胞は，核および背景の細胞質（緑色）に染色性を示さない．(*Dr. Timothy Triche, Children's Hospital, Los Angeles, California.* の厚意による)

肺，骨あるいは骨髄への広範な転移をきたす．新生児では播種した神経芽腫が多発性の皮膚転移を引き起こすことがあり，皮膚の濃青色変化を呈する．神経芽腫の90％は，発生部位にかかわらず**カテコールアミン** catecholamines 類（褐色細胞腫に関連したカテコールアミン類と類似）を産生し，重要な診断的特徴〔血中カテコールアミン値上昇と，尿中の**バニリルマンデル酸** vanillylmandelic acid（VMA）や**ホモバニリン酸** homovanillic acid（HVA）などのカテコールアミン代謝物濃度上昇〕となっている．カテコールアミンが合成されているにもかかわらず，褐色細胞腫（第 18 章）に比して高血圧症の合併頻度ははるかに低い．

■ 網膜芽細胞腫

網膜芽細胞腫 retinoblastoma は小児期における眼の悪性腫瘍のなかで最も頻度が高い．網膜芽細胞腫の分子遺伝学は第 6 章で説明する．おおよそ 40％の腫瘍は *RB* 遺伝子の生殖細胞系変異に関連して発生するため，遺伝性である．残りの腫瘍は散発例であり，体細胞に *RB* 遺伝子の突然変異を有する．**家族性発生の症例**は，通常，多発する**両側性**腫瘍であるが，単発性・片側性発生の場合もある．散発発生の腫瘍は単発性・片側性発生である．家族性網膜芽細胞腫の患児は，**骨肉腫** osteosarcoma や他の軟部組織腫瘍の発生リスクも高くなる．網膜芽細胞腫の形態および臨床的特徴については，第 21 章で説明する．

■ ウィルムス腫瘍

ウィルムス腫瘍 Wilms tumor（**腎芽腫** nephroblastoma）は，小児における腎原発性腫瘍のなかで最も頻度が高く，多くの症例は 2〜5 歳の小児に発生する．この腫瘍は小児腫瘍におけるいくつかの重要な特徴を示している．1 つ目は，先天性奇形と腫瘍発生リスク上昇との関係，2 つ目は，腫瘍と発達途上にある臓器との組織学的類似，そして 3 つ目は，小児腫瘍治療における画期的な成果である．それぞれについて以下に述べる．

3 つの先天性奇形グループがウィルムス腫瘍のリスク上昇と関連している．WAGR 症候群 WAGR syndrome（ウィルムス腫瘍，**無虹彩** aniridia，**生殖器異常** genital abnormalities，**精神発達遅滞** mental retardation），デニス・ドラッシュ症候群 Denys–Drash syndrome（DDS），およびベックウィズ・ヴィーデマン症候群 Beckwith–Wiedemann syndrome（BWS）である．WAGR 症候群患者のおよそ 3 人中 1 人がこの腫瘍を発症する．DDS は生殖器の発育不全と早期発症の腎症を特徴としている．これらの病態はいずれも，染色体 11p13 に存在するウィルムス腫瘍 1（*WT1*）遺伝子の異常と関連している．遺伝子異常の性質はそれぞれの症候群で異なっているが，WAGR 症候群の患者では *WT1* の遺伝的要素の欠損（すなわち喪失）を認めるのに対し，DDS の患者は，他の *WT1* 対立遺伝子にコードされた正常な WT1 タンパク質の機能を妨害する顕性阻害性の不活性化変異を *WT1* に有する．*WT1* 遺伝子は正常な腎臓および生殖器の発達に重要であり，この遺伝子の片方が構造的不活化を受けると，ヒトの泌尿生殖器に異常が生じる．

3 番目の患者グループである BWS 患者もウィルムス腫瘍の高い発生率を示す．この患者は，個々の臓器（舌，腎臓，肝臓）の腫大もしくは全身性の腫大（**片側肥大症** hemihypertrophy）を示す．BWS に関係する遺伝子座は，*WT1* 遺伝子座の遠位にある第 11 番染色体 p15.5 サブバンドに存在する．この領域には，**インスリン様成長因子 2** insulin-like growth factor-2（IGF2）をコードする遺伝子を含むいくつかの遺伝子が存在する．通常，*IGF2* 遺伝子は**父親由来の対立遺伝子**に発現がみられ，母親由来の対立遺伝子がインプリンティングされている．一部のウィルムス腫瘍では，**インプリンティングの消失**（すなわち母方の対立遺伝子における *IGF2* の再発現）が起こり，IGF-2 タンパク質の過剰発現をもたらし，臓器の腫大と腫瘍発生の両方を引き起こすと考えられている．BWS 患者は，ウィルムス腫瘍に加えて肝芽腫，副腎皮質腫瘍，横紋筋肉腫，膵腫瘍の発生リスクが高い．

症候性ウィルムス腫瘍とは対照的に，小児において全症例の 90％を占める散発性（すなわち，非症候性）腫瘍の根底にある分子異常は，近年ようやく明らかになってきており，いくつかは，後述する特異的な組織学的特徴と関連している．約 10％は，β カテニンをコードする遺伝子の機能獲得型変異に関連している（第 6 章）．15％から 20％の症例では，マイクロ RNA のプロセシングに関与するタンパク質をコードする遺伝子に再発性の突然変異が起こっている．これらの突然変異は，多くの

成熟マイクロRNA，特に腎臓の形態形成における"間葉系から上皮系への形質転換"に関与するマイクロRNAのレベル低下につながる。間葉系から上皮系への形質転換の欠如は，ウィルムス腫瘍に進展しうる腎臓において，永続的な胚芽の"遺残"（以下参照）をもたらす可能性がある。また，TP53突然変異は特に予後の不良と関連し，後述するように，特徴的な未分化な組織学的所見を呈する。

形態学

肉眼的にウィルムス腫瘍は，大きく，単発性の境界明瞭な腫瘍塊となる傾向があるが，10％は診断時に両側性もしくは多発性となっている。割面では腫瘍は軟らかく均質な灰褐色調で，ときに出血や嚢胞性変性，壊死を伴っている（図4.40）。

組織学的に，ウィルムス腫瘍は腎臓発生の各段階を集約したかのような所見を特徴とする。典型的には**腎芽型** blastemal type，**間質型** stromal type，**上皮細胞型** epithelial cell type の3つの組織型の組み合わせが多くの病変部で観察されるが，それぞれの構成成分の割合はさまざまである（図4.41A）。小型で核細胞質比が高く，分化方向が不明瞭な細胞のシート状配列が腎芽細胞成分の特徴である。上皮への"分化"は通常，不完全な尿細管もしくは糸球体の形態を示す。間質の細胞は，もともと線維細胞様もしくは粘液様であることが多く，骨格筋への"分化"もまれではない。おおよそ5％の腫瘍は退形成性部分を含んでいる（大型でクロマチン濃染性の多形核，および異常核分裂を伴う細胞。図4.41B）。退形成の存在は，TP53突然変異が存在することを示唆し，化学療法に抵抗性となる。

腎臓発生における**遺残組織** nephrogenic rest がウィルムス腫瘍の前駆病変と考えられており，ときに腫瘍近傍の腎間質に認められる。腎原性遺残組織は，ウィルムス腫瘍でみられる細胞に類似した細胞が混在し，ときに未熟な尿細管や糸球

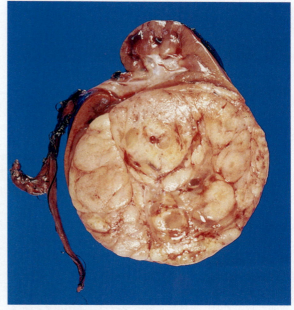

図4.40　腎下極にできたウィルムス腫瘍
特徴的な灰褐色調を呈し，周囲組織との境界は明瞭である。

体が混在する。切除標本のなかに腎原性遺残組織を認める場合，患者は対側腎臓にウィルムス腫瘍を発生するリスクが高いため，その旨を記載することが重要である。

臨床的特徴

患者には容易に触知できる腫瘤が腹部に存在し，正中線を越え骨盤内へ進展することもある。頻度は高くないが，患者は発熱や腹痛，血尿を訴え，ときに腫瘍による圧迫で腸閉塞を起こすことがある。ウィルムス腫瘍の予後は一般的に非常に良好であり，腎臓摘出術と化学療法

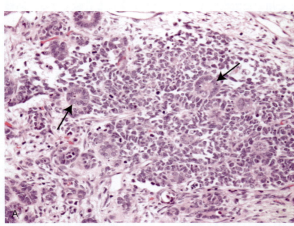 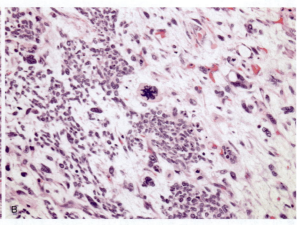

図4.41　ウィルムス腫瘍
A：核細胞質比の高い細胞の密な増殖を示す腎芽型成分と，未熟な尿細管が散在する上皮細胞型成分を認める。B：このウィルムス腫瘍の別の領域では，核クロマチンの増加，多形核，および異常核分裂像（**中央**）を特徴とする退形成性成分が確認された。胚芽様の形態，びまん性退形成変化が大部分を占めるのは特定の分子的な病変と関連している（本文参照）。

を組み合わせることにより完治が期待できる。びまん性を示す退形成の存在は予後不良因子である。

遺伝性疾患の分子診断

いくつかの要因により，分子診断学は研究領域から臨床病理検査室へと急速に拡大した。これら要因は以下となる。(1)ヒトゲノムの塩基配列が決定され，これらのデータが公開データベースで利用できるようになったこと。(2)特定の遺伝性疾患の同定に特化した数多くの"市販"のポリメラーゼ連鎖反応(PCR)キットが入手可能となったこと。(3)DNAとRNAの両方を単一のプラットフォームでゲノムワイドに調べることができる高分解能マイクロアレイ"遺伝子チップ"が利用可能となったこと。そして最後に，(4)自動化された高スループットの次世代"NextGen"シーケンス(NGS)技術の出現。後者2つの進歩は，メンデル遺伝性疾患と複合型疾患の遺伝的基盤を解明するための新しい研究において，特に有用であった。分子診断学についての詳細な議論は本書の範囲を超えるが，よく知られたアプローチのいくつかを以下の段落で紹介する。使用する技術に関係なく，診断の対象となる遺伝子の異常は，生殖細胞系列(CF患者のCFTR変異のように，罹患者の全細胞に存在する)か，体細胞系列(神経芽腫細胞のMYCN増幅のように，特定の組織や病変に限定される)かのいずれかである。この点を考慮することで，アッセイに使用する試料(末梢血リンパ球，唾液，腫瘍組織など)の由来が決定される。

遺伝子解析の適応

一般的に，遺伝子解析の適応は，遺伝性の疾患と後天性の疾患に分けられる。遺伝性疾患の場合，遺伝学的検査は出生前または出生後のいずれかの段階で実施される。遺伝学的検査には，従来の細胞遺伝学的検査，FISH，分子診断，またはこれらの技法の組み合わせが含まれる。

出生前遺伝子解析は，細胞遺伝学的異常を有する子どもをもつリスクのあるすべての患者に提供されるべきである。羊水穿刺で得られた細胞，絨毛生検材料，または母体血から採取した無細胞胎児DNAを用いて実施することができる。いくつかの重要な適応症は以下のとおりである。

- 母体年齢が高い(35歳以上)，トリソミーのリスクが高い。
- 均衡型相互転座，ロバートソン転座，逆位などの保因者であることが確認されている(このような場合，配偶子は不均衡である可能性があるため，子孫は染色体異常のリスクがある)。
- 超音波検査で胎児に異常が認められた場合，または母体の定期的な血液スクリーニングで異常な結果が得られた場合。
- 以前の子どもに染色体異常やメンデル遺伝性疾患があった場合。
- 患者またはパートナーが伴性遺伝性疾患の保因者であることが確認されている場合の胎児の性別判定。

出生後の遺伝子分析は通常，末梢血リンパ球を用いて行われる。適応症は以下のとおりである。

- 複数の先天異常
- メタボリックシンドロームの疑い
- 原因不明の知的障害および／または発達遅延
- 異数性染色体の疑い(例：ダウン症候群の特徴)またはその他の症候群性染色体異常(例：欠失，逆位)の疑い
- 性染色体異常の疑い(ターナー症候群など)
- 脆弱X症候群の疑い
- 性染色体異常を除外するための不妊症
- 両親の均衡型転座を除外するための多発性自然流産

がんにおける体細胞突然変異のような後天的な遺伝子変化は，特に標的療法の出現により，分子診断研究施設においてますます注目される領域となってきている。単一の遺伝子検査(EGFRまたはBRAFの変異，HER2の増幅など)は，治療方針の決定に何年も使用されてきたが，費用対効果の高い次世代シークエンサーの出現により，現在では，がんに関連する転座も同時に，多数のコーディング遺伝子(多くの場合，数百単位)を単一のアッセイで測定できるようになった。臨床チームは通常，分子標的治療の推奨を含む，患者のがんに関する"ゲノムレポート"を受け取る。分子診断学のもう1つの主要な焦点は，結核やSARS-CoV-2のような病原体などの感染症を，DNAベースのアプローチで迅速に同定することである。一般的に，これらのアプローチにより，診断に要する時間は数週間から数日に短縮された。病原体の新規同定だけでなく，分子診断研究施設は，治療抵抗性(例えば，抗ウイルス薬に耐性を示すインフルエンザウイルスの獲得変異)の同定や，血中の"ウイルス量"測定法を用いた治療効果のモニタリングにも貢献できる。同様のパラメーター(治療の有効性と耐性の出現の測定)は，がん患者にも広く用いられている。

分子診断学の急速な進歩により，"個別化治療 personalized therapy"や"正確な医療 precision medicine"といった，個々の患者のニーズに合わせた治療を示す用語が続々と使われるようになっている。

分子検査とその応用

遺伝性疾患の検査分野は急速に発展している。現在の検査方法と遺伝性疾患の診断への応用について以下に簡単に概説し，表4.9に要約する。さまざまな遺伝性疾患の診断を確定するために使用される検査は，原因となる遺伝子の異常や，場合によっては，変異した遺伝子がコードするタンパク質に対する異常の影響を同定するように設計されている。これらの検査は，いくつかのカテゴリーに分類することができる。

表 4.9 遺伝性疾患の検査法

検査方法	応用例
生化学アッセイ	
代謝物または電解質の定量アッセイ	代謝性疾患における異常代謝物レベルの検出(例：フェニルケトン尿症)；汗中の高塩化物レベルの検出(嚢胞性線維症)
酵素活性測定	酵素欠損の検出(例：ポンペ病の酸性マルターゼ；G6PD 欠損症)
ヘモグロビン電気泳動	異常ヘモグロビンの検出(例：鎌状ヘモグロビン)
細胞遺伝学的アッセイ	
核型分析	染色体構造変化の概観(例：ダウン症の 21 トリソミー)
蛍光 in situ ハイブリダイゼーション(FISH)	染色体の微細/超顕微鏡的構造変化(例：22.q11.2 遅延症候群)
"分子" 細胞遺伝学的アッセイ	
多重ライゲーション依存性プローブ増幅法	小さな欠失や挿入(例：家族性乳癌の BRCA1 の部分欠失)
アレイベースのゲノムハイブリダイゼーション	コピー数の変化(例：ダウン症候群の 21 トリソミー)
次世代シーケンシング(NGS)	コピー数の変化，転座(主に腫瘍細胞の体細胞コピー数変化や転座の臨床的同定)
遺伝子検査	
対立遺伝子特異的 PCR および関連技術	特定の塩基対の変化(単一，例えば鎌状ヘモグロビン変異，または複数，例えば嚢胞性線維症の CFTR 変異)
サンガー DNA シーケンシング	個々の遺伝子変異(例：フォン・ギールケ病におけるグルコース -6- ホスファターゼ変異)
次世代シーケンシング(NGS)	多数の遺伝子および/または非コード領域の変異(腫瘍細胞の体細胞変異の臨床的同定，あるいは特異な表現型の原因となる変異の発見・研究)

■ 染色体の構造異常を検出する検査

歴史的には，これらの異常は核型分析によって同定されてきたが，これは顕微鏡で明らかな構造異常しか同定することはできない。核型分析は，アレイベースの比較ゲノムハイブリダイゼーション(CGH)に取って代わられるようになっている。この方法では，患者と対照標本の DNA が 2 つの異なる蛍光色素で標識され，両方の DNA が混合され，ゲノム全体を網羅するスライド上の個別のスポットとして表示されるプローブのアレイにハイブリダイズされる。特定のゲノム領域に対応する患者 DNA の過剰表示または過少表示は，蛍光タグ 1 と蛍光タグ 2 の比率の変化としてスコア化される。アレイ CGH は核型分析に比べていくつかの利点がある：アレイ CGH は細胞培養が必要なく，解釈も容易で，そしてアレイ内に存在する個別のプローブ数によってのみ制限される分解能もはるかに優れている。

蛍光 in situ ハイブリダイゼーション

蛍光 in situ ハイブリダイゼーション fluorescence in situ hybridization(FISH)では，数十から数百キロベースの染色体領域に特異的な配列を認識する DNA プローブを使用する。これにより，染色体変化を識別するためのこの技術の分解能の限界が決まる。このようなプローブは蛍光色素で標識され，分裂中期のスプレッドまたは間期の核に適用される。プローブは染色体上の相補配列にハイブリダイズし，特定の染色体領域を標識し，蛍光顕微鏡で可視化する。細胞分裂の必要性を回避できる FISH の能力は，迅速な診断が必要な場合(例えば，背景に遺伝的疾患が疑われる重症の乳児)には非常に重要となる。このような分析は，出生前サンプル(例えば，羊水穿刺，絨毛膜絨毛生検，臍帯血などで得られた細胞)，末梢血リンパ球，さらには保存された組織切片に対して行うことができる。FISH は，染色体の数的異常(異数性)(図 4.42A)，ルーチンの核型検査では特定できない微小欠失(図 4.42B)や複雑な転座，そして遺伝子増幅(神経芽腫の MYCN 増幅など)の検出に使用される。

■ リキッドバイオプシー

母体の血液中に含まれる細胞外遊離胎児 DNA(リキッドバイオプシー)を用いて，発育中の胎児の全染色体数を評価する分子検査も開発されている。現在の応用例としては，胎児の性別の同定，性染色体や 13, 18, 21 トリソミーを含む常染色体のコピー数変化の検出などがある。リキッドバイオプシー liquid biopsy はまた，特定のがんの診断と管理にも使用されている。なぜなら，がん患者の体内循環からは，細胞外遊離腫瘍 DNA が検出されるからである。

■ 単一遺伝子の変異を検出する検査

特定の遺伝子に変異が疑われる場合，その領域を**ポリメラーゼ連鎖反応** polymerase chain reaction(PCR)で増幅し，塩基配列を決定し，正常な参照配列と比較することができる。DNA の指数関数的増幅を伴う PCR 分析は，現在，分子診断に広く用いられている。RNA を基質として用いる場合は，まず逆転写して cDNA を得て，それを PCR で増幅する。**逆転写** reverse transcription

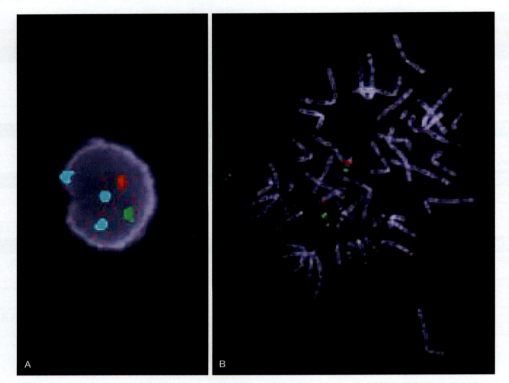

図 4.42　FISH 法
A：18 トリソミーが疑われる男性患者から採取した分裂間期の核。3 つの異なる蛍光プローブ（色素）が"FISH カクテル"として使われている。緑色プローブが X 染色体の動原体（1 コピー）に，赤色プローブが Y 染色体動原体（1 コピー）に，そして水色プローブが第 18 番染色体の動原体（3 コピー）に，それぞれハイブリダイズされている。B：分裂中期の拡散した染色体に 2 つの蛍光プローブが使用されている。1 つは染色体 22q13 領域（**緑色**）に，もう 1 つは 22q11.2 領域（**赤色**）にそれぞれハイブリダイズされている。22q13 の信号は 2 つ確認できる。2 つの染色体のうち 1 つは 22q11.2 プローブで標識されず，この領域の微小欠失を示している。この部分の欠失によって 22q11.2 欠失症候群（ディジョージ症候群）が発症する。（Dr. Nancy R. Schneider and Jeff Doolittle, Cytogenetics Laboratory, University of Texas Southwestern Medical Center, Dallas, Texas. の厚意による）

（RT）を伴うこの方法はしばしば RT-PCR と略される。目的の DNA セグメントを増幅するために，正常な配列の 3′ 末端と 5′ 末端に結合する 2 つのプライマーが設計される。適切な DNA ポリメラーゼと熱サイクルを用いることにより，標的 DNA は大きく増幅され，2 つのプライマー部位の間に数百万コピーの DNA 配列が生成される。PCR 産物の DNA 配列はいくつかの方法で解析できる。

既知の**ヌクレオチドオリゴマー** nucleotide oligomer（bait ベイト）にハイブリダイゼーションさせることでゲノム DNA を捕捉し，その後固定化した DNA テンプレートをシーケンスすることで，多くの遺伝子，さらには全ゲノムのシーケンスを容易に行えるようになってきている。**次世代シーケンシング** next-generation sequencing（NGS）とよばれるこの方法は，低価格化が進み，広く利用されているが，結果の解釈は複雑で，特別な訓練を受けた専門家が必要となる。NGS の原理を図 4.43 に示す。

多くの単一遺伝子疾患では，分子検査全盛の時代においても，直接背景にある DNA 変異を同定するより変異したタンパク質やその機能の変化を検査する方が簡単で，安価で，迅速である。例えば，嚢胞性線維症における汗の塩化物検査，フェニルケトン尿症における血清フェニルアラニン濃度，鎌状赤血球症におけるヘモグロビンの電気泳動，そして多種多様な疾患における酵素欠損の同定などである。

遺伝性疾患の分子診断

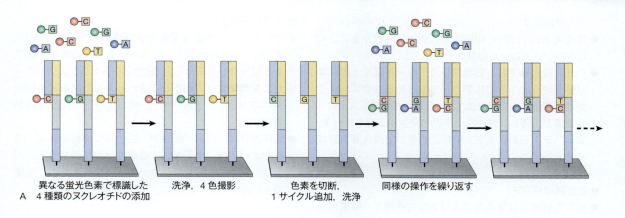

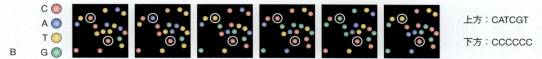

図 4.43　次世代シークエンサーの原理
"次世代"シークエンス技術では，いくつかの手法が用いられるが，ここでは一般的に使用される基盤技術の1つを図示する。A：100〜500塩基対のゲノムDNA〔"鋳型(template)"〕の短い断片をスライドガラスなどの基盤に固定させる。その後，鋳型DNA配列の末尾へあらかじめ付加したアダプター配列に相補的なユニバーサルプライマーが結合する。蛍光標識された相補的なヌクレオチドが，それぞれの鋳型DNAに対し1サイクル当たり1つずつ結合し，何百万もの標的配列で"超並列(massively parallel)"的に同時にヌクレオチドが固定される。それぞれの鋳型DNA部位(結合したヌクレオチド部位に相当)から放出される蛍光を，4色撮影可能なカメラで撮影したのち，蛍光色素を切断，洗浄し，再度同じ操作をはじめから繰り返す。B：一連の動作，すなわち1回の"ラン(run)"が終了すると，強力な計算プログラムによって，鋳型DNAに相補的な塩基配列の作成が完了し，これを対照となる正常塩基配列と比較することによって遺伝子異常を特定する。（Metzker M: Sequencing technologies–the next generation, Nat Rev Genet 11:31–46, 2010, © Nature Publishing Group. の許可を得て転載）

要　約

単一遺伝子疾患の伝達パターン
- 常染色体顕性疾患は，ヘテロ接合体状態での表現型発現を特徴とし，両性に等しく影響を及ぼし，両性とも障害を伝播しうる。
- 常染色体顕性疾患は，受容体，構造タンパク質，がん抑制遺伝子の機能障害に関与していることが多い。
- 常染色体潜性疾患は遺伝子の両方のコピーに変異がある場合に発生し，酵素が関与することが多い。両性とも同じように影響を受ける。
- X染色体連鎖性疾患はヘテロ接合体の女性からその息子に伝わり，息子は病気を発症する。女性保因者は，X染色体の1本がランダムに不活性化されるため，通常は罹患しない。

マルファン症候群
- マルファン症候群は，結合組織の構造の維持とTGF-βの活性化に必要な，フィブリリンをコードするFBN1遺伝子の突然変異によって引き起こされる。
- 異常をきたす主要な組織は，骨格，眼，そして心血管系である。

- 臨床的特徴として，高身長，長い指，両側水晶体亜脱臼，僧帽弁逸脱，大動脈瘤，大動脈解離をきたしうる。
- 心血管系疾患の予防には血圧を下げ，TGF-βシグナルを妨げる薬の使用を必要とする。

エーラス・ダンロス症候群
- 本症には13種の亜型が存在し，それらすべてが膠原線維の合成もしくは重合の欠陥に由来する。それぞれの亜型は異なる遺伝子突然変異によって発症する。
- 臨床的特徴は，脆弱で過剰に伸展し，外傷に対して弱い皮膚や過剰に動く関節に加えて，結腸や角膜，大血管などの臓器の破裂が挙げられる。また，創傷治癒遅延がみられる。

家族性高コレステロール血症
- 家族性高コレステロール血症は，LDL受容体をコードする遺伝子の変異によって最も頻繁に起こる常染色体顕性遺伝性疾患である。頻度は低いがApoB-100(LDL受容体のリガンド)に影響を与える変異や，LDL受容体を減少させるPCSK9の活性化変異でも，同様の症状

を引き起こす。
- 本症患者は，LDLの細胞内への輸送に障害があるために高コレステロール血症を引き起こす。
- ヘテロ接合体では，血漿コレステロール濃度上昇により動脈硬化と，その結果としての冠動脈疾患のリスクが増加する。ホモ接合体では，さらに血漿コレステロール濃度が上昇し，虚血性心疾患の発生率上昇をきたす。コレステロールはまた，腱鞘に沈着して黄色腫を形成する。

嚢胞性線維症（CF）
- 嚢胞性線維症は常染色体潜性遺伝性疾患で，膜貫通調節因子（CFTR）をコードする*CFTR*遺伝子の変異によって起こる。
- CFTRは，塩化物，ナトリウム，重炭酸イオンの輸送を制御するイオンチャネルである。塩化物イオン輸送の欠陥により，汗中の塩分濃度上昇と，気道や消化管内への粘性の高い分泌物をもたらす。膵管における重炭酸イオン輸送の欠陥は，ムチンの沈殿による閉塞の一因となる。
- *CFTR*変異には，多臓器に症状の及ぶ重症例（ΔF508など）と，限定された範囲と程度を示す軽症例がある。
- 心肺症状は死因として最も頻度が高いものである。肺の感染症，とりわけ薬剤耐性シュードモナス属ないしバークホルデリア属の頻度が高い。気管支拡張症と右心不全は長期に続発する。
- 膵機能不全はきわめて頻度が高く，先天的な両側性輸精管欠損による不妊は成人CF男性の特徴的な所見である。
- 平均余命の延長に伴い，肝硬変を含む肝疾患の合併が増えている。
- ある種の*CFTR*対立遺伝子をもつ患者では，変異CFTRタンパク質の輸送や安定性を向上させる分子治療が有用である。

フェニルケトン尿症
- PKUは常染色体潜性遺伝を示し，フェニルアラニン水酸化酵素の欠損により，恒久的にフェニルアラニン代謝が不能となる疾患である。
- 無治療のPKUでは重度の知的障害，痙攣発作，皮膚の色素減少などの臨床徴候が出現するが，すべての症例で食事中のフェニルアラニン摂取を制限することで予防可能である。
- PKUの女性は，食事療法を中断するとフェニルアラニン濃度が高くなり，産まれてくる子どもはフェニルアラニン代謝産物の胎盤通過に起因する神経障害をきたす可能性がある。

ガラクトース血症
- ガラクトース血症は常染色体潜性遺伝性疾患であり，ガラクトースからグルコースへの変換に必要な酵素であるガラクトース-1-リン酸ウリジルトランスフェラーゼの欠損によって引き起こされる。この欠損により組織へのガラクトース-1-リン酸およびその代謝産物が蓄積する。
- 臨床症状は，黄疸や肝障害，白内障，神経系障害，嘔吐および下痢，大腸菌による敗血症が出現しうる。ガラクトースの食事制限によって，少なくともより重度の合併症は予防することが可能である。

リソソーム蓄積症
- リソソーム酵素の機能不全につながる遺伝性変異は，リソソームへの複合基質の蓄積と貯蔵を引き起こし，オートファジーの欠陥によって細胞傷害を引き起こす。
- **テイ・サックス病**ではリソソーム内のヘキソサミニダーゼAの欠如によるGM2ガングリオシドの代謝不能によって発症する。GM2ガングリオシドは中枢神経系へ沈着し，重度の知的障害，失明，筋力低下をきたし，2〜3歳までに死亡する。
- **ニーマン・ピック病A型およびB型**は酸性スフィンゴミエリナーゼの欠損によって発症する。より重症のA型では，スフィンゴミエリンが神経系に蓄積することで神経系の障害が出現する。スフィンゴミエリンは肝臓や脾臓，骨髄，リンパ節内の貪食細胞に蓄積され，それらの臓器は腫大する。B型では神経障害は出現しない。
- **ニーマン・ピック病C型**はコレステロール輸送の欠陥によって，コレステロールおよびガングリオシドが神経系に蓄積する。その結果，患児は運動失調，構音障害そして精神運動発達遅滞をきたす。
- **ゴーシェ病**はリソソーム内の酵素であるグルコセレブロシダーゼが欠損し，単球貪食細胞にグルコセレブロシドが蓄積する疾患である。最も多い1型では，貪食細胞の膨化（ゴーシェ細胞）が起こり，肝臓や脾臓，骨髄に蓄積して肝脾腫や骨びらんを起こす。2型と3型はさまざまな神経症状を特徴とする。ゴーシェ病はパーキンソン病のリスク因子である。
- **ムコ多糖症（MPS）**は，肝臓や脾臓，心臓，血管，脳，角膜，関節など多臓器にわたり，ムコ多糖が蓄積する疾患である。すべての病型において患者は特徴的顔貌を呈する。ハーラー症候群では角膜混濁や冠動脈，ならびに心臓弁へのムコ多糖沈着をきたし，幼少期に死亡する。すべてのMPSは常染色体潜性遺伝であるが，ハンター症候群はX連鎖性（**伴性潜性遺伝**）であり，より緩徐な臨床経過を示す。

グリコーゲン蓄積症
- グリコーゲン代謝に関連する酵素の遺伝的欠損は，正常または異常なグリコーゲンの蓄積をきたす。
- 肝型（フォン・ギールケ病）では，肝グルコース-6-ホスファターゼの欠損により肝細胞内にグリコーゲンが蓄積する。
- またマッカードル病を含むいくつかの筋型糖原病では，筋ホスホリラーゼが欠損することによって骨格筋へのグリコーゲン蓄積と，運動後の痙攣が誘発される。
- ポンペ病ではリソソーム酵素である酸性マルターゼが欠損しており，心臓をはじめとしたあらゆる臓器に影響が及ぶ。

常染色体の細胞遺伝学的疾患
- **ダウン症候群**は21番染色体上の遺伝子の余剰コピーによって発症し，大半は21トリソミーによって起こる。そして頻度は低いが，21番染色体からの余剰な成分が他の染色体に転座して発症する場合や，モザイク現象によって発症する場合がある。
- ダウン症候群の患者は，重度の知的障害，平坦な顔貌，内眼角贅皮，心奇形，白血病や感染への易罹患性，アルツハイマー病の早期発症をきたす。
- 染色体22q11.2に存在する遺伝子の欠失は，顔面，心臓，胸腺，副甲状腺の奇形を引き起こす。この症候群は（1）**ディジョージ症候群**（T細胞免疫低下を伴う胸腺低形成や，低カルシウム血症を伴う副甲状腺低形成）もしくは（2）**口蓋帆心顔症候群**（流出路異常を伴う先天性心疾患，顔面形成異常，発達遅延）として発症する。

性染色体の細胞遺伝学的疾患
- 女性において，母親と父親由来のX染色体のうち，発達途中でどちらかがランダムに不活性化される（ライオニゼーション）。
- **クラインフェルター症候群**の患者は，性染色体の不分離の結果，2本以上のX染色体と1本のY染色体をもつ。患者は精巣の萎縮，不妊，体毛減少，女性化乳房をきたす。男性の不妊の原因として最多である。
- **ターナー症候群**の患者は，X染色体短腕上の遺伝子の，部分的もしくは完全なモノソミーをもつ。そのなかでは一方のX染色体すべての欠損（45,X）が最も多く，他にモザイク体，あるいはX染色体短腕を含む欠失が挙げられる。典型的な臨床所見として，低身長，翼状頸，外反肘，心血管奇形，無月経，二次性徴欠如，索状卵巣が挙げられる。

脆弱X症候群，脆弱X関連振戦／運動失調症候群と脆弱X関連原発性卵巣不全
- 3ヌクレオチド反復配列の病的な増幅は機能喪失（**脆弱X症候群，FXS**）や病的機能獲得変異（**ハンチントン病**）をもたらす。そのような変異のほとんどは神経変性疾患として発症する。
- FXSは*FMR1*遺伝子機能の欠落によって起こり，重度の知的障害と自閉症スペクトラム障害などのさまざまな精神神経疾患を特徴とする。
- 健常な集団では*FMR1*遺伝子のCGGリピート数は約29〜55である。男性保因者と女性保因者はいずれも前変異として55〜200のCGGリピートをもっており，卵子形成の段階で4,000リピート（完全変異）にまで増幅する可能性がある。完全変異が子孫に伝わったとき，FXSを発症する。
- 前変異の保因者は，異常な*FMR1* mRNAによる有害な機能獲得により，脆弱X関連振戦／運動失調症候群（男性）および脆弱X関連原発性卵巣不全（女性）を発症する。

ゲノムインプリンティング
- インプリンティングは，配偶子形成の段階において転写抑制を受けた父親あるいは母親由来の特定の遺伝子に関連する現象である。それらの対立遺伝子は，個体内において1つだけが機能しており，それら（インプリンティングされていない遺伝子）が欠失あるいは片親性ダイソミーによって失われると疾患を発症する。
- 父親由来の染色体15q12の欠失によって**プラダー・ウィリー症候群**を発症する。本症は，知的障害，低身長，筋緊張低下，肥満，性腺機能低下を特徴とする。
- 母親由来の染色体15q12の欠失によって**アンジェルマン症候群**を発症する。本症は知的障害，運動失調，てんかん発作，異常な笑顔を特徴とする。

先天性奇形
- 先天的な異常は，内因性の異常（奇形）はもちろん，外因性の障害（変形，破壊）によっても起こる。
- 先天的な異常は，遺伝（染色体異常，遺伝子突然変異），環境（感染，薬剤，アルコール），あるいは多因子の原因により起こりうる。
- 子宮内における侵襲の時期は先天的な異常の程度に深い影響を及ぼし，より早期の侵襲はより大きな影響を及ぼす。
- 奇形の原因となる遺伝的要素と環境因子との関連は，催奇形物質がシグナル経路を標的とする際に，その経路に突然変異が起こった場合と同じ奇形を起こすという事実によって強調される。

新生児呼吸窮迫（促迫）症候群
- 新生児RDS（硝子膜病）は未熟児の疾患である（多くが妊娠28週未満の新生児に起こる）。
- RDSの根本的異常は，肺サーファクタントの不足に原因があり，結果として生後に肺の拡張不良をきたす。

- RDS の特徴的な形態として，気道に沿うように存在する硝子膜(壊死性上皮細胞および血漿タンパク質からなる)がある。
- RDS はステロイドの予防的投与やサーファクタント補充療法，換気手法の進歩によって改善が可能である。
- RDS 治療に関連する長期の合併症には，未熟児網膜症，気管支肺異形成があり，両者とも RDS 治療の進歩によって減少している。

乳児突然死症候群
- SIDS は**原因不明**の疾患であり，1 歳未満の乳児の突然死において，解剖を含む詳細な症例検討によっても死因の特定に至らないものと定義される。多くの症例は生後 2〜4 か月の間に発症する。
- SIDS の原因病態として最も考えられるのは，覚醒反応や心肺機能制御の発達遅延である。
- 数多くの環境によるリスク因子が提唱されているが，なかでも腹臥位就寝が最もよく知られている。この結果，"仰向け寝" 運動が SIDS の発生減少に効果を発揮した。

胎児水腫
- 胎児水腫は子宮内で発育中の胎児における浮腫液貯留を指す。
- 水分貯留の程度は，全身性の水腫から限局した囊胞状リンパ管腫までさまざまである。
- 最も頻度が高い胎児水腫の原因は，**非免疫性**(染色体異常，心血管障害，胎児貧血)であり，免疫性水腫は Rh 抗体投与による予防の結果，まれになってきている。
- 胎児赤芽球症(血中の未熟な赤血球前駆細胞の出現による)は胎児貧血関連水腫の特徴的所見である。
- 溶血による高ビリルビン血症は，特に未熟児において，大脳基底核や脳幹におけるビリルビン毒性(核黄疸)をきたす可能性がある。

神経芽腫
- 神経芽腫およびその類縁腫瘍は，交感神経節あるいは副腎髄質の神経堤由来細胞から発生する。
- 神経芽腫が未分化な腫瘍であるのに対し，神経節芽腫と神経節腫は分化傾向(シュワン髄質と神経節細胞)を示す。ホーマーライト偽ロゼットは神経芽腫に特徴的である。
- 年齢，病期，*MYCN* 増幅と二倍体が最も重要な予後因子である。1 歳半未満の患児は 1 歳以上の患児よりも予後がよく，病期が進んでいる場合や *MYCN* 増幅を伴う症例は予後が悪い。
- 神経芽腫はカテコールアミンを分泌し，代謝産物(VMA/HVA)は患者のスクリーニングに利用できる。

ウィルムス腫瘍
- ウィルムス腫瘍は小児腎腫瘍のなかで最も頻度が高いものである。
- デニス・ドラッシュ症候群(DDS)，ベックウィズ・ヴィーデマン症候群(BWS)，そして WAGR 症候群(ウィルムス腫瘍，無虹彩，生殖器異常，精神発達遅滞)は，ウィルムス腫瘍発生の高リスク群である。
- WAGR 症候群と DDS は *WT1* 遺伝子不活化と関連しており，一方で BWS は主に *IGF2* 遺伝子が関与するインプリンティング異常を経て発症する。
- ウィルムス腫瘍の形態学的成分には，腎芽細胞型(小型で核細胞質比の高い類円形細胞)，上皮細胞型，そして間質型がある。
- 腎臓発生における遺残組織はウィルムス腫瘍の前駆病変である。

臨床検査

検査	正常値	病態生理／臨床的関連
CFTR (囊胞性線維症膜貫通伝導調節因子)遺伝子変異	陰性	*CFTR* 遺伝子には，2,000 以上の疾患原因となる変異が同定されている。この遺伝子は，主に塩化物や重炭酸塩などの複数のイオン輸送を制御する陰イオンチャネルをコードする。囊胞性線維症は常染色体潜性疾患で，塩化物，ナトリウム，重炭酸塩の輸送に欠陥があるため，汗中の NaCl が増加し，気腔と膵腺房内の粘液が脱水粘稠となる。最も一般的な *CFTR* 変異は ΔF508 である(全世界で約 67%，北欧系の患者ではさらに高い)。診断は，汗の電解質濃度の持続的な上昇と *CFTR* 変異の分子検査に基づく。
ヘキソサミニダーゼ A 活性，血清	15 歳以下：総ヘキソサミニダーゼ活性の 20〜90%	ヘキソサミニダーゼ A の α サブユニットの欠損によって起こる GM2 ガングリオシドーシスであるリソソーム蓄積障害，テイ・サックス病では，ヘキソサミニダーゼ A レベルが低下する。ヘキソサミニダーゼ A とヘキソサミニダーゼ B はアイソザイムである。この検査では，人工基質を用いて全ヘキソサミニダーゼ(A と B)の活性を測定し，保因者の検出にも使用できる。

TORCH IgG, 血清	トキソプラズマ抗体：陰性 風疹抗体：ワクチン接種，陽性；ワクチン未接種 陰性 CMV 抗体：陰性 HSV1，HSV2 抗体：陰性	妊娠初期に発生した TORCH 感染は，成長遅延，知的障害，白内障，先天性心疾患などの後遺症を子どもに引き起こすことがあるが，妊娠後期の感染は主に炎症を伴う組織傷害(脳炎，脈絡網膜炎，肝脾腫，肺炎，心筋炎など)を引き起こす。

参考値は *Mayo Foundation for Medical Education and Research* の許可を得て https://www.mayocliniclabs.com/ から引用。無断転載を禁ずる。
Deyrup AT，D'Ambrosio D，Muir J，et al. Essential Laboratory Tests for Medical Education. Acad Pathol. 2022;9. doi: 10.1016/j.acpath.2022.100046 より引用。

免疫系疾患

Diseases of the Immune System

第5章

免疫 immunity は感染防御を担っており，免疫系は個体が遭遇する無数の病原体から生体を防御する細胞や分子の集合体である。免疫防御機構が破綻すれば感染しやすくなり，**免疫不全症 immunodeficiency disease** の原因となり，感染症の格好の餌食となる。一方で，免疫系はそれ自体，組織傷害や疾病を起こす原因ともなり，**過敏性疾患 hypersensitivity disease** とよばれる。

本章では，免疫が乏しすぎる，あるいは免疫反応が強すぎることで発症する疾病について述べる。また，**アミロイドーシス amyloidosis**，すなわち，通常，抗体分子の一部や慢性炎症性疾患で産生される異常なタンパク質が組織に沈着する疾患についても述べる。まず，免疫疾患の理解に関連する正常な免疫応答でのいくつかの重要な特性について概説する。

正常の免疫応答

病原体に対する防御反応には2つのタイプが存在する（図5.1）。**自然免疫 innate immunity**（先天免疫 native immunity ともいう）は，常時存在する細胞やタンパク質によって介在され（それゆえ"自然 innate"と名づけられている），感染病原体に反応できる準備状態にある。これらの機序は，感染に対してただちに応答して活性化する。それゆえ，防御の最前線にあたる。これらの機序のあるものには，傷害された細胞や組織を除去するものも含まれている。

多くの病原体は，自然免疫に抵抗するように進化してきた。そして，この感染から身を守るためには，より特異的で強力な**獲得免疫 adaptive immunity**（特異免疫ともいう）という仕組みが必要となった。獲得免疫は，通常は活動していないが，感染性微生物に反応して活動性を増し，範囲を広げて効力のある反応機構を生み出すことで微生物を中和したり，除去したりする。通常，"免疫系 immune system"や"免疫応答 immune response"はともに獲得免疫を指す。獲得免疫反応が完全に活性化するまでには通常3〜7日かかる。自然免疫機構は，感染後のこの重要な初期期間中に宿主を防御する。

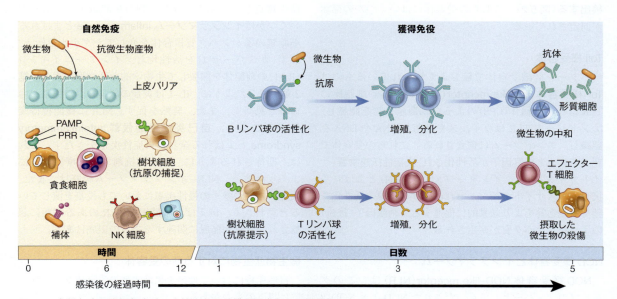

図5.1　自然免疫と獲得免疫系の応答の主要な構成要素とその動態
NK（natural killer）細胞：ナチュラルキラー細胞。PAMP（pathogen-associated molecular pattern）：病原体関連分子パターン。PRR（pattern recognition receptor）：パターン認識受容体

自然免疫

自然免疫を構成する主たるものは，病原体の侵入を阻止する上皮バリア，そして貪食細胞（主に好中球やマクロファージ），樹状細胞 dendritic cell (DC)，ナチュラルキラー（NK）細胞，他のリンパ球様細胞，それに補体系のタンパク質などの数々の血漿タンパク質である（第2章）。

組織常在性貪食細胞や樹状細胞，上皮細胞などの他の多くの細胞は，感染病原体や死細胞から遊離する物質を検知する受容体を発現している。これらの受容体に認識される微生物の構造は，**病原体関連分子パターン** pathogen-associated molecular pattern (PAMP) とよばれ，ある種の微生物間で共有されるもので，微生物の生存と感染能力に必須のものである（それゆえ微生物は，自然免疫の認識からうまく逃れるためにこれらの分子を変異させることはできないのである）。傷害され壊死化した細胞から遊離される物質は，**傷害関連分子パターン** damage-associated molecular pattern (DAMP) とよばれる。これらの分子を認識する細胞受容体は，通常，**パターン認識受容体** pattern recognition receptor とよばれる。自然免疫では，数千の分子パターンを認識する，およそ100種の異なった受容体を用いていると見積もられている。

自然免疫の受容体

パターン認識受容体は，病原体が存在するであろう場所のすべての細胞に局在しており，細胞膜受容体は細胞外病原体を，エンドソーム受容体は細胞内に摂取された微生物を，そして，細胞質受容体は細胞質内の微生物を検出する（図5.2）。これらの受容体にはいくつかの部類が同定されている。

Toll 様受容体

パターン認識受容体で最もよく知られているものは **Toll 様受容体** Toll-like receptor (TLR) である。細胞膜の TLR はリポ多糖体（LPS）のような細菌産生物を認識し，エンドソーム TLR はウイルスや細菌の RNA や DNA を認識し，エンドソームに貪食される。これらの受容体で認識されると転写因子が活性化され，炎症性伝達物質（サイトカインなど），インターフェロン（IFN）とよばれる抗ウイルスサイトカイン，それに，リンパ球の活性化や獲得免疫応答をより効果的に促進する共刺激因子（後述）のようなタンパク質が産生される。

NOD 様受容体とインフラマソーム

NOD 様受容体 NOD-like receptor (NLR) は，このグループのメンバーとして見いだされた NOD-1 と NOD-2 に由来して名づけられた細胞質受容体である。これらは細胞死を意味する壊死細胞の遊離物質（尿酸や遊離 ATP

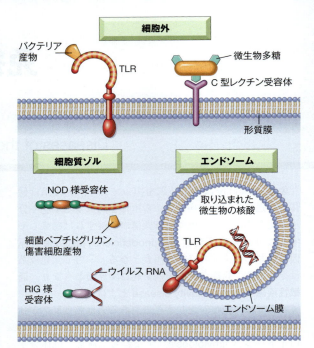

図 5.2 微生物ならびに細胞傷害産生物に対する細胞受容体
貪食細胞や，樹状細胞，上皮細胞の多くのタイプは微生物や死細胞の存在を察知する異なった種類の受容体を発現している。Toll 様受容体（TLR）はそれぞれ，他の細胞質受容体や形質細胞膜受容体と同様，異なった細胞成分内に局在しており，各々異なった種類の微生物の産生物を認識する。自然免疫受容体の主な種類は TLR，NOD 様受容体（NLR），C 型レクチン受容体，ウイルス RNA に対する RIG 様受容体（RIG-1 にちなんで命名），それにサイトゾル DNA センサーである。

など），イオン攪乱（K^+ の喪失など）や，ある種の微生物産生物質などの幅広い種類の物質を認識する。NLR のいくつかは**インフラマソーム** inflammasome とよばれる細胞質の多タンパク質複合体を介してシグナルを伝え，酵素（カスパーゼ1）を活性化し，インターロイキン1（IL-1）の前駆体を開裂して生物学的な活性型にする。第2章で論じたように，IL-1 は炎症の伝達物資であり，白血球を動員し，また，発熱を促す。NLR に機能獲得変異が起こると，**自己炎症性症候群** autoinflammatory syndrome とよばれる全身性炎症性疾患をきたす。これは，期待されるように，IL-1 拮抗剤での治療に非常によく反応する。NLR-インフラマソーム経路は，また，炎症が目立つ多くの慢性疾患においても役割を演じていると思われる。例えば，尿酸塩は NLR のある部類に認識され，それが痛風に関連する炎症の根底にある。

微生物産生物に対する他の受容体

自然免疫において役割を果たす他の受容体ファミリーには以下のものがある。

- **C 型レクチン受容体**は，マクロファージや樹状細胞の細胞膜に発現し，微生物（細菌や真菌）の多糖類を

検知して貪食と炎症反応を惹起する。
- いくつかの受容体は，ウイルス感染細胞の細胞質で複製されるウイルス核酸を検出し，Ⅰ型インターフェロンの産生を刺激する。これらの受容体の一部は，宿主DNAが細胞質に蓄積した場合にもそれを認識する。これは多くの場合，核損傷の徴候であるが，炎症を惹起して損傷した細胞を除去する。これらの受容体の過剰な活性化は，その制御における遺伝的欠陥，あるいは自己DNAの蓄積をもたらすエンドヌクレアーゼの欠陥により発生する可能性がある。その結果として生じるインターフェロンの無秩序な産生は，インターフェロノパチーとよばれる全身性の炎症性疾患を引き起こす。
- 好中球やマクロファージ，他の白血球の多くに発現するGタンパク質結合受容体は，細菌のタンパク質合成を開始するNフォルミルメチオニン残基を有する短いペプチドを認識し，白血球の遊走を刺激する。

■ 自然免疫の反応

自然免疫系は，次の主に2つの反応によって宿主防御を担っている。
- **炎症**：サイトカインと補体活性化産物，および他のメディエーターは，自然免疫反応中に産生され，炎症における血管性，細胞性反応を誘導する（第2章）。動員された白血球は病原体を破壊し，傷害された細胞を摂取，排除する。
- **抗ウイルス防御**：Ⅰ型インターフェロンはウイルスに応答して産生され，感染および非感染細胞に作用して酵素を活性化し，ウイルス核酸を変性させウイルスの複製を妨げる。

これらの防御機能に加えて，自然免疫系は，引き続いて起こるより強力な獲得免疫応答を刺激するシグナルを生み出す。これらのシグナルのいくつかは後に述べる。

■ 獲得免疫

獲得免疫系は，リンパ球とその産物からなり，**抗体** antibody も含まれる。自然免疫系では認識される微生物の分子数が限られているのに対して，獲得免疫系では膨大な種類の外来物質を認識することができる。

獲得免疫には2つのタイプが存在する。1つは**液性免疫** humoral immunity といい，Bリンパ球（B細胞ともいう）によって産生される可溶性の抗体とよばれるタンパク質を介するもの，もう1つは，**細胞性免疫** cellular immunity（あるいは細胞介在性免疫 cell-mediated immunity）といい，Tリンパ球（T細胞ともいう）を介するものである。抗体は血液，粘膜器官，組織中に存在し，細胞外微生物に対する防御をつかさどる。Tリンパ球は，細胞内に生存しそこで複製する微生物に対する防御に重要である。それらは感染細胞を直接傷害したり（細胞傷害性T細胞の機能），γインターフェロンのような**サイトカイン** cytokine（ヘルパーT細胞 helper T cell によりつくられる）を介して貪食細胞を活性化することで機能する。

免疫系を構成する細胞と組織

免疫系の細胞は，その大部分が抗原特異的受容体を有し，抗原を認識し，獲得免疫応答を開始するリンパ球と，微生物やその他の抗原を捕捉してリンパ球に提示するよう特化した抗原提示細胞 antigen-presenting cell（APC），そして貪食細胞や好酸球のような種々の細胞からなる。以下に，獲得免疫応答にかかわる主な細胞について論述する（図5.3）。

■ Tリンパ球

Tリンパ球は，胸腺で成熟するのでこうよばれているのだが，細胞性免疫を担うエフェクター細胞に分化，活性化し，また，B細胞をタンパク質抗原に対する抗体を産生させるように刺激する。T細胞は末梢血中リンパ球の60～70％を占め，脾臓の動脈周囲鞘やリンパ節の濾胞間領域の主要構成リンパ球である。T細胞は，遊離状態の，あるいは循環血中の抗原は認識することができない。詳細については後述するが，T細胞の大多数（95%以上）が感知できるのは，主要組織適合複合体（MHC）分子によって表示された細胞内タンパク質のペプチド断片のみである。

T細胞には2つの部類があり，細胞表面に表出されるCD4とCD8で区別される。CD4陽性T細胞は，可溶性分子（サイトカイン）を分泌し，B細胞を抗体を産生するように刺激（"ヘルプ"）し，またマクロファージには貪食した微生物を破壊するように"ヘルプ"するところからヘルパーT細胞とよばれる。免疫におけるCD4陽性ヘルパー細胞の中心的な役割は，ヒト免疫不全ウイルス（HIV）感染（後述）でこれらの細胞が破壊された結果重篤な免疫不全に陥ることで注目される。CD8陽性T細胞の最も重要な機能は，ウイルス感染細胞や腫瘍細胞を直接傷害することにある。それゆえ，**細胞傷害性Tリンパ球** cytotoxic T lymphocyte（CTL）とよばれる。

MHC分子に提示されたペプチド抗原を，**T細胞受容体** T-cell receptor（TCR）が認識する。その受容体は，α鎖とβ鎖がジスルフィド結合で結ばれたヘテロ二量体であり（図5.4A），それぞれの鎖には，抗原ペプチドに特異的に結合する可変領域と，関連するシグナル分子と反応する不変領域が存在する。抗原結合部位の配列の多様性は，多数のTCR遺伝子セグメントが機能的なTCR遺伝子に再構成および構築された結果である。T細胞は，免疫応答においても重要な機能を果たす他の多くの分子も発現する。CD3複合体はTCRと非共有結合しており，T細胞上のCD4分子は，選択されたAPC上のクラスⅡMHC分子（後述）の不変部分に結合する。同様の方法で，CD8はクラスⅠMHC分子に結合する。CD4はT細胞の

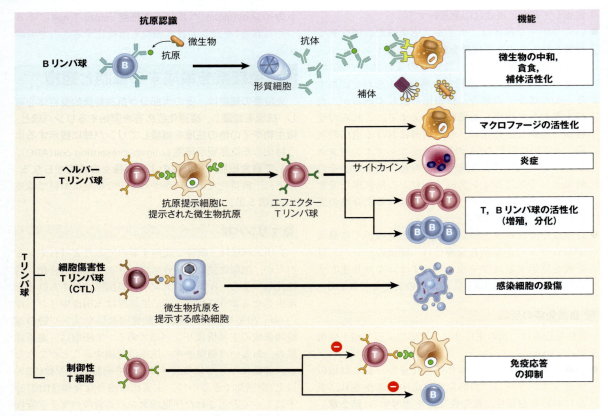

図 5.3 リンパ球の主な種類と獲得免疫におけるその機能

60〜70%で発現し，CD8 は T 細胞の約 30〜40%で発現される．他にも，T 細胞にみられる重要な不変タンパク質として，CD28 やさまざまな接着分子がある．前者は，微生物の侵入によって APC に誘導される分子（**共刺激因子 costimulator** とよばれる）に対する受容体として機能し，後者は，T 細胞と APC の結合を強化して T 細胞の異なる組織への遊走を調節する．

　免疫応答を抑制するように機能する T 細胞は，**制御性 T リンパ球 regulatory T lymphocyte** とよばれる．このタイプの細胞については，後ほど免疫寛容について述べる際に説明する．

■ 主要組織適合複合体分子：獲得免疫でのペプチド提示系

　MHC 分子は T 細胞の抗原認識に必要不可欠で，その遺伝的多様性が移植片拒絶や自己免疫疾患にもかかわっていることから，MHC 分子の構造や機能を理解しておくことは重要である．MHC はもともと移植片の拒絶や適合（"組織の"適合性）の研究に基づいて発見されたのであるが，今や，MHC 分子の正常の機能は，CD4 陽性 T リンパ球，CD8 陽性 T リンパ球に認識されるためのペプチドを提示するものとして知られる．個々人において T 細胞は，自分自身の MHC 分子によって提示されたペプチドしか認識できないようになっており，当然，T 細胞は正常では自分以外の MHC 分子と出くわすこともない．このような T 細胞の抗原認識の仕組みを **MHC 拘束 MHC restriction** という．T 細胞は MHC 分子を認識するため，個人間のこれらの分子の多様性は強い免疫応答を引き起こす．これが後述する移植片拒絶反応の基礎となる．

　MHC 分子は，ヒトでは特別にヒト白血球抗原（HLA）複合体とよばれており，6 番染色体上の遺伝子群がつかさどる（図 5.5）．MHC 遺伝子産物は，化学構造，組織分布，機能に基づいて主に 2 つのカテゴリーに分けられる．

- **MHC クラス I 分子**はすべての有核細胞に発現しており，*HLA-A*，*HLA-B*，*HLA-C* とよばれる 3 つの近接した遺伝子座にコードされている．これらの分子はそれぞれ，多型性のある α 鎖と多型性のない不変分子である $β_2$ ミクログロブリンペプチド（15 番染色体上の別の遺伝子にコードされている）が非共有結合でつながっている．α 鎖の細胞外領域には多型残基からなる溝があり，そこに T 細胞に提示される外来ペプチドがはまり込む．そして，定常域は CD8 に結合し，確実に CD8 陽性 T 細胞のみがクラス I 分子に提示されたペプチドに応答することができる．MHC クラス I 分子は細胞質内に存在するタンパク質由来の

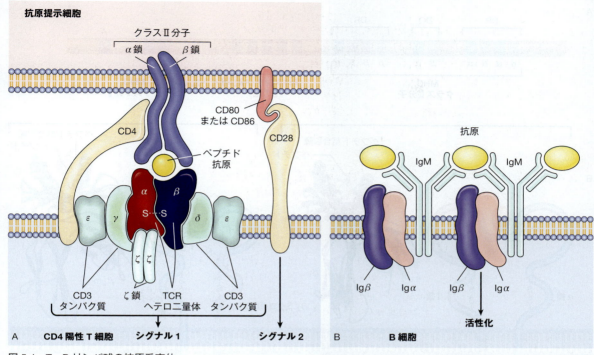

図 5.4 T，B リンパ球の抗原受容体
A：T細胞受容体（TCR）複合体とT細胞の活性化にかかわるその他の分子．TCRのヘテロ二量体はα鎖とβ鎖からなり，抗原を認識し（抗原提示細胞に提示された抗原ペプチド–MHC複合体の形で），そこに結合するCD3複合体とζ鎖によって活性化シグナルが誘導される．CD4やCD28もまたT細胞の活性化に関与する．CD28は共刺激因子であるCD80およびCD86（B7分子ともよばれる）を認識する．（CD8は発現しているがCD4は発現していないT細胞も存在することに注意．これらの分子は類似した役割をもつ）．ここでは分子サイズは実際のものを反映しているわけではない．B：B細胞の抗原受容体複合体は，抗原を認識する膜型免疫グロブリンM（IgM）（またはIgD．図示せず），および関連するシグナル伝達タンパク質IgαおよびIgβで構成される．MHC（major histocompatibilty complex）：主要組織適合複合体

ペプチドと結合し提示する（ウイルスや腫瘍抗原など）．

- **MHCクラスⅡ分子**は，*DP*，*DQ*，*DR* という3つの亜領域をもつ *HLA–D* 領域の遺伝子にコードされている．この分子はα，βサブユニットが非共有結合で結ばれたヘテロ二量体である．MHCクラスⅠ分子がすべての有核細胞に発現しているのとは異なり，MHCクラスⅡを発現する細胞はかなり少数の細胞種に限られていて，主にAPC（特に樹状細胞），マクロファージ，B細胞である．MHCクラスⅡ分子の細胞外領域は，抗原ペプチドを結合する溝とCD4を結合する領域を含んでいる．一般に，MHCクラスⅡ分子は細胞外で合成されたタンパク質，例えば，摂取され細胞内で破壊された微生物など，に由来するペプチドと結合する．このような仕組みにより，CD4陽性T細胞は細胞外病原体を認識しうるのである．

HLA 遺伝子は高度に多型がある．すなわち，それぞれの遺伝子座の各遺伝子に，変異型（対立遺伝子）があると推定されている（すべての *HLA* 遺伝子で1万以上，*HLA–B* 対立遺伝子だけでも3,500以上）．それぞれの個体は1セットの *HLA* 遺伝子しか発現しないが，集団内のMHC遺伝子の多くの変異体は，環境で出くわすどんな微生物のペプチドに対しても提示できるよう進化した．多型があることで，HLA分子の無限に近い組み合わせが集団内に存在することになる．*HLA* 遺伝子群は近接して位置するため，親から子孫へ一括（en bloc）して異動し，遺伝上，あたかも単一遺伝子座のような動態を示す．母親と父親由来の *HLA* 遺伝子の各セットを **HLAハプロタイプ HLA haplotype** という．こういった遺伝様式のために，兄弟姉妹たちが同じ2つの *HLA* 対立遺伝子を共有している可能性は25％である．一方で，非血縁者のドナーが同じHLA遺伝子を共有している可能性はきわめて低い．HLA多型があることは，移植の際に明白となる．それというのも，各個人は非血縁者の個体とはある程度異なった *HLA* 対立遺伝子をもっているので，非血縁者のドナーからの移植片はレシピエントの免疫応答を惹起し，T細胞応答が抑制されなければ（後述）拒絶される．唯一，一卵性双生児のみが，ほとんど拒絶されることなしに互いに移植片を受け入れられる．

特定の *MHC* 対立遺伝子が遺伝することは，防御的免

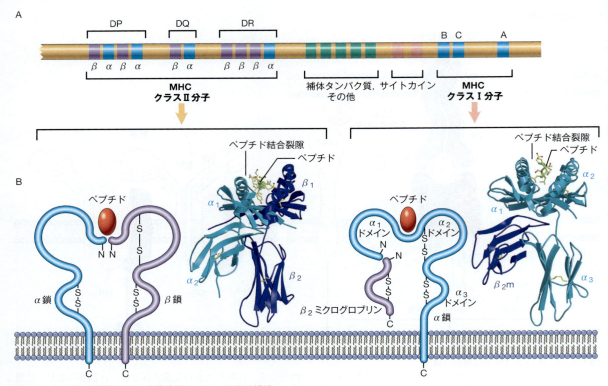

図 5.5 ヒト白血球抗原（HLA）複合体と HLA の分子構造
A：HLA 複合体の遺伝子配置．図中の遺伝子の相対的位置，大きさ，遺伝子同士の距離は実際のものを反映しているわけではない．抗原処理にかかわるいくつかのタンパク質（TAP 輸送体，プロテオソーム成分，HLA-DM）をコードする遺伝子は，クラス II 領域に位置する（図には示されていない）．B：MHC クラス I とクラス II 分子の概略図と結晶構造．N と C はそれぞれアミノ基末端とカルボキシ末端を，S-S はジスルフィド結合を指す．MHC（major histocompatibilty complex）：主要組織適合複合体．（結晶構造の図は Dr. P. Bjorkman, California Institute of Technology, Pasadena, California. の厚意による）

疫応答と有害な免疫応答両方に影響することになる．与えられた *MHC* 対立遺伝子が，特定の病原体から生じたペプチド抗原と結合することができるかどうかが，特定の個体の T 細胞が，実際にそれを認識し，防御的な応答を開始するかどうかを決めている．逆に，抗原がアレルゲンで，それに対する応答がアレルギー反応である場合，そのような *HLA* 対立遺伝子を受け継いだ個体はアレルギー反応を起こしやすくなる．多くの自己免疫疾患が特定の *MHC* 対立遺伝子に関連している．これについては自己免疫の項で議論する．

■ B リンパ球

B リンパ球は，骨髄で成熟するのでこうよばれているのだが，抗体すなわち液性免疫の伝達物質を産生する細胞である．血中に存在するリンパ球の 10〜20% を占める．B 細胞は，骨髄や二次的（末梢）リンパ器官の濾胞にも存在する．

B 細胞は，細胞膜上に表出された単量体の膜結合型抗体の免疫グロブリン M（IgM）とシグナル伝達分子が結合した B 細胞受容体（BCR）複合体（図 5.4B）を介して抗原を認識する．T 細胞が MHC に結合したペプチドしか認識できないのに対し，B 細胞は可溶性あるいは細胞関連タンパク質，脂質，多糖，核酸，分子量の少ない化学薬品など，より多くの化学構造を，MHC を必要とすることなく認識し応答することができる．TCR と同様に，それぞれの抗体は抗原結合部位には独自のアミノ酸配列を有する．B 細胞は，BCR による抗原認識後のシグナル伝達と活性化を担う Igα や Igβ などのいくつかの不変分子を発現する．

B 細胞は，刺激を受けると **形質細胞 plasma cell** に分化し，液性免疫を引き起こす大量の抗体を分泌する．免疫グロブリンには定常域の異なる 5 種類のクラスあるいはアイソタイプが存在する．IgG，IgM，IgA が主なもので，循環血中の 95% を占める（IgG が最も高濃度）．IgA は粘膜分泌物中で主要なアイソタイプである．IgE は血中にごく低濃度で存在し，組織肥満細胞の表面に付着しているものもみられる．IgD は B 細胞表面に発現するが，血中では事実上検出できない．個々のアイソタイプは補体を活性化したり，炎症細胞を集簇させたり，それぞれ特有の能力を有するため，宿主防御や罹病時に果たす役

割も異なっている。

■ ナチュラルキラー細胞

　ナチュラルキラー(NK)細胞はリンパ球の一種で，Tリンパ球やBリンパ球と共通のリンパ球系の前駆細胞から生じる。NK細胞は自然免疫の細胞であり，前もって活性化されることなく機能し，Tリンパ球やBリンパ球のように可変性が高くクローン的に多様な抗原受容体を発現しているわけではない。NK細胞の活性化は，2つのタイプの受容体からのシグナルにより制御されている。**抑制型受容体 inhibitory receptor** は，ほとんどすべての正常細胞が発現している自己のMHCクラスI分子を認識し，一方，**活性型受容体 activating receptor** は，ストレスを受けた細胞やDNAを傷害された細胞に高度に発現される分子を認識する。通常，抑制型受容体からのシグナルは活性型受容体からのものより優先されており，NK細胞が自然に活性化し正常の宿主細胞を殺傷するのが抑えられている。感染(特にウイルス感染)やストレスでその細胞のMHCクラスI分子の発現が減少し，NK受容体を活性化するタンパク質の発現が増すと，その結果，NK細胞は活性化し，感染細胞やストレスを受けた細胞は排除される。NK細胞はまた，インターフェロンγ（IFN-γ）などのサイトカインを分泌し，それゆえ，細胞内微生物感染に対する初期防衛に貢献する。

　自然リンパ球 innate lymphoid cell (ILC) はNK細胞に関連するリンパ球であるがそれ自体細胞傷害性でなく，ヘルパーT細胞がつくるものに似たサイトカインを産生する。自然リンパ球は抗原受容体を発現していないが，細胞傷害やストレスの結果産生されるサイトカインに応答する。自然リンパ球は組織中に常在しており，組織傷害をきたす微生物に早期から反応する細胞であると思われるが，これらのヒト宿主防御における役割はなお不明である。

■ 抗原提示細胞

　免疫系には，微生物抗原を捕捉してそれらをリンパ球に提示するという役割に特化したタイプの細胞が複数存在する。これらのなかで最も重要な役割を担うのは樹状細胞で，ナイーブT細胞にタンパク質抗原を提示する。他の数種類の細胞も，免疫応答のさまざまな段階で，リンパ球に抗原提示を行う。

■ 樹状細胞

　樹状細胞(DC)は，タンパク質抗原に対するT細胞の応答を引き起こすのに最も重要な抗原提示細胞 antigen-presenting cell (APC) である。この細胞は，無数の微細な樹状突起をもつところからこの名前がつけられた。DCのいくつかの特性は，抗原を捕捉しそれを提示する役割にある。

- DCは抗原を捕捉するうってつけの場所に局在している。それは上皮下(微生物や外来抗原が通常侵入する場所)とすべての組織の間質(抗原が生じる場所)である。表皮内のDCは**ランゲルハンス細胞 Langerhans cell**とよばれる。
- DCは微生物(また他の抗原)を捕捉し反応するための受容体をもっており，TLRやC型レクチン受容体などである。
- DCは微生物に応答してリンパ器官のT細胞帯に遊走し，T細胞に抗原を提示すべく，ほどよい位置にとどまる。
- DCはMHCや，T細胞への抗原提示と活性化に必要なその他の分子を高度に発現している。

■ 他の抗原提示細胞

　マクロファージは貪食した微生物の抗原をT細胞に提示する。その結果，T細胞は貪食細胞を活性化し微生物を破壊する。これが細胞性免疫の中心的な反応である。Bリンパ球は貪飲した抗原をヘルパーT細胞に提示し，T細胞から，液性免疫応答の活性化シグナルを受け取る。すべての有核細胞は細胞質内のウイルス抗原や腫瘍抗原をCD8陽性T細胞に提示でき，それらの細胞はT細胞に殺傷される。**濾胞性樹状細胞 follicular dendritic cell (FDC)** とよばれる樹状形態を有する特化した線維芽細胞が，脾臓やリンパ節のリンパ濾胞の胚中心に存在している。これらの細胞はIgGのFc受容体やC3bに対する受容体を備えており，抗体や補体タンパク質と結合した抗原を効率的に捕獲する。これらの細胞は，リンパ濾胞内の活性化Bリンパ球に抗原提示を行い，抗体産生応答を促進するが，T細胞への抗原提示はしない。

■ リンパ組織

　免疫系のリンパ組織は，Tリンパ球やBリンパ球が成熟し抗原に応答できるようになる発育(いわゆる，**一次的 primary** あるいは**中心的 central**)リンパ器官と，微生物に対する獲得免疫応答の発現の場となる**二次的 secondary**(あるいは**末梢性 peripheral**)リンパ器官とからなる。重要な発育リンパ器官は，T細胞が生育する胸腺と，すべての血液細胞の造血の場でありBリンパ球が成熟する場である骨髄である(第10章に記述)。主たる末梢リンパ器官については次節で述べる。

■ 二次的リンパ器官

　二次的リンパ器官では，抗原とAPC，リンパ球が集結すべく編成され，ほどよく相互作用して獲得免疫応答を展開する。個体でのリンパ球の多くは表5.1に示すこれらの器官に分布する。

- リンパ節は，被膜に覆われ，リンパ球と樹状細胞，マクロファージの整理された集合体で，体中に張り巡らされたリンパ路に沿って存在する(図5.6A)。リンパ液がリンパ節を通過すると，組織の間質液に由

表 5.1　リンパ球の組織分布 [a]

組織	リンパ球数×10⁹
リンパ節	190
脾臓	70
骨髄	50
血液	10
皮膚	20
腸	50
肝臓	10
肺	30

[a] 健常成人の各組織でのリンパ球のおおよその数

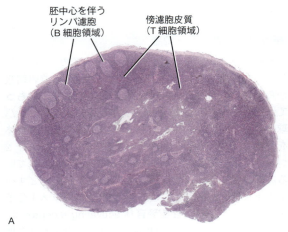

来するそのリンパ液により運ばれてきた抗原を，常在するAPCが採取することができる．加えてDCは，上皮細胞表層や組織近傍で抗原をとらえ，リンパ管内を遊走してその抗原をリンパ節に運搬する．それゆえ，抗原（例：上皮を介して侵入した，あるいは組織にコロニーをつくった微生物など）は，その流路にあたるリンパ節に集められることになる．

- **脾臓**は，リンパ球が常在する白脾髄と，網目状の脾洞（血液が流入する）を有する赤脾髄で構成されており，血中に生じた抗原に対する免疫応答に重要な役割を果たす．脾臓に流入した血液は，網目状の脾洞を流れ，そこに常在するDCやマクロファージにより抗原が捕捉される．

- **皮膚および粘膜リンパ系** cutaneous and mucosal lymphoid system は，それぞれ，皮膚および消化管・気道の上皮下に存在する．これらは，上皮の破綻により侵入してきた抗原に応答する．咽頭扁桃や腸のパイエル板は解剖学的に明らかな粘膜リンパ組織である．粘膜器官の多数のリンパ球が（リンパ節の2番目に多い），これらの器官の広大な表層領域に対応している．

二次的リンパ器官内では，Tリンパ球，Bリンパ球は異なった領域に分離している（図5.6B，図5.6C）．リンパ節では，B細胞は**濾胞** follicle とよばれる個別な構造のなかに集中しており，それはリンパ節の末梢側である皮質に存在する．仮に，濾胞のB細胞が抗原に最近になって応答していたとすると，濾胞は，その中心部に**胚中心** germinal center とよばれる淡く染まる領域を形成している．Tリンパ球は傍濾胞皮質に集中している．濾胞にはB細胞の活性化に関与するFDCが含まれており，傍皮質にはTリンパ球に抗原を提示するDCが含まれている．脾臓では，Tリンパ球は小動脈を取り囲む小動脈周囲リンパ鞘に集中し，Bリンパ球は濾胞に存在する．

■ サイトカイン：免疫系の情報伝達分子

サイトカインは，免疫反応や炎症反応を介在する分泌タンパク質である．分子的に明確化されたサイトカイン

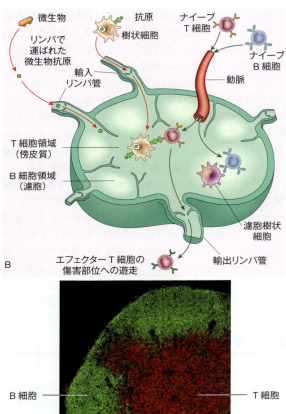

図 5.6　リンパ節の形態
A：光学顕微鏡像によるリンパ節の断面像でT細胞領域とB細胞領域を示す．B細胞領域では，皮質に多数の濾胞が含まれ，その一部に淡く染色された中心領域（胚中心）が含まれる．B：B細胞とT細胞はリンパ節の異なった領域に別々に局在する．リンパ節の概略図．C：リンパ節でのB細胞（緑色）とT細胞（赤色）の局在（免疫蛍光法による）．（A：Drs. Robert Ohgami, MD, PhD, and Kaushik Sridhar, MS Department of Pathology, University of California San Francisco. の厚意による．C：Drs. Kathryn Pape and Jennifer Walter, University of Minnesota School of Medicine, Minneapolis, Minnesota. の厚意による）

はインターロイキン interleukin とよばれ，この名前は白血球間の情報交換の役割を暗示している。ほとんどのサイトカインは幅広いスペクトラムの作用をもっており，あるものは数種の異なった細胞によって産生される。これらのサイトカインの大部分は，産生する細胞自身に，あるいは近傍の細胞に作用し，あるもの（IL–1 のような）はまた全身性の効果をもつ。

種々のサイトカインは，それぞれ特定のタイプの免疫応答に貢献する。

- 自然免疫応答では，サイトカインは微生物や他の刺激と遭遇するといち早く産生され，炎症を誘導し，ウイルスの複製を阻止するよう働く。これらのサイトカインには，TNF, IL–1, IL–12, I 型 IFN, IFN–γ，そしてケモカインがある（第 2 章）。これらは原則としてマクロファージ，DC, ILC, NK 細胞により産生されるが，内皮細胞や上皮細胞からもまた分泌される。
- 獲得免疫応答では，サイトカインは原則として抗原や他のシグナルにより活性化された CD4 陽性 T リンパ球により産生され，リンパ球の増殖や分化を促進し，エフェクター細胞を活性化する機能を担う。このグループの主なサイトカインは，IL–2, IL–4, IL–5, IL–17, IFN–γ である。これらの免疫応答での役割については後述する。TGF–β や IL–10 のようなサイトカインは，主に免疫応答を限定したり，収束させたりする。
- あるサイトカインは造血を刺激する。これらは**コロニー刺激因子 colony–stimulating factor** とよばれ，骨髄前駆細胞から血液細胞の合成を刺激する（第 10 章）。これらは免疫，炎症応答時の白血球数を増加し，この間に消費された白血球を補充する。これらは，骨髄間質細胞，T リンパ球，マクロファージや他の細胞で産生され，例えば IL–3 や IL–7，顆粒球コロニー刺激因子がある。

サイトカインについて得られた知識は，多くの実際の治療に応用されている。サイトカインの産生や機能を抑制することで，炎症や組織を破壊する免疫反応の有害な作用を調節することができる。例えば，関節リウマチの患者は，しばしば TNF 拮抗剤に劇的な反応を示す。他のサイトカイン拮抗剤も，今や種々の炎症性疾患の治療で承認されている。逆にサイトカインの投与が，造血などの，これらのタンパク質に生理的に依存する増強効果に用いられている（幹細胞移植時など）。

リンパ球の活性化と獲得免疫応答の概要

獲得免疫応答は段階的に進展する。それは，抗原認識，活性化，抗原特異的なリンパ球の増殖とそのエフェクター細胞と記憶細胞 memory cell への分化，抗原の除去，そして応答の減弱である。記憶細胞は長期生存することになる。各段階での主な事象は以下にまとめるが，これらの一般的原則は，微生物に対する防御的応答と同時に宿主を傷害する病的応答に適用される。

抗原の捕獲と提示

微生物や他の外来抗原は事実上どこからでも体内に侵入することができ，各抗原特異的なリンパ球が抗原のすべての侵入部位をパトロールするのは明らかに不可能である。この問題を克服するには，上皮や他の組織内の微生物やその抗原を，樹状細胞が捕捉し，それを，T 細胞が常に再循環する流路のリンパ節に運搬することである（図 5.7）。ここで抗原は処理され，MHC 分子と複合体となって細胞表面に提示され，そこでこの抗原が T 細胞に認識される。同様に，可溶性抗原は，捕捉されリンパ節や脾臓の濾胞に集められ，そこで B 細胞に抗原受容体を介して認識される。

微生物抗原が T リンパ球や B リンパ球に認識される前でさえ，微生物は，パターン認識受容体を発現する自然免疫細胞を活性化する。ワクチンのようにタンパク質抗原で免疫する場合には，自然免疫応答を刺激する**アジュバント adjuvant** とよばれる微生物模倣体をその抗原と一緒に投与する。自然免疫応答の一環として，微生物あるいはアジュバントが APC を活性化し，APC は**共刺激因子 costimulator** とよばれる分子を発現し，また，T リンパ球の増殖，分化を刺激するサイトカインを分泌する。T 細胞への主要な共刺激分子には，B7 タンパク質（CD80 や CD86）があり，これは APC 上に発現し，ナイーブ T 細胞上の CD28 受容体によって認識される。

T リンパ球と B リンパ球の反応と機能には重要な違いがあり，最大限別々に考えるべきである。

細胞性免疫：T リンパ球の活性化と細胞内微生物の排除

ナイーブ T リンパ球は，抗原や共刺激因子によって二次的リンパ器官で活性化され，増殖，分化してエフェクター細胞となり，抗原（微生物）の存在する場所であれば身体中どこにでも移動する（図 5.7）。

CD4 陽性ヘルパー T 細胞が最も早い段階で起こす反応として，サイトカインである IL–2 の分泌と，IL–2 に対する高親和性受容体の発現がある。IL–2 は CD4 陽性ヘルパー T 細胞に作用する成長因子で，増殖を促進して抗原特異的 T リンパ球の数を増加させる。ヘルパー T 細胞の機能は CD40 リガンド（CD40 L）とサイトカインとの協調作用で調節される。CD40 は TNF 受容体ファミリーの 1 つで，CD40 L は TNF と同種の膜タンパク質である。CD4 陽性ヘルパー T 細胞がマクロファージや B リンパ球により提示された抗原を認識すると，T 細胞は CD40 L を発現し，マクロファージや B 細胞上の CD40 と結合してこれらの細胞を活性化する。CD40 L 遺伝子の変異は，液性免疫と細胞性免疫がともに損なわ

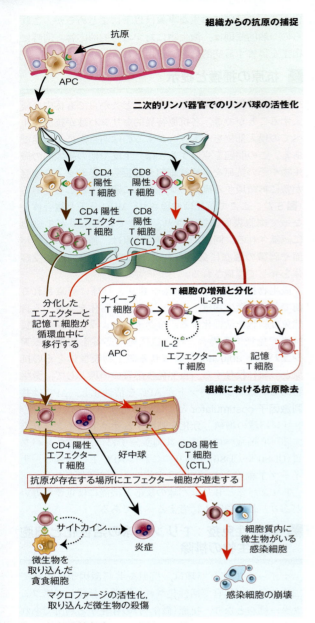

図5.7　細胞性免疫
樹状細胞（DC）は，上皮および組織からの微生物抗原をとらえ，その抗原をリンパ節に運ぶ．この過程でDCは成熟し，高レベルのMHC分子と共刺激因子を発現する．ナイーブT細胞は，DCにより提示されたMHCに会合した抗原を認識する．T細胞は活性化して増殖し，分化してエフェクター細胞や記憶細胞となり，感染巣へと遊走して細胞性免疫のさまざまな機能を働かせる．Th1サブセットのCD4陽性エフェクターT細胞は，貪食細胞によって取り込まれた微生物抗原を認識し，貪食細胞を活性化して微生物を破壊する．他のサブセットのエフェクター細胞は白血球を動員し，他のタイプの免疫応答を刺激する．CD8陽性細胞傷害性Tリンパ球（CTL）は細胞質に微生物がひそんでいる感染細胞を破壊する．活性化T細胞のあるものはリンパ節内にとどまり，B細胞に抗体を産生させるよう働く．また，あるT細胞は長期間生存する記憶細胞に分化する（図には示されていない）．APC（antigen-presenting cell）：抗原提示細胞

れる伴性高IgM症候群 X-linked hyper-IgM syndrome を引き起こす（後述）．

　活性化したCD4陽性T細胞の一部はエフェクター細胞に分化し，種々の組み合わせからなるサイトカインを分泌して，それぞれ異なった機能を遂行する（図5.8）．最もよく解明されているものに以下の3サブセットがある．

- **Th1細胞**は，マクロファージの有力な活性化因子であるサイトカインIFN–γを分泌する．CD40とIFN–γとを介した活性化の協調作用により，"古典的な"マクロファージの活性化が起こり（第2章），マクロファージに殺菌性物質の産生を誘導して，摂取した微生物を破壊に導く．
- **Th2細胞**はIL–4を産生し，これがB細胞を刺激してIgEを分泌する形質細胞に分化させる．IL–5は好酸球を活性化し，IL–13は粘膜上皮を刺激して粘液を分泌させて微生物を除去し，また，マクロファージの"別経路"を活性化して組織修復と線維化に重要な成長因子を分泌させる（第2章）．好酸球は，蠕虫のような寄生虫病原体を破壊する．
- **Th17細胞**は，この細胞の特徴的なサイトカインがIL–17であるためこのようによばれるが，好中球や単球を動員してある種の細胞外細菌や真菌を破壊させたり，また特定の炎症性疾患に関与する．

　活性型CD8陽性Tリンパ球は，分化してCTLとなり，細胞質に微生物を匿っている細胞を破壊することで，感染の温床を排除する．CTLによる細胞傷害機序の原則はパーフォリン–グランザイム系に依存している．パーフォリンとグランザイムはCTLの顆粒内に蓄えられており，CTLがその標的細胞（特定のMHCクラスIに会合したペプチドを有する細胞）に遭遇するとただちに放出される．パーフォリンは標的細胞の細胞膜に結合し，グランザイムの細胞内への侵入を促進する．グランザイムはプロテアーゼの一種で，細胞のカスパーゼを開裂して活性化し（第1章），標的細胞をアポトーシスへと導く．

　T細胞の応答は，共刺激受容体と抑制性受容体間のバランスで調節されている．主たる共刺激受容体は前述したように，CD28である．CD28ファミリーの他のタンパク質としては，2つの"**共抑制 coinhibitory**"受容体であるCTLA–4とPD–1がある．CTLA–4はB7分子を阻止，削除してCD28の作用を抑制する．PD–1はTCRからとCD28からのシグナルを阻止することで，T細胞の応答を収束させる．これらには腫瘍免疫応答への強力な抑制効果があることがわかってきた（第6章）．

■ 液性免疫：Bリンパ球の活性化と細胞外微生物の排除

　活性化した後，Bリンパ球は増殖し，別個の作用を有する異なったクラスの抗体を分泌する形質細胞へと分化する．B細胞の活性化には主に2つの機序がある．

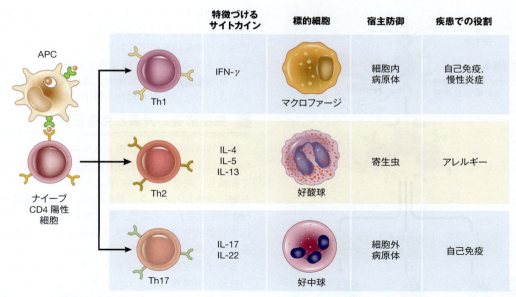

図5.8　ヘルパーT細胞(Th)のサブセット
抗原認識時に生じる刺激(主にサイトカイン)に反応し，ナイーブCD4陽性細胞は独特のセットのサイトカインを産生するエフェクター細胞集団に分化し，それぞれ異なった細胞(標的細胞と記載)に作用して機能させる。これらのサブセットの宿主防御や免疫疾患における役割をまとめた。ある活性化T細胞は多様なサイトカインを産生し，特定のサブセットには分類されないものもある。APC(antigen-presenting cell)：抗原提示細胞，IFN-γ(interferon-γ)：インターフェロンγ，IL(interleukin)：インターロイキン

- **T細胞依存性**：典型的な球状タンパク質抗原は，多くの抗原受容体に結合することができず，タンパク質抗原に対してB細胞が最大限の反応を示すためにはCD4陽性T細胞の助けが必要となる。B細胞もまた，APCとしての機能を有する。すなわち，タンパク質抗原を摂取，分解し，ヘルパーT細胞が認識できるようにMHCクラスⅡ分子に会合させて提示する(図5.9)。ヘルパーT細胞はCD40Lを発現し，B細胞上のCD40に結合し，サイトカインを分泌し，これらが協調して働いてB細胞を活性化させる。

- **T細胞非依存性**：多くの多糖や脂質抗原は，その分子上に多くの同じ抗原決定基(エピトープ)をもち，これらは各B細胞上にある複数の抗体分子と同時に結合して，それらを架橋し，これが，T細胞のヘルプを必要とせずにB細胞を活性化する発端となる。

増殖したB細胞クローンの子孫のなかの一部は，抗体を分泌する形質細胞に分化する。どの形質細胞も抗体を分泌するが，これらは抗原を初めに認識した細胞表面抗体(B細胞受容体)と同じ抗原特異性をもつ。多糖や脂質は主にIgM抗体の分泌を刺激する。タンパク質抗原は，CD40Lやサイトカイン介在性のヘルパーT細胞の作用の効果によって，異なったクラスの抗体(IgG，IgA，IgE)の産生を誘導する。このような機能的に異なる抗体を産生することを，**重鎖クラス(アイソタイプ)スイッチング heavy-chain class (isotype) switching** とよぶ。これは定常領域遺伝子に隣接するDNAの切断と下流の定常領域との結合によって生じる。このプロセスにより抗体のFc領域を変化させ，抗体の果たす機能範囲が広がることになる。抗体のアイソタイプに特異的な機能については後述する。

ヘルパーT細胞はまた，B細胞に，抗原に対してより高い親和性の抗体を産生するように促す。この過程は**親和性の成熟 affinity maturation** とよばれ，抗体分子の抗原結合領域の体細胞変異によるもので，高親和性抗体受容体を発現するB細胞が選択される。それゆえ，このプロセスは，液性免疫応答の質を高めることになる。活性化B細胞の一部は濾胞に遊走し，アイソタイプスイッチングおよび，親和性の成熟の場である胚中心を形成する。B細胞のこれらの過程を刺激するヘルパーT細胞もまた胚中心に遊走して，そこに局在し，これらは**濾胞ヘルパーT細胞 T follicular helper (Tfh) cell** とよばれる。

液性免疫応答は，さまざまな方法で微生物と戦う(図5.9)。

- すべてのクラスの高親和性抗体は微生物に結合し，それらが細胞に感染するのを防ぎ，微生物を中和する。
- 貪食細胞(好中球やマクロファージ)はIgG分子のFc部分を認識する受容体を発現するため，IgG抗体にくるまれた(**オプソニン化 opsonization**)微生物はこれらの貪食の対象となる。
- IgGやIgMは古典経路により補体系を活性化し，補体産物は微生物の貪食や破壊を促進する。

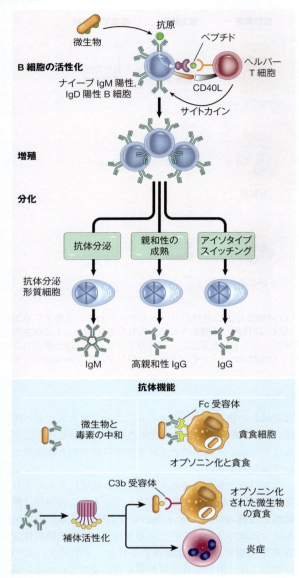

図5.9 液性免疫
ナイーブBリンパ球は抗原を認識し，Th細胞やその他の刺激（図には示していない）による影響下で活性化して，増殖，分化して抗体分泌型の形質細胞となる．活性化B細胞のなかには重鎖クラススイッチングや抗原結合親和性の成熟を行うものや，長期間生存する記憶細胞になるものもある．重鎖のクラス（アイソタイプ）の異なる抗体は，異なるエフェクター能を有している．ここに示されている抗体はIgGで，IgGとIgMは補体を活性化する．IgA（粘膜免疫），IgE（肥満細胞と好酸球の活性化）の特化した機能は図には示されていない．

- IgAは粘膜組織で分泌され，呼吸器や消化管（他の粘膜組織も）内の微生物を中和する．
- IgGは胎盤を積極的に通過し，免疫系が成熟するまで新生児を守る．これを**受動免疫** passive immunity 型とよぶ．
- IgEは肥満細胞を活性化し寄生虫防御に係る．

循環血中に存在するIgG抗体の半減期は，およそ3週間である．これは大部分の血中タンパク質の半減期に比べると非常に長く，これにはIgGのリサイクルと異化を遅延させるための特別な機序が働いているためである．抗体を分泌する形質細胞には，骨髄に移動して数年間生き，少ないながら抗体を産生し続けるものもある．

免疫応答の減衰と免疫記憶

感染性病原体により誘導されたエフェクターリンパ球の多くは，微生物が除去された後，アポトーシスによって死滅し，免疫系が通常の休止状態に戻る．リンパ球が最初に活性化したとき，長期生存する**記憶細胞** memory cell が産生され，感染後，数年間生存する．記憶細胞は抗原特異的リンパ球の膨大な貯蔵であり（その量は，抗原に出くわす以前に存在する，いかなる抗原にも対応しうるナイーブ細胞よりも膨大である），記憶細胞は，その抗原に再曝露されると，ナイーブ細胞よりも迅速に，より効率的に反応する．このような理由から，予防接種では記憶細胞の生成が重要な目的となっているのである．

ここに挙げた正常の免疫応答についての概要は，免疫系疾患を論議するための基盤となるものである．

過敏症：免疫介在性組織傷害機序

正常では防御的に作用する免疫応答が，組織傷害を引き起こしてしまうことがある．この傷害性免疫反応は**過敏症** hypersensitivity に部類され，過敏性反応に基づく疾患を**過敏性疾患** hypersensitivity disease という．この定義は，ある抗原に対してその抗原に感作された個体において免疫応答が増強することによって，病的に，または過度の反応が起こり，過敏性状態として出現することに由来している．免疫系は宿主の組織に重篤な傷害を与えることなく感染生物を根絶するよう，チェックしたりバランスをとったりする機構が進化してきたが，免疫応答の制御が不十分であったり，正常では無害な抗原に反応したり，宿主の組織を不適当に攻撃対象としてしまったりした場合，正常な状態では有益であるはずの反応が宿主に病的な状態をもたらすことになる．以下に過敏症の原因と一般的な機序を述べ，さらには免疫応答が疾病の原因となる特定の状況について述べる．

過敏性反応の原因

病的な免疫応答は種々の抗原に対して起こると考えられる．

- **自己免疫：自己抗原に対する反応**．正常では，免疫機構は自己に由来する抗原に対して反応しない．この現象は**自己寛容** self tolerance とよばれ，これは生体が自分自身の抗原に対して"寛容である"ことを意味している．ときに自己寛容が失われると，結果として自己の細胞や組織に対する反応が起こる．これ

を**自己免疫** autoimmunity といい，自己免疫によって起こる疾患は**自己免疫疾患** autoimmune disease とよばれる．本章の後半で自己寛容のメカニズムと自己免疫に再び触れることにする．

- **微生物に対する反応**：疾患の原因となりうる微生物の抗原に対して，さまざまなタイプの免疫反応がある．ある場合には免疫反応が過度であったり，あるいは微生物由来の抗原が異常に存在し続けたりする．**結核菌**のような持続性の微生物に対するT細胞の応答は，重度の炎症を引き起こす可能性があり，場合によっては肉芽腫の形成を伴う（第2章）．これが結核や他の感染症の原因となる．微生物抗原に対して抗体が産生された場合，その抗体は微生物の抗原と結合して免疫複合体を形成し，組織に沈着して炎症の引き金となる．これは，感染後糸球体腎炎の原因となるメカニズムである（第12章）．まれに，抗体やT細胞が微生物と宿主の組織との間で交叉反応を起こすことがあり，これがリウマチ性心疾患の一因となると考えられている（第9章）．SARS-CoV-2コロナウイルスでは，全身性の炎症性反応を誘発しCOVID-19の罹患率の重要な原因となっている．

- **環境中の抗原に対する反応**：高所得国では，人口の20％もしくはそれ以上の人が，普通の環境物質（例：花粉，動物のふけ，ダニの糞など）や，ある金属イオンや治療薬剤に対してアレルギーをもっている．このような人たちは，ほとんどの人が曝露してもわずかな反応しか示さないような非感染性もしくは，たとえ感染しても無害とされる抗原に対しても異常な免疫応答を起こす遺伝的素因を有している．

これらすべての状態では，組織傷害は感染性の病原体を排除する正常な機能，すなわち，抗体やエフェクターTリンパ球，マクロファージや好酸球のような他のさまざまなエフェクター細胞によるものと共通したメカニズムによって引き起こされる．これらの病態において基本的に問題となる点は，免疫反応が不適当に引き起こされそして持続することである．これらの異常な免疫応答を刺激するもの（例：自己抗原，常在微生物，外来抗原）を排除することは困難で，場合によっては不可能であり，また，免疫系には多くの内因的な正のフィードバック回路（正常なら防御免疫を促進する）が備わっているため，一度過敏性反応が起こるとそれをコントロールしたり終息させたりすることは非常に困難である．その結果，これらの過敏症は慢性化しやすく，個体を衰弱させ，今後の治療の対象となっている．

過敏性反応の分類

過敏性反応は，傷害を引き起こす主な免疫機序に基づいて4つのタイプに分類することができる．そのうち3つは抗体が介在する傷害であり，4つ目はT細胞が介在する（表5.2）．この分類の論理的根拠は，免疫傷害のメカニズムがしばしば臨床症状のよい指標となり，治療指針の助けとなりうるからである．

過敏性反応の主な型は以下のとおりである．

- **即時型（I型）過敏症** immediate (type I) hypersensitivity は，**アレルギー** allergy ともよばれるが，この傷害はTh2細胞，IgE抗体，そして，肥満細胞と他の白血球により起こる．肥満細胞が血管や平滑筋細胞に作用する伝達物質を放出し，同様に放出されたサイトカインが炎症細胞を動員し活性化する．

表5.2 過敏性反応の機序

タイプ	免疫機序	組織病理所見	代表的な疾患
即時型（I型）過敏症	IgE抗体の産生→肥満細胞からの血管作動性アミンとその他のメディエーターの即時的放出，後半に炎症細胞の動員	血管拡張，浮腫，平滑筋収縮，粘液産生，組織傷害，炎症	アナフィラキシー，アレルギー，気管支喘息（アトピー型）
抗体介在性（II型）過敏症	IgG，IgMの産生→標的細胞または組織上の抗原へ結合→補体またはFc受容体の活性化による標的細胞の貪食または溶解，白血球の動員	細胞の貪食または溶解，炎症，ある疾患では細胞や組織の傷害を伴わない機能障害	自己免疫性溶血性貧血，グッドパスチャー症候群
免疫複合体介在性（III型）過敏症	抗原-抗体複合体の沈着→補体の活性化→補体産物およびFc受容体による白血球の動員→酵素およびその他の毒性分子の放出	炎症，壊死性血管炎（フィブリノイド壊死）	全身性エリテマトーデス，ある型の糸球体腎炎，血清病，アルサス反応
T細胞介在性（IV型）過敏症	Tリンパ球の活性化→(1)サイトカインの放出，炎症，マクロファージの活性化，(2)T細胞介在性細胞傷害	血管周囲の細胞浸潤，浮腫，肉芽腫形成，細胞破壊	接触性皮膚炎，多発性硬化症，1型糖尿病，結核

IgE, IgG, IgM：免疫グロブリンE, G, M

- **抗体介在性（Ⅱ型）過敏症** antibody-mediated(typeⅡ) hypersensitivity は，分泌された IgG や IgM 抗体が組織内の抗原や細胞表面抗原に結合することで起こる。抗体は貪食作用や細胞融解を促進して細胞を傷害し，また，炎症を誘導することで組織を傷害する。抗体はまた細胞機能を阻害し，細胞あるいは組織傷害なしに疾病を起こす。

- **免疫複合体介在性疾患** immune complex-mediated disorder（Ⅲ型過敏症 typeⅢ hypersensitivity）では，通常，血中で抗原に結合した IgG，IgM 抗体が抗原抗体複合体を形成し，血管床に沈着し，炎症を起こす。白血球が動員され（好中球，単球），リソソーム酵素の放出や毒性のあるフリーラジカルを生じて組織破壊を引き起こす。

- **T 細胞介在性（Ⅳ型）過敏症** T cell-mediated(typeⅣ) hypersensitivity は，T リンパ球の免疫応答により引き起こされ，Th1，Th17 サブセットが産生するサイトカインが炎症や好中球およびマクロファージの活性化を引き起こし，それが組織傷害の原因となる。CD8 陽性 CTL もまた，宿主細胞を直接的に破壊することで組織傷害にかかわっている。

即時型（Ⅰ型）過敏症

即時型過敏症は，感作された宿主の肥満細胞の表面に結合した IgE 抗体に抗原が反応し，その直後に（一般的には数分以内）起こる組織反応である。これらの反応は抗原の侵入によって引き起こされる。この抗原はアレルギーを誘発するため**アレルゲン** allergen とよばれる。多くのアレルゲンは環境物質であり，特定の人がこれらに遺伝的感受性を示す。Th2 細胞と IgE がこの反応の臨床的，病理学的徴候の原因となる。即時型過敏症は，軽微な反応（例：季節性の鼻炎，枯草熱など）となる場合もあれば，重篤な消耗性の病態（気管支喘息）や，致命的（アナフィラキシー）となる場合もある。

即時型過敏性反応の進行順序

多くの即時型過敏性反応は，細胞応答の型どおりの順序で進行する（図 5.10）。

- **Th2 細胞の活性化と IgE 抗体の産生**：一般的な環境抗原に曝露された特定の集団のみが強い Th2 および IgE 応答を示す。この傾向にかかわる要因については後述する。

  Th2 細胞は，即時型過敏反応の原因となるさまざまなサイトカイン，IL-4，IL-5，IL-13 などを分泌する。IL-4，IL-13 は，アレルゲンに対して特異的な B 細胞を活性化し，重鎖の IgE へのクラススイッチが起こる。IL-5 は好酸球を活性化し，この反応に動員させる。IL-13 は上皮細胞に粘液の分泌を刺激する。また，Th2 細胞は，局所的に産生されるケモカインに反応して，しばしばアレルギー反応が起こっている場所に動員される。これらのケモカインの1つにエオタキシンが含まれており，好酸球もその場所に動員される。

- **IgE 抗体による肥満細胞の感作**：肥満細胞は骨髄での前駆細胞に由来し，組織内に広く分布し，しばしば血管や神経の周囲あるいは上皮下に存在している。肥満細胞は，表面に FcεRI とよばれる IgE の ε 重鎖の Fc 部分に対して高い親和性をもつ受容体を発現し

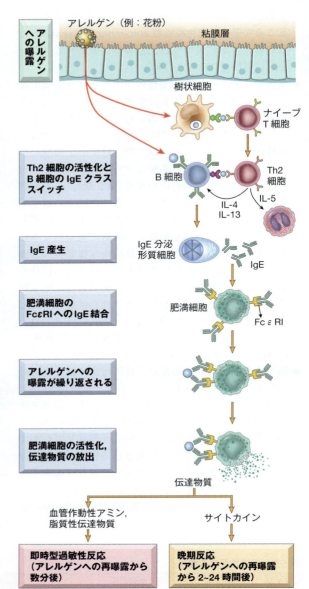

図 5.10　即時型（Ⅰ型）過敏症の進行順序
即時型過敏性反応はアレルゲンの侵入で始まり，遺伝的に感受性の高い個体で Th2 細胞応答と IgE 抗体の産生を刺激する。IgE は肥満細胞の Fc 受容体（FcεRI）に結合した後に，その IgE とアレルゲンとの結合が肥満細胞を活性化し，即時型過敏症の病態の原因となる伝達物質を分泌する。

ている。血清IgE濃度は非常に低値(0.1〜10 µg/mLの範囲)であるが，肥満細胞のFcεRI受容体の親和性は非常に高いため，受容体には常にIgEが結合している。これらの抗体をもった肥満細胞を"感作されている"といい，特異的な抗原(アレルゲン)が肥満細胞上の抗体に結合することで反応が起こる。血液中を循環する細胞で肥満細胞に類似するものが好塩基球である。好塩基球もまたFcεRIを発現しており，組織に動員され，即時型過敏性反応に関与していると考えられる。

- **肥満細胞の活性化と伝達物質の放出**：あるアレルゲンに曝露して感作された個体が再びそのアレルゲンに曝露されたとき，通常アレルゲンが侵入した場所かその付近で肥満細胞上の抗原特異的なIgE分子に結合する。これらのIgE分子がその抗原により架橋されることで，肥満細胞のなかで一連の生化学的シグナルがFcεRI受容体を介して誘発される。このシグナルが結果的に，肥満細胞からのさまざまな伝達物質の分泌を促す。

異なる即時型過敏性反応において，3つのグループの伝達物質が重要となる。

- **貯蔵顆粒から放出される血管作動性アミン**：肥満細胞の顆粒にはヒスタミンhistamineが含まれており，活性化から数秒ないし数分で放出される。ヒスタミンは，血管拡張，血管透過性の亢進，平滑筋収縮，粘液分泌の亢進を引き起こす。他に，急速に放出される伝達物質には好中球や好酸球の走化性因子が含まれる。さらに，中性タンパク質分解酵素(例：トリプターゼ)が含まれており，これは組織を傷害してキニンを生じ，補体成分を分解してさらなる走化性因子や炎症性因子を産生する(例：C5a)(第2章)。また，この顆粒は酸性プロテオグリカン(ヘパリン，コンドロイチン硫酸など)も含んでおり，これらの主な機能はアミンを貯蔵するための基質であると考えられる。

- **刺激後，新たに合成される脂質性伝達物質**：肥満細胞は，他の白血球と同様の経路でプロスタグランジンやロイコトリエンを合成し，分泌する(第2章)。これら脂質性伝達物質は，即時型過敏性反応において重要なさまざまな作用をもっている。プロスタグランジンD_2(PGD_2)は，肥満細胞内のシクロオキシゲナーゼ経路で産生される最も豊富な伝達物質である。これは強い気管支攣縮を引き起こし，粘液の分泌も増加させる。ロイコトリエンLTC_4，LTD_4は，最も強力な血管作動性および攣縮原性物質として知られており，血管透過性亢進作用や気管支平滑筋収縮作用において，1分子あたりでヒスタミンの数千倍の活性をもつ。LTB_4は，好中球，好酸球，単球に対して強い走化性をもっている。

- **サイトカイン**：活性化した肥満細胞は，晩期反応において重要な役割を果たすさまざまなサイトカインを分泌する。これらにはTNFやケモカインが含まれ，白血球を動員して活性化する(第2章)。

即時型過敏症の反応は，明らかにヒトに不快症状や疾病を起こすために進化したものではなかった。Th2応答は寄生虫感染との戦いにおいて重要な防御的役割を担っているのである。主として蠕虫の好酸球顆粒タンパク質による破壊である。肥満細胞はまた，細菌感染やヘビ毒に対する防御にも機能している。

■ アレルギーの発現

即時型過敏性反応の感受性は遺伝的に決定される。即時型過敏性反応の発現傾向が高まった状態はアトピーatopyとよばれる。アトピーのヒトは，通常のヒトに比べて血清IgEレベルが高く，IL-4を産生するTh2細胞も多い傾向にある。アトピーのヒトの50％にアレルギー陽性の家族歴がみられる。喘息や他のアトピー性疾患感受性に関係する遺伝子には，特定のアレルゲンに対する免疫応答性を与えるHLA分子，Th2応答を調節するサイトカイン，FcεRI受容体の構成分子，それに，気道の組織リモデリングに関与するメタロプロテイナーゼADAM33が挙げられる。

環境因子もまたアレルギー疾患の発症に重要である。産業社会ではありふれたすべての環境汚染物質が，アレルギーの重要な素因となっている。ヒトと同様の環境に住むイヌやネコはアレルギーを発症するが，一方，野生のチンパンジーは，遺伝的にヒトと近いにもかかわらず発症しない。この単純な観察結果からすると，環境要因はアレルギー疾患の発症に，遺伝よりもより重要であると考えられる。気道のウイルス感染は，肺のアレルギー疾患である気管支喘息の重要な引き金となる(第11章)。皮膚の細菌感染はアトピー性皮膚炎に強く関連している。

即時型過敏性反応の20〜30％は，極端な気温変化や運動などの非抗原的な刺激により引き起こされるが，Th2細胞あるいはIgEは関与しない。このような非アトピー性のアレルギーの場合は，肥満細胞が種々の非免疫的な刺激に対して異常に過敏になっていると信じられている。

多くのアレルギー疾患の発症頻度は高所得国で増え続けており，幼少時での感染が減少していることと関係しているようである。この所見から，衛生仮説hygiene hypothesisとよばれるが，幼児期また出生前でさえ微生物抗原に曝露されることで免疫系が教育され，その結果，通常の環境中のアレルゲンに対する病的な応答が防がれていると考えられてきた。それゆえ，小児期に潜在的なアレルゲン，おそらく微生物への曝露が少なすぎると，後年にアレルギーになる可能性が高くなると考えられる。この考えは，臨床研究からも支持されており，幼児にピーナッツを触れさせることで，その後のピーナッ

ツアレルギーの発症頻度を減少させることが示されている。

■ アレルギー疾患の臨床病理学的所見

しばしば，IgE によって引き起こされる反応は明確な 2 つの時相をもつ（図 5.11）。

- **即時型応答 immediate response** は，肥満細胞の顆粒成分と脂質性伝達物資に刺激されて，アレルゲンの曝露から通常 5〜30 分以内に顕著となり，60 分以内に治まる。血管拡張，血管漏出，平滑筋攣縮が現れるのが特徴的である。
- 2 番目の**晩期反応 late-phase reaction** の相は，通常 2〜8 時間後に現れて数日間続く。主にサイトカインの刺激によるもので，粘膜上皮細胞傷害のような組織の破壊を伴う炎症が特徴的である。晩期反応における主要な炎症細胞は，好中球，好酸球，リンパ球で，リンパ球のなかでは特に Th2 細胞である。好中球は，さまざまなケモカインによって動員される。好中球の炎症のなかでの役割は第 2 章で述べた。好酸球は，上皮から放出されるエオタキシンや他のケモカインにより動員され，上皮に毒性をもつ顆粒タンパク質を産生し，ロイコトリエンや他の因子により炎症を促進する。Th2 細胞により産生されるサイトカインは多様な作用をもっており，それについてはすでに述べた。これらが白血球を動員し，たとえアレルゲンへの曝露が繰り返されなくても，傷害的な炎症反応を拡大させ維持することが可能となる。多くのアレルギー疾患の主な要素は炎症であるため，特に気管支喘息やアトピー性皮膚炎の治療では，コルチコステロイドのような抗炎症薬が使用される。

即時型過敏性反応は，全身性疾患としても局所反応としても起こる（表 5.3）。反応の性格は，しばしば抗原が曝露される経路によって決まる。タンパク質抗原（例：蜂毒）や薬物（例：ペニシリン）が循環血液に入ることで抗原が曝露されると，全身性**アナフィラキシー anaphylaxis** が起こる。感作された宿主が抗原に曝露されると，数分以内に掻痒感，蕁麻疹，皮膚の紅斑が現れ，その後ただちに肺の気管支収縮と粘液の過分泌が起こり，重篤な呼吸困難となる。喉頭浮腫が起こると上気道閉塞を引き起こし，事態を悪化させる。さらに消化管全体の平滑筋に影響が及ぶと，嘔吐，腹部痙攣，下痢などが起こる。迅速な対応がなければ全身の血管拡張により血圧が低下（アナフィラキシーショック）し，患者は循環不全により数分で死に至る場合もある。

局所反応は一般に，抗原曝露が起こった特定の場所，それは皮膚（接触後），消化管（摂取後），肺（吸入後）などに現れる。例として，**アトピー性皮膚炎 atopic dermatitis**（湿疹 eczema），**食物アレルギー food allergy**，**アレルギー性鼻炎 allergic rhinitis**（枯草熱 hay fever）やあ

表 5.3　即時型過敏症による疾患の例

臨床的症候群	臨床病理学的所見
アナフィラキシー（薬剤，蜂刺され，食物が起因）	血管拡張による血圧低下（ショック），喉頭浮腫による気道閉塞
気管支喘息	気管平滑筋の収縮亢進による気道閉塞，晩期反応による炎症・組織傷害
アレルギー性鼻炎，副鼻腔炎（花粉症）	粘液分泌亢進，上気道・副鼻腔の炎症
食物アレルギー	腸平滑筋の収縮による蠕動運動の亢進，その結果，嘔吐・下痢

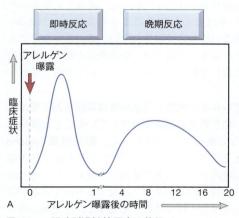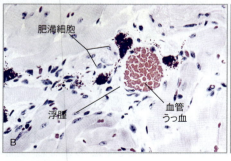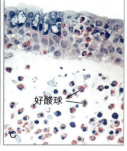

図 5.11　即時型過敏性反応の位相
A：即時型および晩期反応の動態。攻撃から数分内にアレルゲンに対する血管と平滑筋の即時型反応が起こり（以前にアレルゲンに曝露している個体で），2〜24 時間後に晩期相の反応が起こる。B：即時型反応は血管拡張，うっ血，浮腫を特徴とし，C：晩期反応は好酸球，好中球，T 細胞の高度な炎症性浸潤を特徴とする。（*Dr. Daniel Friend, Department of Pathology, Brigham and Women's Hospital, Boston, Massachusetts.* の厚意による）

る種の喘息 asthma などが挙げられる．しかし，ピーナッツアレルギーの場合のように，アレルゲンの摂取や吸引が血液循環に至るならば，全身反応を引き起こす可能性もある．場合によっては，アトピー性皮膚炎を発症していた乳児が，後年，アレルギー性鼻炎や喘息を発症することがある．これら3つの障害はアトピー3徴候 atopic triad に分類され，それらの連続的な発症はアトピーマーチ atopic march とよばれている．

アレルギーの治療は，コルチコステロイド（炎症を抑えるため）とメディエーターの作用に拮抗する薬剤（抗ヒスタミン薬，ロイコトリエン拮抗薬，喘息に対する気管支拡張薬，アナフィラキシー時の血圧低下を補正するエピネフリンなど）に依存している．Th2サイトカインあるいはその受容体をブロックする抗体，またはIgEを中和する抗体は，現在，喘息やアトピー性皮膚炎，ピーナッツアレルギーの治療に用いられている．

抗体介在性疾患（Ⅱ型過敏症）

抗体介在性（Ⅱ型）過敏症は，細胞表面上の抗原や他の組織成分に対する抗体によって引き起こされる．その抗原は細胞膜や細胞外基質（マトリックス）に本来備わっている正常の分子であったり，吸着された外因性抗原（例：薬物代謝産物）であったりする．これらの反応は多くの疾患の原因となる（表5.4）．

抗体介在性疾患の機序

Ⅱ型過敏症において，抗体は，それが結合した細胞が貪食作用の標的となったり，補体を活性化したり，通常の細胞機能を妨害したりすることにより病気を引き起こす（図5.12）．その原因となる抗体は，典型的には，補体を活性化する高親和性IgG，IgM抗体や，食細胞のFc受容体に結合するIgG抗体である．

- **オプソニン化と貪食作用**：赤血球や血小板のように循環している細胞が自己抗体に覆われたとき（オプソニン化），補体タンパク質が結合していようといまいと，その細胞は好中球やマクロファージの貪食作用の標的となる（図5.12A）．これらの貪食細胞は，IgG抗体のFc末端やC3補体タンパク質の分解産物に結合する受容体を表出しており，これらの受容体を使ってオプソニン化された細胞に結合し，それを飲み込む．オプソニン化された血液細胞は，通常，脾臓でマクロファージにより除去されるため，ある抗体介在性疾患では脾摘が臨床的に有用となる．

抗体介在性の細胞傷害や貪食は，以下のような臨床状態で起こる．(1)輸血反応：組織不適合ドナーからの細胞がレシピエントで抗体と反応する場合（第10章），(2)新生児溶血性貧血（胎児赤芽球症）：母親からIgG抗赤血球抗体が胎盤を通過し胎児の赤血球を破壊する（第4章），(3)自己免疫性溶血性貧血，好中球減少症，血小板減少症：個体内で，それぞれの自分自身の血球に対する抗体を産生する（第10章），(4)特定の薬剤反応：薬剤が赤血球の細胞膜タンパク質に付着し，この薬剤とタンパク質複合体に対する抗体が産生される．

- **炎症**：細胞や組織の抗原に対する抗体は古典的経路により補体系を活性化する（図5.12B）．補体活性化による産物は，種々の機能を有し（第2章），好中球や単球を遊走させ，組織内で炎症を引き起こしたりする．また，白血球は，抗原に結合した抗体を認識するFc受容体が架橋されることにより活性化される場合もある．抗体が介在する炎症は，ある型の糸球体腎炎，臓器移植拒絶での血管反応や他の疾患の原

表5.4 抗体介在性疾患（Ⅱ型過敏症）の例

疾患	標的抗原	疾患の機序	臨床病理学的所見
自己免疫性溶血性貧血	赤血球の膜タンパク質	赤血球のオプソニン化と貪食	溶血，貧血
自己免疫性血小板減少性紫斑病	血小板の膜タンパク質（GpⅡb：Ⅲaインテグリン）	血小板のオプソニン化と貪食	出血
尋常性天疱瘡	表皮細胞の細胞間結合タンパク質（デスモグレイン）	抗体介在性のプロテアーゼ活性化，細胞間接着の破壊	皮膚の小胞（水疱）
ANCAによる血管炎	好中球顆粒タンパク質，おそらく活性化好中球から放出	好中球の脱顆粒と炎症	血管炎
グッドパスチャー症候群	腎糸球体および肺胞の基底膜のタンパク質	補体とFc受容体を介した炎症	腎炎，肺出血
急性リウマチ熱	連鎖球菌の細胞壁抗原，抗体の心筋抗原との交叉反応	炎症，マクロファージの活性化	心筋炎，関節炎
重症筋無力症	アセチルコリン受容体	抗体がアセチルコリンの結合を阻害；補体介在性傷害	筋力低下，麻痺
グレーブス病（甲状腺機能亢進症）	TSH受容体	TSH受容体の抗体介在性刺激	甲状腺機能亢進症
悪性貧血	胃壁細胞の内因子	内因子の中和，ビタミンB_{12}の吸収低下	異常赤血球生成，貧血

ANCA(antineutrophil cytoplasmic antibody)：抗好中球細胞質抗体，TSH(thyroid-stimulating hormone)：甲状腺刺激ホルモン

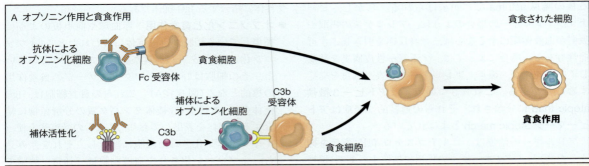
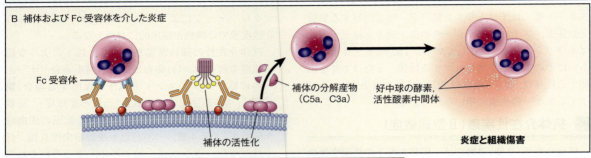
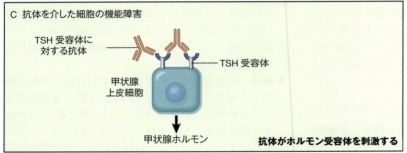

図5.12 抗体介在性傷害の機序
A：抗体と補体による細胞のオプソニン化，および，貪食細胞によるその取り込み。B：白血球のFc受容体に結合した抗体と補体の分解産物により炎症が誘発される。C：抗受容体抗体が受容体の正常反応の邪魔をする。例として，グレーブス病では甲状腺刺激ホルモン（TSH）受容体に対する抗体が甲状腺細胞を活性化する。

因となる。

- **抗体を介した細胞機能障害**：ある場合には，抗体がある必須タンパク質に結合し，その細胞を直接傷害することなく，また，炎症を起こさずに，重要な細胞機能を損なったり制御不全を起こしたりすることがある。

悪性貧血では，胃でのビタミンB_{12}の吸収に必須な内因子に対する抗体がこのビタミンの欠乏と異常な造血を引き起こす。胃上皮細胞に対する抗体を介した傷害も関与していると考えられる。重症筋無力症では，骨格筋の運動終板のアセチルコリン受容体に対する抗体が，かつては，筋組織の傷害なしに神経筋伝達を妨げて筋力を弱めると考えられてきた。しかし最近の臨床研究では，補体阻害療法の効果が示されており，抗体と補体を介した運動終板への傷害が疾患の発症に関与している可能性がある。抗体はまた過剰な細胞応答を引き起こす可能性がある。

例えばグレーブス病 Graves diseaseでは，甲状腺刺激ホルモン受容体に対する抗体が，甲状腺上皮細胞に甲状腺ホルモンを分泌するよう刺激し，結果として甲状腺機能亢進症を引き起こす（図5.12C）。

免疫複合体介在性疾患（Ⅲ型過敏症）

循環血中で形成された抗原抗体（免疫）複合体は血管内に沈着することがあり，補体の活性化や急性炎症を引き起こす。場合によっては，免疫複合体が，あらかじめ抗原が"植え込まれた"場所で形成される（in situ immune complexとよばれる）。免疫複合体を形成する抗原は，体内に注入されたり，あるいは感染性微生物で産生されるような外来タンパク質で外因性であったり，個体が自己の抗原に対して抗体を産生する（自己免疫）ような内因性であったりする（表5.5）。免疫複合体病は，免疫複合体が体のどこの血管にも沈着しえるので，全身性である傾向にあるが，しばしば優先的に，腎（糸球体腎炎）や，

表 5.5　免疫複合体介在性疾患の例（Ⅲ型過敏症）

疾　患	関連抗原	臨床病理学的所見
全身性エリテマトーデス	核抗原（循環血中，あるいは腎臓に"植え込まれた"）	腎炎，皮膚病変，関節炎，その他
連鎖球菌感染後性糸球体腎炎	連鎖球菌の細胞壁抗原：おそらく糸球体基底膜に"植えられて"いる	腎炎
結節性多発動脈炎	B型肝炎ウイルス抗原（ある症例で）	全身性血管炎
反応性関節炎	細菌性抗原（例：エルシニア属）	急性関節炎
血清病	種々のタンパク質（例：ウマ抗胸腺細胞グロブリンのような外来性血清タンパク質）	関節炎，血管炎，腎炎
アルサス反応（実験的）	種々の外来性タンパク質	皮膚血管炎

関節（関節炎），小血管（血管炎）に起こる。これらすべて，免疫複合体が沈着しやすい場所である。

病態形成

全身性免疫複合体疾患の病理発生は，3つの時相に分けることができる（図5.13）。

免疫複合体の形成

タンパク質抗原は，まず免疫応答を引き起こし，その結果，典型的には抗原投与後1週間で抗体が産生される。抗体は血中に分泌され，循環血中になお存在する抗原と反応し，抗原抗体複合体を形成する。

免疫複合体の沈着

次の時相では，血中を循環する免疫複合体は種々の組織に沈着する。免疫複合体の形成が組織沈着や病気に進展するかどうかを決定する因子は完全にはわかっていないが，主たる要因は複合体の性格と局所的な血管の性状によるようである。

一般に，最も病原性のある免疫複合体となるのは，脾臓や肝臓の貪食細胞に効率的に除去しえないその量であり大きさである。尿や滑液のような血液が高圧で濾過されて他の液体に変化するような臓器では，免疫複合体が濃縮され，沈着することになる。それゆえ，免疫複合体病は糸球体や関節にしばしば起こるのである。これらの組織内の血管内皮細胞は，多くの場合有窓性で，そこでは免疫複合体は内皮細胞間の通過が促進される。

炎症と組織傷害

ひとたび複合体が組織内に沈着すると，免疫複合体は補体の活性化および白血球のFc受容体による作用を介して急性炎症を惹起する。通常は，抗体はIgGあるいはIgMで，ともに補体を古典的経路で活性化する。補体タンパク質の沈着を，その傷害部位に認めることができる。疾患の活動期には補体が消費されるので，血清レベルでのC3が減少するが，例えば全身性エリテマトーデス（SLE）でのように，これを疾病の活動性の指標にすることができる。この相では（抗原投与後約10日間），発熱，蕁麻疹，関節痛，リンパ節腫脹，タンパク尿などの臨床症状が現れる。複合体が沈着するところでは，どこでも似通った組織破壊が起こる。その炎症性病変は，血管で起これば**血管炎 vasculitis**，腎糸球体で起これば**糸球体腎炎 glomerulonephritis**，関節で起これば**関節炎**

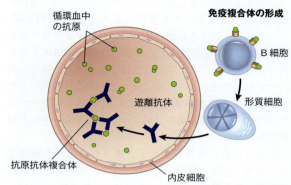

免疫複合体の形成

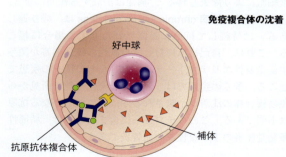

免疫複合体の沈着

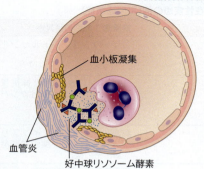

免疫複合体介在性炎症と組織傷害

図 5.13　免疫複合体疾患
全身性免疫複合体介在性疾患（Ⅲ型過敏症）が誘導される一連の反応相。

arthritis，などとよばれる。

形態学

免疫複合体が血管に沈着した際の形態像は，原則的には血管壁のフィブリノイド壊死と多彩な好中球浸潤を伴う**急性血管炎**である（第2章）。免疫複合体が腎糸球体に沈着すると，**糸球体腎炎**を引き起こし，それらは免疫蛍光顕微鏡下で免疫グロブリンや補体の顆粒状の沈着物としてみることができる。また，電子顕微鏡下では電子高密度沈着物が糸球体基底膜に沿ってみられる（第12章）。

全身性免疫複合体疾患

全身性免疫複合体疾患についてわれわれが知っていることの多くは，かって大量の外来タンパク質（例えば，ジフテリアに対する治療に用いられた抗ジフテリア馬血清）の投与による合併症である急性血清病に由来するものである。現代では，この疾患はまれであり，通常，他のヒトや動物種からの抗体，例えば，臓器移植のレシピエントのT細胞を枯渇させるために用いられるウマまたはウサギの抗胸腺細胞グロブリンなどを投与された個体でみられる。

抗原を一度に大量投与して誘導される急性血清病では，発熱，発疹，関節炎を特徴とする。免疫複合体が貪食細胞により除去されると，病変は消散する傾向になる。一方，**慢性血清病** chronic serum sickness は，繰り返しあるいは持続して抗原に曝露されたりする場合に起こる。これは，自己抗原に対して持続性の抗体応答が関与する全身性エリテマトーデス（SLE）などの種々の疾患で起こる。多くの疾患では，形態的な変化や他の所見から免疫複合体の沈着が示唆されるが，その誘因となる抗原は不明である。このカテゴリーに含まれるのは，結節性多発動脈炎のような種々の血管炎である。

局所性免疫複合体疾患（アルサス反応）

局所性免疫複合体疾患のモデルは**アルサス反応** Arthus reaction で，急性免疫複合体性血管炎の結果，局所的な組織壊死が引き起こされると考えられる。この反応は，前もって免疫され抗体を形成している動物の皮膚に，その抗原を注射することにより，実験的に引き起こされる。注射した部位で抗原が血管壁のなかに拡散すると，そこで，前もって産生されていた抗体と結合し免疫複合体が形成され，全身性免疫複合体疾患と同様の免疫反応と組織像を引き起こす。数時間以内に，注射部位では，浮腫や出血，ときには潰瘍を伴うこともある。

T細胞介在性疾患（IV型過敏症）

今日，いくつかの自己免疫疾患は，環境化学物質や持続性感染微生物に対する病的反応と同様，T細胞により引き起こされることが知られている（表5.6）。組織傷害および疾患の原因となるT細胞性反応には2つのタイプがある（図5.14）。最も頻度の高いものは，CD4陽性T細胞から産生されるサイトカインが介在する炎症である。CD8陽性T細胞による直接の細胞傷害作用もまた組織傷害にかかわっている。この疾患群は臨床的に非常に興味深い，というのも，T細胞が慢性炎症性疾患の基盤としてますます認識されてきており，これらの疾患に対して論理的にデザインされた多くの新たな治療法がT細胞を標的として開発されてきている。

CD4陽性T細胞により引き起こされる炎症反応

CD4陽性T細胞介在性の過敏性反応では，このT細胞から産生されるサイトカインが慢性かつ破壊的炎症を誘導する。T細胞介在性炎症の基本型は**遅延型過敏症** delayed-type hypersensitivity（DTH）で，あらかじめ免

表5.6 T細胞介在性疾患の例（IV型過敏症）

疾 患	病原性T細胞の特異性	組織傷害機序	臨床病理学的症状
関節リウマチ	コラーゲン？ シトルリン化自己タンパク質？	Th17（およびTh1？）サイトカインによる炎症，抗体および免疫複合体？ の関与	炎症を伴う慢性関節炎，関節軟骨および骨の破壊
多発性硬化症	ミエリンのタンパク質抗原（例：ミエリン塩基性タンパク質）	Th17およびTh1サイトカインによる炎症，活性化マクロファージによるミエリンの破壊	血管周囲の炎症を伴うCNSの脱髄，麻痺
1型糖尿病	膵島β細胞の抗原（インスリン，グルタミン酸脱炭酸酵素，その他）	T細胞介在性の炎症，CTLによる膵島細胞の破壊	膵島炎（膵島の慢性炎症），β細胞の破壊，糖尿病
炎症性腸疾患	腸内細菌，自己抗原？	Th1，Th17サイトカインによる炎症	慢性腸管炎症，閉塞
乾癬	不明	主にTh17サイトカインによる炎症	皮膚のプラーク
接触過敏症	種々の環境化学物質（例：有毒オーク由来のウルシオール，ツタウルシ，治療薬）	Th1（およびTh17？）サイトカインによる炎症	表皮壊死，皮疹や水疱を起こす皮膚炎

ヒトT細胞介在性疾患の例を挙げた。多くの場合，T細胞の特異性と組織傷害機序は実験的な疾患モデル動物との類似性に基づいて推断した。
CTL（cytotoxic T lymphocyte）：細胞傷害性T細胞

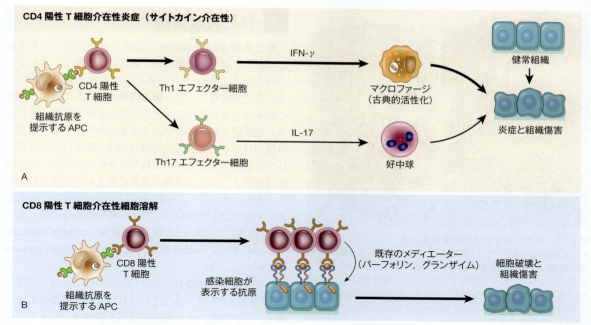

図5.14　T細胞介在性（IV型）過敏性反応の機序
A：サイトカイン介在性炎症反応では，CD4陽性Th1細胞（ときにはCD8陽性T細胞。図には示されていない）が組織抗原に反応し，サイトカインを分泌して炎症を刺激し，食食細胞を活性化して組織傷害を引き起こす。CD4陽性Th17細胞は好中球（少なからず単球も）を動員して炎症に貢献する。B：いくつかの疾患では，CD8陽性細胞傷害性Tリンパ球（CTL）が，細胞内抗原（細胞内にオレンジ色のバーで示す）を発現している組織細胞を直接破壊する。APC（antigen–presenting cell）：抗原提示細胞

疫されている個体に抗原が投与されたときの組織反応である。この設定では，前もって免疫されている個体の皮膚に抗原が投与されたとき，24～48時間以内に，明瞭な皮膚反応が起こる（それゆえ，**即時型 immediate** 過敏症に対して**遅延型 delayed** 過敏症と名づけられた）。

前述のごとく，ナイーブT細胞は，二次的リンパ器官で樹状細胞に提示された抗原ペプチドを認識して活性化し，このT細胞はエフェクター細胞に分化する。古典的なT細胞介在性過敏症はTh1エフェクター細胞の反応であるが，Th17細胞もまたこの反応に，特に好中球が炎症浸潤細胞に顕著である場合に，貢献している。Th1細胞は，遅延型過敏症が現す多くの徴候の原因となるサイトカイン，特にIFN-γを分泌する。IFN-γで活性化された（いわゆる古典的活性化，またはM1）マクロファージは，微生物を破壊し，組織を傷害する物質や，また炎症を促進する伝達物質を産生する（第2章）。活性化Th17細胞は，好中球や単球を動員するサイトカインを分泌する。

■ CD4陽性T細胞介在性炎症反応の臨床例

DTHの古典的な例は，**ツベルクリン反応 tuberculin reaction**（臨床薬ではPPD皮膚テスト**PPD skin test**として知られる）で，これは精製したタンパク質誘導体（PPD）（**ツベルクリン tuberculin** ともよばれる）である結核菌のタンパク質抗原を，皮内に注射して行われる。か

つて結核菌に感染したことのある個体では，8～12時間で局所的に紅斑と硬結が現れ，24～72時間でピークに達し，その後は徐々に治まっていく。形態学的には，遅延型過敏症は，単核細胞，主にCD4陽性T細胞やマクロファージの血管周囲への集簇に特徴づけられるもので，**血管周囲細胞浸潤 perivascular cuffing** を形成する（図5.15）。残存する微生物や他の刺激に対してDTHが遷延すると，第2章で述べたように肉芽腫性炎症とよばれる特殊な反応型を示すと考えられる（e図5.1）。他に広く用いられている結核菌感染検査として，試験管内で結核菌抗原で刺激された末梢血細胞から放出されるIFN-γを検出する方法がある。

接触性皮膚炎 contact dermatitis は，DTH反応で起こる組織傷害の一般的な例である。これは，ツタウルシやツタウルシの抗原成分であるウルシオールとの接触で惹起されると考えられており，水疱性皮膚炎を引き起こす。これらの反応では，外界の化学物質が自己タンパク質に結合し，その構造を修飾し，このタンパク質に由来するペプチドがT細胞に認識されて反応を惹起すると考えられる。同様の機序が，ヒトの最も一般的な過敏性反応に含まれる**薬物反応 drug reaction** の原因となっている。その原因薬物（多くは反応性化学物質）が，MHC分子も含めて自己タンパク質を変化させ，これらの新抗原が異物としてT細胞に認識され，サイトカインの産生と炎症を誘導する。薬物反応はよく皮疹として現れる。

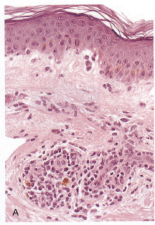
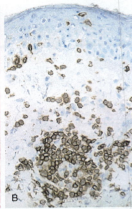

図5.15　皮膚における遅延型過敏性反応
A：単核炎症細胞（リンパ球およびマクロファージ）の血管周囲の集簇（cuffing）。皮膚の浮腫とフィブリン沈着を伴う。B：免疫ペルオキシダーゼ染色で，主にCD4陽性細胞が血管周囲に浸潤しているのがわかる。（Dr. Louis Picker, Department of Pathology, Oregon Health Sciences University, Portland, Oregon. の厚意による）

自己免疫疾患

自己免疫 autoimmunity とは自己抗原に対する免疫反応である。自己免疫疾患は，非常に一般的で，米国で人口の少なくとも5～8％が罹患していると算定されている。自己免疫疾患には，**臓器特異的**で，ある特定の臓器やあるタイプの細胞に対する免疫応答が起こり，その結果，局所的な組織傷害が起こるものから，多臓器病変に特徴づけられる**全身性**疾患まである（表5.7）。免疫複合体や自己抗体で引き起こされる全身性疾患では，その病変は原則として結合組織や臓器に含まれる血管が侵される。そのため，これらの疾患では，免疫反応が，たとえ結合組織成分や血管成分に対する特異的なものではないにしても，しばしば**膠原血管病 collagen vascular disease**，あるいは**結合組織病 connective tissue disease** とよばれている。

正常では，個体は自分自身（自己）の抗原に対しては無反応（寛容）であり，自己免疫は自己寛容の破綻の結果である。それゆえ，自己免疫の病因を理解するうえで，正常な免疫学的寛容のメカニズムを熟知しておくことが必要である。

免疫学的寛容

リンパ球の非常に多様なレパートリーの生成過程において，抗原受容体の一部に自己抗原に特異的に反応するものが発現されることは避けられないが，健康な個体は自分自身の抗原に対しては反応しない。免疫系のこの機能は**寛容 tolerance** として知られている。自己寛容の多くのメカニズムは，主に実験モデルに基づいて説明され

CD4陽性T細胞介在性の炎症は，臓器特異的な，また関節リウマチ，多発性硬化症のような全身性自己免疫疾患での組織傷害の基礎をなしている。おそらく，炎症性腸疾患のような共生細菌に対する制御不能な反応で引き起こされる疾患も同様である（表5.6）。

CD8陽性T細胞介在性細胞傷害

T細胞介在性組織傷害のこの型では，CD8陽性CTLが抗原を発現した標的細胞を破壊する。CTLによる組織破壊は，1型糖尿病のようないくつかのT細胞介在性疾患の重要な成因であろう。CTLは細胞表面の組織適合抗原に作用し，後述するように臓器移植拒絶に重要な役割を果たす。また，これらの細胞はウイルスに対する反応にも一役買っている。ウイルス感染細胞では，ウイルスのペプチドがその細胞のMHC分子を介して表示され，その複合体がCD8陽性Tリンパ球のTCRによって認識される。感染細胞は殺傷されて感染の排除となるが，ある場合には，細胞傷害の原因となる（例：ウイルス肝炎）。CD8陽性T細胞はまた，とりわけIFN-γなどのサイトカインを産生し，特にウイルス感染やある接触感作抗原に曝露されたときに，DTHに似た炎症反応を引き起こす。

以上，免疫系がどのようにして組織傷害を引き起こすかについて記述してきたが，ここから自己免疫障害について述べる。これらは自己抗原に対する寛容の喪失の結果であり，疾病は過敏性反応として発症する。

表5.7　自己免疫疾患

臓器特異的	全身性
抗体による疾患	
自己免疫性溶血性貧血 自己免疫性血小板減少症 悪性貧血を起こす自己免疫性 　萎縮性胃炎 重症筋無力症 グレーブス病 グッドパスチャー症候群	全身性エリテマトーデス ANCA関連血管炎
T細胞による疾患[a]	
1型糖尿病 多発性硬化症	関節リウマチ 全身性硬化症（強皮症）[b] シェーグレン症候群[b]
自己免疫によると仮定されている疾患	
炎症性腸疾患（クローン病， 　潰瘍性大腸炎）[c] 原発性胆汁性胆管炎[b] 自己免疫（慢性活動性）肝炎	結節性多発動脈炎[b]

[a] これらの疾患ではT細胞の役割が示されているが，抗体もまた，組織傷害に関与していると考えられる。
[b] これらの疾患での自己免疫的基盤が示唆されているものの，証明されていない。
[c] これらの疾患は共生腸内微生物に対する過剰な免疫応答，自己免疫，あるいは両者に起因すると考えられる。

自己免疫疾患

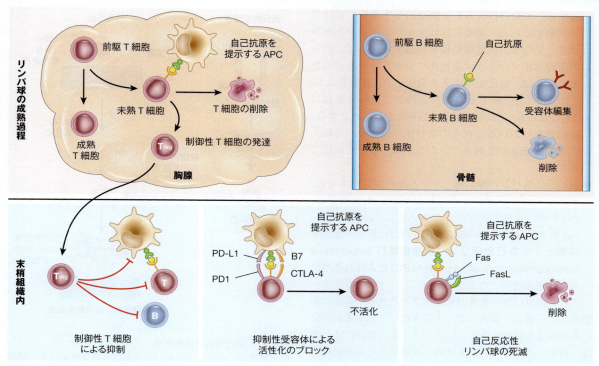

図5.16　自己抗原へ免疫寛容の機構
T細胞およびB細胞の自己寛容は，発育リンパ器官（胸腺および骨髄）および末梢組織で誘導される可能性がある。CTLA-4（cytotoxic T-lymphocyte-associated antigen 4），PD1（programmed cell death protein 1），PD-L1（programmed cell death–ligand 1）。

てきたが，以下はヒトにおいて最も重要であることが知られているメカニズムである（図5.6）。

- **胸腺および骨髄で生成中の自己反応性リンパ球の排除**：前駆体細胞からの成熟リンパ球の生成は，T細胞では胸腺で，B細胞では骨髄で発生する。成熟が完了していない細胞が自己抗原に遭遇すると，未熟な細胞は死滅する。このプロセスは**欠失 deletion** または**ネガティブセレクション negative selection** とよばれる。胸腺における多くの自己抗原の発現は，AIRE（autoimmune regulator，自己免疫制御因子）とよばれるタンパク質により調節されている。*AIRE* 遺伝子の変異は，内分泌や他の組織に影響を与える**自己免疫性多腺症候群 autoimmune polyglandular syndrome** とよばれる自己免疫疾患を引き起こす。これは AIRE が欠如すると，多くの自己抗原が胸腺で発現されず，自己反応性の未熟T細胞を削除できないためである。

　Bリンパ球系統では，骨髄内の自己抗原を認識する未熟な細胞が新たな抗原受容体を生成することがある。これは**受容体編集 receptor editing** とよばれるプロセスである。編集に失敗した場合，自己反応性B細胞は削除される。こういったネガティブセレクションにより，TおよびBリンパ球の成熟レパートリーから，多くの自己反応性細胞が除去される。しかし，すべての自己抗原が胸腺や骨髄で発現されるわけではないこともあり，このプロセスは不完全である。以下に説明する"**フェイルセーフ fail safe**"機構は，成熟して末梢組織に存在する自己反応性リンパ球の活性化を防いでいる。

- **制御性T細胞 regulatory T cell（Treg）による抑制**：制御性T細胞は，CD4陽性T細胞集団の一部であり，自己抗原または外来抗原の認識により生成され，リンパ球の活性化をブロックする機能をもつ。Tregの発生と機能には転写因子 FoxP3 が必要である。*Foxp3* 遺伝子の変異は，IPEX（免疫調節不全，多発性内分泌障害，腸疾患，X連鎖性）とよばれる重篤な全身性自己免疫性疾患を引き起こす。Treg は CTLA-4 を発現して抗原提示細胞から B7 共刺激因子をブロックし排除して T 細胞の活性化を防ぐ。Treg は，T細胞にとって必須の増殖誘導サイトカインである IL-2 の受容体を高レベルに発現し，この増殖因子に応答する T 細胞と競合する。一部の Treg は，IL-10 や TGF-β などの免疫抑制性サイトカインを分泌する。CTLA-4，IL-2 受容体 α 鎖，IL-10，または IL-10 受容体をコードする遺伝子の変異は，Treg の機能を損ない，自己免疫を引き起こす。

- **抑制性受容体によるリンパ球活性化の抑制**：活性化されたT細胞は共抑制因子 CTLA-4 および PD-1 を発

現する。これらは両方とも継続的なT細胞の活性化を抑制するため，免疫応答にチェックポイントを課すことになる。抗腫瘍免疫を刺激するためにこれらの受容体をブロックする抗体で治療を受けたがん患者の多くは，自己免疫疾患を発症する。B細胞はFcγRⅡおよびCD22とよばれる抑制性受容体を発現し，これらも，これらの細胞の活性化をブロックする。自己寛容におけるこれらの受容体の役割は，実験モデルで実証されており，いくつかはヒトでも実証されている。

- **自己反応性リンパ球の死**：リンパ球が活性化すると，デスレセプターFasとそのリガンドが共発現する。Fasが関与すると細胞のアポトーシスが誘導される。Fasの変異は，リンパ増殖と複数の自己抗体の産生を特徴とする**自己免疫リンパ増殖症候群** autoimmune lymphoproliferative syndrome（ALPS）とよばれる自己免疫疾患の原因となる。

これらの自己寛容機構の重要性は，これらの経路に影響を与える遺伝子変異によって引き起こされるまれな自己免疫疾患を研究することによって，また場合によっては，治療上これらの経路を遮断した結果生じる自己免疫疾患を同定することによって確立されてきた。しかし，一般的な自己免疫疾患においては，これらの機構のどれが機能しないのかについてはまだ不明である。

自己免疫の機序：一般原則

自己寛容の主な機序について要約したが，では，これらの機序はいったいどのようにして破綻し，病的な自己免疫を引き起こすのであろうか。あいにく，いまだにほとんどのヒト自己免疫疾患の根本的な原因は解明されていない。最良の仮説は，**自己寛容の破綻と自己免疫の発現は，リンパ球の寛容にかかわる感受性遺伝子と，自己抗原の発現や応答の変化に影響する感染や組織傷害などの環境因子との組み合わせの結果である**（図5.17）。

自己免疫の遺伝的要因

自己免疫疾患のほとんどは，複雑な多遺伝子疾患である。感受性遺伝子が自己免疫疾患の発症の役割を担っているということは確実である。

- 自己免疫疾患は家族集積傾向があり，また，二卵性双生児に比べて一卵性双生児のほうが同じ疾患を発症する確率がはるかに高い。
- いくつかの自己免疫疾患は，*HLA*遺伝子座，特にHLA-DRおよびHLA-DQの対立遺伝子と関連がある。特定の形質をもつ個体群の疾患の頻度を，その形質をもたない個体群と比較したものを，**オッズ比** odds ratio あるいは**相対危険率** relative risk とよぶ。特定の*HLA*対立遺伝子をもつ個体が自己免疫を発症する相対危険率は，関節リウマチ（RA）とHLA-DR4での3あるいは4程度のものから，強直性脊椎炎と

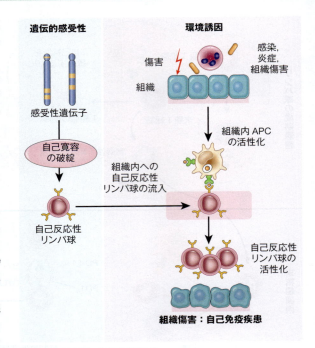

図5.17 自己免疫の病態形成
自己免疫は，自己寛容を妨げるであろう感受性遺伝子や環境的誘因（感染，組織傷害，炎症）を含む多因子に起因し，これらは組織へのリンパ球の侵入，自己反応性リンパ球の活性化，組織傷害を促進する。

HLA-B27での100あるいはそれ以上のものまで幅広くある。SLE，1型糖尿病，多発性硬化症などのほとんどの自己免疫疾患では，特定の*HLA*対立遺伝子との関連性は低い（オッズ比が低い）。感受性と関係のある*MHC*対立遺伝子をもっている個体のほとんどが，まったく疾患を発症することがないことや，逆に，関係のある*MHC*遺伝子をもたない個体が発症することもありうるということである。それゆえ，疾患に関連する*MHC*対立遺伝子は，疾患の発症の感受性を高める可能性があるものの，それ自体が原因ではない。

- ゲノムワイド関連研究（GWAS）によりさまざまな自己免疫疾患に関連する他の多くの遺伝的多型が明らかになりつつある。これらの遺伝的変異体のいくつかは，疾患特異的であるが，その多くは，免疫の活性化と制御にかかわる遺伝子と関連しており，複数の疾患でみられ，これらは自己寛容の一般的な機序に影響を及ぼしていることを示唆している。興味深いことに，これらの変異体の多くは，非コード領域に位置しており，それらが遺伝子発現に影響していることが示唆される。しかし，これらの関連性は一般に弱く，これらの遺伝的変異体のほとんどが特定の自己免疫疾患に寄与する機構は確立されていない。

感染の役割と組織傷害と他の環境要因

　細菌やマイコプラズマ，ウイルスといったさまざまな微生物は，自己免疫の誘発因子として考えられてきた。そのような微生物は複数の機序を介して，自己免疫反応を引き起こしている可能性がある（図5.18）。

● 微生物感染やそれに関連する組織の壊死や炎症は，組織内のAPCに共刺激分子の発現や，T細胞を活性化するサイトカインの産生を引き起こす。その結果，T細胞寛容の破綻とその後のT細胞介在性細胞傷害が促進される。

● ウイルスやその他の微生物は，自己抗原と交叉反応するエピトープをもっている。そのため微生物抗原により免疫応答が誘導されると，それが自己組織に及ぶと考えられる。このような現象は，**分子擬態 molecular mimicry**とよばれる。病的な免疫交叉反応の最適な例はリウマチ性心疾患で，連鎖球菌に対して産生された抗体が，心臓の抗原に対して交叉反応を起こす。分子擬態が最も一般的な自己免疫疾患で作用しているかどうかはわかっていない。

　非常に興味深いことは，自己免疫の発現に，正常の腸管や皮膚の**微生物叢 microbiome**（われわれと共生関係で生きている共生微生物の多様な収集体）が影響しているという考えである。種々の共生微生物がエフェクターT細胞と制御性T細胞の相対的な割合に影響し，宿主の免疫応答を異常な活性化に向かわせる，あるいは回避させるというのはありうることである。しかしながら，どの共生微生物がヒトの特定の疾患に影響しているのか，あるいは微生物叢をこれらの疾患の予防あるいは治療に操作できるのかは，今なお明らかではない。

　感染が逆説的にいくつかの自己免疫疾患，特に1型糖尿病や多発性硬化症，クローン病の発症を抑えることがあるということが最近示唆されており，微生物と自己免疫との関連をより複雑にしている。この発症抑制効果を裏づけうる機序はわからない。

　感染に加えて，組織抗原の発現は他の環境因子によっても変化すると考えられる。後述するように，**紫外線 ultraviolet（UV）照射**は，細胞死を引き起こして核抗原の曝露を誘導し，それはループスでの病的な免疫応答を誘発する。この機序は，SLEの再燃が日光曝露と関連することの説明となっている。**喫煙**は関節リウマチのリスク因子であり，おそらく喫煙が自己抗原を化学的に修飾するためと考えられている。局所で起こった何らかの組織傷害は，正常では隔離されている自己抗原（眼球や精巣内の抗原のような）の放出と，自己免疫応答を引き起

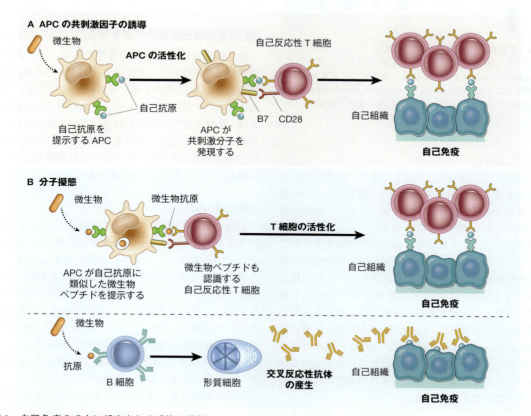

図5.18　自己免疫の成立に想定される感染の役割
感染が共刺激因子の発現を誘導して自己反応性リンパ球の活性化を促進する(A)，あるいは微生物抗原が自己抗原を模倣し，交叉反応のように自己反応性リンパ球を活性化する(B)。

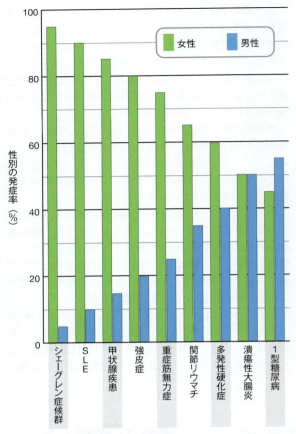

図 5.19　主な自己免疫疾患の性別分布
％は，2000年までの発生率データに基づいた近似値を示す．
SLE(systemic lupus erythematosus)：全身性エリテマトーデス
(*Whitacre CC. Sex differences in autoimmune diseases. Nat Immunol* 2001;2:777. より．出版社の許可を得て掲載)

の疾患は臨床的にも形態学的にも，また，病因的にも多くの重複する特徴をかなりもっている．ここでは全身性自己免疫疾患について述べ，単一の臓器にのみ影響するような自己免疫疾患については，その臓器を扱う章で述べることとする．

全身性エリテマトーデス

全身性エリテマトーデス systemic lupus erythematosus(SLE)は多臓器を侵す自己免疫疾患で，自己抗体の産生，特に抗核抗体 anti-nuclear antibody (ANA)を特徴とする．SLE では，組織傷害は主に免疫複合体の沈着と，種々の細胞，組織への抗体の結合により引き起こされる．皮膚，関節，腎臓および漿膜の傷害が著明であるが，実質的には個体のすべての臓器が侵される．SLE の臨床所見は非常に多彩で不均一である．SLE はかなり一般的な疾患で，罹患率は，ある集団では10万人に400人ほどである．SLE の発症時期は20〜30歳代であるが，小児期の初期を含め，すべての年代で発症しうる．多くの自己免疫疾患と同じく女性に好発し，出産可能年齢の17〜55歳での男女比はおおよそ1：9である．一方，小児期あるいは65歳以上での男女比は，1：2にすぎない．本疾患の米国での有病率と重症度は，アフリカ系アメリカ人およびラテン系アメリカ人がヨーロッパ系アメリカ人に比べて高い．

SLE の自己抗体スペクトラム

SLE の特質は自己抗体の産生である．そのあるものは核成分や細胞質成分を認識し，他のものは血液細胞の細胞表面抗原に結合する．SLE の患者の診断，管理における自己抗体価は別にして，これらの自己抗体は，例えば，免疫複合体介在性糸球体腎炎が本疾患の典型例であるように，病因的に最も重要である．自己抗体は他の自己免疫病でもみられ，その多くには特異的な自己抗体が関連している傾向がある(表5.8)．

抗核抗体(ANA)

ANA は4つのカテゴリーに分類しうる．(1)DNA に対する抗体，(2)ヒストンに対する抗体，(3)RNA に結合している非ヒストンタンパク質に対する抗体，(4)核小体抗原に対する抗体，である．ANA を検出するための広く利用されている方法は，患者血清中の抗体を細胞株を用いて免疫蛍光染色する方法である．この方法は，上記の核抗原(まとめてジェネリック ANA と総称)と反応する抗体の存在を特定するもので，核染色のパターンは，患者血清中の抗体の特異性を示唆する(e 図5.2)．ただし血清中に多くの自己抗体が存在しパターンの組み合わせが頻繁に生じるために，染色パターンを判断するのは容易ではない．特定の核抗原および他の抗原に対する抗体について，顕微鏡検査から定量的検査に置き換える試みがなされている．実際，二本鎖 DNA や，非ヒス

こすかもしれない．

最後に，自己免疫の強力な性差である．疾患の多くは男性よりも女性により多く発症する(図5.19)．その機序は今なおよく理解されていないが，ホルモンの免疫細胞への作用や他の要因と考えられる．

自己免疫応答は，それ自体が自己免疫性傷害をさらに増強しているのかもしれない．自己免疫応答や他の原因で生じた組織傷害が，それまで隠蔽されていた自己抗原エピトープを露出せしめ，免疫原性を有する形で T 細胞に提示されるようにするのであろう．このような自己反応性 T 細胞の活性化は，**エピトープスプレッディング epitope spreading** とよばれる．これは，当初認識されていないエピトープに対して自己免疫応答が広がるからである．このことは，自己免疫疾患の慢性化にかかわるであろう機序の1つである．

寛容と自己免疫についての全体的な原則を述べてきたが，さらに，最も一般的な自己免疫疾患について議論を進める．それぞれの疾患を個別に述べていくが，これら

表5.8 全身性自己免疫疾患における自己抗体

疾患	自己抗体の特異性	陽性%	関連事項
全身性エリテマトーデス（SLE）	二本鎖DNA	40〜60	腎炎；SLEに特異的
	U1-RNP	30〜40	
	Smith(Sm)抗原（小RNP粒子のコアタンパク質）	20〜30	SLEに特異的
	Ro(SS-A)核タンパク質	30〜50	先天性心ブロック；新生児ループス
	リン脂質-タンパク質複合体（抗PL）	30〜40	抗リン脂質症候群（SLE患者の10%程度）
	多種核抗原（包括的ANA）	95〜100	他の自己免疫疾患にも検出，非特異的
全身性硬化症	DNAトポイソメラーゼ1	30〜70	びまん性皮膚疾患，肺疾患；全身性硬化症に特異的
	セントロメアタンパク質(CENPs)A，B，C	20〜40	皮膚疾患に限局，虚血性四肢喪失，肺高血圧症
	RNAポリメラーゼⅢ	15〜20	急性発症，強皮症腎クリーゼ，がん
シェーグレン症候群	Ro/SS-A	75	シェーグレン症候群に対する感受性がより高い
	La/SS-B	50	シェーグレン症候群に対する特異性がより高い
自己免疫性筋炎	ヒスチジルアミノアシルtRNA合成酵素，Jo1	25	間質性肺疾患，レイノー現象
	Mi-2核抗原	5〜10	皮膚筋炎，皮膚発疹
	MDA5（ウイルスRNAに対する細胞質受容体）	20〜35（日本人）	血管性皮膚病変，間質性肺疾患
	TIF1γ核タンパク質		
関節リウマチ	種々のシトルリン化タンパク質由来のペプチド	60〜80	関節リウマチに特異的
	リウマトイド因子	60〜70	非特異的

多くの核抗原と反応する"包括的"抗核抗体(ANA)は，SLE患者のほとんどに陽性であるが，他の自己免疫疾患でも陽性である。陽性%は各抗体が陽性であった患者の陽性率を表す。(Dr. Antony Rosen, Johns Hopkins University, and Dr. Andrew Gross, University of California San Francisco.の協力下に編集)

トン核タンパク質である，いわゆる"Smith(Sm)抗原"に対する抗体はより定量的に検出されており，事実上SLEの診断に役立っている。

他の自己抗体

抗核抗体に加えて，SLE患者は数多くの他の自己抗体を有する。ある患者では，赤血球，血小板，リンパ球を含む血液細胞に対する抗体が認められる。**抗リン脂質抗体 anti-phospholipid antibody** はSLE患者の30〜40%に存在し，リン脂質と複合体をつくるさまざまな血漿タンパク質のエピトープに特異的である。リン脂質-β₂-糖タンパク質複合体に対する抗体はカルジオリピン抗原にも結合するが，この反応は梅毒の血清検査でも使われる。したがって，SLE患者は梅毒検査で偽陽性を示すことがある。これらの抗体はリン脂質に結合するため，リン脂質を必要とする血液凝固テストの部分トロンボプラスチン時間を延長させる。そのため，これらの抗体はかつて**ループスアンチコアグラント lupus anti-coagulant** ともいわれた。vitroで血液凝固が遅延するにもかかわらず抗リン脂質抗体を有する患者では，血栓症のような過度の血液凝固(凝固亢進状態)を反映した合併症を起こす(第3章)。

病態形成

SLEの基本的な欠陥は，自己寛容の維持の破綻である。何が原因でこの自己寛容の破綻が起こるのかは不明のままであるが，自己免疫疾患のほとんどで遺伝的要因と環境要因の両方がその役割を果たしていることは間違いない。

遺伝的要因

SLEの遺伝的素因を支持する多くの証拠がある。

- **家族性関連**：SLEの家族は，SLEが進展するリスクが高く，非罹患第一度近親者の最大20%が，自己抗体を保有している。一卵性双生児では25%，二卵性双生児では1〜3%であり，一卵性双生児のほうが高い割合である。
- **HLA関連**：HLA-DR2あるいはHLA-DR3をもつ人のオッズ比（相対危険率）は2〜3であり，両方のハプロタイプをもつ人の相対危険率は約5となる。
- **他の遺伝子**：補体の古典経路のタンパク質の遺伝的欠損，特にC1q，C2あるいはC4の欠損が，SLEの約10%の患者でみられる。補体の欠損によって，おそらく，血中からの免疫複合体やアポトーシス細胞の除去がうまくいかなくなり，また，B細胞の寛容不全が生じるためと考えられる。抑制性Fc受容体FcγRIIbの多型がある患者でみつかっており，B細胞活性化の制御不全が関係していると考えられる。ゲノムワイド関連解析で他の遺伝子もみつかってきているが，それらが本疾患の発症にどう関与しているかはまだ不明である。

環境要因

SLEの発症機序には環境要因もかかわっているとする多くの事実がある。

- 紫外線照射は多くの患者で病態を悪化させる。これは紫外線照射がアポトーシスを誘導し，DNAを変化させ，おそらくTLRによる認識を増強させることで免疫原性を与えていると考えられる。加えて紫外線

照射は，例えば，角化細胞を刺激して炎症を惹起するサイトカインの1つであるIL-1を産生させるなどして免疫応答を修飾するだろう．
- SLEの性差偏向は，性ホルモンの作用に起因しており，またX染色体上の遺伝子とも関係していると考えられる．しかしその機序はなお不明である．
- ヒドララジンやプロカインアミド，Dペニシラミンなどの薬剤がSLE様病態を誘導することがある．

免疫学的要因

最近の動物モデルや患者での研究から，自己反応性リンパ球を持続的で制御できない状態に活性化するであろう，いくつかの免疫異常が明らかにされてきた．
- B細胞の自己寛容の破綻は，骨髄における自己反応性B細胞の受容体編集や排除の欠陥，あるいは末梢性寛容機構の欠陥によるものである．
- ヌクレオソーム抗原に特異的なCD4陽性ヘルパーT細胞も寛容を逃れ，高親和性の病的自己抗体産生の一因となる．SLEでの自己抗体は，リンパ組織の胚中心で産生されるT細胞依存性の特性をもった抗体であり，SLE患者の血中に濾胞ヘルパーT細胞が増加しているのが認められている．
- I型インターフェロン：血液細胞は，主に形質細胞様DCとよばれるあるDCサブセットから産生されるIFN-α，I型インターフェロンに曝露されるという分子的特徴を示すが，ある研究で，SLEの患者ではこれらの細胞が異常に過剰なIFN-αを産生していることを示している．
- TLRシグナル：動物モデルでの研究において，DNAやRNAを認識するTLRで，特にDNAを認識するTLR9とRNAを認識するTLR7が，自己核抗原に特異的なB細胞の応答を制御するシグナルを産生することが示されている．
- 無制御なB細胞の活性化に作用する他のサイトカインとしては，TNFファミリーに属するBAFFがある．これはB細胞の生存を促進する．あるSLE患者や動物モデルでBAFFの産生が増加していることが報告されており，BAFFを抑制する抗体が，SLEの治療としてほぼ成功するに至っている．

SLEの病態形成のモデル

SLEがなぜ発症するか今なお不明であるが，ヒトの研究と動物モデルからの結果を，SLEの病態形成の仮説的なモデルに仕上げる試みは可能であろう（図5.20）．Bリンパ球やTリンパ球に異常があると，寛容不全の原因となり，そのため自己反応性リンパ球が生存し，機能し続ける．UV照射や他の環境因子による傷害が細胞のアポトーシスを誘導する．この細胞の核のクリアランスが不十分であると，大量の核抗原の負荷をもたらす．自己反応性リンパ球は核の自己抗原で刺激され，核抗原に

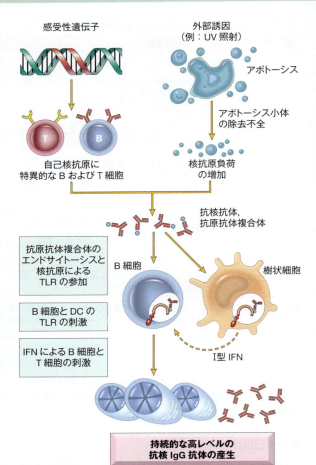

図5.20　全身性エリテマトーデスの病態形成モデル
この仮説モデルでは，感受性遺伝子が自己寛容の維持を妨害し，外部刺激が核抗原の持続的な負荷を引き起こす．その結果，自己核抗原に対する抗体産生応答が生じる．抗体は核酸を樹状細胞（DC）やB細胞に取り込ませやすくし，取り込まれた核酸はI型IFNの産生を刺激する．その結果，抗核抗体の産生が増幅される．TLR（Toll-like receptor）：Toll様受容体

対する抗体が産生される．その抗原抗体複合体はB細胞やDCのFc受容体に結合し，細胞内に取り込まれる．核酸成分がTLRを刺激し，B細胞により自己抗体を産生させる．TLRはまた，DCを活性化しインターフェロンや他のサイトカインを産生させ，それらがさらに免疫応答を促進し，より多くのアポトーシスを引き起こす．最終的に，抗原の放出と免疫活性化のサイクルが高親和性の自己抗体の産生を生み出す．

組織傷害のメカニズム

多彩な自己抗体がSLEのほとんどの病変の原因となる．
- 全身の病変の大部分は免疫複合体の沈着により起こる（III型過敏症）：DNA-抗DNA複合体は糸球体や小血管で検出することが可能である．血清補体価の低下（補体タンパク質の消費による二次的な）や補体と

免疫グロブリンが糸球体に沈着していることは，この疾患の免疫複合体病としての性格をより支持するものである．腎臓にはT細胞の浸潤もみられるが，これらの細胞の組織傷害における役割についてはよくわかっていない．

- 異なった抗原特異性を有する自己抗体がSLEの病理と臨床病態に関与している（Ⅱ型過敏症）：例えば，赤血球，白血球，血小板に特異的な自己抗体は，これらの細胞をオプソニン化して貪食を促進し，血球減少症を引き起こす．
- **抗リン脂質抗体症候群**：抗リン脂質抗体をもつ患者では，静脈および動脈の血栓を生じ，習慣性流産や局所的な脳虚血，眼球虚血をきたす．SLEに伴うこの一連の臨床病態は，**二次的抗リン脂質抗体症候群** secondary anti-phospholipid antibody syndrome といわれる．血栓症の機序は明らかではないが，凝固因子，血小板，血管内皮細胞に対する抗体が血栓症の要因といわれてきた（第3章）．ある患者ではこれらの自己抗体を発現するが，SLEとは無関係の臨床病態を発症する．これらは**原発性抗リン脂質抗体症候群** primary anti-phospholipid antibody syndrome とされる（第3章）．
- SLEの**神経精神症状**は，血液脳関門を越えて神経細胞や神経伝達物資の受容体と反応する抗体に起因すると考えられてきた．しかし，これはすべての場合にあてはまるわけでなく，サイトカインなどの他の免疫因子による機序が，SLEに関連した認知機能障害や他の中枢神経異常の原因であると考えられる．

表5.9 全身性エリテマトーデスの臨床病理学的所見

臨床所見	患者の有病率(%)[a]
血液異常	100
関節炎，関節痛，筋肉痛	80～90
皮膚症状	85
発熱	55～85
倦怠感	80～100
体重減少	60
腎障害	50～70
神経精神症状	25～35
胸膜炎	45
心外膜炎	25
胃腸障害	20
レイノー現象	15～40
眼症状	5～15
末梢神経症	15

[a] 有病率%はおよその値で，年齢，民族，その他の要因で変化すると思われる．（Dr. Meenakshi Jolly, Rush Medical Center, Chicago の協力下に編集）

形態学

SLEの形態学的変化はきわめて多様である．個々の臓器が侵される頻度を表5.9に挙げる．その最も特徴ある病変は，血管，腎臓，結合組織，そして，皮膚の免疫複合体の沈着に起因する．

血管：毛細血管や小動脈，細動脈を侵す急性壊死性血管炎はどの組織にも起こりうる．動脈炎は，血管壁のフィブリノイド壊死をきたす．慢性期には内腔の狭窄を伴う線維性の肥厚を起こす．

腎臓：SLE患者の50％以上で，臨床上重要な腎病変をきたし，それは，電子顕微鏡や免疫蛍光法で視覚的に異常所見を把握できる．腎病変はさまざまであるが，そのすべてが糸球体内に免疫複合体の沈着を伴っている．ループス腎炎については，腎疾患を扱う第12章で記載する．

皮膚：特徴的な紅斑が鼻梁と頬に沿って顔面を侵し（**蝶形紅斑 butterfly rash**），これはSLE患者の約50％でみられるが，似たような発疹は四肢や体幹にもみられる．蕁麻疹や水疱，丘疹病変，潰瘍も起こる．太陽光への曝露は，紅斑を誘発あるいは促進させる．組織学的には，病変部は表皮基底層の空胞変性を表す（図5.21A）．真皮ではさまざまな浮腫や血管周囲の炎症がみられる．フィブリノイド壊死を伴う血管炎が主体のこともある．免疫蛍光法により観察すると，真皮と表皮の接合部に沿って免疫グロブリンや補体の沈着が認められる（図5.21B）．これは，明らかな病変を起こしていない皮膚にも認められる．この所見はSLEに特徴的ではなく，強皮症や皮膚筋炎でも時折みられる．

関節：関節病変は，典型的には骨びらんをきたさない滑膜炎で，関節の変形はほとんどなく，関節リウマチとは対照的である．

中枢神経系：明らかな血管炎はまれにしか存在しない．むしろ，非炎症性の内膜増殖による小血管閉塞が，時折認められ，これは，自己抗体あるいは免疫複合体により引き起こされた内皮細胞傷害によるものであると考えられる．

心膜炎と他の漿膜腔病変：漿膜の炎症は，急性，亜急性あるいは慢性である．急性期には，中皮表面は，時折，フィブリン滲出物で覆われ，その後，肥厚し，不透明となり，そして，けば立った線維組織で覆われ，漿膜腔の部分的あるいは全体を閉塞するに至る．胸水，腹水の貯留がみられることもある．

心血管系病変は，心臓のどの層にも傷害が認められる可能性がある．50％以上の患者で，組織学的に心外膜炎がみられる．心筋炎は，一般的ではないが，安静時の頻脈や心電図異常を起こすことがある．弁膜性心内膜炎（いわゆる**リブマン・サックス心内膜炎 Libman-Sacks endocarditis**）は，広くステロイドが使用される以前にはよくみられた．この無菌性心内膜炎は1個あるいは多数の1～3mm大の疣贅状の沈着物の形をとり，特徴的なことに弁葉のいずれの面にも形成されうる（e図5.3）．比較すると，感染性心内膜炎での疣贅は大きく，一方，リウマチ性心疾患（第9章）での疣贅はより小さくて弁尖の閉鎖面に配列する．虚血性心疾患はますます頻繁な死因となっている．

脾臓：脾腫，被膜肥厚，そしてリンパ濾胞の過形成が一般的な所見である．中心筆毛動脈の内膜および平滑筋細胞が中

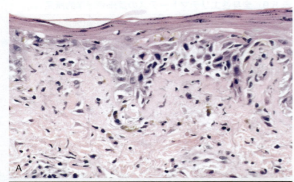
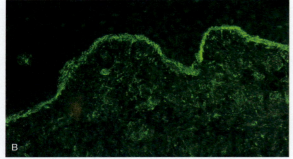

図5.21　全身性エリテマトーデスの皮膚病変
A：H&E染色標本で，表皮基底層の液状変性と表皮・真皮接合部の浮腫を示す。B：IgGを染色した免疫蛍光写真で，表皮・真皮接合部に沿って免疫グロブリンの沈着が認められる。（A：Dr. Jag Bhawan, Boston University School of Medicine, Boston, Massachusetts. の厚意による。B：Dr. Richard Sontheimer, Department of Dermatology, University of Texas Southwestern Medical School, Dallas, Texas. の厚意による）

心性に過形成を起こし，いわゆる，**タマネギの皮病変** onion-skin lesion を形成する。

　肺：胸膜炎やそれに伴う胸水貯留に加えて，ある症例では，慢性の間質の線維症や二次性の肺高血圧症を合併する。

　他の臓器や組織：リンパ節は，B細胞の濾胞の過形成により腫大する，あるいは血管炎による壊死性リンパ節炎を発症することすらある。

臨床的特徴

　SLEはきわめて多彩な多系統疾患であり，その診断は，臨床的，血清学的，形態学的所見に依存している。発症は，急性あるいは潜行性である。しばしば，患者は若年女性で，すべてではないが次のような症状を呈する。顔面の蝶形紅斑，発熱，1カ所あるいはそれ以上の末梢関節の変形を伴わない痛みや腫脹，胸膜炎による胸痛，日光過敏症である。しかしながら，多くの患者では症状は軽度で，診断が難しく，原因不明の発熱，尿所見の異常，あるいは関節リウマチやリウマチ熱に似た関節症状を呈する。免疫蛍光法でジェネリックANAはほぼ100%の患者にみられるが，SLEに特異的ではない。一方二本鎖DNAに対する抗体はSLEに特異的である。腎症状は多様で，血尿，赤血球円柱，タンパク尿，ネフローゼ症候群がみられるものもある（第12章）。ある患者では，貧血や血小板減少症が主症状で，臨床上の主な課題であろう。一方で，精神病や痙攣などの神経精神症状を発症する患者もおり，また，冠動脈疾患も目立つ。感染も一般的で，おそらく免疫機能不全や免疫抑制剤での治療によると考えられる。

　SLEの経過は多様で予測できない。まれに急性に経過し，数週間から数か月以内に死亡する症例もある。多くは適切な治療下で，数年あるいは数十年に及び再燃と寛解をみる。急激な再燃時には，免疫複合体の増加とそれに伴う補体の活性化が低補体血症をきたすと考えられている。増悪時には，通常，コルチコイドや他の免疫抑制剤で治療される。治療しなくとも，数年間皮膚症状や軽度の血尿などの比較的軽度な症状にとどまる経過をたどる患者もいる。5年，10年生存率はそれぞれ約90%，80%である。最も一般的な死亡原因は，腎不全，感染症の併発である。狭心症や心筋梗塞として現れる冠状動脈疾患に罹患する患者数が増加している。この合併症は，長年病気を患っている若い患者にみられることがあり，特にコルチコステロイドによる治療を受けている患者によくみられる。冠状動脈の粥状硬化症が加速する病因は不明であるがおそらく多因子によるものである。高血圧，肥満，高脂血症などの粥状硬化の危険因子が，一般集団よりもSLE患者に多く存在する。さらには，免疫複合体と抗リン脂質抗体が内皮細胞損傷を引き起こし，粥状硬化を促進すると考えられる。

　前述のように，多系統疾患に随伴する皮膚病変は，SLEではかなり一般的である。次項で，皮膚病変が特有，あるいはきわめて顕著な症状を呈する2つの症候群について述べる。

慢性円板状エリテマトーデスと亜急性皮膚エリテマトーデス

　慢性円板状エリテマトーデスは，SLEに類似する皮膚症状を有する疾患であるが，全身症状はまれである。周囲より盛り上がった紅斑を呈する皮疹を特徴とし，その多くは顔面，頭部にみられ，浮腫，紅斑あるいは色素沈着過剰，鱗屑，毛孔性角栓や皮膚萎縮を呈する。この患者の5〜10%は，通常，数年経ってSLEに進行する。反対に，SLEのある患者で皮膚の円板状病変が顕著なものもある。約35%の患者では一般的なANAテストが陽性であるが，二本鎖DNAに対する抗体はまれである。皮膚生検の免疫蛍光法での検査では，免疫グロブリンやC3の沈着がSLEの場合と同じように表皮真皮接合部にみられる。

　亜急性皮膚エリテマトーデス subacute cutaneous lupus erythematosus は，SLEと皮膚に限局するエリテマトーデスとの中間にある疾患を指す。この疾患での皮膚発疹は広がる傾向にあるが，表層にとどまる。ほとん

どの患者では，SLEの全身症状は軽度である。

■ 薬剤誘導性エリテマトーデス

SLEに類似した症候群が，ヒドララジンやプロカインアミド，イソニアジド，Dペニシラミンなどの種々の薬剤を投与された患者で発症することがある。関節リウマチや他の自己免疫疾患に効果のある抗TNF治療でも薬剤誘導性ループスを発症する。これらの多くの薬剤はANA，特にヒストン特異的抗体の発現と関連している。この疾患は，この問題の薬剤の投与を停止することで寛解する。

関節リウマチと関連疾患

関節リウマチは自己免疫疾患であり，主として関節を侵すが，皮膚，血管，肺，心臓などの関節外組織も侵す。本疾患の主症状は関節なので，第19章で述べる。

関節炎は，乾癬などの他の免疫疾患との関連もみられる（第19章）。脊椎関節炎は主に頸椎関節に影響を及ぼし，通常は血清反応陰性である。**反応性関節炎**は，尿路などの感染後に発症する脊椎関節炎の一種である。

シェーグレン症候群

シェーグレン症候群 Sjögren syndrome は，ドライアイ（乾性角結膜炎 keratoconjunctivitis sicca）や口腔乾燥（口腔乾燥症 xerostomia）を特徴とする慢性疾患で，涙腺や唾液腺が免疫介在性に破壊されたために起こる。これは，独立した疾患（原発性）として発症し，**乾燥症候群 sicca syndrome** としても知られるが，60％の患者では，他の自己免疫疾患と合併して起こる（二次性）。合併する疾患のなかでは関節リウマチが最も多くみられるが，SLE，多発性筋炎，全身性硬化症，血管炎，混合性結合組織病，あるいは自己免疫性甲状腺疾患を合併する患者もいる。

涙腺，唾液腺は主に，活性化CD4陽性ヘルパーT細胞や一部のB細胞，形質細胞からなる顕著なリンパ球浸潤を呈する。血清学的には，しばしば自己抗体を発現する。2種類のリボ核タンパク質抗原であるSS-A（Ro）やSS-B（La）に対する抗体（表5.8）は，感度の高い方法をもってすれば患者の90％ほどに検出しうる。SS-Aに対して高い抗体価を示すものは，発症初期，長期罹患，そして，皮膚血管炎や腎炎，肺線維症などの腺外性症状をきたす症例と関連する。これらの自己抗体はまた少数のSLE患者にも発現するので，この抗体が存在するからといってシェーグレン症候群の確定診断にはならない。加えて，シェーグレン症候群の75％の患者はリウマトイド因子（自己IgGと反応する抗体）を有し，50〜80％の患者はANAを有する。

病態形成

シェーグレン症候群の病態形成は今なお不明であるが，病理学，血清学，そして，低いながらも，特定の*HLA*対立遺伝子との関連など，そのすべては自己反応性T細胞，B細胞の活性化を指摘している。発症の引き金になるのは唾液腺のウイルス感染と考えられており，それが局所的な細胞死と組織の自己抗原の遊離を引き起こす。遺伝的に感受性の高い個体では，これらの自己抗原に特異的なCD4陽性細胞やB細胞が寛容を免れて免疫反応に荷担し，組織破壊と，最終的には線維化を導く。しかしながら，特定のサイトカインあるいはT細胞サブセットの役割，そしてこれらのリンパ球に認識される自己抗原は，まだ不明である。

形態学

涙腺と唾液腺が本疾患での主な標的であるが，鼻咽喉，上気道，腟の分泌腺を含む他の外分泌腺も侵される。最も初期の組織学的所見として，大唾液腺，小唾液腺で導管周囲および血管周囲のリンパ球の浸潤がみられる。やがてリンパ球浸潤は激しくなり（図5.22），より大きな唾液腺には胚中心を伴うリンパ濾胞がみられる。導管の上皮細胞は，過形成となり導管を閉塞する。その後，腺房の萎縮，線維化，硝子化をみる。この過程のさらに後には，萎縮した間質が脂肪で置き換えられる。ある症例では，リンパ球浸潤が非常に顕著になり，リンパ腫様の所見を呈するようになる。実際，これらの患者では，唾液腺やリンパ節外にB細胞リンパ腫の発症リスクが高い（第10章）。組織学的所見には，特異性，診断性はなく，唾石による導管閉塞で生じる慢性唾液腺炎に類似する。

涙が欠如すると角膜上皮が乾燥し，炎症，びらん，潰瘍をきたす。口腔粘膜は萎縮し，炎症性の亀裂や潰瘍を伴うことがあり，鼻粘膜の乾燥やかさぶたは潰瘍を生じ，さらには鼻中隔の穿孔を引き起こす可能性もある。

臨床的特徴

シェーグレン症候群のほとんどは，50〜60歳の女性である。症候は主に外分泌腺の炎症性の破壊に起因する。角結膜炎ではかすみ目，眼の熱感，掻痒を引き起こし，結膜嚢に濃い分泌液の貯留をきたす。口腔乾燥症では固形物の嚥下が困難となり，味覚の低下，口腔の裂溝や亀裂，頬部粘膜の乾燥をきたす。耳下腺腫脹が患者の半数にみられ，他の症状としては，鼻粘膜の乾燥，鼻出血，反復性気管支炎，肺炎がある。腺外性疾患の症状は，患者の1/3にみられ，滑膜炎，肺線維症，末梢性神経症などが含まれる。SLEとは異なり，糸球体病変はシェーグレン症候群ではまれである。しかし，尿細管性アシドーシスや，尿酸尿，リン酸塩尿を含む尿細管機能障害がよくみられ，尿細管間質性腎炎を伴うこともある（第12章）。

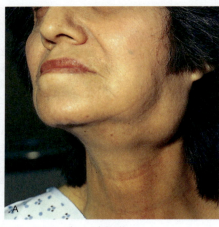
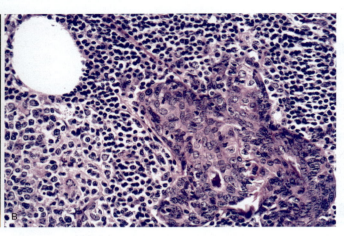

図5.22　シェーグレン症候群
A：唾液腺の腫大。B：唾液腺にリンパ球および形質細胞の著明な浸潤とそれに伴って導管上皮の過形成が認められる。（A：Dr. Richard Sontheimer, Department of Dermatology, University of Texas Southwestern Medical School, Dallas, Texas. の厚意による。B：Dr. Dennis Burns, Department of Pathology, University of Texas Southwestern Medical School, Dallas, Texas. の厚意による）

全身性硬化症（強皮症）

　全身性硬化症 systemic sclerosis は，多組織での過剰な線維化と閉塞性血管疾患，および，主に種々の自己抗体を産生する自己免疫を特徴とする免疫疾患である。**強皮症** scleroderma という呼び名が臨床医学上浸透しているが，過剰な線維化は多臓器にみられるため全身性硬化症という呼び名のほうが好ましい。皮膚病変は一般的にみられる症状で，最終的には約95％の症例で発現するが，重篤な病態をもたらし致死的となるのは，消化管，肺，腎臓，心臓，骨格筋といった内臓病変である。皮膚に限局するものは**局所性強皮症** localized scleroderma ともよばれる。

　全身性硬化症は，臨床経過に基づき2つのグループに分類できる。

- **びまん性全身性硬化症** diffuse systemic sclerosis は，広範な皮膚病変で発症することを特徴とする。急速に進行し，早期から内臓病変を伴う。
- **限局性全身性硬化症** limited systemic sclerosis の皮膚病変は比較的軽度で，しばしば指や顔面に限局し，晩期に内臓病変を起こす。**石灰沈着** calcinosis，**レイノー現象** Raynaud phenomenon，**食道運動障害** esophageal dysmotility，**手指硬化症** sclerodactyly，**毛細血管拡張** telangiectasia といった症状を高頻度に認めるため，頭文字をとって，**CREST症候群** CREST syndrome ともよばれる。

- **自己免疫**：いまだ不明の抗原に反応するCD4陽性T細胞が皮膚に集簇し，サイトカインを分泌して炎症細胞，線維芽細胞を活性化する。Th2細胞で産生されるIL-13や，交互に活性化されたマクロファージや他の細胞で産生されるTGF-β を含むいくつかのサイトカインが，線維芽細胞でのコラーゲンや細胞外基質タンパク質の合成を刺激することが知られている。種々の自己抗体，特にANAの存在は診断や予後判定に役立つ。これらの抗体が線維化を刺激するという事実はない。
- **血管傷害**：微小血管傷害は，全身性硬化症の初期過程から一貫して存在する。血管傷害の原因は不明であるが，微小血管内皮細胞に傷害を与える炎症細胞により放出された伝達物質の産生が，その引き金あるいは慢性炎症の結果でありうる。繰り返し内皮細胞が傷害されると，血小板の凝集が起こり，血小板および内皮細胞因子（例：PDGF, TGF-β）の放出を誘導する。これらが，血管内皮の増生と，血管内や血管周囲の線維化の引き金となる。最終的に，微小血管系の広範な狭窄が虚血性傷害と瘢痕化をもたらす。肺血管系はしばしば侵され，その結果起こる肺高血圧症がこの疾患の重篤な合併症である。
- **線維化**：本疾患の特徴である進行性の線維化は，異常に活性化されたマクロファージの集簇と，浸潤した白血球から産生される線維産生性サイトカインの作用，これらのサイトカインに対する線維芽細胞の過剰応答性，血管病変に起因する虚血性傷害に引き続いて起こる瘢痕化など，多様な異常の集大成であろう。

病態形成

　全身性硬化症の原因は不明だが，自己免疫応答，血管傷害，コラーゲン沈着の3つの相互に関連する過程に起因するようである。

形態学

　全身性硬化症での最も顕著な変化は，皮膚，消化管，筋骨格系，腎臓であるが，しばしば血管，心臓，肺，末梢神経にも認められる。

皮膚：大多数の患者では皮膚のびまん性線維化とそれに伴う萎縮があり，通常，手指や上肢の遠位部から始まって近位部に広がっていき，上腕，肩，首，顔面を侵す。浮腫と血管周囲へのCD4陽性T細胞を含む細胞浸潤が，膠原線維の膨化と変性（好酸性になる）を伴ってみられる。毛細血管と小血管（直径150〜500 μm程度）では基底膜の肥厚，内皮細胞傷害，部分的閉塞がみられる。疾病の進行とともに真皮の線維化が増し，皮下組織構造と密に結合するようになる。線維化はしばしば，表皮の肥厚，表皮突起の消失，皮膚付属器の萎縮，真皮の細動脈壁や毛細血管壁に硝子様の肥厚を伴う（図5.23B）。皮下石灰化は，特にCREST症候群の患者に起こってくる。進行期になると，手指は先細り，鷲手様の外観を示し，関節の運動制限を伴い，顔面は緊張し仮面様顔貌となる。血液の供給が失われると，皮膚潰瘍や末端の指節骨の萎縮が起こり，手指が自然脱落することもある（図5.23C）。

消化管：おおよそ90％の患者で消化管が侵される。進行性の萎縮と筋層の膠原線維による置換が消化管のどのレベルでも進んでいるが，食道で最も重篤である。食道の下部2/3は，典型的にはゴムホースのように柔軟性がなくなる。これに伴って起こる下部食道括約筋の機能不全により，胃食道逆流や，その合併症であるバレット化生（第13章）や狭窄が起こる。粘膜は菲薄化し潰瘍化することがあり，粘膜固有層や粘膜下層で過剰なコラーゲン増生が起こる。小腸の絨毛や微絨毛の消失は，吸収不良症候群を引き起こすと考えられる。

筋骨格系：初期には，通常，関節滑膜の炎症が滑膜細胞の肥大を伴ってみられる。その後に線維化が起こる。この変化は関節リウマチを思い起こさせるが，全身性硬化症では関節破壊は一般的に認められない。少数の患者（およそ10％）で炎症性筋炎が起こる。

腎臓：腎臓の異常は患者の2/3で起こる。ほとんどが血管病変である。小葉間動脈の内膜肥厚が，糖タンパク質や酸性ムコ多糖類を含むさまざまな粘液物質の沈着と内膜細胞の中心性増殖の結果起こる。これらの所見は重篤な高血圧症でみられる変化と類似しているが，全身性硬化症ではこれらの変化は直径150〜500 μmの血管に限ってみられ，常に高血圧症を合併しているわけではない。しかし，高血圧症は30％の患者に起こり，その血管病変はより高度で，細動脈のフィブリノイド壊死がみられ，血栓や梗塞を引き起こす。このような患者は腎不全によって死亡することが多く，その数は死亡例の約50％にあたる。糸球体には特異的な変化はみられない。

肺：50％以上の症例で肺が侵される。これは，肺高血圧症や間質の線維化として現れる。肺血管内皮細胞の機能障害による肺血管攣縮が肺高血圧症の病態形成の一因と考えられている。肺線維症が現れると，それは特発性肺線維症（第11章）でみられる変化と区別できない。

心臓：心囊液を伴った心膜炎や，心筋の線維化，心筋内細動脈の肥厚が1/3の患者で起こる。肺病変のせいで右心室が肥大し，右心不全をきたすことも多い（肺性心）。

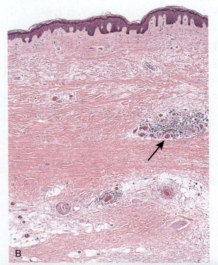

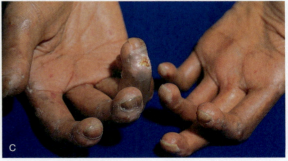

図5.23　全身性硬化症
A：正常の皮膚。B：全身性硬化症の患者の皮膚生検。真皮内の密なコラーゲンの広範な沈着，皮膚付属器（例：毛囊）の事実上の欠損，炎症巣（矢印）に注目。C：皮下に線維化が広範に及ぶことで指がほとんど動かなくなり，鷲手様の屈曲変形を呈する。血液の供給が減少し皮膚潰瘍が起こっている。（C：Dr. Richard Sontheimer, Department of Dermatology, University of Texas Southwestern Medical School, Dallas, Texas. の厚意による）

臨床的特徴

全身性硬化症の発症率の男女比は1：3で，発症のピー

クは50〜60歳代である．全身性硬化症の症状は，SLEや関節リウマチ（第19章），多発性筋炎（第20章）と共通するところがあるが，明らかに区別できるのは，著しい皮膚の変化で，特に皮膚の肥厚である．レイノー現象は，四肢の動脈や小動脈の可逆的な血管攣縮に起因し，ほとんどすべての患者にみられ，症例の70%では他の症状に先行する．進行性の皮膚のコラーゲン沈着は，特に手のこわばりを増し，最終的に関節が完全に可動性を失うまでになる．爪郭部のループ状毛細血管の変形が本疾患の初期に起こり，その後消失する．嚥下困難は，食道の線維化とそれによる蠕動運動の減弱の結果起こるが，50%以上の患者でみられる．最終的に食道壁の線維化が弛緩や拡張を，特に食道下部で引き起こす．腹痛，腸管閉塞，あるいは吸収不良症候群は，小腸の障害を反映している．肺線維症による呼吸障害は右心不全を起こし，心筋の線維化により，不整脈あるいは心不全をきたす．タンパク尿がほぼ30%の患者でみられるが，重症化してネフローゼ症候群をきたすことはまれである．最も危惧される症状は重篤な高血圧で，その結果，致死的な腎不全を発症するが（第12章），これがなければ本疾患の進行は遅い．多くの患者において症状は安定しており，寿命は合併症の治療でよくなってはいるが，長期にわたって徐々に悪化する．腎臓の合併症の治療が改善されてきたので，肺や心臓の合併症が主な死因となってきている．

ほぼすべての患者で，種々の核抗原と反応するANAが認められる（表5.8）．2種類のANAが全身性硬化症と強く関連する．その1つはDNAトポイソメラーゼIに対する抗体（抗Scl70）で，特異性が高く，肺線維症や末梢血管疾患と尤度の高い相関を示す．もう1つは，セントロメアに対する抗体で，CREST症候群と高い相関を示す．CREST症候群の患者では病変が比較的皮膚に限局し，しばしば指，前腕，顔面，皮下組織の石灰化をみる．食道病変や肺高血圧などの内臓障害はまったく起こらないか，起こっても晩期である．一般にこのような患者は，発症時からびまん性に内臓障害を有する全身性硬化症の患者よりも長命である．

炎症性ミオパチー

炎症性ミオパチーは，免疫介在性の主に骨格筋の傷害や炎症を特徴とするまれで雑多な疾患で構成されている．臨床的，形態学的，免疫学的所見に基づいて，複数の疾患，多発性筋炎，免疫介在性壊死性ミオパチー，皮膚筋炎，封入体筋炎が知られている．いずれも単独で発症する場合もあれば，他の免疫疾患，特に全身性硬化症と合併することもある．これらについては筋肉に影響を与える他疾患とともに第20章で述べる．

混合性結合組織病

混合性結合組織病は，SLE，全身性硬化症，多発性筋炎の症状を重複する臨床像を呈する疾患である．混合性結合組織病の患者は，血清学的に，U1リボ核タンパク質に対する抗体価が高い特徴がある．典型的には，手指の滑膜炎，レイノー現象，軽度の筋炎を呈する．腎障害は軽く，少なくとも短期的にみれば，コルチコステロイドによる治療に非常によく反応する．臨床的特徴が他の疾患と共通していることもあって，混合性結合組織病は1つの個別の疾患ではないと考えられている．事実，時間とともに古典的SLEあるいは全身性硬化症に変化することもある．しかし，本疾患が他の自己免疫疾患に進展することは普遍的とはいえず，他の自己免疫疾患とは区別しうる混合性結合組織病の状態も存在するのである．本疾患の重篤な合併症には肺高血圧，間質性肺疾患，腎疾患がある．

結節性多発動脈炎とその他の血管炎

結節性多発動脈炎は，免疫学に基づく強力な事実を示す血管壁の壊死性炎症に特徴づけられる一群の疾患に属する．動脈，細動脈，静脈，毛細血管などのいずれの型の血管も侵されうる．この血管炎については第8章で述べる．

IgG4関連疾患

IgG4関連疾患 IgG4-related disease（IgG4-RD）は，IgG4抗体産生形質細胞，リンパ球，特にT細胞に富む細胞浸潤組織に特徴づけられ，線維化や閉塞性静脈炎を伴う（図5.24）．組織内でのIgG4産生形質細胞の数の増加が，本疾患の必須条件である．常にではないが，血清IgG4が上昇することがよくある．長い間一臓器単位で把握されてきた多くの疾患が，今やIgG4関連疾患のスペクトラムの一部となっている．これらには，ミクリッツ病 Mikulicz disease（唾液腺と涙腺の腫脹と線維化），リーデル甲状腺炎 Riedel thyroiditis，特発性後腹膜線維症 idiopathic retroperitoneal fibrosis，自己免疫性膵炎 autoimmune pancreatitis，それに，眼窩や肺，腎臓の炎症性偽腫瘍 inflammatory pseudotumor などが含まれる．この疾患はしばしば中年から高齢者の男性に発症する．

本疾患の病態形成はよくわかっていない．病変におけるIgG4産生が本疾患の特質であるが，このタイプの抗体が病理発生にいかに荷担しているかは知られていない．B細胞をリツキシマブのような抗B細胞剤で除去すると臨床的に改善することからすると，B細胞が重要な役割を担っていると考えられる．

移植の免疫学

移植の最大の障壁は拒絶の過程であり，そこではレシピエントの免疫系が移植片を異物と認識してそれを攻撃する．移植を成功させるには，拒絶を防ぐか，最小限にとどめるための治療の開発が鍵となっている．移植拒絶

移植の免疫学 183

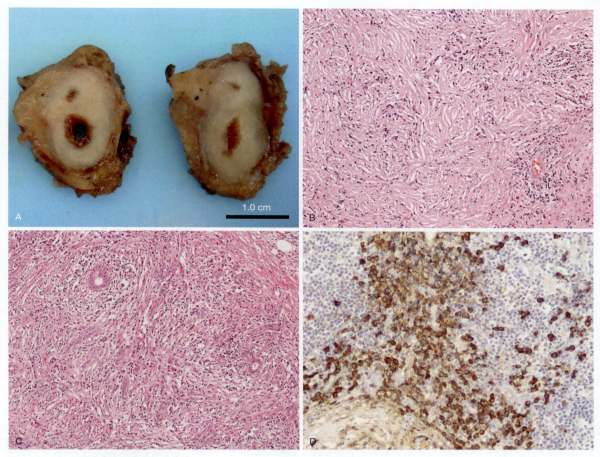

図 5.24　IgG4 関連疾患の代表的な病変
A：硬化性胆管炎を示す胆管。B：胆管の花むしろ状線維化を伴う硬化領域。C：顎下腺病変で，リンパ球と形質細胞の浸潤と渦巻状の線維化を伴う。D：涙腺病変の標本で，IgG4 の免疫染色で多数の IgG4 産生形質細胞が認められる。（*Kamisawa T, Zen Y, Pillai S, et al: IgG4-related disease. Lancet 385:1460, 2015.* より引用）

は，過敏性疾患の根底にある免疫反応のいくつかに関連するので，ここではそれについて述べる。

同種移植片の認識と拒絶

　移植拒絶は，T リンパ球と移植抗原に対して産生された抗体が，移植片に対して反応しそれを破壊する過程である。この過程は，他の免疫応答と同じく，段階的に進行する。これには，移植片が宿主にとって外来物であるとの認識と，移植片の外来抗原による T および B リンパ球の活性化，免疫応答による移植片の破壊，が含まれる。

移植片の同種抗原の認識

　レシピエントに外来物として認識される主な移植片抗原は HLA 分子である。同種間で交換される移植は同種移植とよばれる。*HLA* 遺伝子は多型性が高いため個々人の HLA 分子間に差違がある（もちろん，一卵性双生児は除く。兄弟の 25％ が同じ *HLA* 対立遺伝子を受け継ぐ場合もある）。移植後，レシピエントの T 細胞は，移植片のドナーの HLA 抗原（同種抗原あるいはアロ抗原）を 2 つの経路で認識する。それは，移植片の抗原が，移植片内の APC により直接レシピエントの T 細胞に提示されるか，あるいは，レシピエントの APC にとらえられて処理されて（他の外来抗原のように）レシピエントの T 細胞に提示されるかである。これらをそれぞれ，同種抗原の直接認識経路および間接認識経路とよぶ。両方ともに，CTL となる CD8 陽性 T 細胞，およびサイトカインを産生するエフェクター細胞となる CD4 陽性 T 細胞，主に Th1 細胞，を活性化する。直接経路は CTL を介した急性拒絶反応に最も重要であり，一方間接経路は，後述するように，慢性拒絶でより大きな役割を果たしていると思われる。抗 HLA 抗体が産生されるのは，間接認識の一例である。これはドナーの HLA 抗原がレシピエントの B 細胞に捕捉されてヘルパー T 細胞に提示され，その結果，ドナーの HLA に特異的な同種抗体が産生されるためである。

移植片の外来のHLA抗原を認識するT細胞の頻度は，どんな微生物をも特異的に認識するT細胞の頻度よりもきわめて高い。そのため，同種抗原に対する免疫応答は病原体に対する応答よりも強い。予想どおり，これらの強い反応は移植片を即座に破壊しうるので，強力な免疫抑制剤による調節が必要である。

■ 移植片拒絶の機序

移植片拒絶は，臨床的，病理的な所見に基づき，超急性，急性，あるいは慢性に分類される。この分類は，もともと腎臓の同種移植拒絶に基づいて腎臓病学者および病理学者により立案されたものであるが，その後も長く持ちこたえて用いられている。拒絶の各々の型は特定の免疫応答が介在する。以下に述べる拒絶の形態的な記載は，腎臓の同種移植に限られるものであるが，同様の変化が他の固形臓器移植でもみられる。

- **超急性拒絶** hyperacute rejection は，移植片の血管内皮細胞の抗原に特異的な，あらかじめ存在する抗体が介在する。その抗体は，血液型抗原に特異的なIgM自然抗体，あるいは，過去に輸血や妊娠，あるいは臓器移植などで誘導されたと考えられる同種HLA分子に特異的な抗体であると考えられる。移植され，血流が再開された直後に抗体が移植片の血管内皮細胞に結合し，補体や凝固系を活性化して，内皮細胞傷害，血栓形成，そして，その移植片の虚血性壊死を導く（図5.25A）。超急性拒絶は今やまれである。というのも，すべてのドナーとレシピエント間で血液型が合わせられ，レシピエント予定者にドナー見込み者の細胞に対する抗体があるかどうか検査されるからである。これを**クロスマッチ** cross-match とよぶ。

形態学

超急性拒絶が起こった移植腎臓では移植後すぐにチアノーゼになり，色調はまだら状で無尿となる。実質的にはすべての小動脈，動脈は血管壁に急性のフィブリノイド壊死を起こし，血管内腔は血栓によって狭窄ないしは完全に閉塞する（図5.25B）。好中球が速やかに小動脈，糸球体，尿細管周囲の毛細血管に集簇する。このような変化が増強し，びまん性になると，糸球体の毛細血管は血栓性に閉塞し，最終的に梗塞のために腎皮質は完全に壊死となる。拒絶腎は機能不全となり除去されなくてはならない。

- **急性拒絶**は，移植片のなかの同種抗原により活性化されたT細胞と抗体により介在される。それは移植後数日か数週間以内に起こり，早期移植片拒絶の主な原因となる。また，免疫抑制を漸減あるいは終了後の数か月から数年後に突然発症することもある。急性拒絶は，T細胞あるいは抗体の作用に基づいて以下の2つの型に分けられるが，拒絶のほとんどでは両方の型が認められる。

急性細胞性拒絶 acute cellular rejection では，CD8陽性CTLが直接移植細胞を破壊するか，CD4陽性T細胞がサイトカインを分泌，炎症を誘導して移植片を傷害する（図5.26A）。T細胞はまた移植片の血管と反応し，血管を傷害する。最近の免疫抑制治療は，主に同種抗原に反応するT細胞の活性化を阻止することで急性拒絶を予防，減少するよう主にデザインされている。

形態学

急性細胞性（T細胞介在性）拒絶は2つの異なった傷害パターンを生じる。

- **尿細管間質型** tubulointerstitial pattern では，広範な間質の炎症と局所的な尿細管傷害を伴う尿細管の炎症（尿細管炎）がみられる（図5.26B）。予想されるように，炎症浸潤細胞にはCD4陽性リンパ球，CD8陽性リンパ球が含まれている。
- **血管型** vascular pattern は血管の炎症を示し（図5.26C），

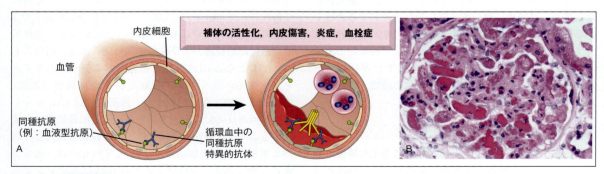

図5.25 超急性拒絶
A：抗体の血管内皮細胞への沈着と補体の活性化は血栓形成を起こす。B：同種腎移植の超急性拒絶で，糸球体に血小板フィブリン血栓と重篤な虚血性傷害を示す。
（Dr. David Howell, Department of Pathology, Duke University School of Medicine, Durham, NC. の厚意による）

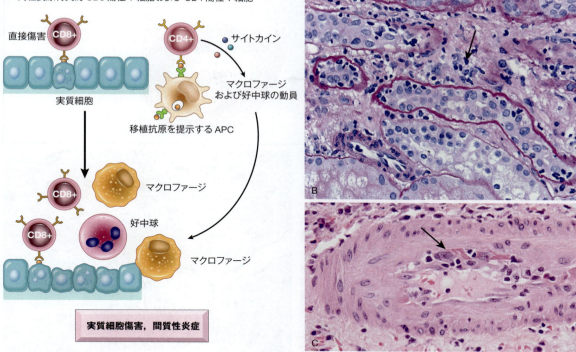

図 5.26　急性細胞性拒絶
A：T 細胞による移植細胞の破壊。急性 T 細胞介在性の拒絶では，CD8 陽性 CTL による移植細胞の直接的な殺傷と，CD4 陽性細胞が産生したサイトカインにより引き起こされる炎症が起こる。B：腎移植の急性細胞性拒絶では，間質（矢印）や尿細管上皮細胞間に炎症細胞の浸潤が認められる（尿細管炎）。尿細管は破壊され，波状の基底膜で輪郭化される。C：腎移植の急性血管性拒絶。小動脈に炎症細胞が認められ，内皮細胞を攻撃し傷害している（血管内膜炎）（矢印）。（B，C：Drs. Zoltan Laszik and Kuang-Yu Jen, Department of Pathology, University of California, San Francisco, California. の厚意による）

時折，血管壁の壊死を示す。傷害された血管では，内皮細胞は腫脹し，その部位で内皮細胞と血管壁の間にリンパ球がみられ，**内皮炎 endotheliitis** あるいは**内膜動脈炎 intimal arteritis** とよばれる。この細胞性拒絶を認めることは重要である。それというのも，液性拒絶が伴わなければ，ほとんどの患者では免疫抑制治療によく反応するからである。

　　急性の**抗体介在性（血管性あるいは液性）拒絶** antibody-mediated (vascular or humoral) rejection では，抗体が血管内皮に結合し，補体を古典的経路で活性化する（図5.27A）。結果として，炎症と内皮細胞傷害が移植片拒絶を引き起こす。

形態学

急性の抗体介在性拒絶では，主に糸球体および小血管の傷害が認められる。典型的には，糸球体および尿細管周囲の毛細血管の炎症がみられ（図5.27B），抗体依存性の古典的経路での補体系の活性化による補体の分解産物の沈着を伴う（図5.27C）。また，小血管の局所的な血栓症も認められる。

● 慢性拒絶は，数か月から数年後に起こる移植片の遅発性型の傷害である。慢性拒絶は，間質の線維化や移植片の血管が徐々に狭窄した病変（**移植片動脈硬化症 graft arteriosclerosis**）として認められる。両病変ともに原因は同種抗原と反応しサイトカインを分泌する T 細胞にあると考えられており，移植片内の線維芽細胞や血管平滑筋細胞の増生や活性化を刺激する（図5.28A）。移植片に対する同種抗体も慢性拒絶に関与する。急性拒絶の予防，抑制の治療は着実に改良されているが，慢性拒絶はほとんどの治療に不応性で，移植片拒絶の主な原因となってきている。

形態学

慢性拒絶は血管の変化が優位にみられ，しばしば内膜肥厚や血管閉塞をきたす（図5.28B）。慢性に拒絶された移植腎は，慢性の内皮細胞傷害に引き続きみられるような糸球体基底膜の二重化を伴った糸球体症（図5.28C）や，尿細管周囲の毛細血管の基底膜の多層化を伴う毛細血管炎を示す。血管病変に次いで，腎実質の喪失に伴う間質の線維化や尿細管萎縮が起こる（図5.28D）。通常，間質への単核球浸潤はわずかである。

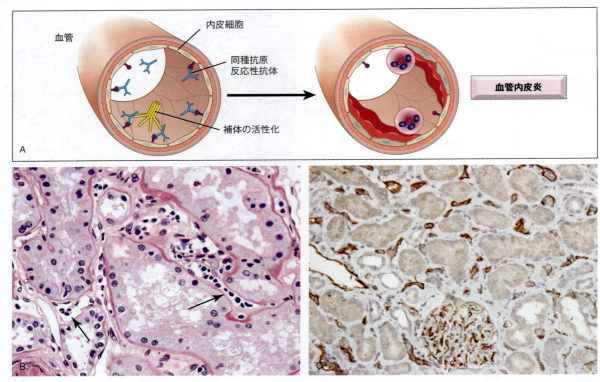

図 5.27　急性抗体介在性（液性）拒絶
A：移植片拒絶は血管への抗体の沈着によって起こる。B：光学顕微鏡写真が示すように、移植腎で尿細管周囲の毛細血管の炎症（毛細血管炎）（矢印）がみられる。C：免疫ペルオキシダーゼ染色で補体成分の沈着が尿細管周囲の毛細血管や糸球体に認められる。（Dr. Zoltan Laszik, Department of Pathology, University of California, San Francisco, California. の厚意による）

■ 移植片生着延長の方法

　HLA分子は移植片拒絶における主な標的抗原であるため、ドナーとレシピエントのHLAがよく一致しているほど移植片の生着は延長する。HLA適合の有効性が最も顕著なのは、他のタイプの臓器移植よりも生体腎移植においてであり、一致する遺伝子座が多いほど生着は延長する。しかし、免疫抑制剤が改良されてきているので、心臓、肺、肝臓などの移植ではHLA適合はもはや行われない。というのも、これらの場合では、レシピエントはしばしば緊急に移植を必要としており、解剖学的適合性（つまり、サイズ）のような、HLA以外の考慮すべきことのほうがずっと実際的に重要とされている。
　レシピエントに対する免疫抑制は、一卵性双生児間での移植の場合を除いて、あらゆる臓器移植で必要となる。現在は、複数の薬剤を組み合わせて用いられている。シクロスポリンとタクロリムスはサイトカイン遺伝子、特にIL-2の遺伝子の転写を阻害することによって、T細胞介在性免疫を抑制し、ラパマイシンは、IL-2によるT細胞の増殖応答を抑制する。これらの免疫抑制によって多くの臓器の移植が可能となってきたが、それ自体が問題を引き起こしている。つまり、免疫抑制を行うことによってレシピエントは、真菌、ウイルス、その他の病原体に対して日和見感染を起こしやすくなる。サイトメガロウイルス（CMV）やポリオーマウイルスのような潜在感染ウイルスが再活性化することでしばしば合併症を起こす。また、免疫抑制された患者では、エプスタイン・バーウイルス（EBV）関連リンパ腫、ヒトパピローマウイルス（HPV）誘発性扁平上皮癌などのウイルス誘発性腫瘍の発症リスクが高まる。レシピエントのT細胞に、ドナー抗原に特異的に寛容を誘導する試みは、他の免疫反応を維持しつつ移植抗原に対する反応を減少させることが期待されるが、まだ成功していない。

■ 造血幹細胞移植

　造血幹細胞（HSC）移植は、悪性血液疾患や、骨髄不全症候群（再生不良性貧血など）、ある種の遺伝性のHSC障害の疾患（鎌形赤血球症、サラセミア、原発性免疫不全など）の治療に用いられており、年々増加している。発症患者からの造血幹細胞を遺伝子工学的に欠損遺伝子を正常に置き換えて移植するのは、遺伝的な免疫不全症を治療するうえにおいて有用であるだろう。HSCは、かつてはドナーの骨髄から採取されたが、今では、造血増殖因子の投与によって動員することで末梢血から採取したり、すでに多くのHSCが備わっている新生児の臍

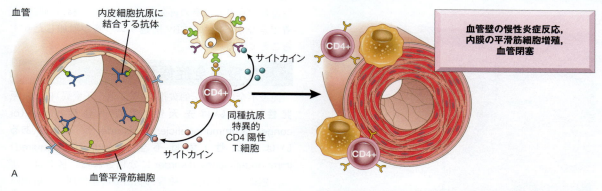
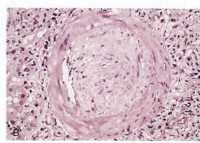
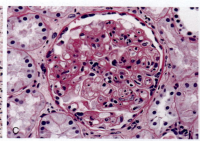
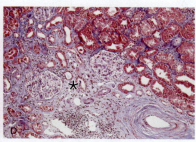

図5.28　慢性拒絶
A：移植片の動脈硬化は，T細胞のサイトカインや抗体の沈着により引き起こされる。B：心移植における移植片の動脈硬化。C：慢性の抗体関連性拒絶の腎病変を特徴づける移植糸球体症。糸球体はその毛細血管係蹄内に炎症細胞（糸球体炎），メサンギウム基質の集積，毛細血管基底膜の二重化を示す。D：慢性の同種腎移植拒絶における動脈，小動脈の硬化に起因する間質の線維化と尿細管の萎縮。このトリクローム染色で青色部分（**星印**）が線維化を示すもので，健常部（**上部右**）とは対称的である。顕著な動脈硬化をきたした動脈は下部右にみられる。（B：*Dr. Richard Mitchell, Department of Pathology, Brigham and Women's Hospital, Boston, Massachusetts*．C，D：*Dr. Zoltan Laszik, Department of Pathology, University of California, San Francisco, California.* の厚意による）

帯血から採取されたりするようになってきた。HSC移植が必要なほとんどの状況では，レシピエントの免疫系（ときにはがん細胞）を破壊するため，または，移植細胞を育てる微小環境のニッチを"開放する"ために，あらかじめ化学療法や放射線照射を受けさせることで，移植されたHSCが正着可能となる。これらの治療では，しばしば移植されたHSCが機能的な免疫系を生成するまでの一定期間，免疫不全が生じる。また，**移植片対宿主病 graft-versus-host disease** はこの形式の移植での重要な合併症であり，臓器移植の場合とは異なる。

■ 移植片対宿主病

移植片対宿主病 graft versus host disease（GVHD）は，免疫適格細胞もしくはその前駆細胞が，免疫力が低下した状態のレシピエントに移植され，その細胞がレシピエントの同種抗原を認識して攻撃したときに起こる。GVHDは，通常そのほとんどがHSC移植の際にみられるが，リンパ系細胞を豊富に含んでいる実質臓器（例：肝臓や腸管）の移植などでもまれに起こる。移植されたドナーのT細胞がレシピエントの組織を異物として認識し反応する。これによりドナーのCD4陽性T細胞とCD8陽性T細胞が活性化されて最終的に炎症を起こし，レシピエントの細胞を傷害する。GVHDを最小に抑えるために，HSC移植では，ドナーとレシピエント間でDNAシークエンスに基づく方法で注意深くHLAのマッチングを行う。

GVHDには2つの種類がある。

- **急性 GVHD**（移植後，数日から数週間で起こる）は，肝臓，皮膚，腸管といった3つの主要臓器での上皮細胞の壊死を特徴とする。小胆管の破壊によって黄疸が生じ，さらに，腸管の粘膜潰瘍形成は血性下痢を引き起こす。皮膚所見では，リンパ球浸潤（**図5.29A**）や表皮細胞のアポトーシス（**図5.29B**）が特徴的である。臨床的には発疹として現れ，通常，最初に頸部，耳，手掌と足底に現れ，その後全身に広がる。

- **慢性 GVHD** は急性 GVHDに引き続き起こるか，潜伏性に起こることもある。これらの患者では全身性硬化症（前述）に似た皮膚の線維化病変（**図5.29C**）と，他の自己免疫疾患によく似た症状を呈する。

GVHDはドナーの細胞に含まれるTリンパ球によって引き起こされるため，発症を抑えるためにはドナーT細胞を移植前に取り除くことである。この方法には，利点もあるが欠点もある。それは，GVHDは改善されるが，

白血病の患者ではその再発が増加したり，移植細胞が生着できなかったり，EBV関連リンパ腫が増加したりすることである．

免疫不全症候群

免疫不全は，遺伝的欠損（通常，遺伝子変異）による**原発性（あるいは先天性）免疫不全症 primary (or congenital) immunodeficiency disorder** と，**二次的（あるいは後天性）免疫不全 secondary (or acquired) immunodeficiency disorder** に分類される．後者は，がん，感染，栄養不良，免疫抑制治療の副作用，放射線障害，がんや他疾患の化学療法などの合併症で起こる．**免疫不全では，臨床的に，新たに感染したり潜伏感染 latent infection が再活性化したりするなど，感染が増加する**．原発性免疫不全症候群は，偶発的な性格のものであるが，免疫系の発生，機能に必要ないくつかの分子の解明に貴重な情報を提供している．逆説的ではあるが，いくつかの免疫不全は，過剰で異常な自己免疫疾患とも関連している．これはおそらく，免疫不全では，自己免疫を促進する感染を制御する機能がなくなったり，あるいは，その感染を維持するためと考えられる．ここでは原発性（先天性）免疫不全症のうち，より重要な，また，よく解明されたものをいくつか概説し，次いで，二次性免疫不全症の最も衝撃的な例として，**後天性免疫不全症候群 acquired immunodeficiency syndrome (AIDS)** についてより詳しく述べる．

原発性（先天性）免疫不全

原発性免疫不全は遺伝性の遺伝子疾患であり，自然免疫の機構（マクロファージ，NK細胞や補体），あるいは獲得免疫の液性，あるいは細胞性経路（それぞれBリンパ球とTリンパ球が介在する）が障害される．これらの免疫不全症は通常6か月齢から2歳の小児期に認められ，反復して感染しやすい．最近の遺伝子解析の進歩により，これらの疾患の原因となる遺伝子変異が知られるようになった（図5.30）．ここでは，始めにBリンパ球とTリンパ球の成熟，活性化におけるより一般的な欠失について述べ，次いで自然免疫疾患について述べる．

重症複合型免疫不全

重症複合型免疫不全 sever combined immunodeficiency (SCID) は遺伝的に規定された一群の疾患であり，すべてにおいて，成熟Tリンパ球とBリンパ球に共通する分化障害があり，細胞性と液性免疫応答の両方に欠陥を示す．SCIDの小児は反復する重症感染症にかかりやすく，その病原体は広範囲で，カンジダ，ニューモシスチス，シュードモナス，サイトメガロウイルス，水痘，そして多くの細菌である．罹患した幼児は，しばしば鵞口瘡（口腔カンジダ症），持続するおむつかぶれ，発育不全を呈する．ある幼児では，生後間もなく全身に

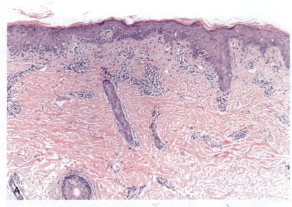
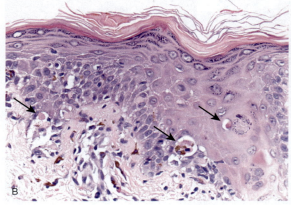
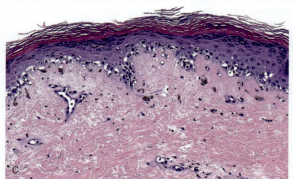

図5.29　移植片対宿主病（GVHD）の皮膚病変
急性GVHD．急性GVHD患者の皮膚生検病変を低倍率（**A**）と高倍率（**B**）の顕微鏡写真で示す．真皮・表皮接合部ではまばらにリンパ球浸潤がみられ，表皮の損傷は，真皮・表皮の空隙（空胞化），異常なケラチン染色を示す細胞（角化異常症），アポトーシスをきたしたケラチノサイト（矢印），および基底層から表層までのケラチノサイトの成熟の乱れが認められる．慢性GVHD．慢性GVHD（**C**）では，真皮・表皮接合部にまばらにリンパ球が浸潤しており，その結果，所々にケラチノサイトが損傷している．表皮は萎縮して菲薄化している．下部の真皮では，肥厚したコラーゲン束がみられ，硬化症を示唆する．
（**A, B**：Dr. Scott Grantor, Department of Pathology, Brigham and Women's Hospital and Harvard Medical School, Boston, Massachusetts. **C**：Courtesy Dr. Jarish Cohen, Department of Pathology, University of California San Francisco. の厚意による）

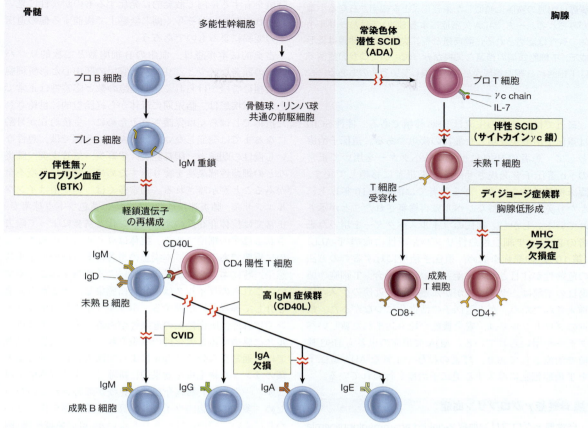

図5.30　原発性免疫不全
リンパ球の主な分化経路と原発性免疫不全症におけるその経路の障害部位を示す。いくつかの疾患の異常遺伝子を図中枠内に示す。ADA（adenosine deaminase）：アデノシンデアミナーゼ，BTK（Burton tyrosine kinase）：Burton チロシンキナーゼ，CD40 L（CD40 ligand）：CD40 リガンド（CD154 としても知られている），CVID（common variable immunodeficiency）：分類不能型免疫不全症，SCID（severe combined immunodeficiency）：重症複合型免疫不全症

発疹をきたすことがある。これは，胎盤を通過して胎児循環に移動した母親の T 細胞が，幼児が免疫不全のため排除されず，攻撃してある種の GVHD を起こすためである。HSC 移植なしでは，生後 1 年以内に死亡する。本疾患の有病率は約 6 万 5,000〜10 万人に 1 人の割合であるが，ナホバ族やアパッチ族のアメリカン・インディアンではこの 20〜30 倍以上の頻度を示す。

SCID の臨床的特徴は共通しているが，その根底にある遺伝的欠損は患者によりきわめて多様である。しばしば T 細胞系に欠損があり，正常である B 細胞への T 細胞のヘルプがないために液性免疫が障害される。主に 2 つの型がある。

- **伴性 SCID X-linked SCID（X-SCID）。** SCID の症例のおおよそ半分は X 染色体連鎖性を示し，これらは IL-2，IL-4，IL-7，IL-9，および IL-15 のサイトカイン受容体に共通する γc 鎖をコードしている遺伝子の変異によって起こる。この疾患の基礎となるものは，IL-7 のシグナル欠損である。なぜなら，IL-7 は，胸腺での未成熟な T 前駆細胞の生存や増殖を刺激する役割を担うからである。

- **常染色体性潜性 SCID。** 残りの SCID 症例の 40〜50％は常染色体潜性遺伝様式をとる。これらのおおよそ半分はプリン代謝にかかわる酵素であるアデノシンデアミナーゼ adenosine deaminase（ADA）の変異により起こる。ADA 欠損症では，アデノシンとデオキシアデノシン三リン酸の代謝産物が蓄積され，これらは DNA 合成を阻害し，増殖するリンパ球前駆細胞に対して特に有毒である。他の常染色体潜性遺伝型の SCID は，リンパ球の抗原受容体遺伝子の再構成を担うリコンビナーゼをコードする遺伝子の変異や，その他，リンパ球の成熟に影響するまれな遺伝子変異に起因する。

形態学

胸腺は小さく，リンパ節を欠く。伴性 SCID（X-SCID）では，

胸腺は胎児の胸腺に類似した未分化な上皮細胞からなる小葉がみられる。一方，ADA 欠損症による SCID ではハッサル小体の残存は認められる。両疾患とも二次的リンパ組織は低形成で，T 細胞領域の顕著な欠損がみられ，いくつかの症例では T 細胞と B 細胞領域がともに欠損しているものもある。

最近では，治療の主流は HSC 移植である。伴性 SCID は遺伝子治療が成功した最初の疾患である。遺伝子治療として，患者の HSC にウイルスベクターを用いて正常の γc 遺伝子を発現させ，それを患者に移植して戻す。臨床例数は少ないが，ある患者では治療後 10 年以上にわたり免疫系が有益なレベルに再構築されたことが示されている。しかし，初代のウイルスベクターを用いた患者の 20％に T 細胞性急性リンパ芽球性白血病（T-ALL）（第 10 章）の発症を認め，遺伝子治療に対するこの方法の危険性が注目されるに至った。この場合，T 細胞の腫瘍性の増殖は，ウイルスががん遺伝子の近傍のゲノムに挿入されたため，がん遺伝子の活性化につながった。最近のプロトコルでは，安全機能が組み込まれた新しいベクターが用いられている。ADA 欠損症の患者も HSC 移植で治療されており，酵素の投与や正常な ADA 遺伝子を T 前駆細胞に導入する遺伝子治療も行われている。

■ 伴性無γグロブリン血症

伴性無γグロブリン血症 X-linked agammaglobulinemia（XLA）またはブルトン（Bruton）病は，その特徴として，プレ B 細胞から成熟 B 細胞に分化できない。その結果，血中に抗体（γグロブリン）が欠損する。原発性免疫不全症のなかでは比較的一般的な型で，発症頻度は男児の 10 万人に 1 人の割合である。B 細胞の正常の成熟過程では，まずプレ B 細胞とよばれる B 細胞の発生時に免疫グロブリン重鎖遺伝子の再構成が起こり，次いで軽鎖の再構成が起こる。それぞれの段階で，細胞に発現する抗原受容体の構成成分からのシグナルを受け取り，次の段階へと成熟する。これらのシグナルの役割は細胞の質的調整，すなわち，正しい受容体タンパク質が確実につくられるようにすることである。XLA では，**ブルトンチロシンキナーゼ Bruton tyrosine kinase（BTK）** とよばれるチロシンキナーゼをコードする遺伝子の変異により，分化初期の重鎖遺伝子の再構成後で B 細胞の成熟は止まってしまう。BTK はプレ B 細胞の受容体に関連し，その細胞のシグナル伝達に関与している。これが機能を失うと，プレ B 細胞受容体からの B 細胞を成熟させるシグナル伝達が失われる。結果的に免疫グロブリン軽鎖はつくられず，重鎖と軽鎖を含んだ完全な免疫グロブリン分子が組み立てられず，細胞膜表面に輸送されることもない。しかし単独の重鎖は細胞質のなかに見いだされる。BTK 遺伝子は X 染色体上に位置するので，本疾患は男性にみられる。まれではあるが，これと同じような特徴を有する症例で散発的に発症するものが女性に見いだされており，おそらく同じ経路上で機能する他の遺伝子の変異によるものであろう。

古典的に本疾患は，血中の B 細胞数と二次的リンパ器官の顕著な減少と，リンパ器官での胚中心と形質細胞の欠損に特徴づけられる。T 細胞の数と応答性は正常である。本疾患は，胎児期に母体から経胎盤的に供給された抗体でしばらくは保護されるために，生後約 6 か月齢になるまでは発症しない。ほとんどの症例では，急性ないし慢性の咽頭炎，副鼻腔炎，中耳炎，気管支炎，肺炎などの細菌性感染症を繰り返すために，背景に免疫不全があることが示唆される。通常多くは，起炎菌はインフルエンザ菌，肺炎連鎖球菌，あるいは黄色ブドウ球菌で，正常では抗体介在性のオプソニン化と貪食によって除去されるはずの細菌である。抗体はウイルスを中和させるのに重要であるため，本疾患の患者はある種のウイルス感染，特にエンテロウイルス属による感染を起こしやすい。これらのウイルスは消化管に感染し，そこから血液を介して神経系に播種する。ポリオウイルスの生ワクチンでは麻痺性灰白髄炎の危険性がある。また，エコウイルスに感染すると致死性の脳炎を起こす。本疾患の患者では，通常なら分泌型 IgA によって除去される腸管原虫類のランブル鞭毛虫を効果的に排除できず持続感染を起こす。一方で，T 細胞介在性の免疫が障害されていないため，多くの細胞内ウイルス，真菌，原虫感染症にはかかりにくい。理由ははっきりしないが，自己免疫疾患（例えば，若年性本態性関節炎，腸炎，皮膚筋炎）がこの疾患の患者の 35％にみられる。

伴性無γグロブリン血症の治療は，ヒトプール血清から生成された静注用免疫グロブリン（IVIG）による補充療法が行われる。

■ ディジョージ症候群（胸腺低形成）

ディジョージ症候群 DiGeorge syndrome は，先天的な T 細胞の成熟不全をきたす胸腺形成不全によって発症する。T 細胞はリンパ節，脾臓，末梢血に存在せず，乳児患者では，特にウイルス，真菌，原虫感染症にかかりやすい。患者はまた，T 細胞免疫が欠損するために細胞内寄生細菌による感染症にかかりやすい。B 細胞と血清免疫グロブリンは，通常，影響を受けない。

本疾患は，第 3，4 鰓弓に奇形が生じた結果起こる。正常では，これらの鰓弓からは胸腺，副甲状腺，顔面の一部および大動脈弓の一部が発生する。したがって，本疾患では胸腺と T 細胞の欠損に加えて副甲状腺低形成が起こることもあり，その場合，低カルシウム血症によるテタニーを起こす。また，さらに正中線上の発達異常が起こることもある（口蓋帆顔面症候群）。ディジョージ症候群の患者の 90％では，染色体領域 22q11 上の欠失がある（22q11.2 欠失症候群，第 4 章）。完全なディジョージ症候群の小児患者のなかには，胸腺組織の移植

による治療が成功した例もある。しかし，本患者の大部分では，年齢を経るにつれて免疫が自然に改善される傾向があり，このような治療は不要である。

■ 高 IgM 症候群

本疾患は，IgM 抗体は正常（あるいは過剰でさえある）レベルにつくられるが，IgG，IgA，IgE アイソタイプは減少しているのが特徴であり，根底にT細胞がB細胞とマクロファージを活性化できない欠陥がある。CD4陽性ヘルパーT細胞の機能の多くは，B細胞，マクロファージ，樹状細胞上のCD40分子と，抗原で活性化されたT細胞上に発現されるCD40L（CD154としてもよばれる）間の相互作用を必要とする。これが，B細胞の抗体のクラススイッチングと親和性の成熟の引き金となり，また，マクロファージの細菌殺傷力を高める。高IgM症候群の患者の70%は伴性遺伝形式で，CD40Lをコードする遺伝子の変異により起こる。残りの患者では，常染色体潜性形式をとる疾患で，CD40あるいは活性化誘導性シチジン脱アミノ酵素 activation-induced cytidine deaminase (AID) とよばれる酵素をコードする遺伝子の機能喪失変異によって起こる。AID は DNA 編集酵素で，免疫グロブリンのクラススイッチや抗体の親和性の成熟に必要とされる。

患者は，オプソニン作用を有する IgG 抗体が少ないために繰り返し化膿性感染を起こす。CD40Lに変異ある，あるいはCD40が欠損する患者では，細胞内寄生病原体であるニューモシスチス・イロベチイ *Pneumocystis jiroveci* による肺炎も起こしやすい。というのも，細胞性免疫の鍵となる反応である CD40L介在性のマクロファージの活性化が低下しているからである。時々，IgMは血球と反応し自己免疫性の貧血や血小板減少症，好中球減少症を引き起こす。高齢者では，消化管粘膜に浸潤する IgM 産生形質細胞の増加がみられることがある。

■ 分類不能型免疫不全

分類不能型免疫不全 common variable immunodeficiency (CVID) は，すべての抗体クラス，ときにはIgGのみの低γグロブリン血症を共通の症状とする，雑多な疾患グループである。CVIDの診断は除外診断で，他の抗体産生が低下している原因がよくわかっているものを除外することで診断される。本疾患の有病率は5万人に1人の割合と算定されている。

ほとんどの患者ではB細胞数は正常だが，形質細胞はなく，これは抗原刺激によるB細胞の分化が阻害されていることを示唆している。二次的リンパ組織のB細胞領域（例：リンパ節，脾臓，粘膜組織のリンパ濾胞）は過形成気味で，おそらくB細胞は，抗原に反応して増殖はできるが，形質細胞に分化できないからであろう。抗体産生が障害される理由はさまざまで，B細胞の内因性の欠陥，あるいはT細胞のヘルパー機能の不全による。種々の遺伝子異常が見いだされており，B細胞の生存と分化を促進するサイトカイン受容体や濾胞ヘルパーT細胞の機能に働くCD28の相同体であるICOS（誘導性共刺激分子）とよばれる分子に変異がある。しかし本疾患の90%以上の症例において，遺伝的基盤は不明である。

患者は典型的には，副鼻腔・肺の細菌性感染を反復する。約20%の患者ではヘルペスウイルス感染を繰り返し，また，脳脊髄炎の原因となるエンテロウイルスの重篤な感染を起こす。本疾患の患者は，ランブル鞭毛虫による持続的な下痢症にもかかりやすい。分類不能型免疫不全は，伴性無γグロブリン血症とは異なり，性差なく発症し，発症時期も遅く，小児期あるいは青年期である。伴性無γグロブリン血症でみられるように，本患者にも高頻度で関節リウマチなどの自己免疫疾患がみられる（約20%）。悪性リンパ性疾患の危険率も増加しており，また胃癌の増加が報告されている。

■ IgA 単独欠損症

本疾患は原発性免疫不全症のなかで最もよくみられる。ヨーロッパ系でおおよそ700人に1人の割合で罹患しており，世界中で発症している。以前から明らかなように，IgAは粘膜で分泌される主要な免疫グロブリンであり，気道や消化管の防御にかかわっている。IgA欠損による粘膜防御の弱体化により，患者は副鼻腔および肺，腸の感染症を繰り返し起こしやすいが，患者の大部分は無症状である。患者の2%がセリアック病を患っている。IgA欠損症の病態形成には，IgA分泌をするB細胞の形質細胞への最終分化過程の障害が関与しているようである。抗体のIgMとIgGサブクラスは正常ないし過剰でさえある。正常のIgAを含む血液を輸血すると，宿主の免疫系が輸血されたIgAを外来タンパク質とみなすために，一部の患者ではアナフィラキシー反応を起こす。この欠損の分子的基盤はわかっていない。

■ リンパ球活性化の他の欠損

まれではあるが，リンパ球の活性化に必要な抗原受容体シグナルや種々の生化学的経路の障害が見いだされている。Th1細胞応答の障害は非定型的なマイコバクテリアの感染にかかわっており，Th17細胞応答の障害は，慢性の粘膜皮膚カンジダ症や，同じく皮膚の細菌感染（ヨブ症候群 Job syndrome とよばれる疾患）の原因となる。

■ 全身性疾患に関連して発症する免疫不全

いくつかの遺伝性の全身性疾患では，免疫不全が臨床上，重要な問題となる。2つの代表的な例を以下に述べる。

- ウィスコット・オルドリッチ症候群 Wiscott-Aldrich syndrome は伴性疾患で，血小板減少症と湿疹，感染症に繰り返しかかりやすいことを特徴とし，早期に

死亡する．胸腺は，発症初期には正常であるが，末梢血とリンパ節のT細胞領域（傍皮質領域）からのTリンパ球が進行性に減少し，細胞性免疫のさまざまな障害をきたす．患者は多糖類抗原に対して効果的な抗体産生ができず，また，タンパク質抗原に対する応答も乏しい．血清のIgM値は低いが，IgGは通常正常で，逆にIgAやIgEはしばしば高値を示す．本症候群は，ウィスコット・オルドリッチ症候群タンパク質（WASP）をコードする伴性遺伝子の変異により起こる．WASPは，抗原受容体のような膜受容体を細胞骨格に結びつけるシグナルタンパク質ファミリーに属する．WASPは，細胞遊走，シグナル伝達などの細胞骨格依存性の応答に関連するが，これがリンパ球や血小板の機能にどのように関与しているかは不明である．唯一の治療法は造血幹細胞移植である．

- **毛細血管拡張性運動失調症** ataxia telangiectasia は，常染色体潜性疾患で，異常歩行（運動失調），血管奇形（毛細血管拡張），神経障害，腫瘍発生頻度の増加，免疫不全を特徴とする．免疫不全には種々の重症度があり，B細胞，T細胞ともに障害される．最も顕著な液性免疫異常に，抗体のアイソタイプ，主にIgAとIgG2への変換障害がある．T細胞障害は通常，顕著ではないが，胸腺の低形成を伴う．患者は加齢に伴って，上，下気道の細菌感染や種々の自己免疫現象，そして特にリンパ系腫瘍など，がん発生頻度の増加をみる．本疾患は**毛細血管拡張性運動失調変異** ataxia telangiectasia mutated（ATM）とよばれるタンパク質をコードする遺伝子の変異による．ATMはDNA傷害のセンサーであり，傷害されたDNAをもつ細胞の細胞周期のチェックポイントを強化し，アポトーシスを活性化する．ATMが欠損すると，抗原受容体遺伝子の制御された切断と再結合を必要とする，免疫グロブリンやT細胞の抗原受容体遺伝子の組み換えの異常（それゆえ抗原受容体の生成障害）や抗体のクラススイッチ過程の異常をきたす．

自然免疫の欠損

自然免疫応答の初期における遺伝的欠損として典型的なものには，白血球の機能あるいは補体系を侵すものがあり，感染症にかかりやすくなる（表5.10）．

白血球機能欠損

- **白血球接着不全** leukocyte adhesion deficiency（LAD）は，接着分子が遺伝的に欠損しており，白血球の感染部位への動員が障害され，その結果，細菌感染を繰り返して起こす．LAD1は，インテグリンのLFA-1とMac-1に共有されるβ_2鎖の欠損が原因である．一方，LAD2はEセレクチン，Pセレクチンのリガンドである機能的なシアリル化Lewis Xの合成に必要と

表5.10 貪食性白血球と補体系の遺伝性免疫不全

疾　患	欠　損
白血球機能欠損	
白血球接着不全1	CD11/CD18インテグリンβ鎖の変異による白血球接着不全
白血球接着不全2	シアル酸含有オリゴ糖（セレクチン受容体）の合成に必要なフコース転移酵素の変異による白血球接着不全
チェディアック・ヒガシ症候群	リソソーム膜輸送にかかわるタンパク質の変異による白血球の機能低下
慢性肉芽腫症 伴性遺伝 常染色体潜性遺伝	酸化的破裂の低下 貪食細胞酸化酵素（膜成分） 貪食細胞酸化酵素（細胞質成分）
ミエロオキシダーゼ不全	MPO-H_2O_2系欠損による微生物殺傷能低下
補体系欠損	
C2，C4不全	古典的経路の欠損，感染抵抗性の減弱，免疫複合体クリアランスの低下
C3不全	すべての補体機能の欠損
補体制御タンパク質不全	補体の過剰な活性化，血管浮腫，発作性血色素尿症などの臨床症候群

（Gallin JI: Disorders of phagocytic cells. In Gallin JI, et al, editors: Inflammation: basic principles and clinical correlates, ed 2, New York, 1992, Raven Press, pp 860–861．より一部改変）

されるフコース転移酵素の欠損によって起きる（第2章）．

- **慢性肉芽腫症** chronic granulomatous disease は，スーパーオキシドのような活性酸素種（ROS）を合成するファゴリソソーム酵素である貪食オキシダーゼの成分をコードする遺伝子の遺伝的変異により起こる．その結果，細菌の殺傷不全が起こり，繰り返し細菌に感染しやすくなる．本症の名前は，最初の好中球の反応が不十分である場合に，感染部位に出現するマクロファージに富んだ慢性炎症反応病変に由来する．活性化したマクロファージは，微生物を取り囲もうとして集簇し，肉芽腫をつくるのである．X連鎖性と常染色体潜性の2つの変異があり，それぞれ異なったタンパク質が関与する（表5.10）．

- **チェディアック・ヒガシ症候群** Chédiak–Higashi syndrome は，リソソームの融合不全に特徴づけられるもので，その結果，貪食細胞による微生物の除去が不十分となり，感染しやすくなる．主な白血球異常は，好中球減少，脱顆粒不全，微生物の殺傷遅延である．この白血球には巨大顆粒がみられ，末梢血の塗抹標本で容易に観察でき，これは異常なファゴリソソームの融合の結果と考えられる．加えて，メラノサイトの異常（白皮症），神経系の細胞の異常（神経欠損を伴う），血小板の異常（出血傾向）をきたす．これらでは，血球貪食性リンパ組織球症（第10章）を

発症するリスクが高まる。本疾患に関連する遺伝子は，LYSTとよばれる大きな細胞質のタンパク質をコードする遺伝子で，リソソームの輸送を支配していると信じられている。

- **TLR欠損 TLR defect は，まれであるが，疾患研究に有益である**。ウイルスRNAの受容体であるTLR3に変異のある患者では，反復する単純ヘルペス脳炎を発症する。また，TLRの下流にあるシグナルタンパク質であるMyD88の欠損は，重篤な細菌性肺炎と関連する。
- **サイトカインの欠損**は，サイトカインをコードする遺伝子の変異，あるいはサイトカインに対して産生される自己抗体により引き起こされる可能性がある。抗ウイルス性サイトカインであるI型インターフェロンに影響する欠陥は，重症型の新型コロナウイルス感染症（COVID-19）を含むウイルス感染症に関連する。Th1誘導サイトカインであるIL-12の受容体，またはTh1細胞のエフェクターサイトカインであるIFN-γの受容体に影響する変異では，毒性が低く健常人には病気を起こさない環境中のマイコバクテリアのような細胞内細菌の感染感受性を高める。本症は，**メンデル型感受性抗酸菌症 Menderian susuceptibility to microbacterial disease** とよばれる。

補体系に作用する欠損

いくつかの補体タンパク質の遺伝的欠損は，免疫不全や他疾患を引き起こす。

- 種々の補体成分の欠損が見いだされてきたが，C2欠損が最も一般的である。古典的経路の初期成分であるC2あるいはC4の欠損では，細菌やウイルス感染にかかりやすい。しかし，多くの患者では無症候で，おそらくは第2経路がほとんどの感染を抑制できるからだと考えられる。驚くべきことに，C2，C4あるいはC1qの欠損患者は，その目立った症状としてSLEのような自己免疫疾患を呈する。おそらく，これらの古典的経路のタンパク質が免疫複合体のクリアランスに関係しているからと考えられる。C3欠損はまれであるが，免疫複合体介在性の糸球体腎炎と同じく重篤な化膿性感染症に関係する（おそらく，補体活性化に欠陥があると，抗体がFc受容体を介して炎症を惹起するためと思われる）。ナイセリア属（淋菌，髄膜炎菌）は，その細胞壁は薄く補体による溶菌作用を受けやすく，通常は膜侵襲複合体（C5〜C9）により排除されるが，C5〜C9の欠損があると，この感染症に繰り返しかかりやすくなる。
- **補体制御性タンパク質 complement regulatory protein** の欠損があると，過剰な炎症や細胞傷害が起こる。**C1インヒビター C1 inhibitor（C1 INH）**の欠損は，**遺伝性血管性浮腫 hereditary angioedema** とよばれる常染色体顕性疾患を引き起こす。C1 INHは，多くのプロテアーゼのインヒビターで，そのプロテアーゼには，カリクレインや第XII凝固因子が含まれ，両者はブラディキニンのような血管作動性ペプチドの産生に関係する。そのため，C1 INH活性が欠如するとブラディキニンの過剰産生をまねき，血管を弛緩する。この患者では，皮膚や喉頭，消化管の粘膜表面の浮腫の既往がある。他の補体制御タンパク質の欠損が，**発作性夜間ヘモグロビン尿症 paroxysmal nocturnal hemoglobinuria**（第10章）や，**溶血性尿毒症症候群 hemolytic uremic syndrome**（第12章）のいくつかの症例の原因となる。

二次性（後天性）免疫不全

二次性（後天性）免疫不全 secondary (acquired) Immunodeficiency は，がん患者，特に正常骨髄が侵された患者（白血病など）や，糖尿病や他の代謝性疾患，あるいは栄養不良患者，そして化学療法あるいは放射線治療を受けたがん患者，また移植片拒絶の予防や自己免疫疾患の治療のために免疫抑制剤を受けた患者に出現しやすい（表5.11）。罹患集団としては，二次性免疫不全は遺伝性の原発性免疫不全よりも多い。次節で述べるように，おそらく最も重要な二次性免疫不全はAIDSであり，今なお人類にとって最も大きな災難の1つである。

後天性免疫不全症候群

後天性免疫不全症候群 acquired immunodeficiency syndrome（AIDS）は，ヒト免疫不全ウイルス（HIV）であるレトロウイルスによる疾患であり，日和見感染，二次性新生物や神経学的徴候を引き起こす深刻な免疫抑制を特徴とする。AIDSが初めて個別の疾患として認められたのは1980年代と最近だが，本疾患により3,400万人以上が死亡しており，年間死亡数は約100万人に至る。全世界のHIV感染者は3,800万人と算定され，その約70％がアフリカ，20％がアジアである。有効な抗レトロウイルス薬や予防薬が開発されてきたが，これらの治療が広く運用されていない世界の地域で感染は広がり続けている。HIV感染者の人口が増加しているため，感染

表5.11　二次性（後天性）免疫不全の原因

原因	機序
ヒト免疫不全ウイルス感染	CD4陽性ヘルパーT細胞の枯渇
がんによる骨髄の障害（例：白血病）	正常白血球前駆細胞の消失による白血球産生の低下
移植拒絶や自己免疫疾患に対する免疫抑制	成熟リンパ球や他の免疫細胞の応答障害
がん治療のための放射線照射や化学療法	全白血球の骨髄前駆細胞の減少
重症急性栄養不良	代謝障害によるリンパ球の成熟と機能の抑制
脾摘	微生物の貪食低下

拡大を防ぐための注意が必要である。現在まで治療法もワクチンも開発されていない。

AIDS は，医学的，社会的にきわめて重要であるため，この現代の疫病と宿主の感染防御を損なう能力を理解するための研究が激増している。HIV と AIDS の文献は膨大であるが，ここでは HIV 感染の疫学，病態形成，臨床的特徴の最近の有用な情報についてまとめる。

疫　学

HIV 感染は，ウイルスあるいはウイルスに感染した細胞を含んだ血液あるいは体液を交換する状況下において起こる。それは粘膜組織への導入や注射により成立する。HIV には，動物の保有宿主はなく，エアロゾル中には存続できないため，吸入，摂取，または皮膚との接触では感染は起こらない。主な感染経路は以下のとおりである。

- **性的感染** sexual transmission は，世界的に最も一般的な感染経路である。米国のほとんどの感染者は，男性と性交渉をもつ男性であり（新規感染者中 70% を占める），異性間感染もある（約 20%）。アフリカとアジアでは，異性間感染が顕性であり，これらの地域での感染率が高いために，世界中の新規感染者の 80% 以上を異性感染者が占めている。感染源のウイルス量が多いこと，性行為の種類，およびその他の性感染症の併発が，この感染の危険因子である。
- 米国における**非経口感染** parenteral transmission は，汚染された針や注射器の共用により，主に**静脈内薬物使用者**の間で発生する。これは米国の新規感染者の 6% を占める。血液および血液製剤の輸血による感染は，現在のスクリーニングプロトコルによりほぼ排除されている。
- **母親から小児への感染** mother-to-infant transmission は，小児の AIDS の主な原因であり，全体の 2% を占める。これは産道を介した出産時に最も頻繁に起こるが，感染した母乳からも発生する。感染した妊婦に抗ウイルス療法を施すことで，この経路は大幅に減少した。陣痛が始まり胎盤膜が剥離する前に帝王切開することも，感染のリスクを軽減しうる。
- 症例の約 5% では，危険因子を特定できない。

HIV の特性

HIV は，レンチウイルス科に属する非腫瘍性のヒトレトロウイルスである。これらには，遺伝子は異なるが，類似した HIV-1 と HIV-2 の 2 つの型が存在する。HIV-1 はよくみられる型で，米国や欧州や中央アフリカでの AIDS と関連している。一方，HIV-2 は主に西アフリカやインドで類似した疾患の原因となっている。以下，主に HIV-1 について述べるが，これは HIV-2 にも一般的にあてはまる。

HIV の構造

多くのレトロウイルスと同じように，HIV-1 のウイルス粒子は，球状で，電子密度が濃いトウモロコシの形をしたコアを有し，その周囲を宿主細胞膜由来の脂質被殻が取り囲む（図 5.31）。ウイルスコアは，(1) 主なカプシドタンパク質である p24，(2) ヌクレオカプシドタンパク質である p7/p9，(3) 2 コピーのウイルス RNA，(4) 3 つのウイルス酵素（プロテアーゼ，逆転写酵素，インテグラーゼ）を含んでいる。p24 タンパク質は最も豊富なウイルス抗原で，血液検査で HIV 感染を診断するのに広く用いられる抗原である。ウイルスコアは p17 とよばれる基質タンパク質によって囲まれており，それはウイルス粒子被殻の内側に位置する。ウイルス被殻そのものには 2 つのウイルス糖タンパク質，gp120 と gp41 が散在しており，これらは HIV が細胞に感染するのに重要である。

HIV-1 RNA ゲノムには *gag, pol, env* の遺伝子が含まれており，これらはレトロウイルスに特有である。

gag 遺伝子はヌクレオカプシドタンパク質をコードし，*pol* 遺伝子は，ウイルスの生活環に必須の酵素である，逆転写酵素とインテグラーゼ，そしてプロテアーゼをコードする。*env* 遺伝子は p160 をコードしており，これが切断されて gp120 と gp41 が生成される。HIV は他に *tat, rev, vif, nef, vpr, vpu* 遺伝子をもっており，これらは感染性のウイルス粒子の合成と組み立て，およびウイルス病原性を制御する。被殻タンパク質，特に gp120 は，*env* 遺伝子の変異頻度が高いために，ウイルスの分離株間で大きなばらつきを示し，gp120 ワクチンの製造を困難にしている。

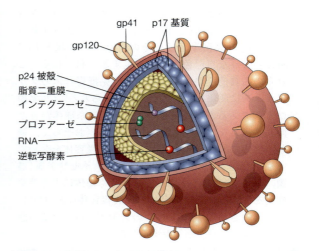

図 5.31　ヒト免疫不全ウイルス 1（HIV-1）のウイルス粒子の構造
ウイルス粒子は宿主細胞由来の脂質二重膜で覆われており，ウイルスの糖タンパク質である gp41 と gp120 がちりばめられている。

HIV 感染と AIDS の病因

主として細胞性免疫を侵す重篤な免疫不全が AIDS の特徴である．これは，主として CD4 陽性 T 細胞への感染と引き続いて起こるその喪失に起因する．まず，T 細胞とマクロファージへのウイルス侵入と，細胞内でのウイルスの複製回路の機序について述べる．

HIV の生活環

HIV の生活環は，細胞感染，プロウイルスの宿主細胞ゲノムへの融合，そして感染性ウイルスの産生と放出である（図 5.32）．

HIV の細胞感染

HIV が細胞に感染する際には，CD4 分子を受容体として，また種々のケモカイン受容体を共受容体として用いる．HIV の gp120 が CD4 に結合することが感染に必須で，これが CD4 陽性 T 細胞への感染指向性の根拠となる．しかし，感染が成立するためには CD4 分子への結合のみでは不十分で，細胞内へ侵入するためには HIV の gp120 が他の細胞表面の受容体（共受容体）に結合しなければならない．ケモカイン受容体，特に CCR5 と CXCR4 がその役割を果たしている．これらの共受容体のどれを用いるかで HIV の異なる分離株が得られており，R5 株は CCR5 を，X4 株は CXCR4 を用い，他の株（R5X4）は両方を用いうる．R5 系統は主に単球／マクロファージ系の細胞に感染するので，**M 指向性**とされ，一方，X4 系統は主に T 細胞に感染するので **T 指向性**とされるが，これらの区別は完全ではない．感染は主に T 指向性株で広がる．CCR5 をコードする遺伝子の多型が，HIV 感染感受性に関係している．ヨーロッパ系のアメリカ人の約 1% が CCR5 遺伝子の変異がホモ型で，R5 系の HIV に感染抵抗性を示す．約 20% はこの防御性の CCR5 対立遺伝子がヘテロ型であり，これでは AIDS の

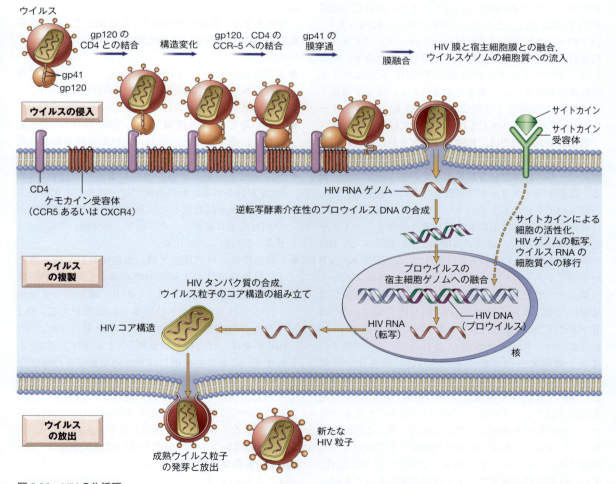

図 5.32　HIV の生活環
宿主細胞への侵入から感染性ウイルス粒子の産生に至る過程を示す．（Wain-Hobson S: HIV. One on one meets two. Nature 384:117, copyright 1996. より引用）

発症を防ぐことはできないが，発症は遅れる．まれな変異のホモ型がアフリカと東アジアでみつかっている．

HIV糖タンパク質とそれらの細胞受容体との間での相互作用が，分子レベルで詳細に明らかにされてきた．まず初めに，HIVの被殻糖タンパク質gp120はCD4分子と結合する．この結合によってgp120に構造変化が起こり，CCR5あるいはCXCR4という共受容体に対する新しい認識部位が表出する．共受容体に結合するとgp41の先端に，融合ペプチドとよばれる疎水性領域を表出させる構造変化が起こる．このペプチドが標的細胞の細胞膜に挿入され，ウイルスと宿主細胞との融合につながる．融合後，HIVのゲノムを含んだウイルスコアが細胞質に侵入する．

ウイルスの複製

いったん細胞内に入ると，ウイルスのRNAゲノムは逆転写反応を経て，プロウイルスとよばれる二本鎖DNAを合成する．休止期にある(活性化されていない，分裂していない)T細胞では，プロウイルスDNAは線状のエピソームの形で細胞質内にとどまる．活性化，増殖中のT細胞では，このDNAは環状化し，核内に入り，宿主のゲノムに融合する．融合後，プロウイルスは数か月から数年の間静止状態で，潜伏感染となる．あるいは，プロウイルスのDNAは転写され，完全なウイルス粒子を産生するに必要なウイルスタンパク質を発現する．HIVは記憶細胞や活性化T細胞に感染するが，ナイーブ(静止)T細胞に感染して増幅することはない．

潜伏感染細胞内では，細胞が活性化されたときにのみウイルス生活環が完遂する．ほとんどのCD4陽性T細胞でウイルスの活性化が起こるとその感染細胞は死に至る．抗原やサイトカインで活性化されたT細胞は，種々の転写因子を産生し，そのうちNF-κBは細胞質から核に移行する．核内でNF-κBは，種々のサイトカインや他の免疫伝達物質の遺伝子の調節配列に結合する．HIVゲノムの隣接領域の長い末端反復(LTR)配列にもNF-κB結合部位があり，転写因子の結合によりウイルス遺伝子の発現を活性化する．潜伏感染したCD4陽性細胞が環境中の抗原に出会うと，細胞内で転写因子NF-κBの誘導が起こり(生理的応答で)，HIVプロウイルスDNAの転写が活性化され(病的転帰)，最終的にウイルス粒子の産生と細胞死を引き起こす．さらに，活性化マクロファージにより産生されたTNFや他のサイトカインはまたNF-κB活性を刺激し，その結果，HIV RNAの産生を引き起こす．それゆえ，HIVは，宿主のT細胞やマクロファージが生理的に活性化されたときによく育成することになる．これは"内からの破壊"とでもいうべき刺激である．in vivoでのこのような活性化は，HIV自身，あるいは他の感染微生物による抗原刺激によっても起こるだろう．HIV陽性者では反復感染のリスクが高まっており，これがリンパ球の活性化そして炎症性サイトカインの産生を増強する．これらが次々と，HIVのよりいっそうの産生，CD4陽性T細胞の減少，よりいっそうの感染を刺激するということになる．それゆえ，HIV感染は免疫系の容赦ない破壊まで全うする悪循環を確立する．

■ HIV感染におけるT細胞喪失の機序

CD4陽性T細胞が喪失するのは，主に複製するHIVの直接的な細胞変性効果による．感染個体では，日々新たに約1,000億のウイルス粒子が産生され10億〜20億のCD4陽性T細胞が死ぬ．これらの細胞死は絶え間なく続き，最終的には深刻なT細胞の免疫不全の主要因となる．免疫系は，ある程度までは死んだT細胞を補うことができるが，病勢の進行に伴い，CD4陽性T細胞が新たにつくられてもT細胞の減少を補充しきれなくなる．ウイルスが直接感染細胞を殺す機序は，ウイルス粒子の発芽により感染細胞の形質細胞膜の透過性が増すことや，細胞のタンパク質合成がウイルス複製に伴うウイルスタンパク質により妨害されるためと考えられる．

ウイルスが，直接細胞を殺すことに加えて，他の機序もT細胞の喪失あるいは機能障害に関係している．それは，

- 非感染細胞が，HIVそのもの，あるいはAIDSの患者に通常みられる感染症に応答して慢性的に活性化し，その結果アポトーシスに陥る．
- リンパ器官(つまり脾臓，リンパ節，扁桃)内の細胞がHIVに感染すると，そのリンパ組織構築および細胞構成が変化する．
- 感染細胞と非感染細胞の融合によって合胞体(巨細胞)が形成される．組織培養では，ウイルスを産生する感染細胞上に発現しているgp120が非感染細胞上のCD4分子に結合し，その結果，細胞融合が起こり，通常，数時間以内に死ぬ．
- T細胞機能の質的機能欠損．無症候のHIV感染者でも，抗原誘導性のT細胞増殖が減少したり，Th1型応答がTh2型に比して減少したり，細胞内シグナルが障害されるなど，その他多くの報告がある．Th1細胞応答の喪失は細胞性免疫の不全を引き起こす．HIV感染はしばしば粘膜組織(ウイルス侵入部位)で始まる．これらの組織には多くの記憶リンパ球が含まれているため，発症初期にCD4陽性ヘルパーT細胞の記憶細胞サブセットが，選択的に喪失する．これは，かつて遭遇したことのある抗原に弱い再応答しかできなくなることを意味している．

T細胞の低レベルの慢性的あるいは潜伏感染は，HIV感染症の重要な特徴である．宿主ゲノムに組み込まれたプロウイルスは，ウイルス産生をしないまま(潜伏感染)，数か月から数年，細胞内にとどまることができる．末梢血液中のウイルスを実質的に排除可能な抗ウイルス療法

を用いても，潜伏性ウイルスはリンパ節のCD4陽性T細胞やマクロファージに残ってしまう．推量では，リンパ節のCD4陽性細胞の0.05％が潜伏感染しているとされる．これらの感染CD4陽性T細胞のほとんどは記憶細胞のため，数か月から数年の寿命で長期生き残り，それゆえ持続的なウイルス貯蔵庫を提供することになる．

■ T細胞以外の免疫細胞でのHIV感染

CD4陽性T細胞の感染，喪失に加えて，マクロファージやDCの感染もまたHIV感染の病態形成に重要である．

マクロファージ

肺や脳などの特定の組織で，10～50％ものマクロファージがHIVに感染しており，これは主にウイルスの貪食による．ほとんどのレトロウイルスの核内移行と複製には細胞分裂を必要とするが，HIV-1は，最終分化して分裂しないマクロファージにも感染し増殖することができ，事実，マクロファージは非常に多くのウイルス粒子を保有している．

マクロファージは，ウイルスの複製を許すものの，CD4陽性T細胞よりHIVの細胞変性効果に抵抗性である．それゆえ，マクロファージは感染の貯蔵庫となり，HIV感染の晩期にCD4陽性T細胞数が非常に低下しても，マクロファージがウイルス複製を続ける重要な場所となる．

樹状細胞

粘膜DCがHIVウイルスを捕捉すると，局所リンパ節へとそれを運び，ウイルスはCD4陽性T細胞に感染する．リンパ節の胚中心の濾胞型DC（FDC）もまた，抗体で覆われたウイルス粒子と結合し，HIVの潜在的な保有者となる．ある濾胞型DCはHIV感染に感受性があるが，ウイルス粒子のほとんどはその樹状突起表面に見いだされる．

HIV感染におけるB細胞機能

B細胞はHIVに感染しないが，深刻な異常を示す．逆説的ではあるが，B細胞の自発的活性化と高γグロブリン血症がみられるが，新たに出現してきた抗原に対して抗体産生応答を開始することができない．この抗体産生応答不全は，T細胞の助けが欠如しているためだけでなく，B細胞にも障害が起こっていると考えられる．

■ 中枢神経系障害の病態形成

中枢神経系はHIVの標的となる．HIVは，その多くが感染された単球により脳内に運ばれると信じられる．とすれば，脳で単離されるHIV株は，ほぼ例外なくM型である．

HIVは神経細胞には感染せず，神経病理学的変化は神経学的症状から予想される激しさよりも軽度であることが多いため，多くの専門家は，神経学的障害はウイルス産物や感染したマクロファージが産生するサイトカインなどの可溶性因子により間接的に生じると考えている．

■ HIV感染の自然史と経過

HIV疾患は急性感染に始まり，宿主免疫応答にわずかに制御されるだけで，末梢のリンパ組織の慢性進行性感染に進展する（図5.33，図5.34）．

● **急性期**：典型的には，HIVが粘膜表層から侵入すると，急性（早期）感染の特徴としては，粘膜リンパ組織内の記憶CD4陽性T細胞（CCR5を発現している）に感染し，これらの感染細胞の多くが死ぬことである．この時期には，血中あるいは他の組織には感染細胞はほとんどみられない．

粘膜感染の後，ウイルスの播種と宿主の免疫応答が引き続いて起こる．ウイルスが侵入した部位の上皮でDCがウイルスを捕獲し，リンパ節に遊走する．いったんリンパ組織に入ると，DCはHIVを，CD4陽性細胞に，直接接触して渡す．HIVに最初に接触してから数日後，リンパ節でウイルスの複製が認められる．この複製がウイルス血症を促し，多数のHIV粒子が患者の血中に出現する．ウイルスは全身に播種し，末梢のリンパ組織のヘルパーT細胞，マクロファージ，DCに感染する．

最初の感染の3～6週間以内に，個体の40～90％が**急性HIV症候群 acute HIV syndrome**を発症する．それは，ウイルスの最初の広がりと宿主免疫応答により引き起こされる．この急性期は，咽頭痛，筋肉痛，発熱，体重減少，倦怠感など，インフルエンザ症状に似る非特異的症状を呈し，治療せずとも自然に軽快する．発疹，リンパ節症，下痢，嘔吐なども起こりうる．こういった症候は，典型的には2～4週間で自然に消散する．

感染が広がるにつれ，宿主の抗ウイルス液性免疫反応および細胞性免疫反応は高まる．これらの反応は，セロコンバージョン（抗体が出現し抗原が消失．通常，曝露されてから3～7週間）やウイルス特異的CD8陽性細胞傷害性T細胞の出現で明らかとなる．HIV特異的CD8陽性T細胞が血中に検出されるころ，ウイルス値は減少し始め，これは，HIV感染の最初の封じ込めに相当する．これらの免疫応答は，部分的には感染とウイルス産生を制御しており，その結果，ウイルス血症を押さえ，初回の曝露から約12週目ごろには，ウイルスは検出可能レベルではあるが低値となる．

● **慢性期**：次いで慢性期では，リンパ節や脾臓が持続的なHIVの複製と細胞破壊の場となる．この時期にはHIV感染の臨床症状はほとんどない．それゆえ，この時期は**臨床的潜伏期**とよばれている．末梢血中のT細胞でウイルスに感染しているものはほとんど

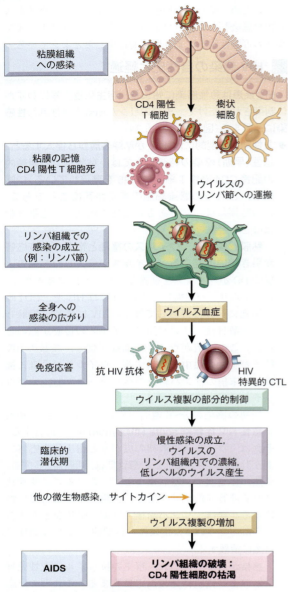

図 5.33　HIV-1 感染の病態形成
最初の感染は粘膜組織に始まり，主に CD4 陽性 T 細胞と DC に感染してリンパ節に広がる．ウイルスの複製が，ウイルス血症と全身のリンパ組織への広がりを引き起こす．ウイルス血症は宿主免疫応答によって抑えられ，臨床的な潜伏期に入る．この時期では，ウイルス複製は T 細胞とマクロファージの両者で衰えることなく続くが，ある程度は免疫により抑制されている（ここには示していない）．CD4 陽性 T 細胞は緩やかに減少し続ける．最終的に，CD4 陽性 T 細胞数は減少し，典型的な AIDS の臨床症状が出現してくる．CTL（cytotoxic T lymphocyte）：細胞傷害性 T リンパ球

ないが，この時期，リンパ組織内の CD4 陽性 T 細胞の破壊が進行しており，循環血液中の CD4 陽性 T 細胞数は着実に低下している．

● **AIDS**：終末期は AIDS に進行する．その特徴は，宿主防御の崩壊，ウイルス血症の劇的な増悪，重篤な生命にかかわる臨床疾患の出現である．典型例では，患者は長期の発熱（1 か月以上），疲労感，体重減少，下痢を示す．発症する時期はさまざまであるが，日和見感染症，二次性腫瘍，あるいは神経性疾患（AIDS 指針疾患 AIDS indicator disease あるいは AIDS 確定疾患 AIDS-defining illness と朱書き分類されている．後述）が出現し，患者は AIDS を発症したといわれる．
　ウイルス血症の経過は，血液中 HIV-1 RNA レベルで測定され，HIV 疾患の進行の有用なマーカーであり，HIV 患者の管理に重要である．急性期の終わりでのウイルス量は，ウイルスと宿主応答との間での平衡状態を反映しているが，この状態での患者では，数年間はきわめて安定している．この安定状態のウイルス血症のレベルを**ウイルス設定点 viral set point** とよび，CD4 陽性 T 細胞の減少速度の予測因子と，それがゆえに，HIV 疾患の進行の予測因子となっている．免疫によるウイルスの封じ込めの低下が CD4 陽性 T 細胞数の低下と関連するので，米国疾病予防管理センター（CDC）の HIV 感染分類では，患者を CD4 陽性 T 細胞数に基づいて，500 個/μL かそれ以上，200 から 499 個/μL，200 個/μL 以下の 3 つのグループに階層化している．
　未治療状態では，HIV に感染している患者が AIDS に進行するまで，慢性期が 7〜10 年続く．ただし例外もある．いわゆる**急速進行性患者 rapid progressor** では，中期から慢性期が感染後 2〜3 年以内と短い．感染者の約 5％から 15％未満は**長期非進行性患者 long-term nonprogressor** で，無処置 HIV-1 感染者と定義され，10 年かそれ以上の間無症候であり，T 細胞数は安定し，血中のウイルスレベルは低い（通常，ウイルス RNA コピー数が 500 コピー/mL 以下）．珍しいことに，感染者の約 1％では血中にウイルスを検出できず（RNA コピーが 50〜70 コピー/mL 以下），**エリート管理者 elite controller** とよばれる．このような珍しい臨床経過をとる感染者は大きな注目を集めている．というのも，彼らを研究することで疾患の進展に影響を与える宿主とウイルスの因子が明らかになると期待されるからである．今までのところでは，このグループは疾病の経過に影響を与える変数にかかわる不均一な集団であることが示されている．ほとんどの症例で，分離されたウイルスには質的な変化は認められておらず，この平穏な経過は"弱い"ウイルスが原因ではないと考えられている．すべての症例で，活発な抗 HIV 免疫応答が認められているが，その免疫と防御の相互関係はまだ不明である．何人かは高レベルの HIV 特異的 CD4 陽性 T 細胞および CD8 陽性 T 細胞応答を有しており，こういったレベルは感染全経過を通じて維持されている．特別な *HLA* 対立遺伝子の遺伝，それはおそらく抗ウイルス T 細胞応答を高める能力を反映するものであるが，疾患の進行に対する抵抗性と関連するようである．

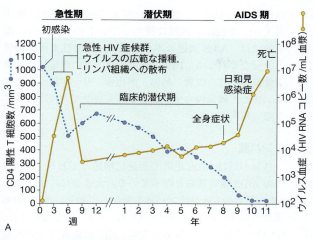
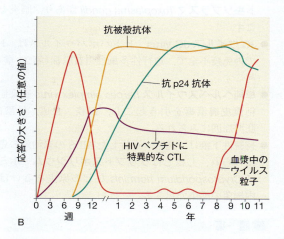

図 5.34　HIV 感染の臨床経過
A：初感染後の早期には，ウイルスが全身に広がって HIV への免疫応答が起こり，しばしば急性ウイルス症候群を呈する．臨床的潜伏期にもウイルス複製は続いており，CD4 陽性 T 細胞数はその後の数年間で徐々に減少していき，最終的には限界点を下回り，AIDS 関連疾患に罹患するリスクが非常に高くなる．B：HIV 感染に対する免疫応答．HIV に対する細胞傷害性 T 細胞(CTL) の応答は，感染後 2～3 週までに検出され，9～10 週までにそのピークを迎える．ウイルス特異的な CD8 陽性 T 細胞クローンの顕著な増殖がこの時期に起こり，12 週目では患者の CTL の 10％までが HIV 特異的クローンである．HIV に対する液性免疫応答は 12 週ごろにピークに達する．(A：Fauci AS, Lane HC: Human immunodeficiency virus disease: AIDS and related conditions. In Fauci AS, et al., editors: Harrison's Principles of Internal Medicine, ed 14. New York, McGraw-Hill, 1997, p1791. より改変)

AIDS の臨床的特徴

　米国では，典型的な未治療の成人の AIDS 患者は，発熱，体重減少，下痢，全身性のリンパ節腫脹，多発性の日和見感染症，神経学的疾患，そして，多くの症例で二次性腫瘍を呈する．おそらく HIV が造血前駆細胞に感染するために，患者は貧血，好中球減少症，血小板減少症を頻発する．後述するように，感染症に関連する罹患率と死亡率は，HIV の生活環の種々の段階をブロックする 3 つまたは 4 つの薬剤の組み合わせによる高活性抗レトロウイルス療法(HAART)により著しく減少している．

日和見感染症

　日和見感染症は，AIDS の未治療患者の最大の死因である．この感染のほとんどは潜伏感染の再活性化であり，正常なら強固な免疫系の監視下にあるが，感染病原体は宿主と共存するよう進化してきたので根絶されているわけではない．

- 未治療の HIV 感染者のおおよそ 15～30％ が，真菌ニューモシスチス・イロベチイによる肺炎を，経過中に時々発症する．HAART が開発される以前は，この感染症は 20％ の AIDS 症例でみられる主な特徴であったが，頻度は HAART が効く患者では著明に減少している．
- カンジダ症 candidiasis は，AIDS の患者で最も一般的な真菌症であり，口腔，膣，食道の感染が最も頻繁な臨床症状である．HIV 感染者で口腔カンジダ症は免疫不全の徴候であり，しばしば AIDS への推移の予兆となる．侵襲性カンジダ症は AIDS 患者ではまれで，これは，通常，薬剤誘導性の好中球減少症，あるいは留置カテーテルを使用したときなどに起こる．
- サイトメガロウイルスは播種性に疾病を起こすが，より一般的には眼と消化管を侵す．脈絡網膜炎は一般的であったが，HAART の導入後，劇的に減少した．CMV 網膜炎は，もっぱら CD4 陽性 T 細胞数が 50 個/mL 以下の患者でみられる．消化管の CMV 感染は症例の 5～10％ にみられ，食道炎，大腸炎，そして後期には多発性粘膜潰瘍を伴う．
- 結核菌や非結核性，あるいは非定型的マイコバクテリウム(主に非結核性抗酸菌複合体 *Mycobacterium avium-complex*) による播種性感染症もまた，重篤な免疫抑制状態になった後期に起こる．AIDS の流行と同時に，結核の頻度も劇的に増加している．世界的にみて，AIDS 患者の全死亡例の 1/3 が結核に起因している．しかしこの合併症は米国ではまれである．潜在性の肺病変の再活性化と新たな一次感染の両方がこの犠牲に荷担している．結核と同じように，この感染症は肺に限られるか，あるいは多臓器を侵す．最もやっかいなことに，多種類の抗結核剤に抵抗性を示す菌株が報告されてきている．
- クリプトコッカス症 cryptococcosis は，AIDS 患者のほぼ 10％ に起こり，その主な臨床症状は髄膜炎である．
- 他に AIDS で中枢神経系に頻繁に侵入するものとして

トキソプラズマ Toxoplasma gondii があり，脳炎を起こす。
- **JC ウイルス JC virus**，ヒトパポバウイルスは，HIV での免疫不全で，進行性多巣性白質脳症（第 21 章）を起こす。
- **単純ヘルペスウイルス herpes simplex virus** 感染症は粘膜皮膚潰瘍を引き起こし，口腔，食道，外陰部，肛門周囲にみられる。
- 持続性下痢は，通常，進行した AIDS の未治療の患者にみられ，しばしば**クリプトスポリジウム・ホミニス Cryptosporidium horminis** などの原虫あるいは腸内細菌の感染で起こる。

■ 腫瘍

AIDS 患者では，ある特定の腫瘍が高率に発生する。特に，カポジ肉腫，B 細胞リンパ腫，また，女性では子宮頸癌，男性では肛門癌である。未治療の HIV 感染者の 25〜40％が，結果として悪性疾患を発症する。これらの腫瘍の多くは，腫瘍 DNA ウイルスが原因で，カポジ肉腫ヘルペスウイルス（KSHV）（カポジ肉腫），EBV（B 細胞リンパ腫），ヒトパピローマウイルス（子宮頸癌，肛門癌）などである。これらのウイルスは，正常個体では免疫系の監視下に潜伏感染の状態にある。AIDS 患者で悪性腫瘍のリスクが増すのは，主としてウイルスの再活性化に続いて感染を抑制できず，ウイルス感染細胞に対する細胞性免疫の低下が悪性転換を引き起こすことにある。HIV 感染者ではまた，肺癌，皮膚癌，そして特定の型のリンパ腫など，一般集団で発症する腫瘍により罹患しやすい。これらの多くの腫瘍，特にカポジ肉腫の頻度は，治療法が改善され，患者の免疫低下が軽減されてきたため低下してきている。

カポジ肉腫

カポジ肉腫 Kaposi sarcoma（KS）は，米国では AIDS 患者以外ではまれな血管性腫瘍であるが，AIDS 確定悪性腫瘍とされる。その病因と形態，および HIV 非感染患者での発症については，第 8 章で述べる。かつての AIDS 流行時には，男性と性交渉をした男性の感染者で 30％以上がカポジ肉腫を発症したが，抗ウイルス治療の使用により，その頻度は年々劇的に低下している。一方，HIV 感染が頻繁で多くが未治療であるサハラ以南のアフリカ地域では，カポジ肉腫が最も一般的な腫瘍の 1 つである。

カポジ肉腫の病変は，内皮細胞マーカーを発現する紡錘形の細胞の増殖が特徴である。カポジ肉腫は，**カポジ肉腫ヘルペスウイルス（KSHV）**，あるいは**ヒトヘルペスウイルス 8 型（HHV8）**ともよばれるヘルペスウイルスによって引き起こされる。しかしカポジ肉腫の発生には，KSHV 感染が必要ではあっても，十分ではなく，他の共因子が必要である。AIDS 関連カポジ肉腫では，共因子は明らかに HIV で，HIV が介在する免疫抑制が，宿主の KSHV の広範な播種に役立っているのであろう。臨床的には，AIDS 関連カポジ肉腫は，散発性カポジ肉腫とまったく異なる。HIV 感染者では，この腫瘍は，通常全身に広がり，皮膚，粘膜，消化管，リンパ節，肺を侵す。また，散発性カポジ肉腫よりも局所での侵攻性がより強い傾向がある。

リンパ腫

リンパ腫は AIDS 患者で急速に増加しており，もう 1 つの AIDS 確定腫瘍となっている。大まかに，未治療の AIDS 患者の 5％がリンパ腫を発症しており，他の AIDS 患者の約 5％が，その後の経過中にリンパ腫を発症する。HAART 治療の時代にあっても，HIV 感染者でリンパ腫の発症頻度は増加しており，一般集団の平均値の 10 倍以上である。HIV 関連リンパ腫の分子的特性と上記の疫学的な考察に基づけば，HIV 感染者で B 細胞腫瘍のリスクが高いのには少なくとも 2 つの機序が存在するようである。それは，(1) がんウイルスと，(2) 胚中心 B 細胞反応である。

- **がんウイルスに誘導される腫瘍**：T 細胞介在性免疫は，EBV や KSHV のようながんウイルスが潜伏感染している B 細胞の増殖を抑制するのに必要である。HIV 感染経過中に重篤な T 細胞喪失が起こるとこの制御が失われ，感染 B 細胞は監視を逃れて増殖し，変異を起こし，B 細胞腫瘍を生じやすくなる。そのため，AIDS 患者では，がんウイルス，特に EBV が感染した腫瘍細胞からなる侵攻性の B 細胞リンパ腫を発症するリスクが高い。腫瘍は，しばしば，中枢神経系や，消化管，眼窩，肺などのリンパ節以外の組織に発症する。AIDS 患者はまた，悪性滲出液（いわゆる**原発性滲出性リンパ腫 primary effusion lymphoma**）として現れるまれなリンパ腫を起こしやすい。これは，通常，EBV と KSHV の両方に感染した腫瘍細胞に顕著で，2 種類のがんウイルスが共同して働くという非常にまれな例である。
- **胚中心 B 細胞反応**：CD4 陽性 T 細胞数が温存されている患者に発症するリンパ腫の大部分では，EBV あるいは KSHV は関与しない。このような患者でリンパ腫の発症リスクが増加するのは，HIV 感染で起こる胚中心 B 細胞の過形成に関係していると考えられる。高レベルの増殖と体細胞変異が胚中心 B 細胞に起こり，染色体転座やがん遺伝子の変異のお膳立てをしている。事実，HIV 感染者で T 細胞喪失を背景に生じる進行性 B 細胞腫瘍では，バーキットリンパ腫やびまん性大型 B 細胞性リンパ腫のように，免疫グロブリン遺伝子などの転座や MYC や BCL6 のようながん遺伝子の変異が関連している。これらの変異は，胚中心 B 細胞が免疫グロブリン遺伝子の再構成を獲得する際に起こるようである（第 10 章）。

いくつか他のEBVが関連する細胞増殖についても述べておく価値がある。まれなB細胞腫瘍であるホジキンリンパ腫 Hodgkin lymphoma（第10章）もまた，HIV感染者で増えている。事実上HIV関連ホジキンリンパ腫のすべてに，その特徴的な腫瘍細胞（リード・スタンバーグ細胞）がEBVに感染している。EBV感染はまた，口腔毛状白板症（舌に白斑を示す）の原因となる。これはEBVに誘導された口腔粘膜の扁平上皮細胞の増殖による（第13章）。

他の腫瘍

カポジ肉腫やリンパ腫に加えて，AIDS患者では子宮頸癌，肛門癌が増加している。これらの腫瘍はともに，免疫不全状態ではほとんど制御されていないヒトパピローマウイルスと強く関連している。

■ 中枢神経系疾患

中枢神経系が侵されるのは，AIDSによくみられる，かつ重要な症状である。剖検で90％の患者に何らかの神経系病変がみられ，40〜60％で臨床的に明らかな神経障害がある。重要なことに，一部の患者では，神経症状が唯一，あるいは最も早期にみられるHIV感染の症状であることがある。病変は，自然治癒性と推定されているウイルス性髄膜脳炎，無菌性髄膜炎，空胞性脊髄症，末梢神経症，そして，最もよくみられるのが HIV 関連性神経認知症 HIV-associated neurocognitive disorder（第21章）とよばれる進行性脳症である。

■ HIV感染経過での抗レトロウイルス薬の治療効果

ウイルスの逆転写酵素，プロテアーゼ，インテグラーゼ，また他のタンパク質を標的とする新規薬剤の出現により，AIDSの臨床経過が変わってきている。少なくとも3種の効果的な薬剤の組み合わせを適切に用いると，HIVの複製は検出限界以下（RNAコピー数50未満）にまで下がり，患者が治療を遵守する間はこの状態が維持される。ひとたびウイルスが抑制されるとCD4陽性T細胞の減少進行は停止し，末梢CD4陽性T細胞数は徐々に増加，しばしば正常値にまで戻る。これらの薬剤を用いることで，米国での年間死亡率は，ピーク時であった1995〜1996年の10万人に16〜18人から，現在10万人に4人以下の割合に減少している。ニューモシスチス・イロベチイの日和見感染やカポジ肉腫などの多くのAIDS関連疾患は，今やまれとなっている。抗レトロウイルス治療はまた，HIVの伝搬，特に母子感染を減少させている。

このような劇的な改善にもかかわらず，HIV感染とその治療に関連する新たな合併症がいくつか出現している。進行期のAIDSで抗レトロウイルス治療を受けた患者で，CD4陽性T細胞数は増加しウイルス量も減っているにもかかわらず，免疫系の回復期に臨床的に奇妙な崩壊症状を発症するものがある。この**免疫再構築炎症症候群 immune reconstitution inflammatory syndrome** とよばれる疾患は理解しがたいが，持続する微生物の多大な抗原負荷に対して宿主応答がうまく調節できていないためであろうと推定されている。

さらに，長期間の抗レトロウイルス療法には重大な副作用を伴う。これらには脂肪萎縮（顔面脂肪減少），脂肪集積（中心性に過度の脂肪貯留），リポジストロフィー（脂肪分布の変化，しばしば代謝異常を伴う），脂質高値，インスリン抵抗性，末梢神経障害，時期尚早の心血管系や腎臓，肝臓の疾患がある。最終的に，この主な死因は，がんと心血管系疾患の増悪である。これらの非AIDS関連合併症の機序はわからないが，持続性炎症とT細胞不全がその役割を担っているのであろう。

形態学

組織変化は，疾患に特異的でもなく診断に有用というわけでもない。AIDSの通常の病理学的特徴は，広範な日和見感染症，カポジ肉腫やB細胞リンパ腫である。これらの病変のほとんどは，HIV感染をしていない患者にも生じるので，他でも論じられている。中枢神経系における病変については第21章で取り上げる。

HIV感染早期に腫大したリンパ節からの生検材料では，**B細胞濾胞の著明な過形成**がみられ，しばしば異常な蛇行した形を呈する。濾胞を取り巻くマントル域は菲薄化し，濾胞中心は濾胞間T細胞領域を押しやるように広がる。このB細胞の過形成は，HIV感染者でみられるB細胞の多クローン性の活性化と高γグロブリン血症の形態的な現れである。

病気の進行に伴い，激しいB細胞増殖は弱まり，リンパ系の退縮が始まる。リンパ節ではリンパ球が減少し，濾胞DCの組織構築は破壊される。リンパ濾胞は，消失するか，ときには硝子化してしまう。この進行期には，リンパ節でのウイルス増殖は，ひとつにはウイルス保有細胞が失われるために減少する。これらの"焼け野原"と化し，萎縮して小さくなったリンパ節は，しばしばマクロファージ内で，多くの日和見病原体の潜伏場所となりうる。最重度の免疫抑制のために，リンパ節内と節外部位での感染に対する炎症反応は貧弱で非定型的であることが多い。例えば，重度の免疫抑制があると，CD4陽性T細胞が欠如しているために抗酸菌は肉芽腫形成を誘発しない。そのため，これらや他の感染病原体の存在を，特殊染色を用いずに証明するのは容易なことではないだろう。予想されるように，リンパ系の喪失はリンパ節に限られたことではない。AIDSの晩期には脾臓や胸腺も事実上リンパ球を欠く。

薬剤治療が奏効して米国での死亡率は減少してきている。しかし，治療を受けたとしても患者のリンパ組織のなかにウイルスDNAは残る。真の根治治療はみつけにくい。同様に，防御的なワクチン開発にかなりの努力がなされてきたが，これはまだ現実にはなっていない。最近ではHIVタンパク質の比較的な定常な領域に対する中

和抗体を創出する努力がなされている．それゆえに，現在のところ AIDS に対抗する主な手段は，予防，公衆衛生対策と抗レトロウイルス薬にとどまる．

アミロイドーシス

アミロイドーシスは，線維性タンパク質が細胞外に沈着することによってもたらされる組織傷害や機能障害をきたすいくつかの疾患に関連する病態である．これらの異常な細線維は，折りたたみが不適当なタンパク質（折りたたみが正常に行われた立体構造をとるタンパク質は可溶性である）が凝集したものである．この線維性沈着物は，幅広い種類のプロテオグリカン，グリコサミノグリカンと結合する．これらは電荷を帯びた糖類を含むために，沈着物はデンプン（アミロース）に類似する染色性となる．それゆえに，この沈着物はアミロイド amyloid と名づけられた．沈着物がデンプンとは関連がないにもかかわらず，アミロイドという名はすっかり定着している．

アミロイド沈着の病因

アミロイドの沈着は，さまざまな状況で起こりうる．
基礎疾患に関係なく形態学的には同じ外観を呈するが，タンパク質組成は異なる．実際，少なくとも30種の異なったタンパク質が凝集し，アミロイドの外観を呈する細線維を形成することができる．アミロイド沈着物のほぼ95％は分枝のない細線維からなる．それぞれβシート構造をもつ絡み合ったポリペプチド鎖で形成される（図5.35）．沈着物の残りの5％は，血清アミロイドP（SAP）成分のような，種々の糖タンパク質である．

アミロイドの最も一般的な分類は以下の3種類である．
- **AL アミロイド** AL（amyloid light chain）amyloid は，完全な免疫グロブリン軽鎖，軽鎖のアミノ基側の断片，あるいは，その両方よりなる．
- **AA アミロイド** AA（amyloid-associated）amyloid は，8,500Da のタンパク質で，肝臓で合成される血清アミロイド関連タンパク質（SAA）が分解を受けたものに由来する（第2章）．
- **βアミロイドタンパク質** β-amyloid protein（Aβ）は 4,000Da のペプチドで，**アミロイド前駆体タンパク質** amyloid precursor protein（APP）とよばれる膜貫通型糖タンパク質に由来する．

他にも多くのタンパク質が，さまざまな臨床病態でのアミロイド沈着物内で発見されている．いくつかの臨床的に最も重要な例を次項で述べる．

アミロイドーシスの分類とアミロイド形成の機序

アミロイドーシスは異常な折りたたみのタンパク質に起因し，それらはβプリーツシート構造をとり，凝集し，

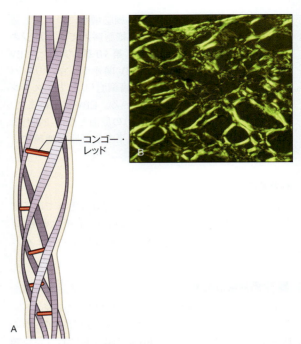

図 5.35　アミロイドの構造
A：アミロイド線維の概略図．4本の細線維（各線維に6本以内で存在）がらせん状に絡み合い，コンゴー・レッド色素が細線維を規則的に架橋している．B：コンゴー・レッド染色では，偏光下でアミロイドの診断的特徴である青リンゴ色の複屈折像が得られる．（Merlini G, Bellotti V: Molecular mechanisms of amyloidosis. N Engl J Med 349:583–596, 2003. より転載）

そして，細胞外組織に細線維として沈着する．正常では，細胞内で誤って折りたたまれたタンパク質はプロテオソームで分解され，細胞外での凝集タンパク質はマクロファージに取り込まれ分解される．アミロイドーシスでは，これらの質的調節機序が損なわれて細線維タンパク質が細胞外に集積する．アミロイドをつくるタンパク質は2つの大まかなカテゴリーに分けられる（図5.36）．(1) 正常タンパク質であるが，生来細線維を形成しやすいもので，特に大量に産生された場合にそうなるもの．(2) 変異タンパク質で，折りたたみ不全に陥りやすく，その結果，凝集しやすいもの．以下に異なる型のアミロイドの沈着機序について，分類に沿って述べる．

1つの型に分類されるアミロイド（例：AA）であっても臨床病態は多様であり，ここでは生化学的な分類と臨床的な分類を組み合わせた分類に従う（表5.12）．アミロイドは全身性（汎発性）に複数の臓器系に沈着することもあれば，局所性に単一の臓器，例えば心臓のみに沈着が限られることもある．

全身性のパターンは，単クローン性の形質細胞増殖に関連する**原発性アミロイドーシス** primary amyloidosis と，基礎疾患に慢性炎症がある患者に合併する**二次性アミロイドーシス** secondary amyloidosis に分類される．

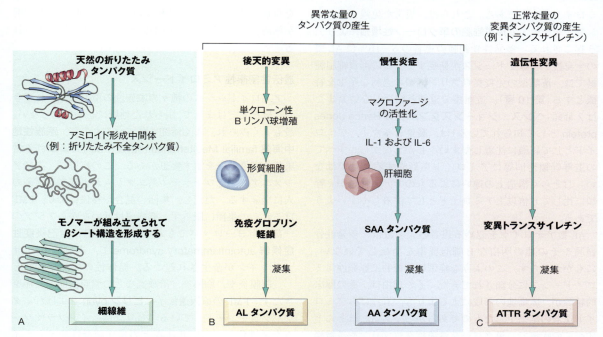

図 5.36 アミロイドーシスの病態形成
A：アミロイド細線維が形成される一般的な機序。B：誤って折りたたまれやすいタンパク質の過剰な産生によるアミロイドの形成。C：変異タンパク質に由来するアミロイドの形成。AA (amyloid A)：アミロイド A, AL (amyloid light chain)：アミロイド軽鎖, ATTR (amyloid transthyretin)：アミロイドトランスサイレチン, SAA (serum amyloid A)：血清アミロイド A

表 5.12 アミロイドーシスの分類

臨床病理学的分類	関連疾患	主要な細線維タンパク質	化学的関連前駆タンパク質
全身性（汎発性）アミロイドーシス			
形質細胞増殖に伴うアミロイドーシス（原発性アミロイドーシス）	その他の単クローン性 B 細胞増殖	AL	免疫グロブリン軽鎖, 主にλ型
反応性全身性アミロイドーシス（二次性アミロイドーシス）	慢性炎症状態（例：関節リウマチ, クローン病）	AA	SAA
血液透析関連アミロイドーシス[a]	慢性腎不全	$A\beta_2 m$	β_2ミクログロブリン
遺伝性アミロイドーシス			
家族性地中海熱		AA	SAA
家族性アミロイドニューロパチー（いくつかの型がある）；心アミロイドーシス		ATTR	トランスサイレチン（変異型）
全身性老人性アミロイドーシス		ATTR	トランスサイレチン（野生型）
限局性アミロイドーシス			
老人性脳性	アルツハイマー病	$A\beta$	APP
内分泌性	2 型糖尿病 甲状腺の髄様癌 ランゲルハンス島	A Cal AIAPP	カルシトニン 膵島アミロイドペプチド
孤発性心房アミロイドーシス		AANF	心房性ナトリウム利尿因子

[a] 現在では透析膜の改良によりまれになった。

遺伝性あるいは家族性アミロイドーシスは別個に不均一の疾病グループを構成し，いくつかの異なった臓器病変パターンを示す。

原発性アミロイドーシス：形質細胞増殖に伴うアミロイドーシス

このカテゴリーのアミロイドは AL 型であり，通常は全身性に分布する。米国では毎年おおよそ 2,000～3,000 件の症例が新たに報告され，最も一般的な型のア

ミロイドーシスである。これらは、異常な免疫グロブリン分子を産生する**形質細胞の単クローン性増殖**により引き起こされる。多発性骨髄腫の患者の5〜15％にAL型の全身性アミロイドーシスが発症する。この形質細胞腫瘍では、遊離型の免疫グロブリン軽鎖の過剰な産生を特徴とする（第10章）。遊離型で重鎖と結合しないκまたはλ軽鎖（**ベンス・ジョーンズタンパク質 Bence Jones protein** として知られている）は、凝集しやすく、アミロイドとして組織に沈着しやすい。しかしながら、すべての遊離軽鎖が同等にアミロイドを形成するわけではない。おそらく構造上の違いによるもので、λ軽鎖がκ軽鎖に比して6倍以上アミロイドとして沈着しやすいようである。

AL型アミロイドを認める患者の大多数は、多発性骨髄腫やその他の明白なB細胞腫瘍を発症していない。にもかかわらず、このような症例は伝統的に原発性アミロイドーシスに分類されてきた。その理由は、その臨床的特徴が、腫瘍塊の形成によるよりも、もっぱらアミロイド沈着の結果生じたものであるからである。ほとんどすべての症例で、単クローン性免疫グロブリンや遊離軽鎖、あるいはその両方が、血中あるいは尿中に検出されうる。これらの患者のほとんどはまた、骨髄に少量の形質細胞増殖があり、おそらくALタンパク質の前駆体を分泌していると考えられる。

反応性全身性アミロイドーシス

このパターンのアミロイド沈着物は全身性に分布し、**AAタンパク質**で構成される。このカテゴリーは、**特定の炎症状態に続発する**ので、二次性アミロイドーシスとよばれていた。かつては、結核、気管支拡張症、慢性骨髄炎がその最も頻繁に起こる基礎疾患であったが、今やこれらの疾患は抗生物質治療で解決され、アミロイドーシスの発症は減少している。最近では、関節リウマチや、強直性脊椎炎などの他の結合組織疾患、そして特にクローン病や潰瘍性大腸炎などの炎症性腸疾患に合併する**反応性全身性アミロイドーシス reactive systemic amyloidosis** がより一般的である。関節リウマチの患者では約3％にアミロイドーシスを発症すると報告されており、その約半数が臨床的に重大となる。また、長期に麻薬を皮下注射している患者で全身性のAAアミロイドーシスを発症する。麻薬注射により生じる皮膚の慢性炎症がアミロイドーシスの原因となっているようである。反応性全身性アミロイドーシスはまた、ある種のがんで起こり、最もよくみられるのは、腎細胞癌とホジキンリンパ腫である。

AAアミロイドーシスでは、肝細胞でのSAA合成が、IL-6やIL-1など炎症時に産生されるサイトカインにより刺激される。そのため、長期に及ぶ炎症がSAA値の持続的な上昇を促す。すべての炎症性疾患でSAA値は上昇するが、そのうちの少数群のみがアミロイドーシスを発症する。これらの患者のいくらかではSAAの分解が細線維になりやすい中間体をつくるためと考えられる。

遺伝性家族性アミロイドーシス

アミロイドーシスの種々の家族性の型が報告されてきた。ほとんどはまれで、限られた地域にしか発生しない。最もよくみられ、よく研究されているものに、**家族性地中海熱 familial Mediterranean fever（FMF）** とよばれる常染色体潜性遺伝を示す疾患がある。この疾患は、主にアルメニア人、セプァラディ系ユダヤ人およびアラブ系の人に発症する。ただし、集団の混合や移住により、FMFはこれらの集団に限らず、有病率は低いながらアジアの一部や南ヨーロッパでもみられる。FMFは**自己炎症性症候群 autoinflammatory syndrome** で、過剰なIL-1サイトカインが産生され起こる。発作性の発熱を特徴とし、腹膜炎や、胸膜炎、滑膜炎などの漿膜表面の炎症をきたす。FMFの原因遺伝子は**ピリン pyrin** とよばれるタンパク質をコードしている。ピリンは、インフラマソームを活性化し、主にIL-1などの炎症誘発性サイトカインの産生にかかわる。この疾患でみられるアミロイドはAA型からなり、本疾患が反復性の炎症発作に関係していることを示唆している。

家族性地中海熱とは対照的に、常染色体顕性遺伝性疾患の一群は、**トランスサイレチン transthyretin（TTR）** の変異に由来する細線維の沈着を特徴とする。TTRはサイロキシンの輸送体である。珍しいことに、TTRの特殊に変異したポリペプチドは種々の臓器にアミロイドを形成しやすく、ある家系では、主として末梢神経に沈着がみられ（家族性アミロイドポリニューロパチー）、他では、心臓に優位に沈着する。心アミロイドーシスをきたすTTR遺伝子の変異型は、米国のアフリカ系アメリカ人の約4％が保有しており、拘束型心筋症がこのホモ接合型、あるいはヘテロ接合型変異をもつ患者の両方で見いだされている。

この集団におけるこの対立遺伝子の起源は、米国のアフリカ系アメリカ人の多くが起源とする西アフリカ地域にあると考えられる。この変異体の浸透度は個人差が大きく、重篤な疾患を起こす人もいればそうでない人もいる。

限局性アミロイドーシス

アミロイド沈着が単一の臓器または組織に限局して起こる場合である。その沈着物は、肉眼でわかる結節性の塊を形成することもあれば、顕微鏡でしかわからないこともある。結節性のアミロイド沈着物が高頻度にみられるのは、肺、喉頭、皮膚、膀胱、舌、眼球周囲組織である。しばしば、これらのアミロイド塊に伴ってリンパ球や形質細胞の浸潤がみられる。少なくともいくつかの症例では、アミロイドはALタンパク質からなり、そのこ

とを考慮すると，ここでのアミロイドは形質細胞由来アミロイドの局在型であると考えられる．

内分泌性アミロイド

限局性のアミロイドの微細な沈着が，甲状腺の髄様癌，膵島の腫瘍，褐色細胞腫などの特定の内分泌腫瘍や，胃の未分化がん，2型糖尿病患者のランゲルハンス島にみられることがある．これらの背景として，アミロイドを形成するタンパク質がときにポリペプチドホルモン（例：髄様癌でのカルシトニン）に由来すると考えられる．

老化のアミロイド

よく知られている型のアミロイド沈着のうちのいくつかは，老化に伴って生じる．老人性全身性アミロイドーシスでは，高齢患者（通常70歳代や80歳代）に全身性にアミロイド沈着が生じる．老人の心臓に好発し，心機能不全に至ることもあるので，この型は，かつては**老人性心アミロイドーシス** senile cardiac amyloidosis ともよばれた．症候性のものでは拘束型心筋症や不整脈を呈する（第9章）．この型のアミロイドは，野生型のTTRに由来し，家族性アミロイドーシスのものとは異なる．

かつて，腎不全で長期間の血液透析中にある患者にβ_2ミクログロブリンに由来するアミロイド沈着が発症した．このタンパク質は透析膜でうまく濾過されず，これが血液循環内に集積したためである．この合併症は新しい透析膜の使用により本質的排除されてきている．

🟢 形態学

本章で挙げたどのカテゴリーにおいても，アミロイド沈着の臓器または組織分布に，一貫した，または特徴的なパターンはない．それでも，ある程度の一般化は可能である．慢性炎症性疾患に続発するAA型アミロイドーシスでは，腎臓，肝臓，脾臓，リンパ節，副腎，甲状腺，その他，多くの組織が侵される．形質細胞の増殖を伴うAL型アミロイドーシスは，その臓器分布によってAA型アミロイドーシスと鑑別することはできないが，心臓，消化管，気道，末梢神経，皮膚，舌に沈着する頻度が高い．遺伝性の症候群でのアミロイド沈着部位は多様性に富む．家族性地中海熱ではアミロイドーシスはAA型で，したがって広範囲に及び，腎臓，血管，脾臓，気道，肝臓（まれ）に病変が広がる．

アミロイドが大量に沈着した場合，肉眼でわかることがある．臓器はしばしば腫大し，組織は灰色を呈し蠟様に硬くなる．組織学的解析では，アミロイドが沈着するのは常に細胞外で，細胞間に始まり，基底膜に密接していることが多い（図5.37）．アミロイドが沈着するにつれて細胞を侵害し，やがて細胞を取り囲み，そして破壊する．形質細胞の増殖を伴う型では，血管周囲と血管壁に沈着するのが普通である．

アミロイドーシスの診断は組織病理学に基づく．アミロイドは，光学顕微鏡下では，ヘマトキシリン・エオジン染色で，

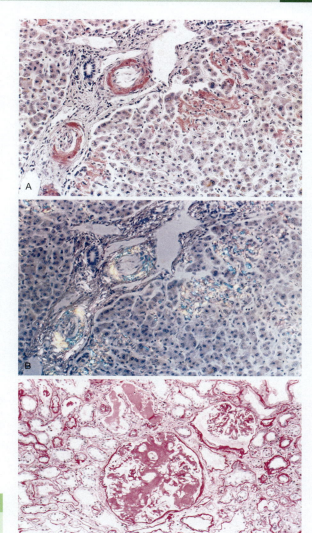

図5.37　アミロイドーシス
A：コンゴー・レッドで染色した肝臓の切片で，桃色～赤色を示すアミロイドの沈着物質が血管壁や類洞に認められる．B：同切片で，偏光顕微鏡下に黄色～緑色の複屈折を示す沈着物に注目．C：腎臓のアミロイドーシス．糸球体の構造は，アミロイドの大量の蓄積によりほぼ完全に消失している．(A，B：*Dr. Trace Worrell and Sandy Hinton, Department of Pathology, University of Texas Southwestern Medical School, Dallas, Texas.* の厚意による)

無定型で好酸性の硝子様の細胞外物質として認められる．アミロイドを他の硝子様物質（例：コラーゲンやフィブリン）と区別するには，種々の組織化学的染色が用いられる．最も広く用いられるのは**コンゴー・レッド染色**で，光学顕微鏡下でアミロイド沈着があると桃色や赤色を呈し，さらにより確実で特異的なのは，偏光顕微鏡下での緑色複屈折である（図5.37B）．この染色反応はすべての型のアミロイドに共通するもので，アミロイド細線維のβシートが交叉した立体配

置をとるために生じる。特定のタイプのアミロイドは，場合によっては免疫組織化学により確定できるが(AAおよびTTR関連アミロイドに最適)，特にALアミロイドの最終的な同定には，マススペクトル分析あるいはタンパク質配列解析が必要となる。

アミロイドーシスの型により臓器病変のパターンはまちまちである。

腎臓：腎臓のアミロイドーシスは最もよくみられ，侵されると最も重篤となる可能性のある臓器である。肉眼では，腎臓は大きさと色は正常，あるいは，長期にわたる症例では，アミロイドが動脈や小動脈に沈着し，血管腔の狭窄により虚血を起こすため，縮小することもある。組織学的には，アミロイドは主として糸球体に沈着するが，尿細管周囲の間質組織，動脈，小動脈もまた侵される(図5.37C)。糸球体への沈着は，最初，メサンギウム基質と基底膜に沿って起こり，毛細血管腔の狭窄と毛細血管係蹄のねじれを引き起こす。糸球体のアミロイドーシスが進行すると毛細血管腔は完全に破壊され，この荒廃した糸球体はアミロイドの融合塊あるいは交錯した幅広いリボン構造に置き換わる。

脾臓：脾臓のアミロイドーシスは，肉眼的にははっきりしないか，中等度ないし著しい腫大を呈する。理由は明らかになっていないが，沈着には2つの異なったパターンがみられる。1つは，沈着が脾臓のリンパ濾胞にほぼ限局する場合で，もう1つは，アミロイドが，赤脾髄の脾洞の壁から結合組織の骨組みにみられる場合である。

肝臓：アミロイド沈着は，肉眼的にははっきりしないか，中等度から重度の腫大を引き起こす。アミロイドは最初ディッセ腔に出現し，それから進行性に隣接する肝実質と類洞を侵害する(図5.37A)。やがて肝細胞は変形，圧迫萎縮，消失し，肝実質の大部分がアミロイドに置き換わる。血管やクッパー細胞内への沈着も頻発する。たとえ病変が重度になったとしても，肝機能は通常保たれる。

心臓：心臓のアミロイドーシス(第9章)は，全身性アミロイドーシスのいかなる型にでも起こり，また，老人性全身性アミロイドーシスで主に侵される臓器でもある。心臓は大きく硬くなるが，多くは肉眼的には明らかな変化はない。組織学的所見では，沈着は局所的に心内膜下の心筋線維間に始まる。この沈着の拡大が心筋線維の圧迫萎縮を引き起こす。心内膜下のアミロイドの沈着により，伝導系が障害され，不整脈を引き起こすと考えられる。

その他の臓器：舌に結節状の沈着が起こると巨舌症を起こし，舌の腫瘍形成性アミロイドとよばれるに至る。気道は喉頭から最小細気管支まで，限局性かびまん性に侵される。アルツハイマー病の患者の脳にアミロイドの異なった型が認められる。これは血管と同じくプラーク内に存在する(第21章)。末梢の自律神経のアミロイドーシスは，重篤な家族性アミロイドニューロパチーの所見である。

臨床的特徴

アミロイドーシスは，これと関連する臨床症状のない患者の剖検時に思いがけず遭遇する所見であることもあれば，重篤な臨床的問題の原因となるどころか死因にすらなりうる。症状は，アミロイド沈着の量や侵された臓器の場所にもよる。初発の臨床症状はほぼ非特異的で，衰弱，体重減少，立ちくらみ，あるいは失神などである。より特異的な所見として後になって現れるのは，最もよくみられるものとして，腎臓，心臓，消化管の障害に関連したものである。

腎病変はタンパク尿を生じさせ，それはネフローゼ症候群を起こすほど重症である(第12章)。進行すると，糸球体の閉塞が最終的に腎不全をまねく。心アミロイドーシスは，うっ血性心不全として知らぬうちに発症する。心アミロイドーシスの最も重篤な局面は刺激伝導障害と不整脈で，致死的である。場合によっては，心アミロイドーシスは拘束型の心筋症を発症させたり，高血圧性心筋症(ただし高血圧は伴わない)，または慢性拘束性心外膜炎を装ったりする(第9章)。消化管アミロイドーシスは無症候，あるいは，あってもさまざまなかたちで起こる。舌のアミロイドーシスは，顕著な腫大と非弾力性を生じて会話障害と嚥下障害をもたらす。胃腸への沈着は，吸収障害，下痢，消化不良をまねく。血管アミロイドーシスは血管脆弱性を生じ，ときに大量の出血が，自然発生的であったり一見些細な外傷後に起こったりする。ある症例ではALアミロイドが重要な凝固因子である第X因子に結合し不活化するために命にかかわる出血性疾患の原因となる。

アミロイドーシスの診断は，多くの場合，組織内のコンゴー・レッド陽性沈着物の組織学的な証明に依存している。最も一般的な生検部位は，腎障害があるときは，腎臓であり，全身性アミロイドーシスが疑われる患者では，直腸か歯肉組織である。腹壁の吸引脂肪をコンゴー・レッドで染めるのも，全身性アミロイドーシスの診断に用いることができる。この検査は，特異性は高いが感度が低い。AL型アミロイドーシスの疑いのある症例では，血清および尿タンパク質の電気泳動や免疫電気泳動を行う。このような症例で骨髄吸引検査をすると，明らかな多発性骨髄腫が存在しなくとも，たいてい単クローン性の形質細胞集団を認める。放射線ラベルした血清アミロイドP(SAP)を用いたシンチグラフィーは敏速で特異性の高い検査である。SAPは，アミロイド沈着に結合しその局在を表す。これはまた，アミロイドーシスの広がりの測定を可能としており，治療中の患者を追跡するのにも用いられる。しかしこれは特定の施設でのみ可能ではあるが。マススペクトロスコピーは，アミロイドのタンパク質成分を同定するのに有用である。これはパラフィン包埋組織で施行できる。

全身性アミロイドーシスの患者の予後は悪い。多発性骨髄腫を伴わないAL型アミロイドーシスの診断後の平均生存期間は2年である。多発性骨髄腫関連アミロイドーシスの患者では予後はさらに悪い。反応性全身性アミロイドーシスの患者の展望はいくらかよく，基礎疾患のコントロールによってある程度決まる。関連する疾患

の治療後にアミロイドの吸収が起こることが報告されているが，そのような例はまれである．TTR 合成を減少させたり，TTR 四量体を安定化させる新薬が開発されており，このタイプのアミロイドーシスの進行を遅らせている．

要約

正常免疫応答
- 自然免疫は微生物に対する早期の迅速な防御を提供し，損傷した細胞や死細胞を除去する．獲得免疫は，その後のより効果的な防御を提供する．
- 自然免疫系の構成要素には，上皮バリア，食細胞，NK 細胞，血漿タンパク質（補体など）が含まれる．自然免疫反応はしばしば炎症として現れる．
- 自然免疫系は，Toll 様受容体や，種々の微生物に存在する分子や傷害された細胞が産生する分子を認識する受容体のような，種々の受容体ファミリーを用いている．
- リンパ球は，獲得免疫を介在する細胞であり，唯一，抗原に対して特異的で多様な受容体を産生する細胞である．
- T（胸腺由来）リンパ球の抗原受容体は，T 細胞受容体とよばれ，抗原提示細胞の表面にある MHC 分子により提示されたタンパク質抗原のペプチド断片を認識する．
- B（骨髄由来）リンパ球は，広範で多様な抗原を認識する膜結合型抗体を発現している．B 細胞は活性化され形質細胞になると抗体を分泌する．
- ナチュラルキラー（NK）細胞は，ある種の微生物に感染した細胞，あるいは修復できないストレスや傷害を受けた細胞を殺傷する．NK 細胞は，通常，正常な細胞に発現されている MHC 分子を認識する抑制受容体を発現しており，それゆえ，正常細胞はその傷害から防御されている．
- 免疫系の細胞は組織内で編成される．その組織は，あるものは成熟リンパ球が産生される部位（発育リンパ器官，すなわち骨髄，胸腺）であり，あるものは免疫応答の部位（リンパ節，脾臓，粘膜リンパ球組織などの二次的リンパ器官）である．
- 微生物やその他の外来抗原は樹状細胞（DC）によって捕捉されてリンパ節に運搬され，ここでナイーブリンパ球によって抗原が認識される．リンパ球は活性化して増殖し，エフェクター細胞や記憶細胞へと分化する．
- 細胞性免疫は T リンパ球の反応で，細胞関連微生物（貪食された微生物や，感染細胞の細胞質に存在する微生物など）と戦うようにできている．液性免疫は，抗体が介在し，細胞外微生物（循環血中や粘膜腔に存在する）に対して効果的に機能する．
- CD4 陽性ヘルパー T 細胞は B 細胞の抗体産生を助け，マクロファージを活性化させて貪食した微生物を破壊したり，白血球の動員を刺激したり，タンパク質抗原に対する免疫応答を調節したりする．CD4 陽性 T 細胞の機能は，**サイトカイン**とよばれる分泌タンパク質によって介在される．
- CD8 陽性細胞傷害性 T リンパ球は，外来のものとみられる細胞質中の抗原を提示している細胞（ウイルス感染細胞や腫瘍細胞など）を破壊し，またサイトカインを分泌する．
- 形質細胞から分泌された抗体は，微生物を中和して感染を防いだり，貪食作用を促進させて病原体を破壊したりする．また抗体は，新生児に対して受動免疫を授ける．

即時型（Ⅰ型）過敏症（アレルギー）
- 遺伝的に感受性をもった個体において，外来抗原（アレルゲン）によって引き起こされ，強い Th2 応答と IgE 産生を刺激する．
- FcεRI 受容体に結合した IgE に覆われた肥満細胞において，抗原の再曝露により IgE と FcεRI が架橋されると，肥満細胞が活性化し，伝達物質の放出が起こる．
- 主な伝達物質は，ヒスタミン，タンパク質分解酵素，プロスタグランジンやロイコトリエンなどの顆粒やサイトカインである．
- 伝達物質は，即時に血管や平滑筋の反応を引き起こすとともに晩期反応（炎症）の原因となる．
- 臨床症状は，局所的または全身性で，軽い鼻炎から致命的なアナフィラキシーまでさまざまである．

抗体や免疫複合体による疾患（Ⅱ型，Ⅲ型過敏症）
- 補体タンパク質の有無を問わず，抗体は細胞を覆う（オプソニン化）ことができる．これらの細胞は，IgG の Fc 末端や補体タンパク質に対する受容体を発現した貪食細胞（マクロファージ）による貪食作用の対象となる．その結果，オプソニン化された細胞は除去される．
- 抗体や免疫複合体が組織や血管に沈着すると，補体を活性化したり，白血球の Fc 受容体に結合したりすることにより急性の炎症反応を引き起こす．この炎症反応が組織傷害の原因となる．
- 抗体は，細胞表面の受容体や他の重要な分子に結合することができ，細胞傷害を起こさずに機能障害（抑

制または無秩序な活性化)を引き起こす。

T細胞介在性過敏性反応の機序 (IV型過敏症)
- **サイトカイン介在性炎症**。CD4陽性T細胞はタンパク質抗原への曝露により活性化され，Th1 および Th17 エフェクター細胞へと分化する。2度目の抗原曝露はサイトカインの放出を引き起こす。IFN-γ はマクロファージを活性化して，組織傷害を引き起こす物質を産生させる。IL-17 や他のサイトカインは白血球を動員し，炎症を促進する。
- 古典的な T細胞介在性炎症反応は**遅延型過敏症**である。マクロファージ活性化を伴う慢性の Th1 反応は，しばしば肉芽腫形成につながる。
- **T細胞介在性細胞傷害**。抗原特異的 CD8 陽性細胞傷害性 T リンパ球 (CTL) は，その標的抗原を提示している細胞を認識し，破壊する。CD8 陽性 T細胞も IFN-γ を分泌する。

自己免疫
- 自己免疫は，自己抗原に対する寛容の破綻の結果である。
- 自己寛容はさまざまな機構により維持されている。
  - 発育リンパ器官(胸腺，骨髄)で自己抗原を認識する未熟な T，B リンパ球は死滅する。B 細胞系において，自己反応性のリンパ球のいくつかは，新しい自己反応性のない抗原受容体をもつリンパ球に変化する。
  - 末梢組織内で自己抗原を認識するような成熟リンパ球は，制御性 T 細胞による抑制を受けるか，活性化をブロックする抑制性受容体(CTLA-4 や PD-1 など)に関与するか，あるいはアポトーシスにより死滅する。
- 自己寛容の破綻や，自己免疫疾患を引き起こす要因には次のようなものがある。(1)さまざまな自己寛容の経路を崩壊させるような感受性遺伝子の遺伝，(2)組織内で自己抗原を露出させ，また，APC やリンパ球を活性化させる感染や組織傷害である。

全身性エリテマトーデス
- SLE は，多数の自己抗原に対して産生される自己抗体や免疫複合体の形成によって引き起こされる全身性の自己免疫疾患である。
- 主要な自己抗体は，核抗原に反応し，そのあるものは血中を循環する免疫複合体の形をとる。他の自己抗体には赤血球や血小板，種々のリン脂質-タンパク質複合体と反応する。
- SLE の病態は，腎炎，皮膚病変，関節炎(免疫複合体の沈着による)，血液学的異常(赤血球，白血球，血小板に対する抗体による)，神経学的異常(成因不明)からなる。
- SLE における自己寛容の破綻の根本的な原因は，いまだ解明されていないが，可能性としては，核抗原の過剰な生成または残留(例えば，紫外線照射による細胞死に続発する)，核酸を認識する TLR による異常なシグナル伝達，および I 型インターフェロンの過剰な産生が含まれる。

シェーグレン症候群
- シェーグレン症候群は炎症性疾患であり，主に唾液腺や涙腺を侵し，口腔や眼の乾燥を引き起こす。
- この疾患は，これら分泌腺に発現している未知の自己抗原に対する自己免疫性 T 細胞反応か，組織に感染したウイルスの抗原に対する免疫反応によって引き起こされると考えられている。

全身性硬化症
- 全身性硬化症(一般的に強皮症とよばれる)は，皮膚，消化管，他の臓器に起こる進行性の線維化を特徴とする。
- 線維化は，T 細胞，マクロファージが産生するサイトカインによる線維芽細胞の活性化の結果起こるものだが，何が引き金となって T 細胞応答が起こるかはいまだ知られていない。
- 血管内皮細胞傷害や微小血管傷害は，全身性硬化症の病変に共通して発現し，慢性的な虚血を引き起こすが，血管傷害の病態形成はいまだ知られていない。

移植の免疫学
- 固形臓器移植の拒絶は，主にレシピエントの T 細胞に引き起こされる。その T 細胞は移植片の外来の HLA 抗原を，直接的に(移植片にある APC を介して)，あるいは間接的に(レシピエントの APC にとらえられ提示されて)認識する。
- 固形臓器移植片の拒絶機序の型は以下のとおり。
  - **超急性拒絶**：レシピエントであらかじめつくられている抗ドナー抗体が，移植後，ただちに移植片の血管内皮細胞に結合し，血栓症，虚血性傷害，そして，移植片の不全をきたす。
  - **急性細胞性拒絶**：T 細胞が移植片の実質(および血管)を，その細胞傷害性および炎症性反応により破壊する。
  - **急性抗体介在性(液性)拒絶**：抗体が移植片血管を傷害する。
  - **慢性拒絶**：動脈硬化と虚血傷害が主役で，T 細胞と抗体により起こる。T 細胞はサイトカインを分泌し血管平滑筋細胞の増殖を誘導し，抗体は内皮細胞傷害を引き起こす。虚血障害と T 細胞の反応は移植片の実質の線維化を起こす。

- 移植片拒絶には移植片に対する免疫応答を阻止する免疫抑制剤に期待がかけられている。しかし患者に感染やがんを起こりやすくする。
- 造血幹細胞(HSC)の移植にはドナーとレシピエントとの間での注意深い適合が必要であり，移植片体宿主病(GVHD)を合併する可能性がある。

原発性(先天性)免疫不全症

- これらの疾患は，リンパ球の成熟や，機能，あるいは自然免疫に含まれる遺伝子の遺伝的変異により引き起こされる。
- リンパ球および獲得免疫応答に影響を及ぼす，より一般的な疾患としては以下のとおりである。
  - 伴性 SCID：T 細胞と B 細胞の成熟がうまくいかない。サイトカイン受容体に共通するγ鎖の変異によって，IL-7 のシグナル伝達がうまくいかず，リンパ球産生に障害をきたす。伴性遺伝。
  - 常染色体潜性 SCID autosomal recessive SCID：T 細胞の発生がうまくいかず，二次的に抗体産生応答の障害が生じる。症例の 50％はアデノシンデアミナーゼ(ADA)をコードする遺伝子の変異が原因で生じる。これは，リンパ球の成熟，増殖過程での毒性代謝物の蓄積を引き起こす。
  - 伴性無γグロブリン血症(XLA)：B 細胞の成熟がうまくいかず，抗体が欠如する。*BTK* 遺伝子に変異で起こる。この遺伝子はプレ B 細胞と B 細胞の受容体から出る成熟シグナルに必要な B 細胞チロシンキナーゼをコードしている。
  - ディジョージ症候群：胸腺の分化障害で T 細胞欠損を伴う。
  - 伴性高 IgM 症候群：アイソタイプを変換した高親和性抗体(IgG，IgA，IgE)が産生できない。CD40 L，あるいは，活性化誘導性脱アミノ酵素をコードしている遺伝子の変異。
  - 分類不能型免疫不全症候群：抗体産生が障害されている。原因が不明のものが多い。
  - 選択的 IgA 欠損症：IgA の産生がうまくいかない。原因は不明である。
- 自然免疫系の不全には白血球機能，補体，自然免疫受容体の欠損が含まれる。
- 臨床的に，これらの疾患は若年齢で感染症にかかりやすい。

ヒト免疫不全ウイルスの生活環と AIDS の病態発生

- ウイルスの細胞内への侵入：CD4 とケモカインの受容体である補助受容体が必要である。これらにウイルスの gp120 が結合し，さらに gp41 を介して宿主細胞と融合する。ウイルスの主な感染標的細胞は，CD4 陽性ヘルパー T 細胞，マクロファージ，DC である。
- ウイルスの複製：プロウイルスゲノムが宿主細胞の DNA に組み込まれる。感染した細胞を活性化する刺激(例：感染性微生物，通常の免疫応答で産生されたサイトカイン)により，ウイルス遺伝子の発現が引き起こされる。
- 感染の進行：粘膜の T 細胞と DC に急性に感染する。ウイルス血症によりウイルスが全身に広がる。ウイルスはリンパ組織の細胞に潜伏感染するとともに，ウイルスの複製と CD4 陽性 T 細胞の進行性の喪失が持続する。
- 免疫不全の機構：
  - CD4 陽性 T 細胞の喪失：ウイルスが複製され分泌される間に T 細胞は破壊されていく(これは他の細胞変性をきたす感染症に似ている)。また，慢性的な刺激の結果，T 細胞のアポトーシスが起こる。T 細胞の胸腺での産生量が減少するとともに，機能不全が起こる。
  - マクロファージと DC の機能障害を起こす。
  - リンパ組織の構造を破壊する(後期)。

HIV 感染の臨床経過と合併症

- 疾患の進行。HIV 感染は段階的に進行する。
  - 急性 HIV 感染。急性ウイルス感染症の症状。
  - 慢性(潜伏)期。ウイルスの播種，宿主免疫応答，免疫細胞の進行性破壊。
  - AIDS。重症免疫不全
- 臨床的特徴。燃え尽き AIDS は，ほとんどが免疫不全に起因するいくつかの合併症の症状を呈する。
  - 日和見感染
  - 腫瘍，特にがんウイルスに起因する腫瘍
  - 病態形成不明の神経性合併症
- 抗レトロウイルス治療により日和見感染や腫瘍の頻度は非常に減少してきたが，多くの合併症がある。

アミロイドーシス

- アミロイドーシスは，凝集し不溶性の細線維を形成しやすいタンパク質が細胞外に沈着することを特徴とする疾患である。
- これらのタンパク質の沈着の原因となるのは，凝集しやすいタンパク質の過剰な産生や，折りたたみが正しくされずに凝集する傾向があるタンパク質を産生するような突然変異，あるいは，細胞外タンパク質の分解に障害があるとき，また分解不十分なときである。
- アミロイドーシスには限局性と全身性がある。さまざまな原発性疾患に関連してみられる。例えば，単クローン性の B 細胞増殖に関連したアミロイドーシス(この場合アミロイド沈着物は免疫グロブリンの軽

鎖からなる),関節リウマチのような慢性炎症性疾患(炎症において産生される急性期炎症タンパク質に由来するアミロイドAタンパク質の沈着),正常なタンパク質をコードする遺伝子の突然変異によりアミロイド沈着物を生じる家族性疾患(例:家族性アミロイドポリニューロパチーのトランスサイレチン),アルツハイマー病(アミロイドβタンパク質)などがある。

- アミロイドが沈着すると細胞や組織が圧迫されるので,組織傷害が引き起こされ,正常な機能が障害される。沈着したアミロイドは炎症性応答を誘発しない。

臨床検査

検査	参考値	病態生理／臨床的関連
抗セントロメア抗体[a], 血清	< 1.0 U	抗セントロメア抗体は限局性強皮症/CREST症候群(石灰沈着,レイノー現象,食道運動障害,手指硬化症,毛細血管拡張症)の約80%に存在する。この抗体は特異的ではなく,全身性硬化症や全身性エリテマトーデス(SLE)にも存在する。
抗シトルリン化ペプチド抗体, 血清	< 20 U/mL	シトルリン化タンパク質は,特に滑膜組織における炎症に関連しうる翻訳後修飾を表す。関節リウマチ(RA)では,多くのシトルリン化抗原に対して自己抗体が誘導される。これらの抗シトルリン化ペプチド抗体(ACPA)は,一部の関節リウマチ患者の滑液中に同定されており,破骨細胞形成を介して炎症誘発性サイトカインや骨破壊を引き起こすことで,RAの病態形成の役割を果たしている可能性がある。ACPAはRA患者の60〜80%で検出され,ELISAに基づく血清検査では,85〜99%の範囲の特異性が示されている。ACPAはRA発症に先行し,その数年前に認められるという証拠もある。一部のグループでは,ACPAのレベルは,疾病の進行に関連し,また抗腫瘍壊死因子(TNF)抗体治療を反映する可能性がある。
抗DNAトポイソメラーゼI (Scl-70)抗体[a], 血清	< 1.0 U	DNAトポイソメラーゼIは,核小体と核質に存在し,その機能はスーパーコイルDNAを切断して弛緩することである。抗DNAトポイソメラーゼ抗体は,抗核抗体染色パターンで,斑紋型または核小体型を呈する。抗DNAトポイソメラーゼ抗体は,全身性硬化症/強皮症患者の20〜60%にみられる。それらは,本疾患のびまん性変異型,肺線維症,および予後不良と関連している。
抗二本鎖DNA(dsDNA)抗体, 血清	< 30 IU/mL	抗dsDNA抗体は,核の染色パターンで末梢型あるいはびまん性型を生じる。免疫複合体を形成し,糸球体に沈着,補体を結合して腎障害を引き起こす。SLEの40〜60%の症例にみられ,非常に特異的である。抗dsDNA IgG抗体レベルは,疾患活動性およびSLEの腎障害の重症度と相関しているようである。抗dsDNA抗体は他のリウマチ性疾患ではまれである。
抗ヒストン抗体, 血清	< 100 AU/mL[b]	抗ヒストン抗体は,びまん性型の染色パターンを生じ,薬剤誘発性ループス(DIL)とSLEの両方で陽性である。一部の薬剤(ヒドララジン,プロカインアミドなど)をアセチル化して解毒するアセチルトランスフェラーゼのレベルが低い患者では,曝露後のDILのリスクが高い。
抗Jo1抗体, 血清	< 1.0 U	抗Jo1抗体は,アミノ酸ヒスチジンとその同属のtRNAの結合を触媒するトランスファーRNAシンセターゼを認識する。これは特発性炎症性筋疾患の成人患者の最大20%に確認される。
抗核抗(ANA)[a], 血清	≦ 1.0 U	ANAでは,異なる自己抗体が,間接免疫抗体法で,異なった核染色パターンを生じる(均一型,斑紋型,セントロメア型,核小体型など)。ELISAはより特異的であるが,感度は低下する。ANAは多くの自己免疫疾患に存在するが,特異的ではない。他の病態(感染症,悪性腫瘍など)や,健康な人ですらみられることがある。米国リウマチ学会では一般にANAが陰性の場合には,特定の核抗原抗体(抗dsDNA,抗Sm,抗RNP,抗SSA,抗SSB,抗Scl-70,抗セントロメア抗体を含む)の検査を行わないことを推奨している。
抗ヌクレオソーム抗体(抗クロマチン), 血清	< 1.0 Negative AI	ヌクレオソームは,ヒストン-DNA複合体のサブユニットである。抗ヌクレオソーム抗体は,SLE患者の最大75%,薬剤誘発性ループス患者の最大100%で陽性である。前者では,腎臓病と関連している。抗体価は疾患の重症度と相関する。

抗Ro/抗SSA抗体，血清	<1.0 U	これらの抗体は抗核抗体の一種である。検出に用いられる方法に応じて，これらの抗体は，原発性シェーグレン症候群患者の40〜80％に，SLE患者では50％に認められる。
抗スミス(Smith)抗原(Sm)抗体，血清	<1.0 U	スミス抗原は，核タンパク質グループの一部であり，SSA，SSB，およびリボ核タンパク質を含む。抗Sm抗体は，斑紋型の核染色パターンに関連しており，SLEにかなり特異的で，20〜30％で陽性である。
C3補体成分，血清	75〜175 mg/dL	補体タンパク質は，微生物または抗原に結合した抗体により活性化され，重要な機能(オプソニン作用，炎症，一部の細胞溶解)を媒介する血漿タンパク質である。補体活性化経路は，補体系の中心成分であるC3タンパク質の切断に集約される。広範な補体活性化により，これらのタンパク質は消費され，血漿レベルが低下する。C3はイムノアッセイで測定されるが，自己免疫疾患(SLE，膜性増殖性糸球体腎炎など)の精密検査で評価される。C3レベルは多くは疾患活動性と相関する(例：活動性免疫複合体疾患で低下する)。血清中のC3とC4の両方のレベルが低いと，古典経路の活性化を示す。C3レベルが低く，C4レベルが正常だと，第二経路の活性化を意味する。
C4補体成分，血清	14〜40 mg/dL	C4は，古典的な補体経路の一部であり，抗原に結合した抗体により活性化される。この経路が活性化されると，血中のC4レベルは低下する。C4はイムノアッセイにより測定され，自己免疫疾患(SLEなど)の精密検査で評価される。C4レベルは疾患の活動性を判断するのに役立つと考えられる。
CD4陽性細胞数，血液	成人：400〜1400 cells/μL[b]；小児での範囲は年齢により異なる	CD4陽性細胞数は，フローサイトメトリーで直接測定することも，あるいはその絶対数を，フローサイトメトリーでCD4陽性細胞の割合を測定することで算定することもできる(CD4陽性T細胞％ × 白血球数)。CD4陽性T細胞数は，HIV患者の目下の免疫能力と相関しており，疾患の病期分類，特定の合併症のリスクと予防の必要性の評価，および抗レトロウイルス療法に対する反応の評価に使用される。主な臨床指標には，CD4陽性細胞数が，<200細胞/μL (ニューモシスチス・イロベチの予防が必要)や，<50細胞数/μL (トリ型結核菌複合体の予防が必要)が含まれる。
HIV抗体/抗原，血漿	陰性	抗HIV IgG, IgM抗体を検出する第3世代検査では，HIV感染後20〜30日で抗体を検出することができ，多くの場合HIV感染の最初のスクリーニング検査に用いられている。HIV抗原/抗体の組み合わせ検査(第4世代)では，IgG抗体とIgM抗体に加えてHIV p24抗原も検出し，感染後15〜20日で検出が可能となる。HIV RNA検査では，感染後10〜15日で陽性となりうる。最初の検査で陽性となった場合は，別の方法(HIV RNA，HIV-1/HIV-2分別検査など)で確認すべきである。HIV抗原/抗体の組み合わせ検査では，血清転換の前(抗原が消え抗体が出現する前。"ウィンドウピリオド")に，p24抗原が検出できる。迅速抗体検査では，慢性感染症では99％以上の特異度と感度を有するが，急性感染症では感度が低くなる。
HIV DNA，血漿	非検出	HIV感染の診断は主に血清学的に行われる(つまり，HIV特異抗体の検出)。しかし，新生児(免疫系が未熟で母親の抗HIV抗体をもっている可能性がある)や，初期のHIV感染者(感染から30日未満)，また血清学的結果が不明確な個人では，HIVプロウイルスDNAおよびHIV RNAの検査が有用である。これらの検査では通常，感染後10〜14日に情報が得られる。
HIV核酸試験，血漿	非検出	核酸(増幅)試験は，特定の核酸配列を検出し，特定の微生物(HIV，淋菌など)を識別するために用いる。定量検査は抗レトロウイルス療法の指針とし用いられ，定性検査は，HIVの診断に用いられる。抗原/抗体検査(感染後18〜45日)および抗体検査(23〜90日)と比較すると，核酸検査は感染後10〜33日で検出できる。また定性検査は主にドナーセンターで血液製剤の安全性を確認するため，またHIV陽性の母親から生まれた乳児の早期診断のために使用されている。
HIV RNA(HIVウイルス量)	非検出	世界中のHIV感染者の99％はHIV-1が原因である。それゆえ，HIV-1が最も一般的に評価の対象となるウイルスタイプである。ウイルス量(血漿1 mLあたりのHIV-1 RNAコピー数)は疾病のステージと相関しており，CD4陽性T細胞数と組み合わせると，治療に対する反応をモニタリングするうえで役立つ。この検査では，HIV感染者の体内でウイルスがどの程度活発に複製しているかを判定する。米国保健福祉省は，抗レトロウイルス治療の過程で，<200コピー/mLに抑えられなかった場合をウイルス学的失敗と定義する。少なくとも2〜4週間の間隔で実施した2回の検査で，ウイルス学的失敗が示された場合には，薬物間の相互作用と患者の治療レジメ遵守を評価する必要がある。一定のレベル(例：500コピー/mL)には，HIVの薬物耐性遺伝子型の検査が行われる場合がある。

リウマトイド因子，血清	＜ 15 IU/mL	リウマトイド因子は，他の免疫グロブリン G 抗体の Fc 部分と反応する抗体である。その名前にもかかわらず，RF は RA に対する特異性を欠いており，他の自己免疫疾患，特にシェーグレン症候群でもみられる。高力価な RF は，疾患の重症度の増加と予後の悪化に関連する。RF の感度と特異度は，RA でそれぞれ約 70% と 85% である。RF と抗シトルリン化ペプチド抗体の組み合わせは診断上より有益である。

[a] 核抗原に対する自己抗体は，多くの自己免疫性疾患にみられる。これらの抗体は，免疫寛容不全と，特にアポトーシス細胞に由来する核断片の除去が無効となって発生する。抗核抗体は，間接免疫蛍光アッセイ(IFA)により測定されるが，培養肝細胞株の核への，段階希釈した血清抗体の結合でもって判定する。異なる染色パターンは，異なる核成分に対する抗体の特異性を示す。これらのアッセイの一部は，より特異的かつ定量的な ELISA に置き換える試みがなされている。
[b] 参考値は *Duke University Health Systems Clinical Laboratories*: https://testcatalog.duke.edu/ から引用。
[c] この表の編集における Dr. Pankti D. Reid and Dr. Bauer Ventura, Department of Medicine, University of Chicago の支援に深く感謝する。
参考値は *Mayo Foundation for Medical Education and Research* の許可を得て https://www.mayocliniclabs.com/ から引用。無断転載を禁ずる。Deyrup AT, D'Ambrosio D, Muir J, et al. Essential Laboratory Tests for Medical Education. Acad Pathol. 2022;9. doi: 10.1016/j.acpath.2022.100046. から引用。

第6章 腫瘍

Neoplasia

　がんは循環器疾患に次いで，米国における死亡原因の第2位を占めている。がんは1つの病気ではなく，顕著な細胞の増殖異常を共有する多くの疾患が含まれる。がんには治癒可能なものもあれば，事実上常に致命的なものもある。診断，治療の進歩，予後の改善は，それぞれのがんの分子的，細胞的基盤のより深い理解に依拠している。

　本章では，腫瘍の生物学の基礎，すなわち良性，悪性腫瘍の特性およびがん化の分子機構について述べる。また，宿主体内における腫瘍に対する反応，臨床的な腫瘍の特徴についても触れる。がん細胞の特徴や発がんのメカニズムに目を向ける前に，まずすべてのがんに共通する基本的な特徴をまとめる。

- **がん cancer は DNA の変異によって引き起こされる遺伝子疾患 genetic disorder である。**病因となる遺伝子変異は，変異誘発物質への曝露によって起こる場合もあれば，細胞内エラーが起こりやすい過程によって自然に起こる場合もあり，また遺伝性の場合もある。加えて，がんはエピジェネティックな変化（例えば，DNA メチル化やヒストン修飾の変化）を示すことが多い。これらの遺伝的およびエピジェネティックな変化や異常は，成長，生存，老化などの基本的な細胞プロセスを制御する重要な遺伝子の発現や機能を変化させる。
- **がん細胞におけるこれらの遺伝子変異は遺伝しうるものであり，細胞分裂の際に娘細胞に受け継がれる。その結果，変異をもった細胞はダーウィンのいう自然選択を受ける（適者生存）。**増殖や生存において周囲の細胞に勝る性質を与えるような変異を有する細胞が，細胞集団のなかで優勢となっていく。腫瘍発生の初期では，これらの自然選択における優位性は，腫瘍のもととなる1つの細胞が獲得するものなので，各々の腫瘍は**クローン性 clonal** となる（1つの細胞の子孫細胞の集まりとなる）。しかしながら，腫瘍発生初期といった時期を除けば，自然選択はより悪性度の高い形質を伴った遺伝的に異なるサブクローンとしてのがん細胞を増殖させながら，"腫瘍のプログレッション"とよばれる概念，すなわちがんのクローナルな進化を継続させる。
- **変異やエピジェネティックな変化によって，がん細胞はがんの特徴 cancer hallmark を形成する一連の性質を獲得する。**これらの性質は，がんの自然経過ならびに種々の治療に対する応答を示す細胞形質を形成する。がんのそれぞれの特徴における分子的基盤は後述する。

　がんを発症させ，その挙動を支配する細胞レベルや分子レベルの異常の多くは基礎研究によって明らかにされてきた。これらの成果はがん診断や治療の革命に次々と結びつき，進化する生命科学の勝利へと導いた。

用語の定義

　新生物 neoplasia は，文字どおり"新たな増殖（new growth）"を意味し，腫瘍細胞は正常細胞をコントロールする制御機構に対する抵抗の結果，絶え間なく複製されるゆえに"形質転換した transformed"と表現される。したがって新生物はある程度の自律性を享受しているが，重要な依存関係も残っている。例えば，すべての新生物は栄養と血液供給を宿主に依存しており，ホルモン応答性組織由来の新生物はしばしば内分泌のサポートを必要とする。以下に述べるように，このような依存性はときに治療的に利用することができる。

　一般的な医学において新生物は**腫瘍 tumor** とよばれ，それを対象とした学問は oncos（腫瘍）と logos（学問）を組み合わせて**腫瘍学 oncology** とよばれている。腫瘍は一般的に良性か悪性かに分類されるが，この評価は腫瘍の挙動と予後を正確に予測するために重要なものである。

- 腫瘍の顕微鏡的および肉眼的特徴から，腫瘍が局所にとどまり，局所的な外科的切除が可能である場合，**良性 benign** であると判定される。良性腫瘍の患者は一般的に治癒可能である。しかしながら，すべての良性腫瘍が容易に切除できるわけではなく，特に重要な組織や臓器の近くに位置する場合，重大な病的状態をもたらすものや致死的なものさえある。
- 新生物に適用される**悪性 malignant** という用語は，病変が局所浸潤性であり，遠隔部位に転移する（metastasize）能力を有することを意味する。悪性腫瘍を総称して**がん cancers** とよぶが，これはラテン語で"蟹"を意味する言葉に由来しており，蟹の行動のように強固に正常組織に浸潤し，定着すること

による．すべてのがんが攻撃的な経過をたどるわけではなく，逆説的ではあるが，最も攻撃的ながんのなかには治癒可能なものもある．しかし，**悪性**という呼称はやはり警戒すべきである．

　良性および悪性を含めたすべての腫瘍は，以下の2つの基本的な成分で構成される．それは，(1)形質転換した細胞および腫瘍細胞からなる**実質 parenchyma**，(2)それらを支持する宿主由来の非腫瘍性の結合組織，炎症細胞，血管によって構成される**間質 stroma**である．悪性細胞が血液中を循環する新生物である白血病(第10章)でさえ，腫瘍細胞の増殖を支えるために間質の相互作用に依存している．新生物の実質はその生物学的挙動を大きく左右し，腫瘍の名前の由来となったのもこの実質細胞である．しかし，間質は血液を供給するため，新生物の増殖にとってきわめて重要である．さらに，間質細胞と腫瘍細胞は，腫瘍細胞の挙動と増殖パターンに影響を与える双方向の関係を維持している．

■ 良性腫瘍

　一般的に**良性腫瘍 benign tumor**では，その腫瘍の由来する細胞の種類に接尾語の"**腫(–oma)**"をつけることで命名される．例えば，線維性組織由来の良性腫瘍は**線維腫 fibroma**，良性の軟骨性腫瘍では，**軟骨腫 chondroma**である．良性の上皮腫瘍では，より複雑な命名法が用いられている．

- **腺腫 adenoma**は腺管様構造をもった大部分の良性の上皮性腫瘍に用いられる．例を挙げると，尿細管細胞由来で腺様構造をもつ良性上皮腫瘍，および腺構造を形成しない副腎皮質由来の良性上皮腫瘍はともに腺腫に分類される．
- **乳頭腫 papilloma**は顕微鏡下で，あるいは肉眼的に観察可能な葉状の突出を示す良性の上皮性腫瘍を指す(e図6.1)．
- **ポリープ polyp**は粘膜表面に突出した肉眼で観察できる腫瘍である(図6.1)．ポリープという用語は一般的には良性腫瘍に用いられるが，悪性腫瘍のなかにはポリープ様の形態を示すものがある．また鼻茸など他のポリープには，腫瘍由来ではなく炎症由来のものがある．
- **嚢胞腺腫 cystadenoma**は嚢胞状の腫瘍であり，卵巣で最もよくみられる(第17章)．

■ 悪性腫瘍

　悪性腫瘍 malignant tumorの命名法は，細かい差異はあるが原則的には良性腫瘍と同様である．新生物の命名法は複雑であるものの(そしてときに一貫性がない)，腫瘍の性質と重要性が医師によって伝えられる手段であるため，学生はそれに精通していなければならない．

- "硬い(solid)"間葉系組織およびその派生組織より発生した悪性腫瘍は**肉腫 sarcoma**とよばれ，血液細胞から生じたものは白血病や**リンパ腫 lymphoid neoplasm**とよばれる．肉腫は起源の細胞形態に基づいて名づけられる．脂肪様細胞によって構成される悪性腫瘍は**脂肪肉腫 liposarcoma**，軟骨様細胞によって構成される悪性腫瘍は**軟骨肉腫 chondrosarcoma**とよばれる．
- 上皮は三胚葉すべてに由来しているが，上皮細胞由来の悪性腫瘍はその組織学上の起源に関係なく**がん腫 carcinoma**とよばれる．中胚葉が起源である腎尿細管上皮の悪性腫瘍，外胚葉由来の皮膚の悪性腫瘍，内胚葉由来の腸管上皮の悪性腫瘍はすべてがん腫とみなされている．
- がん腫はその特徴からさらに細かい分類がなされている．腺構造を示すがん腫は**腺癌 adenocarcinoma**，腫瘍を構成する細胞が扁平上皮様であるがん腫は**扁平上皮癌 squamous cell carcinoma**に分類される．がん腫によっては腎細胞腺癌のように，由来となった組織・臓器をもとに分類されているものもある．腫瘍の分化度が低いか，または未分化な場合は**低分化癌 poorly differentiated carcinoma**および**未分化癌 undifferentiated carcinoma**とよばれる．

　良性であれ悪性であれ，多くの場合，腫瘍細胞は互いに似通っており，これは腫瘍が形質転換したクローンを起源としていることとつじつまが合う．しかしながら，腫瘍細胞がさまざまに分化(divergent differentiation)し，いわゆる"**混合腫瘍 mixed tumor**"を形成するまれな例も存在する．混合腫瘍はクローナルではあるが，その腫瘍のクローンは1系譜以上に分化する能力をもっている．その好例として，**多形腺腫 pleomorphic adenoma**とよばれる唾液腺の混合腫瘍が挙げられる．この良性腫瘍では線維粘液様間質中に明瞭な上皮性の成分が認められ，ときに軟骨や骨を伴う(図6.2)．**奇形腫 teratoma**は混合腫瘍の特殊な型の1つで，複数の，あるいは，ときにすべての胚葉由来の特徴を示す，成熟ないし未熟な

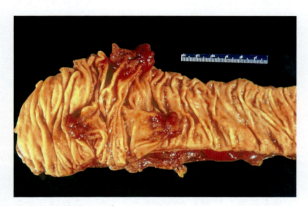

図6.1　大腸ポリープ
大腸のこの部分には，数個の有茎性の"ビロード状"ポリープが認められる．

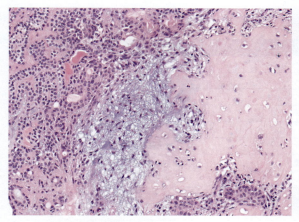

図 6.2　耳下腺混合腫瘍
上皮細胞の小胞巣（左側）と軟骨や骨（まれな特徴，右側）を形成する粘液様間質が存在する。（Fletcher CD: Diagnostic Histopathology of Tumors, ed 5, Philadelphia, 2021, Elsevier, 図 7.11 より）

良性および悪性腫瘍の特徴

3つの特徴である分化と退形成，局所浸潤 local invasion，転移の有無が，腫瘍の良性および悪性を区別するために使用される。一般的に，腫瘍の急速な増殖は悪性を示すが，いくつかの悪性腫瘍は増殖速度が遅く，増殖速度は良性腫瘍か悪性腫瘍かを区別する指標とはならない。ある腫瘍においては単純な特徴だけでは診断できないが，良性・悪性の判断は長年にわたって確立された基準に基づいて診断されるため，多くの例においてこれらの診断は非常に正確である。

分化と退形成

分化 differentiation は腫瘍が起源となる細胞に，どの程度類似しているかということを表す言葉であり，その分化が消失することを退形成 anaplasia という。一般的に，良性腫瘍は発生母地となった正常細胞によく似た高分化の細胞により構成されている。例えば，**脂肪腫 lipoma** は，細胞質が脂質を含んだ液胞で満たされた成熟脂肪細胞から構成されており，また **軟骨腫 chondroma** では軟骨基質を合成する成熟した軟骨細胞から構成されている。これらの特徴は，それぞれの腫瘍細胞が形態的，機能的に分化していることを示している（e 図 6.3）。高分化な良性腫瘍では核分裂像を示すものはきわめてまれであり，正常な形態を呈する。

良性腫瘍とは異なり，多くの悪性腫瘍は悪性形質を表す形態的変化を示す。高分化型のがんでは（図 6.3），このような悪性形質が非常に乏しいことがある。例えば，甲状腺における高分化型の腺癌では正常に近い濾胞がみられるが，この濾胞が近接の組織に浸潤あるいは転移したときのみ悪性であると判断される。またがんは，良性腫瘍ではみられない間質反応を誘導することがある。例えば，ある種のがんでは，高密度かつ多量の**線維性間質を形成 desmoplasia** することで腫瘍が硬くなり，"**硬癌 scirrhous tumor**" とよばれる。

未分化細胞によって構成される悪性腫瘍は退形成性 anaplastic 腫瘍と表現され，退形成は悪性化の十分な指標とみなされている。退形成とは文字どおり"後退（backward formation）"を意味しており，脱分化もしくは正常細胞の構造や機能における分化の喪失を意味する。いくつかのがんにおいては明らかな成熟細胞の脱分化ががん化の過程で起きる。しかしながら，他のがんについては組織の幹細胞に由来することが知られており，これらのがんでは特殊な細胞が脱分化したというよりむしろ，形質転換した幹細胞の分化の失敗により，退形成を示すことになる。退形成細胞は以下のような性質を有する。

- **細胞および核の多形性**：腫瘍細胞とその核は形態およびサイズにおいて大きな変化を示す（図 6.4）。また，核は過染性（濃染）を示し，通常異様に目立つ 1

細胞や組織によって構成される。奇形腫は，通常は卵巣や精巣に存在し，ときに，正中に残された胚性残存組織に存在する**全能性胚細胞 totipotential germ cell** に由来している。胚細胞は成人の体に存在するあらゆる種類の細胞への分化能をもつため，当然のことながら骨，上皮，筋肉，脂肪，神経やその他の組織に似た成分を含む腫瘍を形成し，その結果として乱雑な腫瘍の構成を生じている（e 図 6.2）。

よくみられる腫瘍の具体的な命名法に関しては表 6.1 に記載した。これらの名前のなかには明白な矛盾がいくつかみられる。例えば，**リンパ腫 lymphoma**，**中皮腫 mesothelioma**，**黒色腫 melanoma**，**精上皮腫 seminoma** などは，組織・細胞名＋ –oma であるにもかかわらず悪性腫瘍に用いられている。学生にとって好ましくないことではあるが，こういった表現は医学用語に確固として定着している。他にも理解の困難な専門用語の例がある。

- **過誤腫 hamartoma** は，肺や肝臓といった臓器や器官に固有の細胞や組織成分が無秩序に腫瘤を形成したものである。過誤腫は，従来，発生奇形と考えられていたが，体細胞変異によるクローン性染色体異常をもつことから，現在はまれな良性腫瘍と考えられている。
- **分離腫 choristoma** は細胞の**異所性遺残 heterotopic nest** からなる先天性奇形である。例えば，胃や十二指腸，小腸の粘膜下にみられる膵組織の小結節は分離腫である。腫（–oma）という名称が腫瘍であるかのような印象を与え，通常はさほど重要ではない病変に対して非常に重大な疾患であるという誤解を抱かせる。

表 6.1 腫瘍の命名法

発生母地	良 性	悪 性
主に 1 種類の細胞から構成される腫瘍		
結合組織および派生組織	線維腫	線維肉腫
	脂肪腫	脂肪肉腫
	軟骨腫	軟骨肉腫
	骨腫	骨肉腫
内皮細胞および関連細胞		
血管	血管腫	血管肉腫
リンパ管	リンパ管腫	リンパ管肉腫
中皮		中皮腫
脳膜	髄膜腫	浸潤性髄膜腫
血液細胞および関連細胞		
造血細胞		白血病
リンパ組織		リンパ腫
筋肉		
平滑筋	平滑筋腫	平滑筋肉腫
横紋筋	横紋筋種	横紋筋肉腫
皮膚		
重層扁平上皮	扁平上皮乳頭腫	扁平上皮癌
皮膚および附属器の基底細胞		基底細胞癌
メラニン細胞の腫瘍	母斑	黒色腫
腺管および導管の上皮	腺腫	腺癌
	乳頭腫	乳頭癌
	嚢胞腺腫	嚢胞腺癌
肺	気管支腺腫	気管支原性癌
腎臓	腎尿細管腺腫	腎細胞癌
肝臓	肝細胞腺腫	肝細胞癌
膀胱	尿路上皮乳頭腫	尿路上皮癌
胎盤	胞状奇胎	絨毛癌
精巣		セミノーマ
		胎児性癌
卵巣	漿液性嚢胞腺腫	漿液性嚢胞腺癌
	粘液性嚢胞腺腫	粘液性嚢胞腺癌
複数のタイプの細胞で構成される腫瘍，一般に単一胚葉由来		
唾液腺	多形腺腫（唾液腺混合腫瘍）	唾液腺悪性混合腫瘍
腎原基		ウィルムス腫瘍
多胚葉由来で複数のタイプの細胞で構成される腫瘍		
生殖腺あるいは胚性組織の遺残における全能性細胞	成熟奇形腫，皮様嚢腫	未熟奇形腫，奇形がん

つあるいは複数の核小体を有している。核の腫大によって，正常細胞では核と細胞質の比は 1：4 ないし 1：6 であるのに対し，腫瘍細胞では 1：1 にも達する。腫瘍細胞の核小体は驚くべき大きさまで到達し，正常のリンパ球の直径の大きさにまでなることがある。
- 腫瘍のなかには細胞が巨大化する場合もある。巨大化した細胞は近接する細胞よりも非常に大きく，1 つの巨大化した核，または複数の核をもっている（図 6.4）。
- また異常な有糸分裂が頻繁に起きており，複数の紡錘体が形成され，3 極ないし 4 極の分裂像を示すことがある（図 6.5）。
- **極性の喪失 loss of polarity**，すなわち退形成細胞は腺構造や重層扁平上皮構造のような正常な配列や認識できる増殖様式を失い，集塊を形成して増殖する。

腫瘍細胞の分化度が高いほど，その正常組織での機能がより完全な状態で保たれているのに対して，**退形成が起きた腫瘍細胞ではその組織に特異的な機能を有している可能性は低い**。例えば，内分泌腺の良性腫瘍や高分化がんでは，高頻度に発生母地において分泌されるホルモンの産生がみられる。同様に，高分化型扁平上皮癌はケラチンを産生し（図 6.3），また高分化型肝細胞癌は胆汁

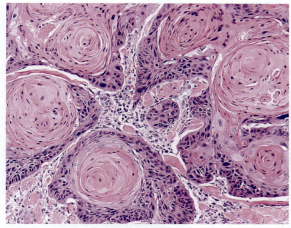

図 6.3　皮膚の高分化型扁平上皮癌
角化真珠を形成している腫瘍細胞の終末分化に着目。(*Fletcher CD: Diagnostic Histopathology of Tumors, ed 5, Philadelphia, 2021, Elsevier*, 図 23.42 より)

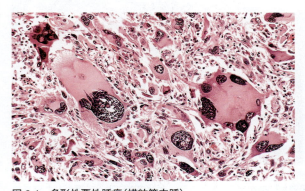

図 6.4　多形性悪性腫瘍（横紋筋肉腫）
多様な細胞および核の大きさ，核の濃染，腫瘍巨細胞の存在に着目。(Dr. Trace Worrell, Department of Pathology, University of Texas, Southwestern Medical School, Dallas, Texas. の厚意による)

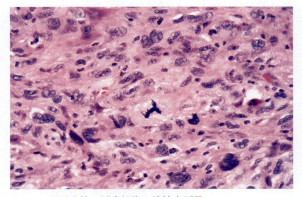

図 6.5　退形成性の腫瘍細胞の強拡大所見
細胞と核の大きさおよび形態が不均一である。中央の細胞には異常な3極性の分裂像がみられる。

を産生する。一方で，予期しない機能を示す例もある。ある種のがんでは成人では産生されない胎児性のタンパク質を産生する。また，非内分泌由来のがんにおいても，いわゆる"異所性ホルモン ectopic hormone"を産生するものがある。ある種の肺癌は副腎皮質ホルモン，副甲状腺様ホルモン，インスリン，グルカゴンなどを分泌する。これらの現象を"腫瘍随伴 paraneoplastic"とよび，後で詳しく述べる。

分化と退形成についての議論に関連することとして，細胞の異常増殖を表す**異形成 dysplasia** にも触れる必要がある。異形成性上皮では個々の細胞の均一性や，**正常な組織構造の喪失が起こる**。異形成細胞は多形性を示し，しばしば大型で過染色性の核を有する。核分裂像は正常と比較して多数みられ，上皮の表層部のような異常な部位でしばしば観察される。またその構造には相当な乱れがみられる。例えば，正常でみられるような基底層の丈の高い細胞から表層の扁平な上皮細胞への成熟過程は失われており，代わりに暗調な基底細胞様の細胞が入り乱れるようになる。著明な異形成を呈し，しかも上皮の全層にわたってみられるような病変は，がんが浸潤を開始する前段階と考えられ，**上皮内癌 carcinoma in situ** とよばれる(図 6.6)。

異形成は，がんと同義語ではないことを理解することは重要である。例えば，上皮の全層に達しない軽度から中等度の異形成で，特にその誘因となるものを取り除けた場合は，正常な状態の上皮へと完全に戻ることができる。しかし，異形成はしばしば悪性腫瘍に隣接してみられ（例：喫煙者で生じた肺癌），一般に異形成の存在はがんの発生リスクが高まっている指標となる。

局所浸潤

悪性腫瘍は浸潤や周辺組織を崩壊させながら進行する一方で，大部分の良性腫瘍は膨張性腫瘍塊として局所にとどまる。良性腫瘍は増殖が遅いことから，しばしば被膜と呼ばれる圧排された線維組織からなる辺縁を形成する(図 6.7)。被膜は，線維芽細胞のような間質細胞から分泌された**細胞外基質（細胞外マトリックス）extracellular matrix（ECM）** から構成される。これは腫瘍の増殖に伴って，圧排された線維芽細胞などの正常細胞に引き起こされた機械的ストレスの結果である。被膜化によって腫瘍は孤立し，可動性(非固着)をもつため外科的手術により摘出可能となる。しかしながら，**すべての良性腫瘍が被膜を形成するわけではない**。例えば，子宮平滑筋腫は周囲の平滑筋とは，圧迫されて萎縮した子宮筋層によって隔てられているが，発達した被膜はみられない。わずかながら被膜をもたず，境界もはっきりとしない良性腫瘍は存在し，こういった境界の欠如は特に良

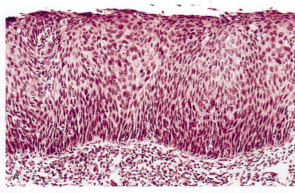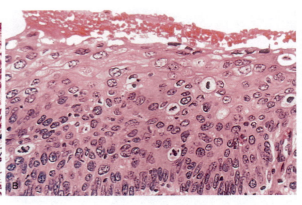

図 6.6　上皮内癌
A：弱拡大所見では異形成の細胞が上皮の全層で正常細胞と置き換わっていることがわかる。扁平上皮細胞の秩序立った分化はみられない。基底膜は保たれており，上皮下の間質には腫瘍細胞はない。B：異なる領域の強拡大像では正常の分化が喪失しており，核異型，細胞異型が目立ち，表層まで及ぶ核分裂像が認められる。この標本中には基底膜（図の下方）は写っていない。

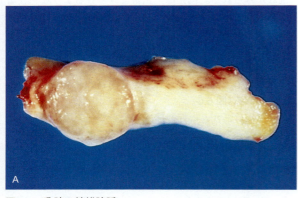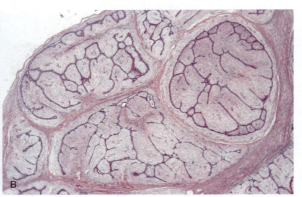

図 6.7　乳腺の線維腺腫
A：淡黄色の被膜に覆われた境界の明瞭な腫瘍が，白色の乳腺組織中に存在する。B：コラーゲンの束によって覆われた疎な線維性間質によって圧排され，その中に取り込まれた暗調に染まる上皮細胞索を示す組織像。（B, *Fletcher CD: Diagnostic Histopathology of Tumors*, ed 5, Philadelphia, 2021, Elsevier, 図 16.15A より）

性血管腫においてよくみられ，摘出することが困難なことがある。これらの例は，良性腫瘍は原則として被膜をもつが，被膜を欠く腫瘍が必ずしも悪性であるとはいえないことを示している。

　次に，悪性腫瘍と良性腫瘍を区別する最も信頼できる特徴である転移と浸潤について述べる（図 6.8）。悪性腫瘍は，はっきりとした被膜を欠損している。例えば，甲状腺濾胞癌のような増殖の遅い悪性腫瘍では被膜に覆われているようにみえることがある。しかしながら，顕微鏡下では小さい舌のように周囲組織への浸潤像がみられる。がんは浸潤性に増殖するため，外科的に切除する際に周辺の正常組織まで広く取り除く必要がある。病理医はがん細胞が残っていないことを確認するために，切除された腫瘍の**断端部 clean margin** を注意深く観察する。

転　移

　転移 metastasis とは，原発巣から物理的な不連続性の部位に腫瘍が散らばることと定義され，明らかな悪性腫瘍の指標となる。がん細胞は浸潤性に広がりながら，血管やリンパ節または体腔内に進展することができる（図 6.9）。概して，新たに固形がん（黒色腫以外の皮膚癌を除く）の診断を受けた患者の約 30％で臨床的に明らかな転移がみられる。その他の 20％の患者では診断時に不顕性転移がある。

　一般的に，大きな退形成腫瘍は診断時に転移している可能性が高いが例外もある。極端に小さいがんが転移を起こすこともあれば，逆に一見悪性にみえる大きながんでも転移しないものもある。すべての悪性腫瘍は転移しうるが，まれにしか転移を起こさない悪性腫瘍もある。例えば，皮膚の基底細胞癌や，多くの中枢神経系腫瘍の原発巣は局所浸潤を示すが，転移を示すものはきわめてまれである。したがって，局所浸潤と転移の性質は区別できる。

　ある特別な環境は白血病やリンパ腫とよばれる"**血液がん blood cancer**"の発症にかかわっている。これらの白血病やリンパ腫は，血流に乗ってさまざまな臓器へ

良性および悪性腫瘍の特徴

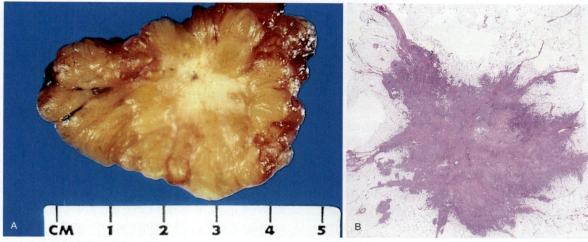

図6.8　浸潤性乳管癌
A：石のように硬い病変部に引きつれが生じ，周囲の乳腺実質への浸潤がみられる断面。B：巣状，あるいは索状構造を示す腫瘍細胞が乳腺間質や脂肪へ浸潤している組織像。明瞭な被膜がないことに留意。（Dr.Susan Lester, Brigham and Woman's Hospital, Boston, Massachusetts. の厚意による）

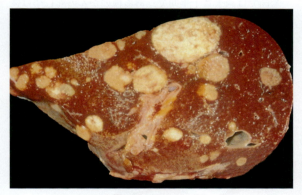

図6.9　がんの転移巣を伴った肝臓

と移動する血液系を形成する細胞に由来することから，非常にまれなケースを除いて診断時において播種性であり，すべて悪性であると考えられる。

悪性腫瘍は，(1)体腔への播種，(2)リンパ行性転移，(3)血行性転移の3つの経路を介して転移する。

播種 spread by seeding による転移は腫瘍が体腔へと浸潤した際に生じる。播種は特に卵巣癌において典型的にみられ，しばしば腹膜の表面を広範囲に覆うものの，腹部臓器への浸潤はみられない。これは，遠隔部位に播種し，増殖する能力が，浸潤する能力と区別できることを示す例である。髄芽腫や上衣腫のような中枢神経系腫瘍は脳室内へ侵入し，脳脊髄液によって脳や脊髄の髄膜の表面へと播種する。

リンパ行性転移 lymphatic spread はがん腫で，血行性転移 hematogenous spread は肉腫でよくみられる。しかし，リンパ管と血管は相互に連絡があり，すべてのがんがどちらの経路でも転移しうる。リンパ節転移の様式は，原発腫瘍の位置とリンパ管の流出経路に依存する。

気道に発生した肺癌では，まず局所の気管支リンパ節へと転移した後に，気管リンパ節や肺門リンパ節へと転移する。乳癌は通常，乳腺の外側上部に発生し，最初に腋下リンパ節へと転移する。しかし，乳腺の内側に発生した場合，内側乳腺動脈に沿ったリンパ節へと転移する。どちらの場合においても，その後は鎖骨上あるいは鎖骨下リンパ節へと転移する。ある種のがんでは，がん細胞が直近のリンパ節を通過して次のリンパ節へと転移する，いわゆる"スキップ転移 skip metastase"が形成されることがある。腫瘍細胞は，最終的にはすべてのリンパ節を経由した後に，胸管を介して血管に至る。

"センチネルリンパ節 sentinel lymph node"は原発巣からのリンパ流が最初に到達するリンパ節のことであり，原発巣に色素あるいは放射性同位体を注入することで同定できる。生検によってセンチネルリンパ節への転移を調べることで，がんがどの程度広がっているのかを推定できるため，治療方針の決定に重要な情報を得ることができる。原発巣の近傍におけるリンパ節腫大は腫瘍の転移を強く疑わせるものではあるが，必ずしもそうとは限らないことに注意しなければならない。腫瘍の壊死産物や腫瘍抗原 tumor antigen がしばしばリンパ節における反応性過形成（リンパ節炎）などを伴う免疫反応を惹起するからである。したがって，腫大したリンパ節が腫瘍の転移によるものであるかどうかを明らかにするため生検が必要となる。

がんの血行性転移は，壁の厚い動脈ではなく，壁の薄い静脈への浸潤によって起こる可能性が最も高い。静脈からの浸潤では，血中細胞は最初に出会った毛細血管床で停止することが多い。門脈系は肝臓へ，大動脈系は肺へ流れるため，血行性播種の最も頻度の高い部位は肝臓と肺である。甲状腺や前立腺などの脊椎近傍の臓器に発

生したがんは，しばしば傍脊椎静脈叢を介して塞栓する。このような性質がこれらのがんが脊椎に転移しやすいことを説明しているのかもしれない。他のがん，特に腎細胞癌や肝細胞癌は，蛇のように静脈内で増殖する性質があり，ときには下大静脈を上って心臓の右側まで達することもある。驚くべきことに，このような静脈内増殖は広範な播種を伴わないことがある。

がんは所属リンパ節や毛細血管床に段階的に広がっていくのに加えて，しばしば非連続的に臓器に広がっていくがんもある。例えば，前立腺癌は骨に，気管支原性癌は副腎や脳に，神経芽腫は肝臓と骨に，ブドウ膜黒色腫は肝臓に転移する。一方，毛細血管が豊富であるにもかかわらず，骨格筋などの組織への転移はまれである。このような腫瘍細胞の組織特異的な転移の分子機構については後述する。

図6.10にまとめたように，さまざまな特徴によって良性腫瘍と悪性腫瘍は区別することができる。

疫 学

特定の環境的，遺伝的，文化的要因と新生物との関連を明らかにすることによって，がんの原因に関する多くの知見が得られてきた。喫煙と肺癌との確立された因果関係は当初は疫学研究によってもたらされたものである。西欧諸国やアフリカにおける大腸癌の頻度と食習慣の比較は，食事に含まれる脂肪と線維の含有量が大腸癌の原因として重要であることを明らかにした。また，がんの発生リスクを高める特定の疾患の研究もがんの病因に関する手掛かりとなる。次に，まずがんの発生頻度の全体像を要約し，続いてがん患者に関連する要因，がん発生にかかわる環境要因について述べる。

がんの発生率

2018年の1年間のがん患者数は世界で1,700万人を超え，960万人（1日当たり約2万6,300人）ががんで死亡したと報告された。加えて，人口増加が原因で，2035年には1年間で新規のがん患者は2,400万人となり，がんによる死亡者数は1,460万人にまでのぼると予測されている。特定のがんの発症に関する個々の情報は，国によるがんの発生頻度や死亡率の資料から知ることができる。2022年，米国では約190万人の新たながん患者が発生し，60万9,000人の患者ががんで死亡した。米国における死因となる主ながんの発生部位と発生頻度については図6.11に示した。

米国では過去数十年間で，ある種のがんの死亡率は変化してきた。1995年以降，米国における男性と女性のがん発症率は大きく変化していない一方で，がんによる死亡率は男性では約20％，女性では約10％減少した。男性のがん死亡率減少のうちの80％は肺癌，前立腺癌，結腸癌の死亡率減少によるもので，女性のがん死亡率減少においては，60％が乳癌と結腸・直腸癌の死亡率減

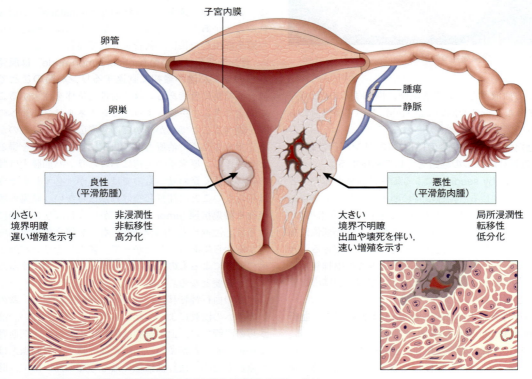

図6.10 子宮筋層の良性腫瘍（平滑筋腫）と悪性腫瘍（平滑筋肉腫）の比較

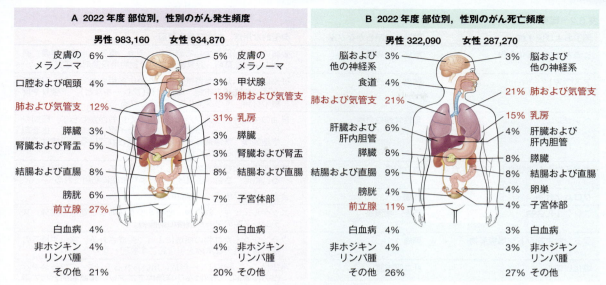

図 6.11 米国における部位別，性別によるがん発生率(A)と死亡率(B)の推定
膀胱以外の臓器の上皮内癌と皮膚基底細胞癌と扁平上皮癌は除外している。最も一般的な腫瘍を赤字で示す。（データおよび数値は the National CancerInstitute - Surveillance Epidemiology and End Result [SEER] program を参照）

少によるものである。タバコ製品の使用が減少することで，肺癌による死亡者数が減少し，診断や治療の向上によって結腸癌，女性の乳癌，前立腺癌による死亡者数が減少した。

この半世紀で，米国での子宮頸癌，胃癌による死亡率が著しく減少している。子宮頸癌による死亡率の減少は，パパニコロウ染色による細胞診の普及により治癒可能な早期の段階での子宮頸癌や前がん病変の発見が可能になったことによるものである。数年以内に**ヒトパピローマウイルス** human papillomavirus (HPV) ワクチン接種の広がりにより，子宮頸癌は完全になくなるだろうといわれている。胃癌における死亡率減少の理由は明らかでないが，あまり知られていない食物中の発がん性物質への曝露が減少したためではないかと推測されている。

環境因子

環境因子 environmental factor の曝露が，多くの一般的ながんの主要な危険因子であると考えられ，このことは多くのがんが潜在的に予防できることを示唆している。この概念は，特定のがんによる死亡率が地理的に異なるということからも支持され，つまりこの根幹は環境曝露の差異と考えられている。環境曝露は，多くの一般的ながんの主要な危険因子であると考えられ，例えば，がんの高い割合が潜在的要因にある例として，米国や欧州における乳癌による死亡率は，日本と比較すると 4～5 倍である。逆に，日本における胃癌の死亡率は，男女ともに米国の約 7 倍である。肝細胞癌は，アフリカの多くの地域においては最も死亡率の高いがんである。多くの研究が，これらの地理的差異が環境因子によるもので

あることを示唆している。例えば，ある種のがんでは，日系 2 世（米国在住の日本人の第 2 世代）は日本在住の日本人と，在来の米国人との中間的な死亡率を示す。また，日米におけるこの種のがんの死亡率は世代を経るごとに互いに近いものになってきている。

多くの環境因子が，がんとかかわっている。それらは職場などの周辺環境や食事，個人的な習慣のなかにひそんでいる。そのなかには日光のように普遍的なものや，都市部で特にみられるもの（例：アスベスト），特定の職業に限定してみられるものなどがある（表 6.2）。がんに関係する最も重要な環境曝露を以下に示す。

- **食事**：食習慣も発がんに影響を与える重要な要因と考えられている。現在米国や世界の他の地域で増えている肥満は多くのがんの発症リスクを高めていると考えられている。
- **喫煙**：特にタバコは口腔癌，咽頭癌，喉頭癌，食道癌，膵臓癌，膀胱癌に関与しており，最も顕著なのは肺癌で，90％の肺癌患者の死亡は喫煙と関係している。
- **慢性的な飲酒**：アルコールの過度の飲酒は，中咽頭癌，喉頭癌，食道癌，乳癌，アルコール性肝硬変による肝臓癌に対して独立の危険因子となる。加えて，アルコール飲酒とタバコの喫煙は相乗的に上気道と上部消化管でのがん発症のリスクを増加させる。
- **出産歴**：妊娠中はプロゲステロンによる負の反応がなく，エストロゲンによる累積的な刺激はエストロゲン応答性組織である子宮内膜と乳房でのがん発症リスクを増加させるという明白な証拠がある。
- **感染性因子**：感染性因子は世界中の約 15％のがんの原因になっていると考えられている（後述する）。

表 6.2　職業がん

因子および因子群	関連性の明らかながん	典型的な用途，および発生原因
ヒ素およびヒ素化合物	肺癌，皮膚癌	金属の精錬過程で生じる副産物。合金，電気・半導体装置，薬剤および除草剤，殺真菌剤および動物用殺菌剤の成分
アスベスト	肺癌，中皮腫	従来は火災，熱，摩擦抵抗性のために多用されていた。現在でも建造物や防火布地，摩擦材料（ブレーキなど），下張りや屋根の材料，床のタイルなどでみられる
ベンゼン	急性骨髄白血病	軽油の主成分。リスクが知られていたにもかかわらず，印刷やリソグラフィー，塗装，ゴム，ドライクリーニング，接着剤や塗装膜，洗浄剤など多用途に使用されている。以前は溶媒や燻蒸剤として広く使用されていた
カドミウムおよびカドミウム化合物	前立腺癌	黄色色素および蛍光物質として用いられる。ハンダに用いられる。電池，合金，金属メッキおよび被膜に利用される
クロム化合物	肺癌	合金，塗装，色素，保存料の成分
ニッケル化合物	肺癌，咽頭癌	ニッケルメッキ。鉄合金，セラミックスおよび電池の成分。ステンレス製のアーク溶接の副産物
ラドンおよびラドン崩壊産物	肺癌	ウランを含んだ鉱物の崩壊によって生成される。鉱山や地下の採石場で重大な危険を引き起こす要因となりうる
塩化ビニル	肝血管肉腫	冷却材，ビニルポリマー形成に用いられるモノマー，プラスチックの接着剤。以前は高圧容器内でエアゾール噴射剤として用いられた

Stellman JM, Stellman SD: Cancer and workplace. CA Cancer J Clin. 46:70–92. 1996. より Lippincott Williams & Wilkins. の許可を得て改変

年齢とがん

　一般的にみて，がんの発生頻度は年齢とともに増加する。多くのがん死は 55～75 歳の間で発生し，75 歳以降ではその年齢の人口の減少に伴いがんによる死亡数も減少する。年齢とともに発生頻度が上昇することは，悪性腫瘍を発生させるような体細胞変異の蓄積で説明することができる（詳細は後述）。また加齢に伴う免疫監視機構の低下も重要な要因といえる。

　がんは高齢者で発症しやすいが，15 歳未満の小児の死因の 10% 強を占めている（第 5 章）。小児の死因となる主ながんとして中枢神経系腫瘍，白血病，リンパ腫，軟部肉腫，骨肉腫などが挙げられる。後述するように，いくつかの小児に特徴的な腫瘍，特に網膜芽腫 retinoblastoma などの疾患の研究は悪性腫瘍の病態形成に関する基礎的な知見をもたらした。

後天性素因

　がんの発症を高める後天性素因 acquired predisposing condition には慢性炎症や免疫不全，前がん病変が含まれる。大部分の慢性炎症状態では悪性腫瘍が発生しやすいような肥沃な"土壌 soil"を形成する（表 6.3）。慢性炎症の状況下で生じるがんのほとんどは上皮性腫瘍であるが，中皮腫や種々のリンパ腫もある。一方で，免疫不全によってウイルス誘発のがん，例えばある特定のリンパ腫や，上皮性腫瘍あるいは肉腫様の増殖を発症しやすくなる。

　前がん病変は，がんの高い発症リスクがある上皮細胞の分化異常によって特徴づけられる。前がん病変 precursor lesion は慢性炎症や（内分泌感受性組織での）ホルモン障害などに伴い二次的に生じたり，自然に生じたりする。分子レベルでの分析から，多くの前がん病変では関連するがんにみられるのと同じ遺伝的変異を有する例が知られている。しかしながら，がんの進行を妨げることはでき，また前がん病変に気づくことは非常に重要である。なぜなら，前がん病変の切除や正常化によりがんの発症リスクを下げることができる。

　多様な前がん病変のなかで最も共通している特徴を以下に示す。

- 気管支粘膜 bronchial mucosa の扁平上皮細胞への化生 metaplasia や異形成は肺癌のリスク因子である。（第 11 章）
- エストロゲン刺激の抑制を伴わない女性における子宮内膜の過形成 hyperplasia や異形成は，子宮内膜癌のリスク因子である。（第 17 章）
- 口腔 oral cavity，膣 vulva，陰茎 penis にみられる白板症 leukoplakia は扁平上皮癌に移行する可能性を有する。（第 13, 16, 17 章）
- 結腸の絨毛腺腫 villous adenoma は，結腸癌に進行するリスクが高い。（第 13 章）

　これと関連して，「良性腫瘍が悪性化する危険要因とは何か」とか「良性腫瘍は前がん病変なのか」といった質問もなされる。一般的にはこれらの問いに対して回答するのは困難であるが，例外も存在する。おそらくよりよい答えは，良性腫瘍ではそれぞれのタイプの腫瘍が一定のがん化の危険性をはらんでおり，それが非常に高いものからほとんど無視できるようなものまで幅がある，というものである。例えば大腸腺腫は 50% 程度の症例においてがん化が起こりうるが，子宮の平滑筋腫の悪性転換は非常にまれである。

表 6.3　慢性炎症とがん

病　態	関連するがん	病因となる因子
硅肺症	中皮腫, 肺癌	アスベスト, シリカ粒子
炎症性腸疾患	大腸癌	
硬化性萎縮性苔癬	外陰部扁平上皮癌	
膵炎	膵癌	日常的な飲酒, 生殖細胞変異(トリプシノーゲン遺伝子変異)
慢性胆囊炎	胆囊癌	胆汁酸, バクテリア, 胆石
逆流性食道炎, バレット食道	食道腺癌	胃酸
シェーグレン症候群, 橋本病	節外性辺縁帯リンパ腫	
オピストルキス症, 胆管炎	胆管癌, 大腸癌	肝吸虫(タイ肝吸虫)
胃炎, 潰瘍	胃腺癌, 節外性辺縁帯リンパ腫	ヘリコバクター・ピロリ
肝炎	肝細胞癌	B 型または C 型肝炎
骨髄炎	瘻孔部のがん	バクテリア感染
慢性膀胱炎	膀胱癌	住血吸虫

Tlsty TD, Coussens LM: Tumor stroma and regulation of cancer development, Ann Rev Pathol Mech Dis 1:119, 2006. からの改変

環境因子と遺伝因子の相互作用

　ある特定のがんは遺伝性であり, 多くは生殖細胞の段階で生じる変異が, がんを抑制する遺伝子(いわゆる"**がん抑制遺伝子 tumor suppressor gene**")(後述)の機能に影響を与えることが原因である. 米国で発症するがんの 95 % が"散発性"の悪性腫瘍であり, その発生に遺伝因子がどのような影響を与えるのだろうか. 散発性のがんの多くは環境因子や後天性素因に影響されるという研究結果がある一方で, 環境要因と遺伝要因は相互作用するため, 遺伝要因の関与を除外することはできない. 腫瘍発生が多様な遺伝子の小さな寄与に影響しているとき, このような相互作用は特に複雑になる. さらに加えて, 遺伝因子は環境因子に誘発されるがん発症のリスクを変化させる. これを証明している実例としては, 発がん物質を活性化発がん物質に代謝するシトクロム P-450 系の機能を担う酵素の遺伝的な変異が存在することが挙げられる. 一方で, 環境因子は"**がん関連遺伝子 cancer gene**"を引き継いだ人においてさえ, がん発生のリスクに影響を及ぼす可能性がある.

がん関連遺伝子

　がんは 2 万個という限られた遺伝子の機能が遺伝子変異によって変化することで引き起こされる疾患であるということだ. 単純化すると, これらの遺伝子をがん関連遺伝子という. がん関連遺伝子は, がんでみられる遺伝的異常において繰り返し影響を受ける遺伝子と定義され, なぜならその遺伝子は直接的にがん細胞の悪性的な挙動に影響を与えるためである. がん関連遺伝子に生じる変異は化学物質や放射線, ウイルスといった環境因子によって獲得されたり, 自然に生じたり, あるいは遺伝的に受け継いだりする. もしそのような変異が腫瘍形成を誘発した場合に, 腫瘍内の各細胞は形質転換の初期の時点で確認された変異を共有していると推測される. この仮説はゲノムシークエンスによって系統的に解析された腫瘍で確認され, がんは遺伝的な疾患であるという仮説を強く支持している.

　がん関連遺伝子は数百に及び, いまだに新たな遺伝子が発見されている. がん関連遺伝子はがんに関する 4 つの主要な遺伝子群の 1 つに分類される.

- **がん遺伝子 oncogene** とは, その発現により細胞増殖が促進され, 悪性形質転換をもたらす遺伝子である. がん遺伝子は, 正常な細胞内の**がん原遺伝子 proto-oncogene** が, 変異あるいは過剰発現したものである. 多くのがん遺伝子がコードしているものは転写因子, 細胞増殖シグナル経路または細胞の生存を高める因子である. がん形質を引き起こすには単一アレル(対立遺伝子)の変異で十分であることから, がん遺伝子は顕性遺伝子であると考えられる.

- **がん抑制遺伝子 tumor suppressor gene** は, 正常細胞では過剰な細胞増殖を防いでいる. しかし, これが変異したり欠失したりすると, 細胞の形質転換を引き起こす. 多くの場合, 細胞がもつ両方のアレルが損傷して初めて形質転換細胞が出現する. がん抑制遺伝子には 2 つのグループがあり, 細胞増殖を抑制する重要な働きをもつグループと, ゲノム損傷を感知するグループがある. 後者の遺伝子はゲノム損傷に対して複雑な応答をみせる. 例えば, 細胞増殖を停止させるといったことや, 損傷が大き過ぎて修復できないときは細胞死を誘導する.

- **アポトーシスを制御する遺伝子 genes that regulate apoptosis** は細胞増殖を刺激するというよりも, むしろ細胞生存を高めることが主要な働きである. 当然のことではあるが, がん細胞においてはアポトーシスを回避するような遺伝子はしばしば過剰発現している一方で, アポトーシスを誘導するような遺伝子は低発現または変異によって不活性化されている.

- **腫瘍細胞と宿主細胞の相互作用を調節する遺伝子**も

表 6.4　先天的素因子とがん

遺伝性疾患	原因遺伝子
常染色体顕性遺伝を示すがん症候群	
網膜芽細胞腫	*RB*
リ・フラウメニ症候群	*TP53*
悪性黒色腫	*CDKN2A*
家族性大腸腺腫症，大腸癌	*APC*
神経線維腫症 1 型，2 型	*NF1*, *NF2*
乳癌，卵巣癌	*BRCA1*, *BRCA2*
多発性内分泌腫瘍症 1 型，2 型	*MEN1*, *RET*
遺伝性非ポリポーシス大腸癌	*MSH2*, *MLH1*, *MSH6*
基底細胞母斑症候群	*PTCH1*
DNA 修復遺伝子異常を伴う常染色体潜性遺伝を示す症候群	
色素性乾皮症	ヌクレオチド除去修復にかかわるさまざまな遺伝子
毛細血管拡張性運動失調症	*ATM*
ブルーム症候群	*BLM*
ファンコニ貧血	DNA の架橋の修復にかかわるさまざまな遺伝子

このリストに加えられる．ある種のがんではこのような遺伝子に変異が入っていたり，機能的に変化をきたしている．特に重要な遺伝子は，本来宿主の免疫機構を利用することにより，腫瘍細胞に対する認識を高めたり，妨げたりしている遺伝子である．

多くの例では，がん関連遺伝子に生じる特定の変異は出生後に発生し，がん細胞に限られている．しかしながら，がんの原因となる変異はしばしば生殖細胞に受け継がれ，それゆえにその変異が全身の細胞に存在することになり，個々人における特定のがんの発症リスクを上げる（表 6.4）．重要な家族性がんおよび，遺伝子とがんの関係性については後述する．

続いてがん関連遺伝子の発現や機能変化の原因となる遺伝子の変異部位について述べる．

がんにおける遺伝子の変異部位

がんでみられる遺伝的な変化は，1 つのヌクレオチドがかかわる**点変異** point mutation から染色体の構造全体を大きく変えるのに十分な変異まで多岐にわたる．特定の腫瘍においては，遺伝的な異常は選択性があり，大きな特徴をもっている．特徴的な染色体異常は白血病やリンパ腫でよくみられ，非造血系の腫瘍でも発見が増加している．一方で特定の点変異によって特徴づけられる腫瘍も多い．繰り返し認められる遺伝的変化は複数のがん関連遺伝子の機能を変化させ，おそらく 1 つ以上のがんの特性に寄与することで変異を有する細胞に選択的優位性を与えていると考えられている．

ドライバー変異とパッセンジャー変異

ドライバー変異 driver mutation とはがん関連遺伝子の機能を変化させることにより，がんの発症や進行に直接的にかかわる変異である．一般的にドライバー変異は後天性ではあるが，まれに先天性のものもある．一方で，**パッセンジャー変異** passenger mutation は適応という観点から中立的な後天的な変異であり，細胞の挙動に影響を与えない．パッセンジャー変異が無作為に生じることで，ゲノム全体に存在する一方で，ドライバー変異はがん関連遺伝子に集中する傾向がある．メラノーマや喫煙関連の肺癌といった発がん物質の曝露によって引き起こされるがんでは，パッセンジャー変異がドライバー変異よりも非常に多く生じていると考えられている．

パッセンジャー変異は明らかに無害な性質であるにもかかわらず，ある観点からは非常に重要である．

- 発がん物質関連のがんでは，パッセンジャー変異の解析により，発がん物質によって直接的に多くのゲノム損傷を引き起こすという確固たる証拠が示されてきた．例えば，メラノーマのゲノム解析の前に，日光が原因となるかどうかが議論されてきた．いまやいうまでもなく，メラノーマは紫外線による損傷と関連するパッセンジャー変異が何千も生じていることが知られている．

- パッセンジャー変異の 1 つの作用は，はじめは中立であるが，腫瘍細胞の治療に対する選択的な優位性をもたせる遺伝的変異を引き起こすことである．このことに関する証拠は，薬物治療後に再発した腫瘍細胞の DNA 塩基配列解析によって証明された．多くの例で，薬物耐性を直接誘導する変異が腫瘍細胞中の薬剤の標的遺伝子内（例えば BCR/ABL のようなチロシンキナーゼ）にみられる．一般的に，同じ薬物耐性を引き起こす変異は治療前にもみられるが，ごくわずかな細胞にしか存在しない．このように，度重なる治療によって中立であったパッセンジャー変異をドライバー変異へと"変え"，腫瘍増殖に利点を与える．

- パッセンジャー変異は，宿主の免疫応答を誘発する変化したタンパク質を作り出す．このことの重要性は，がん免疫と免疫療法について論じるときに明らかになる．

点変異

点変異は，その変異の正確な位置や結果によって，変異が入った遺伝子から生じるタンパク質を活性化させたり不活性化させたりすることができる．点変異はがん原遺伝子をがん遺伝子に変え，タンパク質活性を調節しているアミノ酸を変えることで機能獲得（gain-of-function）を生じさせる．代表的な例は，点変異がヒトのがんにおいて最も共通して起こる *RAS* 遺伝子をがん

遺伝子に変えてしまうことである。対照的に，がん抑制遺伝子における点変異はコードしているタンパク質の機能を低下あるいは消失させる。がんにおいて，点変異によって最も共通に影響を受けるがん抑制遺伝子は，がん抑制遺伝子のプロトタイプの *TP53* である（後述）。

■ 遺伝子再編成

遺伝子再編成は，染色体の転座，逆位，欠失あるいは他の複雑な遺伝子変化によって生じうる。特定の遺伝子再構成はある種の悪性腫瘍，特に造血細胞や間葉系細胞由来の腫瘍と強く関連する。これらの遺伝子再編成は2つの方法でがん原遺伝子を活性化する。

- 遺伝子再編成によって通常の調節因子の支配下から移動し，高い活性をもつプロモーターやエンハンサーのコントロール下に置かれることにより，がん原遺伝子が過剰発現する。B細胞リンパ腫は，このケースの代表例である。バーキットリンパ腫 Burkitt lymphoma の90％以上で均衡型相互転座がみられる。多くが8番染色体と14番染色体にみられ，8番染色体上の *MYC* 遺伝子を14番染色体にある免疫グロブリン重鎖遺伝子の発現調節を担うプロモーター配列の近傍に配置することにより，*MYC* 遺伝子の過剰な発現を促す（図6.12）。濾胞性リンパ腫 follicular lymphoma では，14番染色体と18番染色体の均衡型相互転座により，18番染色体上の *BCL2* という抗アポトーシス遺伝子の過剰発現が免疫グロブリン遺伝子のプロモーター配列の働きによって促進されることも知られている。

- もう一方の発がん性の遺伝子再編成では，新規キメラタンパク質をコードする融合遺伝子 fusion gene をつくる。有名なのは慢性骨髄性白血病のフィラデルフィア染色体であり（第10章），通常9番染色体と22番染色体の均衡型相互転座により形成される（図6.12）。この細胞遺伝学的な変化は慢性骨髄性白血病の90％以上にみられ，結果として22番染色体の *BCR* 遺伝子の一部と9番染色体の *ABL* 遺伝子の一部が融合する。フィラデルフィア染色体陰性のケースでは，慢性骨髄性白血病に必須な（核型解析では検出できない）潜在性の *BCR–ABL* 融合遺伝子を有する。後述するように，***BCR–ABL* 融合遺伝子は強力な形質転換能を有する強いチロシンキナーゼをコードしている。**

リンパ系の腫瘍は遺伝子再編成と最も関連している。この関係性が存在するのは，正常なリンパ球が免疫グロブリンやT細胞受容体遺伝子組み換えの過程でDNAを切断する特殊な酵素が存在するためである。このDNA切断後の修復ではエラーが発生することがあり，そのエラーによって生じた遺伝子再編成はがん原遺伝子を活性化させる。2種類の間葉系腫瘍，すなわち骨髄球性腫瘍（急性骨髄性白血病，骨髄増殖性腫瘍）と肉腫においても高頻度で遺伝子再編成が認められる。リンパ系腫瘍とは異なり，骨髄球性や肉腫で生じる遺伝子再編成を引き起こすDNA切断の原因はよくわかっていない。一般に，骨髄球性腫瘍や肉腫にみられる遺伝子再編成は，過剰に活性化したチロシンキナーゼ（*BCR–ABL* に類似）または，がん化能を有する新規の転写因子をコードする融合遺伝子を形成する。肉腫において，よく特徴づけられた例としてはユーイング肉腫での(11;22)(q24;q12)転座である（第19章）。この再編成によって，2つの異なる転写因子 EWS と FLI1 の一部を含む**キメラがんタンパク質 chimeric oncoprotein**をコードする融合遺伝子を形成する。

上皮性悪性腫瘍では核型的に明らかな転座や逆位（重要ながん遺伝子が存在する部位を含む）はまれであるため，がんの原因となる遺伝子再編成の同定は遅れていた。しかし，がんゲノムのDNA配列の解析により，上皮性悪性腫瘍における潜在的な病原性遺伝子再編成の存在が明らかになってきた。血液系のがんや肉腫にみられたように，上皮性悪性腫瘍においても遺伝子の再編成によるがん遺伝子の過剰発現や新しい融合遺伝子の形成が，発がん現象に寄与している。具体例は他の章で取り上げるが，*BCR-ABL* といった融合遺伝子と同様に，上皮性悪性腫瘍におけるいくつかの融合遺伝子も治療標的となる（例：肺癌での *EML–ALK*）（第11章）。

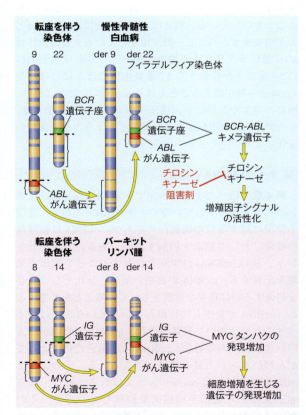

図6.12　慢性骨髄性白血病とバーキットリンパ腫における染色体転座と関連するがん遺伝子と活性化

■ 欠失

染色体上の一部分が欠失するということは，すなわち，特定のがん抑制遺伝子の欠失につながる．一般的に，両方のアレルでがん抑制遺伝子が不活化して初めて発がんにつながる．両アレルの不活化は，片方のアレルにもともと不活性の点変異をもっているところに，もう片方のアレルが欠失するという機序で起こる．後述するように，RB 遺伝子の領域である染色体 13q14 を含む欠失は網膜芽細胞腫と関連し，染色体 17p の欠失は最も重要ながん抑制遺伝子 TP53 の喪失に関連する．

■ 遺伝子増幅

がん原遺伝子は遺伝子増幅によってがん遺伝子として機能し，その結果，正常なタンパク質の過剰発現や過剰活性化を伴う．このような増幅ではがん原遺伝子のコピーが数百も生じることがあり，コピー数の変化は適切な DNA プローブを用いた分子ハイブリダイゼーションによって特定することができ，ときに顕微鏡下で観察されるほどの変化が染色体に起きる場合もある．増幅には 2 つのパターンがある．1 つは染色体外の**二重微小染色体** double minute とよばれる構造であり，もう 1 つは**均質染色領域** homogeneously staining region である．後者では，正常の部位から離れた新しい染色体領域に増幅した遺伝子が挿入される．増幅された遺伝子を含む領域は正常な染色体の縞模様をもたないため，G バンド染色を行うと均質な像として観察される．臨床的に重要な例としては，神経芽腫にみられる MYCN や乳癌にみられる HER2 の 2 つが挙げられる．MYCN 遺伝子の増幅は神経芽腫の 25〜30% でみつかり，予後不良との相関が報告されている（図 6.13）．HER2 遺伝子（ERBB2 ともよばれる）増幅は乳癌の約 20% でみられ，HER2 遺伝子がコードしている受容体に対する抗体を用いた治療の有効性が確認されている．

■ 染色体異数性

異数性 aneuploidy とは染色体の数で定義され，染色体の数が一倍体の倍数でない状態を指す．例えばヒトにおいては，染色体数が 23 の倍数でない状態である．異数性はがん，特にがん腫において非常によくみられ，発がんの原因として 100 年以上前から指摘されてきた．染色体異数性は，有糸分裂時のチェックポイントの異常により起こることが多い．チェックポイントは細胞周期の制御機構として重要で，染色体の不適切な分離を防ぐ働きをする．具体的には，複製された染色体が紡錘糸微小管に正常についたことを認識することで初めて，次段階である分裂後期へ移行させる，という機構により異数性の発生を防いでいる．

がんになった結果ではなく，染色体異数性が原因となってがんを引き起こすことを示す証拠を得るのは現在の技術では困難である．しかし，がん細胞の詳細な分析は，異数性が重要ながん遺伝子のコピー数を増加させ，強力ながん抑制遺伝子のコピー数を減少させる傾向があることを示している．例えば，腫瘍細胞において，ほとんど消失せずかつコピー数が増加している 8 番染色体は MYC 遺伝子が存在する場所である．それとは対照的に TP53 遺伝子が位置する 17 番染色体ではしばしば消失し，コピー数が増えることもほとんどない．このように，腫瘍の発生や進展はがん遺伝子のコピー数を増加させ，一方でがん抑制遺伝子の量を減少するような染色体数の変化によって生じる．

■ マイクロ RNA とがん

第 4 章で述べたように，マイクロ RNA（miRNA）はタンパク質をコードしていない一本鎖 RNA であり，遺伝子発現に対する負の調節作用をもつ．miRNA は転写後の段階において翻訳を抑制するか，あるいはメッセンジャー RNA（mRNA）の切断を促進することで遺伝子発現を阻害する．miRNA が細胞の増殖，分化そして生存を制御するのに重要な役割をもっていることを考慮すると，miRNA が発がんに貢献しているということは驚くべきことではない．具体的には，miRNA の標的ががん抑制遺伝子である場合，miRNA の過剰活性化によってがん抑制タンパク質の活性が抑えられる．そのような miRNA はしばしば oncomIRs とよばれる．逆に，ある miRNA ががん遺伝子の翻訳を抑制していると，その miRNA の量や機能の低下がん遺伝子による産物の過剰発現へとつながる．このような関係性は，ヒトのいく

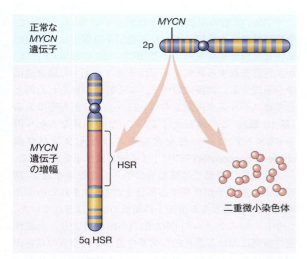

図 6.13 ヒトの神経芽腫にみられる MYCN 遺伝子の増幅
通常 2p 染色体にみられる MYCN 遺伝子が増幅され，染色体外の二重微小染色体や，染色体に組み込まれた均質染色領域としてみられる．（Brodeur GM, Seeger RC, Sather H, et al: Clinical implications of oncogene activation in human neuroblastomas. Cancer 58: 541, 1986. Reprinted by permission of Wiley-Liss, Inc, a subsidiary of John Wiley & Sons, Inc. より改変）

つかの腫瘍細胞における miRNA の発現解析により明らかとなっている。例えば，ある種の白血病やリンパ腫において特定の miRNA が減少あるいは欠失している場合があり，結果として抗アポトーシス遺伝子である *BCL2* の発現が亢進する。*RAS* および *MYC* 遺伝子の発現を調節する miRNA の調節不全も肺癌や B 細胞性白血病で検出されている。

エピジェネティック修飾とがん

第 4 章で学んだように，エピジェネティクス epigenetics とは，変異を起こさない可逆的かつ遺伝性の遺伝子発現変化のことを指す言葉である。翻訳後のヒストンの修飾や，DNA のメチル化なども，表現型の変化を引き起こすためこれに含まれる。通常，分化細胞ではゲノムの大部分が発現されていない。これは，DNA のメチル化やヒストンの修飾によって，これらのゲノムがサイレンシングされているからである。一方，がん細胞では DNA の全体的な低メチル化と特定のプロモーターに限局する選択的な高メチル化が特徴的である。実際に，がん抑制遺伝子の発現が，DNA 塩基配列の変化ではなくプロモーター領域の高メチル化によって抑制されるということが証明されつつある。マウスにおける実験では，ゲノム全体の低メチル化は染色体の不安定性を引き起こし，がんを誘発することが確認されている。このように，エピジェネティックな変化はがん化にさまざまな影響を与えている。また，がんゲノム配列の精査から，多くのがんでエピジェネティックな修飾を調節する遺伝子の変異がみられることがわかっている。このように，特定の遺伝子の変異はエピジェネティックな変化（DNA メチル化やヒストン修飾）を引き起こすことでがんの増殖や生存を助長している。

発がん：多段階過程

発がんは表現型の変化およびそれに関するすべての特徴（後述）を引き起こす複数の遺伝的変異の蓄積によって生じる多段階的なプロセス（multistep process）をとる。前述したとおり，いくつかの非腫瘍性前がん病変でのドライバー変異の存在は，がんとしての症状が出るまでに付加的な変異を必要としていることを示唆しており，つまりこの発がんモデルを支持することになる。

単一の起源細胞から腫瘍が発生すること以前に，がんがダーウィンの選択を受け続け，進化し続けていることを認識することが非常に重要である（図 6.14）。がんがより攻撃的になり，より悪性度を増す過程は"腫瘍の進行（tumor progression）"として知られている。分子レベルでは，異なる細胞で独立的に蓄積する複数の変異によってがんは進行する。遺伝子変異のなかには致死的な変異もあれば，がん遺伝子の機能に影響を与えて細胞増殖，生存，浸潤，転移，免疫回避（immune evasion）を亢進させる変異もある。**この選択的な利点によって，これらの突然変異を獲得したサブクローンは原発部位あるいは転移部位のいずれにおいても，腫瘍のある領域に優位に存在するようになる。変異とダーウィンの選択を続けた結果，たとえ悪性腫瘍が発症初期の段階で単一であっても，腫瘍がみつかったときには遺伝的な不均一性を示すことになる。遺伝的不安定性を示す進行した腫瘍では，遺伝的な不均一性は増大する。**

ダーウィンの選択によって形成される遺伝的な進化によって，がんの 2 つの最も有害な特性，つまり時間をかけてより悪性度を増し，治療に対して抵抗性になることを説明できる。したがって，遺伝的な不均一性は**がんの進行と治療に対する反応性**にとって意味をもつ。がんが化学療法の後に再発した時点で，再発したがんはほとん

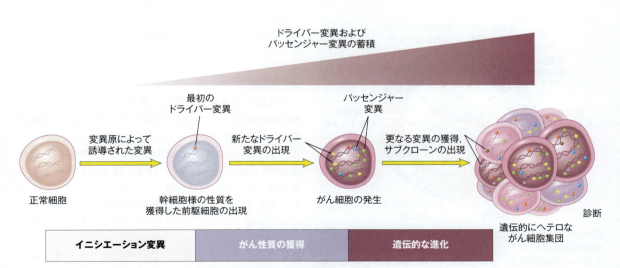

図 6.14　相補的なドライバー変異の段階的な蓄積によるがんの発症
種々のドライバー変異が生じる順序は普通知られておらず，腫瘍間で異なると考えられている。

ど初期の薬物療法に耐性であることが経験的に知られている。この獲得された薬物耐性能は，薬物耐性を付与する変異（またはエピジェネティックな変化）を偶然もったサブクローンの増殖に由来することを実験結果は示唆している。

がんの特徴

先述のとおり，少なく見積もってもがん関連遺伝子は数百存在する。がん関連遺伝子の機能を1つの遺伝子ごと記述するのが従来の方法ではあるが，がんゲノムの配列から明らかになったように遺伝子変異が膨大であるため，遺伝子1つ1つの機能解析からはがんの基本的な性質を理解することには限界がある。がんの生物学について考えるために，より扱いやすくそして概念的に適切な方法は，がん細胞で共通する表現型と生物学的な性質をとらえることである。**すべてのがんは，がんの特徴と考えられている細胞生理学におけるいくつかの基本的な変化を示す**。そのがんの特徴を以下に示す（図6.15）。
- 増殖シグナルの自己充足性
- 増殖抑制シグナルに対する不応性
- 細胞代謝の変化
- 細胞死の回避
- 無限の複製能力（不死化）
- 持続的な血管新生
- 組織浸潤，転移
- 免疫機構監視からの回避

これらのがんの特徴を付与する遺伝的あるいはエピジェネティックな変化の獲得は，炎症や**ゲノム不安定性 genomic instability** によって加速される。これらの変化は，細胞の形質転換や腫瘍の進行を促進することから，がんを特徴づける性質として考えられている。

これらの細胞形質の一部またはすべてを制御する遺伝

子の変異は，あらゆるがんにみられる。したがって，これらの形質は，がんの分子的起源に関する以下の議論の基礎となる。今後の記述では，遺伝子記号はイタリック体で表記し，その遺伝子から生じるタンパク質は非イタリック体で表記する（例：*RB* 遺伝子とRBタンパク質，*TP53* 遺伝子とp53タンパク質，*MYC* 遺伝子とMYCタンパク質）。

増殖シグナルの自己充足性

がん細胞を特徴づける増殖の自己充足性は一般的に，がん原遺伝子ががん遺伝子へと変換し，機能獲得をもたらす変異に由来する。がん遺伝子は，たとえ正常な増殖シグナルがない条件でも，細胞増殖を促進する**がんタンパク質 oncoprotein** をコードしている。がん遺伝子がどのように不適切な細胞増殖を引き起こすか理解するために，細胞増殖に特徴的な一連の過程を見直す必要がある。生理的条件下では細胞増殖を生じるシグナルは以下の過程に分けられる。

1. 細胞膜上にある特異的な受容体に**増殖因子 growth factor** が結合する。
2. **増殖因子受容体 growth factor receptor** が一時的に活性化し，細胞膜内側の単分子層にあるいくつかのシグナル伝達を担うタンパク質が活性化される。
3. 伝達されたシグナルは，**セカンドメッセンジャー second messenger** あるいはシグナル伝達分子のカスケードによって**細胞質 cytosol** から核に伝わる。
4. 核内の転写調節因子の発現誘導や活性化により，遺伝子転写や，オルガネラ，膜成分やリボソームといった細胞分裂に必要な細胞成分の合成の開始や調節が起こる。
5. 細胞が細胞周期に入り，最終的には細胞分裂する。

がん細胞に増殖能を与えるメカニズムは，増殖因子によって誘導されるシグナル伝達カスケードと細胞周期の調節における役割によって分類できる。実際に，上に挙げたどのステップでもがん細胞に生じた変異の影響を受けやすいことが知られている。

増殖因子

がん細胞は自身で増殖因子を分泌したり，あるいは，がん微小環境下で増殖因子を産生する間質細胞を誘導する。大半の増殖因子はある一種類の細胞によってつくられ，周囲の細胞に増殖刺激を与える〔**パラクライン（傍分泌）作用 paracrine action**〕。通常，増殖因子を産生する細胞は，同一細胞内で正のフィードバックループが生じるのを防ぐため，それに対応する受容体を発現しない。この"原則"はいくつかの方法によりがん細胞では破られている。

- いくつかのがん細胞は，自らが反応できる増殖因子の産生能を獲得する。例えば，多くの膠芽腫は**血小板由来増殖因子 platelet-derived growth factor**

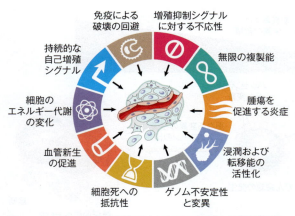

図6.15　がんの8つの特徴と2つの要因（ゲノム不安定性と腫瘍促進炎症）
大多数の腫瘍細胞は，重要な遺伝子の変異によって腫瘍の発生時にこれらの特性を獲得する。（Hanahan D, Weinberg RA: Hallmarks of cancer: the next generation. Cell 144:646, 2011.）

(PDGF)を分泌し，かつ PDGF 受容体遺伝子を増幅している．さらに，多くの肉腫はトランスフォーミング増殖因子α transforming growth factor–α（TGF–α）を分泌するとともに，その受容体を発現する．類似の自己分泌ループは，さまざまながんできわめてよく観察される．
- ある種のがんではがん細胞が周囲の支持組織の正常細胞にシグナルを送り，がんの成長を促進する増殖因子を産生することを促している．

■ 増殖因子受容体

増殖シグナル伝達系において，次に機能するのは増殖因子受容体であり，その多くは増殖因子の結合によって活性化されると内在性のキナーゼ活性をもつ．**多くの増殖因子受容体は変異や過剰発現によりがんタンパク質となる．**受容体過剰発現に関する有名な例としては，**上皮増殖因子 epidermal growth factor（EGF）受容体ファミリー**がある．EGF 受容体の一種である ERBB1 は，肺の扁平上皮癌の 80％，膠芽腫の 50％以上，そして頭部や頸部の上皮癌の 80～100％で過剰発現している．先述のとおり，関連受容体をコードする遺伝子である *HER2*（*ERBB2*）は乳癌の 20％で，肺・卵巣・胃・唾液腺の腺癌の一部において増幅されている．乳癌の病態形成における重要性が，この受容体の細胞外ドメインをブロックすることで臨床成績が劇的に改善したことから示された．抗 HER2 抗体はまさしく "研究から臨床へ" を実現したよい例である．他の例では，わずかではあるがタンパク質構造にとって機能的に重要な変化を引き起こす点突然変異や小規模な挿入や欠失，またはキメラ受容体をコードする融合遺伝子を形成する遺伝子再編成によって，チロシンキナーゼは活性化される．これらの各ケースにおいて，変異型の受容体は活性型の構造をもち，たとえ増殖因子がなくても細胞に有糸分裂シグナルを送り，あるいは増殖因子に対して強く反応する．

■ 下流のシグナル伝達タンパク質

増殖因子受容体の下流でシグナル伝達を担うタンパク質をコードした遺伝子の変異が生じることで，がん細胞はしばしば自律的な増殖能をもつ．これらの**シグナル伝達タンパク質 signal–transducing protein** は核内の遺伝子を標的にした増殖因子受容体と共役し，リガンドがその受容体と結合すると活性化される．このカテゴリーにおける特に重要ながんタンパク質として，RAS と ABL が挙げられる．いずれも以下に述べる．

RAS

RAS はヒトのがんで最も頻繁に変異を起こすがん遺伝子である．特にヒトのすべてのがんの約 20％で *RAS* 遺伝子の変異が報告されており，いくつかのがんではさらに高頻度に変異がみられる（膵腺癌など）．RAS は，グアノシンヌクレオチド〔グアノシン三リン酸 guanosine triphosphate（GTP）やグアノシン二リン酸 guanosine diphosphate（GDP）〕に結合する低分子量 G タンパク質ファミリーの一種である．RAS の活性は GDP と GTP の相対的な結合量によって制御されている．

- RAS によるシグナルは以下の連続したステップを引き起こす．**通常，RAS は活性化したシグナル伝達状態と静止状態を遷移する．**RAS タンパク質は GDP に結合すると不活性状態となる．EGF や PDGF などの増殖因子により細胞が刺激されることで，GDP から GTP への転換が誘導され，続いて活性化 RAS を生み出す構造変化が起こる（図 6.16）．しかし，RAS タンパク質に内在する**グアノシントリフォスファターゼ guanosine triphosphatase（GTPase）**活性が GTP から加水分解によってリン酸基をはずすことで GDP 結合型の不活性化状態に戻るため，RAS の活性化したシグナル伝達状態は一時的なものである．活性化した RAS タンパク質の GTPase 活性は **GTPase 活性化タンパク質 GTPase–activating protein（GAP）**によって劇的に増大する．GAP はこの GTP から GDP への加水分解の促進作用を介して，無制限な RAS 活性化を防ぐブレーキ分子としての役割を担っている．
- **活性化した RAS は，細胞増殖シグナルを核に伝達するいくつかの相互作用する経路を介して細胞増殖の下流調節因子を刺激し，*MYC* といった細胞増殖を調節する遺伝子の発現を変える．**RAS の下流シグナルカスケード（一部は図 6.16 に記している）の詳細はここでは述べないが，重要なことはこれらのシグナル中間体が変異により活性化し，活性化 RAS の増殖促進効果を再現することである．例えば，いわゆる "RAF/ERK/MAP キナーゼ経路（RAF/ERK/MAP kinase pathway）" に関与する BRAF はメラノーマの 60％以上で変異を起こしており，無規律な細胞増殖を引き起こす．また，PI3K/AKT 経路のフォスファチジルイノシトール 3 キナーゼ（PI3 kinase）の変異は，RAS 下流シグナル分子の活性化と同様にある種のがんでは高頻度に生じる．

RAS は，GTP 結合部位や GTP 加水分解に不可欠な酵素部位にあるアミノ酸残基の点変異によって活性化されることが多い．どちらに生じた変異も GTP の遊離を阻害する．それゆえ RAS は GTP に結合した活性化状態にとどまり，細胞は増殖シグナルを受け続けることになる．GTP 加水分解能が低下する GAP の**機能喪失変異 loss–of–function mutation** が RAS タンパク質の活性化変異と同様の結果をもたらすという事実からも，GTP 加水分解の破綻による RAS の異常活性化が細胞の異常増殖に寄与することが理解できる．実際に，GAP の一種でがん抑制タンパク質であるニューロフィブロミン 1（NF1）を失活させる変異は高発がん家系の家族性神経線維腫症 1 型で生じている（第 20 章）．

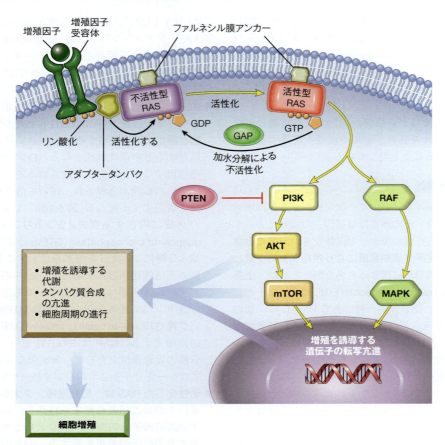

図6.16　RASタンパク質の作用モデル
正常な細胞が増殖因子受容体を通じて刺激されると，GDPが結合した不活性型RASはGTPが結合した活性型になる。RASの活性化は，RASに内在するGTPを分解する活性（GTPase活性）と，この分解を促進するGTPase活性化タンパク質（GAP）の作用により，通常は一過性である。活性型RASは2つの経路を通じて増殖シグナルを核に伝える。1つはいわゆる"RAF/MAPキナーゼ経路"であり，もう1つは"PI3K/AKTキナーゼ経路"である。PI3K/AKTおよびRAF/MAPキナーゼ経路の各構成要素には，密接に関連するメンバーがいくつか存在する。がんで高頻度に変異するシグナル伝達因子（BRAF）については本文で述べる。GAPと，PI3キナーゼの阻害因子であるPTENと呼ばれるタンパク質は，活性化されたRASの下流のシグナル伝達に対する重要なブレーキとして働く。GDP（guanosine diphosphate）：グアノシン二リン酸，GTP（guanosine triphosphate）：グアノシン三リン酸，MAPK（mitogen-activated protein）：マップ（MAP）キナーゼ，mTOR（mammalian target of rapamycin）：エムトール，PI3K（phosphatidylinositol-3）：PI3キナーゼ

ABL

いくつかの非受容体チロシンキナーゼはシグナル伝達分子として機能する。このグループではABLが発がんの観点からは最もよく解析されている。

*ABL*がん原遺伝子は，内部のネガティブ制御ドメインによって抑制されているチロシンキナーゼ活性をもつ。先述のとおり（図6.12），慢性骨髄性白血病や特定の急性白血病では，*ABL*遺伝子の一部が通常の9番染色体から22番染色体に転座しており，そこで*BCR*（breakpoint cluster region）遺伝子の一部と融合している。その融合遺伝子がコードしているBCR-ABL融合タンパク質はABLのチロシンキナーゼドメインを保持しており，BCRドメインを介する多量体化により，リガンドが結合する効果を模倣し，チロシンキナーゼ活性を刺激する特性をもつ。興味深いことに，BCR-ABLタンパク質は，RASの下流シグナルのすべてを活性化することで強力な細胞増殖刺激因子として働く。

発がんにおける*BCR-ABL*遺伝子の重要な役割は，慢性骨髄性白血病患者のBCR-ABLキナーゼインヒビターに対する劇的な応答という形で臨床の現場において確かめられた。この種の薬剤の原形であるイマチニブメシレートは，さまざまながんで見受けられる特定の分子異常を標的とした薬剤の設計（"**分子標的治療 targeted therapy**"とよばれる）に対する世界中の関心を惹きつけた。BCR-ABLもまた，がんが1つのシグナル分子に深く依存している"**がん遺伝子中毒 oncogene addiction**"という概念の一例である。*BCR-ABL*融合遺伝子の形成は，白血病を引き起こす早期の，おそらくは疾患の発生

段階における重大な事象である．白血病の進行にはおそらく，共同して働く他の変異を必要とする．しかし，形質転換した細胞は増殖と生存を媒介するシグナルとしてのBCR–ABLに依存し続ける．BCR–ABLシグナルは構造物の"支柱"に例えることができる．もしその支柱がBCR–ABLキナーゼの阻害によって取り除かれれば，その構造物は崩れ落ちるであろう．この依存性を考慮すれば，薬剤のBCR–ABLへの結合を阻害するような変異をもったサブクローンからBCR–ABL阻害剤に対する抵抗性を獲得したがんが出現することは当然といえる．

核内転写因子

RASやABLのようながんタンパク質のシグナルは，増殖促進遺伝子の発現にかかわる核転写因子を不適切かつ恒常的に刺激する．MYCやMYB，JUN，FOS，RELなどのがん遺伝子の産物を含めたオンコプロテインは増殖促進遺伝子の発現を調節する転写因子として機能する．これらのなかでMYC遺伝子は最も頻繁にヒトのがんの発生・進行に関与している．

MYC

MYCの調節異常は，細胞周期の進行と細胞増殖を促す代謝の亢進を同時に行うことによって腫瘍形成を促進する．MYCの主要な機能としては他の遺伝子の転写因子の活性化や細胞周期を進行させる**サイクリン依存性キナーゼ cyclin–dependent kinase（CDK）**などの増殖促進遺伝子（次節で述べる）および細胞増殖や細胞分裂に必要な構成要素（例：アミノ酸や脂質，ヌクレオチドなど）を生成する代謝経路を調節する遺伝子の活性化が含まれる．前述のとおり（図6.12），（8;14）転座によるMYC遺伝子の異常はバーキットリンパ腫でみられる．また，MYC遺伝子の増幅は乳癌，結腸癌，肺癌，その他多くのがんでみられる．関連遺伝子であるMYCNやMYCLに関しては，それぞれ神経芽腫や肺小細胞癌での増幅が知られている．

■ 細胞周期の調節

増殖促進刺激の最終的な結果は，細胞増殖を制御する複雑なプロセスの1つである静止細胞の細胞周期への進入である．増殖因子シグナル伝達経路の変異（前述）に加えて，がん細胞はしばしば細胞周期機構の構成要素をコードする遺伝子の変異やその他の変化によって，増殖因子に対する正常な要求から解放される．このような変化がどのように発がんに関与しているかを理解するためには，まず細胞周期とその主要な制御因子について簡単に復習しておく必要がある．

細胞周期に入った後，正常細胞はDNA複製と最終的な細胞分裂に至る厳密に制御された一連のイベントを受ける．これらのイベントは，G_1(Gap1)，S(Synthesis, 合成)，G_2(Gap2)，M(Mitosis, 有糸分裂)とよばれる4つの異なる相で起こり，活発に増殖していない静止細胞はG_0の状態にある．細胞はG_0の静止細胞プールから，あるいは有糸分裂を一巡した後にG_1に入ることができる．DNA複製が完了しなかったり，必須の共因子が欠乏したりすると，細胞周期のさまざまな移行点で細胞が停止する．

サイクリン，サイクリン依存性キナーゼおよびサイクリン依存性キナーゼインヒビター

細胞周期は多くの活性化因子と阻害因子によって制御されている．細胞周期の進行は，サイクリンとよばれるタンパク質（そのレベルが周期的に上昇・下降することからこの名がついた）と，サイクリン依存性キナーゼ（CDK）とよばれるサイクリン関連酵素によって駆動される．CDKは，特定のサイクリン・パートナーと複合体を形成することで，タンパク質の基質をリン酸化する能力（すなわち，キナーゼ活性）を獲得する（図6.17）．活性化されたCDKは複数の基質タンパク質をリン酸化し，細胞周期の進行を促進するように活性を変化させる．重要なことは，時間的な遅れはあるものの，サイクリンの分解を導く他の因子も活性化され，細胞内にサイクリンが一過性に蓄積されることである．サイクリンD，E，A，Bは細胞周期中に順次出現し，1つ以上のCDKに結合する．細胞周期は，サイクリン/CDK複合体の異なるセットによって制御されるリレー競争のようである．

細胞周期には，DNAや染色体の損傷を感知するための監視機構が組み込まれている．これらの感知機構は品質管理チェックポイントを構成し，遺伝的に不完全な細胞が細胞周期を進めないように機能する．このように，G_1-Sチェックポイントは，DNA複製と細胞分裂に細胞資源を投入する前に，細胞の健康とDNAの完全性を監視する．細胞周期の後半では，G_2-Mチェックポイントが，細胞が実際に分裂する前にDNAが正確に複製されたことを確認する．細胞がDNAの異常を検出すると，チェックポイントの活性化によって細胞周期の進行が遅れ，DNA修復メカニズムが作動する．遺伝子の異常が深刻すぎて修復できない場合，細胞はアポトーシスを起こすか，主にp53依存的なメカニズム（後述）を介して老化とよばれる非複製状態に入る．

CDK阻害剤 CDK inhibitors（CDKI）の役割は，CDK-サイクリン複合体の活性を調節し，細胞周期チェックポイント機能を果たすことである．CDKIチェックポイントタンパク質の欠陥は，DNAが損傷した細胞の分裂を許し，その結果，変異を起こした娘細胞が悪性化する危険性をもたらす．CDKIにはいくつかの種類がある：

- p21，p27，p57とよばれる3つのタンパク質で構成されるCDKIファミリーの1つは，複数のCDKを広範に阻害する．
- CDKIのもう1つのファミリーはサイクリンCDK4とサイクリンCDK6に選択的な効果をもつ；これらの

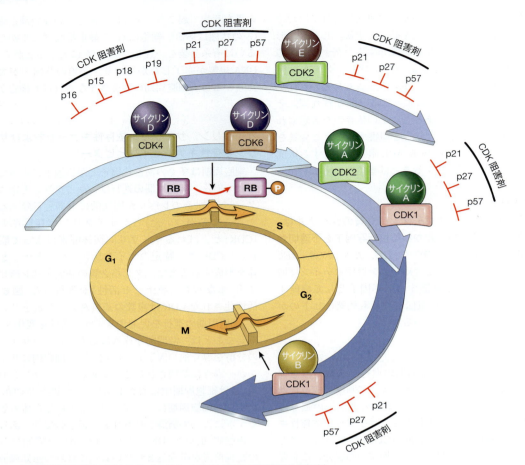

図 6.17　細胞周期の制御におけるサイクリン，CDK，CDK 阻害因子の役割
色付きの太い**矢印**は，特定のサイクリン–CDK 複合体が活性化する細胞周期の相を表す。サイクリン D–CDK4，サイクリン D–CDK6，サイクリン E–CDK2 は，RB タンパク質 (RB-P) をリン酸化することにより，G_1-S チェックポイントの通過を促進する。サイクリン A–CDK2 とサイクリン A–CDK1 は S 期に活性化する。サイクリン B–CDK1 は G_2 から M 期への移行に必須である。CDK 阻害因子の 2 つのファミリーは，CDK の活性と細胞周期の進行を阻害することができる。p15，p16，p18，p19 の阻害因子はサイクリン D–CDK4 とサイクリン D–CDK6 に作用する。他のファミリーに属する阻害因子，p21，p27，p57 はすべての CDK を阻害することができる。CDK (Cyclin dependent kinase)：サイクリン依存性キナーゼ

タンパク質は p15，p16，p18，p19 とよばれる。

細胞の増殖と分裂において同等に重要なことは，膜やオルガネラなど，2 つの娘細胞をつくるのに必要な他の細胞成分の生合成である。したがって，増殖因子受容体シグナルが細胞周期の進行を刺激するとき，増殖を支える細胞代謝の変化を促進する事象も活性化される。その最たるものがワールブルグ効果（後述）であり，これはグルコースとグルタミンの細胞内取り込みの増加，解糖の増加，酸化的リン酸化の減少によって特徴づけられる。

がん細胞における細胞周期の調節異常

2 つの主要な細胞周期チェックポイントのうち，G_1-S チェックポイントはがん細胞で特に失われやすい。いったん G_1/S チェックポイントを通過した細胞は，一般的に細胞分裂に進むことが決定づけられるため，このチェックポイントに欠陥のある細胞は過剰に増殖する。実際，すべてのがんが G_1/S チェックポイントを失活させる遺伝子変異をもつと考えられ，それゆえ細胞が繰り返し S 期に入ることになる。理由は不明であるが，特定の傷害はがんの種類によって頻度が大きく異なるが，大きく 2 つのカテゴリーに分けることができる。

- **CDK4** あるいは**サイクリン D** に生じる**機能獲得変異 gain-of-function mutation**。サイクリン D や CDK4 の発現を増加させるような異常はがんにおいてよくみられる。サイクリン D 遺伝子は乳房や食道，肝臓の腫瘍やリンパ腫の一部，形質細胞腫瘍を含む多くのがんで過剰発現している。*CDK4* 遺伝子の増幅はメラノーマや肉腫，膠芽腫でみられる。サイクリン B や E，あるいは他の CDK に影響を与える変異も起きることはあるが，サイクリン D/CDK4 に影響を与える変異

に比べればその頻度は非常に低い。
- CDKI に生じる機能失活変異 loss-of-function mutation：CDKI は腫瘍抑制因子として働き，多くのヒト悪性腫瘍で機能異常を示す。例えば，CDK 阻害因子 p16 をコードする遺伝子である CDKN2A の生殖細胞系列変異は一部の家族性黒色腫に存在し，CDKN2A の後天的欠失またはエピジェネティックサイレンシングは多くの神経膠腫，がん腫，肉腫，白血病でみられる。
- RB（がん抑制遺伝子）の機能失活変異は，G_1S チェックポイントを無効化するもう 1 つの発がんメカニズムである（後述）。

増殖促進シグナルを議論するうえで重要なことは，がんタンパク質の産生の増大だけで恒常的ながん細胞増殖を引き起こすわけではないということである。細胞には"老化"と"アポトーシス"という従来存在するメカニズムがあり，これらはがん遺伝子に媒介された細胞増殖を抑制する。後述するように，これらの増殖抑制メカニズムを調節する遺伝子はがん遺伝子が機能する際には働かないようになっている。

■ 増殖抑制シグナルに対する不応性：がん抑制遺伝子

がん遺伝子は細胞増殖を促進するタンパク質をコードしているが，がん抑制遺伝子の転写産物は細胞増殖にブレーキをかける。がん抑制遺伝子が失われると増殖抑制作用はなくなり，まるでがん遺伝子が細胞増殖を促進しているかのような効果をもたらす。以下ではがん抑制遺伝子とその転写産物，そしてその機能の喪失が無制御な細胞増殖に寄与するメカニズムについて紹介する。

原理的には，増殖抑制シグナルはいくつかの補助的なメカニズムによって細胞増殖を抑制しうる。そのシグナルは分裂細胞を G_0 期へと誘導し，外部からの刺激が再び分裂を開始させるまで，細胞は休止状態にとどまる。別の方法としては，分裂後の細胞を分化した細胞へと変化させ，複製能を失わしめることが挙げられる。前述した非複製を伴った細胞老化は，持続的な細胞増殖を逃れる 1 つの機構である。最終的には，細胞はアポトーシスによって死滅するようにプログラムされる。

■ RB：細胞増殖の支配者

細胞周期を負の方向へと調節する RB タンパク質は，直接的あるいは間接的に多くのがんで不活性化されている。網膜芽細胞腫遺伝子 retinoblastoma（RB）はがん抑制遺伝子として初めて発見され，家族性のがん関連遺伝子の原型として考えられている。多くの医学の進歩と同様，がん抑制遺伝子もまた，まれな病気の研究から発見された。この場合は網膜芽細胞腫である。網膜芽細胞腫は幼児期に発生する頻度の低い腫瘍である。60% の網膜芽細胞腫は孤発性であるのに対して，残りは家族性で常染色体顕性遺伝の特徴を示す。この腫瘍の孤発性と家族性を理解するために，Knudson は 1974 年に"2 ヒット理論 two-hit hypothesis"を提唱した。

- 正常な RB 遺伝子座の両方が不活化されることが網膜芽細胞腫の発症には必要である（それゆえ"two hit"とよばれる）（図 6.18）。
- 家族性の例では，子どもは生殖細胞にすでに RB 遺伝子座の一方に変異をもち，もう一方は正常である。体細胞変異で網膜芽細胞にある正常なほうの RB 遺伝子の機能が失われると，網膜芽細胞腫を発症する。家族性網膜芽細胞腫では，片方の胚細胞系列の変異で疾患リスクを高めるのに十分なので，この疾患は常染色体顕性遺伝を示す。
- 孤発性の例では，網膜芽細胞で正常な RB 遺伝子座がどちらも体細胞変異によって機能的に失活する。結果は家族性の例と同様で，双方の正常な RB 遺伝子を失った網膜細胞ががん化するのである。両方の対立遺伝子が不活性化されていなければならないので，変異の性質は潜性である（前述のように，変異を起こした対立遺伝子が 1 つあれば形質転換に十分である顕性のがん遺伝子とは対照的である）。

RB 遺伝子の欠失は網膜芽細胞腫で最初にみつかったものであるが，今では RB 遺伝子の両アレルの欠損が骨肉腫，乳癌，膀胱癌，肺小細胞癌といった，いくつかの腫瘍での共通した特徴であることがわかっている。また，家族性網膜芽細胞腫の患者は骨肉腫を含む特定のがんを発症するリスクがきわめて高い。

RB の機能は，DNA の複製の前には必ず通らねばならない G_1/S チェックポイントを調節することである。G_1/S 移行期は細胞周期"クロック（clock）"での非常に重要なチェックポイントである。G_1 フェーズでは多様なシグナルが統合され，細胞周期を進行あるいは停止，または分化が決定される。RB タンパク質はこれらの多様なシグナルを統合する DNA 結合タンパク質であり，究極的には RB のリン酸化状態の変化によって制御される。具体的には，細胞周期の進行を促すシグナルは RB をリン酸化により不活性化させ，細胞周期の進行を抑制させるシグナルは RB のリン酸化を抑制し，活性化させる。

細胞周期における RB タンパク質の重要な役割を評価するために，G_1/S の移行を進めるメカニズムを見直すのがよい。

- DNA 複製期（S 期）を始動するためにはサイクリン E/CDK2 複合体が必要であるが，そのサイクリン E の発現は転写因子の E2F ファミリーに依存している。G_1 期の初期では脱リン酸化された活性化状態にある RB は，少なくとも 2 とおりの機構で E2F に結合とその機能を抑制している（図 6.19）。第 1 の機構では，RB は E2F 因子を隔離し，E2F が転写活性化因子と相互作用するのを妨げる。第 2 の機構として，RB は

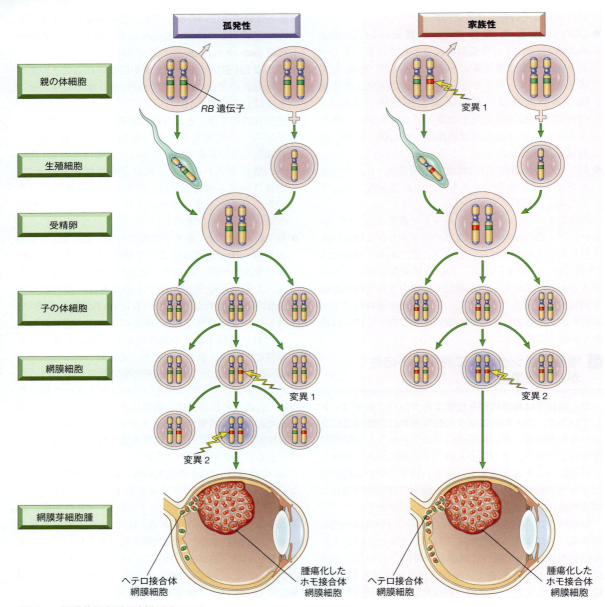

図 6.18　網膜芽細胞腫の病態形成
染色体 13q14 上にある *RB* 遺伝子座の両アレルの変異は網膜細胞の腫瘍性増殖につながる。散発性では，腫瘍形成網膜細胞における両方の *RB* 遺伝子に変異が生じている。家族性では，すべての体細胞は 1 つの変異 *RB* 遺伝子をキャリアの親から引き継いでおり，網膜細胞においてもう 1 つの *RB* 遺伝子に変異が入るだけで完全に *RB* 機能を消失する。したがって，散発型では，網膜細胞を含むすべての体細胞が正常機能を有する *RB* を 2 コピーもっており（緑色の細胞），家族型では，非腫瘍化網膜細胞を含むすべての体細胞が正常機能を有する *RB* を 1 コピーしかもっていない（赤・緑色の細胞）。

ヒストン脱アセチル化酵素やヒストンメチル化酵素などの酵素をリクルートして，サイクリン E などの遺伝子のクロマチンを修飾し，E2F 因子の影響を受けにくくする。

- **RB の抑制作用は，RB を過剰リン酸化する分裂促進シグナルによって失われる**。増殖因子シグナルはサイクリン D の発現とサイクリン D-CDK4/6 複合体の形成をもたらす。分裂促進因子の作用は，p16 などの CDKI の発現を上昇させる TGF-α や p53（後述）などの因子からの抑制的入力に対抗するかもしれない。もし増殖促進刺激のバランスがより強ければサイクリン D–CDK4/6 複合体は RB をリン酸化して不活性化状態にし，サイクリン E などの遺伝子の転写を促進するため E2F を RB から遊離させる。サイクリン E/CDK 複合体は DNA 複製と細胞周期の進行を刺激する。細胞が S 期に入ると，追加の増殖因子刺激なし

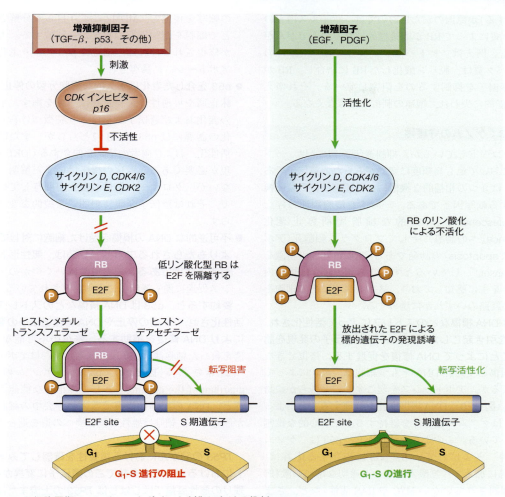

図 6.19　RB の細胞周期 G1–S チェックポイント制御における役割
TGF-β や p53 のような増殖阻害因子は CDK 阻害因子の合成を刺激し，CDK 阻害因子は RB を低リン酸化状態に保つように作用する．E2F 転写因子と低リン酸化型 RB の複合体は DNA に結合しクロマチン再構成タンパク質（ヒストン脱アセチル化酵素やヒストンメチル基転移酵素）を呼び寄せ，細胞周期の S 期に必要な産物が転写されるのを抑制する．対照的に，増殖因子は受容体に結合し，サイクリン–CDK 複合体の活性化につながるシグナルを伝達する．RB がサイクリン D–CDK4，サイクリン D–CDK6，サイクリン E–CDK2 複合体によってリン酸化されると，RB は E2F を放出する．E2F は S 期に必須な遺伝子の転写を活性化する．事実上，すべてのがん細胞では RB，CDK4，サイクリン D，CDKN2A[p16]をコードする遺伝子のいずれかに変異が起こることで，G1–S チェックポイントが制御されなくなっている．EGF（epidermal growth factor）：上皮増殖因子，PDGF（platelet-derived growth factor）：血小板由来増殖因子，TGF-β（transforming growth factor-β）：トランスフォーミング増殖因子–β

に分裂する．M 期にいる間に細胞内のホスファターゼによってリン酸基は RB から除かれ，RB は再び活性型の低リン酸化状態に戻る．

RB が細胞周期の調節で中心的役割を果たしていることを鑑みると，*RB* 遺伝子はどうしてすべてのがんで変異を起こしてはいないのか，という疑問が芽生える．実際，RB のリン酸化を制御する遺伝子の変異は RB が失われたのと同様の結果をもたらし，そのような遺伝子の異常は正常の *RB* 遺伝子をもっている多くのがんでみられる．例えば，CDK4 の異常な活性やサイクリン D の過剰発現は，RB のリン酸化と不活化を助長することで細胞増殖を促進する．特に，サイクリン D 遺伝子の増幅や転座によってサイクリン D は多くのがんで過剰発現している．CDKI をコードする遺伝子の変異による不活化は，サイクリン/CDK 活性を抑制する重要な因子を取り除くことになり細胞周期を進行させる．前述したように，CDK 阻害剤の p16 をコードする *CDKN2A* 遺伝子はヒトのがんにおいて欠失や変異による不活化のきわめてありふれた標的となっている．*CDKN2A* ががん抑制遺伝子として働いていることは明らかである．

正常の細胞周期の調節ができないことは悪性形質転換の主因であり，少なくとも p16，サイクリン D，CDK4，RB のうち 1 つが大半のヒトのがんで変異を起こしていると考えられている．驚くべきことに，発がん性ウイル

ス（後述する）が原因のがんにおいては，ウイルス由来のタンパク質によってRBが直接標的になることでがんが発症する。例えば，ヒトパピローマウイルス（HPV）のE7タンパク質は，脱リン酸化したRBに結合し，RBがE2F転写因子を抑制するのを阻害している。それゆえRBは機能的に失われ，増殖の制御ができなくなる。

■ TP53：ゲノムの守護神

p53をコードしているがん抑制遺伝子 *TP53* は，ヒトのがんにおいて最も高頻度に変異がみられる遺伝子である。p53は3つの相補的な機構により腫瘍性の形質転換を阻害する転写因子である。一時的な細胞周期の停止（休止 quiescence），永久的な細胞周期停止（老化 senescence）への誘導，そしてプログラム細胞死（アポトーシス apoptosis）の誘発である。RBが外部の刺激を"感知（sensor）"しているとするならば，p53は細胞内ストレスを主に感知しており，ストレス下にある細胞をこれらの経路のいずれかに誘導する。

p53はDNA損傷などのストレスによって活性化され，G_1停止を引き起こしたり，DNA修復遺伝子の発現を誘導することによってDNA修復を促進する。修復できないほど損傷を受けたDNAをもつ細胞は，p53によって老化に入るか，アポトーシスを起こすかのどちらかに誘導される（図6.20）。DNA損傷応答を管理することによって，p53はゲノムの完全性を維持する上で中心的な役割を果たしている。このような活性から，p53は"ゲノムの守護神"とよばれている。p53に依存する応答は，DNA損傷に加えて，無酸素状態や不適切な増殖刺激（例えば，抑制されていないMYCやRAS活性）など，さまざまなストレスによって引き起こされる。

ストレス下にない健常な細胞では，p53はその分解酵素であるMDM2と結合するため，半減期は20分と短い。しかし，例えばDNAの損傷などにより細胞がストレスを受けると，ATM（ataxia-telangiectasia mutated）などのプロテインキナーゼを含む"センサー（sensors）"がそれを感知し，活性化される。これらの活性化したセンサーによりp53の転写後修飾が触媒され，p53はMDM2から解離して半減期が延長し，標的遺伝子の転写が促進される。p53により数百の遺伝子の発現が誘導される。これらの遺伝子は3つの機構により腫瘍性形質転換を抑制する。

- **DNA損傷に対する反応としてのp53による細胞周期の停止**（図6.20）。これはG_1期の後半で起こり，主にp53依存性のCDKIp21をコードする *CDKN1A* 遺伝子の転写促進による。p21はサイクリン–CDK複合体を阻害してRBのリン酸化を妨げるため，細胞周期はG_1期で停止する。そのような休止は細胞にDNAを修復するための"息抜き（breathing time）"の時間を与える。また，p53はDNA損傷修復遺伝子の発現を誘導する。DNAがうまく修復されたら，p53はMDM2の転写を促進し，MDM2により自らが分解されることで細胞を細胞周期の停止から解放する。もし損傷が修復されなければ，細胞はp53により老化またはアポトーシスに誘導される。

- **p53を介した老化は永久的な細胞分裂の停止**であり，休止期や可逆性分裂停止とは一線を画す，形態学上の変化および遺伝子発現により特徴づけられる。老化の誘導にはp53とRBのどちらか，または両方の活性化，および両者の経路を仲介するCDKIなどの発現が必要である。老化の機序はいまだ解明されていないが，クロマチン全体の変化が関与しているようで，それは遺伝子発現に劇的で永続的な変化をもたらす。

- **不可逆的なDNAの損傷を受けた細胞に対してp53によりもたらされるアポトーシスは，悪性形質転換に対する防御である**。この機構はいくつかのアポトーシス促進に働く遺伝子により調節されている（後述）。

要約すると，p53はDNA損傷などのストレスにより活性化され，G_1期の停止やDNA修復遺伝子の発現誘導によりDNA修復を補助する。修復の不可能なDNA損傷を負った細胞は，p53により老化またはアポトーシスへ誘導される（図6.20）。p53の"ゲノムの守護神 guardian of the genome"としての正常な機能が欠損すると，DNAの損傷は修復できずに分裂中の細胞に変異が固定され，細胞は悪性形質転換への道を進むことになる。

TP53 の発がんにおける重要性を確認してみると，ヒトにおけるがんの大多数でこの遺伝子に変異がみられ，残りの悪性腫瘍ではしばしば *TP53* の上流または下流で機能する遺伝子に機能異常がみられる。*TP53* の両アレルの異常は，がん死因の上位3つを占める肺癌，結腸癌，乳癌を含む事実上すべての種類のがんでみつかっている。ほとんどの場合，体細胞において *TP53* の両アレルに影響を与える変異が生じている。ある種の肉腫など他の腫瘍においては，*TP53* 遺伝子は無傷であるが，p53に対する強力な阻害剤をコードする *MDM2* 遺伝子の増幅や過剰発現によってp53の機能が失われている。まれではあるが，*TP53* の片方のみのアレルに変異を受け継ぐ患者もおり，この疾患をリ・フラウメニ症候群 Li-Fraumeni syndrome という。家族性網膜芽細胞腫と同様に，片方のみの *TP53* 遺伝子の変異アレルを受け継いだ人は，もう片方のアレルに別の変異が加わることによりp53が不活化されるため，悪性腫瘍になりやすい。リ・フラウメニ症候群の患者は，一般的な人と比較して50歳までに悪性腫瘍が発生するリスクがかなり高い。*RB* 遺伝子の変異した片アレルを受け継いだ人にみられる腫瘍とは対照的に，リ・フラウメニ症候群でみられる腫瘍のスペクトラムは多様である。最も一般的なのは肉腫，乳癌，白血病，脳腫瘍，および副腎皮質癌である。散発性の腫瘍と診断された人と比較して，リ・フラウメ

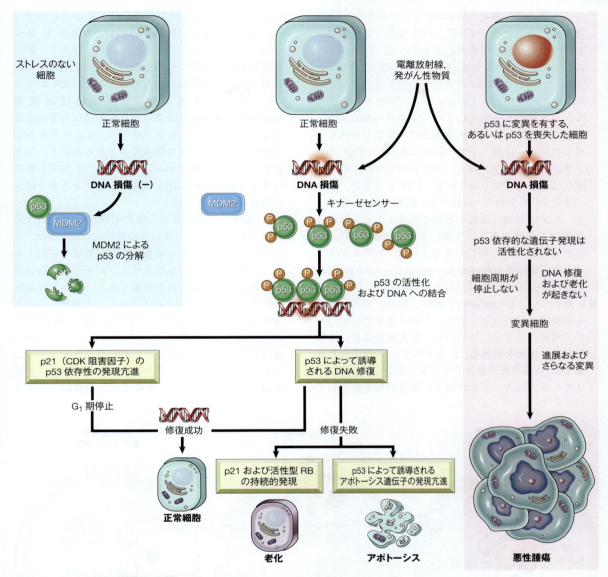

図 6.20　ゲノムの完全性の維持における p53 の役割
p53 を分解する複合体を形成する MDM2 などの因子の作用により，ストレスを受けていない健康な細胞では p53 タンパク質のレベルは低い（**左パネル**）。健康な細胞が DNA 損傷を受けると（**中段**），DNA 損傷を感知する経路に関与するキナーゼが p53 をリン酸化し，分解から守って p53 を蓄積させる。その結果，細胞周期は G_1 期で停止し，DNA 修復が行われる。DNA 修復が完了すると細胞周期は先へ進む。しかし，DNA 修復に失敗すると p53 はアポトーシス，あるいは老化を誘発する。p53 の機能を失った細胞では（**右パネル**），DNA 損傷を受けても細胞周期の停止や DNA 修復が起こらない。そのため，遺伝子に損傷をもった細胞が増殖し，最終的に悪性腫瘍を発症する。

ニ症候群の患者はより若い年齢でがんを発症し，多くの原発がんがみられる。これは家族性腫瘍の共通の特徴である。

　RB と同じように，正常な p53 もある種の発がん性の DNA ウイルスにより機能不全に陥る。特に，発がん性 HPV やある種のポリオーマウイルスがコードするタンパク質は p53 と結合し，その保護作用を無効にする。このように，DNA 腫瘍ウイルス oncogenic DNA virus は最も解明が進んでいる 2 つのがん抑制タンパク質の

RB と p53 の機能不全を引き起こす。

■ 他の増殖阻害因子

　シグナル伝達経路のいくつかの構成因子は細胞増殖を抑制するように働き，当然のことながら，これらの因子のいくつかは腫瘍抑制因子として機能する。最も重要なものは以下のとおりである：

- **トランスフォーミング増殖因子-β シグナル伝達 transforming growth factor-β signaling**：TGF-β は

in vitro では腫瘍細胞の増殖因子として発見されたが，ほとんどの正常な上皮細胞，内皮細胞，造血細胞においては，強力な増殖抑制因子である．TGF-β とそのレセプターとの結合は，増殖抑制性 CDKI の転写を亢進し，*MYC* や *CDK4* のような増殖促進性遺伝子の転写を抑制する．多くのがんでは，TGF-β のシグナル伝達を障害する変異により，TGF-β の増殖抑制作用が失われている．TGF-β 受容体に影響を及ぼす変異は結腸癌，胃癌，子宮内膜癌でみられ，TGF-β シグナル伝達に関与するタンパク質の変異による不活性化は膵臓癌でよくみられる．TGF-β はまた，宿主の免疫反応を抑制し，血管新生を促進する．したがって，TGF-β 経路は腫瘍の増殖を阻止するとともに促進する可能性がある．実際，末期の腫瘍において，TGF-β 経路はがん細胞の遊走，浸潤，転移を促進する**上皮間葉転換 epithelial-to-mesenchymal transition（EMT）を引き起こす**（後述）．

- **E カドヘリン E-cadherin と NF2**．実験室で正常細胞を培養すると，コンフルエントな単層を形成した時点で増殖が止まる．対照的に，**がん細胞は互いに接触しても増殖を続ける**．E カドヘリン（E は上皮を意味する）は細胞間接着分子であり，少なくとも 2 つのメカニズムによって正常細胞の接触抑制を維持している．第 1 に，ニューロフィブロミン -2 またはマーリンとよばれるがん抑制遺伝子 *NF2* の産物は，E カドヘリンの下流でシグナル伝達経路に作用し，細胞が接触抑制を維持するのを助ける．*NF2* のホモ欠損はある種の神経腫瘍の原因であることが知られており，*NF2* の胚細胞変異は **2 型神経線維腫症 neurofibromatosis type 2** とよばれる遺伝性腫瘍と関連する．第 2 に，E カドヘリンは，Wnt シグナル伝達経路（後述）の重要な構成要素である β カテニンと結合する．この β カテニンは，腸などの構造を裏打ちする上皮細胞の形態と組織を制御するうえで幅広い役割を担っている．

- **APC，Wnt シグナル伝達の負の制御因子**．*APC*（大腸腺腫様ポリポーシス）遺伝子の機能失活型変異は，まれな遺伝性疾患である家族性大腸腺腫症の原因であり，大腸に多数の腺腫性ポリープが発生し，最終的にがんが発生することが特徴である．*APC* 変異は散発性大腸癌の 70〜80％ にもみられ，大腸癌における APC 欠損の重要性を強調している（第 13 章）．APC は細胞質タンパク質をコードしており，いくつかの機能を有している β カテニンの分解を促進することが主要な役割である．β カテニンは E カドヘリンに結合することに加えて，Wnt シグナル経路の重要な

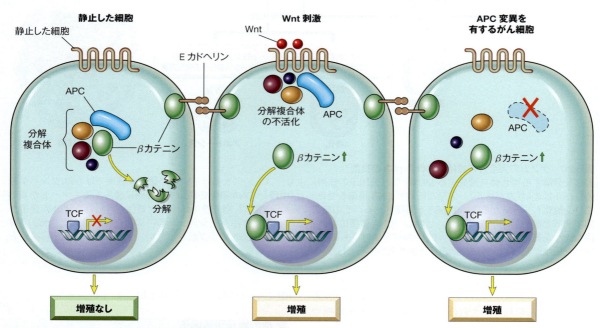

図 6.21 β カテニンの安定性と機能を制御する APC の役割
APC と β カテニンは Wnt シグナル経路の構成要素である．Wnt によって刺激を受けていない静止した細胞では，β カテニンは APC を含む巨大分子複合体を形成する．この複合体は β カテニンを分解し，β カテニンの細胞内濃度を低く維持する．細胞が Wnt 分子によって刺激を受けると分解複合体は不活性化されて β カテニンの分解は起こらず，その細胞質内濃度は上昇する．β カテニンは核内へ移行し，そこで細胞増殖にかかわるいくつかの遺伝子を活性化させる転写因子，TCF と結合する．APC が変異するか欠失した場合も β カテニンの分解は起きず，細胞はあたかも Wnt シグナル経路によって持続的に刺激を受けているかのようにふるまい，異常増殖する．APC（Adenomatous polyposis coli）：大腸腺腫症，TCF（T-cell factor）：T 細胞因子（この因子は多くの細胞種で発現しているため，誤称である）

構成因子でもある（図 6.21）。Wnt は可溶性分子であり，Wnt 受容体に結合することで伝わるシグナルが APC による β カテニンの分解を防ぐ。例えば大腸癌では，APC が欠損するため β カテニンは分解されず，Wnt が存在しない状態であっても Wnt シグナル経路が過度に活性化されてしまう。大腸上皮においては，この Wnt シグナル経路が，増殖促進作用をもつ遺伝子の転写を高める。

細胞代謝の変化

十分な酸素の存在下においても，がん細胞はグルコースやグルタミンの取り込み，解糖経路を介したグルコースからラクトースへの変換（発酵）が亢進している，特徴的な細胞代謝を示す。この好気的解糖 aerobic glycolysis はワールブルク効果 Warburg effect とよばれ，何年にもわたって認識されてきた（実際，Otto Warburg は 1931 年に自らの名前を冠したこの発見によってノーベル賞を受賞した）。臨床では，"グルコース飢餓 glucose–hunger" の状態であるがんの特徴を利用し，（骨髄など活発的に細胞分裂を行っている正常組織や）腫瘍細胞に優先的に取り込まれるグルコース誘導体である ^{18}F フルオロデオキシグルコースを用いた陽電子放射撮影（PET）によるがんの可視化に利用されている。ほとんどの腫瘍は PET に陽性で，急速に増殖する腫瘍では特に顕著である。

正常細胞とがん細胞における代謝経路（シグナル伝達経路に似ている）はいまだに研究され，詳細は非常に複雑である。しかし，ワールブルク効果の核心には単純な疑問があり，それはなぜがん細胞では酸化的リン酸化（1 mol のグルコースから 36 mol の ATP を産生する）の代わりに，非効率にみえる解糖（1 mol のグルコースから 2 mol の ATP を産生する）が用いられるのかということである。

この疑問に対する答えは簡単で，それは好気性解糖が急激に増殖する腫瘍細胞に対して細胞成分の合成に必要な代謝中間体を供給するが，ミトコンドリアでの酸化的リン酸化ではそれが供給されないからである。特記すべき点は，増殖中の正常細胞も好気性解糖に依存することである。すなわち "ワーブルグ代謝" はがんだけに特異的でなく，がん細胞によっても利用される増殖細胞の一般的な性質である。娘細胞に分裂する前には，DNA, RNA，タンパク質，脂質，オルガネラといったすべての細胞成分を複製させる必要がある。酸化的リン酸化 "のみ" では豊富な ATP が産生されるが，増殖に必要な細胞成分（タンパク質，脂質，核酸）の合成に必要な炭素部分を産生することはできない。活発に増殖していない細胞においても，細胞を維持するために必要な巨大分子の合成のための代謝中間体を得るのに，酸化的リン酸化だけに寄与しないようにしなければならない。

対照的に，活発に増殖する細胞では，細胞性のグルコースは一部のみ酸化的リン酸化経路において使用され，平均して 1 分子のグルコースを代謝することで約 4 分子の ATP を産生する。おそらく，この代謝のバランス（好気性解糖に偏り，一部で酸化的リン酸化が行われる）は増殖に最適である。増殖する細胞はミトコンドリア代謝に依存することになる。しかしながら，増殖中の細胞でのミトコンドリアの主要な機能は ATP を産生することではなく，むしろ細胞構成因子を合成するための前駆体として用いられる代謝中間体を産生する反応を行うことである。これらの構成要素に含まれる炭素部分のほとんどは，急速に成長する細胞に好んで取り込まれるグルコースとグルタミンに由来する。

ワールブルク効果のような代謝のリプログラミングは増殖中の正常細胞や腫瘍細胞でどのように惹起され，そしてがん細胞にどのように組み込まれるのだろうか？代謝のリプログラミングは，がんにおいてはがん遺伝子とがん抑制遺伝子の変異により，調節障害を引き起こす増殖因子受容体の下流シグナル伝達カスケードによって生じる。つまり，正常細胞では組織がそれ以上成長する必要がなくなると好気性解糖は止まるが，がん細胞ではがん遺伝子の働きとがん抑制遺伝子の機能障害によりこの代謝リプログラミングが持続する。増殖シグナル因子と細胞代謝のクロストークで重要な項目のいくつかを図 6.22 に示すとともに，以下に述べる。

- **増殖因子受容体シグナル伝達**：増殖シグナルを核に伝えることに加えて，増殖因子受容体からのシグナルは，グルコースの取り込みを増長し，解糖経路の最終ステップであるホスホエノールピルビン酸からピルビン酸への変換を触媒する，ピルビン酸キナーゼ（PK，図 6.22）の活性を阻害することによって代謝に対しても影響を与える。代謝の変化によって DNA，RNA，タンパク質の合成のために用いられるグルコース 6 リン酸のような解糖中間体の蓄積が生じる。

- **RAS シグナル伝達**：RAS の下流のシグナル伝達は PI3K/AKT 経路とともにグルコース輸送体や解糖経路の酵素の発現と活性を上昇させ，解糖を亢進させる。その結果，ミトコンドリア経路における中間体を脂質合成経路へ送ったり，タンパク質合成に必須な因子を刺激したりする。

- **MYC**：前述のとおり，増殖促進性のシグナル経路は同化代謝と細胞増殖を促進する遺伝子発現の変化を誘導する転写因子 MYC の発現を亢進させる。MYC によって調節される遺伝子のなかには，解糖経路の酵素や，ミトコンドリアでグルタミン（グルタミンは細胞構成因子を合成する際に必要な炭素部分の供給源となる）を利用する際に必要なグルタミナーゼをコードする遺伝子が含まれる。

一方で，多くの腫瘍抑制因子は細胞増殖を推進する代謝経路を阻害する。ワールブルク効果に対抗する機能をもつ腫瘍抑制因子 NF1 や PTEN が RAS や増殖因子受容

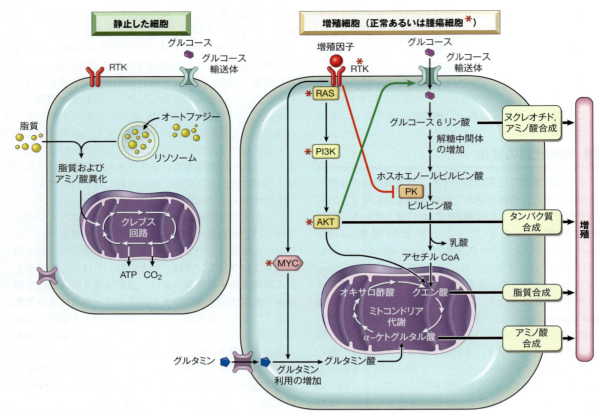

図 6.22　代謝と細胞増殖
休止細胞は ATP 産生のためにクレブス回路を用いる．飢餓状態になると，オートファジー（自食作用）が生じ栄養源が提供される．増殖因子による刺激により健康な細胞でのグルコースやグルタミンの取り込みが亢進し，ヌクレオチドやタンパク質や脂質の合成のための炭素源が供給される．この図は，細胞増殖のための代謝の基盤となる重要な分子とその連関の一部を示している．がんでは，増殖シグナル伝達経路のタンパク質のがん原性機能獲得変異が，これらの代謝経路に異常を引き起こし，制御されない細胞増殖の増大をもたらす．頻繁に変異する遺伝子産物にはアスタリスクが付いている．ATP(Adenosine triphosphate)：アデノシン 3 リン酸，PK(pyruvate kinase)：ピルビン酸キナーゼ，RTK(receptor tyrosine kinase)：レセプター型チロシンキナーゼ

体の下流のシグナルにおいて"ブレーキの"役割を果たすことはすでに述べた．さらに，間違いなく最も重要ながん抑制因子である p53 は，細胞の構成要素の合成にかかわる多くの遺伝子の発現を阻害する．このように，多くのがんタンパク質や腫瘍抑制因子が細胞代謝と密接に絡み合っている．

　代謝とがんにおける相互作用はワールブルク効果以外にも他に 2 つあり，それらについて知ることは非常に重要である．1 つはオートファジーであり，もう 1 つは**がん代謝 oncometabolism** である．一連の腫瘍形成的な変異により，形質転換に直接寄与する低分子である**がん代謝物 oncometabolite** が形成される．

■ オートファジー

　オートファジー autophagy は細胞が増殖を停止させるだけでなく，自身の細胞小器官，タンパク質および膜といった炭素源をエネルギー産生のために消費する重篤な栄養欠乏状態である（第 1 章）．この適応が失敗すると細胞は死に至る．腫瘍細胞はオートファジーを引き起こさないぎりぎりの環境下で増殖することがあり，このことはオートファジーを誘導する経路が乱れていることを示唆している．これらのことから，オートファジーを誘導するいくつかの遺伝子は腫瘍抑制因子と考えられている．一方で，オートファジーが腫瘍に有利に働くことがないのかどうかは，議論の余地がある．例えば，重篤な栄養欠乏状態では，腫瘍細胞はオートファジーを用いて，長期に生存できることを可能にする"代謝休止状態"となる．そのような細胞は，増殖細胞を殺傷する治療に対して耐性をもつと考えられており，治療が失敗する原因となる．つまり，このように，オートファジーは腫瘍細胞の環境に応じて，有利にも不利にも働く可能性がある．

■ がん代謝

　腫瘍ゲノム解析により明らかとなった遺伝子変化のも

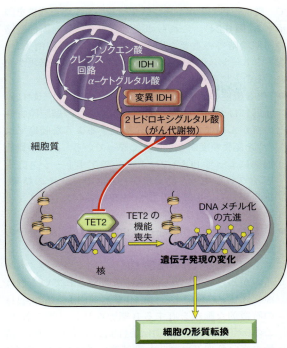

図 6.23　変異型イソクエン酸脱水素酵素（mIDH）を有するがん細胞におけるがん代謝物2ヒドロキシグルタル酸（2-HG）の作用機序

2-HG の重要な作用の 1 つは，酵素 TET2 の阻害であり，この阻害が DNA メチル化の変化と遺伝子発現の変化をもたらし，ある種の細胞の形質転換を促進する。TET2（Tet methylcytosine dioxygenase 2）：テトメチルシトシンジオキシゲナーゼ 2

　う 1 つの驚くべき発見は TCA 回路に関与する酵素の変異である。これらの酵素のうち，イソクエン酸脱水素酵素（IDH）の変異は**がん代謝 oncometabolism** とよばれる新しい腫瘍形成を明らかにし，大きな注目を集めている（図 6.23）。

　IDH を含む発がん経路のステップは以下のとおりとなる。

- IDH は酵素活性部位を含むアミノ酸残基における特異的なアミノ酸置換を引き起こす変異を獲得することが知られている。その結果として生じる変異型タンパク質はイソクエン酸脱水素酵素としての機能を消失し，その代わりに 2 ヒドロキシグルタル酸（2-HG）を産生する経路を触媒する新しい酵素となる。
- 次に，2-HG は TET2 を含む TET ファミリーに含まれる酵素の阻害剤として働く。
- エピジェネティックな修飾は正常な遺伝子発現を調節するが，がんではしばしばその機能が破綻している。TET2 は DNA のメチル化を調節するいくつかの因子の 1 つである。TET2 活性が消失すると DNA のメチル化パターンに異常が生じる。
- DNA の異常なメチル化はがん遺伝子が異常な発現を

誘導し，結果として当該細胞に形質転換や発がんをもたらしてしまう。

　つまりこの理論に従えば，変異した IDH はがん代謝物の原型の 2-HG を産生することでがんタンパク質として作用する。発がん性の *IDH* 変異は多種多様ながんで確認されており，例えば，胆管癌，脳腫瘍，急性骨髄性白血病および肉腫が含まれる。臨床的に重要なことは，変異型の IDH タンパク質は構造が変化していることから，変異型の IDH を阻害するが正常な IDH に対しては影響がない薬を開発することが可能であるということだ。現在，これらの薬剤は急性骨髄性白血病など特定の *IDH* 変異がんの治療薬として承認されている。

■ 細胞死の回避

　腫瘍細胞ではアポトーシスを調節する遺伝子に頻繁に変異が入っており，細胞死に対して耐性が生じている。第 1 章で述べたように，アポトーシスは制御された細胞死であり，細胞構成因子を秩序立てて分解し，その分解物は炎症を引き起こすことなく食細胞により効率的に消費されることを特徴としている。アポトーシスを誘導する 2 つの経路がある。デス受容体の FAS と FAS リガンドにより誘導される外因性の経路と，増殖因子の消失や DNA 損傷といった異常によって開始される内因性の経路（**ミトコンドリア経路 mitochondrial pathway** と知られている）が存在する。がん細胞はアポトーシスを誘導するような内在性のストレス（特に DNA 損傷）や，無秩序な成長あるいは不十分な血液供給によって生じる低酸素に由来する代謝障害にさらされている。内因性のアポトーシス経路を活性化させ腫瘍細胞を殺傷する化学療法あるいは放射線療法の治療を受けると，これらのストレスは何倍にも増強される。その結果，治療前および治療中では，アポトーシスを誘導する内因性のストレスに対する耐性を上げようとする強力な選択圧が存在する。したがって，**がん細胞でのアポトーシス回避の大部分は，内因性のアポトーシス経路の因子が機能不全となるか，内因性のストレスに直面した際に調節因子のバランスが崩れ，細胞生存が有利となるような遺伝子変異や変化によって生じる**（図 6.24）。

　アポトーシスに対する耐性について議論する前に，内因性のアポトーシス経路について述べる。本経路の活性によってミトコンドリア外膜の透過性が亢進し，シトクロム c といった分子が放出されることでアポトーシスが開始する。ミトコンドリア外膜の完全性は，BCL2 ファミリータンパク質のうちのアポトーシス促進因子と抗アポトーシス因子の微妙なバランスにより制御されている。アポトーシス促進因子には BAX や BAK があり，これらはアポトーシスに必要で，直接ミトコンドリアの膜透過性を亢進させる。一方，これらを阻害する抗アポトーシス因子として，例えば BCL2，BCL-X$_L$ および MCL1 などが挙げられる。その他のグループには，

BAD, BID, また PUMA などのいわゆる BCL2 ファミリーのメンバーで"BH3-only タンパク質（BH3-only proteins）"とよばれるタンパク質があり，これらはアポトーシス促進因子である BAX と BAK の活性を増強することにより，アポトーシス促進因子と抗アポトーシス因子のバランスを調節している．BAX と BAK の活性が優位になると，ミトコンドリア膜に孔を形成し，その結果，細胞質へと漏れ出したシトクロム c が APAF-1 と結合し，カスパーゼ9と，続いてカスパーゼ3といった執行カスパーゼが活性化される一連の反応が起きる．内因性経路での負の調節因子として機能するもう1つのグループとしては**アポトーシス阻害タンパク質 inhibitor of apoptosis protein（IAP）**が知られており，カスパーゼ9と結合してアポトーシスを抑制する．

ここまでに述べてきたアポトーシスの分子機構に関して，腫瘍細胞がアポトーシスを回避する主要な機構を図示する（図6.24）．これらの機構の多くは，内因性経路の初期段階での重要な因子である p53 の機能消失と，抗アポトーシス因子である BCL2 ファミリーの発現が亢進することに関連している．

- *TP53* 機能の消失：前述のとおり，*TP53* は一般に診断時にはがんで変異している．さらに，細胞障害性の抗がん剤による治療後に再発するような腫瘍では *TP53* 変異頻度がさらに高くなっている．p53 の機能消失によって BCL2 ファミリーのアポトーシス亢進因子である PUMA の発現が抑制される．その結果，細胞死をまねくほどの DNA 損傷や細胞ストレスを受けていても細胞は生存する．

- 抗アポトーシス作用をもつ BCL2 ファミリー分子の過剰発現：BCL2 が過剰発現は腫瘍細胞がアポトーシスを回避する共通の現象であり，いくつかのメカニズムが知られている．最もよく理解されている例は濾胞性リンパ腫である（第10章）．(14;18)(q32;q21) の特徴的な転座を有する B 細胞性リンパ腫であり，この転座の結果 *BCL2* 遺伝子（18q21 に存在）が転写活性の高い免疫グロブリン重鎖遺伝子（14q32 に存在）の調節領域と融合する．過剰な BCL2 はリンパ球でのアポトーシスを抑制し，その生存を高める．BCL2 を過剰発現する濾胞性リンパ腫は，過度の細胞増殖というよりも，細胞死が減少することで発生する．そのため，これらのリンパ腫では，無痛性で進行が遅くなる傾向がある．慢性リンパ白血病（第10章）といった他の腫瘍では，*BCL2* の発現を正常に抑制する特異的な miRNA の発現が欠損しているため，*BCL2* の発現が亢進しているようだ．他には，抗アポトーシス作用をもつ BCL2 ファミリーの過剰発現を引き起こす機構，特に化学療法に対して抵抗をもつ際の機構がよく知られている．

がん細胞の細胞死回避メカニズムが理解されるにつれて，分子標的薬の開発のいくつかのパイプラインがつくられてきた．*TP53* が変異した腫瘍においては p53 の機能を回復させることは難しい課題ではあるが（なぜなら変異遺伝子を"修復する"のが遺伝的に困難なため），阻害分子の MDM2 が過剰発現していることにより p53 が不活性な腫瘍ではその対応は可能である．実際に，特定の肉腫のような *MDM2* 遺伝子増幅を伴う腫瘍においては p53 を再活性化し，アポトーシスを誘導する MDM2 阻害剤を用いた臨床試験が実施されている．抗アポトーシス因子の BCL2 ファミリー，特に BCL2 自体の機能を阻害する薬物を用いることで，有望な結果が得られている．これらの薬物は BCL2 が過剰発現している腫瘍（例：慢性リンパ性白血病）に対して強力な活性をもち，今や多くのがんを治療するために日常的に用いられている．

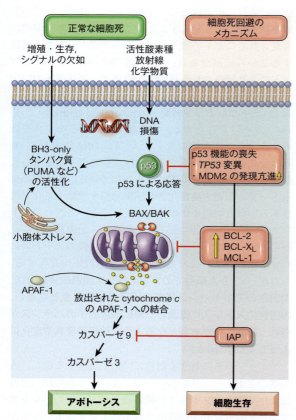

図6.24 アポトーシスによる細胞死の内在性経路と，アポトーシス細胞死を回避するために腫瘍細胞が用いるメカニズム
最も重要な回避メカニズムは，*TP53* 遺伝子の変異や MDM2 の過剰発現による p53 の機能喪失であり，これは p53 の破壊につながる；あるいは BCL-2 ファミリーの抗アポトーシスタンパク質の発現増加である．あまり一般的ではないが，アポトーシス阻害因子（IAP）ファミリーのメンバーの発現増加は，がん細胞をアポトーシスから保護する．APAF-1（Apoptotic protease activating factor-1）：アポトーシスプロテアーゼ活性化因子-1

■ 無限の複製能力（不死化）

腫瘍細胞は正常細胞と異なり，**無限の複製能力** limitless replicative potential をもつ。細胞の老化に関する章（第1章）で述べたように，正常なヒトの細胞のほとんどが最大70回程度分裂する能力をもっている。限界まで分裂を繰り返した細胞は分裂能力を失い，分裂が停止する。このことは，染色体の端にある**テロメア** telomere が徐々に短くなっていくことで説明できる。

テロメアが非常に短くなるとDNA修復機構は二本鎖DNAが切断されたと認識し，その結果p53やRBによって細胞周期を停止させられ，老化へと導かれる。p53やRBが機能しなくなった細胞においては，**非相同末端結合経路** nonhomologous end-joining pathway が活性化され，細胞をなんとかして生存させようと2本の染色体の短くなった端同士を結合する。そのような不適切に活性化された修復機構によってセントロメアを2つ有する染色体が生まれ，細胞分裂の後期においてそれらは分離して，新たな部位での二本鎖DNAの切断が起こる。この繰り返される**架橋-融合-切断サイクル** bridge-fusion-breakage cycle（BFB）によるゲノム不安定性が，有糸分裂の破綻と細胞死を引き起こす。

多くの腫瘍細胞が無制限に増殖する能力を獲得することから，その原因として増殖抑制因子の消失だけでは説明が不十分で，細胞老化や有糸分裂の破綻を回避する機構が作用しているに違いない（図6.25）。細胞はテロメラーゼを再活性化させ，架橋-融合-切断サイクルを中止して死を免れることができる。しかし，テロメラーゼが活性化する前のゲノムが不安定な時期に多数の変異が蓄積し，細胞が悪性化へと突き進んでいくこともありうる。テロメラーゼは，正常な幹細胞では活性型として存在しているが，ほとんどの体細胞では存在しないか，あってもごくわずかである。一方，テロメアの長さの維持はほとんどすべてのタイプの腫瘍細胞にみられ，85〜95%のがんにおいてはテロメラーゼの発現上昇によりこれを実現している。テロメラーゼの発現がどのようにして回復されるかは十分に理解されていないが，多くの腫瘍ではテロメラーゼのサブユニットをコードする *TERT* 遺伝子のプロモーターに変異がある。テロメラーゼを欠く腫瘍の残りの5%から15%は，**テロメアの代替伸長**

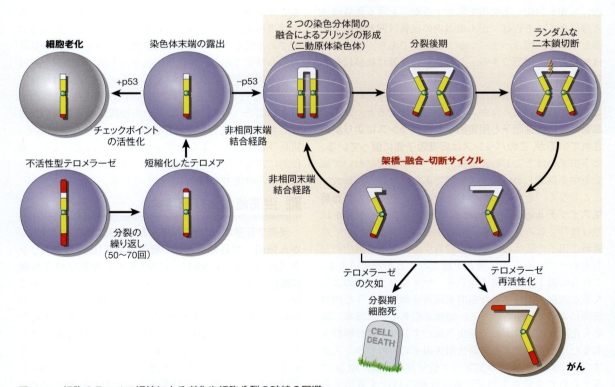

図6.25 細胞のテロメア短縮による老化や細胞分裂の破綻の回避
何度も細胞分裂を繰り返すうちにテロメアが短くなり，最終的には"裸の"染色体末端が残り，それが二本鎖DNA切断として感知される。p53が機能している細胞では，細胞を非複製性の老化状態に追いやる遺伝子の発現へと誘導される。p53がない場合，細胞分裂は衰えず，テロメアのない染色体の末端は，非相同末端結合（NHEJ）と呼ばれるエラーを起こしやすい修復プロセスによって接合される可能性がある。その結果，二動原体染色体はランダムに切断されやすくなり，さらに染色体融合が繰り返される。最終的には，広範な染色体損傷により，架橋-融合-切断サイクルが何度も繰り返され，有糸分裂の破局と細胞死に至る。しかし，テロメラーゼが再活性化されれば，このような細胞は救済される。また，このような損傷を受けた細胞では，がん遺伝子の発現が変化するため，がんの発生につながる可能性がある。

alternative lengthening of telomeres とよばれる別のメカニズムによってテロメアを維持する。これは DNA の組み換えに依存すると考えられているが，まだ十分に解明されていないプロセスである。

■ 持続的な血管新生

　たとえ固形がんで悪性の形質転換を生じさせるすべての遺伝的異常が起きても，がんは血管の供給を伴わないかぎり直径にして 1～2 mm 程度の範囲を超えて広がることはできない。よって血管新生を誘導する能力がすべてのがんの重要な特徴である。おそらく 1～2 mm の直径範囲が酸素や栄養素，そして老廃物が血管から拡散できる上限なのであろうと推察できる。増殖中の腫瘍は血管新生 neoangiogenesis を活性化させることができ，そこでは既存の毛細血管から新たな血管が芽生えていく。がんによる脈管形成は，がんの増殖に 2 つの影響を与えている。1 つは血流によって必要な栄養素や酸素を供給することである。もう 1 つは新たに運ばれてきて形成された内皮細胞が，インスリン様増殖因子や PDGF のような増殖因子を分泌し，隣接した腫瘍細胞の増殖を活性化させることである。新たに生じた腫瘍脈管構造は効率的に栄養を供給し老廃物を除去するが，正常な脈管構造とは異なる。それは，がん組織内の血管は漏れやすく拡張していて，吻合パターンがでたらめであり，この所見は血管造影で確認できる。この異常な血管は転移にも寄与する。

　では，増殖中の腫瘍はどのようにして血液供給を可能としているのであろうか。現在の理論によると，がんの血管新生は促進因子と阻害因子とのバランスにより制御されているが，このバランスは促進因子側に偏っている。ヒト由来のほとんどの腫瘍細胞は，初期発症において血管新生を誘導しない。飢餓状態であれば，腫瘍は拡大することなく，その場に何年もとどまり，その後，血管新生スイッチ angiogenic switch が起きるまでその静止状態は維持される。血管新生スイッチは，分子レベルで血管新生因子の産生の増加と血管新生阻害因子の減少のどちらか一方，もしくは両者が起こることが背景にある。これらの因子は，腫瘍細胞自身，マクロファージのような炎症細胞，近接する腫瘍関連線維芽細胞のような間質細胞によって産生されうる。腫瘍細胞あるいは腫瘍に反応した間質細胞によって産生されたタンパク質分解酵素もまた，血管新生と血管新生阻害因子の間のバランスを規定している。多くのタンパク質分解酵素は，ECM に蓄えられた血管新生因子である塩基性 FGF を放出することができる。逆に，血管新生阻害因子であるアンギオスタチンとエンドスタチンは，それぞれプラスミノーゲン，コラーゲンのタンパク質分解によりつくられる。

　血管新生因子と抗血管新生因子の局所的なバランスはいくつかの要因の影響を受ける。
- 低酸素状態による相対的な酸素の欠乏は，酸素感受性転写因子である HIF-1α（hypoxia-induced factor-1α）を安定させ，VEGF などの血管新生を誘導するサイトカインの転写を活性化される。これらの因子は内皮細胞の増殖を刺激し，腫瘍に対する新しい血管の伸長を誘導する血管新生勾配を形成する。
- 腫瘍細胞におけるがん抑制遺伝子とがん遺伝子の変異は血管新生にとって有利なバランスに傾ける。例えば，p53 はトロンボスポンジン 1 のような抗血管新生分子を刺激し，VEGF のような血管新生因子の発現を抑制する。このように，腫瘍細胞における p53 の消失は，血管新生を生じやすい環境を提供する。
- VEGF の転写は RAS-MAP キナーゼ経路によるシグナルに影響され，*RAS* や *MYC* に機能獲得変異が入ると VEGF の産生が亢進される。驚くことに，多くのがん患者の血清や尿中に VEGF の産生亢進を検出できる。

　固形腫瘍が臨床的に有意なサイズまで増殖する場合，血管新生が不可欠であるという考えは，血管新生を阻害する治療薬を開発するための強力な推進力となった。これらの薬剤はがん治療で用いられる治療の一部となっており，重要な例では，VEGF 活性を中和するモノクローナル抗体のベバシズマブで，多様ながんの治療に使用することが認可されている。しかしながら，血管新生阻害剤は当初期待されたほどの効果は出ていない。高額な治療であるにもかかわらず，通常数か月の生存期間の延長のみの効果である。血管新生阻害剤を用いた治療を受けたがんが残存して最終的に進行するメカニズムは複雑であり，抗 VEGF 療法では阻害されない VEGF 以外の血管新生因子への転換や，より局所浸潤性の表現型の採用などの腫瘍の性質の変化が関与している可能性がある。抗血管新生療法によるわずかな効果は，内皮のような遺伝的に安定な間質支持細胞に向けられた療法を回避する進行がんの能力を浮き彫りにしている。

■ 浸潤能および転移能

　浸潤や転移は，がんの罹患率および死亡率にかかわり，がん細胞，間質細胞および細胞外基質（細胞外マトリックス）extracellular matrix（ECM）を含む複雑な相互作用に起因する。これらの相互作用は，局所浸潤，血管およびリンパ管への侵入，血管内の移動，血管外遊出，微小転移巣の形成，微小転移巣の肉眼的腫瘍への成長からなる一連の各段階に分けることができる（図 6.26）。これらの各段階が宿主あるいは腫瘍関連因子によって阻害される可能性がある。以下の議論のために転移の段階を（1）ECM への浸潤，（2）腫瘍細胞の血行性転移と標的細胞への生着の 2 つに分ける。

■ 細胞外マトリックスへの浸潤

　ヒトの組織は基底膜と間質結合組織という連続しつつも互いに分離した 2 種類の細胞外マトリックス（ECM）によって構成されている。構造は異なるものの，ECM

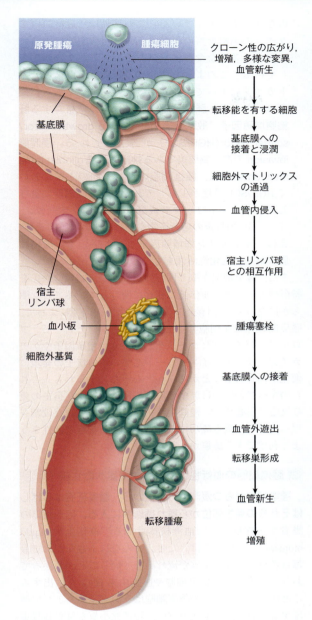

図6.26 がんの転移の流れ
がんの血行性転移の連続的なステップの模式図。

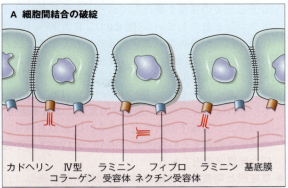
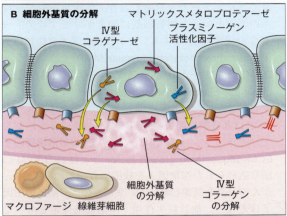
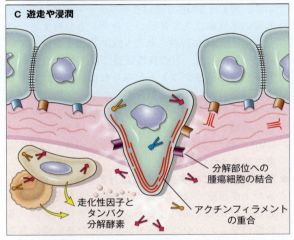

図6.27 腫瘍細胞による上皮基底膜への浸潤の一連の過程
A：カドヘリンなどの接着分子の発現が低下しているため，腫瘍細胞は互いに剥離し，B：基底膜細胞外マトリックス（ECM）を消化する多くのプロテアーゼを産生する。C：さらにプロテアーゼを産生する炎症細胞や間質細胞が産生する走化性因子の影響を受けて，腫瘍細胞は浸潤表現型をとり，ECMの切断によって部分的に形成された結合部位に沿って移動する。

はどちらもコラーゲン，糖タンパク質そしてプロテオグリカンからなる。腫瘍細胞は浸潤–転移カスケードのいくつかの段階でECMと相互作用せねばならない（図6.26）。上皮由来の**がん腫**ははじめに直下にある**基底膜 basement membrane** を破り，間質結合組織を横断し，最終的に血管基底膜を破ることによって循環系へ至ることができる。この過程は，血管内に侵入したがんの塊が転移先で侵入する際にも逆方向に繰り返される。ECMへの浸潤は転移カスケードを開始させ，図6.27に示すようにいくつかの連続的段階を必要とする能動的なプロセスを経る。

● 腫瘍細胞の細胞間接着 intercellular connection の破綻：先に述べたように，Eカドヘリンは細胞間接着

分子としての役割を果たしており，細胞質部分はβカテニンと結合している（図6.21）。Eカドヘリンは周囲の細胞が離れないようとどめておく役割に加えて（先で議論したとおり），βカテニンを捕捉することにより，増殖抑制シグナルとして働く。多くの上皮のがんにおいてEカドヘリンの機能は低下している。それはEカドヘリン遺伝子の変異による不活化，βカテニン遺伝子の活性化，あるいはEカドヘリンの発現を抑制する転写因子，SNAILやTWISTの不適切な発現が原因である。

- 基底膜と間質結合組織の局所的分解：腫瘍細胞は自身でプロテアーゼを分泌したり，線維芽細胞や免疫系の細胞といった間質細胞に働きかけてプロテアーゼを分泌させたりする。マトリックスメタロプロテアーゼ matrix metalloproteinase（MMP）やカテプシンD，ウロキナーゼ型プラスミノーゲン活性化因子 urokinase plasminogen activator といったさまざまなプロテアーゼが腫瘍細胞の浸潤に関与している。MMPは基底膜や間質結合組織の不溶性成分を溶解してリモデリングするだけでなく，ECM隔離増殖因子 ECM-sequestered growth factor とよばれるECMに閉じ込められた増殖因子を放出することによっても，がんの浸潤を制御している。実際，ECM-隔離増殖因子は走化性，血管新生作用，増殖促進作用をもっている。例えばMMP-9というゼラチナーゼは，上皮や血管の基底膜にあるⅣ型コラーゲンを分解するだけでなく，ECMに貯蔵されたVEGF放出を促進している。乳房，大腸，胃の良性腫瘍ではⅣ型コラーゲン分解酵素の活性がほとんどみられないが，対応する悪性腫瘍においては過剰発現している。同時にメタロプロテアーゼインヒビターの発現量が大きく減少し，組織の分解へとバランスが大きく傾いている。MMPや他のプロテアーゼの過剰発現が多くの悪性腫瘍で報告されている。
- 腫瘍細胞のECMタンパク質に対する結合の変化：正常な上皮細胞ではインテグリンのような受容体が基底側に局在して発現している。インテグリンは，基底膜のラミニンやコラーゲンといった基底膜にあるリガンドと結合している。これらの基底側にある受容体は，細胞が安定して分化した状態にあるように維持している。正常細胞における接着の消失はアポトーシスの引き金になるが，腫瘍細胞はアポトーシスに耐性である。加えて基質そのものが浸潤と転移を促進する形態に変化している。例えば，基底膜タンパク質，Ⅳ型コラーゲン，ラミニンはMMP-2やMMP-9によって分解される。この分解によって腫瘍細胞表面の受容体に対する新しい結合部分が生まれ，浸潤が促進される。
- 浸潤の最終段階は間質内の移動 locomotion であり，腫瘍細胞は分解された基底膜や細胞外マトリックスのなかを突き進んでいく。この移動は，最終的にアクチンの細胞骨格の再構成を引き起こす腫瘍細胞に発現する多様な受容体やシグナルタンパク質が関与している。このような移動は，間質細胞由来のサイトカインによって可能となっているようである。後者の例として，腫瘍細胞表面の受容体に結合する肝細胞増殖因子／散乱因子 hepatocyte growth factor/scatter factor（HGF/SCF）が挙げられる。浸潤能 invasion の高い脳腫瘍である神経膠芽腫 glioblastoma multiforme では，腫瘍細胞の進行方向の先端においてHGF/SCF濃度が上昇しており，その浸潤能に寄与している。マトリックス成分（例えば，コラーゲン，ラミニン）の特定の切断産物や，ある種の増殖因子（例えば，インスリン様増殖因子1および2）も，腫瘍細胞に対して走化性活性をもっている。

また，腫瘍細胞を取り囲む間質細胞が，複数のがんを特徴づけるシグナル伝達に相互に関与していることも明らかになっている（後述）。例えば，多くの研究によって，腫瘍関連線維芽細胞ではECM分子やプロテアーゼ，プロテアーゼインヒビター，そして多くの増殖因子やケモカイン・サイトカインをコードしている遺伝子の発現に変化がみられることが明らかとなった。すなわち，これらのすべての因子は腫瘍の浸潤や血管外遊走，宿主の免疫反応に影響する。浸潤免疫細胞も同様に複雑な役割を担っている。最も成功する腫瘍は，間質細胞の活性をうまく利用できる腫瘍かもしれない。

■ 腫瘍細胞の血行性転移と標的臓器への生着

腫瘍細胞がもつ浸潤性の特徴から，腫瘍細胞はしばしばそれらの発生部位から離れ循環系に入る。固形腫瘍の患者から採取された血液検体である"液体生検（liquid biopsies）"の研究では，たとえどんなに小さながんでも毎日数百万の腫瘍細胞が流れ出していることがわかっており，循環系での腫瘍細胞や腫瘍由来DNAを検出することができる。多くの腫瘍細胞はシングルセルとして循環する一方で，循環血液成分，特に血小板が付着し凝集することで塞栓を形成する。

腫瘍細胞が循環系に容易にアクセスできると仮定すると，がん細胞が循環系を離れ浸潤し，体内の他の部分で臨床的に有意なサイズにまで増殖する能力が非常に非効率であることがわかる。いくつかの因子が，循環する腫瘍細胞の転移能 metastasis に制限をかけていると思われる。循環系にいる間，腫瘍細胞は宿主の免疫細胞による攻撃（後述）に弱く，正常な血管床へ接着して遠隔正常組織へ浸潤することは，腫瘍から腫瘍細胞が離れることよりもはるかに困難である。腫瘍細胞は血管外遊出後でさえ，重要な間質組織のサポートの欠如あるいは常在性免疫細胞による認識および抑制のために，遊出部位で増殖することはおそらく困難である。実際，微小転移が増殖しないまま長い間生存するという，腫瘍の休眠という

考え方は，メラノーマ melanoma や乳癌，前立腺癌でよく知られている．遠隔部位における腫瘍細胞の休眠は，臨床的に重要な転移性疾患に対する最後の防御である可能性がある．

これらの制限要因があるにもかかわらず，もし放置されれば，悪性腫瘍は最終的に肉眼で見えるほどの転移を起こす．転移が生じる部位には2つの因子が関連している．1つ目は，原発腫瘍の解剖学的位置と血管の走行で，2つ目は特異的な組織に対する特定の腫瘍の指向性である．前述したとおり，多くの転移は腫瘍が利用することができる最初の毛細血管で生じるため，肝臓や肺で高い頻度で生じる．しかし，自然な排出経路が転移の分布を完全に説明するわけではない．特に特定の組織に転移しやすい特定の腫瘍の場合はそうである．腫瘍が遠隔部位に転移する分子メカニズムは引き続き研究中であり，一環した研究テーマの1つは，腫瘍細胞が転移した先の基質に対して作用するサイトカインや増殖因子，プロテアーゼを分泌し，転移先の組織をがん細胞が生存できる環境にするということについてである．

■ 転　移

腫瘍学の核心的な疑問は，ある腫瘍は局所的に浸潤するのに対し，他の腫瘍はなぜ転移するのかということである．転移する腫瘍においてさえ，転移の頻度と範囲においては違いがある．この問いに対して満足のいく答えはまだ得られていない．転移のバリエーションは腫瘍がもつ性質の固有の差異に明らかに関係している．例えば，小細胞肺癌の多くは遠隔部位に転移し，一方で基底細胞癌のような腫瘍では転移は例外的である．一般に，大きな腫瘍は小さい腫瘍よりも転移する可能性が高い．それはおそらく（他の因子がすべて等しいとすると）大きな腫瘍は患者により長期間存在することで，転移が起こる機会がより多くなるからだ．しかし，腫瘍の大きさと種類だけでは，個々のがんの挙動を十分に説明することができず，転移は単なる確率論的（腫瘍細胞の数と時間を掛け合わせた確率の問題）に起きることか，あるいは腫瘍ごとの転移能の違いによるものなのか（決定論モデル），いまだによくわかっていない．

決定論モデルでは，転移性形質を有する細胞が腫瘍には含まれるので，ある種の腫瘍では転移が不可避であることを示している．なぜなら腫瘍が増殖するにつれて無作為に転移に必要なすべての変異が蓄積するということが考えられる．しかしながら，転移に関連する特異的な変異や遺伝子発現パターンを同定することは非常に難しい．別の考えとして，いくつかの腫瘍は発生の初期段階で転移に必要な変異を獲得し，それらの腫瘍は将来的に悪性度の高い腫瘍になると運命づけられる理論がある．このような視点からは，がんの転移は，発がん過程の初期に獲得する固有の性質ではないかと考えられる．これらのメカニズムは相互に排他的ではなく，現在進行中の研究テーマである．

別の未解決な問題として，転移を促進するタンパク質の発現を制御することが主要でかつ唯一の機能である遺伝子が，存在するかどうかということである．そういった"転移に関するがん遺伝子"の候補としては，上皮間葉転換（EMT）を促進する転写因子，SNAIL と TWIST をコードする遺伝子が挙げられる．がん細胞は EMT を起こすとき，E カドヘリンをはじめとする特定の上皮細胞マーカーの発現を抑制し，ビメンチンや平滑筋アクチンといった間葉系マーカーの発現量を増加させる．こうした分子の変化は，遊走や浸潤を促進するタンパク質分解酵素の産生増加に伴った多角形の上皮細胞の形から，紡錘状の間葉細胞の形へ移行する形態的な変化と表現型の変化を伴う．こうした変化は転移に必要不可欠で，転移向性の表現型を獲得しやすくなるのではないかと考えられている．E カドヘリン発現の消失が EMT の主要な出来事と考えられており，SNAIL や TWIST は，転写抑制因子として E カドヘリンの発現量を減少させる．これらの主要な転写調節因子の発現が腫瘍においてどのように引き起こされるのかは明らかではない．

■ 免疫機構監視の回避

がん細胞が宿主応答を回避する機構をより明確に理解することで，宿主免疫系ががん細胞を認識して破壊することを可能にする治療法が近年実現した．Paul Ehrlich は，腫瘍細胞は免疫系によって"外来（foreign）"として認識され，排除されるという概念を最初に発表した．続いて，Lewis Thoma と Macfarlane Burnet は，正常な免疫系の機能は発生した悪性腫瘍細胞に対して常に身体を"監視"し，それらを破壊するための免疫監視 immune surveillance という用語をつくり，この概念を形式化した．この概念は，患者における腫瘍特異的 T 細胞および抗体による直接的な多くの実証によって支持されてきた．例えば，がんにおける免疫細胞の浸潤の程度および質が，免疫不全のヒトやマウスでの特定のがんの発症率増加としばしば相関しており，近年最も直接的に，いくつかのがんに対する免疫療法の劇的な成功と相関している．

腫瘍細胞と宿主免疫系での相互作用を調節する特異的な因子は膨大で，まだ解明中である．この因子の複雑性に対して，いくつかの包括的な原則を考慮することは有用である．

- がん細胞では宿主の免疫システムを刺激する多様な抗原が発現し，がんの発症を抑制する重要な役割となっている．
- がん細胞には抗原性があるにもかかわらず，しっかり生着した腫瘍に対する免疫応答は効果がなく，いくつかの例では後天的な変化によってがん細胞が抗腫瘍応答を回避し，腫瘍化を促すような後天的な変化によって増殖を促進する．

- がん細胞における免疫回避や"免疫操作（immuno-manipulation）"のメカニズムを定義することで，潜在的な宿主免疫反応を再活性化する効果的で新しい免疫療法がもたらされた。

■ 腫瘍抗原

がんは免疫系に異物として認識されるさまざまな抗原を発現している。これらの腫瘍抗原の発生源はいくつか認識されている。

- がんにみられるさまざまな変異によって生じる**新規抗原** neoantigen は，免疫系がみたことのないタンパク質配列であるため，耐性がなく反応しうる。新規抗原を生じさせる可能性のある変異には，ドライバー変異だけでなく，パッセンジャー変異も含まれる。パッセンジャー変異は，変異原性曝露（例えば，日光，喫煙）によって引き起こされるがんに特に多い。変異した遺伝子によって産生される多くの新しいタンパク質配列のうち，抗原として機能するのは，特定の患者のHLA分子に結合し，その患者のT細胞に表示できるものだけである。
- 変異が入っていないタンパク質もまた宿主の免疫応答を刺激する。そのような抗原に，正常のメラノサイトやメラノーマでメラニンの生合成に関与する酵素の**チロシナーゼ** tyrosinase がある。驚くことに，免疫システムは正常な自己抗原に対しても反応する。正常では非常に少ない量で，限られた正常細胞でのみチロシナーゼが産生されるため，免疫システムによって認識されず，免疫寛容を誘発できないのであろう。他の**がん精巣抗原** cancer-testis antigen でいわれる腫瘍抗原グループは，精巣の胚細胞を除いて，成人の組織では発現していない遺伝子にコードされている。そのタンパク質は精巣で発現しているが，精子にはMHCクラスIは発現しないため，CD8陽性T細胞によって認識される形態として細胞表面に発現しない。つまり，これらの抗原は腫瘍特異的であり，抗腫瘍免疫応答を刺激することができる。
- 腫瘍抗原でもう1つ重要なクラスとして，発がん性ウイルスによって形質転換されたがん細胞に発現しているウイルス性タンパク質からなる抗原がある。これらの抗原で最も強力なのはDNAウイルスに感染した細胞によって産生されたタンパク質で，そのウイルスにはヒトパピローマウイルス（HPV）と**エプスタイン・バールウイルス** Epstein-Barr virus（EBV）が挙げられる。細胞傷害性T細胞はウイルス性抗原を認識し，ウイルス感染細胞を認識し殺傷する能力を介してウイルス誘発腫瘍に対する監視という重要な役割をもつという証拠が豊富にある。最も注目すべきは，HPV関連子宮頸癌やEBV関連B細胞リンパ腫といった発がん性ウイルスと関連する複数のがんは，HIV感染患者のようなT細胞に欠陥がある患者で有意に高く発症する。

■ 腫瘍抗原に対する効果的な免疫応答

腫瘍根絶のための主要な免疫機構は，腫瘍抗原に特異的な細胞傷害性Tリンパ球による腫瘍細胞の殺傷である。がんに対する免疫応答は増殖異常，代謝ストレスや不十分な血液供給による低酸素によって，すべてのがんで，ある頻度で起こる個々のがん細胞死によって開始されるようである。腫瘍細胞が死に至ると，常在性貪食細胞や抗原提示細胞を含む自然免疫細胞を刺激する"危険シグナル（danger signals）"（損傷関連分子パターン）（第5章）を放出する。死んだ腫瘍細胞のいくつかは樹状細胞によって貪食され，所属リンパ節に移行し，MHCクラスI分子上に新規腫瘍抗原を提示する。提示された腫瘍抗原は抗原特異的細胞傷害性T細胞に認識され，その後活性化した細胞傷害性T細胞は増殖し，腫瘍部位に遊走し，MHCクラスI分子上に提示された新規抗原を発現した腫瘍細胞を認識し殺傷する（図6.28）。腫瘍

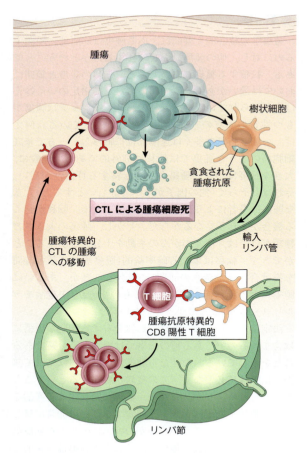

図6.28 腫瘍抗原の提示と細胞傷害性CD8陽性T細胞の抗腫瘍効果の誘導
CTL（Cytotoxic T-lymphocyte）：細胞障害性T細胞（Abbas AK, Lichtman AH, Pillai S: Cellular and Molecular Immunology, ed 9, Philadelphia, 2018, Elsevier の許可を得て改変）

抗原を認識することで誘発されるTh1細胞から産生されるIFN-γはマクロファージを活性化させ腫瘍を破壊することに貢献する。

端的に述べると，免疫監視における細胞傷害性Tリンパ球（CTL）応答の重要性に関する最も強力な証拠は，CTLが腫瘍細胞を"外来"と認識することを妨げる後天的変異を有するヒトのがんの特徴に由来する。CTL応答の重要性は，CTLおよびTh1細胞が高レベルで浸潤することがより良好な臨床転帰と相関するという，幅広い種類のヒト腫瘍に対する大規模研究によっても示されている。ナチュラルキラー細胞のような他の細胞種もまた抗腫瘍反応に関与しているが，CTLの質や活性が非常に重要だと考えられている。

■ がんの免疫回避

がんが免疫応答を回避したり，免疫エフェクター機構に抵抗したりするために，免疫応答が腫瘍の増殖を抑制できないことがしばしばある。免疫システムが新生がんを認識したり排除することから，腫瘍が臨床的に有意なサイズにまで到達するには，宿主免疫システムを回避したり，宿主免疫を抑制する因子を発現する細胞が必要である。

がんの**免疫エディティング**（免疫編集）immunoeditingという用語は，宿主免疫を回避することができ，または免疫系を操作することができる腫瘍サブクローンのダーウィン選択を促進する免疫システムの能力を述べる際に用いられる。CTL応答は宿主が腫瘍に対して最も重要な防御であることから，腫瘍細胞がCTL応答を排除するような多様な変化を示すことは決して驚くべきことではない。これらには，機能的MHCクラスI分子の形成を妨げるβ₂ミクログロブリンにおける獲得変異，およびCTL機能を阻害するさまざまなタンパク質の発現増加が含まれる。これらのタンパク質は，免疫チェックポイントとよばれるものを活性化することによって作用する。その**免疫チェックポイント** immune checkpoint は正常では自己寛容を維持し，免疫応答の大きさや持続時間を制御して副次的な組織損傷を最小限に抑えるために重要な抑制経路である。

最も特徴づけられた免疫チェックポイント関連タンパク質はPD-L1（プログラム細胞死リガンド1）とよばれ，腫瘍細胞の膜表面上や腫瘍内に浸潤するマクロファージなどの骨髄系細胞上にしばしば発現している（図6.29）。PD-L1はCTL上の受容体PD-1と相互作用し，その結

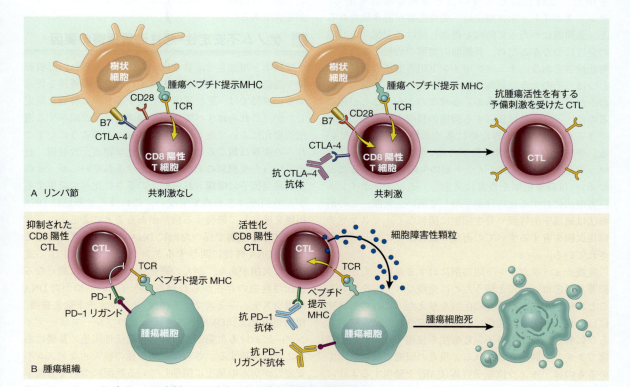

図6.29　チェックポイント阻害剤による宿主の抗腫瘍免疫効果の活性化
A：抗体を用いて膜分子のCTLA-4を覆うことによって細胞傷害性CD8陽性細胞（CTL）にB7ファミリー受容体のからのシグナルが入り，T細胞活性が生じる。B：抗体を用いたPD-1受容体やPD-1リガンドの阻害はPD-1による免疫抑制性シグナルを消失させ，再びCTLの活性化を誘導する。CTLA-4(Cytotoxic T-lymphocyte-associated protein-4)：細胞傷害性Tリンパ球関連タンパク質-4，MHC(major histocompatibility complex)：主要組織適合抗原，PD-1(programmed cell death-1)：プログラム細胞死タンパク質1，PD-L1(programmed cell death ligand 1)：プログラム細胞死タンパク質リガンド1，TCR(T-cell receptor)：T細胞受容体(Abbas AK, Lichtman AH, Pillai S: Cellular and molecular immunology, ed 9, Philadelphia, 2018, Elsevierの抜刷)

果CTLは非応答性となり腫瘍細胞を殺傷する能力を消失する。実験的な研究によって異なるリガンドと受容体を含む他の免疫チェックポイント経路が同定され、腫瘍が免疫応答を回避していることが示唆されている。これらのうち最もよく知られているのはCTLA-4で、これはT細胞機能を抑制する受容体としてT細胞上に発現している。腫瘍抗原に反応するT細胞はPD-1とCTLA-4の発現を増加させるが、どちらも免疫反応を弱める役割を果たす正常な制御に関与する。

抗腫瘍免疫を遮断するチェックポイントの発見は、これらのチェックポイントをブロックし、免疫抑制のブレーキを解除する抗体の開発につながった。CTLA-4、PD-1、PD-L1を標的とした現在のチェックポイント遮断療法は、種々の固形腫瘍(メラノーマ、肺癌、膀胱癌)で10～30%の奏効率をもたらし、ホジキンリンパ腫(第10章)などの一部の血液悪性腫瘍ではさらに高い奏効率を示す。これらのチェックポイントは自己抗原(第5章)への反応を防ぐために進化したため、チェックポイント阻害治療を受けた患者が大腸炎や他のタイプの全身性炎症などの自己免疫兆候を発症する。これらの反応のほとんどは抗炎症剤でコントロールできるが、ときには治療を中止しなければならないほど重篤な場合もある。チェックポイント阻害療法は、免疫応答が解き放たれると、長期間にわたって防御を提供し続ける記憶リンパ球の発達につながるため、長期間の寛解や治癒をもたらす可能性さえある。チェックポイント阻害療法の課題のひとつは、その大きな可能性にもかかわらず、少数の腫瘍のみが反応することである。なぜこのようなことが起こるのか、どうすれば反応する腫瘍の頻度を高めることができるのかを理解するために多くの努力が払われている。予想どおり、突然変異率の高い腫瘍(後述するミスマッチ修復やDNAポリメラーゼの欠陥に起因することが多い)は新規抗原を豊富に産生し、チェックポイント阻害療法に対する反応性が平均して高い。実際、この治療法は組織学的特徴や発生細胞に関係なく、ミスマッチ修復欠損を有するすべての再発・転移がんに対して承認されている。

免疫チェックポイント阻害剤に対する進行したがんの顕著な反応は、がんと闘うために免疫システムを用いることに焦点をあてた研究に活気を与えた。これらの研究には、個々の患者の腫瘍において同定された新規抗原ならびに新しい種類の養子免疫療法を使用する、個別化腫瘍ワクチンの開発も含まれる。後者の研究で最も進んでいるものに、キメラ抗原受容体(CAR)を発現するように操作された患者由来のCTLがある。CARは、腫瘍抗原と結合する抗体を細胞外ドメインに有し、その腫瘍細胞表面の抗原と相互作用後にCTLを活性化するシグナルを入れる細胞内ドメインを有する。CAR-T細胞は腫瘍細胞に対して強力な殺傷能力を示し、B細胞急性リンパ芽球性白血病(第10章)などの特定の白血病の患者に長期間の寛解をもたらした。しかしながら、CAR-T細胞はまた活性化されたCTLから放出されるサイトカインによる重篤な合併症と関連し、今のところ、CAR-T細胞療法は従来の治療が奏効しなかった場合の第二選択療法にとどまっている。また、CAR-T細胞療法は血液悪性腫瘍には有効であるが、固形がんに有効なCAR-T細胞療法が開発され、癌治療の日常的な一部になるかどうかはまだわからない。

免疫療法による合併症を考慮しなくても、腫瘍に対する免疫応答は両刃の剣であることも認識すべきだ。例えば、腫瘍は血管新生の促進、組織線維化、および活性型M2マクロファージは蓄積を通じて、マクロファージやTh2細胞のような免疫細胞の機能を変化させる因子を放出する。第2章から想起されるではあろうが、これは創傷治癒中の炎症応答の抑制に関連している。これらのタイプの応答は、腫瘍増殖を促進すると推測される。

要約すると、未来はがん免疫療法によって明るいようにみえるが、重要な課題が残されている。現在のところ、免疫チェックポイントに対する応答と耐性は予測不可能である。なぜメラノーマや肺癌などの腫瘍の一部だけがチェックポイント阻害薬に反応するのか？個々の患者により適した治療を行うためには、新たなバイオマーカーが必要である。

ゲノム不安定性−悪性形質獲得の要因

変異率を増加させる異常はがんによくみられ、形質転換や腫瘍の進行につながるドライバー変異の獲得を促進する。前節では、悪性腫瘍を定義する8つの特徴を同定したが、これらはすべて、がん関連遺伝子が関与する遺伝的変化によって生じると思われる。どのようにしてこれらの変異は起こるのだろうか？化学物質、放射線、日光といった変異原のある環境はありふれているが、その変異誘発因子に曝露される機会の多さに比べて発生するがんの頻度はきわめて少ない。これは正常細胞にDNA損傷を感知し、修復する機能があることによる。

ゲノムを無傷で保つためにDNA修復が重要であることは、DNA修復に関与するタンパク質をコードする遺伝子に欠損があり、がんの罹患リスクが非常に高くなる遺伝性疾患の存在からわかるだろう。いくつかのDNA修復システム―ミスマッチ修復、ヌクレオチド除去修復、相同組み換え、DNAポリメラーゼのプルーフリーディング―における欠陥が、これらの遺伝性疾患の基礎にあることは後述する。さらに、ある種の後天的なゲノム不安定性ががんの発生に関与している状況についても簡単に触れる。

遺伝性非腺腫性大腸癌症候群

遺伝性非腺腫性大腸癌症候群(HNPCC、別名リンチ症候群)は、がんの素因におけるDNA修復遺伝子の役割を明確に示している。この疾患は家族性で、盲腸と近位

結腸が主に侵されるがんであり（第13章），DNAミスマッチ修復にかかわる遺伝子の欠損によるものである。DNA鎖が修復されるとき，これらのミスマッチ修復遺伝子の産物は"スペルチェッカー（spell checkers）"として機能する。例えば，AとTのペアが通常であるが，GとTという間違ったペアができてしまった箇所があるとする。このような場合にミスマッチ修復遺伝子はその間違いを修正する。こうした"校正機能（proofreaders）"がなかったら，エラーがどんどん蓄積する。

HNPCC の背景には少なくとも4つのミスマッチ修復遺伝子がみられる（第13章）。本疾患の患者はこれらの DNA ミスマッチ修復遺伝子のうちの1つに異常をもったコピーを親から受け継ぎ，さらに大腸上皮細胞において正常のもう一方のコピーにも第2の変異をきたすことで発症する。したがって，ミスマッチ修復遺伝子は細胞の増殖に対して間接的にしか関与しない。つまり，正常な細胞分裂の過程における他の遺伝子の変異が修復されないままであるというかたちで影響を与えている。ミスマッチ修復不全の患者のゲノムにおいては**マイクロサテライト不安定性 microsatellite instability（MSI）**がみられるのが特徴である。マイクロサテライトは1～6個のヌクレオチドで構成される繰り返し配列で，ゲノムのいたるところでみられる。DNAミスマッチ修復遺伝子が野生型の腫瘍においてはこのマイクロサテライトの長さは一定に維持されるが，HNPCC に罹患した患者はこのマイクロサテライトが不安定で長さが長くなることも短くなることもある。HNPCCは全大腸癌のなかで2～4％を占めるにすぎないが，ミスマッチ修復遺伝子機能の異常をもたらす後天的変異によってMSIは散発性大腸癌の約15％において認められる。

色素性乾皮症

色素性乾皮症 xeroderma pigmentosum はDNA修復の欠陥によって生じる常染色体潜性疾患であり，皮膚が日光に曝露されることによって発症するリスクが非常に高くなる。日光の紫外線はピリミジン残基の架橋構造を引き起こし，正常なDNA複製を妨げる。そういったDNAの損傷は**ヌクレオチド除去修復機構 nucleotide excision repair system** によって修復される。ヌクレオチド除去修復には複数のタンパク質が関与しているが，これらのうちどれか1つの機能を喪失した状態を受け継ぐと，色素性乾皮症を発症する。

相同組み換えによるDNA修復の欠損で生じる疾患

ブルーム症候群 Bloom syndrome，**毛細血管拡張性運動失調症 ataxia telangiectasia**，**ファンコニ貧血 Fanconi anemia** からなる常染色体潜性遺伝の疾患は，DNA損傷を与える要因のうち電離放射線（ブルーム症候群や毛細血管拡張性運動失調症で問題となる）や，ある種の化学療法剤のようなDNA架橋因子（ファンコニ症候群で問題となる）に過敏であるという特徴をもつ。これらの表現型は複雑で，がんになりやすいという傾向に加えて，毛細血管拡張性運動失調症における神経症状やファンコニ貧血における貧血，ブルーム症候群における発達障害といった特徴を含んでいる。毛細血管拡張性運動失調症で変異している遺伝子は，電離放射線によるDNA損傷を"感知"し，前述したとおりDNA損傷反応をp53を介して開始させるのに重要なタンパク質キナーゼであるATMである。

がんの発生におけるDNA修復遺伝子の役割を示す証拠は，遺伝性乳癌についての研究によっても得られている。相同組み換えによるDNA修復に関与する *BRCA1* と *BRCA2* という2つの遺伝子の生殖細胞系列変異は家族性乳癌の約50％を占める。*BRCA1* の変異をもつ女性は乳癌に加えて卵巣上皮癌の発症リスクが有意に増加し，男性は前立腺癌のリスクがわずかに増加する。同様に *BRCA2* 遺伝子の生殖細胞系での変異は卵巣，前立腺，膵臓，胆管，胃，メラノサイトそしてBリンパ球のがんだけでなく，男女ともに乳癌の発症リスクを高める。正常な BRCA1 または BRCA2 タンパク質を欠く細胞は，ある種のDNA損傷を修復するのに必要な相同組み換えの欠陥により，染色体再配列や重度の異数性を起こしやすい。がんが発生するには，*BRCA1* あるいは *BRCA2* の両方のコピーが不活性化されていなければならない。

DNAポリメラーゼ変異によるゲノム不安定性

通常の環境下では，DNA複製に関与する細胞DNAポリメラーゼは，DNAの鋳型鎖上のパートナーと一致しないヌクレオチドの付加とエラーの発生率が非常に低い。この忠実性は，DNAポリメラーゼが一時停止し，ミスマッチした塩基を除去し，適切なヌクレオチドを挿入してから鋳型鎖を進むという，固有のエキソヌクレアーゼ活性に由来する。子宮内膜癌や結腸癌などの特定のがんでは，DNAポリメラーゼに変異があり，その結果，この"プルーフリーディング"機能が失われ，多数の点変異が蓄積される。DNAポリメラーゼの変異をもつがん（主に子宮内膜癌と大腸癌）は，ヒトのがんのなかで最も変異が多く，おそらく新規抗原の負担が大きいためと思われるが，免疫チェックポイント阻害剤に対して優れた反応を示す。

リンパ球におけるゲノム不安定性の制御

獲得免疫はBおよびTリンパ球が抗原受容体遺伝子を多様なものにすることができるということによって可能となっている（第5章）。未成熟なB細胞およびT細胞前駆体は，RAG1とRAG2という2つの遺伝子産物を発現している。これらはV(D)J領域の組み換えを引き起こし，機能的な免疫グロブリンやT細胞受容体遺伝子の形成を可能としている。加えて，抗原に出合った後，

成熟したB細胞は**活性化誘導性シチジン脱アミノ酵素 activation-induced cytidine deaminase（AID）**とよばれる特殊な酵素を発現する。このAIDは高頻度の体細胞変異を介して免疫グロブリン遺伝子のクラススイッチ組み換えや免疫グロブリンの多様化を促進する。抗原レセプター遺伝子の組み立てと免疫グロブリン遺伝子のクラススイッチと多様化の両方には、DNAの切断と結合に関与しており、第10章で詳しく述べるように、これらの過程におけるエラーが、リンパ系腫瘍の原因となる突然変異の多くを引き起こしている。

腫瘍を促進する炎症，悪性形質獲得の要因

浸潤性がんは慢性炎症反応を引き起こす。進行がん患者において、この炎症反応は貧血（いわゆる"**慢性炎症性貧血 anemia of chronic inflammation**"）、疲労および悪液質などの全身性症状および兆候を引き起こすほど広範囲に及ぶことがある。しかし、動物モデルでのがん研究では炎症細胞が多くのがんの特徴を発揮できるように腫瘍微小環境を変えていることを示唆している。これらの影響は、炎症細胞と腫瘍細胞との間の直接的な相互作用、あるいは他の常在性間質細胞、特に線維芽細胞および内皮細胞に対する炎症細胞の間接的な効果に起因する。炎症細胞および常在性間質細胞によってもたらされるがんにとって有利な効果としては以下が挙げられる。

- **増殖促進因子の放出**：白血球浸潤や活性化した間質細胞は多種多様な増殖因子（EGFなど）や、細胞外マトリックス（ECM）からの増殖因子の放出を可能にするプロテアーゼを分泌するようだ。
- **増殖抑制因子の除去**：前述のとおり、上皮細胞の成長は細胞－細胞間あるいは細胞－ECM間の相互作用で抑制される。炎症細胞から分泌されるプロテアーゼはこれらの相互作用を調節する接着分子を分解し、増殖抑制を取り払う。
- **細胞死に対する抵抗性の増強**：基底層や細胞－細胞間相互作用からの上皮細胞の解離は特定の形態のプログラム細胞死を誘発する。腫瘍関連マクロファージは、腫瘍細胞と物理的な相互作用を促進するインテグリンのような接着分子を発現することによってこの種の細胞死を妨げていると考えられている。
- **血管新生**：炎症細胞はVEGFといった血管新生を促進する因子を大量に分泌する。
- **浸潤と転移**：マクロファージから分泌されるプロテアーゼはECMを再構成することによって腫瘍の浸潤を促進するが、TNFやEGFといった因子は腫瘍細胞の移動を直接刺激する。前述のとおり、TGF-βのような間質細胞から分泌される他の因子は、浸潤や転移の過程で重要な上皮間葉転換（EMT）を促進する。
- **免疫破壊の回避**：マクロファージや他の間質細胞によって放出される多様な可溶性因子は、免疫抑制性腫瘍微小環境に寄与すると信じられている。主要な要因としてはTGF-βや、免疫抑制性の制御性T細胞の動員、あるいは細胞傷害性CD8陽性T細胞の機能を抑制する因子が考えられている。加えて、進行したがんでは、主に活性化マクロファージ（M2）（第2章）が含まれ、このことは多くのがんモデルやヒト疾患で証明されている。M2マクロファージは血管新生，

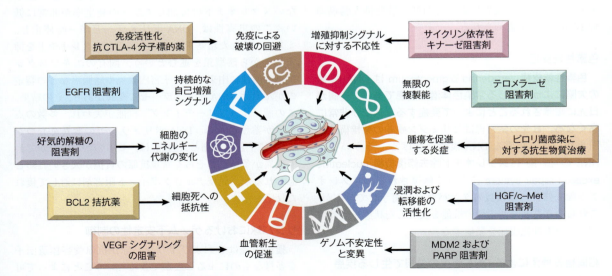

図6.30　がんの特徴を標的とした治療戦略
各特徴を標的とする薬剤のうち、承認済みまたは開発中のものを抜粋して示す。CTLA-4（Cytotoxic T-lymphocyte-associated protein-4）：細胞傷害性Tリンパ球関連タンパク質-4、EGFR（epidermal growth factor receptor）：上皮増殖因子受容体、HGF（hepatccyte growth factor）：肝細胞増殖因子、MDM2（mouse double minute 2 homolog）：マウスダブルミニッツ2ホモログ、PARP（poly（ADP-ribose）polymerase）：ポリ（ADP-リボース）ポリメラーゼ、VEGF（vascular endothelial growth factor）：血管内皮増殖因子（Hanahan D, Weinberg RA: The hallmarks of cancer: the next generation. Cell 144: 646, 2011. より）

線維芽細胞増殖およびコラーゲン沈着を促進するサイトカインを産生し，これらはすべて浸潤性がんおよび治癒創傷において一般的に観察される。

がんの特徴についてのこれまでの議論で示された原理から，重要な臨床的考察ができる。これらの特徴はがんの新たな治療法開発のためのロードマップとなる（図6.30）。

がんの病因：発がん性物質

発がん性物質 carcinogenic agents による遺伝的損傷は発がんの本質であり，遺伝子の損傷を引き起こす因子としてこれまでに判明しているものは，以下の3つに分類される。すなわち，(1)化学物質，(2)放射線，(3)微生物である。化学物質と放射線はヒトのがんの原因であると認められている。また，腫瘍ウイルスはいくつかの動物モデルと数種類のヒトの腫瘍において，腫瘍形成にかかわることが知られている。これ以降，分類されたそれぞれの因子について個別に考察していくが，複数の因子が同時あるいは連続的に働き，腫瘍細胞に特徴的な多焦点的遺伝子異常を引き起こす場合もあるということに注意しなければならない。

発がん性化学物質

200年以上前，ロンドンの外科医 Percival 卿は，煙突掃除人の陰嚢皮膚癌の原因が煤への慢性的な曝露によるものであると結論づけた。この観察に基づいて，デンマーク煙突掃除人組合は組合員に毎日の入浴を義務づけた。この単純な公衆衛生対策によって陰嚢癌は消滅し，Percival 卿の正しさが証明された。その後，何百もの化学物質が動物に対して発がん性をもつことが明らかにされてきた。これらのうちの一部については簡単に後述する。

直接作用物質

直接作用物質 direct-acting agent とは，発がん性を示すのに代謝による変換を必要としない物質である。直接作用物質の発がん性は一般的には弱いが，なかにはがんの化学療法薬（アルキル化剤など）として使われるものもあるため，注意を要する。これらの化学療法薬は，ある種のがん（ホジキンリンパ腫など）の治療において使われるが，その結果，二次的ながんの発生（多くの場合は白血病）を誘発してしまう。これらの薬剤は，慢性関節リウマチや多発血管炎性肉芽腫症 granulomatosis with polyangiitis などの非腫瘍性疾患に対する治療薬として使用され，その結果として二次的ながんが発生してしまう。これらの化学物質ががんを誘発するリスクは小さいが，発がん性が存在する以上，慎重に使用しなければならない。

間接作用物質

間接作用物質 indirect-acting agents という名称は，最終的に発がん性 ultimate carcinogen をもつようになるために，代謝による変化が必要である化学物質を指す。最も強力な間接作用物質の例として多環式炭化水素群が挙げられ，このような多環式炭化水素は化石燃料や植物や動物を燃焼することによって生じる。例えば，ベンゾピレンやその他の発がん性物質はタバコの燃焼によって発生し肺癌の原因となる。ベンゾピレンを含む多環式炭化水素群は，肉を炙り焼きにする際に動物性脂肪から発生する可能性がある。また，燻製にした肉や魚のなかに含まれている。体内では，ベンゾピレンはエポキシドに代謝され，細胞中の分子，DNA，RNA，タンパク質との間に共有結合（付加生成物）を形成する。

芳香族アミンとアゾ染料もまた，間接作用性発がん物質である。これらの発がん性が認識される前は，アニリン染料とゴム生成業に従事し，βナフチルアミンに高度に曝露された労働者における膀胱癌の罹患率は50倍にまで上昇していた。間接作用性発がん性物質がDNA損傷作用をもつようになるためには代謝による活性化が必要なことから，このような活性化に関与する酵素経路が大きな注目を集めている。その一例として，シトクロム P-450 依存性モノオキシダーゼが媒介する酵素経路が挙げられる。これらの酵素をコードする遺伝子には多型が存在し，酵素活性には個人差があり，異なった発がんリスクを生じる。例えば，ベンゾ[a]ピレンを発がん性代謝物に変換する能力の異なるさまざまな P-450 アイソフォームは，喫煙者における肺癌リスクの異なるレベルと関連している

この他にも間接作用物質のなかには重要なものもあるため，ここで簡単に説明しておく。アフラトキシン B_1 は，自然に発生してしまうという点で興味深い物質である。穀物やナッツ類を不適切な環境で保管すると，アスペルギルス属 Aspergillus の一部の菌類によってアフラトキシン B_1 が合成される。アフリカや東南アジアの一部の地域では，アフラトキシン B_1 に汚染された穀物やナッツの摂取量と，肝細胞癌の罹患率との間に強い相関関係が認められている。さらに，塩化ビニル，ヒ素，ニッケル，クロム，殺虫剤，防カビ剤，ポリ塩化ビフェニルなどといった職場や家庭で接することのある物質も，発がん性物質である可能性がある。また，食品防腐剤として使用される亜硝酸塩は，食品中のアミンをニトロシル化し，このようにして生成されたニトロソアミンには発がん性がある。

発がん性化学物質の作用機序

悪性形質転換は変異の結果によるもので，ほぼすべての発がん性化学物質が変異を誘発する性質を有することは想像に難くない。直接作用物質と間接作用物質から生じる発がん性物質は，そのすべてが反応性の高い求電子

群をもち，DNAと付加化合物を形成する。どの遺伝子も発がん性化学物質のターゲットになりうるが，*RAS*や*TP53*などの重要ながん遺伝子の変異は発がんの原因になることは間違いない。興味深いことに，アフラトキシンB_1のような特定の発がん性化学物質は，原因物質がアフラトキシンであると強く示すような*TP53*の特徴的な変異を引き起こす。このような，がんで生じる特定の"変異のサイン（mutational signatures）"は紫外線，タバコの煙および他の環境発がん物質によっても引き起こされ，発がんの疫学研究において有用なツールであることが証明されている。

発がん性化学物質のなかには，曝露後に"プロモーター promoter"（ホルボールエステル，ホルモン，フェノール，ある種の薬剤など）を投与されることによって発がん性が増強されるものがある。ただし，プロモーター自身は非腫瘍形成性（発がん性）である。プロモーターによる発がん性の増強が効果的なものになるためには，プロモーターへの反復的な，もしくは持続的な曝露に先立って突然変異誘発性の化学物質や，**イニシエーター initiator**との接触が必要となる（図6.31）。この発がん性化学物質のイニシエーション-プロモーション連鎖反応から，重大な疑問が浮かび上がってくる。すなわち，それ自身は腫瘍形成性をもたないプロモーターが，どのようにして腫瘍の発生に関与しているのかという問題である。プロモーターによる影響は多面的であるが，**発がんを促進するためには細胞増殖の誘導が必須である**。おそらく，イニシエーターの投与によって*RAS*などのがん遺伝子が突然変異を起こして活性化し，さらにプロモーターが投与されることで変異した細胞のクローン性増殖が促されるのだろう。クローン性増殖に歯止めがかからなくなることによって，変異した細胞にさらに変異が蓄積して，最終的に悪性腫瘍へと進展する。細胞増殖の持続が突然変異形成のリスクを引き上げ，ひいては悪性形質転換のリスクを上げるという概念はヒトの発がんにもあてはまる。例えば，子宮内膜増殖症（第17章）や，慢性的な肝細胞傷害に伴う再生能力の増強は，これらの臓器の発がんに関与している。前述したDNA修復機構がなければ，すべての発がんのなかで化学物質を原因とする発がんが占める割合は，ずっと大きなものになっていただろう。すでに述べたように，まれにみられる遺伝性のDNA修復機構不全症（色素性乾皮症など）の患者では，紫外線やいくつかの化学物質によって，発がんのリスクが大幅に増加する。

放射線発がん

　放射線はその種類（日光の紫外線，レントゲン写真，核分裂，放射性核種）によらず発がん性がある。保護具をつけずに放射性物質が産出される鉱山で働く鉱夫は，肺癌の罹患率が10倍に上がる。広島と長崎に落とされた原子爆弾から生き延びた被爆者の追跡調査により，平均して約7年間の潜伏期の後に，被爆者における白血病の罹患率が劇的に上がっていることが明らかになった。また，甲状腺，乳房，結腸，肺のがんによる死亡率も同様に増加していた。旧ソ連におけるチェルノブイリ原子力発電所事故は，周辺地域におけるがん罹患率の大幅な増加をもたらし，今もなおそれは続いている。頭頸部への治療的放射線照射は，数年後に甲状腺乳頭癌を発生させることもある。

　電離放射線が発がん性をもつのは変異を誘発するからである。電離放射線は染色体の切断や，転座または逆位といった染色体再構成，可能性は下がるが，点変異も引

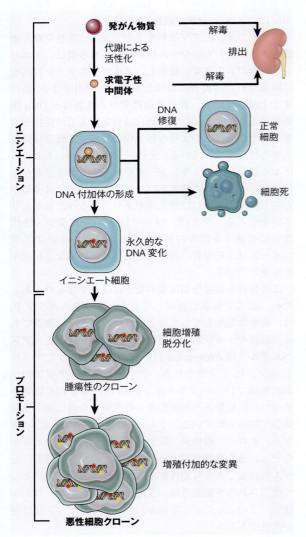

図6.31　化学発がんにおけるがんのイニシエーションとプロモーション
プロモーターとして作用する発がん物質は，イニシエーションを起こした細胞のクローン性増殖を引き起こし，前がん性クローンを生成することに着目。プロモーターまたは他の因子によって誘導されるさらなる増殖は，さらなる突然変異の蓄積と悪性腫瘍の出現を引き起こす。

き起こす。電離放射線によるDNA損傷のうち最も重要なものは，二本鎖DNA切断である。

紫外線の発がん効果は，発がんにおけるDNA修復の重要性を示しているため，特に注目に値する。日光による自然紫外線は，皮膚癌（悪性黒色腫，扁平上皮癌，基底細胞癌）の原因になりうる。これによるリスクが最も高いのはオーストラリアなど，太陽光量の多い土地に生活している白色人種である。悪性黒色腫以外の皮膚癌は紫外線の累積総曝露量と関連がある一方で，悪性黒色腫は日光浴や日焼け用ベッドなどによる強く断続的な曝露と関連がある。紫外線は細胞にいくつかの生物学的な影響を与える。発がんとの関連で特徴的なのは，ピリミジンダイマーの形成によってDNAを傷害する能力である。この種類のDNA損傷はヌクレオチド除去修復経路によって修復される。大量の紫外線に曝露すると，この修復機構が対応しきれなくなり，皮膚癌が発生することになる。前述したように，遺伝性疾患である**色素性乾皮症** xeroderma pigmentosum の患者ではヌクレオチド除去修復経路に欠陥があり，皮膚癌を発症する傾向が非常に高くなる。

■ ウイルス性および微生物性発がん

多くのDNAウイルスおよびRNAウイルスが，カエルから霊長類までのまったく異なった生物に対して発がん性をもつことが確かめられている。しかしながら，精力的な調査が行われているにもかかわらず，ヒトのがんとの関連が確認されたウイルスはわずかしかない。これらのウイルスの一部，特にヒトパピローマウイルス，エプスタイン・バーウイルス，B型肝炎ウイルス，C型肝炎ウイルスは，合計すると世界中のがんの15％から20％に関係している。本項ではヒト腫瘍ウイルスのみを取り上げる。また，胃癌における**ヘリコバクター・ピロリ** *Helicobacter pylori*（ピロリ菌）の役割についても述べる。

■ RNA腫瘍ウイルス

動物でのレトロウイルスの研究はがん遺伝子の発見などがんの分子生物学的基礎にめざましい知見をもたらしてきたが，現時点では唯一のヒトのレトロウイルス，すなわちヒトT細胞白血病ウイルス（HTLV-1）のみが，ヒトにおいてがんを引き起こす原因になると確認されている。

HTLV-1は，**成人T細胞性白血病／リンパ腫** adult T-cell leukemia/lymphoma（ATLL）を引き起こし，この病気は日本の一部とカリブ海沿岸，南米そしてアフリカにおいて地方病的に流行している他，米国を含めた他の地域でも散発例がみられる。世界中で約1,500万人から2,000万人の人がHTLV-1に感染していると考えられている。AIDSを引き起こすヒト免疫不全ウイルス（HIV）と同じく，HTLV-1はCD4陽性T細胞に感染性があり，ゆえにこのT細胞群は悪性形質転換の主要な標的である。ヒトにおける感染が成立するには性交渉，血液製剤，授乳による感染性T細胞の伝染が必要である。HTLV-1による白血病は感染者の約3〜5％にしか発症せず，潜伏期も40〜60年と長い。

白血病の発生にHTLV-1のTリンパ球への感染が必要であることはほぼ確実だが，分子レベルのがん化のメカニズムははっきりしていない。マウスレトロウイルスとは対照的に，HTLV-1は**がん遺伝子**をもっておらず，がん原遺伝子近傍へのプロウイルスの挿入の共通した様式は明らかになっていない。しかしながら，白血病細胞において，ウイルス遺伝子の組み込みはクローナルな様式を示す。つまり，宿主の染色体におけるウイルス遺伝子の組み込み部位はランダムである（ウイルスDNAは異なるがんにおいて異なる位置に見いだされる）が，特定のがんのなかではすべてのがん細胞内で組み込まれた部位は同じである。これはHTLV-1が単に形質転換後に細胞に感染するということではなく，むしろ，形質転換の際にHTLV-1の存在が必須であることを示している。

HTLV-1のゲノムは*gag*，*pol*，*env*および長末端反復領域（long terminal repeat）といったレトロウイルスに典型的な配列を含むが，他の白血病ウイルスとは対照的に，*tax*とよばれる遺伝子を含む。ウイルスの複製には5′長末端反復配列からのウイルスRNAの転写を刺激するため，Taxが不可欠である。しかしながら，Taxはいくつかの宿主細胞遺伝子の転写をも変化させるとともに，リンパ球の増殖と生存を促進するPI3-キナーゼ経路や転写因子NF-κBなどの特定の宿主細胞シグナル伝達タンパク質と相互作用する。

成人T細胞白血病／リンパ腫の発生に至る正確な過程はいまだにわかっていないが，考えられるシナリオは次のとおりである。HTLV-1による感染は，細胞増殖に対するTaxの刺激効果を介して，非悪性ポリクローナル細胞集団の拡大を引き起こす。増殖中のT細胞は，Taxおよび，おそらく他のウイルス因子の影響のため，変異およびゲノム不安定性のリスクが増大する。この不安定性により発がん性変異の蓄積が可能になり，最終的には単一的な腫瘍性T細胞集団が出現する。

■ DNA腫瘍ウイルス

5つのDNA腫瘍ウイルス—**ヒトパピローマウイルス**（HPV），**エプスタイン・バールウイルス** Epstein-Barr virus（EBV），**カポジ肉腫ヘルペスウイルス** Kaposi sarcoma herpesvirus（KSHV）〔**ヒトヘルペスウイルス8**（HHV-8）ともよばれる〕，**メルケル細胞ウイルス** Merkel cell carcinoma とよばれるポリオーマウイルスそして**B型肝炎ウイルス**（HBV）が，ヒトのがんの発生と強い関連をもつ。KSHVとカポジ肉腫は第8章で扱う。メルケル細胞ウイルスはメルケル細胞腫瘍という特定のがんと関連しており，非常にまれであるのでこれ以上記述はしない。よって，残りの3種のウイルスについて言及する。

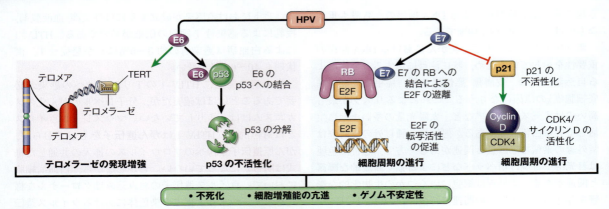

図 6.32　HPV の E6 や E7 タンパク質による形質転換効果
HPV E6 や E7 の効果には細胞の不死化，細胞死からの保護と細胞増殖抑制因子の除去がある．CDK(Cyclin dependent kinase)：サイクリン依存性キナーゼ，HPV(human papillomavirus)：ヒトパピローマウイルス，RB(retinoblastoma)：網膜芽細胞腫，TERT(telomerase reverse transcriptase)：テロメラーゼ逆転写酵素

HBV について議論のなかで，RNA ウイルスである C 型肝炎ウイルスの腫瘍形成効果についても簡単に述べる．なぜなら両方のウイルスとも慢性肝臓障害と肝癌の発生に関連しているからである．

ヒトパピローマウイルス(HPV)

　HPV の型は遺伝子的に厳密に分類されている．いくつかの型(例：1，2，4，7 型)はヒトの良性扁平上皮乳頭腫(いぼ)の原因である(第 22 章)．性器いぼは悪性化の頻度が低く，危険度の低い HPV(大部分が HPV-6 と HPV-11)と関連がある．一方で，危険度の高い HPV(例：16，18 型)はいくつかのがん，特に子宮頸部，性器，肛門，口腔咽頭の扁平上皮癌の発生に関与している．
　HPV の発がん性には 2 つのウイルス遺伝子の産物である E6 タンパク質と E7 タンパク質が関与しており(図 6.32)，発がんへと導くいくつかの活性をもつ．

- **E6 の発がん活性**：E6 タンパク質は p53 に結合し p53 分解を調節し，さらにテロメラーゼの触媒サブユニットである TERT の発現を刺激し，細胞の不死化に関与する．高リスク HPV 型の E6 は，低リスク HPV の E6 よりも p53 に対する親和性が高く，腫瘍化に寄与する可能性が高い．
- **E7 の発がん活性**：E7 タンパク質は E6 の機能を補完する効果を有し，G_1 期-S 期の細胞周期チェックポイントを介して細胞増殖の速度を上げる．E7 タンパク質は RB タンパク質と結合し，RB タンパク質によって通常は隔離されている E2F 転写因子を放出し，細胞周期を介してがんを進行させる．E6 タンパク質と p53 の関係性と同様に，高リスク HPV 型の E7 タンパク質は低リスク HPV 型の E7 タンパク質よりも RB に対する親和性が高い．E7 はまた CDK 阻害剤 p21 を不活性化し，細胞周期を進行させる．

　HPV の発がん能力に寄与する付加的な因子は，宿主のゲノムにウイルスの遺伝子が組み込まれることだ．子宮頸部の前がん病変では HPV のゲノムは他の宿主に組み込まれていないエピソームの形を保っている一方で，がんにおいては HPV のゲノムは宿主のゲノムにバラバラに組み込まれている．組み込みによってウイルス DNA における負の調節領域は分断され，結果として腫瘍性の E6 と E7 は過剰発現する．これだけでなく，ウイルスのゲノムが組み込まれた細胞ではゲノムが著しい不安定性を示し，宿主のがん関連遺伝子にがん化を与える変異が生じることもある．
　まとめると，高リスク HPV はがんタンパク質をコードし，RB や p53 の不活化とサイクリン依存性キナーゼ阻害剤 p21 を阻害し，テロメラーゼの発現亢進を引き起こすことにより，不死化，細胞増殖，細胞死に対する抵抗性を促進する．このことから，HPV タンパク質は多くのがんの特徴を促進することは明らかである．子宮頸癌の原因となる HPV 感染の重要性は，がんの発生を予防する HPV ワクチンの高い有効性によって確認されている．しかしながら，HPV への感染はそれだけでは発がんには不十分であり，完全な形質転換には *RAS* のような宿主のがん遺伝子における変異が必要である．HPV に感染した場合でも多くの女性は免疫機構によって感染を消失することができるが，HIV 感染によって免疫異常が生じた場合はそれができなくなる．高リスク HPV 型および HIV を共感染した女性は，子宮頸癌を発症するリスクが特に高い．

エプスタイン・バールウイルス(EBV)

　ヘルペスウイルスファミリーの EBV はヒトのがんとの関連が認められた最初のウイルスであり，そのがんとはバーキットリンパ腫 Burkitt lymphoma である．バーキットリンパ腫はアフリカのある地域では風土病であり，他の地域でも散発的に発生する悪性度の高い腫瘍で

ある。風土病地域では，事実上すべての罹患患者の腫瘍細胞がEBVゲノムを保有している。約50年前にバーキットリンパ腫が発見されて以来，EBVは驚くほど多彩な種類のがん細胞で検出されてきた。その例として鼻咽腔癌，T細胞リンパ腫の一部，NK細胞リンパ腫，ホジキンリンパ腫，胃癌などが挙げられる。珍しい例として，免疫抑制状態の患者で主にみられる平滑筋腫瘍なども挙げられる。

EBVがバーキットリンパ腫のようなB細胞腫瘍を引き起こす機構は複雑で十分には理解されていないが，正常なB細胞に対する効果を考えることで理解が進んできた。EBVはB細胞への付着と感染に補体受容体のCD21を利用する。このような感染は in vitro では多クローン性のB細胞の増殖を促し，不死化したBリンパ芽球系細胞が発生する。EBVにコードされている遺伝子の1つである LMP1 (latent membrane protein 1) は，がん遺伝子として働き，マウスに強制発現させるとB細胞リンパ腫を発症させる能力があることが証明された。LMP1は，細胞表面に存在する重要な受容体CD40の機能を模倣することで，B細胞の細胞増殖を促進する。CD40はヘルパーT細胞上に発現しているCD40リガンドと相互作用することで活性化される。一方で，LMP1は恒常的に活性化しており，B細胞の増殖や生存を促進するNF-κBやJAK/STATシグナルを活性化させる。このように，ウイルスは正常なB細胞の活性化経路を"借用する"ことによって，感染細胞を増やして自己複製を進める。EBNA2もEBVにコードされているタンパク質であり，サイクリンDやSRCファミリーのがん原

遺伝子など，感染したB細胞の増殖を促進する遺伝子の発現を活性化する。免疫学的に健康な人の場合，EBVによるポリクローナルB細胞増殖はCTLによって容易に制御され，感染した患者は無症状のままか，あるいは感染性単核症の自己限定的な経過をたどる。しかしながら，少数のEBV感染B細胞は，LMP-1やEBNA2などの免疫原性ウイルスタンパク質の発現を抑え，生涯にわたって持続するメモリーB細胞の長寿命のプールに維持される。

これらの所見に基づき，EBVはどのようにして地域性のバーキットリンパ腫の発生に寄与するのだろうか。1つの可能性が図6.33に示されている。バーキットリンパ腫が風土病である地域では，マラリアなどの付随感染が免疫能力を低下させ，持続的なB細胞の増殖を可能にする。最終的に，CTLはほとんどのEBV感染B細胞を殺傷するが，少数は生存する。リンパ腫細胞はある特定の変異をもった残留集団から出現するようであり，大部分は MYC がん遺伝子を含む転座を認める。風土病でない地域では，これらの腫瘍の80％がEBVと無関係であるが，事実上すべての風土病および散発性腫瘍では MYC の調節不全をもたらすt(8;14)転座または他の転座が生じていることに留意すべきだ。つまり，散発性バーキットリンパ腫はEBV感染以外のメカニズムによって誘発されるが，それらは同様の発がん経路を介して発生するようである。

EBVによる発がん機能は，免疫抑制患者でのEBV陽性B細胞リンパ腫において，より直接的である。AIDSを患っているか，同種移植片拒絶反応の予防のために免

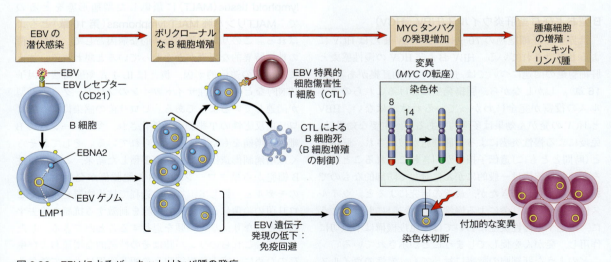

図6.33 EBVによるバーキットリンパ腫の発症
EBVはB細胞に潜伏感染した後，まずEBNA2やLMP1などの遺伝子産物を発現し，感染細胞の増殖を促進する。この増殖は通常，全身症状（伝染性単核球症）を引き起こす免疫反応で，細胞傷害性T細胞によって制御される。少数の感染B細胞は，免疫原性ウイルスタンパク質の発現を低下させることによって宿主の免疫反応から逃れ，これらの細胞が8番染色体上の MYC 遺伝子を含む染色体転座を獲得すると，悪性度の高いB細胞腫瘍（バーキットリンパ腫）が出現することがある。EBNA2 (Epstein-Barr virus nuclear antigen 2)：エプスタイン・バーウイルス核抗原2，EBV (Epstein-Barr virus)：エプスタイン・バーウイルス，LMP1 (latent membrane protein 1)：潜伏感染膜タンパク質1

疫抑制療法を受けている患者は，しばしば多発性のEBV陽性B細胞腫瘍を発症する．これらの増殖は最初のうちはポリクローナルであるが，モノクローナルの新生物に進化する可能性がある．バーキットリンパ腫とは対照的に，免疫抑制状態の患者の腫瘍は通常MYCの転座がなく，LMP1やEBNA2（後述）などの細胞傷害性T細胞に認識される抗原を一様に発現する．このような致死的になりうる増殖は，臓器移植のレシピエントに対する免疫抑制剤の投与中止などによって宿主のT細胞の機能が回復されれば，抑え込むことができる．

鼻咽頭癌 nasopharyngeal carcinoma もまたEBV感染と関連する．この腫瘍は中国南部やアフリカのいくつかの地域そして北極のイヌイット族の風土病である．バーキットリンパ腫とは対照的に，全世界の鼻咽頭癌にはEBVが100％含まれる．ウイルスゲノムが組み込まれた部位は，腫瘍発生後にEBV感染が起こる可能性を除いて，個々の腫瘍内のすべての腫瘍細胞において同一（クローナル）である．EBVと鼻咽頭癌との一様な関連は，EBVが腫瘍の発生に中心的な役割を果たしていることを示唆しているが（バーキットリンパ腫と同様に），鼻咽頭癌が限られた地域で発症していることから，遺伝的あるいは環境的因子，またはその両方が腫瘍発生に寄与することを示している．バーキットリンパ腫とは異なり，鼻咽頭癌細胞においてLMP1が発現し，B細胞と同様にNF-κB経路を活性化している．次に，NF-κBは腫瘍形成に寄与しうるVEGFおよびマトリックスメタロプロテアーゼなどの発現を亢進する．

EBVとホジキンリンパ腫（EBV関連腫瘍）の病因との関係性は第10章で述べる．

B型およびC型肝炎ウイルス（HBV, HCV）

世界中の肝細胞癌の70〜85％がHBVまたはHCVによると推計されている．HBVおよびHCVの慢性感染と肝細胞癌の関連については，強力な疫学的証拠がある（第16章）．しかしながら，腫瘍発生におけるこれらのウイルスの役割が完全にわかっているわけではない．HBVとHCVの発がん効果は多面的であるが，主要な効果は，免疫による慢性炎症によって肝細胞が破壊され，肝再生と（時間とともに）遺伝子損傷が引き起こされることであろう．免疫機構は一般的にがんに対して防御的なものであると考えられてきたが，最近の研究によると，ウイルス性肝炎やピロリ菌による慢性胃炎（後述）におけるように，遷延する慢性炎症においては，免疫機構は不適切に作用し，発がんを促してしまうことが示されている．

どのような肝細胞の障害に対しても，慢性のウイルス感染は肝細胞の代償性増殖を引き起こす．この再生の過程は過剰な増殖因子，サイトカイン，ケモカインやその他の生理活性物質によって促進される．これらの物質は，活性化された免疫細胞によって産生され，細胞生存，組織再構築，血管新生を促進する．活性化免疫細胞由来のメディエーターによる肝細胞における**核内因子κB** nuclear factor-κB（NF-κB）経路の活性化は，重要なステップであると考えられている．NF-κBの活性化によりアポトーシスが抑制されると，分裂する肝細胞は遺伝毒性ストレスを受け，変異が蓄積する．

RNAウイルスであるHCVは肝臓癌の病態形成と強い関連がある．HCVによる発がんの分子機序はHBVほどにはよくわかっていないが，慢性炎症と肝細胞の代償性再生が中心的役割を果たすと考えられる．

ヘリコバクター・ピロリ

ピロリ菌の感染は胃腺癌と胃リンパ腫の発生と関係がある．当初は消化性潰瘍の原因として発見されたピロリ菌は，今や発がん物質として分類された最初の細菌という栄誉を得ている．

胃腺癌の形成のシナリオはHBVとHCVによる肝臓癌の発生と似ている．胃腺癌の発生は，慢性の炎症を背景とする上皮細胞の異常増殖を伴う．ウイルス性の肝臓癌の場合と同じく，炎症という環境下には活性酸素種などの遺伝毒性物質が数多く存在している魔女の酒である．組織病理学的には最初に慢性の炎症（胃炎）があり，続いて胃が萎縮して細胞の腸上皮化生が起こる．さらに異形成が始まり，最終的にがんとなるという変遷をたどる．この過程は完成までに数十年の期間を要し，また感染者の3％にしか起こらない．

すでに述べたように，ピロリ菌は節外性辺縁帯リンパ腫とよばれる胃リンパ腫の形成のリスク増加とも関係している．胃リンパ腫はB細胞由来で，形質転換したB細胞は正常な**粘膜関連リンパ組織** mucosa-associated lymphoid tissue（MALT）に類似した増殖形態をとるので，**MALTリンパ腫** MALT lymphomas（第10章）ともよばれる．このリンパ腫の分子的な病因として，ピロリ菌の株に特異的な要素がかかわっていると思われる．加えて，宿主の遺伝的素因，例えばIL-1βや腫瘍壊死因子（TNF）などの炎症性サイトカインのプロモーターの多型が関連しているようである．ピロリ菌の感染によってピロリ菌反応性のT細胞が活性化され，多クローン性のB細胞の増殖をもたらすと考えられている．そしておそらくは増殖制御遺伝子に変異が蓄積した結果，この増殖性B細胞から単クローン性のB細胞腫瘍が発生する．このモデルと一致して，初期の過程で抗生物質を用いたピロリ菌の除菌によって，T細胞を刺激する抗原を除去することになり，リンパ腫を退行することができる．したがって，これらのリンパ腫はその持続的な増殖および生存のために，宿主免疫細胞との相互作用によって誘発されるシグナルに依存する腫瘍の典型的な例である．

腫瘍の臨床的特徴

悪性腫瘍は良性腫瘍よりも害を及ぼす可能性が高いが，罹患率や死亡率はどのような腫瘍にも関連する可能

性がある．以下の節では，腫瘍の患者に及ぼす影響，腫瘍の**異型度**と**病期**，さらに腫瘍の検査室診断について述べる．

腫瘍の宿主への影響

悪性腫瘍および良性腫瘍は，(1) 腫瘍による圧迫，浸潤および置換による健常組織の損傷，(2) 表面の潰瘍形成による出血および感染，(3) 全身的作用を有するホルモンおよび凝固促進剤などの物質の放出，(4) 免疫機能の変化による感染および特定の腫瘍随伴症候群，および (5) 悪液質または消耗症を通じて傷害を引き起こす．あまり一般的ではないが，腸管内腔に突出した良性または悪性の新生物が腸の蠕動運動に巻き込まれ，腸重積（第13章）および腸閉塞または腸梗塞を引き起こすことがある．

腫瘍の位置というのは良性腫瘍・悪性腫瘍どちらにとっても重要である．例えば，小さい（1 cm）下垂体腺腫によって周囲の正常な腺が圧壊され，それによって下垂体機能低下症が起こることもある．腎動脈壁にある 0.5 cmの平滑筋腫は血液の供給を侵害し，**腎虚血 renal ischemia** や**高血圧 hypertension** を引き起こすかもしれない．同じくらいの小ささで，総胆管（common bile duct）のなかにある腫瘍は致死的な胆道の閉塞を起こすおそれがある．

ホルモン産生に関する特徴や兆候はしばしば内分泌腺に起こる悪性・良性どちらの腫瘍にもみられる．ランゲルハンス島のβ細胞のなかに生じる腺腫とがん腫は**高インスリン血症 hyperinsulinism** を引き起こす可能性があり，死に至ることもある．同様に，副腎皮質の腺腫とがん腫のなかには，ステロイドホルモン（例：ナトリウム貯留，高血圧，**低カリウム血症 hypokalemia** を誘発するアルドステロン）を産生することで恒常性機構を傷害する．このようなホルモン活性はがん腫よりも由来を同じくする高分化型の良性腫瘍においてより起こりやすい．

がんの悪液質

多くのがん患者は徐々に脂肪が減少することにより体重が減り，深刻な衰弱，食欲不振 anorexia，そして貧血 anemia に悩まされることになる．この状態を悪液質 cachexia という．がんの大きさおよび広がりの程度と悪液質の重症度にはある程度の相関関係がみられる．しかし，悪液質は腫瘍の栄養要求性によって生じるものではない．がん患者にはしばしば食欲不振がみられるが，悪液質の原因は単なる食事摂取の低下というよりはむしろ，腫瘍と宿主によって産生されるサイトカインのような可溶性因子の作用にあることが指摘されている．がん患者では食事摂取が減少しているにもかかわらず，カロリー消費量は依然高く，基礎代謝率も上昇している．これは，飢餓に対する適応応答として基礎代謝率が低くなるのとは対照的である．この代謝異常の基礎は完全には理解されていない．一説にはがん細胞に反応したマクロファージ，あるいは，がん細胞自身がつくる TNF や他のサイトカインが悪液質に関与していると考えられている．TNF は食欲を抑制し，かつリポプロテインリパーゼの作用を阻害することで，リポタンパク質からの遊離脂肪酸の放出を妨げる．がんの悪液質の有効な処置方法は，根本的な要因である腫瘍を治すこと以外にはない．

腫瘍随伴症候群

局所的または遠隔部位への腫瘍の転移，あるいは腫瘍の発生母地となった組織由来の典型的なホルモン産生などによって容易には説明できない複合的な症候は**腫瘍随伴症候群 paraneoplastic syndrome** とよばれる．がん患者の 10〜15% にみられ，以下のいくつかの理由から，この疾患の臨床的な見極めは重要である．

- 潜在性の腫瘍の初期症状として現れることがある．
- 発症した患者では病変は重大な臨床症状を示し，ときに致死的である．
- 転移性の疾患に類似することがあり，治療するうえで混乱をまねくおそれがある．

腫瘍随伴症候群の症状は多様であり，多くの異なる腫瘍に随伴する（表6.5）．腫瘍随伴症候群で最も共通しているのは**高カルシウム血症 hypercalcemia**，**クッシング症候群 Cushing syndrome**，そして**非細菌性血栓性心内膜炎 nonbacterial thrombotic endocarditis** であり，これらを含めた腫瘍随伴症候群を最も頻繁に呈するのは肺癌，乳癌そして血液悪性腫瘍である．がん患者における高カルシウム血症は多因性であるが，最も重要な発症機序は腫瘍細胞による副甲状腺ホルモン関連タンパク質（PTHrP）の分泌である．TGF-α や活性化型ビタミン D のような他の腫瘍由来因子なども含まれる．腫瘍随伴症候群としてのクッシング症候群は，通常，副腎皮質刺激ホルモン（ACTH）や ACTH 様ポリペプチドの異所性の産生に関連している．肺の小細胞癌ではこの現象がよく観察される．

腫瘍随伴症候群には凝固性の亢進も含まれ，静脈血栓症や非細菌性血栓性心内膜炎に至る可能性がある（第9章）．肺癌患者においては，ばち状指や肥厚性骨関節症が観察される（第11章）．その他の例についてはそれぞれのがんについての記載で述べる．

がんの異型度と病期

腫瘍の臨床的悪性度や広がりを定量化する方法は，予後の正確な予測や，さまざまな治療法の結果を比較するのに必要である．例えば，甲状腺に限局性の高分化甲状腺癌と，頸部臓器に浸潤した甲状腺未分化癌との治療計画と予後は大きく異なるだろう．疾患の臨床的な重症度の尺度として，分化の程度を示す**異型度 grade** と患者におけるがんの広がりの程度を示す**病期 stage** を表現するためのシステムが開発されている．特に，**臨床的価値**

表 6.5 腫瘍随伴症候群

臨床的症候群	主な腫瘍	原因となる機構・物質
内分泌障害		
クッシング症候群	肺小細胞癌 膵臓癌 神経性腫瘍	ACTH・ACTH 様物質
抗利尿ホルモン分泌異常症候群	肺小細胞癌；頭蓋内腫瘍	抗利尿ホルモン
高カルシウム血症	肺扁平上皮癌 乳癌 腎癌 成人T細胞性白血病／リンパ腫	副甲状腺ホルモン関連タンパク質，TGF-α
低血糖	線維肉腫 他の肉腫 卵巣癌	インスリン，インスリン様物質
多血症	腎細胞癌 小脳血管腫 肝細胞癌	エリスロポエチン
神経・筋障害		
筋無力症	気管支原性肺癌，胸腺腫	免疫機構
中枢・末梢神経の異常	乳癌，奇形腫	免疫機構
皮膚の障害		
黒色表皮腫	胃癌 肺癌 子宮癌	免疫機構，上皮増殖因子あるいは他の増殖因子の分泌
皮膚筋炎	気管支原性肺癌，乳癌	免疫機構
骨性，関節性，軟組織性の変化		
肥厚性骨関節症とばち状指	気管支原性肺癌	不明
血管性，血液性の障害		
静脈血栓症（トルソー現象）	膵臓癌，肺癌 他のがん	腫瘍産物（凝固を活性化するムチン）
非細菌性血栓性心内膜炎	進行がん	凝固亢進
赤芽球癆	胸腺腫	免疫機構
その他		
ネフローゼ症候群	さまざまながん	腫瘍抗原，免疫複合体

ACTH（adrenocorticotropic hormone）：副腎皮質刺激ホルモン，IL-1（interleukin-1）：インターロイキン1，TGF-α（transforming growth factor-α）：形質転換増殖因子，TNF（tumor necrosis factor）：腫瘍壊死因子

において異型度よりも病期のほうが重要であることが証明されている。

- **異型度**：がんの異型度は腫瘍細胞の分化度，および，いくつかのがんでは核分裂の数，腫瘍壊死の程度と特定の構造的特徴（例えば，腺管構造の消失と細胞のシート状の充実性増殖）をもとにして推定されている。有糸分裂活性の増加および壊死（これは腫瘍が血液供給源から逸脱することに関係する）の程度は腫瘍増殖の速度と相関し，一方，正常な構造体の喪失は，制御不能な遺伝子発現の増加の反映である。異型度の評価スキームは悪性腫瘍の種類ごとに分けられ，一般的に2つのカテゴリー（低異型度および高異型度）から5つのカテゴリーに分類される。個々の異型度の基準はそれぞれの腫瘍の種類によって異なるため，ここでは詳細には述べないが，本質的には腫瘍細胞がそれらの正常組織の細胞とどの程度類似しているか，類似していないのか，高い増殖能を有するかどうかを判断する。

- **病期**：固形がんの病期は原発巣の大きさと所属するリンパ節への広がり，そして血行性転移の有無に基づいて決められる。主要な病期判定システムには**米国合同審査会のがん病期判定 the American Joint Committee on Cancer Staging** が使用されている。このシステムに用いられている分類は **TNMシステム TNM system** とよばれ，T は原発巣，N はリンパ節への転移，そして M は遠隔転移である。TNM 病期分類はそれぞれのがんで異なるが，一般的な原則もある。原発病変は病変の大きさと隣接臓器への浸潤に基づいて T1〜T4 として特徴づけられる。T0 は基底膜によって囲まれた局所に限局した病変を示すために使用される。N0 はリンパ節転移なし，N1 から N3 は転移リンパ節の数および範囲で決定される。M0 は遠隔転移なし，M1 またはときには M2 は転移の存在および数を反映する。

実際の現場では，腫瘍の異型度や病期は後述する分子特性によって補強されている。

がんの検査室診断

年々，がんの検査診断へのアプローチはより複雑で洗練され，専門的になっている。このテキストで言及されている腫瘍に対して，専門家は診断に関するサブカテゴリーを設けている。以下のセクションでは，技術的な詳細は避けて，最新の検査について述べる。

形態学的方法

多くの場合，がんの検査室診断は難しくない。良性，悪性といった両極に位置するものは問題なく診断することができる。しかしながら，その中間に位置するものについては正確な診断が困難な場合がある。正確な病理診断を行うためには，臨床および放射線学的データは非常に貴重なものである。放射線が引き起こした皮膚や粘膜の変化はがんの形態に類似することがあるし，治癒中の骨折から採取した切片は骨肉腫 osteosarcoma によく似た像を示すことがある。病変の検査室での評価にとって，提出された標本が適切な大きさで，代表的なもので，適切に保存されていなければならない。

臨床的に利用されている検体の採取には切除 excision，生検 biopsy，穿刺吸引 fine-needle aspiration，細胞診スメア cytologic smear などがある。摘出が困難な場合，大きな塊からの生検が必要である。摘出したばかりの組織で迅速凍結切片診断を行い，直ちに外科的判断を下すこともある。例えば，転移の可能性があるがん患者において，リンパ節領域を観察するときや，病変部の大きさを調べるときに凍結切片を使うのが望ましい。この迅速凍結試料を薄切りする方法によって，数分以内の組織学的評価が可能になった。経験豊かな熟練者が行えば，凍結切片診断は非常に正確なものとなる。しかし，時間のかかる通常の方法によって，組織学的により詳細な情報を得る必要がある場合もある。そのような場合，数日待つほうが不正確，不適切で，不必要な手術をするよりもよい。

腫瘍の穿刺吸引 fine-needle aspiration はクリニックで実施可能な低侵襲的アプローチである。穿刺吸引では腫瘍からの細胞の吸引を行い，細胞をスライド上にのせ，塗抹標本の細胞診を行う（後述）。これは乳腺，甲状腺，リンパ節，そして唾液腺の触知可能な腫瘍部に最もよく用いられる。現代の画像技術の革新によって肝臓や膵臓，骨盤リンパ節のような深部構造にもこの検査技術の適用が可能になった。この診断方法を用いることで，手術とそれに伴うリスクを低減できるようになってきている。標本が小さいことや標本採取の失敗のようないくつかの難点もあるが，熟練者にとっては信頼性が高く，迅速かつ有用な方法である。

細胞診（パパニコロウ）テスト cytologic (Papanicolaou)

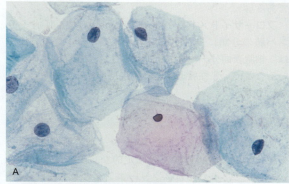
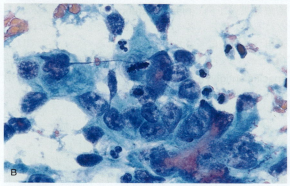

図 6.34
A：正常な子宮頸部のパパニコロウ塗抹標本。小型の核を有する大型で扁平な細胞が典型的である。B：大型のクロマチン濃染核を有するシート状の悪性細胞を含む異常な塗抹標本。核の多型が明白で，分裂中の細胞が1つみられる。それらの間に分葉状の核をもつ小さな好中球がわずかに散在してみられる。(Dr.Richard M. DeMay, Department of Pathology, University of Chicago, Chicago, Illinois. の厚意による）

tests もまた，がんを検出するためのもう1つの方法である。歴史的に，この方法は子宮頸部の新生物の検出に最も広く使用されているが，現在では，子宮内膜癌，気管支原性癌，膀胱癌，前立腺癌，胃癌の疑いのある腫瘍の評価，腹水，胸水，関節液，脳脊髄液中の腫瘍細胞の同定など，他の多くの状況で使用されている。腫瘍細胞は他に比べて接着性が低いため，体腔液や分泌液中に遊離してくる（図 6.34）。このため，遊離した細胞の退形成性を観察することでがんの由来を推測できる。子宮頸癌がよくコントロールされているという事実は，細胞診の価値を示す最もよい証拠である。

免疫組織化学 immunohistochemistry は組織タイプの正確な識別を可能にすることによって日常的な組織学的検査の強力な補助となる。特異的なモノクローナル抗体による染色によってサイトケラチンの検出が可能になり，リンパ腫と未分化癌との鑑別ができる。転移巣内での前立腺特異抗原（PSA）の検出は，原発性前立腺癌の確定診断につながる。また，免疫組織化学によるエストロゲン受容体の検出は，乳癌の予後判定や治療介入に有用

である。

フローサイトメトリー flow cytometry は白血病やリンパ腫の分類に日常的に用いられている。この方法では，細胞表面分子や分化抗原に対する蛍光標識抗体を用いることで，悪性腫瘍細胞の表現型を知ることができる（第10章）。

■ 腫瘍マーカー

血液中の腫瘍関連酵素やホルモン，他の腫瘍マーカーの生化学的な分析はがんの確定的な診断にはなり得ない。しかし，これらはスクリーニングとして用いられ，治療効果の予測，**再発 recurrence** の発見のモニタリングに有用である。各々のがんに対してどのような検査が適用されるかについては他章で触れるので，ここでは数例についてのみ述べる。**前立腺特異抗原 prostatic specific antigen（PSA）**は，診療において最も頻繁に使用される腫瘍マーカーである。血液中のPSAレベルが上昇している場合，前立腺癌が疑われる。しかし，PSAスクリーニングはまた，ほとんどすべての腫瘍マーカーの使用に際して直面する問題をも浮き彫りにしている。PSAレベルはがんにおいて上昇するが，一方で良性の前立腺過形成においても上昇する場合がある。さらに患者が前立腺癌にかかっていないことを保証するPSAの閾値も定かではない（第16章）。さらに，PSAの値が正常範囲内であっても前立腺癌の可能性は存在する。このように**PSA試験は低い感度と低特異度という点で難があり，スクリーニングとしての使用方法には非常に論争がある**。とはいえ，PSA分析は残存病変や前立腺癌治療後の再発を検出するうえできわめて価値のあるものである。診療に用いられる他の腫瘍マーカーとしては，大腸や膵臓，胃，そして乳腺の腫瘍において増加するがん胎児性抗原（CEA），肝細胞癌や卵黄嚢腫瘍，胎児性癌によって産生されるαフェトプロテイン（AFP），卵管癌，卵巣癌，結腸癌で産生されるがん抗原125（CA-125），膵臓癌，消化器癌，肝胆道癌，卵巣癌で産生されるがん抗原19-9（CA-19-9）がある。PSAと同様に，CEA,AFP,CA125，CA19-9は悪性腫瘍以外のさまざまな状況下で上昇することがあり，腫瘍の早期発見に必要な特異度と感度の両者を欠いているが，それらはいったん診断が確定した後の疾患の経過観察には有用である。腫瘍をうまく切除するとこれらのマーカーは血清から消失するので，それらの再出現はほとんどの場合再発を意味している。CEAは第13章で，αフェトプロテインは第14章でさらに詳しく述べる。

■ 分子診断

近年，分子診断技術が増えてきており，腫瘍の診断や予後の判定に使われている。

- **悪性腫瘍の診断**：T細胞とB細胞ではそれぞれ特異的な抗原受容体遺伝子の再構成が起きているので，PCR法に基づくT細胞受容体や免疫グロブリン遺伝子の再構成の検出によって単クローン性（腫瘍性）と多クローン性（反応性）の増殖を鑑別できる。多くの造血系腫瘍や一部の固形がんは，特定の転座によって決定できるため，それらの転座の検出によって診断可能である。例えば，蛍光 in situ ハイブリダイゼーション（FISH）やPCR分析（第4章）は，**ユーイング肉腫 Ewing sarcoma** やいくつかの白血病およびリンパ腫に特徴的な染色体転座を検出するのに使うことができる。PCRによる BCR-ABL 転写産物の検出は，**慢性骨髄性白血病 chronic myeloid leukemia** の診断を可能としている（第10章）。最後に，ある種の血液腫瘍は特定がん遺伝子の点変異の存在によって診断される。例えば，**真性赤血球増加症 polycythemia vera** とよばれる別の骨髄腫瘍の診断は，非受容体型チロシンキナーゼをコードする遺伝子である JAK2 の特異的変異を同定する必要がある。

- **予後と悪性度**：ある種の遺伝子変異は予後不良と関連しているため，これらの変異の検出により，その後の治療方針を決定できる。FISH法やPCR法は HER2 や MYCN といったがん遺伝子の増幅を検出するのに用いられる。これらの検査からは乳癌や神経芽腫の予後や治療に有用な診断情報がそれぞれ得られる。現在，がんゲノムのシークエンシングはいくつかの施設で日常的に行われており，多くの異なるタイプのがんでの予後不良を予測する TP53 などのがん関連遺伝子における点変異の同定を可能にする。まだ標準治療には対応しないが，浸潤する細胞障害性T細胞の数を定量することによって，腫瘍に対する宿主免疫応答を評価する試験の開発が進行中で，これもまた予後の判定に有用である。

- **微小残存病変 minimal residual disease の検出**：治療後の微小残存病変の検出のために別の分子技術が用いられつつある。例えば，PCR法による BCR-ABL 転写産物の検出は，慢性骨髄性白血病の治療を受けている患者の身体内に残存病変が存在することを意味している。ほとんどすべての進行がんで，血中循環腫瘍細胞や腫瘍由来の産物（例：無細胞の循環腫瘍DNA）が出現しているという認識に基づいて考えると，高感度の血液検査（リキッドバイオプシーとよばれる）で循環中の腫瘍特異的な核酸配列を同定することにより，腫瘍組織の情報を得ることができるだろう。

- **がんの遺伝的素因 hereditary predisposition の診断**：BRCA1 のようないくつかのがん抑制遺伝子の生殖細胞変異は，ある種のがんの発症リスクを高める。したがって，これらの変異遺伝子を検出することで，患者と医師は積極的なスクリーニングプロトコルを考案したり，予防的手術を選択することができるかもしれない。加えて，このような検査を通して，遺伝的リスクのある血縁者に対する遺伝子カウンセリ

腫瘍の臨床的特徴 263

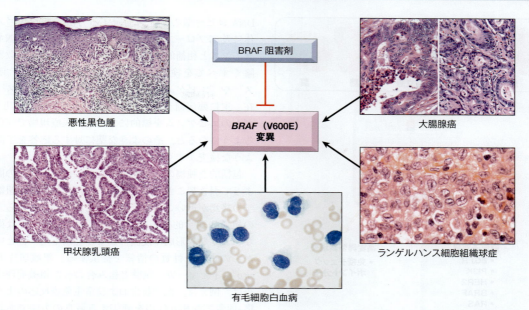

図 6.35
BRAF(V600E 変異)という共通の変異をもつさまざまな種類の腫瘍は，BRAF 阻害剤によって治療されうる。

ングも可能になる。

- **治療方針 therapeutic の決定**：現在，特異的な変異を直接標的とした多くの治療が開発されつつある。そのため，腫瘍におけるそのような変異の検出は，後述するような"個別化"治療の指針となる。特定の標的となる変異が複数の悪性制腫瘍に検出されることが近年の研究により明らかになりつつある。例えば，増殖因子シグナルの RAS の下流で機能するセリン／スレオニンキナーゼ BRAF の 600 番目のアミノ酸がバリンからグルタミン酸への置換(V600E 変異)が挙げられる。*BRAF* の V600E 変異をもった悪性黒色腫では BRAF 阻害剤がよく効くが，この変異をもっていない悪性黒色腫では BRAF 阻害剤がまったく効かない。その後，同じ V600E 変異が大腸癌や甲状腺癌，ほとんどの有毛細胞白血病そして多くのランゲルハンス組織球症などの多くの悪性腫瘍でみつかっている(図 6.35)。これらの腫瘍は形態学的に異なり，起源となる細胞も異なるが，共通の増殖促進経路において同一の発がん性変異を共有している。

■ 腫瘍の分子プロファイリング

近年まで，がんの分子生物学研究は個々の遺伝子を解析してきた。しかし，過去数年の間に，ゲノム全体の配列を迅速に決定したり，ゲノム全体のエピジェネティックな修飾の評価(エピゲノム)，細胞集団のなかで発現したすべての RNA を定量(トランスクリプトーム)と多くのタンパク質の同時測定(プロテオーム)，そしてすべての細胞の代謝のスナップショットを得る(メタボローム)ことができる技術が導入されてきた。

研究室で使用されている RNA 発現の大規模分析の最も一般的な手法は，RNA 発現の包括的かつ定量的な評価を提供する RNA シークエンスであり，旧来の方法に取って代わっている。しかしながら，RNA は分解する傾向があり，臨床において DNA より扱いが難しい生体分子である。さらに加えて，DNA シークエンスは，技術的に RNA シークエンスよりも単純で，事実上あらゆる組織標本で容易に実施できる大規模なパラレルシークエンス(いわゆる次世代シークエンス"NextGen")に依存する方法の開発を可能にしている。このような方法により過去 10 年間に可能にした DNA シークエンスの能力や速度の改善は驚異的であり，コストの著しい低下をもたらした。2003 年に発表されたヒトゲノム配列を完全に解読した研究は 12 年間と 27 億ドルの費用を要した。今では商用の研究室で，ゲノム全体のシークエンスを読むのに要する費用は 1,000 ドル未満まで下がった。現在，個々の腫瘍の全ゲノム配列決定は，配列決定データの組み立てと解析というきわめて複雑な作業に要する時間を含めても，数週間で可能である。

これらの進歩によってさまざまなヒトのがんでのゲノム変化を，体系的にシークエンスすることや分類づけが可能になった。これは TCGA(The Cancer Genome Atlas)とよばれる国立がん研究所が主催した取り組みである。がんの研究分野における系統的な努力により，さまざまながんで繰り返し起きる変異の同定，個々のがんで見いだされる遺伝的病変の全体像の説明，そして地域間での個々のがんに存在する遺伝的不均一性のより大きな理解へとつながっている。全ゲノムシークエンシングは個々の患者の治療に利用することもできるが，臨床分

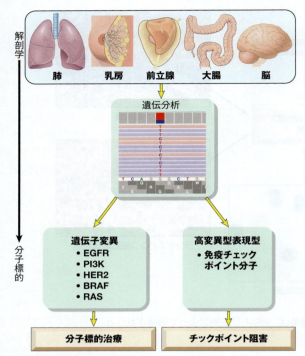

図6.36　分子標的がん治療
がんの遺伝子解析は，特定の薬剤の標的となる変異したがんタンパク質の同定や，"高変異"表現型をもつ腫瘍の場合，PD-1，PD-L1，CTLA-4などの分子を標的とする免疫チェックポイント阻害剤の同定に利用される。EGFR(Epidermal growth factor receptor)：上皮増殖因子受容体，HER2(human epidermal growth factor receptor 2)：ヒト上皮増殖因子受容体2，PI3K(phosphatidylinositol 3-kinase)：ホスファチジルイノシトール3キナーゼ

野での取り組みのほとんどは，治療上"対処可能な"遺伝子病変をタイムリーに，妥当なコストで同定できるシークエンシング法に焦点があてられている。このようなアプローチは，肺癌や乳癌のように遺伝的に多様で，標的治療を成功させるための"個別化"アプローチが必要な腫瘍に適用する場合に，特に有用である（図6.36）。多くの分子診断を行う研究施設は，数百の主要ながん遺伝子のエクソンを十分な"深度(depth)"（標的のシークエンスの読み取り回数）でシークエンスし，腫瘍細胞のわずか5％にしか存在しない突然変異を検出できる"NextGen"法に依存している。この解析の過程で，発がん物質への曝露やDNA修復遺伝子の変異によって引き起こされるがんに見られるような，突然変異負荷が非常に高い腫瘍を同定することも可能である。この"高変異"表現型はチェックポイント阻害剤に対する反応性と関連しており，チェックポイント阻害剤は変異したがん細胞が発現するネオ抗原に対する免疫反応を引き起こす。臨床的にも使用されている第2の方法は，オリゴヌクレオチドプローブを含むアレイに腫瘍DNAをハイブリダイゼーションさせるもので，増幅や欠失などの

DNAコピー数の変化を同定する方法である。ゲノム全体に及ぶプローブを含むアレイは，着目したDNAシークエンスと相補的な情報を提供し，最少コピー数異常を除くすべてを検出することができる。"プロテオミクス"や"エピゲノミクス"などの他の"オミクス"は現在，主に臨床研究の分野で使用されているが，しかし，がんのエピゲノムを標的にした薬が医療現場で使用されるようになると，そのような薬に対する応答を予測するような検査がすぐに開発されるだろう。

包括的な腫瘍の分子解析のための新しい技術の開発によって引き起こされた旋風は，一部の科学者に組織病理学の終焉が近いことを予測させた。しかしながら，腫瘍の組織病理学的検査は，DNAシークエンスでは得られないような異形成や浸潤性および腫瘍不均一性といったがんの重要な性質の情報を提供する。組織切片上の in situ バイオマーカー試験と組み合わせた組織病理学的検査は，例えば，血管新生および宿主免疫反応のような腫瘍-間質細胞相互作用を評価する最良の方法であり，後者の宿主免疫反応は，腫瘍による免疫回避を妨げるように設計された治療的介入を行ううえでますます重要な役割を果たす可能性がある。よって，予見可能な将来において，がん患者に対して最も正確な診断と予後の評価は，形態学的および分子的技術の組み合わせによって達成されるだろう。

画像診断，コンピュータ技術，機械学習，人工知能における最近の進歩は，診断病理学が，光学顕微鏡による腫瘍（およびその他の病理学的状態）の定性的評価に代わって，デジタル化された画像のコンピュータ解析を伴うより定量的なアプローチに取って代わられるという，革命の入り口に差し掛かっていることを示している。計算機解析や腫瘍の"オミクス"解析から得られる多様なデータを統合することで，患者一人ひとりの腫瘍に適した治療法の組み合わせを選択する"プレシジョン・オンコロジー"がさらに進歩することが期待されている。

要　約

良性および悪性腫瘍の特徴
- 腫瘍の良性・悪性は分化，局所浸潤，遠隔転移によって区別できる。
- 一般に，良性腫瘍は発生組織に類似しており，分化度が高く，境界明瞭で，被膜を有し，局所にとどまっている。
- 一般に，悪性腫瘍は低分化または完全に未分化（退形成）であり，多くの場合（すべてではないが）急速に増殖し，境界が不明瞭で，周囲の正常組織に浸潤し，遠隔部位に転移する能力を有する。

がんの疫学
- がんの発生頻度は年齢，人種，地理的要因，および遺伝的背景によって異なる；がんは高齢者に多くみら

れるが，ある種のタイプは小児に特徴的にみられる。地理的要因によるがん発生頻度の差は，主に曝露される環境因子の違いによるものである。環境因子としては病原体，喫煙，飲酒，食事，肥満，出産歴，発がん物質への曝露などが挙げられる。
- 慢性炎症や過剰なホルモン刺激のような環境により，がんのリスクが上昇する。
- 組織の上皮細胞は，がん発症リスクの上昇を示す形態的変化（異形成）を示すことがある。
- がん発症リスクは環境因子への曝露と遺伝的多様性の相互作用によって変化する。

がんの遺伝子病変
- 変異は，ドライバー（病原性）変異とパッセンジャー（中立）変異の2つに大きく分けられる。
- 選択的な負荷が変化すると（治療薬の投与など），パッセンジャー変異はドライバー変異へと変化する可能性がある。
- 腫瘍細胞は悪性化の原因となる点変異や非ランダムな染色体異常（遺伝子再編成，欠失，増幅）によりドライバー変異を獲得する。
- 遺伝子再編成はしばしばがん遺伝子の過剰発現や新規融合タンパク質の生成につながるが，遺伝子増幅は通常がん遺伝子の発現を増加させ，欠失はがん抑制遺伝子の消失を引き起こす。
- miRNAの過剰発現はがん抑制遺伝子の発現を減少させ，一方，miRNAの発現の消失は，がん遺伝子の過剰発現を引き起こす。
- がん抑制遺伝子やDNA修復遺伝子の発現は，エピジェネティックな変化によってもサイレンシングされる。

増殖シグナルの自己充足性
- がん原遺伝子：細胞増殖を刺激するタンパク質を産生する正常な遺伝子。
- がん遺伝子：がん原遺伝子に起きた変異や過剰発現によって，不適切な増殖シグナルを生じることが可能となった遺伝子。
- がんタンパクは，いくつかのメカニズムによって制御不能な細胞増殖を引き起こす。例えば，分泌因子による自己分泌シグナル伝達（例えば，脳腫瘍におけるPDGF）；増殖シグナル伝達経路に関与するタンパク質の恒常的活性化（乳癌におけるHER2；白血病におけるBCR-ABL；および多くのがんにおけるRAS）；細胞増殖を促進する遺伝子発現プログラムをオンにする転写因子の過剰な活性（多くのがんにおけるMYC），細胞周期の進行を直接制御するタンパク質の恒常的発現（多様ながんにおけるサイクリンD）

RB：細胞周期の支配者
- 他のがん抑制遺伝子と同様に，RB遺伝子の両コピーの機能不全は腫瘍発生のために必須である。
- **家族性網膜芽細胞腫**の家系においては，胚細胞系列のRB遺伝子の1コピーが欠損している。
- RBはE2F転写因子を結合することにより細胞周期のG_1/S移行を抑制している。
- サイクリンD–CDK4/6複合体の活性化，リン酸化によるRBの不活化，RBからのE2Fの放出を促す増殖因子シグナルはRBの機能を負に制御している。
- ほぼすべてのがんでG_1チェックポイントの機能がRB遺伝子自身やRBの機能に影響を与えるサイクリンDやCDK4，CDK阻害因子をコードする遺伝子の変異によって失われている。
- HPVのような発がん性のDNAウイルスのいくつかはRBに結合し，その機能を抑制するタンパク質をコードしている。

TP53：ゲノムの守護神
- TP53遺伝子がコードするp53タンパク質は細胞のストレスを感知する中心的なモニター因子である。
- DNA損傷を受けると，リン酸化によりp53が活性化される。これにより，RBの活性を維持し，細胞周期のG_1からSへの移行を阻害するp21などの因子を発現を上昇する。
- DNA修復が不可能な場合，p53は細胞老化またはアポトーシスを引き起こす他の遺伝子群を発現させる。
- ヒトのがんの大多数はTP53の両アレルの変異を示す。
- **リ・フラウメニ症候群**の患者は，胚細胞系列に変異のあるTP53を1コピー受け継いでおり，種々の腫瘍を発生する。
- P53の機能はHPVのような発がん性のあるDNAウイルスがコードするタンパク質によって抑制される。

TGF-β経路，接触阻害，APC-βカテニン経路
- TGF-βはCDK阻害因子のような増殖を抑制させる遺伝子の活性化や，MYCのような増殖促進遺伝子を抑制することで細胞の増殖を抑える。
- TGF-βシグナル経路の構成タンパクは変異により，膵癌，大腸癌，胃癌，食道癌など多くの腫瘍において損なわれている。
- Eカドヘリンにより接触阻害が調節されているが，悪性腫瘍においてはそれが損なわれている。
- APCは，Wntシグナル伝達経路の転写因子であるβカテニンの分解を促進することにより，大腸上皮細胞の増殖を阻害する。
- APCが欠失すると，βカテニンは安定化し，核へと移行し，増殖を促進させる遺伝子（例えばMYC）の発現を増強する。

- 家族性大腸腺腫症は，*APC* の生殖細胞系列変異によって引き起こされ，数百の大腸ポリープの発生，そして最終的には大腸癌の発生を伴う。

細胞代謝の変化
- ワールブルク代謝は酸化的リン酸化よりも解糖に傾いている代謝である。ワールブルク代謝は，正常細胞では増殖因子によって誘導され，がん細胞では，特定のドライバー変異の作用によって誘導される。
- 多くのがんタンパク質（RAS，MYC および変異型の増殖因子受容体）は増殖に必要な細胞構成因子を提供するためワールブルク代謝を誘発し，多くの腫瘍抑制因子（PTEN，NF1 および p53）は逆に作用する。
- ある種のストレスは細胞に対して，オートファジーとよばれる現象を引き起こし，細胞構成因子を消費させる。がんにとってはオートファジーは両刃の剣である。なぜならがん細胞はオートファジーを避けるために変異を蓄積することもあれば，増殖と生存を続けるためにオートファジーを利用して栄養の提供を受けることもあるからだ。
- いくつかのがんタンパク質（例えば変異型 IDH）は"がん代謝物"の形成を触媒する酵素であり，エピゲノミムの変化を起こすことで発がん性のある遺伝子の発現を誘導する。

アポトーシスの回避
- 細胞死の回避（evasion of cell death）は主に，アポトーシスの内因性（ミトコンドリア）経路を傷害する後天的な異常による。
- 回避には，p53（アポトーシス促進転写因子）の欠損や p53 阻害因子（MDM2 など）の過剰発現が関与することが多い。
- 他の回避メカニズムとしては，BCL2 ファミリーの抗アポトーシス因子（BCL2，BCL-XL など）の過剰発現がある。
- 濾胞性リンパ腫では，t(14;18) 転座によって *BCL2* 遺伝子と免疫グロブリン重鎖遺伝子の調節領域が融合することで，BCL2 が過剰発現する。
- MDM2 阻害分子（p53 を活性化する）と BCL2 ファミリー阻害分子はアポトーシスの内因性経路を刺激する。

無限の複製能力（不死化）
- 正常な細胞においてテロメラーゼは発現しておらず，短縮したテロメアによって最終的に細胞周期のチェックポイント機構が活性化され，細胞は老化する。
- チェックポイント機構に障害のある細胞においては，DNA 修復機構が短縮したテロメアによって活性化され，染色体の不安定性と有糸分裂の破綻をもたらす。
- 腫瘍細胞は，テロメラーゼを再活性化させることで有糸分裂の破綻を回避し，不死化している。

持続的な血管新生機構
- 腫瘍における血管新生はその増殖に必要不可欠である。
- 血管新生は血管新生因子と血管新生阻害因子との間のバランスにより制御されている。
- 低酸素は HIF-1 α を安定化させ，内皮細胞の重要な増殖因子である VEGF の発現を増強することによって血管新生を引き起こす。
- 多くの因子が血管新生を制御している。例えば，p53 は血管新生阻害因子であるトロンボスポンジン−1 の発現を促進させ，RAS，MYC，MAPK は VEGF の発現を亢進させる。
- VEGF 阻害剤は進行がんの進展を遅らせるが，治癒は困難である。

浸潤と転移
- 悪性腫瘍の特徴である組織への浸潤能は 4 段階を経て起こる。(1) 細胞間結合の低下，(2) 細胞外マトリックス（ECM）の分解，(3) ECM への接着，そして (4) 腫瘍細胞の移動である。
- 細胞間結合は E カドヘリンの消失によって低下する。
- 基底膜と間質マトリックスは，腫瘍細胞や間質細胞によって分泌されるタンパク質分解酵素（MMP やカテプシンなど）によって分解される。
- タンパク質分解酵素はまた，ECM から増殖因子を放出するとともに，走化性因子や血管新生因子を生成する。
- 多くの腫瘍は最初に出合った毛細血管網（肺や肝臓が一般的）で捕捉される。
- がんのなかには解剖学的には説明できない臓器特異的な転移を示す。

免疫機構監視の回避
- 腫瘍細胞は免疫システムによって非自己と認識され破壊される。
- 抗腫瘍活性は主に細胞を介する機構によって調節される。
- 腫瘍抗原は細胞表面上の MHC クラス I 分子によって提示され，CD8 陽性 CTL に認識される。
- 腫瘍抗原には変異遺伝子の産物や，異常あるいは過剰に発現したタンパク質および発がん性ウイルスによって産生される腫瘍抗原が含まれる。
- 免疫が抑制されている患者ではがん発症リスクが高く，特に発がん性 DNA ウイルスによって引き起こされる発がんのリスクは高い。
- 免疫が正常な患者では，腫瘍は，抗原性を失った変異体の選択的増殖，組織適合性分子の消失や減少，および免疫抑制を調節する因子（例：TGF−β や PD−1 リガンド）を発現するといったいくつかの機構を介して免疫システムを回避している。
- これらのいくつかの免疫回避のメカニズムを阻害す

る抗体は，進行したがん患者の治療のために用いられている。

ゲノム不安定性－悪性形質獲得の要因
- DNA修復機構に関する遺伝子の変異を受け継いだヒトは発がんリスクが上昇する。
- 遺伝性非ポリポーシス大腸癌（リンチ症候群）は，ミスマッチ修復システムの欠陥により，マイクロサテライトとよばれる短いDNA反復領域が不安定になり，いくつかの腫瘍，特に大腸癌が発生する。
- **色素性乾皮症**はヌクレオチド除去修復機構の欠陥によって発症する。紫外線によるDNA損傷を修復できないことから，紫外線曝露部位で皮膚癌が発症につながる。
- 相同組み換えによるDNA修復機構に欠陥があると，**ブルーム症候群，毛細血管拡張性運動失調症，ファンコニ貧血，遺伝性乳癌・卵巣癌**を発症する。
- 家族性乳癌・卵巣癌は高頻度にDNA修復因子BRCA1とBRCA2をコードする遺伝子の変異によって発生する。
- 抗原受容体遺伝子の再構成／変異を受けるリンパ球の内在的なゲノムの不安定性は，リンパ系腫瘍を発生させる変異を引き起こす可能性がある。

化学物質および放射線による発がん
- 発がん性化学物質はDNAを傷害する反応性の高い求電子群をもつ。
- 発がん物質には，代謝変換を必要としない**直接作用型発がん物質**（化学療法に用いられるアルキル化剤など）と，内因性代謝経路によって最終的な発がん物質に変換されるまで活性を示さない**間接作用型発がん物質**（ベンゾ[a]-ピレン，アゾ染料，アフラトキシンなど）がある。
- 腫瘍プロモーターは，発がん物質に曝露された細胞の増殖を直接または間接的に刺激することによって作用する。間接的刺激とは，組織傷害やそれに伴う再生修復によるものである。
- 電離放射線はがん関連遺伝子に影響する変異を引き起こし発がんの原因となる。
- 紫外線はDNA中のピリミジンダイマー形成を誘発することで，ミスを誘発する修復により変異を引き起こす。

がんと関連する感染症
- HTLV-1は，日本とカリブ海の風土病であるT細胞白血病の原因となるウイルスである。
- HPVは良性のいぼ，および子宮頸癌に関連している。
- 発がん性のHPVはE6およびE7という2つのウイルス性がんタンパク質をコードしており，それぞれp53とRBを阻害する。
- EBVは，いくつかのリンパ腫（例えばバーキットリンパ腫）鼻咽頭癌，胃癌の一部，まれに平滑筋腫瘍の発生と関連がある。
- ある種のEBV遺伝子の産物は，正常なB細胞増殖の過程を刺激することで発がんを促す。
- 世界の70〜85％の肝細胞癌はHBVまたはHCVの持続感染による。肝細胞癌の発症は，慢性的な炎症と肝臓の修復が主な原因と考えられる。
- ピロリ菌感染は胃腺癌と節外辺縁帯リンパ腫に関与している。
- 胃癌の発生には，慢性炎症と胃上皮細胞の再生が関与する。
- B細胞リンパ腫の発生には，最終的にはクローン性B細胞の増殖（形質転換）につながる変異を獲得しやすい初期の反応性多クローン性B細胞増殖がかかわる。

腫瘍の臨床的特徴
- **悪液質**は進行がんによくみられる合併症であり，進行性に体脂肪とともに体重が減少し，重篤な衰弱，食欲不振，貧血を伴う状態と定義される。
- 悪液質は腫瘍や宿主から放出されるサイトカインにより起きる。
- **腫瘍随伴症候群**は，腫瘍の広がりやその組織に由来するホルモンの分泌では説明できない症状の存在によって定義される。
- 腫瘍随伴症候群は，腫瘍による生理活性物質（例えばACTH，PTHrP，TGF-α）の異所性産生・分泌によって引き起こされる。
- **腫瘍の異形度**は細胞の形態によって決定され，生物学的特性と分化度が関連しているという考えに基づいている（低分化腫瘍＝悪性度の高い性質）。
- **腫瘍の病期**（腫瘍に広がり）は外科的な検索と画像解析によって決定され，腫瘍の大きさ，局所・所属リンパ節への転移，遠隔転移の有無に基づいている。
- 病期は異型度よりも臨床的に重要性が高い。

がんの診査室診断
- いくつかの腫瘍サンプルの採取方法がある（例えば摘出，生検，穿刺吸引や細胞学的塗沫標本など）。
- 検査法には，**免疫組織化学**や**フローサイトメトリー**（腫瘍の種類を決定できるタンパク質の発現パターンを同定するために使用される），**血清マーカー**（PSAなど），**分子プロファイリング**（DNAやRNAの塩基配列決定など）がある。
- 分子プロファイリングは診断や予後の判定，治療標的の同定，治療後の微小残存病変の検出，がんの遺伝的素因の診断，循環腫瘍細胞や血液，便，喀痰，尿中に存在する腫瘍DNAの解析（リキッドバイオプシー）に利用される。

臨床検査

これらは，さまざまながん患者に用いられる臨床検査の一部である。その他の腫瘍に特異的な検査は，システミック病理学の章で紹介されている

検査	正常値	病態生理／臨床的関連
AFP(alphafetorotein) 血清	<8.4 ng/mL	AFP は胎児肝細胞および胎児卵黄嚢細胞に通常発現する糖タンパク質である。出生後に産生量は低下するが，特定の腫瘍患者では再び上昇する。血清 AFP 値は，肝細胞癌患者の 90% および卵巣と精巣の特定の胚細胞腫瘍(例えば，卵黄嚢腫瘍，胚細胞癌)患者で上昇する。AFP 値はいかなる腫瘍の診断にも特異的でも感度が高いわけでもないが，精巣腫瘍など AFP を産生する腫瘍の術後の経過を観察するのに有用である。AFP はまた，開放性神経管欠損症(無脳症，二分脊椎など)の場合，母体血清中で上昇する。
CA19-9(cancer antigen 19-9, carbohydrate antigen 19-9), 血清	<35 U/mL	CA 19-9 はルイス (a) 血液型抗原のシアル化型である。膵管由来の腺癌患者の約 70〜90% において血中濃度が高く，他の悪性腫瘍(胆管癌，大腸癌，胃癌，卵巣癌など)でも上昇する可能性がある。ルイス血液型抗原陰性の患者では，腫瘍細胞は CA 19-9 を産生できず，これがこのマーカーの限界である。CA19-9 は特異性に欠けるためスクリーニングには有用ではないが，治療効果や疾患の再発を追跡するために使用できる。
CA-125(cancer antigen 125), 血清	<46 U/mL	CA-125 は，通常，卵管，卵巣，大腸など腔上皮由来の細胞に発現する糖タンパク質である。血清 CA-125 は進行上皮性卵巣癌で増加し，腫瘍減量手術後の残存病変の有無の評価や再発のモニタリングに用いることができる。
CEA(carcinoembryonic antigen), 血清	非喫煙者：≤ 3.0 ng/mL 喫煙者：<5.0 ng/mL	CEA は，通常，胎児の発育中に発現するがん胎児抗原である。また，特定の上皮性悪性腫瘍(大腸癌，膵癌，肺癌など)でも発現する。20 ng/mL を超える血清 CEA の上昇は，通常(常にではないが)悪性腫瘍を示唆する。CEA は切除後の大腸癌の再発をモニターするのに有用なマーカーであるが，スクリーニングには有用でない。
子宮頸癌検診：パップテスト細胞診＋／－高リスク HPV (hrHPV)検査	パップテスト陽性：HPV 感染と一致する形態学的特徴を有する扁平上皮細胞。hrHPV 検査陽性：いくつかの高リスク HPV(hrHPV)型のいずれかが存在する。	浸潤性子宮頸癌のほとんどは扁平上皮癌である。hrHPV の持続感染は通常，扁平上皮癌の発生に必要であるが十分ではない。子宮頸癌検診の目的は，子宮頸癌に進展する可能性の高い前がん病変および／または HPV 型を同定することである。パップテストは，子宮頸部および子宮頸管粘膜から採取した細胞の形態学的特徴を評価し，異形成の程度で報告される。hrHPV 検査は，特定の HPV 型の有無を調べる分子検査である。パップテストと hrHPV テストは，単独で使用することも，組み合わせて使用することもできる；多くの国や専門機関が，まず hrHPV 型の検査を行い，hrHPV が検出された場合に PAP 検査を行うことを推奨している。
PD-L1 発現	腫瘍のタイプ，PD-L1 クローン，スコアリング方法によって異なる	腫瘍細胞上の PD-L1 の発現は，腫瘍が宿主の免疫応答を回避することを可能にする。PD-L1 の免疫組織化学は，PD-L1 阻害剤("チェックポイント阻害剤")に対する治療反応を予測するために，複数の腫瘍型(例えば，黒色腫，非小細胞肺癌，ホジキンリンパ腫)で実施されている。
PSA(prostate specific antigen), 血清	総 PSA 値：0〜4 ng/mL	PSA は，前立腺の腺房および導管の上皮細胞から分泌されるプロテアーゼであり，血液中にはタンパク結合型および遊離型として存在する。総 PSA 値(結合型＋非結合型)は前立腺癌のマーカーであり，診断および病期分類，治療のモニタリングに有用であるが，悪性腫瘍に特異的ではない。前立腺癌の確定診断には，生検と病理医による検査が必要である。
がんに広く関連する分子検査		
変異負荷／マイクロサテライト不安定性	以下の方法が可能である。(1) ミスマッチ修復タンパク質の欠失を免疫組織化学的に同定する方法，(2) マイクロサテライト不安定性を検出する PCR ベースのアッセイ法，(3) 変異負荷を測定する次世代シーケンサー法。	高い変異負荷は，発がん物質によって引き起こされるがん(メラノーマや肺癌など)，あるいはミスマッチ修復遺伝子に異常のあるがん，あるいは DNA 校正因子をコードする遺伝子に後天的変異があるがんで観察される。高い変異負荷や関連する異常の存在は，さまざまながんにおいて免疫チェックポイント阻害剤に対する反応を予測する。
MYC 遺伝子増幅	増幅の有無	MYC 転写因子は細胞増殖を促進し，厳密に制御されている。MYC は，(増幅や過剰発現などによって)制御が解除されると，細胞周期の進行に影響を与え，代謝の再プログラミング(ワールブルグ効果)を促進し，テロメラーゼをアップレギュレートし，タンパク質合成を増加させることによって発がんを促進する。*MYC* 増幅は予後マーカーであり，いくつかの腫瘍型において病気の進行および／または不良な転帰と関連している(例えば，*MYCN* の増幅を有する神経芽腫は治療に反応しにくい)。*MYC* 増幅は，リンパ腫，乳癌，髄芽腫，神経膠芽腫，肺横紋筋肉腫，小細胞肺癌，前立腺癌でもみられる。

TP53 変異	以下の方法が可能である。(1) p53 を安定化させ機能不全にする変異と相関する p53 染色の免疫組織化学的検出，(2)*TP53* の変異および/または欠失を直接検出する次世代シークエンス法，(3)*TP53* の生殖細胞系列変異が疑われる場合（Li-Fraumeni 症候群），*TP53* 遺伝子の PCR 増幅およびシークエンス。	*TP53* 変異は，さまざまながんにおいて最も共通に認められる変異である。p53 の機能喪失は治療抵抗性と相関し，多くのがんにおいて予後の不良を予測する。生殖細胞系列の *TP53* 遺伝子変異を有する個体は，リンパ腫，白血病，肉腫を含む多様ながんを発症するリスクが高い。

参考値は *Mayo Foundation for Medical Education and Research* の許可を得て https://www.mayocliniclabs.com/ から引用。無断転載を禁ずる。
Deyrup AT, D'Ambrosio D, Muir J, et al. Essential Laboratory Tests for Medical Education. Acad Pathol. 2022;9. doi: 10.1016/j.acpath.2022.100046. より引用。

環境要因および栄養障害による疾患

Environmental and Nutritional Diseases

第7章

環境要因はほとんどの疾患に影響を与え，環境の異変が直接疾患を引き起こすこともある。"**環境**"とは，広義に，われわれが生活をしている屋内，屋外，職場環境を含む。吸っている空気，摂取している水や食物，毒物の曝露，抱えているストレスといった要因に加え，タバコやアルコールの摂取，治療薬や快楽目的の薬の使用，食生活といった個人的な環境因子（個人を取り巻く環境）や，社会的に定義された階級，人種，ジェンダーなどの要因がわれわれが健康でいられるかどうかに強く影響する。

本章で扱う環境要因による疾患とは，化学物質や物理的な要因で起こる病変や疾患，職業関連疾患，さらには，個人を取り巻く環境が原因で起こる疾患，**栄養障害 nutritional disease** に基づく疾患など，非常に身近でありふれた疾患である。国際労働機関 International Labor Organization（ILO）の推計では，全世界で職業に関連した外傷や疾患による年間死亡者数は，交通事故と戦争での死亡者数の合計よりも多い。職業に関連する問題のほとんどは，事故ではなく疾病の発生である。職場以外の一般的な環境では，疾患の原因が毒性物質の曝露であると予測するのは難しい。なぜなら，曝露される物質が多岐にわたり，濃度や曝露期間を測定することが困難であるからである。正確な数字はともかく，環境要因による疾患（栄養性疾患を含む）に苦悩する人々の割合は増え続けているため，その治療費が低所得国では，経済的に膨大な負担となっている。

環境要因による疾患は，大惨事の結果発生することもある。例えば，1960年代の日本の水俣湾で発生したメチル水銀や2016年に米国のミシガン州フリント市で発生した水道水に含まれていた鉛の汚染といった例がある。特に，比較的低濃度で慢性的に汚染物質に曝露することにより，健康被害や疾患が発生するのではないかと危惧されている。栄養不良による疾患は世界中に蔓延している。2014年には，世界で4億6,200万人の成人が低体重であり，19億人が過体重または肥満であると推定された。栄養不良は小児に大きく影響を与え，2016年には，世界で1億5,500万人の5歳未満の小児が年齢に対して低い身長（成長阻害）を示しており，慢性的または反復的な栄養不良が関連すると報告されている。

米国においては，所得や教育，職業を含む社会的，文化的，経済的要因に加えて，医療リテラシー，次世代へ継承できる安定した経済基盤，医療へのアクセス，食料の入手可能性，生活環境，人種的偏見など，定量困難な要素と健康格差の間の関連がますます強くなっている。

本章では，最初に健康格差について考える。次に，気候変動の問題について議論し，化学的・物理的な要因がどのようにして健康被害を誘発するか，そのメカニズムについて考える。最後に，栄養不良に伴う疾患など特殊な環境因子が引き起こす疾患について考える。

健康格差

健康格差とは，疾患の発生率，有病率，重症度が集団間で差があることを指す。この格差の発生には，社会的に定義された階級，人種，ジェンダーなど，個人のアイデンティティのさまざまな属性が関与する。人種差別は現代社会に今なお根付いているため，健康格差を論じるうえで"人種"という概念を明確に理解することは，非常に重要である。19世紀には，さまざまな自然科学者が人間には2～63種の生物学的人種があるとしたが，人種の定義が一致しなかったために，今なお人種は定義されていない。科学者たちが遺伝学を使用して人類の生物学的多様性を研究し始めると，ヒトの集団を特定の生物学的人種に分類することが困難であることが明らかとなってきた。アフリカ人，アジア人，ヨーロッパ人などの人種は，1960年代では別の人種と考えられていたが，現代では遺伝子多型の頻度に基づいて区別できないことが明らかとなった。近年，さまざまな国際的なDNA塩基配列決定プロジェクトによって，その発見が裏付けられ，ヒトには生物学的に異なる人種が存在するという考えを否定するデータが得られている。現代の人種に関する生物学的概念は以下の2つの基準によって定義されている。(1) 遺伝子変異の多様性が類似しているか。(2) 種のなかの他の集団と異なった進化をしているか。アフリカ人，東アジア人，ヨーロッパ人などの集団に関する研究では，それぞれの集団内での遺伝子多様性が，集団間の多様性と比べ多いことが示されている。それぞれの集団が遺伝的にまったく異なる集団であると結論付けられない理由は，アフリカ人の集団に東アジア人の遺伝子が流入するなど，集団間における高度な遺伝子流入があったためである。さらに，地域特有の遺伝子変異が存

在することが知られているが，その遺伝子の多様性は，地域によってクリアカットに分けられるものではなく連続性であるために，地域特有の遺伝子変異を用いて明確に分類できない．これらの考察から，現代の集団遺伝学者と自然人類学者は，**現代のヒトには生物学的に異なる人種は存在しない**という見解で一致している．

しかし歴史のなかでは，社会は外見や地理的起源といった恣意的な基準に基づいて特定の集団を区別してきた．その結果，社会によって個人は人種という枠組みにそれぞれ割り振られ，世界中の国々で社会的支配の基盤として人種は機能し続けている．社会的立場によっては，大気汚染や水質汚染，人口密集，貧しい食生活，不十分な教育，有毒化学物質へのさらなる曝露，医療アクセスの不足，感染症など，健康に悪影響を及ぼす環境におかれた人々がいる．ヨーロッパ系アメリカ人と比較すると，アフリカ系アメリカ人の乳児死亡率は2倍以上，前立腺癌死亡率は2.5倍，COVID-19死亡率は約2倍である．また，アフリカ系アメリカ人では2型糖尿病と高血圧，肥満も多い．米国在住のラテン系アメリカ人でも，2型糖尿病と肥満の割合が増加している．CDCのデータによると，健康保険の加入率は社会的に定義された人種によって異なり，米国在住のラテン系アメリカ人では最も低く，アジア系アメリカ人とヨーロッパ系アメリカ人では高い．

集団特異的な遺伝子の違いが存在するにもかかわらず，この違いは社会的に定義された人種間の遺伝子の違いを正確に反映することはない．文化や出身国，言語，宗教など複数の特徴に基づく集団のアイデンティティとして定義された民族は，健康状態にも影響を及ぼすことがある．米国において民族はヒスパニックと非ヒスパニックに二分される．米国の国勢調査や多くの調査研究における"ヒスパニック"はスペイン系アメリカ人またはその子孫を指すのに対し，"ラテン系アメリカ人"にはスペイン語以外を母国語とし，アフリカ系，アメリカ先住民系，ヨーロッパ系など，さまざまな祖先をもつ中南米の（ブラジル人のような）人々が含まれている．

歴史的に，社会的に定義された人種は，（白，黒のような）肌の色，（アフリカ系アメリカ人，アジア系アメリカ人のような）起源，"コーカソイド"のような18世紀の古めかしい人類学用語などで説明されていた．本書では，社会的に定義された人種については，ヨーロッパ系アメリカ人，アフリカ系アメリカ人など，地理的起源に関連する用語を使用する．（嚢胞性線維症のように）特定の集団で高頻度にみられる遺伝性疾患と"ヨーロッパ系"といった地理的祖先の枠組みとが関連すると考えるべきである．しかしこの考え方は有用であるが，完全ではない．この原因は，(1)人種間での遺伝子流入（混血）があること，(2)疾患の原因遺伝子の分布は，歴史的に人種や国家といった枠組みと完全に一致しない．なぜなら，人種（アフリカ系アメリカ人，インド人など）の枠組みは社会的に定義されるからである．熱帯熱マラリア原虫による悪性マラリアは，鎌状赤血球症患者ではこれらの赤血球変異がない正常人より頻度が低いことが知られている．鎌状赤血球症は一般的にアフリカ系アメリカ人にみられるといわれている．しかし，熱帯熱マラリアがみられる赤道直下のアフリカ，南ヨーロッパ，中東，アジアの一部といった地域ではどこでも鎌状赤血球症がみられる．これは，遺伝子疾患である鎌状赤血球症の分布と，社会的に定義された人種の分布は異なる例として挙げられる．

人種や民族と疾患との関連が医学文献で述べられることがよくあるが，この解釈には注意が必要である．なぜなら，こういった関連は遺伝子の違いによるものではないからである．社会的に定義された人種の間で疾患の発生頻度に統計学的に有意な差がみられることもある．しかし，希少疾患においては，人種による差が臨床的に関連しているかどうかは必ずしも明らかでない．疾患の発生頻度の差は社会経済的地位，地域，職業，性的指向，自分が男性なのか女性なのかという認識とも関係している．この疾患の発生頻度の差に何が寄与するのかという問題意識は高まり続けている．健康を決定づける社会的要因が個々の健康に与える影響を理解することは，将来の医療専門家にとってきわめて重要なこととなる．

気候変動が健康に及ぼす影響

早急な対策を講じなければ，**21世紀以降，気候変動が環境要因による疾患の最大の原因となるだろう**（図7.1）．20世紀初頭，特に1960年代の半ばごろから気温は急激に上昇しており，2016年から2020年までの5年間の平均気温は，1880年の統計開始以来最も高かった．2020年の世界の平均気温は20世紀の平均よりも1.59℃上昇し，全世界で記録的な気温の上昇はよくみられるニュースとなっている．世界的に海水の平均水温も上昇の一途をたどっている．

気温や海水温度の上昇により，竜巻，干ばつや洪水の頻度が増え，大規模な氷河の消失が起こり，北極海では氷の量が減少している．氷河の氷が溶け，海水が温度上昇により膨張した結果，海水の水位は，1900年と比べると約13～20 cm上昇しており，現在では平均水位は地球規模で年平均3.6 mmずつ上昇している．

特に化石燃料の燃焼によって発生する二酸化炭素（CO_2）（図7.2），オゾン（大気汚染物質として重要，後述），メタンといった大気中の"**温室効果 greenhouse effect**"ガスの増加を伴う人類活動が気候変動の原因となっていることを，科学者たちは疑う余地がないと示した．これらのガスは，水蒸気とともにいわゆる**温室効果**を引き起こす．地球表面から放射されたエネルギーは本来，宇宙空間に放出されるはずであるが，温室効果ガスがこれらを吸収する．森林伐採による植物の炭素固定の減少もCO_2濃度増加の原因である．コンピュータモデルは，温

気候変動が健康に及ぼす影響

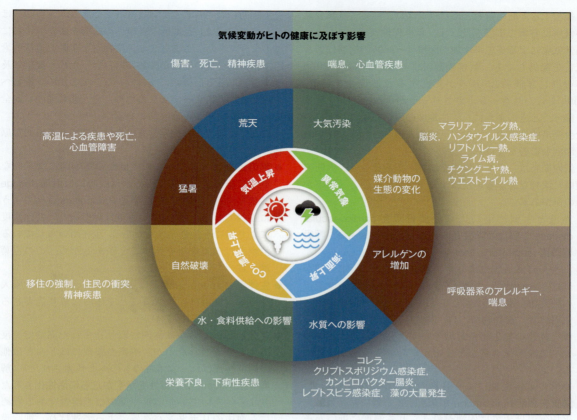

図 7.1 気候変動が引き起こす健康への広範囲な影響
気温上昇，異常気象，海面上昇，二酸化炭素濃度上昇などの気候変動が引き起こす重大な現象，それらの現象によってわれわれが何に曝露するか，そしてその曝露後に生じる健康上の異常を示す．
（CDC: https://www.cdc.gov/climateandhealth/effects/default.htm より引用）

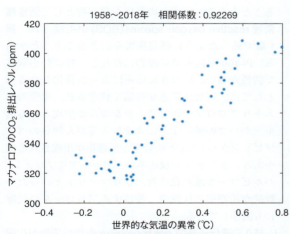

図 7.2 ハワイにあるマウナロア観測所で測定された二酸化炭素濃度 carbon dioxide（CO_2）と過去 60 年の全世界の平均気温の変動
年度ごとの"世界の気温"は，全世界にある 3,000 の気象センターで観測されたデータに基づいて英国のハーディーセンターで算出された．
（Dr. Richard Aster, Department of Geosciences, Colorado State University, Fort Collins, Colorado の厚意による）

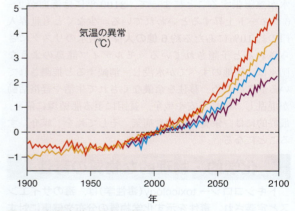

図 7.3 気候変動の過去と未来
21 世紀に予想される気温上昇．それぞれの色は，さまざまなコンピュータモデルが予測した気温の変化を示す．2100 年までに地球の気温が 2〜5℃上昇すると予測されている．

室効果ガスの上昇により 2100 年までに地球の平均気温が 2〜5℃上昇すると予測している（図 7.3）．

気候変動の範囲と速さ，影響の大きさと，有害な影響

を緩和する人間の能力とのバランスによって，気候変動が健康に有害な影響を及ぼす。世界保健機関(WHO)は，異常気象による罹患率増加や医療サービスの崩壊による死亡を除外しても，気候変動により2030年から2050年の間に年間約25万人が死亡すると推定している。2005年にハリケーン・カトリーナがニューオーリンズを襲ったときのように，居住地域の違いにより，下位の社会経済的地位の人々や，下位の人種とされる人々が最も深刻な影響を受ける。

気候変動は，多くの疾患を増加・重症化させ，人間の健康に深刻な悪影響を及ぼすと予測されている。以下がその例である。

- 熱波と大気汚染により**心血管障害 cardiovascular disease** や**脳血管障害 cerebrovascular disease**，**呼吸器障害 respiratory disease** が増悪する。
- 洪水や自然災害により，上水道の供給や汚水処理が破壊された結果，**胃腸炎 gastroenteritis**，コレラ，その他食物や水を感染源とした感染症が発生する。
- 気温上昇，農作物の不作，極端な天候の変化により，媒介動物の発生率や地域分布が変化することで，マラリアやデング熱など生物が媒介する疾患が増加する。
- 局所の気候変動により穀物の産生が減少した結果，**栄養失調症 malnutrition** が発生する。特に熱帯地域の平均気温はすでに作物が耐えられる温度に近いかそれ以上であるため，影響は著しい。天候の変動の結果，低所得国の一部では2080年までに農業生産性が10〜25%低下すると予測されている。

こういった疾患特異的な影響の他に，氷河が溶け，海水が熱膨張することによって，2100年には海面が2〜6フィート上昇するといわれている。少なくとも世界人口の約10%にあたる**約6億の人々**が洪水のリスクにさらされると予想されている。モルディブ諸島のような国々は，陸地のすべてが水没し，消滅すると推測されている。このため，移住を余儀なくされて生活や経済活動が混乱し，政情不安や戦争，貧困に至る悪循環に陥り，最終的には，栄養失調症や病気，そして死を"媒介"することになる。

化学的・物理的な物質の毒性

トキシコロジー toxicology（毒性学）は，毒のサイエンスと定義され，毒性を示す化学物質の分布や健康に対する影響，およびそのメカニズムを学ぶ学問である。広義には，熱や放射線といった物理的な要因による影響も含まれる。これからわれわれは，巷に溢れる化合物や薬剤を投与した場合にどのような影響があるのか，その基本的な原理についてよく考えてみたい。

特定の化学物質が健康に及ぼす影響については一般的にはほとんど知られていない。米国で実際に用いられている約10万種類の化学物質のうち，健康に及ぼす影響を実験的に調べられたのは1%以下である。さらに，ほとんどの実験は，長期的な健康への影響を決定づけるには不十分である。さまざまな汚染物質と年齢，遺伝的素因，組織感受性の要因が複雑に絡み合うため，健康に及ぼす影響はさらに複雑になっている。そのため，毒物への感受性は人によって異なるため，全人類共通の"安全量"を確立することは困難である。

ここでは環境中の化学物質の毒性に関する基本的な原理について考えてみよう。

- **毒の定義**は，単純なものではなく基本的には量的な概念である。毒か毒でないかは厳密には**用量 dosage** に依存する。16世紀の**医学者 Paracelsus** は次のように述べている。"すべての物質は毒である。使う濃度により毒にも治療薬にもなる"。現在用いられている治療薬は有害作用を示すことがあるため，この言葉は今日でも説得力がある。
- **生体異物 xenobiotics** とは，人工的に合成され，吸入や摂取，皮膚に接触することで体内に取り込まれる化学物質である（図7.4）。
- 化合物のいくつかは体内に取り込まれた部位で反応するかもしれないが，溶媒や薬剤のほとんどは他の部位へ運ばれ，水溶性のものへと代謝されたり（**解毒 detoxification**），**毒性を示すかたちに活性化**されたりする。たいていの溶媒や薬剤は脂溶性であるために，血中のリポタンパク質によって運ばれ，細胞膜の脂質成分を通過する。
- **シトクロム P-450 cytochrome P-450** 系は，細胞内で化合物を解毒する重要な反応系であるが，まれに体外異物を分解して細胞を障害する化合物に変換することもある。いずれの反応も副産物として**活性酸素種 reactive oxygen species（ROS）**が生成され，第1章で述べたように細胞傷害を引き起こすことがある。P-450系は全身の臓器に存在し，特に肝小胞体で活性が高い。P-450反応系により活性化される例としては，四塩化炭素が肝臓で代謝され，毒性のあるトリクロロメチルフリーラジカルが生成される例や，タバコの煙のなかに含まれる発がん物質のベンゾピレンからDNAと結合する代謝物が生成される例がある。またP-450反応系は，アセトアミノフェン，バルビツール酸系化合物，ワルファリンといった一般的な治療薬の代謝や，後述するアルコールの代謝にも関与している。

P-450の**遺伝子多型 polymorphism** や他の薬物が代謝されている状態などによってP-450活性の個人差が非常に大きくなる。この酵素の活性は食事により影響を受けることもあり，飢餓や絶食によって減少し，飲酒や喫煙，ホルモンによって上昇する。

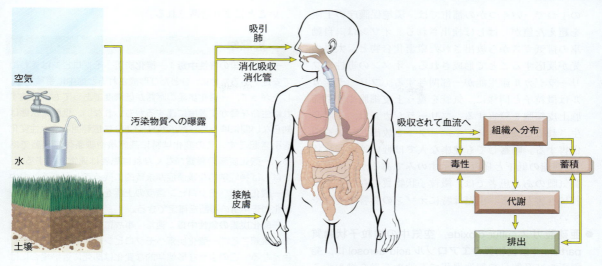

図7.4 ヒトに曝露される汚染物質
空気，水，土壌に含まれる汚染物質は肺，消化管および皮膚を介して体内に取り込まれる．体内において，汚染物質は，吸収部位で作用することが可能であるが，通常は血流に乗ってそれらが貯蔵もしくは代謝され，さまざまな臓器に到達する．代謝により水溶性となった生体外異物は排泄されるか，もしくは活性化して毒性を惹起する代謝物となりうる．

環境汚染物質

大気汚染

世界中で起こっている**大気汚染 air pollution** は，特に肺や心疾患を有する人々にとって，罹患率や死亡率を押し上げる原因となる．さらに空気を介して伝播する微生物が，多くの疾患の原因となって罹病率や死亡率を押し上げ，1918年から1919年のインフルエンザや2019年以降のCOVID-19といった現代の世界規模のパンデミックの原因となった．化学物質や汚染物質の微粒子は世界中の大気中により広範囲に広がっている．ここでは，屋外や屋内の空気の危険性について考えていくことにする．

屋外の大気汚染

外気は，ガス状あるいは粒子状の汚染物質が混合することによって汚染されている．都市部や重工業地帯の近郊では状況はさらに深刻である．社会経済的に低層の人々に，大気汚染物質への曝露は偏っている．米国では，環境保護庁〔Environmental Protection Agency（EPA）〕が，二酸化硫黄，一酸化炭素，二酸化窒素，オゾン，微粒子状物質の5つの汚染物質について監視し，許容される上限値を設定している．**煙 smoke** と **霧 fog** に由来する**スモッグ smog** は，微粒子状物質と地上のオゾンを中心として，さまざまな化学物質により構成されている．米国環境保護庁が監視する5つの汚染物質の濃度の測定結果は，外気の質を示すインデックスとして報告される．

大気汚染物質は，鉛や水銀のような環境汚染物質のよ

表7.1 屋外の大気汚染物質

汚染物質	リスクのある集団	汚染物質の影響
オゾン	健康な成人と小児	肺機能の低下 気道過敏性の亢進 肺炎
	運動選手，屋外労働者 喘息患者	運動能力の低下 入院加療
二酸化窒素	健康な成人 喘息患者 子ども	気道過敏性の亢進 肺機能の低下 呼吸器感染症の増加
二酸化硫黄	健康な成人 COPD患者 喘息患者	呼吸器症状の増加 死亡率の増加 肺機能の低下 入院加療の増加
酸性エアロゾル	健康な成人 子ども 喘息患者	気道粘液の変化 呼吸器感染症の増加 肺機能の低下 入院加療
微粒子	小児 慢性肺疾患患者，心疾患患者 喘息患者	呼吸器感染症の増加 肺機能の低下 死亡率の増加 喘息発作の増加

COPD（chronic obstructive pulmonary disease）：慢性閉塞性肺疾患
（*Health Effects of Outdoor Air Pollution, Part 2. Committee of the Environmental and Occupational Health Assembly of the American Thoracic Society, Am J Respir Crit Care Med 153:477, 1996.* より引用）

うに，さまざまな臓器に影響することがあるが，その主な有害作用の矛先は肺に向けられている．喫煙以外の大気汚染物質で誘発される肺疾患については**第11章**で述べる．ここでは，オゾン，亜硫酸ガス，微粒子状物質，一酸化炭素の健康に対する影響について述べる（**表7.1**）．

● **オゾン ozone** は，おそらく最も有名な大気汚染物質

の1つで，いくつかの都市では，環境保護庁の上限を超えた値がしばしば検出される。オゾンは，自動車の排気ガスから放出された窒素化合物と，太陽の光が反応することで形成される。オゾンの毒性にフリーラジカル産生能が一部関与する。フリーラジカルは微粒子と同様に，気管を覆う上皮細胞や1型肺胞上皮細胞を障害する。フリーラジカルは，一度産生されると炎症性メディエーターを放出して気道を傷害する。曝露しても健康な人では軽い呼吸器症状（肺機能の低下と痛み）を示すのみであるが，喘息や肺気腫のある患者では，微粒子状物質の存在下では特に有害となる。小児は特にオゾンの影響を受けやすい。

- 亜硫酸ガス sulfur dioxide，空気中の微粒子状物質 particle や酸性物質のエアロゾル acid aerosol は，発電所や産業製品の製造過程で石油や石炭を燃やすことにより環境中に排出される。なかでも最も有害な成分である微粒子状物質は，多くの疾患の罹患率や死亡率の上昇の主因とみなされている。大きな粒子は鼻や粘液に引っかかるが，直径が 10 μm 以下の微粒子状物質は呼吸の空気の流れとともに肺内に到達し，マクロファージや好中球により貪食される。これらの細胞は炎症反応を引き起こす炎症性メディエーター（おそらくはインフラマソームによる活性化）（第2章）を放出するため，微粒子状物質は呼吸器系の臓器に特に有害な作用を起こすことが知られている。

- 一酸化炭素 carbon monoxide（CO）は，刺激臭のない無色無味無臭のガスである。炭素を含む物質の不完全な酸化（燃焼）により発生し，化石燃料を用いた自動車のエンジン，工業製品の製造過程，天然ガスではない油による家庭用暖房装置，タバコの煙などに含まれている。外気中での曝露は，たいていの場合低濃度で呼吸機能を障害するかもしれないが，通常はそれ自体生命を脅かすものではない。しかし，一酸化炭素が蓄積するトンネルや地下の駐車場といった閉鎖された環境で働く人々にとっては，慢性中毒の原因となることもある。一酸化炭素中毒はまた，事故や自殺の原因としても重要である。密閉された小さなガレージで平均的な大きさの自動車を使って排気ガスをためた場合，致死的な昏睡を起こす濃度となるまでには5分もかからない。一酸化炭素は中枢神経系（CNS）の作用を抑制する。中毒による犠牲者は知らない間に死亡する。一酸化炭素はヘモグロビンとの親和性が酸素よりも 200 倍高いため，一酸化炭素が結合したヘモグロビン（一酸化炭素ヘモグロビン）は酸素を運搬することができず，組織が酸素欠乏に陥り死亡する。ヘモグロビンの 20〜30％が一酸化炭素と結合した場合は全身に低酸素状態が起こり，60〜70％が結合した場合は意識不明や死亡となる。CO 中毒は，血中の一酸化炭素ヘモグロビン濃度が高いことにより診断される。

形態学

一酸化炭素の慢性中毒：一酸化炭素ヘモグロビンはきわめて安定であるために，ひとたび形成されると血中に蓄積する。したがって，一酸化炭素の曝露が低濃度であっても，持続すれば生命を脅かす濃度に達するかもしれない。低酸素状態は知らない間にゆっくりと広がり，CNS に広範囲な虚血性変化を引き起こす。この変化は特に基底核や線条体で顕著である。一酸化炭素の曝露がなくなれば患者は通常回復するが，しばしば神経学的な後遺症が永続的に残ることがある。血中の一酸化炭素ヘモグロビン濃度の上昇を検出することで，一酸化炭素中毒の診断を確定できる。

一酸化炭素の急性中毒：通常，事故による曝露や自殺企図の結果起こる。一酸化炭素ヘモグロビンによって粘膜が鮮紅色となる。このような形態学的な変化は即死に近い場合にはみられない。急激な発症後に死亡した場合には，軽度の脳浮腫や微小の出血斑，低酸素が誘導した神経学的な変化がみられる（第21章）。この変化は一酸化炭素中毒に特異的なものではなく，単に全身が低酸素状態になると起こる。完全に回復することもあるが，ときに記憶障害や視覚，聴覚，会話障害が残ることもある。

■ 屋内の大気汚染

現代では，居住環境を外界から切り離した結果，屋内の空気が汚染されることも多くなった。一方，劣悪な居住環境では，喘息の誘因となる抗原への曝露が増加することもある。最も多いのはタバコの煙で（後述），そのほかに重要な汚染物質として一酸化炭素や二酸化窒素（先の大気汚染の項目），アスベストがある（第11章）。これらの汚染物質の詳細はそれぞれの項目を確認のこと。ここでは，この他の汚染物質について説明する。

- 有機物を燃やして発生する煙には，肺の感染症を引き起こす窒素や炭素の酸化物の微粒子や，発がん性を有する多環式炭化水素が含まれる。世界のおよそ 1/3 の地域，主に発展途上国で，料理のため，照明のため，暖をとるために木材や家畜の糞や木炭を家で燃やしている。それらの地域の人々は，屋内の煙による汚染に関連した疾患の危険にさらされている。

- ラドン radon は，ウラン由来のガス状の放射性物質で，土壌や家庭に広く分布している。ラドンの職業曝露は，ウラン鉱山労働者（特に喫煙者）に肺癌を発生させる原因として知られている。また，家庭での低濃度の慢性的な曝露は，特に喫煙者では肺癌のリスクを増加させると考えられている。

- 病原微生物が含まれるバイオエアロゾル bioaerosol は，レジオネラ病，ウイルス性肺炎，感冒といった感染性疾患を引き起こす。また，動物のフケ，ダニ，真菌やカビといったアレルゲンを含む場合は，命を脅かすほどではないが，鼻炎，眼の痒み，喘息も引

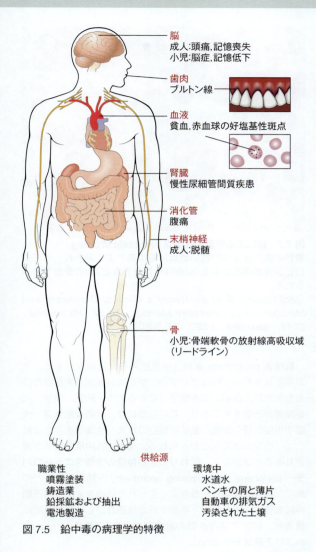

図 7.5 鉛中毒の病理学的特徴

のような家に住む子どもの血中鉛濃度が 5 µg/dL を超えることがある。この濃度は，米国疾病管理予防センター〔Centers for Disease Control and Prevention (CDC)〕がこれ以上鉛に曝露しないよう勧告する濃度である。社会的に定義された人種も，鉛への曝露に関係する。アフリカ系アメリカ人の子どもの血中平均鉛濃度は，ヨーロッパ系アフリカ人と比較して高い。2014 年から 2016 年にかけて米国ミシガン州フリント市で，鉛による飲料水の広範囲の汚染が発生した。フリント市では，アフリカ系アメリカ人が人口の 57% を占め，貧困層が人口の 40% を占める。市が水源を変更したことにより，高い塩素濃度によって百年以上前に設置された水道管から鉛が溶出し，水道水中の鉛濃度は許容限度 15 ppb (parts per billion) を大きく超えて 13,200 ppb まで上昇した。6,000〜12,000 人の住民の血中塩素濃度が高値を示した。

鉛汚染の臨床症状を図 7.5 に示す。摂取した鉛のうち，吸収される鉛の割合は大人が 15% であるのに対し小児は 50% と高いため，小児は鉛曝露の影響を強く受ける。さらに，小児では血液脳関門の透過性が高いため，脳障害が起こりやすい。吸収された鉛のほとんど (80〜85%) は歯や骨に蓄積され，カルシウムと競合してリン酸と結合し，カルシウム含有量を減少させる。骨に吸収された鉛は，半減期が 20 年から 30 年と，長期間にわたって安定して存在する。しかし，(妊娠や甲状腺機能亢進症，骨粗鬆症など) 骨吸収や骨形成が亢進する病態では，鉛は血中に放出される。吸収された鉛の 5〜10% は血中を流れ，残りは軟部組織全体に分布する。過剰な鉛の摂取により小児，成人両方で神経症状が引き起こされる。末梢神経症状は成人に多く，中枢神経症状は小児に多い。小児における慢性中毒症状は，ほんのわずかな変化や軽度の機能障害を示すものから重度で死に至るものまである。小児では，感覚・運動神経の障害や，知的・情緒的な発達障害，IQ の低下，学習障害，精神運動の障害などが知られているが，よりひどい例では，失明，精神障害，てんかん発作，昏睡なども起こる。鉛による成人の末梢神経症状は一般的に可逆性であり，鉛への曝露を排除することでもとに戻るが，小児における末梢および中枢神経の異常は一般的に不可逆性変化である。

過剰な鉛は，小児の成長板のリモデリングを阻害して骨密度の上昇を引き起こし，X 線写真上で高吸収の"リードライン"を形成する (図 7.6)。鉛は軟骨形成を促進し，軟骨の石灰化を遅らせることで骨折治癒を阻害する。歯肉に線状の色素沈着 (バートン線 Burton line) がみられたり，急激な曝露と腎排出により，近位尿細管に障害が起こることがある。

鉛はスルフヒドリル基と高い親和性を示し，ヘム合成にかかわる 2 つの酵素 (δ-アミノレブリン酸脱水酵素とヘム合成酵素のフェロケラターゼ) を阻害する。その結果，ヘムの代わりに亜鉛プロトポルフィリン〔Zinc-

き起こす。これらの疾患はすべて，社会経済的に下層の人々に多い。

金属の環境汚染物質

ここでは，健康への有害作用と関連を示す重金属である鉛，水銀，ヒ素，カドミウムについて扱う。

鉛

鉛 lead は，容易に吸収される金属で，タンパク質のスルフヒドリル基 sulfhydryl group と結合し，カルシウム代謝を妨げ，血液，骨，神経，消化管，腎臓に毒性を示す。鉛への曝露は空気や食物および水を介する。20 世紀には，鉛を含む家庭用の塗料やガソリンを介した環境での曝露が最も多かった。高所得国の大半では鉛由来の塗料や鉛を含む燃料は禁止されているが，低所得国では鉛は今なお環境中に存在し，古い家屋が主要な汚染源となっている。古い家では，依然として鉛を含む塗料や鉛に汚染されたゴミが鉛への曝露の原因となるため，こ

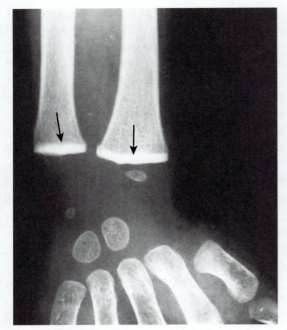

図7.6　鉛中毒
手首関節の骨端（矢印）に石灰化軟骨のリモデリング障害が起こったため，骨端の放射線密度が著明に増強し，皮質骨と同じ程度に放射線不透過性となっている。（Dr. G.W. Dietz: Department of Radiology, University of Texas Southwestern Medical School, Dallas, Texas. の厚意による）

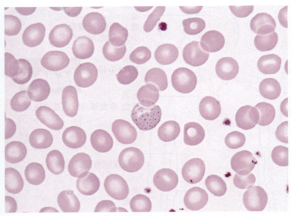

図7.7　鉛による好塩基性斑点 basophilic stippling
視野中央の赤血球の粗い斑点は鉛中毒でよくみられ，ヘモグロビン合成障害による（巨赤芽球性貧血など）他の貧血でもみられる。
(McPherson R et al: Henry's Clinical Diagnosis and Management by Laboratory Methods, ed 22, Philadelphia, 2011, Saunders, p 526. より引用)

ptoyopotphyrin(ZPP)]が形成され，鉄がヘムに取り込まれるのが阻害され，小球性低色素性貧血が発生する。また，細胞膜におけるナトリウム，カリウム依存性のATPase活性を阻害し，脆弱化した赤血球が壊れて溶血も起こす。

小児の神経学的な変化や，成人でも小児でも赤血球の好塩基性斑点を伴う原因不明の貧血の基礎症状を診る場合に，鉛中毒が疑われる。確定診断に必要なのは血中の鉛濃度の上昇，遊離赤血球プロトポルフィリン濃度や亜鉛プロトポルフィリン濃度の上昇である。軽度の鉛中毒では，貧血のみが明らかな異常として最も検出される。

消化管 GI tract も臨床症状の主要な発生部位である。鉛を摂取した後に起こる腹痛（疝痛 colic）の特徴は，局在のはっきりしない非常に激しい腹痛である。その機序は明らかになっていない。

形態学

鉛の毒性の主な標的は，血液，骨髄，神経，消化管，腎臓である（図7.5）。

血液学的な変化は鉛の蓄積の最も初期に出現する特徴の1つであり，特徴的な赤血球の**好塩基性斑点 basophilic stippling**を伴う小球性低色素性貧血がみられる（図7.7）。これらの変化の原因は，赤血球の前駆細胞でのヘムの生合成が阻害されることである。

脳障害 brain damage は，小児にみられる傾向がある。その程度はきわめて軽微でわずかな機能障害を起こす程度のこともあれば，広範かつ致命的なこともある。感覚，運動，知能障害が報告されており，このなかには，著明な脳浮腫，大脳や小脳白質の脱髄，星状膠細胞のびまん性増殖を伴う皮質ニューロンの壊死などがみられる。成人では中枢神経系が侵されることは少なく，代わりに**末梢神経の脱髄性ニューロパチー peripheral demyelinating neuropathy** が発生することがあり，典型的な場合，最もよく使われる筋肉を支配する運動神経を侵す。すなわち，手首や指の伸筋群がしばしば最初に侵され，続いて腓骨筋群の麻痺が起こる（**下垂手 wrist drop** および**下垂足 foot drop**）。

腎臓 kidney に近位尿細管の障害が起こることがあり，核内に鉛の封入体がみられる。慢性の腎障害によって最終的に間質の線維化が起こり，腎不全になることがある。また，痛風を示唆する所見がみられることもある。その他の所見を図7.5に示す。

■ 水　銀

水銀 mercury は，鉛と同様にスルフヒドリル基と強く結合し，アセチルコリンを合成する酵素であるコリンアセチルトランスフェラーゼなどのタンパク質を阻害することで，中枢神経系や消化管，腎臓に毒性を示す。古代に洞窟に描かれた絵画のなかの顔料に始まり，化粧品，梅毒の治療，利尿剤の成分など長い歴史を通じてさまざまな方法で人間は水銀を使ってきた。水銀蒸気の吸入曝露により，振戦，歯肉炎や，ルイス・キャロルの『不思議の国のアリス』に登場する"マッドハッター（帽子屋）"のような奇怪な行動をとるといった中毒症状が生じることが昔から知られている（水銀はかつて帽子屋で

用いられていた）．

今日，金鉱で大規模に水銀が使用されることはなくなったが，金の採掘時の廃棄物や地殻に多く存在する無機水銀は，微生物の作用によってメチル水銀のような有機水銀に変換される．メチル水銀は食物連鎖を通じてメカジキ，サメ，マグロなどの肉食大型魚類に蓄積され，周囲の海水より100万倍もの高い濃度となることもある．今日の鉛への曝露の主要な原因は，水銀で汚染された魚類である．経口摂取された水銀のおよそ90％は消化管で吸収され，腸管上皮内でタンパク質と結合して蓄積し，腹痛や吐血を引き起こす．水銀は腎臓で排出されるが，このとき腎臓を障害する．鉛への急激な曝露は，尿細管障害や乏尿，無尿を引き起こす．水銀は脂溶性であるため，中枢神経系に蓄積し，胎盤を通過する．

発育過程の脳はメチル水銀に非常に感受性が高い．メチル水銀は脳の運動，感覚，認知，行動の機能に影響を及ぼす．そのため，米国の疾病管理予防センター（CDC）は，妊婦は水銀を含む魚の摂取を避け，生殖年齢の女性は水銀を含む魚の摂取を制限するよう注意喚起している．子宮内での水銀への曝露は，小脳障害や失明，重篤な中枢神経系の障害につながる可能性がある．

■ ヒ 素

ヒ素（砒素）arsenic は，タンパク質やグルタチオンのスルフヒドリル基に結合し，（グルタチオン還元酵素，DNA リガーゼなど）多くの酵素を阻害し，消化管，神経系，皮膚，心臓で顕著な毒性作用を引き起こす．ヒ素は，ルネッサンス期のイタリアで用いられていた毒で，ボルジア家やメディチ家が実際に毒殺に用いていたことで知られている．今日，ヒ素への曝露は世界中の多くの地域において深刻な健康問題となっている．ヒ素は土壌や水のなかに見いだされ，木材防腐剤や除草剤，その他の農産物で使用されており，鉱業や製錬業により環境中に放出される可能性がある．現在では，伝統的に生薬として用いられており，亜ヒ酸は前骨髄球性白血病の治療薬として用いられている（第10章）．バングラデシュやチリ，中国といった国々では地下水に高濃度の無機ヒ素が含まれており，これを飲料水として用いているため，ヒ素汚染は長い間重大な健康問題となっている．米国では，米が粉ミルクやシリアルの原料として使用されているため，ヒ素汚染が大きな関心を集めた．

ヒ素を大量摂取した場合，腹痛，下痢，不整脈，ショック，呼吸促迫症候群，急性脳症といった，消化器，循環器，中枢神経系に急性毒性変化を起こし，重度の障害では死に至ることもある．これらの毒性変化は，ミトコンドリアの酸化的リン酸化阻害が原因であることが多い．ヒ素への慢性的な曝露により，感覚運動性多発ニューロパチーが引き起こされる．皮膚の色素沈着と角化亢進が引き起こされ，基底細胞癌や扁平上皮癌へ進展する（図7.2）こともある．ヒ素への曝露で皮膚に誘発された腫瘍は，日光によって誘発された腫瘍とは異なり，手掌や足底に複数発生する．ヒ素への曝露によって肺癌のリスクも増加する．皮膚や肺のヒ素による発がんメカニズムは不明である．

■ カドミウム

慢性的なカドミウム cadmium（Cd）への曝露は，活性酸素種の産生などを通して，腎臓や肺，骨に毒性を引き起こす．ニッケル・カドミウム電池を使用した製品などの産業廃棄物が家庭ごみとして廃棄されることで，カドミウムは地下水や土壌を汚染し，環境中に排出される．土壌や肥料，灌漑水を介してカドミウムは農作物に蓄積する．1960年代には，カドミウムに汚染された水で生産された米が，骨粗鬆症と骨軟化症が合併した疾患でイタイイタイ病 itai-itai を引き起こし，多発骨折や腎障害をきたした．

カドミウムは，（穀物や葉物野菜など）の食品や，タバコの煙などから，多くの人々が摂取している．生物学的半減期が長いため，カドミウムは生涯にわたって蓄積する．金属の製錬や精製，ニッケル・カドミウム電池のリサイクルなどに就く人々では慢性的カドミウム過剰状態の頻度が高く，肺気腫や腎障害を引き起こすが，そのメカニズムは不明である．骨の異常はカルシウムやリンの過剰排泄によるものであり，これは腎結石の原因となる．

■ 工業および農業従事者の曝露

米国では年間1,000万件以上の職業性事故が発生しており，職業性事故・疾患の結果毎年約6万5,000人が命を落としている．職業上の毒性物質への曝露は，職業の多様性と同じく種類に富み，ホルムアルデヒドやアンモニア煙による気道の刺激から，アスベスト，ヒ素への曝露，また，ウラン採掘により発症する致死的な肺癌に至るまで，多彩な疾患を誘導する．職業性曝露と関連のある疾患を表7.2に挙げる．毒性金属（前述）に加え，環境要因が引き起こす疾患の原因として重要な役割を果たす物質には以下のものがある．

- **クロロホルム** chloroform や**四塩化炭素** carbon tetrachloride といった**有機溶剤** organic solvent は世界中の産業で大量に使用されている．これらの有機溶剤の揮発蒸気に高濃度で急激にさらされると，めまい，錯乱などが起こり，中枢神経系うつや昏睡に至ることもある．低濃度では肝臓や腎臓に対して毒性を示す．有機溶剤を扱う職業に就く人々や有機溶剤を含む有害物質の廃棄場の近くに住む人々は，**ベンゼン** benzene にさらされるため白血病のリスクが高まる．P–450酵素系の一部であるCYP2E1は，肝臓でベンゼンを酸化してエポキシドに変換する．このエポキシドや他の代謝産物が，骨髄での前駆細胞の分化を障害することで骨髄無形成や急性骨髄性白血病をきたす．

表 7.2　職業曝露による疾患

器官	疾患	環境中の毒性物質
心血管系	心疾患	一酸化炭素，鉛，有機溶剤，コバルト，カドミウム
呼吸器系	鼻腔癌	木片塵埃，皮革，塵埃
	肺癌	ラドン，アスベスト，シリカ，ビス(クロロメチル)エーテル，ニッケル，ヒ素，クロム，マスタードガス
	慢性閉塞性肺疾患	穀物塵埃，炭粉，カドミウム
	過敏症	ベリリウム，イソシアネート
	刺激	アンモニア，硫黄酸化物，ホルムアルデヒド
	線維化	シリカ，アスベスト，コバルト
神経系	末梢性ニューロパチー	有機溶剤，アクリルアミド，塩化メチル，水銀，鉛，ヒ素，DDT
	運動失調性歩行	クロルデン，トルエン，アクリルアミド，水銀
	中枢神経抑制	アルコール類，ケトン類，アルデヒド類，有機溶剤
	白内障	紫外線照射
泌尿器系	腎毒性	水銀，鉛，グリコールエーテル，有機溶剤
	膀胱癌	ナフチルアミン，4アミノビフェニル
生殖器系	男性不妊	鉛，ジブロモクロロプロパン，カドミウム，水銀
	女性不妊	カドミウム，鉛，フタル酸
	催奇形性	水銀，ポリ塩化ビフェニル
造血器系	白血病	ベンゼン，ラドン，ウラン
皮膚	毛嚢炎と塩素痤瘡	ポリ塩化ビフェニル，ダイオキシン類，除草剤
	皮膚癌	紫外線照射
消化器系	肝血管肉腫	塩化ビニル

DDT(dichlorodiphenyltrichloroethane)：ジクロロジフェニルトリクロロエタン
(Leigh JP, et al: Occupational injury and illness in the United States. Estimates of costs, morbidity, and mortality. Arch Intern Med 157:1557, 1997; Mitchell FL: Hazardous waste. In Rom WN(ed): Environmental and Occupational Medicine, 2nd ed. Boston, Little, Brown, 1992, pp 1275; and Levi PE: Classes of toxic chemicals. In Hodgson E, Levi PE(eds): A Textbook of Modern Toxicology. Stamford, CT, Appleton & Lange, 1997, p 229. を改変)

- **多環系炭化水素化合物** polycyclic hydrocarbon は，石炭やガスを特に製鋼所において高温で燃焼させたときに放出され，タールやすすのなかにも含まれている多環系炭化水素化合物は代謝されて，DNAに共有結合した結果，強力な発がん性を示し，突然変異や遺伝子発現の変化を引き起こすことで腫瘍を形成する．
- **有機塩化合物** organochlorine（一般的にはハロゲン化有機化合物を含む）は，劣化しにくい合成化合物で脂溶性である．**ジクロロジフェニルトリクロロエタン** dichlorodiphenyltrichloroethane(DDT) とその代謝産物，リンダン，アルドリン，ジエルドリンなどの薬剤は殺虫剤として用いられている代表的な有機塩素化合物である．米国内では，これらの薬剤は毒性への懸念からすべて使用禁止にされている．米国ではDDTは1973年に禁止されたが，DDTが禁止されてから生まれた人々も含めた人口のうちの半数以上で，DDTの長期蓄積性代謝産物p,p'-DDEが血清レベルで検出されることがある．DDTはナトリウムチャネルを阻害し，リンダンとアルドリンはGABA受容体を阻害する．このような作用により，有機塩素化合物は主に中枢神経系を刺激することで生体に急性毒性を示す．
- 殺虫剤ではない有機塩素系化合物には，**ポリ塩化ビフェニル** polychlorinated biphenyls(PCB)やダイオキシン dioxin[TCDD(2,3,7,8-tetrachlorodibenzo-p-dioxin)]といったものがある．高濃度のPCBやダイオキシンへの曝露によって，**塩素痤瘡** chlorancne が引き起こされる．塩素痤瘡は，痤瘡や囊胞形成，色素沈着や過角化を特徴として，顔の周囲や耳介後部に形成される．その機序には，皮膚幹細胞の前駆細胞内で芳香族炭化水素受容体によって調節されるシグナル伝達経路の活性化が関与していると考えられている．他にも，肝機能障害，脳障害，一過性末梢神経障害も発生する．PCBはP-450酵素系を誘導するため，PCBなどの物質に曝露する労働者の体内の薬物代謝は変化する．大半の米国人の血中には，低濃度のPCBやTCDDがみられる．ほとんどの有機塩素化合物は（ホルモンと同様の作用をもっていたり，ホルモン濃度に影響を与えたりする）内分泌攪乱物質であり，実験動物では抗エストロゲンまたは抗アンドロゲン活性を示すが，ヒトにおける長期的な健康への影響はまだ確証が得られていない．
- **ビスフェノールA(BPA)** は，食品や水のポリカーボネート容器や，さまざまな食品ボトルや缶を覆うエポキシ樹脂の合成に使用されている．その結果，実質的にBPAへの曝露はヒトでは日常的なことになっている．BPAは内分泌攪乱物質であることが示されていて，影響は小さいが，普遍的に存在すれば問題となる．BPAへの曝露によって，小児では糖尿病やがんといった慢性疾患のリスクが，成人ではホルモン様作用によって高血圧のリスクが増加する．2010

年に、カナダは世界で初めて BPA を有毒物質に指定した。2012 年には、米国で哺乳瓶や"シッピーカップ（乳幼児が使用する瓶）"への BPA の使用が禁止された。しかし、BPA の代替品の候補であるビスフェノール S やビスフェノール F は BPA と構造が類似しており、安全性に疑問を呈す研究がある。

- ポリビニル樹脂の合成に使用される **塩化ビニル** vinyl chloride に曝露すると、肝臓にまれな腫瘍である血管肉腫をきたすことがわかった。
- ある種の **鉱物性粉塵** mineral dust や **無機微粒子** inorganic particulates、煙や蒸気の吸入により、慢性の非腫瘍性肺疾患である **塵肺症** pneumoconiosis が誘導される。化学物質の発煙・蒸気以外にも有機・無機粒子によって塵肺症などの非腫瘍性肺疾患が誘発される。一般的な塵肺症は鉱物性粉塵の曝露によるものであり、**微粉炭** coal dust（石炭採鉱による）、**珪酸** silica（砂吹きや石切りによる）、**アスベスト** asbestos（採鉱、建設、断熱材作業による）、**ベリリウム** beryllium（採鉱、建設による）などが原因となる。当該作業場ではこれらの物質にほぼ日常的に曝露されている。とりわけ、アスベスト曝露による発がんリスクは、衣類に付着したアスベストによりアスベスト従事者の家族でも上昇した。塵肺症とその病因については第 11 章で取り上げる。

タバコの影響

タバコは、ヒトのがんの外因性の原因として最も一般的なものであり、肺癌の原因の 80〜90% はタバコである。主な元凶はタバコの煙であり、心血管疾患やさまざまな種類のがん、慢性呼吸器疾患を引き起こす。（噛みタバコなど）さまざまな形態の無煙タバコも健康に有害であり、口腔癌の重要な原因である。喫煙者がタバコ製品を使用すると、個人の健康リスクを上昇させるだけではなく、受動喫煙（"**二次喫煙** second-hand smoke"）により、非喫煙者にも肺癌を引き起こすことがある。米国人の喫煙者の割合は 2005 年の 20.9% と比較して 2019 年では 14% と減少傾向であるが、現在でも米国には 3,400 万人の喫煙者がいる。米国では、タバコは毎年 48 万人の死亡原因となっている。世界では、13 億人の喫煙者がいて、その 80% 以上は低中所得国の人々である。年間 800 万人以上がタバコが原因で死亡している。

最も重要なのは、喫煙が原因である死亡は予防することができる点である。喫煙者の生存期間は短く、喫煙による影響は用量に依存する。例えば、非喫煙者の 80% が 70 歳まで生きるが、その年齢まで生きる喫煙者は約 50% である（図 7.8）。5 年間の禁煙で、全死亡率と心血管疾患による死亡リスクは大きく減少する。5 年間の禁煙で肺癌による死亡率は 21% 減少するが、非喫煙者に比べ肺癌のリスク 30 年間は高いままである。喫煙が種々の器官系に及ぼす有害作用を図 7.9 に示す。

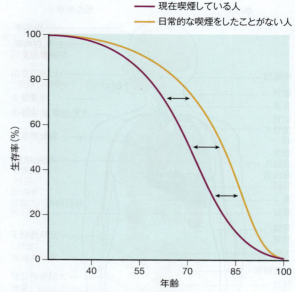

図 7.8　喫煙者の生存率に対する影響
年齢別の死亡率を、現在喫煙している人と、これまでに日常的な喫煙をしたことがない人との間で比較した（英国医師会の研究）。75 歳の喫煙者と非喫煙者における平均生存率は 7.5 年の差がある。（Stewart BW, Kleihues P [eds]: World Cancer Report, Lyon, IARC Press, 2003. を改変）

タバコの煙中で有害な化学物質にはさまざまなものがある。表 7.3 には、タバコに含まれる化学物質の一部とそれによる傷害を示す。ニコチンはタバコ葉に含まれるアルカロイドであり、タバコ関連疾患の直接の原因とはならないものの強い中毒性を示す。ニコチンは脳の受容体に結合し、カテコールアミン放出を介して心拍数、血圧、心収縮力・拍出量などが増加するといった喫煙の急性症状を引き起こす。

喫煙が原因で発生する最も一般的な疾患は、肺気腫、慢性気管支炎、肺癌である。これらはすべて第 11 章で取り上げる。タバコで誘発される疾患の発生機序を以下に示す。

- 煙中の化学物質は気管粘膜や気管支粘膜を直接刺激し、炎症や粘液産生増加（**気管支炎** bronchitis）を起こす。また、タバコの煙により肺に白血球が誘導され、その結果、肺組織の局所では（白血球由来の）エラスターゼ産生が増加し、肺組織が損傷して **肺気腫** emphysema へと進行する。
- **発がん性**：タバコの煙の成分、特に多環系炭化水素化合物とニトロソアミン（表 7.4）は動物において強力な **発がん物質** carcinogen であり、人間の肺癌の発生に関与している（第 11 章）。肺癌発症リスクは曝露量に関連し、通常は"パック年数"という用語で表される（例：20 年間毎日 1 パックであれば 20 パック年）か、もしくは 1 日当たりのタバコの本数で表される（図 7.10）。タバコの煙は、肺癌に加え、口腔癌、食

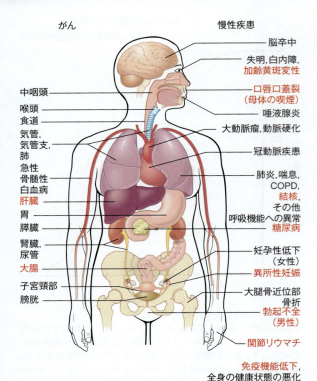

図7.9　喫煙による健康への影響
喫煙の悪影響として比較的近年追加されたものを赤で示す。COPD（chronic obstructive pulmonary disease）：慢性閉塞性肺障害。（US Department of Health and Human Services: The Health Consequences of Smoking—50 Years of Progress: A Report of the Surgeon General, Atlanta, 2016, US Department of Health and Human Services, Centers for Disease Control and Prevention, National Center for Chronic Disease Prevention and Health Promotion, Office on Smoking and Health.）

表7.3　タバコの煙中の主な有害物質とその作用

物質	作用
タール	発がん性
多環性芳香族炭化水素	発がん性
ニコチン	神経節細胞の刺激と抑制　発がんプロモーション作用
フェノール	発がんプロモーション作用　粘膜刺激作用
ベンゾピレン	発がん性
一酸化炭素	酸素運搬および利用の障害
ホルムアルデヒド	線毛に対する毒性，粘膜刺激作用
窒素酸化物	線毛に対する毒性，粘膜刺激作用
ニトロソアミン	発がん性

表7.4　タバコの煙に含まれる臓器特異的な発がん物質

標的臓器	発がん物質
肺，喉頭	多環性芳香族炭化水素 4-（メチルニトロソアミノ）-1-（3 ピリジル）-1- ブタノン ニコチン由来ニトロソアミンケトン（NNK） ポロニウム^{210}
食道	N′-ニトロソノルニコチン（NNN）
膵臓	NNK（？）
膀胱	4 アミノビフェニル，2 ナフチルアミン
口腔（吸いタバコ）	多環性芳香族炭化水素，NNK，NNN
口腔（噛みタバコ）	NNK，NNN，ポロニウム^{210}

（Szczesny LB, Holbrook JH: Cigarette smoking. In Rom WH（ed）: Environmental and Occupational Medicine, ed 2, Boston, 1992, Little, Brown, p 1211. を改変）

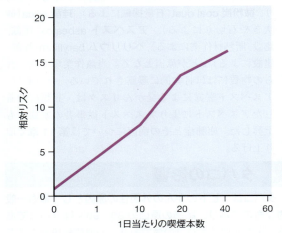

図7.10　肺癌のリスクは喫煙本数によって決定される
（Stewart BW, Kleihues P [eds]: World Cancer Report, Lyon, IARC Press, 2003. からのデータを改変）

道癌，膵癌，膀胱癌の発生原因ともなる（**表7.4**）。さらに喫煙は，他の発がん物質に関連した疾患のリスクも増加させる。有名な例としては，アスベスト従事者やウラン鉱採掘者で，喫煙者は非喫煙者に比較して肺癌発症率が10倍高いことが知られている。タバコ（噛みタバコを含む）とアルコール消費を組み合わせると，口腔癌，喉頭癌，食道癌のリスクが相乗的に増加する。喉頭癌の発がんにおけるこれら2つの要因の相互作用を**図7.11**に示す。

- **動脈硬化 atherosclerosis** とその主要な合併症である心筋梗塞は，喫煙と密接な関係がある。その発生機序については，血小板凝集の亢進，心筋の酸素需要増加の結果誘導される酸素供給減少（タバコの煙中の一酸化炭素による低酸素を合併する肺疾患が原因），心室細動の閾値の低下など，いくつかの要因が関与している。CDCの報告によると，心血管疾患による死亡の約20%の原因が喫煙である。喫煙は，高血圧症や脂質異常症と合併すると相乗的にリスクが増加する。
- 2016年の米国公衆衛生総監 US Surgeon General の報告では，喫煙と関連することが知られている疾患に，2型糖尿病や関節リウマチ，加齢黄斑変性，異所

アルコールの影響

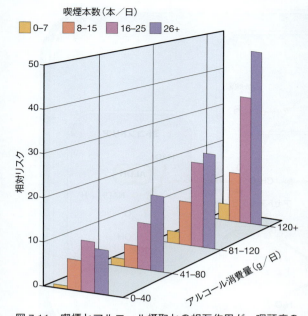

図 7.11　喫煙とアルコール摂取との相互作用が，咽頭癌のリスクを相乗的に増大させる
(Stewart BW, Kleihues P [eds]: World Cancer Report, Lyon, IARC Press, 2003. のデータを改変)

性妊娠，勃起不全といった複数の疾患が追加された（図 7.9）。

- 妊婦の喫煙は，**自然流産 spontaneous abortion** や **早産 preterm birth** のリスクを高め，子宮内胎児発育遅延をきたす（第 4 章）。ただし，妊娠前に禁煙した母親から出生した新生児の体重は正常範囲である。
- 環境中のタバコの煙への曝露（**受動喫煙 passive smoke inhalation**）も有害な影響を及ぼす。環境中の煙にさらされた非喫煙者での肺癌の相対リスクは，そうでない非喫煙者の約 1.3 倍であると推定されている。米国では肺癌による死亡の 7,000 人以上や，心疾患による死亡の 30,000 人以上の原因が環境中のタバコの煙によるものである。喫煙者のいる家庭で暮らす子どもでは，呼吸器系疾患や喘息の頻度が増加する。

電子タバコによって，ニコチンなどのエアロゾルが肺に吸引される。長期間にわたるデータは少ないが，心肺疾患やがんのリスクは従来のタバコよりも低いと考えられている。しかし，電子タバコに含まれる液体の蒸気を吸うこと（vaping）により，蒸気の中に含まれる化合物が急性肺障害を引き起こす可能性がある。電子タバコ使用による典型的な症状としては，呼吸困難や咳嗽，消化器症状がある。肺の病理学的変化は，器質化肺炎からびまん性肺胞障害までさまざまであるが，詳細は**第 11 章**で議論する。

アルコールの影響

違法薬物の使用が注目されているが，過剰飲酒はより広範囲に危険をもたらし，より多くの命を奪っている。過剰飲酒する人が，精神障害の診断基準や統計マニュアル〔Diagnostic and Statistical Manual of Mental Disorders (DSM-V)〕におけるアルコール依存症〔alcohol use disorder (AUD)〕の基準を満たすとは限らない。同様に，ほとんどの人が適量であると考える飲酒量でも，生活状況や飲酒後の状態によっては AUD の基準を満たすこともある。

8 人に 1 人の米国人が AUD の基準を満たすと推測されている。過剰飲酒が原因で年間 95,000 人が死亡し，そのうち 10,000 人が飲酒に関連した交通事故によるものであると推測されている。残りの死因は，飲酒に関連した殺人や自殺，肝硬変，心臓疾患，がんによる二次的なものである。米国では，アルコールが年間約 75,000 例のがんの発症と約 19,000 例のがんによる死亡に関与している。

飲酒後，エタノールは**そのまま**のかたちで胃，小腸から吸収され，その後，血中濃度に依存して体内の組織および体液に広がる。尿，汗，呼気中にそのままのかたちで排出されるのは 10% 以下である。呼気中のエタノール量は血中濃度と相関するため，取締機関の使用する呼気テストの根拠に用いられている。連邦政府では呼気アルコール濃度が 0.08% 以下を基準としているが，21 歳未満に対してはそれ以下を基準値としている州もある。血中アルコール濃度は，性別や年齢，服薬状況，一気飲みしたかどうかなどさまざまな因子によって決定づけられる。アルコールの血中濃度が 200 mg/dL で眠気が，300 mg/dL で昏睡が，それ以上の濃度では昏睡とともに呼吸の停止が生じる可能性がある。長期間にわたるアルコールの過剰摂取によって代謝が活性化され，耐性状態となる。同じ量のアルコールを摂取した場合，アルコール多飲者のアルコール濃度のピーク値は，めったに飲まない人より低い。

血中のアルコールは，肝臓で 3 つの酵素系の 1 つによってアセトアルデヒドにまで代謝される。その酵素系とは，（肝細胞の細胞質の）アルコールデヒドロゲナーゼ，（ミクロソームの）シトクロム P-450 アイソザイム，（ペルオキシダーゼの）カタラーゼである（図 7.12）。これらのうち，**アルコール代謝に主に関与している酵素はアルコールデヒドロゲナーゼ alcohol dehydrogenase** である。血中アルコールレベルが高いときには，ミクロソームのエタノール酸化系も重要な役割を果たすようになる。この酵素系はシトクロム P-450 酵素，特に CYP2E1 アイソフォームが関与している。アルコール中毒患者では，アルコールにより P-450 酵素が誘導されているため，同じ酵素系で代謝される薬剤（アセトアミノフェン，コカインなど），麻酔薬，発がん物質，工業溶剤といっ

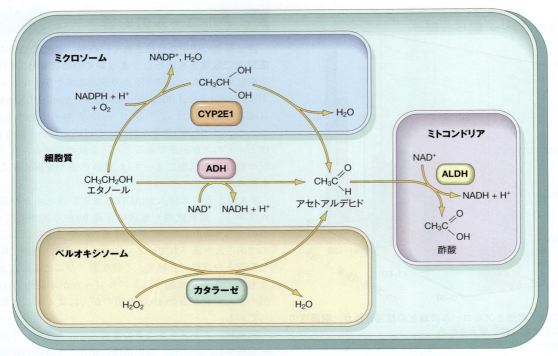

図7.12 エタノールの代謝
エタノールは3つの異なる代謝経路によりアセトアルデヒドに酸化され，そして酢酸が産生される．アルコール脱水素酵素による酸化は細胞質で，シトクロムP-450系のCYP2E1は小胞体（ミクロソーム）で，カタラーゼはペルオキシソームで，それぞれ作用する．アルデヒド脱水素酵素 aldehyde dehydrogenase（ALDH）によるアセトアルデヒドの酸化はミトコンドリアで起こる．（Parkinson A: Biotransformation of xenobiotics. In Klassen CD [ed]: Casarett and Doull's Toxicology: The Basic Science of Poisons, 6th ed. New York, McGraw-Hill, 2001, pp133. の画像を改変）

た他の化合物も代謝され感受性が高くなる．血中アルコール濃度が高い場合は，CYP2E1によってアルコールが代謝され，アルコールと薬剤が競合した結果，その代謝が遅れ，効果が延長される．カタラーゼはあまり重要ではなく，アルコール代謝の約5％を行う．これらの系で産生されるアセトアルデヒドが次にアセトアルデヒド脱水素酵素により酢酸となり，これはミトコンドリア呼吸鎖で使用される．

エタノールの代謝に伴い毒性作用を生じる化合物がいくつかある．このうちの重要なものを以下に記す．

- アルコールがアルコール脱水素酵素 alcohol dehydrogenase（ADH）により酸化されると，ニコチンアミドアデニンジヌクレオチド（NAD$^+$）が減少し，NADH（NAD$^+$の還元型）が増加する．NAD$^+$は肝臓での脂肪酸酸化に必要であるため，アルコールの過剰摂取によって肝臓に脂肪が徐々に蓄積する．さらに，NADH/NAD$^+$比の増加は，乳酸アシドーシスを引き起こす．
- アセトアルデヒドは多くの毒性を示し，アルコールの急性効果の一部を惹起する．遺伝的多型のため，アセトアルデヒド代謝能力は人種によって異なる．中国を起源とするある遺伝的多型は，（中国や韓国，日本など）東アジアの人々にアセトアルデヒドの蓄積を引き起こしている．この遺伝子変異をもつ人は，アルコールを摂取すると顔面紅潮や不整脈，過呼吸を呈する．
- 活性酸素種（ROS）の産生：肝臓でのエタノール代謝においてCYP2E1がROSの産生し，その結果細胞膜の脂質過酸化を引き起こす．しかし，アルコールにより誘発される細胞傷害の詳細な機序はいまだ不明である．
- エンドトキシンの放出：アルコールは腸内細菌叢由来のグラム陰性菌に作用して，エンドトキシン（リポ多糖類）を放出させることがある．エンドトキシンは，マクロファージや肝臓のクッパー細胞から腫瘍壊死因子（TNF）やその他サイトカインの放出を促進し，細胞傷害を引き起こす．

急激なアルコール過剰摂取は主に中枢神経系（CNS）に害を及ぼし，肝臓や胃にも作用することがあるが，それは可逆性である．アルコールを適度に摂取しても，肝細胞における脂肪滴蓄積を増大させることがある（**脂肪性変化 fatty change** あるいは**脂肪肝 hepatic steatosis**）．胃障害は，**急性胃炎 acute gastritis** や**潰瘍 ulceration** として出現する．中枢神経系では，アルコールは抑制的に働く．大脳皮質の活動を調整する皮質下の構造体（おそらくは高次の脳幹網様体）に最初に影響を及ぼし，その

結果，大脳皮質の活動や運動神経および知的な活動に異常が起こる。血中濃度が上昇するにつれて皮質ニューロンとその下流にある延髄の呼吸中枢が抑制され，呼吸停止となることもある。

継続的なアルコール過剰摂取によって，肝臓，消化管，中枢神経系，心血管系，膵臓に障害をきたし，これが主な原因となって他の疾患の罹患率が上昇し，寿命が短くなる。

- **肝臓**はアルコールによる慢性障害の主座である。継続的なアルコール過剰摂取によって，すでに述べた脂肪性変化の他に，脂肪性肝炎，肝硬変（第14章）をきたす。肝硬変は門脈圧亢進を呈し，また肝細胞癌のリスクを増大させる。
- **消化管**においては，継続的なアルコール過剰摂取により，胃炎，胃潰瘍，（肝硬変による）食道静脈瘤からの出血をもたらし，これが致命的な大量出血となりうる。
- **神経系に対する影響**：チアミン（ビタミンB1）の欠乏は，継続的なアルコール過剰摂取患者ではよくみられる。このチアミン不足が原因となる障害の主なものは，末梢神経障害 peripheral neuropathy（脚気）とウェルニッケ・コルサコフ症候群 Wernicke–Korsakoff syndrome（ウェルニッケ症候群，コルサコフ症候群）である（第21章）。脳皮質萎縮，小脳変性，視神経炎なども生じうる。
- **心血管系に対する影響**：アルコールは心血管系に対して多岐にわたる影響を及ぼす。心筋障害の結果，うっ血性拡張型心筋症（**アルコール関連心筋症 alcohol-related cardiomyopathy**）をきたすことがあり，これは第9章で述べる。継続的なアルコール過剰摂取によって，冠動脈疾患や高血圧のリスクが上昇する。
- **膵炎**：アルコール過剰摂取は，**急性 acute** および**慢性膵炎 chronic pancreatitis** のリスクを増大させる（第15章）。
- **胎児に対する影響**：妊娠中のアルコール摂取の安全量は確立されていない。そのため，特に**妊娠第1三半期 first trimester** は禁酒が推奨される。妊娠中のアルコール摂取は，新生児の**小頭症 microcephaly**，発育遅延，顔面形成異常を特徴とする**胎児アルコール症候群 fetal alcohol syndrome** を引き起こす（第4章）。脳機能障害は，成長するまで顕著でないこともある。
- **発がん性**：慢性的なアルコール摂取は，特に過剰摂取者で，**がんの発生率の増加**と関連している。上気道のがんや（口腔，咽頭，食道，喉頭といった）消化管のがん，（肝硬変に続発する）肝臓癌は，アルコール過剰摂取と密接に関連している。少量から中等量の飲酒は，乳癌のリスクを上昇させる。発がんメカニズムは明らかではないが，アルコールとタバコの煙はさまざまな臓器での発がんに対し相乗効果を示す。
- **栄養障害**：エタノールはカロリー量としてはかなり多いが，食事の代わりに消費されることもある。慢性的なアルコール摂取は栄養不良，特にビタミンB欠乏の原因となる。

治療薬による傷害と非処方薬の乱用

治療薬による傷害（副作用）

副作用 adverse drug reaction（ADR）とは，従来の治療薬として用いられている使用方法で発生する有害な作用と定義づけられる。ADRは入院患者の約7%に生じるため，ごく普通にみられるが，しばしば重症化して年間10万人以上がADRによって死亡している。ADRの一般的な病理学的所見とその原因となる薬剤を表7.5に示す。抗がん剤のようなADRの原因となる薬剤は，最大治療効果が期待される濃度では毒性を示すことが多い。エストロゲンと**経口避妊薬 oral contraceptive（OC）**については幅広く用いられているため，次項で詳細を述べる。特にアセトアミノフェンおよびアスピリンは処方箋なしで買える薬であり，偶然あるいは意図的に過量となる点で重要なため，注意深く検討する必要がある。

閉経後のホルモン療法

閉経後のホルモン療法 menopausal hormone therapy（MHT）では，エストロゲンとプロゲスチン（黄体ホルモン）を同時に投与する。子宮全摘後の女性では，プロゲステロンによる子宮癌発生リスクがないため，エストロゲンのみで治療可能である。MHTは火照りなどの更年期障害の治療薬の第一選択であったが，過去の臨床研究で，閉経後の女性にMHTを実施することで，骨粗鬆症の予防や進行が遅くなり（第19章），心筋梗塞の発症が抑制されることが示唆されていた。しかし後のランダム化比較試験では，MHTは，脳卒中，うっ血性心不全，静脈血栓塞栓症などのリスクを増加させ，心血管系へ悪影響をきたすことが明らかになった。MHTの有害性については，血清トリグリセリドの増加，（フィブリノーゲン，第Ⅶ因子，アンチトロンビンなど）抗凝固因子の低下，炎症マーカーの増加，活性化プロテインCへの抵抗性の増加に伴う第Ⅴ因子や第Ⅷ因子の抑制，およびこれらによる凝固系の亢進といった複数の機序が提唱されている（第3章）。乳癌リスクの増加も認められた。その結果，MHTは人によっては有用であるとする最近の研究もあるが，米国ではMHTの実施件数が大幅に減少している。これら最新の知見はMHTの影響がさまざまな要因に依存していることを示している。

- **投与計画の種類**：エストロゲンとプロゲスチンの併用療法は，乳癌の発生リスクを増加させる。一方で，子宮全摘術後の患者にエストロゲン単独療法を実施

表 7.5 主な薬剤の副作用

副作用	主な原因
血液疾患[a]	
顆粒球減少症 再生不良性貧血 汎血球減少症	抗がん剤，免疫抑制剤，クロラムフェニコール
溶血性貧血 血小板減少症	ペニシリン，メチルドーパ，キニジン
皮膚疾患	
蕁麻疹，斑状病変，丘疹，水疱，点状出血，剥脱性皮膚炎，固定薬疹，異常色素沈着	抗がん剤，サルファ剤，ヒダントイン，いくつかの抗生物質，その他多数
心疾患	
不整脈	テオフィリン，ヒダントイン
心筋症	ドキソルビシン，ダウノルビシン
腎疾患	
糸球体腎炎	ペニシラミン
急性腎尿細管障害	アミノグリコシド系抗生物質，シクロスポリン，アムホテリシンB
乳頭壊死を伴う尿細管間質疾患	フェナセチン，サリチレート
肺疾患	
喘息	サリチル酸
急性肺炎	ニトロフラントイン，ブスルファン
間質の線維化	ブスルファン，ニトロフラントイン，ブレオマイシン
肝疾患	
脂肪変性	テトラサイクリン
びまん性肝細胞障害	ハロセン，イソニアジド，アセトアミノフェン
胆汁うっ滞	クロルプロマジン，エストロゲン，経口避妊薬
全身性疾患	
アナフィラキシー	ペニシリン
全身性エリテマトーデス（薬剤誘発性ループス）	ヒドララジン，プロカインアミド
中枢神経系	
耳鳴りとめまい	サリチル酸
急性ジストニー反応とパーキンソン症候群	フェノチアジン系抗精神病薬
呼吸抑制	鎮静剤

[a] すべての薬剤関連死の半数近くを占める。

すると，乳癌のリスクは減少するかしないかの境界となる。卵巣癌のリスクが増加することはない。

- **年齢**：60歳以下の女性に対しては，MHT は動脈硬化と虚血性心疾患に対して保護的な作用を示すが，それ以上の年齢の人には効果がない。
- **治療期間**：4〜5年未満のエストロゲンとプロゲスチン併用による MTH では乳癌リスクは増加しないが，それ以上の期間の治療では乳癌リスクが増加する。
- **投与経路**：エストロゲンは，経口投与よりも経皮投与によって静脈血栓リスクや脳卒中リスクが減少する。
- **心血管疾患，血栓塞栓症，乳癌のリスクの最低ライン（第Ⅴ因子のライデン変異など）**：リスク評価によって，これらの疾患のリスクが高い人に対してはホルモン療法が非適応となることもある（ライデン変異は日本人では検出されていない）。

MHT を実施するときのリスクとベネフィットの評価は複雑である。現在，MHT は一部の患者で閉経後早期の症状の治療に有用であるが，疾患予防のために長期的に使用すべきではないとされている。

■ 配合型ホルモン避妊薬（避妊薬）

エストロゲンとプロゲスチンの配合型ホルモン避妊薬は，薬剤量が高用量（100μg）のエストロゲン製剤から，はるかに低用量になり（35μg 未満のエチルエストラジオールの経口単回摂取），投与方法も経口避妊薬（OC）から膣内留置リングや皮膚に貼り付けるパッチへと広がっていった。疫学研究の結果は，その処方量の変化を踏まえて理解しなければならない。いずれにしても，以下は合理的なエビデンスに基づいて結論されている。

- **乳癌**：OC を使用する女性では，乳癌のリスクが増加するが，最大でも 1.2 倍である。

- **子宮内膜癌と卵巣癌**：これらの腫瘍に対して予防的な作用を示す。
- **子宮頸癌 cervical cancer**：経口避妊薬はヒトパピローマウイルスに感染した女性に発生する子宮頸癌の発生リスクを高める可能性がある。
- **血栓塞栓症**：いかなるホルモン併用療法も，肝臓での凝固因子の産生を促進するため血栓塞栓症のリスクを増加させる。したがって，抗凝固療法を受けていない（第Ⅴ因子ライデン変異のような）凝固異常をもつ女性への投与は禁忌である。
- **心血管疾患**：経口避妊薬の使用と動脈硬化や心筋梗塞の発生リスクとの関係性については，確定的な根拠はない。30歳未満あるいは30歳以上の非喫煙者では，冠疾患の発生リスクは増大しないが，35歳以上の喫煙者ではおおよそ2倍にまで増大する。
- **肝細胞腺腫 hepatic adenoma**：肝細胞腺腫とは，被膜に覆われた大型の孤立性の肝腫瘍である（第14章）。特に高齢の女性では，経口避妊薬の長期間の使用と，このまれな良性腫瘍の発生との関連は明確である。

これらの危険性を考えるうえで，配合型ホルモン避妊薬が幅広く利用され，比較的安全であるという点を考慮しなければならない。この分野は発展著しい分野であるため，最新のデータに基づいた治療がなされなければならない。

■ アセトアミノフェン

アセトアミノフェン acetaminophen は，処方箋なしで購入できる解熱鎮痛剤として幅広く用いられ，肝臓で主にグルクロン酸または硫酸と抱合される。肝臓のシトクロム P-450 システムを介して毒性をきたしうる化合物である。N-アセチル-p-ベンゾキノンイミン N-acetyl-p-benzoquinoneimine（NAPQI）に代謝されるのは約5％以下である。しかし，過剰量を摂取すると，**NAPQIは肝小葉中心領域に蓄積し肝細胞壊死を引き起こす**。NAPQIによる肝細胞障害のメカニズムには，(1) 肝臓のタンパク質との共有結合と (2) **還元型グルタチオン glutathione（GSH）の枯渇**が関与する。肝細胞でGSHが枯渇すると，活性酸素種による影響を受けやすくなり細胞死となることもある。アセトアミノフェンによる毒性は，個人の基礎グルタチオン濃度やシトクロム P-450 活性によって異なる（グルタチオンは，慢性疾患や低栄養，生体異物への曝露によって枯渇するため）。成人では 250 mg/kg 体重以上の単回投与または4時間で12 gを超える投与で毒性が発現する可能性がある。350 mg/kg 体重以上の曝露では，成人のほとんどに重篤な肝毒性がみられる。（4 g/日までの）最大治療量は中毒量よりも大幅に少ないため，アセトアミノフェンの治療量は，一般的にはごく安全である。しかし，アセトアミノフェンを子どもが誤って大量に服用したり，自殺目的で使用したりすることは珍しいことではない。さらに，多くの市販薬（over-the-counter medication：OTC）がアセトアミノフェンを含んでいるため，患者はどれだけアセトアミノフェンに曝露されているか気づかないこともある。

米国で起こる急性肝不全の約50％がアセトアミノフェンの毒性が原因であり，肝移植を必要とする肝不全の原因として2番目に多い。毒性は吐き気，嘔吐，下痢，ときにはショックに始まり，数日後には黄疸が発生する。アセトアミノフェンの大量投与の初期段階は，グルタチオンの機能を回復させる **N-アセチルシステイン N-acetylcysteine** の投与により治療できる。極端な過剰投与の結果，肝不全が起こる。小葉中心性の肝壊死が肝臓全体に広がると肝移植が必要である。アセトアミノフェンの摂取量によって，10～50％の患者には同時に腎障害が起こることもある。

■ アスピリン（アセチルサリチル酸）

アスピリン aspirin の過剰摂取の原因は，誤って子どもに大量に服用させることや，自殺目的で大人が大量摂取することが多い。形態学的変化を示すことはほとんどなく，その多くは代謝異常である。最初に延髄の呼吸中枢の刺激による**呼吸性アルカローシス respiratory alkalosis** が発生し，次いで酸化的リン酸化の脱共役とクエン酸回路の抑制によって**代謝性アシドーシス metabolic acidosis** やピルビン酸と乳酸の蓄積が起こる。子どもが飲み込んだ場合は3 g，大人では10～30 gで致命的であるが，約5倍の用量を飲み込んで生存した例も報告されている。

アスピリンの**慢性毒性作用**（サリチル酸中毒）は，毎日100 mg/kg体重以上を摂取する人に発生する（この濃度は，慢性疼痛や炎症を治療する濃度である）。慢性サリチル酸中毒は，**頭痛，めまい，耳鳴り（耳鳴症 tinnitus），難聴，精神錯乱，眠気，悪心，嘔吐，下痢**などを症状とする。神経学的変化が痙攣，昏睡に進行することもある。慢性サリチル酸中毒ではさまざまな形態学的変化が発生する。頻繁に発生するのは，急性びらん性胃炎で（第13章），顕性あるいは潜在性の消化管出血や，胃潰瘍が起こることもある。アスピリンは血小板シクロオキシゲナーゼをアセチル化し，血小板凝集を活性化するトロンボキサン A_2 の作用（第3章）を非可逆的に阻害するため，慢性毒性症状と同時に出血傾向が発生することもある（この効果により，低用量アスピリン摂取は急性冠症候群のリスクを低下させる）。皮膚や内部臓器で点状出血が起こり，胃潰瘍からの出血が増加することもある。

数年にわたって市販されているアスピリンとフェナセチンの鎮痛合剤を摂取すると，活性代謝物であるアセトアミノフェンが，腎乳頭壊死を伴う尿細管間質性腎炎を引き起こすこともある。このような臨床症状は，**鎮痛薬性腎症 analgesic nephropathy** とよばれる（第12章）。

表 7.6 乱用されることが多い物質

分類	標的分子	薬品名（例）
オピオイド系麻薬	ミュー（μ）オピオイド受容体（アゴニスト）	ヘロイン，フェンタニル，オキソコデイン，メサドン（ドロフィン）
催眠鎮静剤	GABA-A 受容体（アゴニスト）	バルビツール酸類，エタノール，ベンゾジアゼピン
精神運動刺激剤	生体アミン輸送体（拮抗剤）	コカイン アンフェタミン，（エクスタシーなどの）3,4 メチレンジオキシアンフェタミン（MDMA）
フェンシクリジン様薬	NMDAグルタミン酸受容体チャネル（拮抗剤）	フェンシクリジン（PCP，エンジェルダスト），ケタミン
大麻類	CB1 カンナビノイド受容体（アゴニスト）	マリファナ，ハシン
ニコチン	ニコチンアセチルコリン受容体（アゴニスト）	タバコ製品
幻覚剤	5-HT$_2$ 受容体（アゴニスト）	リゼルグ酸ジエチルアミド（LSD），メスカリン，サイロシビン

CB1（cannabinoid receptor type 1）：カンナビノイド受容体，5-HT$_2$（5-hydroxytryptamine）：5 ヒドロキシトリプタミン，NMDA（N-methyl D-aspartate）：N-メチル-D-アスパラギン酸，PCP（1-(1-phenylcyclohexyl)piperidine）：1-(1 フェニルシクロ)ピペリジン．
(Hyman SE: A 28-year-old man addicted to cocaine. JAMA 286:2586, 2001. を改変)

治療薬ではない化合物の使用による傷害

目的外の化合物の使用や過剰摂取は，公衆衛生上深刻な問題である．表 7.6 に乱用されることが多い化合物を示す．ここでは主に精神刺激薬やアヘン，マリファナについて述べ，その他のいくつかの化合物については簡単に言及する．

精神刺激薬

米国では，コカインは救急外来でしばしばみられる非処方化合物である．コカインやその他の精神刺激薬の過剰摂取による死亡は増加の一途であり，おそらくフェンタニルが混入したオピオイドの使用が急増したことがその原因だろう（後述）．コカインはコカの葉から抽出され，タルカムパウダー（ベビーパウダー）やラクトース（粉乳）など，大量の類似の粉末によって薄められる．コカイン塩酸塩からの純粋なアルカロイドを結晶化させると，クラック・コカインの塊が得られる．クラック・コカインの名はクラック（ひび）が入ること（いわゆるクラックという名称は，熱されたときにひびが入る音や，ポンと鳴る音）に由来している．

コカインによって生じる多幸感と刺激は強いために，心理的に最も中毒性の高い薬の1つとなっている．実験動物ですら，コカインを得るために寝食を忘れて1,000 回以上レバーを押すこともある．コカイン使用者に身体的な依存は起こらないようであるが，精神的な依存性は根深い．休薬から数か月間は使用したいという欲求が強くなり，数年後も残ることがある．覚醒剤の離脱症状は，抑うつやうつ病，快感消失，不安，自殺願望などとして現れることもある．覚醒剤の毒性のスペクトラムは広範にわたり，不安，落ち着きのなさ，（皮膚をむしるなどの）反復行動，興奮，精神病症状が含まれる．覚醒剤中毒のリスクは，摂取量の増加，睡眠不足，過去の中毒エピソードによる感作によって上昇する可能性がある．コカイン中毒は，痙攣や心筋梗塞，心筋虚血，呼吸停止のリスクと関連している．コカインによる重要な毒性症候を以下に示す．

- **心血管系に対する影響**：交感神経興奮作用によって（図 7.13）急速に心血管系を障害し，中枢神経系（CNS）でドーパミンの再取り込みを妨げ，アドレナリン作用神経終末ではノルアドレナリンのシナプス前放出を刺激する．その一方でアドレナリンとノルアドレナリンの再取り込みを防ぐことで神経伝達を促進する．最終的にはこれらのドーパミン，アドレナリン，ノルアドレナリンの3つの神経伝達物質がシナプスのなかに蓄積し，刺激作用が過剰となった結果，頻脈 tachycardia，高血圧症 hypertension，末梢性の血管収縮 peripheral vasoconstriction などの症状を示す．また，コカインは，冠動脈（冠状動脈）の血管収縮 coronary artery vasoconstriction，血小板凝集および血栓形成の促進などの心筋虚血の誘因など多岐にわたって作用し，心筋虚血 myocardial ischemia を引き起こす．コカインによる冠状動脈血管攣縮作用は喫煙によって増強される．また，交感神経興奮作用による心筋の酸素需要の増大と，冠動脈血流の減少による酸素供給の減少といった2方面から同時に作用した結果心筋虚血を引き起こし，心筋梗塞が発生する可能性がある．コカインは交感神経作用を増大させるのみならず，心筋において K$^+$，Ca^{2+}，Na$^+$ などのイオン輸送を中断させ，致死性の不整脈 lethal arrhythmia を起こすこともある．虚血性脳卒中や出血性脳卒中もコカイン使用と関連している．
- **中枢神経系に対する影響**：異常高熱がみられることがあり，その原因は体温をコントロールするドーパミン作用経路の異常に起因すると思われる．慢性的なコカイン中毒により，画像上前頭葉と側頭葉の灰白質萎縮がみられる．
- **胎児に対する影響**：妊婦において，胎盤での血流の減少を起こした結果，胎児低酸素症となり自然流産が起こったり，胎児の神経発達が阻害されることも

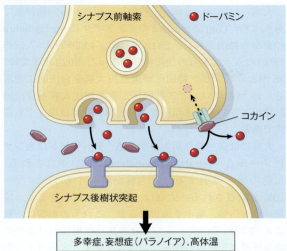

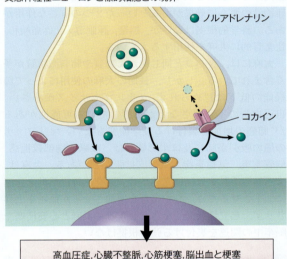

図 7.13　神経伝達に対するコカインの作用
コカインは中枢および末梢神経系において，神経伝達物質であるドーパミンとノルアドレナリンの再取り込みを阻害する。

的に使用すると，中枢神経系でセロトニンを枯渇させ，睡眠障害や抑うつ，不安障害を引き起こす。ケタミンは近年，FDA によって，治療抵抗性の抑うつ病に対して承認された。

■ オピオイド

オピオイドには，（ヘロイン，モルヒネ，コデインなどの）ケシに由来するアヘン剤と，フェンタニル，オキシコドン，ヒドロコドン，メサドン，ブプレノルフィンといった合成オピオイドがある。オピオイドには疼痛管理といった医療的な用途があるが，ヘロインは医療用として承認されていない。オピオイドは末梢神経系や中枢神経系の受容体に結合し，G タンパク質共役型受容体を刺激し，cAMP のようなセカンドメッセンジャーが関与するシグナル伝達経路を活性化する。中枢作用には，呼吸抑制や鎮痛，瞳孔の収縮（縮瞳），多幸感があり，末梢作用には咳嗽反射の抑制や便秘がある。オピオイドは依存性が高く，米国では特に過去数十年間，乱用によって多くの者が犠牲となった。最初にオピオイド関連の死亡が増加し始めたのは，オピオイドの処方が増加した 1990 年代である。次いで，ヘロインの過剰摂取の増加によってオピオイド関連の死亡は 2010 年より急速に増加した。最近では，フェンタニルやカルフェンタニルといった強力な合成オピオイドが容易に入手できるようになり，2013 年よりオピオイド関連死亡の増加が過去最大となっている。全体で，オピオイドの処方外使用や使用障害は 2002 年と比較して 2018 年には倍増しており，1999 年以降のオピオイド関連死亡は約 50 万人に上り，2021 年 3 月までの 1 年間では 10 万人近くが死亡している。

オピオイド錠剤の処方，処方外使用をきっかけに使用障害が起こるが，ほとんどの使用者は最終的に，より安価で強力な合成オピオイドが混入していることが多いヘロインを使用するようになる。現在のオピオイドの流行を止めるために，（ナロキソンなどの）オピオイド過剰摂取に対する治療薬をより簡単に使用できるようにして，（安全性の高い注射キットや HIV 感染予防薬の配布，注射針の交換の推奨，メサドンやブプレノルフィンといった薬剤を入手しやすくすることによる危険なオピオイドの使用欲求の抑制といった）**ハームリダクション harm reduction** を推進し，オピオイド処方量を減少させるといった努力が行われている。

ヘロインやその他のオピオイドは，タルク（滑石，ベビーパウダー）やキニーネで希釈（カット）されたり，フェンタニルと混合される。そのため，正確な投与量は変動し，通常その使用者にはわからない。効力が高く，使用量が増加しているため，過剰摂取による死亡の主な原因となっているのはフェンタニルである。他のオピオイドが経口的，経鼻的に摂取されたり水と混合して注射されたりするのに対し，ヘロインは静脈注射や皮下注射，経

ある。

- **慢性的なコカインの使用**：(1) 経鼻吸引による鼻中隔の穿孔，(2) 煙を吸った使用者にみられる喘鳴や呼吸困難，喀血，(3) 拡張型心筋症の発症を引き起こす場合がある（第 9 章）。

コカイン以外の覚醒剤には，メタンフェタミン，アンフェタミン，"エクスタシー ecstasy"（3,4-メチレンジオキシメタンフェタミン 3,4-methylenedioxymethamphetamine [MDMA]），ケタミンや類似の麻酔薬があり，東アフリカで使用される覚醒剤であるカートに類似した化合物である "バスソルト" がある。エクスタシーを慢性

鼻的吸引によって摂取される。ヘロインの効果は多岐にわたり，多幸感，幻覚，傾眠，鎮静などがある。身体への悪影響には，(1)薬理学的作用，(2)希釈薬剤や不純物への反応，(3)薬物やその希釈物質に対するアレルギー（キニーネには，神経毒性，腎毒性，聴覚への毒性がある），(4)針を使い回すことで罹患する疾患に関連したものがある。なかでも最も重要な悪影響を以下に示す。

- **突然死**：ヘロインの純度は2～90%までだが，このことは一般に知られていないため，過剰投与に関連した突然死のリスクは絶えず存在する。また，突然死が起こりうるのは刑務所からの出所後など薬物耐性が消失するときである。その発生機序には重度の呼吸不全，不整脈や心停止，重度の肺水腫が関与する。
- **呼吸器系障害**：肺の合併症には，軽度から重度の肺水腫，敗血症性塞栓症，肺膿瘍，日和見感染，タルクや他の不純物に対する免疫応答によって生じる異物性の肉芽腫などが関与する。肉芽腫は主に肺にみられるが，この他に脾臓，肝臓，上肢の所属リンパ節などでみつかることがしばしばある。偏光顕微鏡で調べると，ときに異物巨細胞のなかに封入された滑石結晶がみつかることもある。
- **感染**：感染症はよく合併することがある。最もよく罹患する部位は，皮膚と皮下組織，心臓の弁膜，肝臓，肺の4つである。心内膜炎はよくみられる後遺症であり，しばしば右心系の心臓弁，特に三尖弁にみられる。ほとんどの症例では黄色ブドウ球菌 Staphylococcus aureus が起因菌であるが，真菌や他の微生物の関与もある。安全でない注射によって，B 型肝炎 hepatitis B（HBV）や C 型肝炎 hepatitis C（HCV），ヒト免疫不全ウイルス human immunodeficiency virus（HIV）が伝播する。
- **皮膚病変**：ヘロインの中毒では，注射の結果として起こる膿瘍，蜂巣炎，および潰瘍がみられる。度重なる静脈内注射の結果起こる皮膚病変は，注射部位での瘢痕，色素沈着，および静脈血栓症などがある。
- **腎臓病**：腎臓病はオピオイド注射の結果，比較的よく生じる障害である。オピオイド注射により生じる腎臓病には，（急性期反応物質である血清アミロイドAの凝集が原因である）続発性アミロイドーシス secondary amyloidosis や巣状分節性糸球体硬化症 focal segmental glomerulosclerosis（第12章），（HBV感染による）膜性腎症 membranous nephropathy，（HCV感染による）膜性増殖性糸球体腎炎 membranoproliferative glomerulonephritis がある。
- **胎児への影響**：胎内でオピオイドに曝露されると，分娩後に離脱症状 withdrawal symptoms を引き起こしうる。しかし，新生児薬物離脱症候群 neonatal abstinence syndrome はメサドンやブプレノルフィンで安全に治療することができる。

■ 大麻

大麻（マリファナ）は，一般的に使用される向精神薬であり，アサ Cannabis sativa やインドアサ Cannabis indica の葉から抽出される。2019年には，4,820万人（人口の18%）の人々が大麻の使用経験があった。2022年までに，38州とコロンビア特別区が医療用大麻を合法的に使用し，18州とコロンビア特別区が非医療用大麻も合法的に使用している。連邦法では，大麻の使用は現在でも違法である。

大麻には向精神作用を有するΔ^9テトラヒドロカンナビノール Δ^9-tetrahydrocannabinol（THC）が含まれる。大麻の煙を吸引すると，大麻が含有するTHCの5～10%が吸収される。大麻は，急速に知覚を歪ませ，協調運動，注意，集中を障害するが，これらの影響は一般に4～5時間で消失する。大麻の長期使用における慢性的な神経認知障害の根拠ははっきりせず，大麻による影響は使用中止によって消失するようである。THCには緑内障では眼圧を低下させたり，がんの化学療法に伴う難治性の悪心に効果があるといった2つの有益な作用がある。科学的根拠はないが，娯楽，睡眠導入，疼痛緩和，快楽目的に大麻を使用する人もいる。

大麻には，タバコと同じ発がん物質や肺刺激物質が多く含まれている。しかし，長期の大麻の使用によって肺機能の低下は認められず，（サンプルサイズが小さい，自己申告の不正確さなどが影響している可能性があるが）肺癌の増加を裏付ける疫学研究もない。マリファナの煙の吸引が肺に及ぼす影響には，咳嗽や胸部絞扼感，気管支炎，気道炎症，気管支拡張などがある。大麻は，交感神経活動を急速に亢進させ，副交感神経活動を急速に低下させるため，心拍出量を増加させるが血圧を上昇させず，起立性低血圧をきたしうる。大麻と心筋梗塞や脳卒中の関連を裏付ける強い根拠はない。

■ 幻覚剤

幻覚剤とは，知覚や思考，気分を変化させる化合物である。幻覚剤には，1-（1フェニルシクロ）ピペリジン 1-(1-phenylcyclohexyl) piperidine（PCP）やリゼルグ酸ジエチルアミド lysergic acid diethylamide（LSD）がある。LSDは，気分，感情，思考に急速に予測不可能な影響を及ぼし，ときには奇妙で危険な行動を引き起こす。逆に，これらの化合物は，心的外傷後ストレス障害，がんに関連した不安，治療抵抗性うつ病の治療に用いられる可能性に現在大きな関心が寄せられている。

物理的因子による損傷

物理的因子 physical agent が引き起こす損傷は，機械的損傷 mechanical trauma，熱傷 thermal injury，電気による損傷，電離放射線による損傷に分類され，それぞれの因子は別々に発生して損傷を引き起こす。

機械的損傷

　機械などによる外力に伴う損傷はさまざまな形態をとり，衝突する物体の形状，衝突時に放出されるエネルギー量，損傷を受ける組織や臓器により決まる。骨や頭部の創傷は，特有の形態を示すため他の章で扱う（第19章と第21章）。軟部組織はいずれも機械的外力に対して同じような損傷パターンを示し，擦過傷（擦り傷），打撲傷，裂傷，切創，刺創に分類される。

形態学

　擦過傷（擦り傷）abrasion とは，こすれたり摩擦により表皮が剥がれたりしてできた創傷であり，皮膚の擦り傷は表皮層のみが剥離する。打ち身，または**打撲傷 contusion** とは，通常，鈍器で殴られることにより生じ，血管の損傷と組織への出血が特徴的である。**裂傷 laceration** とは，鈍器により加えられた外力により，伸展，または引き裂かれた結果生じた創である。切創と対照的に，ほとんどの挫裂創は不規則で，ジグザグ状の傷口に血管が断裂を免れて残っている。**切創（切り傷）incised wound** とは，鋭器によって切られた創で，血管は切断される。**刺創（刺し傷）puncture wound** は，細長い物体が組織に突き刺さってできた傷を指し，組織を貫通，横断し，対側に傷が形成されるのを**穿孔 penetrating** とよぶ。銃創は刺創の特殊なかたちで，法医学者にとって重要な形態である。例えば，至近距離から発射された弾丸による銃創には火薬による火傷がみられるが，4〜5フィート以上離れて撃たれた場合にはみられない。

　機械による創傷が最もよく起こる原因の1つに**自動車事故**がある。(1)衝突時に車内で内装の一部にぶつかるか，あるいはエンジンのパーツのように車内に飛び込んでくる物体にあたる，(2)車から投げ出される，(3)炎上した車に取り残される，といった3つの結果により，典型的な外傷が形成される。傷害のパターンは，これらのメカニズムが1つ以上作動しているかどうかに関係する。例えば，正面衝突時にシートベルトを締めていないドライバーに共通してみられる受傷部位は，頭部（フロントガラスにぶつかってできる外傷），胸（ステアリングのシャフトにぶつかってできる外傷），膝（ダッシュボードへの激突）である。この条件で最もよくみられる胸部外傷は，胸骨と肋骨の骨折，心破裂，大動脈の裂傷があり，まれに脾臓と肝臓の裂傷がある。したがって，自動車事故で運ばれてきた患者を治療するにあたり，表面上の擦り傷，打ち傷および裂傷に伴って内部にも損傷があることを念頭におく必要がある。実際に多くの例で，内部に重度の損傷があっても表面上は所見がまったくみられないことがある。

熱損傷

　異常な高温や寒さは，ともに傷害の原因として重要である。熱傷は熱損傷のなかで最も多いタイプであるため最初に述べ，続いて高体温症と低体温症について簡単に述べる。

熱傷

　米国では，熱傷が原因で年間約3,500人が死亡し，その10倍もの人々が入院している。その多くは子どもの熱湯による火傷が原因である。1970年代以降，熱傷後の死亡率，入院日数ともに著明に減少し続けている。このように改善したのは重度熱傷の全身に対する影響が次第に解明され，創傷感染の予防や治療のより効果的な戦略や皮膚表面の治癒を促進する方法がみつかったためである。

　熱傷の程度に関して臨床的に意味をもつのは以下の重要な項目である。
- 熱傷の深さ
- 体表面積に対する熱傷を受けた領域の割合
- 高温で有毒な蒸気を吸引したことによる内部損傷
- 有効な治療を迅速に行うこと。特に体液と電解質の管理，創傷感染の予防と管理

　全層性 full-thickness の熱傷では表皮と真皮が完全に破壊され，表皮再生に必要な細胞を供給する皮膚付属器も消失する。その結果，神経終末が破壊されて感覚がなくなる。**浅層 partial-thickness** の熱傷では，少なくとも深層の皮膚付属器の消失は免れるため，表皮の再生が可能であり，疼痛を自覚する。Ⅰ度の熱傷（表皮や角質層などの上皮に関連する器官に限局）そしてⅡ度の熱傷（表皮と真皮表層部にまで及ぶ）がこれに相当する。深達度によって，紅斑または斑状の水疱が生じる。壊死した組織の組織学的検査では，急性炎症と浮腫に伴う凝固壊死が認められる。

　熱傷患者では，ショックや敗血症，呼吸障害が最も生命への脅威となる。体表面積の50％を超える熱傷は，表層性でも深部に及んだものでも，どんなものでも致命的となる。体表面積の20％以上が熱傷となると，体液が間質領域に速やかに移動する。これは熱傷部位にも全身性にも起こり，その結果，**循環血液量減少性ショック hypovolemic shock** を生じることがある（第3章）。広範囲な血管外漏出による（肺水腫を含む）浮腫は，重篤になりうる。体表面積の40％を超える熱傷では，安静時代謝率が2倍になると推定されている。したがって，過剰な熱損失に加え，栄養需要の増加に伴う代謝亢進が熱傷の病態生理学に重要な影響が及ぼす。

　熱傷患者では，気道と肺の損傷の程度を評価するのも重要である。燃え盛る建物に取り残された人々には，煙のなかの熱風やガスを吸引し，組織に高熱が直接作用した結果，熱傷がみられることが多い（**吸入傷害 inhalation injury**）。塩素や硫黄酸化物，アンモニアなどの水溶性ガスは水と反応して酸やアルカリを形成し，炎症と腫脹を起こす。特に上気道では，部分的あるいは完全な気道閉塞を起こす可能性がある。亜酸化窒素のような脂溶性ガスや，プラスチックが燃えて産生された物質は，気道の深部にまで達しやすく，肺炎の原因となる。肺の症状は24〜48時間を経て現れる。

熱傷患者の死因として現在最も多いのは，熱傷に伴う**敗血症** sepsis が原因となる**多臓器不全** organ system failure である。その理由は，熱傷部位で微生物が繁殖し，血流が減少して微生物に対する炎症反応が阻害され，血清や組織破砕物が栄養分となるためである。最もよくみられる起因菌は日和見感染を起こす**緑膿菌** *Pseudomonas aeruginosa* だが，この他に**黄色ブドウ球菌** *Staphylococcus aureus* や真菌，特に**カンジダ** *Candida* など，院内感染を起こす抗生物質耐性菌が関与することもある。さらに，全身性炎症反応症候群（第3章）によって自然免疫・獲得免疫両方の免疫応答が破綻もしくは低下する。菌が直接全身に散布されたり，エンドトキシンなどの有害物質が菌から放出されたりすると悲惨な結果となる。また**肺炎** pneumonia や**敗血症性ショック** septic shock に伴う重篤な合併症として最もよくみられるのは，**腎不全** renal failure や**急性呼吸促迫症候群** acute respiratory distress syndrome（ARDS）（第11章）である。

■ 高体温症

長時間にわたり高温の外気にさらされると熱痙攣や熱中症，熱射病が起こる。

- **熱痙攣** heat cramp は，発汗により電解質が減少することで起こる。特徴的な随意筋の痙攣が，激しい運動後に生じることが多い。さまざまな方法で熱を放散することで，罹患しても正常な深部体温を維持することができる。
- **熱中症** heat exhaustion は，おそらく高体温症のなかで最もよくみられる。水分喪失に続いて起こる循環血液量の減少を心血管系が代償できずに突然発症し，身体が衰弱，虚脱する。補液や給水などにより水分を補給できれば，自然に体液の平衡状態を取り戻すことができる。
- **熱射病** heat stroke は，高い外気温や高い湿度によって発症する。最も熱射病に罹患しやすいのは，高齢者，心血管系疾患のある患者，強い身体的ストレスを受けている若い運動選手や軍隊の新兵である。体温調節機構が破綻し，発汗が停止すると，深部体温は104°F（40℃）以上となり，急速に致命的となりうる多臓器不全をきたす。

悪性高熱症 malignant hyperthermia は，熱射病と似ているが，高温の外気にさらされて発症する疾患ではない。骨格筋のカルシウム濃度を制御するリアノジン受容体1型遺伝子（*RYP1*）の変異が原因となり，手術中にある種の麻酔薬が骨格筋細胞中のカルシウム濃度を上昇させ，筋収縮と発熱を引き起こしながら筋小胞体内のカルシウムと筋細胞内のATPを消費し尽くし，体温制御ができなくなる。適切に処置しなければ死亡率はおよそ80%であるが，状況を把握しダントロレンなどの筋弛緩薬を適切に投与すれば5%以下となる。

■ 低体温症

冷たい外気にさらされ続けると**低体温症** hypothermia となるが，これはホームレスの人々によくみられ，高い湿度，濡れた衣服の着用，アルコール摂取の結果起こる体表面の血管の拡張などが体温低下を促進する要因となる。体温が約90°F（32℃）となると意識が消失し，それ以下になると徐脈や心房細動が起こる。

細胞や組織が冷やされて凍りつくと，以下の2つの経路で傷害が起こる。

- 凍傷による**直接傷害** direct effects は，細胞内外の水の結晶化によるものであり，細胞膜や細胞内小器官の物理的損傷を引き起こす。
- **間接傷害** indirect effect は，体温低下の速度と期間に依存して発生する循環動態の変化に起因する。徐々に体温が低下することで循環動態の変化によって血管の収縮や透過性亢進が起こり，浮腫性変化が生じる。長期にわたる低温によって，神経障害や**壊疽** gangrene が発生し，切断の必要が生じることがある。一方，突然体温が低下し低体温が持続すると，局所的な血管収縮と血液粘稠度の増大により，末梢神経に虚血性傷害と変性が起こる。体温が正常に戻り始めたころに，血管の損傷や透過性亢進と滲出がようやく明らかとなる。しかし，虚血が生じている部位（例：つま先や足）では，低酸素状態による組織の変化や梗塞の範囲は広がり続ける（壊疽）。

■ 電撃傷

電撃傷は，家庭や職場での低電圧，低電流や，高圧電線や雷などの高電圧，高電流によって起こる。電撃傷によって，熱傷や心室細動，呼吸中枢の機能不全が引き起こされ，これらはすべて致命的となりうる。損傷の種類と重症度，範囲は電流のアンペア数と体内を通過した経路によって異なる。

家庭や職場で使用される（120Vや220Vといった）電圧でも，濡れている皮膚などの電気抵抗が低い部位に接触すると電流が流れて心室細動など重篤な傷害を起こしうる。長時間電気が流れ続けると熱が発生し，電流の出入口の皮膚や内臓に熱傷が生じる。ほとんどの家庭で使用されている交流電流は，一定の周期で向きが交互に変化するのでテタヌス様の筋攣縮を引き起こす。そのため，電流が流れている電線やスイッチをつかむと手が離せなくなり，通電時間は引いてしまう。その結果，電気による熱傷が広範囲になりやすく，呼吸筋である胸壁筋の攣縮を起こし窒息で死亡する場合もある。一方，高電圧電源から発生した高電流でも同様の傷害が起こるが，高電流が流れるために延髄中枢に麻痺と重度の熱傷を起こす可能性が高い。このような傷害を起こす典型的な原因の1つは稲妻である。

電離性放射線による傷害

放射線 radiation とは，広範囲のスペクトルにまたがる電磁波や高いエネルギーをもった粒子線である。非電離放射線と電離放射線に分類できる。非電離放射線には，紫外線 ultraviolet (UV)や赤外線，マイクロ波および音波などが含まれ，そのエネルギー量は分子中の原子を動かし振動させることができるが，原子に結合した軌道電子をはじき飛ばすには至らない。これに対して電離放射線は，強固に結合した電子を原子からはじき飛ばすのに十分なエネルギー量である。飛ばされた電子が他の原子と衝突した結果，新たな電子が放出されるカスケード反応が起こる。この反応は，電離とよばれる。主に電離を起こすのは，（周波数が非常に高い電磁波である）X線とγ線，高エネルギー中性子，陽子2個と中性子2個で構成されるα粒子 alpha particle および荷電粒子β粒子 beta particle である。同じエネルギーであっても，α粒子は限局された領域に重度の障害を起こす。一方，X線とγ線は照射された距離がより長くより深くなるほど消散してしまうため，組織単位当たりの障害はかなり弱くなる。米国では，人々が曝露した電離放射線の約50%は，医療機器やラジオアイソトープなど，大部分が人為的に発生されたものである。コンピュータ断層撮影 computed tomography (CT)による検査が広く用いられるようになったため，電離放射線に曝露する患者数は1980年代初期から2006年にかけておよそ倍増したが，放射線技師が意識的に被曝を制限するように医療行為を改めたことも一因となり，2006年以降は横ばいである。

電離放射線は諸刃の剣である。臨床医学には必要不可欠であり，放射線および放射性同位体は，がんの治療，画像診断に用いられるが，線維化 fibrosis，変異原性 mutagenic，発がん性 carcinogenic，催奇形性 teratogenic といった，短期的・長期的な有害事象を引き起こす。

放射線の照射量を表現する単位は数多く存在する。最も一般的に使用されるのは，グレイ gray (Gy) である。

- グレイ gray (Gy) は，標的組織が吸収したエネルギー量を表し，組織1g当たり 10^4 erg の吸収量に相当する。センチグレイ (cGy) は，組織1g当たり100 erg の吸収量を表し，組織の曝露量 100 Rad に相当する（放射線吸収濃度 radiation absorbed dose）。医学用語の cGy は，現在では Rad に置き換えられた。
- シーベルト sievert (Sv) は，線量当量の単位で，放射線の物理的な量ではなく放射線を受けた生物学的な影響で表す（かつて Rem とよばれた単位）。同じ吸収線量でも，放射線を受けた場合の影響は受けた放射線の種類により異なる。この変動量を均等化した単位が，等価線量である。

放射線による影響を決定する因子

放射線の物理的性質に加え，生物学的な影響は以下の変数に大きく左右される。

- 到達率によって，照射による生物学的影響は大きく異なる。放射線エネルギーの効果は累積するが，同じエネルギーを分割して照射すると，照射と照射の間に細胞は損傷の一部を修復することができる。したがって，修復が不完全な部位に対してのみ分割照射された放射線エネルギーが累積する。がんの放射線療法では，照射に対する修復や回復が，正常細胞では腫瘍細胞よりも速やかに行われ，放射線傷害が累積しないことを利用している。
- 照射野の大きさは，放射線への曝露の効果に大きく影響する。照射野を狭く注意深く遮蔽して照射すれば，比較的高い線量でも患者は耐え続けることが可能であるが，一方，低い線量でも照射野が大きいと致死的なことがある。
- 細胞増殖の速さ。電離放射線 ionizing radiation が DNA を傷害するため，分裂が速い細胞は分裂が遅い細胞に比べて傷害を受けやすい。DNA 転写が障害されるほど大量に照射された場合を除き，DNA を損傷しても神経細胞や筋細胞など分裂しない細胞は生存できる。しかし，第6章で記述したように，分裂する細胞に生じた DNA 損傷は，"ゲノムの守護神 guardian of the genome" といわれる p53 シグナルの発現亢進によって検出される。p53 は最初に細胞周期を停止させる遺伝子の発現を上昇させるが，もし DNA 損傷がひどすぎて修復できない場合，その細胞にアポトーシスを誘導する。以上のことから，細胞の代謝回転率が高い性腺，骨髄，リンパ系組織，消化管の粘膜などは放射線に対して非常に感受性が高く，障害は曝露後早期に顕在化する。
- 酸素濃度は，水の電離によって生じるフリーラジカルの産生速度に影響し，フリーラジカルは電離放射線による DNA 損傷の主要な機序である。その結果，急速に増大する腫瘍の中心などの血管が少なく酸素が少ない組織は，酸素の多い組織と比較して放射線への感受性が低い。
- 血管内皮細胞は，放射線に対する感受性が中等度である。その傷害は血管の狭窄や閉塞を生じ，創傷治癒が遅れ，線維化および慢性虚血性変化を伴う萎縮に進展し，このような変化は，放射線被曝から数か月〜数年後に顕在化することが典型的である。放射線に対する感受性が低い脳細胞では，被曝により血管が損傷した結果，脳の放射線傷害が遅れて顕在化する可能性がある。

DNA 損傷と発がん性

DNA は電離放射線の最も重要な細胞内の標的である（図 7.14）。障害された DNA が正確に修復されなければ，修復されずに残った変異が数年から数十年後にがんとして顕在化する。電離性放射線は，さまざまな種類の DNA

損傷を起こし，1塩基の傷害，一本鎖や二本鎖切断，さらにはDNAとタンパク質の間での架橋形成を起こす。生きている細胞では，軽度の損傷であれば細胞のもつさまざまな修復酵素により正確に修復することができる（**第6章**）。これらの修復酵素は，細胞周期を制御するさまざまな遺伝子の発現とリンクしており，障害を検出する"センサー"タンパクである**血管拡張性失調症変異 ataxia telangiectasia mutated（ATM）**タンパクや，細胞周期を一過性に遅くしてDNAを修復させ，損傷を修復できない細胞にはアポトーシスを誘導するエフェクター分子であるp53が関与している。しかしながら，二本鎖の切断が修復されずに残った場合や修復が不完全であった場合は，DNAに変異が起こる。（p53の変異などによって）細胞周期チェックポイントが機能していない場合，異常で不安定な染色体をもつ細胞が生き残り，この異常なクローンが複製されて最終的にがんを形成する可能性がある。

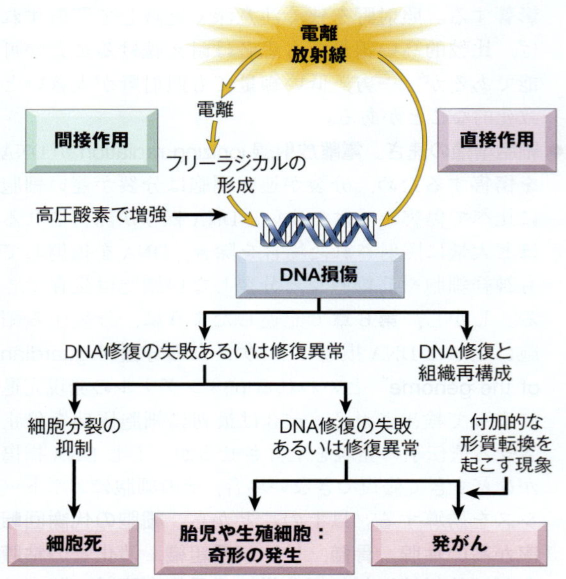

■ 線維化

がんの放射線療法を行うと，照射部位の組織に線維化がよく起こる（**図7.15**）。線維化は照射後，数週間から数か月で発生し，壊死した実質細胞を結合組織により置換し，瘢痕と癒着が形成される（**第2章**）。放射線が誘発する線維化の主な要因は，**血管傷害 vascular damage**，照射による組織の幹細胞の死滅，炎症反応と線維芽細胞を活性化する炎症性サイトカインとケモカインの放出である。

■ 諸臓器に対する影響

図7.16に放射線による諸臓器の病変を示す。すでに述べたように，**最も放射線の感受性が高い臓器は，性腺，造血器，リンパ組織，消化管の細胞である。表7.7**には放射線に急性曝露した場合，各臓器に影響が及ぶ放射線量の推定閾値を臓器ごとに示す。環境あるいは職業性の放射線曝露により起こる造血器およびリンパ組織の変化，さらには発がん効果について以下に述べる。

● 造血器およびリンパ系組織は，放射線に対して著しく感受性が高い。放射線は，血中や（リンパ節，脾臓，胸腺，消化管などの）組織中のリンパ球を直接障害する。照射線量が多く照射領域が広い場合，照射後数時間以内に重度のリンパ球減少とリンパ組織の縮小

図7.14 電離性放射線のDNAに対する作用と結果
DNAに対する作用には直接的なものもあるが，フリーラジカルの形成による間接的な作用も重要である。

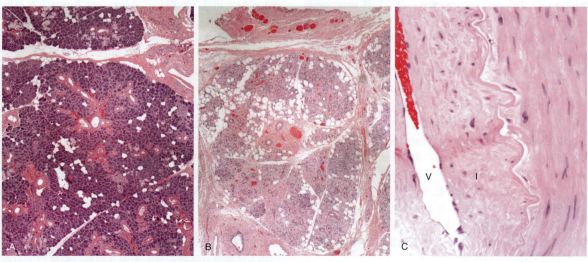

図7.15 頸部の放射線療法による唾液腺の血管の変化と線維化
A：正常の唾液腺。B：放射線による線維化を伴った唾液腺。C：線維性内膜肥厚および細動脈硬化による血管壁の変化。I：肥厚した血管内膜，V：血管腔
（A，B，C：Dr. Melissa Upton, Department of Pathology, University of Washington, Seattle, Washington. の厚意による）

表 7.7 特定の臓器における放射線の急性作用の予測閾値

健康への影響	標的臓器	有害となる線量(Sv)
一時的な不妊	精巣	0.15
造血機能の抑制	骨髄	0.5
可逆性皮膚病変(紅斑など)	皮膚	1.0～2.0
永久的な不妊	卵巣	2.5～6.0
一時的な脱毛	皮膚	3.0～5.0
永久的な不妊	精巣	3.5
白内障	水晶体	5.0

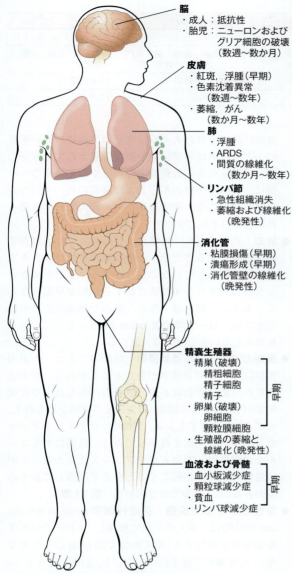

図7.16 放射線障害による主な形態学的変化
早期変化は数時間から数週で発生。晩期変化は数か月から数年で発生。ARDS(acute respiratory distress syndrome):成人性呼吸促迫症候群

がみられる。亜致死量の放射線照射では、生き残った前駆細胞からリンパ球の再生が即座に始まり、数週から数か月以内に血中のリンパ球数は正常に回復する。骨髄中の造血細胞は放射線エネルギーに対する感受性がきわめて高く、線量依存性に**骨髄形成不全 marrow aplasia**を生じる。骨髄照射後の急性変化として、前駆細胞から分化して末梢血に現れる顆粒球、血小板、赤血球の半減期がそれぞれ、1日以内、10日以内、120日以内と短くなることがある。血中の好中球数は照射後数日以内に減少し、照射後第2週で最低値となるが、このときゼロに近い値にまで減少することがある。患者が生存し続けた場合、顆粒球数が正常な値に回復するには2～3か月を要する。**血小板減少症 thrombocytopenia**が曝露後1週目の後半に起こる。**血小板 platelet**の数が減少するが、その数が最少になる時期は顆粒球よりもやや遅く、回復も同様に遅れる。高濃度の放射線に曝露すると重度の血球減少症が誘導され、回復までにはより長い時間が必要となる。比較的低い濃度では骨髄低形成は一過性であるが、非常に高い濃度では骨髄幹細胞も死んでしまい、血球数の上昇は期待できずに血球減少症が永続的に続く状態(**再生不良性貧血 aplastic anemia**)となる。

● **放射線曝露とがんの進展**：分裂能がある細胞はどんな細胞でも、遺伝子変異が続くとがん化する可能性がある。したがって、電離放射線に曝露すると、どの臓器でも腫瘍の発生頻度が増大する可能性がある。がんのリスクを増加させる最小の放射線量を同定するのは困難であるが、100 mSvの濃度で、急激あるいは持続的な曝露があると、がんが生じることは疑う余地はない。このことは広島や長崎の原爆被曝生存者において、白血病や(甲状腺、乳腺、肺など)さまざまな部位の腫瘍発生頻度が増大したこと、チェルノブイリで起きた原発事故の生存者に甲状腺癌の発生が増大したこと、ホジキンリンパ腫などの治療で放射線療法を受けた患者に、骨髄性の白血病、固形腫瘍といった**二次性がん second cancer**が発生するといった事例により実証されている。また、放射線療法後の二次性がんの発生リスクは若年者ではより高いと考えられている。このことは、少なくとも2回CTスキャンを受けた子どもでは、白血病、悪性脳腫瘍の発症リスクの上昇がわずかではあるが観察できたこと、放射線療法を思春期の女性の胸にあてると乳癌が発生しやすいといった、古くからの大規模疫学調査に基づいている。**がんを発生しうる環境放射線被曝の例としてよく知られているのは、ウランの自然崩壊の生成物であるラドン radon ガスである。**ラドンの崩壊によって生じる2種類の崩壊生成物(ポロニウム214と218)は、アルファ粒子を放出する半減期が短い発がん性物質である。これらの粒子は肺に蓄積するため、ウラン鉱山で働く鉱夫が慢性的

表7.8 放射線の全身照射の影響

	0〜1 Sv	1〜2 Sv	2〜10 Sv	10〜20 Sv	> 50 Sv
障害が起こる臓器	なし	リンパ球	骨髄	小腸	脳
主な徴候と症状	−	中等度の白血球減少	白血球減少, 出血, 脱毛, 嘔吐	下痢, 発熱, 電解質バランスの異常, 嘔吐	運動失調, 昏睡, 痙攣, 嘔吐
曝露期間	−	1日〜1週間	2〜6週間	5〜14日間	1〜4時間
致死率	−	なし	0〜80%	100%	100%

に曝露すると肺癌が発生することがある。ラドン濃度が高い住宅地でもウラン鉱山に匹敵するリスクが存在する。住宅内の低濃度のラドンによる被曝も，特に喫煙者では，肺癌リスクを増加させると疑われている。

■ 全身照射

照射線量が微量であっても，身体の広い範囲で曝露すると深刻な影響が及ぶことがある。1 Sv以下の照射量では，症状はほとんど出ない。しかし，照射線量が高くなるといわゆる曝露による急性症状が生じ，その照射線量が長時間に及ぶと，造血器，消化器および中枢神経症状を示す。表7.8に電離性放射線への全身曝露とその際にみられる症状を示す。

栄養障害による疾患

世界中の何百万人もの人々が飢餓や食料不安，肥満の影響を受けている。これらは食糧へのアクセスが少ないか多いかを示しているが，すべて栄養失調の原因となっている。

■ 栄養失調症

適切な食事をとることで供給されるものには，身体の日々の代謝量に見合う炭水化物・脂質・タンパク質と，生体構成成分となるビタミン・（カルシウム，リン酸などの）ミネラルがある。これらは，生体の代謝経路において補酵素やホルモンとして機能し重要な役割を果たす。質の高い食生活には，さまざまな果物や野菜が豊富に含まれている。そのような食品には，健康を守る効果をもたらす植物由来の化学物質 phytochemical や植物性色素が含まれている。これらの要因の1つ，あるいはすべてが食事から欠けている状態を原発性の栄養失調 primary malnutrition とする。対照的に，続発性 secondary，あるいは条件付き（conditional）の栄養失調は，栄養素は適切にとれていても，栄養素の吸収障害，その利用や貯蔵の障害，過剰な喪失，あるいは需要の増加が原因となる。続発性の栄養失調症の原因は，消化器疾患，慢性消耗性疾患，急性の重症疾患の3つに主に分類され，いずれも互いに重なり合っている。

栄養失調症が明らかな地域と，明らかでない地域がある。栄養が不十分となる主な原因を以下に示す。

- **貧困**：路上生活者 unsheltered persons や高齢者，社会的に疎外された人々や社会経済的地位の低い家庭の子どもに重度栄養障害や微量栄養素の欠乏症がしばしばみられる。低資源国で戦争や政変が起こった際に，貧困や作物の不作および家畜の死，干ばつがしばしば起こり，その結果小児・成人問わず栄養不良状態を引き起こす。

- **無知**：乳児，成人，妊婦および高齢者では必要な栄養量が増大することを，十分な教育を受けた人々であっても認識していないことがある。またさまざまな食物に含まれる栄養素に対する無知が原因となることもある。例えば，海から離れた地域の食事や飲料水では，ヨード添加塩 iodized salt によってヨードを補充しないとしばしば欠乏する。

- **長期のアルコール過剰摂取**：長期のアルコール過剰摂取によって栄養障害が生じることがある。食生活の乱れ，消化管吸収不良，栄養素の利用および貯蔵異常，代謝必要量の増加，喪失速度の増加などの結果，チアミン，ピリドキシン，葉酸塩，ビタミンAといったビタミン欠乏症を高頻度で伴う。長期にアルコールを過剰摂取した患者がチアミン欠乏症となり，不可逆性の脳障害を起こすことを必ず認識しておく必要がある（例：コルサコフ精神病）（第21章）。

- **急性および慢性疾患**：基礎代謝率 basal metabolic rate（BMR）は，多くの状況で増加し，1日に必要とする栄養素が増加する（重度熱傷ではBMRは2倍となる）。必要量の栄養を摂取しないと，回復が遷延する。栄養不良は，悪液質を合併する進行がん，播種性結核，AIDSなどの消耗性疾患の患者にしばしばみられる。

- **食事制限の自己強制**：特に不安やうつといった精神症状を示す患者の多くが，神経性食思不振症 anorexia nervosa や神経性過食症 bulimia nervosa，より軽度の目立たない摂食障害となっている。その結果，体型やカロリーを気にしすぎたり，過剰に運動したりする。

- **その他の原因**：栄養失調のその他の原因として，消化器疾患や先天性／後天性の吸収不全症候群，（特定の栄養素の吸収や機能を阻害する）特定の薬物療法や注射による非経口完全栄養がある。

以下の各節では，栄養性疾患に関する一般的な項目を取り扱う。急性で重度な栄養障害，神経性食思不振症や過食症，ビタミンや微量ミネラルの欠乏症，および肥満について特に注目して述べ，食事とアテローム性動脈硬

栄養障害による疾患　297

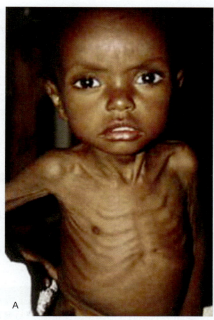
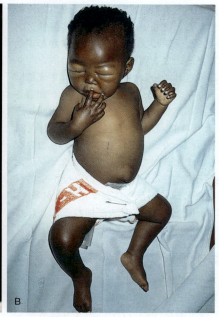

図7.17　小児期の栄養不良
A：マラスムス。筋肉と皮下脂肪が減少しているのが特徴。痩せこけた身体に対して，頭が大きくみえる。B：クワシオルコル。幼児は全身性の浮腫を示し，顔面，上肢，下肢の腫脹がみられる。（A：ケニアの Barak Reisebericht 病院より）

化症，および，がんとの関係を概説する。その他の栄養素やそれに関する問題は，本書の特定の疾患の項で述べる。

重度急性栄養不良

　WHO は，**重度急性栄養不良** severe acute malnutrition（SAM）を"体重／身長比が，平均の 3SD を下回る状態，消耗が明らかな状態，または**栄養性浮腫** nutritional edema がみられる状態"と定義づけている。世界で約 5,000 万人の小児が SAM である。資源に乏しい国では，5 歳未満の子どもの死亡原因の約 45％が栄養不良であり，栄養不良がごく一般的なものとなっている。また，難民の多くが非常に貧困な状態にあるため，戦争下でも栄養不良がみられる。その例として，シリアから逃れてきた難民のキャンプでは，20％もの小児が中程度以上の栄養不良であり，アフガニスタンでは現在，多くの人々が飢餓に苦しんでいる。

　これまで SAM は，**タンパク質 – エネルギー栄養障害** protein enegy malnutrition（PEM）とよばれていた。SAM は幅広い病態を示し，その原因のすべては食事中のタンパク質やカロリー摂取量が身体の要求を満たさないことにある。その 2 つの極端な病態が，**マラスムス** marasmus と**クワシオルコル** kwashiorkor である。これらの病態では，身体のタンパク質は機能的な観点から 2 種類に分けて考える。1 つは骨格筋内のタンパク質に代表される体性タンパク質で，もう 1 つは肝臓をはじめ内臓の貯蔵タンパク質に代表される内臓性タンパク質である。これら

2 種類のタンパク質は，後述するようにそれぞれ異なる経路で制御されている。体性タンパク質はマラスムスにより強い影響を受ける。内臓性タンパク質はクワシオルコルにより急激に枯渇する。

　SAM は重症の場合はみてすぐわかるが，軽度から中等度の場合，体重と身長の割合を標準値と比較して診断する。この他に脂肪の貯蔵量，筋肉量の測定や血清タンパク質濃度が診断に役立つ。体脂肪の減少に伴い皮下脂肪（皮膚と皮下組織を含む）が薄くなる。体性タンパク質が分解され，筋肉量が減少した結果，腕の周囲長が減少する。（アルブミンやトランスフェリンなどの）血清タンパク質の値を測定することで，内臓性タンパク質の量が適正であるかがわかる。最近の研究では，SAM の発生病理と腸内細菌のマイクロビオームが重要な役割を果たすことが示唆されている。SAM と診断された子どもと適切な栄養を摂取している子どもでは腸内細菌叢が大きく異なり，腸内細菌のマイクロビオームの変化は，単に結果ではなく SAM 発症との因果関係があるように思われる。

マラスムス

　マラスムス marasmus は，カロリーが著しく不足した食事により起こる（図 7.17A）。マラスムスの既往がある子どもには発育遅延がみられ，体性タンパク質が分解され枯渇することにより筋肉量の減少が起こる。この適応反応によって，アミノ酸はエネルギー源として身体に供給されると考えられる。内臓性タンパク質は，体性タ

ンパク質よりもおそらく生存に重要かつ必須であるために限界まで枯渇することはない。このため、内臓性タンパク質量を反映する**血清アルブミン値は，正常かわずかに低下するのみである**。皮下脂肪や筋肉の体性タンパク質は燃料として消費される。レプチン（後述）の生成量は低下し，それにより視床下部－下垂体－副腎系が刺激されてコルチゾール値が高値となり，その結果，脂肪が分解される。このように筋肉や皮下脂肪が消費された結果，**四肢は痩せこけ**，一方，頭部は身体と不釣り合いなほど大きくみえる。また貧血やさまざまなビタミン欠乏症がみられ，**免疫不全**，特にT細胞性の免疫不全の徴候が現れる。このため，感染症を併発することが多く，衰弱した身体にいっそうのストレスが加わることになる。

■ クワシオルコル

クワシオルコル kwashiorkor は，総カロリー消費のなかでタンパク質消費が占める割合が比較的大きいときに生じる SAM の一種である（図7.17B）。あまりにも早く離乳し，もっぱら炭水化物の食事で育てられた子どもに多い（クワシオルコルという名称は，ガーナの海岸部で使用される言語のガ語に由来し，"下の子どもが生まれたことで乳離れさせられた上の子どもがなる病気"という意味がある）。クワシオルコルはアフリカや東南アジア，中央アメリカの貧しい国々で発生率が高い。それほど重症でないタイプは，慢性の下痢を伴いタンパク質が吸収できない患者や，慢性的にタンパク質の量が減少する疾患（例：タンパク質を喪失する腸疾患，ネフローゼ症候群，あるいは重度の熱傷を負った後）をもつ患者にみられる。米国では，偏食や，ミルクの代わりに米由来の飲み物で育った子どものクワシオルコルの症例が報告されている。

マラスムスとは異なりクワシオルコルでは，内臓性タンパク質の著明な減少に伴ってタンパク質が著しく喪失する。その結果，低アルブミン血症となり，**全身性・局所性の浮腫 generalized or dependent edema** が発生する。重症のクワシオルコルの子どもの体重は，一般に正常値の60～80%である。しかし体液貯留の増加（浮腫）により，本当の体重はさらに減少していることが隠されている。マラスムスと大きく異なる点は，**皮下脂肪や筋肉量が比較的保たれていることである**。また，体性・内臓タンパク質量の減少が軽度であれば，浮腫により体重減少が隠されることがある。

クワシオルコルに罹患している子どもは特徴的な**皮膚病変 skin lesion** がみられ，過剰な色素沈着と表皮の剥離および色素脱失を示す領域が混じり合う（e図7.5）。**毛髪の変化**もみられ，髪の色が根元から先端まで失われたり，淡明な部分と濃い部分が交互に帯状となったり，髪がまっすぐにきめ細かくなり，頭皮から抜けやすくなったりする。クワシオルコルをマラスムスと区別する所見

は，この他に腫大した**脂肪肝 fatty liver**（輸送タンパク質であるリポタンパク質の合成が低下した結果生じる），無気力，倦怠感，食欲不振などがある。また，クワシオルコルでは，マラスムスと同じようにビタミン欠乏症を示すことが多く，**免疫能の低下**と**続発性感染症 secondary infection** もみられる。これに加え，タンパク質の分解が亢進され，栄養失調を悪化させると考えられている。すでに述べたように，終末像の2つであるマラスムスとクワシオルコルでは，重複する病態が多数みられる。

■ 二次性タンパク質－エネルギー栄養障害

続発性栄養障害は，高所得国の慢性疾患をもつ人，高齢者，寝たきりの人によくみられる。米国の老人ホームの入居者の50%以上が栄養不良であると推定されている。栄養不良原因の5%以上の体重減少によって，死亡率が5倍以上に増加する。

🟢 形態学

SAM の特徴的な形態学的変化は，(1) 発育不全，(2) クワシオルコルでみられる末梢性浮腫，(3) マラスムスで顕著にみられる筋萎縮と体脂肪の消失である。クワシオルコルでは**肝臓 liver** は腫大して脂肪肝となるが，マラスムスでは起こらない。また，肝硬変の合併はまれである。クワシオルコルでは（マラスムスではまれ），**小腸 small bowel** 腺窩細胞の有糸分裂指数が減少し，粘膜は萎縮し絨毛や微絨毛が消失する。このような症例では，小腸の消化酵素が同時に減少し，二糖分解酵素欠損症を示すことが多い。このため，クワシオルコルに罹患した子どもは，初めのうちは乳糖耐性を示し，ミルクが主体の食事を与えた効果が十分にみられずよく反応しないことがあるが，治療により粘膜の変化はもとに戻る。クワシオルコルやマラスムスでは**骨髄 bone marrow** が低形成であり，その主な原因は赤血球の前駆細胞の減少である。タンパク質や葉酸塩の欠乏がどの程度関与するのか，トランスフェリンやセルロプラスミンの合成低下がどの程度関与するのかは不明である。赤血球の前駆細胞の減少により貧血がよく起こる。最も多いのは鉄欠乏による低色素性小球性貧血である。しかし，同時に葉酸が欠乏するため，小球性または大球性の混合型貧血を示すこともある（第10章）。栄養不良状態の母親から生まれ，出生後1～2年の間に SAM に罹患した小児の**脳 brain** は，大脳萎縮やニューロン数の減少，白質の髄鞘形成障害を示したとの報告もある。他にも多数の異常がみられることもあり，(1) 胸腺とリンパ組織の萎縮（マラスムスよりクワシオルコルに顕著），(2) 特に風土病関連の蠕虫や寄生虫の感染を介した低栄養状態による形態学的変化，(3) ヨードやビタミンなどの必須栄養素の欠乏症などがある。

続発性栄養障害の最も明らかな症候には，(1) 腕，胸壁，肩，中手骨周囲の皮下脂肪の減少，(2) 大腿四頭筋および三角筋の萎縮，(3) 足首または仙骨部の浮腫がある。

神経性食思不振症と神経性過食症

神経性食思不振症 anorexia nervosa では，飢餓状態

を自らまねいた結果，著明な体重減少をきたす。一方，**神経性過食症** bulimia nervosa では，大量の食事後に嘔吐のような代償行動をとろうとする。神経性過食症は神経性食思不振症よりも多く，予後もよい。女性の1～2％，男性の0.1％に起こり，発症年齢の平均は20歳であると推計されている。しかし，**過食性障害（むちゃ食い障害 binge eating disorder）**や，**回避・制限性食物摂取症 avoidant restrictive food intake disorder** といったその他の亜型を含めて，摂食障害は早ければ小児期に発症し，遅ければ高齢期に発症することもある。

神経性食思不振症は，重度のSAMに類似した臨床所見を示す。加えて内分泌系に対する影響が顕著にみられる。女性における本症の診断上の特徴は，**無月経 amenorrhea** で，性腺刺激ホルモン放出ホルモンの分泌減少（および，これに続く黄体ホルモンと卵胞刺激ホルモンの減少）が原因である。この他に男女両方でよくみられる所見として，甲状腺ホルモン分泌の減少が関連し，寒冷不耐症，徐脈，便秘，および皮膚や毛髪の変化がある。脱水症状や電解質異常がみられることも多い。皮膚は乾燥して鱗状となり，血中カロテンの過剰により黄色調を示すこともある。体毛が増加することもあるが，細く色が薄いことが多い（綿毛）。テストステロンやエストロゲンが低値になりやすく，体重が減少した結果，男女両方で**骨密度が減少**することがある。その結果，重症例では，貧血，リンパ球減少，低アルブミン血症が起こる可能性がある。神経性食欲不振症の主な合併症は，低カリウム血症の結果起こる**不整脈 cardiac arrhythmia** や突然死である。

過食性障害（むちゃ食い症候群）は，精神障害の診断と統計マニュアル第5版〔Diagnostic and Statistical Manual of Mental Disorders-V（DSM-V）〕による過食症診断に含まれる。主に炭水化物を中心とした食物を大量に摂取するが，その後嘔吐や，下剤や利尿剤の使用，数日間の絶食，カロリーを消費するための過度な運動といった代償行動をしてしまう。過食症患者には月経不順がよくみられるが，体重や性腺刺激ホルモン濃度が通常はほぼ正常値に保たれるために無月経の頻度は50％以下である。主な合併症の原因は，嘔吐を頻繁に繰り返すことや，下剤と利尿剤を慢性的に使用することである。合併症には(1)電解質異常（不整脈を誘発），(2)胃内容物の誤嚥，(3)食道および胃の破裂，などが含まれる。それにもかかわらず，この症候群に特異的な徴候や症状は今のところみつかっていないため，この症候群を診断するには患者を総合的に評価することが重要である。

ビタミンの欠乏と毒性

健康維持のためには13種類のビタミンが必要であり，そのうちA，D，E，Kが脂溶性で，残りはすべて水溶性である。脂溶性・水溶性ビタミンを区別することは重要である。脂溶性ビタミンは体内に貯蔵されやすいが，消化器の機能障害により脂肪の吸収不良が起こると，ビタミンの吸収も悪くなることがある。ビタミンのなかには，身体のなかで合成されるものもある（第13章）。ビタミンDはステロイドの前駆体から，ビタミンKおよびビオチンは腸内細菌叢から，ナイアシンは必須アミノ酸であるトリプトファンから，それぞれ合成される。しかし，身体のなかで合成されるビタミンがあるにもかかわらず，健康維持のためにはすべての種類のビタミンを摂取することが必須である。

以下の項では，身体のなかで幅広く機能し，欠乏時に特徴的な形態学的変化を示すビタミンA，D，Cについて詳しく述べる。それとともに，残りのビタミン類（E，K，B群）と必須ミネラルについては，欠乏症の際に生じる主な変化を表にまとめている。しかし，一種類のビタミンだけが欠乏することはまれで，一種類ないしは多くのビタミンの欠乏はSAMと関連している点は特筆に値する点である。

■ ビタミンA

ビタミンAは主に，細胞の成長，分化および脂質代謝の制御を行うことで正常な視野を保つ機能をもつ。脂溶性であるビタミンAは，一群の化合物の一般名称であり，類似した生物活性をもつ**レチノール retinol**，**レチナール retinal**，**レチノイン酸 retinoic acid** が含まれる。レチノールは輸送型であり，かつレチノールエステルと同様に貯蔵型のビタミンAである。広く使用されている**レチノイド retinoid** は構造上ビタミンAと類似しているが，ビタミンAの生理活性を必ずしももたない天然・合成化合物と定義している。ビタミンAの重要な供給源となっているのは，動物由来の食物であるレバー，魚，卵，牛乳，バターなどである。ニンジン，カボチャ，ホウレンソウのような黄緑色野菜は，カロテノイドを豊富に含む。その多くはプロビタミンであり，生体内で代謝されてビタミンAとなる。カロテノイドは食事で摂取するビタミンAの約30％を占める。このなかで最も重要なβカロテンは，ビタミンAに効率よく変換される。推奨されるビタミンAの摂取量は，ビタミンA前駆体やβカロテンの効果も加味したレチノール当量で表される。

代 謝

他の脂溶性のビタミンと同様に，ビタミンAは水に溶けず，消化吸収には脂肪全般の消化吸収と同様に胆汁と膵酵素を必要とし，抗酸化活性をもつ食物もある程度含まれていることが必要である。レチノール（一般にレチノールエステルとして摂取される）やβカロテンは腸管壁から吸収され，そこでβカロテンはレチノールに変換される（図7.18）。レチノールはカイロミクロンに取り込まれるかたちで血中に溶けて肝臓へ運ばれ，肝細胞にアポリポタンパク質E受容体を介して取り込まれる。体内のビタミンAの90％以上が肝臓に存在し，類洞周

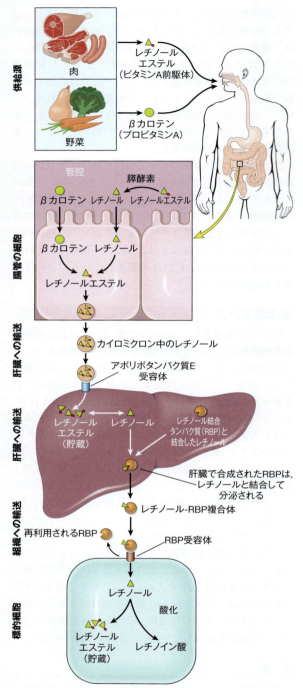

図7.18 ビタミンAの代謝

チノール-RBP複合体が取り込まれるためには，細胞表面にレチノールではなくRBPに特異的な受容体が必要である．細胞内に取り込まれた後に細胞内のRBPと結合し，これまで結合していたRBPは遊離して血中に放出される．レチノールはレチニールエステルのかたちで貯蔵されるか，あるいは酸化されてレチノイン酸となることがある．

ビタミンAの機能

現在わかっているヒトでのビタミンAの機能は以下のものがある．

- **暗くなったときの正常な視力の維持**：視覚には，ビタミンAを含有する色素が4種類関与している．桿状体細胞に含まれるロドプシンは光感受性の最も高い色素であり，暗くなったときに重要である．錐体細胞には3種類の**ヨードプシン** iodepsin が含まれ，それぞれ光量が多いときに特定の色に反応する．ビタミンAが欠乏すると，4種類の色素すべての合成が低下する．

- **特別な機能をもつ細胞への分化誘導機能**：ビタミンAとレチノイドは，粘液分泌上皮の正常な分化に重要な役割を果たしている．欠乏状態では上皮は**扁平上皮化生** squamous metaplasia を示し，最終的に扁平上皮へと分化させる．**レチノイン酸受容体** retinoic acid receptor（RAR）はリガンドと結合することにより，**レチノイドXレセプター** retinoic x receptor（RXR）として知られるレチノイドレセプターとヘテロダイマーを形成する．RAR/RXRヘテロ二量体は，レチノイン酸がさまざまな応答配列と結合する．**増殖因子** growth factor，腫瘍抑制遺伝子，タンパク分泌といった遺伝子の応答配列と結合した結果，レチノイドは細胞の増殖や分化，細胞周期の調節，その他の生物学的な反応を制御するようになる．

- **レチノイドが代謝に及ぼす影響**：レチノイドは脂質合成を阻害して脂質分解を促進する．RXRは9-cisレチノイン酸により活性化すると考えられており，薬物代謝にかかわる**ペルオキシソーム増殖活性化受容体** peroxisome proliferator-activated receptors（PPAR）や，ビタミンD受容体といった核内受容体とヘテロダイマーを形成する．PPARは脂肪組織や筋組織における脂肪酸の酸化や脂質合成，リポタンパクの代謝に重要な役割を果たしている．脂質合成におけるレチノイドの代謝活性は，RXR-PPARヘテロ二量体の活性によって制御されている．

- **免疫増強作用**：ビタミンAを補給すると，下痢の罹患率が約15%，下痢による死亡率が約30%減少する．ビタミンAは，障害を受けた上皮の再生を促進し，また詳しい機序は明らかとなっていないが，最適な免疫機能にも必要である可能性がある．

囲腔の**星細胞** stellate cell（**伊東細胞** Ito cell）にレチノールエステルとして主に蓄えられる．適切な食事をとっていれば，健康な肝臓に蓄えられたビタミンAの量は，少なくとも6か月間ビタミンAを摂取しなくても十分な量となる．肝臓由来のレチノールは，肝臓から放出される前に肝臓で合成された**レチノール結合タンパク質** retinol-binding protein（RBP）と結合する．末梢組織でレ

栄養障害による疾患

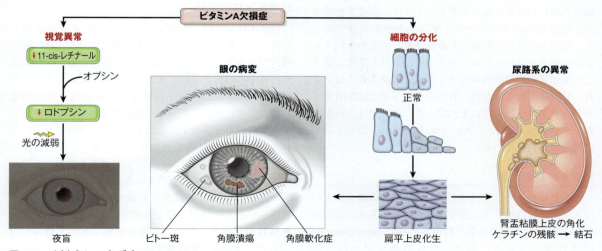

図 7.19　ビタミンA欠乏症
扁平上皮化生により，眼に大きな影響をきたす。免疫不全の図は記載していない。

ビタミンA欠乏症

　ビタミンA欠乏症 deficiency state は一般的に低栄養状態である人々，あるいは脂肪吸収不全の状態である人々に続発性に発生する。成人では，セリアック病，クローン病，大腸炎といったビタミンAの吸収不全を起こす疾患に罹患した患者に，ビタミンA欠乏症が生じ，他の脂溶性ビタミンの枯渇を伴うこともある。肥満外科手術や高齢者が下剤として鉱物油を持続的に使用するといったことにより，欠乏症となることもある。ビタミンA欠乏症が及ぼす病理学的な影響は図7.19に示す。

　すでに記したように，ビタミンAはロドプシンや他の視色素の構成成分である。そのため，ビタミンA欠乏症の初期症状の1つに視力障害があり，特に光量が落ちたときに視力が低下する(夜盲症 night blindness)。この他に，ビタミンAの上皮細胞の分化調節作用に関連した欠乏症の症状がある。欠乏状態が持続すると，扁平上皮化生や角化などが生じる。このうち眼に生じる病変が最も臨床的に重要であり，**眼球乾燥症 xerophthalmia**（ドライアイ）と称される。初めに正常な涙腺上皮や粘液分泌上皮が角化上皮に置換され，結膜が乾燥する(**結膜乾燥症 xerosis conjunctiva**)。続いて角質破砕物の不透明な小さな斑(**ビトー斑 Bitot spot**)が形成される。最終的に，粗くなった角膜表面にびらんが形成され角膜の軟化や破壊を伴い(**角膜軟化症 keratomalacia**)，完全な失明に陥る。

　眼の上皮に加え，上気道や尿路を覆う上皮も**扁平上皮化生 squamous metaplasia** をきたす。気道の粘膜線毛上皮が消失すると肺の続発性感染をきたしやすくなり，尿路で角化物が剥離すると腎結石や膀胱結石を生じやすくなる。表皮に過形成や**過度の角化 hyperkeratinization of the epidermis** が生じると付属器腺の導管が閉塞し，毛包性あるいは**丘疹性の皮膚症 papular dermatosis** を生じることがある。ビタミンAの欠乏が蔓延する地域では，栄養補助食品によって免疫機能を改善し，死亡率を20～30％減少させることができる。

ビタミンAの毒性

　ビタミンA摂取量が過剰になると，短期・長期のいずれの場合も中毒症状を起こす。急性ビタミンA中毒を最初に記載したのは1597年のGerrit de Veerによるものであり，北極で座礁した船大工の日記に，ホッキョクグマの肝臓を食べた後に深刻な症状が発生した記述をみつけた。このことを心にとめ，このようなビタミンAを含む食事を出されたときは適量を食べ，クジラ，サメ，マグロなどの肝臓を食べた人には急性ビタミンA中毒が生じることを認識しておくべきである。

　急性ビタミンA中毒の臨床症状は，頭痛，めまい，嘔吐，昏迷，霧視などがあるが，これらの症状は脳腫瘍の症状と混同されやすい(**偽脳腫瘍 pseudotumor cerebri**)。慢性中毒では，体重減少，食欲不振，吐き気および嘔吐がみられ，骨や関節に疼痛が生じる。レチノイン酸が破骨細胞の増殖と活性を刺激し，その結果，骨の再吸収や骨折が生じる。痤瘡の治療に使用される合成レチノイド類は上記の合併症を生じないが，先天性奇形の発生リスクが増大することがわかっているため，妊婦に使用することは避けるべきである。

■ ビタミンD

　ビタミンDの主な機能は，代謝の維持，骨ミネラルや神経筋伝達物質の生成に関与するカルシウムとリンの血中濃度を適切に維持することである。(骨端が閉じていない子どもに起こる)くる病，(大人に多い)**骨軟化症 osteomalacia** および低カルシウム性テタニーといった疾患の予防にビタミンDは必要である。ビタミンDは

細胞外液における正常なカルシウムイオン濃度を維持する。細胞外液のカルシウムイオン濃度が不十分であると，筋肉が持続的に収縮した痙攣状態，すなわち低カルシウム性テタニーとなる。血中のカルシウム濃度が低下しても通常は副甲状腺ホルモンが多く分泌されて補正され，骨吸収が起こるため，骨の変化が主要な臨床所見であり，テタニーは非常にまれである。ここでは，血中カルシウム濃度の維持にフォーカスを絞ってビタミンDの機能について述べる。

ビタミンDの代謝

ヒトがビタミンDを得るには，皮膚での太陽光あるいは人工的な紫外線による化学反応が必要である。前駆体である7-デヒドロコレステロール 7-dehydrocholesterol に紫外線が照射されると，**コレカルシフェロール cholecalciferol**（ビタミンD_3。わかりやすくするために，ここで用いるビタミンDはコレカルシフェロールと定義する）に変換される。通常，必要量の約90%のビタミンDが普通の太陽の照射により体内で合成される。しかし，色黒の人ではメラニン melanin が紫外線を吸収するため，皮膚でのビタミンDの合成量は低い。残りのビタミンDの必要量は，深海魚，植物，穀類，ビタミンDを添加した牛乳などの食事から摂取される。植物由来のビタミンDは前駆体である**エルゴステロール ergosterol** のかたちで存在し，体内でビタミンDに変換される。

ビタミンD代謝の概略を以下に示す（図7.20）。
- 腸管において他の脂肪吸収とともにビタミンDが吸収される。あるいは皮膚で前駆体から合成される。
- 血液中で血漿の$α_1$グロブリン（ビタミンD結合タンパク質）と結合し，肝臓へ輸送される。
- 肝臓で 25 水酸化酵素 25-hydroxylase により，25 ヒドロキシビタミン D 25-hydroxyvitamin D（25-OH-D）に変換される。
- 腎臓で$α_1$水酸化酵素$α_1$-hydroxylase により，25-OH-D が 1,25-ヒドロキシビタミン D（1,25-dihydroxyvitamin D）〔1,25-$(OH)_2$-D〕に変換される〔1,25-$(OH)_2$-D〕は，最も強い活性をもつ。

腎臓での 1,25-$(OH)_2$-D の産生は，以下の3つのメカニズムで制御されている。
- 低カルシウム血症 hypocalcemia になると**副甲状腺ホルモン parathyroid hormone（PTH）**の分泌が刺激され，腎臓で$α_1$水酸化酵素が活性化されて 25-OH-D から 1,25-$(OH)_2$-D への変換が促進される。
- 低リン血症 hypophosphatemia になると直接$α_1$水酸化酵素が活性化され，1,25-$(OH)_2$-D の合成が促進される。
- 1,25-$(OH)_2$-D の濃度が増加すると，フィードバック機構によって，1α-水酸化酵素 1α-hydroxylase 活性が抑制されて，1,25-$(OH)_2$-D の合成が阻害される。

ビタミンDの機能

1,25-$(OH)_2$-D は，レチノイドやステロイドホルモンと同様に，親和性の高い核内受容体と結合した後に転写因子の発現を調節するDNA配列と結合する。これにより，特定の標的タンパク質をコードした遺伝子の転写が誘導される。1,25-$(OH)_2$-D の受容体は体内の有核細胞のほとんどに存在しており，活性化されるとさまざまな生物学的活動を調節する遺伝子の発現が誘導される。これらのビタミンDの機能のうちで，腸管，骨，腎臓におけるカルシウムとリンの正常血漿濃度を維持するメカニズムが，最もよく知られている（図7.21）。

カルシウムとリン酸濃度の維持における 1,25-ヒドロキシビタミンDの主要な役割を以下に示す。
- **活性型ビタミンDは，腸管の細胞においてカルシウムとリンの吸収を促進する。**
- 腎臓の遠位尿細管には，（細胞膜のカルシウムポンプや上皮細胞のカルシウムチャネルなど）カルシウムの吸収，（**カルビンジン calbindin** など）細胞内輸送，細胞内から基底側への輸送にかかわる機能がある。これらのタンパク質の発現を上昇させることで，遠位尿細管におけるカルシウム再吸収を促進する。
- 副甲状腺の主細胞 chief cell による PTH 合成の調節：血清中の 1,25-$(OH)_2$-D の増加によって，*PTH* 遺伝子の転写が減少する。
- 骨形成 bone mineralization と骨吸収 bone resorption：ビタミンDは，扁平骨や長管骨形成過程における**類骨基質 osteoid matrix** や**骨端軟骨 epiphyseal cartilage** の石灰化に必要である。ビタミンDは，破骨細胞前駆細胞の RANK 受容体を活性化する。RANK 受容体の活性化によって，破骨細胞前駆細胞の破骨細胞への分化が誘導され骨吸収が促進される（第19章）。

注目すべきは，骨からのカルシウム吸収作用はカルシウムの血漿濃度に依存する点である。低カルシウム血症になると，1,25-$(OH)_2$-D は上昇した PTH と協調してカルシウムやリンを骨から吸収し，カルシウムの血中濃度を維持する。カルシウム濃度が正常の場合は骨端軟骨や骨基質へカルシウムを沈着させる。

ビタミンD欠乏症

ビタミンD欠乏症は成長期の子どもにみられる，**くる病 rickets** や，成人にみられる**骨軟化症 osteomalacia** を引き起こす。これらの骨疾患は世界中のどこでもみられる。カルシウムやビタミンDの摂取不足が原因となるが，日光への曝露不足がより大きな原因であるだろう。日光への曝露不足は，高緯度地域の人々に多いが，衣服で全身の肌を隠したり，日焼け止めを使用したりすることで皮膚を完全に防護する人々にもみられる。また，母乳中にはビタミンDが少ないため，妊娠と授乳を頻繁に繰り返す母親から生まれた子どもでは，ビタミンDが欠乏する。このような状況下では，魚油を多く含む食

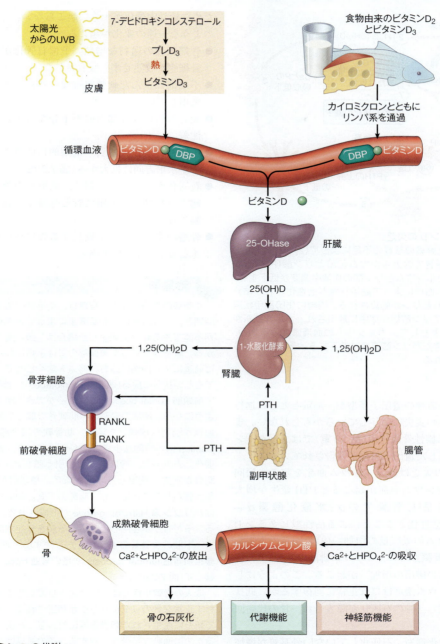

図 7.20 ビタミン D の代謝
ビタミン D は，皮膚で 7-デヒドロコレステロールから合成されるか食物から摂取される。ビタミン D は，肝臓で 25(OH) ビタミン D へ，腎臓で活性型である 1,25-ジヒドロキシビタミン D（1,25[OH]$_2$D）へと変換される。1,25(OH)$_2$D は，破骨細胞の成熟と機能を制御する骨芽細胞上の RANKL の発現を促進し，腸管からのカルシウムとリン酸の吸収を増加させる。DBP（Vitamin D-binding protein）：ビタミン D 結合タンパク質，$α_1$-globulin：$α_1$ グロブリン，1-OHase（$α_1$-hydroxylase）：$α_1$ 水酸化酵素，25-OHase（25-hydroxylase）：25 水酸化酵素，PTH（parathyroid hormone）：副甲状腺ホルモン，RANK（receptor activator of nuclear factor kappa-$β$）：破骨細胞分化誘導因子受容体，RANKL（receptor activator of nuclear factor kappa-$β$ ligand）：破骨細胞分化誘導因子

生活やサプリメントによってビタミン D 欠乏症は回避されうる。その他，くる病や骨軟化症の比較的まれな原因は，腎疾患で 1,25(OH)$_2$–D が合成できず，さらにリンの再吸収もできずに枯渇する場合や，吸収不全障害などがある。くる病や骨軟化症は，発症リスクの高いグループ以外ではまれにしか発生しないが，老人では程度の軽いビタミン D 欠乏症が頻繁にみられ，ひどい場合では骨成分が脆弱となり大腿骨近位部骨折を伴うこともある。いくつかの研究によると，ビタミン D は骨の脱石灰化を防ぐのにも重要なようである。ビタミン D 受

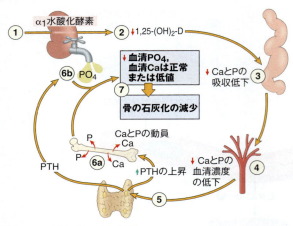

図 7.21　ビタミン D の欠乏
(1)腎臓の水酸化酵素の基質の不足によって(2)1,25(OH)$_2$-D が欠乏し，(3)腸管でのカルシウム(Ca)とリン酸(P)の吸収が減少し，(4)カルシウムとリン酸の血清中濃度が低下する。(5)低カルシウム血症によって副甲状腺が活性化され，(6a)骨からカルシウムとリンが動員される。同時に(6b)副甲状腺ホルモンによってリン酸塩が尿中に放出され，カルシウムが保持される。結果として，カルシウムの血清濃度は正常か，あるいはほぼ正常だがリン酸濃度は低下する。そのため，(7)石灰化が障害される。

容体に起こるある種の遺伝子多型が，加齢とともに進行する骨の石灰化の喪失に関与しているかもしれない。また，ある種の家族性骨軟化症（第 19 章）では，ビタミン D 受容体に限局した遺伝子欠損が報告されている。

　ビタミン D の欠乏は低カルシウム血症を起こす傾向があり，低カルシウム血症が起こると PTH 産生が増大する。その結果(1)腎臓でのα$_1$水酸化酵素α1-hydroxylase が活性化さることによる活性型ビタミン D の量とカルシウムの吸収量の増加，(2)骨からのカルシウム動員，(3)腎臓からのカルシウム排泄の減少，(4)腎臓でのリン酸塩の排出の増加，が起こる。このようにして血中のカルシウム濃度はほぼ正常に回復するが，低リン酸血症は持続し，骨の石灰化が障害され，骨の代謝回転が亢進する。

　くる病も骨軟化症も，石灰化していない骨基質が増加することが根底にある疾患である。正常な骨の発達とその維持について簡単に要約すると，くる病や骨軟化症でみられる形態学的変化を容易に理解できる。骨のうち，平坦な骨の形成には膜内骨化が，管状の骨の形成には軟骨内骨化が関与する。膜内骨化では間葉系細胞が骨芽細胞に直接分化し，膠原線維性の類骨基質を形成し，これにカルシウムが沈着する。対照的に軟骨内骨化では，骨端板にある軟骨が増え，予備石灰化が起こり，その後吸収されて類骨基質により置換される。これに石灰化が起こり，骨が形成される（図 7.22A）。

　くる病に罹患した小児の骨が成長する際には，骨端軟骨の**予備石灰化 provisional calcification** が不十分である

ために軟骨内骨化が十分に起こらない。くる病では以下のような一連の変化が起こる。

- 骨端軟骨の過剰な増殖。予備石灰化が不十分で，軟骨細胞が成熟せず，吸収されないことが原因である。
- 不規則に歪んだ軟骨組織塊の残存。多くは骨髄腔に突出している。
- 類骨基質の残存部への不十分な石灰化と類骨基質の沈着。
- 古い軟骨が類骨基質へ規則的に置換されず，骨軟骨帯が水平方向に拡大する（図 7.22B）。
- 石灰化が不十分で，弱く，低形成の骨に微小骨折が起こった結果，毛細血管と線維芽細胞の異常増殖が起こる。
- 骨格の変形が発生：成長する骨に構造的に硬さがなくなることが原因である。

形態学

　くる病の骨格の変化の程度は，くる病の重症度，罹患した時期と，（特に）骨にかかる荷重によって大きく異なる。歩行が不能である乳児に発生した場合は，頭と胸の骨に荷重がかかる。軟らかくなった後頭部の骨は平坦になり，頭頂部の骨は荷重により内側に凹む。荷重を除くことで，弾性が反跳してもとの状態に戻る（**頭蓋癆 craniotabes**）。過剰な類骨によって**前頭部 frontal bossing** にはこぶができ，頭が四角くみえるようになる。胸部の変形は，肋軟骨の部分で軟骨組織や類骨組織が過剰に増殖した結果，**肋骨軟骨接合部 costochondral junction** に特徴的な小さな塊が形成される。骨幹端領域が脆弱化した肋骨は，呼吸筋により引っ張られて内側へ曲がり，胸骨が前方に突出した状態となる。横隔膜付着部が内側に引っ張られることにより，胸郭の下側に胸郭を帯状に囲む様に**ハリソン溝 Harrison groove** が形成される。骨盤も変形する。子どもが歩き回るころにくる病を発症すると，脊椎や骨盤，下肢の長骨の変形をきたしやすい。著しいものでは，**腰椎前弯症 lumbar lordosis** や**足の弯曲 bowing of the leg** を起こす（図 7.22C）。

　成人の**骨軟化症**では，ビタミン D が欠乏すると，年齢を問わず正常な骨のリモデリングが障害される。骨芽細胞によって新たに産生された類骨基質に対して，石灰化が不十分であるために過剰な類骨が残存する。この所見は，骨軟化症に特徴的である。骨の輪郭は変わらないが，脆弱となり骨折や微小骨折を起こしやすくなる。このような骨折は椎体や大腿骨頸部に多い。組織学的に検索すると，正常の石灰化した骨梁部（H&E 染色で青く染まる）の周辺に，好酸性の骨基質がみられる。

■ ビタミン C（アスコルビン酸）

　ビタミン C は水溶性ビタミンであるが，これが欠乏すると**壊血病 scurvy** を発症する。壊血病の主な特徴的所見は，**成長期の子どもにみられる骨疾患や，子どもと大人の両方にみられる出血や創傷治癒の障害**である。18 世紀の終わりに，英国王立海軍は水兵にビタミン C

栄養障害による疾患 305

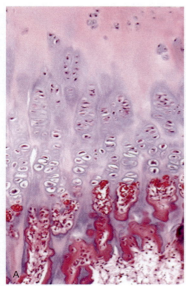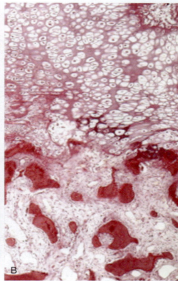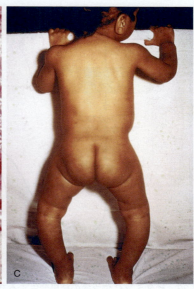

図 7.22　くる病
A：幼児の正常な肋骨肋軟骨接合部。軟骨から新生骨へと秩序正しく移行している。B：くる病の肋骨肋軟骨接合部。軟骨の索状配列が失われている。色の濃い骨梁は正常に形成された骨であり，淡明な骨梁は未石灰化類骨である。C：くる病の子どもの骨の顕著な特徴として，歩き始めた乳児において石灰化不良による脚の弯曲がみられる。（B：Dr. Andrew E. Rosenberg, Massachusetts General Hospital, Boston, Massachusetts のご厚意による）

を豊富に含むライムとレモンジュースを提供して長い航海の間に起こる壊血病を予防した。このため英国王立海軍の水夫のあだ名は"limeys（ライミーズ）"であった。1932年になって初めてアスコルビン酸は同定・合成された。ビタミンDと異なり，アスコルビン酸は体内で合成できないため，われわれはその必要量のすべてを食物からの摂取に頼っている。ビタミンCはさまざまな果物や野菜に豊富に存在し，ミルクやある種の動物性食品（肝臓，魚）に含まれている。厳しい食事制限下で摂取する食物を別にすれば，ほとんどすべての食物に適正量のビタミンCが含まれている。

ビタミンCの機能

アスコルビン酸には，さまざまな生合成経路において水酸化反応やアミド化反応を促進する機能がある。このうち，**プロリン水酸化酵素 prolyl hydroxylase やリシル水酸化酵素 lysyl hydroxylase** の不活性な前駆体を，ビタミンCが活性化する機能が最もよく知られており，このビタミンCの機能によってプロコラーゲンの水酸化反応が起こる。プロコラーゲンの水酸化反応が不十分であると，プロコラーゲンに安定したヘリックス構造がつくれず，線維に適当な架橋結合が起こらないため，線維芽細胞からのコラーゲンの分泌がほとんどみられなくなる。このようなプロコラーゲンは，分泌されても引っ張り強度が欠如し，酵素によって分解されて溶けてしまうことが多い。正常なコラーゲンは，ヒドロキシプロリンを最も高濃度に含んでいるため，ビタミンC欠乏の影響を最も強く受ける。特にコラーゲンを多く含む血管ではその影響が強く，壊血病では出血性素因がみられるのも納得できる。これに加えて，プロリン水酸化の影響とは無関係に，コラーゲンのペプチド合成速度が抑制されるようだ。ビタミンCの抗酸化剤としての役割が認識されるようになったのは比較的最近のことである。ビタミンCの抗酸化作用により，細胞内に溶けたフリーラジカルが取り除かれ，抗酸化型ビタミンEが生成される。

ビタミンC欠乏症

ビタミンC欠乏に伴う変化を図7.23に示す。アスコルビン酸は多くの食物に豊富に含まれているため，壊血病が世界中の問題となることはなくなった。経済的に恵まれた人々のなかに，二次性ビタミンC欠乏症が時々みられることがある。特に高齢者や，1人きりで生活している人，慢性的に過剰にアルコールを摂取する人にみられ，いずれも規律のない不適切な食生活を送っている人にみられる。ときには腹膜透析や血液透析を受けている患者や，食事に好き嫌いの多い人に壊血病がみられることがある。

ビタミンCの毒性

ビタミンCの大量投与が感冒を予防し，少なくとも症状を和らげる作用があるとよくいわれるが，これらはきちんとした臨床試験の結果に基づいたものではない。症状が少し軽減したような経験をすることがあるが，おそらくアスコルビン酸の弱い抗ヒスタミン作用によるものであろう。余分なビタミンCは，速やかに尿中に排

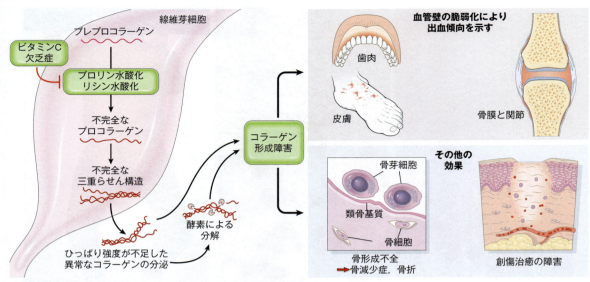

図7.23 ビタミンC欠乏症の結果発生するコラーゲン形成不全

表7.9 ビタミン類：主な機能と欠乏症

ビタミン	機　能	欠乏症
脂溶性		
ビタミンA	網膜色素の構成成分	夜盲，眼球乾燥症，失明
	特定の上皮の分化の維持	扁平上皮化生
	感染防御機構の維持	特に麻疹に対しての易感染性
ビタミンD	小腸でのカルシウムとリンの吸収 骨の石灰化	子どものくる病 大人の骨軟化症
ビタミンE	抗酸化作用，フリーラジカルの除去	脊髄小脳編成；未熟児における溶結性貧血
ビタミンK	プロコアグラント因子II（プロトロンビン），凝固因子VII，IX，X，CおよびSタンパク質を肝臓でカルボキシル化する際の補酵素	出血性下痢
水溶性		
ビタミンB_1（チアミン）	ピロホスフェートとして，脱カルボキシル化反応の補酵素として作用	湿性脚気，乾性脚気，ウェルニッケ症候群，コルサコフ症候群
ビタミンB_2（リボフラビン）	酸化還元反応での補酵素であるフラビンモノヌクレオチド，フラビンアデニンジヌクレオチドに変換され，中間代謝における多くの酵素の補因子となる	口角炎，口内炎，舌炎，皮膚炎，角膜血管新生
ナイアシン	ニコチンアミドアデニンジヌクレオチド（NAD）とそのリン酸化物（NADP）に取り込まれてさまざまな還元反応に関与	ペラグラー"3つのD"（認知症dementia，皮膚炎dermatitis，下痢diarrhea）として知られる
ビタミンB_6（ピリドキシン）	誘導体はさまざまな中間反応の補酵素として作用	口角炎，舌炎，皮膚炎，末梢神経障害
ビタミンB_{12}*	正常の葉酸代謝とDNA合成に必要，脊髄路のミエリン形成の維持	全身系統疾患（巨赤芽球性貧血と，脊髄後外側の変性）
ビタミンC	多くの還元反応とコラーゲンの水酸化に役立つ	壊血病
葉酸[a]	DNAの1塩基の移動と使用に必要	巨赤芽球性貧血，腎尿細管の欠損
パントテン酸	コエンザイムAの取り込み	実験動物では欠乏症候群を観察されていない
ビオチン	カルボキシル化反応の補酵素	臨床で欠乏症候群は報告されていない

＊第10章

泄されるが，ときには尿酸の過剰排泄を起こしたり，鉄の吸収が増大し，鉄が過負荷な状態となることがある。

その他のビタミンと必須ミネラルの特徴を表7.9と表7.10に簡単にまとめた。葉酸とビタミンB_{12}については第10章で述べる。

 肥　満

肥満obesityと過剰な体重増加は，2型糖尿病，脂質

表 7.10　微量元素とその欠乏症候群

元素	機能	欠乏の原因	臨床徴候
亜鉛	主に酸化酵素の成分	人工栄養における不十分な補充 他の栄養素による吸収障害 先天性鉄代謝異常	食思不振と下痢 小児の発育遅延 精神活動の抑制 創傷治癒と免疫応答の抑制 夜盲症 不妊症 腸性肢端皮膚炎 acrodermatitis enteropathica とよばれる目，口，鼻，肛門周囲の発疹
鉄	ヘモグロビンおよび鉄を含む多数金属酵素の必須成分	不適切な食事，慢性的な血液喪失	低色素性小球性貧血
ヨード	甲状腺ホルモンの成分	食物および飲料水からの摂取不足	甲状腺腫と甲状腺機能低下症
銅	シトクロム c 酸化酵素，ドーパミン β 水酸化酵素，チロシナーゼ，リジル酸化酵素およびコラーゲン架橋結合に関与する酵素の成分	人工栄養における補充の不足 吸収の阻害	筋力低下 神経学的異常，コラーゲン架橋結合の異常
フッ素化合物	歯の再石灰化の際にカルシウムを置換し，酸に対してより耐性のあるフルオロアパタイトを生成	土壌と水からの補給不足，補充の不足	虫歯
セレニウム	グルタチオンペルオキシダーゼの成分 ビタミンE存在下で抗酸化作用	土壌や水における含有量の不足	ミオパチー，心筋症（ケシャン Keshan 病）

代謝異常，心血管疾患，高血圧やがんといった重大な疾患の罹患率の上昇と強い関連を示す．この関連性の強さは，過剰な脂肪の量だけではなく，その分布にも関与している．過剰な脂肪が体幹と（腸間膜と内臓周辺といった）腹腔内に多く蓄積する中心性肥満（内臓肥満）では，皮下脂肪の過剰蓄積に比べて，いくつかの疾患のリスクがはるかに高くなる．

体重は身長によって変動するため，ボディマス指標 body mass index（BMI）とよばれる指標が用いられる．BMI（kg/m^2）は，（体重〔kg〕）/（身長〔m〕）^{2} で計算される．BMI は 18.5～25 kg/m^2 が正常範囲とされ，国や集団によって差がある．WHO の基準では，BMI が 30 kg/m^2 以上の人は**肥満 obesity** に，BMI が 25～30 kg/m^2 の人は**過体重 overweight** に分類される．一般に BMI が 30 kg/m^2 を超えると健康上のリスクがあるとされている．しかし，体重は（筋肉，骨，脂肪など）すべての重量を含むため，体組成を反映しない．体脂肪率が低い運動選手の BMI が高いことや，筋肉量が少ない人が "健康な" BMI を示すこともある．理想的には，肥満の診断を正確にするために，BMI に加えて腹囲など他の指標を使用するべきである．特に断りのない限り，本書における肥満という用語は，真に肥満の人と過体重の人の両方を指す．

肥満は高所得国ではすでに公衆衛生上の大きな懸念材料となっているが，低所得国ではこれから大きな問題になると予想される．米国では肥満が蔓延している．肥満である人々の割合は 1960 年では 13％であったが 2008 年では 34％となり，2018 年では米国人の 20～75 歳の成人の 42.4％が，20 歳以下では 19.3％が肥満の状態である．WHO の調査では，2016 年時点で世界の 6 億 5,000 万人の成人が肥満となると見積もっていた．蔓延した原因は複雑ではあるが，社会において食事内容の変化や運動量と関連しているのは疑いようのないところである．

肥満の原因は複雑であり，完全には明らかにされていない．遺伝的要因，環境要因，精神的要因が肥満に関与している．しかし単純に考えると，肥満はエネルギーバランスの異常である．摂取量から消費量を差し引いたエネルギー量が，神経系とホルモンにより細かく制御された結果，狭い範囲で体重が維持される．この緻密なバランスが内部の設定値や脂肪組織中の "**脂肪量 lipostat**"，つまりエネルギーの蓄積量（脂肪組織の量）により制御または維持されているのは明らかで，エネルギー消費量と食事摂取量を適切に制御している．近年では "**肥満遺伝子 obesity gene**" もいくつか同定されている．肥満遺伝子はエネルギーバランスを生理的に調節するシステムを構成する分子の 1 つをコードする．エネルギーの恒常性（ホメオスタシス）の鍵を握るのは，LEP 遺伝子とそのタンパク質であるレプチンである．ユニークなサイトカインであるレプチンは脂肪細胞から分泌され，エネルギー量を規定する 2 つの面，すなわち食物摂取とエネルギー消費の両方を制御する．食物摂取を減らしエネルギー消費を促進するレプチンの作用を以下で述べる．

神経およびホルモンによってエネルギーのバランスと体重を制御するメカニズムは，非常に複雑である．単純化すると，これらのメカニズムは**末梢性・求心性システム peripheral or afferent system，中枢処理システム central processing system，遠心性システム efferent system** の 3 段階に分けることができる（図 7.24）．

● さまざまな臓器からのシグナルを伝える末梢性・求心性システムの主なものは，脂肪組織で産生される**レプチン leptin**，胃の**グレリン ghrelin**，回腸または結腸の**ペプチド YY peptide YY（PYY）**と**グルカゴン様**

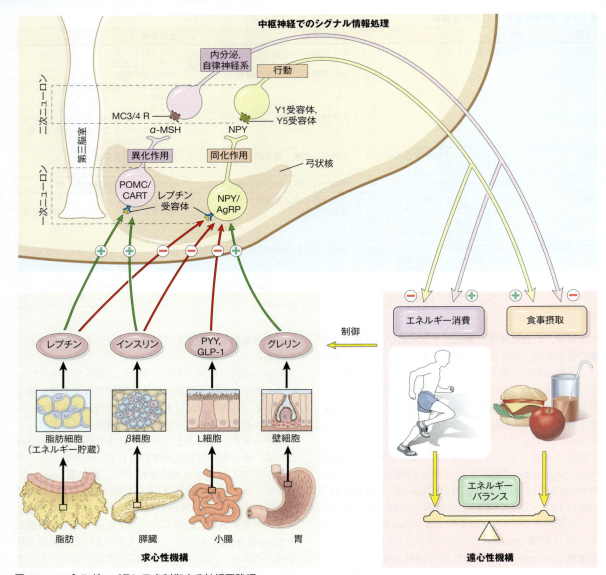

図 7.24　エネルギーバランスを制御する神経回路網
食事によりエネルギーが脂肪組織に十分に貯蔵され，個体が十分に肥満状態であるとき，肥満症の求心性シグナル（インスリン，レプチン，グレリン，ペプチド YY）が中枢神経の視床下部で情報処理される．処理された肥満症のシグナルはタンパク質同化機構を抑制し，タンパク質異化機構を活性化する．次に，食欲を抑制しエネルギーの支出を促進することで，エネルギーバランスに作用する．そしてエネルギーの貯蔵量を減少させ，肥満症のシグナルが減弱する．逆に，エネルギーの貯蔵量が低いとタンパク質同化機構が働き，脂肪組織にエネルギーを貯蔵するように代謝経路に作用する．AgRP（Agouti-related peptide）：アグーチ関連ペプチド，α-MSH（α-melanocyte stimulating hormone）：αメラノサイト刺激ホルモン，CART（cocaine-and amphetamine-regulated transcript）：コカイン・アンフェタミン調節転写産物，GLP-1（glucagon-like peptide-1）：グルカゴン様ペプチド 1，MC3/4R（melanocortin receptors 3 and 4）：メラノコルチン受容体 3/4，NPY（neuropeptide Y）：神経ペプチド Y，POMC（proopiomelanocortin）：プロオピオメラノコルチン，PYY（peptide YY）：ペプチド YY

ペプチド -1 glucagon-like peptide-1（GLP-1），膵臓のインスリン insulin である．求心性システムによって，脳の中枢処理システムに信号が送られる．

- 中枢処理システムは脳の視床下部 hypothalamus の弓状核 arcuate nucleus に存在し，末梢から伝えられた神経伝導やホルモンを介した信号が統合され，（1）プロピオメラノコルチン／コカイン・アンフェタミン調節転写産物 proopiomelanocortin/cocaine–and amphetamine–related transcript（POMC/CART）神経，（2）神経ペプチド Y ／アグーチ関連タンパク質 neuropeptide Y/ agouti–related protein（NPY/AgRP）神経，といった一対の一次ニューロンによって以下のような信号が末梢に伝えられる．これらの一次ニューロンは，一対の二次ニューロンに情報を伝達

する。一対の二次ニューロンとは，（1）POMC/CART一次ニューロンからの信号を受ける α メラノコルチン刺激ホルモン α melanocortin stimulating hormone（α-MSH）受容体3と4（MC3/4R）をもつニューロン，（2）NPY/AgRP 一次ニューロンからの信号を受ける Y1 受容体や Y5 受容体をもつニューロンである。

- 遠心性システムは，二次ニューロンからの信号を起点として，（MC3/4R の下流の）異化 catabolic 経路と，（Y1 受容体と Y5 受容体の下流の）同化 anabolic 経路の2つの経路によって構成され，食物の摂取やエネルギーの消費を調節する。これらの（視床下部の）神経伝達経路に加えて，視床下部の神経核は，自律神経系を調節する前脳や中脳とも連絡経路をもつ。

ここまではエネルギーのバランスを調節する視床下部中心の構造を述べたので，ここからはその機能について議論する。POMC/CART 神経は，食物摂取を減少させる（食欲抑制作用）α メラニン産生刺激ホルモン α-melanocyte stimulating hormone（MSH）といった分子を産生することによって，エネルギー消費と体重減少を促進させる。MSH は MC4R を通じて，そのシグナルが伝達される。一方で，NPY/AgRP 神経は食事摂取（食欲促進作用）と体重増大を促進させる。これにより制御／伝達された遠心性神経のシグナルは前脳と中脳にも伝えられ，自律神経系も制御している。簡潔にいえば，NPY/AgRP ニューロンは食欲を増進させるアクセルであり，POMC/CART ニューロンはブレーキである。これら2つが正しく機能することで，エネルギーの恒常性が維持される。

次に食欲と満腹を制御する2つの重要な遠心性システムである，レプチン，消化管ホルモン，アディポネクチンおよび脂肪細胞由来のホルモンについて述べる。

■ レプチン

レプチン leptin は脂肪細胞から分泌される。蓄積した脂肪の量が適切かどうかによってその分泌量は変化する。BMI と体脂肪は，レプチン分泌に直接関連している。脂肪組織が豊富な場合はレプチン分泌が刺激され，血液-脳関門を通って視床下部に到達し，POMC/CART ニューロンの刺激により食事摂取量を減少させ，NPY/AgRP ニューロンを抑制する。体脂肪の蓄積が十分でない場合には，これらの現象と反対の現象が起こる。レプチンの分泌が減少し，食事摂取量が増加する。体重が安定した人では，これらのレプチンの活性化経路はバランスがとられている。レプチンはエネルギー摂取（食欲）のみならず，別の経路を介してエネルギー消費も制御する。体重が減少すると，脂肪細胞内の脂質が減少し，レプチンが減少して，食欲を増進させエネルギー消費を減少させる。

レプチンが豊富な状態では身体活動が促進され，**熱産生 thermogenesis およびエネルギー消費が上昇する。**レプチンによる食物摂取とエネルギー代謝のメカニズム

は非肥満糖尿病マウスやヒトで明らかとなっているが，一方で，血中で高濃度のレプチンが循環しているにもかかわらず，なぜレプチンが食欲抑制作用を示すのかはよくわかっていない。肥満マウスを用いた実験では，レプチンを脳室内に投与することでレプチン抵抗性を回復させることができた。しかし，肥満の人にレプチンを投与しても食事摂取量とエネルギー代謝に影響はなく，当初希望がもたれていた肥満に対するレプチン療法の開発は失敗に終わりそうである。

ネズミとヒトにおいては，レプチン経路に影響を及ぼす遺伝子が変異すると過度の肥満となる。レプチン遺伝子やその受容体を無力化する変異をもつマウスでは，脂肪の適切な蓄積量を感知できず，栄養不良状態であるかのように振る舞う。マウスと同様に，ヒトでもレプチン遺伝子やその受容体に珍しい変異があると過度の肥満状態になる。しかし，*MC4R* 遺伝子 melanocortin receptor-4 gene（MC4R）変異で起こる肥満のうち，過度な肥満となるのは一般に4〜5%である。前述したように，MSH はこのレセプターと結合することで満腹刺激を伝えることができる。これらの単一遺伝子における変化は，体重の調節におけるこれらの経路の重要性を明確に示すものである。これらの経路における，わずかではあるがより多くの人にみられる異常が，肥満の個体で発見される可能性がある。最後に，レプチンのようにインスリンも食欲抑制作用を起こす。そのメカニズムはいまだ不明であるが，最も有力な説はレプチンが主に肥満を制御するからという説である。

■ アディポネクチン

アディポネクチン adiponectin は，脂肪組織で産生され，脂肪酸を筋肉で酸化させるように作用することから"脂肪燃焼分子 fat-burning molecule"ともよばれる。アディポネクチンには，肝臓におけるグルコース産生を減少させ，インスリン感受性を増加させ，メタボリックシンドロームを予防する働きもある。これらの代謝作用に加えて，アディポネクチンは抗炎症作用，動脈硬化抑制作用，増殖抑制作用，心筋保護作用を示す。アディポネクチンの血清中濃度は，やせ型の人より肥満の人で低い。後述するが，こういった作用は肥満に関連したインスリン抵抗性や，2型糖尿病（第18章），非アルコール性脂肪肝（第14章），そしておそらくはある種のがんにも効果を示すかもしれない。

■ その他のメディエーター

脂肪組織は，レプチンやアジポネクチンの他に，サイトカイン，ケモカイン，ステロイドホルモンといったメディエーターを産生し，脂肪代謝やエネルギー摂取，炎症反応を調節している。肥満患者では，脂肪組織のサイトカインやケモカインの産生増加によって C-反応性タンパク C-reactive protein（CRP）高値を特徴とする慢性

炎症が惹起される。脂肪細胞の合計数は思春期に決定されるが，小児期に肥満であった人ほどその数が多いため，小児期の肥満によって長期的に肥満の危険が高まる。大人では約10％の脂肪細胞が毎年入れ替わっているが，個々の体型にかかわらず脂肪細胞の数は一定である。

脂肪組織には，**白色脂肪組織 white adipose tissue (WAT)と褐色脂肪組織 brown adipose tissue（BAT)**の2種類がある。BATは，**非ふるえ熱産生 nonshivering thermogenesis** によってエネルギーを消費するという特徴的な性質をもつ。非ふるえ熱産生は，エネルギー生産とエネルギー貯蔵を脱共役させ，生産されたエネルギーを熱に変換することで実現する。BATは新生児に多くみられ，肩甲間部と鎖骨上部に存在する。近年の画像研究では，青年や成人でもBATは維持されていることが明らかになった。成人でBATを増加させ，基礎代謝率を増加させて体重を減少させる治療法の開発に力が注がれている。

■ 消化管ホルモン

消化管ホルモンは，随意摂食の発動および終結因子として迅速に作用する。その典型例として，グレリンとペプチドYY（PYY)，**グルカゴン様ペプチド-1 glucagon-like peptide-1 (GLP-1)** が挙げられる。胃で産生される**グレリン ghrelin** は，消化管ホルモンとしては唯一，食事摂取を促進させる。おそらくは，視床下部のNYP/AgRP神経を刺激することにより作用すると考えられている。グレリンの血中濃度は，通常，食事前に上昇するが，1～2時間後に低下する。しかし，肥満の人ではそれほど低下しない。肥満の人のグレリンの血中濃度はやせ型の人に比べて低く，肥満状態を改善するにつれて上昇する。

PYYとGLP-1はともに，回腸と結腸の内分泌細胞から分泌される。血清中のPPYとGLP-1の濃度は，空腹時は低値で，食事摂取後早期に上昇する。PYYとGLP-1はともに，視床下部のNPY/AgRPニューロンを抑制して中枢神経系に働き，食欲を減退させる。GLP-1受容体への刺激は食欲を減退させるだけでなく，グルコース依存性のインスリン分泌を増加させる。そのため，GLP-1作動薬が近年一部の肥満や2型糖尿病患者に対して承認された。

■ 腸内細菌叢の役割

マウスの研究で，肥満の発生には，腸内細菌叢が関与しているとの面白い研究報告がある。遺伝子操作で肥満にしたマウスはやせ型の野生型に比べて腸内細菌叢のプロファイルが異なるという報告や，遺伝子改変肥満マウスの腸内細菌叢では痩せたマウスに比べて食物からエネルギーを多量に産生することができるといった研究もある。無菌状態のマウスに痩せたマウスではなく肥満マウスの腸内細菌を移植すると，体重が増加したという研究もある。これらのマウスモデルがヒトの肥満にどう関連するかはいまだわかっていない。肥満のヒトとやせ型のヒトの間に腸内細菌叢の違いがあることは報告されているが，これは因果関係なのか，それとも単なる相関関係なのかは明らかになっていない。

■ 肥満の臨床的な影響

肥満（特に中心性肥満）は，あらゆる原因疾患による死亡率を増加させ，2型糖尿病や心血管障害，がんのリスク因子となることが知られている。中枢性肥満は，グルコースと脂質の代謝異常，高血圧，および全身性炎症を特徴とする，**メタボリックシンドローム metabolic syndrome** と総称される変化とも関連している。炎症は，遊離脂肪酸や細胞中や組織中の過剰な脂質が**インフラマソーム inflammasome** を活性化させることにより惹起されると考えられている。その結果 IL-1 の分泌が誘導され，全身性炎症とインスリン抵抗性を引き起こす。重要な関連事項を以下に示す。

- 肥満は**インスリン抵抗性 insulin resistance** と高インスリン血症に関連し，同時に2型糖尿病（インスリン非依存性糖尿病）の重要な特徴である（第18章）。
- インスリン抵抗性と高インスリン血症は，交感神経系の活動や腎臓でのナトリウム吸収の亢進，内皮細胞の機能障害を引き起こすことで**肥満関連高血圧 obesity-related hypertension** に寄与する。
- 肥満である人は，一般的に**高グリセリド hypertriglyceridemia，低HDLコレステロール血症 low HDL cholesterol level** であることが多く，これらが**冠動脈疾患 coronary artery disease** のリスクを増加させる可能性がある。心疾患との関連は，肥満による体重増加といった単純なものではなく，肥満に伴う糖尿病や高血圧症がより強く関連しうるという点を強調しておきたい。
- **非アルコール性脂肪性肝炎 nonalcoholic steatohepatitis** は，肥満や2型糖尿病と関連しており，肝臓の線維化および肝硬変へと進行する可能性があり，肝細胞癌のリスクを増加させる（第14章）。
- **胆石症（胆石）cholelithiasis (gallstone)** の発生率は，細身の人に比べて肥満の人で6倍も高い。そのリスク上昇は，体内の総コレステロール量およびコレステロールの代謝回転が上昇し，胆汁へのコレステロール排泄量が増えることに由来する。その結果，コレステロールが豊富に含まれる胆石が形成されやすくなる（第14章）。
- **閉塞性睡眠時無呼吸症候群 obstructive sleep apnea** とそれに続く右心不全は肥満と強く関連している。**低換気症候群 hypoventilation syndrome** は，極度の肥満状態にある人で起こる呼吸障害である。
- 著明に体脂肪が蓄積すると，関節の変性疾患（**変形性関節症 osteoarthritis**）（第19章）が発生しやすくなる。高齢者に多くみられるこのタイプの関節炎の原因の

大部分は，関節の摩耗が蓄積して擦り切れることである。身体の負荷が大きくなると，時間の経過とともに関節への外傷も大きくなる。
- 肥満の人，特に中枢性肥満の人では，炎症のマーカーであるCRPや，TNFなど炎症促進性サイトカインの上昇がしばしばみられる。慢性炎症がインスリン抵抗性，代謝異常，血栓症，心血管障害，がん，といった肥満に伴う多くの合併症の発生に寄与していると考えられている。

肥満とがんの関連

肥満の人では，男性の食道癌，甲状腺癌，結腸癌，腎癌，女性の食道癌，子宮内膜癌，胆嚢癌および腎癌などのがんの発生頻度が増えることが知られている。肥満に関連するリスクはわずかではあるが，人口に占める肥満率の高さから，米国では全がんの約40％に肥満が関連しており，男性よりも女性の方がやや多い。そのメカニズムは不明であり，おそらくは複数のメカニズムが関与している。

- 血中のインスリン濃度の上昇。インスリン抵抗性となった結果，高インスリン血症となる。この高インスリン血症が，直接あるいは間接的にがんの発生にかかわっている。例えば，高インスリン血症では，**インスリン様増殖因子1 insulin-like growth factor-1（IGF-1）**が増加する。その受容体であるIGFR-1は，さまざまなタイプのがん細胞に発現しており，RASやPI3K/AKT経路を活性化した結果，正常細胞やがん細胞の増殖を促進する（第6章）。
- 肥満はステロイドホルモンにも影響を与える。ステロイドホルモンは，乳腺や子宮などの臓器でその細胞の増殖や分化に関与している。肥満状態では，アンドロゲン前駆体からエストロゲンの合成が促進され，卵巣や副腎ではアンドロゲンの合成が促進されており，肥満の人ではエストロゲンの利用率が高く，肝臓の**性ホルモン結合グロブリン sex-hormone-binding globulin（SHBG）**が抑制されている。
- 前述したように，脂肪細胞からのアディポネクチンの分泌は，肥満状態の人では低下している。アディポネクチンは，細胞分裂を抑制しアポトーシスを促進する。肥満状態の人では，アディネクチンの抗腫瘍作用は損なわれているかもしれない。
- 肥満に伴う炎症性サイトカインの上昇は，それ自身ががんを引き起こす要因であり，そのメカニズムは，第6章に記載している。

食事と全身性疾患

現在，食事がアテロームの発生に関与するかどうかという重要な問題が議論されている。論点は"これまで心血管疾患に罹患したことのない人々において，食事の内容のうち，特にコレステロールと動物性飽和脂肪酸（例：卵，バター，牛肉）を減らすことで，血中コレステロール濃度の減少，アテローム性動脈硬化（冠動脈疾患）の予防，あるいは発生を遅らせることができるのか？"である。これは**一次予防 primary prevention**とよばれており，そのいくつかは知られているが明快な答えは得られていない。米国の平均的な大人は大量の脂肪とコレステロールを消費し，多価飽和脂肪酸：不飽和脂肪酸は3：1である。多価飽和脂肪酸の比率を減少させれば数週間で血中コレステロール濃度を10～15％減少させることができる。植物性油（例：コーン油やベニバナ油）や魚類の油には多価不飽和脂肪酸が含まれており，コレステロールを減少させる脂質のよい供給源となっている。魚類の油に含まれるオメガ3系不飽和脂肪酸は，植物に含まれる脂肪酸のオメガ6系不飽和脂肪酸よりも二重結合が多い。しかし，79個の無作為化比較試験のメタアナリシスによって，オメガ3脂肪酸のサプリメントや脂身の多い魚の摂取は，（虚血性心疾患，脳卒中といった）心血管疾患に対してほとんど，あるいはまったく影響を及ぼさないことが示された。

この他にも疾患に対して食事が影響する例を以下に挙げる。
- 高血圧症は食塩の摂取を制限するとよい。
- 食物繊維や小麦ふすまなど粗飼料の大量摂取の結果，糞便の量が増えて大腸憩室症の予防的効果や大腸癌リスクの低減効果があると考えられている。
- サルを含めた実験動物で，カロリー制限を行うと寿命が延びるという信頼できる結果が示されている。しかし，この効果を得るためには大幅なカロリー制限を必要とするため，そこまでして寿命を延ばすかどうかは疑問がもたれている。さらに，短期的な減量にはカロリー制限は有用であるが，食事，身体イメージ，体重管理について生涯にわたる葛藤を生む可能性がある。

食事とがん

がんの発生に対する食事の影響には潜在的に，(1)外因性の発がん物質の含有量，(2)食事の構成成分から体内で合成される発がん物質，(3)食事に含まれる予防因子の欠損，の3つの側面が寄与している。

- **アフラトキシン aflatoxin**は，外因性の発がん物質の一例である。アジアやアフリカの一部では，B型肝炎ウイルスと同様に肝細胞癌を発生させる重要な因子である。アフラトキシンに曝露すると，*TP53*遺伝子のコドン249に特異的な**変異 mutation**が生じる。この変異の存在を調べることで，アフラトキシンへの曝露を疫学的に調べることができる。
- 食事の構成成分から，**体内で合成される**発がん物質に関しては胃癌との関連が最も明らかである。**ニトロソアミン nitrosamine**や**ニトロソアミド nitrosamide**への曝露によって，動物を用いた研究で胃癌が誘発

されることが明らかとなっており，ヒトでも胃癌の発生に関与していると考えられる。保存剤として食品に添加された亜硝酸ナトリウムや一般に野菜に含まれ，大腸の腸内細菌叢によって分解された硝酸塩により亜硝酸塩が生成される。このように，胃で消化されたタンパク質から亜硝酸塩やアミンあるいはアミドが発生し，ニトロソアミンやニトロソアミドが合成される。こうして食事の成分から生体内で発がん物質が合成される。

- 動物性脂肪が多く，かつ食物繊維が少ない食事は，大腸癌の発生に関与している。最も確実性がある説明は，高脂肪の摂取により消化管内で胆汁の濃度が上昇し，腸内細菌叢が変化した結果，微好気性菌が増殖するというものである。これらの細菌により分解された胆汁の代謝物が発がん性を示したり，発がん作用を示したりする可能性がある。一方，食物繊維が多い食事による予防効果は，(1)糞便の量が多くなり食物が腸管を通過する時間が短くなる結果，発がん作用があると考えられる物質が粘膜に曝露する時間が短くなること，(2)食物繊維が発がん物質と結合した結果，腸管粘膜を保護すること，の2つが考えられる。しかし，臨床の現場でこれらの理論を立証しようと試みても，一貫性のある結果は導かれていない。
- ビタミンC，E，βカロテン，セレニウムは，抗酸化作用を有するために抗発がん効果を示すと考えられている。しかしながら，このような抗酸化剤が，がんの予防剤として有用である確証は今のところ得られていない。すでに述べたように，レチノイン酸は上皮の分化誘導を促進し，扁平上皮化生をもとに戻す作用を示す。ビタミンD低値と結腸癌や前立腺癌，乳癌との関連が報告されているが，ビタミンDサプリメントの摂取によってがんのリスクが低下するという報告はいまだ存在しない。

膚との接触によって体内に入る。体内から排出されなければ，脂肪，骨や脳といった吸入部位とは別の組織に蓄積される。
- 外因性の化学物質は，シトクロムP-450系が関与する二相性の化学反応により，毒性を示さない物質へ変換されるが，毒性を示す物質へと活性化されることもある。
- ごくありふれた大気汚染物質であるオゾンは，酸化物や微粒子状物質と混ざることにより，亜硫酸ガス，酸性のエアロゾルや，直径10 μm以下の粒子が含まれるスモッグを形成する。
- 一酸化炭素はヘモグロビンと高い親和性を示すため，全身の低酸素血症や中枢神経系の機能低下を引き起こし，事故や自殺による死亡原因となることが多い。

重金属の毒性

- 鉛，水銀，ヒ素，カドミウムは，人間に毒性をもたらす代表的な重金属である。
- 鉛は，古い家からはげ落ちたペンキに含まれている。これを子どもたちが口にすることが多く，またその吸収率は大人より高い。
- 鉛中毒は，小児では中枢神経系の障害を，成人では末梢神経系のニューロパチーをきたす。過剰な鉛は，骨のカルシウムに拮抗して軟骨のリモデリングを障害したり，貧血をきたしたりする。
- 主要な水銀の曝露源は汚染された魚である。メチル水銀は脳に蓄積してイオンチャネルを阻害し，特に発達段階の脳はメチル水銀に対して感受性が高い。
- 胎児の子宮内での高濃度水銀への曝露は，脳性麻痺，難聴，失明をきたす。
- ヒ素は自然界では土壌や水に含まれ，木材保存剤や除草剤の成分でもある。ヒ素の中毒は，ミトコンドリアでの酸化的リン酸化を阻害し，消化管，中枢神経系，心血管系に対して毒性を示す。長期間の曝露により多発ニューロパチー，皮膚病変や腫瘍を誘発する。
- カドミウムはニッケル-カドミウム電池や化学肥料などに含まれ，土壌を汚染していることがある。カドミウム中毒は閉塞性肺疾患や腎障害をきたす。

タバコの健康への影響

- 喫煙が原因となる死亡は予防できる。
- タバコの煙には，ニコチンなど2,000種類以上の化合物が含まれている。このうちニコチンはタバコの依存性の原因であり，多環芳香族炭化水素化合物，ニトロソアミン，芳香族アミンが主な発がん作用の原因である。
- 喫煙は肺癌の原因の90％以上を占め，また口腔癌，喉頭癌，咽頭癌，胃癌を引き起こす。膀胱癌，腎癌や白血病のいくつかの発生とも関連している。禁煙により

要約

環境要因による疾患と環境汚染

- 環境要因による疾患とは，大気，職場，あるいは個人を取り巻く環境で，化学的あるいは物理的な因子への曝露により発生する疾患である。
- 健康格差とは，集団間の疾病の発生率，有病率，罹患率，死亡率の差のことである。
- 現代の人類には生物学的な人種は存在しない。社会的に定義された人種と民族は，健康と幸福に大きな影響を与える。
- 生体異物である外因性の化学物質は，吸入，摂食，皮

- 肺癌のリスクは減少させることができる。
- 無煙タバコの使用は口腔癌の重要な原因となる。
- 喫煙はアルコールとの併用で，口腔癌，喉頭癌，食道癌のリスクを増大させ相乗効果を発揮する。また，アスベスト，ウラン鉱，その他の物質などへの職業的曝露による肺癌のリスクを増大させる。
- 喫煙は，動脈硬化，心筋梗塞，末梢血管疾患，脳血管疾患をきたす重要なリスク因子である。肺においては，がん以外にも，肺気腫，慢性気管支炎，慢性閉塞性肺疾患をもたらす。
- 妊婦の喫煙は，流産，早産，子宮内胎児発育遅延のリスクを増大させる。

アルコール：代謝と健康に対する作用

- 急速なアルコール過剰摂取はおおよそ200mg/dLの血中濃度で眠気を引き起こす。より高い濃度では昏迷および昏睡が発生する。
- アルコールは肝臓で最初にアルコール脱水素酵素によって酸化され，アセトアルデヒドとなる。シトクロムP-450系酵素およびカタラーゼもアルコールを酸化するがその重要性は低いアセトアルデヒドはミトコンドリアで酢酸に変換され，呼吸鎖で利用される。
- アルコール脱水素酵素によるアルコール酸化によってNAD$^+$を使い果たした結果，肝臓に脂肪が蓄積され，代謝性アシドーシスとなる。
- 慢性的なアルコール過剰摂取によって主に脂肪肝，アルコール性肝炎および肝硬変が発生し，肝硬変による門脈圧亢進症の併発および肝細胞癌の発生リスクが増大する。
- 慢性的なアルコール過剰摂取によって，胃炎，胃潰瘍からの出血，アルコール性心筋症も発生し，急性・慢性膵炎の発生リスクも増大する。
- 慢性的なアルコール摂取は，しばしば食生活の乱れと関連し，葉酸やチアミンなどのビタミンB群の欠乏につながる。
- 慢性的なアルコール過剰摂取は口腔癌，咽頭癌，喉頭癌および食道癌の重大なリスク因子でもある。喫煙や無煙タバコの摂取と協調して，その発生リスクは大きく増大する。

治療用・非治療用薬剤による傷害

- 治療用の薬剤，非治療用の薬剤は，ともに傷害を引き起こす。
- 副作用(ADRs)に最も頻繁に関与する薬剤は，抗腫瘍薬，長期作用型テトラサイクリンや他の抗生物質，閉経後のホルモン療法(MHT)，経口避妊薬(OC)，アセトアミノフェン，アスピリンである。
- MHTは，卵巣癌と乳癌，血栓塞栓症の発生リスクを増大させ，虚血性心疾患に対して保護的な作用は示さないようである。経口避妊薬は子宮内膜癌 endometrial cancerと卵巣癌に対し，保護的な効果を示すが，血栓塞栓症と肝細胞腺腫の発生リスクを増大させる。
- アセトアミノフェンの過剰摂取は肝臓の小葉中心性の肝細胞壊死を引き起こし，その結果，肝不全を起こす可能性がある。初期の毒性変化はグルタチオン(GSH)の濃度を上昇させることで予防できる可能性がある。アスピリンはプロスタグランジンの生産を抑制し，胃潰瘍と胃出血を発生させることがある。
- 薬物使用障害と薬物乱用は深刻な公衆衛生上の問題である。乱用される薬剤で最もよくみられるものは鎮静・催眠薬(バルビツール酸塩，エタノール)，精神運動性薬(コカイン，アンフェタミン，エクスタシー)，オピオイド麻酔剤(ヘロイン，メタドン，オキシコドン)，幻覚剤(LSD，メスカリン)，カンナビノイド(マリファナ，ハシシ)である。こういった薬剤は，さまざまな臓器に多様な症状を引き起こす。

放射線障害

- 電離放射線は細胞を直接傷害し，また水分子や酸素分子から活性酸素を産生することにより間接的に細胞を傷害する。
- 電離放射線はDNAを傷害するため，生殖細胞，骨髄細胞，消化管の細胞といった分裂が早い細胞では，放射線の感受性が高い。
- 不完全なDNA修復によりDNAに変異が起こり，細胞を腫瘍化させることがある。
- 電離放射線は，血管傷害により実質細胞に虚血性壊死を起こし，線維組織を誘導し置換した結果，瘢痕化することがある。

栄養性疾患

- 原発性の重度急性栄養不良 severe acute malnutrition (SAM)は，低所得国では子どものありふれた死因である。原発性SAMは主にマラスムスとクワシオルコルの2つに分けられる。続発性SAMは慢性疾患を伴う患者や進行がん患者にみられる(悪液質)。
- クワシオルコルでは，低アルブミン血症，浮腫，脂肪肝，皮膚病変，免疫不全が起こる。食事中のカロリー摂取量は足りているがタンパク質が不足することで生じる。
- マラスムスでは，血清アルブミン濃度は比較的保たれているが筋肉量や脂肪の減少による，るいそうが特徴的である。この疾患は，食事中のタンパク質や非タンパク質を含むカロリー摂取量が極端に少ないと生じる。
- 神経性食思不振症は，飢餓状態を自らまねいた結果，無月経や甲状腺ホルモン濃度の低下といった多彩な病態を示す。過食症は，過剰量の食事の摂取とその後の嘔吐や過剰な運動を交互に繰り返すことで生じる。
- ビタミンAとビタミンDは脂溶性のビタミンであり，

さまざまな活性を示す。ビタミンCとビタミンB群は水溶性である(ビタミンの機能と欠損症については**表**7.9 参照のこと)。

肥 満
- 肥満とはエネルギーの摂取と消費の異常である。冠動脈疾患の発生に関連するインスリン抵抗性，2型糖尿病，高血圧症，高トリグリセリド血症などさまざまな因子のリスクを上昇させる。
- エネルギーの収支のバランスを制御する機序には主に3つの因子があり，(1)主にインスリン，レプチン，グレリン，PYYなどの求心性シグナルによる制御すること，(2)視床下部の中枢性経路が求心性のシグナルを制御し，遠心性のシグナルを引き起こすこと，(3)遠心性のシグナルが，エネルギーの収支のバランスを制御することが挙げられる。
- レプチンはエネルギーの収支のバランスに重要な役割を果たしている。脂肪組織から分泌されたレプチンは，脂肪の蓄積量によって制御される。レプチンは，視床下部にある受容体と結合して，POMC/CART 神経を刺激し，NYP/AgRP 神経を抑制することで，食事摂取量を減少させる。
- 肥満は糖尿病や心血管障害に加えて，ある種のがん，非アルコール性脂肪肝やコレステロール性胆嚢結石の発生リスクの上昇にも関与している。

臨床検査

検査	参考値	病態生理／臨床的関連
血清中の 25-ヒドロキシビタミン D_2, D_3 濃度	20～50 ng/mL (至適値)	UVB が皮膚に当たると，7-デヒドロキシコレステロールがプレビタミン D_3 を経てビタミン D_3 (コレカルシフェロール)に変換される。肝臓でビタミン D_3 が水酸化されて 25-ヒドロキシビタミン D_3 に変換される。最後に，腎臓で生物学的活性をもつ 1,25-ジヒドロキシビタミン D_3 に変換される。臨床検査においてビタミン D は，生物学的活性をもつ形ではなく，25-デヒドロキシビタミン D_3 を評価する。腎疾患がある場合は，1,25-ジヒドロキシビタミン D の検査が必要である。小児では，ビタミン D 欠乏はくる病や筋肉痛，筋萎縮，(高カルシウム血症による)テタニーと関連する。成人では，ビタミン D 欠乏によって骨粗鬆症や骨折のリスクが上昇する。
血漿中のアセトアミノフェン濃度	10～25 μg/mL[a]	アセトアミノフェンは，肝臓において有毒代謝物 N-アセチル -p- ベンゾキノンイミン(NAPQI)に処理され，グルタチオンに抱合されて尿中に排泄される。治療域を超えた量の投与により，グルタチオンが枯渇する。NAPQI が高値になるとミトコンドリア機能が障害されて肝細胞が障害される。N-アセチルシステインは，アセトアミノフェン中毒の治療に使用される。N-アセチルシステインは，グルタチオンの代わりとして機能し，NAPQI に直接結合する。米国では，急性肝障害の原因の 50% をアセトアミノフェンが占める。
血液・毛髪中のヒ素濃度	血液：＜13 ng/mL 毛髪：＜1.0 μg/g	ヒ素は循環血液から急速に除去される。そのため，血中濃度の評価は急性毒性の診断にしか役立たない。慢性曝露によって，ヒ素は毛髪に蓄積するため，毛髪で曝露量を調べることができる。急性ヒ素障害によって，不整脈や(下痢，嘔気など)消化管のさまざまな症状が現れる。慢性曝露によって，過角化や末梢神経障害，腎不全や貧血，肝機能障害，不整脈が引き起こされる。また，膀胱癌，肝臓癌，皮膚癌，肺癌のリスクも上昇する。
尿・血液中のカドミウム濃度	尿：＜3 μg/g クレアチニン 血液：＜4.9 μg/L	カドミウムは，血清中のタンパク質と結合して肝臓と腎尿細管に最初に蓄積する。カドミウムへの過剰曝露によって，(1)肺胞上皮細胞の壊死による閉塞性肺疾患，(2)腎尿細管障害，(3)(骨粗鬆症，骨軟化症といった)カルシウムの減少による骨の異常，が起こる。カドミウムが毒性を生じる機序は不明であるが，活性酸素種が関与すると考えられている。タバコの煙，(製錬やニッケル・カドミウム電池製造などの)職業，食品からカドミウムに曝露することが多い。
血液中のエタノール濃度	米国の大部分において酩酊状態とされる基準濃度：＞ 80 mg/dL (0.08%) 致命的になりうる濃度：≧ 400 mg/dL (0.4%)	エタノールは肝臓で酸化されることで代謝される。初めにアルコールデヒドロゲナーゼがエタノールをアセトアルデヒドに変換し，次いでアルデヒドデヒドロゲナーゼがアセトアルデヒドを酢酸に変換する。血中アルコール濃度の上昇や慢性的なアルコール摂取によって，ミクロソームのシトクロム P-450，特に CYP2E1 によるエタノールの代謝が大幅に活性化される。CYP2E1 の発現レベルは慢性的なアルコール摂取によって上昇し，耐性を生じさせる。血中アルコール濃度が高くても障害が比較的少ない場合，慢性的にアルコールを摂取していることが示唆される。

静脈血中の鉛濃度	小児＜3.5 μg/dL（後述） 成人：≦70 μg/dL（職業関連曝露）	鉛の多くは消化管から吸収される。鉛は身体全体に分布するが，特に成長中の歯や骨に多く分布する。成人は摂取された鉛の15%，小児では50%が吸収される。吸収量は，栄養不足のときに多くなる。鉛はタンパク質中のシステインのスルフヒドリル基と共有結合し，腎毒性をきたす。鉛はヘムの生合成を抑制し，ミトコンドリアに毒性を示す。小児では，血中鉛濃度の安全域は確立されていないが，CDCは3.5 μg/dLを超えないよう勧告している。血中濃度が45 μg/dLを超える小児では，キレーション療法が適応となる。職業上の鉛の摂取によって血中鉛濃度が，米国政府によって確立された基準を超えないよう監視がなされている。
血液中の水銀濃度	血液：＜10 ng/mL	水銀は，主に消化管で吸収される。水銀は，タンパク質のスルフヒドリル基に結合する。水銀は脂溶性であるため，胎盤を通過して胎児の中枢神経系などの脂質に富む組織に蓄積する。水銀は腎臓から排出されるため，その結果，腎障害が生じる可能性がある。水銀は脳の運動機能，感覚機能，認知機能，行動機能に影響を与える。急性毒性によって，腎尿細管壊死や乏尿，無尿をきたす。胎内での水銀への曝露によって，重篤な中枢神経系の病変，脳性麻痺，失明を引き起こす可能性がある。急速な水銀の摂取によって，嘔吐や腹痛をきたしうる。重篤な症状や血中水銀濃度の高値がみられる場合，キレーション療法が適応となる。
血清中サリチル酸濃度	治療域：＜30 mg/dL	アスピリンは半減期が15分と短く，速やかにサリチル酸へと代謝される。アスピリンを過剰摂取すると，早期に延髄が刺激されることにより，頻呼吸や呼吸性アルカローシス，嘔気嘔吐が起こる。続いて酸化的リン酸化といった細胞内代謝の破綻と代謝性アシドーシスに至る。血清サリチル酸濃度が50 mg/dL以上となると毒性が出現する。

[a]*Duke University Health Systems Clinical Laboratories* の参考値。
参考値は*Mayo Foundation for Medical Education and Research*の許可を得てhttps://www.mayocliniclabs.com/から引用。無断転載を禁ずる。
Deyrup AT, D'Ambrosio D, Muir J, et al. Essential Laboratory Tests for Medical Education. Acad Pathol. 2022;9. doi: 10.1016/j.acpath.2022.100046. より引用。

血管

Blood Vessels

第8章

血管病変は非常に一般的で致死的ないくつかの病態の原因となる。臨床的に最も重要な疾患のほとんどは動脈病変であるが，静脈の障害もまた疾患を起こしうる。疾患は，以下の2つの血管病変によって起こる。

- 血管内腔の**狭窄** narrowing あるいは**完全閉塞** complete obstruction が，進行性に（例：アテローム性動脈硬化症）あるいは急激に（例：血栓症ないし塞栓症）起こる。
- 血管壁の**脆弱化** weakening が，血管の拡張あるいは**破裂** rupture を生じる。

本章で論ずる血管疾患の背景として，まず血管の構造と機能の概観を述べる。

血管の構造と機能

血管 blood vessel は，本質的にすべて平滑筋細胞や細胞外基質（細胞外マトリックス）（ECM）からなる管様構造であり，その内腔表面は内皮細胞によって連続して覆われている。必要とされる機能により，平滑筋細胞や細胞外基質の相対的な量や内皮細胞の特性は，血管系全体を通じてさまざまに異なっている（図8.1）。拍動性の血流や，より高い血圧に適応するために，**動脈** arterial 壁は静脈の壁よりも厚く，何層かの平滑筋細胞の層により補強されている。動脈から**細動脈** arteriole へと内腔が狭くなるに伴い，内腔径に対する血管壁厚の比率は増加し，血管内圧をより正確に調節できるようになる。一方，**静脈** vein は，拡張性のある薄壁性の脈管で，大きな容量をもつ。拡散を最も効率よく行うために，**毛細血管** capillary は基底膜を内皮細胞が1層覆っているのみである。また，特定の種類の血管のみを特徴的に侵す疾患が存在するのは注目すべき点である。例えば，アテローム性動脈硬化は主に大きな筋性動脈に起こるが，高血圧は細動脈を侵し，ある種の血管炎は特定の径の血管のみに選択的に生じる。

血管壁は，**内膜** intima，**中膜** media，**外膜** adventitia という同心円状の3層で構成されている（図8.1）。内膜は，ごく少量の細胞外基質を伴う基底膜の上にある1層の内皮細胞により構成されている。内膜は，**内弾性板** internal elastic lamina とよばれる密な弾性線維の膜によって中膜と分けられている。中膜は主に平滑筋細胞と細胞外基質からなり，外膜の疎な結合組織や神経線維などに囲まれている。**外弾性板** external elastic lamina は一部の動脈に存在し，中膜と外膜の境界となっている。壁の薄い血管，および，すべての血管でも最も内腔に近い部位に存在している平滑筋細胞を養うためには，血管内腔からの酸素と栄養分の拡散で十分である。しかし，大型および中型血管では，外膜内にある小型の細動脈〔**血管栄養血管** vasa vasorum，字義どおりでは"血管の血管（vessels of the vessels）"〕が，中膜の外側半分から2/3の範囲にかけて灌流している。

血管構築

動脈はその大きさと構造により3つの型に分類される。

- **大型弾性動脈** large elastic artery（例：大動脈，大動脈弓，腸骨動脈，肺動脈）：これらの動脈では，中膜全域にわたって弾性線維と平滑筋細胞が交互に層をなしている。そのため心収縮期には拡張し，拡張期には反発して血液を前進させる。
- **中型筋性動脈** medium-sized muscular artery（例：冠動脈，腎動脈）：このような動脈の中膜は，主に平滑筋細胞からなり，弾性線維は内弾性板や外弾性板にのみ存在している。そして局所の血流は，自律神経系および局所代謝性因子（例：アシドーシス）によって制御されている平滑筋細胞の収縮（**血管収縮** vasoconstriction），あるいは弛緩（**血管拡張** vasodilation）により調節されている。
- **小型動脈** small artery（直径2mm以下）および**細動脈** arteriole（直径20～100μm）：これらは臓器の結合組織内に存在する。これらの血管の中膜は主に平滑筋細胞からなる。細動脈は血流に対する生理学的抵抗の調節を担う部位である。液体の流れに対する管の抵抗は直径の4乗に反比例する（つまり，直径が半分になると抵抗は16倍に増加する）ため，細動脈の内腔の直径が少し変化するだけで血圧に大きな変化をもたらす。

毛細血管 capillary の直径は赤血球の直径（7～8μm）よりわずかに小さい。毛細血管は内腔表面を内皮細胞で覆

謝辞：ハーバード大学医学部ブリガム・アンド・ウィメンズ病院病理科のRichard Mitchell博士による本書の旧版における本章への貢献に深謝する。

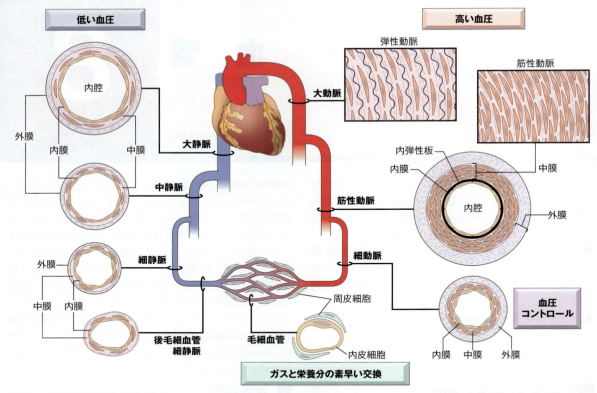

図8.1　領域による血管の専門分化
血管系の基本的な構造は一定しているが，血管壁の厚さや構成は血行力学的な力や組織の要求に応じて異なっている。このように，大動脈やその他の弾性動脈は，高い脈動力に対応するために，かなりの弾性組織をもち，反動してエネルギーを前方の血流に伝達する能力をもつ。これらの血管は，弾性線維層，平滑筋細胞，細胞外マトリックスの繰り返しからなる層状構造を有している。純粋に筋性の動脈は，内膜と中膜，または中膜と外膜の交点にのみ弾性線維がある。対照的に，静脈系は比較的発達が悪く，より大きな容量変化を可能にする薄い中膜をもち，毛細血管壁は内皮細胞とまばらに周囲を取り囲む周皮細胞のみからなるため，酸素と栄養分の迅速な拡散を可能にする。異なる構造と機能的属性は，血管樹のさまざまな部分に影響を及ぼしうる障害にも影響する。したがって，大動脈の弾性組織が失われれば動脈瘤が生じ，拡張した静脈床のうっ血は血栓症を引き起こす。

われており，その周囲は毛細血管内皮細胞の機能を調節するかもしれない**周皮細胞 pericyte** によって覆われている。毛細血管床は，非常に大きな総横断面積を有しており，血流は遅い。壁は薄く，血流が遅いため，毛細血管は血液と組織の間における拡散物質の素早い交換には適している。

　静脈 vein は毛細血管床からの血液を受けるが，まず後毛細血管細静脈を通る。後毛細血管細静脈が合流して集合細静脈になり，さらに大きな静脈となる。炎症の際に特徴的な血管からの漏出（浮腫）や白血球の遊出は，後毛細血管細静脈で起こりやすい（第2章）。同じ分岐レベルの動脈と比べると，静脈はより大きな直径とより大きな内腔，層構造の不明瞭なより薄い壁を有しており，循環の静脈側における低い血圧に対する適応を示している。静脈系は総量的に大きな**容量 capacity** を有しており，正常では全身の血液のおよそ2/3を含有している。

　リンパ管 lymphatic は壁が薄く，組織間質からのリンパを排出するための内皮細胞で覆われた通路であり，最終的に**胸管 thoracic duct** を介して血流へ戻る。リンパ管は，液体と細胞を上皮および実質組織からリンパ節へ送ることにより，リンパ節における抗原提示とリンパ球活性化を促進し，感染に対して末梢組織を連続的に監視することができる。

先天性奇形

　症状が出ることはまれであるが，血管系の頻度の低い解剖学的バリアントを有するために，予期せぬ位置にある血管が傷つけられた場合など，外科手術の際に合併症を起こすことがある。心臓外科医やカテーテル検査を行う循環器内科医は，患者の1〜5％までにとどまる冠動脈のバリアントについても熟知しておかなければならない。その他の先天性血管奇形のなかで，以下の3つは言及する価値がある。

- **苺状動脈瘤 berry aneurysm** は，大脳内の壁の薄い動脈の嚢状の拡張であり，典型的にはウィリス動脈輪の周囲の分岐部にみられる。苺状動脈瘤が発生する

部位では動脈の中膜が先天的に薄く，自然に破裂して致命的な脳内出血を起こすこともある（第21章）。苺状動脈瘤は，成人型多発性嚢胞腎に関連している場合がある（第12章）。

- **動静脈瘻 arteriovenous (AV) fistula** は，毛細血管床を介さない動脈と静脈の間の異常交通のことである。これは，発生上の異常として起こることがほとんどであるが，**動脈瘤 aneurysm** が隣接する静脈内に破裂したり，動脈と静脈の壁を貫通するような損傷が発生したり，あるいは，隣接する血管に炎症や壊死が起こったりする場合にも生じることがある。また動静脈瘻は，血液透析で血管路を確保するために外科的に作成される。動静脈瘻が大型あるいは多数の場合には，動脈系から静脈系へ大量の血液の短絡が起こり，高心拍出量性心不全を起こすことがある。

- **線維筋性異形成 fibromuscular dysplasia** は，中ないし大型筋性動脈壁にみられる限局的で不規則な肥厚であり，中膜と内膜の過形成や線維化に起因する。主に女性の疾患で，腎動脈が優先的に侵され，75〜90％の症例で腎動脈に病変がみられる。診断時の年齢の中央値は52歳である。原因は不明である。部分的な血管壁の肥厚により，血管内腔が狭窄したり，血管攣縮を起こしたりして血流量の減少がもたらされることもある。腎動脈では，この血流減少が，レニン－アンギオテンシン－アルドステロン系の活性化により，腎血管性高血圧を引き起こすことがある。動脈壁が肥厚した部位の間で，動脈の中膜がしばしば薄くなり，このような部分では血管の嚢状の拡張が起こりやすく，ときに血管が破裂することもある。

血圧調節

健康を保つために，全身および局所的な血圧は狭い範囲内に維持しておく必要がある。**低血圧 hypotension** では，組織灌流量が不十分なときに組織障害を引き起こし，ときに組織壊死に至る。逆に，**高血圧 hypertension** は，血管と終末器官に傷害を与え，アテローム性動脈硬化の主要なリスク因子の1つである（後述）。

血圧は，心拍出量と末梢血管抵抗によって決まるが，心拍出量も末梢血管抵抗も，多くの遺伝的ならびに環境的因子の影響を受ける（図8.2）。

- **心拍出量は，1回拍出量と心拍数によって決まる。** 1回拍出量の最も重要な決定因子は充満圧であり，充満圧はナトリウム恒常性（後述）とそれによる血流量の変化によって調節される。心拍数と心筋収縮力（1回拍出量に影響を与える2番目の因子）は，αおよびβアドレナリン系によって（それらの血管緊張への影響に加えて）制御されている。

- **末梢血管抵抗は，** 神経や体液の作用により，主に細動脈のレベルで調節されている。血管緊張は，血管収縮物質（アンギオテンシンⅡ，カテコールアミン，エンドセリンなど）と血管拡張物質（キニン，プロスタグランジン，一酸化窒素など）の働きのバランスを反映している。抵抗血管は自動調節能も有しており，血流量が増えたときには血管収縮を引き起こし，組織への過剰灌流を防ぐようになっている。さらに，血圧は局所の代謝需要に順応するために，組織のpHや低酸素などによっても微調整されている。

腎臓，副腎，心筋から放出される因子は，ナトリウム濃度を調節することにより，血管緊張に影響を与え，血流量を調節する。血圧を調整するための力は，図8.3以降に記載される。

- **ナトリウムの恒常性**：腎臓は1日当たり平均23 molの食塩を含む170 Lの血漿を濾過している。よって，100 mEqのナトリウムを含む食事では，濾過された

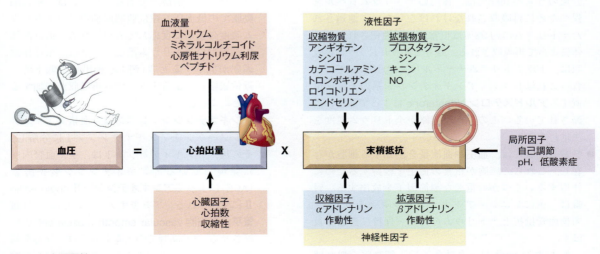

図8.2 血圧調節
NO（Nitric oxide）：一酸化窒素

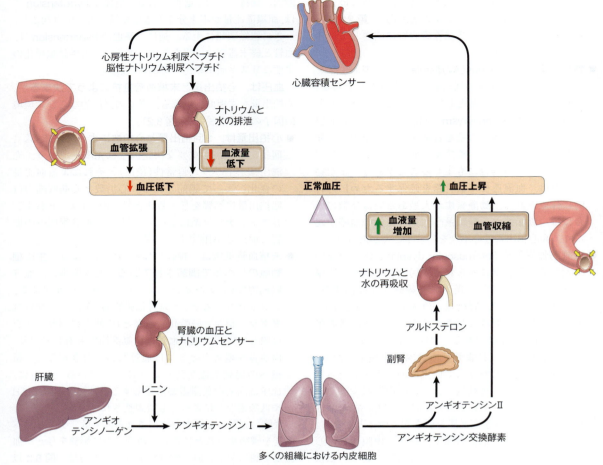

図 8.3　血圧調節の際のレニン，アンギオテンシン，アルドステロン，心房性ナトリウム利尿ペプチドの相互作用
血管拡張や血液量の減少によって引き起こされる低血圧は，腎臓からのレニンの分泌を誘発し，アンギオテンシン - アルドステロン系を介して血圧を上昇させる．逆の場合，高血圧は"心臓容積センサー"である心房性ナトリウム利尿ペプチド（ANP）と脳性ナトリウム利尿ペプチド（BNP）の分泌を誘発し，血圧を正常化する．

食塩のうちの 99.5％は，体内のナトリウムレベルを保つために再吸収されなければならない．濾過されたナトリウムの約 98％は恒常的に活性化された輸送体によって再吸収される．残り 2％のナトリウム再吸収は，上皮ナトリウムチャネル（ENaC）によって行われ，これはレニン－アンギオテンシン系の下流に位置する**アルドステロン aldosterone** によって厳密に調節されている．このような経路がナトリウム濃度を決定している．

- 腎臓と心臓には，血圧や血流量を感知する細胞が存在し，これらの細胞が正常の血圧を維持するために作用するいくつかの重要な調節因子を放出する．腎臓は，主にレニン－アンギオテンシン系を介して，末梢血管抵抗とナトリウムの排出・保持に影響を及ぼす．
    - **レニン renin** は，糸球体の輸入細動脈を取り囲む筋上皮細胞である傍糸球体細胞で産生されるタンパク質分解酵素である．レニンは，輸入細動脈での低血圧，遠位曲部尿細管でのナトリウム濃度の低下に反応して放出される．遠位曲部尿細管でのナトリウム濃度の低下は，糸球体濾過率が低下するとき（例：心拍出量の低下時），近位尿細管によるナトリウム再吸収が増加することにより起こる．
- **アンギオテンシン**：レニンは，血漿アンギオテンシノーゲンをアンギオテンシン I に分解し，その後，アンギオテンシン I は，主に血管内皮に発現しているアンギオテンシン変換酵素（ACE）によって**アンギオテンシン II angiotensin II** に変換される．アンギオテンシン II は，(1) **血管平滑筋細胞 vascular smooth muscle cell** を収縮させる，(2) 副腎でのアルドステロン分泌を刺激する，(3) 尿細管でのナトリウム再吸収を亢進させることにより，血圧を上昇させる．

- **アルドステロン**：副腎のアルドステロンは、血流量に作用して血圧を上昇させる。アルドステロンは、遠位曲部尿細管および集合管でのナトリウムの再吸収（さらに水の再吸収）を増加させ、さらに、カリウムの尿中への排出も亢進させる。
- **血管拡張物質**：腎臓は、さまざまな血管拡張物質（プロスタグランジン、一酸化窒素など）も産生しており、これらはおそらく、**アンギオテンシン** angiotensin の血管収縮効果と平衡を保つ作用を及ぼしている。
- **ナトリウム利尿ペプチド**：心筋性ナトリウム利尿ペプチドは、容量の増加に反応し、心房と心室の心筋細胞から放出される。これらは遠位尿細管におけるナトリウム再吸収を阻害し、ナトリウムの排出と利尿をもたらす。また、全身的な血管拡張を引き起こす。

高血圧性血管疾患

高血圧は、高所得国では主要な健康問題の1つである。ときに高血圧は、急性で強い症状の出ることもあるが、典型的には長年無症状で経過する。この高血圧が潜行している状態は良性あるいは**本態性高血圧** essential hypertension とされる。加齢とともに血圧が徐々に上昇することは、脳などの終末器官の正常な血液灌流において"必須（essential）"だとみなされていたことによる名称だが、そのような血圧上昇は、必須でもなければ良性でもない。一般的に原因が特定できない（特発性）ため、一次性高血圧とよぶのが最も適切である。特発性、本態性、良性という用語は、いずれもこのような高血圧に対して使われ続けている。一次性高血圧は、脳卒中やアテローム硬化型冠動脈疾患のリスクを上げることに加え、心肥大と心不全（**高血圧性心疾患** hypertensive heart disease）（第9章）、**大動脈解離** aortic dissection、多発脳梗塞性認知症、および腎不全を起こしうる。

高血圧の95％近くは特発性である。残りの症例のほとんどは、原発性腎疾患、腎動脈狭窄（腎血管性高血圧）、副腎疾患、閉塞性睡眠時無呼吸症候群に続発するものである（表8.1）。一次性高血圧は、合併症（心筋梗塞、脳卒中など）がない限り、長命である。二次性高血圧の予後は、基礎疾患の適切な治療にかかっている。

高血圧の疫学

身長や体重のように、血圧は連続的に分布する変数であり、そのうえ、血圧が上昇するにつれてその有害な作用も次第に増加し、どれほど厳密に血圧水準の閾値を定義しても、完全に安全だと予測することはできない。それでも、集団研究においては、**拡張期血圧が持続的に80 mmHg を超える、または、収縮期血圧が持続的に120 mmHg を超えることがアテローム性動脈硬化のリスク増加と関連しており**、それゆえに、これらの値は臨床現場で高血圧を診断する際のカットオフ値として用いられている。これらの診断基準によると、米国全人口の40％以上が高血圧である。しかしながら、前述のようにこれらの値はいくらか恣意的なものであり、他の心血管リスク因子（糖尿病など）をもつ患者においては、より低い閾値を適用したほうがよいのかもしれない。

高血圧の病的影響割合は年齢とともに上昇し、特定の集団においてより高い。一般に、高所得国は低所得国に比べて高血圧関連疾患による被害が少ない。米国では、ヨーロッパ系米国人、アジア系米国人、ラテン系米国人に比べ、アフリカ系米国人の高血圧罹患率が最も高いが、これは環境因子と遺伝因子の組み合わせによるものである。

適切な治療なしでは、高血圧患者の約半数が虚血性心疾患（IHD）または、うっ血性心不全で死亡し、1/3 が脳卒中で死亡する。血圧を下げることにより、すべての型の高血圧関連疾患の発生率や臨床的な後遺症（死亡を含む）が減少する。

少数の高血圧患者（約5％）は急激な血圧の上昇を示し、もし無治療ならば1～2年以内に死亡する。そのような患者は、収縮期血圧180 mmHg 以上、または拡張期血圧120 mmHg 以上である。このような高血圧は、乳頭浮腫の有無にかかわらず、腎不全や網膜出血などの重篤な罹患率や死亡率と関連することが多いため、"悪性"（または重症）とよばれている。悪性高血圧は新規に

表8.1 高血圧のタイプと原因

本態性高血圧
90～95％の症例
続発性高血圧
腎性
急性糸球体腎炎
慢性腎疾患
多発性嚢胞腎疾患
腎動脈狭窄
腎血管炎
レニン産生腫瘍
内分泌性
副腎皮質機能亢進（クッシング症候群、原発性アルドステロン症、先天性副腎過形成、）
外因性ホルモン（グルココルチコイド、エストロゲン（妊娠によるもの、および経口避妊薬を含む）、交感神経刺激薬、モノアミン酸化酵素阻害薬）
褐色細胞腫
末端肥大症
甲状腺機能低下症（粘液水腫）
甲状腺機能亢進症（甲状腺中毒症）
妊娠によるもの（妊娠高血圧腎症）
心血管性
大動脈縮窄
結節性多発性動脈炎
血管内容量（血流量）の増大
心拍出量の増大
神経性
精神的
頭蓋内圧亢進
閉塞性睡眠時無呼吸症候群急性ストレス、外科手術を含む

発症することもあるが，最も一般的なのは，長期間にわたる既存の一次性でそれほど重篤でない（いわゆる"良性"）高血圧を背景として発症するものである。

一次性高血圧の病態形成

血圧調節の分子経路はそれなりによく理解されているが，罹患者の大多数において高血圧に至るメカニズムは不明のままである。一次性高血圧は，遺伝的多型と環境因子の相互作用によって生じ，それらが相乗的に作用して血液量および／または末梢抵抗が増加する，というのが通説である。

特定の引き金は不明であるが，腎臓でのナトリウム制御の変化と血管抵抗の増加が一次性高血圧に寄与しているようである。

- 正常な血圧のもとで**腎臓からのナトリウム排泄が減少する**ことが，おそらくは発病の主要な特徴であり，実際，これは高血圧の多くの型に共通な病因である。ナトリウム排泄の減少は，体液量の必然的な増加と心拍出量の増加を引き起こすため，血圧が上昇する（図8.3）。高くなった新しい血圧条件において，腎臓がナトリウムを排泄する。こうして血圧の上昇という犠牲のもとに，ナトリウム排泄の新たな安定状態がもたらされる。
- **血管抵抗の増加は，血管収縮や血管壁の構造変化に起因するかもしれない**。これらは必ずしも互いに関連のない因子ではなく，慢性の血管収縮は血管壁の永久的な肥厚を引き起こす可能性がある。
- **遺伝要因 genetic factor** は，一卵性双生児と二卵性双生児の研究や高血圧の多い家系の研究で示されているように，血圧の決定に重要な役割を果たしている。一次性高血圧の大多数において，感受性遺伝子は不明であるが，腎臓でのナトリウム再吸収や内因性の昇圧物質産生，血管平滑筋細胞の増殖などに影響する遺伝子が含まれていると推定される。少数例では，特異的なアンギオテンシノーゲンの多型やアンギオテンシンⅡ受容体のバリアントに関係がある。レニン–アンギオテンシン系における多型は，血圧調節における集団間の相違に寄与している可能性がある。
- **環境要因 environmental factor** として，ストレス，肥満，喫煙，身体的な活動性の低さ，食塩の過剰摂取および健康管理へのアクセス不足などがあり，こういったものが高血圧の遺伝的決定因子の影響を修飾する。食事から摂取したナトリウム量と高血圧が関連しているというエビデンスが特に強力である。

形態学

高血圧は，アテローム性動脈硬化の発生を促進し，大動脈解離や脳出血を引き起こしうるような大型動脈や中型動脈の壁の変性を引き起こす．2種類の関連のある小血管病変が認識されている（図8.4）．

- **硝子様細動脈硬化** hyaline arteriolosclerosis は，一次性高血圧に関係している．この血管病変は，細動脈壁の肥厚を特徴とし，均質なピンク色の硝子様物質沈着や細動脈壁の細部構造の消失や，内腔の狭窄化を伴う（図8.4A）．この病変は，傷害内皮細胞を越えた血管壁への血漿成分の漏出と，慢性的な血行力学的ストレスに反応した，平滑筋細胞による細胞外基質の過剰産生に起因している．腎臓では，硝子様細動脈硬化による細動脈狭窄により，びまん性の血管障害と**腎硬化症** nephrosclerosis（糸球体の硬化）（第12章）がもたらされる．血圧が正常な高齢者の血管も同様の変化を示すかもしれないが，硝子様細動脈硬化は高血圧の患者においてより広範囲で，より高度に認められる．また同様の病変は，糖尿病性細小血管障害でもみられるが，この疾患の病因は高血糖に関連した内皮細胞機能不全である．
- **過形成性細動脈硬化** hyperplastic arteriolosclerosis は，重症高血圧でより典型的である．血管は"タマネギの皮様 onion skin"で，同心円状，層状の細動脈壁肥厚を示し，

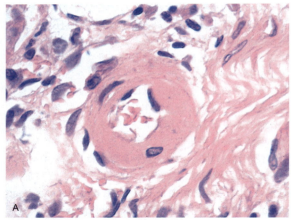

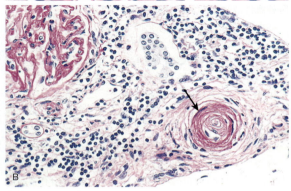

図8.4　高血圧性血管病変
A：硝子様細動脈硬化．細動脈壁は肥厚し，無構造のタンパク質様物質の沈着（硝子化）を伴っている．内腔は高度に狭窄している．B：内腔閉塞を起こした過形成性細動脈硬化（タマネギの皮様）（**矢印**）．過ヨウ素酸シッフ（PAS）染色．（*Dr. Helmut Rennke, MD, Brigham and Women's Hospital, Boston, Massachusetts.* の厚意による）

内腔は狭窄している（図 8.4B）。この層状構造は，平滑筋細胞と肥厚して重複した基底膜から構成されている。重症（"悪性"）高血圧では，このような過形成性変化はフィブリノイド壊死を伴っており，特に腎臓で顕著である。

動脈硬化

動脈硬化 arteriosclerosis は，文字どおり"動脈が硬くなる(hardening of the artery)"ことを意味しており，動脈壁の肥厚と弾性の低下に対して用いる総称的な用語である。原因と帰結の異なる4つの病型が知られている。
- 細動脈硬化 arteriolosclerosis は小動脈や細動脈の病変であり，下流に虚血性傷害を引き起こすことがある。2つの亜型，すなわち硝子様細動脈硬化と過形成性細動脈硬化とがあり，高血圧との関連は上述した。
- "粥"と"硬化"を意味するギリシャ語を語源とするアテローム性動脈硬化症は，最も一般的で臨床的に重要な血管疾患であり，次節で述べる。
- メンケベルグ型動脈硬化（中膜硬化）Mönckeberg medial sclerosis は，典型的には50歳以上の人における，筋性動脈の通常内弾性板を中心とした石灰沈着が特徴である。この病変は血管内腔に侵出することはなく，通常は臨床的には重要でない(e図 8.1)。乳腺においては，マンモグラフィーで発見されることがある。
- 線維筋性内膜過形成 fibromuscular intimal hyperplasia は，細動脈より太い筋性血管に起こる，非アテローム性の過程である。これは，〔治癒した動脈炎や移植関連動脈病変にみられるように（第9章）〕炎症によって，あるいは，ステントやバルーン血管形成術 balloon angioplasty などと関連して（後述）機械的刺激によって引き起こされた，平滑筋細胞や細胞外基質に富む病変である。結果として生じる過形成は，罹患血管の著明な狭窄をきたすことがあり，実際そのような内膜過形成は，ステント内再狭窄の原因であり，固形臓器移植失敗の主な長期原因である。

アテローム性動脈硬化

アテローム性動脈硬化症は内皮傷害に対する血管の反応とみるのが最も適切である。内皮傷害のさまざまな原因に対する血管壁の反応はきわめて定型的であるため，このプロセスについて説明から始める。

内皮細胞の消失や機能障害をもたらす血管傷害は，平滑筋細胞の増殖や細胞外基質の合成，さらには血管壁の肥厚を促す。傷害された血管の修復は，平滑筋細胞や平滑筋前駆細胞の内膜への遊走を伴う。そして，これらの細胞が増殖し，細胞外基質を合成するが，これは体内の他の部位で線維芽細胞が創傷部位を充塡する過程とほとんど同じであり（図 8.5A），典型的には1層の無傷な内皮細胞に被覆された新生内膜を形成する。内膜平滑筋細胞の遊走能，増殖能，合成能は，血小板，内皮細胞，マクロファージが産生する増殖因子やサイトカイン，また活性化された凝固タンパク質や補体タンパク質によって制御されている。この新生内膜形成反応は，感染，炎症，免疫傷害，物理的損傷（例：バルーンカテーテルや高血圧による）や，毒素への曝露（酸化脂質やタバコの煙）など，あらゆるタイプの血管損傷や機能障害において起こる。持続的あるいは反復的な障害により，さらなる肥厚が起こり，中小血管の狭窄につながる。

アテローム性動脈硬化は，アテローム（粥腫）atheroma（またはアテローム硬化性プラーク atherosclerotic plaque）とよばれる血管内腔の病変が特徴である。それは冠動脈疾患，脳血管疾患，末梢血管疾患における病態形成の根底にあり，西洋諸国では他のどの疾患よりも多くの罹患率と死亡率（全死亡者の約半分）を引き起こしている。アテローム性プラークは，軟らかくもろい半固体の脂質コア（主に，コレステロールおよびコレステロールエステルで壊死性残骸を伴う）からなる隆起した病変で，線維性被膜で被覆されている（図 8.5B）。大きくなるにつれて，粥状硬化性プラークは血管内腔を機械的にふさぐことがあり，狭窄に至る。しかし，より懸念されるのは，アテローム性プラークは破たんしやすく，血栓形成や血管の突然の閉塞を引き起こすことがある。内膜病変が厚くなると，それだけで下にある中膜の循環を阻害し，結果として虚血や，引き続いて起こる炎症による細胞外基質の変化によって中膜が脆弱化し，動脈瘤形成 aneurysm formation の要因となる。

疫 学

アテローム性動脈硬化症は，高所得国では事実上いたるところにみられるが，低所得国では憂慮すべき速さで有病率が増加している。これは都市化の進展と欧米食のグローバル化に関連していると考えられている。その結果，アフリカ，インド，東南アジアの冠動脈疾患による死亡率は，今や米国のそれを上回っている。東欧諸国では米国の3～5倍，日本の7～12倍である。冠動脈疾患はアテローム性動脈硬化の臨床病態として重要で，アテローム性動脈硬化に関連した死亡率についての疫学的データは，典型的には虚血性心疾患(IHD)による死亡を反映する（第9章）。実際，米国では全死因のおよそ1/4が心筋梗塞である。

多くの前向き研究〔重要なフラミンガム心臓研究（Framingham Heart Study）を含む〕によると，アテローム性動脈硬化や虚血性心疾患の頻度や重症度は多くの因子と相関しており，これらのリスク因子のあるものは体質的（それゆえに制御しにくい）だが，その他のものは後天的ないし修正可能な習慣に関連している（表 8.2）。これらのリスク因子は，おおまかには相乗的な影響を示す。

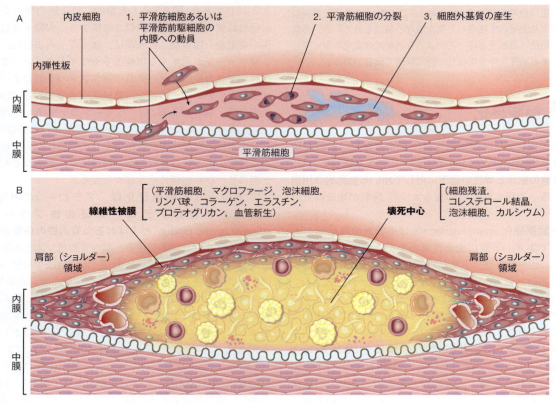

図 8.5
A：内皮傷害に対する血管の反応。傷害を受けた血管の治癒には，中膜または循環している平滑筋前駆細胞から内膜への平滑筋細胞の遊走が関与する。これらの細胞は次に増殖し，体内の他の場所で線維芽細胞が傷を埋めるのとほぼ同じ方法で細胞外基質を合成し，典型的には無傷の内膜細胞層で覆われた新生内膜を形成する。内膜平滑筋細胞は，その異なる表現型を強調するために，中膜の平滑筋細胞とは異なる色で描かれている。B：アテローム性プラーク。高コレステロール血症などの危険因子の存在下で血管傷害が持続すると，傷害部位にアテローム性プラークが発生する。アテローム性プラークは，線維性被膜に覆われた軟らかく砕けやすい脂質コア(主にコレステロールとコレステロールエステル，壊死性破片)からなる隆起性病変である。肩の部分は，平滑筋細胞，マクロファージおよびT細胞の存在により，より細胞密度が高い。

表 8.2　アテローム性動脈硬化の主要なリスク因子

修正不可能(体質)
遺伝的原因(家族性高コレステロール血症など)
家族歴
加齢
男性
修正可能なもの
高脂血症
高血圧
喫煙
糖尿病
炎症

このように，2つのリスク因子により心筋梗塞のリスクはおおよそ4倍になる。3つのリスク因子(例：高脂血症，高血圧，喫煙)が存在すると，その頻度は7倍に増加する(図 8.6)。

■ 体質的リスク因子

● **遺伝的特質**：家族歴はアテローム性動脈硬化の最も重要な独立したリスク因子である。ある遺伝性疾患はアテローム性動脈硬化に強い関連があるが(例：家族性高コレステロール血症)(第4章)，これらはごく少数の症例の原因となるのみである。ほとんどの家族性のリスクは，高血圧や糖尿病を含む，アテローム性動脈硬化と連帯した多因子の形質に関連している。

● **年齢**：アテローム性動脈硬化は，病変が決定的な閾値にまで達して臓器傷害を引き起こす中年期，あるいはそれ以降まで，通常は臨床症状を示さない。40〜60歳の間では，心筋梗塞の発生頻度が5倍に増加する。虚血性心疾患による死亡率は，10歳加齢するごとに増加し続ける。加齢に伴い，単球やマクロファージの機能を変化させる変異をもつ造血細胞クローン〔いわゆる未確定の潜在能をもつ**クローン性造血** clonal hematopoiesis of indeterminate potential (CHIP)〕が増大する傾向があることは明らかであり，このこともアテローム形成に重要な役割を果たして

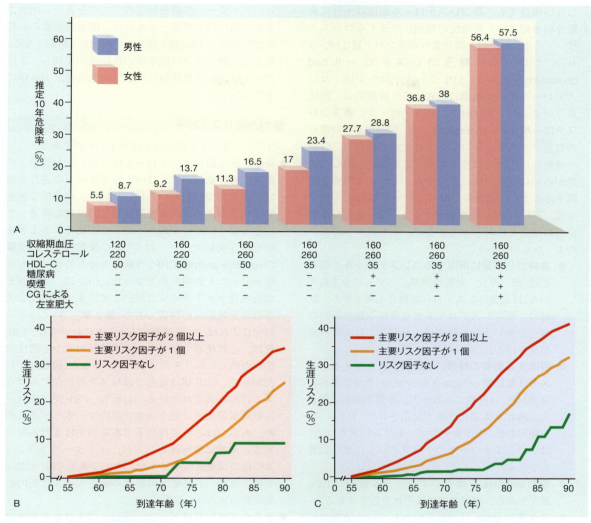

図8.6　心血管疾患による生涯死亡リスク
A：高脂血症，高血圧，喫煙，糖尿病という確立された危険因子の関数として，55歳の男女を仮定した場合の冠動脈疾患の10年リスクの推定値．女性（B）も男性（C）も，1つ以上の危険因子（血圧，コレステロール，糖尿病，喫煙）が心血管系イベントの生涯リスクを有意に増加させる．〔A：O'Donnell CJ, Kannel WB: Cardiovascular risks of hypertension: lessons from observational studies. J Hypertension Suppl 16[6]:S3-S7, 1998, Lippincott Williams & Wilkins. より許可を得て転載．B,C：Berry JD, Dyer A, Cai X, et al: Lifetime risks of cardiovascular disease. N Eng J Med 366:321-329, 2012. より改変〕

いる可能性がある（後述）．
- **性別**：すべての他の要因が同じであれば，閉経前の女性は，同年代の男性と比較すると，相対的にアテローム性動脈硬化にはかかりにくい．したがって閉経前の女性では，糖尿病や高脂血症ないし重篤な高血圧などの病因がなければ，心筋梗塞やアテローム性動脈硬化による合併症の発生はまれである．しかしながら閉経後には，アテローム性動脈硬化に関連する病気の発生頻度は増加していき，男性を凌駕するようにさえなる．この性差を説明するために，エストロゲンが有益な影響を及ぼしているという説がこれまでずっと提唱されてきたが，いくつかの臨床

治験においては，ホルモン補充療法は血管疾患を予防しないことが示されている．実際，65歳を過ぎてからのエストロゲン投与は心血管リスクを軽度増大させたようにみえる．アテローム性動脈硬化に加えて，性別は止血や梗塞の治癒，心筋リモデリングといった虚血性心疾患患者の予後に関係する因子に影響を及ぼしている．

修正可能な主なリスク因子

- **高脂血症** hyperlipidemia，特に高コレステロール血症 hypercholesterolemia は，アテローム性動脈硬化発症の主要なリスク因子であり，他のリスク因子が存在

しない場合でも，高コレステロール血症は十分に病変を引き起こす．危険度の増加に関連するコレステロールの主要成分は，低比重リポタンパク質（LDL）コレステロール（"**悪玉コレステロール bad cholesterol**"）である．LDL コレステロールは，コレステロールを末梢組織に輸送する．対照的に，高比重リポタンパク質（HDL）コレステロール（"**善玉コレステロール good cholesterol**"）は，発達中および既存の血管プラークからコレステロールを回収し，肝臓へ運搬して胆汁内に排出する．結果的に，HDL の濃度が高いほど危険度は低くなる．これらの関係を認識することは，血清総コレステロールや LDL を低下させ，同時に HDL を増加させるような，食餌や薬物介入の開発を後押ししているが，その例として以下のようなものがある．

- 食物から多量に摂取するコレステロールや飽和脂肪（例：卵黄，動物性脂肪，バターに含まれている）は血漿コレステロール値を上昇させる．反対に，低コレステロール食や多価不飽和脂肪の割合が高い食物の摂取は，血漿コレステロール値を下げる．
- 摂取する脂質の種類は大きな影響を与える．オメガ3脂肪酸 omega-3 fatty acid（魚油に豊富に含まれる）は有益である一方，多価不飽和油脂が人工的に水素添加されて製造された（トランス）不飽和脂肪（焼き菓子やマーガリンに含まれる）は，コレステロールのプロフィールに悪い影響を与える．
- 運動 exercise や適度のアルコール摂取は HDL 濃度を高め，肥満や喫煙はそれを低下させる．
- スタチン statin は，広く使われている薬物の一種で，肝臓のコレステロール生合成における律速酵素であるヒドロキシメチルグルタリル CoA レダクターゼ hydroxymethylglutaryl coenzyme A（HMG-CoA）reductase を阻害することで，循環血中のコレステロール濃度を低下させる（第4章）．

- **高血圧**（上記参照）は，アテローム性動脈硬化の進行における，もう1つの主要なリスク因子である．高血圧は，虚血性心疾患の危険度を約60%増加させる（図8.6）．また，高血圧は酸素需要を増加させることによって左室肥大（LVH）の主な原因となり，心筋虚血に寄与する（図8.6）．
- **喫煙 cigarette smoking** は，立証されたリスク因子であり，喫煙習慣の変化が，おそらく女性におけるアテローム性動脈硬化の頻度および重症度増加の原因にもなっている．何年にもわたって喫煙を続けると，虚血性心疾患に関連する死亡率は2倍になる．一方で，禁煙によって危険度は減少する．
- **糖尿病**は血清コレステロール値の上昇に関連しており，アテローム性動脈硬化のリスクを著明に増加させる．他の因子が同一であれば，糖尿病患者の心筋梗塞の頻度は，糖尿病を伴わない場合の2倍高くなる．加えて，糖尿病では脳卒中の危険度が増加し，下肢のアテローム性動脈硬化性壊疽の危険度は100倍にまで増加する．

■ 付加的リスク因子

リスクに寄与する他の因子は以下のものである．

- **炎症**：炎症細胞はアテローム性プラーク形成のどの段階にも存在し，アテローム性プラークの進行と破裂に密接に関与している（下記参照）．全身的な炎症促進状態がアテローム性動脈硬化の進展に関連しているといういくつかのエビデンスがある．さまざまな全身性炎症マーカーのうち，C 反応性タンパク質 C-reactive protein（CRP）の測定が最も簡易で最も感度が高いことが明らかとなった．CRP は，さまざまな炎症性サイトカインに反応して，まず肝臓で合成される急性期反応物質である（第2章）．いくつかの研究によれば，一見健康にみえる人においても，CRP 値は，心筋梗塞，脳卒中，末梢動脈病変や心臓性突然死の独立したリスクファクターとなる（図8.7）．したがって，CRP 値は現在ではリスク層別化アルゴリズムに組み込まれている．しかし，CRP がアテローム性動脈硬化症に伴う炎症状態のマーカーであるのか，あるいはその原因因子であるのかはまだ不明である．非常に興味深いことに，インターロイキン1βの阻害は炎症性バイオマーカーである CRP と IL-6 を低下させ，心筋梗塞の既往のある人の非致死的心筋梗塞のリスクを減少させた．
- **ホモシスチン尿症 homocystinuria** はまれな先天性代謝異常であり，血液中のホモシスチンの上昇（100 μmol/L 以上）を引き起こし，早発性血管疾患に関連する．葉酸やビタミン B_{12} レベルの低下はホモシスチンレベルを増大させるが，追加的なビタミン摂取は心血管疾患の頻度には影響しない．
- **メタボリックシンドローム**：この臨床概念は，中心性肥満に関連しており，脂肪細胞から放出されるサイトカインによって誘発されるインスリン抵抗性，高血圧，脂質異常症（高トリグリセリドと低 HDL），凝固能亢進，炎症促進状態などによって特徴づけられる．脂質異常症や高血糖，高血圧はすべて心臓病に関連するリスク因子であり，そのうえ全身性の凝固能亢進や炎症促進状態は，内皮細胞の機能不全や血栓症に寄与する可能性がある．
- **リポタンパク質(a)値 lipoprotein(a) level**：リポタンパク質(a)は LDL 様粒子であり，これは LDL のアポリポタンパク質 B-100 部分をアポリポタンパク質(a)と結合した状態で含み，多くの動脈硬化促進特性を LDL と共有している．リポタンパク質(a)値は，総コ

アテローム性動脈硬化

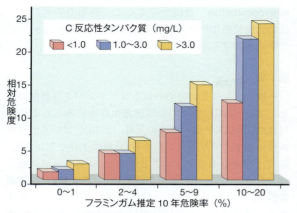

図 8.7　冠動脈疾患における C 反応性タンパク質（CRP）値の予後予測価値
縦軸の相対危険度とは，心血管イベント（例：心筋梗塞）のリスクを示す．横軸は，フラミンガム研究で同定された古典的なリスク因子から計算された，心血管イベントの 10 年のリスクを示す．各々のグループで，CRP 値によりさらに患者は層別化されている．(Ridker PM et al: Comparison of C-reactive protein and low–density lipoprotein cholestgerol levels in the prediction of first cardiovascular events. N Engl J Med 347:1557, 2002. より改変)

レステロール値や LDL 値とは独立して冠動脈疾患や脳血管疾患のリスクと相関している．リポタンパク(a) は内皮細胞の機能障害を促進し，プラスミノーゲンの活性化・プラスミンの生成・線溶を障害し，血栓形成を促進し，ひいてはアテローム形成を促進する．

- **クローン性造血 clonal hematopoiesis**：クローン性造血（第 10 章）は，1 つ以上のよく知られたがん遺伝子あるいはがん抑制遺伝子において，発がんに深く関与する体細胞遺伝子変異を獲得した細胞が，骨髄内で主なクローンとして存在することと定義され，現在では，高齢者には高い割合でクローン性造血がみられることが知られている．このような遺伝子変異が存在するにもかかわらず，典型的には血球数は正常である．意外なことに，疫学研究によって，クローン性造血は心血管疾患による死亡リスクの増加と密接に関連していることが判明した．その原因には，造血幹細胞クローンに由来する自然免疫細胞の機能が変化したことが，可能性として考えられる．
- 定量化が困難なリスクと関係のある**その他の因子**として，運動不足，競争的でストレスの多いライフスタイル（"A 型性格 type A personality"）などがある．

心血管系イベントの約 20％は，同定可能な危険因子がない場合に起こることを念頭に置くべきである．

■ 病態形成

現在の病態形成における考え方は，アテローム性動脈硬化は，内皮細胞傷害 endothelial injury に対する血管壁の慢性炎症反応だというものである（傷害に対する反応仮説）．病変の進展は，修飾されたリポタンパク，単球由来マクロファージ，T リンパ球，および動脈壁の細胞成分との間の相互作用に関係している（図 8.8）．この説によると，アテローム性動脈硬化は以下の病理学的事象の結果生じる．

- **内皮細胞傷害**（および，その結果生じる内皮細胞の機能障害）は，透過性の亢進，白血球の接着，血栓の形成を引き起こす
- 血管壁における**リポタンパク質**（主に，**酸化 LDL oxidized LDL** と**コレステロール結晶 cholesterol crystal**）の蓄積
- 内膜における**マクロファージの集積と活性化**
- **血小板の接着**
- 活性化された血小板，マクロファージ，血管壁細胞からの因子放出が，中膜に常在する平滑筋細胞あるいは循環している前駆細胞からの，平滑筋細胞の動員を誘導する
- 細胞外およびマクロファージや平滑筋細胞内での脂質蓄積
- 平滑筋細胞の増殖，細胞外基質の産生と T 細胞の動員

これらのステップの詳細は以下のとおりである．

内皮細胞傷害

内皮細胞傷害は，傷害に対する反応仮説の土台である．ヒトの初期のアテローム性動脈硬化病変は形態的には無傷だが，機能障害のある内皮の部位に始まる．機能障害とは，血管（脈管）の張りを生じる，あるいは維持する，止血を調節する，潜在的に有害な物質に対するバリアーとして機能する，炎症を制御するといった，内皮の能力に欠陥があることを意味する．

内皮の機能障害と早期のアテローム性病変の考えられる誘因としては，高血圧，高脂血症，タバコの煙に由来する有毒物質がある（図 8.8）．炎症性サイトカイン〔例：腫瘍壊死因子（TNF）〕もまた，アテローム形成促進型の内皮細胞遺伝子の発現を刺激しうる．それでもやはり，内皮細胞の機能障害を起こす最も重要な 2 つの原因は，血行動態の乱れと高コレステロール血症である．

機能不全に陥った内皮細胞は，透過性の亢進，血栓形成傾向の亢進，白血球接着の亢進を示し，これらすべてが動脈硬化の進展に寄与すると考えられる．

血行動態の乱れ

アテローム形成における血行動態的因子の重要性は，プラークが血管の出口や分岐部，腹部大動脈の後壁沿いなど，血流の乱れが起こる個所に発生しやすいという観察から説明される．実験的な研究は，さらに，乱れのない層状流は，アテローム性動脈硬化を防ぐような物質を産生する内皮細胞遺伝子の誘導を引き起こすことを示している．このような"アテローム性動脈硬化予防的

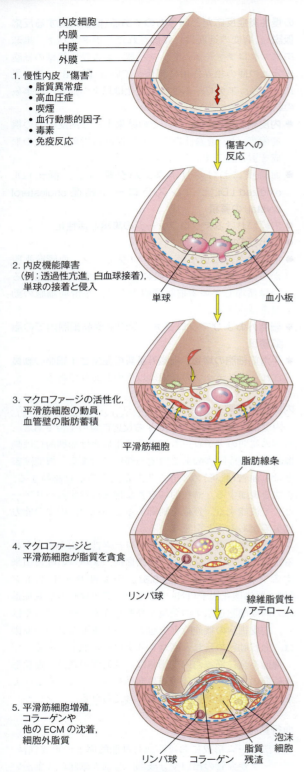

図 8.8　アテローム形成における傷害に対する反応
1：内皮傷害。2：単球や血小板の接着を伴う内皮機能障害。3：マクロファージの活性化を伴う単球と平滑筋細胞の内膜への遊走。4：マクロファージと平滑筋細胞による変性脂質の取り込みと，さらなる活性化。5：細胞外基質の産生を伴う内膜平滑筋細胞の増殖と，よく発達したプラークの形成。

atheroprotective" 遺伝子によって，初期のアテローム性動脈硬化病変がランダムには分布していないということを説明できるかもしれない。

脂　質

一般人にしばしば認められるリポタンパク質異常の例としては（実際，多くの心筋梗塞生存者にみられるが），(1) LDL コレステロール値の上昇，(2) HDL コレステロール値の低下，(3) リポタンパク質(a)値の上昇などがある。脂質は特定のアポタンパクと結合し（リポタンパク複合体を形成して）血流にのって運ばれる（第 4 章）。**脂質異常症**は，アポタンパクやリポタンパク受容体をコードする遺伝子の変異，あるいは脂質代謝を狂わせる疾患（ネフローゼ症候群，アルコール中毒，甲状腺機能低下症，糖尿病など）に起因する。

いくつかの証拠がアテローム形成における高コレステロール血症の関与を示している。

- アテローム性プラーク内の主要な脂質は，コレステロールおよびコレステロールエステルである。
- 高リポタンパク血症の原因となるリポタンパク質の摂取や代謝の遺伝的欠陥は，進行の早いアテローム性動脈硬化を伴う。例えば，ホモ接合体の家族性高コレステロール血症は，LDL 受容体の欠陥と肝臓における LDL の取り込みがうまくいかないことが原因であるが，20 歳までに心筋梗塞を起こすことがある（第 4 章）。高コレステロール血症の原因となるその他の遺伝的あるいは後天的疾患（例：糖尿病や甲状腺機能低下症）が，早期にアテローム性動脈硬化を引き起こす。
- 疫学的研究（例：フラミンガム研究）は，血漿中の総コレステロール値ないし LDL 値と，アテローム性動脈硬化の重症度との間に有意な相関があることを示している。
- 血清コレステロール値を食事や薬剤で低下させることによって，アテローム性動脈硬化の進行速度は遅くなり，いくつかのプラークが退縮し，心血管イベントのリスクは減少する。

脂質異常症がアテローム形成に寄与するメカニズムは以下のとおりである。

- 慢性の脂質異常症，特に高コレステロール血症は局所的な酸素フリーラジカルの産生を増加させることにより，内皮細胞機能を直接的に障害しうる。酸素フリーラジカルには一酸化窒素の代謝を促進し，その血管拡張活性を落とす機能がある。
- 慢性の脂質異常症に伴い，リポタンパク質は内膜に蓄積する。そこでリポタンパク質は，**酸化 LDL** と**コレステロール結晶**という発症の原因となる 2 つの誘導物質を生成すると思われている。LDL はマクロファージや内皮細胞により，局所的に産生された酸素フリーラジカルの作用で酸化され，**スカベンジャー**

受容体 scavenger receptor を介してマクロファージによって取り込まれ，その結果，**泡沫細胞**が形成される。酸化LDLは，増殖因子，サイトカイン，ケモカイン（走化性因子）の局所的な放出を促進し，単球の動員を増加させる。また内皮細胞や平滑筋細胞に対して細胞毒性を示す。

炎 症

慢性炎症はアテローム性動脈硬化病変の発生，進展，およびその合併症に関与している。炎症は，マクロファージやその他の細胞にコレステロール結晶や遊離脂肪酸が蓄積することによって引き起こされる。これらの細胞は，細胞質自然免疫受容体を介してコレステロール結晶のような異常物質の存在を感知し，インフラマソームを活性化する（第5章）。これにより，炎症性サイトカインであるインターロイキン（IL-1）が産生され，マクロファージやTリンパ球を含む白血球の動員が促進される。成長しつつある内膜病変の活性化T細胞は炎症性サイトカイン（IFN-γなど）を産生し，マクロファージ，内皮細胞，平滑筋細胞を活性化する。

平滑筋細胞増殖と細胞外基質産生

内膜平滑筋細胞の増殖と細胞外基質の沈着は，早期病変である**脂肪線条 fatty streak** の成熟したアテロームへの変化を引き起こし，アテローム性動脈硬化病変が進行性に増大していくことに寄与する（図8.8）。いくつかの増殖因子が平滑筋細胞の増殖と基質の産生に関与しているが，そのなかには血小板由来増殖因子（PDGF）（局所的に接着した血小板，マクロファージ，内皮細胞，平滑筋細胞から放出される），および線維芽細胞増殖因子がある。動員された平滑筋細胞は，細胞外基質（主にコラーゲン）を合成し，**アテローム硬化性プラーク atherosclerotic plaque** を安定化させる。しかしながら，アテローム内で活性化された炎症細胞は，内膜平滑筋細胞のアポトーシスと，基質の分解を起こして**不安定なプラーク unstable plaque** の形成を引き起こす（後述）。

形態学

アテローム性動脈硬化の進行は，以下に述べる一連の形態変化に引き続いて起きる傾向がある。

脂肪線条：脂肪線条は微細な黄色の扁平な斑点として始まり，癒合して長さ1cmないしそれ以上の細長い線条になる（図8.9）。脂肪線条は，脂質が充満した泡沫状マクロファージからなるが，きわめて軽微な隆起しか示さず，血流障害はまったく起こさない。脂肪線条は1歳以下の小児の大動脈に出現することがあり，遺伝的，臨床的，あるいは食事によるリスク因子とは無関係に，実質上10歳以上のすべての小児に出現する。すべての脂肪線条がアテローム硬化性プラークへと進展すると決まっているわけではない。それでも，冠動脈の脂肪線条は思春期に形成され，その部位は後にプラークが形成されやすい解剖学的部位と同じであることは注目すべきである。

アテローム硬化性プラーク：アテローム硬化性プラークにおいて鍵となる特徴は，内膜の肥厚および脂質の蓄積である（図8.5B）。アテローム性プラークは白色から黄色の隆起した病変で，直径0.3〜1.5cmに及んでいるが，ときには癒合してより大きな塊を形成することがある。潰瘍化したプラーク表面を覆う血栓は赤茶色調である（図8.10）。

アテローム硬化性プラークは斑状で，通常は動脈壁の一部のみに病変がある。したがって，断面像では病変は"偏心性"にみえる（図8.11A）。アテローム性動脈硬化病変の限局的特性は，おそらく血管の血行動態的な予期せぬ因子に関係

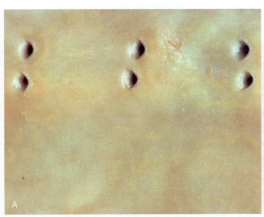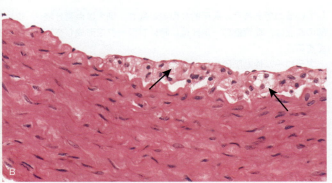

図8.9 脂肪線条
A：黄色い脂肪線条を伴う大動脈で，脂肪線条の多くは分岐血管の起始部に近接している。B：実験的高コレステロール血症ウサギにみられる脂肪線条。内膜のマクロファージ由来泡沫細胞（矢印）を示している。（A：Dr. Joseph J. Maleszewski, Mayo Clinic, Rochester, Minnesota. の厚意による。B：Dr. Myron I. Cybulsky, MD, University of Tronto, Toronto, Ontario, Canada. の厚意による）

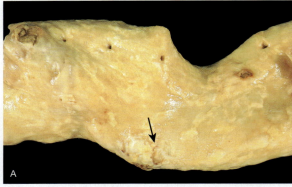
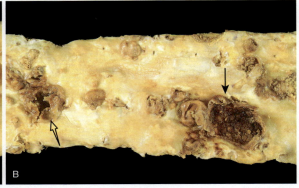

図 8.10 アテローム性動脈硬化病変
A：線維性プラーク（矢印）からなる軽度アテローム性動脈硬化を伴う大動脈。B：重症のびまん性複雑病変を伴う大動脈。潰瘍化したプラーク（オープン矢印）や血栓に覆われた病変（黒色矢印）もみられる。

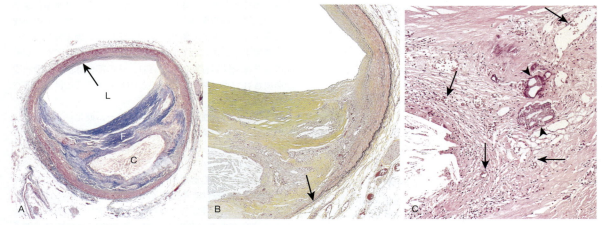

図 8.11 冠動脈におけるアテローム硬化性プラーク
A：線維性被膜（F）や中心部の壊死性（大部分は脂質）コア（C）を示す全体像。この切片では，膠原線維は青く染色されている（マッソン・トリクローム染色）。内腔（L）はこの偏心性病変によって中等度に狭窄しており，この偏心性病変ではプラークのない部位（矢印）が存在する。B：A に示されたプラークで弾性線維を黒く染色した切片の中等度倍率像。内弾性板や外弾性板が細くなり，最も進行したプラークの下部では動脈の中膜が菲薄化していることを示している（矢印）。C：線維性被膜とコアとの境界部位の高倍率像。散在性の炎症細胞，石灰化（矢頭），血管新生（矢印）を示している。

しているのであろう。局所的な血流の乱れ，例えば血管分岐部の乱流は，血管壁の一定部位に特にプラークを形成しやすくする。

　アテローム性動脈硬化は，程度の強い順に，腎臓より下部の腹部大動脈，冠動脈，膝窩動脈，内頸動脈，ウィリス動脈輪の血管を侵す。アテローム性動脈硬化は一般的に，同じ患者であっても胸部大動脈より腹部大動脈のほうがより高度である。上肢の血管は，腸間膜動脈や腎動脈と同様に，起始部以外は通常，病変から免れている。

　アテローム硬化性プラークは 3 つの基本的な構成成分からなる。すなわち，(1)細胞（これには平滑筋細胞，マクロファージおよび T 細胞が含まれる）(2)細胞外基質（これにはコラーゲン，弾性線維，プロテオグリカンが含まれる）(3)細胞内および細胞外の脂質である（図 8.11A,B）。それぞれの構成成分の割合や配列は病変によってさまざまである。通常，プラークは平滑筋細胞と比較的密なコラーゲンからなる表層性の線維性被膜を有する。線維性被膜と血管壁が合わさるところ（"ショルダー（肩）"）は，より細胞に富んだ領域であり，マクロファージ，T 細胞，および平滑筋細胞を含む。線維性被膜の深部は壊死性コアであり，この壊死性コアは，脂質（主としてコレステロールとコレステロールエステル），壊死した細胞の残骸，脂質を含有するマクロファージや平滑筋細胞（泡沫細胞），フィブリン，種々の器質化血栓，およびその他の血漿タンパク質などを含む。細胞外コレステロールはしばしば結晶の集簇として存在するが，通常は組織切片作成のプロセスでは流れてしまうため，空の"コレステロール裂隙 cholesterol cleft"としてのみ残ることが多い。病変の辺縁部には，血管新生 neovascularization（小血管の増生）が認められる（図 8.11C）。プラークの深部にある中膜は，平滑筋細胞の萎縮と喪失により二次的に薄くなったり，線維化したりす

ることがある．

　プラークは一般的に，細胞死と変性，細胞外基質の合成と分解（リモデリング），および血栓の器質化などによって，時間とともに増大する．アテロームはまた，しばしば石灰化する（図8.11C）．

アテローム性動脈硬化の結果

　自然史，形態学的特徴，および主な発症にかかわるイベントを図8.12に示す．アテローム性動脈硬化病変に起因する主な病態生理的転帰は，罹患血管の大きさ，プラークの大きさと安定性，プラークが血管壁を破壊する程度によって異なる．

　大型の弾性動脈（例：大動脈，頸動脈，腸骨動脈）および，大型や中型の筋性動脈（例：冠動脈，腎動脈，膝窩動脈など）は，アテローム性動脈硬化によって最も侵されやすい血管である．それゆえ，おそらくアテローム性動脈硬化は，心臓，脳，腎臓，下肢における虚血に関連した徴候や症状を示す可能性が高い．**心筋梗塞（心臓発作），脳梗塞（脳卒中），大動脈瘤，および末梢血管障害（四肢の壊疽）**は，アテローム性動脈硬化の主要な臨床的帰結である．

　通常臨床症状を引き起こすアテローム性動脈硬化病変の特徴について次に記述する．

アテローム硬化性狭窄

　初期病変では，中膜のリモデリングが血管径を全体的に増加させることにより，内腔の径を維持する傾向にある．しかし，リモデリングにも限界があるため，拡大していくアテロームは最後には血流を障害するようになる．この現象は，急性プラーク変化（後述）の結果として起こるのが最も一般的だが，慢性的な閉塞によって血流が高度に制限され，組織の血液需要が供給を超えてしまう**重篤な狭窄** critical stenosis によって緩徐に起こることもある．冠動脈（や他の動脈）循環では，典型的には血管が約70％閉塞すると，このようなことが起こる．安静状態では罹患患者が十分な心臓灌流を有していても，中程度の運動で血液需要が供給を超えると，心臓虚血による胸痛が生じる（**安定狭心症** stable angina）（第9章）．種々の血管床におけるアテローム性動脈硬化が原因の慢性的な低動脈灌流による病態には，**腸管虚血** bowel ischemia，**心臓突然死** sudden cardiac death，**慢性虚血性心疾患** chronic ischemic heart disease，**虚血性脳症** ischemic encephalopathy，**間欠性跛行** intermittent

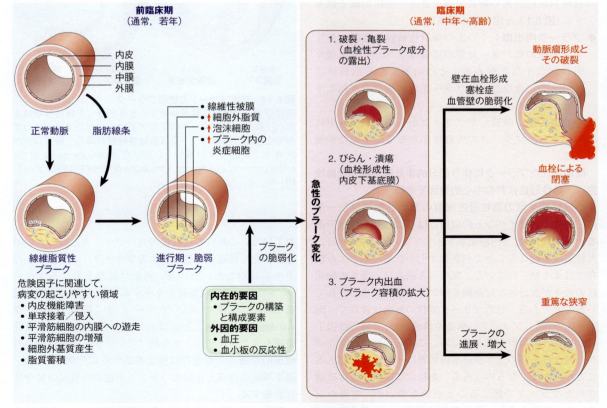

図8.12　アテローム性動脈硬化の自然歴，形態学的特徴，主な病理学的現象，および臨床的合併症のまとめ
重篤な狭窄，完全血栓性閉塞，動脈瘤，血管破裂．

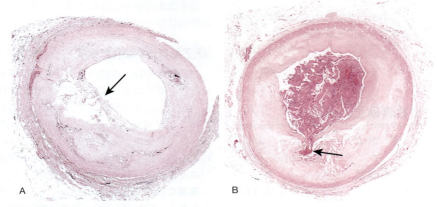

図 8.13　アテローム硬化性プラークの破裂
A：突然死した患者にみられた，血栓が表層に形成されていないプラーク破裂（矢印）。B：線維性被膜の局所的破裂（矢印）をきたしたアテローム硬化性プラークの上を覆っている急性冠動脈血栓。これが致死的な心筋梗塞の引き金となった。（B：*Schoen FJ: Interventional and Surgical Cardiovascular Pathology: Clinical Correlations and Basic Principles, Philadelphia, 1989, Saunders, p61.* より）

claudication（虚血性下肢疼痛）が含まれる。

■ 急性プラーク変化

プラーク変化は，一般的に3つのカテゴリーに分類される。
- 粥腫性プラークの内腔表面の破裂，潰瘍化，浸食は，血栓形成性の高い物質を露出させ，血栓形成を誘発する（図8.13，e図8.2，e図8.3）。
- プラーク内出血：その上の線維性被膜の破裂や新生血管領域の壁の薄い血管の破裂はプラーク内出血を引き起こすことがある；その結果生じる血腫はプラークの急速な拡大やプラークの破裂を引き起こすことがある。
- 粥腫塞栓症：破裂したプラークから破片が血液中に排出され，プラークの内容物からなる微小塞栓が生じる。

破壊されたプラークに伴う部分的または全体的な血栓症は，急性冠症候群の中心的要因である。

心筋梗塞や他の急性冠症候群の原因となるプラークは，急性心血管イベントの以前にはしばしば無症状である。症状は，有意な内腔閉塞を示していなかった病変に，血栓形成が起こることで引き金が引かれていることが現在ではよく知られている。案ずべき結論は，多くの無症状の人々が致命的な冠動脈イベントの危険にさらされていることである。急性プラーク変化の原因は複雑で，内因性因子（例：プラークの構造や構成成分）と外因性因子（例：血圧）の両者を含んでいる。これらの因子はプラークの健全性を弱め，プラークは血管のずり応力に耐えることができなくなるのである。血栓症は破裂または破壊されたプラークで起こることが最も多いが，無傷のプラークで起こることもあることに注意すべきである。

ある種のプラークは，特に破裂する危険性が高いとさ

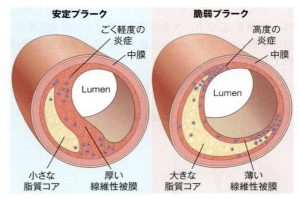

図 8.14　安定プラークと脆弱プラーク
安定プラークは密な膠原線維からなる肥厚した線維性被膜を有し，炎症が少なく，その下のアテローム性コアはごくわずかであるが，脆弱プラークは線維性被膜が薄く，脂質コアが大きく，炎症がより強い。（*Libby P: Molecular bases of the acute coronary syndromes. Circulation 91:2844, 1995.* より引用）

れている。これらの危険性の高いプラークとは，大量の泡沫細胞や細胞外脂質を有するプラーク，ごくわずかの平滑筋細胞しかない薄い線維性被膜を有するプラーク，多数の炎症細胞集積巣を有するプラークなどである。破裂の危険性の高いプラークは"**脆弱プラーク vulnerable plaque**"とよばれている（図8.14）。線維性被膜もまたリモデリングを続けていくが，線維性被膜の機械的な強さと安定性は膠原線維の量に比例するため，膠原線維の合成と分解のバランスが線維性被膜の健全性に影響する。

プラーク炎症は膠原線維の分解を増加させ，膠原線維の合成を減少させることによって，プラークは物理的に

安定した状態を保ちにくくなる。興味深いことに，スタチンは，血中コレステロール値を下げるだけでなく，アテローム形成に対してあまり理解されていない他の作用によっても有益な効果をもたらす可能性がある。これには内皮機能異常の回復やプラーク炎症の軽減によるプラークの安定化などが含まれる。

プラークに対する外因的な因子も重要である。例えばアドレナリン刺激（激しい情動を伴う）は，全身性血圧を増加させ，局所的な血管収縮を引き起こし，それゆえプラークに対する機械的なストレスを増加させる。実際，心臓発作の発症における日内変動周期性（午前6時から正午が心臓発作の発症頻度のピーク）は，血圧の急上昇を起こしたり血小板反応性を高めたりする，目覚めや起床に関連するアドレナリンの急上昇で説明される。

動脈瘤と解離

動脈瘤は，血管や心臓の先天性あるいは後天性の拡張である。"真性"の動脈瘤は，動脈壁の3層（内膜，中膜，外膜）のすべて，あるいは薄くなった心臓壁を保持している。アテローム硬化性動脈瘤，先天性動脈瘤，および貫壁性心筋梗塞に続発する心室瘤などがこのタイプである。対照的に，**偽性動脈瘤 false aneurysm**（仮性動脈瘤）は，血管壁の傷により血管外血腫が形成され，これが血管腔と自由に交通する結果生じる（"**拍動性血腫 pulsating hematoma**"）。例としては，心膜の癒着によってふさがれている心破裂や，血管移植グラフトと血管との接合部での漏出などである。

動脈解離 arterial dissection は，加圧された血液が表面の欠損を通じて動脈壁に入り込んだときにその下にある層構造を**解離 dissection** させるものである。動脈瘤と解離は，血流うっ滞やそれに続く血栓症の重要な原因である。また，動脈瘤と解離は血管破裂を起こしやすく，しばしば悲劇的な結果を伴う。

動脈瘤はその形態によって分類される（図8.15B）。**嚢状動脈瘤 saccular aneurysm** は，はっきりした袋状の突出であり，しばしば血栓を含有している。**紡錘状動脈瘤 fusiform aneurysm** は，全周性に拡張した病変であり，通常，大動脈弓，腹部大動脈，または腸骨動脈が侵される。

病態形成

動脈瘤は，細胞外基質の合成と分解のバランスが崩れ，大動脈中膜の構造的完全性が損なわれたときに発生する（図8.15A）。動脈瘤の形成に関係のある因子は以下のとおり

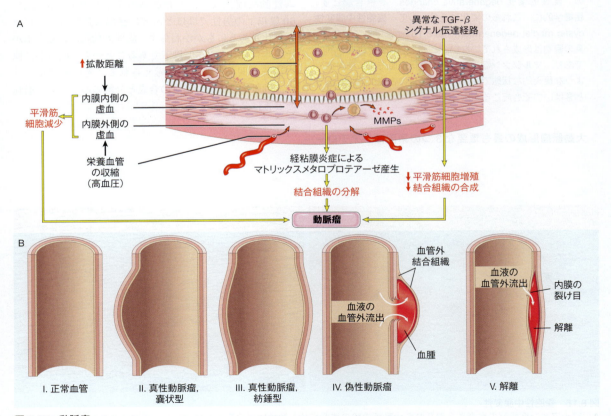

図8.15　動脈瘤
A：動脈瘤の病態。B：さまざまなタイプの動脈瘤。TGF-β（transforming growth factor beta）：トランスフォーミング増殖因子β

である。
- **結合組織の不適切または異常な合成**：いくつかのまれな遺伝性疾患は，動脈瘤形成へとつながる異常について洞察する契機となる。前述のとおり，TGF-βは平滑筋細胞の増殖と基質合成を制御する。したがって，TGF-β受容体やその下流のシグナル伝達路における突然変異によってエラスチンやコラーゲンの合成異常が起こる。例えば**マルファン症候群 Marfan syndrome**（第4章）においては，足場となるタンパク質である**フィブリリン fibrillin**の不完全な合成により，動脈壁におけるTGF-βの産生が増大する。続いて，弾性組織の進行性喪失により拡張が引き起こされる。
- **炎症に伴うマトリックスメタロプロテアーゼ（MMP）の放出による過剰な結合組織の分解**：アテローム性動脈瘤における血管壁の経壁的炎症は，マクロファージによって産生される弾性線維融解性MMP量の増加によって特徴づけられる。
- **平滑筋細胞の消失または平滑筋細胞合成型の変化**：アテローム硬化性の内膜肥厚は，内腔からの拡散距離の増加によって中膜内側部分に虚血を起こすことがある。全身性高血圧は大動脈壁の血管栄養血管の内腔狭窄を引き起こし，中膜外側部分に虚血がもたらされる。このような虚血は，平滑筋細胞の消失とともに，線維化（拡張能のある弾性組織の置換），平滑筋細胞による不十分な細胞外基質の合成，無定形なプロテオグリカン蓄積の増加などといった大動脈の"**変性的変化 degenerative changes**"を引き起こす。組織学的に，これらの変化は全体として"**嚢胞性中膜変性 cystic medial degeneration**"（図8.16）とよばれているが，真の嚢胞は形成されていない。このような変化は非特異的であり，マルファン症候群などの遺伝疾患でも，壊血病のような後天的な状態でも，細胞外基質の合成に欠陥があるときはいつでも起こるものである。

大動脈瘤形成の最も重要な3つの素因は，アテローム性動脈硬化と高血圧と喫煙である。高血圧が上行大動脈瘤に関与するのに対し，アテローム性動脈硬化とタバコ喫煙は**腹部大動脈瘤 abdominal aortic aneurysm（AAA）**の最も有力な原因である。血管壁を脆弱化して動脈瘤を引き起こす他の病気としては，外傷，血管炎（後述），先天性奇形，および感染（いわゆる"**感染性動脈瘤 mycotic aneurysm**"を引き起こす）などがある。感染性動脈瘤は，（1）通常は感染性心内膜炎の合併症として，敗血症性血栓の塞栓から，（2）隣接する化膿性病変の波及から，または，（3）直接動脈壁に感染を起こす循環中の微生物から発生する可能性がある。第3期梅毒は，大動脈瘤のまれな原因である。スピロヘータは上行大動脈の血管栄養血管を好むため，続いてスピロヘータへの免疫反応が起こる結果，血管栄養血管の**閉塞性動脈内膜炎 obliterative endarteritis**が生じ，中膜壁に供給される血流が障害される。これによる虚血性傷害は動脈瘤性拡張を引き起こし，ときには大動脈弁輪を巻き込む。

腹部大動脈瘤

　動脈硬化性動脈瘤は，腹部大動脈や総腸骨動脈に最も起こりやすいが，大動脈弓，胸部大動脈の下行部にも起こりうる。腹部大動脈瘤（AAA）は男性および喫煙者に好発し，50歳前に発生するものはまれである。アテローム性動脈硬化は腹部大動脈瘤の主要な原因であるが，60歳以上の男性ではほとんどに腹部大動脈のアテローム硬化があるにもかかわらず，腹部大動脈瘤の発生率がその年代において5%以下であることから，明らかに他の因子も関与していると考えられる。先に述べたように，動脈瘤は細胞外基質の合成と分解のバランスが崩れたときに発生する。

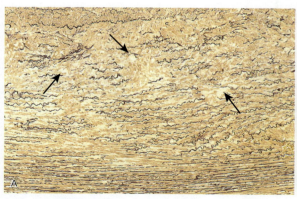 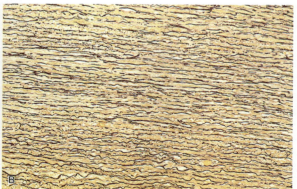

図8.16　嚢胞性中膜変性
A：マルファン症候群の患者から得られた大動脈中膜の横断切片。弾性線維の高度な断片化と，嚢胞状空隙にみえる弾性線維の消失領域（**矢印**）を示している。B：比較のための健康な中膜。弾性線維の規則的な層状パターンを示している。A，Bともに，弾性線維は黒色に染色されている。

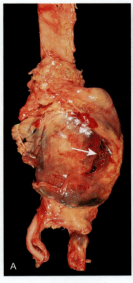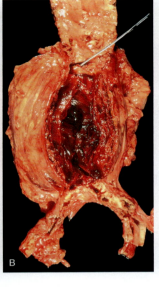

図8.17　腹部大動脈瘤
A：矢印で示す部位で破裂した大きな大動脈瘤の外観。B：内腔を開いた像。ゾンデ（プローブ）によって破裂経路の位置が示されている。動脈瘤の壁は薄く，内腔に大きな層状の血栓が充満している。

形態学

　腹部大動脈瘤は通常，腎動脈と大動脈分岐の間に起こり，嚢状ないし紡錘状であり，最大径が15 cm，長さは25 cmにもなる（図8.17）。大多数の症例においては，大動脈中膜の菲薄化や局所的破壊を伴った高度なアテローム性動脈硬化が存在する。動脈瘤の嚢状部は，通常，層状で器質化に乏しい壁在血栓を含んでおり，これらの血栓が拡張部位の大部分を充填しているかもしれない。しばしば腹部大動脈瘤は，腸骨動脈の動脈瘤を合併することがある。次に，他のタイプの大動脈瘤について記載する。

- 炎症性腹部大動脈瘤 inflammatory AAA は，リンパ球，形質細胞，多数のマクロファージおよび巨細胞を含む慢性炎症細胞を豊富に含む，緻密な大動脈周囲線維化を特徴とする明確な亜型である。腹部大動脈瘤全体の5～10％を占め，一般的に動脈硬化性腹部大動脈瘤に罹患している患者よりも若年者に発症する。
- 一部の炎症性腹部大動脈瘤は，IgG4関連疾患 immunoglobulin G4(IgG4)–related disease の，血管における症状の現れである。この疾患は，IgG4陽性形質細胞を多く含む炎症細胞浸潤に関連した組織の線維化によって特徴づけられる。第5章でも論じたように，IgG4関連慢性疾患は，膵臓，胆道系，甲状腺や唾液腺を含むさまざまな組織を侵しうる。後腹膜線維症や両側性水腎症がみられることもある。患者は大動脈炎や大動脈周囲炎をきたし，それにより動脈壁が脆弱化されて動脈瘤が形成される。IgG4関連慢性疾患は，ステロイドや抗B細胞療法によく反応する。
- 感染性腹部大動脈瘤 mycotic AAA は，血中の微生物（感染性心内膜炎による菌血症など）が動脈瘤壁内や血栓へ播種することによって起こり，その結果，化膿性炎症がさらに中膜破壊を加速させ，急速な拡張や破裂が起こりやすくなる。

臨床的特徴

　腹部大動脈瘤による臨床的帰結には，次のようなものがある。

- 大動脈の分枝血管（腎動脈，腸骨動脈，椎骨動脈，腸間膜動脈など）の**閉塞**。これは腎臓，下肢，脊髄，消化管などに虚血性傷害を引き起こす。
- アテローム性物質ないし壁在血栓からの**塞栓症**。
- **隣接構造物への侵害**（動脈瘤の拡大に伴う尿管の圧迫や脊椎骨のびらんなど）
- 腫瘍に類似する**腹部腫瘤**（しばしば触知可能で拍動性）。
- 腹膜腔や後腹膜組織への**破裂**。これは大量の，しばしば致死的な出血となる。

　破裂のリスクは大きさに関係する。直径4 cm以下の腹部大動脈瘤はほとんど破裂しないが，5.5 cm以上のものはリスクが高い。したがって，直径5.5 cm以上の動脈瘤は外科的に切除される。選択的手術の死亡率は破裂後の緊急手術の死亡率よりはるかに低いので，適時迅速な介入が重要である。

　強調すべき点だが，アテローム性動脈硬化は全身性疾患であるため，腹部大動脈瘤の患者は他部位の血管においてもアテローム性動脈硬化を併発していることが多く，虚血性心疾患や脳卒中の危険性が有意に高くなっている。

胸部大動脈瘤

　胸部大動脈瘤 thoracic aortic aneurysm は，通常，高血圧，二尖弁（大動脈弁）あるいはマルファン症候群と関連がある。あまり一般的ではないが，第三梅毒やTGF-βシグナル伝達経路の突然変異による疾患（例えば，Loeys-Dietz 症候群）が原因となる。これらの大動脈瘤は，次のような徴候や症状を示す。

- 気道あるいは食道の圧迫による，**呼吸困難あるいは摂食困難**
- 反回喉頭神経の刺激による**持続性の咳**
- 骨（例：肋骨や脊椎骨椎体）のびらんによる**疼痛**
- 弁の機能不全や冠動脈口の狭小化による**心臓疾患**，大動脈弁閉鎖不全による心不全
- **大動脈解離**もしくは大動脈破裂

大動脈解離

　大動脈解離は，血液が中膜の層状面を乖離し，大動脈壁内に血液で満たされた腔を形成するときに起こる〔図8.18（e図8.4）〕。もし解離血液が外膜を破裂させ，隣接する空隙に広がると，大動脈解離は破滅的な病態となることがある。大動脈解離は主に2つの年代において

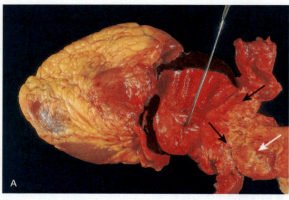
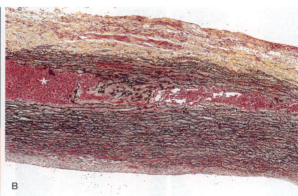

図8.18 大動脈解離
A：近位部解離の大動脈を開けたところ。大動脈の小さな斜めの内膜裂孔(ゾンデで示されている)から始まり，壁内に血腫を形成している。内膜裂孔が，アテローム硬化性プラークのほとんどない部位に生じていることに注意すること。壁内血腫の遠位端(黒色矢印)はアテローム性硬化の大きな領域(白色矢印)の端に存在し，そこで解離の広がりがとどまっている。心臓は左にある。B：解離と壁内血腫(星印)の組織所見。この切片では，大動脈の弾性線維は黒色に，血液は赤色に染色されている。モバット(Movat)染色。

みられる。(1)40～60歳の男性で，以前から高血圧があった患者(解離症例の90％以上を占める)。(2)若く，大動脈を侵すような結合組織異常がある患者(例：マルファン症候群)。動脈解離は医原性にも起こることがある(例：診断的カテーテル法や心肺バイパスの際の動脈カニュレーション挿入時の合併症)。

まれに，妊娠が大動脈(あるいは他の血管)の解離と関連することがある(100万回の出産につき約10〜20症例)。このイベントは，典型的には妊娠第3期あるいはそれ以降に起こり，ホルモン誘発性の血管リモデリングや周産期の血行力学的ストレスに関係があるかもしれない。アテローム性動脈硬化あるいは中膜の瘢痕化をきたすようなその他の病変がある場合は，解離が起こることはまれである。おそらく，中膜の線維化が解離性血腫の進行を阻止するからであろう(図8.18)。

病態形成

高血圧は大動脈解離の主要なリスク因子である。高血圧の患者の大動脈は，血管栄養血管の狭窄を示しており，細胞外基質の変性や中膜平滑筋細胞のさまざまな程度の消失を伴う。これは血管栄養血管への血流減少が関与していることを示唆している。コカイン使用で起こりうるような，突然の一過性の血圧上昇も，大動脈解離の原因として知られている。その他の解離のほとんどは，大動脈の細胞外基質の異常を引き起こすような遺伝的あるいは後天性の結合組織疾患に関係しており，マルファン症候群，Ⅳ型のエーラス・ダンロス症候群，銅代謝疾患などが含まれる。

内膜裂孔とその後の血管壁内への出血の引き金は，多くの場合不明である。それにもかかわらず，一度裂孔を生じると，動脈圧により血流が中膜を解離して中膜層面に沿って進展する。したがって，強力な降圧療法が解離の進展の防止に有効である。まれな症例として，血管栄養血管の破たんが内膜裂孔を伴わずに壁内の血腫を引き起こすこともある。

形態学

解離の大部分では，解離の起始部を示す内膜裂孔が，大動脈弁から10cm以内の上行大動脈にみられる(図8.18A)。そのような裂孔は，通常，横断もしくは斜めに走行し，長さは1〜5cm，鋭いがギザギザのある辺縁を有する。解離面は心臓に向かって逆行性に広がるか，あるいは末梢に向かって広がり，ときには腸骨動脈や大腿動脈にまで及ぶ。通常，解離は中膜を3等分した場合のおおよそ中央1/3と外側1/3の間に広がっていく(図8.18B)。

外側への破裂は大量の出血を生じ，心膜腔に破裂した場合は心タンポナーデを引き起こす。一部の症例では，第2の内膜裂孔が遠位に形成されて，解離性血腫はその内膜裂孔から大動脈内腔へと再流入し，大動脈中膜内に第2の血行路を形成する(いわゆる"二連銃大動脈double-barreled aorta")。時間が経つと偽腔面は内皮細胞で覆われていき，慢性解離を形成する。

組織学的に検出可能な最も頻度の高い病変は，前述した**嚢胞状中膜変性 cystic medial degeneration**である。その特徴は，平滑筋細胞の脱落と壊死，弾性組織の断片化，およびプロテオグリカンが豊富で無構造な細胞外基質の蓄積である(図8.16)。炎症は存在しないのが特徴である。しかし，ほとんどの場合，大動脈壁に特異的な欠陥が同定されないため，認識できる中膜傷害が解離の前提条件とはならない。

臨床的特徴

解離の臨床症状の出現は，まずは解離を起こした大動脈の部位によって決まる。最も重篤な合併症は，大動脈近位部から大動脈弓にかけての解離に伴って起こる。し

したがって，大動脈解離は一般的に次の2型に分類される（図8.19）。

- 近位型（タイプA）解離。上行大動脈を侵し，下行大動脈を巻き込む場合と巻き込まない場合がある（それぞれドゥベイキー DeBakey Ⅰ型またはⅡ型）。
- 遠位型（タイプ）B解離。通常，鎖骨下動脈の遠位側から始まる（ドゥベイキーⅢ型）。

大動脈解離の典型的な臨床症状は，突然の引き裂かれるような，刺すような激しい痛みで発症し，通常は前胸壁から始まって肩甲骨間の背部に放散し，解離が進行するにつれて下降していく。最も多い死因は，解離の心膜腔，胸膜腔，腹膜腔への破裂である。また，大動脈基部方向への逆行性解離は，大動脈弁支持組織の致命的断裂や冠動脈閉塞を引き起こすことがある。心臓に病変が及んだ際の一般的な臨床症状は，心タンポナーデ，大動脈閉鎖不全，および心筋梗塞などである。その他の合併症は，頸部の大型動脈，腎動脈，腸間膜動脈，腸骨動脈などへの解離の進展と関連して生じ，血管閉塞を引き起こすことがある。同様に，脊髄動脈の圧迫は横断性脊髄炎を引き起こすことがある。

タイプA解離 type A dissection は，迅速な診断と外科的介入と並行した集中的な降圧療法を必要とする緊急疾患である。タイプB解離の大部分は降圧療法によって保存的に管理される。

血管炎

血管炎とは血管壁の炎症を指す一般的用語である。血管炎に最も共通した2つの機序は，**免疫系が介在する炎症**，および，**感染性病原体の血管壁への直接侵入**である。感染が間接的に免疫介在性の血管炎を引き起こすこともある（例：免疫複合体を形成することや，交差反応の引き金を引くことによる）。ある特定の患者において，直接感染か免疫学的機序かの鑑別は重大である。なぜなら，免疫抑制療法が免疫介在性血管炎には有効であるが，**感染性血管炎 infectious vasculitis** については悪化させる可能性があるからである。さまざまな障害（放射線，機械的外傷，毒素など）による物理的・化学的傷害もまた，血管炎の原因となることがある。

約20の原発性の血管炎が知られており，血管径，免疫複合体のかかわり，特定の自己抗体の存在などに基づいて，それらを分類しようとする試みがなされ，それはさまざまな程度に成功してきた（表8.3，図8.20）。

起こりうる臨床症状は多彩であるが，主にはどの血管床が罹患したかによって決まる。病変に侵された特定の組織に関連した所見に加え，通常は，発熱，筋肉痛，関節痛，全身倦怠感などの全身性炎症による徴候や症状もみられる。これらの疾患概念は，臨床病理的に重なる部分が多く，それは下記の各疾患の議論でも明らかになるであろう。まず，発症メカニズムについて説明し，次にいくつかのタイプについて述べる。

非感染性血管炎

非感染性血管炎 noninfectious vasculitis と関連する主な免疫学的異常は以下のとおりである。
- 免疫複合体の沈着
- 抗好中球細胞質抗体
- 抗内皮細胞抗体
- 自己反応性T細胞

免疫複合体関連血管炎

このタイプの血管炎は，自己抗体産生に関連のある全身性エリテマトーデス（第5章）などのような免疫学的疾患にみられる。血管病変は，**アルサス反応 Arthus reaction** や血清病などの，実験的な免疫複合体介在疾患でみられる病変に類似しており，容易に検出できる抗体や補体を有している場合もある。免疫複合体形成に関与する特定の抗原が知られていることはごくまれであり，疑わしい症例においては，たとえ抗原−抗体複合体の沈着が少なかったとしても，それは生検のときまでに免疫複合体が分解されたからかもしれない。

免疫複合体の沈着は，以下の血管炎にも関与する。
- **薬剤過敏性の血管炎**：一部の症例では，薬剤（例：ペニシリン）が宿主のタンパク質に結合して，免疫反応を引き起こすのかもしれない。それ以外の場合は，

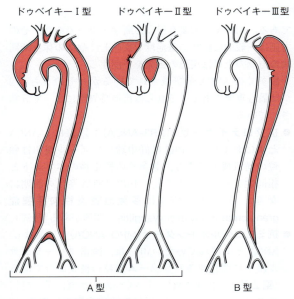

図8.19　大動脈解離の分類
A型（近位）は上行大動脈を巻き込むタイプで広い範囲の解離（ドゥベイキーⅠ型）か，あるいは上行大動脈に限局した解離（ドゥベイキーⅡ型）である。B型解離（遠位，あるいはドゥベイキーⅢ型）は，大血管分岐部の遠位側に起こる。A型解離が，典型的には最も重大な合併症を引き起こし，死亡率も最も高い。

表 8.3　血管炎の分類と特徴的な病理像

名前	特徴的な病理像
大型血管の血管炎	主に大型動脈を侵す
高安動脈炎	動脈炎，しばしば肉芽腫性；患者は通常 50 歳未満
巨細胞性動脈炎	動脈炎，多くは肉芽腫性；通常，大動脈および/またはその主要分枝(頸動脈，椎骨，側頭)が侵される；患者は通常 50 歳以上
中型血管の血管炎	主に中動脈(主な内臓動脈とその分枝)が侵される；炎症性動脈瘤や狭窄が多い．
結節性多発動脈炎	抗好中球細胞質抗体(ANCA)を伴わない，中動脈または小動脈の壊死性動脈炎(肺循環，糸球体，細動脈，毛細血管，または細静脈に影響を及ぼさない)
川崎病	粘膜皮膚リンパ節症候群に伴う動脈炎；主に中・小動脈(特に冠動脈)を侵す；乳幼児に多い
小型血管の血管炎	小血管(実質内小動脈，細動脈，毛細血管，および細静脈)を主に侵す血管炎
ANCA 関連血管炎	壊死性血管炎，免疫沈着はほとんどないかまったくない；ミエロペルオキシダーゼ(MPO)ANCA またはプロテイナーゼ3(PR3)ANCA と関連する
顕微鏡的多発血管炎	壊死性血管炎，免疫沈着はほとんどないかまったくない；壊死性糸球体腎炎が非常に多く，肺毛細血管炎がしばしば起こる；MPO-ANCA と関連する．
多発血管炎性肉芽腫症(ウェゲナー肉芽腫症)	上気道および下気道の壊死性肉芽腫性炎症，および主に小〜中管を侵す壊死性血管炎；壊死性糸球体腎炎が多い．95% の症例に PR3-ANCA が認められる．
好酸球性多発血管炎性肉芽腫症(チャーグ・ストラウス症候群)	好酸球に富む，壊死性肉芽腫性気道炎症および小〜中管の壊死性血管炎；喘息および好酸球増多に関連する；50%以上の症例に MPO-ANCA；糸球体腎炎がある場合，ANCA の頻度が高い
免疫複合体血管炎 　　抗糸球体基底膜病(グッドパスチャー病) 　　クリオグロブリン血症性血管炎 　　免疫グロブリンA(IgA)血管炎(ヘノッホ・シェーンライン紫斑病) 　　全身性疾患に伴う血管炎(SLE，関節リウマチ)	主に小血管を侵す，免疫グロブリンおよび/または補体成分の中等度から著明な血管壁沈着；糸球体腎炎が頻発する．

SLE(systemic lupus erythematosus)：全身性エリテマトーデス
[a] Jennette JC, Falk RJ, Bacon PA, et al: 2012 Revised International Chapel Hill Consensus Conference Nomenclature of Vasculitides, Arthritis Rheum 65:1, 2013. より引用．

異種タンパク質そのものが原因となる(例：ストレプトキナーゼ)．いずれの場合でも，薬剤による修飾を受けたタンパク質に対する抗体や異種の分子に対する抗体が，免疫複合体の形成を引き起こす．臨床症状は，軽度で自己限定性のものから重度でときに致死的なものまであり，皮膚病変が最も一般的である．血管炎の原因として薬剤過敏性を考慮することは重要である．有害物質の摂取中止がしばしば解決につながるからである．

● **感染に続発する血管炎**：微生物の構成成分に対する抗体は免疫複合体を形成し，それは血管炎病変部位に沈着する．例えば，結節性多発性動脈炎(後述)の患者の 30％ までは，血管炎は B 型肝炎表面抗原(HBsAg)と抗 HBsAg 抗体からなる免疫複合体に起因する可能性がある．

■ 抗好中球細胞質抗体(ANCA)

多くの血管炎患者は好中球細胞質抗原に反応する循環抗体，いわゆる"**抗好中球細胞質抗体 anti-neutrophil cytoplasmic antibody**"(ANCA)をもっている．ANCA は主に好中球の一次顆粒内，単球のリソソーム内，内皮細胞内などに含まれている酵素に対する種々の自己抗体群である．ANCA は大変有用な診断マーカーであり，その力価は一般的に症状の重症度を反映し，病気の休止期間後の力価の上昇は疾患の再発を予測する．

数多くの ANCA が認識されているが，そのうちの 2 つは最も重要である．それらは抗原特異性によって分類されている．

● **抗プロテイナーゼ 3(PR3-ANCA)**：以前は c-ANCA とよばれていた．PR3 は好中球のアズール親和性顆粒の構成成分であり，数多くの微生物のペプチドと相同性をもつ．このことは PR3-ANCA 産生の説明になりうる．PR3-ANCA は **多発血管炎性肉芽腫症 granulomatosis with polyangiitis** と関連がある(後述)．

● **抗ミエロペルオキシダーゼ(MPO-ANCA)**：以前は p-ANCA とよばれていた．MPO は，酸素フリーラジカル産生に関係するリソソーム顆粒の構成成分である(第 2 章)．MPO-ANCA はいくつかの治療因子，特にプロピルチオウラシル(甲状腺機能亢進の治療薬)によって誘発される．MPO-ANCA は **顕微鏡的多発血管炎 microscopic polyangiitis** や好酸球性多発血管炎性肉芽腫症(チャーグ・ストラウス症候群ともよばれる)と関連性がある(後述)．

ANCA の値と疾患の活動性の間に密接な関係があるこ

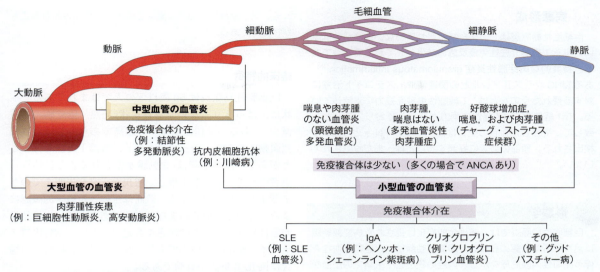

図8.20　一般的な血管炎の血管部位ならびに推定病因
分布にはかなりの重複がみられる。ANCA（anti-neutrophil cytoplasmic antibodies）：抗好中球細胞質抗体，SLE（systemic lupus erythematosus）：全身性エリテマトーデス（Jennette JC, Falk RJ: Nosology of primary vasculitis, Curr Opin Rheumatol 19:17, 2007. からのデータ）

とは，これらの抗体の病理学的な役割を示唆している。注目すべきことに，ANCA は直接，好中球を活性化し，活性酸素種やタンパク質分解酵素の放出を刺激する。これは，血管部位における内皮細胞傷害を引き起こすかもしれない。ANCA の標的抗原は主に細胞内であるが，ANCA 抗原（特に PR3）は細胞膜上に低レベルで常に発現しているか，活性化しアポトーシスに陥る白血球の細胞表面に移動し，循環抗体へのアクセスを可能にしている。

ANCA 関連血管炎の病態形成において推定される機序は以下のとおりである。

- 薬剤あるいは交差反応性微生物抗原が ANCA の形成を引き起こす。あるいは，PR3 や MPO の白血球表面への発現や放出（感染の状態などで）は，感受性宿主での ANCA の形成を刺激する。
- 続いて起こる炎症性刺激は，TNF のような炎症性サイトカインの放出を誘発し，好中球や他の細胞の細胞表面に PR3 や MPO の発現が増加する。
- ANCA はこれらのサイトカインに活性化された細胞と結合し，好中球のさらなる活性化を引き起こす。
- ANCA に活性化された好中球は，脱顆粒したり，活性酸素種を形成したりすることで，内皮細胞傷害を起こす。

ANCA 自己抗体は細胞の構成成分に対するものであり，循環免疫複合体を形成せず，血管病変には一般的に抗体および補体は通常証明できない。このことから，ANCA 関連血管炎は "ポーシイミューン（pauci-immune）型（微量免疫型）" とよばれる。

抗内皮細胞抗体と自己反応性 T 細胞

内皮細胞に対する抗体は，川崎病 Kawasaki disease などの特定の血管炎の原因となっている（後述）。自己反応性 T 細胞 autoreactive T cell は，肉芽腫形成を特徴とするある種の血管炎において障害の原因となる。

これから，最もよく特徴づけられているいくつかの血管炎の概観について述べる（表8.3）。それぞれを明確な疾患概念として述べるが，血管炎の多くの症例は，古典的な一連の所見を有していなかったり，分類を困難にするような他の血管炎と重複する特徴をもっていることがある。

大血管の血管炎

大血管の血管炎には，巨細胞性動脈炎と高安動脈炎の2つの型がある（表8.3）。

巨細胞性（側頭）動脈炎

巨細胞性（側頭）動脈炎 giant cell (temporal) arteritis は慢性炎症性疾患で，典型的には肉芽腫性の炎症を伴い，主として頭部における大型から中型までの動脈を侵す。側頭動脈が他の動脈よりも障害されやすいわけではないが，典型的には側頭動脈の生検によって確定診断されるため，それが疾患名となっている。椎骨動脈や眼動脈，また大動脈（巨細胞性大動脈炎 giant cell aortitis）もよく罹患部位となる。眼動脈炎から，突然に永久的に失明をきたすことがあるため，患者は診断と迅速な治療を受けなければならない。これは米国では最も頻度の高い血管炎である。高齢と北欧系がリスク因子である。

病態形成

巨細胞性動脈炎は，いまだ特定されていない血管壁の抗原に対するT細胞介在性免疫反応の結果として起こるようである。特異的な**肉芽腫性炎症** granulomatous inflammation や，あるMHCクラスⅡアレルとの関連性や，ステロイド治療に対する優れた反応などは，T細胞性傷害を強力に支持している。Th1経路とTh17経路の両方が関与しており，これと一致して，罹患した血管の壁には高レベルのIFN-γとIL-17が検出される。頭部の血管に好発することは，まだ説明されていない。

形態学

巨細胞性動脈炎では，病理学的変化は侵された病変部動脈に沿って所々に認められる。病変部動脈は，ときには血栓を伴う結節性内膜肥厚を示し，内腔の狭小化や末梢での虚血を引き起こす。病変の大部分は，中膜の内側に**肉芽腫性炎症**を示し，多核巨細胞を伴うTリンパ球とマクロファージの浸潤がみられる。血管壁の炎症は血管平滑筋細胞の消失と内弾性膜の断片化を引き起こす（図8.21）。約25％の症例では，肉芽腫や巨細胞はみられず，その病変部位は，急性および慢性炎症を伴う非特異性汎動脈炎を示すのみである。治癒期には，内膜の肥厚と中膜の肥厚・瘢痕化，外膜の線維化がみられる。同じ動脈において，異なる時相の病変がみられることが特徴的である。

臨床的特徴

巨細胞性動脈炎は50歳以下の人ではまれである。症状は，はっきりしない全身性症状（発熱，倦怠感，体重減少），あるいは顔面痛ないし頭痛であり，しばしば浅側頭動脈の走行に沿って最も強く，触診上疼痛を伴うことがある。眼の症状は（眼動脈が侵されることに伴う），患者の約半分に突然出現し，複視から完全失明までのさまざまな眼症状が生じる。診断は生検と組織学的確認による。しかし，血管の炎症は斑状であるため，生検結果が陰性であってもこの疾患を否定できない。副腎皮質ステロイドが治療の中心である。ステロイドに抵抗性の場合は抗IL-6療法が有効である。

■ 高安動脈炎

高安動脈炎 Takayasu arteritis は，中型および大型動脈の肉芽腫性血管炎 granulomatous vasculitis であり，基本的には眼症状と上肢における脈拍の高度の減弱（したがって，別名は"脈なし病 pulseless disease"である）を特徴としている。この疾患は，大動脈（特に大動脈弓

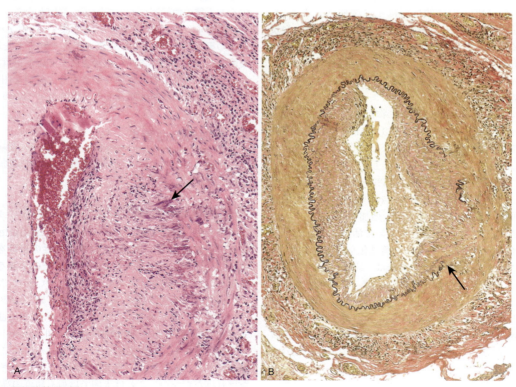

図8.21 巨細胞性動脈炎
A：側頭動脈のヘマトキシリン・エオジン染色切片。中膜や外膜の炎症に沿って，断片化した内弾性板と付近の巨細胞（**矢印**）を示している。B：弾性組織染色。内弾性板（**矢印**）の局所的破壊と，中膜の菲薄化や瘢痕化を示している。

血管炎 341

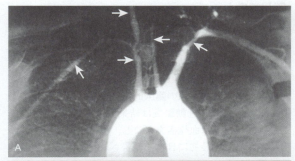

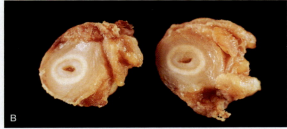

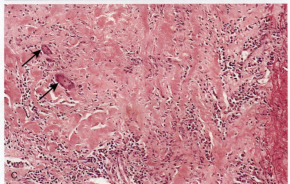

図8.22 高安動脈炎
A：大動脈弓の血管造影写真。大血管への造影剤の流入量減少と，腕頭動脈，頸動脈および鎖骨下動脈の狭窄（矢印）を示している。B：Aに示した患者の右頸動脈の横断面肉眼写真。高度の内膜肥厚と内腔狭窄を示している。白い輪はもともとの血管壁であり，黄褐色組織の内側中心部は内膜過形成の部位である。C：活動性の高安動脈炎の組織像。単核細胞浸潤や多核巨細胞（矢印）を伴う大動脈中膜の破壊と線維化を示している。

形態学

高安動脈炎は典型的には大動脈弓やその分枝を侵すが，1/3の症例では，残りの部位の大動脈やその分枝も侵す。患者の50％で腹部大動脈や肺動脈に病変があり，腎動脈や冠動脈も侵されることがある。大血管の起始部は，著しい狭窄や閉塞までも起こしうる（図8.22A,B）。このような狭窄が上肢や頸動脈の脈拍減弱の原因を説明する。組織像（図8.22C）は，外膜の単核細胞浸潤や血管栄養血管周囲性の細胞浸潤程度のものから，強い貫通性の単核細胞性炎症をきたすものや，巨細胞や中膜の斑状壊死を多数認める肉芽腫性炎症をきたすものまで，多種多様である。炎症は血管壁の不規則な肥厚，内膜の過形成，そして，外膜の線維化にかかわる。

臨床的特徴

初期の症状や徴候は，通常は非特異的であり，倦怠感，体重減少，発熱などである。進行すると，血管病変による症状が現れて臨床像の主体を占めるようになる。これらの症状としては，上肢における血圧低下や脈拍減弱，神経障害，視野欠損，網膜出血や失明などの眼障害などがある。より遠位の大動脈が侵されると，下肢の跛行を生じうる。また，肺動脈が侵されると肺高血圧を引き起こすことがある。冠動脈口の狭窄は心筋梗塞を引き起こすことがあるうえ，腎動脈が侵されると約50％の症例で全身性高血圧を引き起こす。この疾患の進展経過はさまざまであり，ある患者群では急速に進行するが，他の患者群では1〜2年後に静止状態になる。後者の場合には視野異常や神経障害を伴うが，長期間の生存は可能である。

中型血管炎

結節性多発動脈炎

結節性多発動脈炎 polyarteritis nodosa（PAN）は，小型ないし中型筋性動脈 medium-sized muscular artery の全身性血管炎であり，典型的には腎臓や内臓の血管を侵すが，肺循環系には病変が起こらない。ANCAとの関連はないが，患者の1/3は慢性B型肝炎に罹患しており，B型肝炎抗原を含む免疫複合体の形成がもたらされ，血管病変部位に沈着することがある。C型肝炎も一部の症例で先行することがあるが，B型肝炎よりは少ない。その他の症例は原因不明である。

形態学

古典的な結節性多発動脈炎は，小型動脈 small artery から中型動脈の分節性貫壁性壊死性炎症 segmental transmural necrotizing inflammation が特徴で，しばしば血栓症を併発する。病変の頻度は，腎臓，心臓，肝臓，消化管の順に多い。通常，病変は血管壁のうちのごく一部しか侵さず，分岐部に

とその分枝）の貫壁性の瘢痕化や肥厚を示し，主要分枝血管の高度な内腔狭窄を伴う（図8.22）。大動脈病変は，臨床的にも組織学的にも巨細胞性動脈炎と似ている点が多い。実際，この2つの疾患は，主に患者の年齢に基づいて区別されている。50歳以上の患者では巨細胞性動脈炎，50歳以下の患者では**高安動脈炎 Takayasu arteritis** とよばれる。歴史的には，日本人の民族性や特定のHLAアレルと関連があるが，高安動脈炎は全世界に分布している。自己免疫学的機序が推測されている。巨細胞性動脈炎と同様，T細胞を介する疾患である。

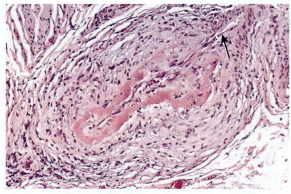

図 8.23 結節性多発動脈炎
小型動脈の部分的なフィブリノイド壊死と血栓性閉塞を伴う。血管壁の一部は傷害されていないこと(右上,矢印)に注意。(Dr. Sidney Murphree, MD, Department of Pathology, University of Texas Southwestern Medical School, Dallas, Texas. の厚意による)

好発する。特筆すべきは,糸球体が温存されていることである。**灌流障害 impaired perfusion** は,病変血管が分布する領域における潰瘍,梗塞,虚血性萎縮,または出血などを引き起こすかもしれない。炎症過程はまた,**動脈壁の脆弱化を起こし**,動脈瘤や破裂を引き起こす。

急性期に動脈壁の貫壁性炎症細胞浸潤が認められ,好中球,単核細胞の浸潤と,しばしば**フィブリノイド壊死 fibrinoid necrosis** や内腔の血栓形成を伴う(図8.23)。陳旧期病変は血管壁の線維性肥厚を示し,これは外膜まで広がっている。特徴的なこととして,あらゆる活動期(初期から晩期まで)の病変が,異なる血管あるいは同じ血管のなかでさえ共存しており,これは免疫機能による傷害が持続性,再発性であることを示唆している。

臨床的特徴

結節性多発動脈炎は主に若年成人の疾患だが,中高齢者にも発生する臨床経過は,典型的には長い無症状期間を挟み,発作性に症状が出現する。全身症状は,倦怠感,発熱や体重減少といったように非特異的であり,病変血管は広く散在しているため,臨床徴候は多様であり困惑させられる。"古典的な"症状としては,腎動脈の病変による急速に進行する高血圧,消化管病変による腹痛や血便,びまん性の筋肉痛や疼痛,そして,主に運動神経を侵す末梢神経炎などがある。腎臓の病変はよくみられ,主要な死因となる。未治療の場合,PAN は通常致死的であるが,免疫抑制により5年生存率は 80% 近くになる。再発は症例の最大 25% にみられ,HBV 感染症例よりも非 HBV 感染症例のほうが多い。後者のほうが長期予後は良好である。

川崎病

川崎病は,通常,幼児期や小児期に発症する,自然治癒の期待できる急性熱性疾患であり,主として大型から中型血管までを侵す動脈炎を伴う。まれではあるが,大動脈や大型動脈が侵されることもある。患者の大半は 5 歳未満である。本疾患の臨床的に重要な点は,冠動脈を侵すことである。冠動脈炎は結果的に動脈瘤を形成し,これは破裂または血栓症を起こし,心筋梗塞を引き起こすことがある。最初に日本で報告されたものの,川崎病は世界的に分布しており,東アジア系の子どもに多い。遺伝的要因が疑われるが,明確な遺伝的メカニズムは明らかにされていない。

遺伝的に感受性の高い人では,さまざまな感染性抗原(おそらくウイルス)がこの疾患発症の引き金になっている。最近では,SARS-CoV-2 に感染した小児で川崎病のような病気が報告されている。川崎病の正確な病態はいまだ不明である。血管炎は,交差反応性または新たに発見された血管抗原に対する遅延型過敏反応から生じるのではないかと考えられている。引き続いて起こるサイトカインの産生,B 細胞の活性化は,内皮細胞や平滑筋細胞に対する自己抗体形成をもたらし,これが血管炎を引き起こす。

形態学

川崎病の血管炎は結節性多発動脈炎に類似しており,血管壁全層の著明な炎症細胞浸潤を認めるが,フィブリノイド壊死は,川崎病では一般に結節性多発動脈炎に比べて目立たない。血管炎は通常自然にあるいは治療に反応して消退するが,壁の傷害による動脈瘤形成が付随して起こる可能性がある。他の動脈炎と同様に,病変の治癒には閉塞性内膜肥厚を伴うことがある。心血管系以外の病理学的変化は,SARS-CoV-2 感染と関連して起こる場合を除き,ほとんど重要ではない。後者では多くの臓器が侵される。

臨床的特徴

川崎病は,結膜や口腔の紅斑,水疱形成,手足の浮腫,手掌や足底の紅斑,落屑を伴う発疹,そして頸部リンパ節腫大を示す(それゆえ別名は,**粘膜皮膚リンパ節症候群 mucocutaneous lymph node syndrome**)。未治療患者のおおよそ 20% に心血管系の合併症を生じるが,これらは無症状の冠動脈炎から,冠動脈の拡張,大型の冠動脈瘤(直径 7〜8 mm,破裂・血栓形成・心筋梗塞や突然死を伴いうる)にわたっている。治療には,静脈内免疫グロブリン注入療法(機序は不明だが,炎症は抑制される)やアスピリンがあり,それらの併用で症状のある冠動脈疾患の発生は著明に減少する。

小血管の血管炎

このグループには,病因的に異なる 2 つのサブグループがある。ANCA 関連血管炎と免疫複合体関連血管炎で

ある(表8.3)。この項では，より一般的な病態の一部のみを説明する。

■ 顕微鏡的多発血管炎

顕微鏡的多発血管炎 microscopic polyangiitis は壊死性血管炎で，通常，毛細血管および小型の細動脈や細静脈を侵す。この疾患は，過敏性血管炎 hypersensitivity vasculitis または白血球破砕性血管炎 leukocytoclastic vasculitis ともよばれる。結節性多発性動脈炎とは異なり，1人の患者において，顕微鏡的多発血管炎のすべての病変は同一の時期のものであることが多い。皮膚，粘膜，肺，脳，心臓，消化管，腎臓，そして筋肉が侵されうる。壊死性糸球体腎炎 necrotizing glomerulonephritis (90%の患者にみられる)や，肺毛細血管炎 pulmonary capillaritis は，特によく認められる。

顕微鏡的多発血管炎の症例の多くは MPO-ANCA と関連している。侵された血管床内における好中球の動員と活性化が，おそらくこの疾患の発症に関与している。免疫複合体は存在しない。病因は不明である。場合によっては，ヒドララジンなどの薬剤や微生物(黄色ブドウ球菌)が引き金になることが疑われる。

● 形態学

顕微鏡的多発血管炎は，部分的な貫壁性壊死性病変を伴う中膜の分節性フィブリノイド壊死を特徴としている。肉芽腫性炎症は存在しない。これらの病変は結節性多発性動脈炎の病変に類似するが，中型動脈や大型動脈は侵されず，したがって肉眼的梗塞はまれである。一部の病巣では(典型的には後毛細血管細静脈)，核の断片化(核崩壊)を起こしつつある浸潤好中球のみがみられるので，白血球破砕性血管炎という用語が使われる(図8.24A)。初期の皮膚病変内に免疫グロブリンや補体成分が認められることがあるかもしれないが，大部分の病変は"微量免疫型"(抗体の沈着がほとんど，あるいはまったく認められない)である。

● 臨床的特徴

この病気は一般的に高齢者に発症するが，小児が罹患することもある。侵される血管床によるが，主要な臨床的特徴は，喀血，血尿，タンパク尿，腹部の疼痛ないし出血，筋肉痛ないし筋力低下，触知可能な皮膚の紫斑などである。広範な腎臓病変や中枢神経系病変を有する患者を除き，免疫抑制と原因薬剤(多くの場合，薬剤)の除去により持続的寛解が得られる。

■ 多発血管炎性肉芽腫症

多発血管炎性肉芽腫症 granulomatosis with polyangiitis は，以前，ウェゲナー肉芽腫症 Wegener granulomatosis とよばれていた疾患で，次の3つを特徴とする ANCA 陽性の壊死性血管炎である。

- 肺または上気道(耳，鼻，副鼻腔，喉)，もしくはその両方の壊死性肉芽腫
- 小型から中型血管(毛細血管，細静脈，細動脈，動脈)の壊死性あるいは肉芽腫性血管炎で，肺や上気道に最も顕著だが，他の部位にもみられる
- 巣状壊死性で，しばしば半月体形成性の糸球体腎炎

"限局性"タイプでは，病変が気道に限られる。逆に，広範囲に及ぶ場合には，眼，皮膚やその他の臓器，特に心臓を侵すことがある。臨床的に，広範囲に及ぶ血管炎は，呼吸器病変の症状を伴う結節性多発性動脈炎に類似している。

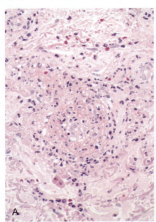 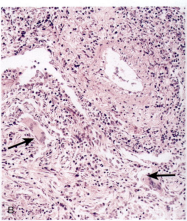 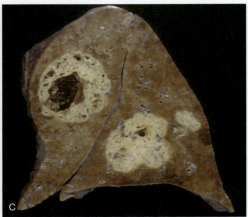

図8.24　ANCA 関連小型血管炎
A：顕微鏡的多発血管炎(白血球破砕性血管炎)。肥厚した血管壁内に好中球の破砕片を伴う。B, C：多発血管炎性肉芽腫症。B：小型動脈の血管炎があり，周囲には巨細胞(矢印)を含む肉芽腫性炎症がみられる。C：多発血管炎性肉芽腫症患者の肺。空洞化している大きな結節性病変がみられる。(A：*Dr. Scott Granter, MD, Brigham and Women's Hospital, Boston, Massachusetts.* の厚意による。C：*Dr. Sidney Murphree, MD, Department of Pathology, University of Texas Southwestern Medical School, Dallas, Texas.* の厚意による)

多発血管炎性肉芽腫症は，吸入した感染性ないし環境由来の抗原に対して起こる細胞媒介性過敏症として始まるようである。PR3-ANCA はおおよそ 95％の症例に陽性で，おそらく組織傷害をもたらす。ANCA 値はまた，疾患活動性のマーカーとしても有用である。というのも，免疫抑制療法が有効だった場合，抗体価は劇的に低下し，病変が再燃するのに先立って上昇するからである。

形態学

多発血管炎性肉芽腫症の上気道病変は，肉芽腫性副鼻腔炎 granulomatous sinusitis や鼻，口蓋，咽頭の潰瘍性病変 ulcerated lesions を含み，肺病変も，びまん性実質浸潤から肉芽腫性結節までさまざまである。線維芽細胞の増殖帯によって囲まれた多巣性壊死性肉芽腫性血管炎がある（図 8.24B）。多発性肉芽腫は癒合し，放射線検査で認識できるような中心性の空洞化を伴う結節を形成することがある（図 8.24B,C）。血管の損傷は出血や喀血を引き起こしうる。病変は最終的に進行性に線維化し，器質化することもある。

腎病変 renal lesions は幅広く，糸球体毛細血管係蹄の孤立性の血栓に関連した軽度で局所的な糸球体壊死（巣状分節性壊死性糸球体腎炎 focal and segmental necrotizing glomerulonephritis）から，びまん性壊死と上皮性半月体を形成する細胞増殖を伴う，より進行した糸球体病変（半月体形成性糸球体腎炎 crescentic glomerulonephritis）まである（第 12 章）。

臨床的特徴

典型的な患者は中年の男性だが，女性や他の年齢層の人でも罹患することがある。典型的な臨床像は，結節性および空洞形成性病変を伴う両側性肺臓炎（95％），慢性副鼻腔炎（90％），鼻咽頭の粘膜潰瘍（75％），そして腎疾患（80％）などである。軽度の腎障害を有する患者は，血尿やタンパク尿を呈するのみだが，より重症例では急速進行性の腎不全に至ることがある。皮疹，筋肉痛，関節症状，神経炎，発熱なども起こりうる。未治療の場合，1 年以内に 80％の患者が死亡する。ステロイド，シクロホスファミド，TNF 阻害薬や抗 B 細胞抗体（リツキシマブ）などでの治療により，症状がかなり改善される。多発血管炎性肉芽腫症患者の多くは生存しているが，再発のリスクは高く，最終的には腎不全に至ることがある。

好酸球性多発血管炎性肉芽腫症（チャーグ・ストラウス症候群）

好酸球性多発血管炎性肉芽腫症 eosinophilic granulomatosis with polyangiitis は小血管の壊死性血管炎で，喘息，アレルギー性鼻炎，肺浸潤，末梢血好酸球増多，血管外壊死性肉芽腫，そして，好酸球の血管や血管周囲組織への著しい浸潤などと関連がある。まれな疾患であり，100 万人に 1 人の割合で発症する。皮膚病変（明らかな紫斑など），胃腸内出血，そして腎疾患（主に巣状分節性硬化症）が主な病変である。心筋への好酸球浸潤による細胞毒性は，しばしば心筋症を起こしうる。心臓病変は患者の 60％でみられ，罹患および死亡の主な原因である。

このタイプの血管炎は，通常無害であるアレルギー性刺激に対する "過敏反応性 hyperresponsiveness" から起こるのかもしれない。MPO-ANCA は症例の半数近くに認められるため，ANCA 関連血管炎に分類される。ANCA 陽性例では糸球体腎炎がより一般的に認められる。血管病変は，結節性多発動脈炎や顕微鏡的多発血管炎とは，肉芽腫や好酸球浸潤がある点で異なる。

閉塞性血栓性血管炎（バージャー病）

閉塞性血栓性血管炎 thromboangiitis obliterans は，分節性に分布して血栓形成を伴う，中型および小型動脈（主に脛骨動脈や橈骨動脈）の急性および慢性炎症を特徴とし，末梢の静脈や神経に二次的に広がることもある。内臓血管が侵されることはまれである。閉塞性血栓血管炎はほとんどタバコのヘビースモーカーにのみみられ，通常 35 歳以前に発症する。内皮依存性血管拡張の減少や血栓促進物質の放出を含む内皮機能障害が認められている。タバコの成分を原因とする内皮細胞への直接毒性が疑われており，あるいはタバコのなかの反応合成物が血管壁成分を変性させたり，免疫反応を引き起こしたりするかもしれない。実際，多くの患者は，タバコ抽出成分に対して過敏性を有している。特定の HLA ハプロタイプとの関連が認められており，遺伝的素因を示唆される。

形態学

閉塞性血栓血管炎では，主に四肢の血管を侵す内腔血栓症を伴う，中型および小型動脈の，境界明瞭で分節性の，急性および慢性経血管炎が特徴である。初期病変では，混在性の

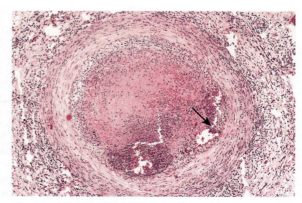

図 8.25　閉塞性血栓性血管炎（バージャー病）
血管内腔は無菌膿瘍（矢印）を含む血栓により閉塞しており，血管壁には白血球が浸潤している。

炎症細胞浸潤は内腔血栓症を伴う。ときに肉芽腫性炎症に縁取られた小型の微小膿瘍もみられる（図8.25）。その後炎症は外側に広がり，ときには隣接する静脈や神経に及ぶ（他のタイプの血管炎ではまれ）。時間の経過とともに，血栓は器質化と再疎通を起こし，最終的に動脈と近接構造物が線維組織に包まれるようになる。

臨床的特徴

初期の症状は，レイノー型の冷感（後述），運動によって誘発される足底部の痛み（いわゆる**足底跛行 instep claudication**），表在性結節性静脈炎（静脈炎症）である。血管障害では，安静時でさえも重度の疼痛を伴う傾向があり，神経病変と関係しているように思われる。慢性の四肢の潰瘍が出現することがあり，時間の経過とともに進展し明らかな壊疽が起こる。病気の初期段階の禁煙は，しばしばそれ以後の発作を改善する。しかしながら，いったん血管病変が確立すると禁煙には反応しない。

感染性血管炎

限局性動脈炎は，感染性病原体，通常は細菌や真菌，特に**アスペルギルス属 Aspergillus** や**ムコール属 Mucor**の動脈への直接侵入によって引き起こされうる。血管への侵入は，ほぼ局所的な組織感染の一部として（例：細菌性肺炎や膿瘍に隣接して）起こる場合や，より頻度は低いものの，感染性心内膜炎からの塞栓症や細菌が血行性に散布されることによって生じることもある。

血管の感染は動脈壁を脆弱化し，結果として，**感染性動脈瘤**（前述）を発生させたり，血栓症や梗塞を引き起こしたりすることがある。細菌性髄膜炎で髄膜血管が炎症を起こすと，血栓症や梗塞をきたしやすくなり，最終的にクモ膜下腔から脳実質に感染が拡大することがある。

血管反応過敏性疾患

いくつかの血管疾患は，不適切で過大な血管収縮によって特徴づけられる。

レイノー現象

レイノー現象 Raynaud phenomenon は，寒暖差や情動ストレスに対する血管収縮反応の過亢進である。四肢，特に手指と足指の動脈および細動脈が侵されるが，鼻，耳たぶ，口唇が侵されることもある。関係する指の色は，最初の血管収縮，その後の組織の無酸素状態，そして最終的な加温による酸素化血液の戻りを反映する時間的順序に従って変化する。色白の皮膚では，白色（血管収縮），青色（無酸素状態），赤色（再灌流）と変化するが，色黒の皮膚では，蒼白（血管収縮），紫色（無酸素状態），ピンク色からくすんだ赤色（再灌流）と変化する。レイノー現象は一次性の場合もあれば，他の疾患に続発する場合もある。

原発性レイノー現象 primary Raynaud phenomenon は，寒冷や感情に対する過大な中枢性および局所性血管運動反応により，全人口の3～5％に起こり，若い女性に多い。原発性レイノー現象の経過は通常良性であるが，慢性症例では，皮膚や皮下組織および筋肉の萎縮が起こることがある。潰瘍形成や虚血性壊疽はまれである。

続発性レイノー現象 secondary Raynaud phenomenon は，全身性エリテマトーデス，強皮症，閉塞性血栓性血管炎，またはアテローム性動脈硬化などの他疾患により引き起こされた動脈疾患による血行不全を指す。実際，レイノー現象が初発症状のこともあるため，レイノー現象を有するすべての患者は，このような続発性現象の原因を見極めるべきである。

静脈とリンパ管

静脈瘤 varicose vein および**静脈血栓症／血栓性静脈炎**を合わせると，これらは臨床的な静脈疾患の90％以上の原因を占める。

四肢の静脈瘤

静脈瘤とは異常に拡張・蛇行した静脈のことで，慢性的な内圧増加や血管壁の支持が弱まることによって生じる。大腿および下腿の**表在静脈 superficial vein** が好発部位である。成人男性の約1/5および成人女性の1/3に，下肢静脈瘤が発症する。肥満がリスクを高めるほか，妊娠中は重い子宮によって下大静脈が圧迫されるため，妊娠もリスクを高める。また，早発性静脈瘤には家族性に発症する傾向がある。

臨床的特徴

静脈瘤性拡張は静脈弁を不全状態にし，下肢のうっ滞，うっ血，浮腫，疼痛，血栓症をもたらす。最も障害が大きな続発症としては，四肢の持続性浮腫や，うっ滞性皮膚炎や潰瘍などを含む二次性の皮膚の虚血性変化がある。また，後者では，不十分な創傷治癒や感染の合併の結果，慢性の**静脈瘤性潰瘍 varicose ulcer** になることがある。注目すべきことに，これらの表在性静脈からの塞栓症はきわめてまれである。このことは，深部静脈血栓からの塞栓症が比較的高頻度に起こることとは対照的である（第3章）。

他の部位における静脈瘤

その他の2つの部位に起こる静脈瘤に特に注意する必要がある。

- **食道静脈瘤**：肝硬変は（頻度は少ないが，門脈閉塞症や肝静脈血栓症も），門脈圧亢進の原因となる（第14章）。今度は門脈圧亢進が門脈と全身血管の間のシャントを開き，(1)胃・食道接合部の静脈（**食道静脈瘤 esophageal varix** を形成），(2)直腸の静脈（痔核

hemorrhoid を形成），(3) 腹壁の臍周囲の静脈（メドゥーサの頭 caput medusae を形成）への血流を増加させる。食道静脈瘤は破裂しやすく，上部胃腸管の大量出血（致死的）を引き起こすことがあるため，食道静脈瘤は臨床的に最も重要である。
- **痔核**は肛門直腸接合部の静脈叢の静脈瘤性拡張で，妊娠や排便時の力みなどに関連した骨盤内血管の長期間のうっ血により生じる。痔核は出血源であり，血栓症や有痛性潰瘍をきたしやすい。

血栓性静脈炎と静脈血栓症

下肢深部静脈の血栓症は，血栓性静脈炎 thrombophlebitis および静脈血栓症の症例の90％以上の原因となる。この2つの用語は，炎症を伴う静脈血栓症のほぼ互換可能な名称である。肺塞栓症は下肢の深部静脈血栓症によくみられる重篤な臨床的合併症である。深部静脈血栓症の病態と臨床的特徴については，第3章と第11章で詳述した。

上大静脈および下大静脈症候群

上大静脈症候群 superior vena cava syndrome は，通常，気管支癌や縦隔リンパ腫などの腫瘍が上大静脈を圧迫したり，上大静脈に浸潤したりすることによって引き起こされる。上大静脈が閉塞すると，頭部，頸部，および上腕のチアノーゼを伴う著しい静脈拡張からなる特徴的な臨床症候群を生じる。安静時に一晩中血液が溜まっているため，所見は通常朝に顕著になる。肺の血管も圧迫されるため呼吸困難を起こすこともある。

下大静脈症候群 inferior vena cava syndrome は，腫瘍が下大静脈を圧迫したり，下大静脈に浸潤したりすることによって起こり，また，肝臓，腎臓，あるいは下肢静脈から頭側に向かって伸びた血栓などによっても引き起こされる。ある種の腫瘍，特に肝細胞癌や腎細胞癌は静脈内に増殖する傾向が強く，最終的にはこれらの腫瘍が下大静脈を閉塞することがある。下大静脈の閉塞は，下肢の著しい浮腫や下腹部の表在性側副静脈の拡張を引き起こしたり，腎静脈が侵される場合には高度のタンパク尿を生じたりする。

リンパ管炎およびリンパ浮腫

リンパ管の原発性疾患はきわめてまれである。リンパ管が，炎症，感染，悪性腫瘍に伴って続発性に侵されるほうが，はるかに一般的である。

リンパ管炎 lymphangitis は，細菌がリンパ管に入り込むことによって起こる急性炎症である（第2章）。臨床的には，炎症性リンパ管は**有痛性の皮下の赤色線条**として認められ，通常は所属リンパ節の有痛性腫脹を伴う（**急性リンパ節炎** acute lymphadenitis）。細菌の広がりがリンパ節で阻止できない場合は，その後，静脈循環に流れ込み，菌血症や敗血症を起こすことがある。

原発性リンパ浮腫は，孤発性先天異常（単純性先天性リンパ浮腫）として生じるか，または，**家族性ミルロイ病** familial Milroy disease（**遺伝性家族性先天性リンパ浮腫** heredofamilial congenital lymphedema）として生じる。これらはリンパ管の形成不全ないし低形成による。続発性もしくは閉塞性リンパ浮腫は，もともとは正常なリンパ管が閉塞し，間質液が蓄積することが原因である。このような閉塞の原因としては，以下のような疾患や病態がある。
- リンパ管あるいは所属リンパ節を侵す腫瘍
- リンパ管系を切除する外科手術（例：根治的乳房切除術における腋窩リンパ節の切除）
- 放射線照射後の線維化
- フィラリア症
- 炎症後の血栓症や瘢痕化

原因にかかわらず，**リンパ浮腫** lymphedema は閉塞部より末梢側のリンパ管の静水圧を増加させ，浮腫を引き起こす。次に慢性浮腫は細胞外基質の沈着や線維化を引き起こし，硬結や（リンパ管侵襲の目立つ乳癌部の皮膚に起こるような）**橙皮状皮膚** peau d'orange とよばれるオレンジの皮のような外観をもたらす。最終的には，組織に適切な灌流がないため，皮膚の潰瘍が起こることがある。典型的には，腫瘍浸潤によるリンパ管の閉塞後に，拡張したリンパ管が破裂すると，さまざまな腔にリンパの乳状蓄積を引き起こし，**乳糜性腹水** chylous ascites（腹腔内），**乳糜胸症** chylothorax，**乳糜心膜症** chylopericardium とよばれる。

腫　瘍

血管およびリンパ管の腫瘍には，良性の血管腫（頻度が高い）から，ときに転移することもある局所進行性腫瘍，そして，まれだが高悪性度の**血管肉腫** angiosarcoma まで含まれる（表8.4）。

血管腫瘍には内皮細胞由来のもの（血管腫，リンパ管

表8.4 血管性腫瘍および腫瘍様病変の分類

良性腫瘍：発育異常および後天性病変
血管腫
毛細血管腫
海綿状血管腫
化膿性肉芽腫
リンパ管腫
単純性（毛細）リンパ管腫
海綿状リンパ管腫（嚢胞状ヒグローマ）
グロームス腫瘍
反応性血管増生
細菌性血管腫症
中間群腫瘍
カポジ肉腫
血管内皮腫
悪性腫瘍
血管肉腫

腫，血管肉腫など）と，血管を支える，または取り囲む細胞に由来するもの（**グロームス腫瘍** glomus tumor など）がある。大血管（大動脈，肺動脈や大静脈）の原発性腫瘍の頻度は低いが，そのほとんどが肉腫である。良性血管腫が分化の悪い血管肉腫と間違えられることはまずないが，悪性度の不明な中間的な病変も，時折，観察される。先天的なあるいは発達過程における奇形や非腫瘍性の反応性血管増生（**細菌性血管腫症** bacillary angiomatosis など）もまた，**腫瘍様病変** tumor-like lesion としてみつかることがあり，診断が難しいこともある。一般的には，血管性腫瘍の良悪性は，以下の特徴によって鑑別されている。

- **良性腫瘍** benign tumor は，通常，血液細胞あるいはリンパ液で満たされたよく分化した脈管構造で構成されている。脈管の内腔表面は，単層の異型に乏しい内皮細胞によって裏打ちされている。
- 悪性腫瘍は，より細胞密度が高く，細胞異型があり，増殖性であり，通常はきちんとした構造の血管を形成しない。そのような増殖細胞が内皮細胞起源であることの確認には，内皮細胞特異的マーカーを免疫組織化学的に同定することが必要かもしれない。

良性腫瘍および腫瘍様病変

血管拡張症

拡張症 ectasia は，ある構造が局所的に拡張することの総称である。一方，**毛細血管拡張症** telangiectasia という言葉は，既存小血管（通常，皮膚や粘膜の毛細血管，細静脈，および細動脈）が永続的に拡張し，はっきりした赤色病変を形成する場合に使用される。このような病変は，先天性のことも後天的に起こることもあるが，真の腫瘍ではない。

- **火炎状母斑** nevus flammeus（いわゆる生まれつきの"あざ birthmark"）は，血管拡張症の最も一般的な病型である。拡張した血管からなる頭部や頸部の平坦病変で，淡いピンク色から深い紫色までの色調を示す。時間とともに大部分が退縮する。
- いわゆる"**ポートワイン母斑** port wine stain"は，火炎状母斑の特殊型である。この病変は小児期に成長する傾向があり，皮膚表面を肥厚させ，時間が経つにつれ退縮するようなことはない。三叉神経の分布領域に起こるポートワイン母斑は，**スタージ・ウェーバー症候群** Sturge-Weber syndrome（**脳三叉神経性血管腫症** encephalotrigeminal angiomatosis ともよばれる）と関連している。このまれな先天性疾患は，顔面のポートワイン母斑，脳皮質軟膜の同側性静脈性血管腫，精神障害，てんかん発作，片麻痺，頭蓋の放射線不透過性を伴う。したがって，小児の顔面に大きな毛細血管拡張症があり，精神障害を伴っている場合は，他にも血管奇形が存在する可能性がある。
- **クモ状末梢血管拡張症** spider telangiectasia は，非腫瘍性血管病変である。この病変は，拡張した皮下の動脈や細動脈（クモの"脚"）が中央の芯（クモの"体"）の周囲に放射状に，しばしば拍動性に配列し，圧迫を加えると白くなる。クモ状末梢血管拡張症は，通常，顔面，頸部，上胸部でしばしばみられ，エストロゲン過剰状態（例：妊娠女性や肝硬変患者）に関連することが最も多い。
- **遺伝性出血性末梢血管拡張症** hereditary hemorrhagic telangiectasia（オスラー・ウェーバー・ランデュ病 Osler-Weber-Rendu disease）は常染色体顕性遺伝疾患であり，内皮細胞の TGF-β のシグナル伝達経路構成タンパク質をコードする遺伝子の突然変異によって起こる。毛細血管拡張症は，出生時から存在する拡張した毛細血管や静脈からなる先天的奇形であり，皮膚，口腔粘膜，呼吸器，消化管や尿路などに広く分布する。これらの病変は自然に破裂することがあり，重篤な鼻出血（鼻血），消化管出血，血尿などを引き起こす。

血管腫

血管腫は，血液の充満した脈管からなる頻度の高い腫瘍である。血管腫は乳児や小児の全良性腫瘍の7％を占めている（第4章）。ほとんどが出生時から存在しており，初期にはサイズが増大するが，自然に退縮する。一般的に，血管腫は典型的には限局性で頭頸部に限られるが，ときには身体の広範囲に及び（**血管腫症** angiomatosis とよばれる），内臓に生じることもある。内臓に生じた病変の 1/3 近くが肝臓に認められる。悪性転化は非常にまれである。いくつかの組織学的および臨床的亜型が知られている。

- **毛細血管腫** capillary hemangioma は最も頻度が高い亜型で，皮膚，皮下組織，口腔粘膜や口唇にみられ，肝臓，脾臓，腎臓でも生じることがある（図 8.26A）。組織学的には，壁の薄い毛細血管からなり，間質に乏しい（図 8.26B）。
- 新生児の皮膚にみられる**乳児血管腫** infantile hemangioma は，非常に頻度が高く，多発することがある。最初の数か月で急速に大きくなるが，1〜3歳ごろまでに薄くなり始め，ほとんどの症例で7歳までに完全に退縮する。
- **化膿性肉芽腫** pyogenic granuloma は原因不明の毛細血管増殖性疾患で，皮膚，歯肉，口腔粘膜に急速に発育する有茎性の赤色病変である。組織学的には，高度に増殖した肉芽組織に類似している。病変部位は，容易に出血したり，しばしば潰瘍化する（図 8.26C）。病変のおよそ 1/4 は外傷後に発生し，数週間のうちに 1〜2 cm の大きさに達する。搔爬や焼灼によって治癒する。これらはすべての年齢でみられるが，最も一般的なのは 20〜30 歳代である。歯肉

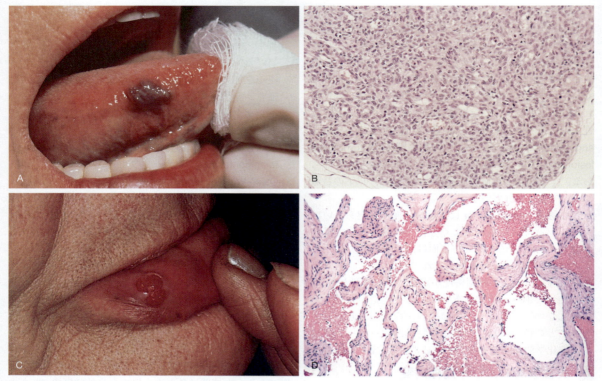

図8.26　血管腫
A：舌の血管腫。B：乳児毛細血管腫の組織像。C：口唇の化膿性肉芽腫。D：海綿状血管腫の組織像。(A，D：Dr. Jhon Sexton, MD, Beth Israel Hospital, Boston, Massachusetts. の厚意による。B：Dr. Christopher D.M. Fletcher, MD, Brigham and Women's Hospital, Boston, Massachusetts. の厚意による。C：Thomas Rogers, MD, University of Texas Southwestern Medical School, Dallas, Texas. の厚意による)

の化膿性肉芽腫は，時折妊娠中の女性に発生する。自然退縮したり線維化したりすることもあるが，ときには外科的切除が必要な症例もある。

- **海綿状血管腫** cavernous hemangioma は大型の拡張した血管腔からなる。毛細血管腫と比較すると，海綿状血管腫はより浸潤性で，高頻度に深部の組織を侵し，自然に退縮することはない。どの組織にも起こりうるが，肝臓が一般的な部位である。ほとんどは無症状で，他の理由で行われる画像検査で発見される。組織学的には，腫瘍は境界明瞭であるが被膜は有さず，大型の血液を入れた血管腔で形成されており，結合組織性間質で隔てられている（図8.26D）。血管内血栓症や異栄養性石灰化がよくみられる。脳の血管腫は，周囲組織への圧迫により症状を起こすことがあり，破裂することもあるので問題である。海綿状血管腫は**フォンヒッペル・リンドウ病** von Hippel–Lindau disease（第21章）の病態の一部でもあり，この場合，血管病変は，通常，小脳，脳幹，網膜，膵臓，肝臓に認められる。大脳の海綿状血管腫は家族性のことがあり，3つの腫瘍抑制遺伝子（*CCM1*，*CCM2* または *CCM3*）のうちの1つに生じた突然変異が原因である。病変が多発する場合は遺伝子検査を行うべきである。

■ リンパ管腫

リンパ管腫は，リンパ管における血管腫に相当するが，血管腫よりもはるかに頻度の低い良性の病変である。

- **単純性（毛細）リンパ管腫** simple (capillary) lymphangioma は，わずかに隆起しているか，ときには有茎性となる病変で，直径は1～2cmである。好発部分は，頭部，頸部および腋窩の皮下組織である。組織学的には，リンパ管腫は内皮細胞で被覆された網目状の腔からなり，毛細血管腔とは血球が存在しないという点でのみ鑑別される。

- **海綿状リンパ管腫** cavernous lymphangioma（**嚢胞状ヒグローマ** cystic hygroma）は，典型的には小児の頸部や腋窩，まれに後腹膜に生じる。頸部の海綿状リンパ管腫は，ターナー症候群でよくみられる。大きく（直径15cmまで）なり，腋窩を充満したり，あるいは頸部に肉眼的な変形を引き起こしたりすることもある。海綿状リンパ管腫は，内皮細胞で覆われた高度に拡張したリンパ管腔で構成され，介在する結

合組織性の間質によって隔てられているが，その間質にはリンパ球集簇が認められる。腫瘍の境界は不明瞭で，被膜を有していないため，完全切除が難しい。

■ グロームス腫瘍（グロームス血管腫）

グロームス腫瘍は，良性であるが痛みを伴う腫瘍で，グロームス小体を構成する特殊な平滑筋細胞から発生する。グロームス小体は，温度調節にかかわる動静脈構造物である。血管腫とは，臨床像と平滑筋マーカーが免疫染色で染まることにより区別される。この腫瘍は手足の指の末梢部，特に指爪の下に最も高頻度に発生し，切除によって治癒する。悪性グロームス腫瘍は非常にまれで，より深部に位置し，局所浸潤性である。

■ 細菌性血管腫症

細菌性血管腫症は，免疫不全患者（例：AIDS 患者や臓器移植を受け CD4＜100 の患者）において，バルトネラ *Bartonella* 科のグラム陰性桿菌の日和見感染により引き起こされるまれな血管増生である。細菌性血管腫症は，皮膚，骨，脳，その他の臓器を侵しうる。以下の 2 種の細菌が関与している。

- バルトネラ・ヘンセラ菌 *Bartonella henselae*：飼い猫が主要な保菌宿主であり，免疫応答に異常がない人に**猫ひっかき病 cat scratch disease**（リンパ節の壊死性肉芽腫性炎症）を引き起こす原因菌である。
- バルトネラ・クインターナ *Bartonella quintana*：ヒトジラミによって媒介され，第一次世界大戦時の"**塹壕熱 trench fever**"の原因菌である。

皮膚の細菌性血管腫症は，容易に出血し，赤色の丘疹や結節，あるいは円形の皮下腫瘤を形成する。臨床的には，カポジ肉腫（後述）に類似しうる。組織学的には，核異型や核分裂像を伴う上皮様の内皮細胞に覆われた毛細血管の増殖が認められる（図 8.27）。他の特徴は，好中球浸潤，核破砕片，および原因菌である紫色の顆粒状物の集積などである。

細菌が宿主組織に対して低酸素誘発因子 1α（HIF-1α）の産生を促すことで，VEGF が産生され血管が増殖する。感染（および血管病変）は抗生物質療法によって治癒する。

■ 中間群（境界悪性）腫瘍

■ カポジ肉腫

カポジ肉腫 Kaposi sarcoma（KS）は，カポジ肉腫ヘルペスウイルス Kaposi sarcoma herpesvirus（KSHV），〔human herpesvirus-8（HHV-8）としても知られる〕によって引き起こされる血管性腫瘍である。カポジ肉腫はさまざまな状況において生じるが，AIDS の患者で最も多くみられる。実際，その存在は AIDS の診断基準の 1 つとして使われている。AIDS 患者に生じるものの，HIV によって引き起こされるわけではない。人口の統計とリスクに基づいて，カポジ肉腫には 4 つの型が認識されている。

- **古典型カポジ肉腫 classic KS** は，世界中に分布しているが，中央・東ヨーロッパおよび地中海沿岸の先祖をもつ人に最も多い。高齢の男性に多く，米国ではまれである。他の悪性腫瘍や免疫変化を伴うことがある。古典型カポジ肉腫は通常，下肢遠位部の皮膚に，多発性の赤色から紫色の斑状病変ないし結節として出現し，徐々に大きさと数を増してより近位部へと広がる。病変は存在し続けるが，典型的には無症状で，皮膚や皮下組織に限局したままである。
- **アフリカ風土病型カポジ肉腫 endemic African KS** は，赤道直下の，特にサハラ以南のアフリカで，HIV 血清反応陰性の若年者（40 歳未満）に発症し，緩徐進行性のことも急速進行性のこともある。古典型に比べ，

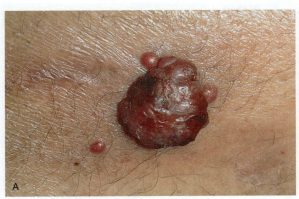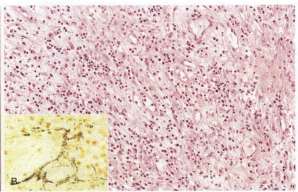

図 8.27　細菌性血管腫症
A：特徴的な皮膚病変。B：組織像は急性炎症と毛細血管増生である。挿入図：銀染色変法（ワルチン・スターリー染色）では細菌集塊（黒色）が確認できる。（A：*Dr. Richard Johnson, MD, Beth Israel Deaconess Medical Center, Boston, Massachusetts.* の厚意による。B，挿入図：*Dr. Scott Granter, MD, Brigham and Women's Hospital, Boston, Massachusetts.* の厚意による）

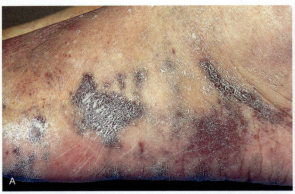
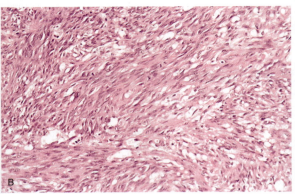

図 8.28　カポジ肉腫
A：特徴的な皮膚の赤紫色の癒合した斑点や斑状病巣。B：結節形成期の組織像で，膨らんだ紡錘型細胞の増殖巣とスリット状の血管腔を示している。(Dr. Christopher D.M. Fletcher, MD, Brigham and Women's Hospital, Boston, Massachusetts. の厚意による）

非常に高頻度でリンパ節を侵す。リンパ節や内臓に高度に広がる特に重篤な例は，思春期前の子どもに起こる。その予後は悪く，3年以内の死亡率はほぼ100％である。

- **移植関連カポジ肉腫 transplantation-associated KS** は，T細胞免疫抑制状態にある実質臓器移植のレシピエントに起こる。こうした患者では，カポジ肉腫を発症するリスクは100倍に上昇する。急速進行性のカポジ肉腫を発症し，しばしばリンパ節，粘膜や内臓を侵すが，皮膚病変は存在しないこともある。免疫抑制療法を減じると病変はしばしば退縮するが，臓器の拒絶反応の危険性は増す。
- **AIDS関連（伝染性）カポジ肉腫 AIDS-associated (epidemic) KS** は，AIDSを規定する疾患である。つまり，全世界的にみてAIDS関連悪性腫瘍のなかで最も頻度の高いものである（第5章）。カポジ肉腫の発症率は，高活性抗レトロウイルス療法の出現により大幅に減少したが，それでもHIV感染者では一般集団よりもはるかに多く発症する。AIDS関連カポジ肉腫は，しばしばリンパ節を侵し，病気の早期に内臓への広範な播種が起こりやすい。ほとんどの患者は，カポジ肉腫よりも，むしろ日和見感染によって最終的に死亡する。

病態形成

ほぼすべてのカポジ肉腫病変は，KSHV（HHV8）に感染しているが，感染した人が皆カポジ肉腫を発症するわけではない。エプスタイン・バールウイルス Epstein-Barr virus（EBウイルス）と同様，KSHVはγヘルペスウイルス亜科に属している。これは性的接触と，おそらく口内分泌物や皮膚への曝露により感染する。T細胞性免疫の異常は，おそらくカポジ肉腫の発症に不可欠であるだろう。高齢者では，老化と関連してT細胞免疫が低下するのかもしれない。インターロイキン8レセプターベータ（IL8Rβ）やインターロイキン13（IL-13）のよ うなサイトカイン発現を調節する遺伝子の遺伝的変異が一部の個体で認められている。

KSHVは，内皮細胞において溶菌感染や潜伏感染を引き起こす。これら両方がカポジ肉腫の病態形成において重要である。ウイルスによりコードされたGタンパク質は，VEGFの産生を誘導し，内皮細胞の増殖を刺激する。そして，溶菌感染の部位に動員された炎症細胞によって産生されたサイトカインは，局所的な細胞増殖環境をつくりだすのである。潜伏感染の細胞では，KSHVがコードしたタンパク質は，正常な細胞増殖制御を破壊したり（例：サイクリンDのウイルス性相同体の合成による），p53遺伝子を抑制することによってアポトーシスを妨げたりする。このように，局所的な炎症環境が細胞増殖を促進し，ウイルスに潜伏感染した細胞が増殖には有利である。早期の段階においては，少数の細胞のみがKSHVに感染しているが，時間が経つと，ほとんどすべての増殖細胞がウイルスに感染しているようになる。増殖する紡錘形細胞は，最初は多クローン性またはオリゴクローン性であるが，進行した病変のほとんどは単クローン性になる。

形態学

古典型カポジ肉腫では（ときには他の型においても），皮膚病変は，斑状期，局面期，結節期の3つの段階を通じて進行する。

- **斑状巣 patch** は，ピンク色，赤色または紫色の斑点であり，典型的には下肢遠位部にみられる（図8.28A）。組織学的には，拡張し，不規則で屈曲した血管がみられ，その血管内腔表面は内皮細胞で被覆され，ときにヘモジデリンを含有する慢性炎症細胞の散在性浸潤を伴う。このような病変は，肉芽組織と鑑別するのは困難である。
- 時間が経つと，病変は近位部へ広がり，より大きな紫色の隆起した**局面 plaque** になる（図8.28A）。この局面は，拡張して角張った真皮血管の増生と，血管周囲の腫大した紡錘形細胞からなる。他の目立った特徴は，漏出した赤血球，ヘモジデリン含有マクロファージ，他の単核細胞などであ

る。
- 最終的に，結節状 nodular 病変が出現する。大部分は真皮や皮下組織内に局在する腫大した紡錘形細胞の増殖巣からなり(図 8.28B)，しばしばスリット状の間隙を伴う。出血やヘモジデリン沈着がより目立ち，細胞分裂像がよくみられる。結節期には，特にアフリカ風土病型や AIDS 関連型では，しばしばリンパ節や内臓も侵される。

臨床的特徴

カポジ肉腫の経過は臨床的背景により実にさまざまである。大部分の一次性の KSHV 感染は無症状である。古典型カポジ肉腫は，少なくとも初期には大部分が体表に限局しており，たいていの場合，外科的切除が適切で，予後はきわめてよい。局所的に多発している病変に対しては放射線療法が用いられ，リンパ節病変を含む，より播種性の病変に対しては，化学療法によって満足のできる結果がもたらされる。医原性の免疫抑制関連カポジ肉腫において，免疫抑制療法の中止(補助的な化学療法や放射線療法を実施する場合と，しない場合がある)はしばしば効果的である。AIDS 関連カポジ肉腫では，腫瘍進行期に応じた追加の化学療法の有無にかかわらず，HIV に対する抗レトロウイルス療法が通常有効である。

悪性腫瘍

血管肉腫

血管肉腫は悪性内皮細胞腫瘍であり，血管腫に類似する非常によく分化した腫瘍から，非常に未分化なものまでさまざまである。血管肉腫は高齢者に多いが性差はない。身体のどこにでも発生するが，皮膚，軟部組織，乳房および肝臓に最も多い。臨床的には，血管肉腫は局所浸潤と転移をきたす悪性度の高い腫瘍であり，予後不良である。

血管肉腫はリンパ浮腫を背景として発生することがある。典型的には，乳癌に対するリンパ節郭清後，数年経ってから同側の上肢に発生する(Steward-Treves syndrome)。そのような症例では，腫瘍はおそらくリンパ管から発生する(リンパ管肉腫 lymphangiosarcoma)。乳房あるいはその表面皮膚の血管肉腫は，リンパ浮腫がない場合でも乳癌の放射線療法後に発生することがある。

肝臓血管肉腫 hepatic angiosarcoma は，ヒ素性殺虫剤やポリ塩化ビニル(ヒトの発がん化学物質として最もよく知られているものの1つ)などの発がん物質と関連している。発がん物質への曝露から後の腫瘍発生までの潜伏期間が長いのが典型的である。

形態学

皮膚では血管肉腫は小さく境界明瞭で，無症状の赤色結節として発症する。より進行した病変は，大型で赤黄褐色から灰白色の軟らかい肉塊のような腫瘍であり(図 8.29A)，その辺縁は周囲組織と不明瞭に混じり合っている。壊死・出血がよくみられる。

組織学的に，これらの腫瘍の分化度には，非常に幅がある。すなわち，膨らんだ異型の内皮細胞が血管構造を形成してい

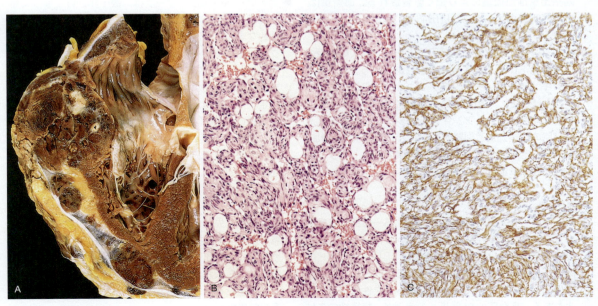

図 8.29　血管肉腫
A：右心室の血管肉腫。B：中等度に分化した血管肉腫で，明瞭な血管腔を裏打ちする異型細胞の密な集塊を伴う。C：内皮細胞マーカーである CD31 に対する血管肉腫の免疫組織化学的染色。

るもの（図 8.29B）から，明らかな血管構造はみられないような未分化な紡錘形から上皮様細胞の腫瘍まで認められる。分化度の低い腫瘍において，腫瘍が内皮細胞由来であることは，CD31 および ERG などの内皮細胞マーカーの免疫染色で証明されることもある（図 8.29C）。

要　約

血管の構造と機能
- すべての血管は内側を内皮細胞に被覆されている。すべての内皮細胞は恒常性に関する一定の特性を有しているが，特定の血管床の内皮細胞は，組織特有の機能を果たすための特別な特徴を有する（例：腎糸球体の有窓性内皮細胞）。
- 血管壁（例：動脈，静脈，毛細血管）の平滑筋細胞と細胞外基質の相対的な量は，血行動態的需要（例：圧力，拍動性）や機能的必要性によって異なる。
- 内皮細胞の機能は，基底状態であれ活性化状態であれ，厳密に制御されている。さまざまな生理学的あるいは病態生理学的刺激が，内皮細胞の活性化や機能障害を引き起こし，その結果，内皮細胞の形質（例：凝固促進か抗凝固か，炎症促進か抗炎症か，非接着性か接着性か）が変化する。

血圧調整
- 血圧は末梢血管抵抗と心拍出量によって決定される。
- 末梢血管抵抗は細動脈レベルで調節され，神経性あるいはホルモン性の作用により影響を受ける。
- 心拍出量は心拍数と1回拍出量によって決定され，1回拍出量は血流量により強く影響される。血流量は，主に腎臓でのナトリウム排出あるいはナトリウム再吸収により調節される。
- レニンは血圧の主要な調節因子であり，輸入細動脈の血圧の低下に反応して腎臓から分泌される。レニンはアンギオテンシノーゲンをアンギオテンシンIに分解する。続いて，末梢での異化作用によりアンギオテンシンIIが産生され，アンギオテンシンIIは，血管平滑筋細胞の収縮亢進と副腎のアルドステロン分泌の増加，および，その結果として起こる腎臓でのナトリウム再吸収の増加により，血圧を調節する。

高血圧
- 高血圧は，全人口の約40％が罹患する一般的な疾患であり，アテローム性動脈硬化やうっ血性心不全，および腎不全の主なリスク因子である。
- 高血圧は，一次性（特発性）に生じることも，より頻度は低いが，同定できる基礎疾患から二次性に生じることもある。高血圧の95％近くの症例が，特発性つまり"本態性"である。
- 特発性高血圧は，複合的かつ多因子疾患であり，環境的影響と，ナトリウム再吸収，アルドステロン経路，アドレナリン作動性神経系，レニン–アンギオテンシン系などに影響する遺伝的多型の両者が関係する。
- 二次性血圧は，ときに単一遺伝子疾患によって引き起こされることもあるが，腎動脈，腎臓，副腎，その他の内分泌臓器の疾患と関連して起こるほうがより一般的である。

アテローム性動脈硬化
- アテローム性動脈硬化は，線維性被膜とアテローム性の（粥腫の，文字どおり"オートミール粥様 gruel-like"の）コアからなる，内膜を基盤とする病変である。アテローム硬化性プラークの構成成分は，平滑筋細胞，細胞外基質，炎症細胞，脂質，壊死物質である。
- アテローム形成は，血管壁傷害と炎症との相互作用によって引き起こされる。アテローム性動脈硬化の多くのリスク因子はすべて，内皮細胞の機能障害を引き起こし，平滑筋細胞の動員や刺激に影響を及ぼす。
- 主な修正可能なアテローム性動脈硬化のリスク因子は，高コレステロール血症，高血圧，喫煙，糖尿病である。
- アテローム硬化性プラークは，数十年かけてゆっくりと発達し大きくなる。安定プラークは，内腔狭窄や慢性的な虚血に関連した症状を呈し，一方，不安定プラークは，急性プラーク破裂，血栓症，あるいは塞栓症に関連した，劇的で致死的になりうる虚血の合併症を引き起こす可能性がある。
- 安定プラークは，厚い線維性被膜とごく少量の脂質蓄積を有し，炎症は少ししかみられないが，他方で，"脆弱な vulnerable"不安定プラークは，薄い線維性被膜と大きな脂質コアを有し，比較的密な炎症細胞の浸潤を示す。

動脈瘤と解離
- 動脈瘤は，先天的もしくは後天的な，心臓あるいは血管の壁全層性の拡張である。合併症は，破裂や血栓症，塞栓形成に関連している。
- 解離は，血液が血管壁へ流入し，種々の層を分離したときに起こる。合併症は，破裂や大動脈分枝血管の閉塞の結果生じる。
- 動脈瘤と解離は，虚血，遺伝的欠陥，基質のリモデリ

ング不全などの結果起こる，平滑筋細胞の消失や細胞外基質の弱体化に起因する血管壁の構造的な脆弱性によって引き起こされる．

血管炎
- 血管炎は血管壁の炎症と定義されるが，しばしば全身性の症状(発熱，倦怠感，筋肉痛，関節痛)や，血管病変のパターンによって決まる臓器不全と関連がある．
- 血管炎は感染から起こりうるが，免疫複合体の沈着，抗好中球細胞質抗体(ANCA)，抗内皮細胞抗体などの免疫学的機序を有するもののほうがより一般的である．
- それぞれのタイプの血管炎は，特定の血管径や部位の血管を特異的に侵す傾向がある．

血管性腫瘍
- 血管拡張症は腫瘍ではなく，正確には既存血管の拡張である．
- 血管腫瘍は血管またはリンパ管のいずれかに由来し，内皮細胞(血管腫，リンパ管腫，血管肉腫など)または血管壁の他の細胞(グロームス腫瘍など)からなる．
- 血管腫瘍の多くは良性(血管腫など)であるが，あるものは中間型で局所浸潤する病変(カポジ肉腫など)であり，その他に，高度に悪性の腫瘍(血管肉腫など)もある．
- 良性腫瘍は通常，正常のようにみえる内皮細胞に覆われた明瞭な血管腔を形成する．悪性腫瘍は，より充実性で細胞密度が高く，細胞異型を示し，正常な血管構造を欠く．

臨床検査[a]

検査	参考値	病態生理／臨床的関連
抗好中球細胞質抗体(ANCA)	陰性	抗好中球細胞質抗体(ANCA)は，ANCA 関連全身性血管炎の高感度かつ特異性の高いマーカーであり，間接免疫蛍光法を用いて同定される：2つの主なパターンは，びまん性細胞質染色と核周囲染色である．細胞質染色は典型的にはプロテイナーゼ3に対する自己抗体(PR3-ANCA)によるものであり，核周囲染色はミエロペルオキシダーゼに対する自己抗体(MPO-ANCA)と関連している．
抗好中球細胞質抗体(ANCA)―ミエロペルオキシダーゼ(MPO)	陰性	MPO は好中球の顆粒および単球のリソソームに存在する；MPO-ANCA は主に IgG アイソタイプであり，好中球・単球を活性化する．MPO-ANCA は，間接免疫蛍光染色に基づき，以前は p-ANCA(核周囲 ANCA)として知られていた．多発血管炎を伴う好酸球性肉芽腫症は典型的には MPO-ANCA と関連しており，これは顕微鏡的多発血管炎と最もよく関連する ANCA でもある．
抗好中球細胞質抗体(ANCA)―プロテイナーゼ3(PR3)	陰性	PR3-ANCA は，以前は間接免疫蛍光染色に基づき c-ANCA(細胞質-ANCA)として知られていた．これらの抗体の主要な標的は好中球の細胞質に存在するプロテイナーゼ3(PR3)である．PR3-ANCA は多発血管炎性肉芽腫症の大部分の症例で陽性である．
高比重リポタンパク(HDL)	男性：≥ 40 mg/dL 女性：≥ 50 mg/dL	リポタンパク(HDL，LDL，VLDL)の中で，HDL は最も小さく，脂質に対するタンパク質の割合が最も高い(約 50％がタンパク質)．コレステロールは HDL により末梢から肝臓に運ばれ，そこで異化されて排泄される．HDL が少ないと動脈硬化の危険因子となる．HDL は運動，飲酒，いくつかの薬物(ホルモン補充療法など)によって増加する．
ヒトヘルペスウイルス8(HHV8)	定量的リアルタイム PCR：< 1000 copies/mL	HHV8(カポジ肉腫関連ヘルペスウイルス，KSHV としても知られる)は，カポジ肉腫(KS)，原発性滲出液リンパ腫，キャッスルマン病に関連する DNA ウイルスである．HHV8 は，4つのタイプの KS(すなわち，古典型，風土病型，移植関連，伝染性/AIDS 関連)すべてに関連している．後者の2つのカテゴリーでは，KS は免疫抑制の低下とともにしばしば退縮する．原発性滲出性リンパ腫は，心膜腔，胸膜腔，腹膜腔に発生する．HHV8 陽性は，多中心性キャッスルマン病で最もよく観察され，HIV 感染を背景として生じることが多い．
リポタンパク(a)(Lp[a])	< 5 mg/dL	Lp(a)はアポリポタンパク(a)がジスルフィド結合を介して LDL のアポ B100 部分に結合したものである．Lp(a)はアテロームや血栓の形成を促進する．そのメカニズムとしては，線溶の阻害，マクロファージのアテローム性動脈硬化プラークへの結合と動員，正常な内皮機能の障害などが提唱されている．Lp(a)の増加は動脈硬化性心血管系疾患の独立した危険因子である．
低比重リポタンパク(LDL)	成人：< 100 mg/dL が望ましい	LDL は VLDL の代謝産物である．主にコレステロール(50％)，タンパク質(25％)，リン脂質(20％)および微量のトリグリセリドで構成されている．LDL はコレステロールを末梢組織に運搬する．LDL はアテローム斑の主要成分であり，LDL の上昇は心血管疾患の危険因子である．血清レベルは，生活習慣要因(例えば，食事，運動)およびいくつかの疾患によって影響を受ける．LDL 値が上昇する疾患には，家族性高コレステロール血症，甲状腺機能低下症，コントロールされていない糖尿病，ネフローゼ症候群，クッシング症候群，副腎皮質ステロイドの使用などがある．重度の肝疾患，甲状腺機能亢進症，重度の急性疾患または慢性疾患，栄養不良，吸収不良，重度の熱傷では，LDL 値は通常低下する．

総コレステロール	望ましい：＜ 200 mg/dL 境界高値：200 ～ 239 mg/dL 高リスク：≧ 240 mg/dL	総コレステロールには，高比重リポタンパク(20～30％)，低比重リポタンパク(60～70％)，超低比重リポタンパク(10～15％)が含まれる。低比重リポタンパク(LDL)は通常，総コレステロール，高比重リポタンパク(HDL)，トリグリセリドから計算される。直接測定する検査もあり，トリグリセリド値が非常に高い場合に有用である。総コレステロールは，家族性高コレステロール血症(LDL レセプターの欠損)，コントロール不良の糖尿病，甲状腺機能低下症，ネフローゼ症候群，胆道閉塞など，多くの病態で上昇する。副腎皮質ステロイドも総コレステロールを増加させる。総コレステロールは，重篤な肝疾患，甲状腺機能亢進症，重篤な急性・慢性疾患，栄養不良，吸収不良，広範囲の熱傷などで低下することがある。
血清トリグリセリド[中性脂肪]	正常：＜ 150 mg/dL 境界高値：150 ～ 199 mg/dL 高値：200 ～ 499 mg/dL 非常に高値：≧ 500 mg/dL	トリグリセリド，LDL，HDL は，血漿中に存在する主要な脂質である。トリグリセリドは小腸からカイロミクロン内や VLDL 粒子として輸送される。トリグリセリドは検査室で直接測定できる。この値は，総コレステロールや HDL とともに，LDL の計算に用いられる。トリグリセリドの上昇は冠動脈疾患や急性膵炎の危険因子である。トリグリセリドは，一部の薬剤(β遮断薬，コルチコステロイドなど)や，糖尿病，ネフローゼ症候群，胆道閉塞，肥満，肝硬変，一部の糖原病(I, III, VI)を含む広範な病態で上昇する。

[a] この表の編集におけるシカゴ大学医学部 Pankti D. Reid 博士および Bauer Ventura 博士の支援に深く感謝する。
参考値は *Mayo Foundation for Medical Education and Research* の許可を得て https://www.mayocliniclabs.com/ から引用。無断転載を禁ずる。
Deyrup AT, D'Ambrosio D, Muir J, et al. Essential Laboratory Tests for Medical Education Acad Pathol. 2022;9. doi: 10.1016/j.acpath.2022.100046. より引用。

心臓

第9章 Heart

　心臓は1年に4,000万回以上拍動し，1日に7,500Lもの血液を拍出するという点で本当に驚くべき臓器である。これは人間の一般的な一生のうちに大型タンカー3隻分の血液を拍出していることになる。循環器系は子宮の胎児において一番初めに機能する器官系であり，ほぼ妊娠第8週に完成する。拍出する心臓と血液供給がなければ胎児発育は進まず，子宮内胎児死亡に陥る。出生後に心臓が止まると，その結果は等しく悲劇的である。実際，循環器疾患は世界的な死亡原因の第1位であり，米国での全死因の4分の1を占める。

心臓疾患の概要

　さまざまな疾患が循環器系に影響を与える。しかし，心臓が本来の機能を果たせなくなる病態生理学的経路は以下の6つの主要なメカニズムに集約される。

- **ポンプ不全**：この病態で最も多いのは，心筋の収縮力が弱くなり心室や心房内を適切に空にできなくなる状態で，**収縮機能障害 systolic dysfunction** とよぶ。心筋が十分に弛緩できず，心室内に血液が入らないこともある。この場合は**拡張機能障害 diastolic dysfunction** になる。
- **血流障害**：弁の開口を妨げる病変(例：**石灰化大動脈弁狭窄症 calcific aortic valve stenosis**)や，心室内圧が高くなる病変(例：**全身性高血圧症 systemic hypertension，大動脈弁狭窄症 aortic stenosis**)ができると，心筋は増大した閉塞(弁膜狭窄症の場合)や抵抗(高血圧症の場合)に逆らってポンプ作用を行わなければならなくなる。
- **逆流**：弁機能障害によって血液の逆流が起こる病態では，心臓の仕事量が増えるため，逆流の影響を受ける心房または心室のもつポンプ能力を上回ってしまうことがある。
- **シャント(短絡)血流**：先天的または後天的な障害によって，血液がある区画から別の区画へ，またはある管から別の管へ本来と異なる経路で流れると，圧や血液量が過剰になる場所が発生する。
- **心伝導異常**：心伝導の協調が崩れたときや伝導経路の遮断が発生すると，心収縮回数が減少したり効果的な拍出が妨げられたりする**不整脈 arrhythmia** が発生する。
- **心臓または主要血管の破裂**：循環系の連続性がなくなると(例：胸部大動脈の銃撃による損傷)，大量出血，低血圧ショックへとつながり，最終的に死亡することがある。

心不全

　心不全 heart failure は，一般的にうっ血性心不全 **congestive heart failure(CHF)** とよばれている。うっ血性心不全は多くの心疾患の最終段階であり，一般に予後不良の進行性の病態である。

　CHFは，組織の代謝に必要とされる血液を心臓が送り出せない，あるいは通常よりも高い圧力でしか送り出せないときに起こる。まれではあるが，甲状腺機能亢進症による組織の代謝に必要とする血液量の増加時や，貧血による血液の酸素運搬能力の低下時にも起こり，これらをまとめて**高拍出性心不全 high-output failure** とよぶ。広範囲の心筋梗塞や急性の弁機能障害によってCHFは突然発症することもある。しかし，ほとんどの場合，慢性的な過負荷または心筋機能の進行性の低下により蓄積された影響のために，CHFは自覚症状のないまま徐々に進行する。

　心不全は，心室に血液を充満する，あるいは拍出する能力の障害が原因で起こる。血液の拍出障害(収縮期機能不全)は心筋収縮が不十分である状態で，典型的には虚血性心疾患や高血圧症により発症する。拡張期機能不全は，心臓が十分に弛緩して血液を充填することができない状態で，左室肥大，心筋線維症，アミロイド沈着，収縮性心外膜炎などにより発症する。このような心不全は駆出率が保たれた心不全とよばれる。心不全の症状は左室駆出率50％以下の場合に存在するといわれている。CHFの約半分の症例が拡張型機能不全に起因しており，特に高齢者，糖尿病患者，女性に多い。心臓が心不全によって血液を拍出できなくなった場合，拡張末期容積の増加，拡張末期心室圧の上昇，静脈圧の上昇がみられる。このように，**前方障害 forward failure** とよばれる心臓の不十分な拍出は，ほとんどの場合，**後方障害 backward**

謝辞：ハーバード大学医学部 Brigham and Women's 病院病理科 Richard Mitchell 博士による本書の旧版における本章への貢献に深謝する。

failure という静脈循環のうっ血を伴う。CHF の根本的な問題は，主として心臓が十分に働かないことであるが，最終的には他のほとんどの臓器が前方障害と後方障害が組み合わさった病態の影響を受ける。

心血管系では，心筋収縮力の低下や血液動態負荷の増大を補うために，いくつかの恒常性維持機構が利用される。

- **フランク・スターリング機構 Frank–Starling mechanism**：血液の充填量増加によって心臓が拡張する。それによってアクチン－ミオシン架橋形成を増加させ，収縮力と拍出量を増加させる。拡張した心室がこの機構によって心臓の拍出力を維持することが可能である場合，**代償性心不全 compensated heart failure** と定義される。しかしながら，心室の拡張は心臓壁にかかる張力の増加と，すでに弱ってきている心筋が必要とする酸素量の増加を伴う。やがて機能不全状態となった心筋は全身が必要とする血液を拍出できなくなり，**非代償性心不全 decompensated heart failure** となる。
- **神経液性機構 neurohumoral system** の活性化
  - 自律神経系から神経伝達物質ノルエピネフリン（ノルアドレナリン）が放出されると，その作用によって心拍数が増加すると同時に心筋収縮力と血管抵抗が増加する。
  - レニン－アンギオテンシン系が作動すると，水と塩分の体内貯留が増え（循環血液量が増加する），血管緊張が増す。
  - 心房性ナトリウム利尿ペプチドの分泌は，その利尿効果や血管平滑筋の弛緩作用によってレニン－アンギオテンシン系の作用を調節する。
- **心筋構造の変化（筋肉量の増加も含む）**：心筋細胞は新たにサルコメア（筋節）をつくることで仕事量の増加に適応できる。この変化は筋細胞の肥大を伴う（図 9.1）。

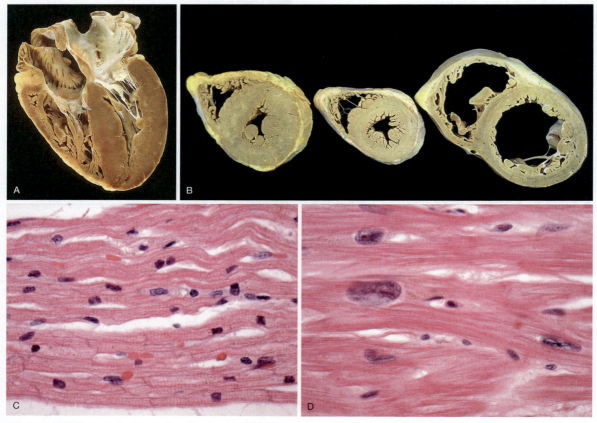

図 9.1　左室肥大
A：左室流出路狭窄による圧肥大。この心尖部四腔像において右下にあるのが左室である。B：拡張を伴う場合と伴わない場合の左室肥大の横断面。正常な心臓（中央）と比較して，圧により肥大した心臓（左と A）は大きく，左室壁が厚い。肥大し，拡張した心臓（右）は大きいが，壁の厚さは正常である。C：正常の心筋。D：肥大した心筋（C と D は同倍率での顕微鏡像）。肥大した心筋細胞において，細胞と核の大きさが増大している。（A，B：*Edwards WD: Cardiac anatomy and examination of cardiac specimens. In Emmanouilides GC, et al, editors: Moss and Adams Heart Disease in Infants, Children, and Adolescents: Including the fetus and Young Adults, ed 5, Philadelphia, 1995, Williams & Wilkins, p 86.* より許可を得て転載）

- 圧力過剰（例：高血圧や弁狭窄）の場合，心筋の長軸と平行に，既存の筋節の隣に多くの新しい筋節が追加される。筋線維の直径が増加すると，**求心性心肥大** concentric hypertrophy となる。これは心室腔の容積が増すことなく心室壁が厚くなる状態である。
- 容量過剰（例：弁逆流やシャント）の場合，筋節の追加が連続し，筋線維が長くなる。これにより心室は拡張しやすくなり，心室壁は厚くなることもあれば薄くなることもあり，通常のままのこともある。このため，容量過剰状態の心肥大の指標としては，心室壁の厚さではなく心臓の重さが最適である。

代償性肥大 compensatory hypertrophy には犠牲がつきものである。肥大した心筋は，その心筋細胞の体積が大きくなるため酸素需要量が増加する。心筋の毛細血管床は，心筋の酸素需要量増加に適応できるほどに拡張できるわけではないため，心筋は虚血による傷害を受けやすくなる。

病的な代償性心肥大は死亡の増加と相関する。実際，心肥大は心臓関連の突発死において独立したリスクファクターとされている。これに対して，有酸素運動によって引き起こされる**生理的な肥大** physiologic hypertrophy である容量負荷心肥大は，安静時の心拍数減少と血圧低下をもたらす毛細血管密度の増加が付随して起こる。このような生理的適応は，循環器疾患の罹患率とそれによる死亡のリスクを低減させる。一方，重量挙げのような無酸素運動では圧力負荷心肥大が伴うため，先述と同じ有効な作用が得られない可能性がある。

左心不全

心不全は心臓の左側か右側のいずれかにおいて優位に起こり，ときに両側で発生する。**左心不全** left sided heart failure の最も多い原因には，**虚血性心疾患** ischemic heart disease（IHD），全身性高血圧，僧房弁もしくは大動脈弁の疾患，アミロイドーシスのような心筋原発性の疾患がある。慢性左心不全の形態学的，臨床的影響は，全身の灌流血液量の減少と肺循環における後方圧の上昇に起因する。

形態学

心臓：心臓の肉眼所見は原疾患の経過に依存し，例えば心筋梗塞や弁膜変形が存在するかもしれない。僧房弁狭窄症や拘束性心筋症（後述）を原因とする機能不全を除けば，左室は右室に比べて通常は肥大している。左室はまた，拡張を伴うこともあり，ときにそれは著しい。左室拡張は心房細動のリスクを高める僧房弁閉鎖不全や左房拡大をもたらすことがある。心不全の**顕微鏡的** microscopic な変化は非特異的であり，基本的に間質線維化を伴う心筋肥大がみられるが，その程度はさまざまである。このような基本的な組織像に加え，心不全発症に寄与するような別の病変が存在する場合もある（例：最近の，あるいは陳旧性の心筋梗塞）。

肺：急性左心不全においては，肺静脈圧は最終的に肺毛細血管と肺動脈の内圧を上昇させ，臓側胸膜小静脈における静水圧上昇による胸水貯留だけでなく，うっ血（肺うっ血）や浮腫（肺水腫）をもたらす。このとき肺は水分が多くて重く，顕微鏡的には，血管周囲と間質に漏出液，肺胞中隔には浮腫，**肺胞腔内には浮腫液**がみられる。慢性心不全においては，多数の赤血球が，漏れやすい毛細血管から漏出して肺胞腔内に至り，マクロファージに貪食される。その後の赤血球とヘモグロビンの分解によって，ヘモジデリン沈着肺胞マクロファージである**心不全細胞** heart failure cell が出現するようになる。この細胞が存在すると，過去に肺水腫があったことを意味する。

臨床的特徴

労作時の呼吸困難（息切れ）dyspnea は通常，左心不全において最も早く発生し，かつ最も重要な自覚症状である。咳嗽もまた，液体が気腔に漏出した結果よく現れる症状である。心不全が進行すると，患者は横になったときに息苦しさを感じる（**起坐呼吸** orthopnea）。これは仰向けの姿勢が下半身からの静脈灌流量を増加させることと，横隔膜を上昇させることによる。起坐呼吸は通常，座ることや立つことにより和らぐため，患者は半坐位で就寝する。**発作性夜間呼吸困難** paroxysmal nocturnal dyspnea とは，息切れのなかでも特に劇的なものであり，患者は睡眠中に窒息を思わせる強い呼吸困難により目を覚ます。

左心不全の他の特徴的徴候としては，心拡大，頻脈，急速な受動的左室血液充填を反映する第3心音，肺底部の浮腫性肺胞が吸気によって開くことで発生する肺底部の湿性ラ音がある。進行性心室拡張によって乳頭筋が外側へ移動していくため，僧房弁逆流症と収縮期心雑音が生じる。続いて起こる左房の慢性拡張により，"絶対的不整 irregularly irregular rhythm"として表現される**心房細動** atrial fibrillation を起こすこともある。心房細動は伸展されて感受性の上がったイオンチャネルに起因する。このような協調性のない無秩序な心房収縮は，心室への血液充填量を減らすことで心室拍出量を減少させる。心房細動は血流停滞をもたらすこともある。停滞した血液は，特に心耳に血栓を発生させる傾向があり，この血栓はしばしば塞栓となって他の臓器に梗塞（例：脳梗塞）を起こす。

心拍出量が減少すると腎血液灌流量が減少する。すると，レニン-アンギオテンシン系が作動して血管内の容積と圧力を増加させる（第3章，第8章）。しかしながら，心不全においてこれらの代償機構は肺水腫を悪化させてしまう。CHFが進行すると，排泄物の排出量の減少と代謝障害の悪化を伴う腎前性心不全を発症することがある。重篤なCHFにおいては，脳血液灌流量が減少する

と，被刺激性，認識力低下，不穏状態といった症状によって特徴づけられる，低酸素脳症 hypoxic encephalopathy（最終的に昏迷や昏睡へと至る場合がある）を引き起こすこともある。

　CHFの治療は通常，少なくとも初期には，弁障害や不適切な心臓灌流といった原因を除去することにある。それらの代わりとなる臨床的治療としては，食塩摂取制限，さまざまな循環血液量過剰を減らす薬物（例：利尿剤），心収縮力を増加させる（いわゆる陽性変力作用 positive inotrope）薬物，後負荷を減少させるアドレナリン遮断薬やアンギオテンシン変換酵素阻害薬といった薬物がある。アンギオテンシン変換酵素阻害薬は，アルドステロンによる食塩と水の再吸収を阻害する作用だけでなく，心筋肥大と心リモデリングを抑制する作用があるため，患者に投与するうえで利点があると思われる。

右心不全

　右心不全 right sided heart failure は通常，左心不全によって引き起こされる。これは，肺循環内での血圧上昇は必ず右心により多くの負荷をかけるからである。そのため，右心不全の原因となる疾患は左心不全をきたすすべての疾患を含んでいる。孤発性の右心不全はまれであり，典型的には肺に関係したさまざまな疾患を有する患者に起こる。したがって，このような右心不全の病態を肺性心 cor pulmonale とよぶ。肺性心は肺実質の疾患だけでなく，原発性肺高血圧症（第11章），反復性肺血栓塞栓症，閉塞性睡眠時無呼吸といった肺血管収縮をきたす病態など，肺血管構造に影響する病態に二次的に発生することもある。これらの病態に共通する特徴は肺高血圧 pulmonary hypertension（後述）であり，肺高血圧は右室の肥大と拡張をもたらす。肺性心では，心筋の肥大と拡張は原則として右側の心房と心室に限定して発生する。ただし，心室中隔の左側への隆起は左室流出路を狭窄するため心拍出量を減少させることがある。

　単独に存在する右心不全の主な形態学的・臨床的影響は左心不全のそれとは異なっており，通常，全身の静脈と門脈系のうっ血が顕著で，肺のうっ血はわずかである。

形態学

　肝臓 liver と門脈系 portal system：肝臓は通常，大きさと重量が増加している（うっ血性肝腫大 congestive hepatomegaly）。割面では，肝小葉中心のうっ血している部分が，うっ血していない実質組織である色の薄い辺縁部に囲まれた所見を特徴とする受動的うっ血 passive congestion がみられる。この所見はニクズク肝 nutmeg liver（第3章）とよばれる。左心不全を併発していると，重篤な中心の低酸素状態により小葉中心性壊死 centrilobular necrosis が類洞うっ血に加えて発生する。長期間にわたる重篤な右心不全では，小葉中心部が線維化し，いわゆる心臓性肝硬変 cardiac cirrhosis とよばれる状態になる。

　右心不全は門脈とその分枝の圧力を上昇させるため（門脈圧亢進症 portal hypertension），門脈のうっ血によって脾臓が腫大する（うっ血性脾腫 congestive splenomegaly）。重症化すると，腸壁での慢性の受動的うっ血とそれに伴う浮腫は，栄養と薬物の吸収を妨げる。

　胸腔，心膜腔，腹腔：右心不全による全身性静脈うっ血は胸腔と心膜腔に漏出液 transudate（腔水症 effusion）を発生させることがある。しかし，これは通常，肺実質に浮腫をもたらさない。胸水は，肺静脈圧と全身静脈圧の上昇をきたす両心不全が存在する場合に最も顕著になる。肝臓うっ血（アルブミン合成量の減少の有無にかかわらず）と門脈圧亢進症が同時に存在すると，腹腔内に漏出液の貯留（腹水症 ascites）を引き起こす。他に複合する病態がない場合，右CHFによる貯留液は漿液性で，含有タンパク質量は低く，炎症細胞を含まない。

　皮下組織：身体の下部における末梢性浮腫は右CHFの特徴であり，特に足部や下腿の浮腫が特徴的である。寝たきりの患者の場合，主要な浮腫が仙骨前に発生することがある。

臨床的特徴

　左心不全とは異なり，純粋な右心不全では通常，呼吸器症状が現れることはない。むしろ，肝臓や脾臓の腫大，末梢の浮腫，胸水，腹水症といった全身の静脈と門脈のうっ血に基づく所見がみられる。右心不全によって静脈のうっ血と腎臓や脳の低酸素状態が引き起こされると，左心不全によって引き起こされる血液の低灌流状態と同様の障害をもたらすことがある。

　心不全非代償期のほとんどの場合，患者に右心不全と左心不全の両方の臨床的症状が出現するのが特徴的である。CHFが進行するに従い，心拍出量減少（前方障害）とうっ血増加（後方障害）が起こり，組織への灌流量が減少しうっ血が増える結果，患者はチアノーゼやアシドーシスを呈するようになる。

先天性心疾患

　先天性心疾患 congenital heart disease とは，生下時に心臓または大血管に異常が存在していることを意味する。全先天性疾患の20～30%を占めており，周産期を乗り越えられない高度の異常から，出産時にほとんどあるいはまったく症状を呈さないものまで，広い範囲の奇形がある。一生のうちで自覚症状を呈さないこともある。先天性心疾患は約1%の新生児に発生し（米国で年間約4万人），未熟児や死産となった胎児においては先天性心疾患の発生率が高い。その約1/4は重大な心奇形を有する。通常，先天性心疾患のうち，生まれた子どもが生きていくことができるのは，異常が心臓の1つの房室あるいは1カ所に限局する場合だけである。12の疾患が先天性心疾患の85%を占める。この12の疾患の発生頻度を表9.1に示した。

　外科手術の発展により，先天性心疾患の患者の生存率

表 9.1　先天性心奇形の頻度[a]

奇形の種類	新生児100万人当たりの発生数	%
心室中隔欠損症	4,482	42
心房中隔欠損症	1,043	10
肺動脈弁狭窄症	836	8
動脈管開存症	781	7
ファロー四徴症	577	5
大動脈縮窄症	492	5
房室中隔欠損症	396	4
大動脈弁狭窄症	388	4
大血管転位症	388	4
総動脈幹症	136	1
総肺静脈還流異常症	120	1
三尖弁閉鎖症	118	1
合計	9,757	

[a] 44の出版されたデータに基づく。四捨五入を行ったため，%の和は100%にならない。
(Hoffman JI, Kaplan S: The incidence of congenital heart disease, J Am Coll Cardiol 39:1890, 2002. より)

は急速に増加しており，現在米国だけでも150万人の先天性心疾患の患者がいると推定されている。そのうち25％の症例では，生後1年以内に外科的介入が必要である。

病態形成

多くの場合，先天性心疾患は主要な循環器系臓器が発生する妊娠3〜8週目の胚形成の異常によって生じるが，そのうちの約90％は原因不明である。また，その特有の先天性心疾患のメカニズムも原因不明である。おそらく，第4章で議論されている他の先天奇形の原因と類似しているのであろう。以下のリスクファクターが確認されている。
- 未熟児 Prematurity
- 家族歴 family history
- 母体の疾患 maternal conditions（糖尿病，高血圧，肥満，フェニルケトン尿症，甲状腺異常，混合性結合組織病など）や妊娠中の母体の薬剤・嗜好品曝露（フェニトイン，レチノイン酸，喫煙，アルコール）
- 生殖補助医療 Assisted reproductive technology（体外受精など）
- 遺伝子異常 genetic disorder や過剰心異常 extra cardiac abnormalitie：染色体21番，18番，13番のトリソミーやターナー症候群
- 子宮内感染症 in utero infections：風疹，サイトメガロウイルス，コクサッキーウイルス，ヒトヘルペスウイルス6，パルボウイルスB19，単純ヘルペス，トキソプラズマ症などによる

臨床的特徴

先天性心疾患におけるさまざまな構造的異常は，その血流力学と臨床像によって(1)左→右シャント left-to-right shunt を引き起こす奇形，(2)右→左シャント right-to-left shunt を引き起こす奇形(先天性チアノーゼ性心疾患)，(3)閉塞 obstruction を伴う奇形の3つの主要なグループに分けられる。

シャント shunt とは，心臓二房二室間や血管同士における異常な連絡のことである。圧力の関係により，シャントでは血液が心臓の左側から右側へと流れることもあれば，右側から左側へ流れることもある。

- 右→左シャントでは，皮膚に黒ずんだ青色のチアノーゼ cyanosis がみられる。これは肺循環を迂回するため，酸素量の少ない静脈系からの血液が全身の動脈系循環に入るためである。
- 一方，左→右シャントは肺循環血流量を増やし，初めのうちはチアノーゼを伴わない。しかしながら，低圧で抵抗の低い肺循環において，圧が高く多量の血液が流れることになる。このような状況では，肺血管床を守るため肺血管抵抗の増加による適応変化が起こる。その結果，右室内の圧力が上昇し，右室肥大が発生し，ついには右心不全になる。そのうち，増加した肺循環抵抗は右→左への逆シャントと遅発性のチアノーゼを引き起こす。
- 先天性奇形のなかには，心腔，弁，主要な血管を狭窄することにより血流障害 obstruct vascular flow をきたすものがある。ファロー四徴症などの疾患においては，肺動脈狭窄症による閉塞は心室中隔欠損症による右→左シャントを随伴していることがある。

左→右シャント関連奇形

左→右シャント関連の疾患は，先天性心奇形のなかで最も多い。これには心房中隔欠損症 atrial septal defect (ASD)，心室中隔欠損症 ventricular septal defect (VSD)，動脈管開存症 patent ductus arteriosus (PDA) が含まれる(図9.2)。ASDでは通常，右室と肺動脈への流出量だけが増加し，一方VSDとPDAでは肺動脈への血液の流出量とその圧力が増加する。これらのシャントに伴う症状の重症度は，まったくの無症状から劇症の心不全まで幅が広い。

チアノーゼはこれらの疾患の初期に現れる症状ではない。しかしながら，左→右シャントが長期間続くと，最終的に肺高血圧を引き起こすようになる。すると，酸素量の少ない肺循環の血液が全身循環へ流れる右→左シャントが発生する。この状態をアイゼンメンジャー症候群 Eisenmenger syndrome とよび，症状としてチアノーゼが出現する。一度重篤な肺高血圧症が発生すると，先天性心疾患に伴う構造的異常は不可逆的なものになるとされている。これは早期に治療介入が必要となる根拠となっており，その場合ほとんどが外科手術である。

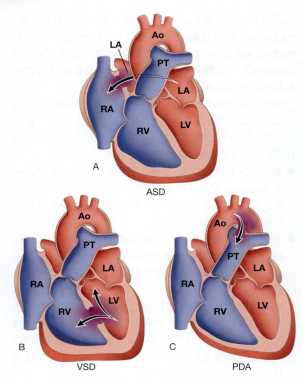

図9.2 典型的な先天性左→右シャントの原因（矢印は血流の向きを表す）
A：心房中隔欠損症（ASD）。B：心室中隔欠損症（VSD）。C：動脈管開存症（PDA）。Ao：大動脈，LA：左房，LV：左室，PT：肺動脈幹，RA：右房，RV：右室

■ 心房中隔欠損症と卵円孔開存

ASDと**卵円孔開存 patent foramen ovale（PFO）**は2つの房の不完全な分離に起因する欠損症であり，右心房と左房がつながっている。正常な心臓の発達過程で，右房と左房の間の開存性は一連の孔（**一次孔 ostium primum**と**二次孔 ostium secundum**）によって保たれており，この孔は最終的に**卵円孔 foramen ovale**となる。PFOによって，母体循環由来の酸素量の多い血液が右室から左室へと流れることができ，胎児の成長が促進される。子宮内発育の後期の段階になると，右房と左房の間の**一次中隔 septum primum**と**二次中隔 septum secundum**とよばれる組織の皮弁が成長して卵円孔をふさぐ。80％の場合，生下時に発生する右心系よりも高い左心系の圧力により，中隔が恒久的に癒合して，卵円孔を閉じる。残りの20％の場合，PFOが生じる。中隔は孔をふさぐのに十分な大きさではあるものの中隔が卵円孔と完全に接着していない場合は，くしゃみや排便時のいきみによって血液が右側から左側へと流れてしまう。この流れは通常ほとんど問題ではないが，**奇異性塞栓症 paradoxical embolism**が引き起こされることがある。これは，卵円孔欠損を介して，深部大腿静脈などに由来する静脈塞栓が全身の動脈循環へと流入するものと定義される。

卵円孔開存に対して，ASDは異常な，固定された心房中隔での開口であり，そこを血流が両心房間を無制限に流れることができる。大半のASDは，二次口をふさぐのに二次中隔の成長が十分でない，いわゆる"二次口障害 ostium secundum defects"とよばれる。

> ### 形態学
>
> **二次口型心房中隔欠損 ostium secundum ASD**（ASDの約90％を占める）は，卵円孔近くの滑らかな壁に囲まれた欠損症で，他の関連する心奇形を通常は伴わない。血行動態的に重大な病変は右房，右室の拡張，右室肥大と肺動脈の拡張で，これらは慢性的な容量負荷の増加を反映したものである。
> **一次口型心房中隔欠損 ostium primum ASD**（ASDの5％）は，心房中隔の最下部に発生するため，僧帽弁や三尖弁の異常を合併することがある。これは一次中隔と心内膜床の発生がそれぞれに密接にかかわることを反映したものである。より重症な場合，さらにVSDや**共通房室口 common atrioventricular canal**を合併することがある。
> **静脈洞型心房中隔欠損 sinus venosus ASD**（ASDの5％）は心房中隔の上方に位置し，肺静脈から右房または上大動脈への還流異常を伴う。

臨床的特徴

ASDは通常，成人になるまで無症状である。VSDはASDより頻度は高いものの，多くは自然治癒する。したがって，ASDは自然に治癒することがVSDよりも少ないことから，ASDは成人になって初めて診断される心奇形では最も多い。ASDは初めに肺循環と心臓の右側における低圧力によって左→右シャントが生じる。一般に，このような障害は特に孔の直径が1cm以下の場合には問題が発生しない。また，程度がこれよりひどくても小児期の間は通常，何の症状も出現しない。しかしながら，長期にわたる慢性の容量負荷と圧力負荷は肺高血圧症を引き起こすこともある。外科手術または血管カテーテルによるASDの閉鎖は，心不全，奇異性塞栓症，不可逆性の肺血管障害の発生の予防のために行われる。死亡率は低く，手術を行った人の生存率は健常人と変わらない。

■ 心室中隔欠損症

心室中隔の欠損では左→右シャントが発生するが，出生時に診断される最も頻度の高い先天性心奇形である（表9.1，図9.3）。心室中隔は通常，心尖部から上向きに成長する筋部の隆線と，心内膜床から下向きに成長するより薄い膜様部位との癒合によって形成される。基底部の（膜様部）領域が隔壁の最後に発達するところであり，VSDの約90％はこの部位に生じる。ほとんどのVSDは幼児期に自然治癒する。しかし，孤立的に発生するVSDはわずか20〜30％で，残りの70〜80％は他

先天性心疾患

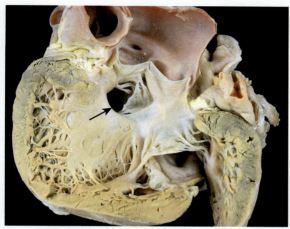

図9.3　膜様部型の心室中隔欠損症（矢印）
（William D. Edwards, MD, Mayo Clinic, Rochester, Minnesota の厚意による）

の心奇形と合併して発症する。

形態学

VSDの大きさと位置はさまざまであり（図9.3），膜様部中隔での微細な病変の場合から，心室中隔壁のほぼすべてが病変を占める大きな欠損まで多岐にわたる。重大な左→右シャントを伴う欠損症においては，右室は肥大し，拡張していることがしばしばである。右室拍出量増加と右心系の圧上昇によって肺動脈の直径は太くなる。肺高血圧症に典型的な血管変化がよくみられる（第11章）。

臨床的特徴

欠損孔の小さなVSDは無症状であり，そのうち半数の心室中隔筋部に発生するものは乳児期や小児期の間に自然にふさがる。しかしながら，より大きな欠損孔を有すると重篤で，慢性の左→右シャントが生じ，肺高血圧症やCHFを併発する。肺高血圧症が進行してシャント血流の逆流とチアノーゼを生じるようになることは，ASDよりVSDにおいて肺循環におけるより高い流量と流圧のために，より早期にそして高頻度に発生する。したがって，VSDは早期の外科的治療の適応となる。ジェット流を生じさせるような，小さいあるいは中程度の大きさの欠損も，内皮に傷害を与えることにより感染性心内膜炎の罹患リスクを上昇させる。

動脈管開存

動脈管 ductus arteriosus は，左肺動脈から伸びて左鎖骨下動脈の起始部よりも遠位側の位置で大動脈とつながる（図9.2）。これにより，子宮内にいる期間，胎児の血液はまだ酸素が供給されていない肺を迂回して肺動脈から大動脈へと流れる。健常な満期産の乳児では，生後1〜2日以内に動脈管は収縮し閉塞する。この変化は，動脈血の酸素量の増加，肺血管抵抗の減少，プロスタグランジン E_2 量の局所的な減少によって引き起こされる。動脈管が完全に消失するのは生後数か月後で，あとには**動脈管索 ligamentum arteriosum** とよばれる紐状線維性組織が残る。呼吸不全や心不全による低酸素症を起こしている乳児は，動脈管の閉塞が遅れることや，閉塞がみられないことがある。**動脈管開存症 patent ductus arteriosus（PDA）**は先天性心疾患の約7％を占め（表9.1），この90％は単独病変である。

臨床的特徴

PDAは荒々しい機械性心雑音を伴う高圧性の左→右シャントである。シャントの少ないPDAは一般的に無症状だが，大きなシャントであると最終的にチアノーゼとCHFを伴う**アイゼンメンジャー症候群**を引き起こす。高圧性のシャントはさらに感染性心内膜炎の発症リスクを高める。単独のPDAは生後可能なかぎり早く閉塞させるのが望ましい。

右→左シャント関連奇形

右→左シャントが関連する心奇形は，チアノーゼが早期に出現するという特徴がある。これは酸素量の少ない血液が右心系から動脈循環へと直接流入するからである。ファロー四徴症と大血管転位症の2つがチアノーゼ性先天性心疾患として最も重要なものである（図9.4）。重篤な全身性のチアノーゼは手足指のばち状指形成（肥大性骨関節症），赤血球増加症，奇異塞栓症 paradoxical embolization といった臨床症状をもたらす。

ファロー四徴症

ファロー四徴症 tetralogy of Fallot はすべての先天性心奇形の約5％を占め，**チアノーゼ性先天性心疾患の一番多い原因**である（表9.1）。4つの重要な症状は以下である（図9.4A）。
- VSD
- 右室流出路狭窄（肺動脈弁下狭窄）
- 大動脈騎乗
- 右室肥大

発生学的に，ファロー四徴症のすべての特徴は，漏斗部中隔が前上方に位置が変わったことによる肺動脈幹と大動脈基部間の隔壁の異常な分離によって引き起こされている。

形態学

右心肥大 right ventricular hypertrophy の結果，心臓は大きくなり"長靴形"をしている。近位の大動脈は拡張している一方，肺動脈幹は低形成である。左室腔は正常な大きさであるが，右室壁は著しく肥大しており，ときに左室壁よりも厚くなることがある。通常，VSDは大きく，心室中隔の膜性部

をきたす例も多い。さらに、肺動脈口は乳児が成長して心臓が大きくなるのと同じ割合では拡張しないため、狭窄が進行的に悪化することになる。幸運なことに、肺動脈狭窄症は肺血管を高血圧症と容量負荷から保護してくれるため、肺高血圧症は発生せず、また、右室不全はまれである。しかしながら、患者はチアノーゼ性心疾患の典型的な続発症として、肥厚性骨関節症や過粘稠度症候群を伴う赤血球増加症（低酸素症による）などを引き起こす。さらに、右→左シャントは感染性心内膜炎や全身性塞栓症を発症するリスクを高める。典型的なファロー四徴症であれば外科手術によって完全に治療することは可能であるが、肺動脈閉鎖症を伴う場合は複雑で困難となる。

■ 大血管転位症

大血管転位症 transposition of the great arteries とは、心室から血管への流出路の接続が逆になっている状態のことである。発生学的な問題として体幹隔壁と大動脈肺動脈中隔の異常形成がみられ、その結果、大動脈は右室から伸び、肺動脈幹は左室から出る（図 9.4B）。しかしながら、心房と心室の接続は正常で一致しており、右房は右室と結合し、左房は左室へと血液を注ぐ。

その結果、機能的には全身循環と肺循環の分離が起こり、VSD などによって酸素量の多い血液が大動脈へと流れないかぎり、出生後に生存することはできない。実際、VSD が 1/3 の症例で合併している（図 9.4B）。右室が全身の心室として機能するために著しい右室肥大がみられ、一方、左室は抵抗の小さい肺循環にのみ血液を送るため、左室は低形成である。大血管転位症の新生児には、卵円孔開存や PDA も併発していることがあり、これによって酸素量の多い血液が大動脈へと流入することが可能となる。しかし、これらは閉塞していく傾向にあり、その乳児は生後数日のうちに緊急手術を行う必要がある。

臨床的特徴

主要な症状としてはチアノーゼがある。予後はシャントの程度、組織の低酸素状態の度合い、右室が全身循環圧を維持できるかどうかによる。大血管転位症の患者はたとえ安定的なシャントがあったとしても、外科手術を実施しなければ生後 1 か月以内に死亡する。しかしながら、外科技術の発展によって完全な修復が可能となっており、そのような患者は一般的に成人まで生存可能である。

■ 閉塞性障害関連奇形

血流の先天性閉塞障害は心臓の弁のレベルや、より遠位部では大血管で生じることがある。障害は弁の近位に発生することもあり、ファロー四徴症における肺動脈狭窄と似ている。先天性閉塞障害で比較的多い例は肺動脈

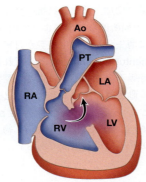

A 典型的なファロー四徴症

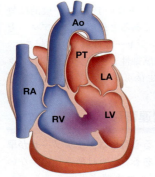 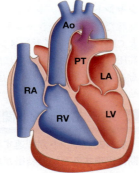

VSD を伴う完全大血管転位症　　VSD を伴わない完全大血管転位症

B 完全大血管転位症

図 9.4　一般的な先天性右→左シャント（チアノーゼ性先天性心疾患）
A：ファロー四徴症（矢印は血流の向きを表す）。B：VSD を伴う大血管転位症と VSD を伴わない大血管転位症。Ao：大動脈, LA：左房, LV：左室, PT：肺動脈幹, RA：右房, RV：右室

の近くに位置する。大動脈弁は VSD の真上に位置し（**騎乗大動脈 overriding aorta**）、これは両心室からの血液流出路として主要な経路である。右室からの流出障害は漏斗部狭窄（**肺動脈弁下狭窄 subpulmonic stenosis**）が原因であることが最も多いが、肺動脈弁狭窄、弁や近接した肺動脈の完全閉鎖症が原因となることもある。このような場合、持続性の PDA や拡張した気管支動脈が、肺へ血液が流れる唯一の経路となっている。

臨床的特徴

ファロー四徴症による血行動態の変化には、右→左シャント、肺循環量の減少、大動脈血容量の増加がある。臨床的な重症度は、右室流出路閉塞の程度に大きく依存する。未治療でも成人まで生きることが可能な患者もいる。したがって、肺動脈閉鎖が軽度であれば、左心系の圧力が高く維持されるためチアノーゼを伴わない左→右シャントのみを引き起こし、その症状は単独の VSD に類似する。肺動脈狭窄症が強いため、早期にチアノーゼ

弁狭窄症，大動脈弁狭窄症ならびに閉鎖症，大動脈縮窄症がある（下記参照）。

■ 大動脈縮窄症

大動脈縮窄症 aortic coarctation（狭くなる，または締めつけられること）は，先天性の閉塞性心疾患において頻度が高い（表9.1）。男性患者数は女性患者数の2倍であるが，ターナー症候群を患う女性は狭窄をよく起こす。これには2つの標準的な形態がある（図9.5）。

- PDAの近位部の大動脈弓形成不全を特徴とする**管前型（乳児型）**
- PDAと関連がない，動脈管索と隣接した部分において大動脈が隆線のように陥入する**管後型（成人型）**【訳注：臨床的には使われない古典的・形態学的分類。現在は，心臓内奇形を伴わない単純型大動脈縮窄と心臓奇形を伴う大動脈縮窄複合に分類される】

狭窄は単独の障害としても発生するが（単純型大動脈縮窄），半分以上の症例で大動脈二尖弁を伴っている。大動脈弁狭窄症，ASD，VSDや僧房弁逆流症を合併していることもある（大動脈縮窄複合）。

● 形態学

管前型縮窄 preductal coarctation は，左鎖骨下動脈と動脈管の間周辺の狭窄が特徴である。動脈管は通常，開存しており，遠位大動脈へと送られる（酸素量の少ない）血液の主要な供給源である。肺動脈は血液量の増加に適応するために拡張している。これは，右心系がこのとき狭窄部より遠位の体を灌流する必要があるため，右室が通常，肥大しているからである。

より一般的である**成人型管後型縮窄** adult postductal coarctation では，動脈は非開存動脈管索に近接した稜線をなす組織によって鋭く狭窄している（図9.6）。狭窄分節は大動

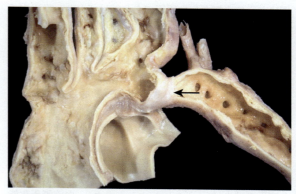

図9.6 管後型大動脈縮窄症
縮窄は大動脈の分節性狭窄である（矢印）。これらの病変は通常，管前型縮窄よりも遅い年齢で発症する。拡張した上行大動脈と主たる分枝血管は狭窄部の左にある。下肢は主に，拡張し蛇行している側副路により灌流されている。（Sid Murphree, MD, Department of Pathology, University of Texas Southwestern Medical School, Dallas, Texas. の厚意による）

脈中膜に由来する平滑筋と弾性線維によってできている。狭窄部の近位では，大動脈弓とその分枝血管は拡張しており，左室は肥大している。

臨床的特徴

臨床的な症状発現は，狭窄の程度と動脈管の開存性に依存する。

- **PDAを伴う管前型縮窄**は生後早いうちに症状が出現する。一般的に下半身にチアノーゼがみられる。手術介入なしでは，ほとんどの乳児は新生児期のうちに死亡する。
- **PDAを伴わない管後型縮窄**は通常は無症状で，成人になるまで自覚症状がないままであることもある。一般的に，上肢では血圧が高いのに対し，下肢では脈拍が弱く相対的に血圧が低く，跛行と冷感を伴う。豊富な側副循環が，肋間動脈や内胸動脈が著しく拡張することにより発達する。これらの脈管の血流が増加すると，放射線検査で肋骨部に**切痕** notching がみられることがある。

ほとんどの場合，重大な狭窄が発生すると収縮期雑音と時折発生する触診可能な**振戦** thrill を伴う。バルーン拡張術，ステント留置術，外科的切除術（両端を吻合する手術あるいは人工血管に置き換える手術）によって劇的に改善する。

虚血性心疾患

虚血性心疾患 ischemic heart disease（IHD）とは，心臓への血液の供給（灌流）と心筋細胞の酸素や栄養の需要の不均衡に起因する，いくつかの密接に関連した症候群を広く指す用語である。ここ四半世紀で治療法が飛躍的に進歩を遂げたにもかかわらず，IHDは米国や他の先進

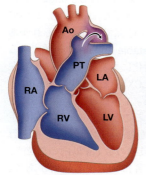
PDAを伴う大動脈縮窄症

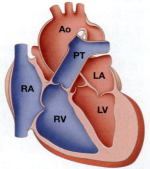
PDAを伴わない大動脈縮窄症

大動脈縮窄症

図9.5 大動脈縮窄症
動脈管開存症が存在する場合（乳児型または管前型）と存在しない場合（成人型または管後型）がある。矢印は血流の向きを表す。Ao：大動脈，LA：左房，LV：左室，PT：肺動脈幹，RA：右房，RV：右室

国において主要な死亡原因であり続けており，世界中で年間750万人が死亡している。

90％以上の症例においては，IHDはアテローム性（粥状）動脈硬化が原因で冠動脈の血流量が減少した結果，発生している（第8章）。したがって，本章においては特に断りのないかぎり，IHDは"冠動脈疾患coronary artery disease（CAD）"と同義語として扱う。ほとんどの場合，IHDによるさまざまな症候群は冠動脈の粥状性動脈硬化によって引き起こされる。この動脈硬化は何十年にもわたって徐々に進行する。その他の場合として，IHDは，**酸素の需要の増加**（例：心拍の増加や高血圧症），**血流量の減少**（例：低血圧症やショック），**血液酸素化能力の低下**（例：肺炎やCHF），**血液酸素運搬能力の低下**（例：貧血や一酸化炭素中毒）でも発生することがある。

心筋細胞はほとんどの場合，ミトコンドリアの酸化的リン酸化を介して排他的にエネルギーを産生し，その機能や生存は冠動脈を介した酸素化された血液の絶え間ない循環に厳密に依存している。IHDの臨床像は，心臓への酸素の運搬が不足していることに直接起因するものである。IHDの臨床像は，以下に挙げる症状が1つまたはそれ以上みられる。

- **狭心症** angina pectoris（文字どおり，**胸部の痛み** chest pain）：虚血により痛みが生じるが，心筋の壊死までには至らない。狭心症には，**安定** stableしているもの（一定量以上の運動をした後に必ず生じる），**血管攣縮** vessal spasmによって起こるもの（**血管攣縮性狭心症** vasospatic angina，**プリンツメタル型狭心症** Prinzmetal angina），**不安定** unstableなもの（少量の運動負荷でも進行性に発症し，休息時でさえも発症するようになる）がある。
- **心筋梗塞** myocardial infarction（MI）：虚血の程度や時間が高度あるいは長いときに起こり，心筋細胞の壊死をまねく。
- **うっ血性心不全を伴う慢性IHD**：この進行性の循環代償障害は，急性心筋梗塞後，あるいは多発虚血性変化の積み重ねで起こり，最終的に心臓のポンプ機能が損なわれる。
- **心臓突然死** sudden cardiac death（SCD）：これは致死性の心室細動を誘発する心筋虚血の結果として起こる。典型的には，冠動脈の病態を背景にもつ。

急性冠動脈症候群 acute coronary syndromeという用語は，IHDのうち3つの重篤な疾患，すなわち不安定狭心症，心筋梗塞，心臓突然死に用いられる。

疫　学

年間約80万人のアメリカ人がMIに罹患し，その約半数が死亡する。それにもかかわらず，この数値は注目すべき改善がなされたことを表している。1963年をピークとして，米国におけるIHDの死亡率は50％減少した。この改善は，**心臓に対するリスク因子**（粥状性動脈硬化を促進するような行動や身体の状態）を減らすことができたことに起因する側面が大きい（第8章）。とりわけ，禁煙治療や高血圧症，糖尿病の治療，コレステロールを減らす薬物の使用など生活習慣への介入が大きく寄与した。また，上記よりは貢献が少ないであろうが，診断や治療の進歩もこうした死亡率の低下に寄与している。これらのなかには，アスピリンによる予防，よりよい血圧コントロール，冠動脈専門の治療施設，急性心筋梗塞に用いられる血栓溶解療法，血管形成術や血管内留置ステント，補助人工心臓の使用，冠動脈バイパス手術がある。肥満が米国や世界中で蔓延しているのはもちろん，団塊の世代の寿命が長くなると予想されていることからも，IHDの死亡率を低下させ続けていくことはなかなか困難であると考えられる。

虚血性心疾患の病態形成

IHDは，心筋の需要に対して冠動脈の血流量が十分でないことが原因で起こる。大部分の症例では，以下のいずれか，あるいは両方が原因である。

- 既存の（"固定された"）粥状性動脈硬化による冠動脈の閉塞
- 血栓症および／または血管攣縮を伴う急性のプラーク変化

次にこれらの2つの因子についてさらに詳しく説明する。

慢性の血管閉塞

冠動脈の内腔の狭窄が70％以下で安定している場合は，激しい運動をしても無症状であることが多い。ところが，70％以上内腔が狭窄している，いわゆる**重篤な狭窄症** critical stenosisの場合は，一般に酸素需要量が増加しているときのみ症状を呈する。重篤な狭窄症においては，一定の段階以上の激しい運動によって胸痛が引き起こされ，その患者は**安定狭心症** stable anginaと診断される。狭窄が90％以上に及ぶと，安静時においてさえも冠動脈に十分な血流が確保できないおそれがある。これは**不安定狭心症** unstable anginaの一種である（別章にて後述）。粥状動脈硬化による血管の狭窄は，左前下行枝（LAD），左回旋枝（LCX）そして右冠動脈（RCA）のどの冠動脈にも起こりうる。1本だけに発生することもあれば，2本以上に発生することもある。臨床的に重要な**プラーク** plaqueは，大動脈から派生する左前下行枝や左回旋枝の起始部より最初の数cm以内の部位や，RCAのほぼ全長において顕著に発生する傾向がある。ときに二次分枝（例：左前下行枝の対角枝，左回旋枝の鈍角枝，右冠動脈の後下行枝）に病変がある場合がある。注目すべきことに，もし粥状動脈硬化による冠動脈の閉塞が何年もかけてゆっくりとしたペースで進行した場合，他の冠動脈によるリモデリングが起こり梗塞の危険性のある部位に代償性の血流が形成されるかもしれない

ということである．このような側副血行 collateral perfusion があれば，完全に冠動脈が閉塞してしまった場合でも心筋梗塞を防ぐことができる．しかし，残念なことに急な冠動脈閉塞が起きた場合，側副血行ができる時間的余裕がなく，梗塞に陥ることになる．

血管収縮 vasoconstriction は直接的に管腔径を小さくする．さらに，局所における機械的ずれによる力が増すことでプラークの破裂をきたす．粥状硬化性プラークにおける血管収縮は以下の機構により促進される．

- 循環血液中のアドレナリン受容体に対するアゴニスト
- 局所的に放出された血小板内容物
- 内皮細胞弛緩因子(例：一酸化窒素)と内皮細胞の収縮因子(例：エンドセリン)の不均衡
- 血管周囲の炎症細胞から放出されるメディエーター

■ プラークの急性変化

ほとんどの患者では不安定狭心症，梗塞，心臓突然死は突然のプラークの変化とそれに引き続いた血栓形成が原因で起こるため，急性冠動脈症候群 acute coronary syndrome という用語を使用する(図9.7)．

最初に起こる典型的な出来事は，部分的に血管を狭窄していたプラークの突然の崩壊(プラークの破裂またはびらん)である．プラークの破裂 rupture，亀裂形成 fissuring，潰瘍形成 ulceration，びらん erosion に起因して，高度に血栓を生じさせるようなプラークの内部成分あるいは血管内皮細胞下の基底膜が血管腔に露出する．加えてプラーク中心部への出血 hemorrhage into the core of plaque はプラークの体積を増加させ，狭窄の度合いを急激に悪化させる．部分的な冠動脈閉塞でさえも心筋の最内側部の梗塞(心内膜下梗塞 subendocardial infarct)を引き起こすのに十分なほどに血流を損なうことがある．器質化されつつある血栓は平滑筋細胞増殖のための強力な因子を産生し，これにより粥状硬化性病変の進展に寄与している可能性がある．冠動脈の壁在血栓もまた塞栓症を引き起こすことがある．事実，不安定狭心症を患っていた患者の病理解剖において，遠位の心筋末梢循環で随伴する微小梗塞に沿って小断片の塞栓がみつかることがある．最も深刻な場合，破裂したプラークの部位において完全に血管を閉塞する血栓が発生し，広範な心筋梗塞を引き起こすことがある．

プラークの破裂なしに内皮細胞の欠損(プラークのびらん plaque erosion)を引き起こす因子には，炎症や毒性因子が混ざることによって起こる血管内皮傷害とアポトーシスなどがある．一方，急性のプラークの破裂は，病変部の感受性の増加と機械的刺激による崩壊にかかわる因子と考えられている．これらには，プラークの内容物や構造などの内的因子(第8章)や，血圧や血小板の反応性といった外的因子の両方がある．

プラークが大きな粥腫の核をもっている場合，あるいは薄い線維性被膜 fibrous cap しかもっていない場合，プラークは破裂しやすく，"不安定で危険な"目印とされる．線維性被膜と隣接したプラークのない正常な動脈部分との結合部位においては，機械的圧力が最も強くか

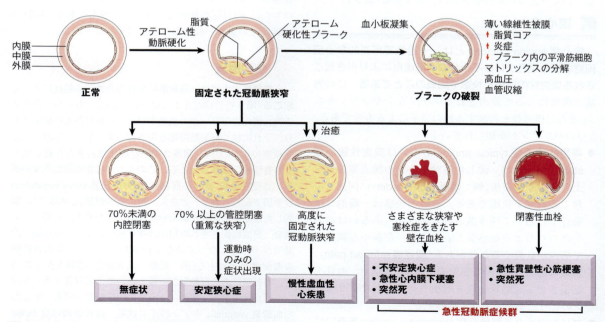

図9.7 さまざまな急性冠動脈症候群をきたす冠動脈病変の進展
(Schoen FJ: Interventional and Surgical Cardiovascular Pathology: Clinical Correlations and Basic Principles, Philadelphia, 1989, Saunders, p 63. より改変)

かり，線維性被膜が最も薄いため，しばしば亀裂が発生する。線維性被膜はまた，常にリモデリングを行っている。プラーク内の膠原線維の合成と分解のバランスが機械的強度や安定性を決定している。膠原線維は平滑筋細胞からつくられ，マクロファージにより産生されるメタロプロテアーゼの働きによって分解される。したがって，粥状動脈硬化病変において平滑筋細胞の不足や炎症細胞の増加はプラーク破裂をまねきやすい。興味深いことに，スタチン製剤は，それ本来の効果である遊離コレステロール減少作用だけでなく，未解明の粥腫形成に対する作用によって効果を発揮すると考えられている。これらは，プラーク炎の軽減による内皮障害の回復やプラークの安定化を含む。

ほとんどの場合，心筋梗塞を起こす**原因病変 culprit lesion** はプラーク破裂前には致死的な狭窄ではなく，症状も呈さない。前述のように，狭心症の症状は70％以上の狭窄がある慢性病変において典型的に起こる。病理学的，臨床学的研究によれば，破裂したプラークのうち2/3においては，破裂前の狭窄は50％以下で，85％においては70％以下の狭窄であった。したがって，無症状の成人の多くが悲劇的な冠動脈疾患の発症に大きなリスクを抱えているということが重要である。現在いかなる患者においてもプラークの破裂を予測することはできない。

プラークの破裂と続いて起こる閉塞性でない血栓形成はまれなものではなく，反復して発生し，臨床的に無症候性の粥腫の合併症である。臨床的に検知できないプラークの破裂の修復は粥状硬化性病変がますます巨大化していくうえでの重要なメカニズムである（図9.7）。

狭心症

狭心症 angina pectoris とは，一過性で可逆的な心筋細胞壊死を起こすには不十分な心筋虚血により引き起こされる間欠性の胸部不快感や胸痛のことである。この胸痛は虚血によって放出されるアデノシンやブラジキニン，また自律神経を刺激する他の分子によるものである。3つのバリアントが知られている。

- **典型的狭心症 typical angina** あるいは**安定性狭心症 stable angina** は，激しい運動や心筋の酸素需要量を上げるような事象（例：**頻脈 tachycardia**）に関連して起こる胸部不快感である。その不快感は一般的には胸骨下において叩き潰されるような，あるいは締めつけられるような感覚と表現され，左腕や左顎にまで痛みが拡散することがある（**関連痛 referred pain**）。胸痛は通常，（酸素需要量を減らす）休息や，血管を拡張させて冠動脈血流を増加させるニトログリセリンのような薬物によって寛解する。
- **プリンツメタル型狭心症 Prinzmetal angina** あるいは**異型狭心症 variant angina** は，冠動脈の**攣縮 spasm** により安静時に起こる。血管攣縮は現存する粥状硬化性プラークあるいはその近くで起こるのが典型的だが，まったく健常な血管で発生することもある。プリンツメタル型狭心症は一般的にはニトログリセリンやカルシウムチャネル拮抗剤のような血管拡張薬の投与に即座に反応する。
- **不安定狭心症 unstable angina** は，胸痛の起こる頻度が増加していくのが特徴で，軽度の運動や安静時に発生する。不安定狭心症は，プラークの破裂や同部位での血栓形成，血栓剥離による末梢の塞栓形成，あるいは血管攣縮に関連している。最近の研究では，不安定狭心症の大部分は心筋細胞傷害の証拠を伴うことが示されており，そのような患者は不可逆的な心筋障害を抑えるために積極的に治療される。

心筋梗塞

心筋梗塞 myocardial infarction（MI） は，一般的には"**心臓発作 heart attack**"ともよばれ，**虚血により発生する心筋壊死**を指す。米国と欧州の心臓病学グループによる2018年の共同プロジェクトチームは，MIを"急性心筋虚血の証拠となる異常な心臓バイオマーカーによって検出される急性心筋傷害が存在する状態"と定義している。IHDの主要な原因は粥状動脈硬化症である。心筋梗塞は，事実上どの年齢でも起こる一方で，**発生頻度は加齢や第8章で挙げた粥状硬化症のリスク因子の増加によって上がる**。それにもかかわらず，心筋梗塞のうち10％は40歳未満に起こり，45％は65歳未満に起こる。男性は女性よりもはるかに危険度が高いが，年齢とともにその差は縮まる。一般的にいえば，女性は生殖年齢の間は心筋梗塞になりにくい。しかしながら，閉経（エストロゲンレベルの低下）は冠動脈疾患の悪化と関連しており，IHDは高齢女性の最も一般的な死亡原因となっている。

病態形成

心筋梗塞の大半は，冠動脈における急性の血栓症によって起こる（図9.7）。ほとんどの症例において，もともと存在する粥状硬化性プラークの崩壊やびらんは血栓形成の病巣であり，それに続く冠動脈閉塞を引き起こす。しかしながら，心筋梗塞の10％では，閉塞性の粥状硬化性病変が存在しなくても貫壁性の梗塞が起こる。このような梗塞は冠動脈攣縮あるいは壁在血栓（例：心房細動），**弁の疣贅 valve vegetation** が原因で起こされる。ときに，特に最内側部（心内膜下）に限局した梗塞では血栓が認められないことがある。このような場合，高度に固定された冠動脈粥状動脈硬化により心臓への灌流が不十分になっている（e図9.1）。このようなときに酸素需要量が上昇する（例：頻脈や高血圧症）時間が長くなると，心外膜にある冠動脈から最も遠い部位に存在する心内膜に壊死が発生する。最後に，心筋内の細動脈の障害，すなわち**血管炎 vasculitis** やアミロイド沈着，**鎌状赤血球症 sickle cell disease** あるいはうっ血によっても，粥状動脈硬化や血栓症を確認できない虚血が発生することがある。

虚血性心疾患

■ 冠動脈閉塞

典型的な心筋梗塞においては以下のような一連の事象が起こる。

1. 粥状硬化性プラークが，内皮傷害，プラーク内出血，機械的刺激によってびらんを起こすか突然破裂する。そして内皮細胞下の膠原線維や壊死性のプラーク内容物が血流に露出するようになる。
2. **血小板が接着，凝集**し，活性化され，トロンボキサンA2，アデノシン二リン酸（ADP），セロトニンを放出し，さらにこれらはいずれも血小板凝集と血管攣縮を引き起こす（第3章）。
3. 組織由来因子への曝露により凝固系が活性化し，血栓がさらに大きくなる。
4. 数分のうちに血栓は大きくなり，冠動脈の内腔を完全に閉塞することがある。

一連の事象の根拠は，急性心筋梗塞で死亡した患者の病理解剖を用いた研究，血管造影法による研究において，心筋梗塞発生直後に血栓による血管閉塞が高頻度に認められたことに由来する。心筋梗塞を発症してから4時間以内に行われた冠動脈の血管造影によれば，ほぼ90％において冠動脈で血栓形成が示された（e図9.2）。しかしながら，発症後12〜24時間後に行われた血管造影では，何の介入もしていないにもかかわらず患者の60％にしか閉塞は観察されなかった。したがって，血管閉塞のうち一部は血栓の溶解あるいは攣縮の弛緩により自然に消失するようである。典型的な心筋梗塞においてみられる一連の出来事は治療とのかかわりを示している。すなわち，早期に血栓溶解や血管形成術を施行できれば，心筋の壊死範囲を少なくすることがおおいに期待できる。

■ 虚血に対する心筋の反応

心筋への血液供給が途絶すると，高度な機能的，生化学的，形態学的影響が発生する。血管閉塞が発生して数秒以内に心筋の好気的代謝は停止し，アデノシン三リン酸（ATP）の生成低下や潜在的に有害な分解産物（例：乳酸）の心筋内蓄積をまねく。機能的影響としては，虚血が始まった瞬間，あるいは数分以内に収縮性が著しく低下する。これらの初期変化は可逆的であるが，虚血が20〜40分持続すると，心筋細胞の不可逆的な損傷と凝固壊死を引き起こす。

心筋細胞壊死の最も早く発見できる特徴は，筋線維膜の完全性が破壊され，細胞内高分子が壊死細胞から心筋間質や血管系に漏れ出すことである（第1章）。

不可逆的な損傷が起こる前に血流が回復した場合，心筋が保たれることがある。このことは臨床診断を早期に下し，血管形成術や血栓溶解による迅速な介入をすることの根拠となっている。しかしながら，後述するように，再灌流は有害な影響を及ぼすことがある。再灌流が適時に行われた場合でも，虚血後の心筋は，細胞生化学的な持続的な異常のために，何日間も深刻な機能不全に陥ることがあり，その結果，一過性だが可逆的な心不全を引き起こすほど重症の非収縮状態（**気絶心筋** stunned myocardium）になることがある。

心筋虚血はまた，おそらく心臓の虚血部分に**電気的不安定性** electrical instability（易興奮性 irritability）をもたらすことにより，不整脈の発生に寄与する。大規模な心筋損傷は明らかに致死的な機能不全を引き起こすが，心筋虚血状態における心臓突然死は，80〜90％の症例では心筋が易興奮性であるために発生する**心室細動** ventricular fibrillation に起因する。

虚血心筋細胞の不可逆的損傷は心内膜下領域で最初に起こる（図9.8）。前述のように，この領域は心外膜の血管から運ばれる血液を最後に受け取る場所であり，かつ壁内の圧力が相対的に高いために血液流入量がはるかに損なわれやすいという点から，虚血の影響を最も受けやすい。虚血の時間がさらに長くなると，細胞死の先端波

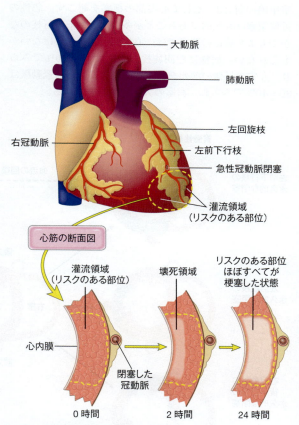

図9.8 冠動脈閉塞後の壊死の進展
閉塞した血管から灌流を受けていた心筋の貫壁性の領域がリスクのある部位である（点線で囲った部分）。虚血領域中心部の心内膜側にある心筋から壊死が始まり，時間とともに壁全体に広がる。心内膜直下の心筋のごく狭い領域は，心室からの血液拡散により酸素供給を受けることができるため，壊死を回避することに注目せよ。

面が心筋壁中を進行性に外側に伝わる。これは，進行性の組織浮腫，心筋細胞由来の**活性酸素種** reactive oxygen species(ROS)と炎症性メディエーターによって起こされる。治療介入をしなければ，心外膜血管の閉塞による梗塞は壁全体に及んでしまう(**貫壁性梗塞** transmural infarct)。通常3〜6時間で貫壁性の梗塞が完成する。この時間内に臨床的介入を行うことで，梗塞の範囲を狭めることができるかもしれない。

■ 梗塞の種類

急性心筋梗塞の位置，大きさ，形態学的特徴は多くの要素に左右される。

- 関係する血管の**太さと分布**(図9.9)
- 閉塞の**進展の度合い**と時間
- 心筋の**代謝需要量**(例えば血圧や心拍数に影響される)
- **側副血行**による血液供給の程度

すべての心筋梗塞のうち，40〜50%は左前下行枝の近位の急な閉塞によるものであり，通常，左室前壁，心室中隔の前2/3，そして心尖部の梗塞を起こす。急性の近位閉塞は致死的であることが多いが，左前下行枝のなかでもより遠位の閉塞では，心尖部にしか影響はないかもしれない。同様に左回旋枝の閉塞は15〜20%でみられ，左室の外側の壊死を引き起こす。また，右冠動脈は30〜40%でみられ，右室の大半に影響を与える。

心尖部の後方1/3や左室後部は，後下行枝の血流を受ける。後下行枝は右冠動脈(90%の人で)あるいは左回旋枝から分岐する。慣例により，右冠動脈もしくは左回旋枝のうち後下行枝が分岐しており，左室の前・後方と心室中隔の後方1/3に血流を送っているほうを**優位血管** dominant vessel とする。したがって，**右冠動脈優位の心臓** right dominant heart においては，右冠動脈閉塞によって心室中隔後方と両心室後方の虚血につながる。逆に，**左冠動脈優位の心臓** left dominant heart では，後下行枝は左回旋枝から分岐するため，左回旋枝の閉塞は通常，左室側壁，心室中隔後方，左室の前・後方に影響を及ぼす。

二次分枝にも閉塞は起こりうる。例えば，左前下行枝から分岐する対角枝や左回旋枝から分岐する鈍角枝などである。粥状動脈硬化は通常は心外膜に存在する血管の疾患で，心筋を貫通するような冠動脈の分枝に重大な粥状動脈硬化や血栓が起こることはまれである。しかしながら，これらは血管炎，血管攣縮あるいは塞栓症によって影響を受ける可能性がある。

3本の主な冠動脈は終動脈であるが，これらの心外膜血管は多くの冠動脈吻合によって相互につながっている(**側副血行** collateral circulation)。これらの経路は普段は閉じているが，1つの動脈が徐々に狭窄してくると，圧力の高いところから低いところへと血液が側副経路を通ることができる。このように，心外膜血管が閉塞して

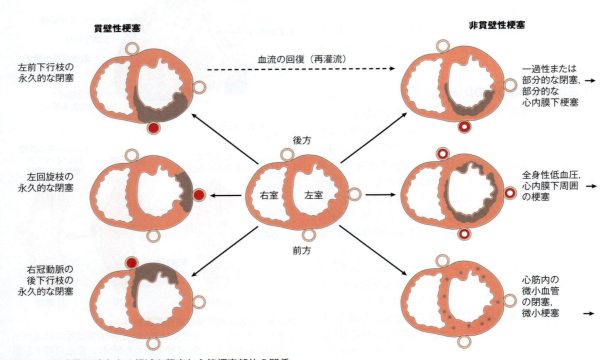

図9.9 灌流量の減少する領域や程度と心筋梗塞部位の関係
左図：貫壁性梗塞のパターンで，主な冠動脈の閉塞により生じる。右室は右主冠動脈の閉塞とかかわりがある(図中に描写なし)。右図：上段は一過性または部分的な梗塞パターン，中段は全身性低血圧による梗塞パターンで3本の血管が侵される，下段は心筋内の微小血管の閉塞による梗塞パターン。

いるにもかかわらず側副経路が徐々に拡張することにより，心筋に血液を供給することができる。

　当該血管の太さと側副血行の程度によって，心筋梗塞は以下のパターンのうちの1つをとる。

- **貫壁性梗塞** transmural infarct は心室の壁全体に及び，慢性の粥状動脈硬化と閉塞性血栓症を伴う急性のプラーク変化に起因する心外膜血管の閉塞によって引き起こされる。
- **心内膜下梗塞** subendocardial infarctions は，心筋層の内側1/3の範囲に限定された心筋梗塞である。プラークの破裂の結果として心筋梗塞が発生し，その後壊死が心筋層全体に及ぶ前に，冠動脈血栓が自然にまたは治療により溶解する。前述のとおり，心内膜下梗塞の領域は低灌流や低酸素の影響を最も受けやすい。したがって，重篤な冠動脈疾患においては，一時的な酸素輸送の減少（低血圧症，貧血，肺炎のような）または酸素需要量の上昇（頻脈や高血圧症）は心内膜下虚血を起こす可能性がある。
- **顕微鏡的梗塞** microscopic infarct は微小血管に起こり，心電図でも臨床的に診断される変化はみられない。これは血管炎，弁疣贅や壁在血栓による塞栓症，カテコールアミン上昇による血管攣縮といったもので起こる。カテコールアミン上昇は，極度のストレス，腫瘍（例：褐色細胞腫），コカイン使用後などに起こる可能性がある。

形態学

　ほぼすべての貫壁性梗塞（心室壁の50％以上が傷害された場合）は，少なくとも左室や心室中隔の一部に影響を与える。後壁または心室中隔後方に傷害を受けた心筋梗塞のうち，約15～30％では右室にも病変が広がる。右室単独の梗塞はIHDのわずか1～3％である。

　心筋梗塞の肉眼所見と病理所見は，損傷から経過した時間に左右される。損傷領域は進行性であり，大変特徴的な形態学的変化の経過をたどる。すなわち，凝固壊死から急性・慢性の炎症，そして線維化である（表9.2）。心筋壊死は，例外なくほとんど再生は起こらず，**瘢痕形成** scar formation へと進む。

　急性心筋梗塞を肉眼的，顕微鏡的に認識することは，患者に症状が現れ始めてから数時間以内に死亡した場合には特に難しい。通常，急性心筋梗塞では12時間以内では肉眼的変化は出現しない。しかし3時間以上経過した梗塞は，トリフェニルテトラゾリウムクロライド（乳酸脱水素酵素の基質）などの生体染色を使用して可視化することが可能である。この酵素は傷害された心筋細胞から漏れ出るため，健常部と比べて梗塞部分は染色されずに色が薄い領域として確認できる。一方，古い瘢痕は白く輝いてみえる（図9.10）。心筋梗塞が発生して12～24時間までには，同部位に停滞した血液による赤味がかった青色への変色によって梗塞を，通常，肉眼で観察することができる。さらにその後は，梗塞は黄褐色の軟化領域としてますますはっきりするようになる。梗塞が起

表9.2　心筋梗塞における形態学的変化の進展

時　間	肉眼的特徴	光学顕微鏡所見	電子顕微鏡所見
可逆的損傷			
0～0.5時間	なし	なし	筋原線維の弛緩，グリコーゲン消失，ミトコンドリアの膨張
不可逆的損傷			
0.5～4時間	なし	通常なし。境界部位におけるさまざまに波打つような心筋線維	筋細胞膜の破壊，ミトコンドリア内にアモルファスな高電子密度領域の出現
4～12時間	ときに暗い斑点	凝固壊死の開始，浮腫，出血	
12～24時間	暗い斑点	凝固壊死の進展，核濃縮，心筋細胞の好酸性が亢進，辺縁部の収縮帯壊死，早期好中球浸潤	
1～3日	梗塞中心部は黄褐色に変色し斑点状	核や横紋の消失を伴う心筋細胞凝固壊死，好中球浸潤の増加	
3～7日	充血性の境界，黄褐色部位の軟化	好中球の死骸を伴った，壊死心筋線維の分解開始，梗塞境界部におけるマクロファージによる死細胞の早期貪食	
7～10日	黄褐色の軟化部位が最大になり，赤褐色の境界部を圧排	死細胞の貪食が亢進する。境界部における肉芽組織の早期形成	
10～14日	梗塞境界は赤灰色領域に圧排される	血管新生と膠原線維沈着により肉芽組織がよく形成される	
2～8週	梗塞の外縁部から中心に向かって灰白色の瘢痕が進展する	膠原線維沈着が増加し，細胞密度は低下する	
2か月以降	瘢痕形成が完了する	膠原線維の密集する瘢痕	

こって10～14日までには，梗塞は充血性の（高度に血管形成された）肉芽組織に縁取られることになる。その後数週間経過すると，心筋梗塞は線維性瘢痕へと変化していく。

顕微鏡的所見においても，心筋梗塞は特徴的な経過をたどる（表9.2，図9.11）。典型的特徴である凝固壊死（第1章）は梗塞から4～12時間以内に観察できるようになる。"波打つ線維"は，梗塞の縁に出現する。この組織像は死んだ心筋線維が伸縮不能となり，伸びきり曲がったことを反映している。致死性でない虚血は**心筋細胞の空胞変性 myocyte vacuolization**を引き起こすこともある。このような心筋細胞はまだ生きているが，ほとんど拍動が消失している。

壊死した心筋細胞は急性炎症反応を引き起こす（典型的には心筋梗塞から1～3日後）。その後，マクロファージが多量に出現し，壊死心筋細胞や好中球断片を除去していく（心筋梗塞発症から5～10日後に最も起こるとされる）。梗塞した部分は肉芽組織に次第に置換され（典型的には梗塞から1～2週間後），次に密度の高い膠原線維性瘢痕が形成されるための一時的足場を形成する。ほとんどの症例において，6週間が経過するまでに瘢痕が十分に形成されるが，その修復の程度はもとの損傷の大きさと組織の回復力に依存する。治癒のためには，炎症細胞の遊走と，梗塞周辺部位の無傷の血管系から梗塞部分に接近しその内部へと進入する新しい血管が必要である。したがって，心筋梗塞はその周辺部分から中心部分に向かって治癒していく。しかし，大きな梗塞は小さなものと同じように，早期に完全に治癒するわけではない。さらに，栄養失調，血流不足，外因性のコルチコステロイドは梗塞部の瘢痕形成を妨げる（第2章）。いったん心筋梗塞が完全に治癒すると，梗塞後どの程度の時間が経過した病変か判別することは不可能である。例えば，8週間後と10年後の瘢痕を比べても同じようにみえる。

■ 再灌流による梗塞巣の変化

急性心筋梗塞の治療目標は，可能なかぎり早期に組織への血流を回復することである（したがって"時は心筋なり"という格言がある）。このような**再灌流 reperfusion**は，血栓溶解（プラスミノーゲン活性化因子による血栓の溶解），血管形成術，または冠動脈バイパス手術によって行われる。生存心筋細胞（しかし壊死のリスクのある）の保存は，短期的，長期的な予後を改善するが，**再灌流傷害 reperfusion injury**（第1章）という現象のために再灌流はまったくもって無害というわけではない。再灌流傷害に寄与する因子は以下のものである。

- **ミトコンドリアの機能障害**：虚血によってミトコンドリアの膜の浸透性が変化し，これによりミトコンドリアは膨張し，外膜が裂け，ミトコンドリアの内容物が放出されアポトーシスを促進する。
- **筋細胞の過収縮**：虚血の間，カルシウムの細胞内レベルは，損傷した細胞膜を介した流入と細胞内貯蔵からの放出の増加により上昇する。増加した細胞内カルシウムは細胞骨格の収縮を引き起こし，筋原繊維の収縮が亢進して制御不能となり，最終的に細胞死に至る。
- スーパーオキシドアニオン（O_2^-），過酸化水素（H_2O_2），次亜塩素酸（HOCl），一酸化窒素由来のペルオキシナイトライト，そしてヒドロキシラジカル（$^\cdot OH$）といった**フリーラジカル free radical**が再灌流によって数分以内に産生され，それらは細胞膜のタンパク質やリン脂質を変性させることにより筋細胞に傷害を与える。浸潤した白血球が産生したROSも細胞傷害に寄与している可能性がある。
- 再灌流した血管内で**白血球が凝集**すると，微小血管が閉塞し，血流障害，いわゆる"**非再開通 no-reflow**"現象の一因となる。この現象は，急性炎症を引き起こすプロスタグランジンなどのアラキドン酸代謝産物を生成するホスホリパーゼA2の活性化によって部分的に媒介される。
- **血小板や補体の活性化**によっても微小血管の傷害が生じる。補体の活性化による内皮細胞の傷害と浮腫は"非再開通"現象に寄与すると考えられている。

急性心筋梗塞後に再灌流傷害を起こした典型像を図9.12に示した。再灌流した梗塞巣は出血を伴う。これは，虚血が発生していた間に傷害を受けた血管は血流回復時に漏れやすいからである。顕微鏡的には，不可逆的傷害を受けた再灌流後の心筋は**収縮帯壊死 contraction band necrosis**を呈する。この病理学的経過において過収縮したサルコメアのエオジン好性帯状構造物は，アクチンとミオシンの結合を強めるカルシウムが細胞膜を越えて流入することによってできたものである。ATPが存在しないとサルコメアは弛緩することができず，致命的な強直性痙攣状態に陥る。したがって，再灌流は可逆的に傷害された細胞を救うことができる

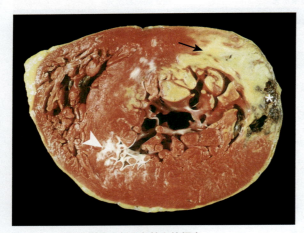

図9.10　左室外側後方部の急性心筋梗塞
トリフェニルテトラゾリウムクロライド染色で壊死部分は非染色性である（矢印）。これは，細胞死によって乳酸脱水素酵素が漏れ出るためである。前部の瘢痕に注目してほしい（矢頭）。古い梗塞があるのがわかる。梗塞の右端で心筋に出血がみられる（白い星印）のは左室が破裂したためで，この患者の急性死の原因であった（標本は心室後方壁を上に向けて置かれている）。

虚血性心疾患

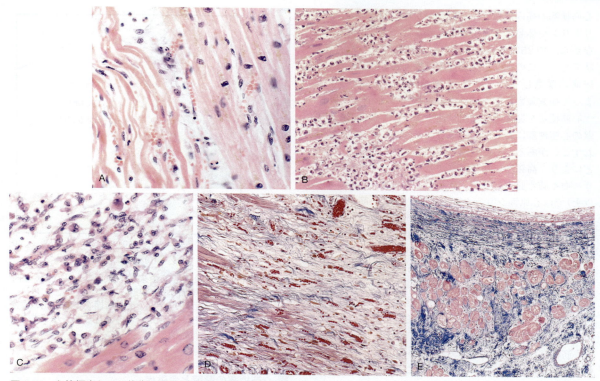

図 9.11　心筋梗塞とその修復の顕微鏡所見における特徴
A：梗塞後 1 日が経過したもので，波打つ線維に沿った凝固壊死（左）と，隣接する健常線維（右）との比較。壊死細胞が浮腫液によって解離している。B：梗塞後 2〜3 日が経過した領域において多核白血球が密に浸潤している。C：梗塞後 7〜10 日，マクロファージの貪食作用により壊死心筋細胞がほぼ完全に置換されている。D：低密度の膠原線維と豊富な毛細血管からなる肉芽組織が観察される。E：壊死線維が密な膠原線維性瘢痕により置換され，心筋梗塞は治癒している。もとからある心筋細胞が数個みられる。D と E はマッソン・トリクローム染色で膠原線維を青色に染色している。

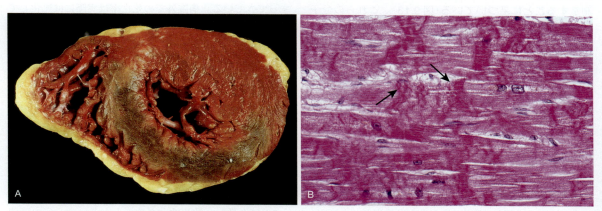

図 9.12　心筋虚血に対して再灌流を行った影響
A：心臓の横断面（トリフェニルテトラゾリウムクロライドにより染色）において，前壁の広い範囲に傷害された血管からの出血を伴った梗塞がみられる。後壁を上に配置している。B：顕微鏡的には，収縮帯は，筋線維にまたがる顕著なエオジン好性の横紋（矢印）として観察できる。（B：*Courtesy of Dr. Joseph J. Maleszewski, Mayo Clinic, Rochester, Minnesota USA.* の厚意による）

が，すでに不可逆的な傷害を受けた細胞の形態を変化させてしまうのである。

臨床的特徴

　通常，心筋梗塞は激烈で粉砕されるような胸骨下の胸部痛，もしくは首，顎，上腹部，左腕にかけて放散する不快感などの症状を伴う。狭心症の痛みとは対照的に，

心筋梗塞の痛みは数分から数時間かけて続き，ニトログリセリンや休息によって軽減されることはない。しかしながら，約25%の患者では，心筋梗塞はまったく無症状である。このような**無痛性の梗塞** silent infarct は，糖尿病に罹患している患者（末梢神経ニューロパチーによって痛覚障害を伴う可能性がある）や高齢者に多い。

心筋梗塞を発症すると脈は速くかつ弱くなる。特に後壁の心筋梗塞においては，患者は発汗し，吐き気をもよおすことがある。心筋の収縮力低下や僧帽弁機能不全などにより，高頻度に呼吸困難が発生する。その結果，肺うっ血や肺水腫が起こる。広範の心筋梗塞（左室の40%以上）では心原性ショックが起こる。虚血心筋と伝導系の電気的異常によって引き起こされる不整脈は頻度が高い。実際，入院前に起こる心筋梗塞関連死のほとんどは致死的不整脈による心臓突然死である。

心電図の異常 Electrocardiographic abnormalities こそが，心筋梗塞における重要な診断の鍵となる。これにはQ波，ST領域の変化，T波の反転（後者2つの特徴は心筋の再分極の異常を示す）などがある。心筋梗塞は心電図の変化からST上昇型心筋梗塞（STEMI）と非ST上昇型心筋梗塞（NSTEMI）の2つに分類される。

- STEMI は必ず冠動脈の完全閉塞によるもので，経皮的梗塞の存在を示す。一般に，患者は緊急の冠動脈血栓溶解療法かステント留置を必要とする。
- NSTEMI は冠動脈の完全閉塞や全層梗塞を伴わず，しばしば保存的に管理できる。

心筋梗塞の検査評価は，傷害心筋細胞から損傷された細胞膜を通って漏出する細胞内タンパク質の血中濃度を測定することに基づいている（図9.13）。これらの分子にはミオグロビンや心臓トロポニンTとI（TnT, TnI），クレアチンキナーゼ（CK，そして心筋に特異的なアイソフォームであるCK–MB），乳酸デヒドロゲナーゼがある。トロポニン（とトロポニンほどではないがCK–MB）は心筋の傷害に対して高い特異度と感度を有している。

- **CK–MB** は長らく心筋傷害のバイオマーカーであった。しかし，現在は心筋特異的なトロポニンのほうがより好まれるために，あまり検査に用いられていない。CK–MBの活性は心筋梗塞から2〜4時間以内に上昇し始め，24〜48時間でピークを迎え，約72時間で正常値に戻る。
- **TnI と TnT** は通常，循環血液中からは検出されないが，どちらのトロポニンも急性心筋梗塞を発症してから2〜4時間以内に検出可能になり，48時間でピークを迎え，7〜10日後まで高値を示す。このようにトロポニン値の上昇は持続するため，CK–MBが正常値に戻ってしまってからかなり時間が経っても急性心筋梗塞の診断が可能である。再灌流を行うとトロポニンもCK–MBも壊死組織から洗い流されてしまうためにピークが早く訪れる。

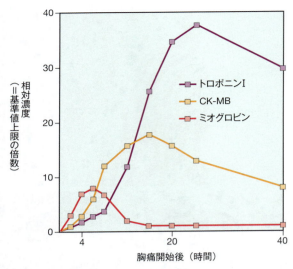

図9.13　心筋梗塞後の心筋由来のトロポニンⅠ，CK–MB，ミオグロビンの急性増加（血中濃度）
これらの酵素の上昇は心筋梗塞の発症時期を推測するのに使用される。ミオグロビンも測定されることもあるが，実際は心筋傷害への感度・特異度が低い。

■ **心筋梗塞の影響と合併症**

急性心筋梗塞の患者の治療成果は格段の進歩を遂げた。心筋梗塞による病院内死亡率は約7〜8%である。STEMIを経験した患者は約10%の死亡率で，NSTEMI経験患者の約6%の死亡率よりも高くなっている。よりよい，より早期の入院治療によって，このような差は縮まってきている。病院外での死亡率は実際には悪化している。STEMI 経験患者の1/3は，適切な処置を受ける前に，発症してから多くは1時間以内に不整脈によって死亡する。このような統計は，十分な医療施設のない低所得国において冠動脈疾患による死亡率を上昇させており，いっそう悩ましいことである。

急性心筋梗塞には複数の合併症がある。そのうちの3つは致死的となりうる。左室自由壁破裂，心室中隔の破裂，乳頭筋壊死による急性僧帽弁逆流症である。約3/4の患者は，急性心筋梗塞後に以下の合併症を1つ以上経験する（図9.14）。

- **心筋破裂** myocardial rupture：破裂は心筋梗塞の1〜5%に合併し，致死的となることが多い。心室中隔破裂が最も多く（図9.14B），VSD を生じ，次いで乳頭筋断裂（図9.14C）の頻度が高く，しばしば重度の僧帽弁逆流を生じる。心室自由壁破裂は最も頻度が低いが，最も重篤で，致死的な心膜血腫や心タンポナーデを引き起こす（図9.14A）。破裂は心筋梗塞の3〜7日後に起こることが多いが，この時期は心筋梗塞の治癒過程で壊死した心筋の融解が最大になり，梗塞の大部分が柔らかく壊れやすい肉芽組織に変化する時期である。

虚血性心疾患 373

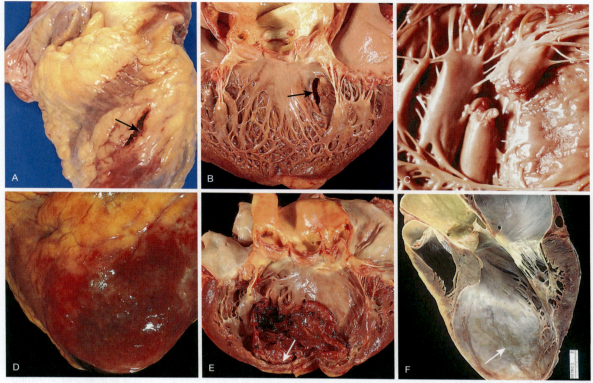

図9.14　心筋梗塞の合併症
A〜C：心破裂。A：心臓前自由壁の破裂（矢印）。B：心室中隔破裂（矢印）。C：乳頭筋断裂。D：線維素性心外膜炎。急性心筋梗塞の発生した部位の表面において出血がみられる。E：前壁心尖部における梗塞による壁の薄弱化（矢印）や壁在血栓を伴う早期の拡張。F：左室の心尖に存在する大きな心室瘤（矢印）。（A〜E：Schoen FJ: Surgical Cardiovascular Pathology: Clinical Correlations and Basic Principles, Philadelphia, 1989, Saunders. より許可を得て転載，F：William D. Edwards, MD, Mayo Clinic, Rochester, Minnesota. の厚意による）

- 収縮不全 contractile dysfunction：一般的に，心筋梗塞では梗塞領域の大きさに比例した左室のポンプ機能不全が生じる。ほとんどの症例において，左心機能不全である低血圧，肺うっ血，肺水腫がある程度発生する。重篤なポンプ機能不全 pump failure（心原性ショック cardiogenic shock）は貫壁性梗塞の患者の約10％に発生し，その場合は左室が梗塞によって40％以上の傷害を受けている。

- 乳頭筋機能不全 papillary muscle dysfunction：乳頭筋は虚血の結果，収縮能が低下する可能性がある。その結果，梗塞後僧帽弁逆流が起こる。その後，乳頭筋の線維化や短縮化，もしくは左室拡張の結果，僧帽弁閉鎖不全症が発生することがある。

- 右室梗塞 right ventricular infarction：単独の右室不全は心筋梗塞のうちの1〜3％程度しか発生しないが，右室は右冠動脈の閉塞による影響を受けやすく，左室にも障害をもたらす。どちらの場合においても右心不全はよくみられ，静脈循環の停滞と全身の低血圧を引き起こす。

- 不整脈 arrhythmia：心筋梗塞は心筋の刺激に対する易反応性と伝導障害につながり，突然死を引き起こすことがある。およそ90％の患者が何らかの不整脈をもち，それは STEMI 患者のほうが NSTEMI 患者より頻度が高い。心筋梗塞に関連した不整脈には，種々の程度の心臓伝導ブロック（心静止 asystole を含む），徐脈 bradycardia，上室性頻脈性不整脈 supraventricular tachyarrhythmia，心室期外収縮 ventricular premature contraction や心室頻拍 ventricular tachycardia，そして心室細動 ventricular fibrillation がある。重篤な不整脈（例：心室細動）のリスクは心筋梗塞を発症して最初の1時間が最も高く，その後下がっていく。

- 心膜炎 pericarditis：貫壁性梗塞は線維性出血性心膜炎を誘発する。これは下部に存在する心筋の炎症が心外膜に波及したものである（図9.14D）。前胸部の痛みや心膜の摩擦音によって確認でき，通常は心筋梗塞発症から2〜3日後に発生し，その後数日で回復する。広範囲の梗塞や重篤な心膜炎ではときに滲出性心膜炎を起こしたり，高度の癒着を起こして徐々に締めつけられるような感覚を与える病変になった

りする．まれに，傷ついた心筋に対する抗体ができるため，数週間後に心膜炎を発症することがある（ドレスラー症候群 Dressler syndrome）．

- **心拡大 chamber dilation**：壊死した心筋は脆弱なため，収縮や弛緩の不均衡，梗塞部位の拡張（特に**前壁中隔梗塞 anteroseptal infarct**）がみられる．
- **壁在血栓 mural thrombus**：どのような梗塞であっても，血流停滞を起こす心収縮力の低下，心室拡張，心内膜の傷害（血栓の温床となる部分を露出させる）の組み合わせは**壁在血栓 mural thrombosis** を助長し（図9.14E），左側の**血栓塞栓症 thromboembolism** を引き起こす可能性がある．
- **心室瘤 ventricular aneurysm**：慢性期に発生する合併症として，心室瘤は薄い瘢痕組織となった大きな貫壁性の前壁中隔の梗塞において最も頻繁に発生する（図9.14F）．心室瘤によって壁在血栓や不整脈や心不全が発生しやすくなるが，破裂することはない．
- **進行性心不全 progressive heart failure**：この合併症に関しては"慢性虚血性心疾患"として後述する．

心筋梗塞後の長期予後は多くの因子によって左右されるが，そのうち最も重要なのは，左室機能の質と生存心筋を灌流する冠動脈の狭窄の度合いである．

慢性虚血性心疾患

慢性 IHD は**虚血性心筋症 ischemic cardiomyopathy** ともよばれ，これは虚血性心筋傷害の結果，心不全の悪化が基本的に進行性であるものを指す．ほとんどの場合，臨床的に認知された心筋梗塞の既往がある．慢性 IHD は，梗塞が起こった後の生存心筋による代償機能（例：心肥大）が悪化し始めたときに現れる．また，重症の CAD では，臨床的に明らかな心筋梗塞のエピソードがなくても，びまん性の心筋機能障害，微小梗塞，置換線維症が生じることもある．

慢性 IHD の心不全は通常は重篤で，経過中に時折，狭心症や心筋梗塞のエピソードを発生する．不整脈，CHF，併発性心筋梗塞は主要な死亡原因となっている．

不整脈

異常心拍は，洞房結節 sinoatrial node から固有心筋のレベルまで，伝導系のどこでも起こりうる．それらは通常，発生起源によって**心房性（上室性 supraventricular）**あるいは**心室性**に分けられている．心筋伝導における異常は，持続的なものと**散発的 paroxysmal** なもの（発作性）がある．**頻脈 tachycardia**（心拍数が速いこと），**徐脈 bradycardia**（心拍数が遅いこと），通常の心室収縮であるがリズムが一定でないこと，機能的心室収縮のみられない無秩序的脱分極（**心室細動 ventricular fibrillation**），電気的な活動がまったく認められない**心静止 asystole** として現れる．患者はこうした異常に気がつかないか，"ドキドキする"，"動悸がする palpitation"と表現することが多い．不整脈により適切な心拍出がない状態が継続すると，意識が朦朧としたり（失神寸前），意識を失ったり（**失神 syncope**），**心臓突然死 sudden cardiac death**（後述）を迎えることになる．

虚血性傷害 ischemic injury は，刺激伝導系の直接的な傷害や心房・心室の拡張により伝導系の変化をきたすため，最も頻度の高い不整脈の原因である．

- 洞房結節が傷害を受けると（例：**洞不全症候群 sick sinus syndrome**），その他の線維あるいは**房室結節 atrioventricular node** がペースメーカーの役割を果たす．しかし，この調律は本来のものに比べて非常に遅いため，徐脈を引き起こす．
- 心房の拡張によって心房の心筋細胞が**易興奮性 irritable** になると，伸張に過敏なイオンチャネルから発火が起こり，**心房細動 atrial fibrillation** という"絶対的不整"を起こしてしまう．
- 房室結節が機能障害に陥ると，さまざまな程度の**房室ブロック heart block** が起こる．それには，心電図上で無症候性 P–R 間隔が延長する**1度房室ブロック first-degree heart block**，間欠性の伝導障害である**2度房室ブロック second-degree heart block**，完全な房室結節の機能不全である**3度房室ブロック third-degree heart block** がある．

ある特定のまれな遺伝的要因も不整脈を起こしうる．遺伝的要因の認識は重要である．それというのも，患者本人やその家族における心臓突然死（後述）の発症予防には内科医の介入が必要となるためである．これらの異常には肉眼的に認識できるような，解剖学的所見と関係している場合がある（例：先天性奇形，肥大型心筋症，僧帽弁逸脱症）．一方，心臓に他の病因がないような遺伝的異常によって不整脈や突然死を突然引き起こす場合もある（いわゆる"**原発性電気的異常 primary electrical disorder**"）．これらの症候群は遺伝子検査によってのみ診断でき，家族歴や原因不明の致死的でない不整脈が患者にある場合に施行される．これらのうちで最も重要なものは，**チャネル病 channelopathy** である．これは，種々のイオンチャネルまたはイオンチャネル制御因子をコードする遺伝子の変異によって起こる．イオンチャネルは電流を発生させて心収縮を起こすため，これらのチャネルの異常は不整脈を引き起こす．典型的なものとしては，**QT 延長症候群 long QT syndrome** がある．これは，心電図上で QT 間隔が延長し，心室性不整脈を起こすことが特徴的である．いくつかの遺伝子変異が QT 延長症候群の原因となる．最も頻度の高い原因遺伝子 *KCNQ1* は，心筋細胞内のカリウムイオンのレベルを制御し電気的活動を調節する K$^+$ チャネルをコードする．

心臓突然死

心臓突然死 Sudden cardiac death（SCD）は，血行動

態の破綻を伴う正常な心臓電気活動の停止による予期せぬ死亡と定義される．SCDは，心室頻拍，心室細動，心静止などの致死的不整脈によることが最も多い．蘇生に成功した場合(例：適時の除細動)，その事象は突然の心停止(SCA)とよばれる．米国では毎年およそ45万人がSCDで死亡している．その大部分(65〜70%)は冠動脈硬化と虚血性心疾患を基礎疾患としており，約10%は構造的心疾患(以下に列挙)，5〜10%は構造的心疾患のない不整脈によるもので，残りは心臓以外の原因によるものである．SCDがIHDの最初の症状であることもある．興味深いことに，冠動脈造影では約50%の症例で冠動脈の血栓性閉塞が認められる．そのため，多くの症例では心筋梗塞は合併しておらず，SCAを発症した患者の80〜90%は，たとえ原因がIHDであっても，酵素学的または心電図的に心筋壊死の証拠を証明できない．約40%の症例で，古い治癒した心筋梗塞が確認できる．

若年の心臓突然死患者の場合には，非動脈硬化性の原因の場合が多い．それには，以下の原因が含まれる．
- 遺伝性(チャネル病)または後天的な心刺激伝導系の異常
- 先天性冠動脈奇形
- 僧帽弁逸脱
- 心筋炎，サルコイドーシス
- 拡張型心筋症，肥大型心筋症
- 肺高血圧症
- 心肥大．心体積の増加は，心臓突然死の独立したリスク因子である．したがって，アスリートを含む突然死する若年者においては，高血圧性心肥大または説明不能な心肥大が，唯一観察される病理学的所見である．

慢性IHDを含めた，心臓突然死のリスクを負っている多くの患者の予後は，ペースメーカーや自動心臓除細動器の埋め込みによって顕著に改善される．それらは心室細動の発生を感知し，電気的に中和する装置である．

これまでに議論された冠動脈疾患と種々の臨床像の関連について図9.15に示す．

高血圧性心疾患

高血圧性心疾患 Hypertensive Heart Diseaseは高血圧によって心臓の需要が増加した状態である．第8章で説明したように，高血圧症はかなりの罹患率を伴う一般的な疾患で，心臓，脳，腎臓をはじめとする多くの臓器に影響を与える．ここでは特に高血圧症による心臓の合併症に焦点をあてて論じる．これらは圧負荷と心室肥大によるものである．心筋細胞の肥大は圧負荷に対する適応反応である．しかしながら，心筋の適応能力には限界があり，高血圧症の継続は機能不全，心拡張，CHF，突然死を引き起こしうる．高血圧症は全身性疾患であるため，高血圧性心疾患は一般的に左心系に影響を及ぼす．

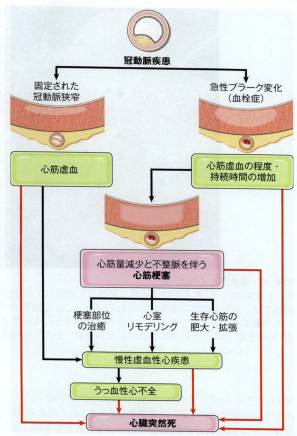

図9.15　冠動脈疾患とその主要な後遺症の関係を示した虚血性心疾患の進展様式

しかし，肺高血圧症は右心系の高血圧性変化である**肺性心** cor pulmonaleを引き起こす．

全身性(左心系)高血圧性心疾患

全身性高血圧性心疾患 systemic(left-sided) hypertensive heart diseaseの診断基準は，以下のとおりである．(1)左室肥大があり，他に心臓血管性疾患(例：弁狭窄)がないこと．(2)高血圧の病歴または他の臓器において(例：腎臓)高血圧の病理学的根拠があること．最近，高血圧の基準が収縮期血圧120 mmHg以上，拡張期血圧80 mmHg以上に改訂されたため，米国では一般人口の約50%が高血圧症に罹患している．

形態学

これまでに説明してきたように，全身性高血圧症は心臓への圧負荷となるため，容量負荷によるものとは異なるマクロ・ミクロの変化を引き起こす．高血圧性心疾患の重要な特徴としては**左室肥大** left ventricular hypertrophyが挙げられる．多くの場合，終末期になるまで心室の拡張は出現しない

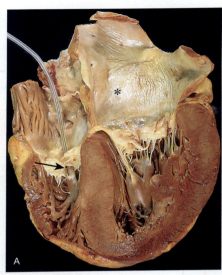 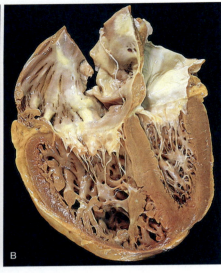

図9.16 高血圧性心疾患
A：全身性（左心系）高血圧性心疾患。顕著な左室壁の求心性肥厚がみられ，そのため内腔容量が減少している。この心臓の四腔像では，左室と左房は右側に示されている。この症例ではペースメーカーが右室に入れられている（矢印）。左房肥大（星印）にも注意すること。左室が硬くなり拡張期弛緩不全になったことより，左房に容積負荷がかかっている。B：慢性肺性心。右室（図の左側）は顕著に拡張し，肥厚した自由壁と肥大した肉柱を伴っている。左室の形と体積は，拡大した右室により変形してしまっている。

（図9.16A）。心臓の重量は500 gを超え（60〜70 kgの人で典型的には320〜360 g），左室壁の厚さは2 cmを超える（通常は1.2〜1.4 cm）。時間の経過とともに肥大した左室壁は硬化し，拡張期において血液が充満するのを妨げる。結果として，左房の拡張が引き起こされる。CHFに至るような長期にわたる全身性高血圧性心疾患では，典型的には肥大した左室の拡張が起こる。

組織学的には，心筋細胞の横断直径の増加，クロマチンに富み著明な肥大を示す核（**ボックスカー類似の核 boxcar nuclei**）がみられる。また，細胞間における線維化も観察される（図9.1D）。

臨床的特徴

代償性高血圧性心疾患では，通常，症状が認められないことが多く，定期検診や心電図，心エコー像において血圧の上昇が示唆されるときに初めて疑われる。なかには，左房肥大による心房細動やCHFが起こることで初めて病気が明らかになる患者もいる。高血圧が心不全を引き起こす機序は，まだ完全には解明されていない。おそらく肥大心筋細胞が効率的に収縮できなくなることや，新生サルコメアの構造異常，さらに肥大した筋肉の需要を血液供給が満たせなくなることが原因と推測されている。左室肥大患者では，心不全，心室性不整脈，心筋梗塞後の死亡，心臓突然死，脳血管障害の発生率が高い。適切に高血圧症をコントロールすることにより，心肥大やそれに付随するリスクを予防し，軽減することにつながるのである。

肺高血圧性心疾患（肺性心）

肺性心は，慢性閉塞性肺疾患や間質性線維症などの肺実質性の原発性障害あるいは肺血管系に起因する肺高血圧症を原因とする右室肥大と拡張からなり，多くの場合は右心不全を伴う（表9.3）。左心不全あるいは先天性心奇形に起因して起こる右室拡張と肥大は圧倒的に数が多いが，定義上，肺性心には含めない。

表9.3 肺性心を引き起こす異常

肺実質疾患
慢性閉塞性肺疾患
びまん性肺間質性線維症
塵肺症
嚢胞性線維症
気管支拡張症
肺血管疾患
反復性肺血栓塞栓症
原発性肺高血圧症
広範な肺動脈炎（例：多発血管炎性肉芽腫症）
薬剤・毒素・放射線誘発性血管閉塞
広範な肺腫瘍微小塞栓症
胸郭の運動に影響を与える疾患
脊柱後側弯症
著明な肥満神経筋疾患
肺動脈収縮を誘発する疾患
代謝性アシドーシス
低酸素血症
閉塞性睡眠時無呼吸
特発性肺胞低換気症

肺性心は，**肺塞栓症** pulmonary embolism に引き続いて起こる場合は急性となるが，肺や肺血管疾患が長期にわたる高血圧症を引き起こす状況では慢性・潜行性となる（**表9.3**）。

形態学

急性肺性心 acute cor pulmonale においては，右室は拡張のみ観察されることが多い。塞栓症によって突然死が起こった場合でも，心臓は通常の大きさを保っていることがある。慢性肺性心 chronic cor pulmonale では右室（そして多くの場合，右房も）が肥大しているのが特徴である。重症の場合には，右室壁は左室と同等かもしくは左室壁よりも厚くなることさえある（**図9.16B**）。心不全を発症すると，右室，右房は多くの場合拡張する。慢性肺性心は肺高血圧症によって起こるため，肺動脈は異常な内膜肥厚を示す。

弁膜性心疾患

弁膜症は，弁の**狭窄** stenosis または**閉鎖不全** insufficiency（**逆流** regurgitation，**不全** incompetence），あるいはその両方を引き起こしうる。

- **狭窄**とは，弁が完全に開かず前方への血流を妨害している状態を指す。弁尖自体の異常に起因する慢性疾患が病因であることがほとんどである。例えば，弁の石灰化や瘢痕である。
- **閉鎖不全**とは，弁が完全には閉じず，そのために血液の逆流が起こっている状態を指す。弁の閉鎖不全は，弁尖固有の疾患（例：心内膜炎）か，あるいは弁尖に異常はなくてもその支持構造物（例：大動脈，僧帽弁輪，腱索，乳頭筋，心室自由壁）の変形により発症する。腱索の断裂が起これば突発的に発症し，弁尖の瘢痕や収縮の場合には潜行性に発症する。

弁膜症は1つの弁（典型的には**僧帽弁** mitral valve）で起こることもあれば，複数の弁において起こることもある。弁膜症によって起こる乱流は，**心雑音** murmur とよばれる異常心音を生じる。重症時には，**振戦** thrill として触知できることもある。罹患弁によって，心雑音は胸壁の異なる部位において最もよく聴診できる。また，疾患そのもの（逆流か狭窄か）や弁膜症の重症度によって心雑音の性質やタイミングが決まっている。例えば，収縮期の粗い心雑音か柔らかい拡張期の心雑音かという違いになる。

弁膜症の予後は，罹患弁，疾患の程度や病状の進行速度，代償機能の能力などの要因によって決まる。例えば，感染により突然大動脈弁に損傷が発生した場合，重度の逆流が起こり，急に心不全を引き起こす。対照的に，リウマチ性僧帽弁狭窄症は何年もかけて進行し，その臨床的症状は潜行するため，末期になるまでなかなかわからない。

弁異常は先天的にも後天的にも起こる。先天性弁膜症で最も多いのは**大動脈二尖弁** bicuspid aortic valve であり，通常の三尖弁とは異なり弁が2つの弁尖のみから構成される。この奇形は全出生児の1〜2％に発生し，いくつかの遺伝子変異に関係している。この2つの弁尖は非対称な大きさをしており，大きいほうの弁は不完全な弁の分離により正中線上に**縫線** raphe を有する（**図9.17B**）。大動脈二尖弁の機能は，一般的に若いときには正常である。しかし，加齢とともに変性性の石灰化が進行しやすくなり，狭窄を生じる（次項目を参照）。

後天性弁膜症において最も重要な原因は，**表9.4**に要約したとおりである。大動脈や僧帽弁における後天性弁狭窄が，弁膜症全体の2/3を占める。

変性性弁膜症

変性性弁膜症 degenerative valve disease とは，弁の細胞外基質の統合性が変化したことを示す表現である。これらの疾患は，おそらく加齢に伴う必然的な側面であり，弁が年間4,000万回の拍動を繰り返し受ける機械的ストレスに関連している。というのも，通常の弁の開閉には弁の大幅な変形が必要となるためである。

変性性変化には以下のような所見がある。

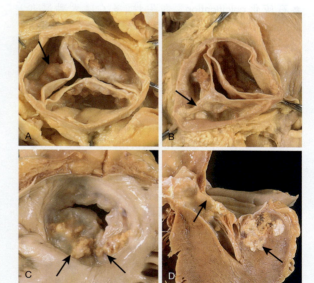

図9.17　弁膜の石灰化変性
A：正常弁の石灰化大動脈弁狭窄症（上から観察）。カルシウムよりなる結節の塊がバルサルバ洞のなかで隆起している（**矢印**）。リウマチ性大動脈弁狭窄症と異なり，交連癒合はみられない（**図9.19C**）。B：先天性二尖弁における石灰化大動脈弁狭窄症。1つの弁尖では，中央で部分的癒合をしており，この部分は縫線とよばれる（**矢印**）。C，D：僧帽弁石灰化。カルシウムよりなる結節が僧帽弁の弁輪（弁葉付着部縁）に形成されている（**矢印**）。Cは左房側から観察した像。Dの面では，石灰化（**矢印**）が進展してその下部にある心筋内に浸潤しているのを示している。このように心室中隔壁近傍の構造に病変が起こると刺激伝導系を傷害することがある。

表9.4　後天性心弁膜症の病因

僧帽弁疾患	大動脈弁疾患
僧帽弁狭窄	**大動脈弁狭窄**
炎症後瘢痕（リウマチ性心疾患）	炎症後瘢痕（リウマチ性心疾患） 老人性石灰化大動脈弁狭窄 先天的変形弁の石灰化
僧帽弁逆流	**大動脈弁逆流**
弁葉・交連異常 　炎症後瘢痕 　感染性心内膜炎 　僧帽弁逸脱症 　"フェン・フェン(Fen-phen)" 　投与による弁線維化 張力構造の異常 　乳頭筋の断裂 　乳頭筋機能不全（線維化） 　腱索の断裂 左室内腔あるいは弁輪の異常 　左室の拡大（心筋炎，拡張型心筋症） 　僧帽弁輪石灰化	弁膜固有の疾患 　炎症後瘢痕（リウマチ性心疾患） 　感染性心内膜炎 大動脈疾患 　変性による大動脈拡張 　梅毒性大動脈炎 　強直性脊椎炎 　リウマチ性関節炎 　マルファン症候群

【訳注：フェン・フェン(Fen-phen(fenfluramine-phentermine))は抗肥満薬であるが，弁膜症や肺高血圧症などの有害事象により販売中止】

(Schoen FJ: Surgical pathology of removed natural and prosthetic valves. Hum Pathol 18: 558, 1987. より)

- **石灰化 calcification**：弁尖性（多くは大動脈弁）（図9.17A，図9.17B）または弁輪性（多くは僧帽弁）（図9.17C，図9.17D）のタイプがある。僧帽弁輪の石灰化は近隣の刺激伝導系を侵さないかぎり無症候性である。
- **細胞外基質の改変**：プロテオグリカンの増加，膠原線維や弾性線維の減少による変化（**粘液腫様変性 myxomatous degeneration**）の場合がある。その他の場合として，弁の線維化や瘢痕化によることがある。

■ 石灰化大動脈弁狭窄症

石灰化大動脈変性 calcific aortic degeneration は，最も一般的な大動脈狭窄症の原因である。ほとんどの症例では，石灰化変性は無症候性であり，胸部X線検査や病理解剖によって偶然にみつけられることが多い。患者によっては，弁硬化や石灰化が狭窄を引き起こすほどに高度で，外科手術が必要になることもある。石灰化大動脈弁狭窄症は，寿命の延長とともに増加を続けている。解剖学的に正常な弁においても，患者が70〜80歳代になると石灰化は現れ始める。二尖弁においては，格段に早期に変化が生じ，しばしば40〜50歳で発症する。

加齢単独による進行性の"摩耗"は，その過程を説明する場合にしばしば採用されるが，弁尖の線維化や石灰化もまた加齢に関連した動脈硬化が弁に起こっているものだとする見方がある。大動脈弁の変性と石灰化の危険因子には，男性，低比重リポタンパク質（LDLコレステロール）の高値，高血圧，喫煙などがあり，これらの因子はすべて動脈硬化とも関連している。リポタンパク質の蓄積は局所的な炎症を誘発し，内皮細胞の機能を変化させる流れの異常（例：二尖弁，高血圧など）によって悪化する可能性がある。その結果生じる傷害が弁の石灰化の素因となる。

● 形態学

石灰化大動脈弁狭窄症の特徴は，石灰質の塊が弁尖の流出側に形成されていることである。これらは**バルサルバ洞 sinus of Valsalva** へと突出し，弁が開くのを物理的に阻害する（図9.17A，図9.17B）。弁尖同士の癒合は以前にあった炎症を示すものであるが，これは変性性大動脈弁狭窄症の特徴ではない。ただし，弁尖が二次的に線維化したり肥厚したりすることがある。

臨床的特徴

重度の石灰化大動脈弁狭窄症の場合，弁開口部の70〜80％が障害を受ける。心拍出量は求心性左室肥大を起こすことで維持される。そして，慢性的流出阻害によって左室室内圧は 200 mmHg 以上になる。肥大した心筋は虚血を起こしやすく，狭心症を発症することがある。収縮期や拡張期の機能不全は CHF を合併し，最後には心代償不全へと進行する。大動脈弁狭窄症において，狭心症，CHF や失神の症状が出現するということは，心臓の代償機構が限界に達したということと予後が悪いことを意味する。すなわち，外科手術を受けない場合，患者の50〜80％は2〜3年以内に死亡するのである。

■ 僧帽弁逸脱症（粘液腫様僧帽弁）

僧帽弁逸脱症 mitral valve prolapse においては，僧帽弁の片方または両方が"だらり"とした状態になり，収縮期において弁が風船のように膨らんで左房へと落ち込んでしまう。原発性または続発性に起こる。

- **原発性の僧帽弁逸脱症 Primary mitral valve prolapse** は原因不明である。僧帽弁の粘液腫様変性を伴い，成人の0.5〜2.4％が罹患する。散発性または家族性で，心臓弁膜症の最も一般的な病型の1つである。
- **続発性の僧帽弁逸脱症 Secondary mitral valve prolapse** は，マルファン症候群などの特定可能な遺伝性疾患と関連している（第4章）。

● 形態学

僧帽弁粘液腫様変性においては，僧房弁尖の膨らみ（またはフードのように盛り上がっている）が特徴である（図9.18）。弁尖は拡大し，余分な部分を形成し，肥厚し弾性をもつようになる。腱索も延長し，薄くなり，断裂していることもある。こうした原発性僧帽弁疾患では三尖弁の変化が付随してみられることがあり（20〜40％），さらに，少ないが大動脈弁や肺動脈弁にも同様の変化が起こることがある。組織学的に

弁膜性心疾患

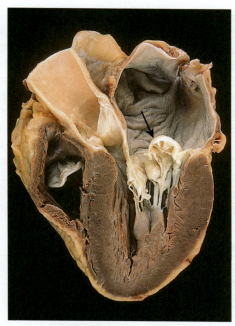

図 9.18　僧帽弁の粘液腫様変性
逸脱した僧帽弁後葉が，著明に膨らむように左房へ落ち込んでいる（矢印）。左房もまた拡張しているが，長期に及ぶ弁逆流と容量負荷を反映している。この四腔像では，肥大した左室が右側に示されている。（William D. Edwards, MD, Mayo Clinic, Rochester, Minnesota. の厚意による）

は，弁尖の線維層 fibrosa layer が薄くなり，中央の海綿層 spongiosa layer は粘液腫様（ムコイド様）の沈殿物が生じることにより厚くなる。粘液腫変性においては，その病因が本態性細胞外基質異常（原発性）であろうが，その他の病因（例：虚血性機能障害）による二次的な逆流であろうが，同様の変化を生じる。

臨床的特徴

患者の大半は症状がなく，弁の異常は偶然発見される。まれであるが，動悸，呼吸困難，非典型的な胸部痛を有する患者もいる。聴診を行うと，収縮中期にクリック音を聴くことができる。これは弁が閉じようとする際に，膨らんだ余分な弁尖や腱索に急激な負荷がかかることによる。また，逆流による心雑音が認められる場合もある。ほとんどの症例では臨床経過も良好で自然な経過をたどるが，約 3％の患者は合併症を引き起こし，血流動態的に問題となる僧帽弁逆流症や CHF を引き起こす。特に，腱索や弁尖が断裂している場合にはその割合が上昇する。原発性弁粘液腫様変性を有する患者においては，感染性心内膜炎（後述）や，心室性不整脈に起因する心臓突然死の危険性が高い。左房にできた塞栓や血栓により，脳卒中や全身性梗塞がまれに起こることがある。

リウマチ性弁膜疾患

リウマチ熱 rheumatic fever は，A 群 β 溶血性連鎖球菌の感染（咽頭炎が多いが，その他皮膚などの感染症でも起こる）後に起こる免疫反応を介した多臓器炎症性疾患である。リウマチ性心疾患 rheumatic heart disease はリウマチ熱の心臓症状である。心臓全体の炎症に関係しているが，弁の炎症や瘢痕形成は最も重要な臨床的特徴として知られる。

弁膜疾患は最初に変形性線維性僧帽弁狭窄の形態をとる。リウマチ性心疾患はまさに後天性僧帽弁狭窄の唯一の原因である。リウマチ熱（リウマチ性心疾患）の発症率は，高所得国においてここ数十年の間に急激な減少を続けている。これは社会経済的状況の向上，連鎖球菌性咽頭炎の急速な診断と治療，偶然で説明のつかない A 群連鎖球菌株の病毒性低下といった要因が寄与している。しかしながら，低所得国においては，リウマチ性心疾患は依然として，小児および若年成人における最も重要な後天性心疾患である。

病態形成

急性リウマチ熱は，心筋や弁に存在する宿主タンパク質と交差反応する A 群連鎖球菌抗原に対する宿主の免疫反応によって発生する。ある種の連鎖球菌株の M タンパク質に対する T 細胞と抗体は心筋や心臓弁のタンパク質を認識する。抗体は補体と Fc 受容体をもつ細胞（マクロファージを含む）を活性化することで傷害を引き起こす。刺激を受けた T 細胞によるサイトカイン産生はマクロファージの活性化（例：アショフ小体内）につながる。感染後から症状が出始めるまでに 2～3 週間の遅れがみられるのは，免疫系が反応するのに必要な時間による。そのため，このときまで病変部には連鎖球菌はみられない。感染患者のうちごくわずかな人のみがリウマチ熱を発症するため（約 1～3％），遺伝的な感受性が免疫反応に影響を与えているようである。変形性線維性病変は，急性炎症の鎮静化に伴う治癒と瘢痕化の結果である。

形態学

急性リウマチ熱 acute rheumatic fever では，さまざまな臓器において炎症性病巣がみられる。心筋の炎症性病変はアショフ体（小体，結節）Aschoff body とよばれ，リウマチ熱に特徴的な病理所見である（図 9.19B）。これらはリンパ球（ほとんど T 細胞），形質細胞，アニチコフ細胞 Anitschkow cell とよばれる活性化マクロファージ，フィブリノイド壊死の集合体である。アニチコフ細胞は豊富な細胞質をもつ。核の内部ではクロマチンが細い波状リボン様に中央で凝集している（キャタピラ細胞 caterpillar cell）。急性リウマチ熱の際，アショフ体は心嚢，心筋，心内膜の 3 層すべてに認められる（弁を含む）。したがって，リウマチ熱は汎心炎 pancarditis を引き起こすといわれ，次のような顕著な特徴を示す。

● 汎心炎は線維性滲出液を伴うことがあるが，これは通常，

後遺症を残さずに消失する。
- 心筋病変（心筋炎）は，間質結合組織にアショフ体が散在する形態をとる。
- 弁病変は閉鎖縁に沿ってフィブリノイド壊死をもたらし，フィブリンの沈着をもたらす（図9.19A）。1〜2 mm の疣贅 verruca が形成されるが，それらは心機能にほとんど障害をもたらさない。

慢性リウマチ性心疾患 chronic rheumatic heart disease は，急性炎症の器質化やその後の瘢痕化が特徴である。アショフ体は線維性瘢痕に置換されるため，慢性期においてアショフ体はめったにみられない。特徴的な点としては，弁尖や弁葉が永久に肥厚し短縮してしまうことである。古典的には，僧帽弁では弁葉の肥厚，弁交連の癒合や短縮，また，腱索の肥厚や癒合がみられるようになる（図9.19C〜E）。弁交連の線維性架橋や石灰化は"魚の口"または"ボタン穴"に類似した狭窄を引き起こす（図9.19C）。顕微鏡的所見においては，血管新生（図9.19Dで肉眼所見として明らか）がみられ，正常弁葉構造を障害するような広範な線維化も観察される。

リウマチ性心疾患の最も重要な機能的合併症としては，**弁狭窄** valvular stenosis と逆流 regurgitation がある。狭窄のほうが優位なことが多い。僧帽弁単独病変が症例の70％，僧帽弁と大動脈弁病変の合併が25％を占める。三尖弁では狭窄が起こることは少なく，軽症であることが多い。肺動脈弁では病変が形成されることはまずない。高度狭窄のある僧帽弁では左房は圧過剰により次第に拡張し，心房細動を引き起こす。この拡張と細動の組み合わせは，壁在血栓の形成を誘発することになる。長期にわたる肺うっ血は，左心不全に特徴的な肺血管や実質の変化をもたらす。その後，右心肥大と右心不全が発生する。僧帽弁狭窄のみの場合，左室は通常，正常である。

臨床的特徴

急性リウマチ熱は5〜15歳の小児が最も多く発症し，主な臨床症状は心炎である。心炎の臨床症状には，心膜

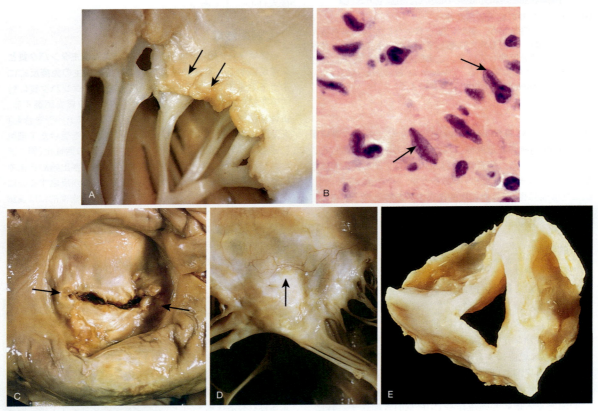

図9.19　リウマチ性心疾患
A：慢性リウマチ性心疾患の経過中に再燃した急性リウマチ性僧帽弁炎。僧帽弁葉の縁に沿って小さな疣贅が観察される（矢印）。以前にリウマチ性弁膜炎のエピソードがあったことにより，腱索の線維性肥厚と癒合が観察される。B：急性リウマチ性心炎にみられるアショフ体の顕微鏡像。核小体が目立ち，波状（芋虫状（caterpillar））のクロマチンを有する活性化マクロファージ（キャタピラ細胞）が認められる（矢印）。C，D：びまん性線維性肥厚，弁葉の歪み，交連の癒合を伴った僧帽弁狭窄（矢印）。腱索の肥厚と短縮も認める。C：弁上から観察される左房拡張が顕著である。D：リウマチ性僧帽弁を開いた前葉で，血管新生がみられる（矢印）。E：外科的に切除されたリウマチ性大動脈弁狭窄症の標本。交連の癒合した弁の肥厚と歪みが示されている。（B：*Diagnostic Pathology: Cardiovascular.* Copyright Elsevier. より，E：Schoen FJ, St John-Sutton M: Contemporary issues in the pathology of valvular heart disease, Hum Pathol 18:568, 1967. より）

摩擦音や不整脈などがある．心筋炎が重篤になると，心臓拡張を引き起こし，その結果，機能的僧帽弁閉鎖不全症やCHFを引き起こすことがある．それでも，急性リウマチ熱で死亡する患者は1％未満である．初回発作の約20％は成人で起こり，この年齢層では関節炎が主な症状である．全年齢において，連鎖球菌の感染から2～3週間後に発熱と移動性多発関節炎といった症状が出る．大関節が数日にわたり次々と痛み腫れ上がるが，その後自然に回復して障害は残さない．症状が始まった時期の培養検査では連鎖球菌は陰性を示すが，1つ以上の連鎖球菌抗原（例：ストレプトリジンOまたはDNAase）に対する血清抗体価は，通常上昇している．

　急性リウマチ熱の診断は，連鎖球菌感染の血清学的評価ならびに，以下のジョーンズ基準 Jones criteria の2つ以上が該当することによってなされる．(1)心炎，(2)大関節の移動性多発関節炎，(3)皮下結節，(4)紅斑性環状皮疹（輪状紅斑），(5)シデナム舞踏病：不随意の目的のない急激な動作を伴う神経学的異常．熱や関節痛，心電図変化，血清急性反応物質の上昇といった小基準は診断を下すのに役立つ．

　初感染と免疫学的記憶がつくられた後，患者が連鎖球菌に反復感染すると，本疾患への感受性が次第に増加するようになる．心炎は再発を繰り返すたびに悪化する可能性があり，その傷害は蓄積していく．しかし，**慢性リウマチ性心炎** chronic rheumatic carditis においては，リウマチ熱の初回発作後，数年，場合によっては数十年間にわたり臨床的症状を示さないのである．心弁膜疾患の徴候や症状は，弁の障害の範囲と程度によって異なる．慢性リウマチ性心疾患患者においては，さまざまな心雑音，心肥大や心拡張，CHFに加え，不整脈（特に僧帽弁狭窄の場合の心房細動）や心房壁在血栓による血栓塞栓症による合併症が多い．それに加えて，瘢痕化や変性した弁は感染性心内膜炎を起こしやすい．長期予後は症例によりきわめて異なる．病的な弁を外科的修復または置換（僧帽弁形成術）することにより，リウマチ性心疾患患者の予後はかなり改善されてきた．

感染性心内膜炎

　感染性心内膜炎 infective endocarditis は，心臓の弁膜や心内膜への微生物感染症である．しばしばその下部組織の破壊を伴い，血栓性の組織片や有機物からなる**疣贅** vegetation を形成する．大動脈や大動脈瘤の内腔，他の血管や人工医療機器も感染を起こしうる．真菌やQ熱の病因菌であるリケッチア，クラミジア類が心内膜炎を引き起こすこともあるが，大部分の症例は細菌によって引き起こされる．

　感染性心内膜炎は，臨床上の進展速度と重症度に基づき，**急性** acute もしくは**亜急性** subacute に分類され，その区別は，原因となる微生物の病原性の強さと心臓の基礎疾患の有無に起因する．注意しなくてはならないこ

とは，急性と亜急性とで明確な区別が常に存在するわけではなく，両者の中間に位置する多くの症例が存在することである．

- **急性心内膜炎** acute endocarditis は激しく急速に進行する破壊の程度が強い病態である．適切な抗生物質投与や手術を受けたとしても，かなりの罹患率と死亡率を伴う．
- **亜急性心内膜炎** subacute endocarditis は，徐々に発症し，未治療でも数週間から数か月の長期経過をたどる病態である．ほとんどの患者は適切な抗生物質治療で回復する．

病態形成

　感染性心内膜炎はもともと正常であった弁膜に発症することもあるが，心臓に異常があると，このような感染症の素因となる．リウマチ性心疾患や僧帽弁逸脱症，大動脈二尖弁，石灰化大動脈弁狭窄症などはすべて主な発生素因である．リウマチ性心臓弁膜症が一般的でなくなるにつれ，僧帽弁逸脱症が主な予後危険因子となっている．人工心臓弁もまた感染性心内膜炎の危険因子であり，感染性心内膜炎の全症例の10～20％を占める．また，ペースメーカーの導線や血管内留置カテーテル，もしくは既存する心疾患による"**血流ジェット**"から起こる心内膜傷害部位に沈着する無菌的な血小板線維素凝集が，心内膜炎を引き起こす細菌増殖の母地となることがある．また，好中球減少や免疫不全，悪性腫瘍，糖尿病，アルコールや経静脈的な薬物使用などの宿主側の要因も感染性心内膜炎のリスクを高め，予後を悪化させる．

　世界で最も一般的な感染性心内膜炎の原因菌は，ブドウ球菌，連鎖球菌，腸球菌の3つである．それぞれの頻度は臨床的な状況によって異なる．市中感染型感染性心内膜炎では，症例の50～60％が，通常の口腔内細菌叢に含まれる比較的良性の**連鎖球菌** Streptococcus viridans によって引き起こされる．一般的に，このような感染症は損傷した弁や変形した弁で起こり，亜急性の感染性心内膜炎として現れる．これとは対照的に，より病原性の強い**黄色ブドウ球菌** S. aureus（皮膚に多い）は，医療現場や静脈内薬物使用者に起こる感染性心内膜炎の最も一般的な原因である．この菌は健康な弁だけでなく，変形した弁も攻撃することがあり，しばしば急性感染性心内膜炎として現れる．医療介入が血流感染の主な危険因子であるため，黄色ブドウ球菌はほとんどの高所得国で感染性心内膜炎の最も一般的な原因菌として浮上している．その他の細菌としては，腸球菌やいわゆるHACEKグループ（*Haemophilus*, *Actinobacillus*, *Cardiobacterium*, *Eikenella*, *Kingella*）があり，これらはすべて口腔内の常在菌である．まれにグラム陰性桿菌や真菌が関与することもある．心内膜炎の約10％の症例では，血中から原因微生物が検出されないが（**培養陰性心内膜炎** culture-negative endocarditis），これは先に抗生物質を投与していたか，起因菌の単離培養が困難なためである．

　心内膜炎発症の最も重要なリスク因子は，微生物の入った血液が全身に広がる状況である．原因菌が血流へと入る原因

やメカニズムとしては，心臓外における明らかな感染，例えば一過性の**菌血症 bacteremia** を起こす，歯科的あるいは外科的治療，薬物使用者における静脈注射に伴う汚染物質の直接的な血流内への注入，さらに，消化管，口腔，あるいはちょっとしたケガからの隠れた感染源などがある。菌血症をきたすような解剖学的素因や臨床状況にある場合，先に適切な抗生物質により予防することが許容される。

られる。迅速な治療が行われなかった場合，微小塞栓が形成され，点状出血や爪床（**線状 splinter**）出血，網膜出血（**ロート斑 Roth spot**），手掌や足底にみられる無痛性紅斑性病変（**ジェーンウェイ病変 Janeway lesion**），有痛性の手指末端腹側結節（**オスラー結節 Osler node**）などの症状を引き起こす。診断は，血液培養で陽性を示すことと心エコー検査所見に基づいて確定される。

予後は感染微生物の種類と合併症の進行状況に依存する。有害な後遺症は通常，感染性心内膜炎の発症から最初の1週間以内に始まり，これらには糸球体への抗原抗体複合体沈着による糸球体腎炎が含まれ，血尿やアルブミン尿，腎不全が発生する（第12章）。敗血症や不整脈（病変の下層心筋と刺激伝導系への進展を示唆），全身性塞栓症といった臨床的特徴は予後不良と相関する。左心系の感染性心内膜炎は治療を行わなければ，一般的には致死的である。しかし，適切な抗生物質治療や弁置換を行えば死亡率は低下する。

形態学

急性と亜急性のどちらの感染性心内膜炎においても，フィブリンや炎症細胞，微生物を含むもろくて大きな破壊性のある疣贅が心臓弁膜に存在する（図9.20，図9.21）。静脈内薬物使用時には三尖弁がしばしば標的となるが，大動脈弁と僧帽弁が最も一般的な感染部位である。疣贅は1個もしくは複数個生じ，1つ以上の弁に病変をつくることもある。これらは下部の心筋を溶かしながら侵入し，膿瘍腔（**輪状膿瘍 ring abscess**）を形成することがある（図9.21B）。疣贅のその脆弱な性質から，遊離による**塞栓 emboli** が頻繁に発生する。疣贅の断片は多数の微生物を含むため，塞栓が詰まる部位において膿瘍が発生し，**敗血症性梗塞 septic infarct** や動脈壁に微生物が感染することによる動脈瘤（**真菌性動脈瘤 mycotic aneurysm**）を引き起こす。

臨床的特徴

発熱は感染性心内膜炎において最もよくみられる徴候である。しかしながら，亜急性の疾患（特に高齢者）においては発熱がなく，非特異的な疲労感や体重減少，インフルエンザ様症候群などが唯一の症状であることがある。また，脾腫は亜急性感染性心内膜炎において一般的に認められる。一方，急性心内膜炎では，典型的には急速に上昇する熱，寒気，倦怠感（元気がない）を伴う。左心系に本病変がある場合，90％の患者で心雑音が認め

非感染性疣贅

非細菌性血栓性心内膜炎

非細菌性血栓性心内膜炎 nonbacterial thrombotic endocarditis（NBTE）は，無菌性の血栓が心臓弁膜に付着することを特徴とし，典型的には凝固亢進状態にある患者で引き起こされる。非細菌性血栓性心内膜炎は健康な人にも発生することがあるが，全身の衰弱や消耗を伴うさまざまな疾患でこの疾患のリスクは増大する。感染性心内膜炎とは対照的に，無菌性の弁膜病変部に破壊はみられない（図9.22）。

非細菌性血栓性心内膜炎の疣贅は通常小さく（直径1～5mm），もともと正常であった弁膜において通常引き起こされる。NBTE の一般的な原因は，高凝固状態である。基礎にある悪性腫瘍，特に粘液性腺癌が最も一般

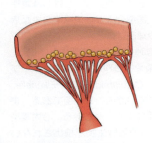
リウマチ性心疾患

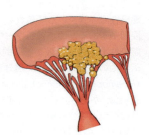
感染性心内膜炎

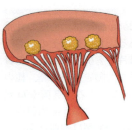
非細菌性血栓性心内膜炎

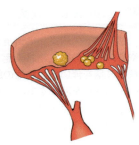
リブマン・サックス心内膜炎

図9.20　疣贅を伴う心内膜炎の主要な形態像
リウマチ性心疾患の急性期では，弁閉鎖線に沿って小さく疣贅状の炎症性疣贅が認められる。炎症から回復すると，基質的な瘢痕が生じる。感染性心内膜炎は大きく不規則で，しばしば弁葉から隣接する構造物（腱や心筋など）に及ぶ侵襲的な大きな疣贅を生じる。非細菌性血栓性心内膜炎は，典型的には小～中程度で単純で非侵襲的な疣贅が弁閉鎖線に生じる。リブマン・サックス心内膜炎では小～中程度の炎症性疣贅が特徴で，弁葉の表裏どちらの側にも生じうる。これらは瘢痕を伴って治癒する。

心筋症と心筋炎　383

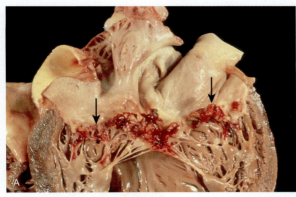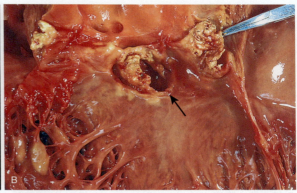

図9.21　感染性心内膜炎
A：僧帽弁粘液腫様変性を基礎疾患にもち，緑色連鎖球菌によって引き起こされた亜急性心内膜炎。大きく脆弱な疣贅が示されている（矢印）。B：弁尖破壊と輪状の膿瘍（矢印）を伴う，先天性二尖性大動脈弁における黄色ブドウ球菌によって引き起こされた急性心内膜炎。

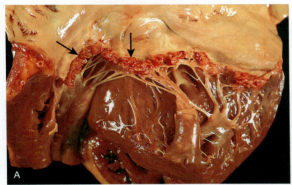

心臓弁膜への局所的な影響は通常大きくはないが，NBTE病変は基礎にある炎症がないため簡単に剥がれて，脳や心臓，その他の組織で梗塞を起こす塞栓子となる。また，NBTEは細菌定着の母地になる可能性もあり，結果として感染性心内膜炎を発生させることがある。

■ 全身性エリテマトーデスにおける心内膜炎：リブマン・サックス心内膜炎

リブマン・サックス心内膜炎 Libman–Sacks endocarditis は，NBTEの1つで全身性エリテマトーデス systemic lupus erythematosus（SLE）の患者の心臓弁膜に無菌性の疣贅が形成されることが特徴である。これらの病変は免疫複合体が沈着するため生じるといわれ，炎症との関連も示されており，病変部はしばしば疣贅に近接した心臓弁膜のフィブリノイド壊死を伴う。そして慢性リウマチ性心疾患に類似した続発性線維症と深刻な変形が起こることがある。これらは心臓弁膜の表面や索，心房や心室の心内膜のいたるところで発生する（図9.20）。類似の病変は抗リン脂質抗体症候群 anti–phospholipid antibody syndrome でも発生する（第3章）。

心筋症と心筋炎

心筋自体の機能不全が原因である心疾患は，心筋症 cardiomyopathy とよばれている（字義どおりには，心筋疾患 heart muscle disease）。これらは原発性 primary と続発性 secondary に分類でき，前者は主に心筋に限定され，後者は全身性疾患の一部として心臓に関する症状が現れる。この定義は冠動脈，高血圧症，弁膜症，先天性心疾患に続発性に起こる心筋障害を除外する。心筋症は，炎症性疾患（例：心筋炎），免疫疾患（例：サルコイドーシス），全身性代謝疾患（例：ヘモクロマトーシス），筋ジストロフィー，心筋細胞の遺伝性疾患などの多様な疾患からなる疾患群である。多くの症例におい

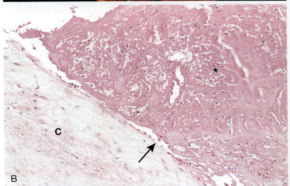

図9.22　非細菌性血栓性心内膜炎
A：僧帽弁葉の閉鎖線に生じる小さな血栓性疣贅（矢印）。B：非細菌性血栓性心内膜炎における血栓の顕微鏡像。弁尖点（C）や血栓沈着（星印）において炎症は認められない。血栓は緩く弁尖点に付着する（矢印）。

的な原因であり，おそらく循環するムチンおよび/またはこれらの腫瘍によって生成される他の凝固促進物質の影響に関連している。その他の素因としては，慢性播種性血管内凝固症候群，高エストロゲン状態，心内膜外傷（例：留置カテーテルによる）などがある。

て，心筋症は病因不明であるため**特発性** idiopathic とよばれるが，かつて特発性といわれていた心筋症のうちいくつかは，心筋のエネルギー代謝，構造タンパク質，収縮タンパク質などをコードする特定の遺伝子の異常が原因であることが判明してきている。

心筋症は，機能不全に基づく遺伝的背景などを含めた複数の診断基準によって，さらに分類することができる。心筋症に分類される不整脈誘導性のチャネル病は早い段階で言及された。しかし，一般的な診断や治療の目的としては，臨床，機能，病理という3つのパターンに分類される（図9.23，表9.5）。

- 拡張型心筋症 dilated cardiomyopathy（DCM）（不整脈原性右室心筋症 arrhythmogenic right ventricular cardiomyopathy を含む）
- 肥大型心筋症 hypertrophic cardiomyopathy（HCM）
- 拘束型心筋症 restrictive cardiomyopathy（RCM）

上記の3つの分類のなかで最も高頻度にみられるのは拡張型心筋症（症例の90％）であり，拘束型心筋症は最も少ない。各分類の心筋症において，臨床的重症度としてさまざまなものがあり，いくつかの疾患で臨床上の特徴が各群で重複している。加えて，これらのパターンが特徴的な特定の原因で起こることもあれば，特発性のこともある（表9.5）。

拡張型心筋症

拡張型心筋症 dilated cardiomyopathy（DCM）は，進行性の心拡張，収縮（心収縮期）不全を特徴とし，通常は心肥大も同時に起こる。また，どのような原因にかかわらず，すべての症例で類似した臨床病理像を共有している。

病態形成

診断時には拡張型心筋症は通常，心筋収縮力の低下を原因とする心不全を特徴とする末期状態に進行しており，特異的な病理学的所見はみられない。末期拡張型心筋症に至る損傷は，以下のとおり遺伝的異常または環境曝露によって開始される。

- **遺伝的要因**：拡張型心筋症の20〜50％は遺伝的背景により発症する。50以上の遺伝子の変異が本疾患で確認されており，常染色体顕性遺伝が主な遺伝様式である。ほとんどの場合，心筋の細胞骨格タンパク質もしくはサルコメアと細胞骨格とを連結するタンパク質にかかわる遺伝子の機能喪失変異に起因する（図9.24）。例えば，β-ミオシン重鎖，α-ミオシン重鎖，心筋トロポニンT，タイチンの遺伝子に影響を及ぼす変異がある。これらのうち，サルコメアの力発生の重要な構成要素であるタイチンに影響する変異が最も多い。同じサルコメア遺伝子のいくつかの機能獲得型変異は肥大型心筋症を引き起こす。X染色体連鎖性拡張型心筋症は**ジストロフィン遺伝子** dystrophin gene の変異による疾患である頻度が最も高い。ジストロフィンは，

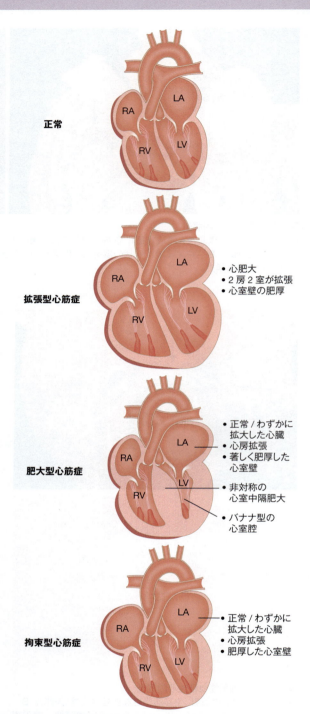

図9.23 **3つの主要な心筋症**
拡張型心筋症は主に収縮障害を起こし，肥大型および拘束型心筋症は弛緩障害を起こす。心房・心室の拡張と心室壁の肥厚に着目。DCM では，心室壁が厚くなる場合（図）もあれば薄くなることもあり，正常のこともある。LA：左房，LV：左室，RA：右房，RV：右室

表 9.5 心筋症の機能と原因の分類

機能	左室拍出率[a]	心不全のメカニズム	原因	二次的な心筋機能不全（心筋症を模倣）
拡張型	40%未満	収縮力の欠損（収縮機能不全）	遺伝性，アルコール，周産期，心筋炎，ヘモクロマトーシス，慢性貧血，ドキソルビシン，サルコイドーシス，特発性	虚血性心疾患，心臓弁膜症，高血圧性心疾患，遺伝性心疾患
肥大型	50〜80%	コンプライアンスの障害，弛緩機能不全	遺伝性，運動失調症，蓄積症，糖尿病の母親の新生児	高血圧性心疾患，大動脈硬化症
拘束型	25〜50%	コンプライアンスの障害，弛緩機能不全	アミロイドーシス，放射線誘導性線維症，特発性	心膜収縮

[a] 正常範囲はおよそ 50〜65%

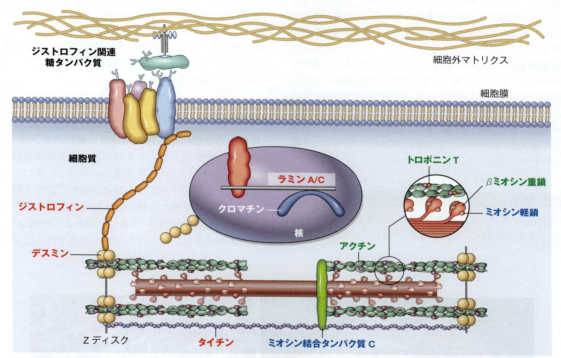

図 9.24 拡張型心筋症（赤ラベル），肥大型心筋症（青ラベル），またはその両方（緑ラベル）で変異する主要タンパク質を示す筋細胞の模式図

拡張型心筋症の約 20%は，タイチン（ヒトのタンパク質としては最大で，約 3 万個のアミノ酸をもつ）の変異が原因である。タイチンはサルコメアを横断し，Z バンドと M バンドをつなぎ，それによってサルコメアが伸展する際の受動的可動域を制限している。M バンドは図示されていない。

横紋筋の細胞骨格と細胞外基質を連結するうえで重要な役割を担う細胞内の構造タンパク質である（第 20 章）。この他に拡張型心筋症にかかわる遺伝的要因としては，心筋細胞において主要な中間径フィラメントタンパク質であるデスミン，そして核のラミン A/C といった細胞骨格タンパク質がある。収縮した心筋と伝導線維が同じ発生経路をたどることから，先天性伝導不全が先天性の拡張型心筋症の症状であることがある。

- **感染症**：以前の研究では，アデノウイルスとエンテロウイルスが最も一般的に関与している微生物であった。最近では，パルボウイルス B-19 とヒトヘルペスウイルス 6 がよ
り頻繁に同定されている。コクサッキーウイルス B や他のエンテロウイルス由来の核酸の"足跡"が，拡張型心筋症の末期患者の心筋でしばしば検出される。さらに，連続的な心筋生検によって，感染性心筋炎から拡張型心筋症に進行する症例があることが証明されている。単純にウイルスの転写産物を検出するだけ，もしくは抗ウイルス抗体の上昇が認められるだけで，初期に"見落とされた"心筋炎を想起するには十分かもしれない。したがって，末期の心臓において炎症が認められなくても，多くの拡張型心筋症がウイルス感染によって発症する（後述）。

- **アルコールや他の有毒物質への曝露**：アルコール乱用は拡

張型心筋症の発生と強い関係がある。アルコールとその代謝物、特にアセトアルデヒドは心筋に対して直接的な毒性を有する。さらに、慢性アルコール中毒はチアミン欠乏症と関係があり、脚気心疾患 beriberi heart disease を引き起こす要素となる（第7章）。拡張型心筋症は、アルコール以外の毒物に曝露した場合にも起こることがある。例えばコバルトや、ドキソルビシンなどの抗がん剤によっても引き起こされる。

- **周産期心筋症 peripartum cardiomyopathy**：妊娠後期あるいは出産後数週間から数か月の間に発症する。病因は不明で、妊娠に伴って起こる高血圧症、心臓の容量過負荷、栄養障害、その他代謝障害（例：妊娠糖尿病）、血管新生シグナリングの障害は、すべて潜在的な一因として挙げられている。約半数の患者は自然治癒し、通常の心筋機能を回復する。
- **鉄過剰 iron overload**：心臓への鉄の過剰蓄積は、遺伝性ヘモクロマトーシス（第14章）や慢性貧血の患者における輸血の繰り返しによって生じる。鉄過剰は間質の線維化によって拘束型心筋症をきたすこともある。しかし、拡張型心筋症は最も主要な所見である。金属依存性の酵素システムの阻害や、鉄を介した活性酸素種の発生に起因すると考えられている。

形態学

拡張型心筋症の心臓は特徴的として、2房2室が拡張し肥大して（重量は通常の2〜3倍になる）弛緩している（図9.25）。

拡張に伴い心臓壁が薄くなるため、心室の厚みは正常かむしろ薄くなることがあるが、ときに厚くなることもある。**壁在血栓 mural thrombus** が頻繁に発生し、血栓塞栓症の原因となる。二次性に心拡張を引き起こすような弁膜症や血管病変（例：粥状硬化性冠動脈疾患など）がないことが本疾患の定義である。

拡張型心筋症における組織学的異常は非特異的である。ほとんどの心筋細胞は巨大化した核をもち**肥大 hypertrophy**しているが、萎縮した細胞、細長く引き伸ばされたような細胞、不規則な形をした細胞も多い。間質、心内膜には種々の程度の線維化があり、しばしば瘢痕が散在性に観察される。後者は、心収縮能の低下に起因する低灌流による過去の心筋細胞の虚血性壊死の範囲を反映したもの、あるいは過去の"見落とされた"心筋炎の"足跡"であるかもしれない。

鉄過剰によって二次的に起こる拡張型心筋症では、心筋細胞内のヘモジデリン沈着が目立ち、それはプルシアンブルー染色によって証明できる。

臨床的特徴

拡張型心筋症の根本的な問題は心収縮力低下である。このため、拡張型心筋症の末期では心臓の駆出率はたいてい25%以下である（正常では50〜65%）。また、二次的な僧帽弁逆流症や異常な心調律が頻繁に観察され、心臓内（壁在性）にできた血栓から塞栓症を起こすこともある。拡張型心筋症は20〜50歳代で最もよく診断される。患者の典型的な症状は、呼吸困難や易疲労性、低労作能

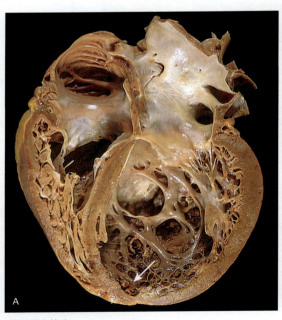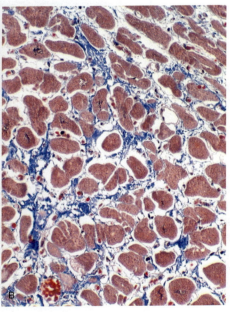

図9.25　拡張型心筋症
A：四腔の拡張と肥大が認められる。小さな壁在血栓が左室心尖部に確認できる（矢印）。B：典型的な拡張型心筋症における非特異的な組織像。心筋細胞の肥大と間質の線維化が確認できる（マッソン・トリクローム染色により膠原線維は青色に染色される）。

力を含む緩徐に進行する CHF である。移植または死亡までの平均生存期間は 4〜6 年である。死因は通常，進行性の心不全あるいは不整脈である。ほとんどの症例において，心臓移植が唯一の決定的な治療法である。長期間にわたる心室補助装置の装着は増加傾向であり，患者のなかにはそれで心機能不全の改善が長期間継続するものもいる。

不整脈原性右室心筋症

不整脈原性右室心筋症 arrhythmogenic right ventricular cardiomyopathy は，常染色体顕性の疾患である。心臓の突然死を引き起こすような右心不全やさまざまな不整脈を伴う臨床症状を呈する。一般成人での有病率は 2,000〜5,000 人に 1 人である。アスリートの突然死の約 10% はこの疾患による。形態学的には，脂肪浸潤とそれよりも少ない量の線維化によって心筋細胞が置換され，右室壁が劇的に薄くなる（図 9.26）。多くの原因となる変異は，中間径フィラメントであるデスミンなどのデスモソームと相互作用を示すタンパク質はもちろん，介在板に存在するデスモソーム結合タンパク質（例：プラコグロビン）をコードする遺伝子などに起こったものである。特に，激しい運動中に心筋細胞死がデスモソームの解離によって起こると考えられている。

肥大型心筋症

肥大型心筋症 hypertrophic cardiomyopathy（HCM）は，心筋の肥大，拡張期血液流入障害，そして 1/3 の症例では心室からの拍出障害を特徴とする。本疾患の心臓は，拡張型心筋症のたるんだ収縮力のない心臓に比較して，壁が厚く，重く，そして収縮力は強い。また，心臓収縮機能は維持されているが，心筋の弛緩が不十分なため拡張不全を引き起こす。肥大型心筋症は心室の硬直（例：アミロイド沈着）や心室肥大などを引き起こす疾患（例：大動脈弁狭窄症や高血圧症）とは臨床的に区別されなければならない。

病態形成

ほぼすべての肥大型心筋症は，複数ある心筋収縮を担うタンパク質をコードする遺伝子の 1 つにミスセンス変異が起こることが原因となる。通常の場合，遺伝形質は常染色体顕性遺伝であり，発現量には差異がある。9 つの異なる遺伝子で 400 以上もの原因となる変異が同定されているが，共通する 1 つの共通の特徴がある。それらの変異はすべてサルコメアタンパク質に影響を与え，筋フィラメントの機能を増加させるという点である。その結果，心筋細胞の高収縮，エネルギー使用量の増加，正味の負のエネルギーバランスをまねく。さまざまなサルコメアタンパク質のなかでも β ミオシン重鎖に最も高頻度に異常が起こりやすく，続いてミオシン結合タンパク質 C，トロポニン T の順に変異の頻度が高く，これらの遺伝子の変異だけで肥大型心筋症の病因の 70〜80% を占める。

肥大型心筋症で生じるいくつかの遺伝子変異は拡張型心筋症においても変異しているが（例：β－ミオシン），肥大型心筋症では機能獲得変異であるのに対し，拡張型心筋症では機能喪失変異である。

形態学

肥大型心筋症は，心室の拡大を伴わない著明な心筋肥大が特徴とされる（図 9.27A）。90% の症例では，心室中隔が左の自由壁に比べて肥厚しているのが認められる（非対称性中隔肥厚 asymmetric septal hypertrophy）。残りの 10% の症例では求心性肥大が認められる。また，心臓の縦断面をみると，左室腔が通常の卵円形の形状ではなく，中隔の肥厚により潰され"バナナ"のような形状となる。心室収縮期に僧帽弁前

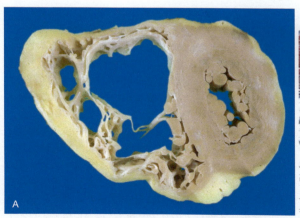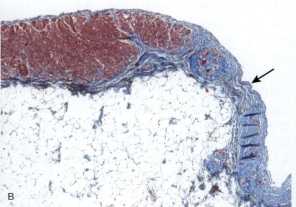

図 9.26　不整脈原性右室心筋症
A：右室は限局的に顕著な拡張を認め，ほぼ全領域において脂肪組織と線維化による自由壁の貫壁性の置換がみられる。この写真の左室は全体的に正常であるが，わずかながら異常が認められる症例もある。B：右室の心筋（赤色）は，限局的に線維性結合組織（青色，矢印）や脂肪に置換される（マッソン・トリクローム染色）。

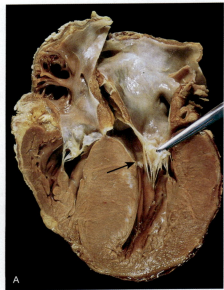 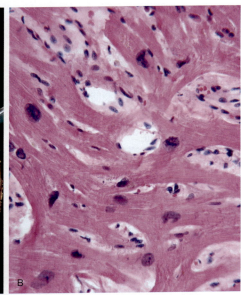

図9.27　非対称性の中隔肥厚を伴う肥大型心筋症
A：左室流出路へ向かう中隔心筋の突出が，バナナ形の心室腔を引き起こし，左房は拡大している。前側の僧帽弁葉は，線維性の心内膜のプラーク（矢印）を観察できるように中隔から移動してある。B：組織学的には間質の線維化だけでなく，錯綜配列や極度の肥大化を呈し，心筋細胞の枝分かれ像を特徴とする。

尖が心室中隔に接触するため，左室出口付近で内膜プラークが形成され，僧帽弁前尖の肥厚をまねく。これらの変化により，僧帽弁の収縮期前方運動による左室流出路狭窄をさまざまな程度で生じる。

肥大型心筋症における組織学的特徴は，心筋細胞の肥大や**心筋細胞 myocyte**（または心筋線維）の**錯綜配列 myocyte disarray**，間質の線維化である（図9.27B）。

臨床的特徴

HCMはどの年齢でも発症する可能性があるが，典型的には思春期後の成長期に現れる。臨床症状は，機能異常との関連で理解するのが最も適切である。収縮期後，心筋は完全に弛緩しないため，拡張期中の心室充満が制限される。これと心室流出路の機能的狭窄が相まって，心臓のポンプ機能が低下する。そして心拍出量の減少と二次的な肺静脈圧の上昇が，強い**収縮期駆出性雑音**を伴う労作時呼吸困難を引き起こす。重度の肥大，左室圧の上昇，壁内動脈血流の低下が組み合わさると，冠動脈疾患が併発していなくても，狭心症を伴う心筋虚血が高頻度に発生する。主な臨床的な問題としては，壁在血栓形成を伴う心房細動，突然死をまねく心室細動，僧帽弁における感染性心内膜炎，CHFが挙げられる。多くの患者の症状は心室の弛緩を促進させる治療法で改善する。また，心室中隔の筋組織の部分的外科切除や治療的梗塞（アルコールの局所注射による）によっても，流出路閉塞を緩和することができる。前述のとおり，肥大型心筋症は突然死の重要な原因である。35歳以下のアスリートのおよそ1/3の突然死の基礎疾患はこのHCMである。

拘束型心筋症

拘束型心筋症 restrictive cardiomyopathyは，心室可動性の低下がその特徴であり，心室壁が硬化することにより拡張期において心室充填率が低下する。この型の心筋症は，特発性ならびに放射線照射に伴う線維化，アミロイドーシス，サルコイドーシス，先天性代謝異常症の産物（例：ムコ多糖類やスフィンゴ脂質）などの心筋に影響を及ぼすさまざまな病態に関連して起こることがある。

拘束型心筋症の3つの型について簡潔に記載する。

- **アミロイドーシス amyloidosis**は，不溶性のβシート構造を形成しやすい細胞外タンパク質の沈着によって発生する（第5章）。心アミロイドーシスは，全身性アミロイドーシスに随伴（例：多発性骨髄腫）して発症する，あるいは心臓に限定して発症する。後者の場合，正常もしくは変異したトランスサイレチン（肝で合成されるサイロキシンやレチノールを輸送する循環タンパク質）が高齢の患者における心臓に沈着することで，拘束型心筋症を引き起こす。アフリカ系アメリカ人の4％がトランスサイレチンの特異的な変異をもち，この集団は孤立性心アミロイドーシスの発生に4倍以上のリスクをもつ。AL型アミロイドにおける免疫グロブリン軽鎖はアミロイドとして沈着するだけでなく，潜在的に直接的な心毒性もあり，心筋機能障害をきたすことがある。

- 心内膜心筋線維症 endomyocardial fibrosis は，主としてアフリカやその他の熱帯地域の子どもや若者特有の疾患である。世界的にみて，拘束型心筋症のなかで最も一般的な形態であると考えられている。三尖弁，僧帽弁までしばしば広がる心室心内膜および心内膜下のびまん性の線維化が特徴である。線維化した組織は，傷害された心腔の体積や伸展性を大きく低下させ，拘束性の病態を引き起こす。心内膜心筋線維症は栄養失調や寄生虫感染によって引き起こされる炎症と関連している。
- レフラー心内膜心筋炎 Loeffler endomyocarditis は，典型的には大きな壁在血栓を伴った心内膜線維症を引き起こす。この疾患は特定の地域や人種に好発することはない。好酸球増多症や，好酸球の組織浸潤が特徴的である。好酸球の顆粒内物質の放出，特に主要塩基性タンパク質は心内膜や心筋細胞の壊死を引き起こし，瘢痕化や同部の心内膜に血栓が層状に生じ，最終的に血栓の基質化が起こる。

形態学

拘束型心筋症では，心室はほぼ正常もしくはわずかに大きくなっており，心内腔の拡張はなく心筋は硬化している。しかしながら，典型的には両心房は拡張しており，これは心室における血液充満が制限されていることと圧負荷によって起こる。顕微鏡的には，さまざまな程度の線維化が間質にみられる。異なる病因による拘束型心筋症であっても互いに類似した肉眼像を示すことがあるが，心内膜心筋の生検を施行すれば，しばしば疾患特異的な病因（例：アミロイド，心内膜線維症）が判明することがある。

心筋炎

心筋炎 myocarditis はさまざまな臨床的な枠組みを含み，そのなかには心筋を標的にした感染症や炎症反応がある。そして心筋炎を，IHD などの他の要因による心筋傷害の二次的な炎症反応と区別することが重要である。

病態形成

米国ではウイルス感染による心筋炎が最も多い。コクサッキーウイルス A，B やその他のエンテロウイルスがそのほとんどを占める。ウイルス性心筋炎では，ヒトヘルペスウイルス 6 とパルボウイルス B19 の検出が増えている。あまり一般的ではないが，サイトメガロウイルス（CMV），ヒト免疫不全ウイルス（HIV），インフルエンザウイルスも関係している。原因因子は血清学的には抗体価の上昇として，あるいは感染組織を使用した分子診断法によって同定することができる。直接細胞死を引き起こすウイルスもあるが，多くの場合，心筋細胞への傷害はウイルス感染細胞への免疫反応により惹起されており，これはウイルス特異的 T リンパ球が肝炎ウイルスに感染した肝細胞を傷害するのに類似している（第 14 章）。場合によっては，ウイルスがミオシン重鎖などの心筋タンパク質と交差反応する免疫反応を引き起こすこともある。

非ウイルス性心筋炎 nonviral infectious causes of myocarditis は，実にさまざまな微生物種により引き起こされる。最も重要な原因のいくつかを次に説明する。

- 原虫のクルーズトリパノソーマ Trypanosoma cruzi はシャーガス病 Chagas disease の病原体である。シャーガス病は南米，中央アメリカ，メキシコの一部でよくみられ，米国にはクルーズトリパノソーマ感染者が約 30 万人住んでいる。患者の大多数に心筋障害がみられ，急性発作中に患者の約 10% が死亡するが，その他の患者は 10〜20 年後に慢性免疫介在期に入り，進行性の CHF および不整脈の徴候が現れる。
- トキソプラズマ Toxoplasma gondii も，特に免疫不全の人で心筋炎を引き起こす可能性がある。飼い猫はトキソプラズマの最も一般的な媒介生物である。
- 旋毛虫症 trichinosis は，心臓障害を伴う寄生虫症のなかで最も頻度の高い疾患である。旋毛虫症は，旋毛虫の幼虫を含む動物の生肉または調理不十分な肉を食べることで感染する。
- ライム病 Lyme disease：細菌に属するスピロヘータのボレリア・ブルグドルフェリ Borrelia burgdorferi が原因の全身性疾患である。ライム病患者のうち約 5%においても心筋炎が発生する。ライム病の心筋炎は，原則的に一過性の刺激伝導系疾患として症状が現れ，しばしば一時的にペースメーカーが必要となる。
- mRNA COVID-19 ワクチン接種 mRNA COVID-19 vaccination：まれにワクチン接種後に心筋炎を起こすことがあり，特に男性の青年および若年成人，2 回目の接種後，通常はワクチン接種後 1 週間以内に多く発生する。ほとんどの症例は問題なく回復する。

非感染性心筋炎 noninfectious causes of myocarditis の原因としては，全身性エリテマトーデスや多発性筋炎などの免疫由来の全身疾患がある。薬剤過敏性反応（過敏性心筋炎 hypersensitivity myocarditis）はさまざまな薬剤に曝露することで起こりうる。多くは軽症であるが，ごくまれに CHF や突然死に至ることがある。

形態学

急性心筋炎では，心臓は正常かまたは拡張している。症状が進展すると心筋は典型的には軟らかく力なく，白っぽく小さな斑点や出血斑が散在している。また，壁在血栓がみられることもある。

顕微鏡的には，ウイルス性心筋炎は浮腫，間質への炎症細胞浸潤，心筋細胞の傷害として観察される（図 9.28）。炎症性病変はしばしば斑状 patchy で，心内膜心筋生検では採取されないこともあるが，びまん性リンパ球浸潤が最も一般的に観察される（図 9.28A）。患者が急性期を乗り切ると，炎症病変は後遺症もなく回復するか，線維化を伴いながら治癒する。

過敏性心筋炎 hypersensitivity myocarditis では，間質や脈管周囲にリンパ球，マクロファージと高い割合を占める好酸

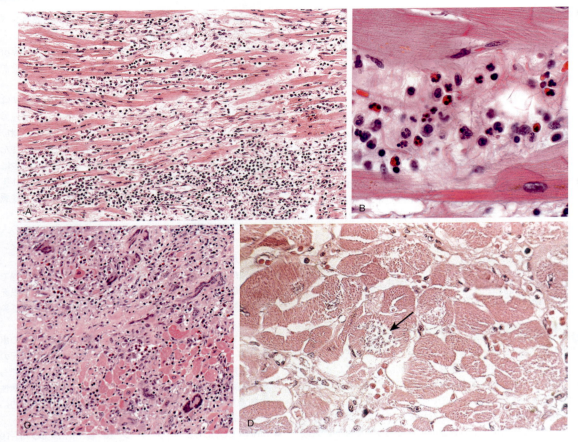

図9.28　心筋炎
A：リンパ球性心筋炎。浮腫や心筋細胞傷害がみられる。B：過敏性心筋炎。主に，好酸球が主体の炎症性細胞浸潤が特徴である。C：巨細胞性心筋炎。リンパ球やマクロファージなどの炎症細胞が浸潤し，心筋細胞の傷害や多核巨細胞が認められる。D：シャーガス病における心筋炎。トリパノソーマにより心筋線維が膨張している（矢印）。周囲には単核細胞性の炎症や個々の心筋線維の壊死も認められる。（B, C：Diagnostic Pathology: Cardiovascular. Copyright Elsevier. より）

球の浸潤を認める（図9.28B）。巨細胞性心筋炎 giant-cell myocarditis は，自己反応性T細胞に起因すると考えられており，形態学的に特徴的な疾患である。マクロファージ同士が融合した多核巨細胞を含んだ炎症性細胞が広範囲に浸潤している。局所的で，しばしば広範囲に壊死を伴う侵攻性疾患である（図9.28C）。この心筋炎は予後不良である。

シャーガス心筋炎 Chagas myocarditis では，心筋線維に散在性にトリパノソーマ trypanosoma が寄生するため，好中球，リンパ球，マクロファージ，ときには好酸球を含む炎症細胞の浸潤が観察される（図9.28D）。

臨床的特徴

　心筋炎の臨床像は多岐にわたる。症状がまったくなく，後遺症もなく回復する場合もあれば，重症心不全や不整脈が出現し，突然死に至る場合もある。さらにこれら両極端の中間的な症状として，例えば，疲労感，呼吸困難，動悸，胸痛，熱などさまざまなものがある。心筋炎の臨床症状は急性心筋梗塞の症状に類似することもある。また，心筋炎が拡張型心筋症へと進展することがしばしば観察される。

心筋疾患のその他の原因

心毒性薬剤

　がん治療に伴う心臓合併症は臨床的に重要な問題である。心毒性をきたすものとしては，古典的な抗がん剤，チロシンキナーゼ阻害薬やある種の免疫療法（例：免疫チェックポイント阻害薬）といった分子標的治療薬がある。アントラサイクリン系のドキソルビシンやダウノルビシンは，その毒性によって心筋傷害を最も高頻度に起こす抗がん剤である。しばしばその心毒性によって拡張型心筋症や心不全を起こす。アントラサイクリン系の毒性は用量依存的で（全用量が $500\ mg/m^2$ を超えると心毒性は進行性で，より高頻度となる），心筋細胞の細胞膜における脂質過酸化が第1の原因である。

　代謝拮抗剤（フルオロウラシル），微小管標的剤（ビン

カアルカロイド)，アルキル化剤(シクロホスファミド)などのさまざまな非アンスラサイクリン系薬剤も心臓に傷害を与える可能性がある。これらの薬剤によって傷害された心臓では，共通の所見として筋線維の浮腫，細胞質の空胞変性，脂肪変性がみられる。それらの薬剤を中止すると，明らかな後遺症もなく完全に回復する。しかしながら，より広範囲に傷害が及ぶ場合は心筋細胞死や拡張型心筋症をまねくことがある。

■ カテコールアミン

カテコールアミン産生腫瘍の一種である褐色細胞腫(第18章)の患者では，収縮帯を伴う心筋細胞死の集合がみられることがある。これは散在する単核炎症細胞浸潤(ほとんどがマクロファージ)によってしばしば引き起こされる。同様の変化は内因性あるいは外因性のさまざまな物質で引き起こされ，"**カテコールアミン効果** catecholamine effect"として説明される。これらには，コカイン，高用量エフェドリン(感冒やアレルギーの際に処方されるアドレナリン作動薬)，頭蓋内病変に起因する二次的な強い自律神経刺激，ドーパミンなどの昇圧剤といったものがある。カテコールアミンによる心毒性のメカニズムは不明確である。しかし，カルシウム負荷を介したカテコールアミンの心筋細胞への直接的な毒性，あるいは心拍数の増加に直面した際の血管収縮に関係しているようである。単核球浸潤はおそらく微少な心筋細胞死の集合に対する反応の結果としてみられる。

心外膜疾患

心外膜疾患 pericardial disease は多くの場合，心臓やその周囲組織における疾患に関連しているか，全身性疾患より二次的に発生するものである。心外膜の疾患には，心嚢液貯留と炎症があり，しばしば線維化を起こして心臓を拘束する。

■ 心嚢水と心嚢血腫

通常，心嚢は50 mL未満の淡黄色透明な液で満たされている。さまざまな状況下で心嚢は，漿液(**心嚢水** pericardial effusion)，血液(**心嚢血腫** hemopericardium)，リンパ液(**乳糜性心外膜炎** chylous pericarditis)といった液体が貯留することで，以下のように膨張することがある。

- **漿液性** serous：うっ血性心不全，さまざまな原因による低アルブミン血症
- **漿液性血性** seroanguineous：鈍的な胸部外傷，悪性疾患，心筋梗塞による心破裂，大動脈解離
- **乳糜性** chylous：縦隔リンパ管閉塞症

ゆっくり進む心嚢液貯留では，心嚢は伸展する時間的余裕をもつ。この場合，心臓は心機能を障害することなく非常に大きくなり，慢性的な心嚢水貯留をきたす。したがって，500 mL未満の慢性的な心嚢水貯留における臨床的な所見は，胸部レントゲン写真における心陰影のびまん性拡大のみである。逆に，200〜300 mL程度の少量であっても心嚢水が急激に貯留すると(例：急性心筋梗塞による心破裂あるいは大動脈解離による心嚢血腫)，壁が薄い心房と大静脈あるいは心室圧縮してしまう。したがって，心臓への血液充填は制限され，致命的な**心タンポナーデ** cardiac tamponade が発生することがある。

■ 心外膜炎

原発性の心外膜炎 primary pericarditis はまれである。通常，ウイルス感染(しばしば心筋炎を伴う)が原因であるが，細菌，真菌，寄生虫などが原因の場合もある。二次性心膜炎はより一般的で，傷害を受けた心筋に対する抗体の産生，縦隔への放射線照射，他の胸郭構造(例：肺炎や胸膜炎)が関与する過程により，急性心筋梗塞発症時にみられるか，数週間後に発症する(**ドレスラー症候群** Dressler syndrome)。心外膜炎の原因となる全身性疾患としては，**尿毒症** uremia が最も多く，その他には，リウマチ熱，全身性エリテマトーデス，悪性腫瘍の転移などが挙げられる。心外膜炎は，(1)**心タンポナーデ** cardiac tamponade になるような大量の心嚢水がある場合，緊急処置を要する血流動態的合併症を引き起こすこともあれば，(2)後遺症を残さず消退する場合や，(3)慢性線維症へと進行する場合がある。

形態学

急性ウイルス性心膜炎 acute viral pericarditis や尿毒症 uremia の患者においては，通常，滲出液が**線維素性** fibrinous で，心外膜表面は不規則でけば立った外観となる。急性細菌性心外膜炎 acute bacterial pericarditis の場合，滲出液は**線維素膿性** fibrinopurulent (**化膿性** suppurative)である(図9.29)。また，結核による心外膜炎では乾酪壊死部位が認められる。悪性疾患による心外膜炎では，線維素が豊富な多量の滲出液ならびに血性の心嚢水を伴っている。転移巣は，不規則な腫瘤として肉眼的に明らかか，あるいは特に白血病細胞浸潤のように肉眼的に不明瞭な場合がある。ほとんどの場合，**急性線維素性心外膜炎や線維素膿性心外膜炎は後遺症なく治癒する**。しかし，著明な化膿や乾酪壊死形成などがあると，治癒に伴って線維化が発生する(**慢性心外膜炎** chronic pericarditis)。

慢性心外膜炎の外観は，わずかな癒着を呈するものから心嚢腔自体がなくなるような高度な線維化瘢痕に至るものまでさまざまである。極端な症例では，心臓が厚い線維化で完全に覆われてしまうため，拡張期に十分な拡張ができなくなる場合さえある(**収縮性心外膜炎** constrictive pericarditis)。

臨床的特徴

典型的には心外膜炎は，労作に関係せず，横になると強くなる非定型な胸痛を特徴とし，著明な**心膜摩擦音**

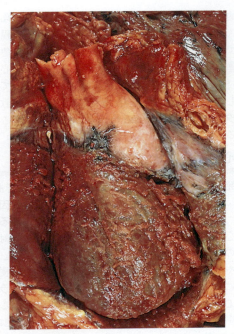

図9.29　肺炎の進展により発生した急性化膿性心外膜炎

friction rub が聴診で認められる。心嚢腔への滲出液が著明に貯留するような急性心外膜炎は心タンポナーデを引き起こし、心拍出量低下とショックを引き起こす。慢性収縮性心外膜炎の症状は拘束型心筋症の病態に類似し、右心系の静脈うっ血と心拍出量の低下がみられる。

心臓の腫瘍

原発性腫瘍

　心臓の原発腫瘍 primary neoplasm はまれである。そのうえ、ほとんどの心原発腫瘍は良性である。以下に述べる5つの最も頻度の高い腫瘍がすべての心原発腫瘍の80〜90％を占め、それらは良性である。頻度の高いものから順番に、粘液腫 myxoma、線維腫 fibroma、脂肪腫 lipoma、乳頭状線維弾性腫 papillary fibroelastoma、横紋筋腫 rhabdomyoma である。心臓の原発性腫瘍で、最も頻度が高い悪性腫瘍 malignant tumor は血管肉腫 angiosarcoma である。ここでは粘液腫と横紋筋腫について述べる。

　粘液腫は、最も頻度の高い成人の心臓の原発性腫瘍である。約90％が心房に発生し、その80％は左房である。

　心臓の横紋筋腫は、がん抑制遺伝子である TSC1 あるいは TSC2 の変異による結節性硬化症の患者に高頻度に発生する（第21章）。TSC-1、TSC-2 のタンパク質の活性がなくなると、筋細胞の過形成が起こる。これらはしばしば自然に消退するため、横紋筋腫は真の腫瘍より過誤腫と考えられることもある。これらを裏づけることとして、結節性硬化症患者に起こる心臓の横紋筋腫は必ず

しも遺伝子的に均一 clonal というわけではない。

形態学

　粘液腫はほとんど常に単一であり、最も典型的には卵円窩（心房中隔）に発生する。その大きさは小さなものは 1 cm 以下から大きなものは 10 cm 以上になり、有茎性あるいはぶら下がったような腫瘍塊である（図9.30A）。これらはゼリー状にもみえるほど軟らかく透明で、しばしば表面が絨毛状の場合もある。ぶら下がっている場合は、しばしば可動性が大きいため、心収縮期に僧帽弁や三尖弁に入り込み、間欠的な血流障害を起こすことがある。このような可動性は、しばしば建物を壊すのに使用される鉄球と同じような効果があり、弁葉に傷害をきたす。

　組織学的に、粘液腫はヘマトキシリンによく染まり、星形でしばしば多核の細胞からなる。また、内皮細胞、平滑筋細胞あるいは線維芽細胞様の分化を示した細胞もここに混ざっているが、これらすべての細胞は、腫瘍細胞である。これらの腫瘍細胞は酸性ムコ多糖の豊富な基質中において存在している（図9.30B）。血管様構造や腺様構造が特徴的である。出血、基質化の進んでいない血栓、単核炎症細胞浸潤が通常、観察される。

　横紋筋腫は、直径が数 cm までの灰白色の腫瘍塊であり、心室に突出しており、通常多発性である。組織学的には種々の細胞からなる。最も特徴的なのは、大きな円形あるいは多角形の細胞であり、グリコーゲンの詰まった多数の空胞が豊富で、それらは形質膜からほぼ中央に位置する核に向かう細胞質よりなる線維様構造により区切られている。これらの細胞はクモ細胞 spider cell とよばれている。

臨床的特徴

　粘液腫の主な臨床的な症状は、閉塞、塞栓、ならびに発熱や全身倦怠感といった全身症状である。これらは、

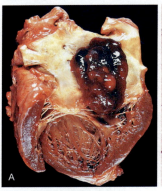 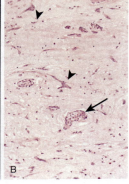

図9.30　心房の粘液腫
A：大きなぶら下がるような病変が卵円窩で発生し、僧帽弁入口部まで伸びている。B：豊富な無構造の細胞外基質があり、そのなかに多核の粘液腫細胞（矢頭）が、種々の集団を形成しながら増殖している。異常な血管形成（矢印）も認められる。

急性期反応のメディエーターであるインターロイキン6の腫瘍による産生が原因である．心臓の超音波検査で診断可能であり，外科的に切除すればほとんどの場合に治癒する．

横紋筋腫は骨格筋分化を示し，乳幼児および小児の心臓の原発腫瘍として最も頻度が高い．弁閉鎖または流出閉塞により発見されることが多い．

非心臓原発性腫瘍による心臓への影響

診断技術と治療法の発展による患者生存の改善に伴い，心臓原発でない腫瘍とその治療法による多様な循環器系への影響がますますみられるようになった（表9.6）．病的に重要なものとしては，直接的な腫瘍転移・浸潤，血液中を循環するメディエーター，治療に伴う合併症が含まれる．

これらの影響は胸膜や心臓への転移によって媒介される場合もあるが，腫瘍から放出される物質によって引き起こされる場合のほうがより一般的である．例えば，非細菌性血栓性心内膜炎，カルチノイド心疾患，褐色細胞腫関連心筋傷害，骨髄腫関連AL型アミロイドーシスといったものがある．これらの疾患の多くは，この本の他の箇所で説明されている．ここではカルチノイド心疾患について説明する．

カルチノイド心疾患

カルチノイド症候群 carcinoid syndrome は，カルチノイド腫瘍 carcinoid tumor から放出されたセロトニンなどの生理活性を有する化合物によって引き起こされ（第13章），顔のほてりや下痢，皮膚炎，気管支収縮などの全身症状を引き起こす．これらの生理活性を有する化合物によって循環器症状を起こす場合をカルチノイド心疾患 carcinoid heart disease とよぶが，全身症状をきたす患者の半数に認められる．病因である血中を循環するメディエーターは肝臓で不活性化されるため，肝臓への広範な転移負荷が起こって初めて心臓の症状が出現す

る．古典的には，右心の心内膜と弁膜が最初に侵されるとされるが，これはそれらの部位が消化管カルチノイド腫瘍から分泌されるメディエーターに最初にさらされる組織のためである．左心は，肺静脈血管床がメディエーターを分解することから，ある程度保護されている．しかし，カルチノイド腫瘍による左心系の組織傷害は，心房中隔欠損あるいは心室中隔欠損と右→左シャントがある場合に発生し，原発性肺カルチノイド腫瘍に付随して発生することもある．

病態形成

カルチノイド腫瘍によって産生されるメディエーターには，セロトニン（5ヒドロキシトリプタミン），カリクレイン，ブラジキニン，ヒスタミン，プロスタグランジン，タキキニンなどがある．これらのうち，セロトニンが原因と考えられる．このことは以下のことからも裏づけられる．

- 血漿中のセロトニン量とセロトニンの代謝産物である5ヒドロキシインドール酢酸の尿中への排泄は右心の組織傷害の重症度と相関している．
- カルチノイド症候群の患者では，食事のトリプトファンの70%がセロトニンに変換されるのに対し，本疾患でない人では1%である．

カルチノイド症候群における弁のプラークは，食欲減退剤であるフェンフルラミンと片頭痛治療薬として使われていた麦角アルカロイドの使用によって発生する組織傷害とよく似ている．興味深いことに，これらの薬剤は全身のセロトニン代謝に影響するか，心臓弁膜のヒドロキシトリプタミン受容体に直接結合する．

形態学

カルチノイド症候群に関する心臓血管病変は特徴的で，白く光るプラーク様の肥厚が心内腔の心内膜表面や心臓弁尖葉に認められる（図9.31）．病変部は，酸性のムコ多糖に富む基質のなかに埋没した平滑筋細胞と少量の膠原線維によって構成されており，基本的な構造は損なわれていない．右心系の組織傷害に関連して，典型的な所見として三尖弁閉鎖不全と肺動脈弁狭窄が発生する．

表9.6 非心臓原発性腫瘍による循環器系への影響

直接的な腫瘍の影響
心外膜や心筋への転移
大血管閉塞
肺動脈腫瘍塞栓
間接的な腫瘍の影響（循環するメディエーターによる合併症）
非細菌性血栓性心内膜炎
カルチノイド心疾患
褐色細胞腫関連心疾患
骨髄腫関連アミロイドーシス
腫瘍の治療に伴う影響
化学療法
放射線療法

（Schoen FJ, et al: Cardiac effects of non-cardiac neoplasms, Cardiol Clin 2:657, 1984. より改変）

心臓移植

永久的な補助人工心臓が末期心臓病の治療としてますます使われているが，心臓移植 cardiac transplantation は依然として難治性心不全患者の治療上の選択肢の1つである．心臓移植なしの場合，医学的な処置を受けている終末期心不全患者の1年死亡率は50%であり，5年生存率は10%以下である．世界では年間3,500例以上の心臓移植手術が施行されており，そのほとんどは拡張型心筋症とIHDに対するものである．

心臓移植による主要な合併症は，急性移植片拒絶反応と移植片動脈症である．移植後臓器を保つためには免疫

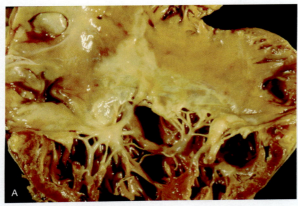 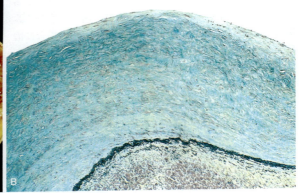

図9.31　カルチノイド心疾患
A：右室，三尖弁，腱索まで広がる心内膜の線維性病変（薄い灰色）。B：平滑筋と豊富な酸性ムコ多糖を含み肥厚した内膜の顕微鏡写真〔モバット染色（Movat staining）により酸性ムコ多糖は青緑色に染まり，弾性線維は黒色に染色される〕。

抑制が必要であるが，これは同時に，日和見感染症やEBウイルス関連悪性リンパ腫のようなある種の悪性腫瘍発生のリスクを高めることにもなる。

- **拒絶反応 rejection** では，間質へのリンパ球浸潤，心筋細胞への傷害がみられるのが特徴で，組織像はウイルス性心筋炎に類似している。T細胞と抗体の両方が移植心への拒絶反応に関与している。
- **移植片動脈症 allograft arteriopathy** は移植心臓における慢性拒絶反応の最も重要な病変であり，移植片喪失の主要な原因である。冠動脈における進行性のびまん性狭窄内膜増殖が特徴的で，虚血傷害を引き起こす。

このような問題にもかかわらず，心移植を受けた患者の予後は比較的よく，移植後1年では90%が生存しており，5年では70%以上が生存している。

要　約

心不全
- CHFは，心臓が末梢組織の代謝に必要とされる十分な灌流量を供給できなくなると発症する。また，心拍出量が不十分であると，静脈循環のうっ血を通常伴う。
- 左心不全は，最も一般的には，虚血性心疾患，全身性高血圧，僧房弁または大動脈弁の障害，心筋原発性の疾患が原因で発生する。症状は主として肺のうっ血や浮腫によるものである。しかしながら，全身性の低灌流症は腎臓や脳の機能不全を引き起こすこともある。
- 右心不全が発生する最も主要な原因として左心不全があり，これよりは少ないが，肺原発疾患が原因となることもある。疾患の徴候や症状としては，末梢における浮腫や臓器うっ血がある。

先天性心疾患
- 先天性心疾患は心腔または大血管に機能不全をもたらす。これらはいずれも心臓の右側と左側の血液循環間のシャントや血流障害をもたらす。

- 左→右シャント関連奇形は最も一般的で，通常，ASD，VSD，PDAといったものがある。シャントは右心系の容量負荷を引き起こし，最終的には血液の逆流とチアノーゼを引き起こす右→左シャント（**アイゼンメンジャー症候群 Eisenmenger syndrome**）を伴う肺高血圧症を発症する。
- 右→左シャント関連奇形にはファロー四徴症や大血管転位症といったものがある。これらの疾患はチアノーゼが早期に発現し，赤血球増加症，肥厚性骨関節症，奇異性塞栓症を合併する。
- 閉塞性障害は種々の大動脈縮窄を含む。これらの疾患の重症度は狭窄の程度と動脈管の開存性に依存する。

虚血性心疾患
- IHDの大多数が冠動脈の粥状動脈硬化によるもので，血管攣縮や血管炎，塞栓症によるものの頻度は低い。
- 心臓の虚血は，冠動脈からの供給と心筋の需要のバランスの不釣り合いを意味している。以下の異なる症候群を呈し，これらは重複して発生することもあ

- 狭心症 angina pectoris は不適切な灌流による胸部痛であり，典型的には70%以上の一定した狭窄（いわゆる**高度狭窄** critical stenosis）を伴う粥状動脈硬化症による。
- **不安定狭心症** unstable angina は，頻度が増加する胸痛が特徴的で，激しくない運動や休息時でさえも引き起こされる。狭心症は，血小板凝集，血管収縮，血栓形成の引き金となるアテローム性動脈硬化プラークのびらんまたは破裂から生じるが，閉塞性である必要はない。
- **急性心筋梗塞** acute myocardial infarction は，通常，アテローム破裂に続く急性の血栓形成の結果生じる。大半はもともと重大な狭窄を起こしていなかったプラークで起こる。
- **心臓突然死** sudden cardiac death は，通常，致命的な不整脈の結果生じ，急性の心筋傷害を伴わないのが普通である。
- **虚血性心筋症** ischemic cardiomyopathy は虚血性傷害による進行性の心不全であり，陳旧性梗塞や慢性の虚血のどちらからも生じる。

- 心筋虚血により1〜2分以内に心筋の機能は損なわれるが，心筋細胞死は20〜40分後に起こる。心筋梗塞は症状や心電図の変化，心臓特異的トロポニンの血中濃度を測定することで診断される。梗塞による肉眼的，組織学的変化を検出するには数時間から数日かかる。
- 心筋梗塞は治療介入（例：血栓溶解やステント）によって緩和されるが，再灌流に関連する傷害を引き起こす可能性もある。
- 梗塞の合併症は不整脈，心室破裂，乳頭筋の断裂，心室瘤の形成，壁在血栓，心膜炎，CHFがある。

不整脈

- 不整脈は伝導系の虚血性変化や構造的変化，あるいは心筋細胞の電気的不安定性によって引き起こされる。構造的に正常な心臓では，不整脈はイオンチャネルの変異に起因することがある。その変異は，異常な再分極や脱分極を心臓に引き起こす。
- 心臓突然死（SCD）は，虚血につながる冠動脈疾患によることが最も多い。心筋過敏症は通常，非致死的虚血または以前の心筋傷害による既存の線維化から生じる。若い患者では，後天性または遺伝性の伝導障害が存在する。

高血圧性心疾患

- 高血圧性心疾患は左室，右室のどちらにおいても発生する。後者の場合は**肺性心** cor pulmonale とよばれ，原発性肺疾患が原因で起こる。血圧の上昇は，心筋細胞の肥大と間質の線維化を引き起こし，壁の肥厚と剛直化をもたらす。
- 全身性高血圧により慢性的に血圧が過負荷になると，左室の求心性肥大が引き起こされる。多くの場合左房の拡張を伴うが，これは心室の弛緩期の拡張が不十分であるためである。持続的な高血圧負荷は，拡張を伴った心室不全を引き起こす。
- 肺性心は，肺実質（例：COPD）または肺血管疾患（例：原発性肺高血圧症）を原因とする肺高血圧によって引き起こされる。右室・右房の両方の肥大を特徴とし，右心不全になると拡張を伴うこともある。

心臓弁膜症

- 弁膜病変は，閉塞（**狭窄** stenosis）や逆流（**閉鎖不全** insufficiency）を引き起こす。後天的な大動脈弁，僧帽弁の狭窄症がすべての弁膜疾患の約2/3を占める。
- 狭窄は通常，大動脈弁狭窄症のように弁の石灰化に起因し，マトリックスの合成とターンオーバーの異常は粘液腫様変性と不全を引き起こす（弛緩性僧帽弁のように）。
- 炎症性弁膜疾患は，炎症後の瘢痕化を引き起こす。リウマチ性心疾患は，心臓組織と交差反応を起こす抗連鎖球菌抗体によって発生する。これは主に僧帽弁に影響を与え，後天的な僧帽弁狭窄症の原因のほとんどすべてを占める。
- 急性感染性心内膜炎（IE）は，多くの場合黄色ブドウ球菌によって引き起こされ，正常な弁を急速に破壊する。亜急性 IE は，もともと異常のある弁膜において，溶連菌によって潜在的に進行する。全身的な塞栓は敗血症性梗塞を引き起こすことがある。
- 非細菌性血栓性心内膜炎では，凝固が亢進した状態において既往のない心臓弁膜に発生する。重要な合併症として塞栓症がある。

心筋症と心筋炎

- **心筋症**とは心筋固有の疾患であり，病因として特異的なものが存在することもあれば，特発性のものもある。
- 一般的に心筋症は病態生理学的に3種に分類され，90%を占める**拡張型（DCM）**，**肥大型（HCM）**，そして最もまれな**拘束型**がある。
- 拡張型心筋症では，心筋が収縮機能不全に陥っている。20〜50%の症例においては，細胞骨格タンパク質に影響を与える遺伝子変異が原因となっている。後天的な原因としては，心筋炎毒性物質の摂取（例：アルコール），妊娠などが挙げられる。心臓は4つの房室の拡張によって腫大している。
- 肥大型心筋症では，心筋の拡張不全が本態である。ほとんどの場合，βミオシン重鎖などの収縮装置を

コードするタンパク質で発生した常染色体顕性遺伝の変異が原因となっている。非対称性心室中隔肥大を伴う重度の心臓肥大がみられる。
- 拘束型心筋症では、心筋が硬化し、可動性が低下している。原因としては、特定分子の沈着（例：アミロイド）や内膜心筋の瘢痕化などが挙げられる。
- 不整脈原性右室心筋症は心筋の常染色体顕性疾患である。アスリートにおいては突然の心臓死を引き起こす可能性があり、線維化と脂肪浸潤が特徴的である。
- 心筋炎は、感染や免疫反応によって起こる炎症性疾患である。米国においては、コクサッキーウイルスAとBが原因であることが最も多い。臨床的に、心筋炎は無症状であることもあるが、急性心不全や拡張型心筋症に進展することもある。

臨床検査

検査	参考値	病態生理／臨床的関連
血漿脳性ナトリウム利尿ペプチド／B 型ナトリウム利尿ペプチド（BNP）、血清 N 末端プロ脳性ナトリウム利尿ペプチド（NT-proBNP）	性別と年齢によって異なる	心室壁の伸張と容量負荷に反応して、心筋細胞は BNP 前駆体（prpBNP）から N 末端部分を切断し（NT-proBNP）、活性型 BNP を放出する。BNP はレニン－アンジオテンシン－アルドステロンシステムを抑制し、心臓と腎臓の交感神経を低下させ、腎血流とナトリウム排泄を増加させる。NT-proBNP は BNP よりも半減期が長く、臨床ではより一般的に使用されている。NT-proBNP は、うっ血性心不全に伴う急性発症呼吸困難と肺疾患を鑑別するのに役立つ。前者では上昇するが、後者では上昇しないためである。しかし、NT-proBNP はうっ血性心不全の診断を確定するために単独で使用すべきではない。
血清 C 反応性タンパク質（CRP）	≦ 8.0 mg/L	CRP は、肝臓で生成され、炎症性サイトカインに反応して放出される急性期タンパク質である。CRP は炎症について非常に感度の高い検査である。炎症は粥状動脈硬化症およびその結果生じる粥状動脈硬化性心血管疾患の危険因子であるため、CRP 値は心血管系疾患のリスク層別化に有用である。
血漿高感度トロポニン T（hs-cTnT）	男性：≦ 20 ng/L 女性：≦ 15 ng/L	トロポニンは、T、C、I の 3 つのサブユニットからなる横紋筋の調節タンパク質である。T またはトロポミオシン結合サブユニットは、筋繊維に結合する。cTnT は心筋に特異的で、心筋細胞が細胞死して放出される。cTnT 値は、急性心筋梗塞の 2～3 時間後に上昇し始め、48 時間後にピークに達し、cTnT 高値は 2 週間以上続く。心筋梗塞に加えて、cTnT 高値は、心挫傷、うっ血性心不全、腎不全、肺塞栓症、心筋炎でもみられる。

参考値は Mayo Foundation for Medical Education and Research の許可を得て https://www.mayocliniclabs.com/ から引用。無断転載を禁ずる。Deyrup AT, D'Ambrosio D, Muir J, et al. Essential Laboratory Tests for Medical Education. Acad Pathol. 2022;9. doi: 10.1016/j.acpath.2022.100046. より引用。

造血およびリンパ組織

Hematopoietic and Lymphoid Systems

第10章

造血器およびリンパ組織の疾患は広範な領域を含んでおり，赤血球の疾患，白血球の疾患，凝固機構（血小板，凝固因子を含む）の疾患に分類される。最も頻度の高い**赤血球の疾患 red cell disorder** は**貧血 anemia**（赤血球が欠乏している状態）である。一方，臨床的に有意な**白血球の疾患 white cell disorder** は細胞が腫瘍化したことによる過剰な増殖の頻度が高い。凝固に関する疾患では**出血性素因 hemorrhagic diathesis**（**出血性疾患 bleeding disorder**）がみられる。血液製剤は患者に投与されると命を救うことが多いが，重篤な合併症を引き起こす可能性もあるため，概説する。**脾腫 splenomegaly** をきたすいくつかの造血器疾患の特徴，胸腺の腫瘍については本章の終わりに述べる。

このような分類は有用であるが，実際には赤血球，白血球，凝固機構に関与する成分の産生，機能，破壊は密接に関連し，主として1つの血球系や成分を侵す病因は，しばしば他の血球系や成分にも影響を与える。

リンパ造血系組織は全身に分布しているため，多様な相互作用，複雑性が生じる。造血器疾患を考える際には，正常あるいは悪性のリンパ球・造血細胞がさまざまな臓器・器官間を"行き来"していることを忘れてはならない。例えば，リンパ節生検で悪性リンパ腫と診断された患者のリンパ腫細胞が，骨髄や末梢血で認められることがある。また，リンパ腫細胞の骨髄浸潤によって造血が抑制されて血球減少が出現したり，リンパ腫細胞の浸潤によって肝臓や脾臓が腫大したりすることもある。このように良性・悪性の造血器疾患においては，1つの基礎疾患から多様な全身性の症状が生じることがある。この複雑性を念頭に置いたうえで，赤血球，白血球，凝固系のどの系統が主に侵されるかに基づいた従来の分類に沿って説明する。

表10.1 発症機序による貧血の分類

失 血
急性：外傷
慢性：消化管病変，婦人科疾患
破壊の亢進（溶血性貧血）
赤血球の内因性（球内性）異常
遺伝性
赤血球膜の異常
膜骨格タンパク質：球状赤血球症，楕円赤血球症
膜脂質：無βリポタンパク質血症
酵素欠乏
ヘキソースリン酸側路の酵素：グルコース-6-リン酸脱水素酵素，グルタチオン合成酵素
解糖系酵素：ピルビン酸キナーゼ，ヘキソキナーゼ
ヘモグロビン合成障害
構造的に異常なグロビン合成（ヘモグロビン異常症）：鎌状赤血球貧血
不安定ヘモグロビン症
グロビン合成障害：サラセミア症候群
後天性
膜の障害：発作性夜間ヘモグロビン尿症
赤血球の外因性（球外性）異常
抗体の介在
同種血球凝集素：輸血反応，免疫性水腫（新生児のRh病）
自己抗体：特発性（原発性），薬剤誘発性，全身性エリテマトーデスなどの自己免疫疾患
赤血球の物理的損傷
微小血管性溶血性貧血：血栓性血小板減少性紫斑病，播種性血管内凝固，心臓弁障害
感染：マラリア
赤血球産生障害
幹細胞の増殖・分化の障害：再生不良性貧血，赤芽球癆
赤芽球の増殖・成熟の障害
DNA合成障害：ビタミンB_{12}および葉酸の欠乏あるいは利用障害（巨赤芽球性貧血），腎不全による貧血（エリスロポエチン欠乏），慢性疾患による貧血（鉄の隔離，相対的エリスロポエチン欠乏），内分泌疾患による貧血
ヘモグロビン合成障害
ヘム合成障害：鉄欠乏，鉄芽球性貧血
グロビン合成障害：サラセミア
骨髄置換：原発性造血器腫瘍（急性白血病，骨髄異形成症候群）
骨髄浸潤（骨髄癆性貧血）：転移性腫瘍，肉芽腫性疾患

赤血球の疾患

赤血球 red cell の疾患は貧血，あるいはときに赤血球増多症（赤血球数の増加）のかたちをとる。貧血は血液の酸素運搬量が減少した状態と定義され，通常，全循環赤血球量が正常以下に減少した結果生じる。

貧血は出血，赤血球の破壊亢進（溶血）あるいは産生低下によって生じ，これらのメカニズムを基盤として分類されている（表10.1）。いくつかの疾患で両方の機序が生じることがある。例えば，造血能が低下し，赤血球の破壊が亢進する例として**サラセミア thalassemia** が挙げられる。腎臓のエリスロポエチン産生細胞の消失によって生じる慢性腎不全性貧血や，貧血に随伴する組織酸素圧低下によって，腎臓のエリスロポエチン産生に特化し

た細胞におけるエリスロポエチンの産生は，後述する慢性炎症状態を除いて亢進する。エリスロポエチンによって，骨髄では赤血球前駆細胞の代償性過形成が起こり，貧血が高度になると二次的造血臓器（脾臓，肝臓，リンパ節）で髄外造血がみられる。栄養状態が良好な人に急性出血や赤血球破壊の亢進（溶血）による貧血が生じると，通常の5～8倍の代償性赤血球産生が起こり，新生した赤血球（網状赤血球）が末梢血中に多数放出されてくる（網状赤血球増多症）。一方，赤血球産生低下を伴う疾患（**低形成性貧血 aregenerative anemia**）では網状赤血球減少症が特徴的である。

赤血球の形態に基づいた貧血の分類もあるが，これにより病態をより特徴的に説明できる。病因の手がかりとなる特徴としては，赤血球の大きさ（正球性，小球性，大球性），赤血球の色に反映されるヘモグロビン量（正色素性，低色素性），赤血球の形状が挙げられる。これらの特徴は末梢血塗抹標本の検鏡によって主観的に判断されているが，以下の指数によって客観的にも定量されている。

- **平均赤血球容積 mean cell volume（MCV）**：赤血球の平均容積。単位は**フェムトリットル femtoliter**（立方マイクロメートル）で表される。
- **平均赤血球ヘモグロビン量 mean cell hemoglobin（MCH）**：赤血球の平均ヘモグロビン量。単位はピコグラム。
- **平均赤血球ヘモグロビン濃度 mean cell hemoglobin concentration（MCHC）**：赤血球一定容積当たりの平均ヘモグロビン濃度。デシリットル当たりのグラム数で表される。
- **赤血球横径分布 red cell distribution width（RDW）**：赤血球容積の変異係数。

臨床施設では血中の赤血球数を専門の装置で計量する。同じ装置を使って網状赤血球数も測定される。これによって溶血性貧血か，赤血球産生低下による貧血かを区別することができる（後述）。成人におけるこれらの平均値を表10.2に記す。鑑別に挙げられる疾患によっては，次に挙げるような多くの検査が行われる。(1)**血清鉄の指数 iron index**（血清鉄濃度，血清鉄結合能，トランスフェリン飽和度，血清フェリチン濃度），これらによって，鉄欠乏性小球性貧血，慢性炎症に伴う貧血，サラセミアを鑑別することができる。(2)**非抱合型ビリルビン濃度 plasma unconjugated bilirubin level，ハプトグロビン値 haptoglobin level，乳酸デヒドロゲナーゼ値 lactate dehydrogenase level** は溶血性貧血において異常となる。(3)**血清 serum と赤血球における葉酸 folate と ビタミン B_{12} vitamin B_{12}** の濃度は巨赤芽球性貧血において低値となる。(4)**ヘモグロビン電気泳動 hemoglobin electrophoresis** は異常ヘモグロビンを検出するために使われる。(5)**クームス試験 Coombs test** は免疫介在性溶血性貧血が疑われる症例において，自己赤血球反応性

の抗体や補体を検出するために実施される。もし赤血球だけが減少しているならば，末梢血の検査のみで原因を特定しうる。対照的に，血小板や白血球の減少が同時に起こっている場合は，骨髄の低形成や炎症が生じている可能性がある。そのような場合は骨髄検査の施行が望まれる。

以下に述べるように，貧血の臨床経過は重症度，発症の速度，発症の原因メカニズムによって異なる。発症が緩徐であれば，心拍出量・呼吸数・赤血球の2,3-ジホスホグリセリン酸（DPG）を増加させることによって，血液酸素運搬量の不足を補うための適応が生じる。2,3-ジホスホグリセリン酸はヘモグロビンからの酸素の遊離を促進する。これらの適応に伴う変化によって，貧血以外は健康な患者の軽度から中等度の貧血はかなり改善されるが，肺機能や心機能が良好でない患者ではあまり効果がみられない。**蒼白，疲労，倦怠感**は貧血に共通する症状である。さまざまな亜型の特徴は，以下の節で説明する。

失血による貧血：出血

失血による貧血 anemia of blood loss は，急性出血による貧血と，慢性出血による貧血（後述）に分けられる。急性出血の症状は主に血管内血液量の減少によるものであり，出血が血液量の20％以上の場合，循環虚脱，ショック，死に至る可能性もある。患者が生き延びて経口または静脈内輸液で蘇生した場合はただちに血液希釈が始まり，その効果は2～3日以内にピークとなり，失血の程度がはっきりする。**貧血は正球性正色素性である**。赤血球産生を亢進させる働きをもつエリスロポエチン値の上昇によって，数日以内に失血から回復する。5～7日以内に，骨髄では顕著な網状赤血球増加がみられる。

慢性出血によって貯蔵鉄は徐々に減少する。鉄はヘモ

表10.2 赤血球に関する成人の正常値*

	単位	男性	女性
ヘモグロビン（Hb）	g/dL	13.2～16.6	11.6～15.0
ヘマトクリット（HCT）	％	38～49	35～45
赤血球数	$\times 10^6/\mu L$	4.4～5.6	3.9～5.1
網状赤血球数	％	0.6～2.7	0.6～2.7
平均赤血球容積（MCV）	fL	78～98	78～98
平均赤血球ヘモグロビン量（MCH）	pg	26～34	26～34
平均赤血球ヘモグロビン濃度（MCHC）	g/dL	32～36	31～36
赤血球横径分布（RDW）		11.8～14.5	12.2～16.1

*正常値は各施設によって異なる。検査データを説明する際には，必ずその施設の正常値を提示しなければならない。参考値はhttps://mayocliniclabs.com/ より Mayo Foundation for Medical Education and Research. の許可を得て転載。無断転載を禁じる。

グロビン合成および有効な赤血球生成に必須であるため，鉄欠乏によって低産生性慢性貧血が生じる。鉄欠乏性貧血 iron deficiency anemia は他の臨床病態でも起こりうるので，他の赤血球生成減少による貧血とともに本章で後述する。

溶血性貧血

溶血性貧血 hemolytic anemia は，赤血球破壊の亢進（溶血）と共通する特徴をもつ多様な疾患群である。赤血球の寿命は正常の 120 日より短くなり，しばしば顕著に短縮する。溶血の結果生じた貧血や組織の酸素レベルの低下によって腎のエリスロポエチンの産生が亢進し，骨髄からの網状赤血球の放出が亢進する。したがって，骨髄の赤血球系過形成や，末梢血の網状赤血球増加症は溶血性貧血の特徴である。高度の溶血性貧血では，赤血球新生が顕著になり，肝臓，脾臓，リンパ節に髄外造血がみられることもある。

溶血性貧血の発症にはさまざまな機序がある。赤血球の病的異常が，内在する異常（球内性）であるか，外的因子（球外性）であるかで分類することができる（表 10.1）。臨床的には溶血性貧血を，赤血球の破壊が血管外で生じる血管外溶血 extravascular hemolysis と血管内で生じる血管内溶血 intravascular hemolysis に分類する方法が有用である。血管外溶血は，主に脾臓で貪食細胞による赤血球の破壊が異常に亢進することによって生じる。脾臓には多数のマクロファージが存在し，損傷を受けた赤血球あるいは抗体に覆われた赤血球を循環系から除去する。赤血球が脾洞を通過する際にはその形を高度に変形させる必要があるが，変形能が減弱するとこの通過は困難となり，赤血球は脾臓に隔離され，脾臓のマクロファージに貪食される。後述するように，変形能の減弱は種々の溶血性貧血における赤血球破壊の主要な原因である。血管内溶血と比較して血管外溶血に比較的特徴的な所見を以下に記載する。

- 高ビリルビン血症と黄疸が，マクロファージ内でのヘモグロビンの変性によって生じる。
- 脾臓での貪食細胞の反応性過形成によって，種々の程度の脾腫が生じる。
- 経過の長い症例ではビリルビンに富んだ胆石（いわゆる色素石）が形成され，胆石症のリスクが高まる。

それに対して血管内溶血は，血液循環系内で赤血球が高度に損傷し，破裂することが特徴である。血管内溶血は，赤血球の機械的損傷（心臓の弁の欠損による乱流など），生化学的・物理学的要因（補体結合，クロストリジウム性毒素，高熱など）による赤血球膜の高度損傷によって生じる。血管内溶血と血管外溶血の鑑別は以下に述べる。

- ヘモグロビン血症，ヘモグロビン尿症，ヘモジデリン尿症：血液循環に放出されたヘモグロビンは小型であるため尿腔内に入る。そこで一部は腎尿細管上皮に再吸収され，ヘモジデリンに変化し，腎尿細管上皮が剥がれ落ちるときに尿中に排泄される。
- 鉄欠乏：溶血が長期間続くと鉄欠乏が生じる。一方，貪食細胞による鉄再利用は非常に効率的になるため，鉄欠乏は血管外溶血性貧血の特徴にはならない。

血管内あるいは血管外にかかわらず溶血が起こると，遊離ヘモグロビンと結合して取り除く働きをする血漿タンパク質であるハプトグロビン haptoglobin が血清中で減少する。溶血が完全に血管外であっても，マクロファージが赤血球を貪食しているときに必要な量のヘモグロビンを再度排出し，それによってハプトグロビンレベルが減少すると考えられている。

以下に比較的頻度の高い溶血性貧血について述べる。

遺伝性球状赤血球症

本疾患では赤血球膜の遺伝性（内的）欠陥により赤血球が球状化し，変形しにくくなるため，脾臓で隔離・破壊されやすくなる。遺伝性球状赤血球症 hereditary spherocytosis（HS）は常染色体顕性遺伝形式をとる場合が多いが，少数の症例では常染色体潜性遺伝形式をとり，常染色体顕性遺伝形式のものより症状が重い。

病態形成

遺伝性球状赤血球症では，赤血球の脂質二重膜の細胞質面にメッシュ状の支持骨格を形成するタンパク質群に主要な遺伝的異常がみられる（図 10.1）。この支持骨格の主たるタンパク質は，長くて変形しやすいヘテロダイマーを形成するスペクトリン spectrin というタンパク質である。このタンパク質の片方の端はダイマーを形成するもう1つのスペクトリンと結合し，もう片方の端はアクチン線維に結合する。この結合によって，二次元的なメッシュワークが形成される。このメッシュワークは，リンカータンパク質であるアンキリン，バンド 4.1 を介して内在性膜タンパク質であるバンド3 とグリコフォリンに結合している。遺伝性球状赤血球症の原因となる遺伝子変異に共通する特徴は，赤血球膜内在タンパク質と膜骨格との結合性が弱くなることである。これによって赤血球の脂質二重膜が不安定になり，膜の断片がちぎれて失われる。細胞膜が少しずつ失われていく課程で，赤血球の表面積／容積比は時間とともに徐々に低下し，最終的に球状となる（図 10.1）。正常な赤血球は柔らかい円盤状で，高度の形状の変化が可能性である。対照的に，球状赤血球は変形能が限られており，脾臓索内に隔離され，脾臓内の多数マクロファージによって破壊される（図 10.1）。脾臓が遺伝性球状赤血球症で重要な役割を果たしていることは，摘脾術が常に有効であることから実証される。赤血球の異常と球状赤血球は存続するが，摘脾によって貧血は改善される。

形態学

末梢血塗抹標本では，赤血球は球形であるため（球状赤血球 spherocyte）中央部の淡染部がみられない（図 10.2）。赤血

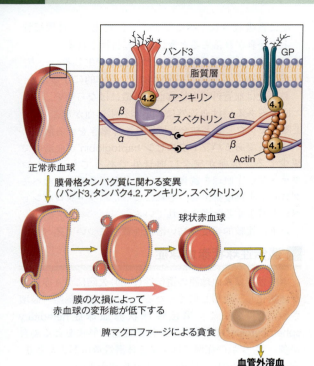

図 10.1　遺伝性球状赤血球症の病因
主要な赤血球細胞膜膜骨格タンパク質の正常構造（上図）。スペクトリン，アンキリン，バンド 4.2, バンド 3 の変異によって細胞膜骨格と上層の細胞膜の結合が弱くなる。それによって膜小胞が脱落し，細胞は球状化する（下図）。変形不可能な球状赤血球は脾索から出ることができなくなり，マクロファージに貪食される。GP：グリコフォリン

球が過度に破壊されて貧血が生じると，代償性に骨髄で赤芽球の過形成が生じ，赤血球の産生が増加して末梢血で網状赤血球症がみられる。他の溶血性貧血に比べて，HS では高度かつ高頻度に脾腫を認める。脾重量は通常 500～1,000 g（正常，150～200 g）である。脾索の高度のうっ血および単核貪食細胞数の増加によって**脾腫 splenomegaly** が生じる。脾洞を裏打ちするマクロファージや，脾索内マクロファージに赤血球が貪食されている所見がみられる。前述された溶血性貧血に共通する所見がみられることもあり，HS 患者の 40～50%に胆石症 cholelithiasis がみられる。

臨床経過

特徴的な臨床症状は**貧血，脾腫 splenomegaly，黄疸 jaundice** である。貧血の程度はさまざまであり，無症状のものから極度の貧血をきたすものまであるが，通常，貧血の程度は中等度である。赤血球が球状化しているため，低張食塩水中では HS 赤血球は**浸透圧脆弱性 osmotic fragility** が増大し，診断に有用な所見と考えられる。

臨床経過は安定していることが多いが，ときに**骨髄無形成発作 aplastic crisis** が起こることがある。最も重篤

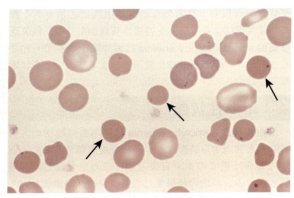

図 10.2　遺伝性球状赤血球症（末梢血塗抹標本）
赤血球には大小不同がみられる（矢印）。暗調な球状赤血球には中央の淡染部がみられない。脾臓のない患者の赤血球中にハウエル・ジョリー小体（小さい黒色の核遺残物，小さな黒い内包物としてみられる）もみられる。（Dr. Robert W. McKenna, Department of Pathology, University of Texas Southwestern Medical School, Dallas, Texas. の厚意による）

な無形成発作はパルボウイルス B19 の感染によるものである。パルボウイルス B19 は骨髄の赤芽球に感染し，ウイルスの複製の過程で赤芽球はアポトーシスを起こす。免疫反応がウイルスをコントロールするようになるまで（通常 10～14 日）に，骨髄では赤芽球がなくなる。遺伝性球状赤血球症では HS 赤血球の寿命は短いため，赤血球産生が数日間停止するだけでも貧血は急速に進行する。感染が治癒するまで，輸血が必要な場合がある。

遺伝性球状赤血球症に特定の治療法はない。赤血球破壊の主たる部位である脾臓の摘出が貧血の改善に有効である。しかし特に小児では，**摘脾 splenectomy** による効果と細菌感染に罹患しやすくなる危険性を比較検討しなくてはならない。血液所見を改善しつつも敗血症の抵抗性を保持することから，小児では脾臓の部分切除術が支持を得つつある。短所は，部分的に切除された脾臓は最終的にもとの大きさに戻るため，多くの患者が 2 度目の切除を必要とすることである。深刻な感染症のリスクが低い小児期の後半に成人になるまで，この手術を延期することが望まれる。

鎌状赤血球貧血

ヘモグロビン異常症は，構造的に異常なヘモグロビンの遺伝子をもつ一群の遺伝性疾患である。最も頻度が高く典型的なヘモグロビン異常症は，**鎌状ヘモグロビン sickle hemoglobin**（HbS）を形成する β グロビン遺伝子の突然変異によって生じる。その他のヘモグロビン異常症は頻度が高くないため割愛する。

鎌状赤血球貧血 sickle cell anemia は最も頻度が高い家族性溶血性貧血である。HbS の存在は熱帯マラリアに対して抵抗性があり，この選択圧により，赤道アフリカ，インドの一部，南ヨーロッパ，中東など，マラリアがかつて流行していた（そして，場合によっては現在も流行し

ている）地域ではHbS対立遺伝子の頻度が高い．アフリカ系アメリカ人の約8％が*HbS*のヘテロ接合体であり，600人に1人の割合で鎌状赤血球貧血がみられる．

病態形成

鎌状赤血球貧血はβグロビンの単一アミノ酸置換によって生じ，それによって脱酸素化したHbSが自己会合してポリマーになる傾向がみられる．正常のヘモグロビンは，同じ種類のグロビン鎖が対になったものが2対集まった四量体である．平均的には，成人の正常赤血球の96％はHbA（$\alpha_2\beta_2$），3％はHbA$_2$（$\alpha_2\delta_2$），1％は胎児ヘモグロビン（HbF，$\alpha_2\gamma_2$）で構成されている．鎌状赤血球貧血の患者ではHbAのすべてがHbSに置換されるが，ヘテロ接合体では約半分しか置き換わらない．すべてがHbSに置換されるが，ヘテロ接合体のキャリアでは約半分しか置き換わらない．HbAのβ鎖の6番目のグルタミン酸がバリンに置き換わったものがHbSである．HbS分子は酸素を分離すると，置換された6番目のバリンを含む部位を結合部位として構造的変化が起こり，長いポリマーを形成する．これらの重合体によって赤血球の形は歪められ，三日月形あるいは鎌状を呈する（図10.3）．

赤血球の鎌状化は当初は酸素飽和によってもとの形に戻るが，鎌状化を繰り返すたびに細胞膜は傷害を受け，カルシウムが蓄積してカリウムと水分が失われる．時間が経つと鎌状化は不可逆的 irreversibly sickled cell となり，溶血しやすい傾向がある．

鎌状赤血球貧血患者における臨床的な意義をもつHbSポリマーの形成には，以下の3つが特に重要である．

- **HbS以外のヘモグロビンの細胞内レベル**：ヘテロ接合体ではヘモグロビンの約40％がHbSであり，残りはHbAである．HbAは酸素を分離したHbSと弱い相互作用しか示さない．HbAの存在によって重合化の速度は非常に遅くなり，HbSヘテロ接合体の赤血球は生体内ではほとんど鎌状化しない．そのような個体は**鎌状赤血球体質** sickle cell trait とよばれている．同様に胎児ヘモグロビン（HbF）とHbSの結合は弱いため，鎌状赤血球貧血を有する新生児では，HbFが成人レベルに低下する生後5～6か月までは無症状である．もう1つのβグロビンの突然変異であるヘモグロビンC（HbC）は6番目のグルタミン酸がリジンに置換されている．HbSと同様に，HbCは熱帯マラリアに対する防御力を与え，同様の集団（サハラ以南のアフリカ，インドの一部など）で頻度が高い．赤道アフリカ系アメリカ人が祖先であるため，アフリカ系アメリカ人の約2.3％がHbCヘテロ接合性キャリアであり，約1,250人に1人が複合HbC/HbSヘテロ接合性である．

- **細胞内のHbS濃度**：脱酸素化されたHbSが不溶性の重合体を形成して鎌状赤血球をつくるか否かはHbSの濃度に強く依存している．したがって，ヘモグロビン濃度を増加させる赤血球からの脱水は鎌状化を促進する．それに対してαサラセミア（後述）が共存するとヘモグロビン濃度が低下し，鎌状化の程度は軽くなる．

- **赤血球が微小血管系を通過する時間の長さ**：赤血球が毛細血管床を通過する時間内では，脱酸素化HbSの顕著な凝集は起こらない．したがって，赤血球の鎌状化が起こりやすいのは脾臓や骨髄などの血流が穏やかな微小血管床である．しかしながら炎症などで赤血球の通過に時間がかかると，他の血管床でも鎌状化が生じうる．炎症を起こした組織では，白血球や赤血球と活性化した血管内皮細胞との接着や，血管から漏れ出した滲出液のために血流が緩やかになる（第2章）．加えて，鎌状化赤血球は鎌状化を繰り返すことによって細胞膜が傷害されて接着しやすくなっており，正常赤血球よりも内皮細胞に異常に接着しやすい．これらの要因が重なると鎌状赤血球の通過時間が長くなり，臨床的意義のある血管閉塞が発生しやすくなる．

赤血球の鎌状化によって以下の2つの事柄が発生する．1つは，赤血球膜の傷害による**慢性溶血性貧血 chronic hemolytic anemia** であり，もう1つは虚血性組織傷害や痛みを引き起こす血管閉塞である（図10.4）．鎌状赤血球の平均寿命は正常赤血球の120日から約20日へと短縮している．溶血の重症

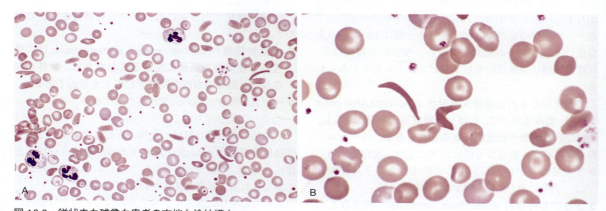

図10.3　鎌状赤血球貧血患者の末梢血塗抹標本
A：弱拡大像では鎌状赤血球，赤血球大小不同症，奇形赤血球症，標的赤血球がみられる．B：強拡大像では中央に不可逆的な鎌状赤血球がみられる．（Dr. Robert W. McKenna, Department of Pathology, University of Texas Southwestern Medical School, Dallas, Texas. の厚意による）

度は不可逆的鎌状赤血球数と相関する。それに対して血管閉塞は不可逆的鎌状赤血球数とは関連せず，感染，炎症，脱水，アシドーシスによって微小血管内で赤血球が引き止められ，赤血球の鎌状化が促進された結果，生じると考えられている。

形態学

鎌状赤血球症の異常は以下の3つに由来する。(1)慢性溶血性貧血，(2)ヘモグロビン崩壊の増加とビリルビン形成，(3)組織の虚血や梗塞をきたす微小血管閉塞。末梢血塗抹標本では奇怪に伸びた，あるいは紡錘形，ボート状の形をした不可逆的鎌状赤血球がみられる（図10.3）。高度の貧血と血流のうっ滞によって，心臓，肝臓，尿細管に低酸素性の脂肪変性が起こる。骨髄では赤芽球の代償性過形成がみられる。造血巣の拡大により骨吸収や二次的な骨増生が起こり，X線上"五分刈り（crew-cut）"像がみられる。脾臓や肝臓に髄外造血がみられることもある。

小児では鎌状赤血球が充満するため赤脾髄にうっ滞が生じ，中等度の脾腫（脾重量が500gまで）がみられる。脾臓の慢性的な赤血球うっ滞は，脾組織の進行性低酸素性組織傷害を引き起こし，最終的に萎縮した線維性の脾臓を形成する。この過程は**自己摘脾** autosplenectomy とよばれ，経過の長い成人例にみられる。

うっ血，血栓，梗塞は骨，肝臓，腎臓，網膜，脳，肺，皮膚を含むどの臓器にも起こりうる。骨髄は血流が緩やかで代謝が活発であるため，特に虚血になりやすい。持続勃起もよくみられる問題であり，これによって陰茎の線維化を生じ，最終的に勃起障害を引き起こすこともある。他の溶血性貧血と同様，**色素胆石** pigment gallstone もよく認められる。

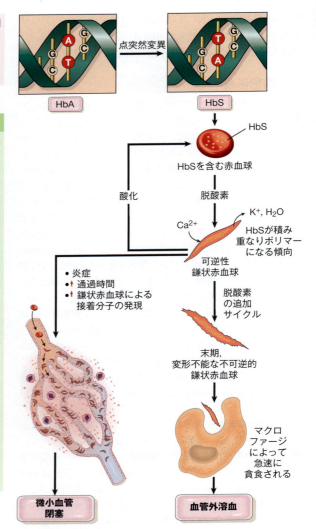

図10.4　鎌状赤血球貧血の病態生理

臨床的特徴

鎌状赤血球症は，慢性溶血性貧血と血管閉塞発作が特徴である。ホモ接合体の鎌状赤血球貧血は，胎児ヘモグロビン（HbF）がHbSに完全に置き換わっていない生後6か月までは通常無症状である。貧血は中等度から高度であり，大部分の症例でヘマトクリット値は18〜30％（正常値は38〜48％）の範囲内である。慢性の溶血の結果，代償性の網状赤血球増多症と高ビリルビン血症がみられる。

より重篤なものは**血管閉塞発作** vaso-occlusive crisis であり，痛みを伴って，しばしば組織損傷を引き起こし，深刻な病的状態や致死的になることもある。そのなかで最も頻度が高く重篤なものは以下に述べる**発作である。**

- 手や足の骨が梗塞を起こした結果生じる**手足症候群**は，小児に最も頻度の高い症状である。
- **急性胸部症候群** acute chest syndrome：肺炎などの炎症を伴う肺では，血流は緩やかとなり，低酸素血症状態の肺血管床で赤血球の鎌状化が生じる。これによって肺機能不全が悪化し，肺および全身の低酸素血症，赤血球の鎌状化，血管閉塞といった悪循環を引き起こす。急性胸部症候群は，梗塞した骨からの脂肪塞栓が引き金になっている可能性も考えられる。
- **中枢神経発作** central nervous system stroke は，急性胸部症候群を背景に生じることがある。急性胸部症候群と脳卒中が虚血関連死亡の2大原因である。
- 増殖性網膜症は眼の血管閉塞の結果生じ，視力を失ったり，失明したりすることがある。

その他の急性の病態は，突然の赤血球産生減少である**骨髄無形成発作** aplastic crisis である。遺伝性球状赤血球症と同様，赤芽球へのパルボウイルスB19感染によって誘発される。重篤であるが自然寛解する。

これらの発作に加えて，鎌状赤血球症の患者は感染しやすい傾向がある。鎌状赤血球症の患者は小児も成人も，機能的には無脾症の状態であり，肺炎球菌のような莢膜を有する細菌に感染しやすくなる。成人の"脾機能

低下症"は自己梗塞によって生じる。脾腫を伴う小児期では、鎌状赤血球が停滞することによってうっ血が生じ、細菌の排除や殺菌が妨げられる。そのため脾腫を伴う小児に致死的な敗血症を起こす危険性がある。鎌状赤血球症患者には**細菌性**骨髄炎が好発するが、これは梗塞した骨への細菌の播種が原因である可能性がある。最も頻度の高い原因微生物は、莢膜を有する細菌およびグラム陰性微生物で、特に大腸菌およびサルモネラ菌である。

時間の経過した鎌状赤血球症では、通常の末梢血塗抹標本上で、不可逆的に鎌状化した赤血球が少なくともある程度認められる。鎌状赤血球体質の患者では、試験管内で赤血球を低酸素状態にすることによって鎌状化が誘発される。米国では現在、鎌状赤血球症の新生児スクリーニングが義務づけられており、HbSおよびその他のヘモグロビンは、ヒールスティックによって得られた血液のゲル電気泳動などの方法によって同定される。羊水穿刺や絨毛膜絨毛の生検による胎児細胞のDNA分析によって、鎌状赤血球貧血を出生前診断することも可能である。

鎌状赤血球貧血の患者の臨床経過は非常にさまざまである。保存療法が改善することによって、約50%の患者が40年以上生存する。特に重要なのは、特に5歳未満の小児に対して、肺炎球菌の感染を防ぐワクチン接種とペニシリンの予防的投与である。治療の主体となるのは"穏やかな"DNA合成阻害剤であるヒドロキシウレアである。ヒドロキシウレアは次に挙げるいくつかの作用によって疼痛発作や貧血を軽減する。(1)HbFの上昇、(2)白血球産生を抑制することによる抗炎症作用、(3)赤血球のサイズを増大させ、それにより赤血球内ヘモグロビン濃度を下げる、(4)NOを産生することによる血管拡張、血小板凝集抑制作用である。同種骨髄幹細胞移植や遺伝子治療では治癒に至るような有望な結果が得られている。

サラセミア

サラセミアは、αあるいはβグロビン鎖の合成低下を引き起こすグロビン遺伝子の突然変異によって発症する遺伝性疾患群である。1種類のグロビン鎖の合成低下の結果、ヘモグロビンが欠乏するだけではなく、その他の対になっていない正常なグロビン鎖の過剰によって細胞内凝集が引き起こされ、赤血球の損傷や溶血を引き起こす。サラセミアの原因となる突然変異は地中海、アフリカ、アジアで高頻度にみられる。これらの地域はマラリア流行地域であり、HbSと同様に、サラセミアの変異は熱帯熱マラリアに対する抵抗性を付与することが想定されている。

病態形成

サラセミアは分子レベルの異常が複雑に集積し、**常染色体共顕性** autosomal codominant 遺伝形式をとる。前述したように成人のヘモグロビン(HbA)は2本のα鎖と2本のβ鎖からなる四量体であり、α鎖は2個のαグロビン遺伝子にコードされ、16番染色体上で直列に配列している。それに対してβ鎖は、11番染色体上の1個のβグロビン遺伝子にコードされている。臨床症状は患者に遺伝した対立遺伝子の組み合わせによって大きく異なる(表10.3)。

βサラセミア

βサラセミアに関連したβグロビンの突然変異は、以下の2つに分類される。(1)β^0サラセミア、βグロビン鎖が欠如している。(2)β^+サラセミア、βグロビン合成が減少している(検出はされる)。βサラセミア遺伝子の塩基配列には、100種類以上の発症に関与する変異がみられ、その大部分は単一塩基の変化である。1本の異常な対立遺伝子を受け継いだ患者はβ軽症型サラセミアβ-thalassemia minor あるいはβサラセミア体質 β-thalassemia trait であり、無症状か軽症である。β^0あ

表10.3 サラセミアの臨床分類ならびに遺伝子型分類

臨床診断名	遺伝子型	病像	分子遺伝学
βサラセミア			主に、βグロビンmRNAの転写、スプライシング、翻訳の異常をもたらす点突然変異
β重症型サラセミア	ホモ接合βサラセミア (β^0/β^0, β^+/β^+, β^0/β^+)	重症、定期的な輸血が必要	
β中間型サラセミア	変数 (β^0/β^+, β^+/β^+, β^0/β, β^+/β)	中等度に重症だが、定期的な輸血は不要	
β軽症型サラセミア	ヘテロ接合βサラセミア (β^0/β, β^+/β)	無症状で貧血は軽度あるいはなし、赤血球の異常がみられる	
αサラセミア			主に遺伝子の欠失
無症状キャリア	$-/\alpha$, α/α	無症状、赤血球に異常なし	
αサラセミア体質	$-/-$, α/α (アジア人) $-/\alpha$, $-/\alpha$ (アフリカ系アメリカ人、アジア人)	無症状、β軽症型サラセミア様	
HbH症	$-/-$, $-/\alpha$	中程度に重症、β中間型サラセミア様	
胎児水腫症	$-/-$, $-/-$	輸血なしで死亡	

HbH：ヘモグロビンH, mRNA：メッセンジャーRNA

るいは β^+ 対立遺伝子を 2 本受け継いだ患者の大部分は **β 重症型サラセミア** β–thalassemia major であり，ときに 2 本の β^+ 対立遺伝子を受け継いだ患者は，症状がやや軽い **β 中間型サラセミア** β–thalassemia intermedia である。後述する α サラセミアとは対照的に，**β サラセミアでは遺伝子欠損はまれである**（表 10.3）。

β サラセミアの原因となる遺伝子変異は多彩であり，さまざまな方法で β グロビン遺伝子の合成を阻害する。それに対してその他の変異は β グロビン遺伝子のプロモーターあるいはコード領域に生じる。最も頻度の高いものは異常な RNA スプライシングを引き起こすが，その他のものは β–グロビン遺伝子プロモーター（転写の減少を引き起こす）またはコーディング領域にある（翻訳の減少を引き起こす）。変異の特徴によって β^+ サラセミアか β^0 サラセミアかが決定される。

β サラセミアにおける β グロビン合成の低下による貧血の病理発生には 2 つの要素が関与している。(1) β グロビン合成の低下によって HbA の形成は不十分となり，赤血球は **低色素性** hypochromic かつ **小球性** microcytic となる。(2) 対になっていない α グロビン鎖は赤血球内に有毒な凝集物を形成し，赤芽球，赤血球の細胞膜を損傷する。多くの損傷を受けた赤芽球系前駆細胞はアポトーシスに陥る（図 10.5）。骨髄内での赤芽球の破壊は **無効赤血球造血** ineffective erythropoiesis とよばれる。赤血球の産生の減少に加え，赤血球の寿命は短縮する。無効造血によって食物からの鉄吸収が異常に増加し，医学的な介入がなければ必然的に **鉄過剰状態** iron overload を起こす。鉄吸収の増加は，鉄吸収の重要な負の調節因子であるヘプシジンの血漿レベルが低いことによって引き起こされる（後述）。

■ α サラセミア

β サラセミアと異なり，α サラセミアの大多数は 1 個以上の α グロビン遺伝子座の欠失によって生じる。α サラセミアの重症度は，α グロビン遺伝子座の欠失数に比例する（表 10.3）。1 個の α グロビン遺伝子欠失では無症状なキャリア状態となるが，4 個すべての欠失があると血液には事実上酸素運搬能力がなくなるため，胎内死亡

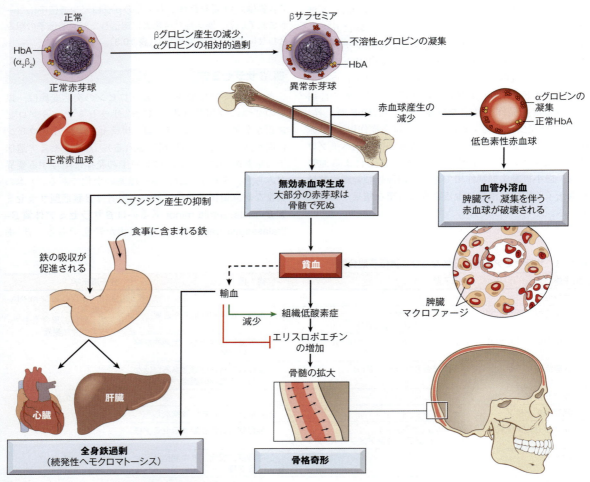

図 10.5　β–サラセミア重症型の病態生理学
詳細は本文参照。

をきたす．3個のαグロビン遺伝子が欠失すると，βグロビンあるいは（幼年期に）γ-グロビン鎖の過剰が生じる．過剰なβグロビンやγ-グロビン鎖は各々HbHおよびHb Bartとして知られている比較的安定したβ4およびγ4四量体を形成し，細胞膜を傷害するが，その程度は遊離αグロビンより軽度である．したがって，αサラセミアの溶血性貧血や無効赤血球造血の程度はβサラセミアよりも軽い．ただし，HbHおよびHb Bartはどちらも酸素との親和性が異常に高いため，組織内での酸素の放出が妨げられ，酸素供給効率は悪い．

形態学

分子遺伝学的な病態に対応して，さまざまな形態学的変化が認められる．β軽症型サラセミア，αサラセミア体質α-thalassemia traitの異常所見は末梢血のみにみられる．末梢血塗抹標本では，赤血球は小さく（小球性），色調が淡く（低色素性），形が揃っている．赤血球の表面積／容積比が比較的大きいため，ヘモグロビンが赤血球の中央に深赤調を呈して"土をこねたように"集まり，その結果生じた**標的赤血球** target cellがしばしば認められる．β重症型サラセミア患者の末梢血塗抹標本では，小赤血球症や低色素症がより顕著であり，著明な**奇形赤血球症** microcytosis，**血球内ヘモグロビン減少** hypochromia，**変形赤血球症** poikilocytosis（赤血球の形がさまざまである），**赤血球大小不同** anisocytosis（赤血球の大きさがさまざまである）も認められる．赤芽球系前駆細胞の高度の過形成を反映して，末梢血中に有核赤血球（正赤芽球）の流出がみられる．HbHおよびβ中間型サラセミアの末梢血塗抹標本はこの2つの間の像をとる．

β重症型サラセミアにみられる解剖学的変化は，他の溶血性貧血と共通しているが，その程度は強い．無効赤血球造血と溶血性貧血が合併しているため，より幼若な段階にシフトした赤芽球系前駆細胞が非常に強い過形成を起こす．赤血球造血が盛んな骨髄は骨格の骨髄腔を完全に充満し，骨皮質に侵入して骨の成長を障害し，**骨格の変形** skeletal deformityを引き起こす．髄外造血と単核貪食細胞の過形成によって著明な脾腫，肝腫大，リンパ節腫脹が起こる．無効赤血球造血巣の拡大によって栄養素が消費され，がん患者にみられるのと同様に**悪液質** cachexiaが認められる．鉄過剰状態を防ぐ処置がとられないと，数年のうちに高度の**ヘモジデローシス**が生じる（図10.5）．HbHおよびβ中間型サラセミアの患者においても同様に，脾腫，赤芽球の増生，貧血に関連する発育遅延が起こるが，β重症型サラセミアよりは軽症である．

臨床的特徴

βサラセミア体質とαサラセミア体質は，通常無症状である．通常ごく軽度の小球性低色素性貧血がみられるのみで，正常の寿命が期待できる．鉄欠乏性貧血でも同様の赤血球がみられるので，本章で後述される適切な検査によって鑑別されなければならない．

β重症型サラセミアでは，HbFの合成が減少してくる出生直後に症状が出現する．罹患児は正常に発育せず，出生直後から発育は遅延する．患者は輸血を繰り返すことによってのみ生存することができ，輸血によって貧血は改善され，過剰な赤血球造血に伴う骨格の変形も軽減する．輸血のみで10〜20歳代まで生存しうるが，腸からの鉄の不適切な取り込みと輸血された赤血球の鉄負荷により，徐々に全身性鉄過剰状態になる．腸からの鉄の過剰摂取は，貯留した赤芽球がエリスロフェロンとよばれるホルモンを分泌するために起こる．このホルモンは肝臓に循環し，ヘプシジンの放出を抑制する（後述）．積極的に鉄キレート剤で治療しないと，**続発性ヘモクロマトーシス** secondary hemochromatosisによる心不全が起こりやすく，しばしば10〜20歳代で死亡する．可能であれば，若年での造血幹細胞移植も治療選択となる．

HbHおよびβ中間型サラセミアにおいてはβ重症型サラセミアほど重症にはならない．なぜならグロビンの不均衡がそれほど高度でなく，造血も比較的保たれているからである．中等度の貧血では輸血は必要とされず，鉄の負荷もほとんどない．

一般的に臨床症状によってβ重症型サラセミアの診断は可能である．ヘモグロビンの電気泳動ではHbAは減少または欠如し，HbF値は上昇する．HbA2値は正常あるいは上昇している．β中間型サラセミアにおいても類似の変化を示すが，程度は軽い．βサラセミアの**出生前診断** prenatal diagnosisは困難である．しかしながら，特殊な施設におけるDNA分析では可能である．実際，遺伝子検査により診断が可能になった最初の疾患がサラセミアであった．β軽症型サラセミアの診断はヘモグロビンの電気泳動によってなされる．HbA（$\alpha_2\beta_2$）値の減少に加えて，HbA2（$\alpha_2\delta_2$）値の増加がみられる．HbHにおいては，β4の四量体を電気泳動により検出することによって診断がなされる．

グルコース-6-リン酸脱水素酵素欠損症

赤血球は常に内因性および外因性の酸化分子（オキシダント）にさらされている．酸化分子は通常還元型グルタチオン（GSH）によって不活性化されている．GSH産生に必要な酵素に異常が生じると，赤血球の酸化による傷害を防ぐ力が弱くなるため，溶血性貧血が生じる．これらの貧血のうち，典型的で最も一般的なものは**グルコース-6-リン酸脱水素酵素（G6PD）の欠損** glucose-6-phosphate dehydrogenase（G6PD）deficiencyによるものである．G6PD遺伝子はX染色体上にある．G6PD遺伝子には400以上の亜型が同定されているが，数亜型のみ本疾患に関連する．

病態形成

グルコース-6-リン酸脱水素酵素欠損症には，通常，酸化ストレスを産生するある種の環境因子（通常，感染源や薬物）に曝露して生じる一時的な血管内溶血のエピソードがみられ

る。起因薬剤には抗マラリア剤（例：プリマキン primaquine），サルファ剤 sulfonamide，ニトロフラントイン nitrofurantoin，フェナセチン phenacetin，アスピリン aspirin（大量），ビタミン K 誘導体 vitamin K derivative などがある。ソラマメなどの特定の食品の摂取も溶血を引き起こす可能性がある。感染はさらに重要な溶血の誘因であり，感染に対する正常の宿主反応として貪食細胞から酸化分子が放出されることによる。過酸化水素などの酸化分子は正常では GSH に補足され，還元型グルタチオン（GSH）を酸化して酸化型グルタチオンに変化させる。G6PD 欠損細胞では GSH の再生が障害されているので，過酸化水素がグロビン鎖を含む赤血球成分を"攻撃"する。酸化されたヘモグロビンは変性し，ハインツ小体 Heinz body とよばれる細胞質内封入体を形成して沈着し，それによって細胞膜が傷害されて血管内溶血が生じる。傷害の程度はやや軽度ではあるが変形能に乏しい細胞は，脾臓の貪食細胞がこの封入体を"取り除こう"とする際，赤血球膜はさらに傷害され，いわゆる"噛み切られ細胞（bite cell）"のようになる（図 10.6）。このような一連の変化によって，赤血球はさらに長く脾静脈洞内に停滞することになり，貪食細胞によって破壊されやすくなる。

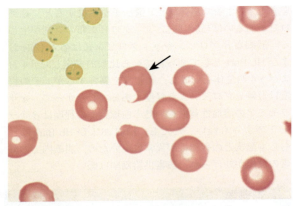

図 10.6　酸化ストレス誘導薬剤に曝露されたグルコース−6−リン酸脱水素酵素欠損症の患者の末梢血塗抹標本
挿入図：超生体染色によって示された変性グロビン（ハインツ小体）が沈着した赤血球がみられる。これらの封入体は脾臓のマクロファージによって貪食されて取り除かれるので，図の中央にみられるような"噛み切られ細胞（bite cell）"（矢印）となる。（Dr. Robert W. McKenna, Department of Pathology, University of Texas Southwestern Medical School, Dallas, Texas. の厚意による）

臨床経過

薬剤誘発性溶血は，典型例では服用後 2～3 日経ってから溶血の徴候が現れ，その臨床症状の程度はさまざまである。G6PD 遺伝子は X 染色体上に存在しているため，男性の罹患者ではすべての赤血球に酵素活性異常がみられる。しかし女性では，1 個の X 染色体に無作為に不活性化が生じるため（第 4 章），ヘテロ接合の女性では G6PD 活性が一部の赤血球では正常，他は異常といったように赤血球に 2 つの集団がみられる。したがって，罹患男性では酸化による傷害を受けやすいが，異常赤血球の割合が非常に多い場合（**不利に働くライオニゼーション unfavorable lyonization** の場合）を除いてキャリア女性の多くは無症状である。G6PD のさまざまな変異型間の溶血に対する感受性は，G6PD 欠損の程度によって異なる。マラリアが風土病となっているアフリカの地域で一般的である G6PD A− の場合，変異体の半減期はわずかに減少するだけである。その結果，古い赤血球のみが溶解しやすくなる。骨髄の代償性変化として十分な G6PD 活性を有する新しい赤血球が生成されると，たとえ薬剤の曝露が続いても溶血は軽減する。主に中東にみられる G6PD 地中海型（Mediterranean）などの他の亜型では，より高度の酵素欠乏が生じ，その結果，酸化剤への曝露により発生する溶血がより重篤になる。

発作性夜間ヘモグロビン尿症

発作性夜間ヘモグロビン尿症 paroxysmal nocturnal hemoglobinuria（PNH）は，*PIGA* 遺伝子の後天的な変異により生じる溶血性貧血である。*PIGA* 遺伝子は，さまざまな膜関連タンパク質に共通して使われている細胞内糖脂質アンカーの**ホスファチジルイノシトールグリカン phosphatidylinositol glycan（PIG）**の合成に必要である。PIGA は **X 連鎖 X-linked** であり，正常細胞は活性化 *PIGA* 遺伝子を 1 つしかもっていないため，ここに突然変異が起こると PIGA 欠損症が必発する。PNH では，赤血球，白血球，血小板のもとである早期の造血前駆細胞に病的変異が生じる。*PIGA* 遺伝子の変異を伴うクローンは，補体が自発的に活性化されるのを抑えるタンパク質を含む"PIG 末端"タンパク質の生成ができない。その結果，*PIGA* 遺伝子に欠陥がある前駆細胞から生じた赤血球は補体の C5b–C9 膜侵襲複合体に対する感受性が著しく高い。白血球も同様に，これらのタンパク質の発現を欠く。しかしながら，有核細胞は赤血球よりも補体に対する感受性が乏しく，赤血球が主に侵される。溶血が夜間に起こるため発作性夜間ヘモグロビン尿症という名称になったが，これは末梢血が睡眠中に酸性に傾き（CO_2 が貯留するため），酸性の pH が補体の付着を促進するためと考えられている。しかしながら，大部分の患者では，慢性の血管内溶血によって生じる貧血や鉄欠乏に比較して，症状はそれほど強くない。興味深いことに，PNH は再生不良性貧血と関連することがあり，PNH の発症は先行することも後行することもある。この関連の機序は不明である。

発作性夜間ヘモグロビン尿症の深刻でしばしば致命的となる合併症は血栓症である。血栓はしばしば門脈や肝静脈などの腹部血管内に生じる。血液凝固亢進状態は過剰な補体活性に関係している。C5 に結合し，C5b–C9 膜侵襲複合体の集簇を阻害するエクリズマブによって，血栓症の頻度や血管内溶血の程度は大幅に低下する。エク

表 10.4　免疫性溶血性貧血の分類

温式抗体型
原発性（特発性）
続発性：B細胞性リンパ性腫瘍（例：慢性リンパ性白血病）
自己免疫疾患（例：全身性エリテマトーデス），薬剤（例：αメチルドーパ，ペニシリン，キニジン）

冷式抗体型
急性：マイコプラズマ肺炎，伝染性単核球症
慢性：特発性，B細胞性リンパ性腫瘍（例：リンパ形質細胞性リンパ腫）

リズマブは補体結合反応の初期には効果がないので，赤血球表面のC3bの沈着によって，患者にはさまざまな程度の血管外溶血が持続的にみられる。エクリズマブを投与され，C5b–C9複合体の活動性が阻害された患者は，髄膜炎菌を含むナイセリア感染への高いリスクを伴う。そのため，治療されているすべての患者は髄膜炎菌に対するワクチンが必須である。

免疫性溶血性貧血

赤血球細胞膜上の抗体に結合する抗体によって，**免疫性溶血性貧血 immunohemolytic anemia** は発症する。抗体は特発性に産生されるか，薬剤や化学薬品のような外的要因によって誘発される。免疫性溶血性貧血は頻度が低く，(1)抗体の性状，(2)素因となる病態によって分類される（要約は**表10.4**参照）。

免疫性溶血性貧血は患者の赤血球上の抗体（補体を伴うことも伴わないこともある）を証明することで診断できる。このような抗体は**直接クームス試験 direct Coombs test**（患者の赤血球浮遊液に動物由来の抗ヒト免疫グロブリン抗体あるいは抗ヒト補体抗体を加えることによって，赤血球凝集反応が起こるか否かを検査する）で証明される。これらの抗体は患者の赤血球を凝集させ，患者の赤血球が免疫グロブリンおよび/または補体でコーティングされていることを示す。**間接クームス試験 indirect Coombs test** は患者の血清が健常人の赤血球を凝集するかどうかを検出するものであり，自己抗体の標的を知るために用いられる。

温式抗体型免疫性溶血性貧血

この型の貧血は，高親和性自己抗体が赤血球に結合することによって溶血が生じ，赤血球は引き続いて脾臓などで貪食細胞によって取り除かれる。赤血球貪食以外にも，抗体に被覆された赤血球の細胞膜がマクロファージによって不完全ながらも消費される（nibbling）と，遺伝性**球状赤血球症 spherocytosis** の項で述べたように，細胞は球状となり，脾臓ですぐに破壊されてしまう。温式抗体型免疫性溶血性貧血は，37℃で作用する免疫グロブリンG（IgG），あるいはまれには免疫グロブリンA（IgA）抗体によって生じる。60％以上の症例は特発性（原発性）であるが，25％の症例は免疫疾患（例：全身性エリテマトーデス）と関連しているか，薬剤誘発性である。

症状の程度はさまざまであり，大部分の症例には中等度の脾腫を伴った軽度の慢性貧血がみられるが，その多くは治療を必要としない。

薬剤誘発性の溶血の機序はさまざまであり，機序が不明な症例もある。αメチルドーパなどの薬剤は，内因性赤血球抗原（特にRh式血液型抗原）に直接作用する自己抗体を産生し，特発性のものと区別できない貧血を引き起こす。薬剤が本来のエピトープを変化させ，膜タンパク質に対するT細胞性寛容機構をすり抜けさせるためだと推測されている（第5章）。一方，ペニシリンなどの他の薬剤は，赤血球膜タンパク質と結合することによって抗原抗体反応を引き起こし，それによってネオアンチゲンを生成する。ときに血中の抗体が薬剤と結合して免疫複合体を形成し，このような複合体が赤血球に沈着する。そこにさらに補体が結合したり，あるいはオプソニンとして作用したりして赤血球を損傷し，溶血を引き起こす。

冷式抗体型免疫性溶血性貧血

この型の貧血は，30℃以下の温度で赤血球膜と結合する低親和性の免疫グロブリンM（IgM）抗体によって引き起こされ，気温が低いときには身体の末梢部（例：耳，手，足指）に生じることもある。寒冷凝集素は，マイコプラズマ属による肺炎からの回復中に一時的に現れることがある。感染性単核球症は，臨床的にはほとんど重要ではない軽度の貧血を引き起こす。より重要な慢性型の寒冷凝集素溶血性貧血は，特定のB細胞腫瘍に関連して，または特発性に発生する。

病態形成

IgMが赤血球に結合すると補体の固着が開始されるが，補体活性化の後半の段階は37℃未満では十分に進まない。その結果，IgMが結合した赤血球は補体C3の断片であるC3bおよびC3dが付着するものの血管内溶血は起こらない。これらの細胞がもっと体温の高い部位に達すると，緩やかに結合していたIgMは遊離するが，細胞表面のC3bとC3dのコーティングはそのまま残る。C3bとC3d断片にはオプソニン作用があるため（第2章），赤血球は主に脾臓や肝臓においてマクロファージによって貪食される。したがって，**溶血は主に血管外**で起こる。IgMは五量体を形成するため，各分子は複数の赤血球に結合し，赤血球を架橋して凝集させることができる。重症例においては，**毛細血管内で凝集した赤血球により罹患者の四肢にレイノー現象 Raynaud phenomenon を引き起こす**ことがよくある。

物理的損傷による溶血

異常な物理的損傷による赤血球の溶血は，主に2つの状況で生じる。臨床的に重要な損傷性溶血は，人工心臓弁の機能不全によって生じることがあり，欠陥のある弁

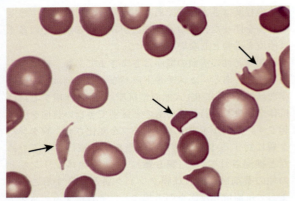

図 10.7　微小血管傷害性溶血性貧血の末梢血塗抹標本
溶血性尿毒症症候群患者の末梢血塗抹標本にみられた傷害赤血球（矢印）．(Dr. Robert W. McKenna, Department of Pathology, University of Texas Southwestern Medical School, Dallas, Texas. の厚意による)

によって乱流が生じ，赤血球が損傷を受ける（ミキサー効果）．より頻度の高い物理的損傷による溶血は，反復性の1カ所以上の身体への衝撃（例：マラソンレース，空手，ボンゴ演奏）に引き続いて付随的に生じるものである．**微小血管傷害性溶血性貧血** microangiopathic hemolytic anemia は小血管が部分的に閉塞するさまざまな病態でみられ，通過する赤血球に物理的損傷を与える．最も頻度が高い病態は，血管内にフィブリンが沈着することによって血管腔が狭小化する播種性血管内凝固（DIC）である．その他の微小血管傷害性溶血性貧血の原因には重度の高血圧，血栓性血小板減少性紫斑病（TTP），溶血性尿毒症症候群（HUS），腫瘍細胞が小血管を閉塞する播種性血管内癌などがある．傷害赤血球（分裂赤血球）には顕著な形態学的変化がみられ，末梢血塗抹標本で"**鋸歯状細胞 burr cell**"，"**ヘルメット状細胞 helmet cell**"，"**三角状細胞 triangle cell**"がみられる（図10.7）．微小血管傷害性溶血は通常，それ自体は臨床的に大きな問題ではないが，しばしば背景に重要な疾患が存在する．TTP と HUS に関しては，この章で後述する．

マラリア

2020 年に WHO は，世界中で2億人以上がマラリアに罹患し，60万人以上が死亡し，人類において最も深刻な疾患の1つであると推定した．マラリアはアジアやアフリカが流行地であるが，航空機による旅行の普及により，現在では世界中から症例報告されている．マラリアは5つの型の原虫類によって発症する．そのなかで最も重要なものは，**熱帯熱マラリア原虫** *Plasmodium falciparum* であり，致死率の高い三日熱マラリア（熱帯熱マラリア）を引き起こす．その他の4型（**四日熱マラリア原虫** *Plasmodium malariae*，**三日熱マラリア原虫** *Plasmodium vivax*，**二日熱マラリア原虫** *Plasmodium knowlesi*，**卵型マラリア原虫** *Plasmodium ovale*）はヒトに感染し，比較的予後良好なマラリアの原因となる．すべての型のマラリアは雌の**アノフェレス** *Anopheles* 蚊に刺されることによってのみ感染し，ヒトが自然界で唯一の保有宿主である．

病態形成

マラリア原虫の生活環は複雑で，種によって異なる．図10.8 は熱帯熱マラリア原虫の生活環を示している．ハマダラカが人間の血液を吸うと，スポロゾイトが血液循環に導入され，血液を通って肝臓に移動し，そこで2つのスポロゾイト表面タンパク質，トロンボスポンジン関連接着タンパク質とスポロゾイト周囲タンパク質が，肝細胞表面のプロテオグリカンなどの因子に結合する．次に，スポロゾイトは肝臓に入り，メロゾイトに分化する．1～4週間の潜伏期間の後，感染した肝細胞は破裂し，メロゾイトを放出する．次に，メロゾイトの表面にあるレクチン様分子が赤血球膜貫通タンパク質であるシアル酸化グリコホリンに結合し，メロゾイトが"消化"小胞内の赤血球に陥入できるようにする．次に，赤血球内生物は栄養型に分化し，2つの経路をたどる．一部の栄養型は生殖母細胞に分化し，感染したヒトが再び別のハマダラカに刺されると，生殖母細胞が蚊の生活環を再開する．ほとんどの栄養型はシゾントに分化し，シゾントは赤血球表面のこぶ状の伸長に集中する PfEMP1（熱帯熱マラリア原虫赤血球膜タンパク質1）とよばれる接着分子を発現する．通常，赤血球は負に帯電した表面をもち，内皮細胞との相互作用が少ないが，PfEMP1 は細胞接着分子 –1（ICAM–1），血管細胞接着分子 –1（VCAM–1），CD36 などの内皮表面の接着分子に結合し，寄生赤血球を毛細血管床で停止させる．数日後，シゾントはメロゾイトに分化し，感染した赤血球の溶解と別の赤血球感染サイクルを引き起こす．

致命的な熱帯熱マラリアは，しばしば脳の小血管を侵し，脳マラリアとして知られる合併症を引き起こす．少数の不幸な患者（主として子ども）において，この機序が脳の血管で起こり，血管は充血・閉塞する．

形態学

いずれのマラリア原虫も，栄養型赤血球は特有の形態を示し，適切に染色された厚い末梢血塗抹標本を専門家がみると，どの種が感染したかが判別できる．赤血球の破壊によって溶血性貧血が起こり，それに伴った特徴や検査所見がみられる．ヘマチンといわれるヘモグロビン由来の特徴的な褐色調を呈するマラリア色素が破壊された赤血球から放出され，脾臓，肝臓，リンパ節，骨髄の変色をきたす．宿主の防御反応によって単球貪食細胞の顕著な過形成が起こり，巨大脾腫やしばしば肝腫大が起こる．

臨床的特徴

マラリアは，感染者からのメロゾイトの放出と同時に，二日熱マラリア原虫の場合は約24時間間隔で，三日熱

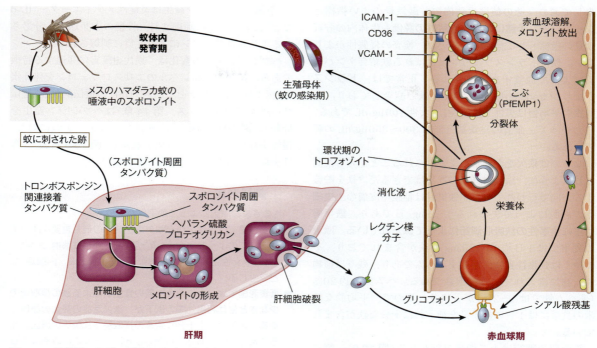

図10.8 熱帯熱マラリア原虫のライフサイクル
詳細は本文参照。ICAM-1：細胞接着分子1，PfEMP1：熱帯熱マラリア原虫赤血球膜タンパク質1，VCAM-1：血管細胞接着分子-1．

マラリア原虫，卵形マラリア原虫，および熱帯熱マラリア原虫の場合は48時間間隔で，マラリア原虫の場合は72時間間隔で，発作的に震える悪寒と発熱を伴う。さまざまな程度の溶血性貧血は常にみられる。熱帯熱マラリアに関連した脳マラリアは急速に進行して痙攣や昏睡を起こし，通常は数日から数週以内に死亡する。熱帯熱マラリアはより慢性の経過をたどるが，黒水熱 blackwater fever として知られている劇症型の合併症を起こすことがある。この合併症の誘因は明らかではないが，大量の溶血を伴い，血色素血症，血色素尿症，黄疸，腎不全が発現する。

適切な薬物療法を行えば，大部分の型のマラリアの予後は良好である。しかし，薬剤抵抗株の発生によって熱帯熱マラリアの治療はより困難になる。重篤な転帰をとる可能性もあるため，早期の診断と治療が特に重要であるが，非流行地ではときとして遅れることもある。スポロゾイト抗原を含むワクチンの最近の開発が心強い進歩である。ワクチンによる防御は部分的であるが，完全に導入されれば，数千件の小児の致死的な脳性マラリアを防ぐことが期待される。現在，マラリアを予防する最良の方法は，生活圏に近い停滞水域（蚊の繁殖地）の除去，殺虫剤処理された蚊帳の使用，抗マラリア薬の予防的摂取などの公衆衛生対策によるものである。

赤血球造血の低下による貧血

このカテゴリーには，鉄，葉酸，ビタミン B_{12} などの造血に必要な栄養素が食事から十分供給されないことで，造血能が低下する貧血が含まれる。赤血球造血を抑制する疾患には，骨髄不全（**再生不良性貧血** aplastic anemia）に関連した疾患や，全身の炎症（**慢性炎症による貧血** anemia of chronic inflammation），腫瘍や炎症細胞によって骨髄が置換される疾患（**骨髄癆性貧血** myelophthisic anemia）が含まれる。以下の項では，これらの型の貧血について個々に説明する。

鉄欠乏性貧血

鉄欠乏は世界で最も頻度の高い栄養不足であり，貧血関連の臨床所見や症状をきたす。高資源国では人口の10％に，低資源国では人口の25〜50％に貧血があると推定されているが，最も頻度が高い貧血は鉄欠乏性貧血である。鉄欠乏を引き起こす要因は集団によって異なり，鉄代謝を理解することが必要である。

生体内の鉄含量は女性で2.5g，男性では3.5gである。体内の鉄の約80％はヘモグロビン，ミオグロビンや含鉄酵素（例：カタラーゼ，シトクロム）のなかに存在する。体内の鉄の残りの15〜20％は，ヘモシデリンとフェリチン結合鉄からなる貯蔵プールにあり，主に肝臓，脾臓，骨髄のマクロファージ，および骨格筋細胞に存在する。**血清フェリチン** serum ferritin は主に貯蔵鉄プールに由

来しており，その値は生体内の貯蔵鉄量のよい指標となっている。**骨髄における貯蔵鉄の評価**も生体内の貯蔵鉄量の指標として信頼性が高いが，検査の侵襲性がより高い。鉄はトランスフェリンとよばれる鉄結合タンパク質によって血漿中を輸送される。正常では，**トランスフェリン transferrin** の約33％が鉄と結合しており，血清鉄の平均値は男性120μg/dL，女性100μg/dLである。したがって，血清の総鉄結合能は300〜350μg/dLの範囲にある。

ヒトでは鉄欠乏が非常によくみられることからも推測されるように，鉄代謝経路の進化はできるだけ鉄を貯蔵する方向で行われてきた。鉄排泄は粘膜や皮膚の上皮細胞の剥脱によって失われる1〜2mg/日であり，**鉄平衡は主に食事性の鉄吸収調節によって保たれている**。欧米の食事には1日約10〜20 mgの鉄が含まれており，その多くは動物性食物に存在するヘムであり，残りは植物性食物に含まれている無機鉄である。ヘム鉄の約20％（非ヘム鉄では1〜2％）が吸収されるので，平均的な欧米の食事には1日の排泄量を補うのに十分な鉄が含まれている。

鉄吸収の調節は十二指腸で行われる（図10.9）。第二鉄還元酵素である十二指腸シトクロムBによる還元後，鉄還元酵素によって還元された後，還元鉄は**二価金属トランスポーター 1 divalent metal transporter 1（DMT1）**により，腸細胞の先端部細胞膜から細胞質内へ運ばれる。**フェロポーチン ferroportin** という第2のトランスポーターによって，細胞質から基底部の膜を通過して血漿へ移行する。新しく吸収された鉄は**ヘフェスチン hephaestin** ないし**セルロプラスミン ceruloplasmin** によって酸化され，三価の鉄イオン（Fe^{3+}）となり，トランスフェリンに結合する。DMT1とフェロポーチンはどちらも体中に広く分布しており，多くの臓器で鉄の輸送に関与している。図10.9（中央図）に示されているように，腸管上皮細胞に入った鉄の一部がフェロポーチンによって血漿中のトランスフェリンへと受け渡される。残りはフェリチンと結合し，上皮剥脱とともに失われる。

吸収された鉄の一部は，鉄依存性に肝臓で合成・分泌されるペプチドであるヘプシジンによって調節されている。一般的に，血漿鉄が高くなるとヘプシジンの合成が促進され，血漿鉄が低くなるとヘプシジンの合成は抑制される。しかしながら，ヘプシジンの産生は，炎症や骨髄の赤芽球から放出される因子にも影響される。十二指腸から吸収される食事鉄の割合は，フェロポーチンを負に制御する鉄依存性様式で肝臓から分泌される小さなペプチドであるヘプシジンの血漿レベルによって調節されている。血漿鉄レベルは，肝細胞表面に発現するHFEとよばれるタンパク質によって"感知"され，鉄レベルが上昇すると，HFEと関連タンパク質がヘプシジン生成を上方制御するシグナルを送り，貯蔵鉄を生理学的範囲内に維持するフィードバックループを形成する。さらに，肝臓のヘプシジン産生は炎症性メディエーター（IL-6など）によって正に制御され，骨髄の赤芽球から分泌されるエリスロフェロンによって負に制御される。

ヘプシジン生成の変化は，鉄代謝障害に共通する特徴である。持続的な高レベルのエリスロフェロンを伴う疾患（例：重度β-サラセミア）やHFEの遺伝的欠陥（遺伝性ヘモクロマトーシス，第14章）はヘプシジン産生を抑制し（図10.9左図），鉄過剰を引き起こすのに対し，慢性炎症はヘプシジン生成を刺激し（図10.9右図），慢性炎症による貧血を引き起こす（後述）。

病態形成

さまざまな原因によって鉄不足が生じる。

- 高資源国では慢性出血が鉄欠乏性貧血の最も重要な原因である。このような出血は，消化管（例：消化性潰瘍，大腸癌，痔核）や女性生殖器（例：月経，不正性器出血，内膜癌）などで生じる。
- 低資源国では，主に菜食主義の食生活による鉄の摂取量の少なさと生体利用効率の低下が，鉄欠乏症の最大の原因である。米国では不十分な食事の摂取量が鉄欠乏の原因となることはまれである。しかしときに，ミルクのみを与えられた幼児，食料を安定して得られない者，高齢者において問題となる。
- 妊娠に際して，あるいは小児では，正常の食餌性摂取量を上回る鉄の需要の増大が生じる。
- 鉄の吸収不良は，セリアック病，さまざまな胃炎，または胃切除後に発生する可能性がある（第13章）。

原因にかかわらず，鉄欠乏は潜行性に生じる。はじめに貯蔵鉄が枯渇し，血漿フェリチンの低下や骨髄マクロファージの可染鉄の減少が起こる。続いて血中の鉄も減少し，血清鉄の低下や血清の鉄結合能の上昇をきたす。最終的にヘモグロビン，ミオグロビン，その他の含鉄物質の合成能が低下し，小球性貧血，作業動作や認知機能の障害，免疫能の低下がみられる。

臨床的特徴

多くの場合，鉄欠乏性貧血は軽症であったり無症状であったりすることが多い。重症例では脱力，倦怠，蒼白などの非特異的な症状がみられることがある。貧血が長く続くと指爪は薄く扁平となり，最終的に"匙状"を呈することがある。特徴的で変わった精神行動面の合併症として，泥や土などの食物でないものを平気で食する**異食症 pica** がある。

末梢血塗抹像では**小球性低色素性貧血 microcytic and hypochromic** を示す（図10.10）。ヘマトクリットの低下，小球性低色素性の赤血球指数，血清フェリチン低値，血清鉄低値，低トランスフェリン飽和度，総鉄結合能の増加が特徴的所見であり，最終的には鉄剤・治療への反応も含まれる。理由は不明であるが，鉄欠乏では血小板数の増加を伴うことが多い。エリスロポエチンのレベル

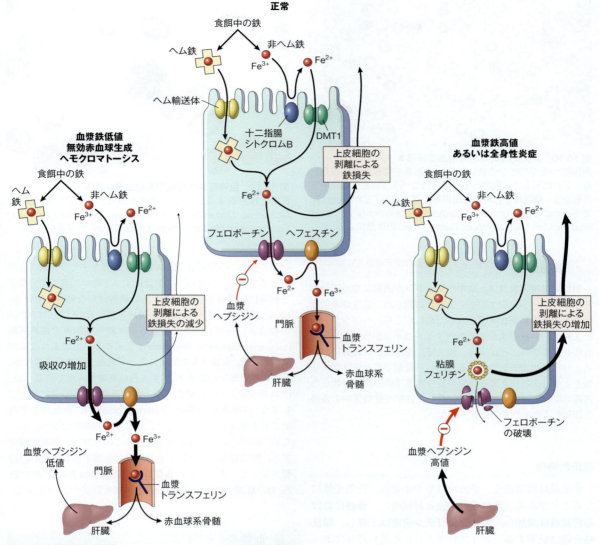

図10.9　鉄吸収の調節
十二指腸上皮によるヘム鉄と非ヘム鉄の粘膜吸収過程が描かれている．生体の鉄貯蔵が飽和状態で赤血球造血も正常である場合には，血漿ヘプシジンが鉄の恒常性を維持するために，フェロポーチンを減少させたり鉄吸収を制限したりすることによって鉄の吸収と排出のバランスをとる（**中央図**）．全身に炎症がある場合や鉄が高値のときにヘプシジンは増加して，鉄吸収を抑制し，十二指腸上皮の剥脱とともに鉄の排出を増加させる（**右図**）．血漿鉄が低値な場合や原発性ヘモクロマトーシスではヘプシジンは減少して，鉄の吸収は増加する（**左図**）．DMT1：二価金属トランスポーター1

は上昇するが，利用しうる鉄が少ないために骨髄の反応は限られたものであり，骨髄の細胞密度の増加は通常ほんのわずかである．

死亡した人にこの型の貧血がしばしばみられるが，この貧血が原因で死亡することはまれである．栄養状態のよい人に小球性低色素性貧血がみられる場合には，むしろ別の基礎疾患の一症状であることを忘れてはならない（例：慢性失血を引き起こす結腸癌）．

慢性炎症時の貧血

慢性炎症時の貧血 anemia of chronic inflammation は，慢性疾患による貧血としてしばしば言及され，入院患者に最も多い型の貧血である．表面的には鉄欠乏性貧血に類似しているが，全身性の炎症のために造血が低下している．この型の貧血は以下の種々の慢性炎症で起こる．

- 骨髄炎，細菌性心内膜炎，肺膿瘍などの慢性細菌感染症
- 慢性関節リウマチ，クローン病などの慢性免疫性疾患
- ホジキンリンパ腫，肺癌，乳癌などのがん

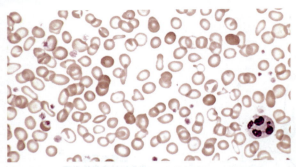

図10.10　鉄欠乏性貧血の末梢血塗抹標本
周辺にヘモグロビンの狭い縁取りのある小型赤血球がみられる。それに対して，散在している十分なヘモグロビン量を有する細胞は，最近なされた輸血由来の細胞である。(Dr. Robert W. McKenna, Department of Pathology, University of Texas Southwestern Medical School, Dallas, Texas. の厚意による)

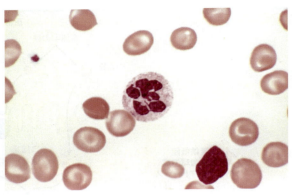

図10.11　巨赤芽球性貧血の末梢血塗抹標本
6葉の核を有する過分葉好中球がみられる。(Dr. Robert W. McKenna, Department of Pathology, University of Texas Southwestern Medical School, Dallas, Texas. の厚意による)

病態形成

慢性炎症時の貧血は，血中ヘプシジンが高値になって骨髄マクロファージのフェロポーチンが抑制され，赤芽球系前駆細胞への鉄の移動が阻害されるために起こる。ヘプシジン値の上昇は，IL-6のような炎症性サイトカインがヘプシジンの合成を促進することによる。加えて，慢性炎症は腎臓におけるエリスロポエチンの産生を抑制し，骨髄での赤血球産生を低下させる。さまざまな慢性炎症性疾患で鉄の抑留が起こる意義についてはよくわかっていない。鉄依存性微生物の成長を抑制する効果があるかもしれない。

臨床的特徴

血清鉄は通常低く，赤血球はやや小球性，低色素性になることがある。鉄欠乏性貧血と対照的に，**骨髄における貯蔵鉄は増加し，血中フェリチン濃度は上昇し，総鉄結合能は低下する**。エリスロポエチンや鉄の投与によって貧血は改善する場合もあるが，基礎疾患を有効に治療することによってのみ貧血は完治する。

巨赤芽球性貧血

巨赤芽球性貧血 megaloblastic anemia には葉酸の欠乏とビタミンB_{12}の欠乏という2つの重要な原因がある。これらのビタミンはいずれもDNA合成に必須であり，これらの欠乏による赤血球造血への影響は類似している。しかし後述するように，葉酸欠乏とビタミンB_{12}欠乏の原因とその経過で生じることは大きく異なる。はじめに共通する特徴を述べ，それから葉酸欠乏とビタミンB_{12}欠乏に特徴的な所見を述べる。

病態形成

巨赤芽球性貧血は，DNAの構成単位の1つであるチミジンの合成障害を引き起こす代謝障害によって生じる。葉酸とビタミンB_{12}の両者は，DNA複製に必要なチミジル酸の合成に必須である。チミジンの欠乏によって体中の急速に分裂する細胞に異常が生じる。造血髄は最も深刻な影響を受ける。RNAや細胞小器官の合成は比較的正常に進行するのでDNAの合成より先行し，造血前駆細胞は**核－細胞質の成熟解離 nuclear-cytoplasmic asynchrony** を呈する。このような成熟異常の結果，さまざまな様式によって貧血が引き起こされる。多くの赤血球前駆細胞ではDNA合成異常が高度であるため，DNA損傷反応が引き起こされ，骨髄でアポトーシスに陥ってしまう(**無効造血 ineffective hematopoiesis**)。赤血球まで成熟する赤芽球もあるが，そこに至るまでの細胞分裂が少ないため，結果的にこれらの前駆細胞からの赤血球の総数は減少する。顆粒球系や巨核球系もそれほど重度ではないものの影響を受ける。大部分の巨赤芽球性貧血患者は汎血球減少(貧血，**血小板減少症 thrombocytopenia**，顆粒球減少症)を呈する。

形態学

すべての巨赤芽球性貧血に共通した形態学的特徴がみられる。骨髄は巨赤芽球の増加により著明に過形成となる。**巨赤芽球 megaloblast** は正赤芽球よりも大きく，繊細な微細網状の核クロマチン(核が幼若であることを示している)を有している。巨赤芽球が分化してヘモグロビン合成が開始しても，その核クロマチンは繊細であり，正染性正赤芽球に認められるようなクロマチン凝集は起こらない(古典的な**核－細胞質の成熟解離**)。同様に，顆粒球前駆細胞も核－細胞質成熟に不均衡を生じ，**巨大後骨髄球 giant metamyelocyte** が出現する。巨核球もまた異常に大型となり，奇怪な過分葉核を有する。

末梢血における最も初期の変化は通常，**過分節顆粒球 hypersegmented neutrophil** の出現である(図10.11)。この変化は貧血が始まる前に認められる。正常な顆粒球は3あるいは4分葉であるが，巨赤芽球性貧血ではこの数は著しく増加し，5分葉あるいはそれ以上となる。典型例では赤血球は大型で，**卵円形の大楕円赤血球 egg-shaped macro-ovalocyte** となり，平均赤血球容積は110fL(正常：78〜98fL)以上とな

ることが多い。大赤血球は高色素性にみえるが，実際には MCHC は正常である。大型でいびつな形の血小板がみられることもある。他の臓器系，特に消化管にも形態学的変化が生じ，臨床的に特徴的な所見がみられる。

■ 葉酸（葉酸塩）欠乏性貧血

葉酸欠乏は通常不十分な食事の結果生じるが，代謝需要の増大を伴っていることもある。葉酸はほとんどすべての食物に存在するが，10～15 分間調理することによって簡単に破壊されてしまい，その結果，見かけ上健康な人が限界ぎりぎりの葉酸の貯蔵しか有さない頻度は驚くほど多い。葉酸欠乏のハイリスクは，不十分な食事（食料が十分に食べられない人，高齢者）や代謝需要の増大（妊婦，鎌状赤血球貧血などの溶血性貧血患者）である。欠乏は，吸収や代謝の異常によるものである可能性もある。食物中の葉酸塩はポリグルタミン酸 (polyglutamate) 型が多く，吸収されるためにはモノグルタミン酸 (monoglutamate) に分解されなければならない。この変換は，酸性食物や豆類やマメ科の植物に含まれる物質を同時に摂取することによって妨げられる。フェニトインや他の数種の薬剤は葉酸塩の吸収を妨げ，メトトレキサートなどその他の薬剤は葉酸の代謝を妨げる。腸管の主たる吸収部位は小腸の上部 1/3 なので，この部位の腸管を侵すセリアック病や環境性腸疾患（第 13 章）では，葉酸の吸収が妨げられることがある。

病態形成

テトラヒドロ葉酸は，DNA 合成に使用されるデオキシチミジンーリン酸 (dTMP) 合成の材料となるプリン (purine) とチミジル酸 (thymidylate) 合成のさまざまな段階において，1 炭素単位の受容体および供給体として作用する。葉酸の代謝と機能は複雑であるが，ここでは，ジヒドロ葉酸レダクターゼ（薬剤メトトレキサートの標的）による細胞内でのジヒドロ葉酸からテトラヒドロ葉酸への葉酸の変換が，dTMP 合成にとって特に重要であることに留意するだけで十分である。細胞内の葉酸が欠乏すると dTMP の合成が不十分になり，DNA 複製ができなくなる。これが葉酸（葉酸塩）欠乏性貧血の病態である。

臨床的特徴

発症は潜行性であり，易疲労性などの非特異的な症状がみられる。特にアルコール使用障害者では，他のビタミン欠乏を伴って臨床症状が複雑になることがある。造血系と同様に消化管でも細胞回転が速いので，消化器症状もよくみられ，しばしば重篤である。舌痛もみられる。**ビタミン B$_{12}$ 欠乏と異なり，神経学的異常は起こらないことは重要な点である。**

巨赤芽球性貧血は，末梢血塗抹標本および骨髄検査によって容易に診断できる。葉酸欠乏性貧血は，血清あるいは赤血球の葉酸あるいはビタミン B$_{12}$ の値の測定によってビタミン B$_{12}$ 欠乏性貧血と鑑別する。

■ ビタミン B$_{12}$（コバラミン）欠乏性貧血

ビタミン B$_{12}$ はさまざまな食物に存在し，加熱や煮沸に抵抗性である。また腸内細菌叢によって生成される。葉酸とは異なり，ビタミン B$_{12}$ の食事性欠乏はまれであり，厳格な菜食主義者に限られている。そのかわり，ビタミン B$_{12}$ 欠乏は典型的にはビタミン B$_{12}$ 吸収機構の異常によって生じる。ビタミン B$_{12}$ の吸収には，胃底粘膜の壁細胞によって分泌される内因子が必要である（図 10.12）。ビタミン B$_{12}$ は胃内のペプシンの作用により食物中の結合タンパク質から遊離し，ハプトコリンとよばれる唾液タンパク質に結合する。十二指腸では，結合したビタミン B$_{12}$ が膵臓プロテアーゼの作用によりハプトコリンから放出され，内因子と結合する。この複合体は回腸に輸送され，そこでキュビリンとよばれる内因子の受容体を表面に発現する回腸細胞によって細胞内に取り込まれる。回腸細胞内では，ビタミン B$_{12}$ がトランスコバラミン II に渡され，血漿中に分泌される。その後，トランスコバラミン II はビタミン B$_{12}$ を肝臓や，骨髄や胃腸管で急速に増殖する細胞などの体内のその他の細胞に運ばれる。

ビタミン B$_{12}$ が吸収されると，体内で効率よく使用される。肝臓に蓄えられ，通常 5～20 年の間，体が必要とする量を貯蔵している。肝臓にたくさんの量が蓄えられているので，ビタミン B$_{12}$ 欠乏による臨床症状は，通常，吸収不良が認識されないまま数年を経た後に発現する。

病態形成

ビタミン B$_{12}$ 吸収不良の原因として最も頻度が高いのは悪性貧血である。この疾患は壁細胞や内因子に対する自己免疫反応の結果，内因子の生成が抑制された結果生じる（第 13 章）。組織学的には，壁細胞の消失，顕著なリンパ球・形質細胞浸潤，赤芽球系前駆細胞でみられるものと同様の巨赤芽球性変化を示す粘膜細胞を伴う慢性萎縮性胃炎がみられる。大部分の悪性貧血患者の血清中にはさまざまな自己抗体が存在する。抗体には，ビタミン B$_{12}$ と内因子との結合を**妨げる抗体，内因子−B$_{12}$ 複合体 intrinsic factor−B$_{12}$ complex antibody** と反応し，回腸のキュビリンと結合するのを阻害する抗体がある。自己抗体は診断に有用であるが，胃の病変の主要な原因とは考えられていない。自己反応性 T 細胞応答によって胃粘膜損傷が始まって，自己抗体の形成が引き起こされると思われている。内因子分泌細胞が閾値を下回り，（貯蔵ビタミン B$_{12}$ が減少すると）貧血が発症する。

慢性ビタミン B$_{12}$ 吸収不良は，胃切除後（内因子産生細胞が失われる），回腸切除後（内因子−B$_{12}$ 複合体の吸収を妨げる），回腸遠位部を侵す疾患（クローン病，環境性腸症，**ウィップル病 Whipple disease**）でもみられる。特に高齢者では，胃粘膜の萎縮や無酸症 achlorhydria によって，食事中の結合体

からビタミンを遊離するのに必要な胃酸やペプシンの産生が妨げられる。

　ビタミン B_{12} 欠乏貧血の原因となる代謝障害は，葉酸の代謝と絡んでいる。ビタミン B_{12} はテトラヒドロ葉酸 (tetrahydrofolate) の再利用に必要で，ビタミン B_{12} が欠乏すると DNA 合成に必要な型の葉酸の欠乏を引き起こす。この関連から予想されるとおり，葉酸の投与によってビタミン B_{12} 欠乏性貧血は改善する。一方，重要なことだが，葉酸の投与によってビタミン B_{12} 欠乏に伴う神経疾患が悪化することもある。神経系病変の主体は**脊髄後索と側索の脱髄性病態**であり，末梢神経に初発することもある。やがて軸索変性も併発する。神経学的症状の程度と貧血の程度は相関しない。明らかな巨赤芽球性貧血を伴わず，神経症状のみが生じることもある。

臨床的特徴

　ビタミン B_{12} 欠乏の症状は，他の貧血と同様に非特異的であり，蒼白，易疲労性などがみられ，重症例では呼吸困難やうっ血性心不全も認める。無効赤血球生成のために赤血球系前駆細胞の破壊が亢進して，軽度の黄疸が起こることがある。口腔咽頭上皮の巨赤芽球様変化によって牛肉様赤色舌が出現することがある。脊髄の病変（亜急性連合性脊髄変性症）は対称性しびれ感，刺すような痛み，手足の灼熱感で始まり，不安定な歩行，特に足趾の位置感覚の喪失が現れる。貧血症状はビタミン B_{12} の非経口投与に劇的に反応するが，神経学的症状は改善しないことがある。**第 13 章**で述べるように，悪性貧血の患者では胃癌の発生危険率が高い。

　ビタミン B_{12} 欠乏貧血の診断学的特徴は，(1) 血清ビタミン B_{12} 値の低下，(2) 正常あるいは上昇した血清葉酸値，(3) 中等度から高度の大球性貧血，(4) 過分節顆粒球を伴う**白血球減少症 leukopenia**，(5) ビタミン B_{12} 投与後 2〜3 日で網赤血球が劇的に増加する。悪性貧血は上記のすべての所見に加えて血清抗内因子抗体が認められる。

再生不良性貧血

　再生不良性貧血は，骨髄の**多能性幹細胞が抑制される結果，骨髄不全 bone marrow failure，汎血球減少症 pancytopenia** をきたす疾患である。骨髄ではしばしば実質的に認識できる造血成分を欠いている。この疾患は**赤血球系前駆細胞 erythroid progenitor** が選択的に抑制され，貧血が唯一の症状である**赤芽球癆 pure red cell aplasia** と区別されるべきである。

病態形成

　再生不良性貧血の病態形成は十分理解されていないが，2つの大きな病因が考えられている。外因性の病因である骨髄前駆細胞の免疫介在性抑制と，幹細胞の内因性異常である。実験的研究では活性化 T 細胞が造血幹細胞を抑制するモデルが注目されている。薬剤，感染性因子，その他の未確認の環境因子への曝露によって，幹細胞が抗原的に変容するという仮説が立てられている。それによって細胞性免疫反応が惹起され，活性化された Th1 細胞がインターフェロンγ（INF-γ）

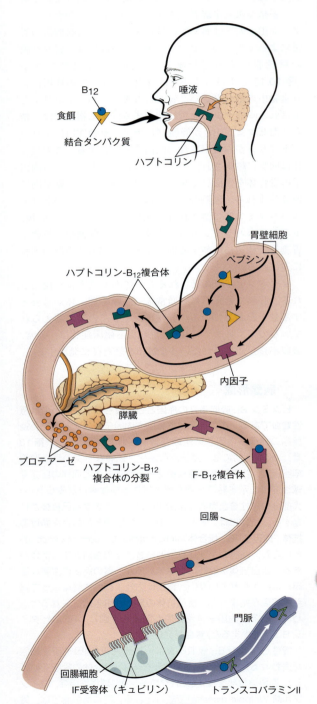

図 10.12 ビタミン B_{12} の吸収の模式図
詳細は本文を参照。IF：内因子。

やTNFなどの造血前駆細胞を抑制するサイトカインを生成する。このシナリオに沿って，T細胞に対する免疫抑制療法により，60〜70％の患者で造血が回復する。

それに対して，再生不良性貧血は内因性幹細胞異常によって発症し，それは5〜10％の患者に，染色体の維持や安定に重要な**テロメラーゼ**の遺伝的異常がみられることより支持されている。テロメラーゼの異常は造血幹細胞の早期の老化に至ると考えられている。さらに興味深いことに，50％の症例にテロメアの短縮が認められる。これは未解明のテロメラーゼの異常，もしくは造血幹細胞の過剰な複製による結果かもしれない。遺伝子組み換えをされた幹細胞（テロメア異常を伴う幹細胞など）もT細胞の攻撃の標的となる"新生抗原"を発現することがあり，これらの2つのメカニズムは相互に排他的ではない。

臨床的特徴

再生不良性貧血はあらゆる年齢層でみられ，性差はない。**貧血**はゆっくりと進行するため，潜伏性に衰弱，蒼白，呼吸困難などの症状が進む。血小板減少症があると，しばしば点状出血や斑状出血がみられる。好中球減少症があると，重篤な感染症を発症することがある。

再生不良性貧血と骨髄浸潤（骨髄癆性貧血），"**非白血性白血病 aleukemic leukemia**"，肉芽腫性疾患によって生じる貧血を鑑別することは重要である。これらの疾患は臨床症状では鑑別が困難な場合があるが，骨髄の検索によって容易に鑑別できる。再生不良性貧血では脾腫がみられないことが特徴であり，脾腫が存在する場合は他の疾患を疑うべきである。

予後の予測は難しい。原因薬物の使用を中止すると回復する症例もあるが，これはむしろ例外的である。骨髄幹細胞移植はしばしば有効な治療法であり，特に40歳以下の患者には有効である。貧血を治すために必要な輸血によって患者は同種抗原に感作され，骨髄移植後の移植レシピエントの生着不全の率が高くなると推測されている。したがって，移植が適応となる症例には輸血は最小限にされるべきである。骨髄幹細胞移植は免疫抑制剤，放射線照射，化学療法が前もって必要であり，この事実は自己免疫が疾患形成に重要であることを支持している。前述のように，骨髄移植の適応ではない患者にしばしば免疫抑制療法が有効である。

表 10.5　赤血球増多症の病態生理学的分類

相対的
血漿量の減少（血液濃縮）
絶対的
原発性
骨髄系幹細胞の異常増殖，エリスロポエチン値は正常あるいは低下（真性赤血球増多症），エリスロポエチン受容体の活性を亢進させるような遺伝性突然変異（まれ）
二次性
エリスロポエチン値の上昇 　適応性：肺疾患，高地での生活，チアノーゼをきたす心疾患 　腫瘍随伴症：エリスロポエチン産生腫瘍（例：腎細胞癌，肝細胞癌，小脳血管芽細胞腫） 　血液ドーピング：持久力の必要な運動選手

骨髄癆性貧血

この型の貧血は**骨髄が腫瘍やその他の病変によって広範に置換される**ことによって生じる。乳癌，肺癌，前立腺癌の転移に関連することが最も多いが，その他のがん，進行した結核，脂肪蓄積症，骨硬化症でも同様の臨床像を呈することがある。骨髄浸潤による主要な症状は貧血，血小板減少であるが，一般的に白血球系統が侵される頻度は低い。涙滴（teardrop）に類似した異常な形の幼若赤血球が末梢血中に出現することが特徴的である。軽度の白血球の増加を伴って，幼若な顆粒球や赤芽球前駆細胞が末梢血中にみられることもある（**白赤芽球症 leukoerythroblastosis**）。治療は基礎疾患に対応して行う。

多血症

多血症 polycythemia（赤血球増多症 erythrocytosis）では末梢血単位容積当たりの赤血球数が増加する。多血症には**相対的なもの**と，全赤血球量が増加した**絶対的なもの**がある。相対性赤血球増多症は，水分喪失，遷延する嘔吐，下痢，利尿剤の過剰投与などのさまざまな原因で起こる脱水の結果生じる。絶対的赤血球増多症では，骨髄系幹細胞の自律性増殖の結果として赤血球量の増加をきたす場合は**原発性 primary** といわれ，エリスロポエチン増量に反応して赤血球の増加をきたすものは**二次性 secondary** といわれる。原発性多血症は通常，骨髄性腫瘍である**真性多血症 polycythemia vera** によって引き起こされるが，これについては後述する。二次性多血症を引き起こすエリスロポエチン分泌増加は，さまざまな原因に起因する（表 10.5）。

白血球の疾患

白血球の疾患には，白血球の減少（白血球減少症）や反応性ないし腫瘍性の増殖がある。微生物感染などに反応した反応性増殖がよくみられる。腫瘍性疾患は比較的まれではあるが，予後は不良であり，成人では全がん死の約9％，20歳以下では30％程度を占めている。

以下の項では，まず白血球の非腫瘍性疾患を取り上げ，次いで白血球の腫瘍性増殖について詳細を述べる。

白血球の非腫瘍性疾患

白血球減少症

　白血球減少症は，末梢血中で最も数の多い白血球である顆粒球の減少によって生じることが最も多い。リンパ球減少症の頻度は少なく，先天性免疫不全症あるいはヒト免疫不全ウイルス human immunodeficiency virus（HIV）感染の進行期やコルチコステロイド治療を行ったような場合で認められる。ここでは最も頻度の高い顆粒球を侵す白血球減少症についてのみ述べる。

好中球減少症／無顆粒球症

　血液中の顆粒球数の減少は**好中球減少症** neutropenia あるいは，重度の場合は**無顆粒球症** agranulocytosis とよばれる。罹患患者は細菌および真菌感染に対する感受性が高く，重篤な場合には死に至る。感染のリスクは好中球数が 500/μL を下回ると急に上昇する。

病態形成

好中球減少症の発症機序は以下の2つのカテゴリーに大別される。
- **顆粒球産生の低下**：臨床的に重要な顆粒球の減少は，骨髄不全（がんの化学療法による一過性のもの，再生不良性貧血による慢性的なもの）や腫瘍による骨髄の広範な置換（白血病など）でみられることが最も多い。また，他の血球系が影響を受けなくても，好中球産生が選択的に抑制されることもある。このような病態は特定の薬剤または，細胞傷害性T細胞やナチュラルキラー natural killer（NK）細胞の腫瘍性増生（いわゆる大顆粒リンパ球性白血病）によって引き起こされることが最も多く，どちらも不明確なメカニズムによって骨髄造血を抑制する。
- **顆粒球破壊の亢進**：この状態は免疫学的機序を介して好中球が傷害を受けた場合（一部の症例は薬剤誘発性である），細菌，真菌，リケッチア感染などの激しい感染において，末梢での白血球の利用が増大する場合にみられる。脾臓が腫大し，好中球を抑留することによって白血球除去を促進することもある。

形態学

　骨髄の形態学的変化は，好中球減少症のもととなる病態によって異なる。好中球減少症が，成熟好中球の過度の破壊や巨赤芽球性貧血のときに起こるような無効顆粒球造血による場合には，代償性**過形成性骨髄** marrow hypercellularity となる。特異的に顆粒球系造血を抑制する薬剤によって，骨髄の顆粒球系前駆細胞が著明に減少するが，赤血球造血や巨核球造血は正常に保たれている。それに対して，大部分の骨髄毒性薬剤では骨髄の全成分が傷害を受ける。

表 10.6　白血球増多症の原因

好中球増多症	
急性細菌性感染症（特に化膿性細菌による），無菌性炎症（例：組織壊死（心筋梗塞，火傷））	
好酸性白血球増多症（好酸球増多症）	
喘息，枯草熱，アレルギー性皮膚疾患（例：天疱瘡，疱疹状皮膚炎）などのアレルギー性疾患。寄生虫感染，薬剤反応，ある種の悪性腫瘍（例：ホジキンリンパ腫，いくつかの非ホジキンリンパ腫），膠原病性血管炎や一部の血管炎，アテローム塞栓症（一過性）	
好塩基性白血球増多症（好塩基球増多症）	
まれではあるが，しばしば骨髄増殖性腫瘍の指標となる（例：慢性骨髄性白血病）	
単球増多症	
慢性炎症（例：結核），細菌性心内膜炎，リケッチア症，マラリア，膠原病性血管疾患（例：全身性エリテマトーデス），炎症性腸疾患（例：潰瘍性大腸炎）	
リンパ球増多症	
慢性免疫刺激を伴う多くの疾患で起こり，単球増多症に合併する（例：結核，ブルセラ症）。ウイルス感染（例：A型感染，サイトメガロウイルス，EBウイルス），百日咳菌 Bordetella pertussis 感染	

臨床的特徴

　感染は大きな臨床問題であり，歯肉，口腔底部，頬粘膜，咽頭，あるいはその他の口腔内に潰瘍性，壊死性病変がみられることが多い。これらの病変部では，白血球による反応が起こらないためにしばしば大量の微生物が繁殖している。局所の炎症に加えて，通常，倦怠感，悪寒，発熱などの全身症状がみられる。敗血症の危険性があるので，好中球減少症の患者は感染初期に広域抗生物質の投与を開始する。臨床所見に応じて，好中球数の回復を促進する増殖因子である**顆粒球コロニー刺激因子 granulocyte colony-stimulating factor** の投与も行われることがある。

反応性白血球増加症

　白血球数の増加は細菌性あるいは非細菌性に引き起こされるさまざまな反応性炎症状態でよくみられる。白血球増多症は非特異的なことが多く，増加している白血球細胞の種類によって分類される（**表 10.6**）。後述するように，**反応性白血球増加症 reactive leukocytosis** は白血病に類似するほど白血球数が増加することがある。そのような**類白血病反応 leukemoid reaction** と白血球の真の悪性腫瘍とは厳密に区別しなければならない。伝染性単核症はリンパ球増多に関連した独立した症候群であるので別に記載する。

伝染性単核球症

　伝染性単核球症は青少年や若年成人に発生する急性かつ自然に治癒する疾患であり，ヘルペスウイルス属のエプスタイン・バールウイルス（EBV）感染によるものである。この感染の特徴は（1）発熱，咽頭痛，全身リンパ節炎，（2）活性化された CD8 陽性 T 細胞の増加である。サ

イトメガロウイルス感染も同様の症状を引き起こし，血清学的検査によってのみ鑑別可能であることに注意すべきである。

EBV はあらゆる人種にみられる。低所得地域では EBV 感染の多くは幼児期に生じる。感染児は免疫学的反応を起こすにもかかわらず，大部分は無症候であり，その半数以上は生涯ウイルスを排出し続ける。これに対して衛生環境のよい高所得地域では感染は遅く，通常，青少年期，若年成人に生じ，症状性感染が多い。理由は明らかではないが，高所得国では血清反応陽性で異常のみられない者のうち約 20％のみがウイルスを排出し，EBV に曝露された人の約 50％のみが感染する。

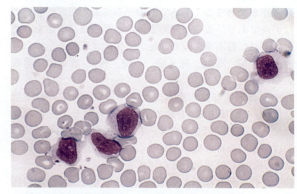

図 10.13　伝染性単核球症でみられる異型リンパ球

病態形成

血清学的陰性者への感染は一般に直接の口部接触による。ウイルスはまず口腔咽頭粘膜上皮細胞に感染し，その後その深部に存在するリンパ装置（扁桃とアデノイド）に広がって，そこで EBV 受容体を有する B リンパ球に感染すると仮定されている。EBV エンベロープ糖タンパク質は，すべての B 細胞で発現される CD21 に結合するため，EBV の B 細胞指向性が説明される。B リンパ球の感染は 2 つの形式があり，どちらかの形式を呈する。ほとんどの EBV 感染 B 細胞では，ウイルスは潜伏しており，染色体外エピソームとして存続する。残りの細胞は，ウイルスの複製とビリオンの放出を特徴とする溶解期に移行する。

EBV ゲノムが潜行感染している B 細胞は，いくつかの EBV タンパク質の作用によって活性化し，増殖することがある（第 6 章）。これらの細胞は血中に散布され，伝染性単核球症の診断検査で検出される羊の赤血球を認識する抗体など，異常な特異性をもつ抗体を分泌する。初期急性感染の期間に EBV は唾液中に放出される。これらウイルス粒子の源が，口腔咽頭上皮細胞か B 細胞なのかは不明である。

宿主の T 細胞が，EBV 感染 B 細胞や細胞外のウイルスの増殖を制御する。ウイルスカプシド（capsid）抗原に対して感染経過の初期には IgM 抗体が，後期には IgG 抗体が産生される。後者の抗体は生涯持続してみられる。さらに重要なことは，細胞傷害性 CD8 陽性 T 細胞によって多クローン性 B 細胞の増殖が制御されていることである。**ウイルス特異的 CD8 陽性 T 細胞が本疾患に特有な大きないわゆる異型リンパ球として末梢血中に出現する。**健常人では，EBV に対する免疫反応が十分に起こり，ウイルスの放出を歯止めする。しかしながら，ほとんどの症例では，少数の EBV 感染 B 細胞は終生存続する。後述するように，宿主の T 細胞性免疫が低下すると EBV 関連 B 細胞増殖のリスクが高くなる。

形態学

主な変化は血液，リンパ節，脾臓，肝臓にみられ，ときには他臓器にも認められる。末梢血には白血球増多症がみられ，通常全白血球数は 12,000～18,000/μL の間である。その半数以上は大型の**異型リンパ球 atypical lymphocyte** であり，直径は 12～16μm で，しばしばアズール顆粒を有する豊富な細胞質と卵円形でギザギザした，あるいは弯入のある核が特徴的である（図 10.13）。これらの異常リンパ球は主に細胞傷害性 CD8 陽性 T リンパ球であり，その特徴的な所見によって診断がつけられる。

リンパ節腫脹 lymphadenopathy は高頻度に認められ，後頸部，腋窩，鼠径部リンパ節にみられることが多い。組織学的に，腫大したリンパ組織の傍皮質（T 細胞）領域には異型リンパ球が充満している。ときに，**ホジキンリンパ腫 Hodgkin lymphoma** に特徴的なリード・スタンバーグ（RS）細胞に似た細胞がみられることがある。このような異型像があるため，伝染性単核球症の反応性変化と悪性リンパ腫を鑑別するには特殊検査が必要なこともある。

大部分の症例で脾臓は重量が 300～500 g と腫大し，異型リンパ球の高度の浸潤がみられる。急激に脾臓が腫大し，脾索や被膜にリンパ球が浸潤するので脾臓はもろくなり，ちょっとした外傷で脾破裂が起こることがある。

肝臓では異型リンパ球が門脈域と類洞にみられ，リンパ球浸潤を伴った孤発性肝細胞壊死，あるいは実質壊死巣が散在性に認められることもある。このような組織像は，他の型のウイルス性肝炎の組織像と鑑別困難なことがある。

臨床的特徴

古典的な伝染性単核球症では発熱，咽頭痛，リンパ節炎がみられるが，非定型的な症状もまれではない。発熱はほとんどなく，単に倦怠，疲労感，リンパ節腫大があり，リンパ腫を思わせる症例，リンパ節腫大や他の局所所見がなく，原因不明の発熱がみられる症例，肝親和性ウイルス症候群と鑑別困難な肝炎症状を引き起こす症例（第 14 章），風疹に似た熱性発疹をきたす症例もみられる。最終的に診断は以下の所見によって行われ，特異性はこの順に高くなる。(1) 末梢血の特徴的な異型リンパ球の存在，(2) 異好性反応陽性〔モノスポット（monospot）試験〕，(3) EBV 抗原に対する特異抗体の値の上昇である。大部分の伝染性単核球症患者は 4～6 週間で治癒するが，ときには疲労感が長く持続する。またいくつかの

合併症が加わることもある。おそらく最も頻度が多いのは肝炎であり、黄疸、肝酵素値の上昇、食欲不振をきたし、まれに肝不全になる。他の合併病変部位としては神経系、腎臓、骨髄、肺、眼、心臓、脾臓(致命的な脾破裂を含む)などがある。

EBVは形質転換能をもつウイルスで、特定のB細胞性リンパ腫(第6章)を含め、いくつかのヒト悪性腫瘍発生に重要な役割を果たす。T細胞性免疫を欠く個体における重篤な合併症は、EBVによるB細胞性増殖である。この病態は急性感染あるいは潜在性感染の再燃によって開始され、一般に多クローン性増生で始まり、時間の経過とともに明らかな単クローン性B細胞性リンパ腫へと進行する。免疫機能の再建(例:免疫抑制剤の中止)のみでB細胞増殖が完全に消退することもあるが、無治療では必ず致命的となる。

伴性リンパ増殖性症候群(XLP)はEBVに対する免疫反応不全を特徴とするまれな先天性EBV特異的免疫不全症であり、このような病態の存在によってEBV感染を制御する細胞性免疫反応の重要性を改めて認識させられる。ほとんどの罹患男児にはT細胞やNK細胞の活性化に重要なシグナルタンパク質をコードするSH2D1A遺伝子に突然変異がある。EBVに曝露すると、これらの患児の50%以上は重篤な感染を起こし、しばしば血球貪食性リンパ組織球症(HLH)を合併する。その他の患児にはEBV関連リンパ腫や低γグロブリン血症に関連した二次的感染がみられることがあるが、その機序は不明である。

反応性リンパ節炎

感染や非微生物性炎症刺激はしばしば免疫細胞を活性化し、それらの細胞は防御関門であるリンパ節に移動する。外来抗原に対する免疫応答によって、リンパ節が腫大することがある(**リンパ節症 lymphadenopathy**)。リンパ節炎を引き起こす感染にはさまざまなものが多数あり、急性あるいは慢性のものがある。大部分の症例ではリンパ節の組織像はまったく非特異的である。いくぶん独特なリンパ節炎の型をとる猫ひっかき病については、別途記載する。

■ 急性非特異的リンパ節炎

この型のリンパ節炎は、局所性炎症の場合にはその領域の所属リンパ節に限局しているが、全身性の感染や炎症状態では全身のリンパ節が侵されることがある。

● 形態学

肉眼的に急性非特異的リンパ節炎の炎症を伴ったリンパ節は腫大し、暗赤色調で充血がみられる。組織像では**胚中心は大型**で多数の核分裂像がみられる。化膿性病原菌感染が原因で起こる場合には、濾胞周囲やリンパ洞内に好中球浸潤がみられる。感染が高度になると濾胞の中心は壊死に陥り、膿瘍を形成することもある。

侵されたリンパ節は軟らかく、膿瘍形成がひどいと触診で波動性となる。当該部を覆う皮膚はしばしば発赤し、皮膚まで炎症が波及すると瘻孔が形成されることもある。炎症を制御すればリンパ節は正常像に戻りうるが、免疫反応によって破壊された場合には瘢痕となる。

■ 慢性非特異的リンパ節炎

この病態では病因により3つの組織パターン(濾胞過形成、傍皮質リンパ組織過形成、洞組織球症)のうちいずれかの所見を呈する。

● 形態学

濾胞過形成 follicular hyperplasia:このパターンは、B細胞を活性化するような感染や炎症過程に関連して認められる。活性化B細胞は濾胞に入り、濾胞(胚中心)反応を引き起こす。反応性濾胞には、活性化B細胞、散在性のT細胞、**核破砕物を貪食したマクロファージ tingible body macrophage**、目立たないがB細胞抗原提示をする濾胞樹状細胞の網目構造がみられる。濾胞過形成の原因には、**慢性関節リウマチ rheumatoid arthritis**、**トキソプラズマ症 toxoplasmosis**、初期の**HIV感染 HIV infection**などがある。このパターンのリンパ節炎は濾胞性リンパ腫(後述)との鑑別が必要である。濾胞過形成の診断を示唆する所見には、(1)リンパ節構造はよく保たれている、(2)リンパ濾胞の形、大きさはさまざまである、(3)さまざまな大きさ、形の胚中心B細胞が混在して認められる、(4)胚中心内に貪食像や核分裂像が目立つことなどがある。

傍皮質リンパ組織過形成 paracortical hyperplasia:このパターンでは、リンパ節の**T細胞領域 T cell region**の反応性変化が特徴である。免疫の活性化により傍濾胞のT細胞が増殖して免疫芽細胞に形質転換し、胚中心が消失することもある。傍皮質リンパ組織過形成は特に**ウイルス感染 viral infection**(EBVなど)、ワクチン注射後やある種の**薬剤**(特に**フェニトイン phenytoin**)による免疫反応時などにみられる。

洞組織球症 sinus histiocytosis:この反応パターンでは、**洞内皮細胞の腫大 hypertrophy of lining endothelial cell**や**マクロファージ(組織球)の浸潤**によって、リンパ洞が著しく拡張して目立つようになるのが特徴である。洞組織球症は、しばしばがんの所属リンパ節にみられ、腫瘍あるいはその産生物に対する免疫反応を表している可能性がある。

■ 猫ひっかき病

猫ひっかき病 cat scratch diseaseはバルトネラ・ヘンセラ菌 Bartonella henselae によって生じるリンパ節炎で、自然治癒する。主に子どもに生じる疾患であり、患者の90%は18歳以下である。局所リンパ節の腫大があり、特に腋窩や頸部のリンパ節が侵されやすい。猫にひっかかれたり、まれではあるがとげなどによる刺傷後、

約2週間でリンパ節が腫大する。外傷部の皮膚には隆起性の炎症性結節，水疱，痂皮などがみられることがある。大部分の症例で，2～4か月後にはリンパ節腫大は消退する。まれに脳炎，骨髄炎，血小板減少などをきたすこともある。

形態学

リンパ節の解剖学的変化は非常に特徴的である。初期にはサルコイド様肉芽腫が形成され，その後，中心部には好中球の集簇を伴った壊死が生じる。この不規則な星状の壊死性肉芽腫は，鼠径リンパ肉芽腫のような他の感染症にみられるものと類似している。病原微生物は細胞外にあり，鍍銀染色や電子顕微鏡によってのみ同定可能である。診断は猫にひっかかれた既往歴，臨床症状，バルトネラ Bartonella に対する血清抗体陽性所見，リンパ節の特徴ある組織像などからなされる。

血球貪食性リンパ組織球症（HLH）

HLHはまれな疾患である。ウイルス感染や他の炎症誘発物質への曝露によって全身のマクロファージが活性化され，血液細胞やその前駆細胞の貪食，血球現象，全身性炎症や臓器不全に関連した症状が引き起こされる。HLHはマクロファージが広範に活性化するため，マクロファージ活性化症候群とよばれることもある。免疫細胞の細胞傷害性機能を制御するいくつかの遺伝子に遺伝的欠損があると，HLHのリスクが非常に高くなる。関連する遺伝子やタンパク質は多様であるが，それらにはCD8陽性T細胞とNK細胞の細胞溶解機能に必須であるという共通の特徴がある。"キラーリンパ球"の欠陥によって，細胞傷害性リンパ球は標的（ウイルス感染細胞など）を殺すことができなくなるため，通常よりも長い時間標的細胞とかかわり続けるため，INF-γなどのサイトカインが過剰に放出される。マクロファージの無制限の活性化によって，毒性レベルのTNFやIL-6などの炎症誘発性サイトカインが放出され，敗血症やその他の状態に非常に類似した徴候や症状がみられ，全身性炎症反応症候群（SIRS）に至る（第2章）。

HLHはさまざまな状況で生じる。

- HLHは，細胞傷害性リンパ球の機能に必要な遺伝子（細胞傷害性顆粒の必須成分であるパーフォリンをコードするPRF1など）にホモ接合性欠損がある乳児および幼児に最もよくみられる。その場合，小児期の些少なウイルス感染が制御されていないマクロファージの活性化の誘引である可能性がある。
- HLHはEBV感染が誘引となるX連鎖リンパ増殖性疾患を伴う年長の男児や青年にも生じる。罹患者は，T細胞活性化における遺伝子異常によって，EBV感染B細胞を十分に排除することができなくなり，炎症が持続する。
- HLHによって，リウマチなどの全身性炎症性疾患が悪化することがある。それらの患者の少なくとも一部には，細胞傷害性リンパ球の機能に必要な遺伝子のヘテロ接合性欠失があり，HLH発症の可能性を高める遺伝的背景を有している。
- HLHは末梢型T細胞リンパ腫患者の二次的事象として認められることがある。そのメカニズムは不明であるが，悪性T細胞の異常なサイトカイン産生による非腫瘍性細胞傷害性リンパ球や組織球の調整異常の可能性が疑われている。

原因にかかわらず，HLH患者には発熱，脾腫，汎血球減少がみられる。重篤例では，DISや臓器不全が起こることもある。骨髄検査では，赤血球，血小板，有核骨髄細胞を貪食するマクロファージがみられる。通常，検査所見の異常として，フェリチン値の高度の高値（>10,000μg/L），高トリグリセリド血症，血清可溶性IL-2受容体の高値，末梢血中のNK細胞とCD8陽性T細胞の低値がみられる。治療は原因によって異なるが，通常，予後不良である。遺伝的欠陥によるHLHでは，造血幹細胞移植によって治癒する可能性がある。

白血球の腫瘍性増殖

白血球の疾患で最も重要なものは腫瘍である。事実上，腫瘍は全例悪性と考えられているが，幅広い臨床像を呈する。腫瘍のなかで最も悪性度の高いものから，比較的最近になってようやく真の腫瘍と認識された緩徐な経過をとるものまである。血液悪性疾患はあらゆる年齢で発生し，高齢者だけでなく幼児，小児，若年成人に好発する疾患もある。それらの疾患をひとまとめにすると非常に頻度が高く，米国で毎年約18万人が新たに血液悪性疾患と診断されている。

白血球腫瘍の分類システムは，系統特異的なタンパク質マーカーや遺伝的所見などの形態学的および分子的基準に基づいて分類される。血液悪性腫瘍の最新のWHO分類における特定の独立疾患の数は非常に多く（最終的な数では70以上），これらの腫瘍が由来する正常な造血細胞と免疫細胞の多様性を反映している。ここでは，最も頻度の高い，または臨床病理学的に特徴的な疾患に焦点を当てる。まず，造血幹細胞または初期骨髄前駆細胞に由来する悪性腫瘍，急性白血病および骨髄性腫瘍について検討する。次に，リンパ腫とリンパ性白血病，形質細胞腫瘍とその関連疾患，そして最後に比較的まれではあるが特徴的な樹状細胞腫瘍について説明する。

急性白血病

急性白血病 acute leukemias は，未熟な造血細胞の腫瘍性増殖の多様なグループであり，多くの場合，正常な骨髄成分を置き換え，骨髄不全関連症状を引き起こす。ほとんどは，免疫表現型によってB細胞（B細胞急性リンパ芽球性白血病またはB-ALL），T細胞（T細胞急性リンパ芽球性白血病またはT-ALL），または骨髄系サブタ

イプ（急性骨髄性白血病またはAML）に分類可能である。未熟な腫瘍細胞は芽球とよばれる。通常，ALLではB細胞またはT細胞分化の初期段階で完全な成熟停止が起こり，病変では芽球が主要な腫瘍細胞成分となる。対照的に，AMLでは分化の停止が不完全であることが多く，診断は骨髄または血液中の少なくとも20％の芽球の存在に基づいて行われる。

　B，T，および骨髄性急性白血病は，免疫表現型の違い以外にも，以下のような若干異なる臨床病理学的特徴を示す。

- B–ALLは最も頻度の高い小児白血病であり，発生のピークは2～10歳である。ほとんどの場合，骨髄内で発生し，正常な骨髄成分を置換して，貧血（衰弱，疲労），血小板減少症（点状出血［皮膚や粘膜への小さな出血］），好中球減少症（感染症）に関連した症状を引き起こす。
- T–ALLは，青年期に最も一般的に発症し，骨髄だけでなく胸腺にも生じる。骨髄不全に加えて，T–ALLの半数以上は胸腺に浸潤して縦隔腫瘤を示す。
- AMLはあらゆる年齢で発生するが，60歳以上の人が最も多い。ALLとは異なり，AMLは既存の骨髄性腫瘍（後述する骨髄増殖性腫瘍または骨髄異形成症候群のいずれか）から発生することが多く，前駆状態が何年も続いた後に発生する場合もある。ALLと同様，ほとんどの症状は骨髄不全に関連している。さらに，AMLの特定の亜型は，血栓形成物質を血液中に放出し，播種性血管内凝固症候群（DIC）を誘発する細胞で構成されており，重篤な，場合によっては致命的な出血性合併症（後述）を引き起こす可能性がある。

病態形成

　急性白血病で最も頻度の高いドライバー変異のなかには，正常な造血幹細胞の分化を調節する転写因子の機能を妨害する遺伝子再構成と点置換がある。これらの変異は通常，白血病が属する系統を制御する遺伝子産物に影響を与える。例えば，B–ALLには，初期B細胞前駆細胞の分化に特に必要な転写因子PAX5に影響を与える変異が含まれることがよくある。そのような例が多数，急性白血病のさまざまな亜型で報告されている。

　転写因子の変異は急性白血病の発症には十分ではなく，さまざまな相補的な再現性のあるドライバー変異が報告されている。これらの変異の多くは，チロシンキナーゼやRASなどのシグナル伝達分子に影響を与え，腫瘍細胞の増殖と生存を促進する働きをする。他の変異はヒストンなどのクロマチン関連タンパク質調節因子に影響を及ぼし，エピジェネティックな変化が急性白血病の発生に重要であることを示唆している。

　特定のドライバー変異は，これらの疾患の発症において重要であるだけでなく，非常に効果的な治療の標的としても機能するため，以下に言及する。

- B–ALLにおけるBCR–ABL：小児B–ALLの約5％，成人B–ALLの25％は，9番染色体上のABL遺伝子と22番染色体上のBCR遺伝子の再構成に関連しており，通常は（9;22）転座によって引き起こされ，フィラデルフィア染色体（またはPh染色体。発見された都市にちなんで名づけられた）を形成する。この再構成により，成長因子受容体の下流にあるすべての経路を活性化する恒常的活性化チロシンキナーゼをコードするBCR–ABL融合遺伝子が形成される（第6章）。BCR–ABL融合遺伝子は慢性骨髄性白血病でもみられる（後述）。BCR-ABLの重要性は，チロシンキナーゼ阻害剤に対するBCR–ABL+ B–ALLの反応で示され，この型の急性白血病，特に成人の予後を大幅に改善した。
- 急性前骨髄球性白血病 acute promyelocytic leukemia におけるPML–RARA：急性前骨髄球性白血病は，AMLの亜型であり，通常，15番染色体上のPML遺伝子と17番染色体上のRARA遺伝子の（15;17）転座によって生じる。RARAはレチノイン酸受容体をコードするが，キメラPML–RARA遺伝子は，おそらく部分的に正常なレチノイン酸受容体の機能を阻害することにより，前骨髄球段階で骨髄分化をブロックする融合タンパク質をコードする。注目すべきことに，ビタミンAの類似体であるオールトランス レチノイン酸（ATRA）を薬理学的用量で投与すると（第7章），このブロックを乗り越えて，腫瘍性前骨髄球の好中球への急速な分化を誘導する。好中球は平均寿命が1日程度であるため，ATRA治療は"分化による死"をもたらす。その効果は非常に特異的で，RARA転座を伴わないAMLはATRAに反応しない。その後，ATRAと，PML/RARA融合タンパク質の分解を誘導する塩である三酸化ヒ素の組み合わせが，ATRA単独よりもさらに効果的であり，90％以上の患者で治癒が得られることが示された。
- AMLにおけるIDH1およびIDH2変異：約10％のAMLは，代謝酵素であるイソクエン酸デヒドロゲナーゼ（IDH）のアイソフォームをコードする遺伝子であるIDH1またはIDH2のいずれかに変異をもっている。前述のとおり，IDHの変異型は腫瘍代謝産物2–ヒドロキシグルタル酸を生成することで形質転換に寄与する（第6章）。重要なことは，変異したIDH1およびIDH2の阻害剤は，IDH変異したAMLの分化を誘導できることである。PML–RARA標的薬ほど効果的ではないが，IDH阻害剤は，従来の化学療法が奏効しなかった患者であっても，IDH変異型AMLにおいて完全寛解を誘導することがよくある。

形態学と補助的検査

　形態学のみでは急性白血病の診断と亜型の特定はできず，相補的な検査法を併せた判断が必要である。

　形態学 morphology：白血病では，骨髄の細胞密度は高く，芽球やその他の未熟な要素が密に増生して，正常な骨髄成分を置換する。縦隔腫瘤はT–ALLの50～70％にみられ，リンパ節腫脹や脾腫と関連することが多い。B–ALLとT–ALLの芽球は形態学的に類似している。通常，リンパ芽球は少量の好塩基性細胞質と，繊細な顆粒状クロマチンと小さな核小体

を伴う核を有する（図10.14A）。定義上，AMLでは，骨髄芽球または前骨髄球が骨髄の細胞成分の20%以上を占める。**骨髄芽球は通常リンパ芽球よりも大きく，微細なクロマチン，明瞭な核小体，さまざまな程度の顆粒を含む中等量の細胞質を有する**（図10.14B）。一部の症例では，これらの顆粒は，AMLの特徴である針状封入体である**アウエル小体**の形をとる（図10.14C）。単球，赤血球，および巨核球への分化を示す芽球が優勢である場合や，芽球が未熟であるために免疫表現型検査によってのみリンパ芽球と区別できる症例もある。通常，芽球は末梢血および骨髄で認められるが，特にT-ALLでは診断のために組織の生検が必要な場合がある。

免疫学的表現型 immunophenotyping：最終診断は，B，T，および骨髄系に特異的マーカーに対する特異的な抗体を用いて，通常はフローサイトメトリーによって行われる（図10.15）。末端デオキシヌクレオチド転移酵素（TdT）は，プレB細胞およびプレT細胞に特異的に発現する酵素であり，ALLに対して感度が高いが，特異的マーカーではない。骨髄芽球にのみ発現するミエロペルオキシダーゼに特異的な染色を含む組織化学的染色も行われることがある。

細胞遺伝学と分子遺伝学 Cytogenetics and Molecular Genetics：急性白血病の約90%には非ランダムな核型異常がある。小児期のB-ALLで最も頻度が高いのは，高二倍体（1細胞当たり50染色体を超える）と，*ETV6*および*RUNX1*遺伝子が関与する（12;21）転座で，異常な転写因子をコードする融合遺伝子が形成される。成人の前B細胞腫瘍の約25%には，*ABL*および*BCR*遺伝子が関与する（9;22）転座がみられる。前T細胞腫瘍は，T細胞受容体遺伝子座や特定の転写因子遺伝子が関与する転座，PTEN（増殖シグナル伝達の増加につながる）や，細胞周期の負の制御因子とp53の正の制御因子をコードする*CDKN2A*などの腫瘍抑制遺伝子を不活性化する変異など，多様な染色体異常と関連している。特定の転座は急性白血病の特定の亜型に関連しており，予後において重要であり，治療標的を特定する可能性がある。このような転座には，t(9;22)とt(15;17)が含まれる（前述）。これらの融合遺伝子は，通常，蛍光 in situ ハイブリダイゼーション（FISH）または分子学的検索によって確認される。

現在，特定の急性白血病は特定のがん遺伝子のドライバー変異の存在によって定義されており，前述したように，治療や予後はこれらの変異によって決定される可能性がある。現在，多くの施設で，突然変異は標的DNA配列決定によって検出されている。

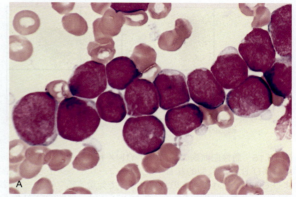
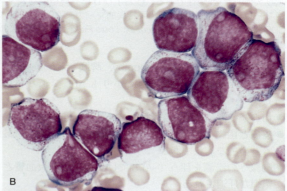
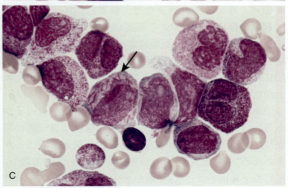

図10.14　急性白血病の形態
A：急性リンパ芽球性白血病。リンパ芽球には，凝縮した核クロマチン，小さな核小体，わずかな無顆粒細胞質がみられる。B：急性骨髄性白血病。繊細な核クロマチン，顕著な核小体，微細なアズール性細胞質顆粒をもつ骨髄芽球。C：急性前骨髄球性白血病。腫瘍性前骨髄球には，多数の粗なアズール顆粒がみられる。その他の特徴的な所見としては，視野の中央に多数の針状アウエル小体をもつ細胞（**矢印**）がある。（Dr. Robert W. McKenna, Department of Pathology, University of Texas Southwestern Medical School, Dallas, Texas. の厚意による）

臨床所見

急性白血病は進行性の病気である。症状の発現は急速であり，病気の自然経過は数週間から数か月かかる。末梢血所見はさまざまである。白血球数は著しく増加することがあるが（>10万細胞/μL），正常な場合もある。末梢血に芽球が存在しないこともある（非白血性白血病）。ほとんどの場合貧血がみられ，血小板数は通常10万/μL未満である。通常，好中球減少症を認める。血球数の低下により，倦怠感，脱力感，出血傾向，発熱がよくみられる。腫瘍細胞による骨髄置換や，それに伴う汎血球減少症に関連する症状以外にも，以下の症状が発生する場合がある。

- 骨髄の拡張と骨膜下浸潤に起因する**骨の痛み Bone pain**

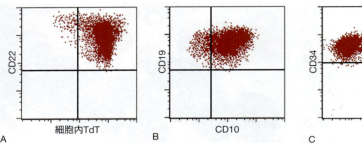
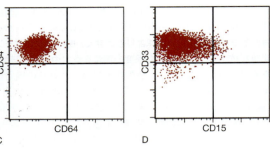

図10.15 急性白血病のフローサイトメトリー所見
AおよびBは，典型的なB-ALLのフローサイトメトリーの結果を示している．腫瘍細胞は，B細胞マーカーであるCD19およびCD22，CD10（ALLのサブセットで発現するマーカー），およびTdT（プレB細胞およびプレT細胞で発現する特殊なDNAポリメラーゼ）が陽性である．CおよびDは，典型的なAMLのフローサイトメトリーの結果を示している．腫瘍細胞は，幹細胞マーカーCD34および骨髄系特異的マーカーCD33とCD15（サブセット）が陽性であり，主に単球細胞に発現するマーカーCD64は陰性である（Courtesy of Dr. Louis Picker, Oregon Health Science Center, Portland, Oregon の厚意による）

- リンパ節腫大 lymphadenopathy，脾腫 splenomegaly，肝腫大 hepatomegaly．AMLよりもALLでより頻度が高く，より顕著である．
- 白血病浸潤による**精巣腫大 testicular enlargement**
- **皮膚と歯肉への浸潤**は，単球性分化を伴うAMLの最も特徴的な症状である
- 胸腺への浸潤を伴うT-ALLでは，**縦隔内の大血管と気道が圧迫される**
- 頭痛，嘔吐，神経麻痺など，髄膜浸潤による**中枢神経系の症状**．ALLでより頻度が高い合併症．

急性白血病の治療は亜型によって異なる．ほとんどの症例は併用化学療法で治療され，治療内容はALLとAMLで異なる．B-ALLおよびT-ALLの小児の80％以上が治癒しており，これは腫瘍学の大きな成功事例の1つである．小児期ALLにはいくつかの予後不良因子がある．（1）年齢が2歳未満．これらの腫瘍は遺伝的に異なり，KMT2A遺伝子が関与する転座に関連することが多いため．（2）成人発症．（3）末梢血芽球数が10万以上．良好な予後因子は，（1）年齢が2〜10歳であること，（2）白血球数が低いこと，（3）高二倍体であることである．治療後の残存病変の分子学的検出は，あらゆる急性白血病で転帰の悪化を予測するものでもあり，治療の指針として使用されている．

前述したように，BCR-ABL陽性B-ALLおよび急性前骨髄球性白血病の成人に対して，非常に効果的な標的療法が現在ある．比較的最近，CD19，CD20，CD22などのB細胞表面タンパク質を発現する細胞を特異的に認識して破壊するように設計されたキメラ抗原受容体（CAR）をもつ細胞傷害性T細胞によるB-ALLの治療が開発された．この治療は，小児および成人の再発／難治性B-ALLに劇的な治療反応をもたらしたが，その代償として，正常なB細胞が永久に失われ（標的タンパク質も発現するため），腫瘍特異的CAR-T細胞によるサイトカインの産生によって重篤な，あるいは致命的な有害事象が生じることもある．

課題はまだ残っている．例えば，KMT2A遺伝子再構成に関連する乳児急性白血病や急性前骨髄球性白血病以外のAML亜型は治療が困難であり，TP53変異を伴う急性白血病の亜型は，造血幹細胞移植を行っても予後が不良である．

骨髄異形成症候群

骨髄異形成症候群 myelodysplastic syndrome（MDS）は，無効造血とAMLへの転化リスクが高い，成熟異常を特徴とするクローン幹細胞疾患群を指す．MDSでは，骨髄は赤血球，顆粒球，血小板に分化する能力を保持しているものの，分化は非効率的かつ無秩序であり，形質転換した多能性幹細胞のクローンによって骨髄は部分的または完全に置き換えられる．その結果，骨髄は通常は過形成または正形成であるが，末梢血では1系統以上の血球減少がみられる．骨髄中の異常な幹細胞クローンは遺伝的に不安定であり，さらなる変異を獲得してAMLに形質転換する傾向がある．ほとんどの症例は特発性であるが，発がん物質への曝露，がん治療の既往，または電離放射線療法後に発症する症例もある．

病態形成

MDSのゲノム配列解析により，いくつかの再現性のある変異遺伝子が特定され，新たな知見が得られた．これらの遺伝子は，以下の3つの主要な機能カテゴリーに分類できる．

- エピジェネティック因子 epigenetic factors：AMLでみられるエピジェネティック因子の変異と同じ変異が高頻度にみられ，DNAメチル化やヒストン修飾を制御する因子も含まれる．したがって，AMLと同様に，エピゲノムの調節異常はMDSの発生に重要であることが示唆され，これら2つの疾患の関連性を証明している．
- RNAスプライシング因子 RNA splicing factors：一部の腫瘍には，RNAスプライシング機構にかかわる変異があり，RNAプロセシングを変化させてがん遺伝子や腫瘍抑制遺伝子の機能を変化させることで形質転換を促進すると考え

られている。これらの変異は，MDSの一部にみられる古典的な異形成である環状鉄芽球 ring sideroblasts とよく関連している。
- 転写因子 transcription factors：これらの変異は，正常な骨髄造血に必要な転写因子に影響を及ぼし，MDSの特徴である分化異常の一因となる可能性がある。

さらに，約10%のMDS症例には腫瘍抑制遺伝子TP53の機能喪失変異がみられ，この変異は複雑核型の存在や，特に予後と相関する。原発性MDSと治療関連MDSはどちらも，5番染色体と7番染色体のモノソミー，5q，7q，20qの欠失，8番染色体のトリソミーなど，再現性のある染色体異常と関連している。

現在では，MDSは未確定の潜在能をもつクローン造血 clonal hematopoiesis（CHIP）とよばれる無症状の前駆病変からしばしば発生することが認識されている。CHIPは，MDSでみられるものと同一のクローン獲得"ドライバー"変異の1つ以上が存在するにもかかわらず，血球数が正常であるのが特徴である。CHIPは年間約1%の頻度で明らかな白血球腫瘍に進行し，心血管疾患の危険因子となる可能性がある（第8章）。

形態学

MDSでは，骨髄中に異型のある造血前駆細胞が存在する（e図10.1）。より頻度の高い異常としては，巨赤芽球性貧血にみられるものと類似した巨赤芽球性赤血球前駆細胞 megaloblastoid erythroid precursors，ミトコンドリア内に鉄沈着物を有する赤血球形態（環状鉄芽球 ring sideroblasts），異常な顆粒 abnormal granules または異常な核成熟を有する顆粒球前駆細胞，および単一の小さな核を有する小型巨核球または分離核を有する大型巨核球などがある。骨髄芽球が増加することがあるが，定義上，骨髄細胞の20%未満である。

臨床所見

MDSはまれな疾患であるとしばしばいわれるが，実際にはAMLと同じくらいの頻度であり，米国では年間最大1万5,000人が罹患する。大部分の患者は50～70歳で発症する。血球減少の結果，多くの患者が感染症，貧血に関連する症状，異常出血を呈する。従来の化学療法に対する反応は，通常は不良で，MDSが幹細胞の損傷を背景に発生するためと推測される。現在，多くの患者が，異常なMDS幹細胞を"再プログラム"し，分化を改善する目的でDNA低メチル化剤による治療を受けており，持続的な効果がみられる場合もある。患者の10～40%にAMLへの形質転換が発生する。予後はさまざまで，生存期間の中央値は9～29か月であり，骨髄芽球の増加，複数の細胞遺伝学的異常，またはTP53変異に関連する症例は予後不良である。

骨髄増殖性腫瘍

骨髄増殖性腫瘍 myeloproliferative neoplasms は，変異して恒常的に活性化したチロシンキナーゼの存在，または成長因子非依存性をきたすシグナル伝達因子のその他の後天的異常を特徴とする。この知見は，血液細胞の過剰生産に対して十分な説明となり，チロシンキナーゼ阻害剤が利用可能であることから治療上重要である。腫瘍性前駆細胞は二次造血器官（脾臓，肝臓，リンパ節）に播種する傾向があり，その結果，肝脾腫（腫瘍性髄外造血が原因）を引き起こす。

4つの主要な疾患が認識されている：慢性骨髄性白血病（CML），真性多血症，原発性骨髄線維症，本態性血小板血症。骨髄増殖性腫瘍の特徴は以下のとおりである。
- 慢性骨髄性白血病 chronic myeloid leukemia（CML）は，恒常的に活性化したBCR–ABLチロシンキナーゼを生成する*BCR–ABL*融合遺伝子という特徴的な異常によって他の疾患と区別される。
- 真性多血症 polycythemia vera，本態性血小板血症 essential thrombocythemia，原発性骨髄線維症 primary myelofibrosis：これらの"BCR–ABL陰性"骨髄増殖性腫瘍で最も頻度の高い遺伝子異常は，チロシンキナーゼJAK2の活性化変異であり，これは真性多血症のほぼすべての症例，原発性骨髄線維症の症例の約50%，本態性血小板血症の症例の50%で認められる。遺伝的類似性があるにもかかわらず，診断時にはこれらの疾患の臨床的特徴は異なる。真性多血症では，赤血球，顆粒球，血小板が過剰に生成されるが，本態性血小板血症では，増殖は血小板前駆細胞（巨核球）に限定される。原発性骨髄線維症では，早期に白血球数が増加することがあるが，反応性骨髄線維症のために血球減少症（特に貧血）を発症する傾向がある。
- まれな骨髄増殖性腫瘍のなかには，血小板由来成長因子受容体αや血小板由来成長因子受容体βなどの他のチロシンキナーゼの活性化変異と関連しているものもある。
- すべての骨髄増殖性腫瘍は，原発性骨髄線維症に似た"消耗期"や，急性白血病と同様の"急性転化"に移行する傾向があり，どちらも付加的な体細胞変異の獲得によって引き起こされる。

ここではCML，真性多血症，原発性骨髄線維症のみを述べる。その他の骨髄増殖性腫瘍は頻度が低いため割愛する。

慢性骨髄性白血病

慢性骨髄性白血病 chronic myeloid leukemia（CML）は主に25～60歳の成人に発症する。発症のピークは40～50代である。米国では毎年約4,500件の新規患者がいる。

病態形成

CMLは，22番染色体の*BCR*遺伝子と9番染色体の*ABL*遺伝子から派生したキメラ*BCR–ABL*遺伝子の存在によって，他の骨髄増殖性腫瘍と区別される。約95%の症例では，*BCR–ABL*遺伝子は，ABLが9番染色体からBCRに隣接する22番染色体上の位置に移動する均衡型(9;22)転座の産物である。残りの5%の症例では，*BCR–ABL*融合遺伝子は，2つ以上の染色体が関与する細胞遺伝学的に潜在的または複雑な再配置によって生成される。*BCR–ABL*融合遺伝子は，顆粒球，赤血球，巨核球，B細胞前駆細胞に存在し，T細胞前駆細胞に存在することもあることから，CMLは形質転換した造血幹細胞から発生することが示唆されている。

第6章で説明したように，*BCR–ABL*遺伝子は，BCRの一部とABLのチロシンキナーゼドメインからなる融合タンパク質をコードする。正常な骨髄前駆細胞は，成長因子とその受容体によって生成されるシグナルに依存して成長し，生存する。CML前駆細胞の成長因子依存性は，RASの活性化などの成長因子受容体活性化の効果に類似するBCR–ABLによって生成される恒常的シグナルによって大幅に減少する。BCR–ABLは分化を阻害しないため，初期段階では比較的正常な血液細胞，特に顆粒球と血小板の過剰な生成が特徴となることが重要である。

形態学

末梢血所見が非常に特徴的である。白血球数が増加し，しばしば10万個/μLを超える。**循環する細胞は主に好中球と未熟な顆粒球前駆細胞であるが（図10.16）**，好塩基球と好酸球の数も通常は増加しており，血小板も同様に増加する。骨髄は成熟する顆粒球および巨核球前駆細胞の数の増加により過形成となる。肥大した脾臓の赤脾髄は，**髄外造血 extramedullary hematopoiesis** が広範囲にみられるため，骨髄に類似する。この急速な増殖により，局所の血液供給が損なわれ，**脾臓梗塞 splenic infarcts** を引き起こすことがよくある。

臨床所見

CMLの発症は潜行性であり，初期症状は通常非特異的である（例：疲れやすい，衰弱，体重減少）。脾腫による腹部の引っ張るような感覚が最初の症状であることがある。CMLを，感染，ストレス，慢性炎症，特定の腫瘍に反応して顆粒球数が劇的に増加する類白血病反応と鑑別する必要がときにある。この鑑別は，核型分析，蛍光*in situ*ハイブリダイゼーション（FISH），PCR法によって*BCR–ABL*融合遺伝子の存在を検査することで明確に行うことができる。

CMLの自然史は，当初はゆっくりと進行する。治療を受けなくても，生存期間の中央値は3年である。さまざまな（予測不可能な）期間を経て，CML症例の約半数が，貧血の悪化と新たな血小板減少症，付加的細胞遺伝学的異常の出現，そして最終的に急性白血病（急性転化）

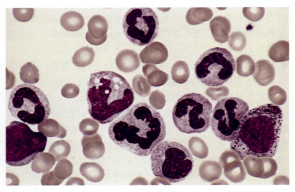

図10.16　CML− 末梢血塗抹標本
さまざまな分化段階の顆粒球型が存在する。（*Courtesy of Dr. Robert W. McKenna, Department of Pathology, University of Texas Southwestern Medical School, Dallas, Texas* の厚意による）

に似た状態への変化を特徴とする加速期に入る。残りの半数の症例では，急性転化は加速期を経ずに突然発生する。注目すべきことに，30%の症例では急性転化がB細胞ALLに似ており，CMLが造血幹細胞に由来することをさらに裏づけている。残りの70%の症例では，急性転化はAMLに似ている。頻度は高くないが，CMLが原発性骨髄線維症に似た広範な骨髄線維症の消耗期に進行することもある。

患者にとって幸運なことに，CMLの自然史は標的療法の出現によって劇的に変化した。特に早期疾患の患者に対するチロシンキナーゼ阻害剤による治療は，管理可能な副作用で持続的寛解を誘導し，さらなる変異の獲得につながる増殖の推進を抑制することによって急性転化への進行を防ぐと考えられている。チロシンキナーゼ阻害剤を服用している患者が再発すると，腫瘍に薬剤の結合を妨げるBCR–ABLの変異が生じていることが判明することが多い。これらの細胞の選択的増殖は，BCR–ABL阻害剤の強力な抗腫瘍効果によって説明され，多くの耐性腫瘍が依然としてBCR–ABLによって生成される増殖促進シグナルに"依存"していることを示している。耐性腫瘍は，変異したBCR–ABLを標的とすることができるさまざまな阻害剤で治療できることがある。その他の患者には，造血幹細胞移植は治癒の機会をもたらすが，特に高齢者にとっては大きなリスクを伴う。

■ 真性多血症

真性多血症 polycythemia vera は，チロシンキナーゼJAK2（Janusキナーゼ2）の活性化変異と強く関連している。JAK2は通常，エリスロポエチン受容体やその他の成長因子受容体，サイトカイン受容体の下流のシグナル伝達経路に作用する。最も頻度の高いJAK2変異は，造血細胞の成長と生存における成長因子への依存を急激に低下させる。これにより，赤血球，顆粒球，巨核球が過剰に増殖するが（汎骨髄症），ほとんどの臨床徴候や症

状は赤血球量の絶対的な増加に関連する。真性多血症は，血液濃縮によって起こる相対的多血症と区別する必要がある。反応性の絶対的多血症とは異なり，真性多血症は血清エリスロポエチンの低レベルを伴っており，これは腫瘍クローンの成長因子非依存性増殖を反映している。

形態学

真性多血症の主な解剖学的変化は，多血症によって引き起こされる血液量と粘度の増加に起因する。多くの組織のうっ血が特徴である。肝臓は腫大し，髄外造血の小さな病巣がしばしばみられる。脾臓は通常，血管のうっ血により軽度に腫大する(250〜300 g)。粘度の増加と血管のうっ血の結果，特に心臓，脾臓，腎臓で**血栓症や梗塞がよく起こる**。約1/3の患者に出血も起こる。出血はほとんどの場合，胃腸管，口腔咽頭，脳に起こり，自然に発生する場合もあれば，軽度の外傷や外科手術の後に発生する場合もある。腫瘍性クローンから生成される血小板は機能不全であることが多く，その異常によって血栓症や出血のリスクが上昇する。CMLと同様に，末梢血では**好塩基球**増加がみられることが多い。

骨髄は，赤血球，骨髄球，巨核球の数の増加により過形成になっている。10%の患者には診断時に骨髄線維症がみられる。一部の患者は，骨髄が線維芽細胞とコラーゲンに大部分置き換わる消耗期に進行する。

臨床所見

真性多血症は，通常，中年期後半に，潜行性に発症する。患者は多血症を示し，しばしばいくぶんかのチアノーゼ症状がみられる。腫瘍性好塩基球から放出されるヒスタミンは，掻痒や消化性潰瘍の発生の増加の原因になることもある。血栓症や出血傾向，高血圧に関連する症状もみられる。頭痛，めまい，胃腸症状，吐血，下血の頻度が高い。細胞のターンオーバー率が高いため，痛風の症状が5〜10%の症例にみられる。

診断は通常，検査室で行われる。赤血球数は600万〜1,000万/μLの範囲で，ヘマトクリットは60%以上になることが多い。顆粒球数は5万個/μLに達することもあり，血小板数は40万個/μLを超えることもよくある。好塩基球増加症がよくみられる。血小板の機能に異常がある場合がほとんどで，巨大血小板や巨核球の破片が血液中にしばしばみられる。約30%の患者に血栓性合併症が発生し，通常は脳や心臓に影響する。バッド・キアリ症候群(第14章)を引き起こす肝静脈血栓症は，まれではあるが重大な合併症である。軽度の出血(鼻出血や歯茎からの出血など)はよくみられるが，生命を脅かす出血は5〜10%の患者に発生する。治療を受けない場合，数か月以内に血管合併症により死亡するが，瀉血を繰り返して赤血球数を正常値近くまで下げることで，生存期間の中央値は約10年に延長される。

残念なことに，長期生存により，真性多血症が原発性骨髄線維症に似た"消耗期"に進行する傾向があることがわかっている。平均10年の間隔を経て，15〜20%の症例でこのような変化が起こる。広範囲の骨髄線維化により，造血は脾臓に移行し，脾臓は著しく拡大する。JAK2を標的とする阻害剤は，真性多血症の末期の治療薬として承認されており，ほとんどの患者に何らかの改善をもたらす。AMLと同様の"急性転化"への移行も起こるが，CMLよりはるかに頻度が低い。

■ 原発性骨髄線維症

原発性骨髄線維症 primary myelofibrosis の特徴は，閉塞性骨髄線維症の発症であり，これにより骨髄造血が減少し，血球減少症および広範な髄外造血が引き起こされる。組織学的には，他の骨髄増殖性疾患の経過後期に時折発生する消耗期と同様の像を示す。

骨髄線維症の分子病態では，ほぼすべての症例でJAK-STATシグナル伝達の増加が関与する。成長因子やサイトカインの受容体の多くは，JAKキナーゼとSTAT(シグナル伝達因子および転写活性化因子)とよばれる転写因子が関与するシグナル伝達経路を使用しており，この経路の恒常的な活性化が骨髄線維症のほぼ全例の病因であると考えられる。活性化JAK2変異は50〜60%の症例に存在し，トロンボポエチン受容体をコードする遺伝子であるMPLの活性化変異は，さらに1〜5%の症例にみられる。残りの症例のほとんどは，CALR遺伝子の変異により，MPLに結合して活性化するカルレティキュリンとよばれる因子が分泌される。JAK2変異が，一部の患者では真性多血症と関連し，他の患者では原発性骨髄線維症と関連する理由はわかっていないが，これら2つの疾患を引き起こす起源細胞と遺伝的背景の違いが疑われている。

特徴的な骨髄線維化は，腫瘍性巨核球からの線維形成因子の不適切な放出によって引き起こされる。巨核球によって合成される2つの因子，**血小板由来成長因子 platelet-derived growth factor**とTGF-βの関与が示唆されている。周知のとおり，血小板由来成長因子とTGF-βは線維芽細胞の分裂促進因子である。さらに，TGF-βはコラーゲン沈着を促進し，血管新生を引き起こすが，これらは両方とも骨髄線維症で観察される。前述のとおり，過剰なTGF-βシグナル伝達はマルファン症候群の結合組織欠陥にも関係している(第4章)。

骨髄線維症が進行するにつれて，追い出された造血幹細胞が脾臓，肝臓，リンパ節などの二次造血器官のニッチに定着し，髄外造血が出現する。原因は完全には解明されていないが，骨髄外での赤血球生成が障害される。赤血球生成障害と骨髄機能の抑制により，中等度〜高度の貧血が生じる。

形態学

末梢血塗抹標本には顕著な異常がみられる（図10.17）。赤血球は奇妙な形状（**多形赤血球**，**涙滴型赤血球**）を示すことが多く，核のある赤血球前駆細胞が未熟な白血球（骨髄球および後骨髄球）とともにみられることがよくあり，これらの所見の組み合わせは**白赤芽球症 leukoerythroblastosis** とよばれる。異常に大きな血小板もしばしば存在する。初期には骨髄は過形成で，異常な巨核球の集簇がみられ（ときには拡張した骨髄洞内に），巨核球は特徴的なクロマチンが増量した"雲のような"核をもつ（e図10.2）。進行例では，骨髄は低形成でびまん性線維化を起こし，骨梁は肥厚および硬化を起こす。高度の髄外造血による著しい**脾腫 splenomegaly** も典型的で，しばしば**被膜下梗塞 subcapsular infarcts** を伴う。脾臓の重量は4,000 g にも達し，正常重量の約20倍になる。髄外造血による中等度の**肝腫大 hepatomegaly** もよくみられる。リンパ節にも髄外造血がみられるが，著しい腫大を引き起こすほどではない。

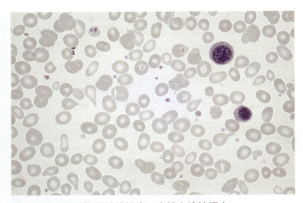

図 10.17　原発性骨髄線維症 – 末梢血塗抹標本
2核の赤血球前駆細胞といくつかの涙滴型赤血球（涙液細胞）がみられる。他の視野にも未熟な骨髄細胞が存在する。骨髄の変形や線維化を引き起こす他の疾患でも，同様の組織学的像がみられる。

臨床所見

原発性骨髄線維症は通常，60歳以上の人に発生し，進行性の貧血と脾腫がみられる。疲労，体重減少，寝汗などの非特異的な症状がよくみられる。細胞のターンオーバー率が高いために起こる高尿酸血症や二次性痛風もよくみられる。

検査では，通常，白赤芽球症を伴う中等度から重度の正色素性正球性貧血がみられる。白血球数は通常は正常またはわずかに減少するが，経過の早い段階で増加することもある。診断時の血小板数は通常正常または増加しているが，病気が進行するにつれて血小板減少症が併発することがよくある。これらの血液所見は特異的ではなく，診断には骨髄生検が不可欠である。

原発性骨髄線維症は，真性多血症や CML よりも治療が困難である。生存期間中央値は約6年である。生命を脅かすものとしては，感染症，血栓症，血小板異常に関連する出血，5〜20％ の症例に生じる AML への転化などがある。JAK2 阻害剤は，JAK2 変異のない患者でも脾腫や全身症状を軽減するのに効果的である。これはおそらく，JAK/STAT シグナル伝達の増加がすべての分子サブタイプに共通しているためと考えられる。造血幹細胞移植は，若く，処置に耐えられるほど健康な人であれば治癒する可能性がある。

非ホジキンリンパ腫と慢性リンパ性白血病

非ホジキンリンパ腫（NHL）と慢性リンパ性白血病は，成熟リンパ球分化段階に似た腫瘍細胞で構成されており，臨床所見や病態が多様であるため，学生にとっても臨床医にとっても難解である。これらの腫瘍のうち，あるものは**白血病 leukemia** としての特徴を有し，骨髄に発生して末梢血中を循環する。またあるものは，**リンパ腫 lymphoma** としてリンパ節やその他の臓器に腫瘍塊として認められる。こういった傾向は，それぞれの疾患概念に与えられる名前に反映されているが，実際は，ほとんどすべての腫瘍はリンパ節や体中のさまざまな組織（特に肝臓，脾臓，骨髄）へ広がることがある。またある場合には，リンパ腫や形質細胞腫が末梢血中へ流出し，白血病様の像を呈することもある。このように臨床所見が重複するため，成熟リンパ球性腫瘍は腫瘍細胞の形態学的所見や分子学的特徴によって診断される。言い換えると，診断や予後予測には腫瘍細胞がどこに存在するかではなく，どのような細胞であるかを認識することが最も重要である。

リンパ球系腫瘍では**ホジキンリンパ腫 Hodgkin lymphoma** と**非ホジキンリンパ腫 non–Hodgkin lymphoma（NHL）**およびリンパ性白血病という2つの大きなグループがある。

病理学者，分子生物学者および臨床医からなる世界保健機関（WHO）などの国際的グループが，形態学的・発現形質的・遺伝的・臨床的特徴にのっとり，広く受け入れられるリンパ球系腫瘍の分類の構想をつくり上げてきた。リンパ球性腫瘍を論じる前に，いくつかの重要な関連原則について述べる。

- **成熟した B 細胞および T 細胞の腫瘍は，正常なリンパ球の特定の分化段階に似ていることが多く**（図10.18），（急性白血病と同様に）これらの腫瘍の診断と分類は，系統特異的マーカーを検出する検査（免疫組織化学またはフローサイトメトリー）に頼る部分が大きい。慣例的にはそのようなマーカーの多くは **分化抗原群 cluster of differentiation（CD）**の番号で認識されている。

- **クラススイッチと体細胞超突然変異は，胚中心反応で発生するゲノム不安定性に制御されている。**間違いが起きやすいため，胚中心 B 細胞が突然変異を起こすリスクが高くなる。B 細胞の生存におけるこれ

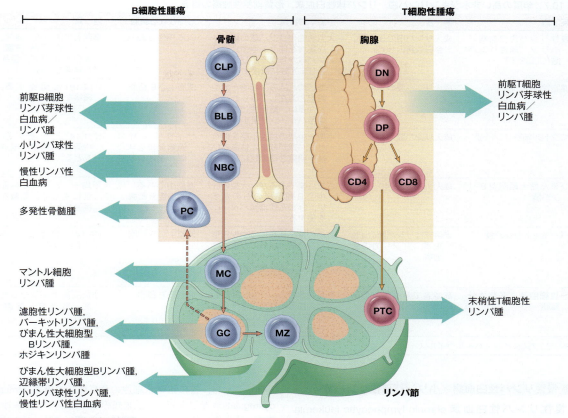

図10.18 リンパ系腫瘍の起源
特有の機能を有するリンパ球あるいは腫瘍が生じるB細胞およびT細胞の分化段階を示す．BLB：プレBリンパ芽球，CLP：リンパ球系共通前駆細胞，DN：CD4－/CD8－（double-negative）プロT細胞，DP：CD4+/CD8+（double-positive）プレT細胞，GC：胚中心B細胞，MC：マントル領域B細胞，MZ：辺縁帯B細胞，NBC：ナイーブB細胞，PC：形質細胞，PTC：末梢性T細胞

らの分子イベントは，主にB細胞の活性化中に胚中心で発生し，DNA切断を伴うが，Tリンパ球ではみられない（第5章）．成熟B細胞の悪性腫瘍に高頻度にみられる再現性のある染色体転座は免疫グロブリン部位に発生し，これらの悪性腫瘍は，免疫グロブリン遺伝子の再構成の最中に生じた"事故"により発生した可能性が考えられる．それに対して，成熟T細胞から腫瘍が生じる頻度はB細胞に比較して低く，T細胞受容体を含む染色体転座は非常にまれである．

● 成熟リンパ系腫瘍における抗原受容体遺伝子の再配列は，悪性クローンに固有のマーカーとして機能する．第5章で述べたように，B細胞やT細胞の前駆細胞の分化過程では，その抗原受容体遺伝子の体細胞遺伝子再構成が起こる．この過程でそれぞれのリンパ球は単一で固有の抗原受容体を産生するようになる．事実上すべての形質転換は抗原受容体遺伝子再構成の後に起こるので，1個の悪性前駆細胞に由来する子孫の細胞はすべて同じ受容体遺伝子配列をもっており，同一の抗原受容体タンパク質（免疫グロブリンあるいはT細胞受容体）を合成することになる．そのため，抗原受容体遺伝子とその産生タンパク質の解析はリンパ系腫瘍（モノクローナルであるため，すべての細胞で同じ再構成がある）と免疫反応（ポリクローナル）を区別するために使用できる．

● リンパ球性腫瘍は正常の免疫調整機構を混乱させる．免疫不全（易感染性によってわかる）と自己免疫反応のどちらもみられることがあり，ときにはこれらが同一患者でみられることもある．皮肉にも，遺伝性あるいは後天性免疫不全自体も，ある種のリンパ球性腫瘍，特にEBV感染に関連した腫瘍を発症する危険性が高い．

● 非ホジキンリンパ腫（NHL）はある特定の組織部位を侵すことが多いが，感度のよい分子解析を行うと診断時から広範に広がっていることが多い．その結果，NHLはほとんど例外なく全身療法によってのみ治癒可能である．

頻度の高い非ホジキンリンパ腫，慢性リンパ性白血病，および形質細胞腫瘍（後述）の際立つ特徴は表10.7にまとめられており，次の節で述べる．

表10.7 頻度の高い非ホジキンリンパ腫，リンパ球性白血病，形質細胞性腫瘍の概要

疾患	頻度	形態学的特徴	起源となる細胞	解説
慢性リンパ性白血病／小リンパ球性リンパ腫（CLL/SLL）	成人リンパ腫の3〜4％，全白血病の30％	大型活性化リンパ球の緩やかな集塊を伴う小型休止期リンパ球からなる。リンパ節をびまん性に置換する	CD5陽性B細胞	高齢者に生じる。通常，リンパ節，骨髄，脾臓，末梢血を侵す。緩徐な経過をとる
濾胞性リンパ腫	成人リンパ腫の40％	小型"切れ込み"細胞が大型細胞と混在してみられることが多い。結節性（濾胞状）増殖パターンを呈する	濾胞中心B細胞	t(14;18)と関連する。緩徐な経過をとる
マントル細胞リンパ腫	成人リンパ腫の6％	小型〜中型の核型不整を伴うリンパ球がびまん性あるいは不明瞭な結節状に増生する	サイクリンD1の過剰発現を伴うCD5陽性B細胞	t(11;14)と関連する。中等度に急激な経過をとる
びまん性大細胞型Bリンパ腫	成人リンパ腫の40〜50％	さまざまであるが，大型の胚中心B細胞様のものが多い。びまん性増殖パターンを呈する	濾胞中心あるいは濾胞後B細胞	不均一，ときに節外部位に生じる。急激な経過をとる
バーキットリンパ腫	米国ではリンパ腫の1％未満。アフリカの風土病	数個の核小体を伴う中型円形リンパ球，組織にびまん性に浸潤し，アポトーシスが目立ち"星空像"がみられる	濾胞中心B細胞	t(8;14)に関連し，一部でEBV関連
形質細胞腫／多発性骨髄腫	高齢者で最も頻度の高いリンパ性腫瘍	形質細胞がシート状に増殖。ときに著明な核小体や免疫グロブリンを含んだ封入体がみられる	濾胞後B細胞	CRAB（高カルシウム血症，腎不全，貧血，骨折）

EBV：エプスタイン・バールウイルス

■ 慢性リンパ性白血病／小リンパ球性リンパ腫

慢性リンパ性白血病 chronic lymphocytic leukemia（CLL）と小リンパ球性リンパ腫 small lymphocytic leukemia（SLL）は本質的に同一の疾患であり，末梢血中の腫瘍細胞の量が違うだけである。絶対的なものではないが，末梢血中の腫瘍性リンパ球が 5,000/μL を超える場合は慢性リンパ性白血病と診断される。大部分の患者は CLL の診断基準に合致するが，これは欧米で最も頻度の高い成人白血病である。それに対して SLL（主にリンパ節を侵す）は非ホジキンリンパ腫の4％を占めるのみである。理由は不明であるが，両者はアジアではまれである。

病態形成

CLL/SLL は緩徐な経過をたどり，ゆっくりと進行する腫瘍であるが，これは腫瘍細胞において，細胞の生存に関与する経路が増殖に関与する経路よりも本質的に重要であることを示唆している。事実，CLL/SLL の腫瘍細胞はアポトーシス阻害タンパク質である BCL2 の発現量が高い（第1章，第6章）。BCL2 過剰発現のメカニズムの1つは，染色体 13q の欠失であり，これにより BCL2 の負の調節因子であるマイクロ RNA をコードする遺伝子が失われると考えられる。細胞表面の免疫グロブリン（いわゆる B 細胞受容体，BCR）によって産生されるシグナルも非常に重要である。BCR シグナルはブルトンチロシンキナーゼ（bruton tyrosine kinase（BTK））とよばれる中間シグナル分子に流入し，BTK は CLL/SLL 細胞の増殖と生存を促進する遺伝子の発現を増加させる。

CLL/SLL は，特に正常 B 細胞の免疫機能の障害 immune dysregulation を引き起こす。未知の機序によって腫瘍性 B 細胞は正常の B 細胞の機能を抑制し，しばしば低γグロブリン血症 hypogammaglobulinemia を呈する。矛盾するようだが，約15％の患者に自己赤血球や血小板に対する温式自己抗体が認められる。それらの自己抗体は非腫瘍性 B 細胞によって産生され，何らかの機序による腫瘍細胞による免疫的寛容の破綻が示唆される。

形態学と補助的検査

形態：CLL/SLL では小型リンパ球がシート状に増生し，既存リンパ節構造が消失している。増殖の主体をなすのは，濃染する円形核と乏しい細胞質を有する休止期の小型リンパ球である（図10.19A）。細胞分裂する大型細胞の不明瞭な集簇巣が散在している（図10.19B）。活発に分裂する細胞の集簇巣は増殖中心 proliferation center とよばれ，この存在は CLL/SLL の診断的意義がある。ほとんどすべての症例で，骨髄，脾臓，肝臓にも浸潤がみられる。大部分の患者に，小型で成熟型のリンパ球からなる絶対的リンパ球増多症 lymphocytosis がみられる。血中の腫瘍性リンパ球は脆弱で，しばしば塗抹標本作製過程で機械的外傷によって壊れてしまい，特徴的なぼやけた細胞 smudge cell の像を呈する。血液塗抹標本中には通常，さまざまな数の活発に分裂する大型リンパ球もみられる。

免疫学的表現型，細胞遺伝学：CLL/SLL は B リンパ球マーカーである CD20 と細胞表面免疫グロブリンの発現を伴う成熟 B 細胞の腫瘍である。腫瘍細胞は CD5 も発現し，これは

一般的にはB細胞性腫瘍のなかでCLL/SLLとマントル細胞リンパ腫（後述）にのみ発現が認められるため，診断に有用である。約50%の患者が核型異常を有し，最も頻度が高いものはトリソミー12と11番，13番，17番染色体の部分的な欠失である。他のB細胞性腫瘍と異なり，染色体転座はまれである。

臨床的特徴

CLL/SLLは診断時しばしば無症状である。最もよくみられる徴候や症状は非特異的なもので，易疲労感，体重減少，食欲不振などがみられる。50〜60%の症例に全身の**リンパ節腫大** lymphadenopathy や**肝脾腫** hepatosplenomegaly が認められる。総白血球数はごく軽度のみ増加している場合（SLLにおいて）もあるが，20万/μLを超える場合もある。病気が進行すると半数以上の患者に**低γグロブリン血症**がみられ，細菌感染にかかりやすくなる。頻度は低いが，**自己免疫性溶血性貧血** autoimmune hemolytic anemia（温式抗体）や自己免疫性血小板減少症を認めることもある。

経過や予後は症例によってさまざまであり，病期や遺伝子所見によって決まる。例えば，腫瘍抑制遺伝子である *TP53* の異常があると10年生存率は30%未満であるが，染色体13qの単独の異常は一般集団の予後と大差ない。CLL/SLLの分子病態を解明することによって，さまざまなかたちでBCRシグナル（例えばBTKをターゲットにする）やBCL2の機能を阻害する効果的な新薬の開発が行われた。しかしながら造血幹細胞移植によってのみ治癒可能であり，造血幹細胞移植は通常の治療に抵抗性を示す比較的若い患者が適応である。時間が経過すると一部のCLL/SLLはびまん性大細胞型Bリンパ腫に類似した悪性度の高い腫瘍に形質転換する傾向がある（リヒター症候群）。いったん形質転換が生じると，生存中央値は1年未満である。

■ 濾胞性リンパ腫

この腫瘍は比較的頻度が高く，米国では成人の非ホジキンリンパ腫（NHL）の約30%を占めている。CLL/SLLと同様に，アジアでの発症頻度は低い。

病態形成

85%以上の症例には特徴的なt(14;18)転座がみられる。この転座では，18染色体上の *BCL2* 遺伝子と，14番染色体上のIgH領域が融合する。この転座により不適切なBCL2タンパク質の過剰発現が生じる，BCL2はアポトーシスを抑制する（第1章，第6章）。濾胞性リンパ腫の全ゲノムシークエンシングによって，ヒストン修飾タンパク質をコードする遺伝子の付加的変異が確認された。これはエピゲノム変化もまた，腫瘍発生に関与していることを示唆している。

形態学と補助的検査

形態学：リンパ節は明らかな結節状外観を呈して増殖する腫瘍細胞によって置換されている（図10.20A）。多くの場合，腫瘍細胞の主体をなすのはいわゆるセントロサイト（centrocyte）様細胞である。これらの細胞は休止期にあるリンパ球よりはやや大きく，"切れ込み"のある角張った核の輪郭を示し，著しい弯入や線状の折り畳みがみられる（図10.20B）。核クロマチンは粗大で濃縮しており，核小体は不明瞭である。これらのセントロサイトは，より大型の，水泡状クロマチン，数個の核小体，中等量の細胞質をもつ"セントロブラスト（centroblast）様"とさまざまな比率で混在している。ほとんどの腫瘍では大型細胞は全体の細胞のなかでは少数を占めるのみで，核分裂像は少なく，孤発性壊死細胞（アポトーシス）はみられない。これらの所見は，腫瘍性濾胞と濾胞過形成を鑑別するのに役立つ。反応性胚中心では分裂像やアポトーシスが目立つからである。頻度は低いが大型細胞が主体をなす腫瘍もあり，このような組織像の場合，もっと悪性の臨床的病態を示すことが多い。

免疫学的表現型：本腫瘍はB細胞マーカーであるCD20，そして胚中心マーカーであるCD10，BCL6を発現する。注

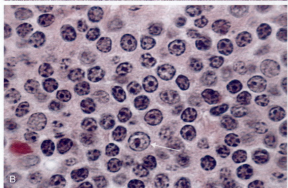

図10.19　慢性リンパ性白血病／小リンパ球性リンパ腫のリンパ節病変
A：弱拡大では，リンパ節構造がびまん性のリンパ球増殖で置換されている。B：強拡大では，大多数の細胞が小型円形リンパ球の外観を呈している。この視野では1個の"前リンパ球(prolymphocyte)"（中心性に核小体を有する大型細胞）も認められる（矢印）。(A：*Dr. Jose Hernandez, Department of Pathology, University of Texas Southwestern Medical School, Dallas, Texas.* の厚意による)

目すべきは，BCL6は胚中心B細胞の形成に必要な転写因子だということである。

臨床的特徴

濾胞性リンパ腫は主に50歳以上の高齢者に生じ，男女差はみられない。通常，**無痛性全身性リンパ節腫大 painless generalized lymphadenopathy** がみられる。約80％程度の症例は，診断時に骨髄浸潤がみられる。大部分の比較的緩徐な経過をとるリンパ球性悪性腫瘍に共通してみられる特徴であるが，自然経過は長い（生存期間中央値：約10年）が，**治癒しない**。結果的に，腫瘍細胞量が多い症例や，症状を有する症例に細胞傷害性の薬剤や，リツキシマブ（抗CD20抗体）などの薬剤が使われることになる。約30〜40％の濾胞性リンパ腫患者は，びまん性大細胞型Bリンパ腫に進展する。これは不吉な形質転換であり，というのはこのような付加的変異を経て生じた腫瘍は，後述する新規びまん性大細胞型Bリンパ腫よりも治癒しにくくなるからである。

■ マントル細胞リンパ腫

マントル細胞リンパ腫は正常リンパ濾胞の**暗殻 mantle zone** のナイーブB細胞に類似した細胞で構成される。全NHLの約6％を占め，主に50歳以上の高齢男性に生じる。

病態形成

これらの腫瘍にt(11;14)転座があり，サイクリンD1遺伝子と免疫グロブリン重鎖領域とが融合している。この転座によってサイクリンD1が過剰発現され，Rbの過剰リン酸化を刺激することで，細胞周期のG$_1$期からS期への進行を促進することによって増殖が促進される（第6章）。

形態学と補助的検査

形態学：マントル細胞リンパ腫は，びまん性あるいは漠然とした結節状パターンを示してリンパ節に浸潤する（e図10.3）。増殖中心はみられず，この点がマントル細胞リンパ腫とCLL/SLLとの鑑別に有用である。腫瘍細胞は正常のリンパ球よりもやや大きく，核は不整形で，核小体は不明瞭であり，細胞質は乏しい。まれではあるが腫瘍細胞は，もっと大型で形態学的にリンパ芽球に類似していることもある。大部分の症例で骨髄浸潤がみられ，約20％の症例では末梢血中に腫瘍細胞を認める。消化管にしばしば浸潤し，ときには肉眼的にポリープに似た多巣性の粘膜下結節（**リンパ腫様ポリープ lymphomatoid polyposis**）のかたちをとる。

免疫学的表現型：腫瘍細胞は細胞表面にIgMとIgDを発現し，B細胞抗原であるCD20，CD5（CLL/SLLと同様に）やサイクリンD1 タンパク質の発現がみられる。

臨床的特徴

ほとんどの患者は疲労感とリンパ節腫大で発症し，骨髄，脾臓，肝臓および（しばしば）消化管への浸潤を伴う全身疾患として認められる。これらの腫瘍の悪性度は比較的高く，治癒しがたい。生存中央値は6〜7年である。効果的な（ただし治癒効果はない）治療法としてBTK阻害剤がある。これは，CLL/SLL細胞と同様に，マントル細胞リンパ腫細胞は生存のためにB細胞受容体を介して生成されるシグナルに依存しているからである。

■ 節外性濾胞辺縁帯リンパ腫

この緩徐に進行するB細胞腫瘍の大部分は，胃，唾液腺，腸管，肺，眼窩，乳腺などの上皮組織に生じる。粘膜関連リンパ組織リンパ腫（いわゆるMALToma）ともよばれる。

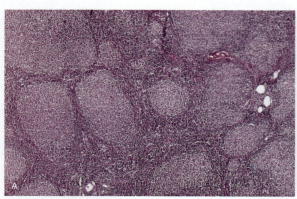
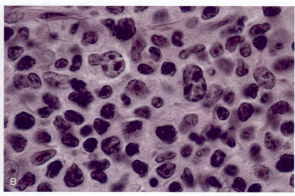

図10.20　濾胞性リンパ腫のリンパ節病変
A：リンパ腫細胞の結節性集簇がリンパ節全体に認められる。B：高倍率では，濃縮したクロマチンと不整形ないし切れ込みのある核の輪郭を呈する小型リンパ球（centrocyte）が，核小体を有する大型の細胞群（centroblast）と混在している。（A：Dr. Robert W. Mckenna, Department of Pathology, University of Texas Southwestern Medical School, Dallas, Texas. の厚意による）

病態形成

節外性濾胞辺縁帯リンパ腫は，慢性炎症を背景に生じ，維持されるがんの一例である。自己免疫性疾患（シェーグレン症候群の唾液腺，橋本甲状腺炎の甲状腺など）による慢性炎症がある部位や，慢性的な感染部位（ヘリコバクター・ピロリ（H. pylori）胃炎）に生じる傾向がある。ヘリコバクター・ピロリ（ピロリ菌）関連の胃濾胞辺縁帯リンパ腫の症例では，腫瘍細胞はヘリコバクター・ピロリ特異的T細胞から分泌される炎症性サイトカインによって増殖・生存しており，抗生物質によるピロリ菌の駆除によって腫瘍はしばしば縮小する。これらのことから，この疾患は細菌に対する免疫反応を背景に発症すると推測されている。ドライバー変異を獲得することによって，1つのB細胞クローンが生じ，それは抗原に刺激されたヘルパーT細胞のシグナルによって増殖・生存する。この段階では，原因となる抗原を除去することによって腫瘍は退縮する。さらなるクローン進化により腫瘍細胞の自律性が高まると，遠隔部位への転移や大細胞型Bリンパ腫への変化が起こりうる。リンパ腫形成の段階で多クローン性から単クローン性に推移するという理論は，EBVに誘発されたリンパ腫の病因にも適応される（第6章）。

形態学と補助的検査

形態学：クローン性Bリンパ球は特徴的に罹患臓器の上皮に浸潤し，しばしば小さな集簇巣を形成した**リンパ上皮性病変 lymphoepithelial lesion** とよばれる（e 図10.4）。腫瘍細胞が豊富で淡明な細胞質を有したり，形質細胞への分化を示したりする症例もある。これらの所見は特徴的であるが特異的ではない。

免疫表現型：CD20と細胞表面免疫グロブリン（通常IgM）を発現する成熟B細胞の腫瘍である。

臨床所見

この腫瘍ではしばしば唾液腺，甲状腺，眼窩の腫脹がみられ，ヘリコバクター・ピロリ関連胃炎や画像所見から偶発的にみつかる。限局例では，しばしば切除とその後の放射線治療のみで治癒する。

■ びまん性大細胞型Bリンパ腫

びまん性大細胞型Bリンパ腫は成人における最も一般的なリンパ腫であり，成人NHL全体のおおよそ35%を占めている。この疾患はいくつかのより悪性の経過を示す亜型を含む。

病態形成

約1/3の症例で，3q27に存在するBCL6遺伝子の転座を有し，BCL6のプロモーター領域における活性型の変異はそれよりさらに多い。どちらの異常でもBCL6タンパク質の発現が上昇する。BCL6は胚中心B細胞における遺伝子発現を調整する重要な転写因子である。それ以外の30%の症例で

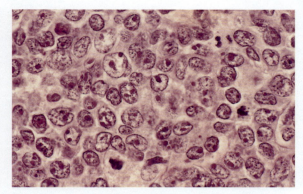

図10.21　びまん性大細胞型Bリンパ腫のリンパ節病変
腫瘍細胞は隙間のあるクロマチンと明瞭な核小体を伴う大型の核を有する。（Dr. Jose Hernandez, Department of Pathology, University of Texas Southwestern Medical School, Dallas, Texas. の厚意による）

はBCL2が関与するt(14;18)転座を有し，それによりBCL2タンパク質の異常な発現の亢進が引き起こされる。このような腫瘍は"形質転換した"濾胞性リンパ腫であることもある。残りの腫瘍は，MYC遺伝子の関与する転座などの他の多様なドライバー変異を有する。

形態学，補助的検査，特殊亜型

形態学：腫瘍性B細胞の核は大型で（休止期のリンパ球の少なくとも3～4倍の大きさ），さまざまな形をとりうる。腫瘍細胞は円形あるいは卵円形核の輪郭をもった大型細胞で，顆粒状クロマチン，数個の明瞭な核小体，淡明な中等量の細胞質を有することが多い（図10.21）。円形あるいは多分葉状の水泡状核，1～2個の核の中心に存在する明瞭な核小体，淡明あるいは好塩基性の豊富な細胞質を有する腫瘍細胞で構成される腫瘍もある。ときに，腫瘍細胞の異型が非常に強く，ホジキンリンパ腫の腫瘍細胞であるリード・スタンバーグ（RS）細胞に類似の巨細胞を含むこともある。

免疫学的表現型：これらの腫瘍はB細胞マーカーであるCD20を発現している。多くは細胞表面IgMおよび（あるいは）IgGも発現している。他のマーカー（例：CD10，MYC，BCL2）の発現はさまざまである。

特殊亜型：びまん性大細胞型Bリンパ腫のカテゴリーには，いくつかの明瞭な臨床病理学的亜型が含まれる。

- **EBV関連びまん性大細胞型Bリンパ腫 EBV-associated diffuse large B cell lymphoma** は，AIDSや医原性免疫抑制状態（例：移植患者），高齢者に生じる。移植後の場合，この腫瘍はしばしばEBV誘発のB細胞の多クローン性増殖で始まり，免疫機能が回復すると消失することがある。

- **ヒトヘルペスウイルス8型 human herpesvirus type 8 (HHV-8)**，別名カポジ肉腫ヘルペスウイルス Kaposi sarcoma herpesvirus (KSHV)は，胸腔，心膜，腹膜に生じる**体腔性浸潤リンパ腫 primary effusion lymphoma** と関連している。HHV-8は腫瘍細胞に潜伏感染しており，サイクリンD1を含むいくつかの既知のがん遺伝子と相同性の

タンパク質をコードしている。EBV関連リンパ腫と同様に，大部分の患者は免疫不全状態である。
- **縦隔大細胞性Bリンパ腫** mediastinal large B cell lymphoma はしばしば若年女性に認められる。胸腺に病変があることが多く，腹部内臓や中枢神経系に広がる傾向がみられる。この腫瘍の免疫回避の重要なメカニズムであるチェックポイント分子PD-L1の過剰発現につながる遺伝子増幅との関連がみられることが多い（第6章）。

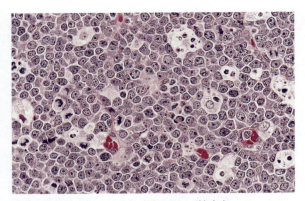

図10.22　バーキットリンパ腫のリンパ節病変
腫瘍細胞およびその核はかなり均一であり，単調な外観を呈する。細胞分裂活性が高い。淡染性に染まるマクロファージが"星空（starry sky）"状に介在する。

臨床的特徴

診断時中央年齢は約60歳であるが，びまん性大細胞型Bリンパ腫はどの年齢層にも起こりうる。このリンパ腫は小児リンパ腫の約15％を占める。典型的には1カ所あるいは数カ所の，急速に増大するしばしば症候性の腫瘍塊が診断時に認められる。**節外病変もよくみられる**。消化管が最も頻度の高い節外病変部位であるが，これらの腫瘍はどの臓器，組織にも発生しうる。もっと経過の緩徐なリンパ腫（例：濾胞性リンパ腫）とは異なり，診断時における肝臓，脾臓，骨髄への浸潤は少ない。

びまん性大細胞型Bリンパ腫は急速に進行する腫瘍であり，治療されない場合は早期に死亡する。しかし，強力な多剤併用化学療法や抗CD20抗体によって症例の60〜80％に完全寛解が得られ，そのうちの約50％は数年間にわたり再発をみず，しばしば治癒する。通常の治療で治癒しない症例に対しては，他のもっと強力な治療（例：高用量化学療法，造血幹細胞移植）が行われる。B-ALLと同様に，CD19などのB細胞抗原を標的としたCAR-T細胞療法は治癒効果が期待できるが，費用がかかり，強い毒性を伴う可能性がある。

■ バーキットリンパ腫

バーキットリンパ腫 Burkitt lymphoma（BL）はアフリカのいくつかの地域に地域流行性にみられるが，米国を含むその他の地域にも散発性に発生している。アフリカの症例〔風土性（endemic）BL〕と非地域流行性〔散発性（sporadic）BL〕のものとでは臨床像やウイルス学的に差がみられるが，組織像は同一である。

● 病態形成

バーキットリンパ腫は，高確率に第8染色体上のMYC遺伝子を巻き込む転座と関連し，MYC転写因子が過剰発現される。第6章で述べたように，MYCは，急速な細胞増殖に関連するがんの特徴であるワールブルグ代謝（好気的解糖）の主要制御因子である。このことから，バーキットリンパ腫は最も早く増殖するヒトの腫瘍の1つである。ほとんどの転座はMYCと第14染色体上のIgH遺伝子とが融合するものであるが，2番染色体上のκ鎖あるいは22番染色体上のλ鎖を巻き込む転座もある。どの場合でも最終的にはMYCタンパク質の制御異常と過剰発現が起こる。風土性BLのほとんどの症例と，散発性BLの約2割ではエプスタイン・バールウイルスが腫瘍細胞に潜伏感染している。それについては第6章で述べた。

● 形態学と補助的検査

形態学：腫瘍細胞は中型であり，核は円形あるいは卵円形で，2〜5個の明瞭な核小体を有する（図10.22）。細胞質は中等量で，塩基好性あるいは両染性に染まり，しばしば脂質を入れた小空胞がみられる（塗抹標本で認められる特徴）。細胞分裂指数が非常に高く，死滅細胞も多いことがこの腫瘍の特徴であり，核片を貪食したマクロファージが多数認められる。これらの良性のマクロファージは明るい空隙によって囲まれていることが多く，"星空（starry sky）"パターンを呈する。

免疫学的表現型：本腫瘍は細胞表面IgM，B細胞マーカーであるCD20，そして胚中心マーカーであるCD10, BCL6を発現する。

臨床的特徴

風土性BLも散発性BLも主に小児や若年者に生じる。米国では小児のNHLの約30％を占める。本疾患は通常，節外部位に生じる。風土性BLでは，上顎骨あるいは下顎骨に病変が生じることが多いが，北米では腹部腫瘤（腸管，後腹膜，卵巣）が最も一般的である。ときに白血化が起こり，薬剤治療が異なるのでALLとの鑑別が必須である。バーキットリンパ腫は高悪性度群に属するが，強力な化学療法剤投与によって大多数の患者は治癒する。

■ その他のリンパ系腫瘍

多数のリンパ系腫瘍のなかで，特徴的または臨床的に重要な特徴をもつものについて簡単に説明する。

有毛細胞白血病

有毛細胞白血病は，まれな緩徐に進行するB細胞腫瘍であり，ほぼすべての症例で，他のさまざまながんで

も認められるセリン/スレオニンキナーゼ BRAF の活性化変異がみられる(第6章)。形態学的には特徴的で、細い毛状の細胞質突起が存在するのが特徴である(e図10.5)。腫瘍細胞は、B細胞マーカー(CD20)、表面免疫グロブリン、CD11c、CD103 を発現する。後者の2つの抗原は他のほとんどのB細胞腫瘍には発現しないため、診断に有用である。有毛細胞白血病は主に高齢男性に発生し、骨髄と脾臓への浸潤による症状が現れる。脾腫は、しばしば巨大で、最も頻度の高い所見であり、唯一の身体的所見であることもある。

骨髄浸潤および脾臓の急激な血液貯留に起因する汎血球減少症が半数以上の症例にみられる。リンパ節病変はまれである。白血球増多症の頻度は低く、15～20%の患者にのみみられるが、大部分の症例で末梢血塗抹標本で散在する"有毛細胞"が確認できる。

この病気は緩徐ではあるものの、治療しなければ進行性であり、汎血球減少症と感染症が主な臨床上の問題となる。他のほとんどの低悪性度リンパ腫とは異なり、有毛細胞白血病は特定の"低用量"化学療法レジメンがきわめて有効である。通常、完全かつ持続的な寛解が得られ、予後良好である。従来の治療法が効かない腫瘍も BRAF 阻害剤によく反応し、これが最終的な治療の選択肢となる可能性がある。

菌状息肉腫とセザリー症候群

これらは皮膚に発症する腫瘍性 CD4+ T 細胞性腫瘍であり、皮膚T細胞リンパ腫とよばれる。菌状息肉腫は通常、非特異的な紅皮症として出現し、時間の経過とともにプラーク期、そして腫瘍期へと進行する。組織学的には、核膜の折り込みによって脳のような外観を呈する腫瘍性T細胞が、表皮および真皮上部に浸潤する(e図10.6)。病気が進行すると、リンパ節転移と内臓転移の両方が現れる。セザリー症候群は、(1)全身性剥脱性紅皮症と(2)末梢血中の腫瘍細胞(セザリー細胞)を特徴とする臨床的亜型である。プラーク期または腫瘍期の菌状息肉腫の症例の25%にも、循環腫瘍細胞が存在する。菌状息肉腫の初期段階と診断された患者は、多くの場合、病気とともに何年も生きるが、腫瘍期、内臓疾患、またはセザリー症候群の患者は、平均生存期間は3年である。

成人T細胞白血病/リンパ腫

この CD4+ T細胞性腫瘍は、レトロウイルスであるヒトT細胞白血病ウイルス1型(HTLV-1)によって引き起こされる。HTLV-1 感染は日本南部、カリブ海沿岸地域、西アフリカで感染者が多く、米国南東部を含む他の地域でも散発的に発生する。この腫瘍の病因については第6章で説明する。リンパ系悪性腫瘍に加えて、HTLV-1 感染は熱帯性痙性対麻痺、すなわち中枢神経系と脊髄に影響を及ぼす進行性の脱髄疾患を引き起こすこともある。

成人T細胞白血病/リンパ腫は、皮膚病変、リンパ節腫脹、肝脾腫、高カルシウム血症、およびさまざまなリンパ球増多症を伴うことが多く、著しく不規則な核の輪郭をもつ細胞が含まれることがよくある(e図10.7)。白血病細胞は、CD4 に加えて、IL-2 受容体α鎖である CD25 を高レベルで発現する。ほとんどの場合、腫瘍は悪性度が高く、治療に対する反応は乏しい。平均生存期間は約8か月である。

末梢性T細胞リンパ腫

この異なる性質のものが混在する腫瘍群は、成人 NHL の約10%を占める。いくつかの特徴的な亜型が認識されているが、ほとんどの末梢T細胞リンパ腫には定義の基準となるような遺伝的特徴や免疫表現型の特徴が欠けており、"not otherwise specified"のカテゴリーにまとめられている。これらは治療にあまり反応しない悪性腫瘍である。また、これらは機能的T細胞の腫瘍であるため、腫瘍量が比較的低い場合でも、患者は腫瘍由来の炎症誘発因子に関連する症状を有することがよくある。

ホジキンリンパ腫

非ホジキンリンパ腫とホジキンリンパ腫はどちらも通常リンパ組織で発生するが、ホジキンリンパ腫はいくつかの特徴で区別される。

- 特徴的な腫瘍性**リード・スタンバーグ(RS)巨細胞**の存在
- リード・スタンバーグ(RS)細胞に対する**強力だが効果的でない宿主免疫反応**により、腫瘍細胞は通常病変のごく一部しか占めない。
- 単一のリンパ節または鎖状に連なるリンパ節に発生し、通常は段階的に解剖学的に連続したリンパ節に広がる。そのような進展様式は治療上重要な意味をもつ。

分類

ホジキンリンパ腫には、(1)結節性硬化型、(2)混合細胞型、(3)リンパ球豊富型、(4)リンパ球減少型、(5)結節性リンパ球優位型の5つの亜型が知られている。最初の4つの亜型では、RS 細胞が特定の形態学的および免疫表現型的特徴(後述)を共有しているため、これらを**古典的なホジキンリンパ腫 classic Hodgkin lymphoma** という診断名にまとめることができる。結節性リンパ球優位型は、リード・スタンバーグ(RS)細胞に胚中心B細胞マーカーが発現することによって区別される。

病因

RS 細胞の起源は20世紀の大半を通じて謎のままであったが、マイクロダイセクションされた単一の RS 細胞に対して行われた優れた研究によって解明された。これにより、RS 細胞とバリアントは同一の免疫グロブリン遺伝子の再構成を

有し，これらの再構成された免疫グロブリン遺伝子は体細胞超変異を起こしていることが示された。その結果，**ホジキンリンパ腫は胚中心 B 細胞から発生する腫瘍である**と現在考えられている。

ホジキンリンパ腫の病因に関するもう 1 つの手がかりは，高頻度の EBV の関与である。EBV は，混合細胞型亜型の 70% 程度の症例の RS 細胞に存在し，他の古典的ホジキンリンパ腫の症例ではその割合は低くなる。EBV ゲノムの統合部位は，すべての RS 細胞で同一であり，感染が形質転換およびクローン増殖に先行する（したがって，これらに関連している可能性がある）ことを示している。したがって，EBV 感染は，特に混合細胞亜型の腫瘍の発症に寄与するいくつかの段階のうちの 1 つであると考えられる。

数種類のサイトカインによって特徴的な炎症細胞浸潤が生成される。サイトカインの一部は RS 細胞によって分泌され，好酸球の化学誘引物質である IL-5，線維形成因子である形質転換成長因子-β，およびオートクリン機構を通じて RS 細胞の成長を刺激する可能性がある IL-13 が含まれる。それに対して，反応性炎症細胞は，無害な傍観者ではなく，RS 細胞の成長と生存を助け，組織反応にさらに寄与する追加の因子を生成する。

ホジキンリンパ腫は，T 細胞の活性化を阻害するタンパク質を発現することで宿主の免疫反応から逃れる腫瘍の代表的な例である。古典的ホジキンリンパ腫の RS 細胞は，$\beta 2$ ミクログロブリンの機能喪失やクラス I 主要組織適合性複合体（MHC）分子の発現不全につながる変異を有することが多い。さらに，RS 細胞は通常，T 細胞応答に拮抗する免疫チェックポイント因子である PD-1 リガンドを高レベルで発現する。多くの腫瘍では，2 つの PD-1 リガンドである PD-L1 と PD-L2 をコードする遺伝子を含む 9 番染色体の領域が増幅され，その変化が過剰発現に寄与している。PD-1 リガンド発現の重要性は，リガンドの T 細胞受容体である PD-1 を阻害する抗体の臨床試験で証明されている（第 6 章）。ほとんどの腫瘍は，他のすべての治療法に耐性がある腫瘍であっても，抗 PD-1 抗体に反応する。これは，PD-1 リガンド/PD-1 シグナル伝達軸によって抑制されていた潜在的な宿主反応が抗 PD-1 抗体によって再活性化されるためと考えられる。

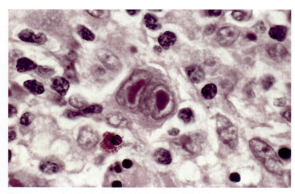

図 10.23　ホジキンリンパ腫のリンパ節病変
封入体様の大型核小体と豊かな細胞質を有する 2 核のリード・スタンバーグ（RS）細胞はリンパ球や組織球で囲まれており，好酸球もみられる。（*Dr. Robert W, McKenna, Department of Pathology, University of Texas Southwestern Medical School, Dallas, Texas.* の厚意による）

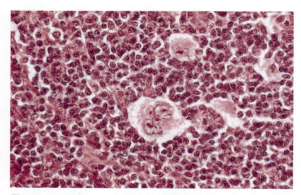

図 10.24　ホジキンリンパ腫：結節性硬化型のリンパ節病変
多数の小さな核小体を含み，多分葉化した核を有する特徴的な"空隙細胞（lacunar cell）"が明るい空隙にみられる。空隙は細胞質が収縮したためにできたものである。その周囲はリンパ球が取り囲む。（*Dr. Robert W. Mckenna, Department of Pathology, University of Texas Southwestern Medical School, Dallas, Texas.* の厚意による）

形態学

ホジキンリンパ腫の必須条件は**リード・スタンバーグ（RS）細胞**（図 10.23）である。これは，巨大な多分葉核，顕著な核小体，および豊富な淡好酸性の細胞質をもつ，非常に大きな細胞（直径 15～45 μm）である。特に特徴的なのは，**鏡像の核や核小葉を 2 つもつ細胞で，それぞれの核小葉には透明な領域に囲まれた大きな（封入体のような）好酸性核小体があり**，この特徴により"フクロウの目"のような外観を呈する。典型的な RS 細胞や RS 細胞のバリアントは特徴的な免疫表現型を示し，CD15 と CD30 を発現するが，CD45（白血球共通抗原）や B 細胞および T 細胞マーカーを発現しない。"古典的な" RS 細胞は混合細胞亜型では一般的であるが，結節性硬化症亜型では一般的ではなく，リンパ球優位亜型では

まれである。後者の 2 つの亜型では，他の特徴的な RS 細胞のバリアントが優位である。

結節性硬化症ホジキンリンパ腫 nodular sclerosis Hodgkin lymphoma は最も頻度の高い亜型である。この疾患は性差はなく，下頸部，鎖骨上窩，縦隔リンパ節に発症することが多い。大部分の症例は青年または若年成人であり，予後は良好である。形態学的には以下のような特徴がある。

- **ラクナ（空胞）細胞** lacunar cells（図 10.24），RS 細胞のバリアントで，単一の分葉核，多数の小さな核小体，および豊富で淡い細胞質を有する。ホルマリン固定組織の切片では，細胞質が引き裂かれ，核が空の空間（ラクナ）に残っていることがよくある。ラクナ（空胞）細胞バリアントの免疫表現型は，古典的な亜型にみられる他の RS 細胞の免疫表現型と同一である。他の古典的ホジキンリンパ腫の亜型と同様に，RS 細胞は多数の反応性リンパ球，好酸球，マク

ロファージに囲まれている。
- 膠原線維束 collagen bands は，病変部のリンパ組織を境界のある細胞結節に分割する（図10.25）。線維化はわずかである場合も，多い場合もある。

混合細胞性ホジキンリンパ腫 mixed-cellularity Hodgkin lymphoma は，50歳以上の患者に最も多くみられるホジキンリンパ腫であり，症例全体の約25％を占める。男性に多い。小型リンパ球，好酸球，形質細胞，マクロファージを含む多彩な炎症性背景に，**古典的なRS細胞が多数存在する**（図10.26）。この亜型は，結節性硬化症亜型よりも全身症状を伴うことが多く，病変が広がっていることが多いが，予後は非常に良好である。

リンパ球豊富型およびリンパ球減少型ホジキンリンパ腫 lymphocyte-rich and lymphocyte depleted Hodgkin lymphoma は，RS細胞およびそのバリアントに対する組織反応によって定義されるまれな亜型である。診断に有用なRS細胞はどちらにもみられ，その免疫表現型の特徴は，他のより一般的な"古典的"ホジキンリンパ腫と同一である。

ホジキンリンパ腫の約5％を占める**結節性リンパ球優位型ホジキンリンパ腫** nodular lymphocyte-predominant Hodgkin lymphoma は，ポップコーン（"ポップコーン細胞"）に似た繊細な多葉核をもつ**リンパ組織球性（L&H）変異型RS細胞 lymphohistiocytic (L&H) variant RS cells** を特徴とする。L&Hバリアントは通常，主に小型B細胞とさまざまな数のマクロファージが混在する大きな結節内にみられる（図10.27）。好酸球などの他の反応性細胞はほとんど存在せず，典型的なRS細胞はまれである。古典的ホジキンリンパ腫のRSバリアントとは異なり，L&HバリアントはB細胞マーカー（CD20など）を発現し，通常はCD15およびCD30を発現しない。ほとんどの症例は，単発の頸部または腋窩リンパ節腫脹を呈し，通常，予後良好である。

ホジキンリンパ腫は，反応性炎症過程を模倣することが多く，幅広い組織像を呈する。亜型に関係なく，**診断は，反応性細胞を背景としたRS細胞またはバリアントを識別することによって行われる**。免疫表現型は，ホジキンリンパ腫を反応性疾患や他のリンパ腫と鑑別するうえで重要な役割を果たす。すべての亜型において，経過中に脾臓，肝臓，骨髄，その他の臓器の病変が現れる可能性があり，リンパ節の組織像と同様に，RS細胞と反応性細胞の混合物で構成される不規則な結節がみられる。

臨床所見

ホジキンリンパ腫は，NHLと同様に，通常は無痛性のリンパ節腫脹として現れる。NHLとの明確な区別は組織生検によってのみ可能であるが，いくつかの臨床的特徴はホジキンリンパ腫の診断を裏づける（**表10.8**）。診断の確定後，ステージ分類に基づいて治療方針を決定し，予後が推定される（**表10.9**）。より予後のよい亜型の若い患者は，ステージⅠまたはステージⅡの病期である傾向があり，通常はいわゆる"B症状"（発熱，体重減少，寝汗）はみられない。進行期（ステージⅢおよびⅣ）

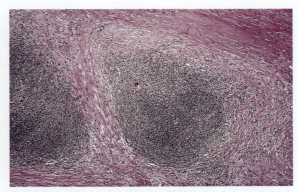

図10.25　ホジキンリンパ腫：結節性硬化型のリンパ節病変
弱拡大像で境界明瞭なピンク色の細胞成分のない膠原線維の帯がみられ，腫瘍細胞を結節状に分割している。（Dr. Robert W. Mckenna, Department of Pathology, University of Texas Southwestern Medical School, Dallas, Texas. の厚意による）

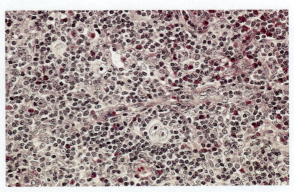

図10.26　ホジキンリンパ腫：混合細胞型のリンパ節病変
診断に役立つ明瞭な2核のリード・スタンバーグ（RS）細胞が好酸球やリンパ球，組織球などに取り囲まれている。（Dr. Robert W. Mckenna, Department of Pathology, University of Texas Southwestern Medical School, Dallas, Texas. の厚意による）

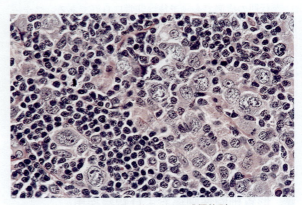

図10.27　ホジキンリンパ腫：リンパ球優位型
多数の成熟しているようにみえるリンパ球が，散在する大型で明るいL&H亜型細胞（ポップコーン細胞）を取り囲んでいる。

の患者は，掻痒や貧血に加えてB症状を呈する傾向がみられる。放射線治療は長期にわたる合併症があるため，現在ではステージⅠの患者でも全身化学療法による

表 10.8 ホジキンリンパ腫と非ホジキンリンパ腫の臨床的な相違点

ホジキンリンパ腫	非ホジキンリンパ腫
多くの場合，単一のリンパ節領域に限局する（頸部，縦隔，大動脈周囲）	複数のリンパ節群に病変がみられることが多い
隣接したリンパ節に連なって病変を起こす	非連続性に進展する
腸間膜やワルダイエルのリンパ節はほとんど侵されない	腸間膜やワルダイエルのリンパ節を侵すのはよくみられる
節外病変はまれである	節外病変がよくみられる

表 10.9 ホジキンリンパ腫および非ホジキンリンパ腫の臨床的病期（Ann Arbor 分類）*

病期	病変の広がり
I	病変が1つのリンパ節領域に限局しているか（I），あるいはリンパ節外の一臓器または部位に限局しているもの（I_E）
II	病変が横隔膜に対して同側に2つまたはそれ以上のリンパ節領域にとどまるもの（II），あるいは限局性に隣接したリンパ節外臓器または組織にも病変を伴うもの（II_E）
III	病変が横隔膜の上下両側にわたるリンパ節領域にあるもの（III），さらに脾臓にもあるもの（III_S），限局した隣接リンパ節外臓器または部位を侵すもの（III_E），あるいはその両者（III_{ES}）
IV	病変が1つまたはそれ以上のリンパ節外臓器あるいは部位に多数，または播種性にみられるものでリンパ節侵襲の有無は問わない

*各病期は以下の全身症状の欠如（A），存在（B）によりさらに区別される。全身症状：発熱，寝汗，10% 以上の原因不明の体重減少。Carbone PT, et al.:Symposium（Ann Arbor）staging in Hodgkin disease. Cancer Res 31:1707. 1971. による

治療が行われている。進行期の症例は，通常化学療法も行われ，一部の適応のある症例では病変部位への放射線療法も行われる。

進行期の症例でも，予後は非常に良好である。ステージI-AまたはII-Aの患者の5年生存率は90%以上である。病期が進行した場合でも（ステージIV-AまたはIV-B），5年無病生存率は約50%である。放射線治療を受けた長期生存者では，肺癌や乳癌などの特定の悪性腫瘍や心血管疾患のリスクが高くなることが報告されている。これらの報告により，放射線療法の使用を最小限に抑え，毒性の少ない化学療法を使用する新しい治療法の開発が促進された。前述したように，抗PD-1抗体は再発性難治性古典的ホジキンリンパ腫の患者に優れた反応を示し，有望な免疫療法である。

形質細胞性腫瘍および類縁疾患

これらのB細胞増生では多数の腫瘍性形質細胞がみられ，ほとんど必ず単クローン性免疫グロブリンあるいは免疫グロブリンの一部分を分泌している。それらは腫瘍マーカーとなり，しばしば病的な状態を引き起こす。全体として，形質細胞腫瘍および関連疾患は，血液悪性腫瘍の約10%，リンパ系腫瘍による死亡の約15%を占めており，これらの死亡のほとんどは多発性骨髄腫（後述）によるものである。

これらの腫瘍によって血液中に分泌される単クローン性免疫グロブリンは，Mタンパク質（またはM成分，もともとは骨髄腫タンパク質とよばれていた）とよばれている。完全なMタンパクは分子量が16キロダルトン以上であり，血漿と細胞外液に限定的にみられ，糸球体の傷害がない場合には尿には認められない。しかし，腫瘍性形質細胞はしばしば完全な芽免疫グロブリンに加えて過剰な免疫グロブリン軽鎖を生成する。遊離軽鎖の分子量は約25キロダルトンで，糸球体のスリット膜を通過して尿路に入る。これらは**ベンス・ジョーンズタンパク質 Bence Jones proteins** とよばれる。まれに腫瘍は軽鎖のみ産生し，高感度の検査によって末梢血と尿で検出，定量される。

形質細胞性腫瘍に関連した異常免疫グロブリンを述べる用語には，単クローン性ガンマグロブリン血症，異常タンパク質血症，パラプロテイン血症がある。これらの異常タンパク質はいくつかの臨床病理学的疾患単位に関連する。

- 多発骨髄腫は最も重要な形質細胞性腫瘍であり，通常骨格系に腫瘍塊が散在する。孤立性形質細胞腫はまれな亜型であり，骨や軟部組織の単発病変がみられる。くすぶり型骨髄腫もまれであり，症状の欠如と高度の血漿Mタンパク質で定義される。
- 意義不明単クローン性免疫グロブリン血症 monoclonal gammopathy of undetermined significance（MGUS）は，末梢血中に軽度～中等度のMタンパク質が認められるが徴候や症状のない患者に用いられる。MGUSは高齢者に高頻度に認められ，頻度は低いが一定の頻度で症候性の単クローン性ガンマグロブリン血症や多発性骨髄腫に移行する。
- 原発性あるいは免疫細胞性アミロイドーシスは，アミロイドとして沈着する軽鎖を分泌する形質細胞の単クローン性増生により生じる。明らかな多発性骨髄腫の患者もいるが，その他の症例では骨髄中に単クローン性の形質細胞が少量みられるのみである。
- ワルデンストレームマクログロブリン血症は，IgM型Mタンパク質血症によって末梢血の過粘稠に関連する症状が生じる症候群である。高齢者に生じ，リンパ形質細胞性リンパ腫と関連していることが最も多い。

そうした背景を踏まえて，特定の臨床病理学的疾患について述べる。原発性アミロイドーシスに関しては，他の免疫系疾患とともに第5章で述べている。

多発性骨髄腫

多発性骨髄腫はリンパ性悪性腫瘍のなかで最も頻度の高いものの1つであり，米国では毎年おおよそ3万人の新規患者が診断されている。診断時の年齢の中央値は

70歳であり，この疾患は男性に多くみられ，理由は不明だが，米国ではアフリカ系の人々により多くみられる。**主に骨髄を侵し，全身の骨融解病変を呈する。**

骨髄腫細胞が産生する最も頻度の高いMタンパク質はIgG（60％）であり，それに次ぐのがIgA（20～25％）で，IgM，IgD，IgEはまれである。それ以外の症例では，形質細胞はκ鎖あるいはλ鎖といった軽鎖のみ産生する。

病態形成

他の多くのB細胞性悪性腫瘍と同様に，骨髄腫にはしばしば第14染色体上の*IgH*遺伝子座とサイクリンD1やサイクリンD3などのがん遺伝子が融合する染色体転座がみられる。染色体転座から推測されるとおり，Dサイクリンの調整異常が多発性骨髄腫では頻度が高く，細胞増殖の増加に寄与していると考えられている。主に骨髄間質の線維芽細胞やマクロファージが産生しているサイトカインの一種であるインターロイキン6（IL-6）の作用によっても，骨髄腫細胞は増殖している。経過が長くなると，特に悪性度の高い病変を有する症例において，*MYC*が関連する転座が認められることもある。

多発性骨髄腫は，骨格，免疫系，腎にさまざまな悪影響を与え，それらすべてが死亡率に関与している。

- 腫瘍性形質細胞が産生する因子は，多発性骨髄腫の主な病理学的特徴である骨吸収を引き起こす。骨髄腫由来因子が骨髄間葉細胞のNF-κB活性化受容体（RANKL）の発現を亢進させ，破骨細胞を活性化させることは特に重要である。腫瘍細胞から放出される他の因子には骨芽細胞機能の強力阻害剤がある。これらの影響によって骨吸収が増加し，高カルシウム血症や病的骨折が生じる。
- 骨髄腫によって液性免疫が抑制される。未解明の機序により，骨髄腫は正常B細胞の機能を阻害する。患者血漿中には免疫グロブリンの増加を認めるが，これはMタンパク質の上昇によるものであり，機能的な抗体は著明に低下している。そのため患者の感染のリスクは上昇する。
- 腎機能障害は，いくつかの骨髄腫の病的因子の単独ないし複合的な作用により生じる。最も重要なのは閉塞性のタンパク質円柱であり，しばしば遠位尿細管や集合管において形成される。このタンパク質円柱はそのほとんどがベンス・ジョーンズタンパク質からなり，いくらかの量の完全な免疫グロブリン，尿細管上皮から分泌されるタンパク質，アルブミンを含む。軽鎖はアミロイドや線状の沈着物として糸球体や間質にも沈着し，腎傷害の成因となる。腎臓にとどめを刺すのは高カルシウム血症である。これにより脱水症や腎結石が生じる可能性があり，低ガンマグロブリン血症に一部起因する細菌性腎盂腎炎の発生率も増加する。

形態学と補助的検査

形態学：多発性骨髄腫は多発性の骨破壊病巣として現れる。侵される頻度が高いのは脊柱，肋骨，頭蓋骨，骨盤，上腕骨，鎖骨，肩甲骨である。これらの局所病巣は骨髄腔から始まり，海綿骨を侵し，進行性に骨皮質を破壊していく。骨

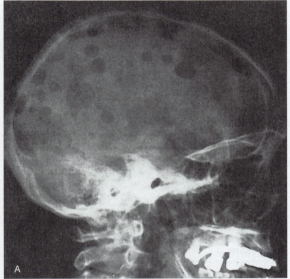

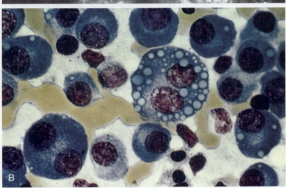

図10.28　多発性骨髄腫
A：頭蓋骨のレントゲン写真，側面図。頭蓋冠では，境界明瞭な骨の打ち抜き状欠損がみられる。B：骨髄穿刺液。正常な骨髄細胞は，多核，顕著な核小体，免疫グロブリンを含む細胞質滴（ラッセル小体）を伴う異型形質細胞に置換されている。

破壊によってしばしば**病的骨折 pathologic fracture**が引き起こされ，それらは脊柱や上腕骨に起こることが最も多い。X線像上，骨病巣は直径1〜4 cm大の**打ち抜き欠損像**として現れることが最も多い（図10.28A）。組織学的には骨髄では形質細胞が増加しており，骨髄の全細胞の30％をしばしば超える。骨髄腫細胞は正常な成熟形質細胞に類似しているが，明瞭な核小体や，免疫グロブリンを含む胞体内封入体（ラッセル体）が認められたりするなどの異常な像を呈することも多い（図10.28B）。進行すると，骨髄腫細胞は内臓や軟部組織にも浸潤し，最終的には白血化の像もみられることがある。

一般に**骨髄腫腎症 myeloma kidney**とよばれる腎病変は，タンパク質円柱と関連している。タンパク質円柱の大部分はベンス・ジョーンズタンパク質で構成され，遠位尿細管曲部や集合管を閉塞する。円柱は浸潤したマクロファージが融合してできた多核巨細胞によって取り込まれていることが多い。ベンス・ジョーンズタンパク質の傷害作用によって，円柱を入れた尿細管の上皮細胞はしばしば壊死あるいは萎縮に

陥る。骨吸収によって起こる高カルシウム血症により，腎臓には転移性石灰沈着がみられる。軽鎖沈着症 light chain (AL) amyloidosis を合併すると糸球体や血管壁への沈着が認められる。このような患者では感染に対する感受性が高まっているので，**細菌性腎盂腎炎** bacterial pyelonephritis が起こることがある。頻度は低いが，異常形質細胞が間質に浸潤することもある。

臨床検査：臨床検査では，通常，血液中の免疫グロブリン値および／または尿中のベンス・ジョーンズタンパク質値の上昇が示される。遊離軽鎖と M タンパク質成分は 60〜70% の症例で同時に認められるが，患者の約 20% の症例では遊離軽鎖のみが認められる。約 1% の骨髄腫は非分泌性であるため，M 成分が検出されないからといって骨髄腫の診断が完全に除外されるわけではない。

臨床的特徴

臨床症状は主に，(1) 骨格系に対する形質細胞の影響，(2) 過剰な免疫グロブリンの産生，(3) 液性免疫の抑制，(4) 腎不全によって生じる。

骨吸収によって，病的骨折や慢性疼痛が生じる。骨吸収による**高カルシウム血症** hypercalcemia により錯乱，衰弱，傾眠のような神経症状が起こり，腎障害も引き起こす。正常の免疫グロブリンの産生が低下することにより，**反復性感染症** recurrent infection が起こりやすくなる。腎不全は非常に重要であり，腎不全に感染が加わるだけで死に至る。腎不全は半数以下の患者にみられ，ベンス・ジョーンズ尿症の程度と正の相関関係にあり，腎疾患における遊離軽鎖の重要性を示している。特定の軽鎖は AL タイプのアミロイドーシス（第 5 章）を引き起こしやすく，腎機能障害を悪化させたり他の組織に沈着したりすることもある。

放射線学的および M タンパク質とベンス・ジョーンズタンパク質を検出して定量化する検査を含む検査所見によって診断される。画像所見が典型的な骨病変である場合は骨髄腫の可能性が強く疑われるが，診断には骨髄検査が必要である。骨髄浸潤によってしばしば正球性正色素性貧血が生じ，ときに中等度の白血球減少症や血小板減少症を伴うことがある。

予後はさまざまである。多発骨病変がある患者は，未治療では 6〜12 か月以上生存することはまれである。それに対して血漿 M 成分が高い無症状の患者，いわゆる"くすぶり型骨髄腫"の患者は何年も治療を必要としない場合がある。生存期間の中央値は約 5 年である。治療法はまだ確立されていないものの，治療法の進歩は希望を与えている。骨髄腫細胞は，異常な折り畳み構造の不対の免疫グロブリン鎖を蓄積する傾向があり，その結果，異常な折り畳み構造のタンパク質を分解する細胞小器官であるプロテアソームの阻害剤に感受性がある。異常な折り畳み構造のタンパク質はアポトーシス経路を活性化し（第 2 章），プロテアソーム阻害剤はこの本来備

わっている傾向を増強することによって骨髄腫細胞を死滅されると考えられている。サリドマイド様薬剤は，特定の腫瘍形成性骨髄腫細胞タンパク質の分解を刺激することで骨髄腫の治療に有効である。骨吸収阻害薬であるビスホスホネートは病的骨折を減らし，高カルシウム血症を制限する。造血幹細胞移植によって寿命は延長するが，いまだ治癒は得られていない。形質細胞抗原を認識するように設計された細胞傷害性 T 細胞を使用する新しい CAR–T 細胞療法は優れた結果を示し，他の療法で治療効果が得られない場合に使用できるようになった。

■ リンパ形質細胞性リンパ腫

リンパ形質細胞性リンパ腫 lymphoplasmacytic lymphoma は高齢者に発症する B 細胞性腫瘍で，発症のピークは 50〜60 歳代にある。一見，CLL/SLL に類似しているが，大部分の腫瘍細胞が分化の最終段階である形質細胞まで分化している点が異なる。通常，形質細胞成分は単クローン性の IgM を分泌し，しばしば**ワルデンシュトレームマクログロブリン血症** Waldenström macroglobulinemia として知られる過粘稠度症候群を引き起こす。多発性骨髄腫とは異なり，遊離軽鎖の分泌によって生じる合併症（例：腎不全，アミロイドーシス）は比較的まれであり，骨破壊は起こらない。

病態形成

ほぼすべてのリンパ形質細胞性リンパ腫症例に，MYD88 の活性化変異がみられる。MYD88 遺伝子は，腫瘍細胞の増殖と生存を促進する NF–κB を活性化するシグナル伝達に関与するアダプタータンパク質をコードする。

形態学と補助的検査

形態学：通常，骨髄にはさまざまな割合でリンパ球，形質細胞，形質細胞様リンパ球の浸潤がみられ（e 図 10.8），しばしば肥満細胞の過形成を伴う。PAS (periodic acid–Schiff) 染色陽性の封入体が，しばしば形質細胞様細胞の細胞質内（ラッセル小体）や核（ダッチャー小体）に認められる。診断時には，腫瘍は通常リンパ節，脾臓，肝臓に広がっている。病期が進行すると，神経根や髄膜，さらにまれに脳に浸潤することもある。

免疫表現型：リンパ球成分は CD20 などの B 細胞マーカーや細胞膜表面免疫グロブリンを発現する。それに対して，形質細胞成分はリンパ球の表面に発現されているものと同じ免疫グロブリンを分泌する。ほぼ全例で，分泌される免疫グロブリンは IgM である。

臨床所見

頻度の高い症状は非特異的であり，衰弱，疲労，体重減少などである。約半数の患者にリンパ節腫大，肝腫大，脾腫がみられ，骨髄浸潤による貧血がよくみられる。約

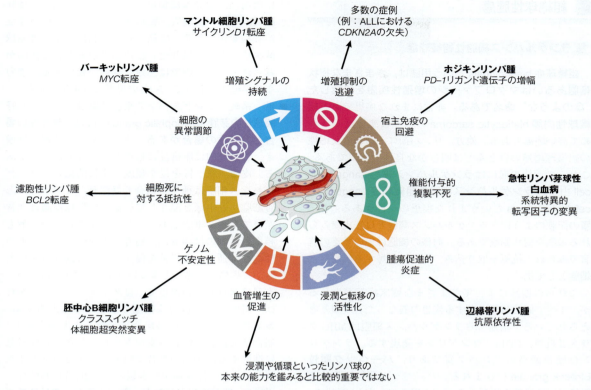

図 10.29 特定のリンパ腫によって示されるがんの顕著な特徴
リンパ球系悪性腫瘍の最も特徴的な病態機序のいくつかが要約されている。それらには以下のものが含まれる。バーキットリンパ腫における MYC の異常調節（ワールブルク効果や急速な細胞増殖を引き起こす），濾胞性リンパ腫における BCL2 の異常調節（アポトーシス抵抗性を引き起こす），ホジキンリンパ腫における PD-1 リガンド遺伝子の増幅（宿主免疫の回避），細胞周期制御の喪失につながるイベント〔マントル細胞リンパ腫におけるサイクリン D1 遺伝子の再構成や急性リンパ芽球性白血病（ALL）における CDKN2A 遺伝子の喪失〕，特に ALL に認められ，分化を阻害して"白血病幹細胞"の自己複製を促進するさまざまな転写因子の変異，濾胞辺縁帯リンパ腫にみられる慢性免疫刺激．それに対して，リンパ球系細胞は通常全身を循環するので，リンパ球系悪性腫瘍では血管増生を促進する異常や浸潤・転移を活性化する異常に対する選択圧が比較的少ない．PD-1（programmed cell death-1）：プログラム細胞死タンパク質 1

10％の患者に，37℃ 未満で赤血球に IgM 抗原が結合する寒冷凝集によって，自己免疫溶血性貧血が認められる（前述）．

IgM を分泌する患者には，以上の所見に加え IgM の物理化学的性質による徴候や症状がみられる．IgM はサイズが大きいため，IgM が高濃度になると血液の粘性が増し，以下の特徴を示す過粘稠度症候群が起こる．
- 網膜静脈の高度の蛇行や拡張による静脈うっ滞に関連する**視力障害 visual impairment**，網膜の出血や滲出も視力障害の要因となる．
- 緩徐な静脈流による頭痛，めまい，難聴，昏迷などの**神経症状 neurologic problem**．
- マクログロブリンと凝集因子とが複合体を形成することや血小板機能が障害されることによる**出血 bleeding**．
- IgM が低温度で沈降することによって生じる**クリオグロブリン血症 cryoglobulinemia** によりレイノー現象や寒冷蕁麻疹などの症状が発現する．

リンパ形質細胞性リンパ腫は緩徐に進行する疾患である．大部分の IgM は血管内にあるので，高度の IgM によって起こる症状（例：過粘稠，溶血）は血漿交換によって軽減される．腫瘍の増殖は低用量の化学療法薬や，抗 CD20 抗体による免疫療法によって制御可能であり，最近の研究によって BTK 阻害薬も効果が示されている．大細胞リンパ腫への形質転換も起こるが，頻度は低い．BTK 阻害剤などの新しい治療法では，生存期間の中央値は約 10 年である．

リンパ球系腫瘍と形質細胞腫瘍を終了する前に，特定の疾患によくみられるドライバー変異ががんの特徴を示す細胞の振る舞いを変化させる方法をまとめることは価値がある（図 10.29）．そのような変化は病因に関する重要な原理だけではなく，PD-1 を阻害する抗体（ホジキンリンパ腫）や BCL2 拮抗薬（慢性リンパ性白血病や他の B 細胞腫瘍）などの効果的な治療の標的も示している．

組織球性腫瘍

ランゲルハンス細胞性組織球症

組織球症 histiocytosis という用語は，さまざまな樹状細胞あるいはマクロファージの増殖性疾患を包括した"傘のような"命名である．非常にまれな疾患である**組織球性肉腫** histiocytic sarcoma のように悪性度がきわめて高い腫瘍もある．他方，リンパ節にみられる反応性の組織球増殖のほとんどは明らかな良性のものである．これらの両極の間には**ランゲルハンス細胞** Langerhans cell 由来の**ランゲルハンス細胞性組織球症** Langerhans cell histiocytosis というまれな疾患の一群がある．第5章の記載のように，ランゲルハンス細胞とは表皮でみられる未熟な樹状細胞である．同様の細胞は他の多くの器官でみられ，抗原を取り込み，T細胞に対する抗原提示細胞として働く．

これらの増殖によってさまざまな臨床病態が生じるが，すべて同じ基盤を有する疾患の異なった表現型と考えられている．増殖するランゲルハンス細胞はMHCクラスII抗原，CD1a，ランゲリンを発現する．ランゲリンは膜貫通型のタンパク質であり，**バーベック顆粒** Birbeck granule に含まれる．バーベック顆粒は電子顕微鏡下で特徴的な周期性を示す5層構造を有し，桿状で，管状構造をもち，ときには尾部が拡張した（テニスラケット様外観）小体としてとらえられる．光顕的には，これらの疾患で増殖するランゲルハンス細胞は正常の樹状細胞とは類似していない．むしろ，これらの疾患のランゲルハンス細胞では，細胞質が豊かでしばしば空胞がみられ，水泡状の折り畳まれた核を有する（e図10.9）．この像は組織内のマクロファージ（形態学者により細織球とよばれている）の形態に似ており，したがってランゲルハンス細胞性組織球症という名称が用いられている．

ランゲルハンス細胞性組織球症は比較的お互い区別しうる特徴をもった2つの疾患概念に分類される．

- **多系統的なランゲルハンス細胞性組織球症であるレテラー・ジーベ病** Letterer–Siwe disease **は，通常2歳前に発症する．**特徴的な臨床像はランゲルハンス細胞の増生よりなる多数の皮膚病変であり，肉眼的に脂漏性皮膚発疹に類似する．大部分の症例では肝脾腫，リンパ節腫大，肺病変を伴い，その後破壊性溶骨病変が生じる．広範な骨髄浸潤によって汎血球減少症になり，繰り返し細菌感染がみられる傾向がみられる．未治療では急速な経過で死亡する．強力な化学療法によって，50％の患者は5年生存する．

- **単一系のランゲルハンス細胞性組織球症である好酸球性肉芽腫** eosinophilic granuloma **は，単発性の場合と多発性の場合がある．**ランゲルハンス細胞は通常，骨髄腔内に圧排性に集簇しているのが特徴である．皮膚，肺，胃を侵す頻度は比較的低い．ランゲルハンス細胞は種々の割合で好酸球，リンパ球，形質細胞，好中球と混在している．好酸球浸潤は通常顕著である．事実上あらゆる骨が侵されるが，最も頻度が高いのは頭蓋冠，肋骨，大腿骨である．単発性病変は通常，骨格系を侵す．それらは無症状であるか，疼痛や圧痛，ときには病的骨折を引き起こす．本型は進行の遅い疾患で，自然治癒することもあれば，局所切除や放射線治療で治癒することもある．多発性単一系統病変の場合は通常，小児が罹患し，通常多発性浸食性骨病変がみられ，ときに軟部組織に進展する．50％の患者で視床下部後方の下垂体茎部が侵され，尿崩症を引き起こす．頭蓋冠の骨欠損，尿崩症，眼球突出が**ハンド・シューラー・クリスチャン病** Hand–Schüller–Christian disease の3徴候といわれる．多くの患者で自然消退がみられるが，自然消退がみられない患者には化学療法が有効である．

ランゲルハンス細胞性腫瘍の病態形成の鍵は，異なる臨床像をとってもしばしば共通の後天的なセリン・スレオニンキナーゼであるBRAFの変異と関連がある，ということの発見にあった．この変異によってキナーゼは活性化される．これと同じ変異が有毛細胞性白血病（前述）や，良性母斑，悪性黒色腫，甲状腺乳頭癌，そして一部の大腸癌にもみられる（第6章）．BRAFはRAS経路の一因子であり，細胞を増殖と生存に導く．それによって，腫瘍性のランゲルハンス細胞の増殖に寄与している．特に，BRAF阻害剤療法はBRAF変異を伴う腫瘍に有効であり，これらの疾患に対する標的療法として登場した．

出血性疾患

出血性疾患は臨床的に自然出血あるいは刺傷後（外傷や外科的処置など）の異常出血を特徴とする．出血障害が疑われる患者の評価に用いられる臨床検査の概要とその基本原理を示し，その後に特定の凝固障害について述べる．最後に，いくつかの臨床的に重要な血液製剤の輸注の合併症について述べる．

凝固異常が疑われる患者の評価に用いられる最も重要な検査は以下のとおりである．

- **プロトロンビン時間 prothrombin time（PT）：**この検査では，外因系および共通系凝固経路が十分に働いているか否かを評価する（第3章）．外から加えた組織トロンボプラスチン（脳抽出物など）とCa^{2+}の存在下で，血漿が凝固するまでに要する時間を表す（秒数）．第V因子，第VII因子，第X因子，プロトロンビン，フィブリノーゲンの欠乏，あるいは外因系凝固経路を妨げる後天的な阻害因子（通常は抗体）によりPTは

延長する。

- 部分トロンボプラスチン時間 partial thromboplastin time（PTT）：本検査は，内因系および共通系凝固経路が正常であるか否かを評価するためのものである。カオリン，セファリン，カルシウムの存在下で，血漿が凝固するまでの時間を測定する。カオリンは接触依存性因子である第VII因子を活性化し，セファリンは血小板リン脂質の代用である。第V因子，第VIII因子，第IX因子，第X因子，第XI因子，第XII因子，プロトロンビン，フィブリノーゲンが欠乏したり，内因系凝固経路を阻害する後天的阻害物（典型例は抗体）が存在したりするとPTTは延長する。
- 血小板数 platelet count：抗凝固処理された血液で電子血球計数器を用いて測定する。正常値は150〜450×10³/μLである。この範囲を逸脱する場合，電子血小板カウントがさまざまなアーティファクトによって誤差を生じる可能性があるため，末梢血塗抹標本の目視検査によって確認する必要がある。
- 血小板機能 platelet function の検査：今のところ単一の検査では血小板の複雑な機能の十分な評価は困難である。特定の作用薬に対する血小板の反応を測定する血小板凝集検査と，フォン・ヴィレブランド因子 von Willebrand factor（vWF）（血小板の膠原線維への付着に必要）の質的・量的検査の2つの検査が通常診療で行われている。血小板機能の定量的測定が可能な機械測定法が導入されつつあるが，まだ臨床で日常的に使用されるには至っていない。

これらの標準的な検査に加えて特殊な検査を用いれば特異的な凝固因子，フィブリン分解産物値の測定，血液中の抗凝血因子の存在の評価が可能である。

出血性疾患は血管（血管を支持する結合組織を含む），血小板，凝固因子の異常が単独または複合的に原因となって生じる。**血管の脆弱性 vascular fragility** 亢進は，ビタミンC欠乏症（壊血病）（第7章），血管アミロイドーシス（第5章），グルココルチコイド長期服用，結合組織を侵すまれな遺伝性疾患，多くの感染性および過敏性血管炎で認められる。これらの病態の一部は他章で述べられており，その他は本書の目的の範囲を超えている。血管の脆弱性のみに基づく出血性素因の特徴は特発性に現れる皮膚や粘膜の点状出血や斑状出血で，おそらく微小な外傷が原因である。大部分の症例で凝固検査は正常である。

血管内皮細胞を刺激ないし損傷する全身状態によって出血が引き起こされることもある。この傷害が重度になると血管の内面が血栓を形成しやすい状態になり，循環系のあらゆるところで凝固活性化が起こる。このような状態は**播種性血管内凝固症候群 disseminated intravascular coagulation（DIC）**として知られている（後述）。DICでは血小板と凝固因子が新たに補充される前に消費され尽くしてしまい，逆に血小板と凝固因子が欠乏し，しばしば重度の出血に至る（**消費性凝固障害 consumptive coagulopathy** に相当する状態）。

血小板の欠乏（血小板減少症）は出血の重要な原因である。これは後述されるさまざまな臨床的状況で生じる。血小板機能の質的異常により生じる出血性疾患もある。**後天的 acquired** な異常には尿毒症，アスピリン服用後，骨髄増殖性腫瘍などがあり，先天的な異常にはフォン・ヴィレブランド病やまれな先天性疾患が含まれる。血小板機能の異常を示す臨床的徴候としては易挫傷性，鼻血（鼻出血），小さな外傷からの過剰な出血，月経過多が挙げられる。

1つあるいは複数の凝固因子の欠陥に基づく出血性疾患では，PT，PTTのいずれかまたは両方が延長する。血小板の機能異常とは異なり，点状出血や粘膜からの出血は通常みられない。そのかわり，下肢の関節など外傷を受けやすい部分への出血が起こりやすい。手術，歯科処置，重度の外傷の後に大量出血をきたすことがある。この種の出血性素因には遺伝性凝固疾患として重要な血友病が含まれる。

いくつかの機能異常が組み合わさった結果出血が生じることはまれではない。DICでは血小板減少症と凝固因子欠乏の両者が関与して出血が生じる。フォン・ヴィレブランド病は頻度の高い遺伝性疾患であり，血小板の機能と（程度は少ないが）凝固因子の機能の両者が異常を示す。

以上が概観であり，以下，特異的な出血性疾患について述べる。

播種性血管内凝固症候群（DIC）

DICは凝固の全身的活性化によって引き起こされ，微小循環全体に血栓の形成を引き起こす。その結果，血小板と凝固因子が消費され，二次的にフィブリン溶解の活性化が起こる。したがってDICでは，多数の微小血栓によって組織の低酸素症や微小梗塞が生じ，フィブリン溶解の病的な活性化や止血に必要な要素の枯渇によって出血性疾患が引き起こされる（消費性凝固異常症）。この病態は，さまざまな疾患の合併症として発生するため，先天性凝固障害すべてを合わせたよりも頻繁に出血を引き起こすと考えられる。

病態形成

DICを合併する特殊な疾患を提示する前に，血管内凝固が生じる病態形成機序について述べる。この点については第3章で述べた通常の止血についての説明を参照するのが望ましい。ここでは血液凝固が次の2つの経路のいずれかによって始まることを思い出してほしい。組織因子（組織トロンボプラスチン）の放出をきっかけとする外因系経路と，表面接触やコラーゲンおよび陰性に荷電した物質による第XII因子の活性化を起点とする内因系経路である。どちらの経路もトロン

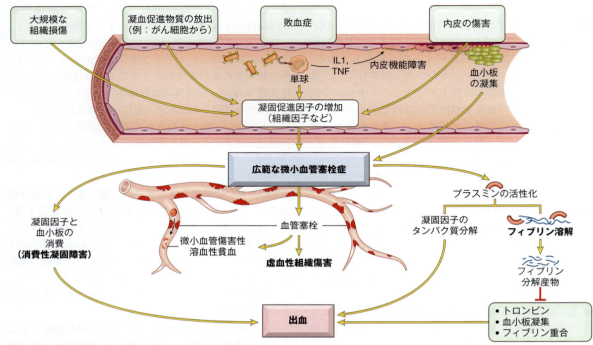

図 10.30 播種性血管内凝固症候群（DIC）の病態生理
IL–1（Interleukin–1）：インターロイキン–1，TNF（tumor necrosis factor）：腫瘍壊死因子

ビンの産生を導く。通常，凝固は，肝臓における活性化凝固因子の急速な除去，内因性抗凝固物質（プロテインCなど），同時に起こる線溶因子のの活性化により制御されている。

　DICを引き起こすものとしては，次の2つの主要な機構がある。(1) 組織因子あるいは凝血促進物質の循環血中への放出と，(2) 広範な内皮細胞の傷害（図10.30）である。血中への組織トロンボプラスチン様物質の放出源にはさまざまなものがある。例えば，産科合併症の胎盤，急性前骨髄球性白血病細胞や腺癌などの特定の腫瘍細胞などがある。がん細胞は他にもタンパク質分解酵素を放出したり，組織因子を発現することによって凝固を促進することもある。細菌性敗血症（DICの重要な原因）では，微生物の内毒素や外毒素によって単球での組織因子の発現が促進される。さらに，活性化単球はIL–1や腫瘍壊死因子（TNF）を放出して内皮細胞における組織因子の発現を亢進させ，同時にトロンボモジュリンの発現を低下させる。トロンボモジュリンは抗凝固因子であるプロテインCを活性化する（第3章）。その結果，トロンビンの産生が亢進し，凝固抑制性経路が抑えられる。

　内皮細胞が重度に傷害されると，組織因子の放出および内皮細胞下の膠原線維や結合したvWFの露出によってDICが引き起こされる。しかし，たとえわずかな内皮細胞損傷でも組織因子の発現を刺激し，トロンボモジュリンなどの抗凝固因子の発現を抑制することで，凝固促進をきたすことがある。抗原抗体複合体の沈着（例：全身性エリテマトーデス），極度の高熱（例：熱射病や熱傷後），感染症（例：髄膜炎菌やリケッチア属）によっても広範な内皮細胞損傷が起こる。第3章で述べたように，内皮細胞損傷は，敗血症や他の全身侵襲によって生じた全身性炎症反応症候群の結果として起こる重要な病

態であり，DICがこの症候群に頻繁に合併することは驚くにあたらない。

　その他のDICに関連するいくつかの疾患を表10.10に挙げる。DICは敗血症や産科合併症，悪性腫瘍，広範な外傷（特に脳挫傷）に最も続発しやすい。脳の外傷により，負に帯電した膜成分が放出され，凝固カスケードの内因性経路が活性

表 10.10 播種性血管内凝固をきたす主要疾患

産科合併症
常位胎盤早期剥離
子宮内生存不能胎児の遺残
敗血症性流産
羊水塞栓
子癇
感染症
敗血症（グラム陰性菌およびグラム陽性菌）
髄膜炎菌血症
ロッキー山紅斑熱
ヒストプラスマ症
アスペルギルス症
マラリア
腫瘍
膵臓，前立腺，肺，胃におけるがん
急性前骨髄球性白血病
広範な組織傷害
外傷
熱傷
広範な外科手術
その他
急性血管内溶血，蛇咬症，巨大血管腫，ショック，熱射病，血管炎，大動脈瘤，肝疾患

化される。これらの病態の DIC の引き金となる因子は複数あることもあり，互いに関連していることが多い。例えば産科疾患では，胎盤や，残留した死亡非生存胎児，羊水に由来する組織因子が血中に入り込む可能性があるが，同時にショック，低酸素症，およびアシドーシスが共存することが多く，広範囲の内皮損傷につながる可能性がある。

　原因が何であれ，DIC は 2 つの結果をもたらす。第 1 に，微小循環中に広範なフィブリン沈着が起こる。これが高度に起こった場合や損傷を受けやすい臓器では血管の閉塞に伴って虚血が生じ，赤血球がフィブリン血栓で狭窄した血管を通過する際に機械的損傷を受けるため溶血が起こる（**微小血管傷害性溶血性貧血** microangiopathic hemolytic anemia）。第 2 に，血小板と凝固因子が消費され，プラスミノーゲン活性化因子が二次的に放出されることによって出血傾向がみられる。プラスミンはフィブリンを溶解（フィブリン溶解）するだけでなく，第 V 因子や第 Ⅷ 因子をも分解し，それらの作用を低下させる。線溶によりフィブリン分解産物が生成され，血小板凝集を阻害し，抗トロンビン活性をもち，フィブリン重合を阻害し，これらはすべて出血傾向に寄与する（図 10.30）。

形態学

　DIC においては，主に腎臓，副腎，脳，心臓の細動脈や毛細血管に**微小血栓** microthrombi が認められることが最も多いが，どの器官もこの変化を免れることはできない。糸球体は小さなフィブリン血栓を含有しており，内皮細胞のごくわずかな反応性腫脹やさまざまな程度の巣状糸球体腎炎を引き起こすことがある。微小血管閉塞によって腎皮質に小梗塞が生じる。重症例では，皮質全体が虚血状態になり両側の腎皮質壊死を引き起こすことがある。副腎を侵すものは**ウォーターハウス・フリーデリクセン症候群** Waterhouse–Friderichsen syndrome を呈することがある（第 18 章）。微小梗塞は脳にもよく起こり，その周囲には顕微鏡的あるいは肉眼的出血巣がみられる。同様の変化が心臓や下垂体前葉にもみられる。DIC がシーハン症候群（**分娩後下垂体壊死** Sheehan postpartum pituitary necrosis）の一因となることもある（第 20 章）。DIC に関連した出血傾向としては，梗塞部位付近に予想以上の出血がみられるのみでなく，皮膚，体腔を覆う漿膜，心外膜，心内膜，肺，尿路の被覆粘膜にびまん性に点状出血や斑状出血が認められる。

臨床的特徴

　想像に難くないが，凝固と出血傾向のバランスによって症状発現の程度は大きく異なる。臨床的には，DIC は急性と慢性に分けられる。急性 DIC は劇症型である可能性が高く，顕著な凝固検査異常を伴うのに対し，慢性 DIC は軽度の検査異常を伴う場合があり，臨床症状はほとんどまたはまったくない。一般的に，**急性 DIC**（例：産科合併症と関連している場合）では出血傾向が優勢であり，**慢性 DIC**（例：腺癌患者の場合）では血栓形成による症状が前面に出る。異常凝固はときに大血管に生じるが，通常は微小血管内にのみ起こる。DIC の症状がほとんどないこともあり，急性腎不全，呼吸困難，チアノーゼ，痙攣，昏睡，ショック状態に至ることもある。ほとんどの場合，皮膚の点状出血，斑状出血などによって DIC の発症に気づく。これらの症状のみの場合もあるが，消化管や尿路への高度の出血がみられることもある。検査では血小板減少症や PT および PTT の延長（血小板，凝固因子およびフィブリノーゲンの枯渇による）がみられる。血漿中のフィブリン分解産物も増加する。

　DIC 患者の予後は非常にさまざまであり，基礎疾患の性状，血管内凝固やフィブリン溶解の程度に影響される。急性 DIC の場合は生命が脅かされることもあり，ヘパリンなどの抗凝固薬や新鮮凍結血漿に含まれる凝固物質による集中治療が必要である。それに対して慢性的 DIC は，ときに検査値の異常で初めて認識される。どちらの状況でも，DIC の原因に対する確実な治療が必要である。

血小板減少症

　血小板減少症では出血傾向，正常な凝固検査値がみられる。血小板数が 15 万/μL 未満が一般的に血小板減少症と考えられている。血小板数 2 万～5 万/μL では外傷後出血の危険性が増加し，2 万/μL を下回ると特発性出血が明らかになる。大部分の出血は小さい表在性の血管から生じる傾向があり，皮膚，消化管粘膜，尿管粘膜などに点状出血や斑状出血ができる。中枢神経系への大量の出血は著しく血小板数が減少した患者では重篤かつ危険な合併症となる。

　血小板減少症の主な成因を**表 10.11** に挙げた。臨床的に重要な血小板減少症は，血小板産生の低下あるいは血小板破壊の亢進のどちらかによるものである。血小板破壊亢進が原因である症例のほとんどは骨髄の巨核球数が代償的に増加する。血小板減少症は AIDS の血液学的異常として最もよくみられるものであることも重要である。血小板減少症は HIV 感染の初期からみられることがあり，免疫複合体を介した血小板破壊，抗血小板自己抗体，HIV による巨核球の分化や生存の抑制などさまざまな要因が背景に存在する。特に，効果的な抗レトロウイルス療法を受けている患者では血小板減少症の発生率が急激に低下する。

免疫性血小板減少性紫斑病

　免疫性血小板減少性紫斑病 immune thrombocytopenic purpura（ITP）には 2 つの臨床亜型がある。**慢性 ITP** chronic ITP は比較的頻度が高く，20～40 歳の成人女性に発症することが多い。**急性 ITP** acute ITP はウイルス感染後の小児に最も頻度が高く，自然寛解する。

　慢性 ITP 患者の約 80％に，血小板膜糖タンパク質である Ⅱb/Ⅲa 複合体または Ⅰb/Ⅸ 複合体に対する抗体が確認される。脾臓は抗血小板抗体産生を行う重要な場

表 10.11　血小板減少症の原因

血小板産生の低下
広範な骨髄機能障害
再生不良性貧血：先天性および後天性 骨髄浸潤：白血病，がん転移
血小板産生の選択的障害
薬剤誘発性：アルコール，サイアザイド，細胞傷害性薬剤 感染：麻疹，HIV 感染
巨核球無効造血
巨赤芽球性貧血 発作性夜間血色素尿症
血小板寿命の短縮
免疫学的機序による破壊
自己免疫：免疫血小板減少性紫斑病，全身性エリテマトーデス 同種免疫：輸血後および新生児 薬剤性：キニジン，ヘパリン，サルファ剤 感染：伝染性単核球症，HIV 感染，サイトメガロウイルス感染
非免疫学的機序による破壊
DIC 血栓性血小板減少性紫斑病 溶血性尿毒症症候群 微小血管傷害性溶血性貧血
滞留
脾機能亢進症
希釈
頻回の輸血（例：多量の血液喪失のために）

DIC（Disseminated intravascular coagulation）：播種性血管内凝固症候群，HIV（human immunodeficiency virus）：ヒト免疫不全ウイルス

所であるとともに，IgG に覆われた血小板の破壊を行う主要臓器である。脾腫は合併症のない慢性 ITP の特徴ではないが，脾摘を行うと血小板数の正常化，患者の 2/3 以上における完全寛解など，臨床的な効果があり，血小板が成熟する前に破壊される点において脾臓は重要な臓器である。血小板破壊の亢進を原因とするすべての血小板減少症において認められる所見であるが，骨髄の巨核球数は通常増加している。

慢性 ITP の発症は潜行性に起こる。点状出血，易挫傷性，鼻出血，歯肉出血，小さな外傷からの出血などがよくみられる所見である。幸いにも，より重篤な脳内出血やクモ膜下出血はまれである。慢性 ITP は臨床所見，血小板減少症の存在，骨髄検査，続発性 ITP の除外によって診断する。抗血小板抗体についての信頼性の高い臨床検査法はない。治療は通常，免疫抑制剤を使用し，脾摘をする症例もある。

ヘパリン誘発性血小板減少症

特殊な型である薬剤誘発性血小板減少症は，臨床的に重要なので簡単に述べておきたい（第 3 章）。分画処理されていないヘパリンによって治療された患者の 3～5％ に，治療後 1～2 週間で中等度～高度の血小板減少症がみられる。この疾患はヘパリン存在下で血小板第 IV 因子に結合する IgG 抗体によって引き起こされる。結果として生じる免疫複合体は血小板 Fc 受容体に結合して血小板活性化を引き起こし，それによってヘパリンで治療されるべき血栓症が逆に悪化する。著しい血小板減少症をきたしているにもかかわらず静脈や動脈に血栓が生じ，深刻な病態（例：循環不全による四肢切除）や死に至ることがある。ヘパリン療法の中止によって血小板の活性化と消費の悪循環を止めることができる。低分子量のヘパリン製剤を使用することによって，（完全に予防することはできないが）この合併症の危険率は低下した。

血栓性微小血管障害：血栓性血小板減少性紫斑病と溶血性尿毒症症候群

血栓性微小血管障害 thrombotic microangiopathy という用語は，**血栓性血小板減少性紫斑病 thrombotic thrombocytopenic purpura（TTP）や溶血性尿毒症症候群 hemolytic uremic syndrome（HUS）**などの臨床的症候群を包括している。元来の定義では，TTP の 5 徴候は発熱，血小板減少症，微小血管傷害性溶血性貧血，一過性の神経障害，腎不全とされてきた。HUS でも微小血管傷害性溶血性貧血と血小板減少症がみられるが，神経障害を欠き，急性腎不全の症状が強く，小児に好発する（第 12 章）などの特徴により，TTP と区別される。TTP を患う成人の多くは 5 つの基準のうち 1 つ以上を満たしておらず，HUS を患う患者の中には発熱や神経機能障害を呈する人もいるため，これらの区別は時々曖昧になる。

HUS と TTP のどちらの病態においても，多数の血小板を含む血栓が微小循環において広範に形成されている。しかし，血小板活性化のメカニズムは異なる。HUS では，補体の異常な活性化または特定の毒素による内皮損傷が原因である可能性があるが，TTP では，フォン・ヴィレブランド因子（後述）の活性を負に制御する ADAMTS13 とよばれるメタロプロテアーゼの先天性または後天性の欠損が原因である。原因にかかわらず，血小板の消費により血小板減少症が生じ，血栓による血管狭窄が微小血管傷害性溶血性貧血をもたらす。すべての**血栓性微小血管障害**はさまざまな程度の腎障害を引き起こす。それらの病態形成の詳細については**第 12 章**で述べる。

DIC と血栓性微小血管症は，微小循環閉塞や微小血管傷害性溶血性貧血といった特徴を共有しているものの，病態形成的には別のものであると認識することは重要である。さらに，DIC と異なって TTP や HUS では凝固経路の活性化は第一義的なものではなく，凝固検査（PT や PTT）は通常は正常である。

凝固障害性疾患

これらの疾患は先天的あるいは後天的な凝固因子の欠損によって起こる。**最も頻度が高いものは後天性凝固因子欠乏症**で，しばしば同時に複数の因子欠乏を伴う。第 7 章で述べたように，**ビタミン K vitamin K** はプロトロンビンや第 VII，IX，X 凝固因子の合成に必須であり，欠

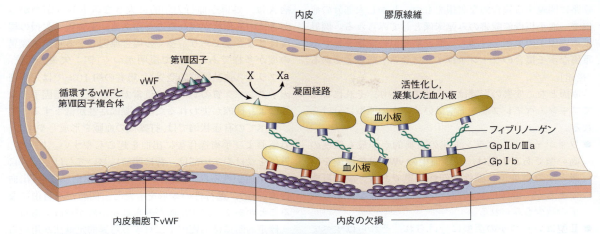

図10.31　第Ⅷ因子－フォン・ヴィレブランド因子（vWF）複合体の構造と機能
両者は複合体として血中を循環している。vWFは正常血管の内皮下の基質にも存在する。トロンビンによる活性化の後，第Ⅷ因子はvWFから解離し，活性化された第Ⅸ因子（図示せず）と複合体を形成して第Ⅹ因子を活性化し，凝固カスケードに関与する。vWFは主に糖タンパク質Ⅰb（GpⅠb）血小板受容体を介して血小板と内皮細胞下のコラーゲンを付着させる。血小板の凝集は，血小板糖タンパク質Ⅱb/Ⅲaとフィブリノーゲンの架橋相互作用によって起こる。

乏すると高度の凝固障害が生じる。肝臓は複数の凝固因子の合成と循環系からの多数の活性化凝固因子の除去を担う場であり，肝実質の疾患はしばしば複合型出血性素因の原因になる。すでに述べたように，DICは複合的に共存する凝固因子欠乏を引き起こすことがある。まれに，自己抗体による単一因子のみの後天的欠乏が生じることがある。

多くの凝固因子に**遺伝的欠乏 hereditary deficiency**が認められる。第Ⅷ因子欠乏による血友病Aと第Ⅸ因子欠乏による血友病B（**クリスマス病 Christmas disease**）はX連鎖潜性遺伝だが，他は常染色体遺伝である。フォン・ヴィレブランド病，血友病A，血友病Bは比較的よくみられる遺伝的欠乏疾患であるため，順次述べる。

第Ⅷ因子−vWF複合体欠乏症

血友病Aとフォン・ヴィレブランド病は，第Ⅷ因子−vWF複合体の質的および量的異常によって起こる。これらの疾患を述べる前に，これらの2つのタンパク質の構造と機能について概説する（図10.31）。

前述のように，第Ⅷ因子は内因性凝固経路の構成要素である活性化第Ⅸ因子に不可欠な補助因子であり，それが第Ⅹ因子を活性化する。血漿中の第Ⅷ因子は非共有結合によってvWFと結合し，20MDaもの高分子量重合体を形成している。血漿中のvWF複合体は主に内皮細胞で合成され，大部分の第Ⅷ因子は肝臓でつくられる。vWFは通常血漿中（第Ⅷ因子と結合して），血小板の顆粒内，内皮細胞にみられる細胞質内封入体である**ワイベル・パラーデ小体 Weibel-Palade body**内，内皮下（コラーゲンと結合）に存在する。

外傷や傷害によって内皮細胞が剥離すると，内皮細胞下のvWFが露出し，主に糖タンパク質Ⅰbを介して，あるいはやや結合は弱いが糖タンパク質Ⅱb/Ⅲaを介して血小板と結合する（図10.31）。vWFの最も重要な機能は損傷を受けた血管壁への血小板付着を促進することであり，止血栓の形成の早期において重大な役割を担う。フォン・ヴィレブランド病では血小板付着が不十分であることが出血傾向の原因と考えられている。血小板付着作用に加えて，vWFは第Ⅷ因子を安定化する役割も担っている。したがってvWFの欠損によって二次的な第Ⅷ因子の欠乏が生じる。

フォン・ヴィレブランド病のさまざまな型は，vWFの分子量，大きさ，機能を測定することによって診断される。vWFの機能は**リストセチン血小板凝集試験**によって評価される。リストセチンはvWFと血小板細胞膜糖タンパク質Ibの二価の結合を促進し，vWFの結合が血小板間を"架橋"することで血小板凝集塊が形成される（凝集反応），この反応は容易に測定できる。このように，リストセチン依存性の血小板凝集によってvWFの生物学的検出を行うことができる。

このような予備知識をもって，第Ⅷ因子−vWF複合体欠乏により起こる疾患について述べていく。

フォン・ヴィレブランド病

米国の約1%の人がフォン・ヴィレブランド病を有していると推定されており，この疾患は最も頻度の高い遺伝性出血性疾患である。フォン・ヴィレブランド病 von Willebrand diseaseは常染色体顕性遺伝疾患であり，通常，粘膜からの特発性出血，創傷からの過剰出血，月経過多がみられる。多くの場合臨床症状は軽微で，診断には複雑な検査を必要とするため，十分に認識されていない。

フォン・ヴィレブランド病患者は，血小板機能や凝固

経路に関連する複合的な欠損をもつ。しかし大部分の症例で，血小板機能障害のみ臨床像としてみられる。例外は第Ⅷ因子の欠損を付随し，血友病類似の症状を呈する重篤なホモ接合のフォン・ヴィレブランド病患者である（後述）。

原因となる変異の影響はさまざまであり，それによってフォン・ヴィレブランド病はいくつかの亜型に分けられる。

- フォン・ヴィレブランド病の古典的かつ最も頻度の高い型であるⅠ型は，循環血中のvWF量の減少を特徴とする常染色体顕性遺伝性疾患である。測定可能であるが，臨床的に問題になるほどではない第Ⅷ因子の減少もみられる。
- Ⅱ型はいくつかの亜型に分けられ，それらはすべてvWFの高分子量重合体の選択的な欠損を特徴とする。vWFの重合体は最も活性が高いタイプであるため，vWFの機能不全が生じる。ⅡA型では高分子量重合体が合成されず，真の欠損を引き起こす。ⅡB型では"機能亢進を伴う"異常な高分子量重合体が合成され，それらは流血中から速やかに除去される。この高分子量重合体は特発性に血小板凝集を引き起こし（この状況はTTPにおける超高分子量重合体の凝集と似ている）（第12章），実際にⅡB型のフォン・ヴィレブランド病患者では，血小板の消費によると思われる軽度の慢性血小板減少症がみられることがある。

■ 血友病A：第Ⅷ因子欠乏症

血友病Aは重篤な出血の原因となる遺伝性疾患のなかで最も頻度が高い。この疾患はX染色体潜性遺伝であり，第Ⅷ因子活性の低下を起因とする。主に男性にみられるが，まれにヘテロ接合の女性に過多出血が起こることがあり，これは正常の第Ⅷ因子遺伝子を有するX染色体の選択的な不活化（非常に運の悪いライオニゼーション）によるものであると考えられる。約30％の症例が新たな変異によって発症し，残りの70％は家族歴のある症例である。重度の第Ⅷ因子欠損（通常活性の1％未満）があると，深刻な血友病Aを呈する。軽度の血友病Aは，外傷や血行力学的に大きなストレスがかかるときにのみ症状が現れることがある。第Ⅷ因子欠損の程度はさまざまであり，多くの場合原因となる遺伝子変異の型が多様であることで説明がつく（例：欠失，転位，スプライス連結部位の変異）。患者の約10％では，第Ⅷ因子タンパク質のレベルは正常であるが，第Ⅷ因子の変異により機能が失われるため，凝固活性が低下する。

すべての有症状例では，打撲後の血腫を形成しやすく，外傷および手術操作後に出血を起こしやすい。加えて，外傷を受けやすい部位，特に関節においてしばしば"自然"出血がみられ，関節内への反復性出血により（出血性関節症），進行性の変形をきたし，四肢が不自由になることがある。点状出血がみられないのが特徴である。

確定診断には第Ⅷ因子に対する特異的定量法が用いられる。血友病Aの典型例では，患者の血漿と健常人の血漿を混ぜるとPTT延長が正常化される。その後，特定の因子アッセイを使用して，第Ⅷ因子の欠乏を確認する。

重度の症状を呈する患者のおおよそ15％で第Ⅷ因子に対する中和抗体が生成されるため，置換療法は困難である。これはおそらく，重度の第Ⅷ因子欠損をもつ患者では第Ⅷ因子が異物として認識されるためと考えられる。こういった患者では，血漿混合によるPTT延長の補正が不可能である。近年，第Ⅸ因子を第Ⅹ因子に結合させる二重特異性抗体を用いた新しい治療法によって第Ⅷ因子阻害剤の問題が回避され，第Ⅷ因子の必要性がなくなった。この抗体治療は出血を減らすのに効果的で，第Ⅷ因子よりも投与が簡単であるが，（第Ⅷ因子の注入と同様に）高価である。

■ 血友病B：第Ⅸ因子欠乏症

高度の第Ⅸ因子欠乏症はX連鎖性で，臨床的には血友病Aと区別がつかないが，血友病Aよりもずっと頻度は低い。血友病Aと同様に，PTTは延長する。第Ⅸ因子の特異的検出によって診断され，遺伝子組み換え第Ⅸ因子輸液によって治療される。

輸血の合併症

血液製剤はしばしば正しく"生命の贈り物"とよばれ，外傷，造血幹細胞移植，手術を行わなければ致命的になりうる状態で複雑な手術を受けた人々を生存させる。米国の病院では毎年500万件以上の赤血球輸血が行われる。ドナーのスクリーニングが向上したおかげで，血液製剤（赤血球，血小板，新鮮凍結血漿）は以前よりも安全になった。

それにもかかわらず，依然として合併症が発症する。大部分は軽微で一過性である。最も頻度が高いものは発熱性非溶血性輸血反応であり，赤血球や血小板輸血の6時間以内に発熱，悪寒，ときに軽度の呼吸困難がみられる。これらの反応はドナーの白血球由来の炎症仲介物質によって生じると考えられている。これらの反応の頻度は製剤の貯蔵年数に比例して増加し，ドナーの白血球の混入を制限することによって減少する。症状は解熱剤によって緩和され，短縮する。

その他の輸血反応は頻度が少なくまれであるが，重篤になることもあり，ときに致死的であるので，簡単に述べる。

■ アレルギー反応

重篤で致死的になりうる**アレルギー反応** allergic reactionは，ある抗原を含む血液製剤が感作されたレシピエントに投与されたときに生じることがある。これらの反応はIgA欠損症の患者に最も起こりやすく，300～500人に1人の頻度で生じる。これらの反応は，注入された血液製剤に含まれるIgAを認識するIgG抗体によって引き起こされる。幸いにもIgA欠損症患者の大部分はそのような抗体は生じない。また，重篤な反応も輸血2万～5万件に1件とまれである。蕁麻疹アレルギー反応は，投与された血液製剤に含まれるレシピエントのIgE抗体によって認識されるアレルゲンによって引き起こされることがある。これは頻度が高く輸血の1～3％に起こるが，一般的に軽度である。

■ 溶血反応

急性溶血反応は通常，前もって形成されたドナーの赤血球に対するIgM抗体に補体が結合して生じる。患者の識別やチューブのラベルの間違いによって，患者がABO式血液型不適合の血液を投与されることによって生じることが最も多い。既存の"自然な"IgM抗体（通常血液型抗原AまたはBに対する）が赤血球に結合し，急速に補体を介した溶血，血管内溶血，発熱・悪寒戦慄・側腹部痛を伴う血色素尿が引き起こされる。赤血球の浸透圧溶血（例えば，誤って赤血球を5％ブドウ糖液に注入することによって）によって血色素尿が生じるが，その他の症状はみられないため，徴候と症状は溶血自体ではなく補体の活性化によるものである。重篤例では，急速にDIC，ショック，腎不全，死に至ることがある。

遅発性溶血反応は，輸血などによってレシピエントがもともと感作されていた赤血球抗原を認識する抗体によって生じる。これらは通常IgG抗体によって生じ，直接クームス試験陽性，溶血を示唆する検査所見（ハプトグロビン低値，LDH高値など）がみられる。Rh，Kell，Kiddなどの血液型抗原に対する抗体は補体と結合することがあり，ABO不適合でみられるものと同様の重篤で致死的になりうる反応が起こる。補体と結合しない抗体は，通常血管内溶血や比較的軽度の徴候や症状を引き起こす。

■ 輸血関連循環負荷

輸血関連死亡の主な原因である**輸血関連循環過負荷（TACO）**は，輸血による体液/容量過負荷によって引き起こされ，心血管疾患や肺疾患の患者で発生する可能性が高くなる。これは輸血を受けた患者全体の最大1％に発生するが，ICU患者など，重篤な高齢患者に多くみられる。短期間に複数単位の血液製剤を投与された場合，リスクは最も高くなる。輸血の他の合併症が減少したことにより，TACOは現在，輸血関連死亡の最も頻度の高い原因であると考えられている。

TACOは輸血後6～12時間以内に呼吸困難を呈する。治療には輸血の中止と支持療法の開始が含まれる。

■ 輸血関連急性肺傷害

輸血関連急性肺傷害 transfusion-related acute lung injury（TRALI）は重篤でしばしば致死的な合併症であり，輸血血液製剤内の因子によって，肺の毛細血管内の好中球が活性化される。頻度は低く，輸血1万件当たり1件未満と考えられている。

最近では，TRALIは2ヒット説が考えられている。これは，レシピエントの好中球がレシピエントの基礎疾患によって活性化される寸前であることを示唆している。ファーストヒットは肺の毛細血管の内皮細胞を活性化する変化である。"起爆剤"となるイベントはさまざまで，喫煙，敗血症，ショックなどであり，好中球分画を誘導する。セカンドヒットは，輸血された血液製剤中に存在する因子によるプライミングされた好中球の活性化を伴う。

主要なセカンドヒットの候補は，好中球に発現する抗原を認識する輸血血液製剤内の抗体である。TRALIに最も関与する抗体は，MHCクラスⅠ抗原に結合する抗体である。これらの抗体はしばしば2回以上出産経験のある女性にみられ，胎児が発現する父方のMHC抗原に対する反応として産生される。実際，経産婦を血漿提供者から除外する措置により，TRALIの発生率は大幅に低下した。

症状の出現は劇的であり，輸血中あるいは直後に呼吸不全とびまん性両側肺浸潤が認められる。治療は主に支持療法であり，慎重に経過をみる必要がある。合併症のない症例では死亡率は5％であり，重症例では67％以下の症例が死亡する。

■ 感染性合併症

実質的にあらゆる感染因子が血液製剤を介して感染するが，細菌やウイルス感染が最も可能性が高い。顕著な細菌汚染（症状を引き起こすのに十分な）は赤血球製剤より血小板製剤に高頻度に認められる。これは，赤血球とは異なり血小板は室温で保存されるため，細菌汚染物質の増殖が起こりやすいからである。血小板輸血に伴う細菌感染の頻度は，5,000件中1件程度である。症状（発熱，悪寒，低血圧）の多くは輸血反応の症状に類似しており，検査結果を待っている間に有症状者にはあらかじめ広域抗生物質を投与する必要があることもある。すべての血小板製品に細菌が存在するかどうかを検査することを求める米国の新しいガイドラインにより，この合併症は減少すると思われる。

ドナーの選択，ドナーのスクリーニング，感染症の検査が進歩するにつれて，血液製剤によるウイルス感染の頻度は劇的に減少した。しかし，まれにドナーが急性感

染している場合は，ウイルスが伝染する可能性がある．HIV，C型肝炎ウイルス，B型肝炎ウイルスの感染はそれぞれ200万件に1件，100万件に1件，50万件に1件である．ウエストナイルウイルス，トリパノソーマ症，バベシア症などの外来感染因子のリスクも低いままである．

脾臓および胸腺を侵す疾患

脾腫

脾臓はしばしば，さまざまな全身疾患において二次的に病変が及ぶ．実際，ほぼ全例において，脾臓での反応は腫脹として現れ(脾腫)，いつも決まって同じ徴候と症状が現れる．脾腫の評価は，脾臓の腫大の程度は疾患によって一定の限界があるという事実が相当な助けとなる．骨盤内まで達するような脾腫をビタミンB_{12}欠乏症と診断したり，有意な脾腫がみられないのにCMLと診断したりするのは誤りである．脾腫を引き起こす可能性のある疾患は，いくつかに分類される(表10.12)．

これらの疾患の組織像は本章や他章の関連項目に述べているので，ここでは省略する．

慢性的に腫大した脾臓では，しばしば1つないしそれ以上の血液成分の除去が過剰になり，その結果，貧血，白血球減少症，血小板減少症が生じる．これは**脾機能亢進症** hypersplenism とよばれ，前に挙げた脾臓疾患の多くにみられる病態である．それに加えて，特に血小板は赤脾髄間隙に分離されやすい．その結果，脾腫の患者では貧血や好中球減少症に比べて，血小板減少症はより高頻度にみられ，より重篤である．

胸腺疾患

よく知られているように，胸腺はT細胞の成熟に重要な役割を果たす．したがって，胸腺がリンパ腫，特にT細胞系リンパ腫に侵されることは驚くにあたらない．これらについては本章ですでに述べている．ここでは最も頻度の高い(それでもまれであるが)2つの**胸腺疾患** disorders of the thymus，**胸腺過形成** thymic hyperplasia と**胸腺腫** thymoma について述べる．

胸腺過形成

胸腺過形成では，しばしば髄質内にリンパ濾胞や胚中心がみられる．正常胸腺内にはB細胞は少数しか存在しないが，これらの胚中心には反応性B細胞が存在する．胸腺過形成は大部分の重症筋無力症患者にみられ，全身性エリテマトーデスや関節リウマチといった自己免疫疾患においても時々認められる．胸腺と重症筋無力症との関係については第20章に述べる．過形成を呈する胸腺の切除は初期の重症筋無力症においてしばしば有効である．

胸腺腫

胸腺腫は胸腺上皮細胞の腫瘍である．胸腺腫は細胞学

表10.12 脾腫に関連する疾患

Ⅰ. 感染
さまざまな血液感染症による非特異的脾炎(特に感染性心内膜炎)
伝染性単核球症
結核
腸チフス
ブルセラ症
サイトメガロウイルス
梅毒
マラリア
ヒストプラズマ症
トキソプラズマ
トリパノソーマ症
住血吸虫症
リーシュマニア症
エキノコックス症
Ⅱ. 門脈圧亢進症に関連するうっ血状態
肝硬変
門脈または脾静脈血栓症
心不全
Ⅲ. リンパ造血性疾患
ホジキンリンパ腫
非ホジキンリンパ腫およびリンパ性白血病
骨髄増殖性腫瘍
溶血性貧血
Ⅳ. 免疫炎症性疾患
関節リウマチ
全身性エリテマトーデス
Ⅴ. 貯蔵病
ゴーシェ病
ニーマン・ピック病
ムコ多糖症
Ⅵ. その他の疾患
アミロイドーシス
原発性腫瘍および嚢胞
二次性腫瘍

的あるいは生物学的基準に基づいて，さまざまな分類が提唱されてきた．以下に示すのは簡便で臨床的に有用な分類である．

- 良性あるいは被包型胸腺腫：細胞学的にも生物学的にも良性のもの
- 悪性胸腺腫
  - Ⅰ型：細胞学的に良性だが，生物学的には局所浸潤能をもつ．
  - Ⅱ型(胸腺癌ともいう)：細胞学的，生物学的に悪性である．

臨床的特徴

胸腺腫はまれである．どの年齢でも生じうるが，通常は中年層に多い．多数例の検討では約30%が無症候性で，30〜40%が咳嗽，呼吸困難，上大静脈症候群など

の局所症状を伴っている。残りは全身症状，特に重症筋無力症を伴う。重症筋無力症症例の15〜20％に胸腺腫がみられる。腫瘍の切除により，重症筋無力症が改善することが多い。胸腺腫はいくつかの腫瘍随伴症候群を伴うことがあり，頻度の高い順に赤芽球癆，低ガンマグロブリン血症，多臓器自己免疫である。多臓器自己免疫は移植片対宿主病に似ている。

要 約

貧血
- 貧血の原因には，失血（出血），赤血球破壊の増加（溶血），赤血球生成の減少（骨髄不全）などがある。
- 小球性貧血（貧血はほとんどの場合，鉄欠乏症あるいはサラセミアによって引き起こされる）。
- **大球性貧血**は，葉酸またはビタミンB_{12}の欠乏によって生じる場合がある。大赤血球症を伴う貧血は，出血からの回復期の患者など，網状赤血球数の増加の状況でもみられることがある。
- 特定の**正球性貧血**は，赤血球の形状の変化と関連している（例：遺伝性球状赤血球症，鎌状赤血球症）。
- 貧血の臨床症状は，貧血が進行する速度と，赤血球産生の障害によるものか，赤血球破壊の増加によるものかによって異なる。
- 急性発症の貧血（大量出血など）では，息切れ，臓器不全，ショックなどの症状が現れることがある。
- 慢性貧血は，顔面蒼白，疲労，倦怠感が徐々に悪化し，気づかないうちに進行することがある。
- 血管外溶血は黄疸や胆石を伴うことがある。
- 無効赤血球産生の場合，鉄過剰症が起こり，心不全や内分泌不全につながる可能性がある。
- 重度の先天性貧血は成長遅延を伴い，溶血成分がある場合は反応性骨髄過形成による骨変形を伴う。

溶血性貧血
- **遺伝性球状赤血球症**：赤血球膜骨格を不安定にする突然変異によって引き起こされる常染色体顕性疾患で，細胞膜の欠損によって赤血球の球状化が起こり，脾臓で除去される。貧血，脾腫，胆石症などの症状が現れる。
- **鎌状赤血球貧血**：β-グロビン遺伝子の突然変異によって生じる常染色体潜性疾患で，脱酸素化ヘモグロビンが重合体を形成することによって長いポリマーを形成し，赤血球を変形させて鎌状を呈する。これにより，中度から重度の溶血性貧血が起こり，鎌状赤血球による血管の閉塞が起こり，疼痛発作や組織の梗塞が起こる。鎌状赤血球患者は細菌感染や脳梗塞のリスクが高い。
- **サラセミア**：αまたはβグロビン遺伝子の変異によって引き起こされる常染色体共顕性疾患で，ヘモグロビン合成を減少させ，小球性低色素性貧血を引き起こす。βサラセミアメジャーでは，対になっていないαグロビン鎖が沈殿し，無効な造血を引き起こす。
- **グルコース-6-リン酸脱水素酵素欠乏症**：G6PDを不安定にする変異によって引き起こされるX染色体連鎖疾患で，赤血球が酸化ダメージを受けやすくなる。溶血の誘因には薬物や感染症などがある。
- **免疫性溶血貧血**：正常な赤血球成分に対する抗体，またはハプテン（薬物など）によって修飾された抗原によって引き起こされる後天的な状態。抗体が結合することによって赤血球がオプソニン化され，脾臓で貪食されることや補体の結合によって血管内溶血が生じることがある。
- **マラリア**：赤血球細胞内に生息する寄生虫により慢性的な溶血が起こる。重症度は多様である。熱帯熱マラリアは，脳内の血管壁に赤血球が付着するという特性により致命的になりうる。

赤血球造血の低下による貧血
- **鉄欠乏性貧血**：慢性的な出血や，鉄の摂取が不十分なため，十分なヘモグロビン産生が行われず，低色素性小球性の赤血球が産生される。
- **慢性炎症時の貧血**：炎症性サイトカイン産生によって生じ，ヘプシジンの値が上昇し，マクロファージに鉄が取り込まれてしまい，エリスロポエチンの産生も低下する。
- **巨赤芽球性貧血**：葉酸あるいはビタミンB_{12}の欠乏によってチミジンの合成が不十分になり，DNAの複製に異常が生じる。大型化した異常造血前駆細胞（巨赤芽球），無効造血，大球性貧血，分節好中球，大卵円球，汎血球減少症，および（ビタミンB_{12}欠乏症を伴う）脊髄変性がみられる。
- **再生不良性貧血**：毒素や放射線への曝露，薬物やウイルスに対する特異体質反応，免疫介在性骨髄抑制，テロメラーゼやDNA修復因子の遺伝的異常など，さまざまな原因による骨髄不全（低形成）によって生じる。
- **骨髄癆性貧血**：腫瘍や肉芽腫性病変などによる骨髄の広範な置換によって生じる。血液中への早期骨髄前駆細胞の放出（白赤芽球症）や，末梢血塗抹標本における涙滴形の赤血球の出現がみられる。

急性白血病
- 急性期に血球減少に関連する症状を呈する。
- 3つの主要な亜型はすべて，造血幹細胞の分化を妨げる変異に関連している。

- AML：未熟な骨髄系細胞の腫瘍であり，60歳以上の成人に好発する。急性前骨髄球性白血病（APL）は，PML–RARA 融合タンパク質をコードするキメラ遺伝子を生成する(15;17)転座によって引き起こされる重要な亜型である。APL は，アウエル小体を有する多数の腫瘍細胞と DIC を伴い，オールトランスレチノイン酸とヒ素塩による高い治癒率を特徴とする。他の亜型は，特に高齢者の場合，治療が困難である。多くの場合，MDS または骨髄増殖性腫瘍のいずれかの既存の骨髄腫瘍から発生する。
- B–ALL：B 前駆細胞の腫瘍であり，2〜11 歳の小児に好発する。一部の症例（主に成人）は，恒常的に活性化した BCR–ABL チロシンキナーゼをコードするキメラ遺伝子を生成する(9;22)転座に関連しており，これらの腫瘍はチロシンキナーゼ阻害剤による標的療法によく反応する。KMT2A 遺伝子再構成に関連する乳児 AML と，BCR–ABL 融合遺伝子を欠く高齢者の B–ALL を除き，その他の腫瘍は化学療法に非常によく反応する。
- T–ALL：T 前駆細胞の腫瘍で，青年男性に最も多くみられる。末梢血に腫瘍細胞がみられずに胸腺腫瘤として現れることもある。高齢者を除いて予後は一般に良好である。

骨髄異形成症候群
- 無秩序な無効造血を特徴とする骨髄性腫瘍である。
- 造血に関与するスプライシング因子，エピジェネティック調節因子，転写因子をコードする遺伝子の多様なドライバー変異によって引き起こされる
- 骨髄および末梢血中の 1 つ以上の細胞系統において，血球減少症および異形成を呈する。
- 10〜40％は AML に進展する。

骨髄増殖性腫瘍
- 骨髄成分が過剰生成されて末梢血の血球成分が増加し，髄外造血がみられる骨髄系腫瘍である。
- 多くの場合，チロシンキナーゼの恒常的活性化につながる後天的変異によって引き起こされる。
- いくつかの主要な亜型が認識されている。
    - 慢性骨髄性白血病：恒常的に活性化した BCR–ABL チロシンキナーゼをコードする融合遺伝子をコードする t(9;22) によって引き起こされ，顆粒球数と血小板数の増加および脾腫を呈する。治療しないと，急性 B リンパ芽球性白血病または骨髄性白血病に移行する可能性が高くなるが，BCR–ABL 阻害剤によって病気は非常によく制御される。
- 真性多血症：JAK2 チロシンキナーゼの活性化変異によって引き起こされ，赤血球数の増加，しばしば血小板数と顆粒球数の増加を示す。無治療では血栓症のリスクが高くなるが，定期的に赤血球を除去することでこれを予防できる。進行すると，骨髄線維症を特徴とする消耗期に進行する可能性がある。
- 原発性骨髄線維症：AK2，MPL（チロシンキナーゼであるトロンボポエチン受容体をコードする），または CALR 遺伝子（変異した CALR はトロンボポエチン受容体を活性化する）の活性化変異によって引き起こされる。顆粒球数の増加，血小板増多症，および軽度の脾腫を呈することがあるが，その後，血球減少症（特に貧血），白血球増多症，および脾腫増大を特徴とする骨髄線維症の段階に急速に進行する。

非ホジキンリンパ腫と慢性リンパ性白血病
- 分類は起源細胞と分化段階に基づいて行われる。
- B 細胞腫瘍が最も頻度が高い。
- 免疫異常を伴うことが多い。
- 診断時には病変が全身に広がっていると一般的に考えられている。
- 複数の亜型がある。
    - 小リンパ球性リンパ腫 / 慢性リンパ性白血病：最も頻度が高い成人白血病（CLL）で，進行の遅い CD5+ B 細胞腫瘍である。リンパ節には，増殖中心を伴ってびまん性にリンパ腫細胞の増生がみられ，抗アポトーシス因子 BCL2 の高レベルの発現がみられることが特徴である。免疫異常，感染症および自己免疫疾患に対する感受性の増加がみられる。一部の症例は末梢血中に腫瘍細胞はみられない（SLL）。約 10％ の症例は，悪性度の高い B 細胞リンパ腫に形質転化する。
    - 濾胞性リンパ腫：最も頻度の高い低悪性度リンパ腫であり，BCL2 の過剰発現につながる (14;18) 転座が発症の一因である。リンパ節では，正常な胚中心 B 細胞の増生パターンを模倣する。約 30〜40％ の症例が悪性度の高い B 細胞リンパ腫に形質転化する。
    - マントル細胞リンパ腫：中等度の悪性度をもつ CD5+ B 細胞腫瘍であり，サイクリン D1 の過剰発現をもたらす (11;14) 転座との強い関連がみられる。
    - 節外辺縁帯リンパ腫：自己免疫疾患または感染症（H. pylori 菌など）により慢性的に炎症を起こしている節外部位に発生する成熟 B 細胞腫瘍である。炎症は長期間局所にとどまり，炎症刺激が除去されると消失する可能性がある。

- **びまん性大細胞型 B 細胞リンパ腫**：成人で最も頻度が高く，急速に進行する多様な B 細胞腫瘍を包括する。重要なドライバー変異には，*BCL6* 遺伝子の再構成または変異，BCL2 を含む (14;18) 転座，および MYC を含む転座がある。約 50%の患者は積極的な化学療法で治癒する。
- **バーキットリンパ腫**：これは非常に急速に進行する B 細胞腫瘍で，通常はリンパ節以外の部位に生じ，ほぼ全例に MYC がん原遺伝子の転座を伴う。一部の症例は EBV 感染を伴う。化学療法で治癒可能である。
- **ヘアリー細胞白血病**：この緩徐に進行する B 細胞腫瘍は，細胞質が"毛状"に広がった末梢血中の循環細胞にちなんで名づけられ，脾腫や血球減少症を呈することが多い。BRAF 変異との関連が強く，化学療法および BRAF 阻害剤に対して優れた反応を示す。
- **菌状息肉腫(MF)とセザリー症候群(SS)**：MF は，局所療法によく反応する CD4+ 皮膚ホーミング T 細胞の低悪性度腫瘍である。SS も CD4+ T 細胞の腫瘍であるが，びまん性紅皮症と末梢血中に循環する腫瘍細胞がみられ，より急速な経過をたどる。
- **成人 T 細胞白血病 / リンパ腫**：レトロウイルス(HTLV-1)に関連する唯一のヒトのがんで，CD4+ T 細胞の腫瘍であり，慢性的に感染した高齢者に発生する。通常，悪性度が高く，治療に対する反応は不良である。
- **末梢性 T 細胞リンパ腫**：全身症状を引き起こすサイトカインを産生することが多い，多様な成熟 T 細胞腫瘍を包括する。これらの腫瘍は一般に悪性度が高く，治療に対する反応が悪い。

ホジキンリンパ腫
- 炎症症状を伴うことが多い B 細胞腫瘍
- リンパ節には，リード・スタンバーグ(RS)細胞とよばれる大型腫瘍細胞とそのバリアント，および RS 細胞と非腫瘍細胞から放出された因子によって動員される炎症細胞が豊富に含まれている。
- 一部の症例には EBV 感染が認められる。
- 化学療法や免疫チェックポイント阻害剤に非常によく反応する。

形質細胞腫瘍および関連疾患
- **多発性骨髄腫**：多様な免疫グロブリン遺伝子の転座を伴う比較的頻度の高い形質細胞腫瘍。この腫瘍には，"CRAB"症状，すなわち高カルシウム血症，腎疾患，貧血，病的骨折による骨痛がみられる。腫瘍性形質細胞は正常な体液性免疫を抑制し，腎毒性(ベンス・ジョーンズタンパク質)やアミロイド沈着を引き起こすことのある不完全な免疫グロブリンを分泌し，骨溶解性病変を引き起こす。
- **意義不明の単クローン性ガンマグロブリン血症(MGUS)**：血清 M タンパク質を産生するクローン性形質細胞集団の存在によって定義される，頻度の高い多発性骨髄腫の無症候性前駆病変。
- **リンパ形質細胞性リンパ腫**：IgM を分泌する形質細胞分化を伴う B 細胞腫瘍で，MYD88 変異と強く関連しており，しばしば過粘稠度症候群(ワルデンシュトレームマクログロブリン血症)を引き起こす。

組織球性疾患
- 反応性あるいは腫瘍性
- **血球貪食性リンパ組織球症(HLH)**は，マクロファージ活性化症候群としても知られる反応性疾患である。これは，T 細胞および NK 細胞の細胞傷害性顆粒の成分をコードする遺伝子に遺伝的欠陥がある小児に発生し，EBV などのウイルスに感染した細胞の殺傷が制限される。ウイルスに感染した細胞を殺せないと，正のフィードバックループが誘導され，サイトカインの過剰産生とマクロファージの過剰な活性化が起こり，正常な骨髄成分が消費される。HLH は，おそらく腫瘍細胞からのサイトカイン放出が原因で，末梢 T 細胞リンパ腫を患う高齢者にも発生する可能性がある。
- **ランゲルハンス細胞組織球症**は，樹状細胞性腫瘍であり，多くの場合，BRAF セリン / スレオニンキナーゼの活性化変異によって引き起こされる。ほとんどの症例は緩徐な経過をたどる。

出血性疾患
- **播種性血管内凝固症候群(DIC)**：全身の凝固活性化によって引き起こされる症候群で，DIC は敗血症，重篤な外傷，特定のがん，産科合併症によって引き起こされることがある。DIC では凝固因子と血小板の消費が起こり，出血，血管閉塞，組織低酸素症，またはその両方を引き起こすことがある。
- **免疫性血小板減少性紫斑病(ITP)**：自己抗体による血小板の破壊に起因し，薬剤，感染症，リンパ腫が誘因となる場合もあれば，特発性の場合もある。
- **血小板減少性紫斑病(TTP)**：血小板減少，微小血管性溶血性貧血，腎不全，発熱，中枢神経系の障害を呈する。TTP は，血液中の vWF の過剰活性超高分子量マルチマーの蓄積を防ぐメタロプロテアーゼである ADAMTS13 の欠損に起因する。ADAMTS13 の欠損は，後天性(自己抗体)または遺伝性の場合がある。
- **溶血性尿毒症症候群(HUS)**：HUS は，血小板減少症，細小血管性溶血性貧血，腎不全などの症状を呈し，

補体調節タンパク質の欠乏または内皮細胞を損傷する物質への曝露によって引き起こされる。結果として生じる損傷により、血小板の活性化、血小板凝集、および微小血管血栓症が生じる。

- **フォン・ヴィレブランド病**：vWFの変異によって引き起こされる常染色体顕性疾患で、通常は軽度から中程度の出血障害として現れる。vWFは正常な血小板機能（一次止血）に必要であるため、出血はITPでみられる出血（粘膜出血、点状出血）に類似する。
- **血友病**：凝固因子Ⅷ（血友病A）または凝固因子Ⅸ（血友病B）の変異によって引き起こされるX連鎖疾患で、外傷後に二次止血の欠陥により深部軟部組織や関節に出血が遅れて起こることが多い。

輸血の合併症

- **発熱性非溶血性反応**：輸血の最も一般的な合併症であり、この反応は通常は軽度で一時的である。
- **アレルギー反応**：特定の抗原を含む血液製剤が感作されたレシピエントに投与されたときに発生し、重度（IgG抗体）または軽度（IgE抗体）となる場合がある。重篤な反応は主にIgA欠乏症の患者に発生するが、軽症の反応のほうがはるかに多い（輸血の1〜3%）。
- **溶血反応**：補体を固定するドナー赤血球に対する既製のIgM抗体に起因し、ほとんどの場合ABO不適合が原因である。発熱、悪寒戦慄、側腹部痛、ヘモグロビン尿などの症状が現れ、DIC、ショック、腎不全、死亡へと急速に進行することがある。直接クームス試験は陽性である。
- **遅延型溶血反応**：これは、以前に感作された輸血患者に発生し、ドナーの赤血球抗原を認識する抗体によって引き起こされる。直接クームス試験陽性および溶血を伴い、抗体が補体を固定すると重篤になることがある。
- **輸血関連循環過負荷**：輸血関連死亡の主な原因であり、輸血による体液／容量過負荷に起因し、心血管疾患や肺疾患の患者で発生しやすい。
- **輸血関連急性肺傷害（TRALI）**：TRALIはまれであるが、重篤で、多くの場合は致命的な合併症である。病因には、レシピエントの好中球の肺隔離につながる"プライミング"と、プライミングされた好中球に発現した抗原を認識する輸血血液製剤中の抗体からなる"セカンドヒット"がある。TRALIに関連する抗体は、多くの場合、MHCクラスI抗原に結合する。
- **輸血による感染性合併症**はまれであり、細菌感染やウイルス感染が含まれる。

脾臓と胸腺の疾患

- **脾腫**の原因は多岐にわたり、腫瘍、感染症、蓄積疾患、慢性溶血性疾患、炎症、うっ血などがある。血小板の隔離による血小板減少症が生じることが多い。
- **胸腺肥大**は、髄質内のリンパ濾胞または胚中心によって生じる。重症筋無力症や、他の自己免疫疾患と関連しており、胸腺を切除すると症状が治まることがある。
- **胸腺腫**は胸腺上皮細胞の腫瘍であり、良性または悪性であり、重症筋無力症または腫瘍随伴症候群を伴うことがあるが、胸腺を切除すると寛解することがある。

臨床検査

検査	参考値	病態生理／臨床的関連
活性化部分トロンボプラスチン時間（aPTT），血漿	25〜37秒	aPTTは、内因性（因子Ⅻ、Ⅺ、Ⅸ、Ⅷ）および共通（因子Ⅹ、Ⅴ、Ⅱ、フィブリノーゲン）経路の凝固因子を評価する。これらの因子のいずれかが欠乏すると、aPTTが上昇する可能性がある。ヘパリンと抗リン脂質抗体（ループス抗凝固因子）は、単独のaPTT上昇を引き起こす。aPTTは凝固に基づく検査であるため、抗凝固療法によりaPTTが上昇する可能性がある。この検査では、"a"は凝固時間を短縮し、基準範囲を狭める活性剤（シリカなど）を指す。
ADAMTS13活性，血漿	70%以上	ADAMTS13は、主に肝臓で合成される循環メタロプロテアーゼであり、フォン・ヴィレブランド因子（vWF）の超巨大多量体を切断し、過剰な血小板凝集を防ぐ。ADAMTS13の遺伝的または後天的な欠損（後者は自己抗体が原因）は、血栓性血小板減少性紫斑病（TTP）を引き起こす可能性がある。このアッセイでは、ADAMTS13の活性を健康な個人にみられる活性のパーセンテージとして報告する。
抗体スクリーニング，血清	陰性	外来赤血球抗原に対する抗体（同種抗体）は、輸血、妊娠、または移植による曝露後に発生する可能性がある。抗体スクリーニングでは、患者の血清サンプルを、既知の抗原プロファイルをもつ検査用赤血球と混合する。抗体検査が陽性の場合、血液バンクは特定の抗体を特定し、輸血に安全な血液を選択する。同様のプロセスは血小板にも行われる。
好塩基球数，血液	0.01〜0.08 × 10^9/L	好塩基球数は、全血球数（CBC）の一部である。好塩基球は、末梢血中で最も少ない白血球である。好塩基球は、骨髄増殖性腫瘍（特に慢性骨髄性白血病）、甲状腺機能低下症、慢性炎症、自己免疫疾患で増加する。

β2マイクログロブリン（B2M），血清	1.21～2.70 μg/mL	B2Mは，ほとんどの有核細胞の表面に発現しているHLAクラスI分子の軽鎖定常ドメインである。多発性骨髄腫などの形質細胞腫瘍の患者では血清B2Mが上昇することがあり，これは予後不良の指標となる。長期の血液透析を受けている患者では血清B2Mが上昇することがあり，その場合B2Mがアミロイドとして沈着することがある。この合併症のリスクは，血液透析プロトコルの改善により減少したが，完全になくなったわけではない。
血清寒冷凝集素価	<1:64	寒冷凝集素症候群は，体温が37°C未満の体の末梢部で赤血球に結合するIgM抗体によって引き起こされる。溶血や凝集を引き起こし，耳，手足の指にチアノーゼを引き起こすことがある。血液検体は検査前に37～38°Cで保存する必要がある。冷抗体による溶血が疑われる場合は，患者の赤血球に対してC3dのクームス試験を実施する。これが陽性の場合は，冷凝集素力価を測定する。寒冷凝集素は，マイコプラズマ肺炎，伝染性単核球症，および造血悪性腫瘍と関連することがある。
血算，血液	個々の検査を参照	CBCには，赤血球，白血球（WBC），血小板の数と，すべての赤血球指標（平均赤血球容積，平均赤血球ヘモグロビン，平均赤血球ヘモグロビン濃度，赤血球分布幅）が含まれる。白血球分類を含むCBCには，上記のすべての検査に加えて白血球分類が含まれる。CBCは，全体的な健康状態を評価し，さまざまな血液疾患を評価し，薬物療法や化学療法の適格性を判断するための一般的なスクリーニング検査である。
クリオグロブリン，血清	陰性	クリオグロブリンは，37°C以下の温度で沈殿する免疫グロブリンである。サブタイプには3つある。タイプI（モノクローナルIgGまたはIgM），タイプII（ポリクローナル免疫グロブリンとモノクローナル免疫グロブリンの混合物），タイプIII（ポリクローナル）である。タイプIクリオグロブリンは，リンパ形質細胞性リンパ腫および多発性骨髄腫に関連する。タイプIIクリオグロブリンは，慢性C型肝炎およびSLEなどの自己免疫疾患でみられる。タイプIIIクリオグロブリンは，一部の自己免疫疾患および感染症でみられる。低温では，クリオグロブリンが四肢の皮膚に沈着して血管を閉塞し，紫斑，皮膚壊死，レイノー現象，関節痛，神経障害を引き起こすことがある。
直接抗グロブリン試験（DAT，直接クームス試験），間接抗グロブリン試験（間接クームス試験），血液	陰性	DATは，血管外溶血を引き起こす可能性のあるオプソニンであるIgGおよび補体C3dによる赤血球の生体内コーティングを評価する。DATでは，患者の赤血球をIgGまたはC3dに特異的な抗体とともにインキュベートする。これにより，赤血球の表面にIgGおよび/またはC3dが存在する場合，赤血球が凝集する。間接クームス試験では，まず患者の血清を特定の抗原を含む赤血球とともにインキュベートし，次に抗Igを添加する。これにより，試験赤血球抗原に対する抗体が存在する場合に凝集が起こる。DATは溶血が疑われる患者の評価に使用され，間接クームス試験は赤血球輸血のガイドとして使用される。
好酸球数，血液	0.03～0.48 × 10^9/L	好酸球は骨髄の前駆細胞から発生し，健康な人の末梢血中に比較的まれに存在する。寄生虫感染症，アレルギー疾患，喘息，薬剤過敏症，自己免疫疾患および結合組織疾患，好酸球性多発血管炎性肉芽腫症（旧称チャーグ・ストラウス症候群），骨髄増殖性腫瘍，および一部のリンパ腫では好酸球が増加する。
第VIII因子（FVIII）活性測定，血漿	55～200%	FVIIIは，血清中のフォン・ヴィレブランド因子（vWF）に結合して安定化される凝固補因子である。これは，第IX因子による第X因子の活性化に不可欠な補因子である。この検査では，患者の血漿中のFVIIIの活性を測定し，基準正常血漿に対する割合として報告される。血友病Aは，遺伝性のFVIII欠乏症によって引き起こされるX連鎖潜性疾患で，関節内出血と長期出血を呈する。まれに，ホモ接合性フォン・ヴィレブランド病の患者は，FVIIIレベルが低く，血友病のような出血を呈することがある。FVIIIに対する自己抗体がその機能を阻害し，後天性血友病を引き起こすことがある。
第IX因子（FIX）活性測定，血漿	65～140%	FIXは，内因性凝固経路の一部であるプロテアーゼである。これは，第XIa因子または第VIIa因子/組織因子によって活性化される。カルシウム，リン脂質，および第VIIIa因子の存在下で，FIXaは第X因子を活性化し，プロトロンビンからトロンビンを生成する。遺伝性のFIX欠乏は，クリスマス病ともよばれる血友病Bを引き起こす。これは，臨床的に血友病Aと区別がつかないX連鎖潜性疾患である。
フェリチン，血清	男性：24～336 μg/L 女性：11～307 μg/L	フェリチンは血清および組織マクロファージの細胞質に存在し，鉄の主要な貯蔵タンパク質である。フェリチン濃度は年齢や性別によって異なり，総鉄貯蔵量と相関している。そのため，鉄欠乏貧血ではフェリチン濃度は低く，鉄過剰症（ヘモクロマトーシスなど）ではフェリチン濃度は高くなる。フェリチンは，血清鉄，トランスフェリン飽和度，総鉄結合能と組み合わせて測定されることが多いが，これらの検査は精度が低く，鉄貯蔵量の減少と鉄隔離（慢性炎症性貧血など）を区別できない。血清フェリチンの低値は，鉄欠乏性貧血に特異性が高い。

葉酸，血清		≧4.0 μg/L	葉酸は必須の水溶性ビタミンである。これは1炭素代謝の補酵素で，DNAの構成要素の1つであるチミジンの合成に重要な役割を果たす。巨赤芽球性貧血(骨髄中の大型異常有核赤血球が特徴)は，葉酸欠乏症の主な臨床症状である。末梢血像は，ビタミンB_{12}欠乏症でみられるものと同じである(以下を参照)。妊娠中の血清葉酸濃度の低下は，神経管欠損症と関連している。葉酸欠乏症は，吸収不良(セリアック病など)，摂取不足(慢性的なアルコール過剰摂取など)，薬剤(メトトレキサートなど)が原因であることがある。
ハプトグロビン，血清		30〜200 mg/dL	ハプトグロビンは肝臓で生成される血清タンパク質で，溶血した赤血球から放出されたヘモグロビンと結合する。ヘモグロビン-ハプトグロビン複合体は，マクロファージによって循環から急速に除去される。溶血速度が血清ハプトグロビンの結合能力を上回ると，遊離ヘモグロビンが腎臓を通過する(ヘモグロビン尿症)。血清ハプトグロビン値は溶血性貧血で低下する。
ヘマトクリット，血液		男性：38〜49% 女性：35〜45%	ヘマトクリット(血球容積)は，遠心分離したサンプル中の赤血球容積によって占められる血液容積の割合である。ヘマトクリットは貧血では低下し，多血症では上昇する。鎌状赤血球や重度の高トリグリセリド血症の状況では，誤って上昇する場合がある。ヘマトクリットはヘモグロビンの約3倍である(赤血球のサイズと形状が正常の場合)。
ヘモグロビン，血液		男性：13.2〜16.6 g/dL 女性：11.6〜15.0 g/dL	ヘモグロビンは，赤血球内の酸素を運ぶ分子である。ヘモグロビン分子は，生後1年を過ぎると2つのαグロビン鎖と2つのβグロビン鎖からなる四量体になる。各サブユニットには，ポルフィリン環内の鉄イオンからなるヘム分子が含まれている。各ヘム分子は1つの酸素分子を結合できる。ヘモグロビンは貧血では減少し，多血症では増加する。ヘモグロビンは，ヘマトクリットの約1/3である(赤血球が正常なサイズと形状であると仮定した場合)。
ヘモグロビンS(HbS)，血液		なし	HbSは，β-グロビンの6番目の位置にグルタミン酸残基の代わりにバリン残基を有する。HbSは脱酸素状態で凝集して重合する傾向があり，その結果，赤血球が鎌状になる。HbSのホモ接合性は鎌状赤血球貧血(SCA)を引き起こし，この対立遺伝子のヘテロ接合性は鎌状赤血球形質を引き起こすが，通常は無症状である。さまざまな変異をもつヘモグロビンタンパク質は，電気泳動または高速液体クロマトグラフィーによって識別できる。直近の輸血はHbS濃度を低下させ，鎌状赤血球症の診断を困難にすることがある。輸血前後のHbS測定は，定期的な輸血プロトコルでSCA患者をモニタリングするために頻繁に使用される。鎌状赤血球形質では，HbSは通常，総ヘモグロビンの35〜45%を占める。
ヘパリン-PF4 IgG 抗体，血清		なし	ヘパリン療法後，一部の患者ではヘパリン血小板因子4(PF4)複合体に対する抗体が形成され，ヘパリン誘発性血小板減少症(HIT)を引き起こす。これは通常，療法開始後5〜10日で始まる。これらの患者は静脈血栓塞栓症および動脈血栓塞栓症のリスクがある。この検査は感度が高い(98〜100%)が，すべての抗PF4抗体が血小板を活性化または減少させるわけではないため，特異性は限られている。
乳酸脱水素酵素(LDH)，血清		≧122〜222 U/L	乳酸脱水素酵素は，ほぼすべての細胞に存在する酵素である。肝臓，筋肉，腎臓には高濃度で存在し，赤血球には中濃度で存在する。血清LDHレベルは，細胞の損傷/死(心筋梗塞，肝疾患，溶血性貧血，肺塞栓症など)や特定のがん(転移性黒色腫，リンパ腫など)に関連する状態で増加する。
リンパ球数，血液		0.95〜3.07 × 10^9/L	リンパ球は白血球のサブセットで，T細胞，B細胞，NK細胞が含まれる。リンパ球は，幼児の循環白血球のなかで最も多く，健康な成人では2番目に多い白血球タイプ(好中球に次ぐ)である。重度のリンパ球増多症の最も重要な原因には，ウイルス感染，自己免疫疾患，リンパ球性白血病(慢性リンパ性白血病など)がある。リンパ球減少症は，感染(特にHIV)，免疫抑制療法，薬剤(コルチコステロイドなど)，遺伝性免疫不全症候群が原因であることがある。リンパ球サブセット(CD4，CD8など)は，フローサイトメトリーで判定できる。
平均赤血球ヘモグロビン(MCH)，[a]血液		26.5〜34.0 pg	MCHは，赤血球1個当たりのヘモグロビンの平均量の尺度である。ヘモグロビン濃度を赤血球数で割って計算する(MCH = Hgb × 10/赤血球数)。MCHと平均赤血球容積(MCV)は相関関係にあり，MCVが低いとMCHも低くなる。MCHが低いと，血液の酸素運搬能力が低下する。MCHが低い最も一般的な原因は鉄欠乏である。MCHの上昇は，葉酸またはビタミンB_{12}欠乏による巨赤芽球性貧血でみられることがある。
平均赤血球ヘモグロビン濃度(MCHC)，[a]血液		男性：31.5〜36.3% 女性：31.4〜36.0%	MCHCは，赤血球1個当たりのヘモグロビンの平均濃度である。ヘモグロビンをヘマトクリットで割って計算する(MCHC = Hb × 10/Hct)。遺伝性球状赤血球症，ホモ接合性ヘモグロビンC病，鎌状赤血球貧血では，MCHCが上昇する。

項目	基準値	説明
平均赤血球容積(MCV)，血液	78.2～97.9 fL	MCVは，自動血液分析装置で直接測定するか，ヘマトクリット値と赤血球数から計算できる(MCV = Hct × 10/ 赤血球数)。MCVの増加(大赤血球症)は，網状赤血球症(溶血性貧血など)，巨赤芽球性貧血(ビタミン B_{12} または葉酸欠乏症など)，および骨髄異形成症候群の多くの患者でみられる。赤血球凝集の状況では，MCVが誤って上昇する場合がある。MCVの減少(小赤血球症)は，ヘモグロビン合成が不十分な場合にみられる(鉄欠乏性貧血，慢性疾患による貧血，サラセミアなど)。
単球数，血液	0.26～0.81 × 10^9/L	単球は自然免疫系の構成要素である。単球はマクロファージに分化する前に血液中を循環する。単球の数は，特定の慢性感染症(結核など)，慢性炎症の形態(自己免疫疾患など)，および特定の骨髄増殖性腫瘍(慢性骨髄単球性白血病など)で増加する。単球レベルは，コルチコステロイド療法，化学療法，一部の感染症，および有毛細胞白血病で減少することがある。
好中球数，血液	1.56～6.45 × 10^9/L	好中球は，急性炎症において重要な貪食性の白血球である。成人患者の末梢血中に最も多く存在する白血球である。絶対的好中球増多は，急性感染症(特に細菌性および真菌性)，組織壊死，成長因子(顆粒球コロニー刺激因子，G-CSF)の注入，コルチコステロイド療法，および慢性骨髄性腫瘍でみられる。"左シフト"とは，未熟な好中球("バンド"型)の割合が増加していることを指し，急性感染症の特徴である。好中球減少症は，主に好中球の破壊または産生の減少が原因である。原因には，薬物(化学療法など)，放射線，特定の感染症，自己免疫疾患，骨髄不全，および血液悪性腫瘍(MDS，急性白血病など)が含まれる。
血小板数，血液	男性：135～317 × 10^9/L 女性：157～371 × 10^9/L	血小板は一次止血の中心である。血小板はフォン ヴィレブランド因子および露出したコラーゲンと相互作用して，内皮損傷部位に血小板プラグを形成する。血小板減少症の原因は，隔離(例：脾機能亢進症)，消費増加(例：ヘパリン誘発性血小板減少症，免疫性血小板減少性紫斑病，播種性血管内凝固症候群，血栓性血小板減少性紫斑病)，または産生低下(骨髄浸潤，白血病，ウイルス感染)である。血小板増多症の原因には，炎症，脾機能低下症/脾臓摘出，鉄欠乏症，骨髄増殖性腫瘍などがある。たとえ数値が正常であっても，薬剤(アスピリンなど)，尿毒症，遺伝性疾患(ベルナール・スリエ症候群，グランツマン血小板無力症など)により血小板の機能不全が起こることがある。
プロトロンビン時間(PT)，血漿	PT：9.4～12.5 秒 国際標準比(INR)：0.9～1.1	PTは凝固カスケードの外因性経路を評価するため，第VII因子，第X因子，第II因子(プロトロンビン)，または第I因子(フィブリノーゲン)に量的または質的異常がある場合に上昇する。PTの結果は，値を国際標準化比(INR)に変換することで検査室間で標準化できる。正常値は1である。PT/INRは，スクリーニング テストとして，またはワルファリン療法中の患者のモニタリングによく使用される。
赤血球数，血液	男性：4.35～5.65 × 10^{12}/L 女性：3.92～5.13 × 10^{12}/L	赤血球数とは，血液1 mL当たりの赤血球の数である。赤血球の生成は，腎臓で生成されるエリスロポエチン(EPO)によって刺激される。絶対的多血症は，生成量の増加(真性多血症，EPO投与，EPO産生腫瘍など)が原因であるのに対し，貧血は，生成量の減少(鉄欠乏症，浸潤性骨髄プロセスなど)または破壊の増加(鎌状赤血球貧血，遺伝性球状赤血球症など)が原因であることがある。
赤血球分布幅(RDW)，血液	男性：11.8～14.5% 女性：12.2～16.1%	RDWは，赤血球の大きさのばらつきの尺度である。赤血球不同症がある場合，または二形性赤血球集団(小球性貧血の患者に最近輸血を行った場合のように，大きさの異なる2つの集団)がある場合，RDWが増加する。網状赤血球が存在する場合もRDWが増加する。小球性貧血の場合，RDWの増加は鉄欠乏性貧血を示唆する。大球性の場合，RDWの増加はビタミン B_{12} または葉酸欠乏症，または骨髄異形成症候群を示唆する。
網状赤血球数，血液	0.60～2.71%	網状赤血球は，核をもたない未熟な赤血球であるが，リボソームとRNAを含んでいる。網状赤血球は，保持されたRNAのために成熟した赤血球よりもわずかに大きく，より好塩基性である。網状赤血球数は，赤血球の総数に対する網状赤血球の割合として報告され，最近の骨髄の赤血球生成機能を反映する。網状赤血球数の増加は，あらゆる原因による貧血に対する正常な生理学的反応である。貧血患者の場合，網状赤血球数は赤血球の割合として報告されるため(貧血では赤血球数が少ない)，誤って増加している可能性がある。
総鉄結合能(TIBC)，血清総鉄結合能(TIBC)，血清	250～400 μg/dL	血清鉄はトランスフェリンに結合しており，トランスフェリンは通常，鉄で約1/3が飽和している。体内の鉄貯蔵量が枯渇すると(鉄欠乏性貧血など)，血液中のトランスフェリン濃度が上昇し，総鉄結合能(TIBC)が増加する。鉄過剰症では，遊離トランスフェリンが減少するため，TIBCが低下する。鉄欠乏性貧血の状況では，TIBC，血清鉄，飽和率が評価されることが多いが，血清フェリチンのほうが感度が高く，体内の鉄貯蔵量をより正確に反映する。

ビタミン B₁₂，血清	180～914 ng/L	ビタミン B₁₂（コバラミン）は水溶性ビタミンである。ホモシステインからメチオニンへの変換に必要で，この過程でテトラヒドロ葉酸（TH4）が生成される。TH4 は DNA の構成要素であるデオキシチミジン一リン酸（dTMP）の合成に必要である。ビタミン B₁₂ 欠乏症の最も頻度の高い原因は，胃壁細胞の破壊につながる自己免疫疾患である慢性萎縮性胃炎（悪性貧血）である。ビタミン B₁₂ 欠乏症は，厳格な菜食主義者や遠位回腸に影響を与える疾患（クローン病など）をもつ人にもみられる。ビタミン B₁₂ 欠乏症は，巨赤芽球性貧血と神経障害を引き起こす。前者は，DNA 合成の減少による過分節好中球，大赤血球症，貧血，白血球減少症，血小板減少症を特徴とする。ビタミン B₁₂ 欠乏症は，四肢の灼熱痛や感覚喪失，脱力，痙縮，麻痺，混乱，見当識障害，認知症を特徴とする脊髄後索の脱髄疾患も引き起こす。神経症状は，血液中に識別可能な血液学的変化がなくても発生する場合がある。
フォン・ヴィレブランド因子（vWF）抗原，血漿	55～200%	フォン・ヴィレブランド因子（vWF）は，内皮細胞と巨核球で合成される。一次止血では，vWF は血小板受容体 GPIb-IX と内皮下コラーゲンに結合し，それによってコラーゲンへの血小板接着を促進する。vWF 量の検査は，通常，vWF の機能アッセイ（例：vWF：リストセチン補因子アッセイ）と組み合わせて行われる。vWF のレベルの低下または機能の低下は，フォン・ヴィレブランド病の遺伝性または後天性形態でみられる。
白血球数（WBC），血液	3.4～9.6 × 10⁹/L	白血球数は自動分析装置を使用してカウントされる。ほとんどの検査室では，白血球数の一部として自動白血球分画を実施している。異常な細胞が検出された場合は，血液塗抹標本の手動検査が行われる。白血球数の増加は，ほとんどの場合，感染症または血液悪性腫瘍が原因である。白血球数が低い場合，通常は薬剤または浸潤性骨髄障害（線維症，肉芽腫，腫瘍など）による骨髄産生障害を反映している。重度の敗血症では，摂取により白血球数が逆説的に減少することがある。

造血悪性腫瘍に関連する分子検査

検査対象	方法	病態生理／臨床的関連
BCL2 遺伝子再構成	濾胞性リンパ腫における BCL2 再構成の存在は，BCL2 タンパク質（正常な胚中心 B 細胞では発現しない）の免疫組織化学染色によって推測されるか，FISH や核型分析によって直接検出される。	BCL2 は抗アポトーシスタンパク質である。濾胞性リンパ腫におけるその過剰発現は BCL2 遺伝子の再構成によるもので，BCL2 が免疫グロブリン重鎖遺伝子座（IGH）の一部と融合する t(14;18) が最も多い。BCL2 の再構成は，びまん性大細胞型 B 細胞リンパ腫の一部の症例や，その他の特定の悪性 B 細胞リンパ腫でもみられる。
BCL6 遺伝子再構成	BCL6 再構成は，FISH や核型分析によって検出される。	BCL6 は，抗原刺激を受けた B 細胞が胚中心 B 細胞に分化するために必要な転写因子である。BCL6 の再構成は，びまん性大細胞型 B 細胞リンパ腫の一部の症例でみられる。
BCR–ABL 融合遺伝子	BCR–ABL 融合遺伝子は，FISH や核型分析によって検出されるか，RT-PCR を使用して BCR–ABL 融合 mRNA を確認することによって推定される。	BCR–ABL 融合遺伝子は，恒常的に活性化された ABL チロシンキナーゼをコードする。これらの融合遺伝子は，慢性骨髄性白血病のすべての症例と，多くの B 細胞急性リンパ芽球性白血病／リンパ腫の症例にみられる。BCR–ABL 融合遺伝子をもつ腫瘍は，ABL キナーゼ阻害剤によく反応する。感度の高い BCR–ABL RT-PCR 検査は，治療を受けた患者の早期の再発を監視するためにも使用できる。
BRAF 変異	DNA 配列分析（焦点的検査または NextGen シーケンシングパネルの一部として）	これらの変異は，MAPK/ERK シグナル伝達経路に関与するセリン／スレオニンキナーゼである BRAF の恒常的活性化につながる。BRAF 変異は，BRAF 阻害剤に非常によく反応する有毛細胞白血病の典型例の全例に認められる。
CALR 変異	DNA 配列分析（通常は NextGen シーケンシングパネルの一部として）	変異した CALR は，チロシンキナーゼであるトロンボポエチン受容体を刺激する分泌タンパク質をコードする。CALR 変異は，原発性骨髄線維症および本態性血小板血症の一部の症例でみられる。
CCND1 遺伝子再構成	CCND1 再構成の存在は，正常な B 細胞では発現しないサイクリン D1 タンパク質の免疫組織化学染色によって推定されるか，FISH や核型分析によって検出される。	サイクリン D1 は，細胞周期の G₁ 期に RB をリン酸化して不活性化する 2 つのサイクリン依存性キナーゼ，CDK4 および CDK6 と複合体を形成し，それによって S 期への進行を促進する。CCND1 再構成は，マントル細胞リンパ腫の 95% 以上の症例と多発性骨髄腫の一部の症例でみられる。
IDH1/IDH2 遺伝子変異	DNA 配列分析（通常は NextGen シーケンシングパネルの一部として）	変異した IDH1 および IDH2 は，DNA メチル化の調節因子である TET2 などの酵素を阻害する代謝中間体である 2-ヒドロキシグルタル酸（2HG）の高レベル生成を促進する新しい酵素活性を獲得する。変異した IDH1 または IDH2 は AML の一部の症例にみられ，変異した IDH1 または IDH2 を選択的に阻害する薬剤に反応する。

JAK2 遺伝子変異	DNA 配列分析（焦点的検査または NextGen シーケンシングパネルの一部として）	JAK2 は，造血細胞によって発現されるチロシンキナーゼであり，いくつかのサイトカイン受容体の下流の JAK/STAT シグナル伝達経路に関与する。活性化 JAK2 変異は，真性多血症の症例の 100%，本態性血小板血症の症例の約 50%，および原発性骨髄線維症の症例の 50% で認められる。
MPL 遺伝子変異	DNA 配列分析（通常は NextGen シーケンシングパネルの一部として）	MPL はトロンボポエチン受容体チロシンキナーゼをコードする。トロンボポエチン受容体の恒常的活性化を引き起こす MPL 変異は，原発性骨髄線維症および本態性血小板血症の一部の症例にみられる。
MYC 遺伝子再構成	MYC 再構成は，FISH や核型分析によって検出される。	MYC 再構成は，基本的にすべてのバーキットリンパ腫，びまん性大細胞型 B 細胞リンパ腫の一部，およびその他の急速進行性 B 細胞悪性腫瘍に生じる。
MYD88 遺伝子変異	DNA 配列分析（通常は NextGen シーケンシングパネルの一部として）	MYD88 は，Toll 様受容体シグナル伝達に関与するシグナル伝達分子をコードする。リンパ形質細胞性リンパ腫の症例の 95% 以上で，MYD88 の活性化変異が認められる。
PML–RARA 融合遺伝子	*PML–RARA* 融合遺伝子は通常，FISH で検出される。	*PML–RARA* 融合遺伝子は，急性前骨髄球性白血病（APL）にみられる。これらは，レチノイン酸受容体の一部と前骨髄球性白血病タンパク質の一部が融合したキメラ PML–RARA 融合タンパク質をコードしている。PML–RARA 融合タンパク質は，正常なレチノイン酸受容体の機能を阻害することで骨髄細胞の分化を阻害する。高用量の全トランスレチノイン酸（ATRA）またはヒ素塩による治療は，PML–RARA 融合タンパク質の機能を阻害し，APL 細胞を好中球に分化させ，その後アポトーシスによって死滅させる。ATRA とヒ素塩は現在，APL の標準治療であり，90% を超える症例が治癒可能である。

[a] Duke University Health Systems Clinical Laboratories の参考値。
参考値は *Mayo Foundation for Medical Education and Research* の許可を得て https://www.mayocliniclabs.com/ から引用。無断転載を禁ずる。
Deyrup AT, D'Ambrosio D, Muir J, et al. Essential Laboratory Tests for Medical Education. Acad Pathol. 2022;9. doi: 10.1016/j.acpath.2022.100046. より引用。

第11章 肺 Lung

　肺 lung の主たる機能は，血液に酸素を供給し，二酸化炭素を取り除くことにある．呼吸器系は，発生学的に前腸腹側に生じる肺芽に始まる．効果的なガス交換は肺の解剖によるところが多く，酸素を吸収する肺胞壁の表面積およびヘモグロビンに結合させて体中に酸素を送り込む血管を最大にするようになっているとともにこの2つの成分（肺胞および血管）の距離を最小化している．それらは以下のようにまとめられる．**気管 trachea** は右と左の**主気管支 bronchi** に分岐し，さらに右では3つの，左では2つ気管支に分かれる．主気管支は小さな気管支へと分岐を繰り返し，最終的には**細気管支 bronchiole** に連なる．細気管支は，気管支軟骨や壁内気管支腺を欠く点で気管支とは異なる．さらに，細気管支は**終末細気管支 terminal bronchiole** へ分岐し，末梢で**肺細葉（腺房）acinus** とよばれる構造になる．細葉は，**呼吸細気管支 respiratory bronchiole**，**肺胞道 alveolar duct**，その気道としての盲端となる**肺胞嚢 alveolar sac** に通じ，その壁を構成する**肺胞 alveolus** がガス交換を行う場となる．肺胞壁は，血液から気腔に向かう成分として，以下のようになっている（図11.1）．

- 毛細血管内皮と基底膜
- **肺胞間質 pulmonary interstitium** は，細かい弾性線維や膠原線維束，線維芽細胞様の細胞，平滑筋，肥満細胞，まれに存在する単核球などからなる．
- **肺胞上皮 alveolar epithelium** は，連続する2つの細胞成分よりなる．1つは平坦で平皿様のⅠ型肺胞上皮で，肺胞表面の95%を覆っている．もう1つは，Ⅱ型肺胞上皮で，肺サーファクタント（界面活性質）を産生するとともに，Ⅰ型肺胞上皮が傷害を受けた後の肺胞上皮再生に関与する．

　通常，肺胞マクロファージは，肺胞内に少数存在する．都会に住む人では，しばしば貪食したカーボン粒子を含んでいる．

　肺疾患は，主として侵される部位によって気道系，間質系，および肺血管系システムに分けることができる．それぞれの構成成分での分類は，みかけ上も単純であり，1つの構成成分の疾患は，しばしば別の領域の形態学的かつ機能的な変化を伴うものである．

謝辞：Aliya Husain 医師（シカゴ大学病理部）による本書の旧版における本章への貢献に深謝する．

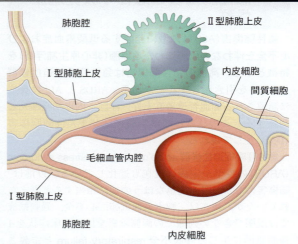

図11.1　肺胞壁の組織構造
基底膜（黄色）は片側では薄く，間質へと連続しているところでは厚くなっている．

無気肺（肺虚脱）

　無気肺とは，肺胞が十分に拡張しないことによる肺容積の減少である．無気肺であっても血液の還流は続くので，換気循環バランスが崩れるとともに低酸素血症を引き起こす．無気肺の発生機序や解剖学的部位によって，無気肺は次の3つのタイプに分類される．

- **閉塞性無気肺 obstruction atelectasis** は，閉塞によって末梢気道に十分な空気が送られないことによって生じる．閉塞部の末梢にある空気は徐々に吸収され，肺胞虚脱をもたらす．最も多い吸収性無気肺の原因は術後の気管支粘液栓や粘液膿栓であるが，異物吸引（特に小児），気管支喘息，**気管支拡張症 bronchiectasis**，慢性気管支炎，気管支内腫瘍などでも起こる．
- **圧縮性無気肺 compression atelectasis** は，液体や血液，空気などが胸腔内に貯溜することによって生じる．多くは**胸水 pleural effusion** がその原因であり，うっ血性心不全などの際によくみられる．胸腔内への空気の漏入（気胸）によってもまた，圧縮性無気肺を引き起こす．肺底部無気肺は，寝たきり患者や腹水貯留患者，術後患者など，深く呼吸ができないこ

とで生じる。
- 収縮性無気肺 contraction atelectasis（瘢痕性無気肺 cicatrization ともいう）は，局所または，びまん性の肺もしくは胸膜の線維化によって肺の拡張が妨げられることによって生じる。

無気肺は，収縮性無気肺を除いて可逆的な変化であり，低酸素血症や虚脱肺の感染症の合併を防ぐために適切な治療を施す必要がある。

急性肺傷害と急性呼吸促迫症候群

急性肺傷害（ALI）は急激に発症する低酸素血症および心不全を伴わない両肺にわたる浮腫（非心原生肺浮腫）を特徴とする。高度の急性肺傷害は急性呼吸促迫症候群（ARDS）を引き起こすことがある。ARDS と ALI は炎症に誘導される肺血管透過性上昇，浮腫，内皮細胞壊死と関係する。この状態は組織学的にはびまん性肺胞傷害（DAD）として現れる。

急性呼吸促迫症候群 acute respiratory distress syndrome（ARDS）の疫学や定義は現在も進化している。以前は，肺傷害のなかで最も重篤なほうの端に相当すると考えられていたが，現在は，胸水や無気肺，心不全，過剰輸液では説明できない画像での両側陰影を伴う臨床症状を1週間以内に生じる呼吸不全 respiratory failure と定義されている。その重篤度は血液低酸素血症の程度によって分類される。原因はさまざまで，両側肺の広範な肺胞上皮傷害という点は共通している。

ARDS は臨床におけるあらゆる局面で起こる可能性があり，肺そのものの疾患や敗血症など全身性の炎症性疾患と関連している。最も頻度の高い ARDS の誘引は肺炎（35〜45％），敗血症（30〜35％）であり，誤飲，外傷（脳損傷や腹部手術，多発骨折など），膵炎，輸血反応などが続く。特記すべきは COVID-19 肺炎（後述）はある種の ARDS に進行し，しばしば挿管と機械換気が必要となる。ARDS と新生児における呼吸促迫症候群とを混同してはいけない。呼吸促迫症候群は，早産の際のサーファクタント欠乏症によって引き起こされる。

病態形成

ARDS の基盤は，肺胞毛細血管膜を形成する毛細血管内皮細胞および上皮細胞の損傷である。多くの研究で，炎症促進因子によって惹起される炎症反応が，その本態であることが示唆されている（図11.2）。IL-1 や TNF などの放出により，血管内皮の活性化とともに好中球の活性化，ならびにその肺毛細血管への集積が導かれる。好中球は，ARDS の発症に重要な役割を果たすと考えられており，早期の ARDS では，毛細血管，間質，肺胞への好中球浸潤が観察される。活性化した好中球は，活性酸素，タンパク質分解酵素，プロテアーゼなど，さまざまな物質を放出し，それらが肺胞上皮および血管内皮を傷害する。血管内皮および上皮傷害は血管透過性を亢進し，サーファクタント機能を阻害することで肺胞構造を硬直させる。注目すべきは，好中球によって開始されたその破壊過程は，一連の内因性抗プロテアーゼ分子や抗酸化剤によってフィードバックがかかることである。最終的な組織破壊の程度や臨床的な重篤度は，破壊的因子と防御因子のバランスによって決定づけられる。

形態学

ARDS の早期の肺は暗黒色を示し，硬く，含気量に乏しく，重い。組織学的には，毛細血管のうっ血 congestion，壊死性の肺胞上皮，間質や肺胞内浮腫，出血 hemorrhage，（特に敗血症を伴う場合には）血管内の好中球集簇がみられる。最も特徴的な所見として，硝子膜 hyaline membrane の形成が挙げられ，拡張した肺胞道を縁取るように形成される（図11.3）。このような硝子膜は，上皮細胞の壊死成分が混じるフィブリンに富んだ浮腫液からなる。概してこのような組織像は，新生児にみられる呼吸促迫症候群（第6章）とよく類似している。器質化期 organizing stage には，Ⅱ型肺胞上皮が旺盛に増生し，肺胞上皮の再生が行われる。完全に修復されることはまれで，むしろフィブリン滲出物が基質化し，線維化や肺胞隔壁の肥厚を引き起こす。

臨床的特徴

急性肺傷害あるいは ARDS は，米国で1年間におよそ20万人に生じ，85％の患者で，72時間以内に初期症状を発症する。ARDS は機械式換気を要する患者のかなりを占める疾患である。画像検査では両肺のすりガラス陰影を示す（e 図11.1）。全死亡率は40％で，その死亡は基礎疾患の状態や合併する感染症に起因し，呼吸不全による死はまれである。回復したとしても，肺機能異常により，身体機能の低下を示すことが多い。

閉塞性および拘束性肺疾患

びまん性肺疾患は次の2つのカテゴリーに分けることができる。(1) 閉塞性（気道）疾患：気流抵抗の上昇によって生じる。(2) 拘束性疾患：肺の含気量の低下と肺実質の膨張不全によって起こる。

閉塞性肺障害をきたす主な疾患としては，肺気腫，慢性気管支炎，気管支拡張症，喘息が挙げられる。これらの患者では，1秒流速率（FEV_1）によって計測される呼気流速率が有意に減少する一方，努力肺活量（FVC）は正常かわずかに低下するのみである。したがって，1秒率（%$FEV1.0 = FEV_1/FVC$）は低下をきたす。70％未満に減少していれば一般に閉塞性疾患があることを意味する。呼気性の閉塞原因としては，気管支喘息にみられるように気道閉塞によることもあれば，肺気腫にみられるように弾性収縮力の低下によるものもある。

これに対して，びまん性拘束性疾患では FVC は減少

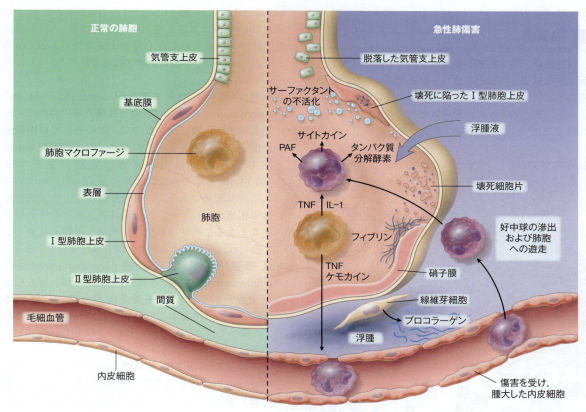

図11.2　急性肺障害
正常の肺胞（左）と急性肺傷害・急性呼吸促迫症候群初期の傷害肺胞（右）の比較。IL-1や腫瘍壊死因子（TNF，マクロファージから放出される）などの炎症促進性サイトカインの影響下で，好中球が肺微小血管から滲出し，肺胞壁へ遊走した後，そこで活性化される。活性化した好中球は，活性酸素（ROS），サイトカイン，プロテアーゼなどの伝達物質を放出し，局所の組織傷害や浮腫液の貯留，サーファクタントの不活化，硝子膜の形成を導く。（Ware LB: Pathophysiology of acute lung injury and the acute respiratory distress syndrome. Semin Respir Crit Care Med 27:337, 2006. より改変）

し，呼気流速率は正常またはわずかに減少する。したがって，1秒率（% $FEV_{1.0}$ = FEV_1/FVC）は正常を保つ。拘束性疾患は概ね2つの状態に分類できる：(1) 正常肺で胸壁拡張障害〔重度肥満，胸膜疾患，ギラン・バレー症候群（第20章）〕。(2) 急性もしくは慢性の**間質性肺疾患 interstitial lung disease**。典型的な急性拘束性疾患はARDSであり，これについては以前に記載した。慢性的な拘束性障害には，**塵肺症 pneumoconiosis**（後述），間質線維性障害やサルコイドーシスなどの浸潤性病変が含まれる。

閉塞性肺（気道）疾患

本疾患群における代表的な4疾患，**肺気腫 emphysema**，**慢性気管支炎 chronic bronchitis**，**喘息 asthma**，**気管支拡張症 bronchiectasis**は，それぞれ解剖学的，臨床的な特徴をもつ（表11.1）。しかしながら，肺気腫と慢性気管支炎はともに生じることが多く，慢性閉塞性肺疾患の名称で論じられることが多い。この強い関連については，喫煙が肺気腫と慢性気管支炎の主要な原因であることからも驚くに値しない。

慢性閉塞性肺疾患

慢性閉塞性肺疾患 chronic obstructive pulmonary（COPD）はWHOにより"予防ができ，治療介入が可能な持続する呼吸器症状と，有毒ガスや粒子への曝露に対する気道もしくは肺胞異常によるエアーフロー低下"と定義されている。COPDは40歳以上の米国成人の10％以上に罹患がみられる。それは米国の4番目，全世界の3番目に多い死因となっており，アフリカやアジアの一部で喫煙率の増加により頻度が高くなる。総じて，35～50％の重喫煙者はCOPDを発症し，逆に約80％のCOPD患者は喫煙に起因している。男性よりも女性はCOPDをより発症しやすいようである。その他のリスク要因としては，小児期における肺の発達障害や環境・職業的な汚染物質への曝露，気道の過剰反応性，ある種の遺伝子多型が挙げられる。

肺気腫と慢性気管支炎はCOPDの部分症としてしばしば共存するが，これらの肺傷害のパターンおよび関連する機能障害について知っておくことは，病理学的に気流閉塞が異なる原因によること（図11.4）を理解する

のに有用である。

肺気腫

肺気腫は，終末細気管支より末梢の気腔の異常で，不可逆的な拡張を特徴とするが，線維化を伴わない壁破壊を伴う。肺気腫は，解剖学的な病変の分布によって分類される。前述のように，肺細葉は終末細気管支より末梢の構造を指すが，これが3〜5つ集まった単位は肺小葉 lobule とよばれる（図11.5A）。4つの病型が存在し，(1)細葉中心性，(2)汎細葉性，(3)遠位細葉性，(4)不規則型に分けられる。細葉中心性と汎細葉性のみがCOPDと関連し，細葉中心性肺気腫は汎細葉性の20倍もの高い頻度を示す。

- 細葉（小葉）中心性肺気腫 centriacinar (centrilobular) emphysema：細葉（小葉）中心性肺気腫の特徴は，末梢の肺胞は正常に保たれつつ，中心もしくは中枢側が侵されことである。そのため，同一の細葉や小葉内で気腫性の気腔と正常の気腔が混在する（図11.5B）。この病変は上葉に多く，とりわけ肺尖部により顕著である。進行した細葉中心性肺気腫では末梢細葉も侵され，汎細葉性肺気腫との区別ができなくなる。細葉中心性肺気腫は，喫煙者に最もよくみられ，慢性気管支炎としばしば合併している。
- 汎細葉（小葉）性肺気腫 panacinar (panlobular) emphysema：汎細葉（小葉）性肺気腫では，呼吸細気管支から肺胞までの細葉全体が一律に拡張する（図11.5C）。細葉中心性肺気腫とは異なり，下肺によく発生し，α1アンチトリプシン欠損症と関係している。
- 遠位細葉性（傍隔壁性）肺気腫 distal acinar (paraseptal) emphysema：遠位細葉性（傍隔壁性）肺気腫は，気管支細気管支よりも末梢の細葉が主として侵される。

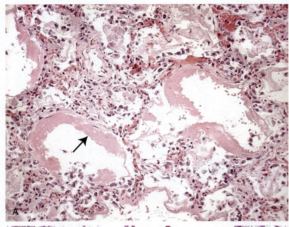
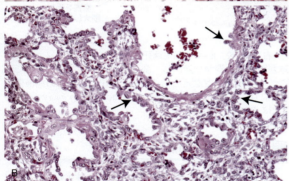

図11.3　急性肺傷害と急性呼吸促迫症候群
A：びまん性肺胞傷害の早期像。虚脱した肺胞もあるが，拡張を保つものもある。明るいピンク色をした硝子膜（矢印）によって囲まれているものも多い。B：修復期は硝子膜が吸収され，炎症細胞や線維芽細胞，膠原線維を含んだ肺胞隔壁が拡大していることを特徴とする。再生と修復のこの時期には，多数の反応性Ⅱ型肺胞上皮（矢印）もみられる。

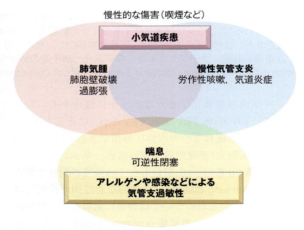

図11.4　慢性閉塞性肺疾患の分布を示す図

表11.1　気道閉塞と関連する疾患

臨床疾患名	解剖学的部位	主要な病理学的変化	原因	徴候・症状
肺気腫	肺葉	気道拡大，壁破壊	喫煙	呼吸困難
慢性気管支炎	気管支	粘液腺の肥大，過形成および過分泌	喫煙，汚染大気	咳嗽，喀痰
気管支拡張症	気管支	気道拡張と瘢痕化	持続性もしくは重篤な感染症	咳嗽，化膿性痰，発熱
喘息	気管支	平滑筋肥大および過形成，粘液過剰，炎症	免疫反応もしくは同定されていない原因	反復発作性喘鳴，呼吸困難
小気道病変，細気管支炎[a]	細気管支	炎症修復機転，部分的な細気管支閉塞	喫煙，汚染大気	咳嗽，呼吸困難

[a] すべての閉塞性肺疾患に存在するが，それのみでも存在する。

閉塞性肺（気道）疾患

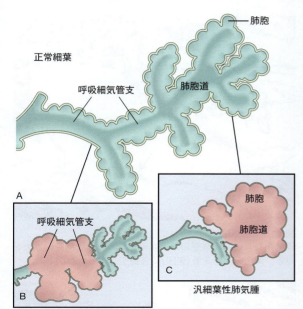

図11.5 肺気腫の主要なパターン
A：肺の基本単位である肺葉の正常構造の模式図。B：細葉中心性肺気腫。はじめに呼吸細気管支が侵され、拡張する。C：汎細葉性肺気腫。すべての末梢構造（肺胞や肺胞道など）の拡張に始まり、後には呼吸細気管支まで広がる。

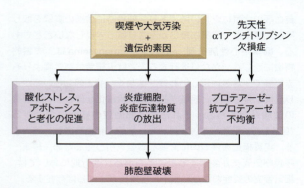

図11.6 肺気腫の病因
詳細は本文を参照のこと。

この気腫は、葉間隔壁に隣接したり、線維化や瘢痕、無気肺に連なる葉辺縁部の胸膜に見いだされる傾向があり、肺の上半分でより顕著な病変を形成する。特徴的な所見としては、多発する拡張気腔がみられることで、0.5 mm以下のものから2.0 cmを超える大きさのものまである。さらなる拡張を伴う嚢胞状の構造をつくることがあり、**ブラ bulla** を生じる。この原因はよくわかっていないが、自然気胸をもつ青年期に最も多いことに注目が集まっている。

- **不規則型気胸**：その名のとおり細葉を不規則に侵す気腫であり、ほとんどが瘢痕に関連して生じる。ほとんどは小さな病変であり、臨床的に無症状である。

病態形成

喫煙や他の有害物質粒子が肺を傷害、炎症を生じ、特に遺伝的な素因をもつ患者では、肺実質の破壊をまねく。肺気腫の発生に関連する因子として次のものが挙げられる（図11.6）。

- **炎症細胞と促進因子**：さまざまな炎症メディエイター〔インターロイキンB₄やIL-8、腫瘍壊死因子（TNF）など〕が関与している。これらの因子は、血液循環からさらなる**炎症細胞 inflammatory cell** を誘導し（ケモカイン因子）、免疫反応を増幅し（炎症促進ケモカイン）、構造的な変化をもたらす（増殖因子）。病変に存在する免疫細胞としては、好中球、マクロファージ、CD4陽性T細胞、CD8陽性T細胞が含まれる。どの抗原がT細胞に特異的であるかはわかっていない。

- **プロテアーゼ-抗プロテアーゼ不均衡**：いくつかのプロテアーゼproteaseが炎症細胞や上皮細胞から放出され、結合織の破壊をきたす。肺気腫を発する患者では、保護的に働く抗プロテアーゼの相対的低下（後述）が認められる。

- **酸化ストレス oxidative stress**：活性酸素は喫煙粒子とともに、さらなる活性酸素をマクロファージや好中球などの活性化炎症細胞から放出される物質とともに存在する。これがさらなる組織破壊や炎症を引き起こす（第2章）。

- **気道感染**：感染が組織破壊のきっかけになるとは考えられていないが、細菌やウイルス性の感染は急性増悪を引き起こす。

プロテアーゼが重要な役割を果たすという考えは、抗プロテアーゼの1つであるα1アンチトリプシンα1-antitrypsinの遺伝的欠損症は肺気腫の発症素因であり、喫煙によってより悪化する。およそ肺気腫患者の約1％はこの欠損を示す。α1アンチトリプシンは、血清や組織液、マクロファージに通常は存在し、炎症の際に好中球から放出されるプロテアーゼ活性（特にエラスターゼ活性）の主要な抑制因子である。α1アンチトリプシンは、染色体14番にあるプロテアーゼ抑制因子（Pi）である。Pi座は遺伝的に多形であり、血清中のα1アンチトリプシン量が激減するZアリルを、およそ米国人口の0.01％がヘテロ接合としてもっている。その保有者の80％が、症状を呈するような汎細葉性肺気腫を生じ、早い年齢で発症するとともに、喫煙していればより重篤になる。

肺気腫にみられる気道閉塞の中心をなすのは、プロテアーゼに仲介された細胞外基質（細胞外マトリックス）傷害である。肺実質の反動弾性によって小気道は、通常、開存状態を保つが、気道細気管支を取り囲む肺胞壁の弾性組織の消失により気道を開こうとする力が減弱し、呼気時に気道細気管支の虚脱を生じる。このため、機械的な閉塞を伴わず機能的な気道閉塞を生じるのである。

形態学

肺気腫の診断および分類は、肉眼的な所見によってなされている。典型的な**汎細葉性肺気腫 panacinar emphysema** は、

貧血調の含気に乏しい肺であり，剖検時に前部の胸壁を取り除いた際には，心臓に覆いかぶさりはっきりしないこともある。**細葉中心性肺気腫** centriacinar emphysema は，肉眼的特徴に乏しく，かなり進行するまでは汎細葉性肺気腫よりも赤色調で，含気に乏しいわけではなく，肺上部 2/3 の肺がより高度に侵される。組織学的には，**線維化を伴わない肺胞壁の破壊が認められ，それによる肺胞腔の拡大につながる**（図 11.7）。肺胞域の減少により，肺胞毛細血管の数も減少する。実質構造を保つのに必要な隔壁を引っ張るため，終末・呼吸細気管支が変形するところもある。進行期においては，細気管支の炎症および粘膜下の線維化がしばしば存在する。

慢性気管支炎

慢性気管支炎は，3 か月間毎日続く痰を伴う咳嗽（湿性咳嗽）が 2 年以上みられるという定義がなされている。したがって，この定義は臨床症状をもとにしており，解剖学的に定義される気腫とは対照的である。喫煙者やスモッグの多い都市居住者によくみられる。慢性気管支肺炎の早期の段階には労作性咳嗽に粘性痰を生じるが，気流が閉鎖することはない。間欠性の気管支収縮や喘鳴を伴った気道過敏性を示す患者がいる一方（喘息性気管支炎），重喫煙者などのある特定の気管支炎患者では慢性的な呼気時気道閉塞を引き起こし，肺気腫を伴うことが多い。

病態形成

慢性気管支炎の最大の特徴は，太いレベルの気管支からの**粘液の過分泌**である。主な原因は喫煙であり，他に二酸化硫黄や二酸化窒素などによる大気汚染も関係する。これらの環境刺激物は(1)気管や主気管支での粘液腺の過形成をもたらし，(2)より細い気管支や細気管支では表層上皮に存在する粘液産生性の杯細胞数の増加を促し，(3)マクロファージや好中球の浸潤，リンパ球で特徴づけられる炎症を引き起こす。喘息（後述）とは対照的に，好酸球は慢性気管支炎ではみられない。粘液過分泌は太い気管支に生じるが，慢性気管支炎にみられる気流閉塞は，細気管支における粘液栓の形成，炎症，細気管支壁の線維化による末梢気道病変（慢性細気管支炎）によって生じる。

環境刺激物質による呼吸上皮への作用の多くは，IL–13 などT細胞からのサイトカインの局所放出を介していると考えられている。気道上皮における粘液の発現や好中球エラスターゼの産生も，喫煙に曝露された結果として上昇する。**細菌感染症** microbial infection がしばしば合併するが，主として炎症の継続や症状の増悪をきたすなどの二次的な役割を果たすのみである。

形態学

肉眼的には，通常，太い気管支を被覆する粘膜が**充血** hyperemic し，浮腫性の**腫脹** swollen を示し，粘液や膿粘液

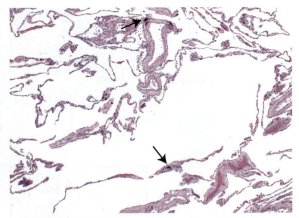

図 11.7 肺気腫
線維化なしの肺胞隔壁の破壊を伴った著しい肺胞腔の拡大をみる。黒色の炭粉沈着（矢印）に注目すべきである。

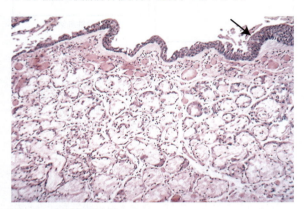

図 11.8 慢性気管支炎
上部に気管支内腔がある。著明に肥厚した粘液腺の層（正常のおおよそ 2 倍）と扁平上皮化生（矢印）が重要である。(*Department of Pathology, University of Texas Southwestern Medical School, Dallas, Texas.* の教材より）

性の**分泌液** secretion によって覆われている。小気管支や細気管支が分泌物で満たされることもある。気管や太い気管支における慢性気管支炎と診断しうる所見は，**粘液分泌腺の肥厚である**（図 11.8）。その程度は，気管支全層に対する気管支腺の厚さの比（Reid index，正常は 0.4）で示される。好中球が混じることがあるが，多くはリンパ球やマクロファージなどのさまざまな炎症細胞浸潤が気管支粘膜にみられる。**慢性細気管支炎** chronic bronchiolitis（末梢気道病変）は杯細胞化生が特徴であり，粘液栓や炎症，線維化も認められる。進行した病変では，線維化の結果，完全に閉塞することもある（**閉塞性細気管支炎** bronchiolitis obliterans）。粘膜下の線維化は内腔の狭小化と気道の閉塞につながる。気腫性変化がしばしば共存する。

慢性閉塞性肺疾患の臨床的特徴

通常は**呼吸困難** dyspnea が初発症状となる。症状のないままに始まり，確実に進行していく。慢性気管支炎

や慢性喘息性気管支炎があると，咳嗽や喘鳴で発症することもある。体重減少もよくみられ，潜伏した悪性腫瘍を疑うぐらい著明な場合がある。肺機能検査では，FEV1は正常または正常値に近いのに対し，FEV1/FVC 比 FEV1 to FVC ratio は減少する。

気管支炎を伴わない肺気腫の症状は樽状の胸郭で，背を丸めて前かがみになり，明らかに呼気の延長を伴う呼吸困難がある。画像検査では過吸引され，横隔膜にピッタリ沿う肺として描出される（e図11.2）。このような患者では，気腔の増大は高度であり，拡散能は低くなる。呼吸困難や過呼吸が著名であり，ごく晩期までガス交換は適切に保たれ，血液ガス値も比較的正常である。低酸素に伴う血管スパズムや肺胞壁の破壊に伴う毛細血管床の減少により次第に二次性肺高血圧を発症するようになり，20～30％の患者で右心性うっ血性心不全（肺性心，第9章）となる。

臨床経過のもう1つの端には，顕著な慢性気管支炎と繰り返す感染症を有する患者がある。この臨床的な経過はさまざまである。ある患者では咳と喀痰が呼吸機能障害を伴わずいつまでも続くし，他の場合は呼気の著名な閉塞を示す。呼吸困難は通常，純粋な気腫を伴う人ほど目立つことはなく，呼吸促進の欠如のなかで患者は二酸化炭素をため込み，低酸素状態，しばしばチアノーゼをきたす。このタイプ（COPD）の多くの患者は体重過多もしくは肥満であり，特に睡眠時に呼吸数が低下することがある。慢性気管支炎をもつ患者ではより高頻度で急性増悪をきたし，急速な病状の進行と，肺気腫のみの患者よりも不良の経過を示す。進行性のCOPDは，心不全（第9章）に至る肺高血圧症および，反復感染症や呼吸不全をしばしば発症するとされている。およそ10～30％の患者は閉塞性の呼吸時無呼吸を示すが，この2つの病態の関連性は完全には解明されていない。

COPD 以外の気腫に関連した病態

他にもいくつか知られている肺などの組織に異常な気腔や空気の蓄積などを引き起こす状態を知っておくのはよいことだろう。

- **代償性気腫** compensatory emphysema とは，病変のある肺や肺葉を外科的手術などによって切除した場合などに対する肺実質の欠損に対して生じる反応で，残存肺胞の拡張に対して用いられる。
- **閉塞性過膨張** obstructive overinflation は，エアートラッピングによって生じる肺の膨張である。最も多い原因は，腫瘍や異物による不完全な気道閉塞である。正常肺を圧排するまで過膨張すると，生命を脅かす危険性もある。
- **ブラによる気腫** bullous emphysema は，単に胸膜直下に大きなブレブ（bleb）もしくはブラ（膨張した状態で径が1cmより大きい気腔）を指す（図11.9）。そのようなブレブは4つの気腫のいずれかが局所的に強調

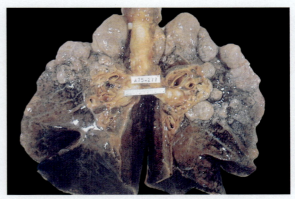

図11.9　肺尖部および肺下膜に巨大な気腫を伴う肺気腫
（Department of Pathology, University of Texas Southwestern Medical School, Dallas, Texas. の教材より）

されただけであり，胸膜直下に多く，その破裂によって気胸をまねくこともある。
- **縦隔性（間質性）気腫** mediastinal (interstitial) emphysema は，肺の間質組織や縦隔，皮下組織に空気が流入することによって生じる状態である。嘔吐や非常に激しい咳嗽などによって肺胞内圧が急激に上昇し，間質の裂傷を引き起こす。この際に空気が間質に入り込むことによって偶発的に生じる。ときとして，子どもの百日咳で生じることもある。部分的な細気管支閉塞があるような場合に人工呼吸器で管理されている場合や，穿孔性裂傷（肋骨骨折など）していたりする場合に特に起こりやすい。皮下組織へ空気が入ると，言葉どおりに風船のように膨らんでしまい，頭や頸部の腫脹が著しく，胸部のいたるところで捻髪音を聞くことができる。多くの場合は，流入部をふさぐことで空気は自然に吸収されてしまう。

喘　息

喘息 asthma は，慢性の気道の炎症性疾患であり，気管支収縮による喘鳴，息切れ，胸苦しさ，咳嗽などの発作を繰り返し起こすことを特徴とし，これは特に夜や早朝にみられる。本疾患の特質は，以下のとおりである。
- 間欠性で可逆性の気道閉塞
- 気管支の好酸球を伴う慢性炎症
- 気管支平滑筋の肥厚および過敏性
- 粘液産生の亢進

重篤な気道過敏性を示す患者では，些細な刺激であっても，患者に発作を十分に生じさせる。この炎症反応には多くの細胞，特に好酸球，肥満細胞，マクロファージ，リンパ球，好中球や上皮細胞が関与する。特記すべき事象として，過去40年にわたって，先進国では喘息の頻度が著明に上昇し続けている。この傾向に対する説明として提唱されているのは，"**衛生仮説** hygiene hypothesis"があり，幼児期における微生物や潜在的なアレルゲンへの曝露が欠如し，幼児期以降に免疫刺激に対する過敏反

応が生じるというものである。もっともらしいが，この仮説の機序は明らかでない。

病態形成

喘息の主要な病因として，Ⅰ型過敏症（アトピー atopy）を誘発しやすい遺伝的背景，および慢性の気道炎症，さまざまな刺激に対する気管支過剰反応性が含まれる。喘息は，**アトピー性 atopic**（アレルギー性鼻炎や湿疹などの既往がある患者などでみられるアレルゲン感作症状の存在に象徴される），および**非アトピー性 nonatopic** に分けることができる。どちらのタイプでも，さまざまな原因，例えば，呼吸器感染症（特にウイルス性），刺激物質の曝露（例：煙や煙霧），環境ストレスなどにより，気管支収縮発作が引き起こされる。また，異なる誘引，免疫病理学的反応，治療への応答反応に応じて，種々の炎症反応，好酸球性，好中球性，混合性炎症，乏顆粒球性などの異なるパターンの炎症反応が存在する。

アトピー性喘息と非アトピー性喘息のいずれも肥満細胞と好酸球の活性化によって引き起こされ，気管支収縮，炎症，粘液分泌を引き起こす伝達物質を放出する。両者の違いは，これらの引き金となる要因で，アトピー性喘息では，Th2細胞とIgEが関与する免疫機構（後述）によって引き起こされ，非アトピー性喘息では，感染や非免疫学的刺激によって引き起こされる。

喘息は家族性発症を示すが，喘息における遺伝の関与は複雑である。ゲノムワイド関連解析では多くの遺伝的なバリアントが，喘息のリスクと関連していることが示されている。そのうちの1つであるIL–4受容体様の因子をコードする遺伝子のいくつかは明らかに喘息の発症と関連している。しかしながら，正確な病気の発症に関連する喘息関連遺伝子バリアントはまだ決定されていない。

■ アトピー性喘息

最も頻度の高い喘息は，**IgE関連過敏性反応Ⅰ型 type I IgE-mediated hypersensitivity reaction** の古典的な例である（第5章）。通常は小児期に発症する。アトピーもしくは喘息の家族歴があることが多く，喘息発作はしばしば，アレルギー性鼻炎，蕁麻疹，アレルギー性湿疹に続いて起こる。喘息は，塵，花粉，動物のフケ，食物にあるアレルゲンや感染などによって引き起こされる。診断は，典型的な一過性の症状や気管支拡張剤治療によって改善する気流制限によってなされる。誘因抗原による皮膚テストは，すぐに膨疹・紅斑反応を起こす。加えて，イムノアッセイはアレルゲンを認識する特異的IgEが存在することを示すために用いられる。

古典的な"アトピー"型は，2型ヘルパーT細胞（Th2）の過剰活性化が関係し，Th2細胞の産生するサイトカインにより，アトピー型喘息の症状，特にB細胞からのIgEの産生上昇（IL–4やIL–13刺激による），好酸球の遊走や活性化（IL–5刺激による），粘液産生の上昇（IL–13刺激による），のほとんどを説明できる。IgEは粘膜下の肥満細胞上にあるFc受容体に結合し，IgE分子にクロスリンクするアレルゲンに対してこれらの細胞を感作させ，肥満細胞の顆粒物質の放出やサイトカインや他の伝達物質の分泌を刺激する。これらの伝達物質は2つの反応，即時（早期）反応および遅発反応，を生じる（図11.10）。

- **即時反応 early–phase reaction** は気管支収縮，粘液産生の上昇，程度のさまざまな血管拡張が主体を占める。気管支収縮は，ヒスタミン，プロスタグランジンD_2，ロイコトリエン（LT）C_4，D_4，E_4などの肥満細胞から放出される伝達物質や迷走神経反射によっても引き起こされる。

- **遅発反応 late–phase reaction** は本質的に炎症反応である。炎症性伝達物質が上皮細胞を刺激し，ケモカイン（好酸球を遊走し活性化すると想定されるエオタキシンを含む）を産生し，Th2細胞や好酸球，他の白血球の呼び込みを促進する。その結果，局所免疫細胞によって開始される炎症反応を増幅する。

- 繰り返される発作によって気管支壁の構造的な変化をもたらし，それらはまとめて"**気道再構築 airway remodeling**"と称される。この構造的変化は，気管平滑筋や粘液腺の肥大と血管密度の上昇，上皮下膠原線維の沈着からなり，発症に数年先立って生じる可能性も指摘されている

- さらに，最近の研究では，好酸球が産生するタンパク質であるガレクチン–10から誘導されるシャルコー・レイドン結晶（e図11.3）が，喘息患者の気道粘液に多くみられることが示され，重要な炎症促進因子であることが示唆された。

■ 非アトピー性喘息

非アトピー性喘息 nonatopic asthma 患者ではアレルゲン感作の傍証はなく，皮膚テストの結果も通常は陰性である。家族歴もないことが多い。ウイルス（例：ライノウイルスやパラインフルエンザウイルス）や大気汚染物質（二酸化硫黄，オゾン，二酸化窒素など）が一般的な誘因である。また，冷気やストレス，運動など環境誘因も重要である。**気道ウイルス感染による炎症が，刺激物に対する上皮下に存在する迷走神経受容体の閾値を下げるのではないかと考えられている**。関連性についてはよくわかっていないが，気道閉塞の最終的な液性や細胞性伝達因子（例：好酸球）は，アトピー性でも非アトピー性でも共通しており，同じように治療される。

■ 薬剤性喘息

いくつかの薬剤は喘息を引き起こす。アスピリンはその最もよい例である。アスピリンアレルギー（感受性）をもつ人は，鼻炎や鼻腔ポリープ，蕁麻疹，気管支攣縮を発症する。正確な病因はわかっていないが，アスピリンによるシクロオキシナーゼの抑制を軸とした，プロスタグランジン代謝の異常が関与している可能性がある。

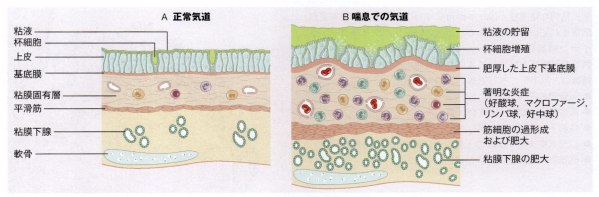
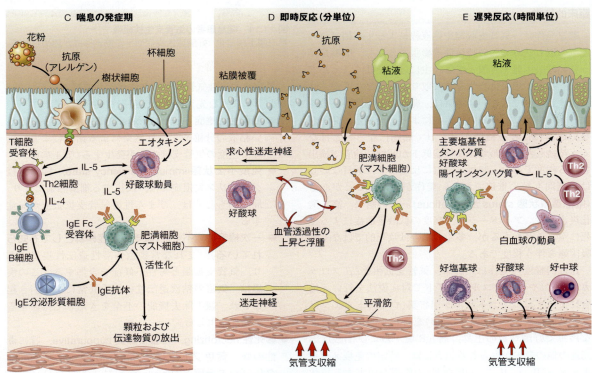

図11.10　アトピー性喘息の組織像と免疫病理学的反応（即時反応と遅発反応）
A, B：正常気道と喘息患者の気道の比較。喘息での気道は，粘膜の粘液産生性杯細胞の増加および粘膜下の腺組織の肥大に伴う気管支内腔内の粘液の蓄積，好酸球，マクロファージや他の炎症細胞の動員による高度の慢性炎症，基底膜の肥厚，平滑筋肥大と過形成によって特徴づけられる。C：吸入されたアレルゲン（抗原）はIgEの産生や好酸球組織浸潤を誘導するTh2優位の反応を引き起こす。D：抗原（Ag）の再曝露に際して，気道内に存在する肥満細胞のFc受容体にIgEが結合することで即時反応が引き起こされる。これらの細胞によりあらかじめ蓄積されていた伝達物質が放出され，直接的もしくは神経反射によって，気管支収縮，血管透過性の亢進，粘液産生，白血球の動員を引き起こす。後者（例えば白血球の動員）は晩期反応の主要な所見である。E：その反応の場に動員された白血球（好中球や好酸球，好塩基球，リンパ球，単核球）はさらなる伝達物質を放出し，喘息の遅発反応を開始させる。好酸球からの種々の因子（主要塩基性タンパク質，好酸球陽イオンタンパク質など）も上皮に損傷を与える。

■ 職業性喘息

職業性喘息は，煙霧（エポキシレジン，プラスチック），有機性および化学性粉塵（羊毛，綿，プラチナ），ガス（トルエン）や他の化学物質がきっかけとなる。喘息は，これらの誘発物質に繰り返しさらされることで発症することが多い。

形態学

喘息の形態学的変化は，重篤な発作（喘息重積状態）により死に至った患者やアレルゲンテストを行った粘膜生検組織をもとに記載されてきた。致死例では，肺は過剰吸入によって膨れ上がり（過膨張），無気肺の小さな領域が存在することもある。最も特徴的なのは，上皮が脱落して渦を巻いたような物質（クルシュマンらせん体 Curschmann spiral）を含む，非

常に粘稠な粘液栓 mucous plug によって気管支や細気管支が閉塞されていることである。多数の好酸球やシャルコー・ライデン結晶 Charcot-Leyden crystal もみられる（e 図 11.3）。気管支再構築と総称してよばれる喘息のその他の形態変化の特徴は，以下のとおりである（図 11.10B）。
- 気管壁の肥厚
- 基底膜下の線維化（図 11.11）
- 粘膜下血管密度の上昇
- 粘膜気管支腺サイズの上昇および気道上皮の杯細胞化生
- 気管支筋層の肥大および過形成

臨床的特徴

喘息発作は，気管支収縮や粘液線によって末梢気腔の空気の取り込みや肺の持続性過膨張をきたし，喘鳴を伴う強い呼吸困難を特徴とする。主には息を吐くことができなくなる。患者は空気を肺に取り込もうとするが，吐き出すことができない。通常は，発作は 1 時間から数時間続き，自然に，あるいは治療によって治まる。発作がないときには呼吸機能が目立って問題になることはなく，持続したごくわずかな機能低下が肺機能検査で検出される程度である。時折，治療に反応せず，数日ないしは数週間も続く重篤で激しい発作が起こることがある（喘息重積状態 status asthmaticus）。その結果，高二酸化炭素血症，アシドーシス，高度の低酸素血症によって死に至ることもあるが，多くの場合は致死的ではなく呼吸困難を伴う程度である。

比較的軽度の発作は，通常，気管支拡張薬（βブロッカーなど）やグルココルチコイドで対症療法を行い，場合によってはロイコトリエン阻害薬（ロイコトルエンは気管支攣縮誘発作用をもつため）を併用する。より重度な疾患で好酸球数の上昇，高 IgE 値，および Th2 反応亢進の他の徴候がみられる患者には，特定の免疫メディエーター（IL-4，IL-5，IgE など）の作用を阻害する抗体が有効である。

気管支拡張症

気管支拡張症は，気管支や細気管支の非可逆的拡張であり，慢性壊死性感染症に起因する平滑筋や弾性支持組織の破壊によって生じる。それは一時的な疾患というよりも，種々の原因によって生じた持続性感染や閉塞によって生じた二次的な疾患である。気管支拡張症は，咳嗽やたくさんの膿性痰 purulent sputum の喀出を主体とした特徴的症状を引き起こす。診断は，放射線画像による気管支の拡張に加え，相応の病歴によってなされる。気管支拡張症を最も引き起こしやすい病態は以下のとおりである。
- 気管支閉塞：腫瘍，異物，粘液栓などが原因として最も多い。これらの状況下では，気管支拡張症は閉塞した肺区域に限局している。重症化したアトピー

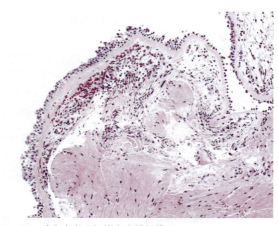

図 11.11　喘息患者の気管支生検組織
基底膜下線維化，好酸球性炎症や平滑筋過形成が認められる。

性喘息や慢性気管支炎の合併症として起こる。
- 以下のような先天性および遺伝性の病因。
  - 嚢胞性線維症 cystic fibrosis では，粘性が異常に高い粘液の分泌や二次性感染による閉塞により，広範で重度の気管支拡張症が発生する（第 4 章）。
  - 免疫不全状態 immunodeficiency state，特に免疫グロブリン欠損症では，反復する細菌感染により，局所的もしくは，びまん性の気管支拡張症が発症する。
  - 一次線毛機能不全症（線毛不動症候群としても知られている）。まれな常染色体潜性遺伝性疾患であり，気管支拡張と男性不妊症を合併する。この疾患は，気道の粘液遺伝性の線毛異常により引き起こされ，線毛除去機能の不全をきたして持続する感染症を生じる。
- 壊死性 necrotizing，化膿性肺炎 suppurative，特に毒性の強い黄色ブドウ球菌 Staphylococcus aureus やクレブシエラ属 Klebsiella spp. による場合は，感染した患者が気管支拡張症を発症しやすい。結核後の気管支拡張症は，流行地域ではいまだに重要な罹患原因である。重篤な気管支拡張症は新型コロナ肺炎の後にも報告されている。

病態形成

2 つの密接に関連した機序，閉塞 obstruction と慢性持続感染 chronic persistent infection が気管支拡張症を引き起こす。いずれも先行する場合がある。例えば，異物による閉塞は，分泌物の除去を阻害することがあり，それに合併する感染症を生み出すよい母地となる。結果としての炎症は気管支壁に傷害を与え，堆積した滲出物はさらに気管支を拡張し，非可逆的な拡張につながる。逆にいえば，気管支や細気管支の壊死を伴う感染の持続が，分泌物清浄作用を低下させ，閉塞や気管支周囲の線維化や気管支壁の引きつれを伴う炎症をもたらし，進行した気管支拡張症を完成させる。

慢性間質性（拘束性，浸潤性）肺疾患　469

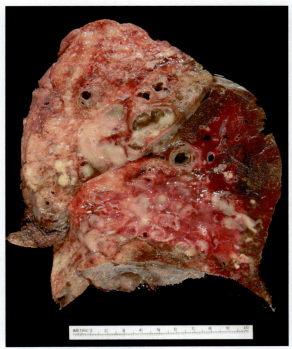

図11.12　移植のための肺切除が行われた囊胞性線維症患者における気管支拡張症
肺の割面では著明に拡張した気管支内に胸膜下まで達する膿性痰によって満たされているのがみられる。

表11.2　主な慢性間質性肺疾患

線維性
特発性肺線維症／通常型間質性肺炎
非特異的間質性肺炎
特発性器質化肺炎
膠原病関連疾患
塵肺
治療関連肺疾患（薬剤，放射線）

肉芽腫性
サルコイドーシス
過敏性肺臓炎

好酸球性
レフラー症候群
薬剤アレルギー関連
特発性慢性好酸球性肺炎

喫煙関連
剥離性間質性肺炎
呼吸細気管支炎

臨床的特徴

　気管支拡張症の特徴は，強い持続性の咳嗽で，粘性膿痰，ときとして悪臭を放つ痰の喀出である。他の一般的な症状としては，呼吸困難，鼻・副鼻腔炎や血痰がある。症状は一過性のことが多く，上気道感染や新しい病原体の進入によって増悪する。重篤で広範な気管支拡張症では，低酸素血症，高炭酸血症，肺高血圧症，（まれに）肺性心を伴う高度の閉塞性呼吸機能障害を引き起こす。現在の治療により，転帰は改善され，脳膿瘍やアミロイドーシス（第5章）などの重篤な合併症は過去に比べて頻度が低くなっている。場合によっては病変部の肺切除が必要になることもある。

慢性間質性（拘束性，浸潤性）肺疾患

　慢性間質性肺疾患は雑多な疾患の集まりであり，両側性で，しばしば斑状に，肺胞壁を主として侵す線維症によって特徴づけられる。このグループの疾患のほとんどは原因や病態形成が不明であり，間質と肺胞内病変をともにもつものもある。慢性間質性肺疾患は臨床病理学的および組織像により分類される（表11.2）が，組織像はさまざまな疾患などと重複する。類似した臨床的な徴候や症状や放射線画像，病態生理学的変化，組織像などが似通っていることも，1つの疾患群としての根拠となっている。その共通した特徴は肺コンプライアンス lung compliance の低下（硬化肺）であり，そのために努力性呼吸が必要となる（呼吸困難）。さらに，肺胞上皮と間質血管の損傷のために，換気流量比の異常をきたし，低酸素血症を引き起こす。胸部放射線画像では，小粒影，不整線形もしくは"すりガラス陰影 ground-glass shadow"などを示す。進行に伴い，肺高血圧症と肺性心（第9章）に関連した呼吸困難を呈するようになる。さらに進行例では，**終末期 end-stage** 肺や**蜂巣 honeycomb**肺とよばれる瘢痕や肺の目にみえる破壊により，基盤と

形態学

　通常，気管支拡張症は両側性で，最も垂直となる空気の流れとなる**下葉 lower lobe** に起こる。腫瘍や吸引した異物が起こした際には，明瞭な単一肺区域に限局する。通常，最も進行した病変は，より末梢の気管支や細気管支にみられる。気道は正常の4倍の直径にまで**拡張**することがあり，肉眼所見で胸膜表面まで気道を追っていくことも可能である（図11.12）。これに対して，健全な肺での細気管支は，一般的な肉眼観察では胸膜表面の2〜3cmのところまでしか追うことができない。

　組織学的所見は，活動性と病歴によって変化する。高い活動性の場合には，気管および細気管支の**急性と慢性の炎症性滲出物や被覆上皮剥離物によって**，広範な潰瘍が形成される。通常，喀痰培養では複数の細菌群が培養される。通常は，黄色ブドウ球菌，連鎖球菌，肺炎球菌，腸細菌，嫌気性好嫌気性菌，（特に子どもでは）ヘモフィルス・インフルエンザ菌 *Haemophilus influenzae* や緑膿菌 *Pseudomonas aeruginosa* などである。

　治癒の際には，被覆上皮は完全に再生されるが，組織傷害は，通常，修復不能であり，異常な拡張や瘢痕が残る。気管支や細気管支壁の線維化，すなわち**細気管支周囲線維化 peribronchiolar fibrosis** は，より慢性化した症例に生じる。まれに壊死が気管支や細気管支壁を破壊し，膿瘍空洞を形成することもある。

なった病因の鑑別が難しいことがある。

線維性疾患

特発性肺線維症（通常型間質性肺炎，UIP）

特発性肺線維症 idiopathic pulmonary fibrosis（IPF）は，斑状で，進行性の両側性間質線維化を特徴とした病因のわからない肺疾患を指す。放射線画像上および組織学的な線維化パターンは，**通常型間質性肺炎** usual interstitial pneumonia（UIP）と称され，IPF の診断に必須である。病因が不明なため，**特発性線維性肺胞炎** cryptogenic fibrosing alveolitis としても知られている。男性は女性より罹患しやすく，老化に伴う疾患で，50歳以前にはめったに生じない。特に同様の組織像は，アスベスト肺，膠原病，多数の他の病態などよく知られた疾患でも存在する。そのため IPF は除外診断による診断である。

病態形成

IPF の特徴である間質の線維化は，しばしば遺伝的に感受性のある個人で，反復する肺胞上皮傷害や修復機転の不全から生じると信じられている（図 11.13）。上皮傷害の原因は不明であり，胃食道逆流などのさまざまな要因が挙げられている。しかしながら，胃食道逆流を罹患している人や，いわれている環境誘発因子に曝露されたなかでも少数の人しか IPF を発症しない。そのため，他の因子も重要な役割を果たしている。最も病因に近い鍵は遺伝研究からもたらされている。テロメラーゼ機能欠損をきたす生殖細胞変異はリスクの上昇に関与し，線維化を促進する細胞老化を示唆している。約35%の罹患者においては，粘液の産生を変化させる *MUC5B* 遺伝子の遺伝的なバリアントをもつ一方で，罹患者の一部はサーファクタント遺伝子の生殖細胞変異を有している。これら遺伝子は肺の上皮でしか発現せず，上皮細胞における異常が IPF の主たる発症因子であることを示唆している。慢性的な傷害や炎症を受けた上皮の修復異常が，高度の線維芽細胞もしくは筋線維芽細胞の増生を生じ，コラーゲンの沈着をきたす。線維化のメカニズムについては完全にはわかっていないが，TGF-β などの線維化促進因子の過剰活性化がかかわっているらしい。ある学派では，M2 型表現型をもつ肺胞マクロファージ（第 2 章）は，線維芽細胞活性化を促進するサイトカインを分泌する能力があるため，線維化を促進するうえで中心的な役割を果たしていると考えている。

形態学

肉眼的には，葉間隔壁に沿った瘢痕収縮によって，胸膜表面は敷石様の外観を呈している。割面像では，線維化による硬く，ゴムのような白色領域を認める。組織学的な特徴は，斑状の間質線維化で，その程度はさまざまである（図 11.14）。病変は葉間隔壁に沿いつつ下葉や胸膜下に好発する。最も早期の病変は，線維芽細胞の旺盛な増生（**線維芽細胞巣** fibroblastic foci）を示す（図 11.15）。ときとともにこれらの領

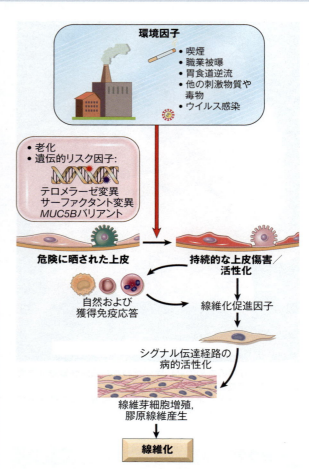

図 11.13　提唱されている特発性肺線維症の病態形成のメカニズム
MUC5B：ムチン 5B 詳細は本文を参照。

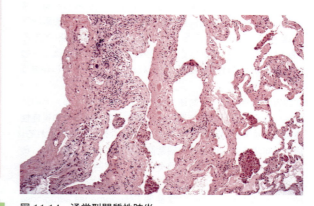

図 11.14　通常型間質性肺炎
さまざまな程度の線維化が認められるが，胸膜下により著明である。

域は膠原線維を増し，細胞成分が少なくなっていく。典型的な所見としては，早期と晩期の両方の病変が存在することである。厚い線維化は肺胞壁を破壊し，Ⅱ型肺胞上皮もしくは細気管支上皮によって裏打ちされた嚢胞を形成させる（**蜂巣状線維化** honeycomb fibrosis）。間質の炎症は，主としてリ

慢性間質性(拘束性,浸潤性)肺疾患

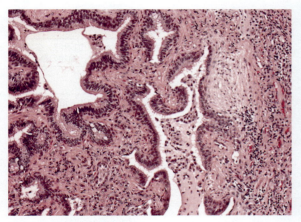

図11.15　通常型間質性肺炎
内腔に平行に走る線維と，青みがかった細胞外類粘液基質からなる線維芽細胞巣。蜂窩巣が左にみえる。

ンパ球や，ときとして形質細胞，肥満細胞や好酸球の肺胞隔壁浸潤からなる。二次的な肺高血圧性変化(肺動脈の内膜線維化や中膜肥厚)も散見される。

臨床的特徴

通常，IPFはゆっくりとした非労作性咳嗽や呼吸困難の進行で発症する。身体所見では，多くの患者は特徴的な呼気時の**乾性** dry もしくは**ベルクロ** velcro-like 捻髪音をもっている。進行すると，チアノーゼ，肺性心，末梢の浮腫がみられることがある。特徴的な臨床的，画像的な所見(例えば，胸膜下や底部の線維化，網状異常や**蜂窩肺** honeycombing)は，しばしば診断に有用である(e図11.4)。抗炎症療法はそれほど役に立たないことが知られているが，炎症は病因の二次的意義をもつことと矛盾しない。対象的に，チロシンキナーゼ阻害剤であるニンテダニブやTGF-β阻害剤であるピルフェニドンは，現在は使用を承認されている。しかしながら，全生存率は低いままで，たかだか3〜5年であり，肺移植が唯一の確実な治療法である。

他の線維性疾患

線維化に関連する他のまれな肺疾患は，IPFとの鑑別に考えねばならず，簡潔に記載する(表11.2)。
- **非特異的間質性肺炎** non-specific interstitial pneumonia (**NSIP**)である。NSIPは病因不明の慢性で両側性の間質性肺疾患であり，(非特異的という名前にもかかわらず)リウマチなどの膠原病としばしば関連する臨床的，放射線画像的，組織学的に著明な特徴をもつ。IPFに比べてはるかによい予後を示すという点で，NSIPを認識するのは重要である。軽度から中等度の間質の慢性的炎症と，斑状だが侵される領域は均一な線維化が特徴である。
- **特発性器質化肺炎** cryptogenic organizing pneumonia は線維化と関連する2番目に多い疾患である。咳嗽と呼吸困難で発症し，放射線画像では，器質化結合組織の肺胞内進展による胸膜下もしくは気管支周囲の斑状の気腔硬化像が示される。自然治癒する症例もあるが，多くは6か月以上の経口ステロイド治療が必要である。
- 線維化をきたす肺疾患の鑑別疾患として，全身性硬化症，リウマチ性関節炎，全身性エリテマトーデスなど，びまん性肺線維症をきたすいくつかの膠原病が挙げられる。

塵肺症

塵肺症は，鉱物性粉塵を吸入したことで生じる肺疾患を表すためにつくられた用語である。この疾患名は，その後有機物粒子および無機物粒子によって誘発される疾患にまで範囲を広げられたが，専門家によっては化学煙霧や蒸気によって生じた肺疾患も塵肺とみなしている。鉱物性粉塵による塵肺のなかで最も頻度の高いものは，石炭粉塵，シリカ粉塵とアスベストであり，通常，職場における吸引に起因する。アスベストの場合，がんの罹患リスクの上昇は，アスベスト労働者のみならず，その家族や職場以外でアスベストにさらされた人にまで及ぶ。

病態形成

鉱物性粉塵に対する肺の変化は，例えば，粉塵の大きさ，形，可溶性，遺伝的な炎症誘発性特性による。例えば，5〜10μmよりも大きい粒子が末梢気道まで届くことはなく，0.5μm以下の粒子は気体と同様の挙動をとり，沈着や損傷をあまり伴わずに肺胞を出たり入ったりする傾向がある。**1〜5μmの粒子が最も重要で，末梢気道の分岐部に沈着するため，最も有害である**。石炭粉塵は比較的活性が低く，肺疾患が臨床的に見いだされる前に大量に沈着する。シリカ，アスベスト，ベリリウムは，石炭粉塵よりより大きい免疫応答を惹起しく，低い濃度で線維性変化をきたす。

肺胞マクロファージは，炎症や肺傷害，線維化の発症および持続に重要な細胞成分である。多くの粒子がマクロファージによって貪食され，**インフラマソーム** inflammasome を活性化したり，炎症促進サイトカインIL-1産生や他の因子を誘導する。これらの因子は免疫反応を惹起し，線維芽細胞の増生や膠原線維の沈着につながる。吸い込んだ粒子の一部は，直接排出されるか，遊走中のマクロファージに取り込まれるかしてリンパ系に到達し，粒子成分および/または粒子によって修飾された自己タンパク質に対する免疫反応を引き起こす。そうすると，局所反応が増幅され拡大していく。**喫煙は，吸入されたあらゆる鉱物性粉塵の作用を増強し，アスベストの吸引では他の粉塵より特にその傾向が強い**。

炭鉱夫塵肺症（CWP）

炭鉱における粉塵の軽減活動により，石炭粉塵関連疾患の発生は劇的に減っている。しかしながら，米国では経年者における炭鉱夫塵肺症（CWP）の頻度の上昇がみられ，それはアパラチア地域で顕著である。炭鉱労働者の肺病変の多様性は大きく，明らかな細胞性反応を伴わない炭素色素沈着程度の**無症候性炭粉沈着症** asymptomatic anthracosis から，肺機能の低下がわずかあるいは，ほとんどないマクロファージの集簇をきたす**単純性炭鉱夫塵肺症** simple coal worker's pneumoconiosis（単純性 CWP），広範な線維化や肺機能を障害する**複雑性炭鉱夫塵肺症** complicated CWP や**進行性塊状線維症** progressive massive fibrosis（PMF）まである（表 11.3）。統計は変化するが，10％未満の単純性 CWP は PMF に進行するようである。注意すべきは，PMF は融合するような線維化反応につけられる一般的な名称であり，ここで取り上げる塵肺症のいずれにもなりうる。

石炭は主に炭素からなるが，炭鉱粉塵は多様な微量金属，無機鉱物，結晶シリカを含んでいる。一般に，CWP のリスクは，化学物質や鉱物を多く含む炭鉱で働く炭鉱夫に高い。

形態学

肺炭粉沈着症 pulmonary anthracosis は，炭鉱労働者の病変で最も害の少ない石炭由来の肺病変であり，都市生活者や喫煙者で普通にみることができる。吸入された炭素色素（炭粉）は，肺胞や間質のマクロファージに貪食され，肺や胸膜のリンパ管に沿ってリンパ節の結合織に集積する。

単純性 CWP は，**石炭斑** coal macule，大きい場合は**炭粉結節** coal nodule の存在によって特徴づけられる。炭粉斑は粉塵を貪食したマクロファージからなり，少量の細かい網状になった膠原線維を少量含んでいる。これらの病変は肺のいたるところに分布するが，上葉や下葉の上のほうがより強い病変を形成する。経過とともに**細葉中心性肺気腫** centrilobular emphysema が起こることがある。

複雑性 CWP（PMF）は炭粉結節の融合による単純性 CWP を背景に生じ，発症までに何年もかかる。多発性で，2 cm 以上，大きいものになると 10 cm を超える，密な膠原線維と炭粉からなる硬い黒色瘢痕が特徴である（図 11.16）。

臨床的特徴

CWP は，通常，肺機能の低下をきたすことのない良性の疾患である。PMF を発症した人では，肺機能異常や肺高血圧症，肺性心の頻度が上がる。CWP から PMF への進行は，より強い粉塵曝露レベルや総粉塵量などと関連している。いったん形成されると曝露がなくとも進行をきたす傾向がある。喫煙に関連したリスクも考慮すると，炭鉱労働者における肺癌発症頻度は上昇せず，この点で CWP はシリカやアスベスト曝露と異なる（以下参照）。

表 11.3　過敏性肺臓炎を引き起こす抗原の由来

抗原の由来	曝露タイプ
きのこ類，真菌，酵母	汚染された木類，加湿器，空調システムのダクト，植物の苔
細菌（好温性アクチノミセス）	乳牛舎（農夫肺）
M.avium コンプレックス（MAC）	金属加工油，サウナ，浴槽
鳥類	ハト，ハトの羽，ガチョウ，インコ
化学物質	イソシアネート（自動車舗装塗料），亜鉛，染料

（Lacasse Y, Girard M, Cormier Y: Recent advances in hypersensitivity pneumonitis, Chest 142:208, 2012. より）

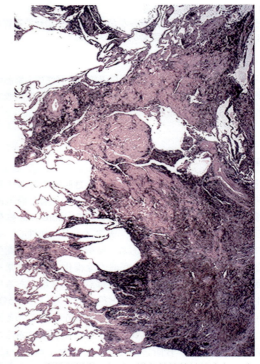

図 11.16　炭鉱労働者における進行性塊状線維症（PMF）
大きな黒色瘢痕が線維化と関連している。（Klatt EC: Robbins and Cotran atlas of pathology, ed 2, , Philadelphiar, Elsevier, p121. より）

珪肺症

珪肺症 silicosis は，世界で現在最も頻度の高い慢性職業病である。多くは就労時における結晶性シリカ（二酸化ケイ素）の吸入によって生じる。砂塵吹きつけ業や硬石採掘業などの労働者は特に高いリスクがある。シリカは，結晶としても非結晶性の形としても存在するが，結晶形（石英，クリストバライトやトリジマイトなど）ははるかに毒性が高く，線維形成能が強い。これらのなかで，石英が珪肺症と最も高頻度に関連している。吸入後，シリカ顆粒は肺胞マクロファージに貪食され，ライソソームダメージ，インフラマソームの活性化，IL-1，TNF，

脂質伝達物質，酸素由来のフリーラジカル，線維形成性サイトカインなどの炎症性伝達物質の放出を引き起こす。

形態学

早期の珪肺結節 silicotic nodule は，小さくてほとんど触知できない，細かな白色から（炭粉が存在すれば）黒色の結節であり，肺の上区域に存在する（図11.17）。組織学的には，珪肺結節は無機物の周りを取り囲む同心円状に硝子化した膠原線維からなる。膠原線維の"渦巻き状 whorled"の形状はきわめて特徴的である（図11.18）。偏光顕微鏡では，弱く複屈折するシリカが主に結節の中心で観察できる。疾患の進行に伴い，各々の結節は硬い膠原線維性瘢痕と融合し，最終的にはPMFへと進行していく。介在する肺実質は収縮することもあれば，拡張することもあり，蜂窩パターンに発展することもある。肺門リンパ節や胸膜には線維性病変を形成することもある。

臨床的特徴

珪肺症は，無症候者の定期検診の胸部X線写真で上肺領域の細かな結節影として発見されることが多い。息切れは，PMFが認められるようになる末期までは示すことはない。PMFを示す患者の多くは肺高血圧症や肺性心に進展する。この疾患では緩徐に進行し，しばしば身体的活動性を著しく制限する程度にまで肺機能を障害する。珪肺症では，結核症に対する易感染性が高いことが知られているが，結晶性シリカは，抗酸菌を貪食して殺菌する肺マクロファージの能力を抑制するためと考えられている。珪肺結核の結節はしばしば中心部の乾酪化を示す。また，多くの研究で，珪肺症では軽度の肺癌リスクを上昇させることが示唆されている。

■ アスベストとアスベスト関連疾患

アスベストとは線維状のケイ酸結晶水和物の一群である。アスベストの職業性曝露は次の複数の肺疾患と関連している。(1)肺実質の間質性線維症（**アスベスト症 asbestosis，石綿肺**），(2)**限局性線維性プラーク** localized fibrous plaques，あるいはまれに，**びまん性胸膜線維化** diffuse fibrosis in the pleura，(3)胸水，(4)肺癌，(5)胸膜および腹膜悪性中皮腫，(6)喉頭癌である。アスベスト労働者の家族でアスベスト関連悪性腫瘍への罹患率が上昇するという事実は，労働者の衣服に付着した粒子に起因している。

病態形成

珪肺結晶と同様に，いったんマクロファージに貪食されると，アスベスト線維はインフラマソームを活性化し，貪食リソソーム膜を傷害し，炎症促進因子および線維形成伝達物質の放出を促す。細胞性，線維性の肺の変化に加えて，アスベストはおそらく腫瘍のイニシエーターとプロモーターの両方

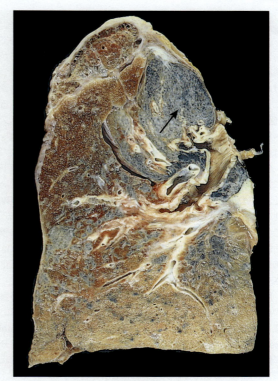

図11.17　進行した珪肺症の割面像
瘢痕の形成により，上葉は炭粉粉塵の存在により色が変わった黒色の結節様になっている（矢印）。厚い胸膜肥厚も特筆される。（Dr. John Godleski, Brigham and Women's Hospital, Boston, Massachusetts. の厚意による）

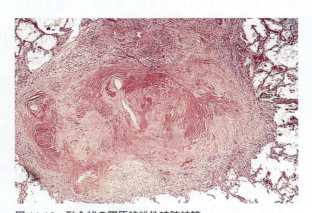

図11.18　融合状の膠原線維性珪肺結節
（Dr.John Godleski, Brigham and Women's Hospital, Boston, Massachusetts. の厚意による）

の役割を果たしている。中皮におけるアスベストの腫瘍原性作用の1つとしては，アスベストによるフリーラジカルの発生を含み，アスベスト線維は中皮細胞層に近い末梢肺に選択的に存在している。アスベスト線維に吸着している有害化学物質も病原性を助長しているようだ。例えば，タバコに含まれる発がん物質のアスベストへの吸着は，アスベスト労働者にみられる喫煙率と肺癌発生率には顕著な相乗効果があることの基盤となる可能性がある。

形態学

アスベスト症 asbestosis（石綿肺）は，びまん性間質性肺炎および，黄金色の癒合体もしくはビーズ状の短矩形で中心部が透明の**アスベスト小体 asbestos body** の存在によって特徴づけられる。アスベスト小体は，鉄を含んだタンパク質性物質によってアスベスト線維がコーティングされてできている（図11.19）。アスベスト小体は，マクロファージがアスベスト線維を貪食する過程で形成され，その鉄の"被膜 crust" は貪食されたフェリチンに由来している。

CWPや珪肺症と比較して，アスベスト症は下肺の胸膜下に始まり，線維化の進行に伴って中葉や上葉にも広がっていく。線維組織の収縮によって正常構造は歪められ，厚い線維性の隔壁によって囲まれた大きな空隙（airspace）を形成する。このようにして病変領域は蜂窩肺になる。最終的に臓側胸膜も線維性に肥厚し，肺と胸壁の癒着を引き起こす。瘢痕化は肺動脈や細動脈を巻き込み，狭小化することで肺機能を悪化させながら肺高血圧症や肺性心を引き起こす。

胸膜プラーク pleural plaque は最も一般的なアスベスト曝露の症状である。それはしばしば石灰化を伴う境界明瞭の厚い膠原線維から構成されている（図11.20）。**壁側胸膜 parietal pleura** の前面や後面，および横隔膜の上部のドーム状の部分に最も多く生じる。まれに，アスベスト曝露によって胸水を起こすことや，びまん性の胸膜線維化を引き起こすことがある。

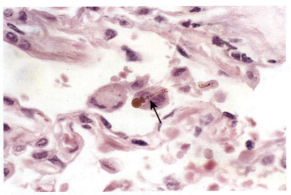

図11.19 アスベスト小体の強拡大像
両端に取っ手のあるビーズ（矢印）を並べたような典型像を示している。

臨床的特徴

アスベスト症の臨床像は，他の慢性間質性肺疾患と区別することはできない。進行性に悪化する呼吸困難が，曝露してから10～20年後に生じる。呼吸困難は通常，喀痰排出と咳嗽を伴う。この疾患は安定していることもあるが，うっ血性心不全，肺性心や死に至ることもある。胸膜プラークは，通常，症状を伴わないが，放射線画像上，境界明瞭な石灰化陰影として描出される。

アスベストに曝露した労働者では，肺癌や悪性中皮腫を発症するリスクが顕著に上昇する。肺癌発生のリスクは，アスベスト労働者では5倍に高まる。中皮腫は，通常では非常にまれな腫瘍（100万人当たり2～17例）である一方，中皮腫のリスクは1,000倍以上である。喫煙している場合の肺癌のリスクはさらに高まるが，中皮腫の場合は変わらない。アスベスト曝露に関連した肺または胸膜の悪性腫瘍は特に予後が悪い。

■ 薬剤および放射線肺傷害

薬剤は，呼吸機能と肺の構造に及ぼす変化をもたらすさまざまな急性および慢性病変を生じさせる。例えば，抗がん剤である**ブレオマイシン bleomycin** は，薬剤の直接的作用によって炎症細胞の肺胞内への遊走を促進することで，肺臓炎と間質線維症をきたす。抗不整脈剤の**アミオダロン amiodarone** もまた，肺臓炎と線維症と関連する。**放射線肺臓炎 radiation pneumonitis** は，肺や他の縦隔腫瘍に対する放射線治療のよく知られた合併症

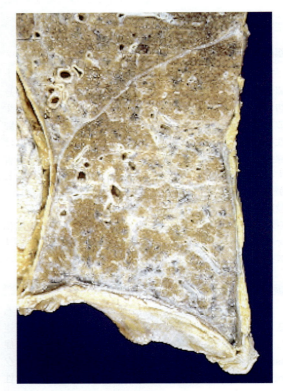

図11.20 アスベスト症（石綿肺）
著明に肥厚した臓側胸膜が外側および横隔膜面を覆っている。下肺を中心としたびまん性で高度の間質線維症に注目したい。

である。**急性放射線肺臓炎 acute radiation pneumonitis** は，典型的には20％もの人において，治療の1～6か月後に生じ，照射した肺の領域体積に応じて発熱，呼吸困難，胸水が発生し，また，照射野の浸潤影を発症する。これらの症状はコルチコステロイド治療によって寛解するか，あるいは線維化を伴った**慢性放射線肺臓炎 chronic radiation pneumonitis** に移行する。

肉芽腫性病疾患

サルコイドーシス

　サルコイドーシス sarcoidosis は，多くの組織や臓器で非乾酪性肉芽腫を特徴とする原因不明の多系統にわたる疾患である。ここで解説するのは，サルコイドーシスが拘束性肺疾患 restrictive pulmonary disease として発症するためである。抗酸菌症，真菌症，ベリリオーシスなどの他の疾患でも非乾酪性肉芽腫を形成することがある。したがって，サルコイドーシスの診断は一種の除外診断である。サルコイドーシスは多彩な臨床像を呈するが，胸部放射線画像でみることのできる両側肺門のリンパ節腫大，あるいは肺病変（もしくは両方）が多くの症例で主な初発症状である。目や皮膚の病変はそれぞれ25％の症例でみられるが，時折，本疾患の初発症状になることがある。

　サルコイドーシスは世界中どこでもみられ，性別に関係なく，あらゆる年齢層にも生じうる。しかしながら，次のような疫学的傾向が認められる。
- 40歳以下の若年成人に偏って多い。
- デンマーク人やスウェーデン人，および，米国ではアフリカ系アメリカ人で罹患率が高い（白人の2～3倍高い頻度である）。
- 非喫煙者に多く，肺疾患のなかで唯一ともいえる関係である。

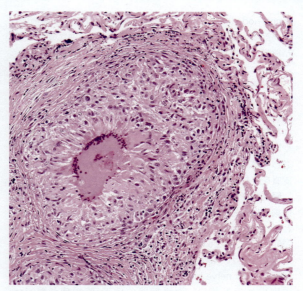

図11.21　サルコイド
大きな中心性多角を示す巨細胞を有する特徴的なサルコイド非乾酪性肉芽腫。（*Diagnostic Pathology: Thoracic* and ExpertPath. Copyright Elsevier 2022 より）

病態形成

　サルコイドーシスの病因は不明であるが，ある環境因子にさらされた遺伝的要因を有する人における免疫調節不全の疾患であることが，一連の証拠から示唆されている。それぞれの誘因についての意義は，以下のようにまとめることができる。

　サルコイドーシスにおけるさまざまな免疫学的異常は，同定されていない抗原 antigen に対する細胞性免疫応答を示唆している。その反応は CD4 陽性ヘルパー T 細胞によって引き起こされる。それらには次のような免疫学的変化がある。
- CD4 陽性 Th1 細胞の肺胞内および間質への集簇。
- T 細胞受容体再構成の解析に基づく，オリゴクローナルな CD4 陽性 Th1 細胞の肺内増殖。
- T 細胞の増殖やマクロファージを活性化する IL-2 や INF-γ などの Th1 サイトカインの上昇。
- 他の T 細胞や単球を浸潤させたり，肉芽腫の形成を助長したりする局所環境におけるサイトカイン（IL-8，TNF，マクロファージ炎症性タンパク質1α）の上昇。
- 興味深いことに，血中の CD4 陽性ヘルパー T 細胞数はしばしば低値を示し，カンジダ *Candida albicans* やツベルクリン purified protein derivative（PPD，結核菌抗原）などの一般的な皮膚テスト抗原に対するアナジー【訳注：抗原が与えられても抗体産生が起こらない状態】と関連している。肺移植後でも，サルコイドーシスは少なくとも1/3の患者で移植肺に再発する。サルコイドーシスの発症因子と推測されるさまざまな抗原が提唱されてきたが，サルコイドーシスが特定の抗原や感染性病原体と関連しているとする具体的な証拠はない。

形態学

　サルコイドーシスの中心となる組織学的特徴は，非乾酪性肉芽腫 noncaseating epithelioid granuloma である（図11.21）。これは，CD4 陽性細胞によって外側を縁取られた類上皮マクロファージの密な集簇からなる。マクロファージが融合した多核巨細胞と混在することもまれではない。早期では，肉芽腫の外側に層状の線維芽細胞による薄い層が認められ，ときとともに，それが増殖して膠原線維を沈着し，最後には肉芽腫全体が硝子化した瘢痕に置き換わる。次の2つの組織学的特徴が肉芽腫に観察されることがある。(1) シャウマン小体 Schaumann 小体：カルシウムとタンパク質からなる層状の凝集物，(2) アステロイド小体 asteroid body：巨細胞内に存在する星芒状の封入体。これらの存在はサルコイドーシスの存在に必須ではなく，他の疾患による肉芽腫でも認められることもある。まれに，サルコイド肉芽腫に中心部壊死巣を，特に結節型では，認めることがある。

　肺は，90％の患者において，経過のどこかの段階で侵される。肉芽腫は気腔よりも主として間質に形成され，細気管支周囲や肺細静脈の結合織や胸膜に局在する傾向がある（リンパ管炎様 lymphangitic 分布）。気管支肺胞洗浄液には多くの CD4 陽性 T 細胞が含まれる。5～15％の患者では，肉芽腫は最終的に，びまん性間質肺線維症 diffuse interstitial fibrosis に置き換わり，いわゆる"蜂窩肺"を呈するようになる。

　胸腔内の肺門 hilar および傍気管支リンパ節 paratracheal

lymph nodeは75〜90%の患者で腫大し，1/3では末梢のリンパ節腫大を呈する。リンパ節は無痛性で，弾性硬である。結核症とは異なり，サルコイドーシスのリンパ節は融合することはなく（nonmatted），壊死を形成することもない。

皮膚病変 skin lesion は，およそ25%の患者で現れる。急性サルコイドーシスの特徴である**結節性紅斑** erythema nodosum は，下腿前面の膨隆した圧痛性の両側性赤色結節からなる。これは蜂窩織炎の形態をとり，慢性炎症細胞浸潤や線維化を示し，典型的なサルコイド肉芽腫はまれである。もしくは，サルコイドは境界明瞭な有痛性の皮下結節として皮膚を侵し，この場合は多数の非乾酪性肉芽腫を含む。

眼病変や涙腺病変はおよそ1/5〜1/2の患者で認められる。眼病変は**虹彩炎** iritis や**虹彩毛様体炎** iridocyclitis のかたちをとり，片側，両側ともに起こる。その結果，角膜混濁や緑内障，（頻度は高くはないが）視覚を喪失することもある。後部ブドウ膜が侵され，**脈絡膜炎** choroiditis，**網膜炎** retinitis，**視神経病変** optic nerve involvement を生じる。これらの眼病変は涙腺の炎症を伴い，涙腺機能の低下（**乾燥症候群** sicca syndrome）をきたす。10%以下の症例では，**片側性もしくは両側性の有痛性の腫大を伴う耳下腺炎**がサルコイドーシスに関連して認められる。口腔内乾燥症に進展することもある。ブドウ膜病変と耳下腺病変を合併すると**ミクリッツ症候群** Mikulicz syndrome とよばれる。

脾臓 spleen は肉眼的に変化がないようにみえるが，約3/4の症例で肉芽腫が認められる。およそ10%では臨床的に腫大した脾臓となる。**肝臓** liver では，通常，門脈領域に顕微鏡的な肉芽腫が認められる。頻度としては脾臓の場合と同じであるが，1/3の患者は肝腫大もしくは肝機能異常を示す。**骨髄** bone marrow 病変は40%もの患者でみられるが，目立った症状をきたすことはほとんどない。

臨床的特徴

多くの患者では，ほとんど無症候であり，ルーチン検査で両側肺門部のリンパ節首長から発見されるか，冒険時に偶発的にみつかることが多い。その他には，末梢リンパ節腫大，皮膚病変，眼病変，脾腫，肝腫大などの症状で発病することがある。症状を示す約2/3の患者では，呼吸器症状（息切れや乾性咳嗽，胸骨下のはっきりしない不快感など），体調不良の徴候や症状（発熱，疲労感，体重減少，食欲不振，寝汗など）が次第に現れるようになる。検査所見としてカルシウム血症や高カルシウム尿が認められることもあり，肉芽腫を形成するマクロファージにより活性化ビタミンDが産生されることに関連する。

サルコイドーシスを確定するテストは存在しない。診断確定には臨床像や放射線画像がこの病気に矛盾せず，類似する症状を示す他の疾患が除外され，組織で非乾酪性肉芽腫が証明されることでなされる。特に結核の除外は重要である。

サルコイドーシスの経過は予測不能で，慢性的に進行する場合もあれば，活動期の後に寛解期が続く場合もあ

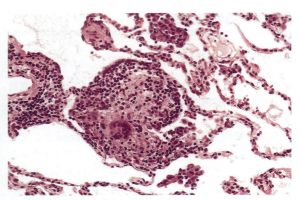

図11.22　過敏性肺臓炎の組織像
まばらに存在する間質性肉芽腫と慢性炎症が特徴的である。

る。自然回復することやステロイド治療で軽快することもあるが，多くは持続性である。全体の65〜70%の患者ではごくわずかな症状のみ，もしくは，まったく症状を残さずに回復する。20%は不可逆的な肺機能不全や視力障害をきたす。残りの10〜15%では進行性の肺線維症や肺性心で死に至る。

■ 過敏性肺臓炎

過敏性肺臓炎 hypersensitivity pneumonitis は免疫を介した肺疾患であり，主として肺胞に病変を形成するため，しばしば**アレルギー性肺胞炎** allergic alveolitis ともよばれる。それはさまざまな職業性や居住家庭での曝露が関係し，カビが生えた干し草などの吸入抗原に対する感受性の亢進で生じることが多い（**表 11.3**）。病変は肺胞レベルで生じるため，症状としては主として拘束性肺疾患として現れ，さまざまな程度の拡散能や肺コンプライアンス，肺活量の低下をきたす。

次に挙げるさまざまな一連の所見によって，過敏性肺臓炎が免疫を介した疾患であることが示唆されている。

- 気管支肺胞洗浄液検体では，CD4陽性T細胞数とCD8陽性Tリンパ球数が上昇している。
- ほとんどの罹患患者で，血清中に問題となる抗原に対する特異的抗体をもつ。
- **補体沈着** deposits of complement と免疫グロブリンが血管壁に証明される。
- 2/3の罹患患者では非乾酪性肉芽腫が存在する。

形態学

急性でも慢性でも，過敏性肺臓炎の病理組織像は，肺間質，特に細気管支周囲に，巣状の単核球浸潤を示す。リンパ球が主体であるが，形質細胞や類上皮マクロファージも存在する。急性期の場合，さまざまな量の好中球がみられることもある。ゆるく形成された（非融合性の）**壊死を伴わない肉芽腫**が2/3の症例で存在し，これもいつも細気管支周囲にみられる（**図11.22**）。進行した慢性例では，両側，上葉優位に，びまん性肺線維症（UIP型）が生じる。

臨床的特徴

急性過敏性肺臓炎では，抗原に曝露された後4〜8時間における発熱や咳嗽，呼吸困難，全身症状を呈し，**慢性過敏性肺臓炎では咳嗽や呼吸困難，倦怠感，体重減少の緩徐な進行を特徴とする**。急性過敏性肺臓炎では，診断は多くの場合で明白である。なぜなら，原因となる誘因**抗原への曝露から発症までの時間的関係があるからである**。急性発作ののちに抗原曝露がなくなれば，呼吸症状は数日で改善する。環境から誘因物質が除去されなければ，抗原の再曝露による急性増悪を伴わず，非可逆性の慢性間質性肺疾患に移行してしまう。

肺好酸球増多症

数ある肺疾患には，化学遊走因子の局所放出による肺への好酸球の浸潤を特徴とするものがある。これらの多岐にわたる疾病は免疫応答由来であるが，その原因はわかっていない。寄生虫感染症やアロプリノールなどの薬剤，血管炎との関連が知られてきたが，特発性であることがほとんどである。臨床経過はさまざまであるが，慢性化した場合は間質性肺炎に至る。

喫煙関連間質性疾患

閉塞性肺障害（COPD）に加えて，喫煙も拘束性肺障害や間質性肺疾患とも関連する。**剥離性間質性肺炎 desquamative interstitial pneumonia（DIP）や呼吸細気管支炎 respiratory bronchiolitis は，喫煙関連間質性肺疾患 smoking-related interstitial disease** の例である。DIP の最も顕著な組織学的特徴は，粉末状の褐色色素を有する**マクロファージ（喫煙者マクロファージ smoker's macrophage）**が大量に肺胞内に集積していることである（図11.23）。肺胞壁は，まばらな炎症細胞（たいていはリンパ球）と間質の線維化で肥厚している。肺機能テストでは軽度の拘束性障害を示す。ほとんどの DIP 患者はステロイド療法と禁煙によく反応し，予後はよいが，治療に抵抗性があり進行する例もある。呼吸細気管支炎は喫煙者でよくみられ，色素含有マクロファージの存在は DIP に出現するものによく似ているが，"**細気管支中心性 bronchiolocentric**"の分布（第1もしくは第2分岐呼吸細気管支）という点で特徴づけられる。軽い細気管支周囲性線維症もみられる。DIP と同様，緩やかな呼吸困難と乾性咳嗽で発症し，症状は禁煙で治まる。

肺血管の疾患

肺塞栓，出血，梗塞

肺動脈血栓塞栓症 thromboemboli to the pulmonary arteries は米国で年間およそ10万人の死をもたらし，他の疾患にしばしば合併する。正確な非致死性の**肺塞栓症 pulmonary embolism** の頻度はよくわかっていない。外来患者として病院外で生じることもあり，そのような

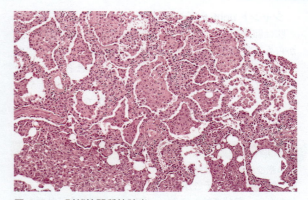

図11.23 剥離性間質性肺炎
肺胞壁はごく軽度の肥厚を示すのみであるが，肺胞腔内にマクロファージが多数集簇している。

場合の塞栓は小さく，臨床的には無症状で検出できない。入院している患者であっても，死に至る前に肺塞栓と診断されているのはわずか1/3のみにすぎない。頻度に関する剖検データは広くばらついており，一般的な入院患者の1%から，重度熱傷，外傷，骨折などにより死亡した30%の患者に及ぶ。

肺大動脈を閉塞するような凝血塊は，ほとんどが塞栓に由来する。95%の肺塞栓は下腿，特に，膝窩静脈やそれより上部にある太い静脈の血栓で生じる。下腿の静脈血栓症の誘因については第3章で述べたが，以下のリスク因子については突出している。(1)膝部や殿部の術後，特に整形外科領域の術後，(2)重度の外傷（熱傷や多発骨折を含む），(3)広範ながんの進展(4)うっ血性心不全，(5)出産前後の女性や避妊薬の使用，(6)凝固能亢進を示す原発性疾患，(7)臥床生活。

肺血栓塞栓症の病理生理学的な影響は塞栓の大きさ，すなわち，閉塞された肺血管の大きさ，および患者の心肺の状況に左右される。血栓による肺動脈閉塞では次の2つの病態が重要である。(1)血流の遮断による肺動脈圧が急速な上昇および，神経もしくは伝達物質（トロンボキサン A_2，セロトニン）放出による血管収縮，(2)下流の肺実質の虚血。**大血管 major vessel** の閉塞は，肺動脈圧が突然上昇，心拍出量が減少，右側心不全（**急性肺性心 acute cor pulmonale**）を起こし，しばしば突然死をもたらす。小さな血管が閉塞した場合は，より軽症で，臨床的に無症状のこともある。有症状の患者では，次の複数の機序により，低酸素血症が進行する。

- **無気肺となった流域への灌流**。界面活性物質産生が減少したり，塞栓に伴う痛みによって胸郭運動が制限されたりすることにより，虚血領域には肺胞虚脱が生じる。これによって血流と換気のミスマッチ（V/Qミスマッチ）が生じる。

- 心拍出量の低下は，ますます**動脈−静脈酸素飽和度の差を拡大する**。

- 成人の30%に存在する卵円孔開存部を通して右→左

シャント right-to-left shunting が生じる。

肺は肺動脈だけではなく，気管支動脈や肺胞壁の空気からも直接的に酸素を供給されている。そのため，虚血性壊死（梗塞）は例外的であり，血栓症患者のわずか10%にしか起こらない。起こるとすれば，心機能や気管支系循環に問題がある場合や，潜在的な肺疾患による低換気状態の場合に限られる。

形態学

肺塞栓症の病態は塞栓の大きさや循環の動態に依存している。肺大動脈や，そこから分岐した主幹への塞栓を生じることもある。**鞍状塞栓 saddle embolus** とよばれる肺動脈左右分岐部への塞栓では，両側の主幹と本幹，もしくは分枝部にまたがることもある（図11.24）。小さな塞栓は中動脈や小動脈に起こる。循環動態が保たれ，気管支動脈血流があれば，実質そのものは保たれるが，虚血による内皮細胞の破綻で肺胞内出血をきたす。

うっ血性心不全などの心血管不全状態の場合は，**梗塞 infarction** を生じる。血栓閉塞が末梢にあればあるほど梗塞を起こすリスクが高くなる。約3/4の梗塞は下肺に生じ，約半数は多発性である。底辺を胸膜表面が占め，頂点が肺門方向を向いた楔状形をしているのが特徴である。肺梗塞は一般に出血性で，急性期には膨隆した暗紫色の凝固壊死（赤色梗塞）としてみられる（図11.25）。その部分の胸膜表面はフィブリン滲出物に覆われていることが多い。血管の閉塞は通常梗塞の中枢側頂点部近くにみつかることが多い。血管外の赤血球は48時間以内に溶血しはじめ，それに伴い梗塞巣は徐々にヘモジデリンが産生されるとともに褐色調に変化する。時間とともに線維化が辺縁に始まり，最終的には収縮した瘢痕に変化する。

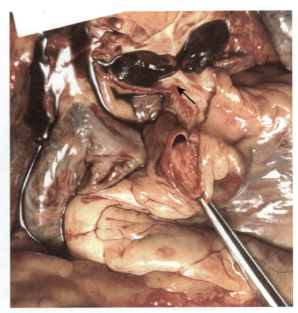

図11.24 大腿静脈に由来する左右肺動脈にまたがる大きな鞍状塞栓
（Dr. Linda Margraf, Department of Pathology, University of Texas Southwestern Medical School, Dallas, Texas. の厚意による）

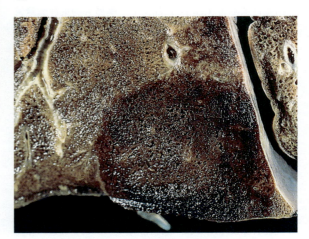

図11.25 概ね楔状をした比較的新鮮な小肺出血性梗塞

臨床的特徴

肺血栓塞栓症の臨床経過について以下にまとめることができる。

- 多く（60〜80%）は，小さいため臨床的に気づかれることはなく，気管支系循環によって肺実質も保たれ，線溶系の働きによって塞栓は速やかに除去される。
- 5%の症例では，急性右心不全（急性肺性心），心血管虚脱（ショック）を急速に生じ，突然死をきたす。大きな血栓症は，実際の突然死の数少ない原因の1つである。これらの病態は通常，多発性の小さな血栓によって肺血管の60%以上が閉塞した場合に生じる。
- 末梢部に位置する小径または中径の肺動脈分枝が閉塞（症例の10〜15%）すると，何らかの循環不全がある場合に肺梗塞を生じる。梗塞が進行する場合には，呼吸困難を訴えることが多い。
- 少数例では（3%未満を占める），反復する塞栓の"シャワー"によって，肺高血圧症や慢性右心不全，また，時間とともに肺血管性硬化，進行性に悪化する呼吸困難をきたす。

通常，塞栓は線溶系の働きで完全に溶解してしまう。しかしながら，小さな症状のない塞栓に引き続いて大きな血栓が生じることもあり，**肺塞栓症の既往がある場合は，30%の確率で次の塞栓症を起こす**。予防的な治療としては，抗凝固剤，術後や産後の患者に対しては早期の歩行，寝たきり患者には弾性ストッキングの装着，間欠的なふくらはぎの空気圧迫，動かさず足の筋肉を使う運動（アイソメトリック・エクササイズ）などがある。肺梗塞になった場合は抗凝固治療がなされる。血液動態が不安定（ショックや右心不全など）になる広範な肺塞栓症の場合は血栓溶解療法の適応となる。

非血栓性の肺塞栓症は，まれではあるが死に至ることもあり，空気，脂肪，羊水などの塞栓(第3章)などがある。静脈内投与による物質使用では肺微小血管に異物塞栓をもたらし，静脈に入った三ケイ酸マグネシウム(タルク)は間質や肺動脈で肉芽腫反応を引き起こす。間質が関与すると肺線維症をきたすことがあり，肺動脈病変は肺高血圧症を引き起こす。このような肉芽腫では偏光顕微鏡下でタルク結晶の痕跡を認めることができる。骨髄塞栓(造血細胞と脂肪細胞が肺動脈に存在することでわかる)は，外傷や，鎌状赤血球貧血症に続発する骨梗塞の患者で起こることがある。

肺高血圧症

通常，肺循環は，抵抗が少ない循環の1つであり，肺血管圧は体循環の1/8の圧しかない。**肺高血圧(少なくとも25 mmHg以上の圧と定義されている)**は，肺血管床の総面積が減少した場合，もしくは，頻度は高くないが肺血管循環量が上昇した場合に生じる。

病態形成

病因に基づいて，世界保健機関(WHO)では肺高血圧症を5つのグループに分類している。これらは各々異なる疾患に関連している。
- **慢性閉塞性，もしくは間質性肺疾患(Group 3)**：これらの疾患は肺胞の毛細血管を閉塞し，それによって血流の肺内抵抗が増し，そのため肺動脈圧が上昇する。
- **先天性もしくは続発性心疾患(Group 2)**：例えば，僧帽弁狭窄など左房圧の上昇をきたし，その結果として，肺血管の動脈側である肺静脈の圧上昇をもたらすことによって生じる高血圧。
- **反復性肺塞栓症(Group 4)**：反復する肺塞栓による肺血管床の減少に伴う機能的な領域減少をきたし，血管抵抗の上昇や高血圧をもたらす。
- **自己免疫性疾患(Group 1)**：いくつかの疾患(全身性硬化症がよく知られる)は肺血管や間質を侵し，血管抵抗を上昇させて肺高血圧症をきたす。
- **閉塞性睡眠時無呼吸症 obstructive sleep apnea(Group 3)**は，肥満と低酸素症に関連したよくある疾患である。肥満頻度の上昇に伴い，肺高血圧症や肺性心をきたす重要な疾患と認識されている。
- **住血吸虫症 Schistosomiasis(Group 5)**の慢性肝脾臓型は世界で肺高血圧症の最も頻度の高い原因である。その機序は明らかではないが，虫卵の塞栓や肝硬変による門脈肺高血圧症が疑われている。

まれに，既知の原因が除外された場合は**特発性肺高血圧症 idiopathic pulmonary arterial hypertension**と診断される。この名称は誤りであり，80%に及ぶ"**特発性 idiopathic**"肺高血圧症(**原発性肺高血圧症 primary pulmonary hypertension**とも称される)は，遺伝的背景をもち，不完全な浸透度の常染色体顕性遺伝を示す。このような場合，しばしば疾患のまれな家族系を遺伝子的に調べることで新しい病因が解明するが，この場合はTGF-βスーパーファミリーの1つである骨形成タンパク質(BMP)に焦点があてられている。骨形成タンパク質受容体2(BMPR2)をコードする遺伝子の不活化生殖細胞遺伝子変異が，75%の家族例，25%の孤発例で見いだされる。さらに最新の研究では，BMPR2経路の他の遺伝子変異も同定されている。詳細はさらなる検討が必要であるが，BMPR2経路の欠損が血管内皮の機能不全や血管平滑筋細胞の増殖をもたらすようだ。10～20%のBMPR2遺伝子変異を有する人のみが疾患を発生するため，修飾する遺伝子・環境因子がこの疾患の病態形成には関与しているらしい。

形態学

原因にかかわらず肺高血圧症のすべてが，**肺筋性血管と弾性血管の中膜肥厚，肺動脈硬化，右心肥大**と関連している。血管の変化は，主肺動脈から細動脈すべての動脈系に及ぶことがある(図11.26)。重篤な症例では，肺動脈やその主要な分岐動脈が硬化性肥厚を示す。細動脈や小動脈は，最も顕著に中膜肥厚や内膜線維化に侵され，しばしば内腔はピンの先ほどに狭小化する。めったにみられるものではないが，特徴的な病理学的な変化は，**蔓状肺動脈症 plexiform pulmonary arteriopathy**である。そのようによばれるのは，毛細血管が房状になり，拡張し，薄い壁をもった小動脈の内腔が広がって網やクモの巣状になるため，血管外に進展することもある。

他の肺所見は既存の病因による。例えば，器質化再疎通血栓の存在は反復性の肺塞栓を指し示し，実質における肺疾患(肺線維症，肺気腫，気管支炎)は，結果としての慢性低酸素血症を暗示している。

臨床的特徴

肺高血圧症は，進行すると症状を呈するようになる。特発性肺高血圧症は20～40代の女性に最も多い。発生する症状としては呼吸困難，疲労感で，狭心症様の胸痛を示す人もいる。進行に伴い，重度の呼吸困難やチアノーゼ，右心不全をきたし，通常80%の症例では，しばしば血栓塞栓症や肺炎を合併し，診断から2～5年で右心不全(非代償性肺性心)により死に至る。

治療は基づく病因によって選択される。二次性の場合は主たる原因(血栓塞栓症，低酸素症)に対するものとなる。Group1の疾患や他のグループで治療抵抗性の場合，さまざまな血管拡張薬が用いられ，奏効する場合もあれば，あまり効果のない場合もある。肺移植は，患者を選択すれば確実な治療法となる。

びまん性肺出血症候群

肺出血は間質性肺疾患の重篤な合併症である。いわゆる"**肺出血症候群 pulmonary hemorrhage syndromes**"のなかには，(1)**グッドパスチャー症候群 Goodpasture syndrome**，(2)**多発血管炎性肉芽腫症**，(3)**特発性肺ヘモジデローシス症(小児に生じる原因不明の希少疾患)**が含

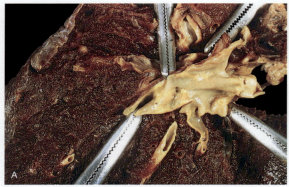
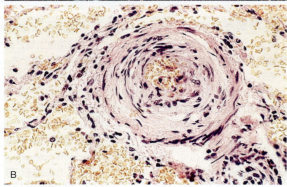
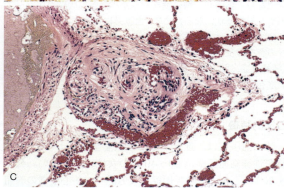

図11.26　肺高血圧症における血管の変化
A：斑状硬化性肥厚。通常は太い肺動脈に限局する。B：著明な中膜肥厚。C：進行した肺高血圧症に特徴的な小動脈の蔓状病変。

まれる。前2疾患について簡単に述べることにする。

■ グッドパスチャー症候群

グッドパスチャー症候群は，まれな自己免疫性疾患 autoimmune diseases で，腎糸球体と肺胞の基底膜の構成成分である Type IV コラーゲンに対する循環自己抗体によって肺と腎臓傷害が生じる。自己抗体は肺胞と糸球体の基底膜の破壊と炎症を引き起こすため，**壊死性出血性間質性肺炎** necrotizing hemorrhagic interstitial pneumonitis や急速進行性糸球体腎炎を起こす。

● 形態学

肺は，肺胞出血 alveolar hemorrhage により重量を増し，赤褐色の硬結領域をもつ。組織像としては，肺胞内出血による局所性の壊死，隔壁の線維性肥厚，II 型肺胞上皮の反応性肥大を示す。出血早期の名残として大量のヘモジデリン hemosiderin が存在する（図11.27）。腎生検（第12章）における診断価値が高く，特徴でもある**免疫グロブリン沈着** immunoglobulin deposition の線状パターン（たいていは IgG で）が，肺胞隔壁に沿ってみられることもある。

臨床的特徴

グッドパスチャー症候群は，多くは10〜20代の患者に起こるが，他の自己免疫疾患とは対照的に男性に優位である。多くは現喫煙者である。かつては非常に予後の悪い疾患であったが，血漿交換や免疫抑制剤治療が著明に予後を改善した。血漿の交換によって傷害性のある抗体が除去され，免疫抑制剤が抗体産生を抑制する。重篤な腎疾患では，最終的には腎移植が必要となる。

■ 多発血管性肉芽腫症

多発血管性肉芽腫症 granulomatosis with polyangiitis（以前は**ウェゲナー肉芽腫症** Wegener granulomatosis と称された）の 80% 以上の症例では，**上気道** upper respiratory tract もしくは肺病変が疾患の経過中にいずれかに認められる（第9章）。肺病変は壊死性血管炎（**血管炎** angiitis）と実質の壊死性肉芽腫性炎症を特徴とする。徴候および症状としては，侵される上気道（慢性副鼻腔炎，鼻出血，鼻穿孔）や肺（咳嗽，血痰，胸部痛）を軸とする。抗好中球細胞質抗体（PR3-ANCA）がおよそ 90% の症例で認められる（第10章）。

肺感染症

肺炎の形式をとる**肺感染症** pulmonary infection は，米国の死亡例のうち約 1/6 の原因となっており，COVID-19 パンデミックの間に死亡者数は上昇した。肺炎とは，あらゆる肺に生じる感染と広く定義されている。上咽頭から肺胞腔に至る呼吸器系（図11.28）のいくつもの免疫，非免疫防御機序により，肺は無菌状態に保たれている。これらの防御システムにもかかわらず，肺が感染しやすいのは，(1) 肺の表面を覆う上皮細胞は，さまざまな程度に細菌汚染された多量の空気に常にさらされている，(2) 鼻腔常在菌は健常人でも寝ている間に絶えず吸引されている，(3) 肺基礎疾患により局所免疫防御が落ちている，などによるためであり，驚くにはあたらない。

肺感染症を防ぐ免疫による防御メカニズムの重要性は，先天性や後天性免疫不全（好中球や補体の欠損症）や受動性免疫不全症（液性免疫不全）が一般に細菌性肺炎の頻度を上昇させることからも明らかである。例えば，多

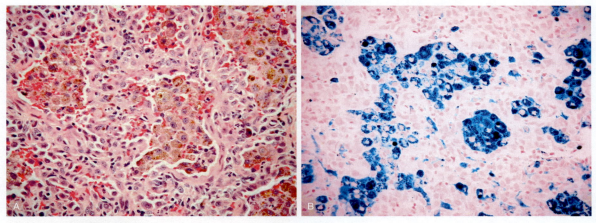

図11.27　びまん性肺胞出血
A：肺生検では，肥厚した線維性隔壁を背景に，多数のヘモジデリン貪食マクロファージが肺胞内にみられる。B：プルシアンブルー染色による鉄染色像。豊富な細胞内ヘモジデリンが青色に染色されている。（Department of Pathology, Children's Medical Center, Dallas, Texas. の教材より）

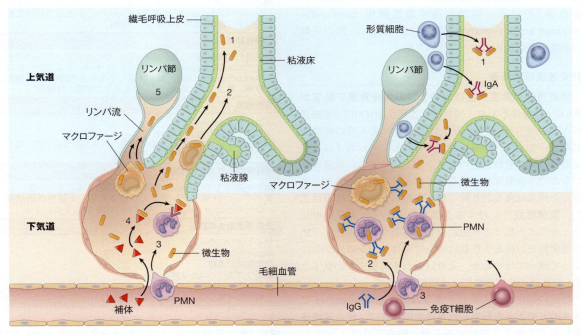

A　自然免疫による防御　　　　　　　　　　　　　　B　獲得免疫による防御

図11.28　肺の防御機能
A：感染に対する先天性防御システム。1)正常肺では，微生物は粘液層でとらえられ，粘液線毛エレベーターで除去される。2)肺胞マクロファージによって貪食され変性した微生物は，肺胞腔内に運ばれ，粘液線毛エレベーターで除去される。3)マクロファージからの因子によって引き寄せられた好中球により，貪食もしくは殺菌される。4)補体が肺胞腔内に漏出し，代替(副)経路によって活性化する。それに伴って貪食を促すオプソニンC3bを産生する。5)貪食されたものも含む病原体はリンパ節に流れ込み，免疫反応を起こす。B：適応免疫が確立した後では別の機序が働く。1)上気道では，分泌されたIgAが，微生物が上皮へ接着するのを阻止する。2)下気道では，血清抗体(IgM，IgG)が肺胞壁内にも存在し，抗体は補体の古典的経路を最も効率よく活性化し，より多くのC3bをもたらす(ここでは図示されていない)。加えて，IgGはオプソニン効果を示す。3)免疫T細胞が動員されることによって，ウイルス感染や他の細胞内微生物が抑制される。PMN：好中球

くのToll様受容体によるシグナル経路に必要とされる，アダプタータンパク質であるMyD88の遺伝子変異がある患者では，壊死性肺炎球菌性感染症に対してきわめてかかりやすく，IgA産生(気道分泌物での主要な免疫グロブリン)の先天性欠損患者では，肺炎球菌やインフルエンザ桿菌 *Haemophilus influenzae* などの莢膜を有する微生物による肺炎のリスクが上昇する。一方で，Th1細胞性免疫応答の障害では，非定形抗酸菌などの細胞内

病原菌などによる感染症を引き起こす。より身近には、環境ストレスも宿主の肺免疫防御システムに影響する。例えば、喫煙は粘液線毛による清浄作用やマクロファージの機能を低下させ、アルコールは咳嗽反射や喉頭反射を障害することによって誤飲のリスクを高め、好中球の機能を阻害するし、大気汚染曝露はマクロファージや上皮の機能を阻害しうる。

細菌性肺炎は、特定の病因によって、もしくは病因が同定されていない場合は感染が生じる臨床的な背景によって分類される。特定の臨床背景は特徴ある病因グループと関係している（表11.4）。そのため、その臨床背景を考慮することで抗微生物薬剤による経験的治療を行わなければならない際の手助けとなる。

市中細菌性肺炎

細菌性肺炎は、しばしばウイルス性の上気道感染症に続発する。**肺炎連鎖球菌** *Streptococcus pneumoniae*（肺炎球菌）が最も一般的な**市中急性肺炎** community-acquired acute pneumonia であり、続いて、他の比較的頻度の高い病因について述べていく。

肺炎連鎖球菌肺炎

肺炎連鎖球菌感染症は次の2つの臨床背景で頻度が高い。(1) 慢性心不全、慢性閉塞性肺疾患（COPD）や糖尿病などの慢性疾患、(2) 後天性もしくは先天性の免疫応答障害。加えて、脾臓機能がない、もしくは低下は、重度の肺炎球菌性敗血症のリスクを上昇させる。脾臓は体のなかでも貪食細胞が最も多く存在する臓器であり、血液から肺炎球菌を取り除く働きを担っている。脾臓はまた、**莢膜形成性**に対する主要な防御抗体である抗ポリサッカライド抗体の産生に重要な場所である。特に、肺炎球菌肺炎の総発生件数は肺炎球菌ワクチンの広がりによって減ってはいるが、それはそれぞれ個人での低下とともに住民の集団免疫による結果でもある。

喀痰の好中球のなかに、**グラム陽性** gram-positive でメスの刃のような形をした双球菌の存在は、肺炎連鎖球菌肺炎を示唆する所見であるが、肺炎双球菌は20%の成人において常在性細菌叢として存在し、そのため偽陽性を示すことがあることである。血液培養による肺炎球菌の同定は、より特異性が高いものの感度は低い（発症時には、血液培養は20〜30%の肺炎患者で陽性を示すにすぎない）。頻度の高い血清型の菌の莢膜ポリサッカライドからつくられた肺炎球菌に対するワクチンが利用可能であり、肺炎球菌性敗血症のリスクが高い人に対して有用である。

ヘモフィルス・インフルエンザ桿菌

莢膜型（encapsulated）ヘモフィルス・インフルエンザ *Haemophilus influenzae* B型は市中肺炎および小児の侵襲感染で世界で最も重要な原因であるが、豊かな地域では新生児期でのワクチンによって著明に減少している。**分類不能型**（無莢膜型 unencapsulated）はいまだ市中肺炎の重要な原因である。成人で感染を引き起こすリスクがあるのが、嚢胞性線維症、気管支拡張症などの慢性肺疾患、特にCOPDを有する人である。インフルエンザ桿菌はCOPDの急性増悪の最も頻度の高い起炎菌の1つである。

モラクセラ菌

モラクセラ菌 *Moraxella catarrhalis* は、老人、特に心肺疾患、糖尿病や免疫不全をもつ老人における細菌性肺炎の原因として認識されつつある。また、COPDの急性増悪で2番目に多い起炎菌である。肺炎連鎖球菌とインフルエンザ桿菌とともに、モラクセラ菌は小児の中耳炎

表11.4 肺炎症候群の原因

市中細菌性肺炎
肺炎連鎖球菌
インフルエンザ桿菌
モラクセラ菌
黄色ブドウ球菌
レジオネラ菌
腸内細菌群（クレブシエラ肺炎桿菌 *Klebsiella pneumoniae*）および緑膿菌属
マイコプラズマ肺炎
クラミジア肺炎
コクシエラ バーネッティ（Q熱）
市中ウイルス性肺炎
新型コロナ感染症（SARS-CoV-2）、呼吸器合胞体ウイルス、パラインフルエンザウイルス（小児）；インフルエンザウイルスAおよびB（成人）；アデノウイルス（新規採用兵）
ヘルスケア関連肺炎
黄色ブドウ球菌、メチシリン耐性、非耐性
緑膿菌
肺炎球菌
院内感染性肺炎
腸内細菌に属するグラム陰性桿菌（クレブシエラ属、セラチア *Serratia marcescens*、大腸菌 *Escherichia coli*）および緑膿菌属
黄色ブドウ球菌（通常はメチシリン耐性）
誤嚥性肺炎
嫌気性口腔細菌叢（バクテロイデス、プレボテラ、フソバクテリウム *Fusobacterium*、ペプトストレプトコッカス *Peptostreptococcus*）、および混在する好気性細菌（肺炎連鎖球菌、黄色ブドウ球菌、インフルエンザ桿菌、緑膿菌）
慢性肺炎
ノカルジア *Nocardia*
アクチノミセス *Actinomyces*
肉芽腫性：結核および非定型抗酸菌、ヒストプラスマ症、コクシジオイデス症、ブラストミセス症
壊死性肺炎および肺膿瘍
嫌気性菌（きわめて多い）、好気性菌が混在することがある。
黄色ブドウ球菌、クレブシエラ肺炎桿菌、化膿性連鎖球菌 *Streptococcus pyogenes*、肺炎連鎖球菌3型（まれ）
免疫不全宿主の肺炎
サイトメガロウイルス
ニューモシスチス
非定型抗酸菌症
浸潤性アスペルギルス症
浸潤性カンジダ症
一般的な細菌、ウイルス、真菌（上記）

(中耳の炎症)の3大起炎菌の1つである。

黄色ブドウ球菌

黄色ブドウ球菌 Staphylococcus aureus は，小児の麻疹，小児と成人でのインフルエンザなど，ウイルス感染後の二次性細菌性肺炎の原因として重要である。黄色ブドウ球菌は，肺膿瘍や膿胸などの合併症を高確率に引き起こす。ブドウ球菌性右側心内膜炎に関連した黄色ブドウ球菌肺炎は，**静脈物質使用**の重篤な合併症である。院内感染症(後述)の原因としても重要である。

クレブシエラ肺炎桿菌

クレブシエラ肺炎桿菌 Klebsiella pneumoniae は，グラム陰性細菌性肺炎の原因として最も多い。クレブシエラ関連肺炎は，**宿主防護不全の慢性疾患をもつ人**をしばしば侵す。細菌が大量の粘稠莢膜ポリサッカライドを産生するため，濃厚でゼリー状の喀痰が特徴的で，喀出するのが難しい人もいる。

緑膿菌

囊胞性線維症で市中感染症に関連しているためここで扱うが，**緑膿菌** Pseudomonas aeruginosa 感染症は院内感染(後述)で最もよく起こる。緑膿菌肺感染は，化学療法や白血病骨髄浸潤などによる好中球減少症，広範囲熱傷，人工呼吸器を必要とする人によくみられる。他のリスク要因としては，肺実質の異常，頻回な抗生剤使用中，ステロイド治療などがある。緑膿菌は感染した部位で血管侵襲性を示し，その結果，肺外に広がる。緑膿菌敗血症は劇症感染症であり，数日以内に死に至ることも少なくない。組織学的には，壊死した血管壁に浸潤した微生物を認め，肺実質の凝固壊死をもたらす。

レジオネラ菌

レジオネラ菌 Legionella pneumophila は，この細菌による流行性および孤発性肺炎の名前の由来となった"在郷軍人"疾患(在郷軍人病)の原因菌である。この感染症の2つの病態のうちの1つポンティアック熱はレジオネラ菌によって引き起こされる上気道感染＜で，肺炎を生じない。レジオネラ菌は人工的な水環境，例えば工場の水冷システムやシャワーヘッド，水道水の蛇口，ホットタブなどで繁殖する。通常の感染形式は，エアロゾルに含まれた細菌を吸入したり，汚染した水を飲んだりすることによる。もう1つの病態であるレジオネラ肺炎は，心臓病，腎疾患，膠原病，血液疾患などの基礎疾患をもつ人に多い。臓器移植レシピエントは特に感染しやすい。レジオネラ肺炎は，重篤になる場合があり，入院を要することが多い。免疫抑制状態にある人では，致死率が30〜50%である。尿中のレジオネラ抗原の証明や喀痰の蛍光抗体法が迅速診断に結びつくが，培養がいまだに診断法の標準である。非典型的な症例の場合には

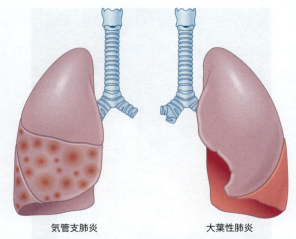

気管支肺炎　　　大葉性肺炎

図11.29　肺下葉を侵した際の気管支肺炎と大葉性肺炎の解剖学的な分布の違い

気管支分泌物をもとにしたPCR法によるテストも用いられる。

肺炎マイコプラズマ

マイコプラズマ感染による**マイコプラズマ肺炎** Mycoplasma pneumoniae は子どもや青年に特に多い。孤発例として生じることもあれば，閉鎖的な地域グループ(学校，軍隊，刑務所など)で起こることもある。マイコプラズマ抗原アッセイやマイコプラズマDNAのPCR検査が，現在使用可能である。

> ### 形態学
>
> 細菌性肺炎は，解剖学的な分布様式から2つに分類される，すなわち**小葉性気管支肺炎** lobular bronchopneumonia と**大葉性肺炎** lobar pneumonia である(図11.29)。肺炎を示す状態として，**コンソリデーション** consolidation(硬結)という用語がしばしば用いられ，肺胞内の滲出液により気腔が置換されたために生じる**固形化** solidification を意味している。斑状の肺のコンソリデーションは**気管支肺炎**の主要な特徴であり，肺葉の全体もしくは大部分を占めるコンソリデーションは**大葉性肺炎**と称される(図11.30)。これらの解剖学的な分類は，部分的に一致する場合もあり，斑状病変がときとともに融合して完全な大葉性肺炎になることもあるため，それぞれの症例にあてはめるのが難しいときもある。さらに，同じ微生物が患者の感受性により，どちらのパターンをもとる場合がある。臨床的視点に立てば，原因菌を同定し，病気の広がりを把握することが最も重要である。
>
> **大葉性肺炎**においては，古典的には炎症反応における4つの病期が記載されている。始まりの**うっ血期**には，肺は重く水を多く含み，赤色に変化する。血管の怒張や好中球のあまりない肺胞内液体，しばしば多数の細菌が特徴である。**赤色肝** red hepatization 期では，好中球，赤血球およびフィブリンが肺胞内を満たすように大量の滲出液が充満するのが特徴

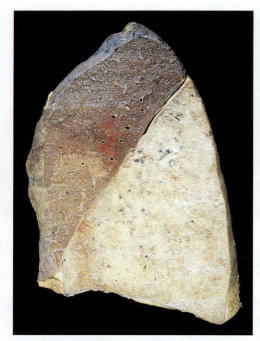

図11.30　灰白色肝変期の大葉性肺炎の肉眼像
下肺は均一に硬化している。

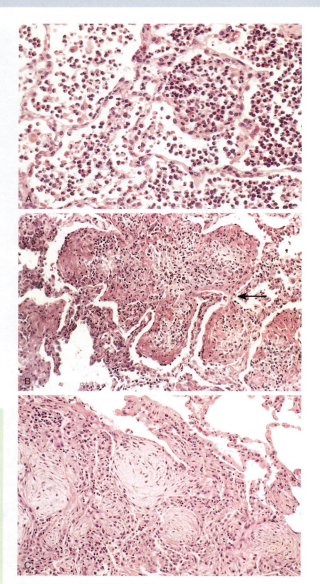

図11.31　大葉性肺炎の組織像
A：急性肺炎。赤色肝変期に対応した充血した隔壁の毛細血管と，広範な肺胞への好中球滲出物がみられる。フィブリン網はまだ形成されていない。B：早期での肺胞内滲出物の器質化像。コーン孔（矢印）を通して交通しているのがよくわかる。C：より進んだ器質化肺炎。滲出物から，マクロファージや線維芽細胞が多く浸潤した線維性・類粘液性の結節に変化している。

である（図11.31A）。肉眼的には，肺葉は赤く，固く，含気を失い，肝臓のような硬さになるため，肝変期という用語が用いられる。引き続く灰色肝 gray hepatization 変期では，次第に赤血球が溶血し，化膿性フィブリン滲出物が継続し（図11.31B），その色調は灰褐色に変化する。最後となる寛解期では，肺胞内滲出物は酵素による消化により顆粒状で半流動体の残渣となり，マクロファージによって消化されるか，喀出されるか，あるいは線維芽細胞によって器質化されるかのいずれかで処理される（図11.31C）。肺末梢部にまで肺炎が進展すると胸膜のフィブリン形成を生じる（胸膜炎 pleuritis）。フィブリンは吸収されるか，器質化して線維性肥厚や胸膜癒着をきたす。

気管支肺炎 bronchopneumonia では，急性化膿性炎症による部分的な硬結域を形成する。その硬結は一葉に限局する場合もあるが，しばしば他の肺葉に広がり，分泌物が重力にしたがって移動することから両側の底部に及ぶことが多い。進行した病変では，わずかに盛り上がり，乾いた顆粒状，灰赤色から黄色になり，病変の辺縁はよくわからなくなる。組織学的には，病変は気管支，細気管支や隣接する肺胞腔を充満する巣状の化膿性滲出物からなる（図11.31A）。

肺炎の合併症は，（1）組織破壊や壊死による膿瘍 abscess，（2）炎症が胸腔内に広がり，胸膜や胸腔内で化膿性フィブリン反応をきたす膿胸 empyema，（3）心弁膜，心膜，大脳，腎臓，脾臓，関節などへの敗血症性散布による膿瘍，心内膜炎，髄膜炎や化膿性関節炎などがある。

臨床的特徴

典型的な急性細菌性市中肺炎の主要な症状は急速に始まる高熱，悪寒戦慄，粘膿性喀痰をきたす咳嗽であり，ときとして血痰を生じる患者もいる。胸膜炎があれば，胸膜痛や胸膜摩擦音（握雪音）を伴う。大葉性肺炎では肺葉全体が白く放射線不透過となり，気管支肺炎では部分的な陰影となる。

臨床経過としては，効果的な抗生剤の投与によって著しく修飾される。治療している患者では，抗生剤投与から48～72時間は臨床症候を示さず，発熱がない場合もある。最近の同定と抗生剤感受性を決定することが治療

の要となる。入院治療の必要な重症肺炎の10％以下の患者が現在は死亡し，その場合，肺気腫，髄膜炎，心膜炎，心外膜炎などの合併症によるか，衰弱や慢性的な過剰アルコール摂取などの誘発因子の影響による。

市中ウイルス性肺炎

市中ウイルス性肺炎 community-acquired viral pneumonia の最も一般的な原因は，COVID-19パンデミック以前では，インフルエンザA型とB型，呼吸器合胞体ウイルス（RSウイルス），ヒトメタニューモウイルス，アデノウイルス，ライノウイルス，麻疹ウイルス，水疱ウイルスである（表11.5）。これらの病原体はほとんど上気道感染症（感冒 common cold）も起こすことがある。2020年，COVID-19の原因となったSARS-CoV-2は全世界でウイルス性市中肺炎の原因のトップとなった。

これらのウイルスはいずれも，気管支上皮に感染し，傷害することで炎症反応を引き起こす。肺胞まで進展すると**間質性** interstitial 炎症になるが，肺胞腔内に液体が充満すると，胸部フィルム上では細菌性肺炎に類似することがある。その結果，胸部X線画像のみからでは細菌性なのかウイルス性なのか鑑別することは困難である。加えて，気管支上皮の損傷および侵襲は粘液線毛清浄作用を抑制し，二次性細菌感染症を誘発する。そのようなウイルス感染症の合併症は，小児，老人，低栄養者，過剰飲酒者，免疫不全患者で起こりやすい。

ここで，一般的なウイルス性肺炎の形態および臨床所見について要約し，最も重要なインフルエンザウイルスとコロナウイルスによるウイルス性肺炎を取り上げることにする。

形態学

ウイルス性肺炎の形態像はいずれも類似している。病変は斑状であり，両側もしくは片側の肺葉全体を侵す。肉眼的には病変部は赤紫色で，充血する。組織学的には，**炎症反応は肺胞壁に限局している**（図11.32）。隔壁は拡大し，浮腫状になる。多くはリンパ球や組織球，時々，形質細胞が混じるマクロファージからなるのが普通である。典型的な症例では，ウイルス性肺炎で肺胞腔に滲出液がたまることはほとんどない。しかしながら，重症例では，硝子膜の形成を伴う**びまん性肺胞傷害** diffuse alveolar damage に進展することがある。重症には至らず，合併症もなければ回復に伴って正常構造が再構築される。細菌性感染を合併すると，**混合型 mixed pattern** の組織像を呈する。

臨床的特徴

ウイルス性肺炎の経過は非常に多様性に富む。上気道感染症であったり，診断されないような咳風邪であったりするが，劇症の致死性感染症として症状を呈することもある。発症は急で，非特異的な悪寒を示す疾患であり，熱，頭痛，倦怠感，後に咳嗽を示すが喀痰は極端に少な

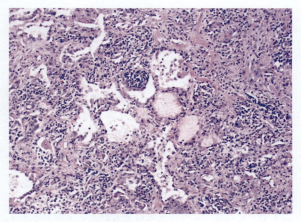

図11.32　ウイルス性肺炎
肥厚した肺胞壁に多数のリンパ球と少数の形質細胞が浸潤し，肺胞腔内にもこぼれ落ちている。中央の部分的な肺胞浮腫，および，右上の早期の線維化に注目されたい。

い。症状をきたすようになった人の場合，炎症性滲出物は肺胞壁に存在するため，侵された気腔を通しての血液の酸素化を妨げることとなり，換気と灌流のズレを生じる。そのため，身体所見と画像所見が外見上釣り合わないほどの呼吸困難になることがある。

インフルエンザ感染症

インフルエンザはしばしば流行や周期性のパンデミックを引き起こす。インフルエンザウイルスは単鎖RNAウイルスで，ウイルスのタイプ（A，B，C）を決める核タンパク質によって包まれている8つの異なるセグメントに分けるゲノムからなっている。ウイルス表面にはタンパク質であるヘマグルチニン（H）とノイラミダーゼ（N）からなる脂質二重膜があり，それは亜型（H1N1，H3N2など）を決めるウイルス性血液凝集素とノイラミニダーゼを含んでいる。宿主抗体は血液凝集素とノイラミニダーゼに対して作製され，それぞれ将来のインフルエンザウイルス感染に予防的，あるいは抑制的に働く。A型ウイルスはヒト，ブタ，ウマ，鳥類に感染し，**汎流行性（パンデミック pandemic）**や流行性 epidemic インフルエンザ大流行の主たる原因となる。インフルエンザの流行は，新しい亜型が血液凝集素抗原とノイラミニダーゼ抗原の突然変異を獲得した際に生じ，それによってほとんどの宿主免疫から免れてしまう（連続抗原変異，**抗原ドリフト antigenic drift**）。通常の流行より長期間にわたり，より広い地域において汎流行（パンデミック）は，血液凝集素とノイラミニダーゼのコーディング配列がRNA組み換えにより動物のウイルスによって置換され（不連続抗原変異，**抗原シフト antigenic shift**），そのウイルスがその集団において既存の免疫が存在しない状態となった際に生じる。一般に接種可能なインフルエンザワクチンは，特に抵抗性の低い新生児や老人において，完全ではないがまずまずの予防効果がある。

2009年3月に，ブタ由来の新たなインフルエンザウイルス株が同定され，米国および世界中に広がり，50万人以上が感染する世界的流行につながった。2009年11月までに6,200人が死亡した。将来に対する見通しは過去の教訓から得られることが多い。世界中の20万～40万人が犠牲となった，1918年の世界的なインフルエンザの大流行を起こしたウイルスは，DNA解析によりブタインフルエンザウイルスの配列をもっていることが判明し，抗原不連続変異を起源としたウイルスであることがわかった。今世紀の当初，2009年に生じた大流行も同じく，ブタ由来のウイルスが関連した，抗原不連続変異の結果である。特に若年成人で重篤な感染を起こすが，それは，より年長者は過去のインフルエンザウイルスに対する抗体をもっており，部分的に防御が行われるためである。糖尿病，心疾患，肺疾患や免疫不全状態などの併存疾患もまた，重篤感染の高いリスクと関係がある。

次の世界的大流行となるインフルエンザの原因は何であろうか？ 1つの懸念は鳥インフルエンザが中心で，通常では鳥類に感染する。1つの鳥ウイルス株，H5N1型は，野生や飼育された鳥を通じて広く世界中に広がった。2019年12月時点で，およそ860のH5N1インフルエンザ H5N1 influenza virus infections 感染（15か国で）がWHOに報告された。これらの感染症は，青年や壮年期でさえ主として肺炎による高い死亡率をもたらした。ほとんどの症例は家禽との密な接触により獲得された。幸いなことに，現在のH5N1鳥ウイルスの伝播は不十分であるが，もし，人への感染力の強いインフルエンザと組み換えが生じると，ヒト－ヒト伝播を保ったウイルス株が誕生する（それは当然，次の世界的インフルエンザ大流行の原因となる）。

■ コロナウイルス

コロナウイルスは，ヒトやその他の脊椎動物種に感染しうるエンベロープをもつ正鎖RNAウイルスである。病変性の弱いコロナウイルスは，軽い風邪のような上気道感染症を引き起こす一方，病原性の高いコロナウイルスは，重篤でしばしば致死的な肺炎を引き起こすことがある。高病原性の例としては，SARS-CoV-2（新型コロナウイルス）が挙げられる。これは，21世紀最初のパンデミックを引き起こしたウイルス株であり，COVID-19（新型コロナ感染症）とよばれるウイルス性疾患の原因となっている。

病態

SARS-CoV-2のような高病原性コロナウイルスは，ウイルススパイクタンパク質をもっており，このタンパク質は鼻咽頭上皮および2型肺胞上皮細胞の表面に存在するアンジオテンシン変換酵素2（ACE2）というタンパク質と結合する。ウイルスに曝露されると，ウイルスはACE2発現細胞に取り込まれ，急速に増殖するため，症状を示す前や症状が現れ始めた人が他の人に感染を広めやすい。感染経路は主に咳やくしゃみ，会話，歌などによって発生する飛沫であり，換気の悪い屋内でより起こりやすい。

SARS-CoV-2感染の転帰はきわめて多様であり，特に小児や若年成人における無症候性感染から，急速に進行する肺炎や肺機能不全を引き起こす重篤な疾患まで，さまざまな症状がみられる。重篤な疾患の主なリスク要因には，以下のものが含まれる。

- **年齢**：新型コロナウイルス感染症はどの年齢でも生命を脅かす疾患であるが，特に75歳以上の高齢者にとっては致死的である。
- **合併症**：これには，肥満，喫煙，糖尿病，慢性心疾患，慢性肺疾患，慢性腎疾患などが含まれる。
- **社会経済的背景，人種，性別**：重篤な疾患のリスクが高いのは男性であり，人種としてはアフリカ系アメリカ人，ヒスパニック系，南アジア系アメリカ人も高い。一部の研究では，併存疾患を考慮すると，アフリカ系およびヒスパニック系との関連性は遺伝的要因ではなく，主に健康状態や経済格差に起因するものであることが示唆されている。
- **臨床検査値の異常**：これにはリンパ球減少症，血小板減少症，凝固障害や肝，心，腎など機能障害が含まれる。
- **遺伝的要因**：一連の研究では，A型の血液型と重度の疾患との関連性が検出されている。また，I型インターフェロン経路の構成要素をコードする遺伝子における生殖細胞変異が，重度の疾患をもつ患者の一部で見いだされている。

COVID-19【訳注：SARS-CoV-2による感染症を指す際に用いられる】の病態は完全に解明されていないが，その仮説モデルを図11.33に示す。2型肺胞上皮のウイルス感染は，ウイルスの直接的な細胞障害やそれに続く免疫反応を通じて損傷を引き起こす。重篤な症状を発症する患者は，一般的に発症初期にウイルス量が多く，初期段階でウイルスを抑制できないことが示されている。一部の患者では，抑制不全は自己抗体や，I型インターフェロンシグナル伝達を妨害する遺伝子変異，あるいは加齢や肥満や糖尿病などの合併症の存在，まだ十分に解明されていない免疫系の変化が原因となっている可能性がある。仮説として，SARS-CoV-2に感染した細胞が多数存在すると，インターフェロン-γ，IL-6，TNFなどのサイトカインが高レベルで放出され，過剰な免疫反応が引き起こされ，サイトカインストームとよばれる炎症の連鎖反応が引き起こされるのではないかといわれている。その結果，肺だけでなく心臓や腎臓を含む複数の臓器系に機能不全が生じ，全身性炎症反応症候群（SIRS，第2章）を連想させる特徴が現れる。重症化した患者では，ウイルス量が減少した後も炎症状態が続くが，おそらく進行中の組織損傷がさらに炎症が生じるためであろう。重症の新型コロナ感染症の比較的珍しい特徴として，静脈および動脈血栓症の発症率が高いことが挙げられる。その原因は完全には解明されていないが，血栓症は血漿フィブリノゲン値が非常に高い場合，および血栓症のよく知られたリスク因子である血液粘度が著明に上昇した場合にしばしば発生することが記されている。

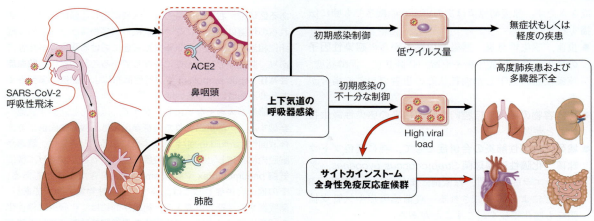

図11.33　新型コロナ感染症の病因
SARS–CoV–2（Severe acute respiratory syndrome coronavirus 2）詳細は本文参照。

形態像

先に述べたような他のウイルス性肺炎にみられる症状に加えて，重症新型コロナ感染症患者にはさらに別の所見がみられることがある。この疾患に伴う凝固障害は，静脈血栓塞栓症や動脈血栓症を生じさせることがあり，それは四肢の虚血や脳卒中を生じることがあるほか，炎症を起こした肺に微小血栓が形成され，肺機能障害を増強させることがある。心筋炎や中枢神経系の炎症性浸潤も報告されているが，それらが新型コロナ感染症の直接的な影響なのか間接的な影響なのかは不明である。

臨床所見

新型コロナ感染症の発症は，ウイルス性肺炎の他の原因の発症と似ているが，例外は嗅上皮への感染による嗅覚および味覚の喪失と関係しているようである。診断は，ウイルスゲノムを対象としたPCRベースの検査，もしくは，より迅速（ただし感度が低い）なウイルスタンパク質を対象とした検査により容易に下される。症状を伴う肺炎患者は，重度の疾患には過剰な免疫反応が関与するという考えに基づき，免疫抑制ステロイドによる治療が有効である。また，新型コロナ感染症によって引き起こされる凝固亢進状態を抑制することで，低用量抗凝固薬も治療成績を改善すると考えられる。SARS–CoV–2に対する非常に効果的なワクチンの利用が可能になり，このウイルスの感染拡大は抑えられているが，新型コロナ感染症が世界中で何百万人もの命を奪うという悲惨な事態をまねくまでは，手立てがなかった。このパンデミックでは，SARS–CoV–2の新たな変異株も出現している。そのなかには，オミクロン変異株のように感染力が強いものもあり，SARS–CoV–2が（インフルエンザのように）持続し，季節性の呼吸器感染症として継続する可能性もある。

院内感染性肺炎

院内感染性肺炎 hospital-acquired pneumonias は，入院経過中に獲得された肺感染症と定義される。これらの感染症は，患者の臨床経過に悪い影響を与えるだけではなく，医療のコストをも上昇させている。院内感染症は，重篤な基礎疾患をもつ患者，免疫抑制状態にある患者，長期間の抗生物質投薬の入院患者に多い。そのようななかで，人工呼吸器をつけた人では特にリスクが高く，この状態での感染症は人工呼吸器関連肺炎 ventilator-associated pneumonia という名称が与えられている。グラム陰性桿菌（多くの腸内細菌や緑膿菌属 *Pseudomonas spp.*），黄色ブドウ球菌が最も多く分離される。市中肺炎と異なり，肺炎双球菌は院内感染として一般的な病原菌ではない。

誤嚥性肺炎

誤嚥性肺炎 aspiration pneumonia は衰弱した患者や，意識消失（脳卒中後など）や反復する嘔吐の間に胃内容物を誤嚥した人に生じる。罹患する人ではしばしば飲み込みや嚥下反射に異常がある。結果として生じる肺炎は，一部は胃酸の刺激による化学性炎症で，一部は細菌性のものである。通常は複数の細菌が培養で同定され，好気性菌のほうが嫌気性菌よりも関係があることが指摘されている（表11.5）。誤嚥性肺炎はしばしば壊死性であり，劇的な臨床経過をたどり，誤嚥しやすい人にとっては死因にもなる。死を免れても，膿瘍形成を合併することが多い。これに対して不顕性誤嚥は多くの人，特に胃食道逆流症患者に生じるが，肺疾患を悪化させても肺炎に至ることはない。

肺膿瘍

肺膿瘍 lung abscess は，肺実質内での限局性の化膿性病巣を意味し，1つないしはそれ以上の大きな空洞形

成をきたす。原因病原菌は次のいずれの機序でも肺に伝播する。

- 虫歯，感染性鼻炎，感染性扁桃炎からの**感染性因子の嚥下**，特に口腔手術や麻酔，昏睡状態，泥酔状態，咳嗽反射の低下した消耗状態の患者で起こる場合がある。
- **胃内容物の吸入**：口腔内や咽頭由来の感染性微生物のことが多い。
- **壊死性細菌性肺炎の合併症**として，特に黄色ブドウ球菌，**化膿性連鎖球菌** *Streptococcus pyogenes*，クレブシエラ肺炎桿菌，緑膿菌，まれに肺炎連鎖球菌3型などによって起こされる。真菌感染症や気管支拡張症も肺化膿症を起こすことがある。
- **気管支閉塞**：新生物，特に肺癌による。排出不全，末梢無気肺，血液や腫瘍組織の吸入は膿瘍の発生をきたす。腫瘍が壊死して空洞化したところに，膿瘍が形成される。気管支拡張の先行することもある。
- **敗血症性塞栓**：右心系の感染性心内膜炎からもたらされる。
- 加えて，汎発性化膿性炎症として**血行性散布** hematogenous spread of bacteria によって起こることもある。これはブドウ球菌血症に特異的で，多発性の肺膿瘍を形成することが多い。
- 最後に，特定の病原体が空洞性病変を形成し，定着したりすることで，X線検査で肺膿瘍と誤診されることがある。原因となる病原体には，真菌（アスペルギルス属，クリプトコッカス属，ヒストプラスマ・カプスラタム，ブラストミセス・デルマティディス，コクシジオイデス属，ムコール菌症の原因菌），結核菌，非結核性（例えば，*M. avium*，*M. kansasii*，*M. abscessus*），寄生虫〔例えば，赤痢アメーバ，肺吸虫，エキノコックス（包虫嚢胞）〕。化膿性細菌は，マイコバクテリア，真菌，寄生虫による感染によって生じた空洞に二次感染を起こし，空洞内に液体がたまる原因となることもある。

嫌気性細菌 anaerobic bacteria はほとんどすべての肺化膿症に存在し，1/3～2/3の症例で唯一単離される菌でもある。最も多いのは片利共生的で口腔内に常在する嫌気性菌であり，**プレボテラ** *Prevotella*，**フゾバクテリウム** *Fusobacterium*，**バクテロイデス** *Bacteroides*，**ペプトストレプトコッカス** *Peptostreptococcus*，微好気性連鎖球菌などが主なものである。

形態学

肺膿瘍 lung abscess は，直径が数mmから5～6cmの大きな空洞までさまざまな大きさのものがある。膿瘍の部位や数は特定の発生様式とかかわっている。感染性物質の誤嚥による肺膿瘍は，**左よりも右肺（より垂直になっている気道）に圧倒的に多く**，ほとんどは単一である。特に右上葉の背側にある区域や，右下肺の最も上の区域に生じる傾向があり，それらの位置は仰向けになった状態で誤嚥物質が通っていく経路に相当する。肺炎や気管支拡張症における膿瘍は多発性であり，肺底部でびまん性に散在していることが多い。**敗血症性塞栓** septic embolism や血行性散布による膿瘍は多発性であらゆる領域に生じる。

化膿巣が大きくなるにしたがって，ほとんどが必ず気道へ穿破する。一部排出された内容滲出物は，放射線画像上で気体液面像（air-fluid level）を示すようになる。ときには，膿瘍が胸腔内に穿破し，気管支胸腔瘻を形成することがあり，後に**気胸** pneumothorax や**膿胸** empyema をきたすこともある。その他の合併症としては，脳への感染性物質の塞栓であり，髄膜炎や脳膿瘍を形成する。組織学的には，化膿巣は慢性化の状態に応じて周囲にさまざまな量の線維性瘢痕や単核球浸潤（リンパ球や形質細胞，マクロファージ）を伴っている。

臨床的特徴

肺膿瘍の症状は気管支拡張症の症状によく似ており，悪臭の強い，化膿性で血液の混じったおびただしい量の喀痰を伴う咳嗽が主体である。スパイク性の熱や倦怠感も多く呈する。ばち状指，体重減少，貧血が生じることもある。肺膿瘍は，10～15％の肺癌患者に発生するため，老人で肺膿瘍が疑われる場合は，基礎疾患として肺癌を疑わねばならない。慢性例では二次性アミロイドーシス（第5章）が生じることもある。治療は抗菌剤治療や，必要であれば外科的ドレナージや切除である。概して，死亡率は10％程度である。

結核症

結核症は結核菌によって生じる伝染性の慢性肉芽腫症であり，肺に起こることが多いが，体内のどのような臓器，組織にでも起こりうる。

疫学

WHOは，結核が単一感染症による最も頻度の高い死亡原因であると考えている。2021年では，13億人が世界中で感染しており，毎年580万が新規に感染するとされている。西欧諸国では，1800年に結核での死亡者数はピークに達し，1800～1900年代は一貫して減少してきた。1984年になって新規患者の減少は突然止まったが，これはHIV感染者の結核症が増加したためである。その後の詳しいサーベイランスや免疫不全患者での結核予防策の結果，米国居住者における結核発生率は1992年より減少し始めた。しかしながら2019年には，米国では潜伏性結核症患者は約1,300万人に達する。

結核症は，貧困，密集，慢性的な消耗疾患の状態であればどこでも流行する。米国では，結核症は，老人，都市部の貧困層，移民，AIDS患者，少数民族に属する人たちの病気である。アフリカ系アメリカ人，米国先住民，イヌイット（アラスカに住む），ヒスパニックは，医療機

関へのアクセスや多系家族居住などにより，欧州由来の米国民よりも高い罹患率を示す。糖尿病，ホジキンリンパ腫，慢性肺疾患（特に珪肺症），慢性腎不全，栄養不良，過剰飲酒者，免疫力低下などの疾患罹患もリスクを高める。HIV 感染症の流行地域では，HIV 感染が有力な結核発症のリスク因子となる。

重要なことは，**感染と疾患とは別である**ということである。感染とは病原体をもった病巣の伝播を意味し，臨床的に意味のある**組織損傷 tissue damage** を起こすこともあれば，起こさないこともある。多くの感染は活動性症例から易感染性宿主への空中飛沫内に存在する病原体によるヒト–ヒト伝播によって獲得される。新規感染症のほどんどは，肺感染症における感染巣は無症候性にとどまり，小さな線維石灰化巣として残る。のちに述べるが，最近は肺感染巣から体内の他のさまざまな部位に広がるが，結核は潜在的にとどまるのみである。生き残った結核菌は何十年もの間，あるいは生きている間はずっと，その病変のまま休止状態で残っているであろう。その場合は，感染はしているが活動性の結核症ではなく，他人にうつすことはない。しかし，免疫防御力が落ちて初めてその感染が再活性化し，伝染力をもった生命を脅かす疾患になる。

結核菌への感染は**遅延性過敏性反応 delayed hypersensitivity** を引き起こす。これは，**インターフェロン–γ 放出アッセイ IFN–γ release assays（IGRA）**または**ツベルクリン**〔精製タンパク誘導体（PPD），またはマントー〕皮膚反応検査によって検出できる。IGRA は，患者から採取した T 細胞を結核菌のタンパク抗原で刺激し，インターフェロン–γ の産生量を測定して T 細胞免疫の程度を評価する in vitro アッセイである。ツベルクリン反応は，結核菌の精製タンパク誘導体を皮内に注射することで実施され，感染者には 48～72 時間でピークに達する目にみえる硬結が生じる。IGRA またはツベルクリン反応が陽性であれば，それは T 細胞媒介性の抗結核菌免疫があることを示すが，感染と活動性疾患を区別するものではない。**偽陰性反応**（皮膚テストアネルギー skin test anergy）はよく知られたこれらのテストの限界として，**ある種のウイルス感染症，サルコイドーシス，低栄養状態，ホジキン病，免疫抑制状態**，（特に気をつけるべきは）結核症の超活性化状態で生じる。偽陽性はまた，非定型抗酸菌によっても生じることがある。

アジアやアフリカの国々では，人口の約 80% はツベルクリン陽性である。これに対して，2019 年には米国人口の約 5% が陽性であった。このように，結核菌への曝露率には著明な差がある。一般に，3～4% の非感染者が "ツベルクリン陽転 tuberculin conversion" の 1 年後に活動性結核症になる。すなわち，**感染症になった人のうち，ほんのわずかな割合で活動性の病気に進展する**のである。

病因

結核菌は細長い桿菌で，抗酸性〔結核菌には多量の脂質が含まれ，それはチールニールセン（カルボールフクシン）染色で確実に染め上げる〕を示す。結核菌（*Mycobacterium tuberculosis hominis*）が結核のほとんどの原因で，活動性の肺結核をもつ人がその保菌源となる。通常は汚染された分泌物にさらされたり，痰を吐き出したり咳をする際に浮遊するエアロゾルに含まれる結核菌の吸入によって起こる。ウシ型結核菌（*Mycobacterium bovis*）に汚染されたミルクを飲むことによって生じる咽頭および腸管結核は，結核症にかかった乳牛のいる国や，殺菌しない牛乳を飲む国を除いては，現在の先進国ではまれである。特に**非定型抗酸菌複合体**〔*Mycobacterium avium complex（MAC）*〕のような他の抗酸菌は，結核菌より病原性がずっと低いため，免疫が正常なヒトで病気を起こすことはまずないが，AIDS の患者の 10～30% やまれな細胞性免疫の遺伝性欠損症ではこの感染症を生じる。

病態形成

新規に曝露された免疫能を維持した人での結核症の経過は細胞性免疫反応が中心とり，病原菌に対する**抵抗性**を提供し，その結果，結核抗原に対する**組織過敏反応 tissue hypersensitivity** を引き起こす。乾酪肉芽腫や空洞形成などの結核症の典型的な病理学的所見は，一連の宿主の免疫学的反応の一部として生じる組織過敏性反応の組織破壊の結果である。防御的な免疫や破壊的な過敏反応のいずれにおいても標的細胞は同じであり，組織過敏性反応の出現は免疫力獲得の証しである。感染源の吸入から一次病巣への封じ込めに至る一連の過程については，図 11.34 に示し，以下にその概要を示す。

- **マクロファージへの取り込み**：毒性のある結核菌は，マンノース受容体や抗酸菌細胞壁を認識する補体受容体を介し，いったんマクロファージのエンドソームに取り込まれる。

- **マクロファージでの複製**：病原菌は，貪食空胞とリソソームの融合を阻害することで，また，微生物に対する抗菌反応を抑制することで抗酸菌を空胞内で生育，増生させることを許してしまう。そのため，感作されていない人での原発性結核の初期相（初期の 3 週間）では，肺胞マクロファージ内や肺胞腔での菌体増殖は感作されず，それに伴い細菌血症や他の部位への菌体播種が生じる。細菌血症にもかかわらずこの病態にある多くの人は，無症状か軽い風邪のような症状を示すのみである。

- **細胞性免疫の発達**：これは感染の約 3 週間後に生じる。抗酸菌抗原は所属リンパ節に運ばれ，処理され，樹状細胞やマクロファージによって CD4 陽性 T 細胞に提示される。マクロファージによって分泌された IL-12 の作用とともに，INF–γ を分泌する Th1 型の CD4 陽性 T 細胞が形成される。

- **T 細胞介在マクロファージの活性化と菌の死滅**：Th1 型の T 細胞によって放出される INF–γ は，マクロファージの活性化に必須である。次に，活性化したマクロファージは，

以下のさまざまな抗抗酸菌作用に重要な伝達物質の放出や遺伝子の発現上昇をする。(1)TNF：単核球を引き寄せ、活性化させて肉芽腫性反応の特徴であるマクロファージへと分化させる。(2)**誘導性一酸化窒素合成酵素** inducible nitric oxide synthase(iNOS)：一酸化窒素 nitric oxide レベルを上昇させ、抗酸菌を殺すのに特に重要とされる活性窒素産物を生成するのを助ける。(3)抗微生物ペプチド(ディフェンシン)：これも、抗酸菌に有害な物質である。

- **肉芽腫性炎症** granulomatous inflammation **と組織損傷**：抗酸菌を死滅させるマクロファージを刺激するとともに、Th1反応が指揮をとりながら肉芽腫を形成する。IFN-γにより活性化されたマクロファージは"類上皮組織球"に分化するとともに集簇し、肉芽腫を形成する。類上皮細胞は融合して巨細胞を形成することもある。活性化マクロファージはまた、TNFやケモカインを分泌し、より多くの単核球の誘導を促進する。TNFの重要性は、TNF拮抗薬で治療を受けている関節リウマチ患者が結核の再発リスクが高まり、TNF拮抗薬で治療を受けている炎症性腸疾患患者が結核の再発リスクが高まるという事実によって補強されている。多くの成人では、T細胞反応により、重大な組織破壊や病気が起こる前に感染が停止する。しかし、年齢や免疫抑制による免疫不全をもつ人では、免疫反応が不十分であるため、感染を食い止めることができない。

要約すると、結核感染症に対する免疫は殺菌作用を示すマクロファージを刺激するTh1細胞が担っている。この免疫応答は非常に効果的ではあるが、過敏反応に合併する組織破壊という代償を払うことになる Th1 反応(IL-12, INF-γ, TNF, 一酸化窒素産生)における過程のいかなる障害でも、肉芽腫はうまく形成されず、抵抗性が低下し、病状が進行してしまう。T細胞正反応のどこかで遺伝性の遺伝子変異をもつ人は、抗酸菌に対して易感染性をもつ。感染の再活性化、もしくは感作したことのある宿主での細菌の再曝露では、防御反応が素早く動員されるが、同時に組織壊死も強くなる。これに対して、過敏反応の欠如(結核症既感染者におけるツベルクリン反応陰性)は、この菌体に対する抵抗力の低下を意味する予後不良のしるしでもあり、重篤化の兆しでもある。

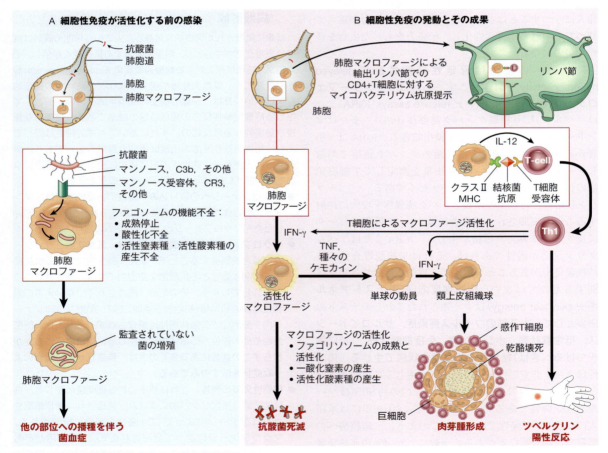

図11.34 初期肺結核でみられる一連の自然経過
この経過は伝染性の強い抗酸菌の吸引により始まり、免疫形成、遅延性過敏症に終わる。A：曝露より最初の3週間の事象。B：その後の事象。病原体への抵抗力の形成は、ツベルクリン皮内テスト陽転となって現れる。細胞と細菌は同じ縮尺で描かれていない。IFN-γ (interferon-γ)：インターフェロン-γ, CR3, 補体受容体3：誘導型一酸化窒素合成酵素, MHC (major histocompatibility complex)：主要組織適合複合体, MTB (Mycobacterium tuberculosis)：結核菌, TNF (tumor necrosis factor)：腫瘍壊死因子

■ 一次結核

　一次結核は，これまで結核菌にさらされておらず，それゆえ感作されていない人に発生した結核症である。おおよそ5％の新規患者のみが明らかな症状を呈するようになる。

　他の大多数の健康成人では，一次結核として前述の短期的な結果としての瘢痕巣のみである。しかしながら，まれに新規感染として**進行性一次結核** progressive primary tuberculosis をきたすことがある。この疾患は明らかな免疫不全，もしくは重度の急性低栄養などによる宿主免疫のより軽度な欠損状態の患者に生じる。進行した免疫抑制状態（CD4陽性T細胞数が200/μL以下）のHIV陽性患者に進行性一次結核の頻度が高い。それは免疫抑制により，CD4陽性T細胞を介した反応が起こりにくくなり，結核特有の肉芽腫反応が起こらなくなるためである。

● 形態学

　牛結核や，それに汚染された牛乳がほぼなくなった国においては，一次結核はほとんど肺に生じる。吸入された菌体は，上葉の下方もしくは下葉の上方の莢膜に近い末梢肺に付着する。感作が進むとともに，**ゴーン病巣** Ghon focus とよばれる1～1.5 cmの灰白色硬結が出現する。この病変は，ほとんどの場合，この病変の中心部は乾酪壊死に陥る。貪食細胞内であってもなくても結核菌はリンパ管内を通り，リンパ節に運ばれ，そこでもしばしば乾酪壊死をつくる。**この肺実質の病変とリンパ節病変の組み合わせはゴーン初期変化群** Ghon complex **とよばれる**（図11.35）。他の臓器へのリンパ行性と血行性の病原菌播種は当初の数週間に生じる。約95％の症例では，細胞性免疫が感染を制御する。したがって，ゴーン初期変化群は線維化と石灰化をきたし，しばしば放射線画像での**ランケ変化群** Ranke complex をもたらす。この時期には，他臓器へ菌が播種してももはや病変をつくらない。組織学的に明らかな感染巣は，類上皮マクロファージや多核巨細胞からなる乾酪性や非乾酪性の肉芽腫の存在によって示される特徴的な炎症反応をきたす（図11.36A～C）。免疫不全により有効な免疫反応が起こらない場合，進行性の原発性結核を発症することがある。このような患者の病変には肉芽腫が認められず，実際は多数の菌を含むシート状のマクロファージからなることが多い（図11.36D）。

■ 二次結核

　二次結核は，過去に感作されたことのある人に起こる疾患である。一次結核の後すぐに生じることもあるが，より一般的には，初感染から何十年も後の宿主の抵抗力が弱くなった際に，休眠状態にあった初期病変が再活性化して生じる。また，一次結核によって形成された防御機構が弱くなったり，感染力の強い菌株にたくさん曝露されたりすることにより，外来性の再感染を起こすこと

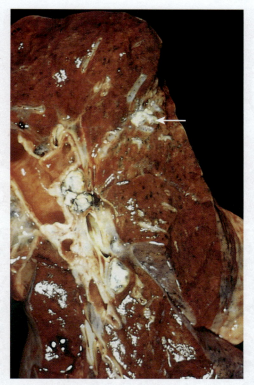

図11.35　初期肺結核，ゴーン初期変化群
上葉の下部の胸膜直下にみられる灰白色の結節性病巣（矢印）。肺門部リンパ節の乾酪化（左）がみられる。

がある。病原体のもとが何であれ，一次性感染をきたした一握りの人（5％以下）が二次結核に進展するにすぎない。

　二次性肺結核は，典型的には片側もしくは両側の肺尖部に限局する。理由はよくわかっていないが，肺尖部では高酸素分圧になることと関係しているのかもしれない。既存の過敏性反応によって，細菌は迅速で著明な組織反応を引き起こし，それはしばしば病変を取り囲む傾向がある。その結果，所属リンパ節への浸潤は，一次結核にみられるよりも目立たない。一方で，感染やそれに伴う炎症がしばしば空洞を生じ，気道に沿ってむしばみ，散布する。このような変化は，その患者では菌体を含む喀痰を生じ，感染源になるという点で重要である。

　肺疾患をもつHIV陽性患者では，常に二次結核を考えなければならない。HIV感染症のすべてのステージでリスクは上昇するが，症状はその患者がどの程度免疫抑制状態を示すかによって異なる。例えば，免疫抑制がそれほど強くない人（CD4陽性T細胞数が＞300/μL）では，"通常"の二次結核（空洞を伴った肺尖部疾患）を呈する。一方で，高度の免疫抑制を示す患者（CD4陽性T細胞数が200/μL未満）では，よりしばしば進行性一次結核（下肺と中葉の硬化や肺門部リンパ節腫脹，空洞化病変の欠如）と似た臨床像を呈する。患者の免疫抑制状態の程度はまた，肺外病変の頻度とも関係があり，軽度

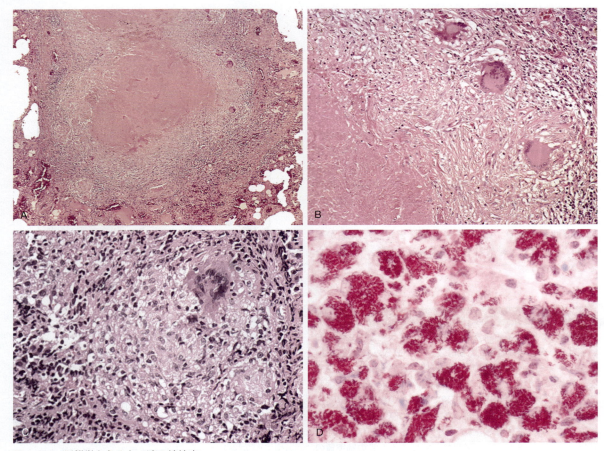

図 11.36 形態学からみた一連の結核症
低倍での特徴的な結核結節(A)，および，強拡大(B)での中心部顆粒状の乾酪巣と，それを取り囲む類上皮，多核巨細胞．これは結核菌に対する細胞性免疫を有する人に普通にみられる反応である．C：免疫を保った人でも，まれに結核肉芽腫は中心部乾酪化を示さないことがある．そのため，乾酪壊死の有無にかかわらず，肉芽腫をみた場合は抗酸菌染色が望ましい．D：免疫抑制状態患者から採取された検体では，抗酸菌をたくさん含むシート状のマクロファージが観察される（抗酸菌染色）．

の免疫抑制状態の患者では 10～15％で，重症になると 50％以上に認められる．

形態学

　二次結核初期病変は通常，直径が 2 cm 以下の大きさの小さな硬化性病変であり，**肺尖部の胸膜 apical pleura** から 1～2 cm 以内のところにできる．病変は，種々の程度の中心部乾酪化と周辺部線維化によって被覆された，硬く灰色から黄色調の病変を形成する．治癒する症例の場合，この初発実質病変は線維化で封じ込められ，石灰化を伴う線維性瘢痕を残すのみとなる．組織学的には，活動性病変は特徴的な中心部乾酪化を伴う融合結節を示す．肉芽腫形成における早期の滲出相および乾酪化相では，適切な方法を用いれば結核菌体を証明することができるが，通常，末期の線維石灰化相で菌体をみつけることは不可能である．

　限局性の肺尖部二次結核は，自然もしくは治療によって線維化を伴って治癒することがあるが，さまざまな様式で進行したり広がったりする場合もある．**進行性肺結核症 progressive pulmonary tuberculosis** では，肺尖部の病変と乾酪化の領域が拡大する．気管支のびらんによって乾酪化中心が排出され，線維性結合織であまり囲まれていない**乾酪壊死物質 caseous material** によって覆われた不規則な空洞が形成される（図 11.37）．血管の破壊は血痰を引き起こす．適切な治療によってこのような進行を止めることができるが，線維化によって治癒するため，肺の構造がしばしば歪められてしまう．そのような乾酪壊死がなくなった不整形の空洞は，そのまま存在し続けたり，虚脱したり，線維化に置換されたりする．治療が不適切であったり，宿主の防御システムが障害されていたりすると，感染は気道やリンパ管，血管を通じた播種によって広がることがある．**粟粒肺結核 miliary pulmonary disease** は，病原菌がリンパ液を介して血流に乗り，肺動脈を通じて再灌流され生じる．病変は，顕微鏡的，または 2 mm 程度の病変で，黄白色調の硬結が肺の実質中に散布される（"miliary"とは，これらの病変が粟の実に似ていることに由来

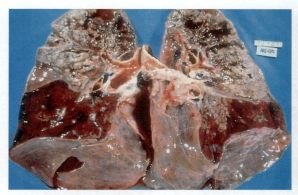

図 11.37　二次性肺結核
両肺の上部は灰白色の乾酪巣や多数の軟化，空洞病変によってむしばまれている。

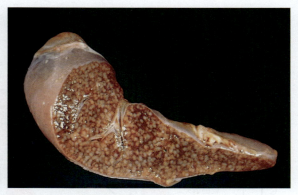

図 11.38　脾臓の粟粒結核
割面には多数の灰白色の肉芽腫がみられる。

している）。進行性肺結核では，胸腔は必ずといってもいいほど漿液性の**胸水** pleural effusion や，**結核性膿胸** tuberculous empyema，**閉塞性線維性胸膜炎** obliterative fibrous pleuritis に進展する。

気管支結核 endobronchial，**気管結核** endotracheal，**喉頭結核** laryngeal tuberculosis は，いずれもリンパ管や喀出による感染物から広がったときに起こる。粘膜被覆部は，微小な肉芽腫がちりばめられたようになることや，ときとして顕微鏡による検査でしかわからないこともある。

全身性粟粒結核 systemic miliary tuberculosis は，結核菌が血行性に体内の臓器に播種した際に起こる。全身性粟粒結核は，肝臓，骨髄，脾臓，副腎，髄膜，腎臓，卵管および精巣上体で最も顕著である（図 11.38）。

単一臓器結核 isolated-organ tuberculosis は，あらゆる臓器や組織への血行性散布によって生じ，結核の症状を呈することがある。比較的侵されやすい臓器として髄膜，腎臓，副腎，骨，卵管が挙げられる。脊柱が侵された状態は**ポット病** Pott disease と称される。傍脊椎冷膿瘍（cold abceses）として組織平面に沿って進展し，腹部や骨盤の腫瘤を呈することがある。

リンパ節炎 lymphadenitis は，肺以外の結核で最も頻度が高く，通常は頸部に生じる（**腺病** scrofula）。リンパ節腫大は片側性であり，多くの場合，他の節外病変を示すことはない。一方で HIV 陽性の患者では，多発性の病変を有し，全身症状や活動性結核症による肺や他の臓器浸潤を示す。

過去には，汚染された牛乳を飲むことで生じた**腸結核** intestinal tuberculosis が，結核の一次病巣として時折みられた。今日の先進国での腸結核は，喀出された感染物質を飲み込むことで生じ，進行して長期化した二次結核の合併症としてみられることのほうが多い。結核菌は小腸と大腸の粘膜リンパ装置にとらえられ，特に回腸において，被覆する粘膜の潰瘍を伴った炎症性肥大を起こす。

数々の結核のパターンについて図 11.39 に示した。

臨床的特徴

限局性二次結核症は，無症状のこともある。症状が起こる際には**潜伏性** insidious に発症し，徐々に全身性と局所の症状が現れる。おそらく活性化マクロファージによってサイトカインが放出されたことと関連する全身性症状は，しばしば経過の初期に現れ，倦怠感，食欲不振，体重減少，発熱などが含まれる。一般に，**熱は微熱**で，弛緩性（夕方に現れ，すぐによくなる）であり，しばしば**寝汗**を伴う。肺病変の進行とともに，喀痰（はじめは粘液性であるが，後に化膿性になる）の量が増える。空洞が生じると喀痰には結核菌が含まれるようになる。ある程度の**喀血** hemoptysis が肺結核患者の半数でみられる。**胸膜炎性疼痛** pleuritic pain は胸膜表面に感染が広がることによって生じる。肺外の結核症状は多数あり，侵される臓器に依存する。例えば，結核性卵管炎は不妊症を呈したり，結核性髄膜炎は頭痛や神経学的異常，脊髄浸潤（ポット病）では背部痛や対麻痺を呈したりする。肺結核の診断は既往や身体所見，放射線画像上での**肺尖部の硬化像や空洞形成**に基づくが，最終的には**結核菌の証明**が必須である。

肺病変の診断の一部は既往や身体検査，X 線画像での肺尖部の硬結や空洞化に基づく。しかしながら結局は，結核菌の証明である。最も一般的な活動性の抗酸菌感染症の診断法は，抗酸菌染色や蛍光オーラミン–ローダミン染色による喀痰中の抗酸菌病原体の検出のままである。通常の抗酸菌培養には 10 週間以上が必要であるが，液体培地での放射化分析法は抗酸菌の代謝を検出する方法で，2 週間で結果を出すことができる。PCR 増幅法は増殖を伴う液体培地もしくは組織切片で，抗酸菌を確認するために行われる。しかしながら，PCR 陰性症例を同定できたり，薬剤感受性も検討したりすることができることから，培養が標準的診断法となっている。関心をもつべきは，2 つ以上の一次抗結核薬に耐性を示すことと定義される多剤耐性は，より多く認められるようになり，WHO は 2019 年には 46.5 万人が新たに多剤耐性結核症に感染したと推測し，これは新規症例の 3％，既治療例の 20％ に相当する。この問題となる流行の中心は

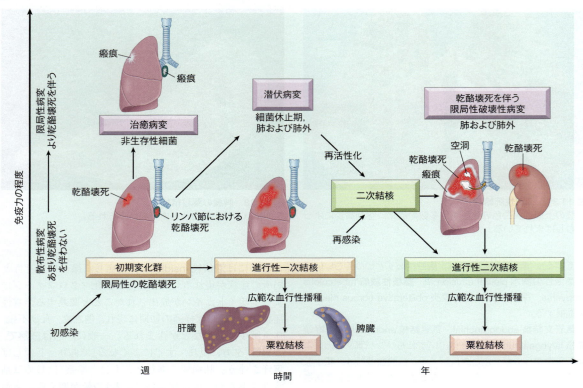

図11.39　結核の自然史と一連の病型
（Dr. R.K. Kumar, The University of New South Wales, School of Pathology, Sydney, Australia. からのスケッチを採用）

東ヨーロッパとロシア，アフリカのいくつかの領域，アジアの一部で，20％以上の新規感染例が多剤耐性を示す地域もある．さらに関心を払うべきなのは，そのうち5～10％が結核に対して現在用いられている多くの抗生物質に耐性を示す超多剤耐性結核であることである．

予後は，感染の広がり（限局しているか，広がっているか），宿主の免疫状態，結核菌の抗生剤に対する感受性によって規定される．多剤耐性結核菌をもつ人の予後は悪くなる．持続感染例ではアミロイドーシスがみられることがある．

■ 非定型抗酸菌症

非定型抗酸菌症 nontuberculous mycobacterial lung disease は，免疫状態の保たれた老人の限局した肺病変が最も一般的である．米国では，頻度の高い株としてマイコバクテリウム・アビウム・イントラセルラーレ *Mycobacterium avium–intracellulare*〔非定型抗酸菌複合体（MAC）とよばれる〕，マイコバクテリウム・カンサシ *Mycobacterium kansasii*，マイコバクテリウム・アブセサス *Mycobacterium abscessus* が知られている．特に喫煙者や COPD 患者や慢性のアルコール過剰摂取において，非定型抗酸菌症が，結核に類似した上葉の空洞病変を形成する．

免疫抑制状態にある人（主に HIV 陽性患者）では，MAC は全身症状（発熱，寝汗，体重減少など）に関連した播種性の病変を呈する．細胞内に菌体を含む多数のマクロファージによって肝臓や脾臓がしばしば腫大し，下痢や吸収不全を伴う．AIDS 患者の肺浸潤パターンは結核症と区別することはできない．AIDS 患者における播種性マイコバクテリウム・アビウム（*M. avium* 複合体）感染症は，CD4 陽性 T 細胞数が $100/\mu L$ 以下の末期に起こることが多く，したがって組織学的検査では肉芽腫をみることはない．実際に，マイコバクテリウムを満たしたシート状のマクロファージがみられる．*M. avium* 複合体感染症は老人にもみられ，免疫力の低下によるものと推測されるが，この場合は肺に限局したままで良性の経過をたどる．

■ 真菌性肺炎

ヒストプラスマ症 *Histoplasma capsulatum*，コクシジオイデス・イミチス症 *Coccidioides immitis*，ブラストミセス症 *Blastomyces dermatitidis* などの二形性（二相性）真菌による感染症は，免疫状態を保った人では単一の，免疫不全症者では汎発性の肺病変を呈することがある．一部で重複した臨床像を示すため，本章ではこれら3つの二相性真菌による感染症を一緒に扱うことにする．

疫　学

それぞれの二相性真菌は典型的な風土病である．

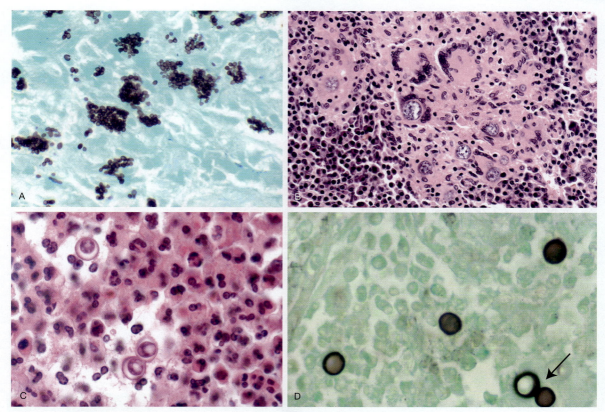

図11.40　風土病となる真菌症
A：汎発性ヒストプラスマ症患者のリンパ節。多数の酵母菌体を満たした貪食細胞（鍍銀染色）。B：コクシジオイデス症。多核巨細胞の中に原型を保つ小球状真菌をみる。C：ブラストミセス症。好中球よりも大きい円形の芽胞酵母菌体。厚い莢膜と核（他の真菌ではみられない）。D：鍍銀染色では広基性の芽出がよくわかる（矢印）。

- **ヒストプラスマ症**：この真菌はオハイオ州や中部ミシシッピ河川領域，アパラチア山脈に沿った領域に流行している。温暖で湿潤土壌，コウモリや鳥の糞を含む場所が，感染性芽胞のもとになる菌糸体の生育に適している。
- **コクシジオイデス症**：米国南西部や最西端，特にカリフォルニアのサンホーキン渓谷に多く，そこではコクシジウム感染症は**渓谷熱 valley fever** として知られている。
- **ブラストミセス症**：米国での流行地域はヒストプラスマ症と同じ領域を示す。

形態学

酵母菌体はかなり特徴的で，組織切片内でそれぞれの真菌を見分ける一助となる。
- **ヒストプラスマ症**：円型から類円型の直径2〜5μm大の小さな酵母菌体（図11.40A）
- **コクシジオイデス症**：薄い壁をもった直径20〜60μm大の非芽胞性球状体で，しばしば内生胞子で満たされている（図11.40B）。
- **ブラストミセス症**：円形から類円形（直径5〜2μm大）の酵母菌体で，特徴的な"広基性出芽"で増殖する（図11.40C，D）。

症状は次の様式をとる。(1)**急性（一次性）肺感染症 acute (primary) pulmonary infection**，(2)**慢性（肉芽腫性）肺疾患 chronic (granulomatous) pulmonary disease**，(3)**汎発性粟粒疾患 disseminated miliary disease**。病原体でぎっしり詰まったマクロファージの集簇からなる肺の一次感染結節は，所属リンパ節においても同様の病変を形成する。これらの病変は多核巨細胞を伴う肉芽腫になり，中心部の壊死や，後には線維化や石灰化することもある。**一次結核と驚くほど類似しており**，鑑別は酵母菌体の同定による（PAS反応や銀染色でよく染色される）。

新生児やHIV感染などの免疫不全の成人では，汎発性病変（粟粒結核と類似した）を発症することがある。このような状態では，発達した肉芽腫は欠如し，代わりに酵母菌体を含む貪食細胞の集簇が，肝臓，脾臓，リンパ節，消化管のリンパ装置，骨髄にみられる。副腎や髄膜が侵されることもあり，まれに舌，喉頭，鼻や口腔の潰瘍を形成することがある。

ブラストミセス **Blastomyces** の播種に伴う皮膚感染巣は，著明な表皮過形成をきたし，扁平上皮癌に間違われることもある。ブラストミセス症は骨に感染しやすいという特徴もある。

臨床所見

臨床症状や徴候はインフルエンザ様症候群に類似しており，多くの場合，自然治癒する。抵抗力の弱い宿主では，慢性空洞性肺疾患が，二次結核に類似して上葉に好発して発症する。リンパ節への転移により，画像上で肺癌に類似した肺門部腫瘤性病変が生じることがある。この段階では，咳，喀血，呼吸困難，胸痛などの症状が現れることがある。

播種性疾患は，肝脾腫，貧血，白血球減少，血小板減少を特徴とする発熱性疾患を引き起こす。

免疫不全ウイルス感染での肺疾患

肺炎は，免疫機能が低下した人にとって最も一般的で重篤な合併症の1つである。原因となる病原体のなかには，免疫機能が正常な人にも病気を引き起こすものがあるが，免疫不全の人よりも症状ははるかに軽度であることが多い。また，他の病原体はほぼ完全に"日和見"であり，免疫機能が正常な人に重大な病気を引き起こすことはほとんどない。日和見感染を引き起こす肺の病原体には，(1) 細菌（例えば，Mycobacterium avian intracellulare），(2) ウイルス（例えば，サイトメガロウイルス，ヘルペスウイルス），(3) 真菌（例えば，ピロリジウム・ジロベシ，カンジダ属，アスペルギルス属，クリプトコッカス・ネオフォルマンス）などがある。ここでは，免疫機能が低下している人にとって最も問題となる病原体についていくつか解説する。

サイトメガロウイルス

ヘルペスウイルス属の1つである**サイトメガロウイルス cytomegalovirus（CMV）**による感染症は，宿主の年齢や宿主の免疫状態に応じてさまざまなかたちをとる。ウイルスに感染した細胞は，細胞質も核も巨大になる。核は，透明な明暈（フクロウの目 owl's eye）によって囲まれた大きな封入体をもち，典型的なサイトメガロウイルス感染症の1つで，その様相から新生児に生じる巨細胞封入体症の名前の由来にもなっている。典型的な巨細胞封入体症は多くの臓器を巻き込むが，CMV 感染症をここで述べるのは CMV 肺炎が免疫抑制状態の成人，特に AIDS 患者や同種血液幹細胞移植患者では，深刻な問題を呈するからである。

CMV の伝播はいくつかの年齢依存性の様式がある。

- 母親の新規獲得感染や再活性化感染から，胎盤を介しての胎児感染（**先天性 congenital** サイトメガロウイルス感染症）。
- 出生時の頸管や膣分泌物を介した新生児への感染や，活動性の感染をもつ母親の母乳を介した感染（**新生児期 perinatal** サイトメガロウイルス感染症）。
- 就学前の幼児は，特に保育園や託児所で唾液を介して感染する。そのように感染した幼児からは，親に

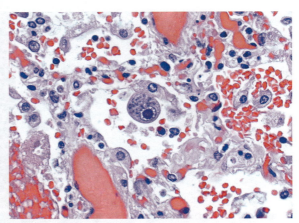

図 11.41　肺のサイトメガロウイルス感染症
腫大した細胞内に，核内封入体および多数の胞体内封入体がみてとれる。

容易に伝播する。
- 15歳以上では性交感染が主体となるが，呼吸器分泌物からの感染や糞口感染で広がることもある。
- どの年齢でも臓器移植や輸血による医原性感染が起こりうる。

形態学

CMV は，上皮，内皮，神経細胞やマクロファージなど，さまざまな組織の広範囲の細胞に感染する。**感染細胞は，著明に巨大化し，しばしば 40 μm にまで達し，細胞や核の多形を有する。**著明な核内の好塩基性封入体は核の直径の半分を占めることもあり，通常は透明な明暈によって核膜から離れて存在する（図 11.41）。また，小さな好塩基性顆粒がしばしば細胞質にみられる。

臨床的特徴

CMV 感染の臨床経過は，宿主の年齢と免疫状態によって異なる。第4章で述べたように，周産期の CMV 感染は，脳，網膜，心臓，その他の組織に及ぶ重篤な播種性疾患を引き起こす可能性がある。一方，健康な幼児や成人の場合，感染はほぼ常に無症状である。世界中の調査で，50〜100％の成人で既感染を意味する血清中の抗 CMV 抗体が証明される。新生児期以降の免疫応答の保たれた宿主での **CMV 感染症の症状**は，伝染性単核球症様で，発熱，異型リンパ球症，リンパ節腫大，軽い肝炎を示唆する肝機能テスト異常を伴う肝腫大を示す。ほとんどの人は続発症を伴わず CMV 単核球症から回復するが，体液中からウイルスの排出は数か月から数年続く。急性感染では症状を伴っても伴わなくても，いったん感染すれば生涯にわたり血清反応陽性を示す。ウイルスは，再活性化による感染のリザーバーとなる白血球で潜伏感染を続ける。

免疫抑制関連のサイトメガロウイルス感染症が最もよくみられるのは，臓器移植患者（心臓，肝臓，腎臓，肺，血液幹細胞）やAIDS患者である．それは，初感染の場合もあれば，潜伏感染の再活性化によって生じることもある．AIDS患者においては最も頻度の高い日和見感染症である．免疫不全状態にある患者における汎発性のサイトメガロウイルス感染症は，肺，消化管，網膜を侵すが，中枢神経系は免れることが多い．肺での感染は封入体をもった単核球浸潤，壊死巣と関連し，重篤な急性呼吸促迫症候群を生じるほどの重篤になることもある．また，腸管の壊死や潰瘍を生じ，それはしばしば広範になることがある．その結果，"**偽粘膜 pseudomembrane**"の形成（第13章）や重度の下痢をもたらす．CMV網膜炎は日和見感染症としては非常に頻度が高く，網膜炎のみがみられることがあれば，肺や消化管病変とともにみられることもある．CMV感染症の診断は，組織切片での特徴的なウイルス封入体の証明や，ウイルス培養，抗ウイルス抗体力価の上昇，CMV DNAのPCRによる検出によってなされる．後者の方法は，移植後のモニタリング法として早期の感染徴候として革命をもたらした．

■ ニューモシスチス

ニューモシスチス・イロベチイ *Pneumocystis jiroveci*（以前はニューモシスチス・カリニ *P. carinii*）は，日和見感染を引き起こす真菌である．血清学的な所見から，ほとんどの人が生後数年の間にニューモシスチスに感作していることが明らかであり，そのほとんどが潜伏感染となっている．臨床的な疾患になる再感染は免疫不全状態の人に限られている．実際，未治療のAIDS患者はニューモシスチス・イロベチイに非常に感染しやすく，重度の栄養失調の乳児や大量の免疫抑制剤を投与されている患者も同様である．AIDS患者では，ニューモシスチス感染症を起こすリスクはCD4陽性T細胞数に反比例し，200/μL以下では特に高い．ニューモシスチス感染症のほとんどは肺に限局し，間質性肺炎をきたす．CMV感染と併発することが多いが，これはおそらくCMVが肺胞マクロファージとT細胞の機能を阻害するためである．

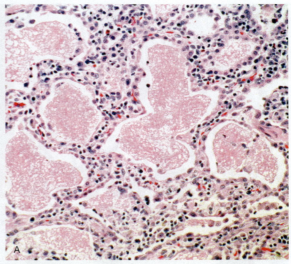
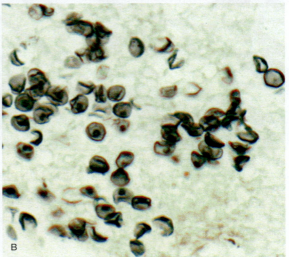

図11.42　ニューモシスチス肺炎
A：肺胞は，特徴的な泡沫状の無細胞性滲出物で満たされている．B：銀染色では，滲出液内に存在するカップ状や円形の胞子壁がみられる．

> **形態学**
>
> 肺の病変部には，ヘマトキシリン・エオジン（H&E）染色標本で特徴的な肺胞内に泡沫状のピンク色に染まる滲出物（"綿アメ状"滲出物 "cotton candy" exudate）が存在する（図11.42A）．また，隔壁は浮腫によって腫大するが，単核球浸潤はごくわずかである．栄養体もしくは皮嚢体を検出するには特殊染色（例えば銀染色）が必要で，肺胞滲出物内に円形からカップ型の嚢胞子（直径4～10μm）としてみることができる（図11.42B）．

臨床的特徴

呼吸器症状や胸部放射線画像上で異常所見を示す免疫不全患者では，必ずニューモシスチス肺炎を考えなければならない．発熱，乾性咳嗽，呼吸困難は90～95％の患者でみられる．画像所見として，両側肺門部から底部に広がる陰影が特徴的である．低酸素血症も多く，肺機能検査では拘束性障害を示す．最も感度が高く効果的な診断方法は，気管支肺胞洗浄や喀痰での免疫蛍光法による病原体の同定である．感染が広範囲になる前に治療を開始できれば回復の見込みがあるが，特にAIDS患者などでは，生き残った微生物が長く存在し，基礎となる免疫不全状態が改善するか予防薬の投与をやめないかぎり再発することが多い．

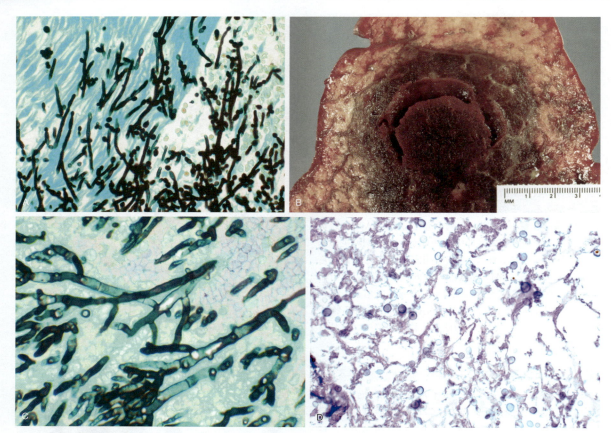

図 11.43　真菌感染症の形態像
A：カンジダ感染症は，特徴的な仮性菌糸と出芽型分生子（出芽酵母）をもつ（鍍銀染色）。B：血液幹細胞移植患者における肺の浸潤性アスペルギルス症（肉眼像）。C：ゴモリ・メセナミン・銀 Gomori methenamine-silver 染色（GMS）により，アスペルギルスを示唆する，鋭角に分枝し節をもった胞子が示される。D：AIDS 患者における肺クリプトコッカス症。この病原体は大小さまざまな大きさを示す。（B：*Dr. Dominick Cavuoti, Department of Pathology, University of Texas Southwestern Medical School, Dallas, Texas.* の厚意による）

■ カンジダ症

　カンジダ属は，人の病気で最も一般的に関連する真菌症のグループである。多くの疾患は C.albicans によって生じ，多くの人において，口腔，消化管，膣内に常在している。全身性カンジダ症（肺炎に関連した）は，多様な徴候を示す免疫不全状態の人に限られた疾患である。

● 形態学

　組織切片においては，カンジダは酵母菌体（**出芽型分生子 blastoconidia**），仮性菌糸，真性菌糸の形態を示す（図 11.43A）。仮性菌糸は診断の重要な手掛かりとなり，その端と端がくびれて結合した出芽酵母の形をとり，真性菌糸に類似している。通常の H&E 染色でも観察することができるが，さまざまな**真菌 fungal** 染色（ゴモリのメチナミン銀染色，PAS 反応）が菌体を染色するために用いられる。カンジダ肺炎は，酵母菌や偽菌糸による組織の侵襲と，好中球性炎症反応が著明であることが特徴である。

臨床的特徴

　カンジダは，粘膜，皮膚，深部臓器（**浸潤性カンジダ症 invasive candidiasis**）を侵す。これらのさまざまな病状のなかで，以下は簡潔に説明するに値する。

- **表在感染（鵞口瘡）**。これは最も頻度の高い症状である。口腔粘膜表面での真菌の増殖は，マットを敷いたような微生物と，炎症性細胞と，組織壊死物とからなる灰白色で汚い感じの偽膜を形成する。深部から表層にいくにつれて，粘膜の充血と炎症がみられる。**鵞口瘡 thrush** は，新生児や末期患者，喘息に対する経口ステロイド剤を受けている子ども，競合する正常細菌叢を失ってしまった広域抗生物質治療患者の経過中にみられる。他のリスクグループとしては，HIV 陽性患者が挙げられ，明らかな理由がないのに鵞口瘡をもっている場合は，HIV 感染の検査をすべきである。
- **膣炎 vaginitis** は，非常に頻度が高く，糖尿病，妊娠，経口避妊薬を服用している人に多い。
- **食道炎 esophagitis** は，AIDS 患者や血液リンパ球系

腫瘍患者でよくみられる。嚥下障害（嚥下時の疼痛）や胸焼けを呈し，内視鏡では他の粘膜と同様の白色プラークや偽膜が認められる。

- **皮膚感染症** skin infection は，爪そのものへの感染（**爪甲感染症** onychomycosis），爪の周囲（**爪周囲炎** paronychia），毛包（**毛包炎** folliculitis），腋窩や手足指間などの湿った間擦部の皮膚（**間擦疹** intertrigo），陰茎皮膚（**亀頭炎** balanitis）などがある。"**おむつかぶれ** diaper rash"も，新生児で濡れたおむつに接する外陰部に生じる皮膚カンジダ症である。
- **慢性粘膜皮膚カンジダ症** chronic mucocutaneous candidiasis は，粘膜，皮膚，毛髪，爪を侵す持続性感染症であり，さまざまなT細胞不全を基礎としている。これらには，真菌感染の制御，特に好中球の遊走に重要なTh17 T細胞応答の機能欠損と関連のある遺伝性疾患の**ヨブ症候群** Job syndrome などもある（第5章）。
- **浸潤性カンジダ症**は，さまざまな組織や臓器への血行感染性の散布と定義される。よくみられるのは，(1)腎膿瘍，(2)心筋膿瘍および心内膜炎，(3)脳病変（髄膜炎，実質の微小膿瘍），(4)内眼炎（すべての眼球構造物が侵される対象となる），(5)肝臓膿瘍，(6)**カンジダ肺炎** candida pneumonia（ニューモシスチス肺炎（前述）に似た両側性の結節性陰影を呈する）である。この侵襲性疾患の主なリスクファクターは，好中球減少症，最近の化学療法（腸にダメージを与える）の治療，中心静脈カテーテル挿入中である。侵襲性カンジダ症の原因菌として，*C. albicans* 以外の菌種が増加しており，これらの菌種は抗真菌剤に耐性をもつことが多い。急性白血病で化学療法後の深刻な好中球減少を示す患者では，全身性の疾患に進展しやすい。**カンジダ心内膜炎** candida endocarditis は一番多い真菌性心内膜炎であり，通常，心臓弁置換術を受けた患者や静脈内薬物乱用者でみられる。

■ クリプトコッカス症

クリプトコッカス症は，クリプトコッカス・ネオフォルマンス *Cryptococcus neoformans*，もしくはオーストラリアや米国の太平洋北西部では *C. gattii* によって引き起こされる。*C.neoformans* 関連疾患のほとんどは，AIDSに感染した人や血液系腫瘍をもつ人などの免疫不全宿主の日和見感染症として発症する。これに対して，*C.gattii* は免疫不全ではない人にも病気を引き起こすことができる。

● 形態学

菌体は5〜10μmの酵母で，粘調でゼラチン様の莢膜をもち，出芽によって増殖する（図11.43D）。感染部位はさまざまな組織反応を示し，炎症性細胞の浸潤がほとんどないか，まったくない，大量のゼラチン状の微生物からなるもの（いわゆるクリプトコッカス腫瘤）から，肉芽腫反応（免疫不全の程度が低い宿主）まである。中枢神経系では，これらの真菌は髄腔内でゼリー状の塊として増殖したり，血管周囲のビルヒョウ・ロビン空間を拡張したりして，いわゆる石けんの泡（soap-bubble）病変を生じる（第21章）。莢膜の同定は，診断においてきわめて有用である。通常のH&E染色で莢膜は，直接は染色されないが，莢膜に相当する真菌周囲が透明な明暈（ハロー halo）としてみられる。また，莢膜はインディアインクやPAS染色で染めることができ，菌体を効率よく検出できる。

● 臨床的特徴

クリプトコッカスは，菌体を含む土壌や鳥糞を含んだエアロゾルを吸入することによってもたらされると考えられている。菌体は，はじめは肺に限局しているが，他の部位，特に髄膜で散布が起こる。クリプトコッカス症は通常，肺，中枢神経系，または播種性の疾患として発症する。咳や呼吸困難が肺の症状として最もよくみられる。中枢神経系の症状としては，頭痛や首のこわばりなどがよくみられ，さまざまな局所的または全身的な神経障害へと発展することもある。*C.gattii* は，免疫機能が正常な人でも，*C.neoformans* よりもクリプトコッカスによる大きな塊を生じやすく，腫瘍のようにみえることがある。診断は，組織または脳脊髄液サンプル中の菌体の検出，またはクリプトコッカス抗原ラテックス凝集反応検査によって行われる。この検査は，抗原に対する抗体でコーティングされたラテックスビーズの凝集によってクリプトコッカス多糖体抗原を検出する。肺に限局した病変の場合は予後が良好だが，中枢神経系に病変がある場合には予後が不良である。

■ 日和見感染糸状菌症

ムコール感染症 mucormycosis や**浸潤性アスペルギルス症** invasive aspergillosis はまれな感染症であり，血液系腫瘍をもつ人や深刻な好中球減少，ステロイド治療，血液幹細胞移植後などの免疫不全宿主に限られている。

形態学

ムコール真菌症は，**接合菌綱** zygomycetes として知られる真菌類によって生じる。クモノスカビ（*Rhizopus*）とムコール（*Mucor*）は接合菌綱のなかで医学的に重要な2つの真菌である。ムコール症の菌糸は**節を欠き**（nonseptate），直角に分枝する。これに対して，アスペルギルスは**節をもち**（septate），鋭角に分枝する（図11.43C）。接合菌とアスペルギルスは，化膿性反応，ときとして肉芽腫性反応を示し，血管侵襲性が強く，出血，血管壊死や梗塞を引き起こす（図11.43B）。

臨床的特徴

鼻・大脳 rhinocerebral ムコール症 pulmonary

mucormycosis における接合菌は，鼻腔や副鼻腔にコロニーをつくる傾向があり，そこから直接，脳，眼窩，他の頭頸部臓器に進展して広がる。糖尿病性ケトアシドーシスをもった患者が劇症浸潤性鼻・大脳ムコール症に進展しやすい。肺ムコール症は（空洞病変などに）限局性であるか，または放射線画像的にびまん性の粟粒 miliary 病変を呈することもある。

アスペルギルス感染症はいくつかの形式をとる。浸潤性アスペルギルス症 invasive aspergillosis は好んで肺に限局し，しばしば壊死性肺炎を呈する（図 11.43B）。全身性に散布した場合，特に大脳の場合はしばしば致死性となる合併症となる。アレルギー性気管支肺アスペルギルス症 allergic bronchopulmonary aspergillosis は喘息患者に生じ，気管支内で増殖した真菌に対するⅠ型過敏性反応による増悪症状である。血清中にアスペルギルスに対する IgE 抗体と末梢性好酸球症を示す。アスペルギローマ aspergilloma（真菌球 fungus ball）の形成は，肺内にある既存の空洞（拡張した気管支や肺の囊胞，結核後の空洞性病変など）に真菌のコロニーを形成する。これらは球体バルブの役割を果たし，空洞を閉塞することで感染や喀血を起こしやすくする。

HIV 感染における肺疾患

HIV 感染症者においては，肺疾患は罹患率と死亡率原因の第1位を保ち続けている。有力な抗レトロウイルス剤や化学予防によって日和見感染の発生頻度は著明に減少しており，HIV 陽性患者に肺所見が現れる可能性のある病態は数多くあるため，診断や治療が難しい。患者を診る際には，以下の点を考慮すると役立つだろう。

- 日和見感染に加え HIV 陽性患者では細菌感染と結核症のリスクが上昇する。関連する微生物としては，肺炎双球菌，黄色ブドウ球菌，インフルエンザ桿菌，グラム陰性桿菌である。HIV 感染症者の細菌性肺炎は，HIV 陰性の人に比べて，より頻度が高く，より重篤で，より菌血症に移行しやすい。
- HIV 陽性症者の肺陰影のすべてが感染症とは限らない。カポジ肉腫（第5章，第8章），肺の非ホジキンリンパ腫（第10章），肺癌など，非感染性疾患も高い頻度で生じ，それらを除外しなければならない。
- CD4 陽性 T 細胞数は鑑別診断を行ううえで役に立つ。経験則では，細菌感染や結核症は軽度抑制に相当する CD4 陽性数が正常もしくは軽度に抑制されているとき（> 200 細胞/μL）でより多く，ニューモシスチス肺炎は通常 CD4 陽性 T 細胞数が 200 細胞/μL 以下で生じる。一方で，CMV や M. avium 複合体感染症は最末期（CD4 陽性数 < 50 細胞/μL）まではめったにみられない。

最後に，最も記憶にとどめるべきは，HIV 陽性症者における肺疾患は，1つの原因で起こるとは限らず，また，よくある病原菌であっても非典型的な症状を呈することを覚えておく必要がある。

肺腫瘍

おおよそ 95％ はがん腫 carcinoma であり，残りの 5％ に，気管支カルチノイドや間葉系の悪性腫瘍（線維肉腫や平滑筋腫など），リンパ腫，および良性の腫瘍が含まれている。良性腫瘍のなかで最も多いのは過誤腫 hamartoma で，小さく（1〜4cm），境界明瞭な，画像でいわゆる"硬貨様 coin"病変として認められる。過誤腫は主に成熟した軟骨成分からなり，脂肪や線維組織，血管成分が混在している。クローン性の細胞遺伝学的な異常が確認されていることから，実際には良性の腫瘍で，名前である過誤腫（発生異常を示唆する）は適切な用語ではない。

肺 癌

肺のがん腫は，喫煙と強く関連しており，先進国でのがん関連死亡の最も重要な原因である。肺癌は，米国においても長い間，男性のがんによる死因の第1位であり，死因の 1/3 を占めている。1987 年以降女性においても，がんによる死亡の第1位となった。米国がん学会は，2022 年にはおよそ 23 万 7,000 人が新たに肺癌と診断され，13 万人が肺癌で死亡すると推定している。肺癌発症のピークは 50〜60 歳代にある。診断の時点で 50％ 以上はすでに遠隔転移があり，1/4 は所属リンパ節転移がある。肺癌の全体的な予後は大変悪く，すべてのステージ（病期）を合わせた 5 年生存率はおおよそ 20％ であり，これは過去 35 年にわたってほとんど変わっていない。診断時に病巣が肺に限局している場合でも 5 年生存率は 50％ ほどである。希望的な点として，標的治療薬や免疫チェックポイント阻害薬により，一部の腫瘍の生存率が向上している。

肺癌には，腺癌，扁平上皮癌，大細胞癌，小細胞癌（神経内分泌腫瘍の1つ）の4つの主要な組織型がある（表 11.5）。なかには複数の組織学的特徴が混在している場合（小細胞癌と腺癌など）もある。扁平上皮癌と小細胞癌は，最も喫煙との関連が深いが，腺癌もまた関連している。実際，米国での喫煙率の低下に伴い，近年では最も頻度の高い原発性肺癌として腺癌が，扁平上皮癌に取って代わった。また腺癌は，女性や生涯にわたる非喫煙者，45 歳以下の若年者に発症する原発腫瘍のなかで最も多い。

最近まで，治療のために肺癌は2つの大きなグループに分けられていた。すなわち小細胞癌 small-cell lung cancer（SCLC）と非小細胞癌 non-small-cell lung cancer（NSCLC）である。非小細胞癌には扁平上皮癌 squamous cell carcinoma，腺癌 adenocarcinoma，大細胞癌 large-cell carcinoma が含まれる。この歴史的な分け方は，NSCLC は，通常，外科的切除が可能で化学療法の効果に乏しい集団のためである。しかしながら近年では，特

表 11.5　悪性上皮性肺腫瘍の組織分類（2015WHO 分類，簡略化版）

```
腺癌
　腺胞型，乳頭型，微小乳頭型*¹，充実型，肺胞置換型*²，粘液型
扁平上皮癌
大細胞癌
神経内分泌癌
　小細胞癌
　カルチノイド腫瘍
混合型がん
　腺扁平上皮癌
　混合型小細胞癌
その他のまれな組織亜型
　肉腫様がん
　　紡錘形がん
　　巨細胞癌
```

*¹【訳注：micropapillary は微小乳頭型，minimally invasive は微小浸潤と訳することになっている】
*²【訳注：lepidic の日本語訳として適切な用語がないため，"肺胞置換性"と訳することになっている】

定のがんタンパク質を標的とする効果的な治療が現れ，免疫治療による手法（第 6 章で述べているチェックポイント阻害剤）が一部の非小細胞癌で承認されており，異なる治療戦略を提供している。一部ではこれらの臨床的進歩によって古い肺癌分類は WHO 分類に改訂され（2015 年），その簡易版が表 11.5 に示されている。

病因と病態形成

他のがん腫と同様，喫煙関連肺癌は，がんの特徴をもつ腫瘍細胞に転換する**ドライバー変異 driver mutations** の段階的蓄積によってもたらされる。この遺伝子変化は無秩序ではなく，がんへの組織学的進行に合わせた順序をたどる傾向がある。すなわち，3 番染色体の短腕（3p）上にあるいくつかのがん抑制遺伝子の不活化は通例では早期に起こるが，TP53 腫瘍抑制遺伝子変異や KRAS がん遺伝子の活性化は比較的進行してから起こる。染色体上の 3p 遺伝物質の欠失のようなある遺伝子の変化は，肺癌になっていない喫煙者の気道上皮にもみられる。これは発がん物質にさらされたことで広範囲の気道粘膜が突然変異を起こすことを示唆している（**フィールド効果 field effect**）。このような遺伝子異常を背景に，さらに突然変異が集積した細胞が最終的にがんになるのである。

ある種の腺癌，特に非喫煙者の女性で生じる腺癌では，下流の RAS，PI3K や他のシグナル伝達分子による増殖活性化経路を刺激する受容体型チロシンキナーゼである**表皮増殖因子受容体 epidermal growth factor receptor（EGFR）**の活性化型変異がみられる。その変異頻度は集団【訳注：人種】によって異なっている。注目すべきは，その反応はしばしば短期間ではあるが，この腫瘍が EGFR からのシグナル伝達を阻害する薬剤の影響をかなり受けやすいということである。EGFR と KRAS 遺伝子変異（腺癌の 30％にみられる）は相互排他的で，おそらくは KRAS が EGFR の下流分子にあるためであろう。他の標的遺伝子変異も，少数の腺癌（4〜6％）に，ALK，ROS1，HER2，もしくは MET などの他のチロシンキナーゼを活性化する遺伝子異常が報告されている。近年では，変異型 KRAS を標的にする薬剤も発展しつつある。それぞれのキナーゼに対して異なる薬剤が標的とされ，腫瘍の遺伝子状態によって薬剤選択がなされる新しい"**個別化 personalized**"肺癌治療の時代となっている。

発がん物質の影響に関しては，"紙巻きタバコの喫煙"と，それには及ばないものの"その他の有害な環境発がん因子"が，肺癌を発生させる遺伝子変化の主要な原因であるという有力な証拠がある。およそ肺癌の約 90％が，喫煙者あるいは禁煙して間もない人に発症している。さらに，肺癌の頻度と 1 日の喫煙箱数 × 喫煙年量（**パック年数 pack-year**）とはほぼ比例関係がある。非喫煙者に比べ，重喫煙者（1 日 2 箱 × 20 年間の喫煙）では肺癌発症の危険率が 60 倍に跳ね上がる。また，理由は定かではないが，女性は男性よりもタバコの発がん物質への感受性が高い。喫煙をやめた年数に比例して肺癌の発症リスクは減っていくが，喫煙前の状態に戻ることは決してなく，それまで喫煙していた人の気管支上皮では，完全に肺癌になる前に遺伝子変化が長い年月にわたって存続し続ける。受動喫煙（周囲に喫煙者がいる人）も肺癌発生のリスクが上昇させ，パイプや葉巻の煙も軽度ではあるが同様にリスクを上げる。

職業と関連する他の発がん因子の影響も喫煙と協調するように働き，単一で肺癌の原因となることもある。ウラニウム鉱山での労働やアスベストを用いた仕事，ヒ素・クロム・ウラン・ニッケル・塩化ビニルなどを含む塵埃への曝露などがその例である。2 つの発がん物質の相乗作用による例は，アスベストと喫煙にみられる。非喫煙者がアスベストに曝露されると肺癌発生のリスクが 5 倍に増加するが，**重喫煙者がアスベスト asbesto に曝露された場合のリスクはおよそ 55 倍**である。

喫煙や他の環境因子が肺癌の原因として重要であることは確かだが，タバコの煙に曝露された人すべてががんを発症するわけではない（およそ 11％の重喫煙者がそうである）。これは，おそらく発がん物質による突然変異の影響が遺伝的（遺伝子的）因子によって修飾を受けるためであろう。多くの化学物質（発がん前駆物質）が最終的に発がん物質になるためには P-450 モノオキシゲナーゼ系を介した代謝による活性化が必要である（第 6 章）。P-450 遺伝子でみられるある特定の遺伝子多型をもつ人は，タバコの煙に見いだされる発がん前駆物質を代謝して活性化する機能が亢進しており，そのためより多くの量の発がん物質に曝露され，肺癌を発症するより大きなリスクをまねくことになる。同様に，タバコ関連の発がん物質に曝露されると末梢血のリンパ球の染色体に損傷が生じてしまう人（変異原感受性遺伝子型）は，健常人と比較して 10 倍も肺癌発生の危険性が高くなる。

大腸における**腺腫 – がんシークエンス adenoma–carcinoma sequence**（第 13 章）と同様に，ある浸潤性肺腺癌も，**異型腺腫様過形成 atypical adenomatous hyperplasia（AAH）**– 上皮内腺癌 – 浸潤性腺癌の過程を経て発生することが提唱されている。マウスにおける肺傷害研究により，肺末梢の細気管支肺胞道接合部に存在する一連の多幹細胞が同定され，**細気管支肺胞幹細胞 bronchioalveolar stem cell（BASC）**と名づけられている。肺傷害によって，多幹細胞性 BASC は増殖し，その

表 11.6 小細胞肺癌と非小細胞肺癌（腺癌および扁平上皮癌）の比較

特徴	小細胞肺癌	非小細胞肺癌
形態		
顕微鏡所見	細胞質に乏しい，繊細なクロマチンパターンを示すクロマチンに富んだ小さい核，不明瞭な核小体，びまん性のシート状配列	豊かな胞体，粗いクロマチンパターンをとった多形を示す核，と明瞭な核小体，腺管構造もしくは重層扁平上皮構造
神経内分泌マーカー		
電子顕微鏡における有芯顆粒やクロモグラニン，シナプトフィジン，CD56 の発現など	認められる	欠如する
上皮性マーカー		
上皮膜抗原（EMA），がん胎児性抗原（CEA）およびサイトケラチン中間径フィラメント	陽性	陽性
粘液	認められない	腺癌で認められる
ペプチドホルモン産生	副腎皮質刺激ホルモン，抗利尿ホルモン，ガストリン放出ホルモン，カルシトニン	扁平上皮癌における副甲状腺関連ペプチド（PTH–rp）
がん抑制遺伝子の異常		
3p 欠失	＞90％	＞80％
RB 変異	～90％	～20％
p16/CDKN2A 変異	～10％	＞50％
TP53 変異	＞90％	＞50％
活性化型遺伝子変異		
KRAS 変異	まれ	～30％（腺癌）
EGFR 変異	ない	～20％（腺癌，非喫煙者，女性）
ALK 再構成	ない	4～6％の腺癌，非喫煙者，しばしば印環細胞癌の形態をとる
治療への反応性		
化学療法や放射線治療への反応性	しばしば完全寛解するが，必ず再発する	不完全
免疫チェックポイント阻害薬への反応性	反応しない	反応する

部位にみられる正常細胞（細気管支クララ細胞や肺胞上皮細胞）を補完し，上皮の再生を促進する。BASC は完全な悪性腫瘍に進行するきっかけとなる最初の遺伝子変異を受ける。

扁平上皮癌をもたらす段階的な形態学上の変化は詳細な記載がある。良性の基底細胞の過形成から始まり，扁平上皮化生，扁平上皮の異形成，上皮内癌 carcinoma in situ へと進行し，最後には浸潤がんになるという上皮悪性変化と喫煙曝露量との間には直線的比例関係がある。扁平上皮癌は肺の中央部に発生しやすく，幹細胞のような性質をもつ基底層扁平上皮細胞に由来すると考えられている。

これとは対照的に，小細胞癌の前駆病変については明確に述べられていない。これらの腫瘍は，最も重要な 2 つの腫瘍抑制遺伝子である TP53 と RB の双方に機能喪失変異をほぼ必ず有する点で，他の肺癌とは異なる（第 6 章）。小細胞癌は増殖速度が速く，早期に広範囲に転移する特徴がある。小細胞癌と非小細胞癌の一般的な形態との際立った病理学的および臨床的違いの一部は表 11.6 にまとめられている。

形態学

肺癌は通常，硬くて灰白色の小さな病変から始まる。気管支内腔に腫瘍として発生するものや気管支粘膜へ浸潤するもの，隣接する肺実質を圧迫する大きな腫瘍になるものもある。腺癌は通常末梢に存在するが（図 11.44A），肺門近くに生じることもある。一般に腺癌の成長は遅く，他の組織型の肺癌よりも小さな腫瘍を形成するが，早期から広範に転移する傾向がある。大きな腫瘍のなかには，中心部の壊死によって空洞をつくるものや局所的な出血巣を認めるものもある。最終的にはこれらの腫瘍は胸膜へ広がり，胸膜腔や胸壁へと浸潤し，さらに隣接する胸腔内組織へと広がっていく。リンパ行性，血行性の転移によって遠隔転移が起こる。腺房型 acinar（腺管形成性）（図 11.44B），乳頭型 papillary，粘液型 mucinous（しばしば多発性で，肺炎様の陰影を示す），充実型 solid type などを含んださまざまな増殖形態が腺癌では認められる。肺腺癌に比較的特異的な転写因子である TTF–1 などのマーカーに対する免疫組織化学染色は，診断の確定に役立つことがある（図 11.44B）。

想定される腺癌の前駆病変は異型腺腫様過形成（e 図 11.5A）であり，多段階的に上皮内腺癌，微小浸潤性腺癌，や浸潤性腺癌と進行していくと考えられている。異型腺腫様過形成は，核のクロマチン染色性増加，多形性，核小体の明瞭化を示す立方状から低円柱状の上皮の境界明瞭な増殖性病変である。遺伝子解析で，異型腺腫様過形成は単クローン性で，腺癌と同様の遺伝子変化（KRAS 変異など）を有することが示されている。

上皮内腺癌 adenocarcinoma in situ（AIS）（以前の細気管支肺胞上皮癌）は，しばしば肺末梢の単一結節として発症する。上皮内腺癌の特徴は，腫瘍径が 3 cm もしくはそれ以下で，

既存構造に沿った増殖をし，肺胞構築が保たれていることである（e 図 11.5B）。腫瘍細胞は，非粘液性，粘液性もしくは混合型の場合もあるが，肺胞置換性進展と称される肺胞壁に沿った単層性増殖を示す。定義上，上皮内腺癌は，浸潤性腺癌を示唆する，肺胞構築の破壊や線維化を伴うような間質浸潤も示さない。

扁平上皮癌 squamous cell carcinoma は，一般的に女性よりも男性に好発し，喫煙歴と密接な関係がある。また，肺門

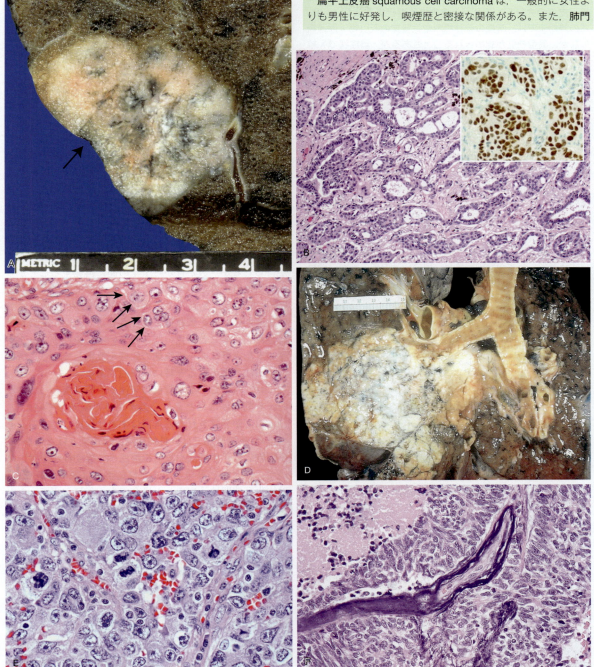

図 11.44 肺癌の病理
A：肺腺癌。炭分粒子と関連する中心瘢痕と胸膜の引きつれ（矢印）に注目。B：腺管形成性腺癌。挿入図は特徴的な甲状腺転写因子 1（TTF-1）の染色を示す。C：角化，真珠様構造，細胞間橋（矢印）を示す，高分化扁平上皮癌。D：中心（肺門）に塊状で現れ，隣接する実質に浸潤している扁平上皮癌。E：大細胞癌。腺管形成や扁平上皮分化のない，大型細胞のシート状構造からなる。F：小細胞癌で，小さな好塩基性細胞と壊死領域（左上）をもつ。腫瘍細胞の壊死による DNA の沈着により血管壁が好塩基性に染まっている（アゾパルディ効果）ことに注目。（A：Diagnostic Pathology: Familial Cancer Syndromes and ExpertPath. Copyright Elsevier 2022. より）

側の太い気管支に発生しやすく（図11.44D），第一もしくは所属肺門リンパ節に広がることもある。平均すると他の組織型の肺癌より胸郭外への進展は遅い。病変が大きい場合，中心部の壊死が生じて空洞を形成 cavitation する。扁平上皮癌では，何年も前に気管支上皮の**扁平上皮過形成や異形成**が扁平上皮癌の先行し，それが**上皮内癌に進行する**（e 図11.6）。この時期までは，喀痰の塗抹標本や気管支の吸引物・擦過物のなかに異型細胞が認められることもあるが，無症状でX線でも発見できない。その後に，明らかな腫瘍が内腔を閉鎖し始め，末梢部の無気肺や感染を生じると，症状が現れるようになる。それと同時に腫瘍は周囲の肺へと浸潤していく。組織学的には，この腫瘍は，がん真珠や細胞間橋をがん（図11.44C）から，ほんのわずかな扁平上皮の名残を残す程度の低分化型の扁平上皮癌までさまざまなかたちをとる。

大細胞癌 large-cell carcinoma は，小細胞癌でみられる細胞学的な特徴を欠き，また，腺上皮や扁平上皮への分化をもたない未分化の悪性上皮性腫瘍である（図11.44E）。それは除外診断により，約10% を占めるにすぎない。腫瘍細胞には大きな核，著明な核小体，中等量の細胞質が認められる。

小細胞癌 small-cell carcinoma は一般に，灰白色で，肺実質への浸潤を示す肺門部の腫瘤を呈する。この腫瘍は円形から紡錘形で，わずかな細胞質と，塩コショウ様の細かい顆粒状のクロマチンをもつ比較的小型の腫瘍細胞からなる（図11.44F）。広範囲に生じることもある核分裂像は頻繁にみられ，壊死が認められ，広範に生じていることもある。腫瘍細胞はもろいため，小さな生検材料では変性していたり，"**人工的な挫滅 crush artifact**" がみられ，ときに青く染まるDNA を放出する（アゾバルディ効果，図11.44F）。この腫瘍は腫瘍随伴症候群（後述）をもたらす多数のペプチドホルモンを分泌することがあることに加え，さまざまな神経内分泌マーカーを発現することがある。診断のときまでに，ほとんどは肺門部や縦隔リンパ節に転移を生じる。2021WHO 分類では，小細胞癌は，別の神経内分泌形態を示し，神経内分泌マーカーを発現する高悪性度腫瘍である神経内分泌大細胞癌と同じグループに入れられている。

混合型（例えば，腺扁平上皮癌や，腺癌との混合型小細胞癌など）は肺癌の 10% 以下にみられる。

すべての肺癌は，気管分岐部，縦隔，頸部（斜角筋），鎖骨窩などのリンパ節に進展し，いずれも遠隔部位に至る。左の鎖骨上リンパ節（ウィルヒョウリンパ節）への転移は特に特徴的であり，原発不明がんとして発見されることもある。これらのがんが進行するとしばしば胸腔や心膜腔へと進展し，炎症や心嚢水，胸水が生じる。また，肺癌は上大静脈に圧迫や浸潤することもあり上大静脈症候群を起こす。肺尖部の腫瘍は上腕神経叢や頸部交感神経叢へ浸潤し，尺骨神経領域の疼痛やホルネル症候群（片側の眼球陥入や眼瞼下垂，縮瞳，無汗症）を引き起こすこともある。このような肺尖部の腫瘍はときに**パンコースト腫瘍 Pancoast tumor** とよばれ，臨床症状と合わせて**パンコースト症候群 Pancoast syndrome** として知られている。パンコースト腫瘍にはしばしば第1，第2肋骨の破壊，ときには胸椎の破壊を伴う。他のがんと同様に，原発性腫瘍の大きさや広がりを表すために TNM 病期分類が用いられている。

臨床的特徴

肺癌は無症候性で潜伏して進行し，多くの場合，症状が出る前に診断時には切除できない状態となっている。患者によっては，慢性咳嗽，喀痰によって，まだ限局し，外科的切除で治癒しうる病変で発見される場合もある。他の症状，嗄声，胸痛，上大静脈症候群，心嚢水・胸水，持続的な無気肺が現れると予後が悪くなる。また，しばしば脳（精神的，神経学的な変化），肝臓（肝腫大）あるいは骨（疼痛）への遠隔転移による症状で発症することもある。副腎でも，がんの転移によってそのほとんどが占拠されることもあるが，副腎の機能を維持するのに十分な副腎皮質細胞が島状に残っていることが多いため，副腎不全（**アジソン病 Addison disease**）に陥ることは少ない。

概して，扁平上皮癌や腺癌は小細胞癌よりも予後はよい。非小細胞癌（扁平上皮癌や腺癌）が転移や局所的で進む前にみつかれば（高リスク患者で施行されるスクリーニング画像検査などで），葉切除や肺切除によって治癒できる。切除不能であっても，チロシンキナーゼに標的変異をもつ腺癌であれば，その特異的阻害剤により著効を示すこともある。少数例では年単位に及ぶ長期の寛解が得られるが，数か月から１年の間に再発することが多い。治療抵抗性を示す腫瘍では，薬剤標的部位そのもの（例：薬剤結合を阻害する別の EGFR 変異）や腫瘍における薬剤標的への依存性を変化させ，新たな変異が獲得されていることが見いだされている。免疫チェックポイント阻害薬は非小細胞癌の転機を改善しており，特に化学療法と併用すると特に効果的である。

これに対して，小細胞癌の予後や治療は変わっていない。小細胞癌はたとえ原発巣が小さく限局していても，ほとんどが発見されたときにはすでに進展している。そのため，小細胞癌では外科的切除では治癒とはならない。小細胞癌は化学療法や放射線療法への感受性が非常に高いが，ほとんど再発し，まだ標的治療は使用できない。平均生存期間は治療をした場合でも１年足らずで，たかだか5% が10年生存できる程度である。これらの腫瘍はたくさんの遺伝子変異を集積しているが，免疫チェックポイント治療は非小細胞癌ほど有効ではない。免疫治療への抵抗性の理解や克服が進められている。

腫瘍の直接的な作用に加え，全肺癌患者の 3〜10% で**腫瘍随伴症候群 paraneoplastic syndrome** がみられる（第6章）。これらの症状として（1）PTH（副甲状腺ホルモン）様ペプチドの分泌による高カルシウム血症，（2）クッシング症候群（ACTH の過剰産生による），（3）**抗利尿ホルモン分泌不全症候群** syndrome of inappropriate secretion of antidiuretic hormone（SIADH），（4）筋無力症・末梢ニューロパチー・多発性筋炎を含む神経筋症状，（5）ばち状指と肥大性肺性骨関節症，（6）遊走性血栓性静脈炎・非細菌性心内膜炎・播種性血管内凝固症候群（DIC）を含む凝固異常などが含まれる。高カルシウム血症は扁平上皮癌で，血液学的異常は腺癌で，神経学的症候群は

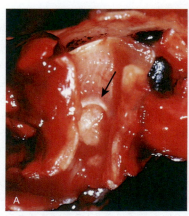
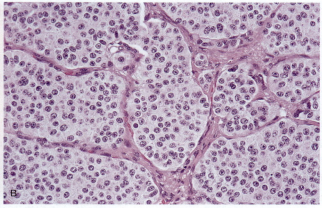

図11.45　気管支カルチノイドの形態像
A：気管支カルチノイド。半球状の白色結節（矢印）で，気管支内腔に突出している。B：カルチノイドの組織像。小型円形で，均一な核をもち，中等度の胞体をもつ細胞からなっている。(Dr.Thomas Krausz, Department of Pathology, University of Chicago Pritzker School of Medicine, Chicago, Illinois. の厚意による)

小細胞癌で最もよくみられるが，例外も多い。

カルチノイド腫瘍

　カルチノイド腫瘍 carcinoid tumor は，細胞質に高密度コア神経内分泌顆粒 dense–core neurosecretory granule を有しているが，ホルモン活性のあるポリペプチドを分泌することもある。低悪性度の神経内分泌腫瘍と考えられており，定型カルチノイド，非定型カルチノイドに分類される。いずれも手術によって切除可能であり，それで治癒することが多い。ときに多発性内分泌腫瘍（第18章）の部分症として現れることもある。気管支カルチノイドは，より若い年齢（平均40歳）で生じる傾向があり，**全肺腫瘍 lung tumor** のおよそ5%を占めている。

形態学

　ほとんどのカルチノイドは区域気管支に発生し，次の2つの発育様式のうちいずれかをとる。(1)内腔へ突出し，球形でポリープ様の腫瘍（図11.45A），(2)気管支壁を貫いて周囲組織へ広がる粘膜斑状病巣（いわゆる**襟ボタン状病変 collar-button lesion**）。このような気管支貫通型の病変は広い隣接面で肺実質を圧迫し，境界明瞭である。末梢型カルチノイドはまれである。カルチノイドの5〜15%は発見時に肺門リンパ節へ転移しているが，遠隔転移はまれである。組織学的に**定型カルチノイド typical carcinoid** は，腸管カルチノイドと同様に "ごま塩状の" クロマチンを含む規則的な丸い核をもつ大きさの揃った細胞で構成され，核分裂像はほとんどみられず異型性も乏しい（図11.45B）。**非定型カルチノイド atypical carcinoid** 腫瘍は，より高い分裂像，部分的な壊死を示す。これらの腫瘍は，定型カルチノイドよりもリンパ節および遠隔転移の頻度が高い。定型カルチノイドとは異なり，非定型カルチノイドの20〜40%ではTP53の変異がみられる。定型カルチノイド，非定型カルチノイド，神経内分泌大細胞癌および小細胞癌は，一連の肺の神経内分泌性腫瘍中で連続性に組織学的な浸潤性と悪性度が増大していくと考えられている。

臨床的特徴

　大多数のカルチノイド腫瘍は，咳，喀血，繰り返す肺・気管支の感染症などの腫瘍の気管支内増殖に関連した徴候や症状を示す。末梢性腫瘍の場合，しばしば無症候性で，胸部X線で偶然みつかる。ごくまれに肺カルチノイドは下痢・紅潮・チアノーゼなどの間欠性発作を特徴とする**カルチノイド症候群 carcinoid syndrome** を引き起こすことがある。現在報告されている定型カルチノイドの5〜10年生存率は85%を超えているが，非定型カルチノイドではそれぞれ56%と35%に低下する。

胸膜病変

　胸膜疾患は，通常基盤となっている肺疾患の合併症として現れる。二次感染や，胸膜の癒着は剖検の際に特によくみられる。重要な原発性の疾患には，(1)胸膜腔内細菌感染症と(2)**悪性中皮腫 malignant mesothelioma**，胸膜の腫瘍がある。

胸水および胸膜炎

　胸水（胸膜腔内の液体）は，漏出性と滲出性に分けられる。漏出性胸水の場合，**胸水症 hydrothorax** ともよばれる。うっ血性心不全（右心不全もしくは左心不全のいずれか）が両側水胸症の原因として最も多い。滲出性胸水はタンパク質の濃度が30 g/L以上であり，炎症細胞を含むため胸膜炎を示唆する。**滲出性胸水 pleural exudate** の主な原因は以下の4つである。(1)肺感染からの直接進展あるいは血行性散布による微生物感染症（**化膿性胸膜炎 suppurative pleuritis，膿胸 empyema**），(2)がん（肺癌，肺や胸膜への転移性腫瘍，中皮腫），(3)肺梗塞，(4)

ウイルス性胸膜炎。他にも頻度は低いものの，全身性エリテマトーデス，関節リウマチ，尿毒症，胸部手術の既往によることもある。悪性胸水は，多量でしばしば血液を含む(**血性胸膜炎 hemorrhagic pleuritis**)場合があることが特徴である。細胞学的検査では悪性の細胞や炎症細胞を認めることがある。

原因は何であれ，漏出性や漿液性滲出物はそれを起こした原因が治まるか和らげば，影響を残さずに普通は吸収される。これに対して，フィブリン析出を伴う出血性，化膿性の滲出物は線維性器質化をきたす可能性があり，癒着や石灰化を伴う線維性胸膜肥厚をきたすことがある。

気胸，血胸，乳糜胸

気胸 pneumothorax は，胸膜腔に空気や他の気体が存在する状態をいう。若くて健康な成人(通常は既存の肺疾患をもたない男性)に発生する場合(原発性あるいは自然気胸)と，肺気腫や肋骨骨折など何らかの胸部または肺の疾患によって発生する場合(続発性気胸)がある。続発性気胸は肺病変が胸膜表面に近い際に破裂によって生じ，吸入した空気が胸膜腔内へと流入する。原因となる肺の病変には肺気腫や肺膿瘍，肺結核，がん，まれではあるが他の多くの疾患が含まれる。高圧人工呼吸器が続発性気胸の引き金となることもある。

気胸にはいくつかの合併症がみられることがある。あるリークでは空気が胸腔内に入るのみとなると胸膜腔内の気圧が上昇し(緊張性気胸)，縦隔が偏移する(e 図 11.7)。これによって肺循環が損なわれ，死に至ることさえある。もし空気が漏れている穴がふさがれ，数週間のうちに肺が再膨張(自然に吸収されたり，内科的，外科的処置によって)しなければ瘢痕化が生じてしまい，肺は二度と再膨張できなくなる。このような場合，漿液が胸膜腔に貯留し，**水気胸 hydropneumothorax** となる。虚脱状態が長引くと肺は易感染状態となり，肺と胸膜腔の間の連絡が持続するうちは胸膜腔もまた感染を受けやすくなる。したがって，膿胸は気胸の重要な合併症である(**膿気胸 pyopneumothorax**)。

血胸 hemothorax は胸膜腔内に全血液が貯留したものであり(血性胸水とは異なる)，胸腔内への大動脈瘤の破裂の合併症として起こり，ほとんどの場合は死に至る。血性胸水とは異なり，血胸の場合は血液が胸膜腔内で凝固する。

乳糜胸 chylothorax は，脂質滴を含むミルク様のリンパ液が胸膜腔に貯留した状態である。貯留する液体の量は多くはないかもしれないが，胸腔内のがん(リンパ腫などの原発性あるいは続発性の縦隔腫瘍)によって太いリンパ管が閉塞されていることを示唆しているという点で深刻な事態である。

悪性中皮腫

悪性中皮腫 malignant mesothelioma は，まれではあるが，空気中のアスベスト曝露と深く関連しているという点で非常に重要と思われている。中皮細胞に生じる悪性腫瘍で，多くは壁側または臓側胸膜に発生する【監訳注：ほとんどは壁側胸膜から発生すると考えられている】が，まれに腹膜や心膜に発生することもある。患者の約 80～90％はアスベストへの曝露歴をもっている。アスベストを直接取り扱う人々(造船所作業員，鉱山労働者，断熱材を扱う人など)が高いリスクをもつが，アスベスト工場の近くに住んでいたり，アスベスト労働者の家族(服についた粒子による)で高いリスクを有する。悪性中皮腫の潜伏期間は長期に及び，アスベストへの曝露から通常 25～40 年間で発生する。これは原因となるドライバー変異が長い年余の間をかけてゆっくりと獲得されることを示唆している。先に述べたように，喫煙とアスベスト曝露の両方の既往がある場合，肺癌を生じるリスクは著しく増大するが，中皮腫発生のリスクが高くなることはなく，これはがん生物学における多くの謎の1つである。

いったん吸入してしまうと，アスベスト線維はその後ずっと体にとどまっている。そのため，曝露後の生涯リスクは時とともに軽減しない(中止すればリスクを減らせる喫煙とは異なる)。アスベスト線維は中皮細胞層の付近に選択的に集積し，そこで活性酸素を産生して DNA に損傷を与えたり，がん化突然変異を引き起こしたりする。中皮腫の遺伝子解析により，多数のドライバー変異が見いだされ，その多くは DNA 修復，細胞周期制御，増殖因子経路に関連したものである。興味深いことに，孤発性中皮腫で最も頻度が高く偏位している遺伝子の1つには *BAP1* があり，中皮腫の高い罹患率を示す家系に胚細胞変異の標的にもなる DNA 修復にかかわるがん抑制遺伝子である。

形態学

悪性中皮腫では，CT で容易に見いだされる広範な**胸膜線維化 pleural fibrosis** と**プラーク形成 plaque formation** が先行する。腫瘍は限局した病変として始まるが，時間の経過とともに連続性に進展したり，びまん性に胸膜表面に播種したりして広がっていく。剖検では，**侵された肺は黄白色調の硬い腫瘍で表面を完全に覆われ，胸腔内も埋め尽くされており，ゼラチン様の部位が混じることもある**(図 11.46)。腫瘍は直接，胸壁や胸膜下の肺組織へ浸潤することがあるが，遠隔転移はまれである。正常な中皮細胞は，胸膜表面の被覆上皮とその下の線維性細胞からなる二相性を示す。この性質のため中皮腫は組織学的に以下の3つの様式のうち1つをとる。(1) **上皮型 epithelial**：小さな乳頭状の突起を伴った立方状の細胞が管状，小嚢胞状の間隙を形成するように並ぶ(このタイプが最も頻度が高く，よく肺腺癌と混同される)。(2) **肉腫型**

上気道病変 507

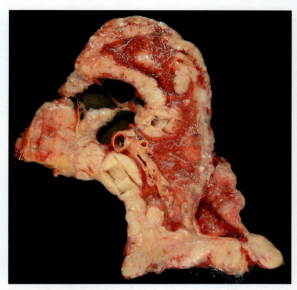

図 11.46　悪性中皮腫
肺を2つに分かち，取り囲む厚く硬い白色の胸膜腫瘍が示されている。

sarcomatous：紡錘型，線維芽細胞様の細胞がシート状に増殖する。（3）**二相型 biphasic**：肉腫型と上皮型の両成分が混在する。

臨床的特徴

悪性中皮腫は，ほぼ例外なく死に至る病気である。ほとんどの患者は，咳や呼吸困難といった非特異的な肺の症状がだんだんとひどくなる発症をする。病気が進行すると，腫瘍が局所組織に浸潤し，上大静脈症候群や心不全を引き起こすこともある。画像では，胸膜の肥厚と胸水貯留がしばしば認められ，ときには肺の膨張不全により病変のある肺に向かって縦隔がシフトしていることもある。胸膜外肺切除術と化学療法を行っても，多くの患者は12〜18か月以内に呼吸不全や心臓および心タンポナーデへの浸潤により死亡する。

上気道病変

急性感染症

上気道の**急性感染症 acute infection** は人の病気のなかで最も多いもので，しばしば"感冒"として現れる。臨床的な特徴は，よく知られているように，水様鼻汁と鼻づまり，くしゃみ，ヒリヒリしたのどの痛み，幼小児によくみられる微熱などである。最も一般的な病原体はライノウイルスだが，コロナウイルス，RSウイルス，パラインフルエンザウイルス，インフルエンザウイルス，アデノウイルス，エンテロウイルスも原因となり，ときにはA群β溶血性連鎖球菌が原因となることもある。多くの場合（約40％）は，病原菌を同定できない。おそらく新種のウイルスがこれから発見されるだろう。この感染症の多くは秋または冬に起こり，自然に治癒する（通常1週間以内の経過）。少数例では細菌性の中耳炎や副鼻腔炎の合併がみられる。

一般的な感冒に加え，上気道の感染症が咽頭・喉頭蓋・喉頭に限局した症状や徴候を呈することもある。**急性咽頭炎 acute pharyngitis** はのどの痛みを呈し，多くの病原体によって起こる。軽い咽頭炎は，感冒様の軽度の理学的所見を示すのみで，このタイプが咽頭炎で最も多くみられる。扁桃炎を伴うような重篤な咽頭炎は強い充血と滲出液を特徴とし，β溶血性連鎖球菌感染症やアデノウイルス感染症として生じる。連鎖球菌性の扁桃炎は早期に発見，治療することが重要である。というのも扁桃周囲膿瘍（**化膿性扁桃炎 quinsy**）に進展したり，連鎖球菌感染後糸球体腎炎（第12章）や急性リウマチ熱（第9章）に進行したりする可能性があるからである。コクサッキーA群ウイルス感染症は，咽頭に水疱や潰瘍を形成する（**ヘルパンギーナ herpangina**）。**エプスタイン・バールウイルス Epstein–Barr virus（EBV）** による伝染性単核球症は咽頭炎の重要な原因の1つである。

急性細菌性喉頭蓋炎 bacterial epiglottitis は，インフルエンザ桿菌による喉頭蓋の炎症である。主に幼小児でみられ，痛みと気道閉塞が主要な所見である。突発的に発症し，このような状態の小児では気道の確保がきちんと行われないと致命的になることがある。インフルエンザ桿菌に対するワクチンが開発されたため，この疾患の先進国での発生率は著しく減少した。

急性喉頭炎 acute laryngitis は，刺激物の吸入やアレルギー一般的な感冒を引き起こす病原体によって生じる。まれではあるが喉頭炎で2つの重要な病態，すなわち**結核性喉頭炎 tuberculous laryngitis** と**ジフテリア喉頭炎 diphtheritic laryngitis** があり，それについて簡単に触れておく。前者はほぼ必ず，遷延化した活動性結核（感染中は咳によって喀痰中に排菌される）の結果として生じる。幸い，ジフテリア喉頭炎はジフテリア毒素に対するワクチンが小児に広まっているため，先進国ではまれとなっているが，発展途上国では深刻な健康問題のままである。**ジフテリア菌 Corynebacterium diphtheriae** を吸入すると上気道の粘膜に付着し，強力な菌体外毒素を産生する。この毒素によって粘膜上皮が壊死し，厚い線維素性化膿性滲出物が生じて古典的なジフテリアの汚い灰色の偽膜が形成される。この感染症が危険なのは，偽膜が剥離し，それが吸引されて気道を閉塞することと，細菌の菌体外毒素によって心筋炎，末梢神経傷害，他の組織傷害などが生じることである。

小児において喉頭気管気管支炎（**クループ croup** としてよく知られている）の原因で最も一般的なものはパラインフルエンザウイルスであるが，RSウイルスのような他の病原体もまた，このような病態を引き起こすことがある。クループは自然治癒するが，吸気時のヒュー

ヒューという喘鳴や持続性のイヌが吠えるような激しい咳嗽がみられる．ときに喉頭の炎症反応によって気道が狭窄し，呼吸不全を引き起こすまでになることがある．喉頭気管支炎を引き起こす可能性のあるもう1つの細菌病原体は，百日咳の原因となるBordtella pertussisである．この病原体は，多くのトキシンを分泌し，上皮細胞死を引き起こし，数週間続く特徴的な咳を引き起こす．ウイルス性上気道感染症によって，ブドウ球菌，連鎖球菌，インフルエンザ桿菌などによる二次的な細菌感染が起こりやすくなる．

上咽頭癌

上咽頭癌 nasopharyngeal carcinoma はまれな腫瘍であり，以下の2つの点で言及するに値する．(1)疫学的にEBVと強い関連がみられる，(2)病因に生殖細胞遺伝子の関与が示唆される特定の集団，特に南中国で発生率が高いこと．そのため，EBVが上咽頭上皮に感染し，特定の感受性の高い個人でその上皮の悪性化を引き起こすと考えられる．

上咽頭癌は組織学的に，**角化型扁平上皮癌 keratinizing squamous cell carcinoma**，**非角化型扁平上皮癌 nonkeratinizing squamous cell carcinoma**，そして**未分化がん undifferentiated carcinoma**の3つの亜型に分けられる．未分化がんは最も頻度が高く，またEBVと最も密接に関連している(e図11.8)．腫瘍細胞はEBV遺伝子を有し，NF-κB経路を活性化することでがん化シグナルを生じるLMP-1を含むいくつかのEBVタンパク質を発現している．未分化がんは，細胞境界は不明瞭で("**合胞体様 syncytial**"増殖)，明瞭な好酸性核小体をもつ大型上皮細胞からなり，ウイルス抗原に反応したと信じられているT細胞の著しい浸潤がみられる．上咽頭癌は局所に浸潤し，頸部リンパ節へ広がり，さらには遠隔部へと転移する．このがんは放射線に感受性を示すことが多く，たとえ進行がんであっても5年生存率が50%と報告されている．免疫チェックポイント阻害剤に対する効果も報告されており，一般的な治療が効かなくなった腫瘍に対する新しい治療戦略を示している．

喉頭腫瘍

喉頭には，非腫瘍性疾患，良性腫瘍，扁平上皮や間葉系由来の悪性腫瘍などのさまざまな腫瘍が発生するが，ここでは声帯ポリープおよび乳頭腫，扁平上皮癌について述べることにする．これらの病変はみな嗄声を呈する．

非腫瘍性疾患

声帯結節 vocal cord nodule(声帯"**ポリープ polyp**")は，表面が滑らかな半球状の隆起性病変(通常は直径0.5 cm未満)であり，真声帯に最も高頻度に生じる．結節は線維性組織からなり，重層扁平上皮粘膜で覆われている．通常この粘膜は保たれているが，対側の声帯との接触による機械的刺激によって潰瘍化することもある．主に重喫煙者や歌手(歌謡人結節)に生じ，これらの病変が慢性的な刺激や声帯の使い過ぎによって生じることを示唆している．

喉頭乳頭腫 laryngeal papillomaまたは**扁平上皮乳頭腫 squamous papilloma**は良性腫瘍で，通常は真声帯に生じ，軟らかい桑実様隆起としてみられ，直径1 cm以上になることはまれである．組織学的には，中央に線維性血管性の芯をもつ多数の細い指状の突起からなり，保たれた重層扁平上皮で覆われている．乳頭腫が声帯の自由端に生じると機械的刺激によって潰瘍化し，喀血を起こす．

通常，乳頭腫は成人では単発性である．しかしながら，子どもではしばしば多発性で，切除しても再発する傾向があるため，**再発性気道乳頭腫症 recurrent respiratory papillomatosis**とよばれる．この病変はヒトパピローマウイルス(HPV)6型と11型によって引き起こされ，悪性化することはなく，思春期にはしばしば自然消退する．また，がん化することはまれである．出産の際にウイルスに感染した母親から垂直伝播することが，小児における最も一般的な原因の可能性が高い．したがって，生殖年齢期の女性をHPV6型および11型感染から守るHPVワクチンが最近利用可能になり，小児の再発性気道乳頭腫症の予防につながっている．

喉頭癌

喉頭癌は全悪性腫瘍の2%を占めるにすぎない．その多くは40歳を過ぎてから発症し，女性より男性に多い(男女比は7:1)．このがんの発生には環境要因が大きく関与している．ほぼすべてが喫煙者で発生しており，アルコールやアスベストへの曝露も関係していると考えられている．おおよそ15%の腫瘍でヒトパピローマウイルスが検出され，そのような腫瘍は他のがんよりもよい予後を示す傾向がある．

喉頭癌のおよそ95%は扁平上皮癌であり，まれに腺癌もみられる．60〜75%の症例では声帯部(声門腫瘍)，もしくは声帯の上(声門上:25〜40%)や声帯の下(声門下:5%未満)から発生する．喉頭の扁平上皮癌は真珠様・灰色のしわのよった斑状病巣を呈し，進行とともに潰瘍形成や茸状の発育を示す(図11.47)．声門腫瘍の多くは角化傾向を示す高分化から中分化型の扁平上皮癌である．環境中の発がん物質に繰り返し曝露されることで腫瘍が発生することから予想されるように，腫瘍周囲の粘膜にも扁平上皮の過形成や異形成，さらには上皮内癌がみられることがある．

喉頭癌は通常，持続性の嗄声で発症する．また，喉頭における発生部位によって予後が大きく異なる．声門腫瘍の約90%は診断の時点では喉頭に限局し，これは，声帯の動きが制限されることによって早期に症状が現れることもあり，声門部にはリンパ循環が少ないために喉

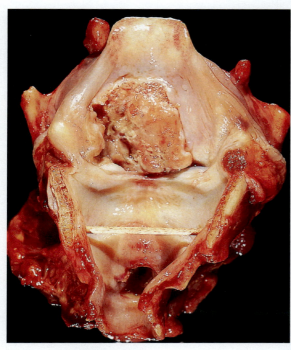

図11.47　喉頭扁平上皮癌
声門上部（真声帯の上部）に生じている。(Fletcher, C.D., Diagnostic Histopathology of Tumors, 5 th edition, Elsevier, Philadelphia, 2021, Fig. 4B.9B. より）

頭を越えてがんが広がることがまれだからである。これに対して声門上の喉頭部はリンパ管が豊富なため，声門上腫瘍の1/3は所属リンパ節（頸部）に転移する。声門下の腫瘍は最も予後が悪いが，それは進行するまで無症状であることが多いためである。外科的手術，放射線療法，併用療法で多くの患者は治癒するが，それでも1/3はがんによって死亡する。通常，死因は広範な転移あるいは悪液質により，しばしば肺感染症を伴う。

要　約

急性肺障害およびARDS
- 急性肺傷害（ALI）：肺胞および内皮の損傷を伴う，新たに発症した肺の炎症
- 急性呼吸促迫症候群（ARDS）：びまん性肺胞傷害（DAD）による呼吸不全の臨床症候群である
- ARDSは敗血症や重篤な外傷，びまん性の肺感染症によって引き起こされる。
- 好中球とその産生物質が，血管内皮と肺胞上皮の傷害の主要な要因である。
- 組織像は，肺胞浮腫，上皮細胞壊死，好中球浸潤，肺胞道に沿った硝子膜形成を示す。

慢性閉塞性肺疾患（COPD）
- 最も一般的な症状は，しばしば共存する肺気腫および/または慢性気管支炎である
- 喫煙は慢性閉塞性肺疾患の主な危険因子である。
- 慢性閉塞性肺疾患は一般的に進行性であり，肺機能や肺性心（右心不全）の悪化につながることもある。
- COPDは，肺胞壁の弾性組織の喪失による機能的流出路閉塞を特徴とする。そのため，FEV_1の低下および正常またはほぼ正常のFVCを示す。
- 気腫性COPDは慢性の気道閉塞性疾患であり，終末気管支より末梢に生じる気腔拡張であり，炎症細胞，特に好中球からのタンパク分解酵素による弾性支持体の破壊によって生じる。
- 肺気腫は細葉中心性（最も頻度が高く，喫煙に関連している）と汎細葉性（α1アンチトリプシン欠損症でみられる）分けられる。
- 肺気腫は，胸郭容量の上昇，呼吸困難，比較的保たれた血中酸素濃度を特徴とする。
- 慢性気管支炎は，連続3か月に及ぶ湿性咳嗽の2年以上の継続と定義される。
- 気管支炎での粘液産生は気管や大気道粘液腺の過形成に，気道閉塞は小気道の炎症に起因する。
- 組織学的所見には，粘液産生腺の肥大と杯細胞化生，炎症，細気管支壁の肥厚がある。
- 気管支炎患者は，低酸素血症と高二酸化炭素血症を発症しやすい。

喘　息
- 種々の刺激に対する気道の過剰反応によって生じる可逆性の気管支収縮によって特徴づけられる。
- アトピー性喘息：外来抗原によるTh2およびIgEを介した免疫反応であり，肥満細胞内容物の放出を契機とした早期（即時）反応と，炎症細胞とサイトカインを契機にする遅発反応に分けられる
- Th2サイトカイン（IL-4，IL-5，IL-13）がアトピー性喘息の重要な伝達物質である。
- 非アトピー性喘息 nonatopic asthma：ウイルス感染症や吸入した大気汚染物質，寒冷刺激や運動ですら契機になる。
- 好酸球 eosinophil がほとんどすべてのタイプの喘息の鍵となる炎症細胞であり，好酸球産生物（主要塩基性タンパク質など）が気道組織損傷を引き起こす。
- 気管再構築（基底膜下の肥厚と，気管支腺および気管支平滑筋の肥大）が気道閉塞の非可逆的な要素ともいえる。

びまん性間質性線維症
- びまん性間質性線維症は，努力呼気量（FEV），努力肺活量（FVC）の低下を特徴とする拘束性肺障害で，FEV/

- FVC 比は保たれる。
- びまん性間質性線維症をきたす疾患は，慢性の肺胞障害で，TGF-βなどの線維形成性サイトカインの局所放出を伴う。
- 特発性肺線維症(IPF)は，通常型間質性肺炎ともよばれ，斑状の間質線維化，線維芽細胞巣および囊胞形成(蜂窩肺)を原型的な特徴とする。
- IPF は，テロメラーゼの生殖細胞系列変異および肺胞上皮で発現されるムチンおよびサーファクタントの特定の遺伝子変異と関連している。

塵肺症
- 有機性・無機性粒子の曝露によって生じる慢性線維性疾患
- 病因：肺胞マクロファージによる塵埃粒子の食作用により，炎症性メディエーターおよび線維形成性サイトカインの放出を引き起こす。
- 石炭粉塵肺疾患は，**無症候性**から**単純性** CWP，進行性塊状線維症(PMF)までさまざまな病態をとる。
- 珪肺症は，世界で最も頻度の高い塵肺症であり，最も一般的にはシリカ結晶(例：石英)の吸引による。
    - 珪肺症の症状は，無症候性珪肺結節から PMF まである。
    - 珪肺症は，結核やおそらく肺癌に罹患しやすくなることと関係している。
- アスベスト曝露は肺実質の間質性線維症(アスベスト症，石綿肺)，限局性線維性プラーク，胸水，肺癌，胸膜および腹膜の悪性中皮腫と関連している。
- 喫煙とアスベスト曝露は相乗的に肺癌リスクを高める。
- アスベストに曝露された労働者の家族でもがんのリスクは上昇する。

サルコイドーシス
- サルコイドーシスは，原因不明の，多臓器を侵す全身性肉芽腫性疾患である。
- 古典的な組織学的特徴(特異的ではないが)は，十分に形成される非乾酪性肉芽腫である。
- サルコイドは，肺や他の組織における CD4 陽性 Th1 細胞の持続的活性化をもたらす原因不明の免疫刺激によって生じる。
- 臨床症状：
    - 肺病変(90%)，肉芽腫性疾患で生じ，びまん性間質性線維症に発展することもある。
    - 他の臨床的特徴として，眼病変(乾燥症候群(ドライアイ)，虹彩炎，虹彩毛様体炎)，皮膚病変(結節性紅斑，無痛性皮下結節)，内臓病変(肝臓，皮膚，骨髄)がある。

肺塞栓(PE)
- ほとんどの肺動脈に起こる血栓症は塞栓であり，通常は下肢の深部静脈で生じたものである。
- PE のリスク因子は深部静脈血栓症であり，長期の寝たきり状態，下肢や骨盤手術，重症外傷，心不全，経口避妊薬，播種した悪性腫瘍，凝固能亢進をきたす遺伝性多型(第Ⅴ因子ライデン)がある。
- PE はさまざまな結果を引き起こし，臨床症状を示さない(60〜80%)ものから，低酸素血症，呼吸困難，胸膜炎痛や梗塞(15〜35%)，もしくは，急性右心不全，ショックや突然死(5%)まである。
- PE の再発のリスクは一般的に高い。

市中肺炎(CAP)
- 細菌性もしくはウイルス性
- 大葉性肺炎と気管支肺炎(斑状)の2つの重複するパターン
- 大葉性肺炎は形態的にうっ血期，赤色肝変期，灰色肝変期，寛解期の4段階を経る。
- *S. pneumoniae* (肺炎球菌)が最も多い CAP の細菌性起炎菌であり，通常は大葉性浸潤を示す。
- 他の一般的な市中の細菌性肺炎の原因はさまざまで，インフルエンザ桿菌，モラクセラ菌(COPD の急性増悪期)，黄色ブドウ球菌(ウイルス性呼吸器感染症からの続発)，クレブシエラ肺炎桿菌(糖尿病や低栄養者)，緑膿菌(囊胞性線維症熱傷，好中球減少症)，レジオネラ(臓器移植患者)がある。
- **ウイルス性肺炎 viral pneumonia** は，臨床徴候と放射線画像所見が一致しないような呼吸困難，および肺胞隔壁に限局した炎症が特徴である。
- ウイルス性肺炎の最も多い原因は，SARS-CoV-2 (COVID-19，新型コロナ感染症)，インフルエンザウイルス A 型と B 型，呼吸器合胞体(RS)ウイルス，ヒトメタニューモウイルス，パラインフルエンザウイルス，アデノウイルスである。

結核症(TB)
- 結核菌による慢性肉芽腫症であり，通常は肺を侵す。
- 初感染による細胞性免疫反応の確立で抵抗性の獲得と過敏性を生じる。
- Th1 型 CD4 陽性 T 細胞が，抗酸菌に対する細胞性免疫に決定的な役割を果たす。
- 結核に対する病理組織学的宿主反応では**肉芽腫 granuloma** が特徴であり，通常，乾酪壊死を伴う。
- 免疫が保たれた人における一次結核は無症状であり，通常，胸膜下やリンパ節に瘢痕病変を形成するのみである。免疫不全状態では，肺の多くを侵す進行性一次結核を生じる。
- 二次性(再燃性)結核症は，以前に結核菌に曝露され

たことのある人で，宿主の免疫防衛機序が障害されたときに生じる。通常は肺尖部の空洞性病変を示す。
- 免疫不全状態（例えばHIV感染者）では，進行性一次結核や二次結核は粟粒結核や結核性髄膜炎などの生命を脅かす病型を引き起こす。

肺癌
- 喫煙はすべての肺癌組織型にとって最も重要なリスク因子である。
- 3つの遺伝子的に特徴的な組織型：
  - 腺癌：最も頻度が高く，女性・非喫煙者に好発する。異型腺腫様過形成や上皮内癌から発声し，チロシンキナーゼ（EGFRなど）の遺伝子変異と関連している。
  - 扁平上皮癌：扁平上皮化成などの領域にしばしば存在する扁平上皮異形成や扁平上皮内癌から発生する
  - 小細胞癌：通常は発症時に転移しており，化学療法でよく治療され，TP53やRB変異と強い相関を保つ。
- 肺癌は，幅広い**腫瘍随伴症候群** paraneoplastic syndrome をよく引き起こす。
- 喫煙に含まれる発癌物質によって高い変異量をもつため，肺癌は多くのネオアンチゲンを発現し，免疫チェックポイント阻害薬治療に反応しやすい。

臨床検査

検査	参考値	病態生理／臨床的関連
抗酸菌テスト，さまざまな検体（例えば，痰や組織）	陰性	多くの細菌とは異なり，酸耐性菌（例えば，結核菌や *M. avium-intracellulare* 複合体）は，細胞壁の特性（例えば，Ziehl-Neelsen染色）により，酸アルコールにさらされても一定の染色性を保持する。喀痰サンプルでは，最も感度の高い検査として蛍光色素のオーラミン-Oまたはオーラミン–ローダミン色素が使用され，蛍光顕微鏡により菌体が同定される。組織サンプルでは，カルボルフクシン色素（Ziehl-Neelsen染色など）で染色を行い，生物は光学顕微鏡で同定される。
α1アンチトリプシン（AAT），血清	100～190 mg/dL	α1アンチトリプシン（AAT）タンパク質は肝細胞で生成され，好中球セリンプロテアーゼ，特に重要である好中球エラスターゼを阻害する。AAT欠損は，タンパク質のミスホールディングと肝蓄積を生じる突然変異が原因である。そのため，肺胞細胞におけるAATの血清レベルが低下し，破壊的なプロテアーゼ（好中球エラスターゼなど）の影響を受けやすくなり，汎細葉性肺気腫のリスクを高める。血清AATの測定とプロテアーゼ阻害（Pi）表現型検査は，症状のある患者で診断上重要な検査である。PiZZ型は，血清AATが最大90%失われる最も一般的で，臨床的に関連のあるタイプである。
PD–L1検査，腫瘍組織	腫瘍の種類，PD-L1クローン，スコア法によってことなる	腫瘍細胞でのPD–L1の発現により，PD–1を発現する腫瘍特異的CD8陽性T細胞による腫瘍細胞の殺傷を回避することができる。PD–L1の免疫組織化学は，複数の腫瘍タイプ（例えば，メラノーマ，非小細胞肺癌）において実施され，PD–L1阻害剤（"チェックポイント阻害剤"）の治療反応性を予測するために用いられる。しかし，PD–L1を発現していない肺癌でも，チェックポイント阻害剤に反応する場合があるが，マクロファージなどの浸潤している免疫細胞に発現しているPD–L1を標的としているためであろう。

肺癌関連の遺伝子検査

検査対象	方法	病態生理／臨床的関連
ALK 遺伝子再構成	肺癌では，FISHやDNAシークエンスで直接的に検出し，免疫染色で推測される	ALKは，肺上皮には通常発現しない受容体型チロシンキナーゼである。遺伝子再構成により活性化型ALKが恒常的に発現し，これは非小細胞肺癌の約4%で認められ，非喫煙者や若年患者に多くみられる。これらのがんは，ALK阻害剤による治療に反応する。
BRAF 変異	ターゲットDNAシークエンスもしくはNGS検査	BRAFは，ERK/MAPKシグナル伝達経路のセリン/スレオニンキナーゼをコードしている。BRAFの恒常的な活性化につながる突然変異は，非小細胞肺癌の1〜3%でみつかっている。最も一般的な *BRAF* 変異であるV600のアミノ酸置換を伴う腫瘍は，BRAF阻害剤を含むレジメンに反応する。
EGFR 変異	ターゲットDNAシークエンスもしくはNGS検査	EGFR（上皮成長因子受容体）は受容体型チロシンキナーゼ（RTK）である。EGFRの恒常的活性化を引き起こす点突然変異は，肺腺癌の約15%にみられ，非喫煙者に発生する腫瘍に多くみられる。EGFRの低分子阻害剤は，*EGFR* 変異型肺癌の治療に有効である。
MET 遺伝子 異常	遺伝子増幅はFISHで，遺伝子変異はNGS検査で	METは受容体型チロシンキナーゼをコードする。*MET* 遺伝子は，非小細胞肺癌の5〜7%において増幅または変異を起こし，METタンパク質を安定化させている。また，EGFR阻害剤に耐性を示すEGFR変異腫瘍の最大20%において，*MET* 遺伝子の異常が確認されている。*MET* 遺伝子に異常がある腫瘍は，MET阻害剤に感受性がある。

RAS 遺伝子変異	NGS 検査	*RAS* 遺伝子の変異は，肺腺癌の 20～25% で確認されており，喫煙者の肺腺癌に多くみられる。これらの変異は，同じシグナル伝達経路に関与するチロシン受容体遺伝子の変異とは相互に排他的である。肺癌における *RAS* 変異の約 50% は，RAS の残基 12 にグリシンからシステインへの置換を生じさせ，この変異 RAS 型に対しては，変異したシステイン残基に共有結合する阻害剤で効果的に標的とすることができる
RET 遺伝子再構成	FISH もしくは NGS 検査	*RET* は，1～2% の肺腺癌において RET 再構成の結果として恒常的に活性化される受容体型チロシンキナーゼをコードしており，若年患者や非喫煙者の腫瘍に多くみられる。*RET* 再構成を有する腫瘍は，特定のチロシンキナーゼ阻害剤に感受性がある。
ROS1 遺伝子再構成	最も一般的には FISH 法で検出する	*ROS1* は，*ROS1* 再構成の結果として恒常的に活性化される受容体型チロシンキナーゼをコードしており，1～2% の肺腺癌においてみられ，若年患者や非喫煙者の腫瘍に多くみられる。*ROS1* 再構成を有する腫瘍は，特定のチロシンキナーゼ阻害剤に感受性がある。

参考値は *Mayo Foundation for Medical Education and Research* の許可を得て https://www.mayocliniclabs.com/ から引用。無断転載を禁ずる。
Deyrup AT, D'Ambrosio D, Muir J, et al. Essential Laboratory Tests for Medical Education. Acad Pathol. 2022;9. doi: 10.1016/j.acpath.2022.100046. より引用。

第12章 腎

Kidney

"人間とは…しかし無限の巧緻性をもってシラーズの赤ワインを尿に変える，精巧な機械である"とは至言だが，腎の重要さを物語っている。腎は以下のような機能を有する。

- 血漿から濾過された**水溶性老廃物の排泄** excretion of soluble wastes；糸球体の機能。
- **電解質均衡の維持** maintenance of ion balance。腎尿細管は水分，塩類を吸収し，血漿中のこれらの濃度を調節する。
- **血圧の調節** regulation of blood pressure。傍糸球体装置は動脈血流や圧の低下に反応し，ホルモンであるレニンを産生する。レニンはアンギオテンシンを活性化し，末梢血管を収縮させ，間接的に腎尿細管でのナトリウムや水分再吸収を促し，体内水分量を増加，血圧を正常に維持する。
- **ホルモン分泌** hormone secretion。腎はエリスロポエチンを分泌し，ヘマトクリットを調節する。α_1ヒドロキシラーゼは腎で産生されるが，活性型ビタミンDの生成に重要である。

これらの機能は腎の4種の構造に依存する。

- **糸球体** glomeruli は腎の濾過機能を司る単位である。糸球体疾患で後述する。
  - **尿細管** tubules は，糸球体で濾過された水分や小型分子，イオンを再吸収する。
  - **間質** interstitium は糸球体や尿細管を支持する足場である。
  - **血管** blood vessels は糸球体に動脈血を供給し，循環系に静脈血を還流する。

これらは協調して機能しており，一方の障害は他の機能を損なう。しかし，疾患が最初に障害する組織成分が異なる場合，発生機序も異なるため，ここではこれらを個別に扱う。例えば，糸球体疾患の大部分は免疫的機構による一方，尿細管間質性病変は中毒や感染により生じる。これらの疾患は炎症によるため，おのおの**糸球体腎炎** glomerulonephritis（GN）および**尿細管間質腎炎** tubulointerstitial nephritis（TIN）とよばれる。慢性腎疾患が最も進行した状態，いわゆる**終末期腎疾患** end-stage renal disease では通常4組織成分すべてが障害される。

腎疾患の臨床症状

腎疾患の臨床症状は基盤にある病態生理を反映する（表12.1）。各疾患の前に，腎疾患の主な臨床症状について述べる。

- **ネフローゼ症候群** nephrotic syndrome は糸球体の透過性が変化することによって生じる。特徴は以下の通りである。
  - **タンパク尿** proteinuria，糸球体基底膜の透過性異常による血漿タンパク質の漏出から，成人で尿中へのタンパク質喪失が1日あたり3.5g以上（"ネフローゼ範囲 nephrotic range"）となる。
  - **低アルブミン血症** hypoalbuminemia，血漿アルブミンレベルは3g/dL以下となる。アルブミンはグロブリンよりも分子量が低いため，尿中に逸脱しやすい。
  - **全身性浮腫** generalized edema，低アルブミン血症による膠質浸透圧低下から，水分が血管内から血管外組織へ移動する。
  - **高脂血症** hyperlipidemia および**脂質尿** lipiduria。高脂血症の原因は明らかではないが，肝におけるリポタンパク合成亢進と，循環血中の脂質粒子の異常な輸送，脂質異化の減少が相まって生じると考えられている。合併する脂質尿はリポタンパクに対する**糸球体基底膜** glomerular basement membrane（GBM）の透過性亢進による。
- **腎炎症候群** nephritic syndrome は糸球体の炎症によって生じ，以下を特徴とする。
  - 糸球体毛細血管壁障害による血球逸脱から**血尿** hematuria（尿中に赤血球または赤血球円柱を認める）と尿中白血球。
  - **タンパク尿** proteinuria（通常，ネフローゼ範囲以下 subnephrotic range），浮腫を伴うことも伴わないこともある。
  - 糸球体濾過量 glomerular filtration rate（GFR）低下による**高窒素血症** azotemia（以下を参照）。
  - レニン–アンギオテンシン系活性化による**高血圧** hypertension。
  - **急速進行性糸球体腎炎** rapidly progressive

表12.1 腎疾患の臨床症状

臨床症候群	主要症状	疾患の実例
糸球体症候群		
ネフローゼ症候群	タンパク尿，低アルブミン血症，高脂血症，浮腫	原発性腎疾患：微小変化群，膜性腎症 全身性疾患：糖尿病
腎炎症候群	血尿，軽度のタンパク尿，腎不全，高血圧	原発性腎疾患：感染後性GN，MPGN 1型，RPGN 全身性疾患：SLE
急性腎傷害	急激な腎不全の発症，乏尿/無尿	急性尿細管傷害，血小板微小血管症
慢性腎臓病	進行性腎不全(尿毒症)	慢性糸球体および尿細管間質疾患，腎硬化症

他で述べる臨床症状には高血圧(第8章)や二次性副甲状腺機能亢進症(第18章)がある。
GN(glomerulonephritis)：糸球体腎炎，MPGN(membranoproliferative glomerulonephritis)：膜性増殖性糸球体腎炎，RPGN(rapidly progressive glomerulonephritis)：急速進行性糸球体腎炎，SLE(systemic lupus erythematosus)：全身性エリテマトーデス，TMA(thrombotic microangiopathy)：血栓性微小血管症．

glomerulonephritis(RPGN)はさまざまな原因による急性かつ急速に増悪する腎炎症候群の亜型である。形態的には，糸球体に半月体crescentsを形成するため**半月体形成性糸球体腎炎 crescentic GN**とよばれる。

- **急性腎傷害 acute kidney injury**はさまざまな腎の内因性疾患や外因から生じる急激な(時間から日単位)GFR低下を特徴とする。外因には**腎前性 prerenal**(循環血量の減少による糸球体灌流の低下)または**腎後性 postrenal**(尿路の閉塞)がある。**急性腎傷害 acute kidney injury(AKI)**は，以前は**急性腎不全 acute renal failure**とよばれていたが，現在ではAKIが使用されている。傷害の程度はさまざまで必ずしも腎不全に至らないためである。AKIは尿量の減少または排尿欠如(おのおの**乏尿 oliguria**および**無尿 anuria**)，高血圧，その他の腎機能障害症状を示す。検査では血中尿素窒素(BUN)および血清クレアチニン上昇がみられるが，これらを併せて**高窒素血症 azotemia**とよぶ。高窒素血症が重篤で，臨床徴候や症状をきたすときは**尿毒症 uremia**とよばれる。
- **慢性腎臓病 chronic kidney disease**(以前は**慢性腎不全 chronic renal failure**とよばれた)は進行性腎傷害や腎瘢痕化をきたす基礎疾患のあらゆるものから生じる。さまざまな代謝性や電解質異常，例えば**高リン酸血症 hyperphosphatemia，脂質異常症 dyslipidemia，代謝性アシドーシス metabolic acidosis**がみられる。腎には予備機能があるため，腎瘢痕化は進行期になるまで無症状で，進行期になって初めて尿毒症が顕在化する。慢性腎臓病は**終末期腎疾患 end-stage renal disease**に至り，**透析 dialysis**または**腎移植 transplantation**が必要となる。
- **無症候性血尿 asymptomatic hematuria**は腎炎，血管疾患，腎癌のいずれでも生じうる。通常は**顕微鏡的 microscopic**である；潜在する疾患に対する注意を喚起する重要な徴候である。

糸球体の疾患

糸球体は2層の上皮によって隔てられる毛細血管の吻合したネットワークからなる。**臓側上皮 visceral epithelium**(**足細胞 podocytes**からなる)は毛細血管壁の一部を構成し，**壁側上皮 parietal epithelium**は濾過された血漿が集められる**ボーマン腔 Bowman space**(urinary space)を囲む。壁側上皮は尿細管上皮に連続する。糸球体毛細血管壁は以下の構成成分からなる(図12.1)。

- **有窓性内皮細胞 fenestrated endothelial cell**。細胞間に70〜100 nm径の間隙を有する。これらの開口部(窓 fenestrae)により，内皮は抗体，他のタンパク質，小型分子に対して透過性になるが，血球は通過できない。
- **糸球体基底膜 glomerular basement membrane(GBM)**はコラーゲン(大部分Ⅳ型)，ラミニン，多求核性プロテオグリカン，フィブロネクチン，その他数種の糖タンパク質から構成される。GBMは内皮細胞と足細胞の間に存在し，大型分子，特に求核性タンパク質や細胞がボーマン腔に流入するのを妨げている。
- **足細胞 podocytes**(臓側上皮細胞)はGBM外層に埋入，接着する，特殊な嵌入足突起を有する。足突起間には20〜30 nmの間隙があり，薄い**スリット隔膜 slit diaphragm**で架橋される。スリット隔膜は主に**ネフリン nephrin**と**ポドシン podocin**からなり，糸球体濾過バリアの選択的透過性を担保する。
- **メサンギウム細胞 mesangial cells**は収縮能を有する間葉細胞で，毛細血管間の細胞外基質内に存在し，糸球体柄を支持している。メサンギウム細胞は増殖能を有し，コラーゲンのような細胞外基質を産生するとともに，白血球を誘引するサイトカインや成長因子を産生する。

正常では，糸球体での濾過系は水分と小型溶質のみを通過させ，ある程度の大きさと分子荷電を有するアルブミン(70-kDaタンパク質)は通過させない。この選択性は分子のサイズ(大きいほど透過性は低い)と荷電(カチオン性が高いほど透過性が高い)に従ってタンパク質分

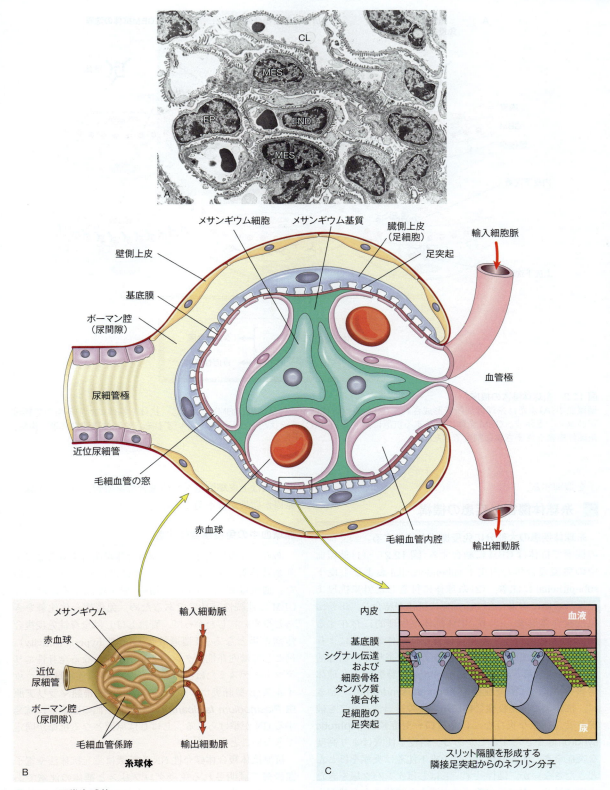

図12.1　正常糸球体
A：ラット糸球体の電子顕微鏡弱拡大像。CL（capillary lumen）：毛細血管腔，END（endothelium）：内皮，EP（epithelial cell）：上皮細胞，MES（mesangium）：メサンギウム。B：正常糸球体の構成要素を示した模式図。C：糸球体毛細血管の詳細な図。

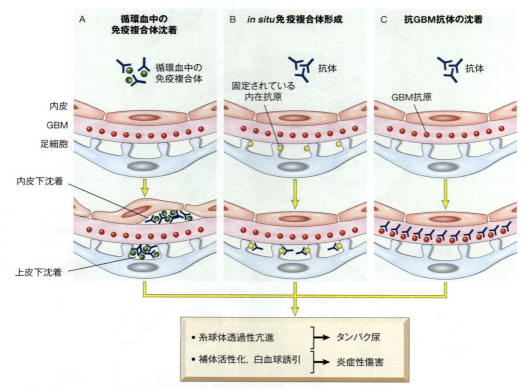

図 12.2　糸球体傷害の機序
循環血中(A)または糸球体局所で形成された(B)免疫複合体は糸球体基底膜(GBM)に沈着し，抗体や補体に対する染色で顆粒状パターンを示す．GBM 全体に存在する抗原に対する抗体(C)は線状パターンを示す．いずれも，糸球体透過性亢進，炎症，糸球体傷害をさまざまな割合できたす．

子を識別する．

糸球体傷害と疾患の機構

糸球体疾患の大部分に免疫機構が関与する．いくつかの機構で抗体は GBM に結合する（図 12.2）．(1)循環血中の免疫複合体が内皮下 subendothelial および上皮下 subepithelial に沈着，(2)糸球体に付着した外来抗原または糸球体に本来存在する抗原に抗体が結合し，in situ 免疫複合体形成，(3)抗 GBM 抗体が生理的に存在する GBM 抗原に結合．免疫複合体または抗体の沈着により補体および／または Fc 受容体を介した炎症や白血球活性化が生じ（第 5 章），腎炎 nephritis に特徴的な糸球体傷害をきたす（腎炎症候群 nephritic syndrome）．ときに，抗体または免疫複合体が糸球体の透過性バリアを破綻させ，明瞭な炎症なしにネフローゼ症候群 nephrotic syndrome をきたすことがある．内皮下沈着はより高度な炎症をきたすが，おそらくは上皮下沈着は炎症をほとんどきたさないか，随伴せず，しばしばタンパク尿をきたすのに対し，内皮下沈着では血流から補体や白血球が入り込みやすいためと考えられる．また，内皮下沈着によりスリット隔膜や上皮細胞の機能が障害される可能性もある．すべてのネフローゼ症候群で共通する形態学的所見は上皮細胞足突起の融合であるが，タンパク尿の原因か結果かは不明である．

循環血中の免疫複合体沈着

あらかじめ形成された免疫複合体が沈着することにより糸球体腎炎 GN が生じることは以前から知られていた．血流は高圧で GBM を通過（尿を生成するため）し，GBM は連続性バリアであるため，免疫複合体沈着をきたしやすい．したがって，腎はしばしば全身性免疫複合体病の場となる（III 型過敏症 type III hypersensitivity）．例としては内在性核タンパク質が抗原となる全身性エリテマトーデスまたは抗原が外来性である（連鎖球菌），ウイルス（B 型肝炎ウイルス），寄生虫（**熱帯熱マラリア原虫** *Plasmodium falciparum* malaria），他の感染症に続発する GN が挙げられる．しばしば原因となる抗原が同定できないこともある．

抗原抗体複合体媒介性 GN の特徴は蛍光抗体法や電子顕微鏡で証明される免疫グロブリンと補体の沈着である．免疫蛍光法ではこうした沈着物は顆粒状で，"でこぼこ lumpy-bumpy" とよぶ病理医もいる（図 12.3A）．電子顕微鏡では GBM に高電子密度沈着物がみられる．内皮下，上皮下またはメサンギウム内のこともある．

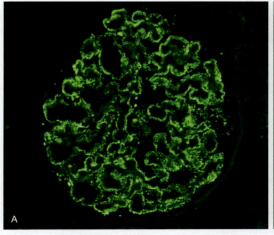 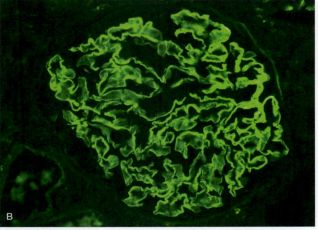

図 12.3　免疫蛍光法による免疫複合体沈着の様式
A：免疫複合体沈着に特徴的な顆粒状パターン。B：抗糸球体基底膜（抗 GBM）抗体沈着に特徴的な線状パターン。（A：Dr. J. Kowalewska, Department of Pathology, University of Washington, Seattle, Washington の厚意による。）

In situ 免疫複合体形成

GBM に結合した外来抗原または斑状に存在する内在性糸球体抗原は in situ 免疫複合体形成をきたす。いずれの場合も結合した抗体は免疫蛍光法で顆粒状にみえる。**膜性腎症** membranous nephropathy は内在性抗原に対する in situ 免疫複合体形成から生じる古典的糸球体疾患である。本疾患では，GBM の上皮下部分で免疫複合体が形成され，糸球体の透過性が失われ，炎症はわずかしか伴われずにネフローゼ症候群が生じる。

抗糸球体抗体の沈着

抗体媒介性 GN は GBM 構成成分に対する自己抗体の糸球体沈着によって生じる。この疾患群で最もよく解明されているのは抗 GBM 抗体媒介性 GN で，**グッドパスチャー症候群** Goodpasture disease としても知られている。この機序による傷害では，抗体は内在性 GBM 抗原と反応する。こうした抗原は均等に分布するため，免疫蛍光法では線状にみえる（図 12.3B）。この病型の GN はⅡ型過敏症 type Ⅱ hypersensitivity に相当する（第 5 章）。

他の機序による糸球体傷害

他にも数種類の糸球体傷害機構がある。
- **補体の活性化異常**は補体構成要素に対する自己抗体や補体調節タンパク質の遺伝性異常により生じる。補体媒介性傷害は腎を含むいくつかの臓器を傷害する。GN の 2 病型（デンスデポジット病と C3 GN）および腎症状を伴う全身疾患（**補体媒介性血栓性微小血管症** thrombotic microangiopathy，または**非定型溶血性尿毒症症候群** atypical hemolytic uremic syndrome として知られる）がこの範疇に入る。
- **他の誘引されたあるいは糸球体の内在細胞**が糸球体傷害をきたしうる。糸球体に存在する細胞，特にメサンギウム細胞は抗体や免疫複合体によって刺激され，糸球体炎症にかかわるサイトカインや他のメディエータを分泌し糸球体炎症をきたす。糸球体傷害の動物モデルでは活性化 T リンパ球 T lymphocytes の関与が示唆されているが，ヒトでは不明である。**血小板** platelets が凝集するとプロスタグランジン，成長因子，TGF-β を含むメディエータを放出し，膠原線維の沈着を促進する（**糸球体硬化** glomerulosclerosis）。

足細胞傷害 podocyte injury。足細胞は GBM の透過性の維持に重要であり，足細胞傷害は糸球体疾患の重要な原因である。足細胞傷害は足細胞抗原に対する抗体，毒素，場合によってはサイトカイン，あるいは一部の**巣状分節状糸球体硬化症** focal segmental glomerulosclerosis（後述）にみられるような十分に解明されていない循環血中の因子によって生じる。足細胞傷害によって足突起の消失，空胞化，GBM からの細胞剥離，その結果スリット隔膜破綻といった形態変化が生じ，しばしばタンパク尿をきたす。ネフリンやポドシンといったスリット隔膜構成成分の遺伝的変異も機能障害をきたし，まれな遺伝性腎炎の原因となる。

ネフロン喪失 loss of nephrons 自体も糸球体傷害を増悪させる。糸球体疾患や他腎疾患に罹患し，かなりのネフロンが破壊されると GFR は正常の 30～50% まで低下し，残存する糸球体は瘢痕化（**糸球体硬化** glomerulosclerosis とよばれる）し，最終的には終末期腎疾患に進行する。ネフロン喪失は糸球体の大型化や血流増加，糸球体の濾過圧上昇（**毛細血管性高血圧** capillary hypertension）といった腎機能を維持しようとする適応性変化を促進する。こうした変化は最終的には不適応となり，内皮細胞や足細胞傷害をきたし，（糸球体に基礎疾患がない状態でさえ）糸球体におけるタンパク質の透過性亢進，メサンギウム基質中のタンパク質や脂質の蓄積をきたす。そ

表12.2 主な原発性糸球体疾患の概要

疾患	最も頻度の高い臨床症状	発症機構	糸球体の病理所見		
			光学顕微鏡	蛍光顕微鏡	電子顕微鏡
微小変化群	ネフローゼ症候群	未知の足細胞傷害	正常	陰性	足突起の消失。沈着なし
巣状分節状糸球体硬化症	ネフローゼ症候群。ネフローゼ範囲に達しないレベルのタンパク尿	腎体積喪失への未知の反応。血漿因子？	巣状分節状硬化と硝子化	通常，陰性。IgM, C3 が瘢痕部に検出されることがある	足突起消失。上皮剥脱
膜性腎症	ネフローゼ症候群	in situ 免疫複合体形成。原発性の大部分は PLA2R 抗原	毛細血管壁のびまん性肥厚と上皮下 "スパイク" 形成	IgG, C3 の GBM に沿った顆粒状沈着	上皮下沈着
膜性増殖性糸球体腎炎（MPGN）I型	ネフローゼ／腎炎症候群	免疫複合体	膜性増殖性パターン。GBM 断裂	GBM およびメサンギウムに IgG, C3, C1q, C4 の顆粒状沈着	内皮下沈着
C3 糸球体症（デンスデポジット病と C3 糸球体腎炎）	ネフローゼ／腎炎症候群。ネフローゼに該当しないタンパク尿	代替補体系路の活性化。抗体媒介性または遺伝的調節障害	メサンギウム増殖または膜性増殖性パターン	C3	メサンギウム，膜内，内皮下の，高電子密度または "蝋状" 沈着物
急性感染後性糸球体腎炎	腎炎症候群	免疫複合体媒介。循環血または植え込まれた抗原	びまん性毛細血管内増殖。白血球浸潤	GBM とメサンギウムに IgG, C3 顆粒状沈着	基本的に上皮下瘤
IgA 腎症	反復性血尿またはタンパク尿	IgA を含む免疫複合体	メサンギウムまたは巣状毛細血管内増殖性糸球体腎炎	メサンギウム内に IgA 沈着，IgG, IgM, C3 が沈着することもある	メサンギウムとパラメサンギウムに，高電子密度沈着物
急速進行性糸球体腎炎	通常，タンパク尿を伴う急激な腎炎症候群の発症。腎不全への進行	IV型コラーゲンα3鎖に対する自己抗体（抗 GBM 自己抗体）。免疫複合体。免疫沈着物を欠くこともある	半月体を伴う管外増殖。壊死	IgG, C3 の線状または顆粒状沈着。半月体内のフィブリン	免疫複合体または沈着物なし。GBM 断裂。フィブリン

GBM（glomerular basement membrane）：糸球体基底膜，IgA（immunoglobulin A）：免疫グロブリン A, IgG（immunoglobulin G）：免疫グロブリン G, IgM（immunoglobulin M）：免疫グロブリン M, PLA2R（phospholipase A2 receptor）：ホスホリパーゼ A_2 受容体

の結果，毛細血管閉塞，最終的には分節状（糸球体の一部が傷害）または全節性（糸球体全体が傷害）硬化を生じる。後者はさらなるネフロン量の減少を生じ，進行性瘢痕化と機能喪失の反復に陥る。

以下では GN のおのおのの病型とそれらがきたす症候群について概説する（**表12.2**）。これらの疾患は基本的にネフローゼ症候群をきたすものと腎炎症候群をきたすものとに分けられるが，いずれにも該当しないものもある。糸球体疾患の診断と分類には形態が大きな部分を占めるため，腎生検は疾患の診断と管理に重要である。

ネフローゼ症候群をきたす疾患

多くの原発性糸球体疾患がネフローゼ症候群をきたすが，成人では大部分が糖尿病，アミロイドーシス，および全身性エリテマトーデスによる二次的なものである（**表12.3**）。アミロイドーシスによる腎病変については第5章で，糖尿病によるものは第18章で述べる。肥満に合併する2型糖尿病の増加のため，糖尿病性腎症は米国における慢性腎臓病の原因として最多となっている。ここでは原発性糸球体疾患について述べる。

表12.3 ネフローゼ症候群の原因

原因	頻度(%)[a]	
	小児	成人
原発性糸球体疾患		
微小変化群	65	10
巣状分節状糸球体硬化症	10	35
膜性腎症	5	30
膜性増殖性糸球体腎炎	10	10
IgA 腎症，他	10	15
腎症状を示す全身疾患		
糖尿病		
アミロイドーシス		
全身性エリテマトーデス		
薬剤服用（金製剤，ペニシラミン，ヘロイン）		
感染（マラリア，梅毒，B型肝炎，HIV）		
悪性腫瘍（がん腫，悪性黒色腫）		
その他（蜂刺傷アレルギー，遺伝性腎炎）		

HIV（human immunodeficiency virus）：ヒト免疫不全ウイルス
[a] 原発性糸球体疾患の頻度は小児で約95%，成人で約60%である。全身性疾患によるものは小児で約5%，成人で約40%である。

微小変化群

微小変化群 minimal change disease は，比較的良好な経過をとる疾患で，小児期のネフローゼ症候群の原因として最多であり，光学顕微鏡下では糸球体が正常にみ

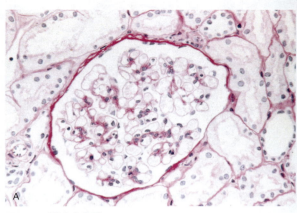 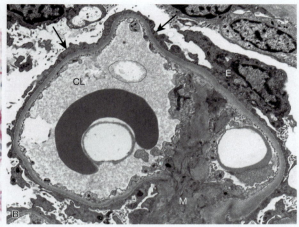

図12.4 微小変化群
A：正常基底膜を有し，細胞増殖のない糸球体（PAS染色，多糖類や糖タンパク質を染色する）。B：微小変化群の超微形態所見には足突起の消失（**矢印**）がみられるが，沈着物はない。CL(capillary lumen)：毛細血管内腔，E(epithelial cell)：上皮細胞，M(mesangium)：メサンギウム

えるのが特徴である。あらゆる年齢に発生しうるが1〜7歳に最多である。大部分の症例は原因不明だが，感染症，治療薬および腫瘍性疾患に合併することもある。

病態形成

微小変化群の発症機構についての学説で最も有力なのは循環血中の分子が足細胞を傷害し，足突起の消失によりタンパク尿が生じるというものである。足突起の消失はネフローゼ症候群をきたす多くの原因にみられるため，原因かタンパク尿による二次的な変化かは不明である。ステロイドに対し反応することから，主に免疫学的機構が関与すると考えられている。患者のリンパ球や他細胞から分泌される"**透過性因子 permeability factors**"の報告もあるが，いずれも生化学的に性格づけられていないし，病原性も証明されていない。最近では，スリット隔膜に対する自己抗体が原因との報告があるが，完全には証明されていない。したがって本章の発症機構は十分に解明されていない。

形態学

糸球体は正常にみえる（病名の通り），免疫系蛍光法でも抗体や補体の沈着はみられない（図12.4A）。糸球体を通過したタンパク質や脂肪滴の再吸収により，近位尿細管曲部上皮にはタンパク質や脂肪滴がみられる。唯一の形態学的異常は電子顕微鏡で観察される**足細胞足突起のびまん性消失**である（図12.4B）。その他の足細胞の形態学的異常としては空胞化，微絨毛形成，しばしば局所的な剥脱が認められ，足細胞傷害を示唆する。ステロイド治療により足細胞の変化は回復し，タンパク尿も同時に消失する。

臨床的特徴

本症は，他は健康な小児に，突然発症するネフローゼ症候群を特徴とする。腎機能は通常保たれる。喪失するタンパク質は主としてアルブミンなど低分子量である（**選択的タンパク尿 selective proteinuria**）。本症患児の予後は良好である。90%以上の患児がステロイド短期投与に反応するが，タンパク尿は当初に反応した患児の2/3で再発し，ステロイド抵抗性となることもある。5%未満が時間を経て慢性腎臓病となるが，その多くが**巣状分節状糸球体硬化症 focal segmental glomerulosclerosis (FSGS)**で，微小変化群とFSGSは進行性糸球体疾患の連続した段階である可能性を示唆している。治療感受性から，微小変化群は，ネフローゼ症候群をきたす他糸球体疾患と鑑別を要する。成人患者もステロイドには反応するが，小児よりも感受性は不良でより高率に再発する。

巣状分節状糸球体硬化症

巣状分節状糸球体硬化症 focal segmental glomerulosclerosis（FSGS）は一部の（すべてではない）（巣状 focal）糸球体硬化を特徴とし，個々の糸球体の一部分が傷害（分節状 segmental）される。本症は特異的な疾患ではなくネフローゼ症候群をきたす小児および成人に発生する傷害のパターンである。FSGSには数種類の病型がある。

- **原発性 primary**，先行する原因を伴わない。原発性FSGSは米国におけるネフローゼ症候群患者の約30%を占める。小児やそれ以上に成人でネフローゼの原因疾患としてみられる。原発性糸球体腎疾患で，米国では高頻度に終末期腎疾患に進行する。
- 以下のようなさまざまな原因による**二次性 secondary**。
  - ネフロン喪失に対する適応障害。腎組織量の減少はあらゆる腎疾患から生じうる。タンパク尿を伴う高度肥満患者でもみられる。いずれの場合も，残存する糸球体に過剰な透過圧が加わり，その結果FSGSが生じると考えられている。

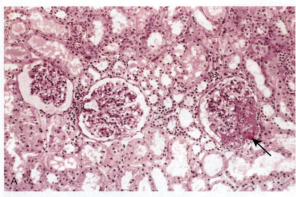 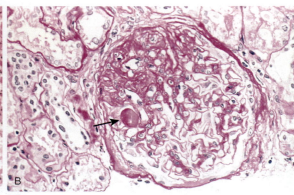

図12.5 巣状分節状糸球体硬化症（FSGS）
A：低倍率下で，3個の糸球体のうち1個（矢印）に巣状硬化を認める。B：1個の糸球体の硬化と硝子化を伴う分節状病変（矢印）。

- 感染症 infections。FSGSはHIV感染者の5〜10％にみられる；しかしこの頻度は抗ウイルス療法の進歩により低下している。
- 薬物使用 drug use，特にヘロイン，より頻度は低いが各種治療薬濫用。
- 遺伝 genetic。遺伝型の頻度は母集団によって異なり，通常は常染色体潜性遺伝形式をとる。60種以上の遺伝子候補が報告されているが，そのなかに足細胞の機能にかかわるネフリン，ポドシンあるいは細胞骨格タンパク質が含まれる。

病態形成

原発性FSGSの発症契機は足細胞傷害である可能性が高い。初期の傷害は糸球体透過性亢進を伴う足細胞融合として現れ，足細胞やスリット隔膜消失へと進行する。傷害が何に由来するかは不明である。微小変化群に関しては，リンパ球が産生する透過性誘導因子の存在が提唱されているが，同定されていない。FSGSに対し腎移植後でも一部の患者で，ときに1日もしくはそれ以下の時間内にタンパク尿の再発がみられることから，循環血中に足細胞傷害をきたす因子の存在が示唆される。糸球体での血漿タンパク質や脂質の取り込みやECM沈着により毛細血管閉塞，その結果，糸球体硬化が生じる。

形態学

原発性FSGSの初期には傍髄質糸球体が障害されるが，進行するに従い大部分の糸球体が傷害される。病変は一つの糸球体内の一部の係蹄を傷害するが他は傷害しない（図12.5）。傷害された糸球体分節は**毛細血管閉塞，メサンギウム基質増加，硝子化物質の沈着**，泡沫（脂質貪食）マクロファージを示す。免疫蛍光法では硬化した領域に免疫グロブリン，特にIgMと補体の非特異的な取り込みがみられる。電子顕微鏡では**足突起の消失**が認められる。経過とともに，糸球体全体の硬化，尿細管萎縮，間質の線維化が進行し，最終的には他の慢性糸球体疾患との鑑別が困難になる。経過とともに疾患が進行し，糸球体全体の硬化が生じると著しい尿細管萎縮と間質線維化がみられる。進行したこの形態像は，後述する他の慢性糸球体疾患との鑑別が困難なものとなる。

形態学的亜型である**虚脱性糸球体症 collapsing glomerulopathy** は糸球体全係蹄の虚脱と上皮細胞過形成を特徴とする。FSGSのなかで最も重篤な病型で，予後は不良である。

臨床経過

FSGSは臨床経過と治療への反応性が大きく異なるため，微小変化群との鑑別は重要である。いずれもネフローゼ症候群をきたすが，FSGSで血尿と高血圧の頻度が高い。また微小変化群と異なり，FSGSに発生するタンパク尿は非選択性で，一般にステロイドに対する反応性は不良である。FSGS患者の少なくとも50％は診断から10年以内に終末期腎疾患に至る。

■ 膜性腎症

膜性腎症 membranous nephropathy は免疫複合体のGBMに沿った上皮下沈着を特徴とする。通常30〜60歳の成人にみられ，予後は良好で，緩徐に進行する。

膜性腎症の80％までは原発性で，足細胞に対する自己抗体によって引き起こされる。残りは二次性で，以下のような状態に続発する。

- 感染 infections（慢性B型肝炎，梅毒，住血吸虫症，マラリア）
- 悪性新生物 malignant neoplasms，特にさまざまな臓器のがん腫および慢性リンパ球性白血病のようなB細胞性腫瘍
- 自己免疫疾患，特に全身性エリテマトーデス
- 無機塩類への曝露（金，水銀）
- 薬剤（ペニシラミン，カプトプリル，非ステロイド系抗炎症薬）

病態形成

原発性膜性腎症は自己抗体が通常は内在性糸球体抗原と in situ で免疫複合体を形成して生じる自己免疫疾患である。70〜80％の患者の循環血中に内在性足細胞抗原であるホスホリパーゼ A_2 受容体 phospholipase A_2 receptor (PLA2R) に対する自己抗体が存在し，残りの症例には，他の糸球体抗原に対する自己抗体が検出されるが，これらが病因かは確定していない。補体タンパク質も検出される。しかし，ほとんどの自己抗体は IgG4 アイソタイプであり補体経路を活性化する作用に乏しく，補体活性化の機構は明らかにされていない。

形態学

膜性腎症の主な組織所見は毛細血管壁のびまん性肥厚である（図12.6A）。免疫蛍光法では GBM に沿った免疫グロブリンと補体の**顆粒状沈着** granular deposits がみられる（図12.6B）。電子顕微鏡では，毛細血管壁に肥厚が GBM と上皮細胞の間の**上皮下沈着** subepithelial deposits であり，沈着物間の GBM 基質の突出が**スパイクやドーム状パターン**を示す（図12.6C）。疾患の進行にしたがい，スパイクは沈着物を被包し，GBM に取り込む。さらに，ネフローゼの他の原因として，**足細胞突起消失** effacement of foot processes がみられる。さらに進行すると糸球体は硬化する。

臨床的特徴

膜性腎症の大部分は前駆症状なしにネフローゼ症候群の病像を示す。微小変化群とは対照的に，タンパク尿は非選択性で，通常ステロイド療法に反応しない。血清中に抗 PLA2R 抗体を検出することは診断に，その力価を測定することは治療効果のモニターに有用である。膜性腎症はさまざまな，ときに良性の予後をたどる。全体として，60％以上の患者にタンパク尿がみられるが，40％のみが2〜20年を経て腎不全となる。さらに10〜30％の症例が部分的あるいは完全なタンパク尿消退を示し，より良好な経過をたどる。

膜性増殖性糸球体腎炎 membranoproliferative glomerulonephritis

膜性増殖性 GN（MPGN）は GBM の肥厚とメサンギウム細胞増加を特徴とする糸球体傷害の一型である。小児および成人原発性腎炎症候群の5〜10％を占める。以前は，MPGN は異なる病理像をもとに2病型（Ⅰ およびⅡ型）に亜分類されていた。現在，これらはまったく異なる疾患として扱われ，免疫複合体の存在を特徴とする MPGN Ⅰ型，および補体活性化と免疫複合体欠如を特徴とする**デンスデポジット病** dense deposit disease（以前の MPGN Ⅱ型 MPGN type Ⅱ）とされている。MPGN Ⅰ型ははるかに頻度が高いため（症例の約80％），ここでは中心的に扱う。デンスデポジット病については C3 糸球体腎炎の項で後述する。

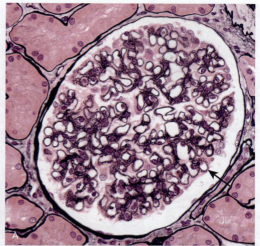
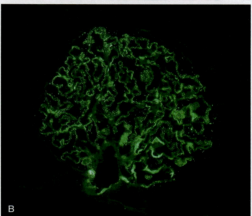
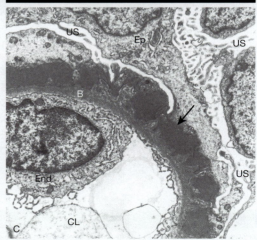

図12.6 膜性腎症
A：増殖や炎症を欠く糸球体基底膜のびまん性肥厚（銀染色，GBM を染色する）。B：免疫蛍光法で GBM に沿った IgG の顆粒状沈着を認める。C：上皮下沈着（矢印），足突起の消失，免疫沈着物間の基底膜のスパイク状突出。B（basement membrane）：基底膜，CL（capillary lumen）：毛細血管腔，End（endothelium）：内皮，Ep（epithelial cell）：上皮細胞，US（urinary space）：尿間隙。（B：*Dr. Vighnesh Walavalkar, Department of Pathology, University of California San Francisco* の厚意による。）

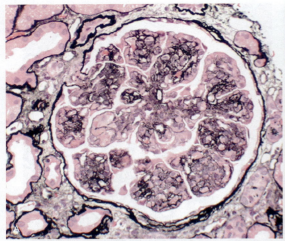
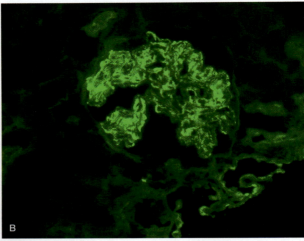
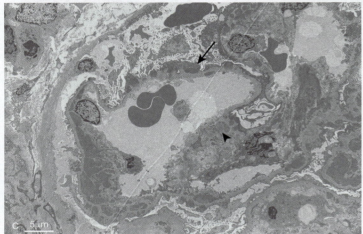

図12.7　膜性増殖性糸球体腎炎(MPGN)
A：メサンギウム細胞増殖，基質増加(銀染色で黒染)，分節性解離を伴う基底膜肥厚，分葉状外観，辺縁毛細血管細胞の腫大，白血球の流入(毛細血管内増殖 endocapillary proliferation)(銀染色)。B：GBM およびメサンギウム内の IgG 顆粒状沈着。C：糸球体毛細血管と二重化(解離)した基底膜の間，およびメサンギウム内(矢頭)に高電子密度な沈着物(矢印)。(B，C：Dr. Vighnesh Walavalkar, Department of Pathology, University of California San Francisco の厚意による。)

病態形成

Ⅰ型MPGN type I MPGN は補体の古典的および代替経路活性化を伴った循環血中の免疫複合体沈着化あるいは固定されている抗原に対し in situ での免疫複合体形成によって生じると考えられる。ほとんどの症例で，感染症(例：B型およびC型肝炎)，自己免疫疾患(例：SLE)，単クローン性ガンモパチーなどの基礎疾患は明らかである。原発性はごく一部の患者にみられる。

形態学

光学顕微鏡では，糸球体は腫大し，メサンギウム細胞と毛細血管内皮細胞の増殖と浸潤白血球により細胞密度が増加する；こうした変化は糸球体分葉化 glomerular lobules を示す(図12.7A)。GBM は肥厚し，糸球体毛細血管壁はしばしば二重化 double contour または"軌道様所見 tram track appearance"を示す。この GBM の"解離 splitting"はメサンギウム細胞や炎症細胞の介在およびメサンギウム基質と免疫複合体の沈着によって生じる。免疫蛍光法では，しばしばIgG や補体タンパクの顆粒状沈着を認める(図12.7B)。電子顕微鏡では，GBM，しばしばメサンギウムに明らかな沈着がみられる(図12.7C)。

臨床的特徴

原発性 MPGN のほとんどは思春期〜若年成人に発症し，血尿とさまざまな程度のタンパク尿をきたす。病状は緩徐に進行し，緩解はみられない。ステロイド，免疫抑制剤，抗血小板薬の有効性は証明されていない。MPGN は全身性エリテマトーデス，B型およびC型肝炎，慢性肝疾患，慢性細菌感染症などの他疾患に合併した形でも発生する(二次性 MPGN)。実際，"特発性"とされた症例のほとんどはC型肝炎または関連したクリオグロブリン血症に合併したものであったとされている。このような二次性 MPGN は成人により多い。基礎疾患の治療により腎病変の改善も期待される。

■ C3 糸球体症

C3 糸球体症 C3 glomerulopathy は過剰な補体経路活性化を特徴とする2つの病像を含む。すなわち電子顕微

糸球体の疾患

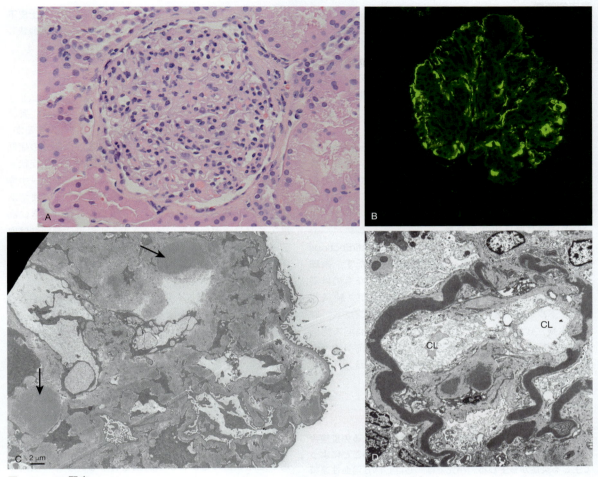

図 12.8　C3 腎症
A：糸球体は細胞数増加とメサンギウム基質増量を示す。B：GBM とメサンギウムの C3b 顆粒状沈着。C：メサンギウムの"蝋様"高電子密度沈着物（矢印）。D：デンスデポジット病では，基底膜内に高密度，均質な沈着物がみられる。（A：Dr. Zoltan Laszik, Department of Pathology, University of California San Francisco の厚意による。C：Dr. Vighnesh Walavalkar, Department of Pathology, University of California San Francisco の厚意による。）

鏡で GBM に沈着を認める**デンスデポジット病** dense deposit disease（以前 MPGN Ⅱ型とされた）および沈着がより目立たない **C3 糸球体腎炎** C3 glomerulonephritis である。これらはまれで，臨床的，形態的，病理学的特徴は共通しており，糸球体傷害の共通したスペクトラムに入ると思われる。

病態形成

後天性あるいは遺伝性の補体活性化代替経路の異常による補体調節障害がデンスデポジット病と C3 GN の原因である。患者のなかには C3 腎炎惹起因子 C3 nephritic factor（C3NeF）とよばれる C3 変換酵素に対する活性化型自己抗体を有し，代替経路における C3 分解の抑制ができない状態となる。別の患者では，さまざまな補体経路調節タンパク，例えば H 因子 Factor H，Ⅰ因子 Factor Ⅰ，膜補因子タンパク質 membrane cofactor protein（MCP）などに対する自己抗体や遺伝子変異が補体代替経路の異常活性化の原因となっている。

形態学

デンスデポジット病と C3 GN の糸球体変化の程度はさまざまだが，古典的光学顕微鏡所見は MPGN type Ⅰに類似する。糸球体の細胞数は増加し，毛細血管壁では基底膜の二重化，メサンギウム基質の増量がみられる（図 12.8A）。免疫蛍光法では，両疾患ともメサンギウムと毛細血管壁に C3 が染色される（図 12.8B）。IgG と補体古典的経路の早期因子（C1q と C4）は通常陰性である。電子顕微鏡では，C3 GN はメサンギウムと内皮下に電子密度の高い"蝋様 waxy"沈着物を示す（図 12.8C）。これに対し，デンスデポジット病では名前の通り，GBM は不規則なリボン状を示す，C3 を含む高電子密度沈着物を示す（図 12.8D）。

臨床的特徴

デンスデポジット病は通常，小児と若年成人にみられ，C3 GN はより成人に多い。両疾患とも，患者はさまざまな程度のタンパク尿，血尿，通常は軽度の高窒素血症を示す。血清 C3 レベルは典型例では低下する。いずれの疾患も予後不良で，患者のほぼ 1/3 が終末期腎不全に陥る。腎移植後でも 85％もの患者が再発する。

腎炎症候群をきたす疾患

腎炎症候群を示す糸球体疾患は通常糸球体に有意な炎症を示し，毛細血管を破壊し，赤血球の逸脱（血尿）および GFR 低下から乏尿や高窒素血症をきたす。

急性感染後性糸球体腎炎

急性感染後性糸球体腎炎 acute postinfectious glomerulonephritis は炎症と糸球体傷害をきたす，糸球体への免疫複合体沈着を特徴とする。古典的なものは溶連菌感染後性 GN poststreptococcal GN だが，肺炎球菌やブドウ球菌のような他の細菌感染や，ムンプス，麻疹，水痘，B 型および C 型肝炎のようなウイルス感染も発症契機となる。初期の感染症に対する抗菌薬治療の普及から高所得国では本症の頻度は減少しており，現在では 90％以上の症例が低所得国でみられる。

病態形成

感染後性 GN は微生物抗原と特異的抗体からなる免疫複合体が糸球体に沈着，古典的補体経路を活性化することによって生じる炎症から生じる。小児では，しばしば β 溶血性連鎖球菌 β-hemolytic streptococci に属する，ある種の"腎炎惹起性 nephritogenic"種の感染によって発症する。免疫複合体形成に関与すると考えられる連鎖球菌抗原には，高度に抗原性を有し，GBM 沈着物中に検出される連鎖球菌性外毒素 B streptococcal exotoxin B がある。高齢成人では，GN は連鎖球菌感染の後，あるいは同時にも発生しうる。低補体血症や GBM への IgG や補体沈着といった免疫複合体病の典型的所見がみられる。免疫複合体は循環血中で溶連菌抗原と抗体とから形成され GBM に沈着するか，または GBM に結合した連鎖球菌抗原と in situ で結合する。

形態学

光学顕微鏡では，感染後性 GN の最も特徴的な所見は糸球体係蹄の細胞数増加で，糸球体のほぼ全体に広がる。そのためびまん性 GN diffuse GN とよばれる（図 12.9A）。細胞数増加は内皮細胞およびメサンギウム細胞の増加と好中球および単球の浸潤による。ときに毛細血管壁に壊死がみられる。一部の症例では，高度の傷害に対する反応のため，半月体 crescents（後述）が尿細管曲に形成される。免疫蛍光法では毛細血管壁とメサンギウムに IgG と補体の顆粒状沈着がみられる（図 12.9B）。電子顕微鏡では内皮下，基底膜内あるいは，より高頻度に GBM から突出する"瘤（humps）"状の上皮下沈着がみられる（図 12.9C）。これらの沈着物は感染が軽快して，2 か月程度で消失する。

臨床的特徴

溶連菌感染後 GN は典型的な感染後 GN である。典型例は A 群溶連菌感染回復後 1～4 週の小児に発生するが，まれに感染期間中に発症することもある。大部分の症例では，咽頭や皮膚などにとどまる。臨床的には無症状～軽度の血尿といった症例から浮腫，高血圧，軽度～中等度の高窒素血症を伴う急性腎炎症候群までさまざまである。しばしばある程度のタンパク尿がみられ，ときに高度でネフローゼ症候群の域に達する。疾患活動期には血清補体は低値を示し，溶連菌感染後の症例では血清抗ストレプトリジン O 抗体の力価が上昇する。

罹患した小児の 95％以上で腎機能は回復するが，半月体形成を伴う高度の傷害（後述）から急速進行性 GN，二次性瘢痕から慢性腎臓病を生じる場合もある。成人での予後はやや予断を許さず，15～50％の患者では，臨床的，組織学的な重篤度に依存して，数年から 10～20 年を経過して慢性腎臓病を発生することがある。

急速進行性（半月体性）糸球体腎炎

急速進行性（半月体性）糸球体腎炎 rapidly progressive (crescentic) glomerulonephritis (RPGN) は臨床的症候群で，急性腎不全，ネフローゼ症候群の症状，しばしば重篤な乏尿などのさまざまな病因を有する。多くの症例では，腎生検によって半月体の存在から診断される。そのため半月体性 GN crescentic GN とよばれている。

病態形成

大部分の症例では，RPGN での糸球体傷害には免疫機構が関与している。3 病型が認識されている。

- 抗 GBM 抗体媒介性半月体性腎炎 anti-GBM antibody-mediated crescentic GN（グッドパスチャー病 Goodpasture disease）は IgG の線状沈着が特徴で，多くの症例で，C3 が GBM に沈着する（Ⅱ型過敏性反応，第 5 章）。抗 GBM 抗体は肺胞毛細血管基底膜にも結合し肺出血をきたすことがあり，腎不全と合併したときはグッドパスチャー症候群 Goodpasture syndrome とよばれる（第 11 章）。
- 免疫複合体媒介性半月体性 GN immune complex-mediated crescentic GN は感染後 GN，全身性エリテマトーデス，IgA 腎症，およびヘノッホ・シェーンライン紫斑病【訳注：最近では IgA 血管炎とよばれる】など，いかなる病型の免疫複合体性 GN からも生じうる。他症例では，免疫複合体は証明できても基礎疾患は不明である。この病型の RPGN ではしばしば糸球体柄に細胞増殖と白血球流入（増殖性 GN proliferative GN）に加え，半月体形成がみられる。特徴的所見として蛍光抗体法で GBM および/またはメサ

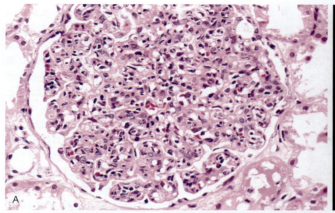
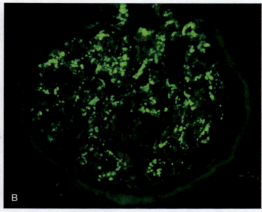
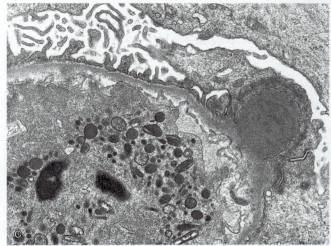

図12.9　急性連鎖球菌感染後性糸球体腎炎
A：毛細血管内白血球と，おそらくは内在性糸球体細胞増殖による細胞数増加。B：免疫蛍光法により(C)に一致して，明らかで粗大な顆粒状IgG（およびC3）沈着がみられる。C：典型的な高電子密度上皮下沈着物と毛細血管内腔の好中球。(A，C：Dr. H. Rennke, Brigham and Women's Hospital, Boston の厚意による。B：Dr. J. Kowaleska, Cedars-Sinai Medical Center, Los Angeles の厚意による。)

ンギウムの免疫グロブリンおよび/または補体の顆粒状沈着がみられる。
- **乏免疫性半月体性GN** pauci-immune crescentic GN では抗GBM抗体および免疫複合体の沈着を認めない。一部の半月体性GNで，**循環血中の抗好中球細胞質抗体** antineutrophil cytoplasmic antibodies（PR3-ANCA）がみられることから，全身性血管炎症候群の一要素と考えられている（第8章）。しかし多くの乏免疫性GNは特発性である。

形態学

各種半月体性GNの光学顕微鏡所見は類似している。糸球体では，しばしば**分節状毛細血管壊死** segmental capillary necrosis，GBM破綻，Bowman腔内のフィブリン析出を伴って，毛細血管係蹄の外側に細胞増殖がみられる。毛細血管係蹄外の際立った所見はボーマン腔に充満する形から**半月体** crescents とよばれる。半月体は壁側上皮の増殖と単球，その他の白血球の遊走から構成される（図12.10A）。半月体の他に，免疫複合体媒介性の場合，毛細血管係蹄内および/またはメサンギウム内の細胞増殖がみられる。免疫蛍光法では，抗GBM抗体病ではGBMに沿った強いIgGおよびC3の**線状沈着**（図12.3B），免疫複合体媒介性GNでは**顆粒状沈着**，

乏免疫性GNでは沈着はみられない。免疫複合体媒介性GNでは，電子顕微鏡で高電子密度免疫複合体が糸球体に沈着する。電子顕微鏡によりGBMの破綻がみられることもあり，重度の糸球体傷害を示す（図12.10B）。最終的には半月体はボーマン腔を閉塞し，経過すると瘢痕化をきたして糸球体硬化症が進行する。

臨床的特徴

RPGNの発症は他の腎炎症候群に類似するが，乏尿と高窒素血症がより目立つ。しばしばタンパク尿がみられ，ネフローゼ範囲に達することもある。一部の患者では無尿となり，透析や移植が必要となることがある。放置すると，RPGNは週〜月単位の経過で腎不全になる。予後は傷害された糸球体の比率（半月体形成された糸球体が80％未満であれば予後良好である）と診断時の腎不全の重篤度に依存する。全病型に対し免疫抑制剤が用いられる。血漿交換療法は抗GBM抗体性GNとANCA関連性乏免疫性GNに有効である。

■ ループス腎炎

全身性エリテマトーデス systemic lupus erythematosus

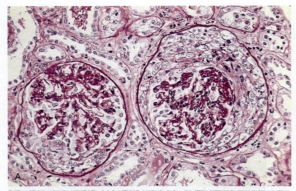

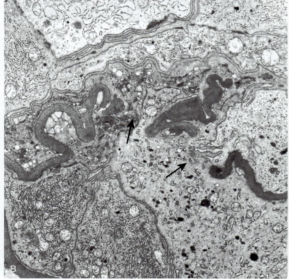

図12.10 半月体性 GN
A：圧迫された糸球体とボーマン嚢内の増殖性上皮細胞と白血球からなる半月体（PAS 染色）。B：電影顕微鏡では一部に破綻（矢印）を示す，捻じれた GBM がみられる。（A：Courtesy of Dr. M. A. Venkatachalam, University of Texas Health Sciences Center, San Antonio, Texas の厚意による。）

（SLE）は自身の核タンパク質や他の自己抗原に対する自己抗体が産生され生じる自己免疫疾患である。病因論，病変，臨床的事項は第5章を参照されたい。病変の大部分は核抗原と特異的抗体からなる免疫複合体によって引き起こされる。実際に，SLE はヒト免疫複合体病（Ⅲ型過敏症 type Ⅲ hypersensitivity, 第5章）の原型である。糸球体は免疫複合体沈着の主要な場であり，疾患のターゲットである。ここでは SLE の腎病変について述べる。

形態学

最新の分類では，ループス腎炎 lupus nephritis は6型に分類される。病型間にはオーバーラップがあり，経時的に1つの病型から他の病型へと移行することもある。したがって，各病型の患者比率は確定困難である。Class Ⅰ は最も少なく，class Ⅳ が最も高頻度であるということはいえる。

- 微小メサンギウムループス腎炎 minimal mesangial lupus nephritis（class Ⅰ）は非常に頻度が低い。免疫蛍光法や電子顕微鏡でメサンギウム内の免疫複合体沈着がみられるが，光学顕微鏡では形態変化がみられない。この病型は無症状，尿検査正常，クレアチニンレベルが正常であるのが通常で，腎生検の適応にならないため，診断されないことがある。
- メサンギウム増殖性ループス腎炎 mesangial proliferative lupus nephritis（class Ⅱ）はしばしばメサンギウム基質蓄積，毛細血管の傷害を伴わない免疫グロブリンと補体を含む顆粒状メサンギウム沈着物を伴うメサンギウム細胞増殖を特徴とする。患者はタンパク尿と顕微鏡的血尿を呈することがあるが，ネフローゼ症候群や腎不全を生じることはほとんどない。
- 巣状ループス腎炎 focal lupus nephritis（class Ⅲ）では傷害されるのは全糸球体の50%未満である。病変は分節状であることも全節性であることもある。傷害された糸球体は白血球集簇，毛細血管壊死，硝子血栓を伴い，内皮細胞とメサンギウム細胞は腫大と増殖を示す。しばしば，巣状壊死や半月体形成を伴う管外性増殖を示す（図12.11A）臨床症状は軽度の血尿，タンパク尿から急性腎不全までみられる。尿中赤血球円柱は，疾患活動期によくみられる。びまん性糸球体腎炎に進行する患者もいる。活動性炎症性病変は完全に治癒することもあるが，慢性全節性もしくは分節状の糸球体瘢痕化を生じることもある。
- びまん性ループス腎炎 diffuse lupus nephritis（class Ⅳ）は最も頻度が高く重篤な病型である。病変は class Ⅲ と同様だが，障害される糸球体の数が異なる。びまん性ループス腎炎では，半数以上の糸球体が傷害される。傷害された糸球体は内皮，メサンギウム，上皮細胞の増殖を示すが（図12.11B），上皮細胞の増殖からときにボーマン腔に充満する半月体形成をみる。内皮下免疫複合体沈着は毛細血管壁全周性肥厚をきたし，光学顕微鏡で "ワイヤーループ構造 wire-loop structures" として観察される（図12.11C）。免疫複合体は 電子顕微鏡（図12.11D）および免疫蛍光法で検出しうる（図12.11E）。病変は糸球体瘢痕化へ進行することもある。びまん性糸球体腎炎の患者は通常，症状を伴い，タンパク尿に加え血尿を示す。高血圧や軽度から高度腎機能障害もみられる。
- 膜性ループス腎炎 membranous lupus nephritis（class Ⅴ）は原発性膜性腎症と類似した，上皮下免疫複合体沈着による毛細血管壁のびまん性肥厚を特徴とする。免疫複合体は通常，基底膜様基質形成増加を伴い，沈着物質に銀染色で観察される "スパイク spikes" が形成される。本病型は高度タンパク尿とネフローゼ症候群を伴い，巣状およびびまん性ループス腎炎と共存することもある。
- 進行性硬化性ループス腎炎 advanced sclerosing lupus nephritis（class Ⅵ）では90%以上の糸球体が硬化を示し，終末期腎臓病となる。

間質や尿細管傷害もしばしばみられる。まれに，尿細管間質傷害が前面にみられることもある。多くのループス腎炎患者では，糸球体と同様，免疫複合体は尿細管や尿細管周囲の

糸球体の疾患

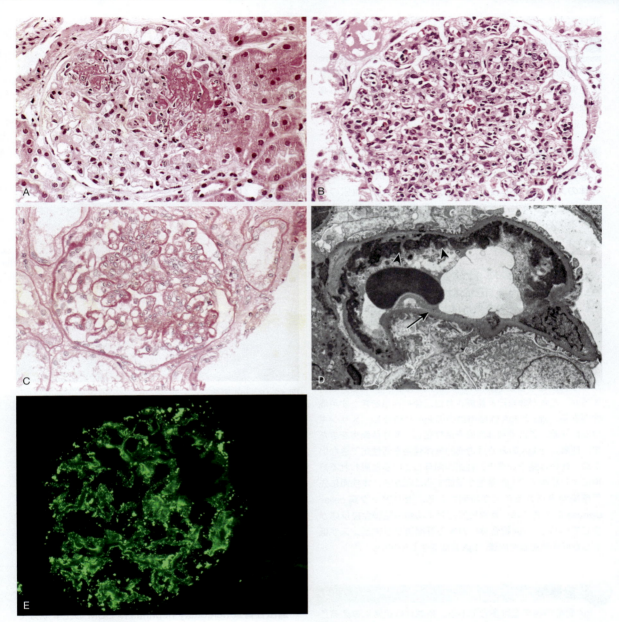

図 12.11 ループス腎炎
A：巣状増殖性糸球体腎炎，11 時と 2 時の方向に 2 つの局所的壊死性病変がみられる（H&E 染色）。本症例では管外性増殖はみられない。B：びまん性増殖性糸球体腎炎。糸球体全体にみられる細胞増加に注意（H&E 染色）。C：ループス腎炎。多量の免疫複合体が糸球体内皮下に沈着し，一部は多量の免疫複合体内皮下沈着を反映する"ワイヤーループ"病変を示す（PAS 染色）。D：電子顕微鏡では，糸球体毛細血管係蹄は基底膜（矢印）上に内皮下高密度沈着物（矢頭）がみられる。これは光学顕微鏡上の"ワイヤーループ"に一致する。E：免疫蛍光法では IgG 抗体の顆粒状沈着が認められる。（A〜C：*Dr. Helmut Rennke, Department of Pathology, Brigham and Women's Hospital, Boston, Massachusetts* の厚意による。D：*Dr. Edwin Eigenbrodt, Department of Pathology, University of Texas, Southwestern Medical School, Dallas, Texas* の厚意による。E：*Dr. Jean Olson, Department of Pathology, University of California, San Francisco, California* の厚意による。）

毛細血管の基底膜にも明らかに存在する。ときに，間質によく分化した B 細胞からなるリンパ濾胞が形成され，自己抗体を産生する形質細胞の供給源となっていると思われる。

臨床的特徴

SLE は多彩な臨床症状を有する（第 5 章）。腎症状は通常，腎炎 / ネフローゼの混合症状である。患者は赤血球円柱を伴った血尿や，本格的なネフローゼ症候群を引き起こすほど高度なタンパク尿を示すことがある。腎症

状は不良な予後と相関し，腎不全はしばしば死因となる。

その他の糸球体疾患

一部の疾患ではしばしば肉眼的または顕微鏡的血尿を呈し腎不全に至るが，ネフローゼ症候群の特徴である高度なタンパク尿や腎炎の炎症性病変を伴わない。以下，2疾患について述べる。

IgA腎症

IgA腎症 IgA nephropathy の特徴はIgA-抗IgA免疫複合体のメサンギウム沈着である。本症は反復性血尿の原因疾患として最も高頻度であり，世界的に腎生検で診断される疾患として最多である。

病態形成

IgA腎症は グリコシル化の程度が低い（ガラクトース欠乏性）IgAとIgAに対する自己抗体からなる免疫複合体によって生じる。患者の血縁者の25%以上で，血清中にこの型のIgAが増加しているため，発症には遺伝的要因がおそらく関与していると考えられる。HLAが一致した同胞や，ある種のHLAや補体の遺伝型を有する集団でも発症頻度は高くなる。異常なIgAは凝集し，メサンギウムに沈着する。ガラクトースのかわりに，こうしたIgAはN-アセチルガラクトサミンを有するが，これが非自己と認識され自己免疫疾患をきたす可能性がある。IgGとIgAは循環血中のIgAと結合し，メサンギウムに沈着，ここで補体経路を活性化し，糸球体傷害をきたす。沈着したIgAのみでは古典的補体経路を活性化できないため，代替経路やレクチン経路が関与していると思われる感染により粘膜でのIgA産生が増加することから，本疾患に先行感染がみられることが説明される。セリアック病 celiac disease の患者では，食物抗原に対する腸の粘膜免疫反応が生じているが，IgA複合体に対する肝胆道クリアランスが低下した肝疾患患者と同様，IgA腎症を生じやすい。

形態学

IgA腎症の組織像は多彩である。糸球体は正常にみえることも，以下の所見を示すこともある。メサンギウムの拡張と細胞増殖（図12.12A）。一部の糸球体に限局した分節状炎症（巣状増殖性GN）；びまん性メサンギウム増殖（メサンギウム増殖性GN）；または（まれに）完成された半月体形成性GN。特徴的な蛍光抗体法所見はIgAのメサンギウム沈着（図12.12B）で，しばしばC3代替経路タンパク質プロペルジンや少量のIgGまたはIgMを伴うこともある。古典的経路の早期因子は通常みられない。電子顕微鏡ではメサンギウム沈着物が確認される。

臨床的特徴

IgA腎症は小児や若年成人に好発する。IgA腎症の古典的症状は呼吸器，ときに消化管，尿路感染に続く肉眼的血尿で，40～50%の患者，特に40歳以下にみられる。

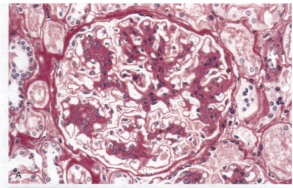

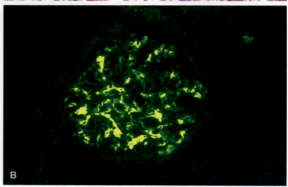

図12.12　IgA腎症
A：光学顕微鏡ではメサンギウム増殖と基質増加がみられる。
B：蛍光抗体法では主としてメサンギウム内にIgA沈着を認める。

30～40%は無症候性顕微鏡的血尿を示す。臨床経過は多彩である。血尿は数日継続し，初回は消退するが，通常ウイルス感染後に周期的に反復するようになる。患者の10%以下で腎炎症候群または急速進行性GNがみられる。多くの患者では数十年にわたって腎機能は保たれるが，25～50%では20年以上経過して終末期腎疾患へと進行する。移植腎でのIgA沈着も高頻度にみられる。

遺伝性腎炎

遺伝性腎炎 hereditary nephritis はGBMの主要成分であるⅣ型コラーゲンをコードする遺伝子の異常を特徴とする。最もよくみられるのはアルポート症候群 Alport syndrome と菲薄基底膜症候群 thin basement membrane disease である。アルポート症候群では，腎炎は感音性難聴 sensorineural deafness と水晶体脱臼 lens dislocation，後眼房性白内障 posterior cataracts，角膜ジストロフィー corneal dystrophy などの眼科疾患を合併する。菲薄基底膜病は良性血尿の原因として最多である。

病態形成

アルポート症候群の大部分はX染色体上の COL4A5 遺伝子変異によって生じるX連鎖遺伝性疾患である。COL4A5 遺伝子はGBMの主要成分であるⅣ型コラーゲンα5鎖をコード

尿細管および間質を侵す疾患

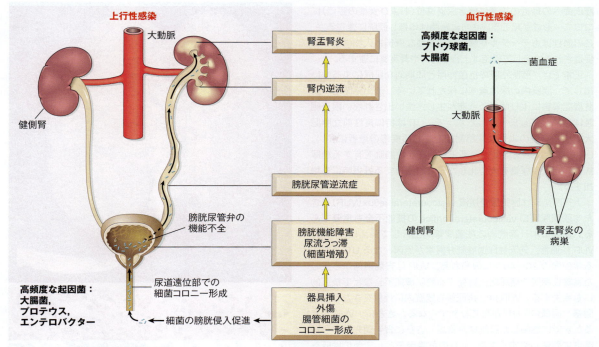

図12.13　上行性感染は腎感染経路
膀胱感染，膀胱尿管逆流，腎内流入，腎杯から腎皮質への広がりの組み合わせから生じる。血行性感染は，より頻度は低いが菌血症から広がり，膿瘍形成に至る腎盂腎炎の病巣を形成する。

する。まれにⅣ型コラーゲンのα3またはα4鎖をコードする遺伝子にかかわる常染色体顕性または潜性遺伝形式をとる病型もみられる。Ⅳ型コラーゲンは内耳蝸牛や，眼の水晶体の構造維持に重要で，アルポート症候群で難聴や眼球疾患がみられることが説明される。菲薄基底膜病患者の40%ではα3およびα4鎖の異常がみられる。他症例の原因は不明である。

形態学

アルポート病では組織学的特異的所見はないが，電子顕微鏡では，疾患早期から**GBMは薄く途絶**しており，経過とともに不規則な肥厚部位と緻密層の解離や層状化が明瞭化し，"かご細工"様を呈する(e図12.1)。免疫染色ではⅣ型コラーゲンが検出されない。アルポート症候群とは対照的に，菲薄基底膜病では，糸球体基底膜のびまん性，均一な菲薄化が唯一の形態学的所見である。

臨床的特徴

遺伝性腎炎は5〜20歳で肉眼的または顕微鏡的血尿，タンパク尿を呈し，20〜50歳で腎不全に陥る。X連鎖遺伝を示すアルポート症候群は男性に多く，女性よりも終末期腎臓病や難聴のリスクが高い。菲薄基底膜病患者は持続性無症候性的血尿を呈し，良性非進行性経過をとる。

尿細管および間質を侵す疾患

尿細管を傷害する疾患の大部分は間質も傷害するため，両者は一括して扱われる。尿細管間質疾患には3つのカテゴリーがある。(1)腎尿路感染症(**腎盂腎炎 pyelonephritis**)，(2)尿細管および間質を傷害する非感染性炎症(**尿細管間質性腎炎 tubulointerstitial nephritis**)，および(3)急性尿細管傷害をきたす虚血性または中毒性尿細管傷害，臨床的には**急性腎傷害 acute kidney injury**を呈する。

急性腎盂腎炎

急性腎盂腎炎は腎と腎盂の細菌による化膿性炎症である。下部尿路感染(膀胱炎，前立腺炎，尿道炎)または上部尿路感染(腎盂腎炎)または両者を障害する**尿路感染症 urinary tract infection(UTI)** のなかでは重要である。下部尿路感染症の多くは局所にとどまり，腎には波及しないが，腎盂腎炎の多くは下部尿路感染症と合併する。

病態形成

急性腎盂腎炎の主な原因菌は腸管常在菌であるグラム陰性桿菌である。大腸菌が最多である。他にはプロテウス，クレブシエラ，エンテロバクター，緑膿菌が挙げられる。特に尿路に医療器具が留置されている場合や，下部尿路の先天性または後天性がある場合，反復性感染がみられる(後述)。

下部尿路からの上行性感染は，細菌が腎に到達する最も重要かつ頻度の高い経路である(図12.13)。頻度は低いが，感染経路が血行性であることもある(例：敗血症や細菌性心内膜炎に続発)。女性では尿道と直腸が接近しているため腸管細菌がコロニーを形成しやすく，腎盂腎炎は女性に多い。粘

膜表面への最近の接着に続き尿道遠位（および女性の膣口）にコロニー形成が起こる。さらに細菌は増殖し膀胱に達するが，この過程はカテーテルや膀胱鏡のような尿道挿入物によって促進される。そして細菌は上行し腎盂や腎実質に達する。

正常では，膀胱粘膜の抗菌作用と周期的な排尿による洗い出しで，膀胱内の尿は無菌に保たれている。流出路閉塞や膀胱機能障害により尿のうっ滞が生じ，洗い出されない限り細菌は増殖してしまう。したがって，UTIは特に良性前立腺肥大症や子宮脱のような尿路閉塞を生じる疾患の患者に多い。UTIの頻度は感染感受性が高まり神経因性膀胱を有する糖尿病や，膀胱や尿管を大型化した子宮が圧迫する妊娠時にも増加する。

上行感染には**膀胱尿管逆流 vesicoureteral reflux（VUR）**をきたす**膀胱尿管口 vesicoureteral orifice**の機能不全も重要である。逆流により膀胱内の細菌尿管を上行して腎盂に達する。VURは通常，先天性尿道膀胱弁異常が原因となるUTIを有する年少児の20～40％にみられる。VURは脊髄損傷から生じた弛緩性膀胱や糖尿病に続発する膀胱機能不全などで後天的にも発生する。VURは，排尿後も膀胱内に残尿をきたす尿路閉塞と同様に，UTIが起こりやすくなる。さらに，VURがあるとすでに感染した膀胱尿が腎盂，さらに腎乳頭先端から腎実質に到達しやすくなる。UTIの危険因子として他には既存の腎瘢痕化，実質内閉塞などの腎臓の状態，免疫抑制治療，免疫不全などがある。

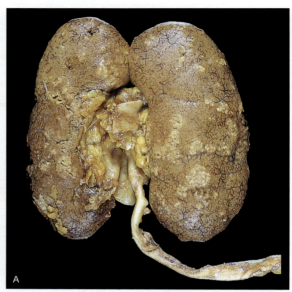

形態学

片側あるいは両側腎が障害される。障害された腎の大きさは正常化または腫大する。典型的な場合，肉眼的に，腎表面に**境界明瞭な，黄色で盛り上がった膿瘍**がみられる（図12.14A）。組織学的には，初期は尿細管に限局した**好中球に富んだ炎症**で（図12.14B），進行すると間質に波及する。好中球は尿細管から集合管に至り，尿中に白血球円柱がみられるようになる。通常，糸球体は障害されない。

閉塞が著しい場合，膿汁は排泄されず，腎盂，腎杯，尿管に貯留し，**膿腎症 pyonephrosis**となる。

乳頭壊死 papillary necrosisは腎盂腎炎のまれな病型で以下の3者で生じる。糖尿病，尿路閉塞，**鎌状赤血球症 sickle cell anemia**。本症は腎乳頭先端の虚血性および化膿性壊死である（e図12.2）。

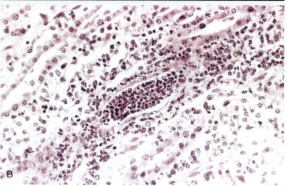

図12.14　急性腎盂腎炎
A：皮質表面は灰白色の炎症と膿瘍形成部を示す。B：好中球は尿細管や間質に浸出する。

臨床的特徴

急性腎盂腎炎は先に発症機構で述べた発症しやすい状態を合併することが多い。生後1年以降（通常，男児の先天性奇形が診断される）および40歳代までは，感染は女性に多い。妊婦の6％もが妊娠期間中にときどき細菌尿を示し，放置すれば，その20～40％がUTIをきたす。年齢がさらに進むと，男性の前立腺過形成とそれによる膀胱閉塞のため罹患頻度が増加する。

合併症のない急性腎盂腎炎は通常，**肋骨脊椎角 costovertebral angle**の疼痛と全身感染症症状（悪寒，発熱，悪心，倦怠感）および局所的尿路症状（**排尿困難 dysuria，頻尿 frequency，切迫尿 urgency**）を伴って突然に発症する。尿は多数の好中球のため混濁する（**膿尿 pyuria**）。通常は片側性であるため，腎不全を生じない。先行因子がある場合，本症は反復性かつ慢性で，両側性の頻度が高い。乳頭壊死が生じると予後不良となる。

慢性腎盂腎炎

慢性腎盂腎炎 chronic pyelonephritisでは，間質の炎症が肉眼的にみえる腎の瘢痕化と腎盂腎杯系の変形がUTIの病歴を伴ってみられる。慢性腎臓病の原因として知られる。

病態形成

慢性腎盂腎炎は前述したように腎に感染を生じやすくする閉塞，逆流あるいは両者に伴ってみられる。慢性逆流症随伴腎盂腎炎は慢性腎盂腎炎の原因として最多である。反復性炎

症により腎の炎症と瘢痕化が繰り返される。閉塞は尿道先天奇形(例：後部尿道弁 posterior urethral valves)のように両側性のこともあるが，結石や片側尿管閉塞のように片側性のほうが頻度は高い。逆流性腎症 reflux nephropathy は片側性，両側性いずれの場合もありうる。

形態学

慢性腎盂腎炎では拡張，辺縁鈍，変形した腎杯と扁平化した乳頭の上に広がる，粗大，明瞭かつ不規則な皮質髄質瘢痕が特徴である(図12.15A)。片側または両側腎が障害される。両側性の場合，対称性に繊細な瘢痕化を示す慢性糸球体腎炎と異なり，瘢痕化は左右非対称性である。組織学的には斑状間質線維化，リンパ球形質細胞，ときに好中球浸潤がみられる(図12.15B)。尿細管は萎縮し拡張する。拡張した尿細管の多くは PAS 陽性(糖タンパク質の存在を示す)ピンクから青の，硝子様円柱を含む。これらは甲状腺濾胞内のコロイドに似るため**コロイド円柱 colloid casts** とよばれる(第18章)。糸球体は正常か，さまざまな程度の硬化を示す。

臨床的特徴

慢性腎盂腎炎患者の多くでは緩徐に腎不全に陥るが，一部では通常の検査によって腎疾患が診断される。高血圧が際立った症状であることもある。放射線画像上，障害された腎は非対称性に萎縮，さまざまな程度に腎杯は鈍化，変形する。尿中細菌は検出されることもされないこともある。病変が両側性かつ進行性であれば，尿細管の尿濃縮能が障害され(**低浸透圧尿 hyposthenuria**)，多尿や夜尿がみられる。

前述したように，慢性腎盂腎炎や逆流性腎症患者では最終的に，タンパク尿を伴い糸球体硬化症をきたし，こうした傷害から慢性腎臓病へ進行することもある。

尿細管間質性腎症

尿細管間質性腎炎 tubulointerstitial nephritis(TIN)は間質や尿細管を一次的に傷害する非感染性炎症性腎疾患である。腎盂腎炎も間質や尿細管を傷害するが，細菌上行性感染によるため別に扱われる。TIN は薬物，放射線照射，ある種の感染症に対する免疫反応や全身性自己免疫疾患によって生じる。

薬剤性尿細管間質性腎炎

急性薬剤誘発性 TIN はさまざまな薬剤の副作用として生じる。高頻度なのは ペニシリン(アンピシリン)，他抗菌薬(リファンピン)，利尿薬(フロセミド)，プロトンポンプ阻害薬(オメプラゾール)，非ステロイド系抗炎症薬，シメチジンおよび免疫チェックポイント阻害薬である。

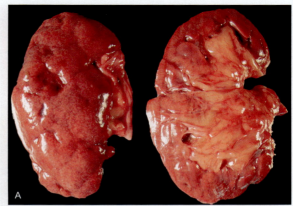

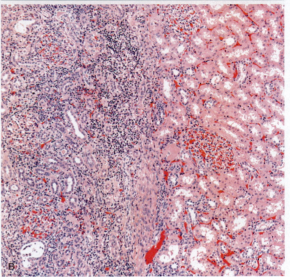

図12.15　慢性腎盂腎炎
A：不規則な粗大瘢痕を伴う荒廃した腎。B：尿細管萎縮と間質線維化を伴う慢性炎症病巣(写真の左側)。

病態形成

薬剤曝露から発病までの潜伏期，好酸球増多と紅斑，薬剤に対する特異な反応(例：量依存性の欠如)；同一あるいは類似薬剤への再曝露による反復発症といった多くの側面から，本症は過敏性反応によると考えられている。血清 IgE レベルはときに上昇し，即時型(Ⅰ型)過敏性反応を示唆する。他には，炎症反応の性質と皮膚反応陽性から T 細胞媒介性(Ⅳ型)過敏性反応によると考えられている。

最も考えられる発症機構は，薬剤が尿細管から分泌され尿細管細胞質内あるいは細胞外成分と共有結合し，免疫原性を有する新規の抗原を形成するというものである。これらの新規抗原に対する免疫反応により尿細管細胞や基底膜が傷害されるというものである。

形態学

間質は著明な浮腫と，リンパ球マクロファージを主体とす

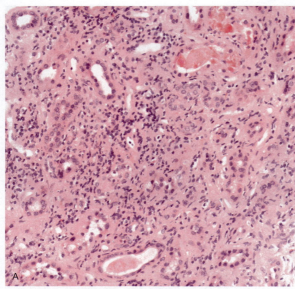 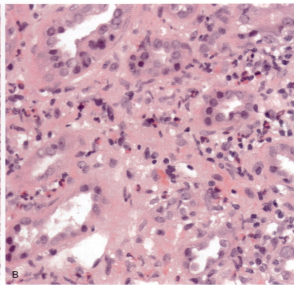

図 12.16　薬剤誘導性尿細管間質傷害
A：尿細管傷害を伴う間質の炎症細胞浸潤。B：好酸球浸潤が目立つ。

る単核細胞浸潤を示す（図 12.16）。好酸球や好中球がみられることもある。一部の薬剤（例：サイアザイド，リファンピン）では，T 細胞媒介性反応により巨細胞を伴う間質性非壊死性肉芽腫が形成される。過敏性反応が足細胞突起消失やネフローゼ症候群をきたす非ステロイド系抗炎症薬で起こる症例の一部を除き，糸球体は正常である。

臨床的特徴

本症は薬物曝露後，1〜2 週間後に発熱，好酸球増多（一過性のことあり），紅斑（患者の 15〜25％），および腎機能障害で発症する。尿所見としては血尿，タンパク尿は微量もしくはみられず，白血球（ときに好酸球を含む）を認める。血清クレアチニン増加または乏尿を伴う急性腎傷害は約 50％ にみられ，特に年長者に多い。臨床的に本症は是が非でも認識しなければならない。なぜなら数カ月を要するとはいえ，原因薬物の中断により腎機能が回復するからである。

急性尿細管傷害

急性尿細管傷害 acute tubular injury（ATI）は尿細管上皮傷害と急激な腎機能低下を示し，しばしば顆粒円柱と尿細管細胞が尿中に流しだされる。以前用いられた**急性尿細管壊死 acute tubular necrosis** という用語ははっきりした壊死を認めないため使用されなくなった。これらの変化をまとめて，広く**急性尿細管傷害 acute kidney injury** とよばれるようになった本症は，GFR 低下，並行しての血清クレアチニン上昇を特徴とする。急性尿細管傷害は急性腎傷害の原因として最多で，乏尿（1 日尿量 ＜ 400 mL/日）を生じることがある。

病態形成

ATI には原因の異なる 2 病型があるが，転帰は同様である（図 12.17）。

- **虚血性 ATI** ischemic ATI は腎血流量低下によって最もよくみられ，しばしば低血圧やショックに合併する。最初のイベントとしては重症外傷，失血，急性膵炎，敗血症が挙げられる。尿細管虚血は小型血管炎，悪性高血圧，**血栓性微小血管症 thrombotic microangiopathies** などから生じる腎内血流量低下から生じる。不適合輸血や，その他の溶血性クリーゼ，ミオグロビン血症も虚血性 ATI に似た臨床像を示す。
- **腎毒性 ATN** nephrotoxic ATI は重金属（例：水銀）や有機化合物（例：エチレングリコール），ゲンタマイシンと他抗菌薬のような多剤服用，放射性造影剤といった毒物により生じる。

近位尿細管上皮細胞が，特に虚血や毒物への感受性が強いのには複数の因子が関係する。近位尿細管上皮で再吸収されたさまざまな分子の濃度が細胞質内で上昇する，糸球体濾過物から水分が近位尿細管で再吸収され，管内の濃度が上がる，輸送や再吸収のため ATP 産生が求められる酸素消費が高いといった理由が考えられている。

虚血と中毒は尿細管上皮細胞の膜を傷害し，ナトリウム再吸収は低下し，その結果，遠位尿細管へ流入するナトリウムが増加する。これにより尿細管糸球体フィードバック機構が破綻する。この中にレニン-アンギオテンシン系が含まれる。レニン-アンギオテンシン系は腎内の血管収縮をきたすため，糸球体血流と尿細管，特に髄質外層（近位尿細管の太い上行部と直部）への酸素供給が低下する。GFR 低下により血流のさらなる減少と虚血性尿細管傷害が生じる。壊死と基底膜からの上皮の剥脱，尿中への脱落によって尿流が傷害され，尿細管内圧が上昇，GFR がさらに低下する。さらに，傷害され

尿細管および間質を侵す疾患

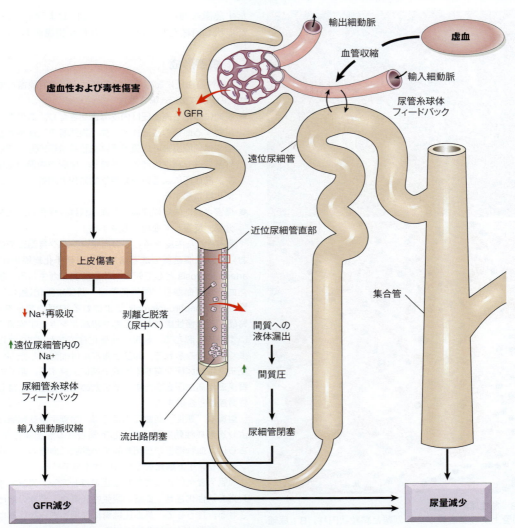

図 12.17　虚血性および腎毒性急性尿細管傷害の予想される病像
尿細管上皮傷害は糸球体濾過量（glomerular filtration rate：GFR）低下，尿細管閉塞をきたし，尿量は低下する（乏尿，極端なときは無尿）。

た尿細管から漏出した水分は間質へ流出するため，尿量の減少，間質圧の上昇，尿細管の虚脱が生じる。

原因が除去され，尿細管壊死が斑状で，基底膜が保たれていれば，残存した上皮細胞は再生し，機能を回復する。傷害が遷延し高度であれば，急性病変は慢性腎臓病へと進行する。

形態学

虚血性 ATI は主に近位尿細管直部と太い上行部を傷害するが，近位および遠位尿細管全体が傷害される。**尿細管の変化**はさまざまで，近位尿細管刷子縁の消失，刷子縁の腫脹や脱落，細胞の空胞化，上皮細胞の基底膜からの剝脱，尿中への脱落を示す（図 12.18）。遠位尿細管や集合管内の**タンパク質円柱**は**タム–ホルスフォールタンパク質** Tamm-Horsfall protein（正常では尿細管上皮から分泌される）および血漿タンパク質に相当するが，よくみられる所見である。間質は通常広範な浮腫と，好中球，リンパ球，形質細胞からなる軽度の炎症細胞浸潤を示す。腎中毒性 ATI も同様だが，虚血性 ATI よりも近位尿細管に完成された壊死が目立つ。再生性尿細管上皮は分裂像を示すこともある。

臨床的特徴

虚血性 ATI 初期には原疾患が前面に出る。患者はしばしば乏尿，GFR 低下，血清クレアチニン増加といった急性腎傷害の所見を示す。電解質異常，アシドーシス，尿毒症症状および水分過剰は高頻度にみられる。予後は重篤度と存在する傷害，合併症の有無に依存する。支持療法や透析なしでは，患者は死亡する。支持療法を行えば，患者は通常生存し，腎機能が回復する機会が十分にある。回復期早期には，尿細管上皮が十分に回復していないため，利尿が生じ，電解質喪失が起こる。既存の慢

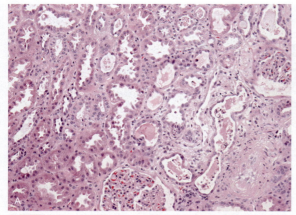

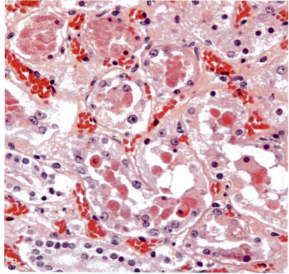

図12.18　急性尿細管傷害
A：尿細管上皮の基底膜からの剥離と顆粒状円柱。B：尿細管管腔内の壊死した尿細管上皮と細胞残渣。尿細管周囲毛細血管のうっ血が著明である。

性腎疾患が存在する場合，完全な回復の頻度は低く，不幸にして終末期腎に進行する頻度は高い。

血管を侵す疾患

アテローム硬化，高血圧，さまざまな病型の血管炎のような全身性血管疾患は腎血管も障害し，しばしば腎機能を損なう（第8章）。逆に，腎は一次性（本態性）および二次性高血圧の発症に深くかかわっている。本節では高血圧に関連した腎病変について述べる。

高血圧性腎疾患 hypertensive renal disease

全身性高血圧は腎に病理学的機能的障害を与える。第8章で述べたように，長期にわたる高血圧は良性とよばれるが，**本態性高血圧 primary hypertension** が好んで使用される。こうした患者のうち少数が，医療上の緊急事態である，いわゆる**悪性高血圧**とよばれる臓器傷害をきたす急激な血圧上昇を生じる。慢性および悪性高血圧の腎症状も同様だが，いくつか有意な相違がある。

病態形成

本態性高血圧における動脈病変は内皮機能障害と血小板活性化の結果である（第8章）。

- 長期にわたる高血圧は**内皮障害**をきたし，血漿タンパク質に対する血管の透過性と，血小板沈着を亢進させる。血小板や他細胞由来の成長因子は血管平滑筋細胞の増殖，細胞外基質タンパク質産生を促進し，中膜や内膜の肥厚をきたす。高血圧による血液動態学的効果と加齢によりこれらの変化は増悪する。
- 傷害された内皮に沈着した血小板は活性化し，成長因子を分泌，反復して血栓を形成する。

傷害された内皮を通じての血漿タンパク質漏出や血管壁における基底膜基質の沈着増加により**硝子化細動脈硬化 hyaline arteriosclerosis** として知られる形態変化が生じる。狭小化した血管は虚血から，尿細管萎縮，間質線維化（瘢痕）を形成，**腎硬化症 nephrosclerosis** とよばれる肉眼的変化をきたす。腎硬化症は慢性虚血から萎縮や線維化をきたす疾患であればいずれでも起こる。軽度の腎硬化症であれば60歳以上では多くの人にみられる。頻度と重症度は加齢にしたがい，高血圧または糖尿病を有する患者で特に上昇する。多くの原発性腎疾患は高血圧をきたす。そのため腎硬化症はしばしば一次性腎疾患と合併する。

重篤な"悪性"高血圧患者では，血管平滑筋細胞の増殖により**過形成性動脈硬化症**として知られる形態変化をきたす。さらに，血管傷害から細動脈や小動脈に血管内血栓症を伴う**フィブリノイド壊死**を生じるには十分である。

血管の変化によって生じる虚血はレニン-アンギオテンシン系を活性化させ，血管の緊張性を高め，全身の血圧を上昇させる。こうして，高血圧は腎に作用しさらなる高血圧をきたし，悪性サイクルを形成する。

重篤な高血圧と**血栓性微小血管症 thrombotic microangiopathy**（TMA，後述）には臨床的・病理学的性質に重複がある。しかし，原発性TMAの典型的なものは高血圧を合併しない遺伝性または後天性の凝固系または血小板の異常によって生じるので，高血圧とは病理学的には異なる範疇にある。

形態学

長期にわたる高血圧による腎硬化症では，腎は**左右対称性に萎縮**する。典型的には，腎表面はびまん性に微細顆粒状を示す（図12.19A）。組織学的に目立つのは，細胞形態の不明化と血管腔の狭小化を伴う，細動脈壁の均質なピンクの硝子化肥厚で，**硝子化動脈硬化症 hyaline arteriosclerosis** とよばれる（図12.19B）。びまん性尿細管萎縮と間質線維化もみられるが，炎症細胞浸潤はわずかしかみられない（図12.19C）。進行した症例では，糸球体が硬化する。より大型の血管（葉間および弓状動脈）は内弾性板の複製とともに中膜線維化肥厚を伴う内膜肥厚を示す。

悪性高血圧患者では，高血圧の期間と重症度に応じて，腎

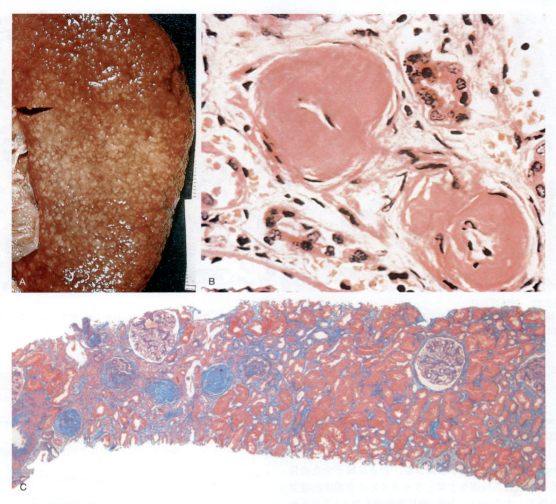

図 12.19　良性腎硬化症
A：腎の外表は微細顆粒状である。B：硝子沈着，壁の著明な肥厚，狭小化した内腔を示す2本の細動脈。C：血管狭小化から生じた尿細管萎縮と，間質線維化（青染）。(B：*Dr. M. A. Venkatachalam, Department of Pathology, University of Texas Health Sciences Center, San Antonio, Texas* の厚意による。C：*Dr. Vighnesh Walavalkar, Department of Pathology, University of California San Francisco* の厚意による。)

のサイズは正常か，萎縮する。細動脈や糸球体毛細血管の破綻から，**針で突いたような小型点状出血**が皮質表面に出現することがあり，腎はノミがかじったような外観 flea-bitten appearance を示す。小型血管の傷害は細動脈のフィブリノイド壊死 fibrinoid necrosis としてみられる（図 12.20A）。血管壁は均質，顆粒状，好酸性外観を示し，既存の構築が不明になる。小葉間動脈またはそれ以上の大型動脈では内膜細胞の著しい増殖により，"**玉ねぎ状所見 onion-skin appearance**"がみられる（図 12.20B）。この病変は，**過形成性細動脈硬化症 hyperplastic arteriosclerosis** とよばれるが，細動脈や小型動脈の狭小化をきたす。ときに，糸球体に微小血栓がみられることがあるが，糸球体は壊死をきたす。

臨床的特徴

長期にわたる高血圧患者の大部分は尿濃縮能の低下，GFR 低下といった，ある程度の腎機能障害を有している。軽度のタンパク尿は高頻度にみられるが，腎不全や尿毒症はまれである。しかし，高度の血圧上昇や他合併症を有する患者，特に糖尿病患者では腎不全のリスクが高くなる。本症は米国在住のアフリカ系や，南アフリカに多くみられるという報告がある。

悪性高血圧に至ると**乳頭浮腫 papilledema**，脳症，心血管異常，腎不全がみられる。もっとも，高頻度な早期症状は脳内圧亢進によるもので頭痛，悪心，嘔吐，視覚障害，特に**暗点 scotomas** または"spots"がみられる。急激な血圧上昇が始まる時点では，著明なタンパク尿と顕微鏡的時に肉眼的血尿がみられるが，腎機能に大きな変化はない。しかし，まもなく急性腎傷害となる。この状態は医学的緊急事態で，不可逆性腎病変が発生する前に，迅速で集中的な降圧療法が求められる。患者の約

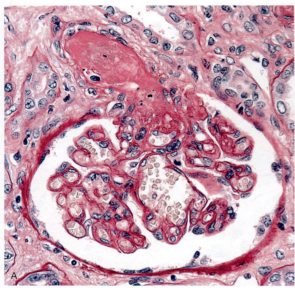
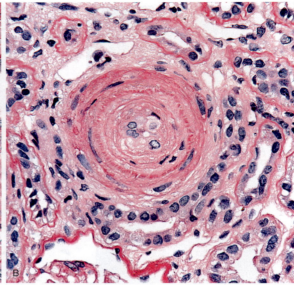

図 12.20　悪性高血圧
A：輸入細動脈のフィブリノイド壊死。B：通常，長期にわたる高血圧にみられる過形成性細動脈硬化症（タマネギの皮状病変 onion-skin lesion）。

50% は少なくとも 5 年間は生存する。死因の 90% は尿毒症，他 10% は脳出血または心不全である。

血栓性微小血管症

血栓性微小血管症 thrombotic microangiopathy（TMA）という用語は微小血管性溶血性貧血 microangiopathic hemolytic anemia，血小板減少症，ときに腎不全を合併する微小血管血栓症を主徴とするさまざまな臨床的症候群を指す。本疾患は一次性（他基礎疾患を欠く）ことも他疾患に続発することもある。一次性 TMA は志賀毒素媒介性溶血性尿毒症性症候群 Shiga toxin-mediated hemolytic uremic syndrome（HUS）；以前は非定型的 HUS atypical HUS として知られていた補体媒介性 TMA complement-mediated TMA；血栓性血小板減少性紫斑病 thrombotic thrombocytopenic purpura（TTP）；薬剤性 TMA drug-mediated TMA の一部を含む。

病態形成

TMA の主要な病原性因子は内皮細胞傷害と血小板活性化と凝集である。これらは外毒素，薬物，自己抗体，遺伝性変異などさまざまな侵襲によって生じるが，これらすべてはさまざまな臓器の毛細血管や細動脈に小型血管血栓症をきたす。血管機能障害から虚血性傷害と臓器機能障害が起こる。TMA の古典的所見は小型血管内の血小板に富んだ血栓，血小板消費による血小板減少症，血栓で狭小化した血管腔を通過するときに赤血球に加わる機械的傷害（ずり）による微小血管性溶血性貧血である。二次性症例は，重篤な高血圧，全身性硬化症，妊娠，化学療法，抗リン脂質抗体症候群，移植拒絶

表 12.4　原発性血栓性微小血管症腫瘍病型の病因分類

病型		病因
志賀毒素媒介性 HUS	後天性	志賀毒素産生性大腸菌または赤痢菌 I 型
補体媒介性 TMA	先天性	遺伝的異常による補体調節障害（比較的高頻度）
	後天性	自己抗体による後天性補体調節障害（まれ）
TTP	遺伝性	先天性遺伝的 ADAMTS13 欠損（まれ）
	後天性	自己抗体による ADAMTS13 欠乏（比較的高頻度）

ADAMTS13：A disintegrin and metalloproteinase with a thrombospondin type 1 motif, member13, HUS（hemolytic uremic syndrome）：溶血性尿毒症症候群, TMA（thrombotic microangiopathy）：血栓性微小血管症, TTP（thrombotic thrombocytopenic purpura）：血栓性血小板減少性紫斑病。

など基礎疾患に続発するが，病因論や発症機構は十分に解明されていない。原発性 TMA のうち 3 病型のみをここでは扱う（表 12.4）。

- 志賀毒素媒介性 HUS Shiga toxin-mediated HUS。75% の症例が汚染された食物（例，牛肉）を摂取して生じる志賀毒素産生性大腸菌の消化管感染に続発する。残りの症例の多くは赤痢菌 Shigella dysenteriae 感染に続発するが，この菌もまた志賀毒素を産生する。小量でも，志賀毒素は内皮細胞を活性化し，白血球接着促進，内皮細胞のエンドセリン産生を促進，一酸化窒素の産生を抑制（いずれも血管収縮を促進）する一方，血小板凝集，活性化を促進する。多量の場合，毒素は内皮細胞死をきたす。腎糸球体細胞は志賀毒素に対する膜受容体を発現しているため，特に感受性が高い。内皮細胞傷害は微小血管血栓症をきたすが，特に糸球体毛細血管，輸入細動脈，小葉間動脈で顕著である。

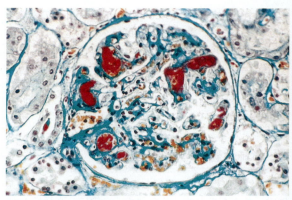

図 12.21　血栓性微小血管症
フィブリン染色で，糸球体毛細血管内の血栓（赤染）がみられる。

- **補体媒介性 TMA** complement-mediated TMA は補体代替経路を抑制的に調節する因子の後天性または遺伝性以上により生じる。抑制因子が欠如することにより微小血管障害と微小血管血栓症を伴う，補体の過剰な活性化が生じる。一部の症例は過去に "非定型 HUS atypical HUS" として分類されていた。
- **TTP** は von Willebrand factor（vWF）多量体をより小型の分子に分解する血漿タンパク質である ADAMTS13 の後天的または遺伝的異常により生じる（第 10 章）。遺伝的欠損は ADAMTS13 をコードする遺伝子の変異によって生じるのに対し，ADAMTS13 の後天的欠損は ADAMTS13 に対する疎外的自己抗体によって生じる。ADAMTS13 の欠損により異常な大型 vWF 多量体が形成され，自発的に血小板を活性化し，血小板凝集から腎を含む他臓器で血栓症をきたす。

形態学

TMA 全病型で形態像は類似している。**血栓は糸球体毛細血管**（図 12.21），細動脈，ときに重篤な症例ではより大型の血管にみられる。内皮細胞傷害の結果生じる HUS での糸球体での付加的所見は，内皮下空隙拡張，GBM の二重化や開裂，メサンギウム細胞の崩壊である。重篤な症例では皮質壊死がみられる。TMA が持続すれば，糸球体の瘢痕化が生じる。糸球体や細動脈にさまざまな量のフィブリノゲンがみられるが，免疫蛍光法では免疫グロブリンや補体の沈着はみられない。

臨床的特徴

TMA の主な症状は発熱，血小板減少症，溶血性貧血，一過性神経障害，腎不全である。志賀毒素媒介性 HUS は小児急性腎傷害の主要な原因である。通常，消化管またはインフルエンザ様前駆症状に続く出血（特に吐血，下血），高度な乏尿，発症，血尿，微小血管症性溶血性貧血，（一部の患者では）際立つ神経症状の急激な発症がみられる。急性腎傷害が透析により適切に管理されれば，多くの患者は週単位で回復する。しかし長期予後（15～25 年以上）は必ずしも良好ではなく，罹患児の約 25% は腎機能障害をきたす。

補体媒介性 TMA は前駆症状の下痢なしに急激に生じる。予後は志賀毒素媒介性 HUS より明らかに不良である。約 20% が回復せず，60%～70% の患者のみが腎機能を回復する。血漿交換により，一過性に失われた因子の回復（遺伝型の場合）または病原性抗体の除去が行われる。補体活性化を阻害する抗体の投与は血栓症の軽減，腎機能回復に有用で，現在は補体媒介性 HUS 治療の第一選択である。

定型的な TTP も中枢神経症状を前面に突然，発症する。志賀毒素媒介性 HUS よりも腎障害の頻度は低い。放置すると，TTP は通常，急激に致死性で，生存率は約 10% である。血漿交換療法は，ADAMTS13 を交換し，疾患原性抗体を除去することによって病状を改善する。生存者に腎不全が残ることはまれである。

慢性腎臓病

慢性腎臓病とは重篤な腎疾患にみられる進行性ネフロン喪失の最終共通経路を示す用語である。 残存するネフロンの機能変化は最終的には適合不全となりさらに瘢痕化が進む。最終的な状態は，原疾患の区別なく，硬化した糸球体，尿細管，間質，血管を示す**終末期腎 end-stage kidney** である。透析，移植などの治療なしでは，尿毒症電解質不均衡，他合併症から死亡する。

病態形成

進行性腎障害によりネフロンは次々と破壊されるため，適応機構は腎機能を維持しようとし始める。前述した残存する機能性糸球体による過剰濾過による糸球体濾過量低下への適応のひとつで，最終的には糸球体傷害をさらに重篤化させる血行動態変化である。ネフロンの危機的喪失に至るまで，血症濃度増加（クレアチニン），尿細管再吸収低下（ナトリウム，リン酸，カルシウム），尿細管からの分泌増加（カリウム，水素イオン）によるネフロンあたりの排泄量増加は慢性腎疾患の末期まで恒常性を保つ。機能低下の速さは基礎疾患により異なる。しかし，原疾患がコントロールされた後にも腎機能は進行性に低下することがある。原因に限らず高血圧は腎機能の低下を促進する。

慢性腎臓病はアフリカ系米国人で，ヨーロッパ系米国人の約 5 倍である。最近，*APOL1* 遺伝子の多形が腎疾患増加とトリパノソーマ感染に対する抵抗性に関係することがわかった。このことはトリパノソーマが風土病であるサハラ砂漠南方地域における選択外圧と考えられる。APOL1 がどのように寄生虫疾患や腎疾患と関係するのかは不明だが，腎疾患の治療に APOL1 阻害薬が導入され始めている。

形態学

古典的には，基礎疾患が血管または糸球体を傷害する場合，**腎は左右対称性に萎縮し，表面はびまん性顆粒状**となるが，基礎疾患が腎盂腎炎の場合，不均等に深部瘢痕が形成される。

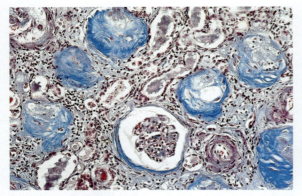

図 12.22　慢性腎臓病
尿細管萎縮，間質線維化を伴って，ほとんどすべての糸球体が膠原線維（トリクローム染色では青染）に置換されている。(Dr. M.A. Venkatachalam, Department of Pathology, University of Texas Health Sciences Center, San Antonio, Texas の厚意による。)

組織学的には，**糸球体の瘢痕化**が共通してみられ，ときに完全に虚脱している（図 12.22）。**皮質尿細管の萎縮，脱落**を伴う著明な**間質線維化**もみられる。高血圧により，小型および中型動脈の壁はしばしば肥厚し内腔は狭小化する。リンパ球（まれに形質細胞）浸潤が線維化間質組織内にみられることもある。すべての構造に障害が進行するに従い，原疾患が糸球体性，血管性，尿細管性または間質性であったのかがはっきりしなくなる。このように傷害された腎を**終末期腎 end-stage kidneys** とよぶ。

臨床的特徴

慢性腎臓病は緩徐に進行し，しばしば無症状であるため，経過の末期にのみ認識される。腎疾患は日常の医学的検査でのタンパク尿，高血圧または高窒素血症によって発見されることが多い。基礎疾患に関連した所見が慢性腎臓病に先行することもある。ほとんどの症例でさまざまな程度のタンパク尿がみられる。発端である糸球体疾患がネフローゼ症候群をきたした場合，進行性糸球体硬化症が疾患進行に伴うタンパク質喪失を反映する。高血圧は極めて高頻度で，腎機能の急速低下を予防するため内科的治療は必須である。顕微鏡的血尿は通常みられるが，肉眼的血尿は末期でも頻度は低い。長期予後は不良である。透析または腎移植を行わない限り，尿毒症の進行と死亡は避けられない。

囊胞性疾患

囊胞性疾患は遺伝性，発生異常，後天性疾患を含むヘテロな疾患群である。しばしば臨床医，放射線科医，病理医に診断にあたって悪性疾患との鑑別に問題を提示する。成人型多囊胞腎症のように一部の疾患は慢性腎臓病の主要な原因である。

遺伝性囊胞性疾患の基盤となるのは尿細管上皮細胞の線毛–中心体複合体 cilia-centrosome complex の異常である。このため，**線毛症 ciliopathy** の一例として扱われる。こうした異常は液体再吸収，細胞成熟を妨げ，囊胞が形成される。最もよくみられるある**単純性囊胞 simple cysts** について簡単に触れた後，**多囊胞性腎症 polycystic kidney disease** について詳述する。**腎異形成 renal dysplasia** は小児に最も多い囊胞性疾患だが，後述する。

単純性囊胞

単純性囊胞は通常，無害な病変で，多発性または単発性で，さまざまなサイズを示す。一般に，直径は 1〜5 cm；透明；褐色，光沢のある平滑な膜につつまれ，透明な液体を容れている。組織学的には，これらの膜は単層立方上皮に裏装され，多くの場合扁平，萎縮性である。まれに大型囊胞は直径 10 cm に及ぶことがある。

単純性囊胞は臨床的意義のない，病理解剖でよくみられる所見である。主要な臨床的問題は，単純性囊胞が偶発的または血尿や腹痛の精査中に発見された場合の腫瘍との鑑別である。放射線画像では，腫瘍とは異なり，腎囊胞は平滑な輪郭を示し，ほとんどの場合，無血管性で，超音波検査では充実性組織信号でなく液体信号を示す。

後天性囊胞腎症 acquired cystic kidney disease は長期透析を受けた終末期腎患者にみられる。皮質，髄質のいずれにも囊胞が多発し，一部は出血をきたし血尿を生じる。腎腫瘍，特に囊胞性腫瘍のリスクは，健常人の 100 倍にも上る。

常染色体顕性（成人型）多囊胞性腎症

成人型多囊胞性腎症 adult polycystic kidney disease では，両側腎に圧排性に成長する囊胞が多発し，間に存在する実質が破壊される。本症は 500〜1,000 人に 1 人が罹患し，慢性腎疾患の原因の 10% を占める。

病態形成

成人型多囊胞腎症は，*PKD1* と *PKD2* の 2 つの遺伝子のどちらかの変異によって生じる常染色体顕性遺伝疾患である。細胞膜関連タンパク質**ポリシスチン-1** をコードする *PKD1* の変異が家族例の 85〜90% を占める。*PKD1* 遺伝子変異は患者の尿細管上皮細胞すべてに存在するが，囊胞を形成するのは一部の尿細管である。このことは囊胞形成のためには，他側アリルの散発性体細胞性変異が必要であることを示唆している。ポリシスチン-1 は尿細管細胞の一次線毛に局在する（後述する**髄質囊胞症 medullary cystic disease** に関係するネフロシスチンと同様）。線毛は尿細管細胞の頂部から管腔に突出する毛髪状小器官で，液体の流れの感知装置として働く。最近の研究ではポリシスチン-1 の機能低下により厳密な閾値より下で尿細管上皮細胞の物理的感知障害が生じ，カルシウム流入を含む下流のシグナルに障害が生じるとされている。このことから細胞極性に乱れ，増殖の亢進，分泌量増加

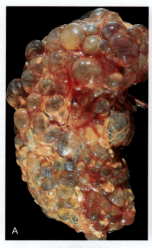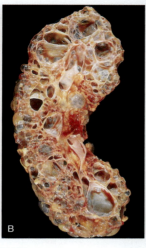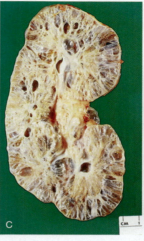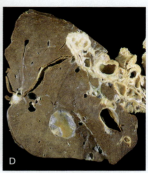

図12.23　多嚢胞性腎症
A，B：常染色体顕性成人型多嚢胞性腎症（autosomal dominant adult polycystic kidney disease：ADPKD）の腎表面と割面の肉眼所見。腎は腫大し，無数の拡張した嚢胞に占められている。C：常染色体潜性小児多嚢胞性腎症（autosomal recessive childhood PKD）ではより小型の嚢胞や，腎皮質表面に対して垂直に走る拡張した空隙がみられる。D：PKDに合併した肝嚢胞。

のため，時間を経て進行性に大型化する嚢胞の形成が起こる。

　*PKD2*遺伝子は10〜15%の症例で異常がみられるが，ポリシスチン-2をコードする。ポリシスチン-1とポリシスチン-2の構造はまったく異なるが，ヘテロ二量体を形成して協働すると考えられている。*PKD2*変異を有する患者の進行は*PKD1*変異を有する患者よりも緩徐だが，いずれかの遺伝子異常は同様の形質をもたらす。*PKD2*の野生型コピーの喪失も*PKD2*変異患者では嚢胞形成に必須である。

形態学

　常染色体顕性遺伝性成人型多嚢胞性腎症では両腎は著明に巨大化する；おのおのの重量が4 kgに達したという記録もある。著明に大型化した腎はしばしば骨盤内に達する腹部腫瘤として触知される。肉眼的には，腎は3〜4 cm径の嚢胞によって占められ，介在する実質はみられない。嚢胞は透明，混濁または出血性の液体を容れる（図12.23A，B）。

　嚢胞は尿細管から集合管に至るネフロンのいずれの部分からも発生するため，裏装上皮は多彩で，しばしば萎縮性である。ときに，ボーマン嚢上皮から嚢胞が形成され，嚢胞内部に糸球体係蹄がみられることがある。嚢胞の拡張により，介在する腎実質は虚血性萎縮に陥る。嚢胞周囲に正常腎実質が散見されることもある。高血圧や感染の重複は高頻度である。無症状の肝嚢胞は患者（多嚢胞腎症）の1/3，ウィリス動脈輪の嚢状動脈瘤は10〜30%，僧帽弁逸脱や他の心臓弁異常は患者の20〜25%にみられる。

臨床的特徴

　成人型多嚢胞性腎症は通常，腎が大型化し，腹部触診で触知されるようになる30歳代になって初めて症状を呈する。最も高頻度な症状は腹痛または重苦しく牽引されるような感覚である。嚢胞内出血や閉塞による嚢胞の急激な増大から，耐えがたい疼痛が生じることもある。間欠性血尿は高頻度にみられる。最も重要な合併症は，残存している腎機能をさらに損なう高血圧と尿路感染である。高血圧の重症度はさまざまだが，75%の患者でみられる。

　疾患は緩徐に進行するが，長期的には大部分の患者は透析または腎移植を必要とする。最終的には，成人患者の約40%が肝疾患または高血圧，25%が感染，15%が嚢状動脈瘤破裂または高血圧性脳内出血，残りは他原因で死亡する。

常染色体潜性（小児型）多嚢胞腎症

　小児型多嚢胞性腎症 autosomal recessive (childhood) polycystic kidney disease は成人型とはまったく異なる，まれな常染色体潜性遺伝疾患である。20,000生産に1人の割合でみられる。発症年齢や肝疾患の合併により**周産期** perinatal，**新生児期** neonatal，**乳児期** infantile，**若年期** juvenile の亜分類がなされる。周産期型と乳児型が最も高頻度である。すべての病型は膜受容体と考えられているタンパク質**フィブロシスチン**をコードする *PKHD1* 遺伝子の変異から生じる。フィブロシスチンは尿細管上皮細胞の線毛に局在するが，機能は不明である。深刻な症状は生後からあり，乳児期早期で腎不全または肝不全で死亡する。乳児期を生存すると肝硬変（先天性肝線維症）をきたす。

形態学

　常染色体潜性多嚢胞性腎症では腎皮質および髄質に**無数の小型嚢胞**がみられ，**海綿状外観** spongelike appearance を呈する（図12.23C）。拡張，伸長した通路は皮質表面に対して

垂直方向に走り，髄質と皮質を完全に置換する。囊胞は均一な立方上皮によって置換され，集合管由来であることを示す。疾患は常に両腎性である。ほとんどの症例では，多層上皮に裏装される肝囊胞と門脈域胆管増殖がみられる(図 12.23D)。

髄質囊胞症

髄質を障害する囊胞性疾患には 2 種類がある。ほとんど常に腎機能障害を合併する**ネフロン癆—髄質囊胞症複合体** nephronophthisis-medullary cystic disease complex と比較的高頻度で無害な**髄質海綿腎症** medullary sponge kidney である。

ネフロン癆—髄質囊胞症複合体は慢性腎臓病の原因として過小評価されている。さまざまな病型があるが，まとめると，小児や若年者の慢性腎臓病の原因として最多である遺伝病といえる。発症期から 4 病型に分けられ，**乳児型** infantile，**若年型** juvenile，**思春期型** adolescent，**成人型** adult があり，若年型が最も高頻度である。少なくとも 13 の遺伝子座 (*NHP1～NHP13*) がネフロン癆複合体の常染色体潜性型の責任遺伝子として同定されている。これらの遺伝子のうち大部分は上皮線毛装置の構成タンパク質をコードしており，発症機構には線毛機能障害が関与することを示唆している。およそ若年性ネフロン癆の小児の 15～20% は腎外奇形を有しており，多くみられるのは**色素性網膜炎** retinitis pigmentosa を含む網膜異常で，最も重篤な場合は早発性失明に至る。他には眼球運動障害，知的障害，小脳奇形，肝線維症がみられる。

髄質海綿状腎症は通常無症候性で，発生異常から生じる。さまざまなサイズの髄質囊胞を伴い，終末集合管の拡張が特徴である。後述するが，自覚症状はしばしば腎結石の合併により起こる。

形態学

肉眼的にネフロン癆—髄質海綿状腎症複合体の腎は**小型で萎縮**している。無数の小型囊胞が典型的には皮質髄質境界部にみられるが，平坦あるいは立方状上皮で裏装される (e 図 12.3)。他病理所見は非特異的で，しばしば尿細管萎縮，尿細管基底膜肥厚，進行性間質線維化を伴う慢性尿細管間質腎炎がみられる。

臨床的特徴

ネフロン癆—髄質海綿状腎症複合体の初発症状は通常，尿細管機能障害から生じる**多尿** polyuria と多飲である。2～10 年のさまざまな臨床経過を経て終末期腎臓病に至る。血清学的マーカーがなく，囊胞は放射線医学的に見出すには小型すぎるため，診断は困難である。これに加え，腎生検でも，皮質髄質境界部が採取されなければ，囊胞が明らかでないことがある。陽性の家族歴や，

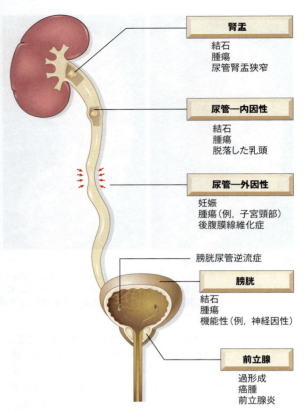

図 12.24　尿路閉塞の原因

若年者での原因不明の慢性腎不全の場合，積極的に本症を疑うべきである。

多囊胞性腎異形成

多囊胞性腎異形成 multicystic renal dysplasia は小児期の腎囊胞性疾患として最多である。この場合，異形成 dysplasia という用語は腫瘍の前駆病変ではなく，発生学的に用いられている。腎異形成はしばしば下部尿路医閉塞と合併するため，発生期腎内の静水圧上昇が疾患発生にかかわっていると考えられている。多くの症例は片側性だが，両側性のこともある。肉眼的に腎は変形；囊胞は顕微鏡サイズからセンチメーターサイズまでさまざまである (e 図 12.4)。組織学的には管や尿細管が上皮細胞に覆われ，細胞に富んだ間質がこれを囲んでいるのが特徴である。傷害腎は一般的に無機能性である。

尿路閉塞

尿路の閉塞により感染症や結石形成がされやすくなり，閉塞が解除されないと，ほとんど常に水腎症 hydronephrosis または**閉塞性腎症** obstructive uropathy とよばれる恒久的な**腎萎縮** almost always leads to permanent renal atrophy をきたす。閉塞の原因は多数 (図 12.24) で，その多くは外科的に改善しうる。ここでは**腎結石** renal stones (尿路結石 urolithiasis) と水腎症

hydronephrosis について述べる；尿路閉塞をきたす他疾患については第16章と第17章で述べる。

腎結石症（尿路結石症）

尿路結石 urolithiasis は集尿系 urinary collecting system の部位は問わない結石形成であり，最も高頻度なのは，腎内に形成される結石である。有症状性結石は女性より男性に多い。**腎結石 renal stones** の頻度は高く，米国では70歳までに，男性の11％，女性の5.6％が症状を伴う腎結石をきたす。家族内結石形成傾向は以前から報告されている。

病態形成

腎結石は，尿中の結石構成物質が溶解度を越えたとき（**過飽和 supersaturation**）形成される。結石形成，特にカルシウム含有結石形成の原因は不明で，結石形成されやすい状態としては溶質の濃縮，pHの変化，細菌感染が挙げられる。危険因子には食餌，脱水，感染，遺伝的素因がある。腎結石は構成金属に基づいて3つの主要型がある（表12.5）。いずれも，ムコタンパク質からなる有機基質が結石重量の2.5％を占める。

- **カルシウム結石 calcium stones**。腎結石の約80％は純粋なシュウ酸カルシウム結石またはリン酸カルシウムと混合したものである。カルシウム結石が形成される患者の半数に高カルシウム血症を伴わない高カルシウム尿症がみられる。こうした患者の大部分は腸管より過剰なカルシウムを吸収（**吸収性抗カルシウム尿症 absorptive hypercalciuria**）し，尿に排泄しているか，腎のカルシウム再吸収障害（**腎性高カルシウム尿症 renal hypercalciuria**）がある。アルカリ性尿はリン酸カルシウム結石を形成しやすい。
- **マグネシウム結石 magnesium stones**。約10％が**リン酸アンモニウムマグネシウム magnesium ammonium phosphate**（**ストルバイト struvite**）である。これは必ずといっていいほどUTIによるアルカリ尿を示す患者に発生する。特に，**プロテウス菌 Proteus vulgaris** やブドウ球菌のような尿素を分解する菌は結石形成を容易にする。さらに，細菌はどの種の結石でも形成時の核になりうる。ビタミンA欠乏症では，集合管から脱落した化生上皮が結石の核になりうる。
- **尿酸およびシスチン結石 uric acid and cystine stones**。6〜9％は尿酸またはシスチン結石である。痛風または，急性白血病といった悪性腫瘍の治療後には尿中の尿酸が増量し，尿酸結石を生じやすくなる。しかし尿酸結石患者の半数は，高尿酸血症も尿中尿酸の増加もない一方，機序は不明だがpH＜5.5の酸性尿を長期にわたって示す。低pH環境下では尿酸結石が形成されやすくなる。シスチン結石はほとんど全例，遺伝的な，シスチンを含む一部のアミノ酸の腎での輸送障害を有する患者にみられる。尿酸結石と同様，シスチン結石も尿が酸性に傾くと形成されやすくなる。

形態学

結石は80％の症例で片側性である。結石形成部位として頻度が高いのは腎盂，腎杯，膀胱である。しばしば単一腎に

表12.5 各種腎結石の頻度

結石	頻度（％）
シュウ酸カルシウム／リン酸カルシウム 　本態性高カルシウム尿症（50％） 　高カルシウム血症および高カルシウム尿症（10％） 　高シュウ酸血症（5％） 　　消化管性（4.5％） 　　本態性（0.5％） 　高尿酸尿（20％） 　原因不明の代謝異常（15〜20％）	80
ストルバイト（Mg, NH_3, PO_4） 腎感染	10
尿酸 　高尿酸血症を伴う 　高尿酸尿症を伴う 　本態性（尿酸結石の50％）	6〜7
シスチン	1〜2
その他，原因不明	±1〜2

多数の結石を認めることがある。こうした場合，結石は小型（直径平均2〜3mm）で表面平滑なものもあればギザギザしたものもある。ときに進行的に塩が表面に沈着し，腎盂，腎杯を鋳型として，**サンゴ状結石 staghorn calculus** とよばれる分枝した形状の石を形成する。こうした塊状の結石は，通常，リン酸マグネシウムアンモニウムで構成されている。

臨床的特徴

結石は症状や腎機能障害を伴わないことがある。特に腎盂に安定して存在する大型の結石にこの傾向がある。小型の結石は尿管に移動し嵌頓して，腎または**尿管疝痛 renal or ureteral colic** といわれる耐えがたい臀部に放散する発作性腹痛をきたす。しばしば肉眼的血尿を伴う。結石により尿流が閉塞したり，かなりの外傷から潰瘍，出血をきたしたりすることもある。いずれの場合も患者は細菌感染をきたしやすくなる。多くの症例は放射線画像検査で診断される。

水腎症

水腎症は尿流障害により腎実質の萎縮を伴った腎盂，腎杯の拡張をいう。閉塞は急激にも緩徐にも生じ，腎盂から尿道に至るいずれも部位でもみられる。最も用いられている分類は以下である。

- **先天性 congenital**，例：尿道閉塞，尿管または尿道弁形成，尿管を圧迫する異常な腎動脈，腎の位置異常，尿管捻転
- **後天性 acquired**：
  - 異物：結石，脱落した壊死乳頭
  - 増殖性病変：良性前立腺肥大症，前立腺癌，膀胱腫瘍（乳頭腫，癌腫），隣接組織の悪性腫瘍（後腹膜リンパ腫，子宮頸癌）
  - 炎症性病変：前立腺炎，尿管炎，尿道炎，後腹膜線維化症
  - 神経因性：脊髄損傷による膀胱麻痺

- 妊娠中の軽度な水腎症

両側性水腎症は尿管より下部のレベルで閉塞が生じたときのみ発生する。遮断部位が尿管もしくはそれより上部ならば、片側性となる。ときに完全閉塞し尿流が通らないこともあるが、通常こうした場合は片側性である。

病態形成

完全閉塞時でも、糸球体濾過はある程度の期間保たれ、したがって濾過された液体は腎間質や腎周囲腔に浸透し、最終的にはリンパ管や静脈系に還流する。濾過の継続により、障害された腎杯や腎盂は著明に拡張する。腎盂内圧は異常に上昇し、集合管に伝わり、腎血管系を圧迫、動脈機能不全と静脈うっ滞を生じる。最も深刻な影響は、上昇した圧に最もさらされる乳頭に生じる。したがって、初期の機能障害は尿細管性によるところが大きく、濃縮能障害が前面に出る。これに次いで糸球体濾過が低下する。機能障害の他、閉塞は間質の炎症をきたし、最終的には間質線維化が生じる。

形態学

部分的なあるいは間欠的な閉塞の場合、腎は著明に腫大（長さ20 cm あまり）し、臓器の大部分は大きく拡張した腎盂腎杯系によって占められる（図 12.25）。腎実質自体は乳頭の閉塞、円錐の平坦化を伴い、圧迫され萎縮する。これに対して、閉塞が急激かつ完全である場合、糸球体濾過は比較的早期に障害され、拡張は比較的軽度にもかかわらず腎機能は停止してしまうことがある。閉塞部位により、片側または両側尿管が拡張する（水尿管症 hydroureter）。

組織学的には、早期には尿細管拡張、萎縮、続いて糸球体消失、腎実質の線維組織による置換が認められる。合併症のない症例では、随伴する炎症反応はわずかである。しかし腎盂腎炎の合併は頻繁にみられる。

臨床的特徴

両側性水腎症は無尿、腎不全をきたす。閉塞が膀胱より遠位の場合、主な症状は膀胱拡張である。逆に、不完全な両側性閉塞は尿細管の濃縮能が損なわれるため乏尿よりも多尿を示し、病因をわかりにくくしてしまうことがある。片側性水腎症は、他側腎が機能障害になるか摘除されていない限り、長期にわたって潜行する。しばしば通常の身体診察で大型化した腎に気づかれることもある。腎結石や閉塞性腫瘍のような水腎症の基礎疾患で水腎症に気づかれることもある。閉塞の解除が数週間以内に行われれば腎機能は原状に回復する。しかし、長期にわたる閉塞では不可逆的となる。

腫　瘍

尿路には多種類の良性および悪性腫瘍が生じる。一般に、小型皮質乳頭状腺腫 cortical papillary adenomas（直径 0.5 cm 未満）のような良性腫瘍は成人の病理解剖時に

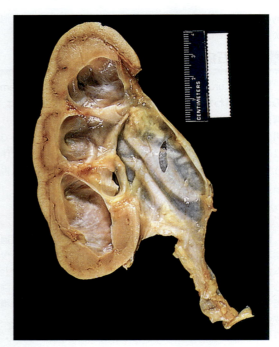

図 12.25
著明な腎盂、腎杯の拡張と腎実質の菲薄化を示す水腎症。

40%にもみられるが、臨床的意義はない。腎悪性腫瘍としては**腎細胞癌** renal cell carcinoma が最多で、**腎芽腫** nephroblastoma（ウィルムス腫瘍 Wilms tumor）と腎杯腎盂の原発性腫瘍がこれに次ぐ。下部尿路の悪性腫瘍の頻度は腎細胞癌の 2 倍である。これらは第 16 章で述べる。

腎細胞癌

腎細胞癌は尿細管上皮細胞に由来する、そのため多くは皮質に位置する。腎細胞癌は腎原発性悪性腫瘍の 80〜85%、成人の全悪性腫瘍の 2〜3%、米国では毎年 65,000 例の新規症例があり、死亡率は 40%である。腎癌は 50〜60 歳代に多く、男性は女性の 2 倍である。腎癌のリスクは喫煙者、肥満者、カドミウムへの職業曝露者で高い。長期透析による後天性多嚢胞腎症ではリスクは健常人の 30 倍にも上る。

腎細胞癌は形態と構築を基盤として分類される。しかし、腎細胞癌の遺伝学的知見の進歩から分子生物学的起源を取り入れた分類が導入されている。3 種の主要組織型として**淡明細胞癌、乳頭状腎細胞癌、嫌色素性腎細胞癌**について以下に述べる。

淡明細胞癌

淡明細胞癌 clear cell carcinoma は最も多い組織型で、腎細胞癌の 65%を占める。組織学的には淡明細胞質を有する腫瘍細胞からなる。

病態形成

VHL遺伝子の両コピーの不活性化または欠失が淡明細胞癌の特徴である。ほとんどの症例は散発例だが，von Hippel-Lindau(VHL)病に合併しての家族例としても認められる。VHL病の研究から淡明細胞癌の発生機構が解明されてきた。VHL病は常染色体顕性遺伝疾患で，多くの腫瘍性病変特に小脳や網膜の**血管芽腫 hemangioblastomas** を好発する。淡明細胞癌はVHL病患者の40〜60%に両側性，多発性に発生する。本症は染色体3p25に位置するVHL遺伝子の遺伝性機能喪失型変異によって発生する。腫瘍は第二アリルの体細胞性変異または過剰メチル化によるサイレンシングによって発生する。VHL遺伝子の機能は大部分の淡明細胞癌でも失われており，VHL遺伝子の存在する3pの片側アリル欠失と第二の欠失していないアリルの変異または不活性化を示す。VHLタンパク質は**低酸素誘導因子 hypoxia-inducible factors（HIFs）**を酸素依存性に分解する。VHLを欠くと，HIFsは安定化し，正常酸素環境下でも高レベルを保つ。HIFは重要な血管新生因子であり，腫瘍血管形成を促進する**血管内皮成長因子 vascular endothelial growth factor（VEGF）**(第6章)の発現を誘導する転写因子である。HIFはMYCと協働し，細胞増殖を促進するように細胞の代謝を変える。さらに，最近の腎細胞癌の詳細な遺伝子シーケンシングからヒストンメチル化を調節するタンパク質をコードする遺伝子の機能喪失変異がみつかった。これらの知見は淡明細胞癌の発生にエピゲノムの変化が重要であることを示している。

■ 乳頭状腎細胞癌

乳頭状腎細胞癌 papillary renal cell carcinoma は，腎細胞癌の10〜15%を占め，乳頭状構築が特徴である。本組織型はしばしば多巣性および両側性に発生し，早期病変として見出される。

病態形成

淡明細胞癌のように，乳頭状腎細胞癌は家族性，散発性いずれでも生じる。いずれも染色体7qに位置するMET遺伝子にコードされるチロシンキナーゼ受容体であるMETの機能亢進による。家族例ではMETの活性化型変異が生殖細胞レベルで生じているのに対し，散発例ではMETの機能亢進はMETのコピー数増加または体細胞変異により生じる。いずれもMETシグナルの亢進をきたし，近位尿細管上皮細胞の異常な増殖に拍車をかける。

■ 嫌色素性腎細胞癌

嫌色素性腎細胞癌 chromophobe renal cell carcinoma は3者のうちでは最も頻度が低く，腎細胞癌の5%である。集合管介在細胞に由来する。明るい好酸性腫瘍細胞は蒼白（**嫌色素性 chromophobe**）だが，淡明細胞癌の様に淡明ではない。本組織型はしばしば多数の染色体欠失のため，著しい**低倍体 hypoploidy** となる。腫瘍形成の

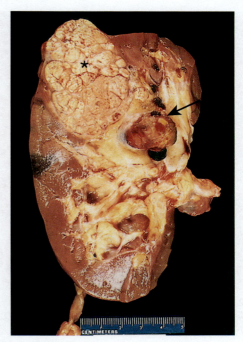

図12.26 腎細胞癌
腎の一方の極に，黄色，楕円形腫瘍を形成する典型的な割面像（**矢頭**）。拡張し血栓を有する腎静脈（**矢印**）に注意。

ための決定的な遺伝子機能変化は同定されていない。一般に，嫌色素性腎細胞癌は予後良好である。

形態学

淡明細胞癌 clear cell carcinomas は有症状性の場合，大型，孤立性楕円形で3〜15 cm径の腫瘍を形成し，高解像度放射線画像検査により，より小型の腫瘍が発見されることもある。皮質内の部位を問わずに発生する。割面は，**壊死，嚢胞状軟化，出血を伴い**，（脂質に富むため）**黄色ないしオレンジ色を示す**（図12.26）。腫瘍の辺縁は境界明瞭だが，局所進展により衛星病巣を形成することもある。腫瘍の大型化に従い，集尿系から腎杯や腎盂，尿管にまで突出することがある。それ以上に高頻度に，**腫瘍は腎静脈に浸潤し**，血管内を充実性円柱として成長して，ときに蛇のように下大静脈，さらには右心系まで達することがある。ときに，腎周囲脂肪組織や副腎に直接浸潤する。大部分の症例では，腫瘍細胞内に大量の脂質やグリコーゲンが蓄積しているため，**腫瘍細胞は空胞状外観と明瞭な細胞膜を伴って淡明にみえる**。細胞は巣状構築を形成し，繊細な線維血管間質で区分される。腫瘍細胞の核は通常，小型，円形である（図12.27A）。もう一つの形態亜型として，腫瘍細胞が尿細管に類似した顆粒状細胞質を有するものがある。また退形成性で，多くの分裂像と著明に腫大した濃染多形核を有するものもある。細胞配列は多様で，形状不整な管腔や索状構造の集合体，または形状不整な塊を形成する。間質はほとんどみられないが，血管が豊富である。

乳頭状腎細胞癌は両側性，多発性発生する傾向がある。壊

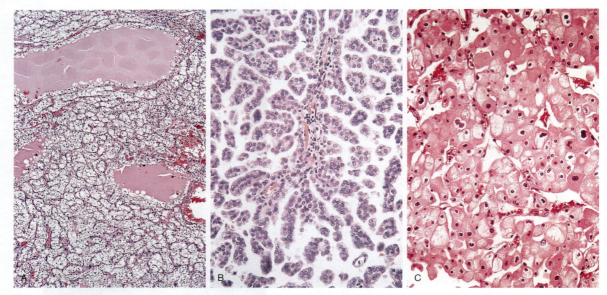

図 12.27　腎細胞癌
A：淡明細胞型。B：乳頭状。C：嫌色素性。(Fletcher, C.D., Diagnostic Histopathology of Tumors, 5 th edition, Elsevier, Philadelphia, 2021，図 12A.14，12A.16，12A.24 より転載。)

死，出血，囊胞性変性を伴うこともあるが，脂質含有量が少ないため，淡明細胞癌ほど鮮やかなオレンジ〜黄色を示さない。好酸性ないし淡明細胞質を有する立方状または低円柱細胞が，線維血管間質を伴う乳頭を縁どる(図 12.27B)。
　嫌色素性腎細胞癌 chromophobe renal cell carcinoma は肉眼的に淡褐色を示す。細胞は通常，好酸性細胞質を有し，はっきりした細胞境界と**核周囲明庭** perinuclear haloes を伴う蒼白顆粒状細胞と混在する(図 12.27C)。

臨床的特徴

　腎細胞癌は診断に困難さをもたらす奇妙な性質を有している。所見と症状は多彩だが，**無痛性血尿** painless hematuria，**腹部腫瘤触知** palpable abdominal mass，**腹部鈍痛** dull flank pain は特徴的である(3 症状すべてがみられる症例は 10% だが)。血尿は最も頻度の高い初発症状で，50% 以上にみられる。肉眼的血尿は間欠性かつ短期間である傾向があり，持続性顕微鏡的血尿を伴う。腹痛や腫瘤触知は腫瘍が大型化したときにみられ，血尿よりも頻度は低い。小型腫瘍は放射線画像検査で偶発的に発見される。腎外症状は発熱や多血症で，非特異的症状であるため，腫瘍が発見されるまで，しばらく他疾患として誤認されていることがある。多血症は腎細胞癌患者の 5〜10% にみられ腫瘍細胞の産生するエリスロポエチンにより起こされる。頻度は低いが，高カルシウム血症，高血圧，クッシング症候群，女性化，男性化(第 6 章)といった他腫瘍随伴症候群がみられることもある。転移による症状で初めて気づかれることもある。転移好発部位は肺と骨である。

その他の腎腫瘍

オンコサイトーマ

　オンコサイトーマ oncocytoma は集合管介在細胞から発生する良性腫瘍で，腎腫瘍の 3〜7% を占める。オンコサイトーマの特徴は豊富なミトコンドリアで，褐色の色調と繊細顆粒状好酸性細胞質に反映されている(e 図 12.6)。中心の**星芒状瘢痕** central stellate scar はもう一つの特徴である。腫瘍細胞は染色体 1 や Y の欠失を含む多くの染色体異常とサイクリン D1 遺伝子座位の再構成を示す。本腫瘍は酸化的リン酸化に不可欠な電子伝達系の重要な構成成分である複合体 I の欠失を示す。そのためフィードバックがかかり，ミトコンドリアが増加し，特徴的な形態を形成する。結節性硬化症(第 21 章)で，オンコサイトーマがみられることがある。ときに腎細胞癌との鑑別が困難であることに注意すべきである。多発性オンコサイト結節を有する患者の 10〜30% では腎細胞癌が共存することがあり，注意を要する。

血管筋脂肪腫

　血管周皮細胞 perivascular cells(pericytes)から発生する良性腫瘍で，腎腫瘍の 1〜2% を占める。結節性硬化症に高頻度に合併する(第 21 章)。本腫瘍はしばしば偶発的に発見される。

ウィルムス腫瘍

　ウィルムス腫瘍 Wilms tumor は成人にはまれだが，10 歳以下の小児では 3 番目に多い固形(非血液細胞系)

腫瘍である。ウィルムス腫瘍は網膜芽腫のように散発性または常染色体顕性遺伝する，腫瘍を発生しやすい体質を伴って家族性に生じる。本腫瘍は他小児腫瘍とともに第4章で詳述する。

要　約

腎疾患の臨床的特徴
腎疾患の臨床像との相関は以下の通りである。
- **ネフローゼ症候群**は透過性亢進をきたす糸球体の変化によって生じ，タンパク尿（＞ 3.5 g/24 時間），低アルブミン血症，全身性浮腫，高脂血症をきたす。
- **腎炎症候群**は炎症を伴う糸球体傷害によって生じ，血尿（通常，顕微鏡的），軽度のタンパク尿，高窒素血症，高血圧をきたす。
- **急性腎傷害**は腎疾患や腎以外の異常（例：液量低下，尿路感染症）によって生じ，尿量減少高血圧，腎機能低下を示唆する検査所見（高窒素血症または尿毒症）を示す。
- **慢性腎臓病**は糸球体，尿細管間質性または血管性疾患に続発して起こり，電解質異常（代謝性アシドーシス），尿毒症，進行性腎不全をきたす。

糸球体疾患
糸球体傷害の機序
最も多くみられるのは抗体または免疫複合体媒介性で，補体を活性化し，白血球を誘引して炎症をきたし，糸球体の透過性バリアを破壊する。抗体や免疫複合体は3つの機序で沈着する。
- **循環血中の免疫複合体沈着**：糸球体は免疫複合体沈着が最もよく生じる部位である。抗体や補体に対する染色では顆粒状沈着がみられる。
- ***in situ* 免疫複合体形成**：抗体は斑状に分布する GBM の内在性または沈着した抗原に結合し，顆粒状染色パターンを示す。
- **抗 GBM 抗体の結合**：抗体は GBM に結合した均等に分布する抗原に結合し，線状染色パターンを示す。

ネフローゼ症候群をきたす疾患
ネフローゼ症候群をきたす原発性糸球体疾患は以下の通りである。
- **微小変化群**：選択性タンパク尿（主にアルブミン喪失）；病因不明；組織学的には正常にみえる糸球体，電子顕微鏡では足突起の融合；ステロイドに反応良好。
- **巣状分節状糸球体硬化症**：糸球体の分節が硬化；原発性は循環血中の因子によると思われる足細胞傷害，他は腎組織量の減少，観戦，薬物反応，遺伝的要因により二次的に発生；非選択的タンパク尿，ステロイドへの反応性不良。
- **膜性腎症**：さまざまな足細胞や GBM 抗原への抗体結合による in situ 免疫複合体形成；ほとんどが原発性；腎不全に進行するネフローゼ症候群。
- **膜性増殖性糸球体腎炎**：GBM 肥厚とメサンギウム細胞増殖をきたす免疫複合体媒介性傷害；進行性経過。
- **C3 腎症**：GBM 内に沈着物がみえるデンスデポジット病と沈着物がわずかな C3 GN からなる；過剰で調節を逸脱した補体活性化から生じる腎炎をきたす疾患。

腎炎症候群をきたす疾患
- **急性感染後性糸球体腎炎**：典型的には小児や若年性腎の連鎖球菌感染後に生じるが，他感染後にもみられる；免疫複合体が糸球体に沈着，補体活性化と好中球炎症をきたす。
- **急速進行性糸球体腎炎**：抗 GBM 自己抗体または免疫複合体によって生じる重篤な糸球体傷害による臨床的症候群；糸球体は上皮性半月体形成を伴い高度の傷害をきたす。

その他の糸球体疾患疾患
- **IgA 腎症**：低グリコシル化 IgA，IgG，抗 IgA 抗体からなる免疫複合体のメサンギウム沈着が特徴；反復性，無症候性血尿をきたす。
- **遺伝性腎炎**：GBM Ⅳ型コラーゲンをコードする遺伝子の異常から生じる；血尿，進行性タンパク尿，低下する腎機能アルポート症候群（腎疾患とともに視覚，聴覚異常）と菲薄基底膜病の 2 病型。

尿細管および間質を障害する疾患
- **急性腎盂腎炎**：尿路の逆流，閉塞，他の原因で，大部分上行性経路による細菌感染で，細菌の血行性散布は頻度が低い；腎内の膿瘍形成を伴う可能性炎症で，ときに乳頭壊死をきたす。
- **慢性腎盂腎炎**：通常，尿路閉塞または逆流に合併；障害腎の腎盂腎杯系，間質の瘢痕化を生じ，徐々に慢性腎臓病に進展する。
- **尿細管間質腎炎**：上行性細菌感染を合併しない，尿細管および間質の炎症で，治療薬に対する過敏反応によることが多い。
- **急性尿細管傷害（ATI）**：尿細管の虚血性または中毒性傷害で，乏尿や高窒素血症をきたす。形態的には尿細管説の傷害と壊死（典型的には近位尿細管），遠位尿細管内にタンパク質円柱，および間質浮腫。

血管性疾患
- **腎硬化症**：高血圧に合併する慢性腎傷害で，硝子化動脈硬化，血管内腔の狭小化が特徴で，虚血性尿細管萎縮と間質線維化をきたす。

- **高度（悪性）高血圧**：高度に上昇した血圧による急性腎傷害。特徴的血管病変はフィブリノイド壊死と動脈平滑筋過形成；腎皮質表面に斑状出血。
- **血栓性微小血管症**：糸球体，小血管に血小板成分に富んだ血栓が特徴で急性腎傷害をきたす；3つの主要病型：
  - **志賀毒素媒介性溶血性尿毒症性症候群（HUS）**，通常消化管毒素産生性大腸菌感染により生じる。毒素は内皮細胞を傷害し，血栓を形成するとされている。
  - **補体媒介性 HUS**，補体調節タンパク質の欠失により生じる遺伝性あるいは後天性（自己抗体による）補体調節タンパク質欠失により生じる；過剰な補体活性化が内皮細胞傷害をきたす。
  - **血栓性血小板減少性紫斑病（TTP）**，von Willebrand factor（vWF）を分解する血漿タンパク ADAMTS13 の遺伝的または後天的欠失によって生じ，異常に大型の vWF 多量体が蓄積し，血小板を活性化，血栓形成をきたす。

慢性腎臓病

原因を問わず進行性ネフロン喪失の終末像で，糸球体廃絶，尿細管萎縮，間質性線維化をきたす。

囊胞性疾患

- **単純性囊胞**：通常，偶発性所見で，臨床的意義はない。
- **常染色体顕性（成人型）多囊胞性腎症**：線毛の機能に関係するタンパクであるポリシスチン-1 またはポリシスチン-2 をコードする遺伝子の変異によって生じる（それぞれ *PKD1*，*PKD2*）；腎は著明に大型化し，多数のさまざまなサイズの囊胞を有する。
- **常染色体潜性（小児型）多囊胞性腎症**：フィブロシスチンをコードする遺伝子（*PKHD1*）の変異によって生じる，タンパク質は線毛に局在；腎は無数の囊胞を生じる；特に肝囊胞を合併。
- **ネフロン癆–髄質海綿状腎症複合体**：常染色体潜性遺伝疾患で，小児や若年成人の慢性腎臓病の原因；線毛機能に関係する上皮細胞タンパク質ネフロシスチンをコードする遺伝子の異常；腎は萎縮し多くの小型囊胞を含む。

尿路閉塞

- **腎結石**：カルシウム，マグネシウム塩または尿酸からなる；成分の濃度が尿中溶解度を越えたときに形成。
- **水腎症**：尿流の閉塞による腎盂腎杯の拡張；実質萎縮をきたすこともある。

腎細胞癌

腎細胞癌は成人の全がんの 2～3% を占め3つの主要な組織型に分類される【訳注：最近の分類では分子生物学的知見もあわせ，約20種類の組織型に分類されている】。

- **淡明細胞癌**は最も高頻度；VHL がん抑制タンパクの欠失または不活性化を伴う；腫瘍はしばしば腎静脈に進展する。
- **乳頭状腎細胞癌**はしばしば *MET* がん遺伝子の発現増強または活性化型変異；両側性，多発性傾向あり；さまざまな乳頭状構築形成。
- **嫌色素性腎細胞癌**の頻度は低い；腫瘍細胞は好酸性細胞質を有する。

臨床検査[b]

検査	参考値	病態生理／臨床的関連
重炭酸イオン[a]，血清	男性 ≧18 歳 女性 ≧10 歳：22～29 mEq/L	炭酸イオンは，酸-塩基平衡と上皮分泌物の適正な pH を維持するための重要な緩衝因子である。血清重炭酸イオンは Henderson-Hasselbalch 平衡式を用いて pH を計算するために使用される。重炭酸イオンレベルが低いときは代謝性アシドーシスか呼吸性アルカローシス，高いときは代謝性アルカローシスまたは呼吸性アシドーシスである。血清レベルが十分に高ければ代謝性アルカローシスとなる。血清重炭酸イオンが上昇する原因は胃酸喪失（例：嘔吐）や K^+ 喪失である。CFTR（囊胞性線維症で変異）の異常は管腔分泌物の重炭酸イオン低下をきたす。
血中尿素窒素（BUN），血清	男性 ≧18 歳：8～24 mg/dL 女性 ≧ 8 歳：6～21 mg/dL	アンモニアはタンパクの異化時に発生する。肝はアンモニアを尿素に代謝し，血流に放出，腎を介して排泄する。この過程で体内から窒素が除かれる。BUN は尿路系障害（例：急性糸球体腎炎，多囊胞性腎症，良性前立腺過形成による尿路閉塞），脱水，うっ血性心不全で上昇する。後者は腎灌流量の低下による。BUN 単独では情報量に乏しい；BUN/クレアチニン比（正常 10～15：1）のほうが腎の状態を反映する（以下参照）。

検査	基準値	説明
塩素イオン，血清	≧18歳：98〜107 mmol/L	塩素イオン定量は基本的な代謝系検査パネルの一部である（BMP：Cl, Na, グルコース，BUN, K, CO_2, クレアチニン）。塩素イオンは身体の液体恒常性維持能力と酸-塩基平衡を反映している。細胞外液の重要な求核物質であり，ニューロンの興奮性伝達に必須である。アルカローシスのとき塩素イオンは低下し，アシドーシスでは上昇する。塩素イオン濃度低下の原因は嘔吐，下痢，糖尿病性ケトアシドーシス，ADH不適切分泌症候群（SIADH），代謝性アルカローシス，心不全などがある。塩素イオン濃度上昇の原因には腎不全，脱水，呼吸性アルカローシスなどがある。
クレアチニン[a]，血清	男性≧15歳：0.7〜1.3 mg/dL 女性≧18歳：0.6〜1.0 mg/dL	クレアチニンはクレアチン（基本的に肝と腎で合成）とクレアチンリン酸から形成される。ほぼ一定の割合でクレアチニン（骨格筋量と代謝に関係）は血中に放出され，糸球体を自由に通過するため，血中濃度は糸球体濾過量 glomerular filtration rate（GFR）の計算に用いられる。血清BUNとクレアチニンはGFRと負相関を示すが，両者の正常比率は10〜15：1である。BUNが比率を崩して上昇した場合（高比率），腎前性腎不全が示唆される。相対比でクレアチニン値に傾いている場合は，GFRに影響する腎内在性疾患による腎不全が示唆される。
ホスホリパーゼA_2受容体抗体	陰性	膜性腎症（MN）は糸球体基底膜の上皮下に免疫複合体が沈着する腎疾患である。MNの約70％の症例には，足細胞PLA2Rタンパクに対する自己抗体が免疫複合体のなかに検出される。PLA2R抗体レベルは疾患進行のリスクを示す。PLA2R抗体は治療効果のモニターにも用いられる。
カリウム[a]，血清	3.6〜5.2 mmol/L	ナトリウムが細胞外求電子物質であるのに対し，カリウムイオンは主要な細胞内求電子物質である。$Na^+/K^+ATPase$膜ポンプにより両者のあるべき区画での濃度が保たれている。血症レベルは腎によって調節されている。低カリウムおよび高カリウム血症はいずれも不整脈をきたす。低カリウム血症の重要な原因に薬物服用（例：利尿薬），嘔吐，下痢，糖尿病性ケトアシドーシスがある。高カリウム血症は薬物服用（例：ACE阻害薬，Addison病，腎不全（排泄低下），カリウムの細胞外への移動（例：糖尿病性ケトアシドーシスに続発）などがある。高度の細胞破壊（例：外傷，熱傷，溶血）も低カリウム血症をきたす。カリウムは溶血した検体で上昇することがある。
レニン活性，血漿	成人，正常ナトリウム食 0.6〜4.3 ng/mL/hr	腎傍糸球体装置はアンギオテンシノゲンをアンギオテンシンIに変換する酵素であるレニンを産生する。アンジシンIIは副腎皮質の球状帯を刺激し，アルドステロンを分泌させ，Na^+再吸収を増加させる。その結果，水が再吸収され全身（したがって腎）血圧が上昇する。腎からのレニン分泌は糸球体濾過量低下，緻密斑でのナトリウム低下，交感神経による腎の刺激によって刺激を受ける。血漿レニン活性（PRA）は高血圧の診断と治療に用いられる。塩分摂取量，姿勢，測定時間，特定の薬剤により左右される。腎疾患，特に片側腎動脈狭窄はアルドステロンとレニンを上昇させる。
ナトリウム[a]，血清	135〜145 mmol/L	カリウムイオンが主要な細胞内求電子物質であるのに対し，ナトリウムイオンは主要な細胞外求電子物質である。$Na^+/K^+ATPase$膜ポンプにより両者のあるべき区画での濃度が保たれている。細胞外ナトリウムイオン低下時には，水分の細胞内移動や逆の場合が考えられる。ナトリウムイオンレベルが慢性的に低い場合，細胞は適合し，無症状となるが，急激に生じた低ナトリウム血症は脳浮腫による脳ヘルニアをきたすことがある。低ナトリウム血症は過剰な摂食障害，腎不全，原発性多飲，サイアザイド利尿薬，SIADH，副腎不全で生じる。低ナトリウム血症の急激な補正は浸透圧性脱髄症候群 osmotic demyelination syndrome をきたす可能性がある。高ナトリウム血症はしばしば水分低下（例：嘔吐，下痢，脱水，コントロール不良の糖尿病での浸透圧利尿）によって生じる。症状は口渇，頭痛，疲弊，虚弱といった脱水症状を示す。放置すれば，高度の高ナトリウム血症は攣縮，痙攣，昏睡をきたす。

[a] これらの電解質は腎疾患の他に，様々な疾患の病状のモニターと診断に用いられる。
[b] 本の表の編集におけるシカゴ大学内科学講座 Samantha Gunning 博士の支援に深く感謝する。

参考値は Mayo Foundation for Medical Education and Research の許可を得て https://www.mayocliniclabs.com/ から引用。無断転載を禁ずる。Deyrup AT, D'Ambrosio D, Muir J, et al. Essential Laboratory Tests for Medical Education. Acad Pathol. 2022;9. doi: 10.1016/j.acpath.2022.100046. より引用。

口腔と消化管

Oral Cavity and Gastrointestinal Tract

第13章

消化管は，食道，胃，小腸，結腸，直腸，肛門で構成される中空の管である。それぞれの領域は独特の機能を有し，栄養素の摂取，処理，吸収，および老廃物の排出を制御するために共同で働く。また，腸は免疫機構が食物中に存在する多様な抗原や腸管微生物と接触する重要な場所でもある。したがって，小腸や結腸はしばしば感染症や炎症の主な舞台になる。本章では消化管の疾患を各部位に分けて論じるが，クローン病のように複数の部位を侵すことが多い疾患については，最も頻度の高い部位の項で述べる。はじめに，食物が最初に通過する部位である口腔の疾患について議論する。

口腔

口腔 oral cavity の疾患は，歯とその支持組織，口腔粘膜，唾液腺，顎の疾患に大別される。まずはこれらの部位で頻度が比較的高い疾患について述べる。続いて歯の発生に関連する上皮および間葉系組織を由来とする歯原性嚢胞/腫瘍についても簡潔に解説する。

歯牙とその支持組織の疾患

口腔内細菌は歯牙，歯肉，歯周の疾患において直接的，間接的に大きく関与している。

う蝕

う蝕 caries（虫歯）は，歯牙を構成するエナメル質と象牙質が，バクテリアが糖を分解する過程で産生される酸によって局所的に消失する結果，生じる。う蝕は，世界中で35歳以前の歯牙喪失の主要な原因である。かつてう蝕の頻度は，糖質の高い食品が豊富な先進国で非常に高かったが，口腔衛生が改善し，飲料水へのフッ化物の添加が普及している米国などの国々では劇的に減少した。フッ化物はエナメル質の結晶構造に組み込まれ，フルオロアパタイトを形成する。フルオロアパタイトは細菌が産生する酸による侵食を受けない。一方，発展途上国では世界経済のグローバル化によって加工食品の消費量が増加した結果，う蝕の罹患率が増加している。

歯肉炎

歯牙を囲む軟部組織，粘膜上皮，歯肉を主座とする炎症を歯肉炎 gingivitis という。口腔の衛生状態が不良であるために，プラーク（歯垢）や歯石が歯間や歯の表面で蓄積することが，歯肉炎の最大の原因となっている。プラークとは，細菌，唾液に含まれるタンパク質，剥離した上皮細胞からなる粘稠物質である。プラークが蓄積していくと，徐々にミネラルが沈着して歯石が形成される。慢性歯肉炎では，歯肉の発赤，浮腫，出血を伴う。歯肉炎はあらゆる年齢で起こりうるが，思春期に最も多く，かつ重症である。思春期には40〜60％の頻度で歯肉炎がみられ，その後は頻度が漸減する。幸い歯肉炎は規則的な歯磨きとデンタルフロスを使用してプラークと歯石の蓄積を減らすことによって治癒が可能である。

歯周炎

歯周炎 periodontitis は，歯牙の周囲の支持組織（歯根膜），歯槽骨，セメント質に生じる炎症である。進行した場合，歯周炎によって歯根膜や歯槽骨が破壊され，最終的には歯牙が失われる。歯周炎は歯肉の細菌構成に影響を与える口腔衛生の悪化に関連している。健康な状態では，通性グラム陽性細菌が同定されるが，活動性の歯周炎が起こっている領域のプラークでは，嫌気性菌や微好気性グラム陰性細菌がコロニーをつくる。歯周炎と関連があるのは，アグリゲイティバクター（アクチノバシラス）・アクチノミセテムコミタンス *Aggregatibacter* (*Actinobacillus*) *actinomycetemcomitans*，ポリフィロモナス・ジンジバリス *Porphyromonas gingivalis*，プレボテラ・インテルメディア *Prevotella intermedia* である。

口腔炎症性疾患

アフタ性潰瘍（口内炎）

これらはしばしばみられる粘膜表面の潰瘍で，その罹

謝辞：ボストン・ブリガム病院のターナー博士による本書の旧版における本章への貢献に深謝する。

患率は人口の40％に達する。**アフタ性潰瘍 aphthous ulcer(canker sore)**は20歳以下でより頻度が高く、疼痛がきわめて激しく、しばしば再発する。アフタ性潰瘍の原因は不明だが、家族性に起こる傾向にあり、セリアック病、炎症性腸疾患、まれな血管炎性疾患であるベーチェット病に合併することがある。潰瘍は単発性ないし多発性で、典型例は浅い充血性の潰瘍で、細い紅斑帯に縁取られ薄い滲出物によって覆われている(図13.1)。7～10日以内に自然消退することが多い。

■ 単純ヘルペスウイルス感染

単純ヘルペスウイルス herpes simplex virus は一過性の初感染を起こし、後に宿主の抵抗性が低下した場合に再活性化されることがある。口腔顔面ヘルペス感染症の大部分は単純ヘルペスウイルス1型(HSV-1)によって生じ、一部が2型(HSV-2)によって発生する(性器ヘルペス)。2～4歳の小児で発生することが多く、しばしば無症状である。しかし初感染の際、10～20％の例では**急性ヘルペス歯肉口内炎 acute herpetic gingivostomatitis** となり、突如として水疱や潰瘍が口腔全体に出現する。

ほとんどの成人ではHSV-1が潜伏感染しているため、ウイルスが再活性化していわゆる"**口唇ヘルペス cold sore**"や**再発性ヘルペス性口内炎 recurrent herpetic stomatitis** が発生することがある。HSVの再活性化が起こる原因として、外傷、アレルギー、紫外線や極端な高温・低温への曝露、上気道感染症、妊娠、月経、免疫抑制、などが挙げられる。こうした再発病変は、最初に感染が生じた部位や同じ神経節によって支配されている近傍の粘膜で発生し、典型例では1～3mm程度の小水疱の集簇が出現する。口唇(口唇ヘルペス)、鼻孔、頬粘膜、歯肉、硬口蓋が最も頻度の高い発生部位である。頻度は下がるものの、角膜に病変が及ぶと疼痛とともに視力低下、光過敏の症状を伴う。病変は通常、7～10日以内に消退するが、免疫力が低下している患者では遷延し、全身的な抗ウイルス療法が必要になることがある。形態学的には病変は食道ヘルペス(図13.8、本章の後半部)、陰部ヘルペス(第16章)でみられる病変に類似している。ウイルスが感染した細胞は膨張し、大型で好酸性の核内封入体を有する。隣接する細胞がしばしば融合し、複数の核を有する大型の多核巨細胞を形成する。

■ 口腔カンジダ症(鵞口瘡)

カンジダ症は口腔で最も頻度の高い真菌感染症である。カンジダ・アルビカンス *Candida albicans* は口腔内の常在菌の1つで、特殊な状況下でのみ感染症となる。カンジダ症が起こりやすくなる要因には以下のものが挙げられる。

- 免疫抑制
- カンジダ・アルビカンスの一部特定の菌株
- 口腔常在菌(細菌叢)の構成

広域スペクトラム抗生物質は、常在菌の構成を変化させるため、**口腔カンジダ症 oral candidiasis** の発生を促すことがある。偽膜性カンジダ症は最も頻度が高く、**鵞口瘡 thrush** として知られているが、広域スペクトラム抗生物質による常在菌の構成の変化が原因となりうる。表面を覆う灰色ないし白色調の炎症性の膜を特徴とし、菌体を含有する線維素性化膿性滲出物で構成されている。見かけは酒粕に類似しており、剥がすことが容易で直下に紅斑が存在している。軽度の免疫抑制状態や糖尿病患者では、感染は表在性であることが多いが、臓器移植や造血幹細胞移植を受けた患者、好中球減少症、化学療法による免疫抑制、AIDSの患者でみられるような、より重篤な免疫不全状態にある場合には、深部に及ぶことがある。

口腔の増殖性病変と腫瘍性病変

■ 間質増殖性病変

線維腫 fibroma は、粘膜下に存在する線維組織からなる結節性の腫瘤で、歯牙や入れ歯による慢性的な刺激によって反応性の結合組織過形成が生じて形成される(図13.2A)。線維腫は咬合線上にある頬粘膜に最も起こりやすい。治療は外科的に病変を切除し、刺激の原因を取り除くことである。

化膿性肉芽腫 pyogenic granuloma(図13.2B)は、小児、若年成人、妊婦の歯肉でみられることが多い炎症性病変である(第8章)。この病変は血管に富み、多くは潰瘍化するために赤色ないし紫色を呈する。急激に増大するために悪性腫瘍を疑われる例もあるが、組織学的には肉芽組織でみられるような異型の乏しい幼若な血管の増殖を示す。化膿性肉芽腫は消退したり、成熟して硬い線維性腫瘤になったり、骨化を伴う線維腫になることがある。根治的な治療は外科的完全切除である。

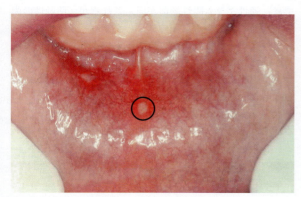

図13.1　アフタ性潰瘍
灰白色調の線維素性・膿性滲出部物で覆われた粘膜を紅暈(ハロー)が取り囲む単発性の潰瘍が認められる(丸印)。

白板症と紅板症

白板症 leukoplakia および紅板症 erythroplakia は口腔，咽頭における重層扁平上皮の異常で，扁平上皮癌の前駆病変になりうる。この表現は原因不明の口腔病変に対してのみ用いられる。したがって，明らかな物理的刺激，扁平苔癬やカンジダ症などの疾患によって生じた白色変色部は白板症とはよばない。世界では人口のおよそ3％で白板症がみられ，そのうち5～25％が異形成病変で，扁平上皮癌に進行する危険性がある。そのため，組織学的検索によって他の疾患であることが判明しないかぎり，あらゆる白板症は前がん状態とみなす必要がある。白板症に関連するが比較的頻度が低い病変である紅板症 erythroplakia は，白板症よりもはるかに悪性化する危険性が高い。白板症と紅板症はあらゆる年齢の成人でみられるが，40～70歳で発生することが多く，男女比は2：1で男性に多い。複数の因子が重なって生じる病態であるが，喫煙（紙巻きタバコ，パイプ，葉巻，噛みタバコ）は，白板症と紅板症の最も頻度の高いリスク因子である。

形態学

白板症は肉眼的に境界明瞭な灰色－白色の斑状病変として認識される。組織学的に白板症と紅板症は，過角化 hyperkeratosis を伴って肥厚はしているものの，規則的な配列が保たれている良性の粘膜上皮変化から，高度異形成 - 上皮内癌 carcinoma in situ に至る準悪性病変まで，幅広い上皮の変化が含まれる（図13.3B）。異形成はしばしばリンパ球とマクロファージからなる炎症を背景に発生する。最も高度な異形成性変化は紅板症でみられることが多く，それらの50％以上が悪性転化をきたす。肉眼的に，紅板症は赤色かつビロード状で，びらん，平坦，あるいは軽度陥凹病変として認識される。

扁平上皮癌

口腔癌の約95％は扁平上皮癌 squamous cell carcinoma で，残りの大部分は唾液腺の腺がんで占められている。口腔扁平上皮癌は，急速に進行する上皮性悪性腫瘍である。代表的な危険因子である喫煙率は低下しているが，HPV関連がんが増加しているためにその罹患率は1980年代以降増加傾向にある。

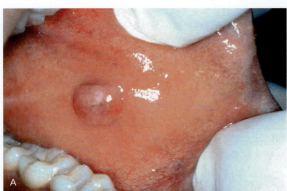

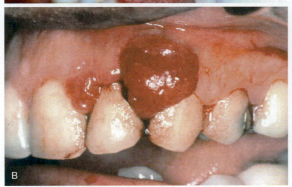

図13.2　間質増殖性病変
A：線維腫。頬粘膜に存在する表面が平滑でピンク色の外向性結節。B：化膿性肉芽腫。歯肉粘膜から発生し，出血を伴う紅色調の外向性に発育する腫瘤。

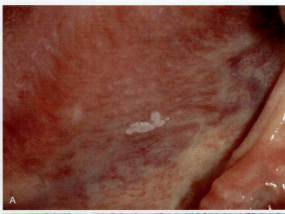

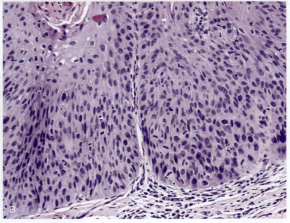

図13.3　白板症
A：白板症の外観はきわめて多彩である。この例では病変は軽度の隆起を示しており，表面が平滑で周囲が境界明瞭である。B：異形成を伴った白板症の組織像。本来みられるはずの重層扁平上皮としての成熟が欠如し，核および細胞の多形性によって特徴づけられる異形成を示す白板症の組織像。

病態形成

口腔咽頭の扁平上皮癌は2つの異なる経路によって発生する。1つは発がん物質への曝露が関連する経路,もう1つはハイリスク型ヒトパピローマウイルス human papilloma virus (HPV)感染が関与する経路である。発がん物質への曝露は,主に慢性的な飲酒と喫煙(吸引タバコ,噛みタバコ両方を含む)によるものである。インドや東南アジアでは,ビンロウジ(ベテルナッツ)やキンマの葉を噛むことが口腔扁平上皮癌の重要なリスク因子である。これに関連する腫瘍は,欧米のタバコ関連腫瘍に特徴的な**分子シグネチャー** molecular signature を示す。これらの変異は TP53 や,RAS などの細胞増殖を制御する遺伝子,NOTCH などの上皮の分化にかかわる遺伝子で生じることが多い。扁平上皮癌の患者は異なるクローンの腫瘍を複数箇所に発症することがわかっており,発がん物質への慢性的な曝露と遺伝子異常の蓄積による"**広域発がん** field cancerization"という概念が生まれた。

HPV 関連の腫瘍は扁桃陰窩に発生しやすく,HPV16型に代表されるがん原性の"ハイリスク型"HPV が検出される。HPV はオーラルセックスにより感染すると考えられている。第6章でも触れるが,ハイリスク型 HPV はウイルスタンパク E6 および E7 を発現し,それぞれが腫瘍抑制遺伝子である p53 と RB を抑制する。これらの腫瘍では,タバコへの曝露に関連する腫瘍と比較して遺伝子変異がはるかに少なく,サイクリン依存性にリン酸化酵素を阻害する p16 の過剰発現が認められることが多い。

形態学

扁平上皮癌は口腔のあらゆる部位で生じる可能性がある。しかし,最も頻度の高い部位は舌の下面,口腔底,下口唇,軟口蓋,歯肉である(図 13.4A)。早期ではこれらのがんは硬い板状隆起,あるいは不整形で表面が粗造であったり,疣状の粘膜肥厚として出現することがある。いずれの様式の病変も,白板症や紅板症を背景として生じることがある。対照的に,HPV 関連癌は扁桃や舌奥部に多い。これらは,大きくなるにしたがって辺縁が不整で硬い,あるいは辺縁が明瞭な腫瘤となって突出することが多い。周囲は白板症,紅板症を認めることが多く,扁平上皮癌は前駆病変である異形成より生じることを示すものである。組織学的なパターンは高分化型の角化を伴うもの(図 13.4B)から未分化,あるいは肉腫様のものまでさまざまである。しかし,角化の程度によって決定される組織学的分化度は生物学的な悪性度と相関しない。典型的な口腔扁平上皮癌は局所で浸潤してから転移する。頸部リンパ節は最も転移の頻度が高い所属リンパ節である。遠隔転移は縦隔リンパ節,肺,肝臓に多い。

臨床的特徴

口腔扁平上皮癌の治療は進歩しているが,5年後の全生存率はわずか50%である。これはしばしば進行期で発見される症例があるためである。複数の原発腫瘍が初診時に存在することもあるが,より多くの場合,経過中

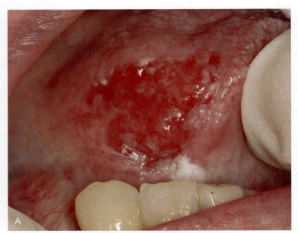

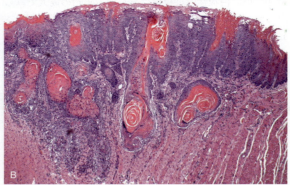

図 13.4　口腔扁平上皮癌
A:肉眼的には口腔粘膜の潰瘍と硬結がみられる。B:組織学的には悪性の角化細胞が多数の胞巣を形成しながら,あるいは島状に配列して上皮下の線維性間質内に浸潤している。

に発見され,年間発生率は3~7%と見積もられている。したがって,口腔扁平上皮癌と診断された患者の長期生存には,定期的な経過観察による新たな前がん病変の早期発見が重要である。

進行した病期では,手術,放射線療法,化学療法が併用される。発がん物質への曝露に関連する腫瘍は免疫チェックポイント阻害剤に反応性が良好で,これはおそらく腫瘍特異抗原を多く保有しているからであろう。HPV 陽性腫瘍患者の予後は HPV 陰性腫瘍患者の予後よりも良好であるが,これはおそらく HPV 陽性腫瘍のほうが腫瘍内の遺伝子異常の複雑性が少ないためであろう。HPV ワクチンは子宮頸癌に対する予防効果があり,広く普及すれば HPV 関連口腔扁平上皮癌の頻度も激減するはずである。

唾液腺の疾患

耳下腺,顎下腺,舌下腺という3つの大唾液腺があり,口腔粘膜のいたるところに無数の小唾液腺が存在する。これらのいずれにおいても炎症性疾患,腫瘍性疾患が起こりうる。

口腔乾燥症

口腔乾燥症 xerostomia は，唾液の産生低下によって口腔が乾燥する状態（ドライマウス dry mouth）をいう。頻度は集団によって異なるが，70歳以上では20%以上の人が罹患していると報告されている。口腔乾燥症は自己免疫疾患であるシェーグレン症候群の臨床像のなかでも代表的なもので，眼の乾燥を伴うことが多い（第5章）。唾液分泌の欠如は放射線治療の主要な合併症でもある。しかし，最も頻繁にみられる口腔乾燥症は，抗コリン薬，抗うつ薬，抗精神病薬，利尿薬，降圧薬，鎮静薬，筋弛緩剤，鎮痛剤，抗ヒスタミン薬などの数多くの日常的に処方される内服薬の副作用として起こる。覚醒剤や大麻も同様に原因になりうる。口腔では粘膜の乾燥がみられるにすぎないこともあれば，裂孔や潰瘍を伴う舌乳頭の萎縮がみられたり，シェーグレン症候群では同時に唾液腺が炎症によって腫大することもある。口腔乾燥症の合併症としては，嚥下困難と発話困難の他，う歯，カンジダ症などの頻度の上昇が挙げられる。

唾液腺炎

唾液腺炎 sialadenitis は唾液腺で生じる炎症で，外傷やウイルス感染，細菌感染，自己免疫疾患によって生じることがある。最も頻度の高い**ウイルス性唾液腺炎** viral sialadenitis は**流行性耳下腺炎** mumps で，特に耳下腺腫大が顕著である。流行性耳下腺炎は，高度のリンパ球浸潤を伴う間質の炎症を引き起こす。小児では，流行性耳下腺炎はほとんどの例で一過性に治癒する良性の疾患であるが，成人では膵炎や精巣炎を起こすことがあり，特に後者は不妊の原因になりうる。

粘液溜 mucocele は最も頻度の高い唾液腺の炎症性疾患で，唾液腺導管部の閉塞や破綻によって，唾液が周囲の間質結合織内に漏出する結果生じる。幼児，若年成人，高齢者に生じることが最も多く，波動を触れる下口唇の腫大がみられることが多い。この腫大は特に食事などの際に大きさが変化する（図13.5A）。組織学的には肉芽組織や線維結合織で囲まれ，粘液やマクロファージなどの炎症細胞で充満した囊胞様の空隙が認められる（図13.5B）。根治的治療は囊胞と小唾液腺を完全に切除することである。

細菌性唾液腺炎 bacterial sialadenitis は大唾液腺でよくみられる感染症で，特に顎下腺で多い。結石（**唾石症** sialolithiasis）による導管の閉塞が感染に先行することが多い。閉塞は，食物残渣の陥頓や組織傷害による浮腫が原因となることがある。脱水や唾液の分泌機能の低下は結石形成を促進し，細菌が侵入しやすくなる。最も頻度の高い病原体は**黄色ブドウ球菌** Staphylococcus aureus と**緑色連鎖球菌** Streptococcus viridans である。多くは非特異的な間質性炎症の像を示すが，ブドウ球菌や他の化膿性菌によって生じる場合には化膿性壊死や膿瘍形成を伴う。

シェーグレン症候群ともよばれる自己免疫性唾液腺炎については第5章で述べている。

腫瘍

その比較的単純な組織像と対照的に，唾液腺には組織学的に異なる30以上の腫瘍が発生する（表13.1）。唾液腺腫瘍の90%はごく少数の代表的な組織型からなる。

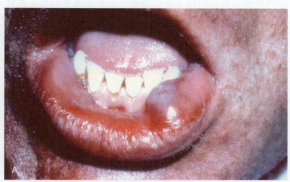

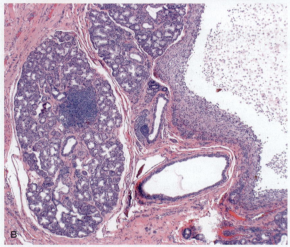

図13.5 粘液溜
A：外傷後に下口唇に生じた病変で，液体で充満されているために波動を触れる。B：粘液物質で充満され，器質化を伴う肉芽組織で被覆された囊胞様空隙（右側）。左側では正常の小唾液腺が認められる。

表13.1 最も頻度が高い唾液腺の良性および悪性腫瘍の病理組織分類と頻度

良　性	悪　性
多形腺腫（50%）	粘表皮癌（15%）
ワルチン腫瘍（5%）	腺房細胞癌（6%）
オンコサイトーマ（2%）	腺癌 NOS（6%）
囊胞腺腫（2%）	腺様囊胞癌（4%）
基底細胞腺腫（2%）	悪性混合腫瘍（3%）

NOS（not otherwise specified）：分類不能
（Ellis GL, Auclair PL, Gnepp DR: Surgical Pathology of the Salivary Glands, Vol 25: Major Problems in Pathology, Philadelphia, 1991, Saunders. より）

全体として唾液腺腫瘍は比較的頻度が低く，ヒトの腫瘍全体の2％に満たない。約65〜80％が耳下腺，10％が顎下腺，そして残りが舌下腺を含む小唾液腺に発生する。耳下腺腫瘍の約15〜30％，顎下腺腫瘍の約40％，小唾液腺腫瘍の約50％，舌下腺腫瘍の70〜90％は悪性である。**すなわち，唾液腺腫瘍が悪性である確率は腺の大きさとほぼ逆相関する。**

唾液腺腫瘍は成人で発生することが多い。耳下腺腫瘍は耳の前方あるいは下方の腫脹として認識される。良性腫瘍は数か月から数年経過してから臨床的に顕在化する傾向があるのに対して，悪性腫瘍は増殖が速いためにすぐに自覚されると考えられている。しかし良性腫瘍と悪性腫瘍の厳密な区別には組織学的評価が不可欠である。

■ 多形腺腫

多形腺腫は良性の腫瘍で，導管細胞（上皮細胞）と筋上皮細胞が混在しているため，上皮性分化と間葉系分化の両方を示す。多型腺腫は耳下腺腫瘍の60％を占めるが，顎下腺での頻度は低く，小唾液腺ではむしろまれな腫瘍である。

形態学

多形腺腫は，円形で境界明瞭な腫瘤として発生することが多く，直径が6 cmを超えることはまれである。被膜で覆われているが，発生部位によっては（特に口蓋）被膜の形成が不完全で，圧排性に発育し，周囲組織に突出して入り込むことがある。割面は灰白色ないし白色調を呈し，粘液様で青色調の透明な軟骨様（軟骨に類似した）領域が混在している。最も特徴的な組織像は，多形腺腫特有の多彩性である。上皮成分が，粘液様組織，硝子様組織，軟骨様組織（軟骨組織）の他，ときに骨組織を種々の割合で含む間質全体にわたって，散在性に分布している。上皮成分が大部分を占める多形腺腫がある一方で，上皮成分がまばらに点在しているにすぎない腫瘍もある。このような多彩な組織像のために，**混合腫瘍 mixed tumor** という別名が存在する。導管細胞や筋上皮細胞に類似した上皮成分が**導管 duct**，**腺房 acini**，**不整形の細管 irregular tubule** を形成したり，**索状 strand** あるいは**シート状 sheet** に配列したりする。これらの成分は，島状に分布する軟骨や，まれに骨化巣を含む粘液様組織からなる間葉類似組織を背景に，まばらに散らばって存在する（図13.6AB）。上皮細胞はクロマチンが濃染する小型の筋上皮細胞からなる層で囲まれ，立方状ないし円柱状細胞からなるよく発達した導管を形成することがある。その他，索状あるいはシート状に配列する筋上皮細胞がみられたり，よく分化した扁平上皮が存在したりすることもある。ほとんどの症例では上皮細胞の異形成や核分裂は認められない。大部分が上皮成分で構成されている腫瘍と，大部分が間葉成分で構成されている腫瘍の間で，生物学的特性に違いはない。

臨床的特徴

緩徐に発育し，無痛性で可動性のある境界明瞭な腫瘤として出現する。切除が不完全である場合には再発する。腫瘍を単に核出した場合の再発率は25％に達するが，より広範囲で切除した場合は4％にすぎない。いずれの切除においても，再発は周囲軟部組織への微小な進展が認識できないために生じる。

多形腺腫から発生するがん腫は，**多形腺腫由来がん carcinoma ex pleomorphic adenoma** や**悪性混合腫瘍 malignant mixed tumor** などさまざまな名称でよばれる。悪性転化の頻度は時間が経つとともに上昇し，腫瘍の発生から5年以内では2％，15年以上経過したものではほぼ10％となる。発生するがんの形態は腺癌や未分化がんであることが多い。不幸なことに，これらの腫瘍は最も悪性度の高い唾液腺腫瘍の1つで，5年経過時の死亡率は30〜50％にのぼる。

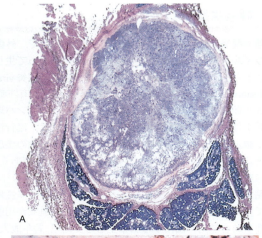

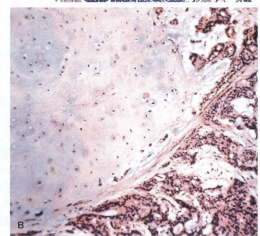

図13.6 多形腺腫
A：弱拡大視野では濃染する正常の唾液腺実質に隣接して周囲境界が明瞭な腫瘍が認められる。B：強拡大視野では軟骨様基質を背景に上皮細胞と筋上皮細胞が認められる。

■ 粘表皮癌

粘表皮癌 mucoepidermoid carcinoma は，さまざまな割合で混在する扁平上皮細胞，粘液産生細胞，中間細胞で構成されている。この腫瘍は唾液腺腫瘍全体の約15％を占め，主に（60～70％は）耳下腺で発生するが，それ以外の唾液腺，特に小唾液腺に生じる腫瘍の大部分を占める。全体を合わせると粘表皮癌は唾液腺の原発性悪性腫瘍としては最も頻度が高い。

形態学

粘表皮癌は発育して直径が 8 cm に達することがある。周囲境界が明瞭にみえるものの，明瞭な被膜を欠き，しばしば浸潤性である。割面は薄灰色から白色で，しばしば小型の粘液嚢胞が認められる。組織学的には，これらの腫瘍では扁平上皮細胞や粘液細胞，中間細胞が嚢胞を被覆したり，索状あるいはシート状に配列する(e 図 13.1)。中間細胞は，扁平上皮細胞の形態と粘液を含有する空胞を併せもつ細胞で，粘液染色で容易に認識することができる。細胞学的には腫瘍細胞は良性のようにみえることもあれば，異型が高度であるために容易に悪性と判断できることもある。

臨床的特徴

臨床経過と予後は組織学的悪性度によって異なる。低悪性度の腫瘍は局所で浸潤し，約15％の頻度で再発するが，転移は非常にまれで，5年生存率は90％以上である。これに対して，高悪性度の腫瘍と，比較的程度は軽いものの中間悪性度の腫瘍は浸潤性に発育するために切除が難しい。そのため，症例の25～30％で再発し，約30％では遠隔転移を起こす。5年生存率は50％にすぎない。

歯原性嚢胞と歯原性腫瘍

歯原性嚢胞 odontogenic cyst は，顎に存在する歯原性上皮の遺残から発生することが多い。他の骨格部と比較して，顎では上皮で被覆された嚢胞が非常に多い。これらの嚢胞は 炎症性嚢胞 inflammatory cyst，発育性嚢胞 developmental cyst，腫瘍性嚢胞 neoplastic cyst のいずれかに分類される。ここでは最も頻度の高い病変のみについて述べる。

含歯性嚢胞 dentigerous cyst は未萌出歯の歯冠の周囲に発生するもので，歯小嚢（歯の表面のエナメル質をつくる原始組織）の変性の結果生じると考えられている。薄い重層扁平上皮で被覆されており，上皮直下の結合組織に高度の慢性炎症細胞浸潤を伴うことが多い。完全切除により治癒する。

歯原性角化嚢胞 odontogenic keratocyst はあらゆる年齢で起こりうるが，10～40歳で最も頻度が高く，男性で多い。下顎後部にみられるのが典型的である。歯原性角化嚢胞は局所侵襲性が高く，再発率が高いため，他の歯原性嚢胞と鑑別することが重要である。従来は発育性嚢胞の1種と考えられてきたが，近年がん抑制遺伝子 PTCH1 の異常に伴う腫瘍性嚢胞であることが明らかとなった。実際，PTCH1 の胚細胞変異変異によって生じる母斑基底細胞癌症候群(nevoid basal cell carcinoma syndrome)では本疾患の発生率が上昇する。組織学的には，嚢胞を被覆する上皮は薄い錯角化層や正角化層を伴う重層扁平上皮で構成されており，基底細胞層が明瞭で，かつ嚢胞内腔側では上皮の表面が波形である。治療としては，広範かつ完全な切除が必要である。不完全切除に起因する再発率は60％に達する。

根尖周囲嚢胞 periapical cyst（歯根嚢胞 radicular cyst）は炎症が原因で生じる。このきわめて頻度の高い病変は，進行したう歯や外傷によって生じた歯髄炎が長期にわたって持続する結果，根尖周囲に発生する。歯髄組織の壊死は歯根を貫通して根尖部から歯槽骨に及び，根尖周囲膿瘍を起こすことがある。時間が経過すると肉芽組織が形成されることがある（上皮に覆われる場合とそうでない場合がある）。根尖周囲の炎症は局所の細菌感染や壊死組織のために遷延する。したがって，治療が奏効するためには，原因物質を完全に除去して歯を修復するか，抜歯する必要がある。

歯原性腫瘍 odontogenic tumor はさまざまな組織像と臨床像を示すため，その分類は複雑である。真の良性および悪性腫瘍が含まれる。歯原性腫瘍は歯原性上皮，外胚葉性間葉組織のどちらか，あるいは両方に由来する。最も頻度が高く，臨床的にも重要な2つの腫瘍はエナメル上皮腫と歯牙腫である。

エナメル上皮腫 ameloblastoma は歯原性上皮から発生する。これらの多くは嚢胞性で，緩徐に発育する。局所では浸潤性だが経過は緩徐である。嚢胞は柵状に配列し，しばしば扁平上皮への分化を伴う円柱上皮に被覆され，上皮直下には星形の細胞がまばらに散在する間質をみる(e 図 13.2)。歯牙腫 odontoma は最も頻度の高い歯原性腫瘍で，上皮から発生するが広範にエナメル質や象牙質の沈着を伴う。歯牙腫は局所切除によって治癒する。

食道

食道 esophagus は前腸の頭側から発生する。筋肉によって構成される膨張性が高い中空の管で，喉頭蓋に始まり横隔膜の直上に位置する胃食道接合部で終わる。後天性の食道疾患には，致死的な疾患であるがんから胃食道逆流による遷延する"胸やけ"に至るまで，さまざまなものがある。後者は単に時々不快感をもたらすだけである場合もあれば，慢性的で機能障害に至る場合もある。

閉塞性疾患と血管性疾患

機械的閉塞

閉鎖，瘻孔と重複は，食道を含む胃消化管のあらゆる部位で生じうる（e 図 13.3AB）。これらが食道で起こった場合には，通常は授乳中に逆流が生じるために生後間もなくして発見される。迅速な外科的治療が必要である。食道の欠損や**無形成 agenesis** はきわめてまれで，食道の一部が管腔のない索状物で置換される**食道閉鎖症 atresia** のほうがより頻度が高い。食道閉鎖症は，気管分岐部またはその近傍で発生することが最も多く，上方ないし下方の食道盲端と気管支や気管との間で**瘻孔 fistula** が形成されることが多い。この異常な交通によって誤嚥や窒息，肺炎，重篤な水分および電解質バランスの喪失が起こる。

食道狭窄は先天性であることもあるが，後天性のもののほうが多い。後天的な食道内腔の狭細化は，粘膜下層の線維性肥厚や固有筋層の萎縮によって生じることが多い。これらの組織学的変化は，慢性胃食道逆流，放射線照射，腐食性の物質の摂取，あるいはそれ以外の重度な食道の傷害などによる炎症と瘢痕形成によって生じる。狭窄による嚥下障害は進行性であることが多く，典型例では固形物の嚥下が困難となり，その後長期間経過してから液体の摂取に問題が生じるようになる。

機能的閉塞

食物や液体を効率よく胃に運搬するためには，蠕動運動の調和が必要である。**食道運動障害 esophageal dysmotility** はこの調和を妨げるもので，いくつかの種類があるが，いずれも筋層の不規則な収縮や攣縮によって特徴づけられる。攣縮によって食道壁の緊張が亢進するため，小さな**憩室 diverticula** が形成されることもある。食道運動障害は収縮異常の特徴によっていくつかの種類に分類することができる。

アカラシアは下部食道括約筋 lower esophageal sphincter（LES）の不完全な弛緩，LES の緊張亢進，食道の蠕動運動の消失の三徴によって特徴づけられる。原発性アカラシアは食道遠位部の抑制性ニューロンの障害によって起こるもので，原因が不明なものと定義される。二次性アカラシアは，食道内の神経，食道外の迷走神経内，あるいは迷走神経背側運動核における支配神経の変性によって起こる。例えばシャーガス病では**トリパノソーマ** Trypanosoma cruzi の感染によって筋層間神経叢が破壊されるために LES が弛緩せず，食道が拡張する。第9章で述べたように，中南米においてはトリパノソーマは心筋炎の重要な原因である。アカラシアに類似した食道運動障害は，糖尿病性自律神経障害，悪性腫瘍やアミロイドーシス，サルコイドーシスなどの浸潤性病変，ポリオや外科的切除によって生じる背側運動核の異常によって起こることがある。

位置異常

消化管では異所性組織（発生上の遺残物）がしばしば認められる。**異所性胃粘膜 ectopic gastric mucosa** は食道の上部 1/3 に存在することが多く，この部位では**食道入口部異所性胃粘膜 inlet patch** とよばれる。このような異所性胃粘膜は通常は無症状だが，食道内で胃粘膜が酸を放出すると嚥下障害，食道炎，バレット食道や，まれに腺癌が生じる。小腸（特に臍腸管の残存で，人口の 2% の頻度で同定されるメッケル憩室内）や大腸に存在する小さな斑状の異所性胃粘膜は**異所性胃 gastric heterotopia** とよばれ，酸分泌によって近傍の粘膜が傷害され，原因不明の失血が生じることがある。

食道静脈瘤

消化管からの静脈血は，心臓に還流するのではなく，門脈を経由して肝臓に運ばれる。この循環経路によって，腸管で吸収された薬物や，その他の物質が全身循環に入る前に肝臓で処理される**初回通過効果 first-pass effect** がもたらされる。この門脈血流を妨げる疾患によって門脈圧亢進症が起こり，致死的な大量出血の重大な原因である食道静脈瘤が形成されることがある。

病態形成

内臓静脈系と体循環静脈系の還流が交通する数少ない場所の1つが食道である。門脈圧亢進症によって側副血行路が生じると，門脈血がこの短絡路を経由して大静脈系に直接流入する。しかし，このような側副静脈への血液環流の増加は遠位食道の上皮下および粘膜下静脈叢を拡張させる。これら拡張した血管は**静脈瘤 varix** とよばれるもので，肝硬変患者の 50% に生じ，特にアルコール性肝疾患に合併することが多い。全世界では肝臓の住血吸虫症が食道静脈瘤の原因として2番目に頻度が高い。門脈圧亢進症は第14章で詳細に述べる。

形態学

静脈瘤は一般に内視鏡検査中に発見されることが多く（図 13.7A，図 13.7B），食道遠位部と胃の近位部の粘膜下層

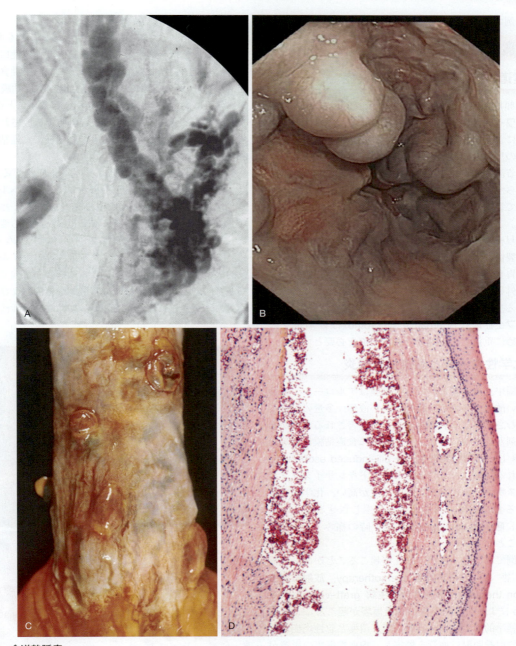

図 13.7　食道静脈瘤
A：血管造影により数本の蛇行する食道静脈瘤が認められる。B：内視鏡像。粘膜下の膨隆する静脈が観察される。C：Aの症例の病理解剖所見。虚脱した静脈瘤が認められる。ポリープ様の領域は、バンドで結紮された静脈瘤の出血部である。D：拡張した静脈瘤が正常の重層扁平上皮で被覆された粘膜の下に存在している。

内で蛇行する拡張した静脈として認められる（図 13.7C，図 13.7D）。表面の粘膜は正常であることもあるが、静脈瘤が破裂した場合には潰瘍と壊死が生じる。

臨床的特徴

静脈瘤は無症状であることが少なくないが、破裂すると大量の吐血をきたし、死亡に至ることがある。したがって、静脈瘤破裂は緊急の医学的処置を要する。治療が行われても、約20％の患者は最初の出血で死亡する。死亡の原因は出血そのものである場合もあるが、食道内の出血に起因するタンパク負荷や**循環血液量減少性ショック** hypovolemic shock によって生じる肝性昏睡も原因として挙げられる。患者が生存した場合でも、約

60%の例では潜在的に致死的な再出血を起こす.

食道炎

食道裂傷, 粘膜傷害, 感染症

最も頻度の高い**食道裂傷** esophageal laceration はマロリーワイス裂傷 Mallory-Weiss tear で, 重篤な吐き気や嘔吐によって起こることが多い. 正常状態では胃食道の筋層の反射性弛緩は嘔吐の際に生じる逆蠕動性収縮に先行する. 嘔吐が続く場合にはおそらくこの弛緩がうまく起こらず, 逆流した胃内容物によって食道壁が引き伸ばされて裂けると考えられている. 患者は通常, 吐血をきたす.

マロリーワイス症候群 Mallory-Weiss syndrome でみられる裂傷は, ほぼ直線的で食道の長軸に沿って存在し, 通常は胃食道接合部と交差する (図13.8A). この浅い裂傷は, 外科処置を必要とすることはほとんどなくすぐに治癒する. これに対して, 壁全層に及ぶ食道裂傷 (ブールハーフェ症候群 Boerhaave syndrome) は縦隔炎を起こすために重篤で, 迅速な外科的治療を必要とする.

化学性食道炎と感染性食道炎

重層扁平上皮で覆われた食道粘膜はアルコール, 腐食性の高い酸やアルカリ, 極端に熱い液体, 多量の喫煙などを含むさまざまな刺激物によって傷害されることがある. 錠剤が速やかに胃に入り込まずに食道粘膜に付着して溶解し, **錠剤誘発性食道炎** pill-induced esophagitis とよばれる状態になることもある. ドキシサイクリンとビスホスホネートの錠剤で最も頻度が高い. 化学的な傷害による食道炎は一過性の痛みを生じさせることが多く, 特に**嚥下痛** odynophagia (嚥下時の痛み) のみがみられることが多い.

重症例では出血, 狭窄, 穿孔が起こることがある. 細胞傷害性の**化学療法** chemotherapy, **放射線療法** radiation therapy や**移植片対宿主病** graft-versus-host disease によって, 医原性の食道傷害が起こることがある. 形態学的な変化は非特異的で, 潰瘍と急性炎症からなる. 放射線照射は血管を傷害し, 虚血性傷害の影響が加わる.

感染性食道炎

感染性食道炎は, まったく健康な人であっても発生することがあるが, 衰弱した人や免疫抑制状態にある人で最も頻度が高い. これらの患者では, **単純ヘルペスウイルス** herpes simplex virus, **サイトメガロウイルス** cytomegalovirus (CMV), **真菌** fungal organism による食道感染が多い. 真菌のなかでは**カンジダ** Candida が最も高頻度にみられる病原菌である. 食道では**水疱性類天疱瘡** bullous pemphigoid や**表皮水疱症** epidermolysis bullosa などの剥離性皮膚疾患の他, まれに**クローン病** Crohn disease による病変が出現する.

真菌や細菌による感染は一次性であることもあれば, 先行する潰瘍に合併することもある. 非病原性口腔細菌がしばしば潰瘍底で検出される一方で, 感染性食道炎の症例の約10%の原因である病原性微生物は粘膜固有層内に侵入し, 表面の粘膜の壊死を引き起こすことがある. カンジダ症は密集した菌糸と炎症細胞で構成される灰白色の偽膜が, 口腔でみられるものと同様に食道粘膜に付着するのが特徴である.

ウイルス性食道炎の原因ウイルスを同定するためには, しばしば内視鏡所見が手掛かりになる. ヘルペスウイルスは打ち抜いたような潰瘍を形成することが多く (図13.8B), 病理組織学的に潰瘍辺縁を縁取る変性した上皮細胞の核内でウイルス封入体が認められる (図13.8C). これに対して, サイトメガロウイルスは比較的浅い潰瘍を形成する. これらの病変の生検では, 毛細血管内皮細胞と間質細胞で特徴的な核内および細胞質内封入体がみられる (図13.8D). 補助的な診断法として

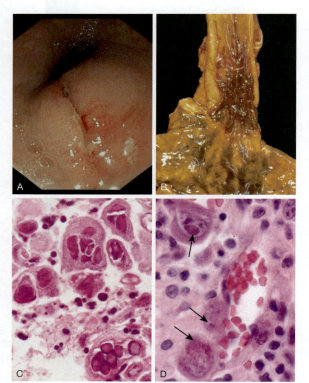

図13.8 外傷性およびウイルス性食道炎
A: マロリー・ワイス症候群における食道長軸に沿って存在する裂傷の内視鏡像. これらの表在性の裂傷は長さが数mmから数cmに至るまでさまざまである. B: 病理解剖によって得られた検体で認められた食道遠位部の多発性ヘルペス潰瘍. C: ヘルペスウイルス核内封入体を伴う多核の扁平上皮細胞. D: サイトメガロウイルスが感染した内皮細胞では核および細胞質で封入体(矢印)が認められる.(内視鏡画像はDr. Ira Hanan, The University of Chicago, Chicago, Illinois. の厚意による)

ウイルス抗原に対する免疫組織化学染色が応用可能である。

逆流性食道炎

胃内容物の逆流は，食道炎の原因のなかで最も多くを占め，米国では胃腸疾患の外来患者の診断で最も頻度が高い。臨床的には，これに関連して生じる病態は**胃食道逆流症** gastroesophageal reflux disease（GERD）とよばれる。食道の重層扁平上皮は食物による擦過に対して抵抗性があるが，酸によって傷害されやすい。近位および遠位食道の粘膜下に存在する分泌腺は，粘液や重炭酸を分泌することによって粘膜の保護に寄与している。下部食道括約筋の緊張はさらに重要で，胃の内圧に対抗して酸性の胃内容物の逆流を防いでいる。

病態形成

胃液の逆流はGERDによる粘膜傷害の発生において中心的役割を果たす。一部の症例では，十二指腸からの胆汁逆流が粘膜傷害を増悪させることがある。アルコールや喫煙，肥満，中枢神経抑制薬，妊娠，裂孔ヘルニア（後述），胃内容物の排出の遅延，胃の容量増加などは下部食道括約筋の緊張の低下と腹腔内圧の上昇をもたらし，GERDの発生に寄与する。しかし，明らかな原因が同定できないことも多い。

形態学

内視鏡医的には単なる**充血** hyperemia が唯一の変化であることがある。軽度のGERDでは粘膜の組織像はほとんど正常であることが多い。比較的高度の場合は，**好酸球** eosinophil が重層扁平上皮粘膜に動員され，さらに粘膜傷害が激しくなった場合にはこれに好中球が続く（図 13.9A）。**基底層過形成** basal zone hyperplasia や，粘膜固有層乳頭の延長がみられることもある。

臨床的特徴

GERDは40歳以上の成人で最も頻度が高い。最も多く報告されている症状は，胸やけや嚥下障害の他，比較的頻度が低いが酸味がする胃内容物の高度の逆流である。慢性のGERDの経過中に，まれに心疾患と誤認されるような激しい胸痛発作がみられることがある。プロトンポンプ阻害薬による治療で胃酸が減少し，症状が改善することが多い。症状の重症度と組織傷害の程度の間には密接な相関はないが，組織傷害は罹患期間が長くなるにしたがって増悪する傾向がある。逆流性食道炎の合併症として，潰瘍形成，吐血，下血，狭窄，食道癌の前がん病変であるバレット食道が挙げられる（下記参照）。

裂孔ヘルニア hiatal hernia も食道逆流の重要な原因で，横隔膜脚の分離と，その結果生じる間隙を通って胃が胸腔に突出するのが特徴である。先天性裂孔ヘルニアは幼児や小児でみられるが，多くの裂孔ヘルニアは小児期以降に後天的に発生する。成人では裂孔ヘルニアの10％未満に何らかの症状がみられる。裂孔ヘルニアは下部食道括約筋の機能不全を惹起するため，その症状はGERDと同様である。

好酸球性食道炎

好酸球性食道炎 eosinophilic esophagitis は免疫機能が関与する慢性疾患で，臨床的には食道機能不全，組織学的には食道への好酸球浸潤を特徴とする。成人では食

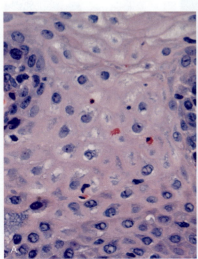 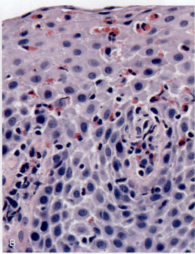 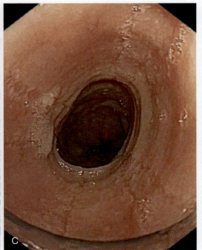

図13.9　食道炎
A：逆流性食道炎では上皮内で好酸球が散見される。B：好酸球性食道炎では高度の上皮内好酸球浸潤および散在する好酸球膿瘍が認められる。C：この好酸球性食道炎の患者では，内視鏡で全周性の輪状溝が近位食道で認められる。（内視鏡画像はDr. Ira Hanan, The University of Chicago, Chicago, Illinois. の厚意による）

べ物のつかえや嚥下障害がみられ，小児では食物不耐症やGERD類似の症状が出現する．特徴的な組織像は多数の上皮内好酸球浸潤である．特に表層において顕著で（図13.9B），胃食道接合部から離れた部位で認められる．好酸球浸潤が高度であることが，好酸球性食道炎をGERD，クローン病，その他の食道炎と区別する際に有用である．内視鏡で上部および中部食道に明らかな輪状溝がみられる（図13.9C）こともGERDとの鑑別に役立つ．典型的な好酸球性食道炎の患者ではプロトンポンプ阻害薬による治療に抵抗性がある．**患者の大半はアトピー素因を有し，アトピー性皮膚炎やアレルギー性鼻炎，喘息，軽度の末梢血中好酸球増多が認められることが多い**．治療には牛乳や大豆製品などの食物アレルゲンへの曝露を防ぐための食事制限，ステロイドの投与などが含まれる．

■ バレット食道

バレット食道 Barrett esophagus は慢性GERDの合併症の1つで，食道重層扁平上皮粘膜で生じる胃型の円柱上皮化生が特徴的で，しばしば不完全腸上皮化生を伴う．バレット食道の頻度は増加しており，有症状のGERD患者の10%に達すると見積もられている．男性に多くみられ，40～60歳の間に出現することが多い．バレット食道に関する最大の懸念は，**バレット食道が食道腺癌発生の危険性を増加させる**ことである．数々の分子生物学的研究は，バレット食道でみられる上皮と腺癌とが同様の遺伝子異常を有していることを示しており，バレット食道ががんの直接の前がん病変であるという見方を支持している．毎年バレット食道を有する人の0.2～1.0%で，浸潤がんとなる前の病変であると考えられている上皮**異形成 dysplasia** が発生することも，この見解に合致する．症状が続く期間が長く，患者が高齢となるほど上皮異形成の頻度は高くなる．食道腺癌の大部分はバレット食道に関連しているが，バレット食道の患者のほとんどでは食道癌が発生することはないことを知っておく必要がある．

● 形態学

内視鏡では，バレット食道は食道胃接合部から口側に向かって広がる赤いビロード状の舌状，ないし斑状粘膜として認められる（図13.10A）．この化生粘膜は近位では残存する平滑で明るいピンクあるいは灰色の扁平上皮（食道）粘膜，遠位では薄茶色の円柱上皮（胃）粘膜と接している（図13.10B，図13.10C）．高解像度の内視鏡によってバレット食道の検出感度が高くなった．

腸上皮化生を定義づけるのが**杯細胞 goblet cell** の存在である．杯細胞は H&E 染色で明るい青色を呈する境界明瞭な粘液空胞を有し，残存する細胞質の形がワインの杯にみえる細胞である（図13.10C）．異形成はバレット食道を背景に発生する前がん状態で，形態学的診断基準によって**軽度 low-grade** と**高度 high-grade** に分けられる．

臨床的特徴

バレット食道の診断はGERDによる症状が契機とな

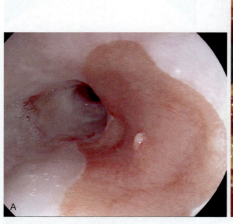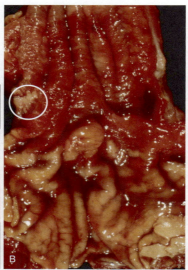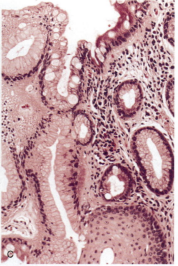

図13.10 バレット食道
A：バレット食道の内視鏡像．斑状に存在する赤色の異所性化生粘膜が認められる．B：バレット食道の肉眼像（比較のために図13.7Cを参照のこと）．遠位食道の粘膜のほとんどが化生により赤色調となっており，淡い色調の扁平上皮粘膜がわずかに残存している（**白円**）．C：バレット食道における胃食道接合部の組織像．食道重層扁平上皮粘膜（**右下**）が杯細胞と胃小窩（腺窩）上皮を含む化生粘膜（**上**）に移行している．（内視鏡画像は Dr. Priya Kathpalia, University of California at San Francisco, San Francisco, California の厚意による）

ることが多く，内視鏡検査と生検が必須である。バレット食道の診断のためにほとんどの専門家は，胃食道接合部より1cm以上上方に内視鏡上異常な粘膜がみられることと，組織学的に腸上皮化生がみられることの両方を必要とする。バレット食道の最適な患者管理に関しては，依然として議論の余地があるが，ほとんどの臨床家は異形成をみつけ出すために，定期的に内視鏡検査と生検を行うことを推奨している。異形成はしばしば治療の対象となり，特に高度異形成と粘膜内がんを含む進行した病変は原則として治療が必要である。治療法のなかには外科的切除（食道切除 esophagectomy）に加え，ラジオ波焼灼，内視鏡的粘膜切除術などが含まれる。

食道腫瘍

食道癌の大部分は腺癌と扁平上皮癌で占められている。世界全体では扁平上皮癌のほうが多いが，腺癌が増加している。それ以外のまれな腫瘍についてはここでは割愛する。

腺癌

食道腺癌は，バレット食道や長期にわたる GERD を背景として発生することが多い。腺癌 adenocarcinoma のリスクは異形成が確認されている患者，喫煙者，肥満，放射線療法の既往のある患者で高い。米国では食道腺癌は，男性における頻度は女性の7倍で，男女差が顕著であり，ヨーロッパ系の人種により頻度が高い。しかし世界的には，罹患率は地域によって60倍の差があり，米国，英国，カナダ，オーストラリア，オランダを含む西欧諸国で最も高く，韓国，タイ，日本，エクアドルでは最も低い。食道腺癌の頻度が高い国では，その頻度は，他のほとんどのがんよりも著明かつ急速に上昇した。その結果，1970年以前に食道癌の5%以下であった腺癌が，現在は米国を含むいくつかの西欧諸国では食道癌全体の半数を占めている。この変化は，GERDとそれに引き続くバレット食道の頻度が高くなったことによるものが大きい。

病態形成

分子生物学的研究により，長い時間をかけて段階的にゲノムあるいはエピゲノム異常が生じることによって，バレット食道が腺癌に進展することが示唆されている。この発がんモデルを示唆するのが，異形成を示さないバレット食道において，異形成/浸潤がんと類似する遺伝子異常を有するクローンがすでに存在するという知見である。早期の食道腺癌では染色体異常や TP53 の変異がしばしばみられる。さらなる遺伝子変化と炎症が腫瘍の進展に寄与していると考えられている。

形態学

食道腺癌の多くは食道の遠位1/3に発生し，隣接する胃噴門に浸潤することがある（図13.11A）。早期の病変が正常の粘膜を背景として斑状の隆起，あるいは平坦な病変として認められるのに対して，進行したがんは外方性発育を示す大きな腫瘤を形成したり，びまん性に浸潤したり，潰瘍を形成して深部に進展することがある。組織学的には腫瘍の近傍でバレット食道がしばしば認められる。腫瘍は粘液を産生し，腺管を形成することが多い（図13.11B）。

臨床的特徴

食道腺癌の患者の症状として最も多いのは，嚥下痛や嚥下困難，進行性の体重減少，胸痛，嘔吐などである。症状や徴候が出現するころには通常，腫瘍は粘膜下のリンパ管に侵入している。診断時にはすでに進行しているため，5年全生存率は25%を下回る。これに対して，腺癌が粘膜固有層や粘膜下層に限局する患者では5年生存率が約80%である。

扁平上皮癌

米国では，食道扁平上皮癌 squamous cell carcinoma は45歳以上の成人で発生することが多く，男性の罹患率は女性の4倍である。危険因子として，飲酒，喫煙，腐食性物質による食道傷害，アカラシア，鉄欠乏性貧血，嚥下障害，食道粘膜上の薄い膜形成である食道 web に特徴づけられるプランマー・ビンソン症候群，非常に熱

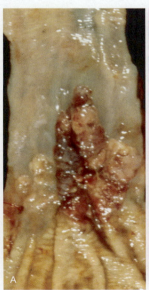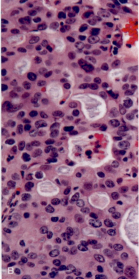

図13.11 食道腺癌
A：腺癌は食道遠位部に発生することが多く，この症例のようにしばしば胃噴門部に進展する。B：内腔に青-灰白色の粘液を含有する腺管が密集して背中合わせ（back-to-back）配列を示す食道腺癌。

い飲料の頻繁な摂取，縦隔に対する放射線療法の既往などが挙げられる。食道扁平上皮癌の発生率は国や地域によって100倍以上の差がみられ，非都市部や発展途上地域で頻度が高い傾向がある。最も頻度が高い国あるいは地域は，イラン，中国中央部，香港，アルゼンチン，ブラジル，南アフリカである。

病態形成

　欧州と米国では，大部分の食道扁平上皮癌は喫煙や飲酒と関連があり，両者の相乗作用で危険性を増加させる。しかし，宗教的・社会的規範のため飲酒や喫煙の習慣が一般的でない地域であっても食道扁平上皮癌が多いことがある。これらの地域では，栄養失調，多環式芳香族炭化水素，ニトロソアミン，真菌で汚染された食物で検出されるようなその他の変異原性物質への曝露が危険因子であると考えられている。罹患率の高い地域ではHPV感染も食道扁平上皮癌の発生に関与すると考えられている。網羅的ゲノム解析により，扁平上皮への分化（*TP63*，*NOTCH1*など），細胞増殖調整（cyclin関連遺伝子，*RB*など）にかかわる遺伝子の異常が頻度高く認められることがわかった。

形態学

　腺癌のほとんどが食道遠位部に存在するのに対して，扁平上皮癌の半数は食道の中央部の1/3で発生する（図13.12A）。扁平上皮癌は上皮内病変である**扁平上皮異形成** squamous dysplasia で始まる。初期病変は小型で灰白色の板状肥厚として認められる。数か月から数年を経て，それらは発育して腫瘤を形成する。腫瘤はポリープ様で，突出して内腔を閉塞することもあれば，潰瘍を形成したり，食道壁内でびまん性に浸潤して広がって壁の肥厚と硬化，内腔狭窄をきたす病変になることもある。このような腫瘍は食道周囲組織に浸潤することがある。例えば気管支に浸潤した場合には肺炎を起こし，大動脈に浸潤した場合は致死的な大出血を起こす。縦隔や心外膜へ浸潤することもある。

　ほとんどの扁平上皮癌は，中分化ないし高分化型である（図13.12B）。組織型に関係なく，症状がみられる腫瘍は診断時にはすでに食道壁に浸潤していることが多い。粘膜下層にはリンパ管網が豊富であるため，腫瘍は水平方向および長軸方向に進展しやすく，主腫瘍から数cm離れた部位に壁内結節が存在することがある。リンパ節転移の部位は腫瘍の位置によって異なる。食道の上部1/3に存在する腫瘍は頸部リンパ節，中部1/3の腫瘍は縦隔リンパ節，気管傍リンパ節と気管気管支リンパ節，下部1/3の腫瘍は胃リンパ節と腹腔リンパ節に転移しやすい。

臨床的特徴

　食道扁平上皮癌は通常無症状のまま進行し，**嚥下困難** dysphagia，**嚥下痛** odynophagia，**閉塞** obstruction などの臨床症状が出現する。他の原因の食道閉塞と同様に，患者は無意識に食事を固形食から流動食に変えることで閉塞の進行に適応していることがある。栄養状態の悪化と腫瘍による悪液質の結果，極度の体重減少と衰弱がときに生じる。腺癌と同様に，腫瘍が潰瘍化して出血や敗血症が起こることがある。上部・中部食道の扁平上皮癌が気管食道瘻からの食物誤嚥による症状によってみつかることがある。

　5年生存率が，食道表在癌の患者では75％であるのに対して，進行がんの患者では非常に低いため，早期発見はきわめて重要である。全体としては，依然として進行期で発見される症例が多いため，5年生存率は約10％である。

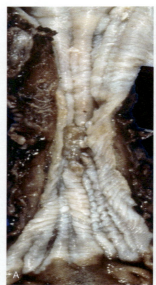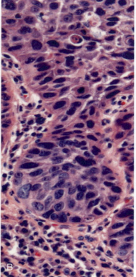

図13.12　食道扁平上皮癌
A：扁平上皮癌は中部食道で認められることが最も多く，しばしば狭窄を起こす。B：重層扁平上皮の層状配列を部分的に模倣する悪性細胞で構成される扁平上皮癌。

胃

　胃 stomach の不調は，実地臨床において遭遇する疾患の原因として頻度が高く，なかでも炎症性疾患や腫瘍性疾患が特に多い。米国では胃酸過多に関連する症状のために，胃消化管疾患の医療費の約 1/3 が使われている。さらに，国を含むいくつかの地域では罹患率が低下しているものの，世界全体では依然として胃癌が死因の第 1 位を占めている。

　胃は噴門部，底部，体部，幽門前庭部の 4 つの主要な解剖学的区域に分けられる。噴門部は主として粘液を産生する**腺窩細胞** foveolar cell で覆われており，浅い腺が形成されている。幽門腺はこれに類似しているが，ガストリンを放出する **G 細胞**のような神経内分泌細胞も含んでいる。ガストリンは底部および体部に存在する**壁細胞** parietal cell を刺激して胃内腔への酸を分泌させる。体部と底部で発達した腺はペプシンなどの消化酵素を産生・分泌する**主細胞** chief cell も含んでいる。

胃症と急性胃炎

　胃炎は粘膜傷害の結果として生じる。好中球が存在する場合，病変は**急性胃炎** acute gastritis と称される。細胞傷害および再生が認められるが炎症細胞がほとんど，あるいはまったく存在しない場合には**胃症** gastropathy という用語が用いられる。胃症を起こす要因には非ステロイド性抗炎症薬（NSAIDs），アルコール，胆汁，心理ストレスによる傷害が挙げられる。カーリング潰瘍や，門脈圧亢進症のように胃の血流障害に伴う病変などの急性粘膜びらんや潰瘍も胃症の原因となり，その多くが進行して胃炎となる。**過形成性胃症** hypertrophic gastropathy は，メネトリエ病や**ゾリンジャー・エリソン症候群** Zollinger–Ellison syndrome（後述）に代表されるような特殊な疾患群に用いられる用語である。

　急性胃炎・胃症いずれも，無症状であることもあるが，さまざまな程度の心窩部痛，吐き気，嘔吐の原因となる。重症例では粘膜のびらん，潰瘍，出血，吐血，下血の他，まれに大量失血がみられる。

病態形成

　胃の内腔は，pH は 1 に近く，血液と比較して 100 万倍以上も酸度が高い。この過酷な環境は消化に寄与しているが，潜在的に粘膜傷害を起こす可能性がある。したがって，胃粘膜を防御するためにいくつかの機構が発達している（図 13.13）。粘膜表面の**腺窩細胞**から分泌される粘液は薄い層を形成し，大きな食物粒子が直接上皮に接触することを防ぎ，また粘液の層は，表層上皮細胞による重炭酸イオンの分泌によって pH を中性に保っている。最終的には胃粘膜への豊富な血液供給によって，粘膜固有層内に拡散した水素イオンは効率よく緩衝されて取り除かれる。胃症，急性胃炎，慢性胃炎はこれらの防御機構が破綻して発生する。主要な原因として，以下のものが挙げられる。

- 非ステロイド性抗炎症薬（NSAIDs）は，粘液および重炭酸分泌，粘膜の血流，上皮の再生などの前述した胃粘膜防御機能のほぼすべてを促進する作用を有するシクロオキシゲナーゼ（COX）依存性プロスタグランジン E2 と I2 合成を阻害する。
- 尿毒症の患者や，ウレアーゼを分泌する**ヘリコバクター・ピロリ** *Helicobacter pylori* の感染者には，アンモニウムイオンによって重炭酸の運搬が阻害されるために胃粘膜傷害が生じる可能性がある。
- 加齢に伴う粘液や重炭酸の分泌減少が，高齢者が胃炎に罹患しやすい要因であると指摘されている。
- 低酸素血症と酸素供給量の低下が原因で，海抜が高い地域では急性胃炎や胃症が多いと考えられている。
- 酸や塩基に代表される刺激の強い化学物質を，事故により，あるいは自殺を企図して摂取した場合には，上皮および間質細胞の直接的な傷害によって高度な胃粘膜傷害が引き起こされる。直接的な細胞傷害は，過剰なアルコール摂取，NSAIDs の服用，そして放射線治療によって生じる胃炎の発生にも関与する。がんに対する化学療法で使用されるものを含めて，細胞分裂を阻害する薬剤は，上皮の再生が不十分になるために全身性の粘膜傷害を引き起こすことがある。

形態学

　胃症と軽度の急性胃炎は，粘膜固有層ではせいぜい中等度までの浮腫とごく軽度のうっ血がみられるにすぎない。そのため，しばしば組織学的に認識することが難しいことがある。表層上皮は保たれているが，腺窩の粘液細胞過形成がみられることが多い。好中球，リンパ球や形質細胞は目立たない。

　好中球が基底膜よりも上に存在し，上皮細胞と接していることは消化管のあらゆる部位において異常であり，**炎症が活動性**で，胃においては胃炎（胃症ではなく）の状態であることを示している。消化管においては，**活動性炎症** active inflammation という用語が**急性炎症** acute inflammation より好んで使用される。その理由は，疾患が急性，慢性いずれの状態であっても好中球浸潤が認められるからである。粘膜傷害が高度になるとびらんや出血が起こる。出血は充血した粘膜を背景に暗調の小さな点として認められることがある。びらんと出血が同時に生じる場合は，**急性びらん性出血性胃炎** acute erosive hemorrhagic gastritis とよばれる。

ストレス関連粘膜傷害

ストレス関連の胃粘膜傷害は重症の外傷，広範な熱傷，頭蓋内病変，大手術，重篤な内科的疾患，およびそれ以外の重度の生理的ストレスを有する患者に生じる。危篤状態となった患者の75％以上で3日以内に内視鏡的に明らかな胃病変が発生する。潰瘍の部位や関連する臨床的背景によって発生する潰瘍に特定の名前がつけられる症例がある。以下にその例を示す。

- **ストレス性潰瘍 stress ulcer** は，ショックや敗血症，重症の外傷を有するため生命に危険がある患者で認められることがある。
- **カーリング潰瘍 Curling ulcer** は，重度の熱傷や外傷に合併し，十二指腸の近位部に発生することがある。
- **クッシング潰瘍 Cushing ulcer** は，頭蓋内に脳卒中などの疾患を有する患者の胃，十二指腸，食道に発生することがあり，高頻度で穿孔する。

病態形成

ストレス関連の胃粘膜傷害の最も多い原因は，局所的な虚血である。この虚血は，全身の低血圧やストレスによって誘発される内臓の血管収縮によって引き起こされるとみられている。血液環流の低下は重炭酸の分泌低下，血液による緩衝の低下を通して胃粘膜傷害に寄与している。重症患者では，全身性アシドーシスも粘膜細胞の細胞内pHを低下させることによって粘膜傷害に寄与することがある。中枢神経傷害によるクッシング潰瘍は，迷走神経核に対する直接刺激によって生じる胃酸の過剰分泌によって起こると考えられている。

形態学

ストレス関連胃粘膜傷害は，表層上皮の傷害によって起こる浅いびらんから，粘膜を貫通する病変に至るまでさまざまである。急性潰瘍は円形で，典型的なものは直径が1cm以下である。漏出した赤血球が酸によって消化されるために潰瘍底の色調は褐色ないし黒色である。慢性的な傷害で，胃体部と前庭部に単発性に発生しやすい消化性潰瘍と異なり，急性ストレス潰瘍は胃のいずれの部位でもみられ，かつ多発することが多い。急性ストレス潰瘍は周囲境界が明瞭で，基本的には近隣の粘膜は正常だが，粘膜や粘膜下層において広範性出血が生じ，種々の程度の炎症反応がみられることがある。慢性消化性潰瘍の特徴である瘢痕形成や血管壁の肥厚は認められない。傷害の原因が除去された後は，数日から数週間で上皮が完全に再生されて治癒する。

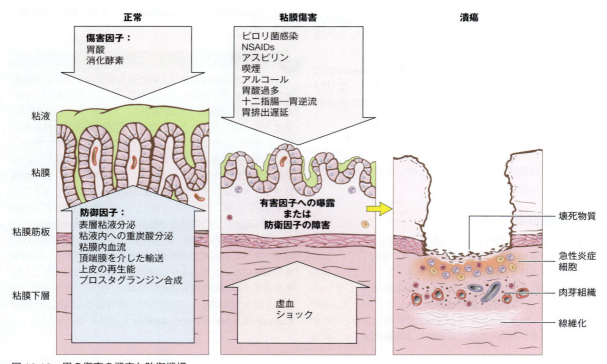

図13.13　胃の傷害の機序と防御機構
この図は急性ないし慢性胃炎において軽度の傷害から潰瘍への進展する過程を示している。潰瘍では壊死物質，炎症，肉芽組織からなる層が存在している。瘢痕は時間の経過とともに生じるもので，慢性の病変のみで認められる。NSAIDs（*Nonsteroidal antiinflammatory drugs*）：非ステロイド抗炎症剤

臨床的特徴

胃潰瘍の症状としては，吐き気，嘔吐，黒色便，コーヒーかす様の吐血が挙げられる。このような患者の1〜4％では，表在性の胃びらんや潰瘍から出血が生じ，輸血が必要となることがある。その他に穿孔などの合併症が起こることもある。予防的なプロトンポンプ阻害薬の投与によってストレス潰瘍の影響が軽減されることがあるが，転帰を決定する最も重要な因子は基礎疾患の重症度である。

慢性胃炎

慢性胃炎 chronic gastritis の原因として最も頻度が高いのは桿菌であるヘリコバクター・ピロリ Helicobacter pylori（ピロリ菌）の感染である。自己免疫性胃炎 autoimmune gastritis は，胃粘膜の萎縮を伴っていることが多く，ピロリ菌（H.pylori）に感染していない患者の慢性胃炎のなかでは最も頻度が高い。後述するように，ある集団では慢性的な NSAIDs 服用が3番目に重要な胃炎の原因である。その他の頻度が低い原因として，放射線による傷害と慢性的な胆汁逆流が挙げられる。

急性胃炎に比較すると，慢性胃炎による症状や徴候は軽微であることが多いが，より長期間持続する。吐き気と上腹部不快感が生じ，嘔吐を起こすことがあるが，吐血がみられることは少ない。

ヘリコバクター・ピロリ胃炎

ピロリ菌が消化性潰瘍に関与していることが発見されたことは，慢性胃炎についての理解に革命的な影響を与えた。このらせん形桿菌は，十二指腸潰瘍の患者のほとんどすべてと，胃潰瘍や慢性胃炎の患者の大多数の胃生検組織中で認められる。急性のピロリ菌感染では症状が出現することはほとんどなく，患者は慢性胃炎となってようやく病院を受診することが多い。

疫　学

米国ではピロリ菌感染は，低所得層，非衛生的な地域への居住，米国以外の地域での出生などに関連している。小児期に感染することが多く，その後，生涯にわたって持続することがある。多くの地域で衛生環境が改善したことによって，若年者のピロリ菌保菌率が30年前と比較して著しく低下したと考えられる。世界全体では，保菌率は年齢や地理的および社会的要因によって，10％未満から80％を超えるに至るまでさまざまである。

病態形成

ピロリ菌の菌体は，胃の粘液によってもたらされる環境に適応して存在している。ピロリ菌は胃粘膜に侵入することもあるが，侵入しなくても，存在自体が疾患の病態形成に寄与している。以下の4つの特徴によりピロリ菌は感染を維持している。

- 鞭毛 flagella が粘稠な粘液内における細菌の運動性を維持している。
- ウレアーゼ urease が内因性の尿素からアンモニアを産生し，菌体周囲の胃のpHを局所的に上昇させて胃の酸性環境から細菌を保護する。
- 接着因子 adhesins が粘膜表面の腺窩細胞への菌体の接着を促進する。
- 細胞毒素関連遺伝子A cytotoxin-associated gene A（CagA）にコードされるものに代表される毒素 toxin が，好中球の遊走を促進するIL-8の分泌などを介して潰瘍形成や発がんに関与している可能性がある。

ヘリコバクター・ピロリ胃炎 H.pylori gastritis のほとんどは前庭部に限局する一方，一部の患者では進展して胃体部や底部に病変が広がる結果，壁細胞の総量と胃酸分泌が低下する。胃酸分泌の低下は自己免疫性胃炎の場合と同様に高ガストリン血症を引き起こす。さらに，胃体部および底部に胃炎が広がることによって腸上皮化生が生じ，胃癌の危険性が高くなる。

形態学

HE染色やギムザ染色で通常，ピロリ菌感染者でピロリ菌を証明できる（図13.14A）。ピロリ菌に特異的な抗体も有用である。菌体は主として粘膜表面や頸部領域の上皮細胞を覆う粘液のなかに存在している。粘膜固有層の炎症反応ではさまざまな程度で好中球が認められ，その一部は基底膜を越えて上皮内に侵入したり（図13.14B），腺窩の内腔で集積して膿瘍を形成することがある。再生性の粘膜上皮は，慢性炎症を伴う間質とともに過形成性ポリープ hyperplastic polyps を形成する。粘膜固有層浅層では多数のリンパ球やマクロファージの他，多数の形質細胞が存在しており，それらはしばしば集簇したり，シート状に浸潤する。炎症性細胞浸潤が高度である場合には胃粘膜の皺壁が肥厚し，悪性腫瘍が浸潤しているようにみえる。慢性炎症は炎症性ポリープの発生につながる。しばしばリンパ球が集簇し，胚中心を伴うことがある（図13.14C）。この集簇は潜在的にリンパ腫に移行する可能性がある粘膜関連リンパ組織 mucosa-associated lymphoid tissue（MALT）の形成が誘発されたことを示している。杯細胞と円柱状の吸収細胞の存在によって特徴づけられる腸上皮化生 intestinal metaplasia（図13.14D）がみられる場合は，胃腺癌発症の危険性が高い。ピロリ菌は胃腺窩上皮に親和性があり，腸上皮化生の領域や胃体部の酸を産生する粘膜，あるいは十二指腸の上皮では通常認められない。したがって，ヘリコバクター・ピロリ胃炎を評価するためには前庭部から生検を行うことが望ましい。

臨床的特徴

菌体を組織学的，免疫組織化学的に同定する以外に，抗ヘリコバクター・ピロリ抗体を検出する非侵襲的な血

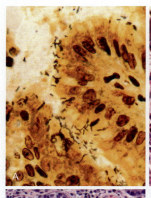
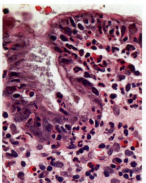
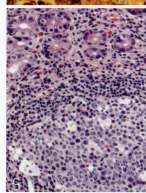
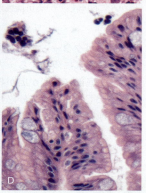

図13.14　ヘリコバクター・ピロリ胃炎
A：らせん状のヘリコバクター・ピロリ桿菌はワルチン・スターリー染色で明瞭となる。表面の粘液中で多数の桿菌が存在している。B：上皮内および粘膜固有層内で多数の好中球が認められる。C：粘膜固有層浅層における胚中心を伴うリンパ球の集簇と高度の上皮下形質細胞浸潤がヘリコバクター・ピロリ胃炎の特徴である。D：腸上皮化生は胃小窩（腺窩）上皮と杯細胞の混在によって特徴づけられ，胃腺癌発生の危険因子である。

清学的検査，便中の細菌検査，ウレアーゼによる細菌のアンモニア産能に基づいた尿素呼気試験を含むいくつかの診断法が開発された。胃の生検検体を迅速尿素試験や細菌培養，細菌のDNAを検出する**ポリメラーゼ連鎖反応 polymerase chain reaction（PCR）**で分析することもできる。治療としては，抗生物質とプロトンポンプ阻害薬の組み合わせが有効である。ヘリコバクター・ピロリ胃炎の患者は治療によって通常症状が改善するが，除菌が不完全であったり，再感染が起こると再燃することがある。

自己免疫性胃炎

自己免疫性胃炎 autoimmune gastritis は慢性胃炎症例の10％未満を占めるにすぎない。ヘリコバクター・ピロリ関連胃炎とは異なり，自己免疫性胃炎では前庭部が保たれ，著明な**高ガストリン血症 hypergastrinemia** が誘導されることが多い（表13.2）。自己免疫性胃炎の特徴は以下のとおりである。

- 壁細胞と内因子に対する抗体を血清および胃の分泌物中に検出することができる。
- 血清ペプシノーゲンⅠ値が低下する。
- 前庭部で内分泌細胞の過形成が認められる。
- ビタミンB12欠乏症により，悪性貧血や神経症状を引き起こす。
- 胃酸分泌が障害される（無酸症 achlorhydria）。

病態形成

自己免疫性胃炎は免疫反応による壁細胞の消失と，それに伴う胃酸および内因子の分泌低下に関連している。他の自己免疫疾患と合併することがあり，遺伝的，環境的因子の共通性を示唆する。壁細胞の消失は，自己反応性のT細胞によるもので，また血清内には内因子の機能を抑制する自己抗体の出現をみる（第10章）。胃酸の分泌障害による刺激によってガストリンが放出される結果，高ガストリン血症とガストリンを産生する前庭部のG細胞過形成が生じる。内因子の欠乏によって回腸でビタミンB12が吸収されなくなり，ビタミンB12欠乏症と巨赤芽球性貧血の一種である**悪性貧血 pernicious anemia**（第10章）が生じる。

形態学

自己免疫性胃炎の特徴は，胃の体部および底部における**酸分泌粘膜 oxyntic mucosa** のびまん性傷害である。前庭部と噴門部の傷害は認められないか，軽度であることが多い。**びまん性萎縮 diffuse atrophy** が生じるとともに胃体部と底部の酸分泌粘膜は著しく菲薄化し，皺襞が消失する。好中球が存在することもあるが，炎症細胞浸潤はリンパ球・形質細胞，マクロファージで構成されることが多い。胃底腺の周囲で強い傾向がある。壁細胞と主細胞の消失が広範囲におよび，**腸上皮化生 intestinal metaplasia** が生じることがある。ガストリンを分泌するG細胞の過形成はカルチノイドの発生リスクを増加させる。

臨床的特徴

診断時の年齢の中央値は60歳で，女性でわずかに多い傾向がある。患者は消化不良とビタミンB12欠乏症を示す。また，鉄吸収に必要な消化酵素の欠乏により鉄欠乏の症状もしばしば示す。壁細胞や内因子への抗体はほとんどすべての患者で検出されるが，ビタミンB12欠乏症や悪性貧血の症状は実際はごく一部の患者で起こるにすぎない。

慢性胃炎の合併症

慢性胃炎 chronic gastritis にはいくつかの重要な**合併症 complication** が存在する。それは消化性潰瘍，粘膜萎縮と腸上皮化生，異形成である。以下にそれぞれについて簡潔に述べる。

表 13.2　ヘリコバクター・ピロリ関連胃炎と自己免疫性胃炎

所見	ヘリコバクター・ピロリ関連	自己免疫性
部位	幽門前庭部	体部
炎症細胞浸潤	好中球，上皮下形質細胞，胚中心	リンパ球，マクロファージ
胃酸産生	増加〜やや低下	低下
ガストリン	正常〜著明に上昇	著明に上昇
その他の病変	過形成性ポリープ，炎症性ポリープ	神経内分泌細胞過形成
血清	抗ヘリコバクター・ピロリ抗体	抗壁細胞(H^+，K^+-ATPase，内因子)抗体
合併症	消化性潰瘍，腺癌，リンパ腫	萎縮，悪性貧血，腺癌，カルチノイド腫瘍
背景因子	低い社会経済的地位，農村地帯に居住	自己免疫疾患，甲状腺炎，糖尿病，甲状腺機能亢進症

消化性潰瘍

消化性潰瘍 peptic ulcer disease(PUD)は，ピロリ菌感染やNSAIDsの服用に伴って生じることが最も多い．慢性胃炎の原因である，粘膜防御機構と傷害力との間の不均衡(図13.13)もPUDの原因となる．米国ではピロリ菌感染が減少し，高齢者における低容量アスピリンの使用量が増加しているため，胃潰瘍の原因としてはNSAIDsが最も多くなりつつある．PUDは酸性の胃液に曝露する消化管のあらゆる部位に起こりうるが，胃の前庭部と十二指腸球部で最も頻度が高い．胃酸によって生じる消化性傷害は，酸の逆流(GERD)や異所性胃粘膜による酸の分泌のために食道で起こることもある．小腸における消化性傷害はメッケル憩室などの異所性胃粘膜に関連して生じる．

疫学

PUDは珍しくない疾患で，世界中で病院を受診する原因の上位を占める．米国ではPUDのために毎年400万人以上が治療を受けており，生涯にわたって潰瘍が発生するリスクは男性では約10%，女性では約4%である．

病態形成

PUDの70%以上はピロリ菌感染に関連しており，そうした患者では通常，慢性胃炎を背景としてPUDが発生する．ピロリ菌感染者で潰瘍が発生する頻度は5〜10%にすぎないことから，ピロリ菌の菌株の多様性とともに宿主因子が病態発生に寄与していると考えられる．

胃酸過多は，ピロリ菌感染，壁細胞過形成，過剰な酸分泌反応，または酸分泌抑制機構の傷害によって生じる．例えば，胃，十二指腸，あるいはときに空腸においても発生することがある多発性の消化性潰瘍によって特徴づけられるゾリンジャー・エリソン症候群 Zollinger-Ellison syndrome は，腫瘍による無制限のガストリン放出と，その結果生じる大量の酸の産生によって起こる．PUDの発生に相補的に関与する因子としては，前述した慢性的なNSAIDsの服用，粘膜血流を低下させて創傷治癒を遅延させる喫煙，プロスタグランジンの合成と創傷治癒を抑制する高用量副腎皮質ステロイド療法などが含まれる．アルコール性肝硬変，慢性閉塞性肺疾患，慢性腎不全，副甲状腺機能亢進症の患者では消化性潰瘍の頻度が比較的高い．慢性腎不全と副甲状腺機能亢進症では高カルシウム血症がガストリンの産生を刺激するために酸の分泌が亢進する．

形態学

消化性潰瘍は胃よりも十二指腸近位部で発生しやすく，その頻度は4倍である．十二指腸潰瘍は幽門輪から数cm以内の部位に発生し，十二指腸前壁に存在することが多い．胃のPUDの大部分は主として体部と前庭部の境界部付近で認められる．典型的なPUDは，円形ないし卵円形で**打ち抜いたように周囲境界が明瞭な粘膜欠損**である(図13.15A，図13.15B)．消化性潰瘍の底部は，滲出物が消化によって分解されるために洗浄されたように平滑で，組織学的には血管が豊富な肉芽組織で構成されている(図13.15C)．

臨床的特徴

PUDは慢性的に経過する再発性の病変で，慢性胃炎以外に明らかな誘因がない，中年から高齢にかけての成人で起こることが多い．大部分のPUDは，患者が心窩部の灼熱感や持続的な鈍い痛みを訴えて受診してみつかるが，**鉄欠乏性貧血** iron deficiency anemia，**大量出血** frank hemorrhage，**穿孔** perforation などの合併症で発症する患者も少なくない．痛みは1日のなかで食事を終えて1〜3時間経過した後に出現する傾向があり，夜間に増悪するが，アルカリや食物の摂取によって軽快する．吐き気，嘔吐，胃内ガス貯留による腹部膨満やげっぷ(おくび)がみられることもある．治療の有無とは無関係に治癒することがあるが，その後も潰瘍が起こりやすい傾向が続く．

PUDは罹患率が高い一方で，死亡率はきわめて低い．以前はPUDを治療するためにさまざまな方法で外科的治療が行われていたが，現在は抗生物質によるピロリ菌の除菌と，主としてプロトンポンプ阻害薬などを用いる胃酸の中和に治療の主眼がおかれている．これらの努力により，外科的治療が必要となることはほとんどなくなり，主として止血困難であったり，穿孔を起こした潰瘍を治療する場合にのみ行われる．

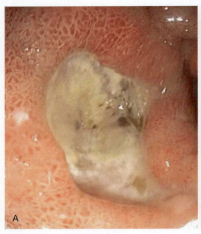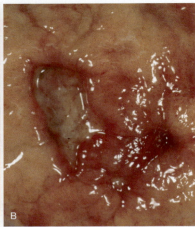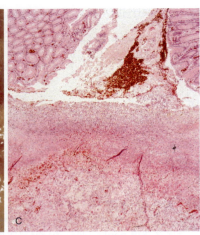

図13.15　消化性潰瘍
A：NSAIDs服用に関連する典型的な前庭部潰瘍の内視鏡像。B：胃穿孔のために横隔膜下の遊離ガス像（free air）が出現し，切除が行われた同様の潰瘍の肉眼像。背景粘膜との境界が明瞭であることに注目する必要がある。C：壊死を伴う潰瘍底は肉芽組織で構成され，変性した血液で被覆されている。（内視鏡画像はDr. Ira Hanan, The University of Chicago, Chicago, Illinois.のご厚意による）

■ 粘膜萎縮と腸上皮化生

　長期にわたる慢性胃炎は**粘膜萎縮 mucosal atrophy**と腸上皮化生を伴うことが多い。腸上皮化生は杯細胞の存在によって認識され，胃の腺癌が発生する危険性を増大させる。**粘膜萎縮**による無酸症は，発がん性のあるニトロソアミンを産生する細菌の過増殖を生じさせる。慢性的なヘリコバクター・ピロリ胃炎によって生じた**腸上皮化生 intestinal metaplasia**は除菌によって消失することがあるが，これが腺癌発生リスクを低下させるかどうかは不明である。

■ 異形成

　慢性胃炎では上皮が炎症に関連するフリーラジカルによって傷害され，その再生のために増殖刺激にさらされる。この状態が長く続いた場合には遺伝子変異が蓄積した結果，がんが引き起こされることがある。浸潤していない上皮内病変は組織学的には**異形成 dysplasia**として認識される【訳注：日本では早期胃癌と認識されている】。異形成は上皮細胞の大小不同，多形性，配列の乱れ，核クロマチンの粗大化および増量，核の大型化によって特徴づけられる。組織傷害による再生性の変化はこれらの所見と重複するため，異形成との鑑別が困難である場合がある。

胃ポリープと腫瘍

胃ポリープ

　ポリープ polypは，上部消化管内視鏡検査を施行すると約5%の頻度で認められる。胃では異なるタイプのさまざまなポリープが発生するが，ここではより頻度の高いタイプについて述べる。

■ 炎症性ポリープと過形成性ポリープ

　胃のポリープの75%は，**炎症性ポリープ inflammatory polyp**ないし**過形成性ポリープ hyperplastic polyp**である。胃において炎症性ポリープと過形成性ポリープは，1つの疾患の形態的なバリエーションの両極に相当するもので，違いは単に炎症の程度であるにすぎない。これらのポリープは50〜60歳までの人で最も頻度が高く，組織傷害と反応性過形成を誘発してポリープを発育させる慢性胃炎を背景として発生することが多い。ポリープがヘリコバクター・ピロリ胃炎と関連している場合には，除菌後にポリープが消退することがある。これらのポリープにおいて上皮内の前がん病変である**異形成 dysplasia**が発生する頻度はポリープの大きさと相関し，1.5cm以上である場合には危険性が著しく増加する。

■ 胃底腺ポリープ

　胃底腺ポリープ fundic gland polypは散発性に発生する他，家族性大腸腺腫症（FAP）の患者でも認められる。FAPに関連して発生する胃底腺ポリープでは，異形成を認めることがあるが，進行して悪性化することはない。プロトンポンプ阻害薬の普及によって，散発例の発生頻度は非常に増加している。その原因は，胃酸の減少に反応してガストリンの分泌が亢進し，ガストリンによって胃底腺の過形成が起こるためであるとみられている。胃底腺ポリープのほとんどは無症状で，偶然発見されることが多い。周囲境界は明瞭で，胃の体部と底部に発生し，しばしば多発する。平坦化した壁細胞と主細胞で被覆さ

れ，囊胞状に拡張した不整形の腺で構成されている。

■ 胃腺腫

胃腺腫 gastric adenoma は胃のポリープの約 10% を占め，腺癌の前駆病変と考えられている。その頻度は集団によって異なるが，年齢とともに上昇し，胃腺癌の頻度と相関する。患者の多くは年齢が 50 歳から 60 歳で，男性における頻度は女性の 3 倍である。腺腫は，ほとんど常に萎縮や腸上皮化生を伴う慢性胃炎を背景として発生する。胃消化管腺腫で上皮の異形成がみられ，**軽度 low-grade** と **高度 high-grade** に分類される（e 図 13.4）。腺癌が発生する危険性は腫瘍の大きさと相関し，直径が 2 cm を超えると明らかに上昇する。総じて胃腺腫が悪性化する可能性は大腸の腺腫と比較してはるかに高い。胃腺腫に腺癌が併存する頻度は 30% に達する。

■ 胃腺癌

腺癌は胃の悪性腫瘍のなかで最も頻度が高く，全体の 90% 以上を占める。世界的には，全がん死亡の 8% を占める。初発症状は慢性胃炎の症状に類似しており，消化不良，嚥下困難，吐き気が認められる。そのため，腺癌はしばしば進行して，体重減少，食欲不振，排便習慣の変化，貧血，出血が契機となって精査が行われて診断が確定する。胃腺癌は大きく 2 つに分類される。(1) びまん性タイプ：印環細胞と浸潤性増殖で特徴づけられる。(2) 腸型：通常腫瘤や潰瘍を形成し，異型の腺管形成を伴う。これら 2 つのタイプは異なる病因と表現型を示す。

疫　学

胃癌の発生頻度はおそらく環境因子の違いにより地域によって著しく異なり，日本，チリ，コスタリカ，東欧諸国では北米，北欧，アフリカ，東南アジアの 20 倍に達する。この差は高齢者における内視鏡的スクリーニングの制度的な違いにつながる。日本や韓国のように **早期胃癌 early gastric cancer**，すなわち粘膜固有層や粘膜下組織に限局する腫瘍の同定を目的としたスクリーニング検査が行われている。ちなみに米国に移住した日本人における胃癌発生率は低く，環境因子の重要性を示す。残念ながら頻度が低い地域では検診の費用対効果は劣ると考えられており，北米と北欧では早期に診断される症例は 20% に満たない。

胃癌は社会的に貧困層に属する集団や **多発性の粘膜萎縮と腸上皮化生** を有する人で多い傾向がある。消化性潰瘍は胃癌発生の危険性を増加させることはないが，消化性潰瘍に対して胃部分切除が施行された患者では低酸症，胆汁逆流および慢性胃炎が生じる結果，残胃の切除断端部でがんが発生する危険性がわずかに高い。

米国では 20 世紀の間に胃癌の頻度が 85% 以上低下した。その他の多くの西側諸国においても減少が報告されており，環境因子と食事因子（ピロリ菌感染や食餌中の発がん物質など）が重要であることが示唆されている。このように胃腺癌全体の罹患率は低下しているが，**胃噴門部癌が増加している**。この傾向はバレット食道の頻度が増加していることと関連しており，肥満と慢性 GERD の頻度の増加を反映している可能性がある。

病態形成

胃癌は遺伝子的に多彩だが，ある程度共通する分子異常を有する。はじめにこれらについて述べた後，代表的な 2 つの病原微生物，ピロリ菌と EB ウイルス感染の関係について解説する。

- **遺伝子変異**：胃癌の大多数は遺伝性ではないが，家族性の胃癌で同定された変異が散発性の症例における発がんの機序の理解に重要な示唆を与えた。上皮の細胞間接着に寄与するタンパク質である E カドヘリンをコードする *CDH1* の生殖細胞系列変異は，びまん型が多くを占める家族性胃癌で認められる。散発性のびまん型胃癌の約 50% で *CDH1* の変異がみられるのに対して，残りの約 50% の例ではしばしば *CDH1* のプロモーター領域のメチル化によって E カドヘリンの発現が著明に低下している。したがって，E カドヘリンの機能喪失がびまん型胃癌の発生において鍵となる第一歩であると考えられている。*CDH1* とは対照的に，WNT 経路の抑制機能を有する **大腸腺腫症遺伝子 adenomatous polyposis coli (*APC*) gene** の生殖細胞系列変異を有する FAP の患者では腸型胃癌が発生する危険性が高い。散発性の腸型胃癌でも，APC タンパク質を抑制する β カテニンの後天的な変異を認め，同腫瘍における WNT シグナルの重要性を示唆する。その他，*TP53* の変異はびまん型と腸型の両方で認められ，10〜20% の症例では *HER2* 遺伝子の増幅が認められる。*HER2* は乳癌で高頻度に異常が認められ，その阻害剤が有効であるが，同遺伝子の異常を有する胃癌にも同様に効果がある。
- **ヘリコバクター・ピロリ（ピロリ菌）**：ピロリ菌によって発生する慢性胃炎は炎症性発がんの代表的な例である（第 6 章）。さまざまなかたちの慢性炎症の場合と同様に，慢性組織傷害に対する上皮の増殖，腸上皮化生に伴うエピゲノム変化，局所の免疫能低下は発がんを誘導する。
- **エプスタイン・バールウイルス Epstein-Barr virus (EBV)**：胃腺癌の約 10% はエプスタイン・バールウイルス (EBV) 感染に関連している。EBV が胃腺癌の発生において果たす正確な役割は依然として明らかにされていないが，腫瘍内に存在する EBV のエピソーム（染色体外に存在する遺伝子）が単一で，感染が先行して腫瘍化したことが示唆されている。EBV 陽性胃癌では *TP53* 変異の頻度が低いことから，この腫瘍の分子学的病態発生は他の胃腺癌と異なっているとみられている。形態的には，EBV が陽性の腫瘍は胃の近位部に発生する傾向があり，高度のリンパ球浸潤を伴ってびまん性に増殖することが多い。

形態学

胃癌は肉眼形態および組織形態により，腸型 intestinal とびまん型 diffuse に二分される。**腸型胃癌 intestinal-type cancers** は大型の腫瘤を形成する傾向があり（図 13.16A），食道腺癌や結腸腺癌と同様の腺管構造を示す。周囲との境界が明瞭であることが多く，外方性発育を示す腫瘤や潰瘍化した腫瘍を形成する。腫瘍細胞はしばしば粘液空胞を含有し，腺腔内には豊富な粘液が存在していることがある。

びまん型胃癌 diffuse gastric cancers は発育様式が浸潤性で（図 13.16B），大型の粘液空胞により細胞質が腫大して核が辺縁に圧排されるために**印環細胞 signet ring cell** の形態（図 13.16C）を示す接着性に乏しい細胞で構成される。これらの細胞は個別に，あるいは小胞巣を形成して粘膜固有層，胃壁内に浸潤する。びまん型胃癌では腫瘤が不明瞭であることがあるが，このような浸潤性の腫瘍はしばしば**線維形成 desmoplastic** 反応を惹起するために胃壁が硬くなり，広範な皺壁の平坦化によって"革袋状"の外観を呈するようになる。この状態は**形成性胃壁炎 linitis plastica**【訳注：スキルス胃癌とほぼ同意】とよばれる。

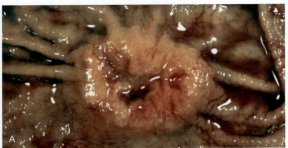
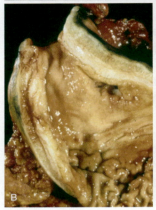
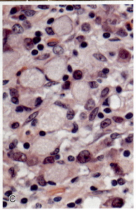

図 13.16　胃腺癌
A：辺縁が盛り上がり，中央部で潰瘍を伴う隆起性腫瘤を形成する腸型胃癌。図 13.15A の消化性潰瘍とは肉眼形態が異なる。B：形成性胃壁炎（びまん型胃癌）Linitis plastica。胃の壁は著しく肥厚し，皺壁の一部が失われている。C：びまん型胃癌における大型の細胞質内粘液空胞と辺縁に偏移した三日月形の核を有する印環細胞。

臨床的特徴

腸型胃癌は危険性因子が集積する地域で多く，異形成や腺腫などの前がん病変から発生する。これらの好発地域では，腸型胃癌の発症年齢は平均 55 歳で，男女比は 2：1 である。これに対して，びまん型胃癌は各国の罹患率には大きな違いがなく，男女における発症頻度が同じで，前がん病変は同定されていない。直近 100 年の胃癌の罹患率の低下は，萎縮性胃炎と腸上皮化生に密接な関連がある腸型についてのみいえることであることに注意が必要である。そのため，現在では腸型胃癌とびまん型胃癌の発生率が同じである地域が存在する。

胃癌の最も重要な予後因子は，依然として診断時の浸潤の深さとリンパ節転移および遠隔転移の範囲である。十二指腸，膵臓，後腹膜への局所浸潤がみられることも多い。適応がある場合には外科的切除が依然として治療の第 1 選択となる。リンパ節転移が存在する場合でも外科的切除後の早期胃癌の 5 年生存率は 90% 以上である。しかし，米国では胃癌の多くが進行期で発見されるため，5 年生存率が依然として 30% を下回っている。これは現在の化学療法の効果が十分でないためであるが，この傾向は個別化治療により徐々に改善されている。例えば，上皮増殖因子受容体である HER2 を過剰発現している腫瘍の患者は HER2 のシグナル伝達を阻害する薬剤の恩恵を受けている。

リンパ腫

節外性リンパ腫はほとんどすべての組織に発生するが，消化管が最も頻度が高く，胃では特に多い。同種造血幹細胞移植や臓器移植を受けた患者は免疫抑制状態で，エプスタイン・バールウイルス陽性の B 細胞性リンパ増殖性疾患が発生するが，その場合腸管が最も頻度の高い部位である。胃の悪性腫瘍全体の約 5% が原発性のリンパ腫で，そのなかでも最も多いのは，緩徐に進行する節外性濾胞辺縁帯 B 細胞リンパ腫である。消化管ではこの腫瘍はしばしば**粘膜関連リンパ組織 mucosa-associated lymphoid tissue（MALT）リンパ腫**，あるいは **MALToma** とよばれる。この腫瘍と消化管で 2 番目に多い原発性リンパ腫である，びまん性大細胞型 B 細胞リンパ腫については第 10 章で述べている。

神経内分泌（カルチノイド）腫瘍

神経内分泌腫瘍 neuroendocrine tumor は**カルチノイド腫瘍 carcinoid tumor** ともよばれ，膵臓や消化管を含め多くの臓器に存在する神経内分泌細胞から発生する。神経内分泌細胞の増殖を促進する状態が背景に存在することがあり，自己免疫性胃炎に伴う高ガストリン血症に伴う胃カルチノイドが代表例である。これらの腫瘍の大部分が消化管で発生し，40% 以上が小腸に存在する。これに次いで多い発生部位は，気管と気管支，肺である（第 11 章）。この腫瘍はがんよりも緩徐に発育するために"**カルチノイド（がんもどき）carcinoid**"とよばれて

いたが，現在のWHO分類ではこの腫瘍は低悪性度，あるいは中間悪性度神経内分泌腫瘍として記載されている。これらの腫瘍はいわゆる肺のカルチノイドに相当する。高悪性度の神経内分泌腫瘍は**神経内分泌癌 neuroendocrine carcinoma** とよばれ，肺の小細胞癌（第11章）に類似している。胃消化管では特に空腸で頻度が高い。

形態学

神経内分泌腫瘍は壁内あるいは粘膜下層の腫瘤で，小型のポリープ様病変を形成する（図13.17A）。腫瘍の外観は黄色ないし褐色調で，高度の間質線維形成反応を惹起するために消化管の変形や閉塞を引き起こすことがある。組織学的には，神経内分泌腫瘍は僅少な好酸性顆粒状の細胞質と円形ないし類円形の点状のクロマチン構造を示す核を有する均一な細胞で構成され，島状，索状，束状，腺管状，あるいは平面的なシート状構築を示す（図13.17B）。

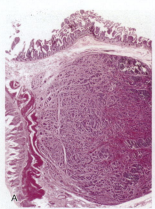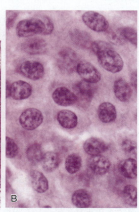

図13.17　消化管カルチノイド腫瘍（神経内分泌腫瘍）
A：カルチノイド腫瘍はしばしば粘膜下層で結節を形成し，これを構成する腫瘍細胞は厚い線維組織の間に配列する。B：典型的な神経内分泌腫瘍は高倍率で観察すると細胞異型は軽度である。クロマチン構造は繊細で粗い凝集がみられ，しばしば"塩コショウ（salt-and-pepper）"様の外観を呈する。

臨床的特徴

神経内分泌腫瘍の頻度が最も高いのは50代だが，いずれの年齢でも発生しうる。症状は産生されるホルモンによって異なる。例えば，腫瘍細胞が分泌する血管作動性物質によって，皮膚紅潮，発汗，気管支収縮，腹部疝痛，下痢，右心弁膜の線維化などを伴う**カルチノイド症候群 carcinoid syndrome** が起こる。腫瘍が腸管に限局している場合には，分泌された血管作動性物質が他の経口薬と同様の初回通過効果によって肝臓で代謝され，非活性型になる。したがって，カルチノイド症候群が生じるのは患者の10%未満であり，**腫瘍の転移と密接な関連がある**。

最も重要な消化管神経内分泌腫瘍の予後因子は発生部位である。
- **前腸神経内分泌（カルチノイド）腫瘍 forgut neuroendocrine tumor** は，トライツ靱帯の近位にある胃，十二指腸で発生し，転移はまれで切除によって治癒することが多い。ガストリノーマ gastrinomaは十二指腸に発生するまれなガストリン産生神経内分泌腫瘍で，胃酸過多による痛み，胃・十二指腸潰瘍からの出血，難治性の胃食道逆流とともに，多量の胃酸により膵酵素が不活化することによる下痢症状を呈することがある。これら一連の所見はゾリンジャー・エリソン症候群と名付けられている。
- **中腸神経内分泌（カルチノイド）腫瘍 midgut neuroendocrine tumor** は，空腸と回腸に発生し，しばしば多発性で急速に進行する。これらの腫瘍では局所における浸潤の深さ，腫瘍径，壊死および細胞分裂像が予後不良因子である。
- **後腸神経内分泌（カルチノイド）腫瘍 hindgut neuroendocrine tumor** は，虫垂，結腸，直腸に発生し，偶然発見されることが多い。虫垂の場合にはあらゆる年齢で発生するが，ほとんどは良性の経過をたどる。直腸の腫瘍はポリペプチドホルモンを産生する傾向があり，腹痛や体重減少などの症状が出現することがある。病変が小さいうちにみつかることが多いため，直腸の神経内分泌腫瘍の転移は比較的まれである。

消化管間質腫瘍

消化管間質腫瘍 gastrointestinal stromal tumor（GIST）は，腹部の間葉系腫瘍のなかで最も頻度が高く，胃発生が最も多い。"間質"という単語は正確には間違いであり，その細胞起源はカハール（Cajal）細胞とよばれる，消化管運動にかかわるペースメーカー細胞である。その他，さまざまな間葉系腫瘍が胃に発生する。その多くは，腫瘍細胞が最も類似している細胞の形態に従って命名される。例えば平滑筋腫瘍は，**平滑筋腫 leiomyoma** ないし**平滑筋肉腫 leiomyosarcoma**，神経鞘腫瘍は**神経鞘腫 schwannoma**，爪床やその他の部位に存在する**グロムス小体 glomus body** に類似した腫瘍は**グロムス腫瘍 glomus tumor** とよばれる。この中でGISTのみが，より深い議論を行うに足る頻度を示す。

病態形成

GISTの病態発生の背後にある遺伝子変化で最も頻度が高いものは，幹細胞因子に対する受容体で，チロシンキナーゼ活性を有する*KIT*をコードする遺伝子の機能獲得型変異である。この変化はGISTの75~85%で認められる。さらにGISTの8%では，同様にチロシンキナーゼ活性を有する血小板由来増殖因子受容体A（PDGFRA）を活性化する遺伝子変異がみられる。理由は不明であるが，*PDGFRA*遺伝子の変異を

有する GIST は胃に発生することが多い。*KIT* と *PDGFRA* 遺伝子の変異が相互排他的であることは，両者が共通のシグナル伝達経路で作用することを示している（第6章）。まれにみられる家族性 GIST の患者ではこれらの遺伝子の生殖細胞系列変異が認められ，GIST が多発する。カハール細胞のびまん性過形成がみられることもある。

KIT および *PDGFRA* の変異を有さない GIST はまれであるが，ミトコンドリアのコハク酸デヒドロゲナーゼ（SDH）複合体の構成要素をコードする遺伝子が高頻度に変化している。これらの遺伝子変異により SDH の機能が失われ，GIST とともに**傍神経節腫瘍 paraganglioma** の危険性が高くなる。一方の対立遺伝子の変異はしばしば遺伝し，腫瘍ではもう一方の遺伝子が変異を起こしているか，欠失している。SDH の機能消失は数々の代謝を変化させ，活性酸素の産生亢進，**低酸素誘導因子 hypoxia–inducible factor（HIF）の活性化**，ATP を産生するための過剰な解糖系への依存，などを引き起こすが，これらの変化がどのようにして腫瘍化をもたらすのかは不明である。

形態学

胃の原発性 GIST は，単発性の周囲境界が明瞭で肉様の粘膜下腫瘤を形成することが多い。転移の場合は，漿膜表面で多数の小結節を形成したり，肝臓内で比較的少数の大型結節を形成したりするが，腹腔外に進展することはまれである。GIST は細長い**紡錘形細胞 spindle cell** や丸みをおびた**上皮様細胞 epithelioid cell** で構成される（e 図 13.5）。診断に最も有用なマーカーは KIT で，免疫組織化学的にこの腫瘍の 95%で検出される。

臨床的特徴

胃の GIST の罹患率が最も高いのは 60 歳前後で，40 歳以下の人で発生する例は 10%にすぎない。GIST はやや男性で多い。GIST は，腸閉塞や消化管出血などの腫瘍による圧迫や粘膜の潰瘍に関連する症状を契機にみつかることがある。胃に限局する GIST に対する初回治療は，完全な外科的切除である。

予後は腫瘍径，分裂活性，発生部位と相関し，**胃 GIST は小腸に発生するものと比較して悪性度がやや低い**。再発と転移は径 5 cm 未満の胃 GIST ではまれだが，径 10 cm 以上で分裂活性が高い腫瘍では頻度が高い。切除不可能な腫瘍や転移性腫瘍は，**イマチニブ imatinib** のような KIT と PDGFRA に作用するチロシンキナーゼ阻害薬に反応することが多く，その効果はしばしば数年にわたって持続する。残念なことに，*KIT* または *PDGFRA* に新たな変異が加わったサブクローンの過剰増殖によって，最終的に GIST は慢性骨髄性白血病（第 10 章）と同様にイマチニブに対して抵抗性を示すようになる。症例によっては，このような腫瘍が，イマチニブ抵抗性をバイパスするような他のチロシンキナーゼ阻害剤に応答することがある。

小腸と大腸

小腸 small intestine と**大腸 large intestine** は，栄養の吸収に不可欠な臓器であり，食物や細菌叢における多種多様な抗原にさらされている。腸内細菌叢は特にマイクロバイオームとよばれる独特のエコシステムを形成している。さらに腸管は，血管病変，機械的疾患，感染性疾患，炎症性疾患，および腫瘍といった多種多様な病態が発生する。その多くは栄養や水分吸収に影響を与え，栄養失調や下痢の原因となる。西欧諸国では，大腸は消化管腫瘍が最も多く発生する部位でもある。本章では，腸管の機械的な閉塞に関する病態から議論を始めることにする。

腸閉塞

腸閉塞（イレウス）は，腸管のあらゆる部位で起こりうるが，内腔が比較的狭いために小腸で最も頻度が高い。**ヘルニア hernia**，**腸管癒着 intestinal adhesion**，**腸重積 intussusception**，**腸捻転 volvulus** を合わせると，機械的イレウスの原因の 80%を占め（図 13.18），残りの大部分は腫瘍や梗塞により発生する。腸閉塞の臨床症状は，腹痛，腹部膨満，嘔吐および便秘である。機械的閉塞や高度の梗塞を伴う症例では，通常外科的治療が必要とされる。腸捻転と腸管癒着についてのシェーマを図 13.18 で示す。腸閉塞のその他の原因について以下で簡潔に述べる。

腸重積

腸重積 intussusception は，腸管のある区域が蠕動運動によって収縮し，隣接する遠位側の区域に望遠鏡が縮まるようにして入り込んだ場合に生じる。いったんまり込むと，陥入した区域の腸管は蠕動運動によってさらに前進し，腸間膜を一緒に引き込んでいく。**2 歳未満の小児では腸重積は腸閉塞の原因として最も頻度が高い**。背景に解剖学的異常があることはなく，腸重積があることを除いて健康であることが多い。一部の症例はウイルス感染症，ロタウイルスワクチンに関連しており，パイエル板過形成が生じて，腸重積の先端部となることがあ

る。治療されなければ，重積は腸管閉塞，腸間膜動静脈の閉塞，ひいては梗塞を引き起こす。注腸造影は診断的価値があり，乳幼児の腸重積を整復するためにも有効である。しかし，年長の子どもや成人でよくみられるように腸重積の起始部の内腔に腫瘤や腫瘍が存在する場合は外科的治療が必要となる。

ヒルシュスプルング病

ヒルシュスプルング病 Hirschsprung disease は先天性無神経節性巨大結腸 congenital aganglionic megacolon ともよばれ，大腸における神経分布の先天的な異常に起因し，出生5,000人に約1人の頻度で発生する。本症は他の発生異常に合併することがある。男児に発生することが多いが，女児ではより重症となる傾向がある。患児の兄弟姉妹はヒルシュスプルング病が発生する危険性が高い。

典型例は新生児期において発症し，出生直後から胎便の排出がなく，その後閉塞性の便秘となる。生命を脅かす合併症としては，腸炎，水電解質バランスの異常，消化管穿孔および腹膜炎が多い。神経節が存在しない区域を外科的に切除し，正常な結腸を直腸と吻合するのが効果的だが，腸管機能と排泄抑制能力の回復には数年を要することがある。

病態形成

腸管神経叢は，胎児発生の過程で神経堤由来の細胞が腸管壁内に移動することによって形成される。ヒルシュスプルング病は盲腸から直腸に向かう神経堤細胞の移動が停止することによって生じる。そのため，肛門側の区域ではマイスナーの粘膜下神経叢 Meissner submucosal plexus およびアウエルバッハの筋層間神経叢 Auerbach myenteric plexus の両方を欠き（無神経節症 aganglionosis），調和のとれた蠕動運動が起こらない。受容体型チロシンキナーゼである *RET* 遺伝子の変異が，家族性症例の大部分と，散発例の約15％で認められる。神経堤の発生にかかわるその他の遺伝子異常も報告されており，また理由は明らかではないが21トリソミーの患者に発生頻度が高い。

形態学

ヒルシュスプルング病では常に直腸で異常が認められるが，それ以外に異常が生じる区域の範囲は症例によってさまざまである。大部分の症例では直腸とS状結腸に限局するが，重症例では大腸全体に及ぶことがある。神経節が存在しない区域は肉眼的に正常であったり，収縮しているようにみえたりすることがあるのに対して，神経節が正常に分布している近位側の結腸は，遠位側の機能的閉塞のために拡張が進行する（図13.19AB）。ヒルシュスプルング病は病変部の区域において神経節の欠損を確認することによって診断される。

腹部ヘルニア

腹腔の壁が脆弱であったり欠損していたりするために，ヘルニア嚢 hernia sac とよばれる漿膜に被覆された腹膜の袋状の突出が生じることがある。後天性のヘルニアの大部分は，腹側の鼠径管や大腿管を貫通して生じ

1. ヘルニア（腸管の脱出）

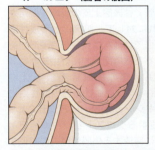

2. 癒着

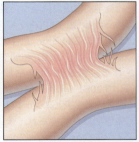

3. 捻転

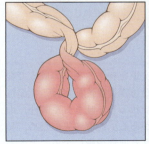

4. 腸重積

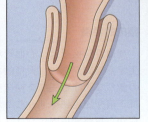

図13.18　腸閉塞
腸閉塞の4つの主要な原因は，1：臍部ないし鼠径部における腸管の一区域の脱出，2：腸管係蹄間の癒着，3：捻転，4：重積である。

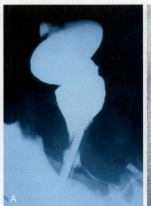 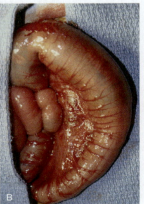

図13.19　ヒルシュスプルング病
A：術前のバリウム注腸造影検査で認められた直腸狭窄（図の下部）と拡張したS状結腸。神経節細胞が直腸では欠如しているが，S状結腸では存在している。B：同症例の拡張したS状結腸の術中写真。（*Dr. Aliya Husain, The University of Chicago, Chicago, Illinois.* の厚意による）

るか，あるいは臍部や手術瘢痕部で生じる。これらのヘルニアは臓器の一部が脱出するために臨床上の問題となる(**外ヘルニア** external herniation)。鼠径ヘルニアは嚢が大きく開口部が狭い傾向があり，特に起こりやすい。最も脱出しやすいのは小腸であるが，大網や大腸が脱出することもあり，いずれも腹腔内に戻らなくなることがある。ヘルニア嚢の頸部で圧迫されるために静脈還流が妨げられ，血流のうっ滞と浮腫が生じる。これらの変化によって，ヘルニアを起こした小腸係蹄の容積が増加し，脱出部位がまったく戻らない状態，いいかえると**嵌頓** incarceration に至ることがある。時間の経過とともに動脈および静脈血流が妨げられ，**絞扼** strangulation が生じると梗塞が生じる。

腸管の血管病変

虚血性腸疾患

消化管の大部分は腹腔動脈，上腸間膜動脈あるいは下腸間膜動脈によって血流供給を受けている。上腸間膜動脈と下腸間膜動脈は腸管壁の近傍で扇状に展開し，腸間膜内で弧を描くように走行する。これらの動脈間には吻合があり，かつ側副血行路を経由する血液供給があるため，小腸と大腸は1本の動脈からの血流が緩徐に途絶えても耐えることができる。これに対して，主要血管における急激な血流不全により，腸管梗塞に至ることがある。大半の症例において，血管の急性閉塞の原因は血栓あるいは塞栓である。血栓の最も重要な危険因子は重症のアテローム性(粥状)動脈硬化症 atherosclerosis である。塞栓の主な原因は粥状硬化と心臓の壁在血栓が挙げられる。腸管静脈の血栓症も虚血性腸疾患の原因となりうるが頻度は低い。しかし，凝固能亢進状態 hypercoagulable state，悪性腫瘍，肝硬変，外傷，門脈を圧迫する腹部腫瘤などの特定の状態において起こりうる。腸管の還流低下は，**心不全** cardiac failure やショック shock，脱水 dehydration や血管収縮薬 vasoconstrictive drug の投与によって生じることもある。

病態形成

虚血性腸疾患 ischemic bowel disease の重症度を規定する主な因子として，血流不全の程度，虚血が生じている時間，血管病変の部位が挙げられる。血流不全が生じた際に起こる。ある程度の影響はあるものの，腸管の上皮細胞は一過性の低酸素状態に対して比較的抵抗性がある。むしろ組織傷害の程度が大きいのは血液供給の回復による再灌流傷害である。再灌流傷害の発生機序は完全に解明されているわけではないが，フリーラジカルの産生や好中球浸潤，補体やサイトカインなどの**炎症媒介物質** inflammatory mediator が関与している(第1章)。

腸管血管の2つの解剖学的な特徴も虚血性傷害の分布に関係している。

- **分水嶺** watershed zone は，それぞれの動脈の血液供給の末端に位置する腸管の区域に相当するもので，特に虚血状態に陥りやすい。この領域は上腸間膜動脈と下腸間膜動脈からの環流の末梢に位置する脾弯曲部の他，範囲は狭いものの，下腸間膜動脈，外陰部動脈および腸骨動脈からの血流が終了するS状結腸と直腸が含まれる。したがって，全身性の低血圧や低酸素血症が生じた場合にはこれらの領域が局所的に傷害されることがあり，脾弯曲部や直腸S状結腸部に限局した腸炎の鑑別診断として虚血性腸疾患を考慮する必要がある。
- **腸管微小血管のパターン** pattern of intestinal microvessel，すなわち，陰窩から表層に向かって腺管に沿って走行し，腸管表面で急転回して後毛細血管細静脈に吻合するという腸管毛細血管の構築のため，表層上皮は虚血による傷害を受けやすい。

形態学

分水嶺が好発部位ではあるものの，**粘膜梗塞** mucosal infarction や**壁梗塞** mural infarction は，胃から肛門に至るまで消化管のいずれの部位においても発生することがある。病変部の分布はしばしば区域性かつ不連続で，粘膜は出血性でしばしば潰瘍を伴う。浮腫腸管壁は肥厚する。重篤な場合には，広範な粘膜および粘膜下の出血・壊死などの病理学的変化が認められる。組織傷害は，急性動脈血栓症の場合において特に高度であり，**貫壁性梗塞** transmural infarction を引き起こす。腸管内腔には，血液あるいは血液が混在した粘液が貯留する。固有筋層の凝固壊死が1～4日以内に発生し，化膿性漿膜炎や穿孔を合併することがある。

組織学的に虚血に陥った腸管では**表層上皮の萎縮や脱落が認められる**(図13.20A)。これに対して，陰窩は過形成性変化を示すことがある。急性虚血では最初は炎症細胞浸潤が認められないが，血流が再開すると数時間以内に好中球が動員される。慢性虚血は粘膜固有層の線維性瘢痕を伴い(図13.20B)，まれに狭窄が生じる。虚血性傷害の急性期には細菌の重感染と**エンテロトキシン** enterotoxin の放出によって偽膜形成が誘導され，後述する**クロストリジウム・ディフィシル** Clostridium difficile に関連する偽膜性腸炎に類似することがある。

臨床的特徴

虚血性腸疾患は，心血管疾患を有する高齢の成人で発生する傾向がある。典型的な急性貫壁性梗塞は，突発性の激烈な腹痛と圧痛を初発症状とし，吐き気や嘔吐，血性下痢や黒色便を伴うことがある。血液喪失のため，発症から数時間以内にショックと血管虚脱に至ることもある。腸管の蠕動音は減弱または消失し，筋肉の**攣縮** spasm によって腹壁は板状に硬くなる。これらの身体所見は急性膵炎，急性虫垂炎や潰瘍の穿孔，急性胆嚢炎などの他の急性腹症でもみられるため，腸管梗塞の診断

が遅れたり見落とされたりして，重大な結果をまねくことがある．粘膜バリア mucosal barrier が破壊されると，細菌が血流に侵入し，敗血症が起こることがある．そのような症例では致死率が50％を超えることがある．

　虚血性腸炎の全経過は原因疾患と傷害の程度によって異なる．

- **粘膜梗塞や壁梗塞**自体は致死的ではないかもしれないが，損傷の修復によって血流が回復されない場合や，慢性的疾患において十分な側副血行路が形成されない場合にはより広範な貫壁性梗塞に進展することがある．
- **慢性虚血** chronic ischemia は，血性下痢と治癒期を繰り返すために炎症性腸疾患に類似することがある．
- **サイトメガロウイルス感染症** cytomegalovirus（CMV）infection は，ウイルスが血管内皮細胞に親和性があり感染しやすいため，胃・消化管の虚血性疾患を引き起こす．サイトメガロウイルス感染症は免疫抑制療法の合併症として発生することがある．
- **放射線性腸炎** radiation enterocolitis は，胃・消化管に放射線が照射された際に生じる．上皮傷害とともに放射線による血管傷害が高度となり，虚血性疾患と同様の変化が生じることがある．
- **壊死性腸炎** necrotizing enterocolitis は，腸管の全層性壊死を伴う小腸および大腸に生じる原因不明の疾患である（第4章）．新生児に生じる後天性の消化管救急疾患のなかで最も頻度が高く，未熟児や低出生体重児で特に多い．しばしば経口哺乳の開始を契機に起こる．壊死性腸炎の病因は明らかになっていないが，虚血性傷害が関与していると考えられている．

血管異形成

　血管異形成 angiodysplasia は，粘膜下層および粘膜固有層における血管の奇形を特徴とする．**盲腸あるいは右半結腸で最も頻度が高く**，通常は50代以降に発生する．血管異形成は成人では1％未満でみられるにすぎないが，**下部消化管からの顕性出血の原因の20％を占める**．

　下部消化管からの出血はほとんどの場合栗色あるいは鮮やかな赤色のことが多いこれに対して，胃などの上部消化管からの出血は黒色あるいはタール様便（メレナ）とコーヒー残渣様吐物をきたす傾向があるが，この鑑別点は絶対的なものではない．大量の上部消化管出血は新鮮血便として認識されることもあるし，右側結腸からの出血はしばしば黒色を呈することもある．

痔核

　痔核 hemorrhoid は，門脈系と大静脈系の静脈を連絡する静脈叢内の血圧上昇に伴い肛門周囲の側副血行路が拡張した状態である．すなわち，痔核は，その生命への影響度は少ないものの，食道静脈瘤と病因は類似している．痔核はありふれた疾患で，全人口の5％でみられる．痔核が生じる主な要因として，便秘，これに関連して腹腔内圧と静脈内圧を上昇させる排便時の力み，妊娠時の静脈うっ滞，門脈圧亢進症が挙げられる．

　下直腸静脈叢内の側副血行路は肛門直腸輪よりも下に位置しているため，**外痔核** external hemorrhoid とよばれる．一方，直腸遠位側の上直腸静脈の拡張によって生じる痔核は**内痔核** internal hemorrhoid とよばれる．組織学的には，痔核は肛門または直腸粘膜直下の拡張した壁の薄い粘膜下静脈で構成される．これらの血管は外傷を受けやすく，直腸からの出血を引き起こす．さらに，血栓形成や炎症を伴いやすい．

　痔核はしばしば疼痛，直腸出血を初発症状とし，特にトイレットペーパーに鮮血が付着していることでみつかることがある．痔核は門脈圧亢進症の結果生じることがあり，その場合は予後が不良であることを意味する．痔核からの出血は，一般的には救急処置を要するものではない．治療法としては，硬化療法やゴムバンドによる結紮，赤外線による凝固療法がある．高度の場合は外科的切除が行われる．

下痢症

　下痢 diarrhea は，軟便あるいは水様便の排泄と定義され，典型的には1日当たり200 g 以上である．

　重症の下痢では1日当たりの糞便量が14 L を超え，水分補給を行わない場合には死に至ることがある．世界的にみると，**下痢症** diarrheal disease によって5歳未満の子どもの150万～200万人が毎年亡くなっている．下痢は感染症や炎症，虚血，吸収不良や栄養不足などの多くの消化管疾患で共通してみられる症状である．下痢は主として4種類に大別される．

- **分泌性下痢** secretory diarrhea．等浸透圧性の便が特徴的で，絶食中も持続する．
- **浸透圧性下痢** osmotic diarrhea は，乳糖分解酵素の

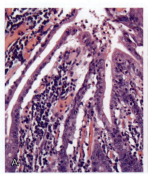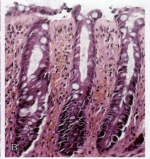

図13.20　腸管虚血
A：急性空腸虚血における特徴的な絨毛上皮の萎縮と部分的な剥脱．陰窩の増殖帯において核クロマチンの増量がみられる．B：表層上皮の萎縮と粘膜固有層の線維化を伴う慢性結腸虚血．

欠損などによって腸管内の溶質が吸収されないために浸透圧が上昇して生じる。下痢便の浸透圧は少なくとも血漿と比較して 50 mOsm 高く、絶食によって下痢が軽快する。

- 吸収不良性下痢 malabsorptive diarrhea は、栄養素の吸収不良によって生じ、脂肪便を伴う。絶食により軽快する。
- 滲出性下痢 exudative diarrhea は、炎症性疾患によって生じ、絶食中も持続する化膿性、血性の便を特徴とする。

はじめに吸収不良性下痢について解説し、分泌性下痢や滲出性下痢を伴う疾患（それぞれコレラ、炎症性腸疾患など）については別途説明する。

吸収不良性下痢

吸収不良は、脂肪や脂溶性あるいは水溶性ビタミン、タンパク質、炭水化物、電解質、ミネラル、水の吸収障害によって特徴づけられ、最も多い症状は慢性的な下痢である。慢性的な吸収不良によって体重減少や食欲不振、腹部膨満、腹鳴（ゴロ音）、筋力低下や筋萎縮が生じる。吸収不良の最大の特徴は**脂肪便 steatorrhea** で、過剰な脂質を含有し、泡状で脂っこく、黄色または粘土色の便が大量に排出される。西側諸国で最も頻繁に遭遇する慢性の吸収不良性疾患は、**膵機能不全 pancreatic insufficiency**、**セリアック病 celiac disease**、**クローン病 Crohn disease** である。発展途上国の一部の地域で蔓延している**環境要因による腸機能不全**、あるいは**環境性腸症 environmental enteropathy** にも吸収不良の側面がある。

栄養吸収における以下の 4 段階の少なくとも 1 つが障害されると**吸収不良 malabsorption** が生じる。

- 腸管内消化 intraluminal digestion：タンパク質、炭水化物、脂質が吸収可能な状態になるまで分解される。
- 最終消化 terminal digestion：小腸粘膜の刷子縁において、炭水化物とペプチドがそれぞれ二糖類分解酵素やペプチダーゼで加水分解される。
- 経上皮輸送 transepithelial transport：栄養素、水分、電解質が小腸粘膜上皮内で輸送されるとともに処理される。
- リンパ管による吸収した脂質の輸送。

多くの吸収不良性疾患では、これらの過程のいずれか 1 つが主に障害されるが、2 つ以上の障害が原因となることも多い（表 13.3）。そのため、吸収不良症候群の病状は互いに異なるというよりも、むしろ類似している。徴候あるいは症状としては下痢 diarrhea（栄養素の吸収不良と過剰な腸管分泌によって生じる）や、放屁 flatus、腹痛 abdominal pain、体重減少 weight loss が挙げられる。ビタミンやミネラルの吸収不足によってピリドキシンや葉酸、ビタミン B_{12} などが欠乏するために貧血や粘膜の炎症が生じ、ビタミン K の不足によって易出血性、カルシウム、マグネシウム、ビタミン D の不足によって骨量減少とテタニー、ビタミン A、ビタミン B_{12} の不足によって神経障害が生じる。さまざまな内分泌症状や皮膚症状も出現する。マイコバクテリウム感染はリンパ管輸送の障害を起こすことがあるが、これについては次の節で下痢の原因となる感染症とともに解説する。

囊胞性線維症

囊胞性線維症 cystic fibrosis については第 4 章で詳述しているため、ここでは囊胞性線維症に関連する吸収不良について概説する。囊胞性線維症の患者では、上皮の**囊胞性線維症膜貫通コンダクタンス制御因子 cystic**

表 13.3 吸収不良症候群と下痢疾患における異常

疾　患	腸管内消化	最終消化	粘膜吸収	リンパ管吸収
セリアック病		＋	＋	
熱帯性腸症		＋	＋	
慢性膵炎	＋			
囊胞性線維症	＋			
原発性胆汁酸吸収不良症	＋		＋	
カルチノイド症候群			＋	
自己免疫性腸炎		＋	＋	
二糖類分解酵素欠損症		＋		
マイコバクテリウム感染症、ウィップル病				＋
無βリポタンパク質血症			＋	
ウイルス性腸炎		＋	＋	
細菌性腸炎		＋	＋	
寄生虫性腸炎		＋	＋	
炎症性腸疾患	＋	＋	＋	

＋はその疾患において異常を伴いうるものを指す。＋の表示のないものに通常異常はみられない。

fibrosis transmembrane conductance regulator（*CFTR*）遺伝子の突然変異により，腸管および膵管におけるイオン輸送の障害が生じている。この異常によって重炭酸塩やナトリウム，水の分泌が妨げられ，最終的に腸管内腔への水分供給が不十分になる。膵臓では粘稠な粘液で膵管が充満される。そのため膵管が閉塞され，慢性的に軽度の膵組織の自己融解が生じ，最終的には**80%以上の患者で膵外分泌不全**となる。これが原因で腸管内の栄養吸収過程が障害され浸透圧性の下痢を呈するが，大部分の患者では経口的な酵素の補充療法が効果的である。リパーゼの欠損は脂肪便を引き起こす。

■ セリアック病

セリアック病 celiac disease は，グルテン感受性腸疾患 gluten-sensitive enteropathy やセリアックスプルー celiac sprue としても知られる腸疾患で，免疫学的機序により誘発される。遺伝的素因を有する患者がグルテンを含む小麦やライ麦，大麦などの穀草類を摂取することを契機に発症する。オーツ麦はしばしばこのリストに加えられる。オーツ麦は厳密にはグルテンを含んではいないが，食品工場でグルテンを含む穀物と共に加工されることでグルテンが混在してしまうからである。セリアック病は世界で広範に認められ，罹患率は1%と見積もられている。基本的な治療法は**グルテンを除去した食事** gluten-free diet で，ほとんどの患者ではこれによって症状が改善する。

病態形成

セリアック病は，小麦や類縁の穀物の主要な貯蔵タンパク質であるグルテンに対する腸管の免疫反応によって生じる。グルテンは，消化管内腔と刷子縁に存在する消化酵素によってアミノ酸とペプチドに消化分解される。そのなかには，33個のアミノ酸からなるペプチドで，プロテアーゼでは分解されにくい**グリアジン** gliadin が含まれている（図 13.21）。グリアジンは組織中のトランスグルタミナーゼによってアミノ基が除去されると，抗原提示細胞の表面にあるクラス IIMHC である HLA-DQ2 あるいは HLA-DQ8 との相互作用が可能となり，CD4 陽性 T 細胞に提示される。これらの活性化 CD4 陽性 T 細胞が粘膜固有層内で IFN-γ などのサイトカインを分泌することによって組織を傷害し，特徴的な粘膜の病理組織学的変化をもたらすと考えられている。これに続いて抗体反応が起こり，組織中のトランスグルタミナーゼ，脱アミノ化されたグリアジンに対する抗体とともに，抗原決定基の交差反応によるとみられる抗心筋内膜抗体が産生される。自己抗体がセリアック病の病因に関係しているのか，あるいは単なる免疫活性化の指標にすぎないのかについては議論の余地があるものの，自己抗体価はセリアック病の罹患とグルテンフリー食による治療反応とよく相関はしている。

CD4 陽性細胞に加えて，CD8 陽性細胞の集積もみられる。これらの CD8 陽性細胞はグリアジンに特異的でないものの，組織傷害を引き起こす際に補助的な役割を果たしている可能性がある。脱アミノ基化されたグリアジンが上皮細胞を誘導してサイトカインである IL-15 を産生させる結果，CD8 陽性の上皮内リンパ球の活性化と増殖が起こる。これらのリンパ球は細胞を傷害するようになり，さまざまなストレス要因によって細胞表面に MIC-A を発現した腸上皮細胞を死に至らしめる。MIC-A は，活性化 CD8 陽性 T 細胞の表面に存在する NKG2D 受容体によって認識される。これらの免疫機構による傷害のために上皮を通過するグリアジンの量が増加し，組織中のトランスグルタミナーゼによってさらに脱アミノ化が生じるために，悪循環が永続する。これらの要因が重なり，上皮の直接的な傷害と分化障害が起こり，吸収不良につながる。

ほぼすべての人が穀物を摂取し，グルテンやグリアジンに曝露されるにもかかわらず，大半の人はセリアック病を発症しない。したがって，疾患の成立には宿主要因が関与していると考えられている。それらの因子のなかでも HLA タンパク質が重要であるとみられている。その理由として，ほぼすべてのセリアック病患者が HLA-DQ2 または HLA-DQ8 をコードする対立遺伝子を有していることが挙げられる。1 型糖尿病や甲状腺炎，シェーグレン症候群などの免疫疾患とセリアック病の関連性も指摘されている。

形態学

通常は，食事中に含まれるグルテンが最も高濃度となる十二指腸下行脚や，空腸近位部から採取された生検組織がセリアック病の診断確定に有用である。組織像の特徴は，**陰窩の過形成** crypt hyperplasia，**絨毛の萎縮** villous atrophy（図 13.22）と**上皮内リンパ球の増加** intraepithelial lymphocytosis である（e 図 13.6）。この絨毛の萎縮によって生じる粘膜および刷子縁の表面積の減少が吸収不良の原因である可能性がある。さらに，陰窩における分裂活性の高さに反映される上皮の細胞回転の亢進は，腸管上皮の吸収細胞の十分な分化や，最終消化と上皮内輸送に必要なタンパク質の発現を阻害している可能性がある。その他の組織学的所見として，粘膜固有層浅層において特に顕著な形質細胞や肥満細胞，好酸球の増加が挙げられる。ただし，上皮内リンパ球の増加や絨毛の萎縮はウイルス性腸炎を含む他の疾患でも認められることに注意する必要がある。したがって，セリアック病の診断を確定するためには組織学的な所見と血清学的な所見を組み合わせる必要がある。

臨床的特徴

小児のセリアック病は，男児・女児において同頻度で発生する。生後 6〜24 か月の間（グルテン摂取開始後）に，不機嫌，腹部膨満，食欲不振，下痢，成長障害，体重減少，筋肉萎縮や筋力低下などが出現することが多い。腹痛や吐き気・嘔吐，鼓腸，便秘などの**非典型的な症状** nonclassic symptom はより成長した小児に多い。**疱疹状皮膚炎** dermatitis herpetiformis とよばれる，掻痒感

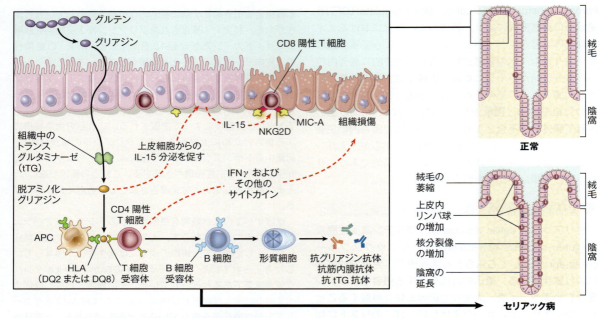

図13.21　セリアック病の発症機序(左)と形態変化(右)
CD4陽性T細胞は，脱アミノ化されたグリアジンを表示する抗原提示細胞によって刺激され，B細胞からの抗体産生を刺激するさまざまなサイトカインを産生する。上皮障害の発生源(点線で示す)はあまり定かではない。CD4陽性T細胞によって産生されるインターフェロン-γのようなサイトカインは，上皮細胞を直接傷つけるかもしれない。あるいは，脱アミノ化グリアジンが上皮細胞にIL-15の産生を誘導し，NKG2Dレセプターを発現する上皮内CD8陽性T細胞を刺激して，MIC-A(MHCクラスIポリペプチド関連配列A)という分子を発現する上皮細胞を認識し，死滅させるのかもしれない。その結果生じる形態学的変化(右)には，さまざまな程度の絨毛萎縮，上皮内リンパ球数の増加，陰窩の伸長を伴う上皮増殖が含まれる。

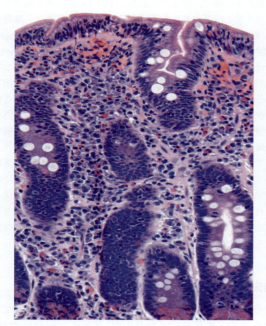

図13.22　セリアック病
進行したセリアック病の症例では絨毛の完全な消失や萎縮がみられる。粘膜固有層内では高度の形質細胞浸潤がみられる。

を伴う特徴的な水疱形成性の皮疹が10%の患者に出現する(第22章)。

　成人では，セリアック病は30〜60歳の間に発症することが多い。成人のセリアック病の症状としては，貧血(多くは鉄欠乏によるものだが，ビタミンB_{12}，葉酸の欠乏が原因となることがある)，下痢，鼓腸，倦怠感が多い。しかし，症状が非典型的であるために見過ごされて診断が遅れることが多い。血清学的検査が陽性で絨毛萎縮があるにもかかわらず症状がない無症候性セリアック病に罹患する患者もいる。

　生検の前に非侵襲的な血清学的検査が施行されるのが一般的である。最も感度の高い検査は，組織トランスグルタミナーゼに対するIgA抗体や脱アミノ化グリアジンに対するIgAないしIgG抗体の検出である。抗筋内膜抗体はきわめて特異的であるが，他の抗体と比較して感度が低い。

　セリアック病患者は，正常人よりも高い頻度で小腸悪性腫瘍が発生する。セリアック病に合併する悪性腫瘍のなかで最も頻度が高いのは，**腸管症関連T細胞リンパ腫 enteropathy–associated T cell lymphoma** である。この腫瘍は上皮内Tリンパ球に由来し，悪性度が高い。**小腸腺癌 small–intestinal adenocarcinoma** もセリアック病患者では比較的頻度が高い。したがって，きちんとグルテン除去食を摂取しているにもかかわらず，腹痛や

下痢，体重減少が認められた場合には，グルテン除去食に対して不応性となった**難治性スプルー** refractory sprue とともに悪性腫瘍を考慮する必要がある．しかし，症状が再燃する原因はグルテン除去食を続けることができないためであることが最も多く，ほとんどのセリアック病患者は食事制限によって症状が軽快し，セリアック病とは無関係の原因で死亡することを認識しておく必要がある．

■ 環境性腸機能障害

環境性腸機能障害 environmental enteric dysfunction あるいは**環境性腸症** environmental enteropathy は，ザンビアなどのサハラ以南の多くの国々を含む**発展途上国**，オーストラリア北部のアボリジニーの人々，ブラジル，グアテマラ，インドやパキスタンなど，南米・アジアの貧困層の住民など，衛生環境が悪い地域において**頻度が高い症候群で，成長障害と腸管の機能不全を呈する．**環境性腸機能障害は赤道付近の地域に頻度が高いこともあり，**熱帯性腸症** tropical enteropathy または**熱帯性スプルー** tropical sprue とよばれている原因不明の疾患で，病原性細菌の関与を示唆する報告はあるが，抗菌薬の投与や栄養補給も症候群を完全に治癒させることはできない．腸管の生検組織による検討は少数の症例で行われているにすぎないが，これまでに報告されている組織像は絨毛の平坦化や上皮内へのリンパ球浸潤などの炎症といった，感染性腸炎や重症のセリアック病でみられる変化に類似している．環境性腸機能障害症は，成人よりも小児に症状が強く，罹患した小児の成長を阻害し，認知発達を損なうほどの吸収不良を引き起こすことがある．

■ ラクターゼ（二糖類分解酵素）欠損症

"ラクターゼ欠損症"という言葉は，異常を表すように聞こえるが，実際には，事実上すべての哺乳類において，離乳後にラクターゼの発現は減少する．例外は，アフリカ，ヨーロッパ，中東の特定の集団の子孫で，生涯ラクターゼの発現が持続する突然変異を獲得した人々である．

ラクターゼ欠損症は浸透活性のあるラクトースが酵素欠損により腸管内に貯留するために浸透圧性下痢を引き起こす．ラクターゼを含む**二糖類分解酵素** disaccharidase は，絨毛の吸収上皮細胞の刷子縁を構成する細胞膜に局在している．病態として以下のいくつかの種類がある．

- **先天性ラクターゼ欠損症** ongenital lactase deficiency はラクターゼをコードする遺伝子の変異によって発生する常染色体潜性遺伝疾患である．このまれな疾患ではミルクの摂取後に水様・泡状の便を伴う下痢と腹部膨満が突然出現する．ミルクおよび乳製品の摂取を止めると症状が改善する．
- **後天性ラクターゼ欠損症** acquired lactase deficiency は，ラクターゼ遺伝子の発現が抑制されるために生じるもので，実に世界の2/3，米国の1/2の人口が罹患していると見積もられている．通常，このラクターゼの発現抑制は母乳を離脱した小児期以降に生じる．後天性ラクターゼ欠損症の発症は腸管の細菌感染やウイルス感染に関連していることがある．

■ 無βリポタンパク質血症

無βリポタンパク質血症 abetalipoproteinemia は常染色体潜性遺伝疾患で，豊富なトリグリセリドを含むリポタンパク質の分泌が困難となるのが特徴である．これは，**ミクロソームトリグリセリド輸送タンパク質** microsomal triglyceride transfer protein をコードする遺伝子の変異によって，腸管上皮細胞がリポタンパク質と遊離脂肪酸を輸送することができなくなる．無βリポタンパク質血症は幼児期に発症し，主な臨床症状としては成長障害や下痢，脂肪便が挙げられる．必須脂肪酸や脂溶性ビタミンの吸収障害によって，凝固障害，筋骨格，中枢神経，網膜の異常を発症する．細胞膜において脂質が減少するために末梢血の塗抹標本では有棘赤血球（いが状赤血球 spur cell）がしばしば出現する．

■ 顕微鏡的大腸炎

顕微鏡的大腸炎 microscopic colitis は，**膠原線維性大腸炎** collagenous colitis と**リンパ球性大腸炎** lymphocytic colitis の2つの特発性の疾患を含む．これらの原因不明の疾患では，血液を含まない慢性の水様性下痢が認められるが，体重減少を伴わない．画像検査，内視鏡検査では異常所見はみられないことが多い．膠原線維性大腸炎は中高年の女性に好発し，厚い上皮下膠原線維層の形成，上皮内リンパ球の増加，粘膜固有層内のさまざまな炎症細胞浸潤によって特徴づけられる．リンパ球性大腸炎も組織学的には同様だが，上皮下の膠原線維層の厚さが正常で，上皮内リンパ球増加がより高度である．リンパ球性大腸炎はセリアック病と同様にHLA-DQ2と関連している．また甲状腺炎，関節炎，一型糖尿病などの自己免疫性疾患との関連も指摘されている．

■ 移植片対宿主病

移植片対宿主病 graft versus host disease は，同種造血幹細胞移植後（第5章）の患者で発生する．ほとんどの症例では小腸および大腸で発生する．移植片対宿主病ではドナー由来のT細胞が介在してレシピエントの上皮細胞が傷害されるが，粘膜固有層内のリンパ球浸潤は軽度であることが多いことから，T細胞から分泌されたサイトカインが組織破壊に主要な役割を果たしているとみられている．主として陰窩細胞でみられる上皮のアポトーシスは，最も頻度の高い組織所見である．腸管の移植片対宿主病ではしばしば水様性下痢が出現する．

感染性腸炎

世界中で年間100万人以上が死亡し，その10%以上が5歳未満の小児である。腸炎は，下痢，腹痛，便意切迫，肛門周囲不快感，失禁，下血などのさまざまな症状を呈する。しばしばエンテロトキシンを産生する大腸菌などの細菌感染によって発生するが，最も頻度が高い病原体は年齢，栄養状態，宿主の免疫状態および環境によって異なる（表13.4）。例えば，コレラの流行は，2010年のハイチ地震のような自然災害や戦争などにより衛生状態が悪化した地域で起こることが多い。高度の脱水と代謝性アシドーシスを引き起こす小児の感染性下痢症の多くは腸内ウイルス感染が原因である。表13.4にいくつかの細菌性腸炎の疫学と臨床的特徴をまとめた。代表的な細菌性，ウイルス性，および寄生虫による腸炎について以下に述べる。

コレラ

コレラ菌 *Vibrio cholera* は，コンマ状の形態を示すビブリオ属のグラム陰性菌で，有史以来インドやバングラデシュのガンジス川流域で蔓延した疾患であるコレラを引き起こす。コレラ菌は主に汚染された飲料水によって伝播するが，ヒト-ヒト感染も起こりうるし，まれに魚介類によって食中毒が発生する例もある。**ビブリオ属**

表13.4 細菌性腸炎の特徴

感染のタイプ	地理的分布	感染源	感染様式	疫学的特徴	消化管の感染部位	症状	合併症
コレラ	インド，アフリカ	貝類	糞口経路，水	孤発性，風土病，流行性	小腸	重篤な水様下痢	脱水，電解質異常
カンピロバクター腸炎	先進国	トリ，ヒツジ，ブタ，ウシ	鶏肉，牛乳，その他の食品	孤発性，小児，旅行者	大腸	水様，または血性下痢	反応性関節炎，ギラン・バレー症候群
細菌性赤痢	世界中，途上国では風土病	人間	糞口経路，食品，水	小児，移民労働者，旅行者，介護施設	左半結腸，回腸	血性下痢	反応性関節炎，尿道炎，結膜炎，溶血性尿毒症症候群
サルモネラ腸炎	世界中	鶏肉，家畜，爬虫類	牛肉，豚肉，鶏肉，卵，牛乳	小児，高齢者	結腸，小腸	水様，または血性下痢	敗血症，膿瘍
腸チフス	インド，メキシコ，フィリピン	人間	糞口経路，水	小児，10代の若年者，旅行者	小腸	血性下痢，発熱	慢性感染，持続状態化，脳症，心筋炎，腸管穿孔
エルシニア腸炎	北，中央欧州	ブタ，ウシ，子イヌ，ネコ	豚肉，牛乳，水	群発	回腸，虫垂，右半結腸	腹痛，発熱，下痢	反応性関節炎，結節性紅斑
ETEC	途上国	不明	食品または糞口経路	幼児，10代の若年者，旅行者	小腸	重篤な水様下痢	脱水，電解質異常
EPEC	世界中	人間	糞口経路	乳児	小腸	水様下痢	脱水，電解質異常
EHEC	世界中	牛を含むさまざまな動物	牛肉，乳製品	孤発性，流行性	結腸	血性下痢	溶血性尿毒症症候群
EIEC	途上国	不明	チーズ，他の食品，水	若年，小児	結腸	血性下痢	不明
EAEC	世界中	不明	不明	小児，成人，旅行者	結腸	非血性下痢，非発熱	不明
偽膜性腸炎	世界中	人間，病院	抗生物質投与によって発症	免疫抑制状態，抗菌剤投与下	結腸	水様下痢，発熱	再発，中毒性巨大結腸
ウィップル病	地方＞都市部	不明	不明	まれ	小腸	吸収不良	関節炎，中枢神経疾患
マイコバクテリウム感染症	世界中	不明	不明	免疫抑制状態，風土病	小腸	吸収不良	肺炎，その他の部位への感染

ETEC（enterotoxigenic *E.coli*）：毒素原性大腸菌，EPEC（enteropathogenic *E.coli*）：腸管病原性大腸菌，EHEC（enterohemorrhagic *E.coli*）：腸管出血性大腸菌，EIEC（enteroinvasive *E.coli*）：腸管侵入性大腸菌，EAEC（enteroaggregative *E.coli*）：腸管凝集性大腸菌

Vibrio は温暖な環境下で急速に増殖するため，ほとんどの地域では流行の季節が大きく異なる．宿主となる生物は貝類とプランクトンのみである．

病態形成

ビブリオ属細菌は腸上皮細胞の吸収機能を阻害する強力な毒素を産生することにより病的状態を引き起こす．運動性と接着に関与する鞭毛タンパク質が菌の生着に不可欠で，ヘマグルチニン活性を有するメタロプロテナーゼの分泌が，腸管からの菌の離脱と便中への放出のために重要である．しかし，腸炎を起こすのは感染時にすでにつくられているエンテロトキシン preformed enterotoxin である，コレラトキシンである．この毒素は，エンドサイトーシスを誘導する 5 個の B サブユニットと毒性を有する 1 個の A サブユニットで構成されており，**逆行性輸送 retrograde transport** によって小胞体に運搬される．A サブユニットの断片は小胞体の内腔から細胞基質に運ばれ，細胞基質内の ADP リボシル化因子と相互作用を起こすことによって G タンパク質の一種である Gs タンパク質の α サブユニットをリボシル化し，活性化する．これによってアデニル酸シクラーゼが活性化して細胞内サイクリック AMP が増加し，**嚢胞性線維症膜貫通コンダクタンス制御因子 cystic fibrosis transmembrane conductance regulator（CFTR）**が開き，腸管内腔に塩化物イオンが放出される．これによって浸透圧勾配が生じ，水分が腸管内腔に引き寄せられて高度の**分泌性下痢 secretory diarrhea** が生じる．生検組織ではほとんど形態的な変化が認められない．

臨床的特徴

菌に曝露した人の大部分は無症状，あるいは軽度の下痢がみられるのみである．他の感染性腸炎と異なり，発熱はまれである．重篤な症例では，1〜5 日の潜伏期間の後に水様性下痢，嘔吐が突然出現する．下痢便は 1 時間当たり 1 L に達し，脱水，低血圧，電解質異常，筋痙攣，無尿，ショック，意識消失を起こし，致死的である．死亡の大部分は発症後 24 時間以内である．無治療の場合，重症のコレラの致死率は 50〜70% であるが，水分補給を行うことによって 99% 以上の患者は救命可能である．

■ カンピロバクター腸炎

カンピロバクター・ジェジュニ Campylobacter jejuni は，世界的にも頻度が高い急性下痢の原因となる病原体で，米国では食中毒の主な原因菌である．発展途上国ではしばしば蔓延しており，先進国からの旅行者が罹患することが多いことから"旅行者下痢症"ともよばれる．感染の大部分は調理が不適切な鶏肉の摂取によって生じるが，低温殺菌が行われていない牛乳や汚染された水の摂取によって流行することがある．

病態形成

カンピロバクターが体内に侵入した際に実際に発症するかどうかは，菌量，株の病原性，および宿主免疫が関与する．病原性には主として，運動性，接着，毒素産生，浸潤能という 4 つの特性が寄与している．カンピロバクターは鞭毛があるために移動することが可能である．これにより，粘膜内に侵入するために必要な過程である粘膜への接着，コロニー形成が促進される．カンピロバクター・ジェジュニのなかには，上皮細胞を傷害するサイトトキシンやコレラトキシン類似のエンテロトキシンを分泌するものがある．**血性下痢**は，一般的に細菌の浸潤能と関連しており，カンピロバクター株のごく一部によって起こるにすぎない．**腸チフス enteric fever** は，細菌が粘膜固有層および腸間膜リンパ節内で増殖した場合に生じる．

カンピロバクターの感染によって，主として HLA-B27 を保有する患者で反応性関節炎が生じることがある．他の腸管外合併症には，結節性紅斑と自己免疫的機序による末梢神経の炎症のために生じる弛緩性対麻痺であるギラン・バレー症候群（第 20 章）があるが，後者は幸いなことにカンピロバクター感染者の 0.1% 以下にすぎない．

形態学

カンピロバクター Campylobacter，赤痢菌 Shigella，サルモネラ Shigella の他，エルシニア Yersinia や大腸菌 E. coli を含む多くの細菌感染症は，いずれも**急性一過性腸炎 acute self-limited colitis** とよばれ，組織像が共通している．基本的に便培養によって診断が確定するが分子生物学的も普及してきている．組織学的に急性一過性腸炎では主として粘膜固有層および粘膜上皮内に好中球が浸潤しており（図 13.23A），**陰窩炎 cryptitis**（陰窩上皮内の好中球浸潤），**陰窩膿瘍 crypt abscess**（陰窩内腔における好中球の集積）がみられることもある．ほとんどの急性一過性腸炎は陰窩の構築が保たれている．この所見は，長期にわたって炎症が持続する病気である炎症性腸疾患（IBD）を鑑別する際に有用である（図 13.23B）．

臨床的特徴

500 個程度の**カンピロバクター・ジェジュニ菌**を摂取しただけでも，最長 8 日間の潜伏期間を経て下痢が出現することがある．主な症状は水様性下痢であり，急激に発症することもあればインフルエンザ様の前駆症状を伴う場合もある．15〜50% の患者では赤痢がみられる．症状が軽快しても，患者は 1 か月以上にわたって菌を排出し続けることがある．この疾患は自然治癒するため，通常は抗生物質の投与が不要である．致死率は低いが，高齢者や HIV 感染者では重症化することがある．

■ 細菌性赤痢

赤痢菌 Shigella は，莢膜および運動性を有しない通性嫌気性のグラム陰性桿菌で，血性下痢の原因として最も

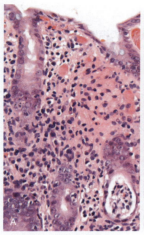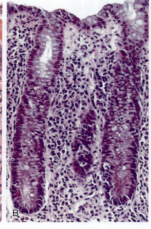

図13.23 細菌性腸炎
A：カンピロバクター・ジェジュニ感染による急性一過性腸炎。表層および陰窩上皮内に好中球が浸潤し，陰窩膿瘍が認められる（右下）。B：侵入性大腸菌感染の組織像は他の急性一過性腸炎の像と類似している。正常陰窩の構造と配列は保たれているが，上皮内には著明な好中球浸潤がみられる。

頻度が高い病原体の1つである。赤痢菌は糞口感染や菌に汚染された水や食物の摂取によってきわめて容易に伝染する。菌の数が100個未満であっても感染が成立し，赤痢の急性期には1gの便に含まれる菌は10^9個にものぼる。

米国では，過去数十年にわたって赤痢菌の罹患率は減少しているが，貧困層における重要な疾患であり続けている。世界的にも，低開発国において頻度が高く，特に5歳未満の小児の主な死因の1つである。世界的には，年間およそ1億7千万人の発症があり，16万人が死亡している。

病態形成

赤痢菌は強酸性の胃内環境に耐えられる。このことは感染成立に必要な菌の数が少ないことの一因となっている。腸内に到達すると，赤痢菌は腸管内の抗原を抽出・摂取するM細胞（小襞細胞）によって取り込まれる。細胞内で増殖した後，菌は粘膜固有層内へと侵入する。そこで菌は，菌に対する受容体タンパク質を発現する側底膜を介して，粘膜の上皮細胞に感染する。あるいは腸管内の赤痢菌が上皮細胞の密着結合を直接改変させて側底膜の細菌受容体を露出させることができる。後者の過程は毒性タンパク質によって仲介され，宿主の細胞質に直接注入される。**志賀赤痢菌** *Shigella dysenteria* のなかには志賀毒素（Stx）を分泌するものがある。この毒素は真核細胞のタンパク質合成を阻害し，宿主の細胞死をもたらす。

形態学

赤痢菌感染はS状結腸－直腸で頻度が高いが，回腸でもみられることがある。これにはパイエル板を被覆している上皮内に多数のM細胞が存在しているためであると考えられている。早期の症例の組織像は他の急性一過性腸炎と同様である。より重症の場合は粘膜出血や潰瘍形成がみられ，偽膜が付着していることがある。クローン病でみられるようなアフタ様潰瘍が生じることがある。これは菌がM細胞に対して親和性があるためであると考えられている。慢性の炎症性腸疾患と誤認されることがあり，特に陰窩の構築の歪みがある場合にはその鑑別は困難である。

臨床的特徴

赤痢菌感染は約6日間にわたる下痢，発熱，腹痛が特徴で，自然に治癒する疾患である。1〜7日の潜伏期間の後に水様性下痢が出現し，その後半数の患者では血性下痢期となり，症状が最長で1か月にわたって持続することがある。嘔気，嘔吐を訴える患者は少ない。少数の患者では亜急性の経過を示す。抗生物質の投与によって寛解を早め，かつ菌が便中に放出される期間を短縮することができる。しかし，止瀉薬は細菌が除去されるのが遅れ，症状が遷延するため禁忌である。

赤痢菌感染の合併症はまれだが，無菌性関節炎，尿道炎，結膜炎の3徴を示す**反応性関節炎** reactive arthritis がみられることがある。これはHLA-B27が陽性の男性で20〜40歳の間に発生することが多い。志賀毒素を分泌する赤痢菌に感染した後には，**腸管出血性大腸菌** enterohemorrhagic *Escherichia coli*（EHEC）感染症の主な合併症である溶血性尿毒症症候群が起こる場合がある。

■ 大腸菌

大腸菌 *Escherichia coli* はグラム陰性桿菌で，健常な消化管に生息している。大部分は病原性がないが，一部はヒトにおいて腸疾患を引き起こす。後者は形態と病態の発生機序，および体外での生物学的動態によって分類される（表13.4）。以下にそれぞれの病態発生機序を要約する。

- **腸管毒素原性大腸菌** enterotoxigenic *E. coli*（ETEC）は，旅行者下痢症の原因として最も頻度が高く，糞口感染によって伝播する。コレラ毒素に類似した**易熱性毒素** heat-labile toxin や**耐熱性毒素** heat-stable toxin を発現している。これらの毒素は，細胞内cAMPあるいは細胞内cGMPを増加させることで分泌性下痢を引き起こす働きがある。
- **腸管病原性大腸菌** enteropathogenic *E. coli*（EPEC）の特徴は，腸上皮細胞の頂端膜 apical membrane に菌が強固に接着して微絨毛を局所的に消失させるA/E病変 attaching and effacing lesion をきたすことであ

る。この A/E 病変の形成に必要なタンパク質はすべて大型の病原性ゲノムアイランドである、腸管上皮細胞消滅遺伝子座 locus of enterocyte effacement にコードされている。EPEC は下痢を流行させ、特に 2 歳未満の小児に集団発生を引き起こすことがある。

- **腸管出血性大腸菌** enterohemorrhagic E.coli (EHEC) は、血清型により O157:H7 と非 O157:H7 に大別される。先進国における**大腸菌 O157:H7** の流行は、加熱が不十分な牛のひき肉や牛乳、野菜の摂取によって起こる。O157:H7 と非 O157:H7 はともに志賀毒素類似の毒素を産生し、赤痢を起こすことがある。これらはときに溶血性尿毒症症候群の引き金にもなる(第 12 章)。
- **腸管侵入性大腸菌** enteroinvasive E.coli (EIEC) は、細菌学的に**赤痢菌**に類似しているが、毒素を産生しない。腸管上皮に侵入して血性の下痢を引き起こす。
- **腸管凝集性大腸菌** enteroaggregative E.coli (EAEC) は、接着線毛によって腸管上皮細胞に接着する。LT や志賀毒素に類似した毒素を産生するが、菌自体は腸管組織には侵入せず、組織傷害は軽度である。

■ サルモネラ腸炎

サルモネラ菌 Salmonella は、腸チフスの原因となるチフス菌と腸炎を引き起こす非チフス性のサルモネラ菌に分けられる。非チフス性のサルモネラ菌感染は**サルモネラ腸炎 S.enteritidis** によって生じることが多く、米国では毎年 100 万人以上が罹患し、2,000 人が死亡している。米国以外の多くの国、特に発展途上国では罹患率がより高い。世界的には毎年 5 億 5 千万人が発症し、そのうち 2 億 2 千万人が小児であると推定されている。感染は低年齢の小児や中高年の成人で最も多く、夏と秋に頻度が頂点に達する。汚染された食物のなかでも、特に生肉や調理が不完全な動物の肉や鶏肉、卵、牛乳などを摂取することによって感染する。発症は摂取後 8〜72 時間と比較的早く、下痢、嘔気、嘔吐、発熱、腹部痙攣などの症状を呈する。

病態形成

サルモネラ菌は赤痢菌や EPEC と同様に細菌内のタンパク質を M 細胞や腸管上皮細胞内に移入することができる。移入されたタンパク質は宿主の Rho GTPase (細胞骨格構造制御因子) を活性化することによって、アクチンの再構成とファゴソームへの細菌の取り込みを誘発し、細菌が増殖できるようにする。サルモネラ菌は、腸管上皮細胞に化学誘引物質であるエイコサノイドを放出させる因子を分泌し、これによって好中球が腸管内腔に動員されて粘膜傷害を引き起こす。

■ チフス熱

チフス熱 typhoid fever 【訳注：英語名ではチフス熱とよばれるが、日本では腸チフスが一般的である】は腸熱ともよばれ、チフス菌 Salmonella typhi とパラチフス菌 Salmonella paratyphi によって生じる。毎年世界中で 3,000 万人が罹患する。チフス菌感染は流行地域で頻度が高く、小児と思春期の年齢層が多く罹患する。一方、パラチフス菌感染は旅行者や発展途上国の人々で多い。チフス菌、パラチフス菌ともにヒトが唯一の宿主で、感染はヒトからヒトへ、あるいは汚染された食物や水などを介して起こる。菌が胆囊内に生着することによって胆石が形成され、慢性的な保菌者となる。急性感染症では、食欲不振、腹痛、腹部膨満感、吐き気、嘔吐、血性下痢が生じ、続いて短い無症状の時期があり、次に菌血症とインフルエンザ様の症状を伴う発熱をきたす。この時期に血液培養でチフス菌を同定すれば、迅速に抗生物質による治療を行い、病気の進行を防ぐことができる。発熱期の間は 90% の症例で培養が陽性となる。治療を行わない場合は、発熱期に続いて最長 2 週間にわたって虫垂炎に類似した腹部の圧痛を伴う高熱が遷延する。胸腹部では小さな紅色斑状丘疹である**バラ疹 rose spot** がみられる。菌が全身へと播種すると、脳症や髄膜炎、痙攣、心内膜炎、心筋炎、肺炎、胆囊炎などの**消化管外合併症**を起こすことがある。

チフス菌 Salmonella typhi、パラチフス菌 Salmonella paratyphi は、腸炎菌 Salmonella enteritidis と同様に M 細胞によって取り込まれ、その直下に存在するリンパ組織に存在する単核球に貪食される。そのため、感染により回腸末端部に存在するパイエル板が腫大して台地状に隆起し、大きいものでは直径が 8 cm に達する。粘膜が脱落すると回腸の長軸方向に沿って卵円形の潰瘍が形成される。しかし、チフス菌とパラチフス菌はリンパ管および血管を介して播種することがある点で腸炎菌とは異なる。この播種によって下流に位置するリンパ節において反応性過形成が起こり、細菌を含有する貪食細胞が蓄積する。この貪食細胞の増加は脾臓における赤脾髄の拡大を引き起こす。マクロファージの集簇を伴いながら無秩序に散在する実質の小壊死巣は**チフス結節 typhoid nodule** とよばれ、肝臓や骨髄、リンパ節でも認められる。

■ 偽膜性腸炎

クロストリジオイデス・ディフィシル Clostridium difficile の感染によって生じる**偽膜性腸炎** pseudomembranous colitis は、院内感染における重要な死因として重要である。多くが**クロストリジオイデス・ディフィシル** Clostridium difficile の感染によって生じ、**抗生物質関連腸炎** antibiotic-associated colitis あるいは**下痢症** antibiotic-associated diarrhea として知られている。抗生物質関連下痢症はサルモネラ菌、A 型ウェルシュ菌、黄色ブドウ球菌などのクロストリジオイデス・ディフィシル以外の菌でも発生することがあるが、偽膜性腸炎を生じさせるのは嫌気性グラム陽性桿菌であ

るクロストリジオイデス・ディフィシルのみである。正常の腸管内細菌叢が抗生物質の投与によって破綻するため，クロストリジオイデス・ディフィシルの過剰増殖が起こるとみられている。ほとんどすべての抗生物質が原因となりうるが，最も重要な発症要因は頻回の投与と腸内細菌叢に与える影響である。クロストリジオイデス・ディフィシルによって放出された毒素が低分子量GTP結合タンパク質をリボシル化する結果，上皮細胞の細胞骨格が破壊されてタイトジャンクションのバリア機能が失われ，サイトカインの分泌，アポトーシスが起こる。

形態学

　クロストリジオイデス・ディフィシルに関連する腸炎が進行して病勢が頂点に達すると，腸管粘膜が傷害された部分の粘膜表面に層状に付着した，炎症細胞と細胞の変性・壊死物からなる偽膜 pseudomembrane が形成される（図13.24A）。表面の上皮細胞は剥離し，粘膜固有層の浅層では高度の好中球浸潤を伴い，毛細血管内でフィブリン血栓がみられることがある。膿性かつ粘液性の滲出物により傷害された陰窩が拡張し，粘膜表面から"噴出"する滲出物のために火山のようにみえる（図13.24B）。

臨床的特徴

　クロストリジオイデス・ディフィシル関連腸炎の危険因子として，抗生物質への曝露の他に，65歳以上の高齢，プロトンポンプ阻害剤の使用，入院，免疫抑制などが挙げられる。クロストリジオイデス・ディフィシルは特に病院で検出されることが多く，入院している成人患者の20％が保菌者であるとされている（一般人口の約10倍）。しかし，ほとんどの保菌者は腸炎を発症しない。クロストリジオイデス・ディフィシル関連腸炎の症状は，水様性下痢と激しい腹痛で，より重症の症例では，脱水，発熱，白血球増多がみられることがある。便中では白血球が増加し，潜血がみられることがあるが，肉眼的に血性の下痢はまれである。クロストリジオイデス・ディフィシル関連腸炎は菌の核酸と，菌が産生する毒素が両方とも検出されることにより診断され，菌の核酸の検出のみであれば保菌者との扱いになる。抗生剤の併用投与が効果的な治療だが，抗生剤に対する耐性を示したり，病原性が高い菌が徐々に増加しており，危険度が高い患者では再発することがある。最近の研究では，特に重症例や再発を繰り返す患者において，糞便中便微生物移植により腸内細菌叢を修復して正常化すると治癒した状態を維持できることが示唆されている。

■ マイコバクテリウム感染

　結核菌 M. tuberculosis，ウシ型結核菌 M. bovis，マイコバクテリウム・アビウム M. avium を含むマイコバ

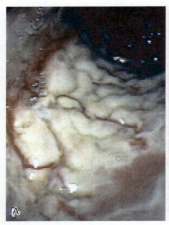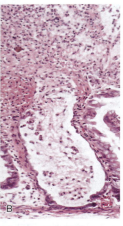

図13.24　クロストリジオイデス・ディフィシル腸炎
A：結腸は好中球，壊死に陥った上皮細胞，変性した炎症細胞で構成される黄褐色の偽膜で覆われている（内視鏡像）。B：陰窩からの好中球の噴出は典型的な像で，火山の噴火に類似している。

クテリウムは消化管を侵すことがあるが，一次感染であることもあれば全身感染症の播種によることもある。消化管の結核症は西側諸国ではまれであるが，免疫不全患者は例外的で，感染例のなかではマイコバクテリウム・アビウム感染の頻度が最も高い。インドやパキスタンなどの流行地では，主にウシ型結核菌 M. bovis が原因であり，滅菌が不完全な乳製品の摂取が原因であることが多い。ウシ型結核菌 M. bovis もマイコバクテリウム・アビウム M. avium も，回盲部への感染が75％で最も多い。

　腸管への結核菌の感染は通常，乾酪壊死を伴う肉芽腫性宿主反応を引き起こし，しばしば発熱や寝汗などの全身症状を伴う。慢性化すると，線維化，粘膜潰瘍および出血が発現する。肉芽腫は腸の全層に及ぶことがあり，穿孔や狭窄を引き起こす可能性がある。患者は腹水を伴う腹膜播種を起こすこともある。対照的に，M. avium 感染は一般的に免疫不全の人に発症し，肉芽腫が目立たないことがある。その代わりに，M. avium は固有層内のマクロファージに集積する傾向がある。場合によっては，マクロファージのシート状の増殖が小腸のリンパ管を圧迫し，吸収不良を引き起こすことがある。このような症例は，臨床的にも形態学的にも，Tropheryma whipplei によるまれな感染症である Whipple 病に類似していることがあるが，組織学的に抗酸菌染色で鑑別が可能である。

■ ノロウイルス

　ノロウイルス norovirus は，以前には"ノーウォークウイルス（Norwalk virus）"とよばれていた病原体で，世界全体で流行性胃腸炎の原因の約半数を占める。先進国では散発性の胃腸炎の原因としても頻度が高い。その感

染力は非常に強く，たった10個のウイルス粒子の吸入でも感染が成立するといわれる。局地的な流行は汚染された食物や水の摂取によって生じることが多いが，散発性の症例の大半ではヒトからヒトへの伝播が原因である。学校，病院，老人介護施設の他，旅客船などを含む，人の密度が高い集団では容易に感染が広がる。短い潜伏期間の後に感染者では吐き気，嘔吐（しばしば重症化），爆発的な水様性下痢，腹痛が出現する。生検では特徴的な組織像は認められない。感染は自然に治癒する。

■ ロタウイルス

ロタウイルス rotavirus は，世界全体の重篤な小児の下痢症と下痢に関連した死亡の原因として最も頻度が高い。特に生後6〜24か月の間の小児が感染しやすい。生後6か月未満で感染しにくいのは，母乳にロタウイルスに対する抗体が含まれているためとみられている。これに対して，2歳以降では最初の感染によって成立した免疫が働くと考えられている。ノロウイルス同様に高い感染力を有し，感染に要するウイルス粒子の数はわずか10個程度にすぎないとみられている。ロタウイルスは，成熟した小腸の吸収上皮に選択的に感染して細胞を破壊すると，絨毛の表面が未熟な分泌細胞によって置換再生される。この変化によって機能が制限される結果，吸収能が低下して腸管全体で水・電解質が分泌されるようになり，さらに栄養の吸収が不十分であるために浸透圧性下痢が起こる。ロタウイルス感染では短い潜伏期間の後に顕在化し，数日間続く嘔吐，水様性下痢が出現する。現在はワクチンによって治療することができるため，先進国を中心に，また発展途上国でもロタウイルス感染の疫学に変化が生じつつある。

■ 寄生虫感染

寄生虫や原虫は世界の人口の半数以上に感染し，慢性的な経過や再発を繰り返す。ヒトに感染する腸管の寄生虫には回虫 ascaris や糞線虫 strongyloides を含む線虫 nematode，鉤虫，蟯虫，扁虫やサナダムシを含む条虫 cestode，吸虫 trematode，原虫 protozoa が含まれる。本書ではより普遍的な寄生虫症についてのみ触れることにする。

● **ヒト回虫**：回虫科に属し，糞口汚染により世界全体で10億人以上に感染している。摂取された虫卵は腸管内で孵化し，幼虫が腸粘膜内に侵入する。そこで幼虫は内臓血流を経由して肝臓に遊走し，肝膿瘍を形成する。さらに全身循環により肺に到達し，回虫性肺炎を起こす。後者の場合は幼虫が気管内を口側に向かって移動し，嚥下されて再び腸管内に到達し，成熟して成虫になる。診断は糞便内の虫卵を検出することによって確定する。

● **ストロンギロイデス（糞線虫）属**：ストロンギロイデス属 Strongyloides は世界的にも熱帯，亜熱帯地域に多く認められる。その幼虫は便が混入した土壌中で生息しており，傷がない皮膚を貫通して侵入することができる。血流を介して肺を通過したのちに気管まで遊走し，そこで嚥下された後に成長し，腸管内で成虫となる。人体の外で卵や幼虫となる必要がある他の腸管内寄生虫とは異なり，ストロンギロイデス属の卵は腸管内で孵化して幼虫を放出することができる。放出された幼虫は粘膜に侵入して**自己感染 autoinfection** を起こし，悪循環を繰り返す。そのため，ストロンギロイデス属の感染症は生涯にわたって持続し，免疫抑制状態にある患者では感染が顕在化する一方で，正常免疫を有する個体では無症状である。

● **アメリカ鉤虫とズビニ鉤虫**：これらの鉤虫は世界全体で5億人以上に感染しており，罹患率が非常に高い。感染は幼虫が経皮的に侵入することによって成立する。幼虫は肺で成長した後，気管を介して嚥下される。十二指腸に到達すると幼虫は成虫となり，粘膜に接着して血液を吸引して繁殖する。鉤虫症は発展途上国における鉄欠乏性貧血の原因としても最も頻度が高い。糞便内に虫卵を検出することにより診断される。

● **ランブル鞭毛虫** Giardia lamblia：この Giardia duodenalis（ジアルジア・デュオデナリス）や Giargia intestinalis（ジアルジア・インテスティナリス）ともよばれる鞭毛を有する原生生物は，ヒトに感染する病原性**寄生虫のなかで最も頻度が高いもの**で，糞便で汚染された水や食物の摂取によって感染する。わずか10個程度の囊子を摂取するだけで感染が成立することがあり，急性または慢性の吸収不良性下痢を特徴とする。囊子は塩素に対して耐性があるため，濾過システムが整っていない上水道から供給を受けている地域で感染がみられる。胃のなかの酸性環境で脱囊が起こり，栄養型が放出される。分泌型 IgA と粘膜の IL-6 による反応が**鞭毛虫**の除去において重要で，免疫抑制状態，無γグロブリン血症，栄養不良状態にある患者などにおいて，感染が重症になりやすい。主要な表面抗原の修飾や表面タンパク質の変異が免疫による除去を回避するため，**ランブル鞭毛虫**は数か月から数年にわたって存在し続けることが可能で，その間に断続的に症状が出現する。感染によってラクターゼなどの刷子縁の酵素活性が低下し，絨毛が傷害されて小腸粘膜上皮細胞のアポトーシスが誘導される。栄養型は浸潤能がなく，十二指腸生検標本や糞便検体において特徴的な西洋ナシに類似した形状によって同定される（e図13.7A）。診断は糞便中の特異的抗原あるいは核酸を検出することによりなされる。

● **クリプトスポリジウム** Cryptosporidium：ランブル鞭毛虫と並んで，クリプトスポリジウムはヒトに寄生

する最も一般的な腸内寄生虫の1つである。先進国では上水システムの汚染、発展途上国では不良な衛生環境と人口過密を有する地域に蔓延している。これらの地域では、クリプトスポリジウムは小児下痢の重要な原因であり、年間20万人もの死亡者を出しており、ロタウイルスに次ぐ。この微生物は通常、小腸上皮細胞表面に存在し（e図13.7B）、分泌性の下痢と吸収不良を引き起こすのが特徴である。診断は、形態学的検査またはクリプトスポリジウム特異的核酸検査により、便検体中に虫体を同定することにより行われる。

- **赤痢アメーバ**：この原生生物は糞口感染によって広がり、アメーバ症を起こす。赤痢アメーバは、衛生状態不良な発展途上国で頻度が高く、インド、一部の中南米、アフリカ、メキシコなどの国々における蔓延地区では感染率は50％を超えるともいわれる。

アメーバ症では盲腸と上行結腸が最も高頻度に侵される（e図13.7C、e図13.7D）。アメーバは、大腸上皮に接着してアポトーシスを誘発し、陰窩から側方に向かって穴を掘るようにして粘膜固有層内に侵入すると血性下痢が生じる。この過程で好中球が誘導されて組織が傷害され、開口部が狭く、底部が幅広いフラスコ型の潰瘍を形成する。血清下痢を伴う患者の約40％では寄生虫が血管に侵入して肝臓において塞栓を形成し、肝膿瘍が生じる。アメーバ性肝膿瘍は直径が10cmを超えることがある。その辺縁はけば立ったフィブリンで被覆されており、炎症反応が軽度である。膿瘍は急性の腸管病変が消退した後も残存し、まれに直接進展により肺や心臓に達する。アメーバは血流を経由して、腎臓や脳にも広がることもある。アメーバ症の患者では、腹痛、血性下痢、体重減少などで発症する。ときには、急性壊死性腸炎や巨大結腸症が起こることがある。これらの合併症は死亡率が高い。

炎症を伴う腸疾患

S状結腸憩室炎

一般的には憩室性疾患は大腸粘膜や粘膜下層の後天的突出による偽憩室を指す。このような**大腸憩室 colonic diverticula** は、30歳未満の年齢層でみられることがまれであるのに対して、西側諸国の60歳以上の成人では発生頻度が50％に達する。憩室は多発することが多く、その場合は**憩室症 diverticulosis** とよばれる。おそらくは食習慣の違いにより、この疾患は発展途上国では比較的少ない。

病態形成

大腸憩室は結腸内圧が上昇した状態で形成されやすい。これには、神経、直細血管および周囲の結合織が内輪筋を貫通するために、筋層に不連続な部分が生じるという大腸の固有筋層特有の構造が寄与している。消化管の他の部位では、このような不連続な部分が固有筋層の外縦筋によって補強されるが、大腸では外縦筋が不連続で、束ねられて**結腸ヒモ taenia coli** とよばれる3本の帯となっている。この構造的脆弱性により、粘膜と粘膜下層は腸管内の圧力の高まりにより外側に突出することがある。憩室のほとんどはS状結腸、つまりは結腸のなかで最も細い箇所で発生する。過剰な蠕動運動によって腸管が痙攣し、区域性に分画されると腸管内圧が上昇する。赤身肉が豊富で繊維が少ない食事は便量が低下するため、さらにこれを悪化させる。加えて座位の多い生活、肥満、喫煙、ステロイドや麻薬などの使用は憩室形成の発症リスクを高める。

形態学

大腸憩室は小さなフラスコに類似した外向性の突出である。多くは直径が0.5～1cmで、結腸ヒモの間で規則的に分布している（図13.25A、図13.25B）。S状結腸で最も多いが、結腸の他の部位でもみられることがある。大腸憩室の壁は薄

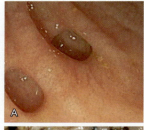
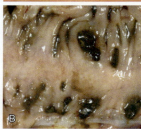
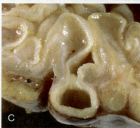
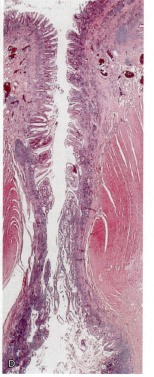

図13.25　S状結腸の憩室症
A：憩室2個の内視鏡画像。Bと比較せよ。B：切除されたS状結腸の肉眼像。等間隔で配列する糞便で充満した憩室。C：固有筋層の下に突出する粘膜の横断面。D：S状結腸憩室症の弱拡大像。固有筋層を貫通する粘膜と粘膜下層が認められる。（内視鏡画像は Dr. Aliya Husain, The University of Chicago, Chicago, Illinois. の厚意による）

く，平坦な，あるいは萎縮した粘膜と圧迫された粘膜下層，および菲薄化した固有筋層で構成される。筋層がまったくみられないことも多い（図 13.25C，図 13.25D）。内容物が滞留して憩室の閉塞が起こると炎症性変化が生じ，**憩室炎** diverticulitis や憩室周囲炎が起こる。憩室の壁は粘膜筋板と薄い漿膜下脂肪織で支持されているにすぎないため，閉塞した憩室内の炎症や内圧の上昇，粘膜の潰瘍によって容易に**穿孔** perforation が起こる。穿孔の有無にかかわらず，憩室炎が再発すると区域性腸炎が発生したり，腸管壁およびその周囲の線維性肥厚や狭窄が起こることがある。

臨床的特徴

憩室症を有する人のほとんどは生涯にわたって無症状であり続けるが，約 20％の患者では間欠的な腹痛や持続性の下腹部不快感，便秘，下痢などの症状が出現する。経過観察を行った研究によると，憩室が形成されて間もない時期には自然消退することがあるものの，徐々に数が増加し，大きくなることが多い。食物繊維が豊富な食事がそのような進行を抑え，憩室炎を予防するか否かは明らかでない。憩室炎が発生した場合であっても，自然消退し，あるいは抗生物質の投与によって治癒するため，外科的治療が必要となる患者は一部穿孔をきたした症例などに限られる。

■ 炎症腸疾患

炎症性腸疾患 inflammatory bowel disease（IBD）は，遺伝的素因を有する人の宿主免疫と腸内細菌との間の複雑な相互作用によって粘膜の免疫機構が不適切に活性化されるために生じる慢性疾患である。**クローン病** Crohn disease と**潰瘍性大腸炎** ulcerative colitis という 2 つの疾患を含む。潰瘍性大腸炎とクローン病は，主に病変部の分布様式とそれらの形状によって区別される（図 13.26，表 13.5）。潰瘍性大腸炎は病変が結腸と直腸に限局し，炎症の広がりは粘膜固有層および粘膜下層にとどまる。これに対してクローン病は，しばしば回腸に病変が生じるために限局性腸炎 regional enteritis とよばれるが，消化管のあらゆる部位で病変が形成されることがあり，炎症が消化管の壁全層に及ぶことが多い。

疫 学

クローン病，潰瘍性大腸炎はともに思春期から青年期にかけて発症することが多い。その頻度は，高緯度の地

表 13.5　クローン病と潰瘍性大腸炎の特徴

所　見	クローン病	潰瘍性大腸炎
肉眼所見		
侵される腸管	回腸±結腸	結腸のみ
直腸病変	時折みられる	常にみられる
分布	不連続	びまん性
狭窄	あり	まれ
腸管壁の外観	肥厚	薄い
炎症	全層性	粘膜，粘膜下層に限局
偽ポリープの形成	中等度	著明
潰瘍	深い，線状	浅く広基性
リンパ系の反応	著明	中等度
線維化	著明	なしから軽度
漿膜炎	あり	なし
肉芽腫	あり（〜35％）	なし
瘻孔／膿瘍形成	あり	なし
臨　床		
肛門周囲膿瘍	あり（結腸病変がある場合）	なし
脂質／ビタミン吸収不良	あり	なし
悪性化の可能性	あり	あり
術後再発	多い	なし
中毒性巨大結腸	なし	あり

注意：個々の症例ですべての所見がみられるわけではない

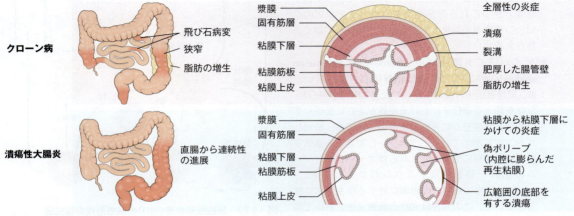

図 13.26　炎症性腸疾患の各亜型および病変の分布
クローン病と潰瘍性大腸炎は基本的に形態に基づいて区別される。

域ほど高く，その背景には人口密度，工業化の程度，地理的条件との相関が示唆されている。世界全体ではIBDは増加傾向にあり，過去に罹患率が低かった地域においても頻度が上昇しつつある。**喘息においてはじめて提唱された衛生仮説 hygiene hypothesis** によると，小児期のみならず出生前に環境中の微生物に曝露されると，免疫システムがリセットされて過剰な免疫反応が抑えられるようになるといわれている。この説をIBDに当てはめると，衛生状態の改善により腸管感染の頻度が低下したために，若年期に粘膜の免疫反応を制御する機構が十分に発達しないことが示唆される。魅力的でしばしば引用される説だが，明確な根拠はなく，IBDが増加傾向にある原因は依然として不明である。

病態形成

IBDは腸内細菌叢と宿主の間の相互作用の変化，消化管上皮の機能障害，異常な粘膜の免疫応答などが複合的に影響を及ぼす結果として発生すると考えられている。この考え方はIBDの動物モデルから得られたデータの他，疫学研究や，遺伝学および臨床研究により支持されている（図13.27）。下記に述べる4つの要素に分解して説明していく。

- **遺伝的素因**：親族にIBD患者がいる場合には罹患のリスクが高い。クローン病の場合は一卵性双生児の一方が罹患した場合にもう一方でIBDが発生する確率は約50％である。これに対して，潰瘍性大腸炎の場合は約20％程度で，遺伝的素因の影響が比較的弱いと考えられる。
    - 患者の多い家系における遺伝子型の連鎖解析の結果，*NOD2*（nucleotide oligomerization binding domain 2）がクローン病の感受性遺伝子であることが判明した。*NOD2*によってコードされるタンパク質は，細胞内にある細菌のペプチドグリカンと結合し，NF-κBを活性化する。いくつかの研究によりクローン病に関連する*NOD2*の変異型は腸内細菌を防御できないことが示唆されている。その結果，細菌は上皮を経由して腸管壁内に侵入し，炎症反応を惹起することができる。ただし，クローン病が発生するのは特異的な*NOD2*の多型を有する人の10％未満にすぎず，かつこれらの多型がアフリカやアジアのクローン病患者ではまれであることも認識しておく必要がある。
    - **ゲノムワイド関連解析 genome-wide association studies（GWAS）**などの**遺伝子解析**の方法を用いたIBD関連遺伝子の探索によって大きな収穫が得られ，200を超える遺伝子における変異がIBDに関係していることが明らかにされた。そのなかでも，前述した*NOD2*に加えてオートファジーに関連する遺伝子群が特に注目に値する。これらはオートファゴソーム経路の一部を構成するタンパクをコードし，*NOD2*と同様に細胞内の細菌に対する宿主反応に関与している。この知見はIBDの病態発生において腸内細菌に対する不適切な防御機能が重要であるとい

う仮説を支持している。これらの遺伝子はいずれも潰瘍性大腸炎とは無関係であり，上記の関連性はヨーロッパ人種に限られた知見である。

- **粘膜の免疫応答**：粘膜の免疫応答がどのような機序で潰瘍性大腸炎とクローン病の病態発生に関与しているのかという問題は依然として解決されていないが，IBDの治療の主流は現在でも免疫抑制剤と免疫調整薬の投与である。微生物抗原がCD4陽性ヘルパーT細胞に提示され，IL-12，IL-23などのサイトカインによりTh1およびTh17への分化が誘導されることが発症の初期段階として提唱されている。これらのヘルパーT細胞はマクロファージを活性化し，好中球を引き寄せ，TNFのような炎症性サイトカインを放出する（図13.27）。実際にIL-12，IL-23，TNFなどに対する抗体療法は効果があることがわかっている。炎症により上皮バリアが障害され，さらなる微生物抗原の侵入が促進される。また，IL-10を産生する制御性T細胞の障害が病態に関与している。このことはIL-10受容体遺伝子の変異が重症かつ早発性腸炎に関係していることから裏づけられる。またTh2サイトカインであるIL-13が潰瘍性大腸炎および一部のクローン病でも産生上昇していることが報告されている。このように，免疫制御機構の破綻もIBDの病態形成に重要である。IBDの真のメカニズムが解明されたとはいまだ言いがたいが，腸内微生物による過剰な免疫機構の活性化と免疫の制御機構の障害が，いくつかの組み合わせで複合し，病型が異なる2つのIBDにおける慢性炎症の原因となっているとみられている。

- **上皮の異常**：上皮細胞のさまざまな異常がクローン病，潰瘍性大腸炎，あるいはその両方で指摘されている。例えば，クローン病患者および患者の一親等の親族で無症状の人々

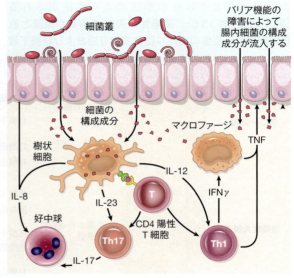

図13.27　炎症性腸疾患（IBD）の病態形成の模式図
IFN-γ（Interferon gamma）：インターフェロンγ，TNF（tumor necrosis factor）。詳細はテキスト参照のこと。

炎症を伴う腸疾患　589

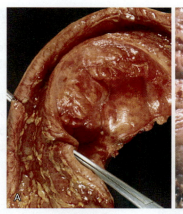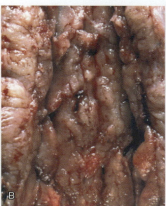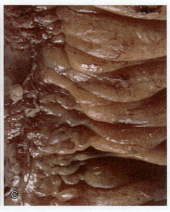

図 13.28　クローン病の肉眼像
A：小腸の狭窄。B：粘膜の縦走潰瘍と腸管壁の肥厚。C：脂肪蓄積（creeping fat）。

の一部では，腸管上皮のタイトジャンクションのバリア機能に異常が起こっていることが指摘されている。このバリア機能の異常は，疾患に関連した NOD2 多型と同時に遺伝し，実験モデルによればバリア機能の異常が粘膜の自然免疫と獲得免疫の両方を活性化し，疾患感受性を高くする。興味深いことに，一部のクローン病患者では，その抗微生物作用により腸内細菌叢の構成に影響を与えるペプチドを含んだパネート細胞の顆粒に異常がみられる。このことから，上皮と腸内細菌叢の間に存在する"クロストーク"機構の異常がこの疾患の病態形成に関与している可能性が示唆されている。

● **細菌叢 microbiota**：消化管内には莫大な数の微生物が存在しており，その量は結腸内に存在する糞便 1 mL 当たり 10^{12} 個に達する（糞塊の 50％に相当する）。この細菌叢の構成は個人差が大きく，食生活や疾患によって修飾を受ける。細菌叢を移し替える実験では，IBD のモデル動物において病勢を進行させたり，軽快させたりすることができる他，臨床試験では健康によいとされる細菌（いわゆる善玉菌）の移植や，健常人の便中に存在する細菌叢の移植が IBD 患者において有効である可能性が示唆されている。

こうした病態発生を念頭において，これら 2 つの IBD の形態と臨床像について次に述べる。

■ **クローン病**

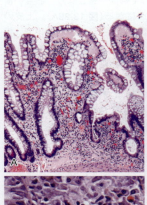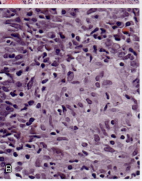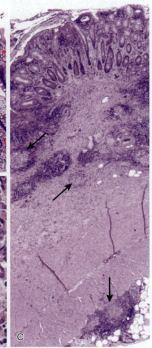

図 13.29　クローン病の組織像
A：繰り返す上皮傷害と再生によって不規則に配列する陰窩。B：非乾酪性肉芽腫。C：著明な壁肥厚と粘膜下層，漿膜下で肉芽腫の形成（矢印）を伴う壁全層に及ぶクローン病。

形態学

クローン病 Crohn disease は消化管のいずれの部位にも病変を形成しうるが，発症時に最も頻繁に病変がみられるのは **回腸末端 terminal ileum**，**回盲弁 ileocecal valve**，および盲腸 cecum である。40％の症例では病変が小腸に限局してみられ，30％の症例では小腸と大腸の両方に病変がみられる。残りの症例では大腸にのみ病変がみられる。頻度は低いが，クローン病は食道や胃を侵すことがある。多数の境界明瞭な病変が離れて存在しているためにクローン病に特徴的な **飛び石病変 skip lesion** が形成される。この所見は潰瘍性大腸炎と鑑別する場合に有用である。狭窄もしばしば認められる（図 13.28A）。

早期病変である多発性の **アフタ性潰瘍 aphthous ulcer** は進行すると融合し，腸管の長軸に沿って長く蛇行する潰瘍が形成される。浮腫や既存の粘膜ひだの消失も高頻度に認められる。病変の間には正常な粘膜が介在し，病変部の組織が陥凹

して正常の粘膜よりも深くなるため，**敷石状の外観** cobblestone appearance を呈する（図13.28B）。この病変が結腸に及ぶと**中毒性巨大結腸症** toxic megacolon をしばしば合併する。粘膜ひだの間では**裂溝** fissure がしばしば形成され，深部に広がると穿孔したり，**瘻孔** fistula tract を形成することがある。壁全層で浮腫や炎症，粘膜下層の線維化，固有筋層の肥大が生じるために腸管壁は肥厚し，これらが原因で内腔が狭窄する。壁全層の病変が広範に進展した場合には，しばしば腸間膜脂肪組織が漿膜表面に付着するように広がる。これを**脂肪蓄積** creeping fat という（図13.28C）。

活動期のクローン病の組織像として，陰窩上皮の破壊を伴う高度の好中球浸潤が挙げられる。陰窩内の好中球の集簇は**陰窩膿瘍** crypt abscess とよばれ，しばしば陰窩の破壊を伴う。クローン病では潰瘍が形成されることが多く，正常粘膜部と潰瘍部の境界が明瞭である。陰窩の破壊と再生を繰り返すために**粘膜の構築が変形**する。すなわち，正常では直線的で平行に配列する陰窩が分岐して形が不整となり，お互いに本来ありえない方向を向くようになる（図13.29A）。上皮の化生は慢性再発性の傷害の結果生じるもう１つの変化で，胃幽門前庭部の腺に類似していることが多い（**偽幽門腺化生** pseudopyloric metaplasia）。パネート細胞が正常では存在していない左半結腸で，**パネート細胞化生** paneth cell metaplasia がみられることがある。これらの構築の変化や化生性変化は，活動性の炎症が消退した後も遷延する。何年も経過すると陰窩が消失して粘膜が萎縮する。**非乾酪性肉芽腫** noncaseating granuloma（図13.29B）はクローン病に特徴的で，約35％の症例で認められる。活動性の有無にかかわらず，腸管壁のあらゆる層で生じうる（図13.29C）。肉芽腫は腸間膜リンパ節，さらには皮膚で認められることがあり，クローン病の代表的な腸管外症状とされる。肉芽腫の欠如はクローン病の診断を否定するものではない。

臨床的特徴

クローン病の臨床症状はきわめて多彩である。**多くの患者では比較的軽度の下痢，発熱，腹痛を伴う断続的な発作で発症する**が，約20％の患者では右下腹部痛と発熱が突然出現するため，急性虫垂炎や腸管穿孔に類似する。大腸病変を伴う患者では血性下痢と腹痛が出現するため，鑑別診断として大腸の感染症が挙げられる。活動期の間に数週間から数か月にわたって無症状の期間が続くことが多い。炎症の再燃は，身体的あるいは精神的なストレスや特定の食物，NSAIDsの使用，喫煙などを含むさまざまな外的要因を契機とする。

結腸に病変がある患者では出血により鉄欠乏性貧血が発生することがあるのに対して，小腸病変が広範に存在する場合は吸収不良に引き続く低アルブミン血症，栄養失調やビタミンB_{12}欠乏が起こる。線維化による狭窄は回腸末端部で特に頻度が高く，外科的切除を必要とする。しばしば吻合部で病変が再燃し，10年以内に追加切除が必要となる患者は40％に達する。瘻孔が腸管同士の間に形成される他，膀胱や腟，腹部や肛門周囲の皮膚にも広がることがある。ときに腸管穿孔と腹腔内膿瘍が出現する。

クローン病の**腸管外症状** extraintestinal manifestation として，ブドウ膜炎や移動性多発性関節炎，仙腸骨炎，強直性脊椎炎，結節性紅斑，ばち状指などが挙げられる。これらはいずれも腸管病変が確認される前に出現することがある。胆管周囲炎や原発性硬化性胆管炎がクローン病患者で起こることがあるが，潰瘍性大腸炎ではより頻度が高い。後述するように，長期にわたって大腸クローン病に罹患している患者では大腸腺癌および小腸腺癌が発生するリスクが上昇する。

潰瘍性大腸炎

形態学

潰瘍性大腸炎は常に直腸に病変が存在し，連続して口側に進展して結腸の一部あるいは全体に広がる（図13.30A）。飛び石病変が形成されることはない。結腸全体に病変が存在する場合は**全結腸炎** pancolitis とよばれる（図13.30B）。直腸や直腸S状部に限局する病変は記述的に**潰瘍性直腸炎** ulcerative proctitis あるいは**潰瘍性直腸S状結腸炎** ulcerative proctosigmoiditis とよばれる。小腸は正常だが，全結腸炎が高度である場合には回腸末端部で軽度の粘膜炎症がみられることがある。これは**逆流性回腸炎** backwash ileitis とよばれる。

肉眼観察では病変部の大腸粘膜の病変部はわずかに赤色調で，表面顆粒状を示すか，広範に**底部が広い潰瘍** broad-based ulcer を形成する。結腸の病変部と非病変部の境界は明瞭であることがある（図13.30C）。潰瘍は腸管の長軸に沿って配列するが，クローン病でみられる蛇行した潰瘍に類似することはない。再生粘膜が孤島のように腸管内腔に向かって突出し，**偽ポリープ** pseudopolyp とよばれる小さな隆起が生じる。慢性の病変では**粘膜萎縮** mucosal atrophy により粘膜表面が平坦かつ平滑になり，正常のひだが消失する。クローン病と異なり，**壁の肥厚はみられず，漿膜表面は正常で，狭窄は起こらない**。しかし，炎症と炎症仲介物質が固有筋層を傷害して神経筋機能障害が生じる結果，結腸の拡張と穿孔の危険が高い**中毒性巨大結腸症** toxic megacolon が出現する。中毒性巨大結腸症を合併した患者は発熱，頻脈，血圧低下を伴い，重症に至る。

潰瘍性大腸炎における粘膜病変の組織像はクローン病と同様で，炎症細胞浸潤，陰窩膿瘍，陰窩の変形，上皮の化生などが認められる。しかし**飛び石病変はみられず，炎症は粘膜固有層と粘膜下層浅層にとどまっていることが多い**（図13.30D）。重症例では粘膜傷害によって潰瘍が形成される。この潰瘍は粘膜下層の深部に及ぶが，炎症が固有筋層に達することはまれである。粘膜下層の線維化や粘膜固有層の萎縮，粘膜内の陰窩の変形は炎症が消退しても残るが，寛解が長期にわたって続く場合には組織像がほぼ正常な状態まで回復することがある。**肉芽腫は認められない**。

潰瘍性大腸炎の腸管外症状のなかには，移動性多発性関節

炎や仙腸骨炎，強直性脊椎炎，ブドウ膜炎，皮膚病変，胆管周囲炎，原発性硬化性胆管炎などが含まれ，クローン病のそれと一部が重複する。

臨床的特徴

潰瘍性大腸炎は再発性の炎症性疾患で，粘稠な粘液性の排泄物を伴う血性下痢，下腹部痛，排便によって一時的に改善する疝痛などが突然出現することを特徴とする。これらの症状は数日，数週間あるいは数か月続いた後に消失する。最初の発作が，内科的あるいは外科的救急疾患として扱われるほど重篤であることもある。半分以上の患者は軽症だが，大部分の患者は10年間で少なくとも1回は再発を経験する。結腸切除術によって腸管の病変は治癒するが，腸管外の症状は持続することがある。

潰瘍性大腸炎を惹起する要因は不明であるが，感染性腸炎が発症に先行する場合がある。禁煙直後に初発症状が出現したり，喫煙によって症状がある程度軽快したりする患者もいる。残念ながら，ニコチンを治療薬として用いるための研究の結果は期待はずれに終わっている。

治療は抗炎症剤が中心である。軽症の患者にはグルココルチコイドやアミノサリチル酸塩による治療が行われることが多い。より重症の患者には，TNFやIL-12/IL-23に結合して中和する抗体などの生物学的製剤による治療がしばしば有効である。

■ 炎症性腸疾患に関連した腫瘍

潰瘍性大腸炎や結腸型クローン病に長期間罹患した場合に，最も憂慮すべき合併症の1つが腫瘍の発生である。潰瘍性大腸炎の患者の発がんは結腸・直腸に限られるが，クローン病の患者では小腸腺癌の発生が起こりうる。この過程はバレット食道や慢性胃炎と同様に，最終的にがんに至る道への第一歩である異形成で始まる。異形成の発生にはいくつかの危険因子が関係している。

- **病歴の長さ**：発症後8～10年経過すると，異形成が発生する危険性が増加し始める。
- **病変の広がり**：全結腸型の患者は，限局型の患者と比較して危険性が高い。
- **炎症**：好中球の存在によって特徴づけられる活動性炎症が頻回に起こり，かつ高度であるほど異形成の発生リスクが高くなる。これは炎症 inflammation が発がんの原因となりうることを示すもう1つの証拠である（第6章）。

腫瘍の早期発見を促進するため，IBDと診断されてからおよそ8年が経過した時点で多くの患者は検診プログラムに登録される。この対策のなかで重要な例外は原発性硬化性胆管炎を伴う患者である。このような患者は異形成を発生する危険性がより高いため，通常は診断の時点で検診プログラムが適用される。検診では定期的に広範囲で粘膜生検を行う必要があるため，その実施にあたっては費用が多くかかる。多くの症例では異形成は粘膜の平坦な領域に発生するため，肉眼的には異常を認識することができない。そのため，早期の異形成性変化を検出するために，先進的な内視鏡画像技術が開発されようとしている。

結腸ポリープと腫瘍性疾患

ポリープは結腸で最も頻度が高いが，食道や胃，小腸でも発生する。茎のないものは**無茎性（広基性）sessile**とよばれる。無茎性ポリープが増大すると，内腔へ突出している部分が牽引されて茎が形成される。茎を有する

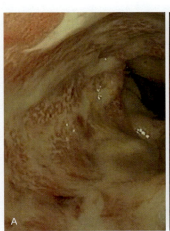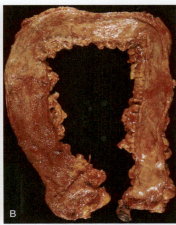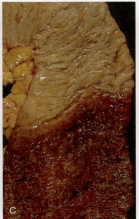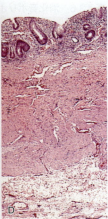

図13.30 潰瘍性大腸炎の病理像
A：重症例の内視鏡画像。潰瘍と粘液膿性物の付着を認める。B：活動性の全結腸炎を伴う結腸全摘検体。盲腸（左）では発赤を伴う顆粒状の粘膜がみられ，遠位（右）では粘膜が萎縮しており平滑である。C：活動性の潰瘍性大腸炎（下）と正常大腸粘膜（上）の境界は明瞭である。D：壁全層の組織切片では粘膜に限局する病変が認められる。図13.29Cと比較せよ。（内視鏡画像はDr. Aliya Husain, The University of Chicago, Chicago, Illinois. の厚意による）

ポリープは**有茎性 pedunculated** とよばれる。一般的には，腸管ポリープは**腫瘍性 neoplastic**，**非腫瘍性 nonneoplastic** に分類される。腫瘍性ポリープで最も多いのは潜在的にがんに進展する可能性がある腺腫である。非腫瘍性の**結腸ポリープ colonic polyp** はさらに炎症性，過誤腫性，過形成性に分類される。

炎症性ポリープ

孤立性直腸潰瘍症候群 solitary rectal ulcer syndrome では，**炎症性ポリープ inflammatory polyp** が合併する。この疾患の患者では発症時に直腸出血，粘液の排出，直腸前壁の炎症性病変からなる三徴が認められる。根本的な原因は直腸肛門括約筋の弛緩不全によって直腸前面で鋭角的な屈曲が生じることである。この屈曲により表面を覆っている直腸粘膜が何度も擦過されて潰瘍化する。組織傷害と修復機転を繰り返すことによって，炎症と反応性変化を伴う粘膜組織からなるポリープ様隆起が形成される。

過誤腫性ポリープ

過誤腫性ポリープ hamartomatous polyp は，散発性であることや，さまざまな遺伝性あるいは後天性症候群の一部をなす病変として起こることがある（表13.6）。第6章でも述べたように，過誤腫はポリープが発生した部位に正常に存在している成熟した組織で構成されるが，その配列は無秩序である腫瘍類似増殖性病変である。過誤腫性ポリポーシス症候群はまれだが，消化管および腸管外症状を伴うことがあり，また発がんのリスクを高めるとの報告もあるため，家族構成員のスクリーニングが必要であるため，認識しておくことは重要である。

若年性ポリープ

若年性ポリープ juvenile polyp は，最も頻度の高いタイプの過誤腫性ポリープである。散発性であることもあれば，遺伝性症候群に合併することもある。散発性の若年性ポリープは単発性であることが多いが，常染色体顕性の若年性ポリポーシス症候群の患者では，ポリープの数は数十個にも及ぶことがある。若年性ポリープの大部分は5歳未満の小児に発生する。**若年性ポリープは直腸でみられるのが特徴**で，ほとんどは直腸からの出血を契機としてみつかる。ポリープが逸脱し，肛門括約筋を通過して突出する例もある。若年性ポリープの症例のごく一部で異形成が発生する。そのほとんどは遺伝性の若年性ポリポーシス症候群を背景としており，大腸およびその他の臓器で腺癌が発生する危険性が高い（表13.6）。遺伝性の若年性ポリポーシス症候群は*SMAD4* などのTGFβ/BMPシグナル関連遺伝子の胚細胞変異と関連しており，このシグナル経路がんに特徴的なシグナルの1つである。また遺伝性の若年性ポリポーシス症候群ではポリープ表面の潰瘍からの出血をコントロールするために結腸切除術が必要になることがある。

> **形態学**
>
> 散発性若年性ポリープと遺伝性症候群の若年性ポリープは形態上類似している。通常は有茎性で表面が平滑な赤色調の病変で，直径は3cm未満である。割面では特徴的な嚢胞様空隙が認められる。組織学的にはその空隙は粘液と炎症細胞の残骸で充満されて拡張した腺管である（図13.31A）。

ポイツ・ジェガース症候群

ポイツ・ジェガース症候群 Peutz-Jeghers syndrome は，消化管における過誤腫性ポリープの多発，皮膚・粘

表13.6 消化管ポリポーシス症候群

疾患名	平均発症年齢	変異を伴う遺伝子	消化管病変	主な消化管外病変
ポイツ・ジェガース症候群	10～15	*LKB1/STK11*	樹枝状ポリープ（小腸＞結腸＞胃），結腸腺癌	粘膜皮膚における色素沈着，甲状腺，乳腺，肺，膵臓，生殖腺，膀胱癌の発症リスクの増加
若年性ポリポーシス	＜5	*SMAD4, BMPR1A*	若年性ポリープ，胃，小腸，結腸，膵臓における腺癌発生リスクの増加	肺動静脈奇形，ばち指
カウデン（コーデン）症候群	＜15	*PTEN*	過誤腫性ポリープ，脂肪腫，神経節腫，炎症性ポリープ，結腸癌発症リスクの増加	良性の皮膚腫瘍，甲状腺，乳腺における良性・悪性腫瘍
結節性硬化症	幼少期から成人期	*TSC1, TSC2*	直腸における過誤腫性ポリープ	顔面の血管線維腫，大脳皮質結節，腎血管筋脂肪腫
家族性大腸腺腫症				
古典的FAP	10～15	*APC*	多発性腺腫	先天性網膜色素上皮過形成
希薄型FAP（軽症型）	40～50	*APC*	多発性腺腫	
ガードナー症候群	10～15	*APC*	多発性腺腫	骨腫，類腱腫，皮膚嚢胞
ターコット症候群	10～15	*APC*	多発性腺腫	中枢神経系腫瘍，髄芽腫

膜の色素沈着で定義される，まれな常染色体顕性遺伝性疾患で，大腸癌，膵癌，乳癌，肺癌，卵巣癌，子宮癌，精巣癌などの悪性腫瘍や，それ以外のまれな腫瘍が発生する危険性が高い。家族性のポイツ・ジェガース症候群患者の約半数で *LKB1/STK11* 遺伝子の機能喪失型胚細胞系列変異が認められる。*LKB1/STK11* 遺伝子は，細胞内代謝を制御するがん抑制タンパク質リン酸化酵素をコードしており，代謝異常，細胞増殖の異常とがんの危険性が関連していることを示す1つの例である。

形態学

過誤腫性ポリープの多くは小腸でみられるが，胃や大腸にも出現し，まれに膀胱や肺で認められる。肉眼的観察では，ポリープは大型かつ有茎性で，外観が分葉状である。組織学的には，特徴的な樹枝状に分枝する結合織と平滑筋，粘膜固有層，および正常にみえる腸上皮で被覆された腺管が認められる（図13.31B）。

過形成性ポリープ

大腸の**過形成性ポリープ** hyperplastic polyp は，高頻度にみられる粘膜上皮の増殖性病変で，50～60代でみつかることが多い。その病態発生は完全には解明されていないが，上皮細胞の細胞回転の低下により表層上皮細胞の脱落が遅延するために杯細胞が"堆積"して形成されると考えられている。過形成性ポリープは悪性化することはないが，組織学的に類似する**広基性鋸歯状病変** serrated adenoma（潜在的に悪性化する）との鑑別を要するため，生検されることが非常に多い。

形態学

過形成性ポリープは左半結腸でみられることが多く，典型例では直径が5mm未満である。表面は平滑で，粘膜ひだの隆起部で結節状に突出していることが多い。単発性であることもあるが，S状結腸や直腸では多発することが多い。組織学的には，過形成性ポリープは成熟した杯細胞と吸収上皮細胞で構成される。これらの細胞の剥離が遅延するために，細胞が密集し，粘膜浅層でこの病変の特徴な形態である鋸歯状構築が出現する（図13.32AB）。

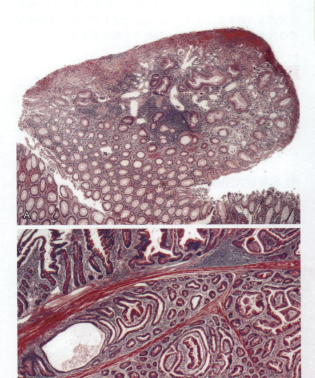

図13.31　過誤腫性ポリープ
A：若年性ポリープ。表面ではびらんがみられ，陰窩が囊胞状に拡張して粘液，好中球，壊死物質で充満されている。B：ポイツ・ジェガースポリープ。複雑な腺管構築と平滑筋の束によってポイツ・ジェガースポリープは若年性ポリープと区別される。

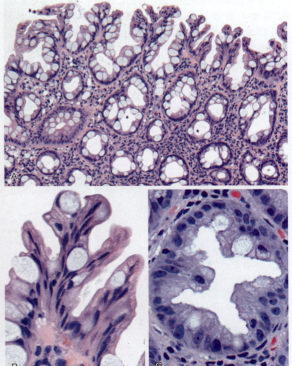

図13.32　過形成性ポリープ
A：ポリープの表面では上皮細胞が不規則に房状に突出している。B：上皮細胞の重積で構成される房状突出。C：腺管の断面では上皮細胞の密集による鋸歯状の構築がみられる。

腺腫

最も頻度が高く，臨床的に重要な腫瘍性ポリープは大腸腺癌の前がん病変である大腸腺腫である。罹患率に男女差はない。西側諸国では50歳以上の成人の約50％で認められる。これらのポリープは大腸癌の前がん病変であるため，現在米国では，すべての45歳以上の成人は大腸内視鏡によるスクリーニング検査を受けることが推奨されている。家族歴がある人はより若い年齢で大腸癌が発生する危険性があるため，がんと診断された最も若い親戚の年齢よりも少なくとも10歳低い年齢で検査が開始される。アジアでは腺腫の頻度が比較的低いが，欧米の食事や生活様式が普及するとともにその頻度は上昇しており，同時に大腸腺癌の罹患率が高くなっている。

形態学

典型的な腺腫は直径が0.3～10 cmで，有茎性 pedunculated であることもあれば（図13.33A），広基性 sessile であることもある。上皮の発育様式が異常であるために，いずれのタイプも表面の質感がビロード（図13.33B）で，凹凸のある肉眼像を示す。組織学的には，上皮異形成 epithelial dysplasia の特徴的な細胞像（図13.34C）は，核がクロマチン増量し細長くなり，重なりあうことである。上皮は陰窩の上部に移動しても成熟することができないため，これらの変化は腺腫の表面で最も容易に認識することができる。有茎性の腺腫は細長い線維筋性の茎を有しており（図13.33C），粘膜下層に由来する多数の血管を含んでいる。茎は非腫瘍性の粘膜上皮によって覆われているが，異形成を伴う上皮がみられることもある。

腺腫はその構築によって管状 tubular，管状絨毛状 tubulovillous，絨毛状 villous に分類することができる。管状腺腫は小型で有茎性のポリープである傾向があり，小型の円形あるいは管状の腺で構成されることが多い（図13.34A）。これに対して，絨毛腺腫はより大きく，広基性であることが多く，細長い絨毛で覆われる（図13.34B）。管状絨毛腺腫では管状成分と絨毛状成分が混在する。浸潤巣は管状腺腫よりも絨毛腺腫でみられることが多いが，絨毛構造だけでがんのリスクが高くなるわけではない。

広基性鋸歯状腺腫 sessile serrated adenoma は，広基性鋸歯状病変 sessile serrated lesion (SSL) ともよばれ，組織像は過形成性ポリープと重複し，典型的には異型を欠く図13.34D）。しかし，広基性鋸歯状腺腫は，悪性化する危険性が通常の腺腫と同様である。過形成性ポリープと区別するために最も有用な広基性鋸歯状腺腫の組織所見は，底部も含め陰窩全体にわたってみられる鋸歯状構築と陰窩の拡張，側方への進展である（図13.34D）。これに対して，過形成性ポリープでは鋸歯状構築は表層に限局していることが多い。

大腸腺腫の大部分は良性の経過をたどるが，ごく一部は診断時に浸潤癌を含んでいる。がんが併存する危険性と最もよく相関する重要な因子は病変の大きさである。例えば，直径が1 cm未満の腺腫ではがんが存在することは非常にまれだが，いくつかの研究によって4 cmを超える腺腫の40％近くが浸潤癌の病巣を含んでいることが示されている。高度異形成は大きさについで，がんが存在する危険因子である。

家族性大腸腫瘍症候群

大腸ポリープを合併し，大腸癌が発生する頻度が高い症候群がいくつか知られている。これらの疾患の遺伝子的な基盤がすでに明らかになっており，散発性の大腸癌に関する現在の理解に大きく貢献している（表13.7）。

家族性大腸腺腫症

家族性大腸腺腫症 familial adenomatous polyposis (FAP) は常染色体顕性遺伝疾患で，10代までに無数の

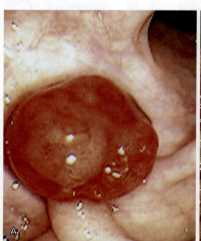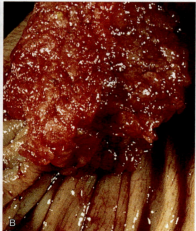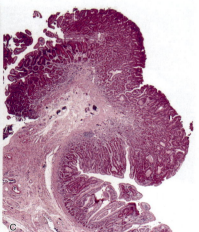

図13.33　大腸腺腫
A：有茎性腺腫（内視鏡像）。B：表面がビロード状の腺腫。C：有茎性管状腺腫の組織写真（弱拡大）。

表 13.7　大腸腫瘍がみられる孤発性，家族性のパターン

病因	分子生物学的欠損部位	異常遺伝子	遺伝様式	病変好発部位	組織学的所見
家族性大腸腺腫症	APC/WNT 経路	APC	常染色体顕性	なし	管状，絨毛状，典型的な腺癌
遺伝性非ポリポーシス大腸癌	DNA ミスマッチ修復	MSH2, MLH1	常染色体顕性遺伝	右半結腸	広基性鋸歯状腺腫，粘液癌
孤発性結腸癌（80%）	APC/WNT 経路	APC	なし	左半結腸	管状，絨毛状，典型的な腺癌
孤発性結腸癌（10〜15%）	DNA ミスマッチ修復	MSH2, MLH1	なし	右半結腸	広基性鋸歯状腺腫，粘液癌

大腸ポリープが出現することによって特徴づけられる。この疾患は腺腫性ポリポーシス遺伝子 adenomatous polyposis coli（APC）gene の変異によって発生する。古典的 FAP を診断するためには，少なくとも 100 個のポリープが認められることが必要だが，数千ものポリープが認められることもある（図 13.35AB）。ポリープの数が著しく多いことを除くと，形態学的にこれらのポリープと孤発性の腺腫を区別することは不可能である。未治療の FAP 患者では全例で大腸腺癌が発生し，その多くは年齢が 30 歳未満である。そのため，APC 遺伝子変異を有する患者に対する標準的治療は予防的結腸切除術である。しかしながら，患者は結腸切除後であっても腸管以外の部位で腫瘍が発生する危険性が依然としてある。特定の APC 遺伝子変異が FAP の他の症状の出現に関連しており，ガードナー症候群 Gardner syndrome やターコット症候群 Turcot syndrome のような亜型の原因であると考えられている（表 13.6）。ガードナー症候群の臨床像には，腸管ポリープ以外に下顎や頭蓋骨，長幹骨の骨腫，表皮囊胞，デスモイドと甲状腺腫瘍，未萌出や過剰歯などの歯科的異常などが含まれる。ターコット症候群はよりまれな疾患で，腸管腺腫と中枢神経系の腫瘍を

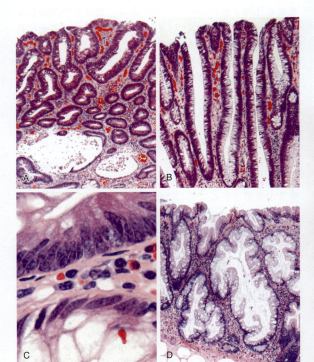

図 13.34　大腸腺腫の組織像
A：表面が平滑で，円形の腺管で構成される管状腺腫。本例では炎症反応を伴う陰窩の拡張と破綻が認められる（写真下方）。B：小腸の絨毛構造に類似した細長い突出を伴う絨毛腺腫。C：異形成上皮細胞（上方）は核細胞質比の増加，核クロマチン増量，核の細長化，核の偽重層化などを示す。図の下方にある正常の上皮と対照的である。D：典型的な異形成の細胞像を示さない杯細胞で被覆された広基性鋸歯状腺腫。この病変は陰窩にも及んでいる点で過形成性ポリープと区別される。図 13.32 の過形成性ポリープと比較せよ。

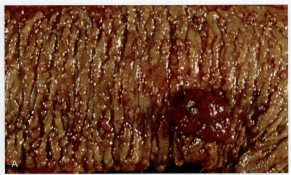

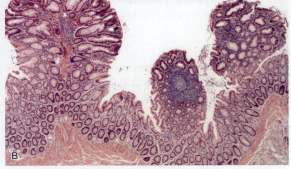

図 13.35　家族性大腸腺腫症
A：大きなポリープ（右）の周囲で無数の小型ポリープが認められる。B：この 1 つの顕微鏡視野内で 3 個の管状腺腫が認められる。

特徴とする。ターコット症候群の患者の2/3が*APC*遺伝子変異を有しており，髄芽腫が発生する。残りの1/3の患者はDNA修復にかかわるいくつかの遺伝子のうちの1つに変異を有しており，膠芽腫が発生する。これらの遺伝子の腫瘍発生における役割は後述する。

■ 遺伝性非ポリポーシス大腸癌

遺伝性非ポリポーシス大腸癌 hereditary nonpolyposis colorectal cancer（HNPCC）は，**リンチ症候群**としても知られており，大腸や子宮内膜，胃，卵巣，尿管，脳，小腸，肝胆道系，皮膚における発がんリスクの上昇を特徴とする常染色体優勢遺伝の形式をとる。HNPCC患者では結腸癌が散発性のものに比べて低い年齢で発生する傾向があり，しばしば**右半結腸**に存在する（表13.7）。HNPCCにおいても腺腫が認められるが，家族性大腸腺腫症のような著しい数の腺腫は発生しない。HNPCC患者に発生する腺腫は広基性鋸歯状腺腫の頻度が高く，そこから発生する腺癌では粘液産生が目立つことが多い。

HNPCCはDNAが複製される際にエラーが生じた部位を検出して除去し，修復する役割を担うタンパク質をコードする遺伝子の生殖細胞系列変異が遺伝するために発生する。そのようなミスマッチ修復遺伝子が少なくとも5個同定されているが，HNPCCの大部分は*MSH2*ないし*MLH1*のいずれか一方に異常がある。HNPCCの患者は変異を伴うDNA修復遺伝子1個と正常な対立遺伝子1個を親から引き継ぐ。正常な対立遺伝子が変異やDNAの化学修飾によって失われると，ミスマッチ修復機構に異常が生じて正常と比較して1,000倍に及ぶ数の変異が蓄積する。変異の大部分は**マイクロサテライトDNA**とよばれる短い反復DNAを含む領域で認められる。ヒトゲノムにはおよそ5〜10万のマイクロサテライトが存在している。これらはDNA複製の際に容易に伸長し，HNPCCでは最も頻繁に変異が起こる部位でもある。HNPCCにおける遺伝子異常の理解は同様の遺伝子異常を有する散発性大腸癌の発がんメカニズムの解明に大いに貢献した。ミスマッチ修復異常とそれに起因する**マイクロサテライト不安定性** microsatellite instabilityが及ぼす影響については次の大腸腺癌に関連づけて解説する。

■ 腺癌

大腸腺癌 adenocarcinomaは消化管では最も多い悪性腫瘍で，世界全体でも罹患率が高く，主要な死亡原因となっている。これに対して，長さにおいて消化管全体の75％を占める小腸は良性および悪性腫瘍がまれな部位である。小腸の悪性腫瘍のなかでは腺癌とカルチノイド（神経内分泌）腫瘍の発生頻度がほぼ同等で，悪性リンパ腫と肉腫がこれに次ぐ。

疫 学

米国では年間15万1千人が大腸腺癌に罹患し，約5万3千人が死亡している（2022年）。この数字はがん関連死全体の約15％に相当し，肺癌に次いで2番目に多い。大腸癌は60〜70歳で最も頻度が高く，50歳以前に発生する例は20％に満たない。近年は理由は不明だが50歳未満の若年者において大腸癌関連死が増加している。そのため，大腸癌スクリーニング検診は45歳以上を対象とすべきと勧告されている。女性と比較して，男性で発生する頻度がわずかに高い。大腸癌は，米国，カナダ，オーストラリア，ニュージーランド，デンマーク，スウェーデンの他，生活様式と食生活が共通しているために先進国とみなされる国々で罹患率が高い。インドや南米，アフリカではこの悪性腫瘍の頻度は1/30程度にすぎない。日本はかつて頻度が非常に低かったが，現在は罹患率が両者の中間の水準まで上昇し，英国と同程度となっている。これは生活様式と食習慣が変化した結果であると考えられている。

大腸癌の頻度の上昇に最も密接に関連している食事因子は，吸収されない食物繊維の摂取が少ないことと，精製炭水化物と脂肪の過剰摂取である。食生活の改善とともに薬理学的知見に基づく化学的予防に関心が寄せられている。大腸癌は肥満，喫煙，飲酒と関連がある。一方，アスピリンやその他の非ステロイド系消炎鎮痛剤（NSAIDs）に発がん抑制効果があることが示されている。この知見は，NSAIDsが結腸切除後に直腸が残された家族性大腸腺腫症患者においてポリープの消退を引き起こすことを示した研究によって支持されている。この発がん抑制効果は，主として組織傷害に反応して上皮の増殖を促進し，大腸癌の90％，腺腫の40〜90％で発現が亢進しているシクロオキシゲナーゼ2（COX-2）とよばれる酵素が阻害されることによってもたらされると考えられている。

病態形成

大腸の発がん機序に関する研究によって，悪性腫瘍の進展機序の全体像に対する基本的理解がもたらされた。大腸腺癌の発生に至る分子レベルでの異変の組み合わせは多彩で，塩基配列の変化を伴う遺伝子異常と塩基配列ではなく化学的修飾に起因するエピジェネティックな異常を含む。少なくとも2つの異なる遺伝学的経路，すなわち**APC/βカテニン経路とマイクロサテライト不安定性経路**が明らかにされている。要約すると，APC/βカテニン経路に関係する遺伝子変異はWNTシグナル伝達機構を活性化し，マイクロサテライト不安定性経路に関係する異常はDNAのミスマッチ修復機構を障害する（表13.7）。いずれの経路においても多数の遺伝子変異が段階的に集積するが，関連する遺伝子や遺伝子変異が蓄積する機序が異なっている。メチル化による遺伝子の不活化に代表されるDNAの塩基配列の変化を伴わないエピジェネティックな異常はいずれの経路においても発がんを促進する。

- **APC/βカテニン経路 APC/β–catenin pathway**：散発性の大腸癌の約80％は，その発生が古典的な**腺腫–がんシークエンス** adenoma–carcinoma sequence 説によって説明され，多くが腫瘍化の初期段階で腫瘍抑制遺伝子である*APC*遺伝子の変異が関与している（図 13.36）。腺腫が発生するためには，遺伝子変異あるいはエピジェネティックな変化のいずれかによって，2コピーある*APC*遺伝子の両方が機能的に不活化される必要がある。*APC*遺伝子はWNTシグナル経路の構成要素の1つであるβカテニンの重要な負の制御因子である（第6章）。正常な状態では，APCタンパク質がβカテニンに結合してその分解を促進する。APCの機能が失われるとβカテニンが蓄積して核内に移行し，細胞増殖を促進する*MYC*やサイクリン *D1*などをコードしている遺伝子の転写を活性化する。同様に，細胞増殖を促進しながらアポトーシスを阻害する*KRAS*遺伝子の，機能獲得型変異などの遺伝子変異がさらに続いて生じる。*KRAS*遺伝子変異が発がん過程の後期で生じる出来事であるという結論は，*KRAS*遺伝子変異が直径1cm未満の腺腫では10％未満，直径1cmを超える腺腫や浸潤性腺腫では50％の頻度で認められるという事実によって支持されている。腫瘍の進展には，それ以外にTGF–βシグナル伝達経路のエフェクターをコードする*SMAD2*遺伝子や，*SMAD4*遺伝子のような腫瘍抑制遺伝子の変異も関与している。本来，TGF–βシグナル伝達経路は細胞周期を抑制するため，それらの遺伝子の機能が失われると無制限の細胞増殖が起こる。腫瘍抑制遺伝子である*TP53*の変異は結腸癌の70〜80％でみられるが，腺腫では異常がみられることが少ないことから，*TP53*の変異も腫瘍の進展過程の後期で起こると考えられている。*TP53*およびその他の腫瘍抑制遺伝子の機能喪失の多くは染色体の欠失によって生じ，これによってAPC/βカテニン経路の特徴である**染色体不安定性**が顕在化する。腫瘍の進行に伴ってテロメラーゼの発現も亢進する。

- **マイクロサテライト不安定性経路**：前述したように，ミスマッチ修復遺伝子の欠損によってDNAミスマッチ修復機構が傷害されている患者では，塩基が反復して配列しているマイクロサテライトにおいて変異が蓄積し，**マイクロサテライト不安定性** microsatellite instability とよばれる状態となる。マイクロサテライトは非コード領域に存在していることが多く，これらの変異によって異常が生じることはないが，なかにはⅡ型TGF–β受容体やアポトーシス促進タンパク質である*BAX*などの遺伝子のコード領域や上流領域に存在するものがあり，同部位での異常は遺伝子発現に影響を及ぼす可能性がある（図 13.37）。TGF–βは大腸の上皮細胞の増殖を抑制するため，Ⅱ型TGF–β受容体の変異によって細胞が無制限に増殖する。その一方で，*BAX*遺伝子の欠損は遺伝子異常を伴う細胞のクローンの生存を促す。マイクロサテライト不安定性を有する大腸癌の一部では，DNAミスマッチ修復遺伝子の変異はみられないことがある。その代わりに，これらの腫瘍では*MLH1*遺伝子のプロモーター領域が過剰にメチル化されており，それによってMLH1の発現と修復機能が低下している。これらの特徴はCpG領域過剰メチル化表現型（CIMP）を定義している。これらの癌では*BRAF*癌遺伝子の活性化変異が一般的であり，*KRAS*と*TP53*の変異は通常伴わない。

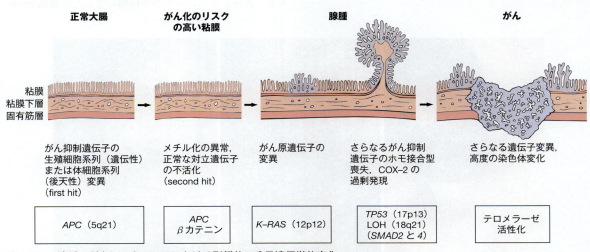

図 13.36　腺腫–がんシークエンスにおける形態的，分子遺伝学的変化
早期にがん抑制遺伝子である*APC*遺伝子の正常のコピーが1つ消失すると考えられている。家族性大腸腺腫症の患者は，生まれつきこの遺伝子の対立遺伝子の一方で変異が起こっており，大腸癌が発生する可能性がきわめて高い。その他，*KRAS*，*SMAD2*，*SMAD4*，がん抑制遺伝子である*TP53*などの変異とテロメラーゼの活性化が相まって大腸癌が生じる。これらの変化は時系列で起こるとみられているが，異常が起こる順番よりもむしろ異常の蓄積が重要であると考えられている。COX-2（cyclooxygenase-2）：シクロオキシゲナーゼ–2，LOH（loss of heterozygosity）：ヘテロ接合性の喪失。

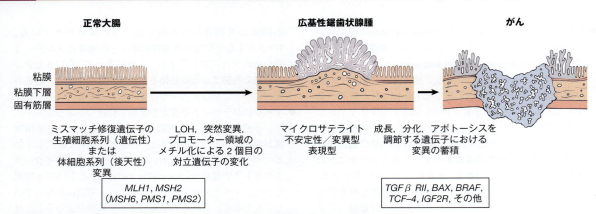

図 13.37　ミスマッチ修復経路による大腸癌発生における形態的，分子学的変化
ミスマッチ修復遺伝子（多くは*MLH1*あるいは*MSH2*）の欠陥によりマイクロサテライト不安定性がもたらされ，多数の遺伝子の突然変異が蓄積する。これらの突然変異が細胞の生存と増殖にかかわる遺伝子に生じると，がんが発生する可能性がある。LOH（loss of heterozygosity）：ヘテロ接合性の喪失。

形態学

腺癌は大腸全体にわたってほぼ均等に分布する。結腸の近位部で発生する腫瘍は，ポリープのような外向性発育を示す腫瘤を形成することが多く，内腔が広い盲腸や上行結腸の壁の一側に沿って進展するため，閉塞をきたすことがほとんどない（図13.38A）。これに対して，結腸の遠位部に発生するがんは輪状に広がる病変となる傾向があり，"ナプキンリング"様のくびれと内腔の狭細化を引き起こし（図13.38B），閉塞に至ることがある。いずれのかたちの腫瘍も時間の経過とともに腸管壁内に向かって発育し，硬い腫瘤として触知されるようになる（図13.38C）。右半結腸と左半結腸の腺癌の組織学的特徴はおおむね同様である。大部分の腫瘍は腺腫でみられる異形成を示す上皮細胞に類似した高円柱細胞で構成されている（図13.39A）。これらの腫瘍の浸潤部では高度の線維形成性間質反応が惹起されており，特徴的な硬さの原因となっている。分化度が低い腫瘍は腺管をほとんど形成しないことがある（図13.39B）。それ以外に，腸管壁内で豊富な粘液が産生されて貯留するいわゆる"粘液癌"の形態を示す症例は予後不良と関連する。胃癌でみられるものと同様の印環細胞で構成される腫瘍も存在する（図13.39C）。

臨床的特徴

大部分のがんが腺腫内に発生することが認識されるようになったこともあり，内視鏡によるスクリーニングはがんを予防するための絶好の機会を提供することになった。残念ながら，大腸癌はわれわれが知らない間に発生して潜伏するため，長期にわたって発見されないことがある。盲腸とそれ以外の**右半結腸に生じた結腸癌** right-

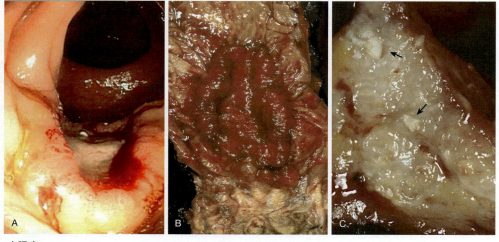

図 13.38　大腸癌
A：潰瘍を伴う上行結腸腺癌の内視鏡像。B：全周性の潰瘍を伴う直腸癌。写真下方で肛門粘膜がみられる。C：固有筋層に浸潤して貫通し，漿膜下脂肪組織内（左）に存在しているS状結腸癌。チョーク様の壊死巣が結腸壁内で認められる（矢印）。（内視鏡画像は Dr. Ira Hanan, The University of Chicago, Chicago, Illinois. の厚意による）

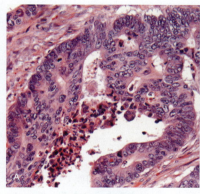 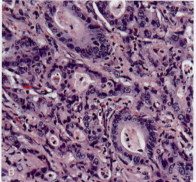 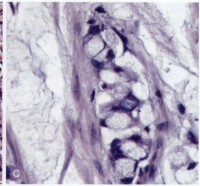

図13.39　大腸癌の組織像
A：高分化型腺癌。クロマチン増量を伴う楕円形の核がみられる。腺管内腔では壊死物質がみられることが多い。B：低分化腺癌では形成される腺管が少なく，大部分は腫瘍細胞で構成される胞巣の浸潤で構成される。C：印環細胞と細胞外の粘液貯留を伴う粘液癌。

sided colon cancer の大部分は鉄欠乏性貧血による倦怠感と衰弱を契機にみつかり，精密検査が行われる。そのため，高齢の男性や閉経後の女性でみられる鉄欠乏性貧血の原因として，他の疾患でないことが確認されないかぎり消化管のがんを念頭におくのが臨床上の鉄則である。左半結腸に発生した腺癌 left-sided colorectal adenocarcinoma では，便潜血 occult bleeding や排便習慣の変化 changes in bowel habit，左下腹部の痙性不快感 cramping が生じることがある。

　低分化型腺癌や粘液癌は予後不良であるが，最も重要な予後因子は浸潤の深さとリンパ節転移の有無の2つである。これらの因子は，米国がん合同委員会〔American Joint Committee on Cancer(AJCC)〕によるTNM(tumor-node-metastasis)分類と進行期分類の核となっている（第6章）。進行期分類は，治療法選択の複雑化と治療戦略の個別化を反映して時代とともにより複雑になっている。最も重要な因子は以下のものである。

- 浸潤の深さ：粘膜固有層に限局する，すなわち粘膜筋板を超えない腫瘍では5年生存率がほぼ100%であるのに対して，粘膜下層や固有筋層に浸潤している場合には5年生存率がそれぞれ95%，70～90%まで低下する（遠隔転移がない場合）。臓側漿膜表面あるいは隣接臓器や組織に浸潤した場合にはさらに生存率が低くなる。
- リンパ節転移（図13.40A）：リンパ節転移がある場合には生存率はより低下するため，リンパ節転移を伴う症例のほとんどで放射線療法または化学療法が行われる。症例によっては，これらの治療は初回腫瘍摘出術が施行される前に行われることがある。これを術前補助療法 neoadjuvant therapy という。分子遺伝学的な腫瘍の特性を明らかにすることは特異的な治療法を選択するうえで有用である可能性がある。
- 遠隔転移：肺（図13.40B）や肝臓（図13.40C），ある

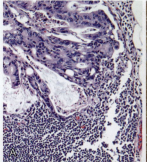 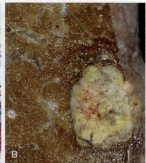

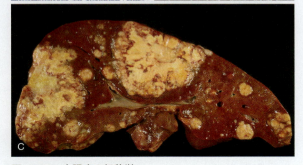

図13.40　大腸癌の転移巣
A：リンパ節転移。被膜下の類洞内で腺管構造がみられる。B：大腸癌の肺転移によって形成された孤発性の胸膜下結節。C：2個の大きな転移巣と多数の小転移巣を含む肝臓。転移巣の中央で壊死がみられる。

いはその他の部位への遠隔転移によって生存期間は短くなり，ここまで進行したがん患者の生存率は診断後5年の段階で15%以下にすぎない。消化管からの血流が門脈を経由して排出されるため，転移病巣の部位としては肝臓が最も頻度が高い。ただし，直腸からの血流は門脈循環を経由しないため，直腸肛門部のがんは肝臓を迂回し，肺やその他の臓器に転移することが多い。

進行期とは無関係に転移の数が少ない患者のなかには，遠隔転移による腫瘍を切除することによって何年も再発なく生存する症例が存在する．これは特に肝臓と肺への転移でみられる事実で，大腸癌が臨床的にも分子遺伝学的にも多彩であることを如実に示している．また，マイクロサテライト不安定性を示す腫瘍は，免疫チェックポイント阻害薬にしばしば反応するが，これはおそらく，これらの腫瘍が特に多数の腫瘍特異的抗原を発現しているからであろう．

虫垂

虫垂 appendix は，盲腸の正常構造として存在する真性憩室である．あらゆる憩室と同様に急性および慢性炎症が起こりやすく，急性虫垂炎は比較的頻度の高い疾患である．虫垂では炎症以外に腫瘍などの病変が生じることがあるが，頻度は非常に低い．

急性虫垂炎

急性虫垂炎 acute appendicitis は，思春期および若年成人で最も頻度が高いが，あらゆる年齢で起こる．生涯における虫垂炎の発生頻度は7%で，女性に比べて男性でわずかに発生しやすい．急性虫垂炎は罹患率が高いにもかかわらず，術前に診断を確定することは容易ではなく，腸間膜リンパ節炎や急性卵管炎，子宮外妊娠，中間痛（排卵に関連する疼痛），メッケル憩室炎と誤認されることがある．

病態形成

急性虫垂炎は，虫垂内腔の圧が徐々に上昇して静脈還流が阻害されるために生じると考えられている．急性虫垂炎の症例の50～80%は急激な内腔の閉塞に関連している．その多くは小さな石様の糞塊あるいは**糞石 fecalith**によるものだが，頻度は低いものの胆石や腫瘍，あるいは寄生虫の集塊によって生じることがある．虚血による傷害と細菌の繁殖を促す内容物の滞留によって炎症反応が惹起され，組織の浮腫と虫垂の内腔，筋層，周囲軟部組織への好中球浸潤などがみられるようになる．

形態学

早期の急性虫垂炎では，漿膜下の血管でうっ血が生じ，壁全層の血管周囲でごく軽度の好中球浸潤がみられる．炎症反応によって正常では光沢がみられる漿膜が変化して，鈍く顆粒状の外観を呈するようになり，表面が紅色調となる．粘膜では好中球が浸潤し，巣状の浅い潰瘍がしばしばみられるが，これらの所見は非特異的である．したがって急性虫垂炎と診断するためには固有筋層への好中球が浸潤している必要がある．より重症の症例では壁内に限局性の膿瘍が形成され（**急性化膿性虫垂炎 acute suppurative appendicitis**），さらに進行すると，広範な出血性潰瘍と壊疽性壊死が漿膜に波及して**急性壊疽性虫垂炎 acute gangrenous appendicitis**となる．そのためにしばしば壁が破綻し，化膿性腹膜炎が発生する．

臨床的特徴

典型的な急性虫垂炎では，初期に臍周囲で疼痛が出現し，最終的に右下腹部に限局するようになる．続いて，吐き気，嘔吐，軽度の発熱や，末梢血において軽度の白血球増多がみられるようになる．**マックバーニー徴候 McBurney's sign**は，臍から直線上で右上前腸骨棘に向かって2/3の距離にある点（マックバーニー点）でみられる．この深部の圧痛は古典的な理学所見の1つであるが，このような典型的な徴候や症状がみられないために，臨床診断が困難となることが少なくない．CTなどの画像所見が鑑別に役立つことがある．

虫垂の腫瘍

いくつかの虫垂原発腫瘍があるが，最も重要なものについて以下に述べる．

- **虫垂で最も頻度が高い腫瘍は，カルチノイド carcinoid または高分化型神経内分泌腫瘍（前述）である．**この腫瘍は手術時や切除された虫垂を検索する際に偶然みつかることが多い．この腫瘍は虫垂の先端部に発生することが多く，直径が2～3 cm に達する充実性で球根に類似した腫脹が生じる．壁内あるいは貫壁性に進展することがあるが，リンパ節転移の頻度が非常に低く，遠隔転移はきわめてまれである．
- **腺腫 adenoma や非粘液産生性腺癌 non-mucin producing adenocarcinoma** 非粘液産生性腺癌 non-mucin producing adenocarcinoma も虫垂に発生することがあり，内腔閉塞とともに腫大が生じるために急性虫垂炎でみられる変化に類似することがある．
- **粘液性囊胞腺腫 mucinous cystadenoma や粘液性囊胞腺癌 mucinous cystadenocarcinoma** が虫垂に発生することもある．腫瘍が産生する粘液が内腔を充満し，虫垂は拡張する．この状況は**粘液瘤 mucocele**とよばれる．進行し虫垂が破裂すると腹腔内に腫瘍細胞が播種することになる．女性ではそのために発生する腹膜播種は卵巣の粘液性腫瘍由来のものと誤認されることがある．最も進行した症例では，腹腔が粘稠性の高い半固形状の粘液で充満される．この状態を**腹膜偽粘液腫 pseudomyxoma peritonei**という（e図13.8）．この腹腔内の播種病変は長年にわたって減量手術が繰り返しながら経過観察が行われるが，最終的には大部分の症例で患者は死亡する．

要約

歯牙とその支持組織の疾患
- う蝕 caries は35歳未満における歯牙喪失の原因として最多のものである。う蝕の主な原因は、細菌による糖分解の最終産物である酸によって歯牙構造が破壊されることにある。
- 歯肉炎 gingivitis は歯牙周囲の粘膜の可逆的な炎症で、プラーク（歯垢）や歯石の蓄積に関連がある。
- 歯周炎 periodontitis は慢性的な炎症状態で、歯牙の支持組織を破壊し、最終的には歯牙喪失に至ることがある。その原因は口腔衛生状態の悪化と口腔内細菌叢の変化である。

口腔炎症性病変
- アフタ性潰瘍 aphthous ulcer は、原因不明の有痛性表層潰瘍で、一部の症例ではさまざまな全身疾患に合併する。
- 単純ヘルペスウイルス herpes simplex virus は、水疱（口唇ヘルペス、単純疱疹）を伴う一過性の感染を起こす。水疱は通常破裂した後に瘢痕を形成せずに治癒するが、しばしばウイルスが残存し、神経節内で潜伏し、再活性化が起こることがある。
- 口腔カンジダ症 oral candidiasis は、抗生物質の使用などによって口腔内の細菌叢に変化が生じた場合に起こることがある。免疫抑制状態にある患者では感染が深部に及ぶことがある。

口腔病変
- 線維腫 fibroma と化膿性肉芽腫 pyogenic granuloma は、口腔粘膜で比較的頻度が高い反応性間質病変である。
- 白板症 leukoplakia と紅板症 erythroplakia は、悪性転化をきたしうる粘膜の斑状病変である。悪性転化の危険性は、白板症と比較して紅板症のほうが高い。
- 口腔癌の大半は扁平上皮癌である。(1)タバコや飲酒などの発がん物質と関連しているタイプと、(2)高リスクHPV関連のタイプに分けられる。

唾液腺疾患
- 唾液腺炎 sialadenitis（唾液腺の炎症）は外傷、感染（流行性耳下腺炎など）、自己免疫反応によって起こることがある。
- 多形腺腫 pleomorphic adenoma は上皮細胞と間葉細胞が混在する形態的に多彩な腫瘍で、緩徐に発育する。通常良性であるが、再発や悪性転化をきたすことがある。耳下腺が最も多い。
- 粘表皮癌 mucoepidermoid carcinoma は扁平上皮細胞と粘液細胞が混在する悪性腫瘍で、生物学的悪性度はさまざまである。耳下腺と小唾液腺に好発する。

歯原性嚢胞と腫瘍
- 顎は、歯原性の遺残物に由来する上皮で被覆された嚢胞が最も多い部位である。
- 歯原性角化嚢胞は局所侵襲性があり、再発率が高い。
- 根尖周囲嚢胞（歯根嚢胞）は、う歯や歯の外傷に合併する反応性の炎症性病変である。
- 最も頻度の高い歯原性腫瘍はエナメル上皮腫と歯牙腫である。

食道疾患
- 食道閉塞 esophageal obstruction は、機械的または機能的な異常の結果として生じることがある。機械的閉塞の原因として発生異常、線維性狭窄、腫瘍が挙げられる。
- 食道静脈瘤 esophageal varices は門脈圧亢進症に伴う側副血行路の拡張によって引き起こされ、致死的な大出血を起こしやすい。
- 嘔吐が重度かつ長期にわたると、食道裂傷が生じることがある。食道裂傷は表在性で食道胃接合部をまたぐもの（マロリーワイス裂傷 Mallory-Weiss tear）、貫壁性で縦隔炎を起こしやすいもの（ボエルハーベ症候群 Boerhaave syndrome）などがある。
- アカラシア achalasia は、LESの不完全な弛緩、LESの緊張亢進、食道蠕動の消失によって特徴づけられる疾患で、頻度の高い機能性食道閉塞である。
- 食道炎 esophagitis は、化学性あるいは感染性粘膜傷害の結果生じうる。免疫不全の患者では感染症が最も多い。
- 食道炎の最も頻度が高い原因は、胃食道逆流症 gastroesophageal reflux disease（GERD）である。この疾患はアトピー性皮膚炎にしばしば合併する自己免疫疾患の好酸球性食道炎との鑑別を要する。
- バレット食道 Barrett esophagus は、慢性GERDの患者に生じる化生性変化であり、食道腺癌が発生する危険性が高いことに関連している。
- 食道扁平上皮癌 esophageal squamous cell carcinoma は、飲酒と喫煙、腐食性食道傷害、アカラシア、プランマー・ビンソン症候群に関連している。

急性胃炎と慢性胃炎
- 胃炎 gastritis とは粘膜の炎症状態である。組織構築に変化はあるものの炎症細胞が存在しないか非常に少数である場合に胃症 gastropathy という用語が用いられる。
- 急性胃炎 acute gastritis の発生要因には胃粘膜の保護

を妨げるあらゆる化学物質や疾患が含まれる。
- 慢性胃炎の原因として最も頻度が高いのは**ピロリ菌感染**で，それ以外のほとんどは NSAIDs，アルコール，**自己免疫性胃炎** autoimmune gastritis によって生じる。
- ヘリコバクター・ピロリ胃炎は前庭部で発生することが多く，胃酸の産生を亢進させ，慢性炎症を引き起こす。
- **自己免疫性胃炎** autoimmune gastritis は体部の酸を産生する腺（胃底腺）を萎縮させる。その結果，胃酸の産生が低下し，前庭部の G 細胞過形成，無酸症，ビタミン B_{12} 欠乏症が発生する。抗壁細胞抗体や抗内因子抗体が出現することが多い。
- **腸上皮化生** intestinal metaplasia は慢性胃炎においても生じ，胃の異形成と腺癌発生の危険因子である。
- 消化性潰瘍は，ヘリコバクター・ピロリ慢性胃炎とその結果生じる胃酸過多，NSAIDs の服用によって起こることがある。潰瘍は胃や十二指腸に発生し，胃酸の産生の抑制，NSAIDs 服用の中止，ピロリ菌が存在する場合はその駆除によって通常は治癒する。

胃ポリープと腫瘍

- **炎症性** inflammatory および**過形成性胃ポリープ** hyperplastic gastric polyp は，慢性胃炎に関連する反応性病変である。ポリープが大きくなるにしたがって異形成が発生する危険性が高くなる。胃底腺ポリープはプロトンポンプ阻害剤の服用と関連がある。
- **胃腺腫** gastric adenoma は，慢性胃炎を背景に発生し，特に腸上皮化生と粘膜（腺）の萎縮に関連している。しばしば胃腺腫から腺癌が発生する。
- **胃腺癌** gastric adenocarcinoma は，発生部位と肉眼および組織形態によって分類される。腸型の組織学的パターンを示す腺癌と，豊富な粘液を含有する印環細胞で構成されびまん性の浸潤性発育様式を示す腺癌におおむね分けられる。後者の病態には E カドヘリンの異常が関与している。
- 胃腺癌の最も重要な危険因子は腸上皮化生を伴う慢性胃炎で，しばしばピロリ菌感染と関連する。
- **原発性胃リンパ腫** primary gastric lymphoma は，ピロリ菌関連慢性胃炎に誘導されて形成される粘膜関連リンパ組織から発生することが最も多い。
- 神経内分泌（カルチノイド）腫瘍は，広範に存在する内分泌系組織から発生し，消化管のなかでも特に小腸で最も頻度が高い。小腸のカルチノイド腫瘍は侵襲性が最も高い傾向があるのに対して，虫垂の場合にはほとんどが良性である。
- **消化管間質腫瘍** gastrointestinal stromal tumor（GIST）は，腹部の間葉系腫瘍では最も頻度が高く，胃に発生することが最も多い。GIST は**カハールの間質細胞** interstitial cell of Cajal として知られる良性のペースメーカー細胞に由来する。腫瘍の大部分は，受容体型チロシンキナーゼをコードする c–KIT ないし PDGFRA 遺伝子のいずれか一方で機能獲得型変異が起こっている。

腸閉塞

- **腸重積** intussusception は，2 歳未満の小児における腸閉塞の原因として最も頻度が高い。通常は注腸造影または空気注腸により整復可能である。
- **ヒルシュスプルング病** Hirschsprung disease は，盲腸から直腸への神経堤細胞の移動が停止する結果生じるもので，神経節細胞の欠損により機能的閉塞を引き起こす。
- **腹壁ヘルニア** abdominal herniation は，鼠径管や大腿管，臍部や手術瘢痕部などの腹壁が脆弱であったり，欠損している部位で生じる。

腸の血管障害

- 腸管虚血は**動脈閉塞** arterial obstruction，**静脈閉塞** venous obstruction のいずれかによって発生する。
- 血流低下によって生じる**虚血性腸疾患** ischemic bowel disease は，2 つの動脈支配の境界をなす分水嶺である脾弯曲部，S 状結腸，直腸で最も頻度が高い。
- **全身性血管炎** systemic vasculitides とサイトメガロウイルス感染などの**感染症** infectious disease によって血管病変が生じ，慢性虚血の原因になることがある。
- **血管異形成** angiodysplasia は，高齢者における下部消化管出血の原因として頻度が高い。
- **痔核** hemorrhoid は，静脈内圧亢進に反応して形成される側副血行路である。

吸収不良性下痢

- 下痢は**分泌性** secretory，**浸透圧性** osmotic，**吸収不良性** malabsorptive，**滲出性** exudative に分類される。
- 嚢胞性線維症に関連する吸収不良は，**膵機能不全** pancreatic insufficiency と腸管内腔における**栄養素の分解障害** deficient luminal breakdown の結果，生じる。
- セリアック病 celiac disease は，免疫機能の異常によって生じる腸管疾患で，グルテンを含有する穀物の摂取を契機に発生する。セリアック病における吸収不良性下痢は，刷子縁の表面積の減少によって起こる他，腸管上皮細胞成熟障害が原因として想定される。
- **ラクターゼ欠損症** lactase deficiency は，ラクトースの分解ないし吸収障害により**浸透圧性下痢** osmotic diarrhea を引き起こす。
- **無 β リポタンパク質血症** abetalipoproteinemia は，遺伝性の上皮内輸送の障害によって，豊富なトリグリセリドを含むリポタンパク質を分泌できないことによって特徴づけられる。
- 顕微鏡的大腸炎には，**膠原線維性大腸炎** collagenous

colitis とリンパ球性大腸炎 lymphocytic colitis の 2 つが含まれる。いずれも慢性の水様性下痢の原因となる。腸管は肉眼的には正常で，組織学的変化によって診断が確定する。

感染性腸炎
- コレラ菌は，毒素を産生して分泌し，大量の塩素イオンを分泌させる。そのために分泌型下痢 secretory diarrhea が起こる。
- カンピロバクターは，先進国で最も多くみられる細菌性の腸管病原体で，旅行者下痢症の原因でもある。大部分の株は浸潤能がない。
- サルモネラ菌と赤痢菌は浸潤性で，滲出性の血性下痢，すなわち赤痢を起こす。サルモネラ感染は食中毒の原因として頻度が高い。腸チフスでは全身症状（チフス熱）が出現することがある。
- 偽膜性腸炎の多くは，しばしば抗生物質による治療を契機として，腸管内の正常細菌叢が破綻してクロストリジオイデス・ディフィシルが繁殖するために発生する。この病原体は，腸管上皮の機能を障害し，壊死を誘導する毒素を産生する。
- ロタウイルスは，重症の小児下痢症の原因として最も頻度が高い。下痢は成熟腸管上皮の減少による吸収不良と分泌過剰に起因している。ワクチンが有効である。
- 寄生虫感染 parasitic infection と原虫感染 protozoal infection は，世界の半数以上の人々が罹患し，慢性あるいは再発性の経過をたどる。代表的なものとして回虫（*Ascaris*），糞線虫（*Strongyloides*），鉤虫（*Necator* および *Ancylostoma*），原虫（*Giardia* および *Entamoeba*）が挙げられる。

炎症性腸疾患
- 炎症性腸疾患（IBD）は，クローン病と潰瘍性大腸炎を含む用語である。
- 炎症性腸疾患は，宿主と腸内細菌の間の相互作用の変化，腸上皮細胞の機能障害，粘膜の免疫応答の異常，が複合することによって発生すると考えられている。
- クローン病 Crohn disease は，回腸末端部と盲腸で病変を形成することが最も多いが，消化管のいずれの部位でも病変を形成することがあり，貫壁性の炎症を特徴とし，飛び石状病変や非乾酪性肉芽腫がみられることが多い。
- 潰瘍性大腸炎 ulcerative colitis の病変は結腸に限局し，直腸から連続して進展する。病変の範囲は直腸にとどまるものから全結腸炎となるものまでさまざまであるが粘膜に限局している。飛び石状病変や肉芽腫の形成はみられない。
- クローン病，潰瘍性大腸炎ともに腸管外症状がみられることがある。
- 結腸の IBD に 8〜10 年以上罹患している患者では，大腸の異形成や腺癌が発生する危険性が高くなる。

結腸ポリープ，腺腫，および腺癌
- 腸管ポリープ intestinal polyp は，非腫瘍性と腫瘍性に分類することができる。非腫瘍性ポリープはさらに炎症性，過誤腫性，過形成性ポリープに区別される。
- 炎症性ポリープ inflammatory polyp は，慢性的に組織傷害と治癒機転が繰り返されるために形成される。
- 過誤腫性ポリープ hamartomatous polyp は，散発性であることもあれば，ポイツ・ジェガース症候群のように遺伝的性疾患の一症候として発生することもある。後者の場合は悪性腫瘍が発生するリスクが高いことが多い。
- 過形成性ポリープ hyperplastic polyp は，良性上皮の増殖で構成され，左半結腸および直腸でみつかることが最も多い。悪性化することはなく，前がん病変とされる広基性鋸歯状腺腫 sessile serrated adenoma とは区別する必要がある。
- 良性上皮で構成される大腸の腫瘍性ポリープは腺腫 adenoma とよばれる。大腸の腺癌の前がん病変であるこの病変を特徴づける組織像は細胞学的異形成である。
- 典型的な腺腫と異なり，広基性鋸歯状腺腫は細胞学的異形成を欠き，形態像の一部が過形成性ポリープと共通している。
- 家族性大腸腺腫症 familial adenomatous polyposis (FAP)と遺伝性非ポリポーシス大腸癌 hereditary nonpolyposis colorectal cancer(HNPCC)は，最も頻度の高い家族性大腸癌である。
  - FAP は *APC* 遺伝子の変異によって生じ，典型的な患者では通常数百個の腺腫がみられ，30 歳までに大腸癌が発生する。
  - HNPCC は DNA ミスマッチ修復遺伝子の変異によって生じ，マイクロサテライト不安定性を伴う。HNPCC の患者では典型的な FAP 患者と比較してポリープの数ははるかに少なく，比較的高い年齢でがんが発生するが，散発性の大腸癌患者よりも若年で起こる。
- 結腸癌の大部分は腺癌である。これらは APC/βカテニン経路 APC/β–catenin pathway とマイクロサテライト不安定性経路 microsatellite instability pathway のいずれかによって発生する。最も重要な 2 つの予後因子は浸潤の深さとリンパ節あるいは遠隔臓器への転移の有無である。

虫垂
- 急性虫垂炎 acute appendicitis は，小児，思春期の年代で最も頻度が高く，虫垂内腔の閉塞によって内腔

圧が上昇し，静脈還流が妨げられる結果生じると考えられている。
- 最も頻度の高い虫垂腫瘍は，**カルチノイド** carcinoid **または高分化型神経内分泌腫瘍** well-differentiated neuroendocrine tumor である。その多くは偶然みつかり，ほとんどが良性である。
- **虫垂粘液性腫** mucinous tumors of the appendix は腹腔内に播種することがあり，腹膜偽粘液腫と称される。

臨床検査 [a]

検査	参考値	病態生理／臨床的関連
脱アミノグリアジンに対する血清中の IgG および IgA 抗体	陰性：< 20.0 U 弱陽性：20.0〜30.0 U 陽性：> 30.0 U	脱アミド化グリアジン抗体(IgG)は，セリアック病患者の約 2%を占める IgA 欠損症患者に対して有用な血清検査である。検査前にグルテン除去食を摂っていれば，この検査の感度は低下する。
筋内膜に対する血清中の IgA 抗体	陰性	筋内膜（筋肉細胞を取り囲む結合組織）に対する IgA 自己抗体は，セリアック病または疱疹状皮膚炎患者の 70〜80%で上昇する。これに比べ，抗組織トランスグルタミナーゼ(tTG)抗体の感度と特異度は，それぞれ 90〜98%，95〜97%である；したがって，後者がしばしばセリアック病評価の第一スクリーニング検査となる。抗筋内膜抗体検査は，IgA 欠損症の患者には有用ではない。力価は一般的に疾患の重症度と相関し，グルテンフリー食を厳守すると低下する。
ヘリコバクター・ピロリ呼気検査	陰性	ピロリ菌は慢性胃炎を引き起こし，消化性潰瘍，胃腺癌，リンパ腫の素因となる。この細菌はウレアーゼを産生し，胃酸を中和し，細菌のタンパク質合成にアンモニアを供給する。ピロリ菌感染が疑われる患者は，同位体（例えば，非放射性炭素 13）で標識された少量の尿素を摂取する。ピロリ菌由来のウレアーゼが存在する場合，尿素は同位体で標識された二酸化炭素に代謝され，患者の呼気から検出される。この高感度，高特異度の検査は，ピロリ菌感染の診断やピロリ菌除菌の確認に用いられる。抗生物質や胃酸分泌を抑制する薬剤は偽陰性を引き起こすことがあり，一方，無胃酸症や他のウレアーゼ陽性菌の感染では偽陽性を示すことがある。
ヘリコバクター・ピロリ糞便検査	陰性	便中のピロリ菌排出の有無を評価する検査には，(1)細菌抗原に対する酵素免疫測定法または免疫クロマトグラフィー法，および(2)ピロリ菌の遺伝子に対する PCR 法の 2 種類がある。これらの高感度，高特異性検査はピロリ菌感染の診断や除菌の確認に使用される。胃酸分泌を抑制する抗生物質や薬剤は，ピロリ菌の増殖を抑制するため偽陰性を引き起こす可能性がある。
内因子(IF)に対する血清中の抗体	陰性	内因子(intrinsic factor, IF)は胃の壁細胞から分泌され，ビタミン B_{12} と結合して回腸末端での吸収を促進する。悪性貧血では，IF に対する自己抗体がビタミン B_{12} の結合を阻害し，ビタミン B_{12} 欠乏症を引き起こす。ビタミン B_{12} 欠乏症は，巨赤芽球性貧血や神経症状を呈することがある。抗 IF 抗体は非常に特異的であるが，悪性貧血患者の約 50%でしか陽性にならない。
血清中の抗壁細胞抗体	陰性：< 20.0 U 判定困難：20.1〜24.9 U 陽性：> 25.0 U	これは胃の壁細胞にある H^+/K^+ ATPase ポンプに結合する IgG 抗体である。自己免疫性胃炎，すなわち胃壁細胞の消失，胃粘膜の萎縮と化生をきたす炎症性疾患や，これらが慢性化し，内因性因子の消失とビタミン B_{12} の吸収低下により発生する悪性貧血で認められる。抗壁細胞抗体は悪性貧血患者の 90%以上に認められるが，内因性因子抗体と比較して特異性は低い。
血清中の組織トランスグルタミナーゼ(tTG)に対する抗体(IgA)	陰性：< 4.0 U 弱陽性：4.0〜10.0 U 陽性：> 10.0 U	tTG はグリアジンを脱アミノ化し，抗原提示細胞上の HLA-DQ2 および DQ8 分子と親和性を高めて結合させ，CD4 陽性 T 細胞応答を引き起こす。tTG 自己抗体はセリアック病患者において上昇する。この検査は，診断を確定するための生検と併用する第一選択のスクリーニング検査である。この検査は IgA 抗体の存在を評価するため，IgA 欠損症の患者（セリアック病患者の約 2%）では陰性となる。この検査は，患者がグルテンフリー食を摂取している場合に陰性となることがあり，グルテンフリー食の遵守状況をモニタリングするのに有用である。
消化管悪性腫瘍に対する分子検査		
検査	方法	病態生理／臨床的関連
KIT 変異	固形がんでは KIT の免疫染色が最も一般的であるのに対して，血液悪性腫瘍ではシークエンスにより評価されることが一般的である。	消化管間質腫瘍(GIST)の約 80%は，受容体チロシンキナーゼをコードする *KIT* に活性化変異を有する。*KIT* 変異は，GIST における KIT の強陽性像と相関し，KIT 阻害剤に対する反応性を予測する。

| マイクロサテライト不安定性（Microsatellite instability, MSI）／ミスマッチ修復遺伝子欠損（Mismatch repair（MMR）defect） | 通常，MMRタンパク質（MLH1，MSH2，MSH6，PMS2）の免疫組織化学染色により間接的に評価する。マイクロサテライト領域のPCR増幅またはDNA塩基配列決定により直接評価することもできる。 | 大腸癌の約2〜3%はMMR遺伝子のいずれかに生殖細胞系列異常（リンチ症候群）を有する患者に発生する。散発性大腸癌の約15%は，*MLH1*のプロモーターの体細胞過剰メチル化または同遺伝子の後天的変異によるMMR欠損を有する。MSI高値（MSI-H）大腸癌は，T細胞による浸潤が多いことが多く，免疫チェックポイント阻害薬が奏効しやすい。 |

[a] この表の編集における Dr. Sonia S. Kupfer, Department of Medicine, University of Chicago, の支援に深く感謝する。
参考値は *Mayo Foundation for Medical Education and Research* の許可を得て https://www.mayocliniclabs.com/ から引用。無断転載を禁ずる。
Deyrup AT, D'Ambrosio D, Muir J, et al. Essential Laboratory Tests for Medical Education. Acad Pathol. 2022;9. doi: *10.1016*/j.acpath.*2022*.100046. より引用。

肝臓と胆嚢

Liver and Gallbladder

第14章

肝臓

　健康な成人の肝重量は1,400〜1,600 gである。**肝臓** liverは二重の血液供給を受けており，肝血流の60〜70％を門脈が提供し，残りを肝動脈が供給している。門脈と肝動脈は門部，すなわち**肝門部** porta hepatisを通って肝臓の下面に入る。肝内では10〜12回程度分岐しつつ門脈，肝動脈および**胆管** bile ductの枝が並行して**門脈域** portal tractの内部を進む。

　肝臓の微細構築を記述するのに最も一般的な用語は小葉モデルに基づいている（図14.1）。このモデルは，中心に肝静脈の終末枝があり外周は門脈域で区切られた直径1〜2 mm大の小葉に肝臓を分割している。これらの小葉はしばしば六角形の構造として描かれるが，人間でははるかに多彩な形状を示す。とはいえ，それは便利な単純化である。第2のモデルでは血液供給に対する肝細胞の位置に基づいて肝臓を三角形の細葉に分割する（図14.1）。終末肝静脈の近くの肝細胞は**小葉中心** centrilobularとよばれ，門脈域近くの肝細胞は**門脈周囲** periportalとよばれる。小葉実質をゾーンに分けるのは重要な概念である。なぜなら，各ゾーンは代謝活性やさまざまな肝障害に対する感受性が異なるからである。

　小葉内では，肝細胞は門脈域から終末肝静脈に向かって伸びる吻合したシートあるいは"板"の形に組織化されている。肝細胞による小柱状の板の間には血管の**類洞** sinusoidがある。血液は類洞を通って流れ静脈壁にある多数の開口部を通じて終末肝静脈へ流出する。このように肝細胞は門脈血と肝動脈血がよく混ざった血液に浸っているのである。類洞は有窓内皮で裏打ちされており，豊富な肝細胞の微絨毛が突き出ている類洞周辺の空間（**ディッセ腔** space of Disse）を覆っている。類洞の管腔面に付着しているのが散在する**クッパー細胞** Kupffer cellsで，これらは胚発生初期に出現する特殊化した長寿命の組織マクロファージである。もう1つの特殊化した細胞の種類である**肝星細胞** hepatic stellate cellはディッセ腔中に認められ，ビタミンAの貯蔵の役割を果たしている。隣り合った肝細胞の間にあるのが**毛細胆管** bile canaliculiで，これは隣接する肝細胞の細胞膜間の溝で形成される直径1〜2 µmのチャネルで，タイトジャンクションによって血管腔と隔てられている。

肝疾患の一般的な特徴

　肝臓の最も重要な原疾患は，**ウイルス性肝炎** viral hepatitis，アルコール関連肝疾患，**非アルコール性脂肪性肝疾患（代謝機能障害関連脂肪性肝疾患）** nonalcoholic fatty liver disease，**肝細胞癌** hepatocellular carcinomaである。また肝臓は，心不全，播種したがん，肝外の感

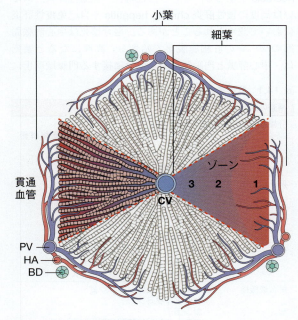

図14.1　肝臓解剖のモデル
小葉モデルでは，終末肝静脈（すなわち中心肝静脈）は"小葉"の中心にある。一方，門脈域は末梢にある。病理学者は，しばしば門脈域や中心静脈を取り囲む実質領域をそれぞれ"門脈域周囲"や"小葉中心"のように区別している。細葉モデルでは，血流に基づき3つの領域が定義される。ゾーン1は血液供給源に最も近く，ゾーン3は最も離れている。
BD：胆管，CV：中心肝静脈，HA：肝動脈，PV：門脈。

謝辞：Neil D. Theise博士（ニューヨーク大学グロスマン医学部病理学教室，ニューヨーク州ニューヨーク市）ならびに故Nelson Fausto博士（ワシントン大学シアトル校病理学教室）による本書の旧版における本章への貢献に深謝する。

染症などさまざまなよくある疾患によって二次的に障害を受ける．肝臓の機能的予備能は大きいので，軽度の肝障害の臨床的影響は少ないが，高度で**びまん性の肝疾患** diffuse liver disease は生命を脅かすことがある．

まれな例外である劇症肝不全を除けば，肝疾患は潜行性の経過をたどる．肝臓の代償不全に伴う徴候と症状は障害の始まりから数週間，数か月，あるいは数年後に出現する．肝障害は患者に自覚されず，検査の異常によってのみ明らかになることがある（表14.1）．肝障害からの治癒も無症状のことがある．それゆえ，肝臓専門医に紹介される肝臓に異常のある人は，たいてい慢性肝疾患を患っている．

障害と修復の機構

障害された肝細胞は，脂肪の蓄積（脂肪変性 steatosis）やビリルビンの蓄積（胆汁うっ滞 cholestasis）といったいくつかの潜在的に可逆性のある変化を示しうる．障害が可逆性でない場合は，肝細胞は壊死かアポトーシスによって死に至る．壊死（図14.2）は，低酸素や虚血によって引き起こされる肝障害に引き続いて普通に認められる．アポトーシスによる細胞死（図14.3）は，ウイルス性，自己免疫性，薬物や毒素による肝炎で顕著である．

広範囲にわたる肝細胞死は，**融合壊死** confluent necrosis を生じる．これは急性毒性，虚血性障害，あるいは高度の**慢性肝炎** chronic hepatitis や自己免疫性肝炎において認められることがある．融合壊死は中心静脈周囲のゾーンの肝細胞脱落で始まる．高度になると壊死は，中心静脈と門脈域，あるいは隣接する門脈域同士に"架橋"を形成する．

失われた肝細胞を置き換える再生は，主として死んだ肝細胞に隣接する肝細胞の分裂複製によって起こる．よ

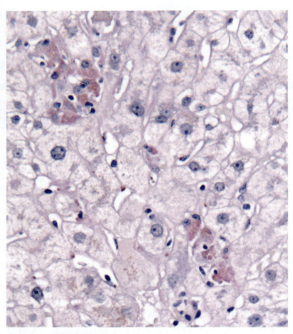

図14.2　肝細胞壊死
このジアスターゼ消化PAS染色した生検は，壊死に陥りつつあることを示す．好酸性の細胞質をもつ色素沈着した肝細胞の集合体を示している．

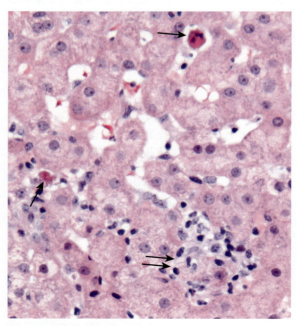

図14.3　肝細胞のアポトーシス
この慢性C型肝炎による小葉性肝炎の患者からの生検は，散在するアポトーシスに陥った肝細胞（"好酸性小体"，1本の矢印）および，部分的な炎症細胞浸潤（二重矢印）を示している．

表14.1　肝疾患の検査値評価

検査の区分	血中の測定[a]
肝細胞の保持	肝細胞質内酵素[b] 　**血清アスパラギン酸アミノ基転移酵素（AST）** 　**血清アラニンアミノ基転移酵素（ALT）** 　血清乳酸脱水素酵素（LDH）
胆汁排泄能	胆汁に分泌される物質[b] 　血清ビリルビン 　　総ビリルビン：非抱合型と抱合型 　　直接：抱合型のみ 　尿中ビリルビン 　血清胆汁酸 細胞膜酵素（毛細胆管の損傷に由来）[b] 　**血清アルカリホスファターゼ** 　血清γグルタミルトランスフェラーゼ
肝合成機能	血中に分泌されるタンパク質 　**血清アルブミン**[c] 　凝固因子 　　**プロトロンビン時間（PT）**[b] 　　部分トロンボプラスチン時間（PTT）[b] 肝細胞における代謝 　血清アンモニア[b] 　アミノピリン呼気テスト（肝臓での脱メチル化）[c]

a　よく行われる検査は太字で表示している．
b　値の増加が肝疾患を示唆する．
c　値の減少が肝疾患を示唆する．

り高度の急性肝障害では，ヘリング管に近いニッチに位置する肝幹細胞も分裂を始めるが，これらの組織幹細胞の子孫は分化して**細胆管反応 ductular reaction** とよばれる管腔様構造をつくりだし，これは幹細胞が介在する肝再生の形態的なマーカーである。

瘢痕形成は非常に高度な急性障害でも起こることがあるが，慢性障害に対する反応としてよりしばしば起こってくる。肝細胞が大量に死滅して脱落するような重篤な損傷を受けると，その下にある細網線維が虚脱し，肝細胞の秩序ある再生とコラーゲンの産生が妨げられる。瘢痕形成に関与する主な細胞は，類洞周囲の肝星細胞である。これらの細胞は活性化されて高度な線維形成能をもつ筋線維芽細胞に変化し，線維性隔壁を形成する。最終的には，これらの線維性隔壁は晩期慢性肝疾患において，生き残った再生しつつある肝細胞を取り囲み，**肝硬変 cirrhosis** の状態になる。

さまざまな肝疾患において炎症と免疫反応が関与する。全身性炎症が肝臓の代謝と生合成の活動性を変化させ，C反応性タンパク質，血清アミロイドAタンパク質（いくつかのアミロイドの前駆体）や，鉄代謝（第10章）の重要な制御因子であるヘプシジンの分泌を増加させる。この後述べるように，適応免疫細胞はウイルス性肝炎において重要な役割を果たしており，CD4＋ および CD8＋ T細胞は，ウイルスに感染した肝細胞の排除や，慢性疾患における肝障害の原因として特に重要である。

肝不全

肝疾患で最も重症な臨床状態は**肝不全 liver failure** である。肝不全は主に3つの臨床的な状態で起こる。すなわち，急性，慢性，慢性肝不全の急性増悪である。

急性肝不全

急性肝不全 acute liver failure は，最初の診断から6か月までに肝性脳症を引き起こす急性肝疾患と定義される。米国での急性肝不全のほぼ50％の原因は，事故あるいは意図的なアセトアミノフェン服用が占めており，残りを自己免疫性肝炎や，他の薬物や毒物，急性A型およびB型肝炎が占めている。アジアでは，急性B型およびE型肝炎が急性肝不全の原因である。

形態学

急性肝不全の臨床的症候群は解剖学的および組織学的な**広範性肝壊死 massive hepatic necrosis** に反映されている。肝臓は実質の喪失のため小さく収縮している（図14.4A）。顕微鏡的には，点在する再生中の肝細胞の島を取り囲む肝細胞破壊の大きな領域を認める（図14.4B）。急性の過程であるため，瘢痕はほとんど認められない。

臨床的特徴

急性肝不全は吐き気，嘔吐，黄疸および倦怠感として

現れ，次いで，生命に危険の及ぶ脳症，凝固障害，腹水に関連する門脈圧亢進症が始まる。典型的には，血清中のトランスアミナーゼは数千 IU/mL に上昇する。肝臓は最初，炎症に伴う腫脹と浮腫によって大きくなるが，やがて実質が破壊されるにつれて肝臓は劇的に縮む。最終的には，肝細胞が失われるために，血清トランスアミナーゼは上昇が止まり，供給源の消失につれ急速に低下する。黄疸の悪化，凝固障害，脳症が出現し，そのまま進行すると多臓器不全に陥り，死に至ることもある。急性肝不全の徴候は下記のとおりである。

- ビリルビンの貯留による黄色の色素沈着である皮膚の**黄疸 jaundice** と眼の強膜の黄疸 **icterus**，およびビリルビンや胆汁に排泄される他の溶質の全身性貯留による**胆汁うっ滞 cholestasis**。
- **肝性脳症 hepatic encephalopathy** では，わずかな行動異常から錯乱，昏迷，昏睡，死に至るまで幅広い症状を呈する。肝性脳症はアンモニア濃度の上昇によって引き起こされると考えられており，アンモニア濃度は神経細胞機能の低下や脳浮腫と相関する。アンモニアの主な発生源は消化管で，グルタミン代

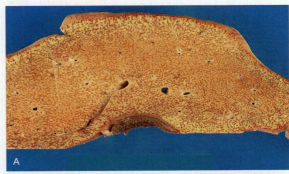

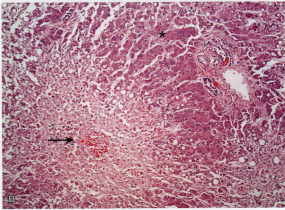

図14.4　広範性肝壊死
A：肝臓の割面。肝臓は小さく（700 g），胆汁色で軟らかく，うっ血している。B：アセトアミノフェン過剰服用による肝細胞壊死。融合壊死が静脈周囲領域（ゾーン3，**矢印**）に認められる。炎症は乏しい。残っている正常組織は**星印**で示している。(*Dr. Matthew Yeh, University of Washington, Seattle, Washington*. の厚意による)

謝の過程で微生物や腸細胞によって産生される。正常であればアンモニアは門脈で肝臓に運ばれ，尿素回路で代謝される。重篤な肝疾患では，この解毒機構が破綻する。そのため，アンモニアは全身循環に入る。中枢神経系では，蓄積したアンモニアが神経細胞機能を障害し，脳浮腫を引き起こす。典型的な神経学的徴候は，**羽ばたき振戦 asterixis** で，これは頭や四肢の不規則で素早い伸展-屈曲運動で，腕を伸ばして手首を背屈させたときの"羽ばたき"として最もよく観察できる。

- **血液凝固障害**。肝臓は多くの凝固因子を産生するが，肝不全ではそれらの濃度が低下し，あざができやすく，出血しやすくなる。逆説的であるが，活性化した凝固因子を障害された肝臓が取り除けないために**播種性血管内凝固症候群 disseminated intravascular coagulation**（第10章）も起こりうる。
- **門脈圧亢進症 portal hypertension** は，肝前性，肝内性，あるいは肝後性のレベルでの閉塞により，門脈静脈系の血流が低下することで起こる。急性肝不全でも起こりうるが，より一般的には後に述べる慢性肝不全に伴って門脈圧亢進症が認められる。急性肝不全では閉塞は通常肝内性で，主な臨床症状は**腹水 ascites** と肝性脳症である。慢性肝疾患では，門脈圧亢進症は数か月から数年かけて出現し，その影響はより複雑で広範囲に及ぶ（後述）。
- **肝腎症候群 hepatorenal syndrome** は，急性または慢性の肝不全があるが，腎機能障害の原因となるような内在性の腎病態をもたない人に起こる腎不全の一形態である。肝不全の結果，一酸化窒素などの血管拡張物質が産生され，腹部内臓の血流が増加し，その結果，腎灌流圧が低下し，糸球体濾過量が減少する。腎低血圧に反応して腎交感神経系が活性化され，レニン-アンジオテンシン系も活性化され，両者が輸入腎細動脈の血管収縮を引き起こし，腎灌流をさらに低下させる。この症候群は，尿量の減少と血中尿素窒素およびクレアチニン濃度の上昇（高窒素血症）から始まる。

慢性肝不全と肝硬変

肝硬変 cirrhosis とは，肝臓全体が，線維束で取り囲まれた肝実質の再生結節に変化した状態を指す（図14.5）。肝硬変は慢性肝疾患で最も多くみられる形態学的変化である。世界における慢性肝不全の主な原因には，慢性B型肝炎，慢性C型肝炎，非アルコール性脂肪性肝疾患（NAFLD）およびアルコール関連肝疾患が含まれる。肝硬変はいくつもの慢性肝疾患の共通の特徴ではあるが特定の疾患単位ではない。そして，(1)すべての慢性肝疾患が肝硬変で終わるわけでもなければ，(2)すべての肝硬変が末期の肝疾患に至るわけでもない，ということを認識しておくことが重要である。例えば，慢性胆道疾患は末期であってもしばしば肝硬変を引き起こさないし，治療された自己免疫性肝炎や治癒したC型肝炎の患者は肝硬変があっても十分な肝機能をもっていることがある。肝硬変を生じやすい疾患のなかでも，肝硬変の形態と病態生理はそれぞれ異なっていることがある。このように，肝硬変という言葉は重篤な慢性疾患の存在を意味するが，特定の診断名ではなく，予後の意味合いもさまざまである。また明らかな原因なしに肝硬変が発症する例もある。そのような症例には**特発性肝硬変 cryptogenic cirrhosis** という用語が適用されることもある。

形態学

肝硬変は，肝臓全体がびまん性に**線維束 fibrous band** で取り囲まれた**再生実質結節 regenerative parenchymal nodule** に変化することで特徴づけられる。この過程が結節性であることは肉眼的（図14.5）にも顕微鏡的（図14.6A）にも容易に認識できる。結節の大きさ，瘢痕形成のパターン（門脈域同士の連結か，門脈域と中心静脈の連結か），肝実質の喪失の程度，血栓（特に門脈）の頻度は疾患ごとに異なり，さらにある場合には，同じ疾患の個人間でも異なっている。

すでに述べたように，幹細胞の活性化と分化は，いわゆる細胆管反応とよばれる胆管様の構造を形成する。慢性肝疾患では，細胆管反応は疾患の進行とともに増加し，通常，肝硬変で最も顕著となる。

線維化の退縮や，完全に完成した肝硬変の退縮さえもが，疾患の軽快や治癒の後に起こることがある。瘢痕は細くなり，かつより密に圧縮され，最終的には崩壊し始める（図14.6B）。線維性隔壁がばらばらになるにつれて，隣接する再生実質結節は融合してより大きな島状となる。すべての**硬変肝 cirrhotic liver** は線維化進行と退縮の両方の要素を示し，背景疾患の重症度と持続期間の影響を受けながら釣り合いをとっている。

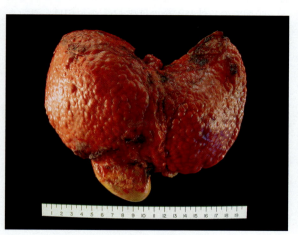

図14.5　慢性ウイルス性肝炎による肝硬変
肝表面を覆う盛り上がった再生結節を隔てる幅広い瘢痕に注目。

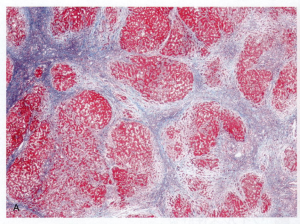
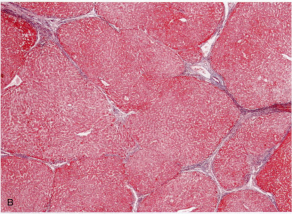

図14.6　積極的に飲酒していた患者におけるアルコール関連肝硬変(A)と禁酒後の組織像変化(B)
A：飲酒中のアルコール性肝硬変。丸い肝硬変の結節同士を厚いコラーゲンの束が隔てている。B：1年間の禁酒の後，ほとんどの瘢痕が消失している（マッソン・トリクローム染色）。(Drs. Hongfa Zhu and Isabel Fiel, Mount Sinai School of Medicine, New York, New York. の厚意による)

臨床的特徴

　約40％の肝硬変患者は，病気が最も進んだ状態になるまでは無症状である。晩期においてさえ，患者は食欲不振，体重減少，衰弱といった非特異的な臨床所見を示し，最終的には前に述べたような肝不全の徴候と症状を示す。黄疸，脳症，および凝固障害は，急性肝不全とほぼ同様に慢性肝疾患からも起こりうる。しかしながら，いくつかのさらなる重要な特徴がある。

- 慢性の高度な黄疸は，**掻痒症** pruritus（かゆみ）をきたす。あまりにかゆみがひどい場合，患者は皮膚を引っ掻いて擦りむいてしまい，生命に危険の及ぶ可能性のある感染症を繰り返すおそれがある。掻痒症は胆汁うっ滞に関連した他の疾患でもしばしば認められ，体内での胆汁酸塩の蓄積の増加に関連していることが示唆されるが，正確な病態形成はわかっていない。
- **門脈圧亢進症** portal hypertension は急性肝不全よりも慢性肝不全において，より高頻度で，かつ，より複雑なかたちで出現する（図14.7）。これは門脈血流の増加に伴って血管抵抗が増加することによる。門脈流に対する抵抗の増大は類洞のレベルで起こり，血管平滑筋細胞と筋線維芽細胞の収縮，瘢痕化と肝実質結節の形成による血流障害によって引き起こされる。門脈血流の増加は動脈の血管拡張によるものである。内蔵動脈血流の増加は，門脈系への静脈還流の増加につながる。
- **門脈体循環シャント** portosystemic shunt は門脈から体循環に血液が逆流するときに起こる。これらのシャントは，主として側副血行路の拡張によって引き起こされる。最も注目すべきは，静脈のバイパスで，どこであれ体循環と門脈循環が毛細血管床を共有している場合に発生する。それらのうち最も臨床的に重要なのが**食道胃静脈瘤** esophagogastric varices（第13章）で，肝疾患が進行した患者の約40％に認められる。食道胃静脈瘤は，特に凝固障害を併発しているときにしばしば大量で致死的な吐血の出血源となることがある。

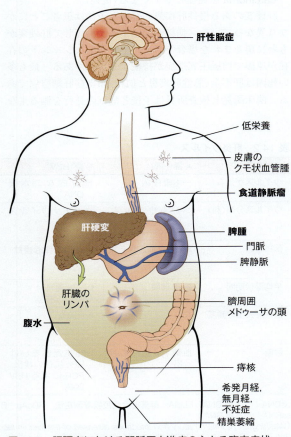

図14.7　肝硬変における門脈圧亢進症の主たる臨床症状

- 腹水 ascites とは，腹腔内に体液がたまることである。腹水の約 85% は肝硬変による門脈圧亢進症が原因である。腹水は濾出液，すなわちタンパク質（主にアルブミン）の含有量は 3 g/dL 未満で，血清と腹水のアルブミン濃度差は 1.1 g/dL 以上である。
- 長期にわたる門脈圧亢進症はうっ血性脾腫 congestive splenomegaly を引き起こすことがある。脾腫の程度はさまざまで，脾臓重量が 1000 g（正常の 5〜6 倍）に達することもあるが，門脈圧亢進症の他の特徴と必ずしも相関しない。脾腫は二次的に血小板減少症やさらには汎血球減少などの血液学的異常を誘発することがあるが，これは脾臓マクロファージの数の増加による血球の破壊が原因である。この現象はしばしば脾機能亢進症 hypersplenism とよばれる。
- 慢性肝不全の男性患者においては，エストロゲン代謝障害の結果として起こる高エストロゲン血症 hyperestrogenemia が，手掌紅斑 palmar erythema（局所の血管拡張を反映）や皮膚のクモ状血管腫 spider angioma を引き起こす。また，そのような男性における高エストロゲン血症は，性腺機能低下症 hypogonadism と女性化乳房 gynecomastia の原因になる。
- ほとんどの慢性肝疾患では肝細胞癌 hepatocellular carcinoma を発症しやすくなる（後述）。

肝硬変のある慢性肝疾患の経過と予後は患者ごとにかなり異なっている。病気が軽快するか治癒して肝硬変がもとに戻るまれな場合でさえ，不可逆的なシャントの存在が原因で門脈圧亢進症が持続することがある。最も多い死因は肝不全（急性肝疾患と同様）および肝細胞癌である。臨床所見と検査所見は予後と病気の進行を測る主な基準である。

慢性肝不全の急性増悪

慢性肝疾患が何年も安定して経過した後，突然，急性肝不全の徴候を示す患者がいる。慢性肝疾患のある患者を突然に非代償性にする肝障害としては，慢性 B 型肝炎に重複感染する D 型肝炎，ウイルス性肝炎患者における薬物治療に対する耐性の出現，および敗血症，急性心不全といった全身性疾患や，あるいは代償性肝硬変の患者を肝不全に陥れる毒性障害の併発がある。

感染性疾患

ウイルス性肝炎

急性および慢性ウイルス性肝炎のための用語は紛らわしいことがある，なぜなら肝炎 hepatitis という同じ言葉が，いくつかの異なった疾患単位を記述するのに用いられることがあるからである。文脈に注意すればそれぞれの状況における意味が明瞭となる。第 1 に，肝炎は肝細胞指向性ウイルス hepatotropic virus（A，B，C，D，E 型肝炎ウイルス），すなわち肝臓に特異的な親和性をもつウイルスに用いられる名称である。第 2 に，肝炎は急性および慢性の肝臓障害のパターンについて用いられ，それは他のウイルス〔エプスタイン・バーウイルス（EBV），サイトメガロウイルス（CMV），黄熱など〕や，自己免疫性反応，薬剤，および毒素によりもたらされた障害にも用いられる。この項では，表 14.2 にまとめたように，肝細胞指向性ウイルスの主な特徴に焦点を当て，次に急性および慢性ウイルス性肝炎の臨床病理学的特徴について述べる。

表 14.2 肝炎ウイルス

ウイルス	A 型（HAV）	B 型（HBV）	C 型（HCV）	D 型（HDV）	E 型（HEV）
ウイルスゲノム	一本鎖 RNA	部分的な二本鎖 DNA	一本鎖 RNA	環状，欠陥一本鎖 RNA	一本鎖 RNA
ウイルス分類（科）	ヘパトウイルス，ピコルナウイルス科の一種	ヘパドナウイルス科	フラビウイルス科	デルタウイルス科のサブウイルス粒子	ヘペウイルス科，ヘペウイルス属
伝播経路	糞口（汚染された食物や水）	非経口，性的接触，周産期	非経口。鼻腔内コカイン使用がリスク因子の 1 つ	非経口	糞口
平均潜伏期間	2〜6 週間	2〜26 週間（平均 8 週間）	4〜26 週間（平均 9 週間）	HBV と同じ	4〜5 週間
慢性肝疾患の頻度	なし	5〜10%	> 80%	10%（同時感染）；重複感染では 90〜100%	免疫不全患者のみ
診断	血清 IgM 抗体の検出	HBs 抗原あるいは HBc 抗体の検出，PCR による HBV DNA	ELISA による抗体検出，PCR による HCV RNA	IgM 抗体と IgG 抗体の検出，血清中 HDV RNA，肝生検中の HD 抗原	血清 IgM 抗体と IgG 抗体の検出，PCR による HEV RNA

dsDNA：二本鎖 DNA，ELISA：酵素結合免疫吸着測定法，HBcAg：B 型肝炎コア抗原，HBsAg：B 型肝炎表面抗原，HDAg：D 型肝炎抗原，ssRNA：一本鎖 RNA
（Washington K: Inflammatory and infectious diseases of the liver. In Iacobuzio-Donahue CA, Montgomery EA, editors: Gastrointestinal and Liver Pathology, Philadelphia, 2005, Churchill Livingstone. より）

■ A型肝炎ウイルス(HAV)

A型肝炎ウイルス hepatitis A virus(HAV)感染は通常、良性かつ自然に治癒する疾患で、慢性肝炎を引き起こさず、また、滅多に劇症肝炎を引き起こさない(症例の約0.1%)。HAVの潜伏期間は2〜6週間である。典型的には宿主の免疫応答によって排除され、よってキャリア状態は成立しない。感染症は世界中で発生し、医療インフラの整っていない国々で流行している。急性HAVは熱性疾患を引き起こす傾向があり、黄疸、倦怠感、食欲不振といった非特異的な症状を伴う。世界全体では、HAVは臨床的に明らかな急性肝炎の約25%を占める。慢性肝炎を引き起こすことはない。

HAVは小型で外被のないプラス鎖RNAピコルナウイルス科の一種で、独自のヘパトウイルス属 *Hepatovirus* を占める。HAVは汚染された水や食物を摂取することで広がり、糞便中へのウイルス排泄は黄疸出現の2〜3週間前から始まり、黄疸出現の1週間後まで続く。よって、感染者との濃厚な接触や糞口汚染がほとんどの発症を占めており、学校や保育園といった施設内での集団発生や、また、人口過密で不衛生な状態で暮らす人々の間で水系流行を引き起こすことの説明がつく。HAVは感染者の血清や唾液からも検出される。

高所得の国では、生活排水で汚染された海水からのウイルスを濃縮した貝類を、生あるいは蒸して食べることで散発的な感染が起こることがある。さらに、食品工場で働く感染者も集団発生の原因となる。HAV自身は細胞変性を起こさないようである。HAV関連の肝細胞障害においては、特に細胞障害性CD8陽性T細胞が関与する細胞免疫応答が重要な役割を果たしている。

HAV血症は一過性で、血液を介した伝播はきわめてまれである。そのため献血ではHAVのスクリーニングは特に行われない。HAVに対するIgM抗体は症状の出現中に現れ、急性感染の信頼できるマーカーである(図14.8)。IgM力価の上昇につれて糞便からのウイルス排出は終息する。IgM応答は通常数か月で減少し、続いて、年余にわたって持続するIgG抗HAVが出現し、しばしば生涯にわたって持続する免疫を与える。HAVワクチンは1995年から接種可能で、感染予防に効果的である。ワクチンの導入以来、A型肝炎の罹患率は95%以上減少した。現在、米国での年間罹患者数は約2,800人である。

■ B型肝炎ウイルス(HBV)

B型肝炎ウイルス hepatitis B virus(HBV)感染の転帰はさまざまで、以下のようなものがある。(1)回復してウイルスが排除される急性肝炎、(2)非進行性の慢性肝炎、(3)進行して肝硬変に至る慢性疾患、(4)広範性肝壊死を伴う劇症肝炎、あるいは(5)無症状で"健康な"キャリア状態、などである。HBVによる慢性肝疾患は、肝細胞癌発症の重要な前駆病変でもある。

HBV感染による肝疾患は、世界規模の大きな健康問題である。世界人口の1/3(20億人)がHBVに感染し、2億5,000万人が慢性感染者である。慢性キャリアの75%がアジアと西太平洋周辺地域に居住している。慢性B型肝炎感染の世界的な有病率は、アフリカの一部では8%を超え、西ヨーロッパ、北米、オーストラリアでは2%未満である。アフリカでは、有病率は西アフリカで最も高い。

HBVの伝播方法もまた、地理的場面によって異なる。世界の感染率の高い地域では、出産時の周産期感染が90%を占めている。中間的な感染率の地域では、水平感染が主体で、特に幼少期に多い。子どもたちの間での感染拡大は通常、皮膚や粘膜の小さな傷の後に感染者と接触することで起こる。感染率の低い地域では、無防備な性交渉や静脈内薬物の使用が主たる感染様式である。輸血関連の感染は、献血された血液のHBs抗原をスクリーニングすることと、売血制度を廃止したことで大幅に減った。ワクチン接種により95%の人に感染防御の抗体反応が認められる。

HBVはヘパドナウイルス科 *Hepadnaviridae* に属し、この科のDNAウイルスはさまざまな動物種に肝炎を起こす。HBVゲノムは部分的に二本鎖の3,200ヌクレオチドからなる環状DNAで、4つのオープンリーディングフレームをもち、以下のタンパク質をコードしている。

- ヌクレオカプシドの"コア"タンパク質(HBc抗原HBcAg、B型肝炎コア抗原)、プレコア／コア領域からつくられるより長いポリペプチドであるHBe抗原

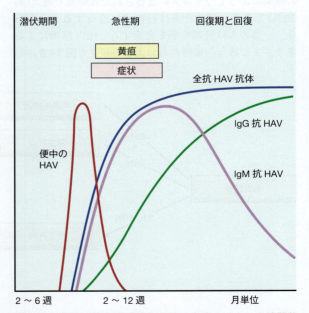

図14.8 急性A型肝炎感染における血清マーカーの時間的変化

HAV(hepatitis A virus):A型肝炎ウイルス、IgG:免疫グロブリンG、IgM:免疫グロブリンM。

HBeAg（B 型肝炎 e 抗原）。プレコア領域は HBe 抗原ポリペプチドを血中に分泌し，一方，HBc 抗原は肝細胞中にとどまりビリオンの組み立てに関与する。
- エンベロープ糖タンパク質（HBs抗原 HBsAg，B型肝炎表面抗原）。感染した肝細胞は非感染性のエンベロープ糖タンパク質（主として小型 HBs 抗原）を大量に合成し分泌する。
- ポリメラーゼ polymerase（Pol）は DNA ポリメラーゼ活性と逆転写酵素活性をもち，これにより中間の RNA 鋳型を介した独自の DNA → RNA → DNA サイクルを通してのゲノムの複製が可能となっている。この変わったポリメラーゼは B 型肝炎感染の治療に用いる薬剤の標的である（後述）。
- HB_x タンパク質は，ウイルスの複製に必要で，ウイルスやさまざまな宿主遺伝子の転写におけるトランス活性化因子として働く。HBV 関連の肝疾患の病態形成に関与している。

HBV は長い潜伏期間（2～26 週）をもつ。HAV と異なり，HBV は急性および慢性肝炎の活動期の間，血中に残っている。新規に HBV 感染した約 65％ の成人は症状が軽度ないし無症状で，黄疸を発症しない（急性無黄疸性肝炎）。残りの 25％ は食欲不振，発熱，黄疸および右上腹部痛といった非特異的な身体症状を示す（急性黄疸性肝炎）。劇症肝炎と慢性肝炎はまれで，それぞれ急性感染した人の約 0.1～0.5％ および 5～10％ に起こる。

ほとんどの場合，感染は自然に治癒し治療せずに消失するが，感染者の約 5～10％ が慢性疾患を発症する。**慢性感染のリスクは年齢に反比例し，出生時に母親からの感染によってウイルスにさらされた乳幼児で最大（約 90％）である。** 慢性肝炎は肝硬変に進行することがあり，一部の人は肝細胞癌を発症する。HBV 感染によるさまざまな臨床的転帰のおおよその頻度を図 14.9 に示す。

宿主の免疫応答が，感染の結果を決める主な決定因子となる。自然免疫機構，特にインターフェロン（IFN）-α の産生は，感染の初期段階で宿主を防御し，続いてウイルス特異的な CD4 陽性，CD8 陽性のインターフェロンγ産生細胞による強力な応答が急性感染の終息に関連する。HAV 同様，HBV は，一般的には直接肝細胞毒性を示さず，ほとんどの肝細胞障害は，CD8 陽性の細胞障害性 T 細胞が感染した細胞を攻撃することで引き起こされる。

疾患の経過は，特定の血清マーカーをモニターすることで臨床的に追跡することができる（図 14.10）。

- HBs 抗原は症状発現前に出現し，症状発現中にピークに達した後，通常は 12 週間で検出不可能なレベルまで減少する（ただし，ときには 24 週間も持続することがある）。対照的に，慢性化に移行した症例では HBs 抗原は持続する。
- 抗 HBs 抗体は急性疾患が終息した後に出現し，通常は HBs 抗原が消失した数週間から数か月後まで検出されない。抗 HBs 抗体は生涯持続して感染防御をもたらす可能性があり，HBs 抗原を含むワクチンの根拠となっている。対照的に，慢性肝疾患に移行した症例では抗 HBs 抗体は産生されない。
- HBe 抗原と HBV DNA は HBs 抗原の直後に血清中に出現し，ウイルス複製が進行していることを示す。HBe 抗原の持続は慢性肝炎への進行の指標である。抗 HBe 抗体の出現は，急性感染がピークに達し減衰しつつあることを意味する。
- IgM 抗 HBc 抗体は，症状発現の少し前，血清アミノトランスフェラーゼ値の上昇（肝細胞破壊の指標となる）と同時に，血清中で検出可能となる。数か月かけて，IgM 抗 HBc 抗体は IgG 抗 HBc 抗体に置き換えられる。

B 型慢性肝炎を HBV ポリメラーゼ阻害薬と IFN-α で

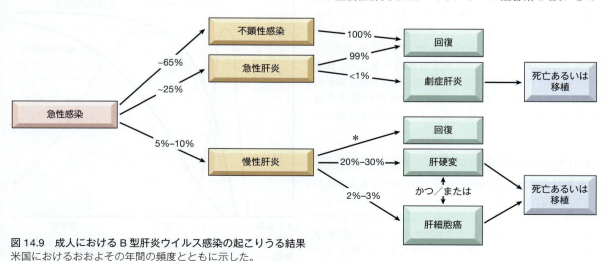

図 14.9　成人における B 型肝炎ウイルス感染の起こりうる結果
米国におけるおおよその年間の頻度とともに示した。
＊欧米諸国で慢性 HBV 感染時に自然に HBs 抗原が排除されるのは 1 年当たり 1～2％。本文で述べているように，劇症肝炎と急性肝不全は同義である。

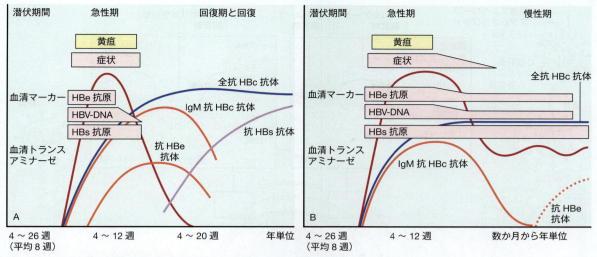

図14.10 B型肝炎ウイルス感染における血清マーカーの経時的変化
A：消退する急性感染。B：慢性感染への進行。全HBc抗体にはIgM抗HBc抗体とIgG抗HBc抗体の両方が含まれる。慢性HBV感染では，症例によっては血清トランスアミナーゼは正常になることもあるという点に注意。

治療すると，病気の進行を遅らせ，肝障害を軽減し，肝硬変や肝癌を予防することができるが，感染を排除することはできない。

■ C型肝炎ウイルス（HCV）

C型肝炎ウイルスhepatitis C virus（HCV）は慢性肝疾患の主な原因の1つで，世界中ではおおよそ1億7,000万人が冒されている。約270万のアメリカ人が慢性HCV感染に罹患している。HCVは血液を介して感染する。特筆すべきことに，感染の年間発生率は，ピーク時であった1980年代半ばの年間の新感染患者23万人から，現在の年間1万7,000人まで減少している。これは主として，効果的なスクリーニングの結果として輸血関連の症例が減少したことによる。このような成果が持続しない可能性があることは憂慮すべきことである。最近，新規HCV感染者が増加しているが，その主な原因は，現在進行中のオピオイドの流行とそれに伴う注射による薬物使用である。つい最近まで慢性感染患者数は増加し続けるようにみえたが，後述する，新しい治療法によって見通しが改善されつつある。

HCV感染の危険因子は以下のとおりである。
- 静脈内薬物の使用
- 針刺しによる怪我
- 出産時のHCVの周産期感染は，HCV感染女性から生まれた乳児の約5〜6％に起こる。

現在，米国では輸血によるHCV伝播は皆無に近い。針刺しによってHCV感染する危険率は，HIVに比べて約6倍高い（1.8：0.3％）。性交渉によるHCV感染の効率は低く，家庭内接触による感染も同様である。約1/3の患者では危険因子がみつからず，長い間の謎となっている。

HCVは，フラビウイルス科 *Flaviviridae* family に属する。HIVと同様，ウイルスがどのように複製し会合するかを理解することが，きわめて効果的な抗HCV薬の開発の促進につながった（後述）。HCVは，エンベロープに包まれた一本鎖RNAウイルスで，1個のゲノムが1個のポリプロテイン（ポリタンパク質）をコードし，それがいくつかのプロテアーゼで分解されて10個の機能性タンパク質となる。これらのウイルスタンパク質のなかには，ポリプロテインを完全に処理するのに必要なウイルスのプロテアーゼが含まれている。NS5Aは，HCVを成熟したビリオンに会合させるのに必須である。そして，RNAポリメラーゼは，ウイルスゲノムの複製に必要である（図14.11）。宿主の免疫応答がHCVを排除できないのとHCV RNAポリメラーゼの複製の正確さが低いために，急速なペースで新しい遺伝的な変異種が発生する。これにより，世界中では7種類の主なHCV遺伝子型が出現し，さらにそれぞれが1個以上の"**亜種 subspecies**"を有している。ほとんどの患者での感染は単独の遺伝子型によるものであるが，ウイルス複製が持続している間に，宿主のなかで新しい遺伝的な変異種が生み出されていく。結果として，おのおのの患者は通常，**疑似種 quasispecies** として知られる，多様だが密接に関連したHCVの変異種の集団に感染している状態になる。

HCVの潜伏期間は4〜26週間で，平均すると9週間である。約85％で，急性感染は無症状で，気づかれないまま進行する。HCV RNAは血中に1〜3週間で検出できるようになり，血清中のトランスアミナーゼ上昇と一致している（図14.12）。急性HCV肝炎の臨床経過はHBVよりも軽度である。重篤な急性肝炎はまれである。

急性疾患は一般に無症状であるにもかかわらず，感染

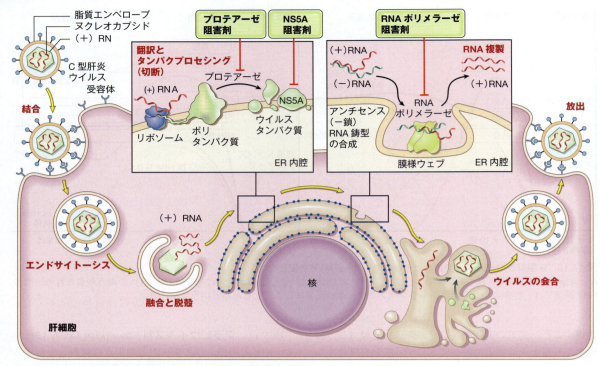

図14.11　C型肝炎ウイルスの生活環
ウイルスの侵入，複製，会合，および出芽が示されている。抗ウイルス薬で効率的な標的となる段階が強調されている。ウイルスの侵入と宿主細胞内での遺伝物質の放出後，HCVポリタンパク質は粗面小胞体（ER）で翻訳される。ポリタンパク質のプロセッシングの間，ウイルスRNAの複製は，ER由来の二重膜小胞である"膜性ウェブ"で行われる。最終段階では，ウイルスが集合し，宿主細胞から放出される。
NS5A：非構造タンパク質5A，RNA：リボ核酸。

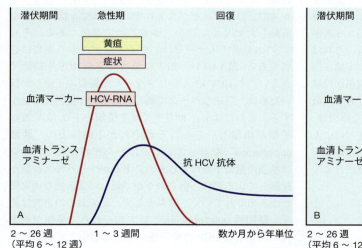
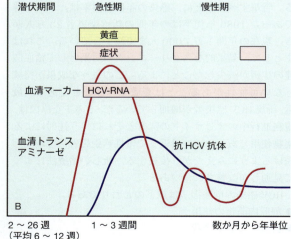

図14.12　C型肝炎感染の血清マーカーの経時的変化
A：消退する急性感染。B：慢性肝炎への進行。

が持続し慢性肝炎を起こすことがHCV感染の特徴である。HBVとは対照的に，HCV感染者の大部分（80〜90%）に慢性疾患が生じ，20〜30年かけて約20%に肝硬変が生じる。慢性化に至るメカニズムはよくわかっていない。高齢，男性，飲酒，免疫抑制剤，HBVやHIVの重複感染，そして肥満，2型糖尿病やメタボリックシンドロームといったインスリン抵抗性に関連する疾患が進展に関連している。肝硬変を発症した人は肝細胞癌を発症するリスクがある。全体のリスクは小さいが，米国ではHCVが肝癌の症例の約1/3を占めている。

慢性HCV感染では，循環血中のHCV RNAは中和抗体の存在にもかかわらず90%以上の患者で持続している（図14.12B）。したがって，慢性HCV感染の診断を確認するために，HCV RNAの検査が行われる。慢性HCV感染の臨床的な特徴は，正常ないし，ほぼ正常な値の時期を挟んで，時折，血清中のアミノトランスフェラーゼ値が上昇することである。しかし，トランスアミナーゼが正常なHCV感染者であっても，永続的な肝障害を発症する可能性は高く，検出可能な血清HCV RNAをもつ患者は誰であっても治療と長期的な医学的経過観察が必要である。

幸いにも，近年，HCV感染症の治療には劇的な進歩がみられた。それは，ウイルスの生成に欠かせないウイルスのプロテアーゼ，RNAポリメラーゼ，NS5AプロテインNS5A proteinを標的とした薬剤が開発されたことによる（図14.11）。これらの薬剤による併用治療（HIVに対する三剤併用療法と似た戦略である）は非常に有効である。現在の治療の目標は，HCVを根絶することで，これは治療を終了してから6か月経っても血中に検出可能なHCV RNAが存在しないことと定義されている。現在，95%以上のHCV感染が治癒可能である。

■ D型肝炎ウイルス（HDV）

デルタ因子 delta agentともよばれるD型肝炎ウイルスhepatitis D virus（HDV）はユニークなRNAウイルスで，HBVの生活環に依存している。HDV感染は，以下の状況で発生する。

- 共感染 coinfectionは，HDVとHBVの両方を含む血清に曝露された後に起こる。共感染の結果，急性B型肝炎と区別できない臨床症候群が生じることがある。これは自己限定的で，通常は両方のウイルスが消失する。しかし，静脈内麻薬を使用している人では，急性肝不全の発生率が高くなる。
- 重複感染 superinfectionは，HBVの慢性キャリアが新たにHDVの接種を受けると起こる。その結果，30〜50日後に発病し，それまで無症状であったHBVキャリアに重症急性肝炎として，あるいはB型慢性肝炎の増悪として発症する。慢性HDV感染症は重複感染の80%以上で起こり，以下の2つの相がある。(1)HDVの複製が活発でHBVの複製が抑制され，トランスアミナーゼ値が高くなる急性期と，(2)HDVの複製が減少し，HBVの複製が増加し，トランスアミナーゼ値が変動する慢性期である。

HDV感染は世界中で起こっており，推定1,500万人（HBVに感染した3億人のうちの約5%）が感染している。有病率はさまざまで，アマゾン流域，アフリカ，中東，南イタリアで最も高く，東南アジアと中国で最も低い。ほとんどの高所得国では，HDV感染は静脈内薬物を使用している人や輸血を何度も受けた人に限られている。HDVとHBVの共感染は肝硬変への進行やHCCのリスクを高める。

HDV RNAは，症状のある急性感染の発症時に血中および肝臓で検出できる。IgM抗HDV抗体は信頼できる新規HDV曝露の指標であるが，しばしば一過性にしか出現しない。HDVとHBVによる急性同時感染は，HD抗原とHBc抗原（HBVの新規感染を示唆する）に対するIgMの存在と関連している。HDVの重複感染から慢性肝炎が生じた場合，血清中にHBs抗原が存在し，かつ抗HDV抗体（IgGとIgM）が数か月以上持続する。HBVに依存しているため，HDV感染はHBVに対するワクチンで予防される。

■ E型肝炎ウイルス（HEV）

E型肝炎ウイルスhepatitis E virus（HEV）は経腸的に伝播する，水系感染症で，通常は一過性の疾患を引き起こす。このウイルスは典型的には若年から中年の成人に感染する。HEVはサル，ネコ，ブタ，イヌを含む病原体保有動物をもつ人獣共通感染症である。流行はアジア，インド亜大陸，サハラ砂漠以南のアフリカ，メキシコで報告されている。散発的な感染は米国，カナダおよび欧州でみられ，特に養豚が一般的な地域や，発生率の高い地域から帰ってきた旅行者においてみられる。さらに重要なことに，HEV感染はインドにおける散発的な急性肝炎の30〜60%を占め，HAVの頻度を上回っている。HEV感染の特徴は，妊婦での死亡率が高く，20%に達することである。ほとんどの場合，HEVは慢性肝疾患や持続的なウイルス血症には至らない。曝露からの平均潜伏期間は4〜5週間である。

HEVは，ヘペウイルス科（ヘペウイルスHepevirus属）に属するエンベロープをもたないプラス鎖RNAウイルスである。ビリオンは急性疾患の間，便中に流出する。臨床症状が始まる前に，HEV RNAとHEVビリオンがPCRによって便および血清中で検出できる。血清アミノトランスフェラーゼの上昇開始，臨床症状，IgM抗HEV力価の上昇はほぼ同時に起こる。症状は2〜4週間で終息し，その間にIgM力価は低下し，抗HEV IgG力価が上昇する。

■ ウイルス性肝炎の臨床病理学的症候群

すでに述べたように，肝炎ウイルスによる感染はさまざまな結果をもたらす。おのおのの肝細胞指向性ウイル

スによる急性感染は，症状が現れることもあれば，現れないこともある。HAVとHEVは慢性感染を引き起こさず，HBV感染した成人のうち慢性肝炎を発症するのはごく少数である。対照的に，HCVは一般的に慢性感染を引き起こす。劇症肝炎はまれで，主にHAV，HBV，あるいはHDV感染でみられる。HEVは妊婦に急性肝不全を起こすことがある。HBVとHCVが慢性肝炎のほとんどの症例の原因であるが，同じような臨床病理学的症状を示す多くの他の原因があり，自己免疫性肝炎や薬物および毒素による肝炎が含まれる（後述）。したがって，血清学的検査および分子検査はウイルス性肝炎を診断し種々のタイプを区別するのに不可欠である。

肝炎ウイルスに関連する主な臨床病理学的症候の特徴は以下のとおりである。

- 回復する急性無症候性感染
  このグループの患者は，血清トランスアミナーゼの上昇，あるいは抗ウイルス抗体の存在によって偶然に発見される。HAVやHBV感染は，特に小児期では，しばしば無症状である。

- 回復する急性症候性感染
  急性疾患はすべてのウイルスで同様の経過をたどり，以下のような期間で構成される。(1)さまざまな長さの潜伏期（表14.2），(2)症状を伴う前黄疸期，(3)症状を伴う黄疸期，および(4)回復期である。感染性のピークは，潜伏期の最後の無症状の時期と急性症状の初期に起こる。

- 急性肝不全
  ウイルス性肝炎は急性肝不全の約10％を占める。HAVは世界的に最も一般的な原因であるが，HBVはアジアや地中海沿岸でより一般的である。1週間を超えて生存すれば，残った肝細胞の複製を経て，回復することがある。

- 慢性肝炎
  慢性肝炎 chronic hepatitis は，6か月以上継続または再発する肝疾患の徴候的，生化学的，または血清学的証拠によって定義される。患者によっては，慢性疾患の徴候は血清トランスアミナーゼの上昇のみである。臨床検査では，プロトロンビン時間の延長や高ビリルビン血症などの肝機能障害が認められることがある。ときに，HBVやHCVの症例では，血管炎（第8章）や糸球体腎炎（第12章）を引き起こす免疫複合体病が発症する。クリオグロブリン血症はC型慢性肝炎患者の約35％にみられる。

- キャリア状態
  キャリア carrier とは，ある生物を保有し，感染させることができるが，症状がない人のことである。キャリアには，(1)ウイルスを保有しているが肝疾患のない人，(2)ウイルスを保有しているが無症状の非進行性肝障害のある人が含まれる。どちらの場合も，特に後者の場合は，罹患者が感染源となる。流行地（東南アジア，中国，サハラ砂漠以南のアフリカ）で幼少時にHBVに感染すると90％以上の場合でキャリア状態となるが，非流行地域ではキャリア状態はまれである。

伝播の様式が似ており危険因子が重なっているため，HIVと肝炎ウイルスの重感染はよくある臨床的問題である。米国では，HIV感染者の10％がHBVに，25％がHCVに重複感染しており，未治療の場合，慢性HBVとHCV感染はこれらの人々の罹患率と死亡率の重要な原因となっている。しかしながら，十分に治療された免疫力のあるHIV患者においては，HBVとHCV感染の重症度と進行，および抗肝炎ウイルス治療への反応は非HIV感染者と同様である。

形態学

急性および慢性のウイルス性肝炎における形態学的変化は，肝細胞指向性ウイルスの間で共通しており，薬物反応や自己免疫性肝炎も同様の組織像を示すことがある。それらを図14.13に模式的に示している。

急性ウイルス性肝炎では，肝臓の大きさは正常，腫大（炎症による），あるいは縮小（急性肝不全による大量の肝壊死，図14.4）のいずれもありうる。顕微鏡的には，主にリンパ球からなる門脈および小葉の炎症性浸潤がみられ，形質細胞や好酸球が混在することもある。肝細胞障害は壊死またはアポトーシスに至る（図14.2，図14.3）。重症例では，肝細胞集合の壊死（つまり，融合壊死）がみられ，小葉全体の壊死（つまり，汎小葉壊死または汎細葉壊死）あるいは血管構造をつなぐ壊死（つまり，架橋壊死）に進行することがある。広範な肝壊死により肝不全が発症しうる。

慢性ウイルス性肝炎では，組織学的特徴として，線維化を伴う門脈へのリンパ球性またはリンパ形質細胞性の炎症がある。炎症細胞はしばしば限界板を越えて門脈域周辺の肝細胞を障害する（インターフェイス活動性）。これは程度の差はあれ小葉の炎症を伴うことがある。線維化は肝障害の増大とともに進行し，最初は門脈域および門脈域周囲の線維化として出現する。**線維性隔壁 fibrous septa** が形成され，門脈間の架橋線維化に至り，最終的には肝硬変となる。

慢性肝炎では，ある種の組織学的特徴が特定のウイルスが病因であることを示す。慢性B型肝炎では，**すりガラス様肝細胞 ground-glass hepatocytes**（HBs抗原で膨れあがった小胞体をもつ細胞）は診断の目印で，これらの細胞にウイルス抗原があることは免疫染色にて確認できる（図14.14）。慢性C型肝炎にかかわる肝生検では通常大型のリンパ球集簇を示す（図14.15）。しばしば，C型肝炎，特にジェノタイプ3は，一部の肝細胞における脂肪変化と関連している。症例によってはC型肝炎では胆管障害が目立ち，**原発性胆汁性胆管炎 primary biliary cholangitis**（後述）にみられる組織学的変化を模倣する場合がある。ただし，臨床的なパラメーターにより2つの疾患の区別は容易である。

感染性疾患 619

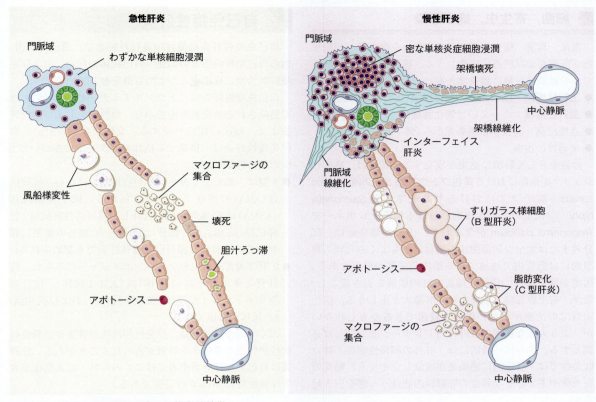

図14.13 　急性および慢性肝炎の形態学的特徴
急性肝炎では門脈域の単核炎症細胞浸潤は非常に乏しい（まったくないこともある）。一方，慢性肝炎では，門脈域炎症細胞浸潤は密で目立ち，慢性肝炎を定義づける特徴である。架橋壊死と線維化は慢性肝炎にしか示されていないが，架橋壊死は高度の急性肝炎でみられることがある。慢性肝炎における細胆管反応は瘢痕形成の初期ではごく軽度だが，疾患の晩期では広範囲となる。

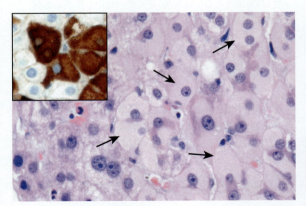

図14.14 　慢性B型肝炎におけるすりガラス様肝細胞（矢印）はHBs抗原の蓄積によって起こる。ヘマトキシリン・エオジン（H&E）染色で多量の細顆粒状で桃色の細胞質内封入体を認める。特異的抗体での免疫染色（挿入図）により表面抗原（茶色）が確認できる。

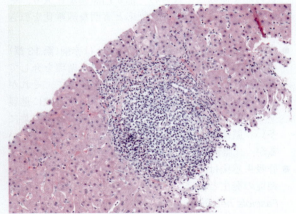

図14.15 　HCVによる慢性ウイルス性肝炎
密なリンパ球浸潤で門脈域が拡張している特徴的な像を示している。

細菌，寄生虫，蠕虫感染

細菌，真菌，蠕虫および他の寄生虫を含む多くの微生物が肝臓および胆道に感染しうる。感染性微生物はいくつかの経路で肝臓に到達できる。

- **上行性感染**：腸管および胆道経由（上行性胆管炎）
- **血行性播種**：たいていは消化管経由で門脈を通って
- **直接浸潤**：隣接する感染源から（例：細菌性胆嚢炎）
- **穿通性の損傷**

血液を介して肝臓に感染が成立する細菌には，毒素性ショック症候群における**黄色ブドウ球菌 Staphylococcus aureus**，腸チフスにおける**サルモネラ菌 Salmonella typhi**，二次ないし三次梅毒における**梅毒トレポネーマ Treponema pallidum** が含まれる。上行性感染症は，部分的または完全な胆道閉塞の場合に最もよくみられ，典型的には胆管内で増殖できる腸内細菌叢が原因である。菌源が何であれ，化膿性細菌は肝内膿瘍を引き起こし，発熱，右上腹部痛，圧痛を伴う肝腫大を生じうる。抗生物質での治療が小型の膿瘍を殺菌できるかもしれないが，より大きな病変では外科的ドレナージをしばしば必要とする。さらに一般的には，肝外の細菌性感染，特に敗血症では，肝臓内に感染巣が成立しなくても，軽度の肝炎症やさまざまな程度の肝細胞内胆汁うっ滞を引き起こす。

他の非細菌性感染性病原体が，特に解説する価値のある，重大あるいはまれな肝疾患を引き起こす。それらには下記のものが含まれる。

- **住血吸虫症 Schistosomiasis** はアジア，アフリカ，南アメリカで最もよく認められる。腸管内の成虫は多数の卵を産み，それらの一部が門脈循環に入り，そこでひっかかり肉芽腫性反応と著明な線維化を引き起こす。
- **赤痢アメーバ Entamoeba histolytica** は赤痢（第13章）の重要な原因の1つで，しばしば門脈循環を介して肝臓を上行し，二次的な感染巣を形成して，それがアメーバ性肝膿瘍とよばれる大きな壊死領域に進展することがある。アメーバ性の膿瘍は肝臓の右葉に多い。膿瘍の空洞は壊死に陥った肝細胞を含んでいるが，化膿性膿瘍とは異なり，好中球を欠いている。
- **肝吸虫感染**は，東南アジアに最も多く，胆管癌の高頻度の発生と関連している。原因微生物には，**肝蛭 Fasciola hepatica**，**タイ肝吸虫 Opisthorcis species**，**シナ肝吸虫 Clonorchis sinensis** が含まれる。
- **エキノコックス感染症 Echinococcal infections** は肝内に**包虫囊胞 hydatid cysts** を形成し，取り囲んでいる構造を圧迫することによる症状を引き起こすか，破裂に至る。

自己免疫性肝炎

自己免疫性肝炎は慢性の進行性疾患で，遺伝的素因，他の自己免疫疾患との関連，自己抗体の存在，および免疫抑制治療に反応するなどの特徴を有している。

自己免疫性肝炎は，トランスアミナーゼの上昇によって発見される無症候性疾患から，急性肝炎および慢性肝炎まで，幅広い症状を呈する。女性に多い（78％）。自己免疫性肝炎は，循環する抗体のパターンに基づいて2つの型に分類される。

- **1型**は，最もよくみられるが特異的ではない，抗核抗体（ANA）の存在で特徴づけられる。抗平滑筋抗体（ASMA）は65％の症例に存在し，抗可溶性肝抗原/肝膵抗原（抗SLA/LP）抗体は25％から35％の症例に存在する。後者は2型自己免疫性肝炎でも認められる。
- **2型**は通常，小児やティーンエイジャーにみられ，抗肝腎ミクロソーム-1抗体（抗LKM-1抗体），抗肝細胞サイトゾル1型抗体（抗LC1抗体），および抗SLA/LP抗体が特徴である。

ごく一部の患者では，原発性胆汁性胆管炎や原発性硬化性胆管炎と重複する特徴がみられることがある。肝硬変は自己免疫性肝炎患者ではよくみられ，成人発症患者では診断時に30％が肝硬変である。

形態学

自己免疫性肝炎は，急性または慢性のウイルス性肝炎と障害のパターンを共有している。以下の特徴は自己免疫性肝炎の典型である（e 図14.1）。

- **壊死と炎症**は，広範なインターフェイス肝炎あるいは融合性（静脈周囲あるいは架橋）壊死巣，ないし実質の虚脱
- **形質細胞優勢 plasma cell predominance** の単核炎症細胞浸潤
- 肝細胞"**ロゼット（rosette）**"は拡張した毛細胆管の周囲に円形に配列した再生肝細胞からなる

免疫抑制療法が通常有効で，診断時に肝硬変であった患者を含めて90％の患者で寛解に至る。末期の疾患は肝移植の適応である。肝移植後の10年生存率は75％であるが移植した臓器での再発は20％の症例に起こる。

薬物および毒素による肝障害

体内において薬物代謝と解毒を行う主要な臓器であるため，肝臓はさまざまな治療薬や環境中の化学物質から障害を受けやすい。障害は直接毒性から起こることもあれば，肝臓で生体異物が変換されて活性のある毒物になることで起こることもあれば，薬物またはその代謝産物が細胞のタンパク質と化学的に結合して免疫原に変換されるといった免疫機構によって起こることもある。薬物または毒素誘発性肝障害の診断は，肝障害と薬物または毒素への曝露との時間的関連，（通常は）誘因となる薬物

の除去による回復，および他の可能性のある原因の除外に基づいて行われる．毒素ないし治療薬への曝露は，あらゆる形態の肝疾患においても鑑別診断に常に含めておかなければならない．

薬物および毒物障害の原則は第7章で述べている．ここでは，薬物反応は予測可能（薬剤固有性）であるか，予測不可能（unpredictable）（特異体質性）かであることを述べるにとどめておく．予測可能な薬物あるいは毒物反応は，用量依存性にすべての人に影響を与えうる．予測不可能 (unpredictable) な反応は，薬物や毒素に対する免疫反応を起こしやすい体質や，原因物質を異常なかたちで代謝しやすい体質など，宿主特有の要因に依存している．どちらの障害も即時性のこともあれば，発症までに数週間から数か月かかることもある（表14.3）．

- 古典的，予測可能な肝毒素はアセトアミノフェン acetaminophen で，今は米国で移植を必要とする急性肝不全の最大の原因である．毒物はアセトアミノフェンそのものではなく，シトクロム P-450 システムで生み出される毒性の代謝産物である．これらの酵素は小葉の中心部で活性が高いので，中心静脈周囲の肝細胞の壊死は薬剤性肝障害の典型的な特徴である．最終的には小葉全体に壊死が及ぶこともある．

- 特異体質的反応を引き起こす薬物の代表には**クロルプロマジン chlorpromazine** が含まれ，この物質は代謝が遅い患者において胆汁うっ滞を引き起こす．また，ハロセンとその誘導体では，繰り返し曝露された後に，致命的な免疫介在性肝炎を引き起こすことがある．

アルコール関連および非アルコール性脂肪性肝疾患

アルコールは成人における脂肪肝疾患の原因としてよく知られており，組織学的には**脂肪変性 steatosis**，**脂肪肝炎 steatohepatitis**，および肝硬変として現れる．近年，インスリン抵抗性とメタボリックシンドロームを伴う**非アルコール性脂肪性肝疾患 nonalcoholic fatty liver disease (NAFLD)** という別の病態が，アルコールの過剰摂取に伴う肝変化の全体を模倣しうることが明らかになってきた．アルコール関連肝疾患と NAFLD の形態学的変化は見分けがつかないので，両者を一緒に記載し，次にそれぞれの病態形成と特徴的な臨床的特徴を述べる．

表 14.3　薬物および毒素誘発性の肝障害における障害のパターン

障害のパターン	形態学的特徴	関連する薬剤の例
胆汁うっ滞	炎症を伴わず特徴に乏しい肝細胞の胆汁うっ滞	避妊薬，タンパク質同化ステロイド，抗生物質，抗レトロウイルス治療
胆汁うっ滞性肝炎	小葉の壊死炎症を伴う胆汁うっ滞，胆管破壊を伴うこともある	抗生物質，フェノチアジン誘導体，スタチン
肝細胞壊死	巣状壊死	メチルドーパ，フェニトイン
	広範性壊死	アセトアミノフェン，ハロセン
	慢性肝炎	イソニアジド
脂肪性肝疾患	大滴性および小脂滴性	エタノール，副腎皮質ステロイド，メトトレキサート，高カロリー輸液
	小脂肪滴性脂肪変性（びまん性の小脂肪滴）	バルプロ酸，テトラサイクリン，アスピリン（ライ症候群），抗レトロウイルス治療
	マロリー硝子体を伴う脂肪肝炎	エタノール，アミオダロン，イリノテカン
線維化および肝硬変	門脈域周囲および肝細胞周囲線維化	アルコール，メトトレキサート，エナラプリル，ビタミンA，およびその他のレチノイド
肉芽腫	非乾酪性類上皮肉芽腫	スルホンアミド，アミオダロン，イソニアジド
	フィブリン環肉芽腫：中心の脂肪滴を取り囲むフィブリンを伴う肉芽腫	アロプリノール
血管病変	類洞閉塞症候群（肝中心静脈閉塞症）：中心静脈の閉塞	高用量の化学療法，ブッシュ・ティー
	バッド・キアリ症候群	経口避妊薬
	肝紫斑病：内皮で被覆されていない血液の充満した空洞	同化ステロイド，タモキシフェン
腫瘍	肝細胞腺腫	経口避妊薬，タンパク質同化ステロイド
	肝細胞癌	アルコール，トロトラスト
	胆管癌	トロトラスト
	血管肉腫	トロトラスト，塩化ビニル

(Washington K: Metabolic and toxic conditions of the liver. In Iacobuzio-Donahue CA, Montgomery EA, editors: Gastrointestinal and Liver Pathology. Philadelphia, 2005, Churchill Livingstone. を改変)

形態学

脂肪性肝疾患において，3種類の肝臓における変化が観察される。すなわち脂肪変性（脂肪変化），脂肪肝炎，および線維化である。

肝細胞脂肪変性：肝細胞の脂肪蓄積は，典型的には小葉中心の肝細胞から始まる。脂肪滴は小型（小滴性）から大型（大滴性）まであり，最も大きいものは細胞全体を埋め尽くして広がり，核を押しやっている。脂肪変性がより広範囲に及ぶと，脂肪蓄積は中心静脈から小葉中央部さらに門脈辺縁の領域に向かって外側へ広がる（図14.16）。肉眼的には高度の脂肪変性を伴った脂肪肝は大きくて（4～6 kgあるいはそれより重くなる）軟らかく，黄色調で脂ぎっている。一般に，脂肪変化は，それ以上アルコールを摂取しなければ完全に可逆的である。

脂肪肝炎：この変化は典型的にはNAFLDよりもアルコール飲酒でより顕著であるが，いずれにおいても認められる（図14.17）。

- **肝細胞風船化 hepatocyte ballooning**：膨化し，壊死に陥りつつある単独の細胞ないし散在性に分布する細胞集団で，脂肪変性と同様に，この特徴は中心静脈領域で最も顕著である。
- **マロリー硝子体 Mallory hyaline body**：これらはもつれた中間径フィラメントの束（ユビキチン化されたケラチン8と18を含む）からなり，変性した肝細胞中に好酸性の細胞質内封入体として認められる（図14.17B）。
- **好中球浸潤 neutrophil infiltration**：好中球性の細胞浸潤が小葉内に広がり，変性した肝細胞，とりわけマロリー硝子体を含む肝細胞の周囲に集積する。リンパ球とマクロファージも門脈域や実質に認められることがある。

脂肪性肝線維症：あらゆる種類の脂肪性肝疾患は特徴のある瘢痕パターンをもっている。その他の変化と同様，線維化は**中心静脈硬化 central vein sclerosis**として最初は小葉中心領域から出現する。続いて，類洞周囲の瘢痕が小葉中心領域のディッセ腔近傍に出現し，次いで外側へ広がり，**金網フェンスパターン chicken wire fence pattern**で個々の肝細胞，あるいは肝細胞の小集合を取り囲む（図14.16）。これらの巻きひげ様線維化は最終的に門脈域に接続し，濃縮し始め，**中心静脈－門脈線維架橋 central portal fibrous septa**を形成する。これらがより顕著になると，肝臓は結節状の肝硬変様の外観を呈する。ほとんどの症例では根本的な原因が持続しているため，新たな類洞周囲の瘢痕化によって，すでに形成された結節が継続的に細分化され，古典的な**小結節性肝硬変 micronodular cirrhosis**となる。初期には，肝臓は黄褐色，脂肪調で腫大している。しかし障害が持続すると，数年後には肝臓は茶色で萎縮し，脂肪を含まない肝硬変結節からなる臓器へと変化する。結節は通常は直径0.3 cm未満で，たいていの典型的な慢性ウイルス性肝炎より小さい。終末期の肝硬変に陥った肝臓は"燃え尽きた"段階で脂肪変化やその他の典型的な特徴を失っている。病因の明らかでない**原因不明の肝硬変 cryptogenic cirrhosis**の大半が，今では"燃え尽きた"NAFLDと認識されている。

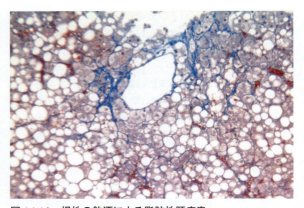

図14.16　慢性の飲酒による脂肪性肝疾患
小および大脂肪滴（明るい空胞として認められる）が混在しているのが目立つ。線維化（青色に染色）は典型的な類洞周囲の"金網フェンス"パターンを示している（マッソン・トリクローム染色）。（Dr. Elizabeth Brunt, Washington University, St. Louis, Missouri. の厚意による）

アルコール関連肝疾患

エタノールの過剰摂取は，欧米諸国において慢性肝疾患の60%以上を引き起こし，肝硬変による死亡の40～50%を占めている。慢性アルコール消費の最も重大な悪影響は，すでに述べたアルコール関連脂肪性肝疾患と重なっている。すなわち，(1)肝脂肪変性，(2)脂肪肝炎，(3)線維化と肝硬変で，まとめて**アルコール関連肝疾患 alcoholic-related liver disease**（図14.18）とよぶ。

慢性的にアルコールを過剰摂取している人の90～100%が脂肪肝（すなわち肝脂肪変性）を発症し，そのうちの10～35%が脂肪肝炎を発症するが，肝硬変を発症するのはそのうちのわずか8～20%である。脂肪変性，脂肪肝炎，線維化は，この順ないしはそれぞれ独立して発生し，必ずしも連続した一連の変化を表しているとは限らない。HCCは過剰なアルコール使用に続発する肝硬変患者の10～20%に発生する。

病態形成

1日80 gまでの短期間のエタノール摂取（ビール5～6本あるいは40℃の蒸留酒8～9オンス（237～267 mL））では，一般的に脂肪肝といった軽度の可逆性のある肝組織変化が生じる。1日40～80 gの慢性アルコール摂取は重度の肝障害に至る境界危険域と考えられている。重篤な肝障害のリスクは，1日80 gm以上のエタノール摂取で顕著になる。しかし，慢性的に過剰なアルコールを摂取している人のうち，肝硬変を発症するのは10～15%に過ぎない。肝障害に影響する要因は明確にはわかっていないため，安全なアルコール摂取量を示すことは困難である。エタノールの胃内代謝が低いことや体組成の違いからか，女性は男性よりも肝障害が起こりやすい。飲酒の頻度が肝疾患発症のリスクに影響することもあるようだ。例えば，一気飲みは，一定のペースで少量飲むよ

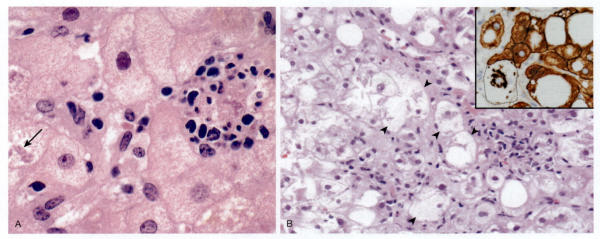

図14.17　慢性飲酒に関連した脂肪性肝疾患における肝細胞障害
A：集合した炎症細胞が壊死に陥った肝細胞を示している。マロリー硝子体が別の肝細胞中に認められる(**矢印**)。B："風船状"肝細胞(**矢頭**)は炎症細胞浸潤の集合に関連して認められる。囲みはケラチン 8 と 18 に対する染色(**茶色**)で，風船状細胞(**点線で囲み**)を示している。細胞内部でケラチンはユビキチン化され，折りたたまれ，免疫染色で染まるマロリー硝子体となり，細胞質は"空っぽ"になって取り残されている。(Dr. Elizabeth Brunt, Washington University, St. Louis, Missouri. の厚意による)

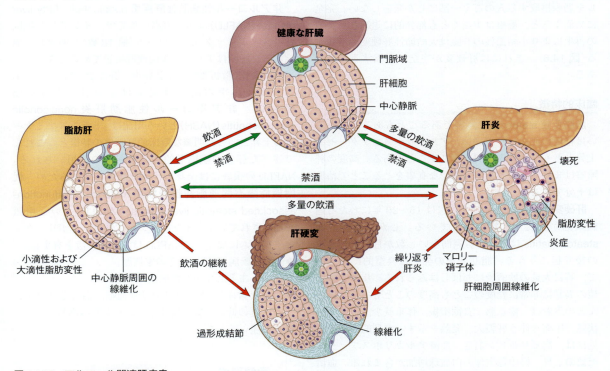

図14.18　アルコール関連肝疾患
脂肪変性，脂肪肝炎，およびアルコール関連肝硬変の間の相互関係を示し，主要な形態学的特徴を挙げた。本文で述べているように，脂肪変性，脂肪肝炎，および脂肪線維化はいずれも独立に進行することがあり，一連の変化ではない。

りも，より肝障害を引き起こす。

　第 1 に，アルコール脱水素酵素とアセトアルデヒド脱水素酵素によるエタノールの代謝は，大量のニコチンアミドアデニンジヌクレオチド(NADH)を生成し，脂肪酸の前駆体を異化から脂質生合成の方へ向かわせる。次いで，エタノールはリポタンパク質の集合と分泌を阻害する。全体として，細胞内脂質の蓄積を引き起こす。

　アルコールによる二次性の**脂肪肝炎 steatohepatitis** の原因は明らかでないが，以下に挙げるエタノールの毒性副産物やその代謝産物の 1 つ以上に起因する可能性がある。

- アセトアルデヒド acetaldehyde（エタノールの主な中間代謝産物）が脂質の過酸化とアセトアルデヒド-タンパク質付加体の形成を誘導し，細胞骨格と細胞膜の機能を阻害する。
- アルコール alcohol はミトコンドリアの機能と細胞膜の流動性に直接影響する。
- 活性酸素種 reactive oxygen species が，ミクロソームのエタノール酸化系によってエタノールの酸化過程で生じ，細胞膜やタンパク質と反応して障害を与える。活性酸素は肝細胞壊死の部分に浸潤する好中球によっても生成される。

アセトアルデヒドとフリーラジカルの発生は中心小葉領域で最大のため，この領域はアルコール誘発性の損傷を最も受けやすい。細胞周囲線維化と類洞線維化はまず小葉のこの領域で発達する。併存するウイルス性肝炎，特にC型肝炎はアルコール関連肝疾患の主要な促進因子である。

理由は不明だが，**肝硬変 cirrhosis** は慢性的にアルコールを過剰摂取する人のごく一部にしか発症しない。完全に禁酒すると，瘢痕は少なくとも部分的に退縮し，実質の再生により小結節性の肝臓は大結節性肝硬変へ変化する（図14.6）。まれには肝硬変が完全に退縮することもある。

臨床的特徴

脂肪変性 steatosis は無害であることもあるし，あるいは軽度の血清ビリルビンとアルカリホスファターゼの上昇とともに肝腫大を引き起こすこともある。高度の肝障害はまれである。禁酒と適切な食事をとることで治療は十分である。

肝硬変 cirrhosis を発症するには15〜20年にわたる過剰飲酒が必要だと推定されている。しかし**脂肪肝炎 steatohepatitis** はわずか数週間ないし数か月の過剰飲酒の後で起こりうる。脂肪肝炎の発症は典型的には急性で，特に大量の飲酒後にしばしばみられる。症状と検査値の異常は非常に軽度のことも高度のこともある。ほとんどの患者は，倦怠感，食欲不振，体重減少，上腹部不快感，圧痛を伴う肝腫大，発熱を示す。典型的な検査所見には，高ビリルビン血症，血清アルカリホスファターゼ値の上昇，好中球主体の白血球増加が含まれる。血清ALTとASTの上昇もみられるが，通常は500 U/mL 未満にとどまる。血清ALTが血清ASTより高い傾向にある他の慢性肝疾患とは対照的に，アルコール関連肝疾患では血清ASTが血清ALTより2：1かそれより大きい比率になる。アルコール関連肝炎の1回ごとの死亡リスクは10〜20％である。肝炎の発症を繰り返すと，数年後には約1/3の患者で肝硬変が出現する。

アルコール関連肝硬変の徴候は，他の型の肝硬変に類似している。さらに，エタノールが食事の主要なカロリー源になると，他の栄養素が摂取できなくなり，栄養不良やビタミン欠乏症（例：ビタミンB$_1$，葉酸など）を引き起こす。さらに，慢性的な胃や腸の粘膜損傷や膵炎を主な原因とする消化機能の低下が，これらの影響を悪化させる。

アルコール関連肝疾患の長期的予後はさまざまである。治療の最も重要な点は禁酒である。禁酒して黄疸，腹水，吐血のない人では5年生存率が90％に達するが，飲酒を続けている人では50〜60％に下がる。末期のアルコール性肝疾患の患者において，直接の死因は下記である。

- 肝不全
- 大量の消化管出血
- 併発する感染症（アルコール関連肝疾患の患者は易感染状態にある）
- 肝腎症候群
- 肝細胞癌（3〜6％の症例）

非アルコール性脂肪性肝疾患

非アルコール性脂肪性肝疾患 nonalcoholic fatty liver disease（NAFLD） は頻度の高い疾患で，インスリン抵抗性やメタボリックシンドローム（第18章）と関連して発症する。肝臓はアルコール関連肝疾患で起こる3つのタイプの変化（脂肪変性，脂肪肝炎，肝硬変）のいずれも示しうるが，平均的には炎症はより目立たない（e図14.2）。**非アルコール性脂肪肝炎 nonalcoholic steatohepatitis（NASH）** という用語は，トランスアミナーゼの上昇といった明確な臨床的肝障害の特徴と，これまで述べた肝炎の組織学的特徴を表すのに用いられる。NAFLDの根底には全身の代謝機能障害があるため，**代謝機能障害関連脂肪性肝疾患 metabolic dysfunction-associated steatotic liver disease（MASLD）** という用語が提唱されている。インスリン抵抗性とメタボリックシンドロームに加えて，NAFLDは以下の特徴を有する。

- 2型糖尿病（あるいはその家族歴）
- 肥満，主として中心性肥満
- 脂質異常症（高トリグリセリド血症，高密度リポタンパク質の低値，低密度リポタンパク質の高値）
- 高血圧

病態形成

NAFLDにおける最初の重要な出来事は肥満とインスリン抵抗性の発症らしい（図14.19）。インスリン抵抗性は，遊離脂肪酸の放出を増加させるが，これはリポタンパク質リパーゼの過剰活性による。これは脂肪細胞からのホルモンであるアディポネクチンの産生低下と関連しており，そのため骨格筋による遊離脂肪酸の酸化が減少し，肝細胞への遊離脂肪酸の取り込みが増加し，脂肪酸はトリグリセリドとして蓄積される。それに加えてNASHの患者の肝細胞ではインフラマソームが活性化しているという証拠がある。おそらくそれは，特

定の脂質の直接ないし間接によるもので，局所で炎症誘発性サイトカインであるIL-1の放出をもたらしている。脂質代謝の他の産物は直接肝細胞に毒性を示すようである。提唱されている機構としては，活性酸素種の産生の増加，小胞体ストレスの誘導，およびミトコンドリア機能の阻害が挙げられている。腸内細菌叢の変化や腸由来のエンドトキシン産生の増加も，肝臓の炎症や障害に関与している可能性がある。このようなさまざまな障害の原因による肝細胞損傷は，星細胞の活性化，コラーゲンの沈着，肝線維化を引き起こし，持続的な肝細胞障害とともに完成したNASHを引き起こす。

臨床的特徴

NAFLDは偶然みつかる血清トランスアミナーゼ高値の最も多い原因である。AST/ALT比は通常1未満である（アルコール関連脂肪性肝疾患が通常2以上であるのとは異なる）。脂肪変性のほとんどの患者は無症状である。活動性のある脂肪肝炎や線維化のある患者でも無症状のことがあるが，一部は疲労感，不快感，右上腹部違和感，あるいはより重篤な慢性肝疾患の症状を示すこともある。NASHを同定し，合併症のないNAFLDと区別するためには肝生検が必要となる。幸いなことに，脂肪変性から活動性のある脂肪肝炎，そして活動性のある脂肪肝炎から肝硬変に進行する頻度は低いようである。それにもかかわらず，NAFLDは"原因不明の"肝硬変の病態形成に大きくかかわっていると考えられている。共通の危険因子をもつために，NAFLDの患者では冠動脈（冠状動脈）疾患の発生頻度も高まっている。NASHの心配な合併症の1つに肝細胞癌の発生がある（図14.19）。C型肝炎の治療が成功するにつれて，NASHに起因する肝癌の割合は増加しており，米国では肝癌の危険因子としてHCVを追い越す可能性が高い。

現在の治療法は，体重を減らすこととインスリン抵抗性の回復に向けられている。食事療法や運動療法などの生活習慣の改善が最も効果的な治療法である。症例によっては肥満手術も有効である。

小児のNAFLDは，肥満とNAFLDが蔓延するに従って大きな問題になりつつある。小児では，組織学的病変の様子はいくぶん異なっている。炎症と瘢痕は門脈域と門脈域周辺により著明な傾向があり，好中球浸潤よりも単核細胞浸潤が優勢になる傾向がある。

遺伝性代謝性肝疾患

多くの**遺伝性代謝性肝疾患** inherited metabolic liver disease が存在するが，ここでは比較的頻度が高く，病態形成的に興味深い疾患について述べる。すなわち，遺伝性ヘモクロマトーシス，ウィルソン病，α_1アンチトリプシン欠損症 α_1-antitrypsin deficiency である。

ヘモクロマトーシス

ヘモクロマトーシスは，鉄の過剰吸収によって引き起こされ，鉄は肝臓や膵臓などの臓器，さらに心臓，関節，内分泌器官に沈着する。多くの場合，遺伝性疾患である**遺伝性ヘモクロマトーシス** hereditary hemochromatosis に起因する。

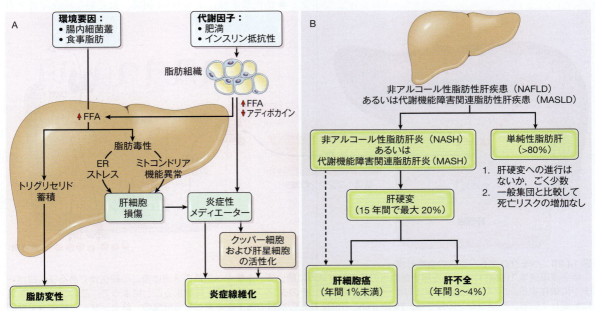

図14.19　A：非アルコール性脂肪性肝疾患(NAFLD)の病態形成。B：NAFLDの自然経過
単純性脂肪肝は，肝硬変への進行や死亡率上昇のリスクに乏しい。一方，非アルコール性脂肪肝炎は全体に死亡率が増加し，肝硬変と肝細胞癌のリスクも増加する。
ER：小胞体，FFA：遊離脂肪酸。

第10章で述べたとおり，健常人における全身の鉄の貯蔵量は3〜4gで，約0.5gが肝臓に蓄えられている。重症なヘモクロマトーシスでは，鉄の総量は50gを超えることもあり，その1/3以上が肝臓に蓄積する。**十分に進行した症例では(1)小結節性肝硬変，(2)糖尿病(〜80%)，(3)異常な皮膚の色素沈着(〜80%)を示す。**

病態形成

体から鉄を排泄する調節機構は存在しないため，鉄の体内での総量は腸管での吸収により厳密に調節されている。第10章で述べたように，*HAMP*遺伝子にコードされる**ヘプシジン hepcidin**は循環するペプチドホルモンで，腸管での鉄吸収を負に制御する主たる調節因子として働いている。HFE，HJV，TFR2は肝細胞に発現する膜タンパク質である。まだよくわかっていないが，HFE，HJV，TFR2(トランスフェリン受容体)は，鉄のセンサーとして一緒に機能し，鉄が豊富になると，HAMP転写物の発現およびヘプシジン分泌を刺激するシグナルが伝達される。次にヘプシジンは腸まで循環し，腸細胞上のフェロポーチンに結合し，フェロポーチンの内在化と分解を促し，それにより腸細胞からの鉄の流出を減少させる。この負のフィードバックループの構成要素にさまざまな機能喪失型の変異が生じると，鉄の吸収が亢進し，ヘモクロマトーシスとなる(図14.20)。遺伝性ヘモクロマトーシスの基礎となる最も一般的な遺伝子変化は以下のとおりである。

- *HFE*(遺伝性 Hereditary 鉄 Fe に由来)は遺伝性ヘモクロマトーシス患者において最も頻繁に変異する遺伝子である。この遺伝子は肝細胞におけるヘプシジンの合成を制御するHLAクラスI様分子をコードしている。*HFE*遺伝子の機能喪失型変異はヘプシジンのレベルを低下させ，遺伝性ヘモクロマトーシスと診断された患者の70%以上にみられる。
- より頻度が低い場合として，遺伝性ヘモクロマトーシスは，トランスフェリン(鉄の血漿輸送分子)の受容体やフェロポーチン(膜貫通型鉄輸送体)など，鉄の輸送に直接関与するタンパク質をコードする遺伝子の変異によって引き起こされる。これらの変異では，関連する臨床症状が軽い場合もあれば重い場合もあり，ときには若年成人や小児期に発症することもある。

後天性のヘモクロマトーシス(二次性ヘモクロマトーシス)は，輸血を何度も受けたり，β−サラセミアやある種の骨髄性腫瘍にみられるように，慢性的な無効造血のある患者に発症することがある。無効造血は，骨髄中の赤血球前駆細胞の早期死滅によって特徴づけられ，貧血を起こし，腎臓からのエリスロポエチン産生増加を誘発する。その結果，赤芽球が増殖し，そこからヘプシジン産生を抑制する**エリスロフェロン erythroferrone**というホルモンが放出される。これが改善されなければ，必然的にヘモクロマトーシスになる。

原因が何であれ，結果として食事由来の鉄の腸管吸収が増加し，年間0.5〜1gの鉄が蓄積され，貯蔵鉄が約20gに達すると発症する。過剰鉄は沈着した組織に直接の毒性を示す。肝細胞障害の機構には以下のものが含まれている。

- 鉄が触媒するフリーラジカル反応を介した脂質過酸化
- 肝星細胞の活性化による膠原線維形成の促進
- 活性酸素種によるDNA損傷。致死的な細胞障害を引

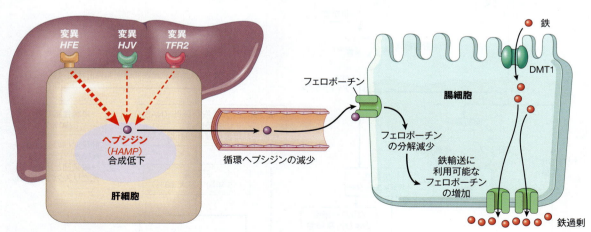

図14.20 ヘモクロマトーシスの病態形成
二価金属輸送体1(DMT1)を介した腸管細胞への鉄の取り込みに続いて，血漿中への鉄の分泌は第二の輸送体であるフェロポーチンに依存する。ヘプシジンは，フェロポーチンと結合し，そのタンパク質分解を刺激することによって，このプロセスを負に制御している。ヘプシジンの産生は，HFE，HJV，TFR2などの複数の因子を必要とする肝臓の"鉄センサー"によって制御されている。これらの因子またはヘプシジン自体(*HAMP*遺伝子によってコードされる)に欠陥があると，鉄の取り込みが増加し，ヘモクロマトーシスになる。
DMT1:二価金属トランスポーター1，HAMP:ヘプシジン抗菌ペプチド，HFE:鉄恒常性調節因子，HJV:ヘモジュベリン，TFR2:トランスフェリン受容体2。

き起こすか，あるいは肝細胞癌が発生しやすくなる．

鉄の有害な影響は，細胞に致死的でなければ可逆性であり，治療により過剰鉄を取り除くと組織機能の回復を促進する．

形態学

高度のヘモクロマトーシスにおける形態学的変化は，原則的に下記の3つで特徴づけられる．(1)以下の臓器における**ヘモジデリンの組織沈着** tissue deposition of hemosiderin：肝臓，膵臓，心筋，下垂体，副腎，甲状腺と上皮小体，関節，皮膚，(2)肝硬変，(3)**膵臓の線維化** pancreatic fibrosis である．肝臓では，最初に門脈域周囲の肝細胞の細胞質中に黄金色のヘモジデリン顆粒として鉄が明らかとなり，プルシアンブルー染色により組織化学的に染色することができる（図14.21）．鉄負荷が増すにつれて，沈着は進行して小葉の他の部分，胆管上皮やクッパー細胞に及ぶ．この段階では肝臓は正常よりやや腫大し濃褐色調を呈している．線維性隔壁はゆっくりと発達し，門脈域を互いに連結し，最終的には強く色素沈着（黒褐色から黒色）した肝臓に**肝硬変** cirrhosis が形成される．

膵臓 pancreas も色素沈着とびまん性の間質線維化を示し，ときに実質の萎縮を示す．ヘモジデリンは小葉内と膵島細胞内にみられ，ときには間質の線維性基質にもみられる．**心臓** heart はしばしば腫大し，心筋線維中にヘモジデリン顆粒を伴う．色素沈着により，心筋に著しい褐色調を示す場合がある．繊細な間質線維化が出現することがある．**本来の皮膚の色が濃くなるのは**，部分的には真皮内のマクロファージや線維芽細胞中のヘモジデリン沈着によるが，大部分の着色は表皮のメラニン産生増加による．これらの色素の組み合わせで皮膚は灰色がかった色になる．ヘモジデリンが関節滑膜に沈着すると急性滑膜炎を引き起こすことがある．ピロリン酸カルシウムの過剰沈着が起こり，関節軟骨が損傷を受けてしばしば重症の多発関節炎を引き起こすことがあり，**偽痛風** pseudogout とよばれる．肝硬変の発症時に，精巣は萎縮性となることがある．

臨床的特徴

月経の出血が閉経期まで鉄の蓄積を制限しているので，症状は通常，男性のほうが女性より早く出る．この結果，臨床的な鉄過剰の男女比はおおよそ5：1～7：1となっている．最も一般的な型（HFE 突然変異による）では，症状は通常，男性では40歳代から50歳代に，女性ではそれ以降に現れる．

主な徴候には，肝腫大，腹痛，皮膚の色素変化（特に皮膚の色が薄い人の日光曝露部），膵島の破壊による耐糖能異常または糖尿病，心機能障害（例：不整脈，心筋症など），および非典型的関節炎がある．一部の患者では，主訴は性腺機能低下である（例：女性の無月経，男性のインポテンスと性欲低下）．すでに述べたように，臨床的な疾患は男性に多く，40歳未満では滅多に顕在化しない．死因は肝硬変か心臓病である．未治療の患者

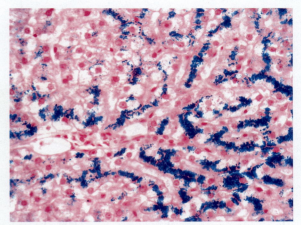

図 14.21 遺伝性ヘモクロマトーシス
このプルシアンブルーで染色した組織切片においては，肝細胞中の鉄は青色にみえる．豊富な鉄にもかかわらず，実質の構築はこの段階では正常である．

の場合，肝細胞癌発症の危険は200倍で，これはおそらく持続する肝障害と肝内の鉄により発生する酸化分子の遺伝毒性による．

幸いにも，遺伝性ヘモクロマトーシスの診断は，不可逆的な組織障害が生じるはるか以前に行うことができる．発端者の家族をスクリーニングすることは重要である．ヘテロ接合体でも過剰鉄を蓄積するが，明らかな組織障害をきたすほどのレベルではない．現在では，（他の診断のための検査の一部として行われる）日常の血清鉄測定のおかげで，ヘモクロマトーシスの患者のほとんどが，発症前，前肝硬変の段階で診断されている．診断は HFE 遺伝子の塩基配列を決定することで確認できる．定期的な**瀉血** phlebotomy は継続的に過剰な組織鉄を取り除くことになり，この単純な治療によって，生命予後は正常となる．

ウィルソン病

ウィルソン病 Wilson disease は常染色体潜性の疾患で，ATP7B 遺伝子の機能喪失型変異により銅の胆汁中への排泄が阻害され，銅をセルロプラスミンに取り込ませることができないために起こる（図14.22）．この疾患は多くの組織や臓器，主に肝臓，脳，眼に，毒性を示す量の銅が蓄積することで特徴づけられる．正常では，取り込まれる銅（2～5 mg/日）の40～60%は十二指腸と小腸の近位で吸収され，そこからアルブミンやヒスチジンと複合体をつくって肝臓に輸送される．肝細胞内で，銅は ATP7B に結合する．ATP7B は銅を輸送する膜貫通タンパク質で，主にトランス・ゴルジ網とリソソームに存在する．トランス・ゴルジ網では，ATP7B がアポセルロプラスミンへの銅の輸送を仲介し，**セルロプラスミン** ceruloplasmin を形成し，それが血液中に分泌される．リソソームでは，ATP7B はセルロプラスミンに結合し

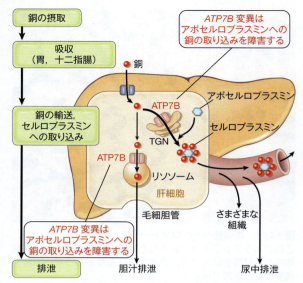

図 14.22　銅輸送性肝タンパク質 ATP7B に影響を及ぼす変異の銅代謝とその結果
ウィルソン病では，銅が肝細胞からセルロプラスミンの形で血液中に輸送されず，また胆汁中にも輸送されないため，肝臓に銅が蓄積し，その結果肝細胞が傷害され，最終的に銅が血液中に放出され，他の組織に有害な傷害を与える。
TGN：トランス・ゴルジ網。

ていない肝細胞内の銅を胆管に輸送し，体内からの銅排泄の主要経路である胆汁を通して排泄させる。

ウィルソン病では，肝細胞内で ATP7B 依存的な銅の血液や胆汁への輸送が障害される。そのため，銅は細胞質やリソソームに蓄積し，活性酸素の産生を増加させ，肝細胞にダメージを与える。血清セルロプラスミン値の低下はウィルソン病の特徴であるが，セルロプラスミンの減少はこの疾患の病因には関与していない。肝臓での銅の蓄積が進行すると，セルロプラスミンに結合していない銅が障害された肝細胞から循環中に放出され，赤血球の溶血を引き起こすとともに，脳，角膜，腎臓，骨，関節，副甲状腺などの他臓器に銅が沈着する。その結果，正常では微量である尿中への銅排泄が著しく増加する。

形態学

肝臓はしばしば障害の矢面に立つ。肝臓の変化はさまざまで，比較的軽度な場合から，高度な場合もあり，他の多くの疾患過程を模倣する。部分的な肝細胞壊死を伴い，軽度から中等度の**脂肪変化（脂肪変性）fatty change（steatosis）**をきたすことがある。急性，**劇症肝炎 acute fulminant hepatitis** は急性ウイルス性肝炎を模倣する。ウィルソン病における**慢性肝炎 chronic hepatitis** は，中等度から高度の炎症と肝細胞壊死，部分的な脂肪変化，脂肪肝炎の特徴（著明なマロリー硝子体を伴った肝細胞風船化）を示す。進行した症例では，肝硬変がみられることもある。肝細胞における銅沈着は特殊染色で

証明することができる（e 図 14.3）。

脳への毒性障害は主に基底核を侵す。神経症状のあるほぼすべての患者では，眼病変として**カイザー・フライシャー輪 Kayser–Fleischer ring** とよばれる，角膜辺縁のデスメ膜における緑から茶色の銅の色素沈着を呈する。

臨床的特徴

ウィルソン病の発症年齢と臨床症状には非常に幅がある。症状は通常，6〜40歳の間に出現する。急性ないし慢性の肝疾患で発症することが多い。神経精神症状は残りの大部分の症例の初期の特徴であり，基底核への銅沈着に由来する。

ウィルソン病の診断は，血清セルロプラスミン値の低値，肝組織中の銅含有量の増加（最も感度の高い検査），尿中銅排泄の増加（最も特異度の高い検査）に基づいている。肝の乾燥重量1g当たり250μgを超える肝の銅含有量は診断に確定的とされるが，感度はわずか約80％である。肝の銅レベルがそれより低い患者の場合，診断は他の所見，例えば，尿中銅の上昇，血清セルロプラスミン低値，カイザー・フライシャー輪の存在などによる。限られた遺伝子変異が遺伝子検査をかなり簡単にしている遺伝性ヘモクロマトーシスとは違って，原因となる ATP7B の変異は非常に多様であり，DNA 塩基配列を診断検査として行うことは難しい。血清中の銅の値も診断には役に立たない。というのは，肝疾患の段階によって低値だったり正常だったり高値だったりするからである。

早期に発見し，長期に銅キレート療法（D ペニシラミンやトリエンチン）あるいは亜鉛製剤での治療（腸管での銅吸収を阻害する）を行うことで，通常は悪化の一途をたどるこの疾患の予後は著しく改善した。肝炎や進行した肝硬変の患者は肝移植が必要で，これで治癒に至ることができる。

α₁ アンチトリプシン欠損症

α₁ アンチトリプシン欠損症は，常染色体潜性疾患で，α₁ アンチトリプシン（α₁AT）のミスフォールディングと α₁AT の機能喪失につながる変異によって引き起こされる。α₁AT の主な役割は，特に好中球エラスターゼ，カテプシン G，プロテイナーゼ3といった炎症部位で好中球から放出されるプロテアーゼを阻害することである。α₁AT が欠損すると，好中球のプロテアーゼ（例えばエラスターゼ）が阻害されずに活性化され，肺胞壁の弾性線維を破壊し，肺気腫を引き起こす（**第 11 章**）。

α₁AT は主に肝細胞で合成される血漿中の糖タンパク質である。少なくとも75種類の多形性が同定され，アルファベットで表記されている。一般的な表記は，**プロテアーゼインヒビター protease inhibitor** を表す Pi と2つのアレルそれぞれを表すアルファベットである。最も

一般的な遺伝子型はMアレルのホモ接合体で，PiMMとよばれ，90％の人にみられる（野生型）。

最も多い臨床的に重要な変異はPiZで，PiZZホモ接合体では血中のα_1AT値は非罹患者のレベルの10％しかない。これらの人は臨床的疾患を発症する危険が高い。変異対立遺伝子は共顕性で，結果的に，PiMZヘテロ接合体の血清α_1AT値は中間値をとる。肝疾患が早期に出現するため，α_1AT欠損症は幼児や小児において最も診断される頻度の高い遺伝性肝疾患となっている。

病態形成

肝疾患は，ミスフォールディングした変異型α_1ATタンパク質が肝細胞内に蓄積し，小胞体ストレス応答（異常タンパク質応答）を引き起こし，最終的に肝細胞のアポトーシスにつながることで起こる。PiZポリペプチドは，第342番目の残基におけるグルタミンからリジンへの1塩基アミノ酸置換（E342K）により折りたたみに異常が生じて凝集を起こしやすい。この状態は続いて小胞体ストレスを生み出し，折りたたまれなかったタンパク質への応答の引き金となり，最終的にアポトーシスを誘導する。肝障害はタンパク質のミスフォールディングによるものであるのに対し，肺障害はα_1ATの機能喪失とそれに伴う過剰なプロテアーゼ活性によるものであることは強調しておきたい。PiZZ遺伝子型をもつすべての人が肝細胞にα_1ATを蓄積しているが，明らかな臨床的肝疾患を発症するのは10～15％である。よって，他の遺伝的因子や環境因子も肝疾患の発病に関与しているに違いない。

形態学

α_1アンチトリプシン欠損は肝細胞における円形ないし楕円形をした細胞質内の**球状封入体 globular inclusion**の存在で特徴づけられ，これらはPAS（periodic acid Schiff：過ヨウ素酸シッフ）強陽性でジアスターゼ抵抗性である（図14.23）。門脈域周囲の肝細胞が早期かつ軽症例で冒され，晩期ないし，より重症例において小葉中心の肝細胞が冒される。他の病理学的特徴はさまざまで，肝炎から線維化，完全な肝硬変まである。

臨床的特徴

α_1AT欠損症の新生児の10～20％が胆汁うっ滞性黄疸を伴う肝炎を発症する。思春期には，症状は肝炎ないし肝硬変に関連している。肝炎の発作は完全に回復したかのように消退することもあれば，慢性化して肝硬変に進行することもある。あるいは，肝疾患は無症状のままで，中年以降の成人になってから肝硬変として出現することもある。肝細胞癌はPiZZ遺伝子型をもつ成人の2～3％に発生する。高度の肝疾患に対する唯一かつ根治的な治療は肝移植である。肺疾患の患者では禁煙がきわめて重要である，なぜなら喫煙は肺における好中球の集積と，α_1ATの欠損のために不活化されないエラスターゼ

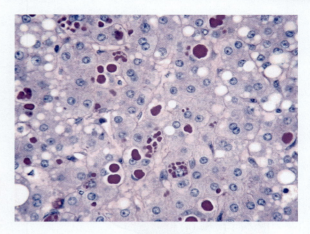

図14.23　α_1アンチトリプシン欠損症
ジアスターゼ消化後にPAS染色した肝臓では，特徴的な深紅色の細胞質内顆粒が明瞭となる。

の放出を引き起こすからである。

胆汁うっ滞性疾患

肝臓からの胆汁は2つの主な機能をもつ。(1)胆汁酸塩の界面活性作用による腸管内腔における食物中の脂肪を乳化し，脂質の吸収を可能にする，(2)ビリルビン，過剰なコレステロール，生体異物，銅のような微量金属，その他水に十分に溶けず尿中に排泄されない老廃物の除去である。胆汁の排泄を妨げる過程は，ビリルビンの貯留によって**黄疸 jaundice**と眼の強膜の**黄疸 icterus**を引き起こし，**胆汁うっ滞 cholestasis**（後述）を引き起こす。

黄疸は，ビリルビンの産生増加（例：血管外の赤血球溶血），肝細胞の機能不全（例：肝炎），あるいは胆汁の流れの閉塞（例：胆石 gallstone の嵌頓）などで起こり，いずれも胆汁の産生とクリアランスの平衡を妨害する

表14.4　黄疸の主な原因

非抱合型優位の高ビリルビン血症
ビリルビンの過剰産生
溶血性貧血
内出血からの血液の吸収（例：消化管出血，血腫）
無効造血症候群（例：悪性貧血，サラセミア）
肝臓のビリルビン取り込み低下
薬物による細胞膜輸送系の障害
ビリルビン抱合の障害
新生児の生理的黄疸
びまん性肝細胞性疾患（例：ウイルスや薬物性肝炎，肝硬変）

抱合型優位の高ビリルビン血症
肝細胞からの排泄の低下
薬物性の毛細胆管機能障害（例：経口避妊薬，シクロスポリン）
肝細胞障害ないし中毒（例：ウイルス性や薬物性の肝炎，完全非経口栄養，全身性感染症）
肝内あるいは肝外の胆汁流出障害
肝内胆管の炎症による破壊（例：原発性胆汁性胆管炎，原発性硬化性胆管炎，移植片対宿主病，肝移植）
胆石
外からの圧迫（例：膵臓癌）

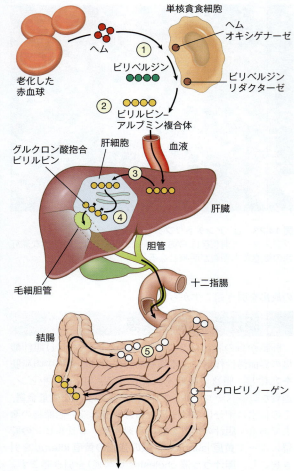

図14.24 ビリルビン代謝と排泄
詳細は本文を参照。

(表14.4)。

ビリルビンと胆汁の形成

肝臓によるビリルビンの代謝は，図14.24に示すように，次のようなステップで行われる。

- ビリルビン bilirubinはヘム分解の最終産物である。1日の産生量(0.2〜0.3 g)の約85％が脾臓，肝臓，骨髄のマクロファージによる老化赤血球の分解に由来する。残りは，肝臓のヘムやヘムタンパク質(例：P–450シトクロム)の更新や，骨髄における赤血球前駆体の破壊に由来する(第10章)。供給源が何であっても，細胞内のヘム酸化酵素(ヘムオキシゲナーゼ)がヘムをビリベルジンに酸化し(図14.24①)，それはただちにビリベルジン還元酵素(ビリベルジンリダクターゼ)によって還元されてビリルビンとなる。
- このように産生されたビリルビンは放出されて血清アルブミンと結合する(図14.24②)。ビリルビンは，生理的なpHではほとんど水溶液に溶けず，かつ組織にきわめて毒性が高いため，このステップは重要である。
- アルブミンはビリルビンを肝臓に運び，そこでビリルビンは肝細胞に取り込まれ(図14.24③)，
- 肝内で，ビリルビンはUDPグルクロン酸転移酵素(UGT1A1)(図14.24④)によって1個ないし2個のグルクロン酸分子との抱合を受ける。そして水溶性で毒性のないグルクロン酸ビリルビンは，胆汁へ排出される。
- ほとんどのグルクロン酸ビリルビンは腸内細菌のβグルクロニダーゼで脱抱合され，無色のウロビリノーゲンになる(図14.24⑤)。ウロビリノーゲンと分解されなかったビリルビン色素は，大部分が糞便中に排出される。約20％の生成されたウロビリノーゲンは回腸と結腸で再吸収されて肝臓に戻り，胆汁に再度排出される。再吸収されたウロビリノーゲンの一部は尿中に排出される。

胆汁中の有機物の2/3は，胆汁酸塩であり，胆汁酸とタウリンないしグリシンを抱合して生成される。胆汁酸はコレステロールの主たる異化生成物で，水溶性のステロールにカルボキシル化された側鎖のついた化合物である。ヒトの主要な胆汁酸はコール酸とケノデオキシコール酸である。胆汁酸はきわめて効率的な界面活性剤である。主な生理的な役割は肝細胞から胆汁中に分泌される水に溶けない脂質を溶解することであり，また腸管内腔の食物由来の脂質を溶解することでもある。分泌された胆汁酸の95％は，抱合されているか非抱合の状態で，腸管から再吸収されて，肝臓に再び循環する(**腸肝循環 enterohepatic circulation**)。これは消化と排泄のため，胆汁酸の大きな内因性の蓄えを維持するのに役立っている。

黄疸の病態生理

非抱合型ビリルビンと抱合型ビリルビン(グルクロン酸ビリルビン)のどちらも全身性に蓄積しうる。先述のとおり，非抱合型ビリルビンは事実上不溶性でアルブミンと強く結合している。結果として，血中の値が高かったとしても，尿中に排泄することはできない。正常では，ごく少量の非抱合型ビリルビンが血漿中の遊離陰イオンとして存在している。もし非抱合型ビリルビンの値が上昇すると，この非結合分画は組織に拡散し，特に幼児の脳において毒性障害をきたす。非結合の血漿分画は，重症な溶血性疾患で増加する。そのため，新生児の溶血性疾患(胎児赤芽球症)では，非抱合型ビリルビンが脳に蓄積して，重篤な神経損傷を引き起こしうる。これは**核黄疸 kernicterus**(第4章)とよばれる。対照的に，抱合型ビリルビンは水溶性で，無毒で，アルブミンとは緩く結合しているだけである。水溶性であることとビリルビンとの結合が弱いことから，血漿中の過剰な抱合型ビリルビンは尿中に排泄することができる。

健康な成人における血清ビリルビン濃度は0.3～1.2 mg/dLで変動する。通常，ビリルビンの産生速度は，肝への取り込み，抱合，および胆汁排泄の速度と等しい。黄疸は，ビリルビン産生と排泄の不均衡が生じ，血清ビリルビン濃度が2～2.5 mg/dLを超えたときに明らかになる。重症の場合，30～40 mg/dLに達することもある。抱合型高ビリルビン血症と非抱合型高ビリルビン血症の原因は異なる。したがって，黄疸のある患者を評価する際には，両方のビリルビン値を測定することが重要である。ビリルビンの過剰産生（例：溶血性貧血または無効造血）あるいは抱合不全（未熟または遺伝性の原因による）は，非抱合型ビリルビンの蓄積をもたらす。抱合型高ビリルビン血症は，肝細胞疾患，胆管損傷，および胆道閉塞に起因することが多い。

肝細胞のビリルビン代謝異常

新生児黄疸

生後2週間くらいまでは肝臓におけるビリルビンの抱合と排泄は十分に成熟していないので，ほとんどの新生児は**新生児黄疸** neonatal jaundice あるいは**新生児の生理的黄疸** physiologic jaundice of the newborn とよばれる，一過性で軽度の非抱合型高ビリルビン血症をきたす。これは母乳で増強されることがあるが，母乳に含まれるビリルビン脱抱合酵素の作用のためである。青色光（ビリルビンを尿中に排泄されやすい可溶性異性体に変換する）による光線療法は，肝の抱合プロセスが十分に成熟するまでは，ビリルビン濃度を安全な範囲に保つのに十分である。それでもやはり新生児で遷延する黄疸は異常であり，後の"新生児胆汁うっ滞"の項で述べる。

遺伝性高ビリルビン血症

黄疸は代謝の生来の異常で起こることがあり，下記のものが含まれる。
- **ジルベール症候群** Gilbert syndrome は，常染色体潜性遺伝のありふれた状態（さまざまな集団の4～16％）であり，さまざまな程度の変動する非抱合型ビリルビン血症を呈する。通常の原因は，UGT1A1遺伝子のプロモーターの変異によるグルクロン酸転移酵素の軽度の発現低下である。ジルベール症候群はいかなる病的状態とも関連していない。対照的に，重度のグルクロン酸転移酵素欠損をもたらすUGT1A1の他の変異は，**クリグラー・ナジャール症候群1型** Crigler–Najjar Syndrome Type 1 とよばれるまれな常染色体潜性遺伝性疾患を引き起こし，これは乳児期に致死的となる。
- **デュビン・ジョンソン症候群** Dubin-Johnson syndrome は，常染色体潜性遺伝性疾患であり，グルクロン酸ビリルビンを肝細胞から毛細胆管の膜を通じて排泄する輸送タンパク質の欠損によって引き起こされる。罹患者は抱合型ビリルビン血症を示す。唯一の臨床徴候は肝臓の黒ずみ（ビリルビンではなく，重合したアドレナリン代謝物による）および肝腫大である。

胆汁うっ滞

胆汁うっ滞は，肝外あるいは肝内の胆道閉塞，あるいは肝細胞の胆汁分泌の欠損によって引き起こされる状態である。患者は，**皮膚の黄疸** jaundice や**強膜の黄疸** icterus による黄色変色，掻痒，皮膚黄色腫（コレステロールの局所蓄積），あるいは脂溶性ビタミンであるビタミンA，D，E，Kの栄養欠乏を含めた腸管吸収不良に関連した症状を示す。特徴的な検査所見は血清のアルカリホスファターゼやγグルタミルトランスフェラーゼ（GGT）の上昇で，これらは肝細胞や胆管細胞の頂端膜に存在している酵素である。

> ### 形態学
>
> 胆汁うっ滞の形態学的特徴はその重症度，持続期間，その原因に依存する。閉塞性と非閉塞性胆汁うっ滞に共通するのは，肝実質内の胆汁色素の蓄積である（図14.25）。細長い緑色から茶色の胆汁栓が拡張した毛細胆管のなかに認められる。毛細胆管の破綻は胆汁の漏出をきたし，それはただちにクッパー細胞によって貪食される。胆汁色素の粒は肝細胞内にも蓄積し，細かい泡沫状の外観を示して**羽毛状変性** feathery degeneration とよばれる。時折アポトーシスに陥った肝細胞がみられることがある。

胆管閉塞と上行性胆管炎

成人の**胆管閉塞** bile duct obstruction の最も多い原因は肝外の**胆石症** gallstone disease（後述）で，次に腫瘍による閉塞，術後の狭窄である。小児での閉塞状態には，胆道閉鎖，嚢胞線維症，総胆管嚢胞（肝外胆道の嚢胞状奇形），肝内胆管が不十分な症候群（**胆管不足症候群** paucity of bile duct syndrome）が挙げられる。胆汁うっ滞の初期の形態学的変化は述べたとおりで，閉塞の解除によって完全に可逆的である。長期に及ぶ閉塞は，後述する胆汁性肝硬変に至る可能性がある。

上行性胆管炎 ascending cholangitis，あるいは胆道の二次性細菌性感染は，胆道閉塞に合併することがある。大腸菌群や腸球菌といった腸内細菌が主な原因である。胆管炎は通常，発熱，悪寒，腹痛，黄疸で発症する。最も重篤な胆管炎は**化膿性胆管炎** suppurative cholangitis で，化膿した胆汁が胆道を満たして膨張させる。胆汁うっ滞よりも敗血症のほうが，この潜在的に重大な疾患に影響を与える傾向があるため，迅速な診断的評価と介入が必須である。

肝外胆管閉塞はしばしば外科的治療に反応するため，

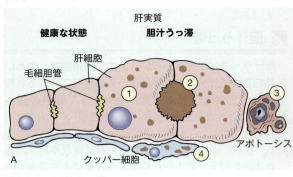
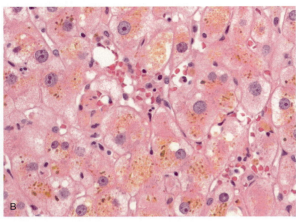

図14.25　胆汁うっ滞
A：胆汁うっ滞（右）の形態的特徴と正常肝臓（左）との比較。①腫大した胆汁うっ滞性の肝細胞，②拡張した毛細胆管腔，③アポトーシスに陥った細胞を示し，さらに④クッパー細胞はしばしば逆流した胆汁色素を含んでいる。B：胆汁うっ滞。細胞質内に特徴的な胆汁色素の蓄積を示している。

正確で迅速な診断が重要である。対照的に，肝内胆道の疾患や肝細胞の分泌不全による胆汁うっ滞（集合的に**肝内胆汁うっ滞 intrahepatic cholestasis** と称する）は（移植を除く）手術では改善が得られず，手術的処置で患者の状態が悪くなりかねない。したがって黄疸と胆汁うっ滞の原因を確定することは重要である。

形態学

急性胆道閉塞は，肝内性であれ肝外性であれ，上流の胆管の膨張を引き起こし，しばしば胆管は拡張している。加えて，間質浮腫と好中球とともに，門脈域 – 実質の境界に細胆管反応（前述を参照）が出現する。感染症の合併（上行性胆管炎）の特徴は，胆管周囲の好中球が胆管上皮と内腔に流入することである（図14.26）。

治療されないままだと，**慢性胆道閉塞 chronic biliary obstruction** から起こる炎症と細胆管反応は門脈域周囲線維化を開始し，最終的に二次性ないし閉塞性の**胆汁性肝硬変 obstructive biliary cirrhosis** をもたらす（図14.27）。実質における胆汁うっ滞性の特徴が顕著となる場合がある。胆汁うっ滞は広範囲に及ぶ**門脈周囲肝細胞 periportal hepatocytes** の羽毛状変性のかたちをとる。羽毛状変性は細胞質膨化の一種で，しばしばマロリー硝子体や漏出した胆汁の界面活性剤効果によって引き起こされた**胆汁梗塞 bile infarcts** と関連している。

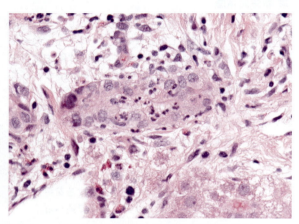

図14.26　急性の大型胆管閉塞（上行性胆管炎を伴う）
胆管閉塞の特徴（間質の浮腫，細胆管反応）に重ねて，胆管を侵す好中球浸潤がみられ，これが上行性胆管炎の証明になっている。

新生児胆汁うっ滞

新生児における遷延する抱合型ビリルビン血症は，**新生児胆汁うっ滞 neonatal cholestasis**（先に述べた新生児黄疸とは異なる）とよばれ，約2,500人の出生に1人の割合で発症する。それを引き起こす主な状態は，(1)胆管症，主に**胆道閉鎖 biliary atresia**（後述）と，(2)次に述

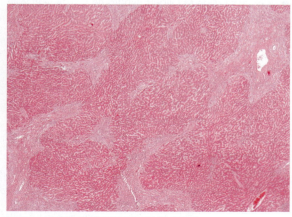

図14.27　慢性胆道閉塞に続発した肝硬変

べる**新生児肝炎** neonatal hepatitis と総称される，新生児に抱合型高ビリルビン血症を引き起こすさまざまな疾患である。

■ 新生児肝炎

新生児肝炎は特定の疾患単位ではなく，常に炎症性基盤をもつわけでもない。むしろ，85％以上の症例で特定可能な原因がみつかることから，新生児肝炎は識別可能な毒性，代謝性，遺伝性，および感染性の肝疾患の徹底的な調査を行うことの指標である。残りの10～15％の症例は"特発性新生児肝炎"とよばれる。

胆道閉鎖と，非閉塞性の新生児胆汁うっ滞を区別することは，非常に重要である。胆道閉鎖の根本的治療には外科的介入が必要なのに対して，手術は他の疾患をもつ子どもに悪影響を及ぼすことがあるためである。幸いなことに，この2つの疾患は約90％の症例で臨床データに基づいて区別することができる。残りの10％の症例では，特発性新生児肝炎と治療可能な胆管症を鑑別するために肝生検が必要である。患児は黄疸，濃い色の尿，薄い色ないし灰白色便，肝腫大を示す。低プロトロンビン血症など，さまざまな程度の肝合成機能障害が認められることがある。

形態学

特発性新生児肝炎の形態学的特徴（図14.28）には，肝細胞の著明な巨細胞変化が含まれており，小葉の乱れ，部分的な肝細胞アポトーシスや，著明な肝細胞および毛細胆管胆汁うっ滞と関連している。症例によっては，この実質性の障害パターンは細胆管反応や門脈域の線維化を伴う。

■ 胆道閉鎖

胆道閉鎖は肝外胆管の完全あるいは部分的な閉塞で，生後3か月以内に起こったものと定義される。新生児胆汁うっ滞の約1/3を占め，小児期早期の肝疾患による死亡原因としてはまさに最多である。肝移植のために紹介される子どもの約50～60％が胆道閉鎖である。

病態形成

2つの形の胆道閉鎖が認識されている。これらは内腔の閉塞が起こったと推定される時期に基づいている。

- **胎児形** fetal form は20％までの症例の原因となり，通常は胸部や腹部臓器にかかわる他の発生奇形を伴う。腹部内臓の回転異常，下大静脈の途絶，多脾症，先天性心奇形などが含まれる。
- 最も多いのが**周産期型** perinatal form の胆道閉鎖で，正常に発達したと思われる胆管が障害を受けて出生後に閉塞する。周産期胆道閉鎖の病因は不明である。ウイルス感染や毒素への曝露が主な原因と考えられている。

形態学

胆道閉鎖の顕著な特徴は，肝管ないし**総胆管** common bile duct の炎症と**線維性狭窄** fibrosing stricture である。患者によっては，胆管周囲炎症は肝内胆管にも及び，進行性の肝内胆道の破壊が起こる。胆道閉鎖に気づかないか治療されない場合，生後3～6か月以内に肝硬変を発症する。

胆道閉鎖のパターンにはかなりのばらつきがある。この疾患が総胆管あるいは左右の肝管にとどまり，かつ肝内胆管枝が開存している場合は，外科的な治療（葛西手術）が可能である。残念なことに，90％の患者では閉塞は肝門部ないし，それより上にも及んでいる。そのような症例では外科的に吻合可能な開存した胆管が存在しないため，矯正することができない。

臨床的特徴

胆道閉鎖の幼児は新生児胆汁うっ滞を示す。やや女児に多い。最初，便は正常だが，病気が進行するにつれて灰白色となる。上行性胆管ないし肝内病変の進行，あるいはその両方が閉塞部位の外科的切除や胆道のバイパスの試みを妨げることがある。ドナー肝臓と，付随する胆管の移植がこれらの若い患者を助ける主な頼りである。外科的介入なしでは通常生後2年以内に死亡する。

■ 自己免疫性胆管症

自己免疫性胆管症 autoimmune cholangiopathy は，2つの異なる肝内胆管を侵す免疫介在性疾患を含む。すなわち，原発性胆汁性胆管炎と原発性硬化性胆管炎である。これらの顕著な特徴を表14.5に示す。

■ 原発性胆汁性胆管炎

原発性胆汁性胆管炎 primary biliary cholangitis（PBC）は自己免疫性疾患で，主な特徴は小型から中型の肝内胆管の非化膿性炎症性破壊である。大型の肝内胆管と肝外胆道は侵されない。以前はこの病気は原発性胆汁性肝硬

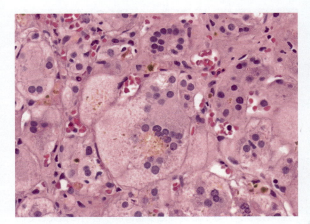

図14.28　特発性新生児肝炎
多核化した巨大肝細胞に注目。

表 14.5　原発性胆汁性胆管炎と原発性硬化性胆管炎の主な特徴

パラメーター	原発性胆汁性胆管炎	原発性硬化性胆管炎
年齢	中央値 50 歳	中央値 30 歳
性別	90％女性	70％男性
臨床経過	進行性	予測不能だが進行性で，胆管癌に進展する可能性あり
関連する異常	シェーグレン症候群（70％）	炎症性腸疾患（70％）
	強皮症（5％）	自己免疫性膵炎
	甲状腺疾患（20％）	IgG4 関連線維症
血液検査	95％ AMA 陽性	0〜5％ AMA 陽性（低力価）
	20％ ANA 陽性	6％ ANA 陽性
	40％ ANCA 陽性	65％ ANCA 陽性
胆管の放射線画像	正常	大型胆管の狭窄と数珠状変化。小型胆管の減少
胆管病変	開花様胆管病変 florid duct lesion，小型胆管のみの消失	肝外および大型肝内胆管の炎症性破壊。中型および小型肝内胆管の線維性閉塞

AMA（anti-mitochondrial antibody）：抗ミトコンドリア抗体，ANA（anti-nuclear antibody）：抗核抗体，ANCA（anti-neutrophil cytoplasmic antibody）：抗好中球細胞質抗体

変として知られていたが，ほとんどの患者は肝硬変まで進行しないので，現在では原発性胆汁性胆管炎の名前が好まれている。

PBC は主として中年女性の疾患で，女性と男性の比率は 9：1 である。発生のピークは 40〜50 歳の間にある。この疾患は北方諸国（イギリスとスコットランド）および米国北部（ミネソタ州）で最も多く，それらの地域での罹患率は 100 万人当たり 400 人と高い。地域的区分に沿って発生率および罹患率が最近増加していることは，環境と遺伝的要因の両方がその病態形成に重要であることを示唆している。PBC 患者の家族はこの疾患を発症する危険性が高い。

病態形成

PBC は，小葉間胆管が T リンパ球介在性に破壊される自己免疫疾患であると考えられている。胆管障害による胆汁酸塩の貯留は，二次的な肝細胞障害を引き起こし，最終的には肝硬変へと進行する。他の自己免疫疾患と同様，PBC を発症させる原因は不明である。**抗ミトコンドリア抗体 anti-mitochondrial antibody（AMA）**は患者の 90〜95％に認められる。AMA は PBC に非常に特徴的であるが，それ以外は典型的な PBC 患者の 5％が AMA 陰性であることから，病因における抗ミトコンドリア抗体の役割は不明である。さらに，抗体価は疾患の重症度や進行度とは相関せず，治療に対する反応を予測するものでもない。

形態学

小葉間胆管は，肉芽腫を伴うか，または伴わないリンパ形質細胞浸潤によって活動性に破壊される（しばしば，開花様胆管病変 florid duct lesion とよばれる）（図 14.29）。しかし，生検検体によっては活動性病変を示さず，門脈域における胆管の欠如しか示さない。この疾患はきわめて分布が不均一で

ある。生検検体の 1 レベルでは，1 つの胆管だけが免疫攻撃を受けていて，他の近くの胆管は影響を受けていないことがしばしばみられる。**細胆管反応 ductular reaction** は胆管障害の後に出現し，さらに細胆管反応が**門脈域 − 門脈域の隔壁線維化 portal − portal septal fibrosis** の発生に関与する。

治療法がない場合は，この疾患は 2 つの経路のうちどちらかに従って末期状態に向かう。1 つは，より一般的な経路で，胆管が進行性に広範囲にわたって消失し，徐々に完成した肝硬変となり，ついには深刻な胆汁うっ滞をきたすものである。もう 1 つは，患者によっては，高度の胆汁うっ滞ではなく，最終的に著明な門脈圧亢進をきたす。幸いにもいずれの結果も現在ではほとんどみることがなくなっている。

臨床的特徴

ほとんどの患者は，血清アルカリフォスファターゼ値の上昇か，強いかゆみを認めたことをきっかけとした検査により，疾患の初期段階で診断される。高コレステ

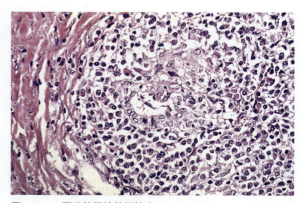

図 14.29　原発性胆汁性胆管炎
門脈域はリンパ球と形質細胞浸潤により著明に拡大している。破壊されつつある胆管に肉芽腫様反応（開花様胆管病変）があることに注意。

ロール血症が一般的に認められる。診断は肝生検で確認され，もし開花様胆管病変があれば診断に有用と考えられている。症状の発現は潜行性で，患者は通常，徐々に増強する疲労感と掻痒感に気づく。

近年，ウルソデオキシコール酸の経口投与により，治療成績が劇的に改善し，疾患の進行が遅くなっている。その作用機序は不明のままであるが，おそらくは，ウルソデオキシコール酸が胆汁酸プールに入り，胆汁の生化学的組成を変化させることに関係している。

時間が経過すると，治療を行っていても二次的な特徴が出現してくることがあり，それには，皮膚の色素沈着，眼瞼脂肪腫，脂肪便，ビタミンD吸収不良関連の骨軟化症，骨粗鬆症が含まれる。PBCの患者は自己免疫性の肝外の徴候を示すこともあり，それには，ドライアイや口腔乾燥といった乾燥症候群（シェーグレン症候群），全身硬化症，甲状腺炎，リウマチ性関節炎，レイノー症候群，さらにセリアック病が含まれる。進行した肝臓病の人にとっては，肝臓移植が最良の治療法である。

■ 原発性硬化性胆管炎

原発性硬化性胆管炎 primary sclerosing cholangitis（PSC）は，肝内および肝外の胆管の炎症と閉塞性の線維化が特徴で，残った区域の胆管の拡張をきたす。不規則な胆管の狭窄と拡張は肝内および肝外胆道の特徴的な"数珠状"所見を引き起こし，MRIで観察される（図14.30）。PSC患者の約70％が，炎症性腸疾患（第13章）を合併していて，そのほとんどは潰瘍性大腸炎である。逆に，潰瘍性大腸炎の患者におけるPSCの有病率は約4％である。炎症性腸疾患と同様に，PSCは20〜40歳代に発生する傾向がある。2：1で男性優位である（表14.5）。

病態形成

PSCのいくつかの特徴は，免疫学的傷害を介した胆管障害を示唆している。胆管周囲間質におけるT細胞，自己抗体の存在，HLA-B8および他のMHCアレルとの関連，および潰瘍性大腸炎との臨床的関連は，すべて免疫学的病因を支持する。PSC患者の第1度近親者は発症リスクが高いことから，遺伝的要因が関与していることが示唆される。PSCではいくつかの自己抗体が認められる。患者の約75％が抗平滑筋抗体と抗核抗体を有している。さらに，好中球の細胞質抗原および核周囲抗原に対する抗体（ANCA）は，罹患成人の最大80％に認められる。あるモデルでは，潰瘍性大腸炎患者の損傷粘膜で活性化されたT細胞が肝臓に移動し，そこで胆管抗原と交差反応し，胆管に対する自己免疫攻撃を開始すると提唱されている。

形態学

形態学的変化は大型胆管（肝内および肝外）と，より小型の肝内胆管で異なっている。大型胆管の炎症は潰瘍性大腸炎にみられる炎症に類似しており，慢性炎症を背景に上皮に浸潤する好中球浸潤のかたちをとる。炎症を起こした領域は瘢痕が内腔を狭めて狭窄をきたす。ところが小型胆管では，ほとんど炎症がなく，著明な同心円状の"タマネギの皮"状の線維化（"onion skin" fibrosis）を萎縮性の胆管内腔周囲に示し（図14.31），最終的には閉塞した"墓石状（tombstone）"瘢痕を残す。病変が進行するにつれ，肝臓は著明に胆汁うっ滞性となり，肝硬変に至る。胆管上皮内腫瘍はしばしば慢性炎症の状況で出現し，さらに胆管癌に進展することもあり，その場合通常は致命的である。

臨床的特徴

血清アルカリホスファターゼの高値が持続している患者，特に潰瘍性大腸炎患者で日常的にスクリーニングを受けている患者でのみ，気づかれるかもしれない。あるいは，進行性の疲労感，掻痒，黄疸で発症することがある。上行性胆管炎の発作がPSCの存在あるいは進行を

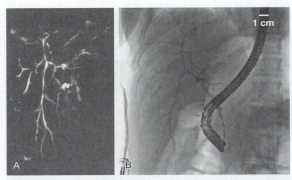

図14.30　原発性硬化性胆管炎の患者の画像検査
A：磁気共鳴胆管造影は一部の胆管の部分的な拡張（明るく，広い部分）と，他の部位の狭窄（細い，あるいは欠損している部分）を示している。B：同じ患者の内視鏡的逆行性胆道造影もほぼ同じ特徴を示している。（*Dr. M. Edwyn Harrison, MD, Mayo Clinic, Scottsdale, Arizona.* の厚意による）

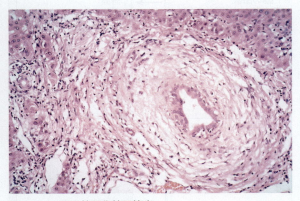

図14.31　原発性硬化性胆管炎
変性しつつある胆管炎は密な"タマネギの皮"様の同心円状線維化に取り囲まれている。

示す可能性がある。胆管や胆嚢に病変が及ぶために慢性膵炎や慢性胆嚢炎もみられる。一部の患者では硬化性胆管炎は自己免疫性膵炎と関連している。そのような場合，PSC は IgG4 関連慢性疾患（第5章）の徴候の1つである。PSC の診断の絶対的基準は，MRI で肝内・肝外の大型胆管枝にみられる特徴的な"ビーズ状所見"である（図14.30）。

PSC は長期経過をたどる。重症患者は，脂肪便を含めた慢性胆汁うっ滞性肝疾患に典型的な症状を示す。PBC とは対照的に，満足のいく内科的治療はない。肝移植を行わなければ，生存期間の中央値は診断後10〜12年である。胆管癌に進行することもある。

循環障害

肝臓の **循環障害 circulatory disorder** は，その疾患が血液の流入，通過，流出の異常のいずれかによって分類することができる（図14.32）。

肝臓への血液流入障害

肝動脈減少

肝梗塞 liver infarct はまれであり，これは肝臓の二重血流支配のおかげである。それにもかかわらず，塞栓（図14.33），腫瘍，あるいは結節性動脈炎（第8章）といった炎症により肝動脈の肝内枝に血栓や閉塞が起こると梗塞が生じる可能性があり，蒼白となるか，もしくは門脈からの循環血があれば出血性となる。主肝動脈が閉塞しても，特に肝臓が健康である場合は，肝臓の虚血性壊死は生じないことがある，というのは副血行路を介した逆行性の動脈血流と門脈血の供給があれば通常肝実質の生存を維持するのに十分だからである。

門脈閉塞および血栓症

肝外門脈の閉塞は，ごく漠然とした症状のみのこともあれば，破滅的で潜在的に致死的な場合もある。たいていの場合はその中間である。門脈やその主な分枝が閉塞性疾患に陥ると，典型的には腹痛やその他の門脈圧亢進症状をきたし，主には破裂しやすい食道静脈瘤を生じる。（前類洞性の閉塞のため）腹水の頻度は高くないが，出現した場合はしばしば大量で治療抵抗性である。

肝外門脈閉塞は特発性（症例の約1/3）や，多くの条件から生じうる。肝外門脈閉塞を発生させる，最も一般的な発生状況には以下が含まれる。

- **肝硬変 cirrhosis** は，25%の患者で **門脈血栓症** と関連しており，一部の患者ではさらなる危険因子も有している。
- 凝固亢進状態。これには真性多血症（第10章）といった骨髄増殖性腫瘍や，第V因子ライデン（第4章）といった遺伝性血栓症，および発作性夜間ヘモグロビン尿症や抗リン脂質抗体症候群といったさまざまな **凝固亢進状態 hypercoagulative state** が含まれる。
- 脾静脈や門脈に及ぶ炎症過程：膵炎や腹腔内敗血症など。
- 手術や，その他の外傷。

肝内門脈枝の閉塞は急性血栓症で引き起こされることがある。そのような **血栓症 thrombosis** は虚血性梗塞を引き起こさないが，境界明瞭な紫色の変色を生じ，**ツァーン梗塞 infarct of Zahn** とよばれる。壊死はなく，ただ高度の肝細胞萎縮と拡張した類洞の著明なうっ血が存在する。小型の門脈枝閉塞の最も多い原因は住血吸虫症で，寄生虫の卵が最も小さな門脈小枝につかえて閉塞する。この障害パターンを引き起こす他の疾患は集合的に **閉塞性門脈静脈症 obliterative portal venopathy** とよばれ，しばしば非肝硬変性の門脈亢進症を示す。閉塞性門脈静脈症の原因はよくわかっていない。未治療ないし治療後の両方の HIV 疾患に起こることがあり，場合によっては抗レトロウイルス治療の合併症かもしれない。非肝硬変性の門脈圧亢進症は特にインドでよくみられるが，同

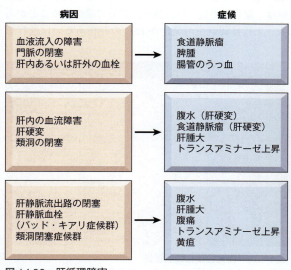

図14.32　肝循環障害
肝血流障害の型と臨床症状を対比させている。

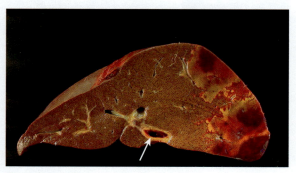

図14.33　肝梗塞
血栓は肝動脈の末梢枝（矢印）にとどまり，隣接する門脈を圧迫している。遠位の肝組織は蒼白で，出血で縁取られている。

肝内血流障害

肝内性の血流障害で最も多い原因は先述したとおり肝硬変である。加えて，**鎌状赤血球症** sickle cell disease, **播種性血管内凝固** disseminated intravascular coagulation（DIC），固形腫瘍の**類洞内転移** intrasinusoidal metastasis で類洞の物理的閉塞が起こる。重症で病勢が衰えない場合，これらのすべての疾患で，肝細胞の広範性壊死と劇症肝不全を引き起こすのに十分な血流閉塞が起こる。

肝静脈流出路閉塞

肝静脈血栓

閉塞性の事象はあらゆる口径の肝静脈枝で起こりうる。最も小型の肝内静脈枝の閉塞は，**類洞閉塞症候群** sinusoidal obstruction syndrome（かつては**静脈閉塞症候群** veno-occlusive disease として知られた）として知られている。まれながらよく知られている原因の1つに，ピロリジンアルカロイドを含有しているジャマイカブッシュ・ティーの摂取がある。より一般的な肝静脈血栓症は同種造血幹細胞移植の後，通常最初の3週間以内か，あるいは化学療法を受けているがん患者に起こる。

主な肝静脈閉塞は，肝腫大，疼痛，腹水を生じ，これは**バッド・キアリ症候群** Budd-Chiari syndrome として知られている。2つ以上の主要な肝静脈が閉塞した場合にのみ，肝障害を引き起こすほどの肝内血圧上昇が起こる。肝静脈血栓症は，門脈血栓症と同様に凝固亢進状態と関連しており，それには腹腔内のがん，特にHCCが含まれる。さまざまな血栓性疾患に罹患している患者にしばしばみられることだが，バッド・キアリ症候群はいくつかの危険因子をもつ患者にしばしば起こり，例えば，妊娠や経口避妊薬の使用が背後にある血栓形成性の疾患と組み合わさることで起こる。

形態学

バッド・キアリ症候群では，肝臓は腫大し，赤紫色で，被膜は緊張している（図14.34）。どの（小型や大型の）肝静脈が閉塞するかによって，出血性で虚脱した部位と，実質が保たれないし再生した領域が交互に出現することがある。顕微鏡的には，侵された肝実質は高度の小葉中心性うっ血と壊死を生じる。血栓症がより緩徐に進行する場合は，小葉中心性の線維化が出現する。主要な静脈は，新鮮な閉塞性血栓を含む場合もあれば，慢性期において，器質化して固着した血栓を含む場合もある。

未治療の急性肝静脈血栓症の死亡率は高い。この状態はまれで，治療は主に経験則による。血栓の広がりを防ぐための抗凝固療法，閉塞した静脈を開存させるための血管形成術，血栓溶解，肝臓を減圧するため画像下治療的アプローチないし手術による門脈-静脈シャントの形成が含まれる。慢性型は致命的であることははるかに少なく，5年後に2/3以上の患者が生存している。

受動性うっ血と小葉中心性壊死

全身性循環障害の肝臓での徴候，すなわち受動性のうっ血と小葉中心性壊死は，形態学的な連続性をなしているため一括で考えられる。両方の変化とも剖検ではしばしば認められる。なぜなら，ほぼすべての非外傷性死において死戦期に循環障害の要素があるからである。

形態学

肝臓の受動性うっ血は，右心不全に起因する。肝臓はわずかに腫大し，緊満し，チアノーゼ様を呈して，辺縁は鈍となる。顕微鏡的には，**小葉中心性の類洞** centrilobular sinusoid にうっ血がある。時間の経過とともに小葉中心の肝細胞は萎縮し，著明に細くなった肝細胞を生じる。左心不全やショックは肝臓の低灌流と低酸素をもたらし，小葉中心に虚血性の肝細胞の凝固壊死（**小葉中心性壊死** centrilobular necrosis）を引き起こす。

低灌流と逆行性のうっ血の組み合わせが相乗的に作用して，**小葉中心性出血性壊死** centrilobular hemorrhagic necrois を引き起こす。肝臓は，小葉中心領域の出血と壊死を反映して，多彩な斑状の外観を呈する（図14.35A）。この所見はニクズク（ナツメグ）を切断した表面に似ているため，**ニクズク肝** nutmeg liver（ナツメグ肝）として知られている。生存可能な門脈域周囲と，血液で満たされた壊死性ないし萎縮性の中心周囲領域の間には，典型的に明瞭な境界がある（図14.35B）。まれではあるが，慢性で高度なうっ血性心不全が持続すると，小葉中心性の線維化（**心臓硬化症** cardiac sclerosis），さらには肝硬変が発生する。

結節と腫瘍

肝腫瘍はさまざまな理由で発覚する。上腹部膨満感や不快感をきたす場合もあり，通常の理学的検査や，他の目的で行った放射線検査で偶然にみつかることもある。肝腫瘍には，結節性過形成と真の腫瘍が含まれる。

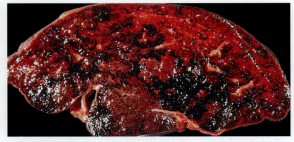

図14.34　バッド・キアリ症候群
主な肝静脈の血栓により高度の肝うっ血が起こっている。

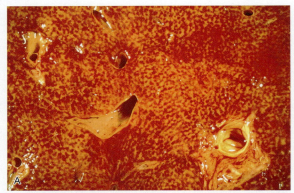

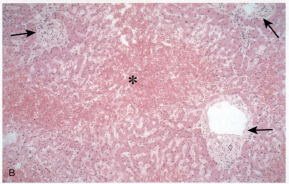

図14.35 急性受動性うっ血（ニクズク肝）
A：肝臓の割面は大血管がみえ，赤色調のまだら模様が著明で，実質の小葉中心領域のうっ血と出血を反映している。B：顕微鏡的には小葉中心領域（*）は赤血球で満たされており萎縮性の肝細胞は不明瞭である。門脈域（矢印）と門脈域周囲の実質は保たれている。

限局性結節性過形成

限局性結節性過形成 fodcal nodular hyperplasia（FNH）という用語は，非肝硬変の肝臓に生じる単発性または多発性の過形成性肝細胞結節のことを指す。FNH は，肝臓の一部の血管灌流が異常に低下して瘢痕化と代償性の過灌流を引き起こし，その結果生き残った肝細胞の過形成が起こるものと考えられている。結節の中心部の血管は非典型的で，低灌流の起点と考えられる。FNH は原発性先天性の血管異常の結果である可能性がある。この考えを裏付けるように，FNH は遺伝性出血性毛細血管拡張症および肝血管腫という2つの先天性血管異常としばしば関連している。

形態学

限局性結節性過形成は，境界が明瞭で被膜が不完全な結節として出現し，直径は数 cm に及ぶ（図14.36A）。正常な肝臓に腫瘤性病変として現れ，若年から中年の成人に好発する。典型的には中央に灰白色で陥凹した星状瘢痕があり，そこから線維性隔壁が周囲に放射状に広がっている（図14.36B）。

顕微鏡的には，中央の瘢痕に大きな異常血管があり，放射状瘢痕に沿って細胆管反応がみられる。

良性腫瘍

海綿状血管腫

海綿状血管腫 cavernous hemangioma は最も多い良性肝腫瘍である（第8章）。海綿状血管腫の臨床的に重要な点は，それらを画像的ないし術中に転移性腫瘍と区別しなければいけないことである。

肝細胞腺腫

肝細胞腺腫 hepatocellular adenoma（図14.37）は通常，生殖年齢の女性の非肝硬変肝臓に発生する**良性腫瘍 benign tumor** である。以前は，肝細胞腺腫は経口避妊薬の使用とよく関連していたが，エストロゲンの投与量が減少したため，この原因はあまりみられなくなった。エストロゲンは定着した腫瘍の成長を刺激する可能性が

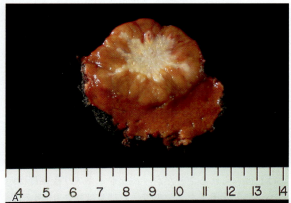

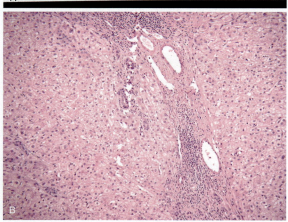

図14.36 限局性結節性過形成
A：切除検体は，分葉状の辺縁と中心性星状瘢痕を示している。B：低倍率の顕微鏡写真では，肝細胞再生により正常な構築を失った肝実質の内部に，肝動脈と胆管の要素が混合し，単核炎症細胞浸潤を伴った幅広い線維性瘢痕を認める。

ある。βカテニンの機能獲得型変異を含む，いくつかのがん遺伝子のドライバー変異が報告されている。その形態は，正常な肝細胞のシートから，著しい細胞学的異型を伴う腫瘍までさまざまである。通常無症状であるが，局所の痛みを引き起こすことがあり，そしてさらに大きくなると破裂しやすくなり腹腔内出血の原因になりうる。変異の蓄積により，腺腫は，特にβカテニンの変異を有するもので悪性転化を起こすことがある。これらの腺腫は，腹部画像検査で肝腫瘍として偶然発見されることもあれば，症状を引き起こして発見されることもある。最も一般的な症状は疼痛で，増大する腫瘍が肝被膜を圧排したり，腫瘍が血液供給量を超えたため出血性壊死を起こしたりすることが原因である。肝細胞腺腫の破裂は，生命を脅かす腹腔内出血につながることがある。

悪性腫瘍

肝臓に発生する悪性腫瘍は原発性あるいは転移性である。後者が圧倒的に多い。ここでは原発性肝腫瘍に焦点を当てる。ほとんどの原発性肝癌は肝細胞から生じ，**肝細胞癌 hepatocellular carcinoma（HCC）**とよばれる。胆管由来のがんである**胆管癌 cholangiocarcinoma** ははるかに少ない。他の原発性肝癌，例えば**肝芽腫 hepatoblastoma**（小児の肝細胞腫瘍）や**血管肉腫 angiosarcoma** は，ここでさらに述べるにはあまりにまれである。

■ 肝細胞癌（HCC）

HCC（誤った慣用的使用により**ヘパトーマ hepatoma** としても知られる）は世界的にはすべてのがんの約5.4%を占めているが，発生率は世界の地域ごとにかなり異なる。85%以上の症例が慢性HBV感染率の高い国々で起こっている。HCCの発生率が最も高いのはアジア（中国の南東部，韓国，台湾）とサハラ砂漠以南のアフリカの国々である。それらの地域ではHBVは垂直感染し，すでに述べたように幼児期からキャリア状態が始まっている。さらにこれらの住民の多くは**アフラトキシン**にも曝露されている。HBV感染との組み合わせにより，これらの感染やカビ毒への曝露がない住民に比べてHCC発生の危険度を著しく高めている。これらの地域でのHCCの発生率のピークは20〜40歳で，ほぼ50%の症例では腫瘍は肝硬変のない状態で発生する。

西洋諸国では，HCCの発生率は急速に上昇している。主な原因はC型肝炎の罹患率が高まっていることによる。ここ数十年米国における新規のHCC症例数は3倍に増えているが，それでも，その発生率はHBVが蔓延している国の1/8〜1/30である。C型肝炎感染に対する新しい有効な治療が米国におけるHCCの増加を食い止めることが期待されている。HCCは60歳まではほとんど出現せず，ほぼ90%の症例で肝硬変が完成してから腫瘍が出現する。世界中で明らかに男性に多く，比率は低発生率の地域で3：1，高発生率の地域では8：1にも達する。

病態形成

慢性肝疾患がHCC発生のための最も一般的な状況である。通常は肝硬変を背景に発見されるが，肝硬変は肝癌発生の必要条件ではない。むしろ，肝硬変への進展と肝癌の発生は，慢性肝障害によって引き起こされ，並行して進行する。ウイルスやその他の慢性肝細胞障害や炎症の誘発因子は，それ自体で発がん性を示すわけではない。増殖因子やサイトカインを伴う慢性炎症が正常細胞の増殖を促進し，突然変異を獲得しやすくすると考えられている（第6章）。

肝癌発生の最も重要な基礎因子はウイルス感染（HBV，HCV）および毒性障害（アフラトキシン，アルコール）であり，NAFLDも増えている。よってHBVやHCVの流行地域では，HCCの発生率は非常に高い。共感染はさらにリスクを高める。**アフラトキシン aflatoxin** はカビ毒で，アフリカやアジアの地域で主要な穀物を汚染している**アスペルギルス種 Aspergillus species** によって産生される。アフラトキシンの代謝産物はそれらの食品を消費した人々の尿中に存在し，同様に血清中にはアフラトキシンとアルブミンの結合物が存在

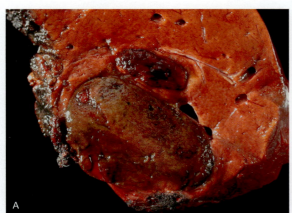

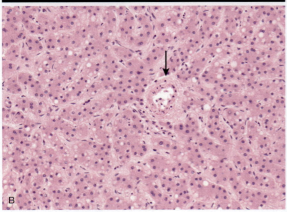

図14.37 肝細胞腺腫
A：外科的に切除された肝腫瘤。B：顕微鏡像は肝細胞索と動脈性の血液供給（矢印）を示しており，門脈域はみられない。

する。すでに述べたように，アフラトキシンは HBV と（そしておそらく HCV とも）相まってリスクをさらに高める。

他の HCC のリスク因子はすべて，さまざまな程度の炎症に関連した，慢性肝障害を引き起こす能力を共有している。これらの要因には下記が挙げられる。

- **アルコール消費** (alcohol consumption) は，HBV，HCV，そして，おそらく喫煙とも相乗的に危険を高めている。
- **遺伝性疾患** inherited disorder，特に遺伝性ヘモクロマトーシスや $α_1$ アンチトリプシン欠損症。ウィルソン病でのリスクはより低い。
- **メタボリック症候群** metabolic syndrome と，それに不随する肥満，糖尿病，NAFLD はすべて HCC の危険度を高める。これらはますます重要なリスク因子となりつつある。今後数年のうちに，米国では NAFLD が HCV を抜いて HCC のリスク因子となることが予想される。

すべてのがんと同様に，HCC はがん遺伝と腫瘍抑制遺伝子におけるドライバー変異の獲得によって誘導される。最も一般的なものは，*β* カテニン遺伝子 *β-catenin gene* の活性化変異（腫瘍の 40％），テロメラーゼ活性を上昇させる *TERT*（テロメラーゼ転写酵素）遺伝子プロモーターの変異（腫瘍の 50〜60％），および *TP53* の不活性化変異（腫瘍の 60％まで）である。後者はアフラトキシンへの曝露と強く関連しており，多くの場合，アフラトキシンが *TP53* 突然変異の直接の原因となっているようである。

HCC はしばしば前悪性前駆病変から発生するようである。**肝腺腫** hepatic adenoma についてはすでに述べたが，その一部は *β* カテニン活性化変異を有している。一部の HCC は **異形成結節** dysplastic nodule から発生する（図 14.38）。軽度異形成性結節 low-grade dysplastic nodule は，高度病変に変化することも，変化しないこともあるが，HCC のリスクがより高いことを示している。高度異形成結節 high-grade dysplastic nodule は，おそらくウイルス性肝炎およびアルコール関連肝疾患における HCC の最も重要な前駆症状である。明らかな HCC は高悪性度異形成結節の生検あるいは切除検体中にしばしば認められる（図 14.38B）。

形態学

HCC は肉眼的に，(1) 単結節型の（通常大きい）腫瘍（図 14.39，e 図 14.4），(2) 多発結節型で，さまざまな大きさの結節が広範囲に分布するもの，(3) **びまん性浸潤性**のがんで，広範囲に浸潤し，ときには肝臓全体に及ぶものとして出現する。しばしば，HCC は異形成結節中に出現し（図 14.38B），最終的にはもとの前駆病変を超えて成長する。腫瘍が 3 cm を超えると，血管侵襲や直接進展により肝内転移をきたしやすくなる。これらの転移巣は通常，大きな原発巣の周りを取り囲む小さな衛星腫瘍結節である。脈管侵襲は肝外転移にお

ける最も可能性の高い経路でもあり，特に肝静脈系を介しては，通常進行例にのみ認められる。ときには，長い，ヘビのような塊を形成して腫瘍が門脈に浸潤（門脈圧亢進症をきたす），あるいは下大静脈に浸潤し，後者の場合は腫瘍が右心室まで到達することさえある。リンパ節転移は比較的まれである。

HCC は高分化からきわめて未分化な病変まである。高分化 HCC は正常の肝細胞に類似した細胞からなり，肝細胞索に類似した厚い索状に増殖するか，偽胆管パターンを呈し不完全な拡張した毛細胆管を再現して増殖している（図 14.39）。

臨床的特徴

HCC の臨床症状はさまざまで，西洋人の集団では，しばしば背景にある肝硬変や慢性肝炎に関連した症状によって隠されている。発生率が高い地域，例えば，アフラトキシンへの曝露が多い熱帯アフリカでは，患者は肝疾患の既往歴がないのが普通である（ただし剖検時に肝硬変が発見されることがある）。どちらの集団においても，たいていの患者は部位のはっきりしない上腹部痛，倦怠感，疲労感，体重減少，そしてときに腹部腫瘤や腹部膨満感を示す。黄疸，発熱，消化管や食道静脈瘤の出

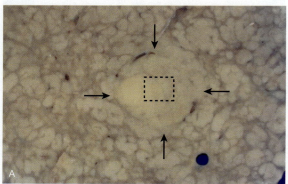

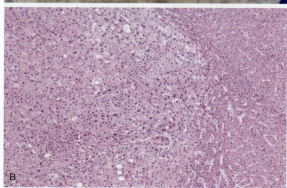

図 14.38　HCV 感染による肝硬変に発生した肝細胞癌
A：明瞭な大型の異型結節（**矢印**）を伴う C 型肝硬変に関連した肝硬変。結節内結節の増殖は，がんの進行を示唆している。
B：組織学的に A の囲み部分は高分化肝細胞癌（**右側**）と，その内部にある中分化肝細胞癌の亜結節（**中央**と**左側**）を示している。（久留米大学，神代正道博士の厚意による）

血は時折みられる所見である。

　臨床検査は手掛かりを与えるかもしれないが，確定的なことはまれである。進行したHCCのある患者の50%ではαフェトプロテインα–fetoproteinの血清レベルが上昇しているが，これは前がん病変や早期の高分化がんに対して感度のよいマーカーでも特異度の高いマーカーでもない。超音波検査，コンピュータ断層撮影，磁気共鳴画像などの画像検査は，小さな腫瘍を発見するためのよりよい検査である。HCCが成長し進行するにつれて，動脈化が進むことが画像検査で確認できる。その外観は非常に特徴的であるため，診断のために組織生検は必要ないかもしれない。

　HCCの自然経過では，原発巣が次第に増大し，ついには肝機能を障害するか，あるいは転移し，最も一般的には肺に転移する。死は通常，(1)悪液質，(2)消化管ないし食道静脈瘤の出血，(3)肝性昏睡を伴う肝不全，あるいは，まれには(4)腫瘍の破裂による致命的な出血によって起こる。大型腫瘍の5年生存率は極端に低く，患者の大半は診断後2年以内に死亡する。

　スクリーニングの実施と画像診断の進歩により，それらが利用可能な国では，直径2cm未満のHCCの検出が増加している。これらの小さな腫瘍は外科手術や他の方法（例：塞栓術，ラジオ波，あるいは凍結）で除去でき，よい結果が得られている。比較的小さなHCCが進行した肝硬変や慢性肝疾患に発生した場合，肝移植がよりよい選択肢で，治癒する可能性がある。ラジオ波焼灼術と化学塞栓療法は切除不能な腫瘍の局所制御に用いられる。キナーゼ阻害剤のソラフェニブは進行期のHCC患者の寿命を延長することができる。

胆管癌

　胆管癌 cholangiocarcinoma（CCA）は，HCCに次いで2番目に多い原発性の肝悪性腫瘍で，肝内および肝外の胆管から発生する。米国においては消化管癌の3%を占め，毎年2,000〜3,000人の新たな症例がある。しかしながら，東南アジアのいくつかの地域，例えばタイの東北部，ラオス，カンボジアでは，肝吸虫が風土病としてはびこっており，胆管癌はさらに多く，肝吸虫の蔓延がないアジア地域に比べて30〜40倍の割合で発生している。全胆管癌の50〜60%は肝門部腫瘍（**クラッキン腫瘍 klatskin tumors**）であり，20〜30%は十二指腸の後方にある総胆管に発生する遠位腫瘍である。残りの10%は肝内腫瘍である。

　胆管癌のすべての危険因子は，慢性炎症と胆汁うっ滞を引き起こすが，それらはおそらく胆管細胞における体細胞変異やエピジェネティックな変化を促進している。危険因子には，肝吸虫の蔓延（特に**タイ肝吸虫 Opisthorchis** および**シナ肝吸虫 Clonorchis** 種），大型胆管の慢性炎症性疾患（原発性硬化性胆管炎など），肝内結石（肝内胆石），**線維嚢胞性肝疾患 fibropolycystic liver disease** が含まれる。HCCと同様に，B型肝炎，C型肝炎，NAFLDの患者でも胆管癌の割合が増加する。予後は，発生部位にかかわらずきわめて不良である。肝外腫瘍の診断後2年での生存率は約15%である。進行期で発見されることが多い肝内腫瘍の場合，診断から死亡までの期間の中央値は，外科的治療を行っても6か月である。

形態学

　肝外胆管癌 extrahepatic cholangiocarcinoma は，一般的に診断時には小さい病変である。なぜなら，早い段階で胆道の閉塞をきたすからである。ほとんどの腫瘍は胆管壁内部の硬い灰白色の結節である。それらはびまん性に浸潤性のものもあれば，乳頭状ないしポリープ状のものもある。**肝内胆管癌 intrahepatic cholangiocarcinoma** は非肝硬変の肝臓で発生し

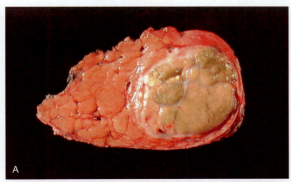

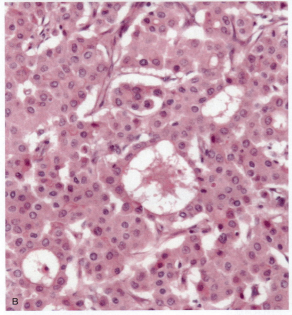

図14.39　肝細胞癌
A：剖検時に取り出された肝臓で，非肝硬変の肝臓において右葉のほとんどを置換する単発性の塊状腫瘍が認められる。B：正常構造の変形版の形で増殖する肝細胞癌。不整形に拡張した毛細胆管による，大きな偽腺房状の空隙と，厚みを増した肝細胞索を示す。

（図 14.40A），肝内門脈系に沿って増殖することもあれば，あるいは単一の大きな腫瘍を形成することもある。

　胆管癌は典型的な粘液産生性腺癌である。ほとんどは高分化から中分化で，悪性上皮細胞で囲まれた腺管状・管状構造として増殖する（図 14.40B）。胆管癌は典型的には著明な線維形成を誘発する。リンパ脈管侵襲と神経周囲侵襲はどちらも多く，しばしば広範囲に肝内および肝外に転移する。

胆囊

胆石症

　胆石症は米国，カナダ，および欧州では成人の 10～20％が罹患しており，ラテンアメリカ諸国では 20～40％，アジアの国々ではわずか 3～4％にみられる。米国では年間に約 100 万人の新患者が診断され，その約 2/3 の罹患者が手術を受けるので，1 年間に 25～50 トンの結石が除去される計算になる。胆石には主に 2 種類ある。**コレステロール結石 cholesterol stone** は結晶化したコレステロール一水和物を含み（米国，カナダ，ヨーロッパでは結石の 80％），**色素性結石 pigment stone** はビリルビンカルシウム塩からなる。コレステロール胆石は米国と西ヨーロッパに多く（90％），低所得国ではまれである。ピマ族，ホピ族，ナバホ族のネイティブアメリカンでは，コレステロール胆石の有病率は 50％に近い。色素性胆石は，欧米以外の人々における主な胆石であり，主に慢性的な赤血球溶血を引き起こす疾患をもつ人に生じる。

有病率とリスク因子

　胆石の主なリスク因子を表 14.6 に挙げた。これらのリスク因子について，以下に詳しく説明する。

- **年齢と性別**：胆石症患者の 80％において，特定できる唯一のリスク因子は年齢と性別である。胆石の有病率は生涯を通じて増加する。米国では，40 歳未満の胆石保有者は 5～6％であるのに対し，80 歳以上の胆石保有者は 25～30％である。すべての年齢の女性における有病率は男性の約 2 倍である。

- **遺伝**：家族歴が陽性であればリスクが高くなるし，さまざまな先天性代謝異常，例えば胆汁酸塩の合成や分泌の障害にかかわる異常でリスクが高くなる。双生児研究によると，胆石症のリスクの約 25％は遺伝的素因によって決定されることが示唆されている。

- **環境**：エストロゲンは，肝臓のコレステロール取り込みと合成を促進し，胆汁へのコレステロールの過剰な分泌をきたす。この効果は胆石症のリスクが経口避妊薬や妊娠で高まることを説明する。肥満，メタボリックシンドローム，急速な体重減少も胆汁へのコレステロール分泌の増加と胆石症のリスクに強く関連している。

- **胆囊の運動機能低下**：胆囊の動きを弱めるような状

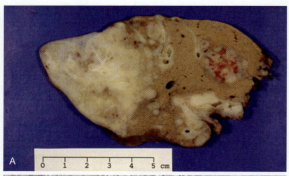

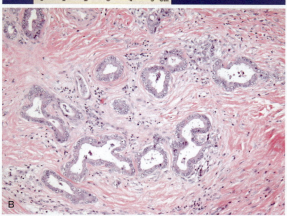

図 14.40　胆管癌
A：多巣性の胆管癌が，肝吸虫（虫体はみえない）に侵された患者の肝臓に認められる。B：浸潤性の悪性腺管が反応性，硬化性の間質中に認められる。(A：*Dr. Wilson M.S. Tsui, Caritas Medical Centre, Hong Kong*. の厚意による)

表 14.6　胆石のリスク因子

コレステロール結石
高齢
女性ホルモン
女性
経口避妊薬
妊娠
肥満とインスリン抵抗性
急速な体重減少
胆囊内胆汁うっ滞
遺伝的な胆汁酸代謝異常
脂質異常症
色素性結石
人種的要因：西洋人よりアジア人，都市部より農村部
慢性溶血性疾患（例：鎌状赤血球貧血，遺伝性球状赤血球症）
胆道感染症
消化管疾患：回腸病変（例：クローン病），回腸切除ないしバイパス術，膵機能不全を伴う囊胞性線維症

況では，いずれも胆石ができやすくなり，例えば妊娠，急激な体重減少，脊髄損傷などが挙げられる．しかしほとんどの場合，胆囊の運動性低下は明らかな原因がなく起こる．

病態形成

2つの主な胆石の病態は異なるので，別々に論じる．

- **コレステロール結石** cholesterol stones：胆汁の形成は，過剰なコレステロールを体外に排出する唯一の重要な経路で，遊離コレステロールないし胆汁酸塩として排泄する．コレステロールは胆汁酸塩やレシチンと凝集することで水溶性となる．コレステロール濃度が胆汁の可溶化能力を超えると（過飽和），コレステロールは拡散した状態を維持できなくなり，溶液から結晶化して析出する．コレステロール胆石の形成は，結晶の核形成を促進する**胆囊の運動低下** hypomobility of the gallbladder（うっ滞）や，結晶を捕捉する**粘液の分泌過多** mucus hypersecretion によって促進され，それによって結晶の凝集が促進され結石となる．
- **色素性結石** pigment stones は，不溶性のビリルビン酸カルシウム塩でできている．胆汁中に高濃度の非抱合型ビリルビンが含まれる場合に形成され，慢性赤血球溶血症や，肝吸虫などの胆道感染症に罹患している患者にみられる．肝硬変やクローン病も色素性胆石と関連している．肝硬変では，胆汁酸塩合成の低下によりビリルビンの可溶化が妨げられる．クローン病では，ビリルビンの腸肝循環が変化するためにビリルビン濃度が上昇する．

形態学

コレステロール結石は胆囊のみに発生し，50～100％がコレステロールからなる．**純粋なコレステロール結石** pure cholesterol stone は淡黄色であり，炭酸カルシウム，リン酸，ビリルビンの割合が増えるに従い，灰白色から黒色調を呈する（図14.41）．形態は卵円形で硬く，1個だけのこともあるが，たいていは数個で，互いが隣り合っているため切子面を呈している（e図14.5）．ほとんどのコレステロール結石は放射線透過性であるが，20％程度は放射線不透過となるだけの炭酸カルシウムを含んでいる．

色素性結石は胆道系のいずれの部分でも発生し，黒色か褐色かでさらに分けることができる．一般的に黒色石は無菌の胆囊内胆汁にみられ，淡褐色石は感染を伴った肝内ないし肝外胆管に認められる．色素性結石は非抱合型ビリルビンのカルシウム塩と，少量の他のカルシウム塩，ムチン糖タンパク質，コレステロールを含んでいる．黒色石は通常小さく，数が多く，もろい（図14.42）．褐色石は1個ないし少数であることが多い．細菌のホスホリパーゼの作用で胆汁中のレシチンから遊離した脂肪酸塩が存在するため，軟らかく，脂っぽい，石鹸のような硬さをもつ．炭酸カルシウムおよびリン酸カルシウムのため，黒色石の50～75％は放射線不透過性である．褐色石は脂肪酸カルシウムを含み，放射線透過性である．

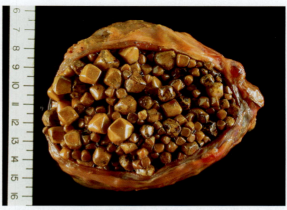

図14.41　コレステロール結石
胆囊壁は慢性胆囊炎のため，肥厚し線維性となっている．

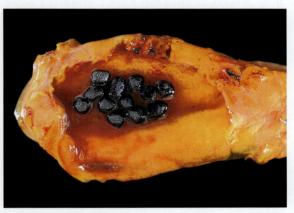

図14.42　色素性結石
切子面を形成した黒色結石が，それ以外に著変のない胆囊中に認められる．この患者は機械的な人工僧帽弁を装着して慢性の血を生じた．

臨床的特徴

胆石は何十年もの間，無症状であることがあり，胆石をもつ人の70～80％は症状が現れない．しかし，少数の患者では，臨床症状は顕著である．通常は右上腹部または心窩部痛で，しばしば耐え難い痛みを伴い，持続的なことが多いが，突発的なこともある．このような"胆道疝痛"は，胆囊や胆道管の閉塞，あるいは胆囊自体の炎症によって引き起こされる．

痛みは胆囊の収縮を促す脂肪分の多い食事の後に起きやすい．結石が胆囊の出口に押し付けられ，圧力が高まり，最終的に痛みを生じる．より重篤な合併症には蓄膿，穿孔，瘻孔形成，胆道の炎症，閉塞性胆汁うっ滞，あるいは膵炎がある．石が大きいほど胆囊管や総胆管に入り閉塞を起こすことは少なくなる．したがって，非常に小さな石，つまり**胆砂** gravel のほうがより危険である．ときには大きな石が，近接する腸管を直接侵食して腸管閉塞をきたすこともある（**胆石イレウス** gallstone ileus）．胆石は胆囊癌（後述）の重要な危険因子でもある．

胆嚢炎

胆嚢の炎症は急性ないし慢性に，あるいは慢性炎症に急性炎症を併発して起こり，ほとんど常に胆石と関連して起こる。米国では胆嚢炎は腹部手術の最も多い適応疾患の1つである。その疫学は胆石とほぼ同じである。

急性結石性胆嚢炎

結石を伴う胆嚢の急性炎症は**急性結石性胆嚢炎** acute calculous cholecystitis とよばれ，90％の症例では結石による胆嚢の頸部ないし胆嚢管の閉塞により引き起こされる。**胆石症の最も重大な合併症であり，また最も多く緊急の胆嚢摘出術の適応となる疾患である**。症状はきわめて突然に起こり，緊急手術の適応となることがある一方で，軽度の症状で医学的介入なしに自然消退することもある。

急性結石性胆嚢炎は，最初は胆汁の流出路が閉塞した状態で，胆嚢に化学的な刺激と炎症が加わる結果として起こる。胆道閉塞の状況での胆嚢障害にはいくつかの原因がある。まず粘膜に由来するホスホリパーゼの作用でレシチンがリゾレシチンに加水分解され，これが粘膜に毒性を示す。正常では保護的に働いている糖タンパク質粘液層が破壊され，粘膜上皮が胆汁酸塩の界面活性作用に直接さらされる。拡張した胆嚢壁内に放出されるプロスタグランジンが粘膜と胆嚢壁の炎症に寄与する。拡張と胆嚢内腔の圧力の増加で粘膜血流が低下し，虚血に陥る。これらの出来事はすべて細菌感染がない状態で起こり，感染合併はその後に起こってくる。

急性無石性胆嚢炎

急性胆嚢炎で切除された胆嚢の5～12％には結石がない。**急性無石性胆嚢炎** acute acalculous cholecystitis は，胆嚢のうっ血と虚血が局所の炎症反応を引き起こしたものと考えられている。ほとんどの場合は重症な患者に起こり，主な要因として下記が挙げられる。
- 大きな手術
- 重症の外傷（車両の衝突事故など）
- 重度の熱傷
- 敗血症

急性無石性胆嚢炎による死亡率は，関連疾患のために高い。

慢性胆嚢炎

慢性胆嚢炎 chronic cholecystitis は，急性胆嚢炎を繰り返した後に明らかになる場合もあるが，ほとんどの場合は先行する急性炎症の既往なしで起こる。急性胆嚢炎と同様に，ほとんど常に胆石と関連している。しかしながら，胆石は炎症の開始や疼痛の発生に必須の役割をもっているわけではないようである。なぜなら，慢性無石胆嚢炎も結石性の場合と同様の症状と形態変化を伴うからである。むしろ胆汁の過飽和が，慢性胆嚢炎とほとんどの場合の結石形成の原因になっている。大腸菌 *Escherichia coli* や腸球菌 *Enterococci* といった細菌が胆汁から培養できるのは1/3の例にすぎない。

形態学

急性胆嚢炎では胆嚢は通常腫大し，緊満し，鮮紅色，ないしは斑点状の紫をおびる。後者の色は漿膜下の出血による。漿膜はしばしばフィブリンで覆われ，高度な炎症では膿性の滲出物で覆われる。90％以上の症例で胆石が存在し，しばしば胆嚢の頸部ないし胆嚢管を閉塞している。胆嚢の内腔は混濁した胆汁が充満しており，フィブリン，血液，あるいは明らかな膿が含まれていることがある。含まれる滲出物がほぼ膿だけの場合は**胆嚢蓄膿症** empyema of the gallbladder とよばれる。軽度の炎症では胆嚢壁が肥厚し，浮腫状で充血している。より高度の炎症では胆嚢は黒緑色の壊死に陥った組織となり，**壊疽性胆嚢炎** gangrenous cholecystitis とよばれる。組織学的には，炎症性反応に特徴的なものはなく，通常の急性反応の組み合わせ（すなわち，浮腫，白血球浸潤，血管のうっ血，膿瘍形成，壊疽性壊死）からなる。

慢性胆嚢炎における形態変化の幅はきわめて広く，ときにはほとんど変化がみられない。胆嚢は縮んでいることも，正常大のことも，腫大していることもある。著明な上皮下および漿膜下の線維化がみられる。急性胆嚢炎が合併していない場合，粘膜中のリンパ球だけが唯一の炎症の指標である（図14.43A）。胆嚢壁から粘膜が袋状に外に突出している状態（ロキタンスキー・アショフ洞 Rokitansky–Aschoff sinus）が非常に目立つことがある（図14.43B）。

臨床的特徴

急性結石性胆嚢炎は，通常は持続性で，上腹部に起こり，しばしば右肩に放散する。発熱，悪心，白血球増多，極度の脱力が一般的にみられる。右肋骨下領域は極度に痛み，腹筋の痙攣のために硬くなる。圧痛を伴う緊満した胆嚢を触知できる場合がある。軽度の発作は通常，1～10日で自然に治まる。しかし再発しやすい。約25％の症状のある患者は手術を必要とするほどに悪化する。

急性胆嚢炎の診断は，通常，超音波検査で胆石をみつけることでなされる。典型的には胆嚢壁の肥厚を伴っていることが証明される。この疾患は，以下のような重篤な合併症を引き起こす可能性があるため，注意が必要である。
- 細菌の重感染による胆管炎や敗血症
- 胆嚢の穿孔による局所での膿瘍形成または汎発性腹膜炎
- 胆嚢腸瘻が形成されると胆汁が隣接組織に流出し，胆道に空気と細菌が流入する。さらには胆石による腸管の閉塞（イレウス）を起こす可能性がある。

急性無石性胆嚢炎 acute acalculous cholecystitis から生じる症状は，通常，**胆嚢炎** cholecystitis 発症の場を提供している別の深刻な内科的あるいは外科的な状態に隠

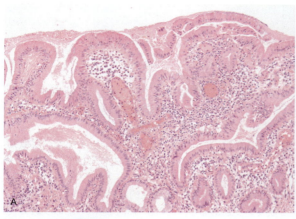
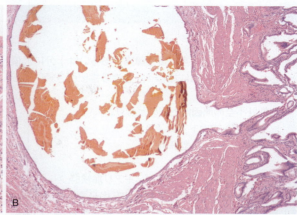

図 14.43　慢性胆嚢炎
A：胆嚢粘膜に慢性炎症細胞が浸潤している。B：断片化した胆汁色素石を含むロキタンスキー・アショフ洞。

れている。それゆえ診断は疾患を強く疑うことにかかっている。慢性胆嚢炎では急性型の顕著な症状を欠き，繰り返す持続的な上腹部または右上腹部の発作で通常は特徴づけられている。悪心，嘔吐，脂肪分の多い食事の不耐症をしばしば伴っている。慢性胆嚢炎は切除した胆嚢の検査に基づく病理学的な診断である。上記で述べた徴候や症状を越えて，最も重要なことは，胆石と慢性炎症が胆嚢癌と関連している，ということにある（後述）。

胆嚢癌

　胆嚢癌 carcinoma of the gallbladder は胆道の悪性腫瘍で最も頻度が高い。やや女性に多く，60 歳代で最も頻度が高い。米国では年間約 5,000 例が診断されている。切除可能な段階で発見されることはごくまれで，平均 5 年生存率は過去何年間も変わっておらず 5〜12％ である。胆嚢癌発症の危険因子は以下のとおりである。

- 胆石 gallstone は胆嚢癌の 95％ に認められ，この腫瘍の最も重要な危険因子である。おそらく胆石や感染性病原体をもっている胆嚢は慢性炎症の結果としてがんを発症しており，いくつかの臓器におけるがん発生と同様である（第 6 章）。
- 発がん性のある胆汁酸の誘導体 arcinogenic derivatives of bile acids が役割を果たしている疑いがある。
- 原発性硬化性胆管炎 primary sclerosing cholangitis が胆嚢癌発生の素因となる可能性がある。

形態学

　胆嚢癌は 2 種類の増殖パターンを示す。すなわち，浸潤型 infiltrating と隆起型 exophytic である。浸潤型のことがより多く，通常は境界不明瞭な胆嚢壁のびまん性の肥厚と硬化として認められる。隆起型では，不整形の隆起する塊として胆嚢内に成長すると同時に直下の胆嚢壁にも侵入する（図 14.44）。ほとんどの胆嚢癌は腺癌である。約 5％ が扁平上皮癌や腺扁平上皮癌の分化を示す。

臨床的特徴

　胆嚢癌の術前診断が行われることはまれで，患者の 20％ 未満である。症状は潜行性で，典型的には胆石症の症状と区別がつかない。腹痛，黄疸，食欲不振，悪心，嘔吐がみられる。診断時に進行期にあるため胆嚢癌の十分な治療法はない。わずか 10％ が治癒的切除を試みることができるほど早期の段階で診断されているにすぎない。

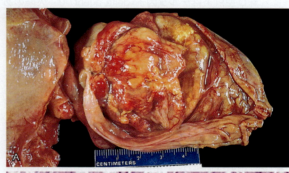
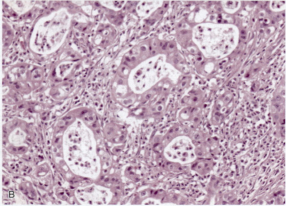

図 14.44　胆嚢腺癌
A：切り開かれた胆嚢中に内腔をほぼ埋め尽くす大きな隆起型の腫瘍がみられる。B：顕微鏡的に腫瘍は炎症を伴い腺への分化を示す。

要 約

肝不全
- 肝不全は，急性障害，慢性障害，あるいは十分に代償された慢性肝疾患に加わった急性障害に引き続いて起こる。
- 急性肝不全の原因は下記のとおり。
  - 薬剤—アセトアミノフェン
  - A, B, C, D, E 型肝炎
  - 自己免疫性肝炎
  - ウィルソン病，バッド・キアリ症候群
- 肝不全で起こる潜在的に致死的な出来事には，凝固障害，脳症，門脈圧亢進症と腹水，肝腎症候群，門脈肺高血圧症が含まれる。

ウイルス性肝炎
- 臨床的に肝炎ウイルスは下記の特徴をもつ。
  - A 型肝炎と E 型肝炎は急性肝炎を起こすが慢性肝炎は起こさない。
  - B 型，C 型，D 型肝炎は慢性肝炎になりうる。
  - B 型肝炎は血液，出産，性交渉で感染しうる。
  - C 型肝炎は，慢性のほうが多い唯一のウイルス（ほとんど急性期に検出されない。85％以上の患者が慢性肝炎を発症し，その20％が肝硬変となる）。
  - D 型肝炎はデルタ因子(delta agent)で，欠陥のある(defective)ウイルスで，感染と増幅には B 型肝炎の共感染を必要とする。
  - E 型肝炎は，赤道近く(equatorial)の地域の風土病(endemic)で，しばしば流行性(epidemic)である。妊婦の死亡率が高い。
- 急性および慢性ウイルス性肝炎の両方で肝細胞障害を引き起こす炎症細胞は，主に細胞障害性 T 細胞である。
- 診断は，血液中のウイルス抗原と特異的抗体の検出に基づいて行われる。
- HBV または HCV に長年感染している患者は，HCC を発症するリスクが高い。

自己免疫性肝炎
- 診断は，自己抗体，血清 IgG の上昇，病理所見，およびウイルス・薬剤性の除外，という4つの特徴の組み合わせに基づく。
- 1 型自己免疫性肝炎で最も一般的な自己抗体は抗核抗体(ANA)と抗平滑筋抗体(ASMA)で 一方，2 型自己免疫性肝炎は抗肝腎ミクロソーム(LKM1)自己抗体と関連している。
- 自己免疫性肝炎は，無症候性の肝酵素上昇，急性肝不全，慢性肝炎，肝硬変などさまざまな臨床像を呈する。
- 自己免疫性肝炎の典型的な組織学的特徴には，肝細胞壊死，さまざまな炎症，および多数の形質細胞が含まれる。

アルコール関連肝疾患
- アルコール関連肝疾患は，脂肪変性，脂肪肝炎，線維化進行，および著しい血管灌流障害を引き起こし，最終的には肝硬変に至る慢性疾患である。
- 80 g/日のアルコール摂取がアルコール関連肝疾患発症の閾値と考えられているが，女性ではもっと低いかもしれない。
- 肝硬変を発症するには慢性的な過剰飲酒が 10～15 年続く必要があるが，このような状態は一部の少数の人にしか起こらない。
- アルコールが肝細胞に及ぼす病理学的影響には，酸化還元電位の変化に関連した脂質代謝の変化，P450 系によるアルコールの代謝によって生じる活性酸素による障害，アルコールの主要代謝産物であるアセトアルデヒドによって形成されるタンパク質付加物などがある。

非アルコール性脂肪性肝疾患
- 非アルコール性脂肪性肝疾患(NAFLD)はメタボリックシンドローム，肥満，2 型糖尿病，脂質異常症，高血圧と関連する。
- NAFLD はアルコール関連肝疾患に関連するすべての変化，すなわち脂肪変性，非アルコール性脂肪肝炎(NASH)，肝硬変を示しうるが，脂肪肝炎の特徴(肝細胞風船化，マロリー硝子体，好中球浸潤)はアルコール性関連障害に比べるとあまり目立たないことが多い。
- NAFLD は HCC 発症の危険因子である。
- 小児の NAFLD は，肥満が小児の間で蔓延するにつれて多く認識されるようになっているが，その組織学的パターンは成人でみられるものといくぶん異なっている。

遺伝性代謝性肝疾患
- ヘモクロマトーシスは，HFE 遺伝子における変異で起こることが最も多く，その他の遺伝子の変異でも起こり，いずれもヘプシジンの値の低値や機能低下を引き起こして腸管からの鉄吸収を増加させる。肝臓，膵臓，その他の臓器への鉄沈着で特徴づけられる。
- ウィルソン病は金属イオントランスポーターである ATP7B の機能喪失変異によって起こり，肝臓，脳(特に基底核)，眼球(カイザー・フライシャー輪)における銅の蓄積をきたす。ウィルソン病の肝臓への影響は変幻自在で，急性広範性肝壊死から脂肪性肝疾患，慢性肝炎と肝硬変までに及ぶ。
- $α_1$AT 欠損症は，$α_1$AT における変異がそのタンパク質の折りたたみ異常を引き起こして肝毒性と血漿中 $α_1$AT の機能不全を引き起こす疾患である。この機能不全は，

胆汁うっ滞性疾患
- 胆汁うっ滞は胆汁排出が損なわれて起こり，黄疸と肝実質への胆汁色素沈着をきたす．原因には機械的あるいは炎症性の閉塞，あるいは胆管の破壊，ないしは肝細胞の胆汁分泌における代謝性の不全がある．
- **大型胆管閉塞** large bile duct obstruction は胆石や悪性腫瘍と関連することが多く，膵頭部を侵す．慢性閉塞は肝硬変に至ることがある．
- 新生児胆汁うっ滞は特定の疾患単位ではなく，胆道閉鎖や，新生児におけるさまざまな抱合型ビリルビン血症をきたす疾患の総称である**新生児肝炎** neonatal hepatitis といった胆管症と関連している．
- 原発性胆汁性胆管炎は自己免疫性疾患で，進行性，炎症性，しばしば肉芽腫性の小型〜中型の肝内胆管の破壊を示す．中年女性に多く，抗ミトコンドリア抗体と関連しており，しばしば**シェーグレン症候群** Sjögren syndrome や**橋本甲状腺炎** Hashimoto thyroiditis といった他の自己免疫性疾患と関連している．
- 原発性硬化性胆管炎は自己免疫性疾患で，進行性，炎症性かつ硬化性に，肝内およびすべての大きさの肝外胆管を破壊する．診断は胆道の放射線画像による．若い男性に多く，炎症性疾患，特に潰瘍性大腸炎と強い関連がある．

循環障害
- 肝臓の循環障害は，血液流入障害，肝内血流障害，血液流出路閉塞によって起こる．
- 肝内あるいは肝外の血栓による門脈閉塞は，門脈圧亢進，食道静脈瘤，腹水をきたす．
- 肝内血流障害の最大の原因は肝硬変である．
- 血液流出路の閉塞の原因には，肝静脈血栓（バッド・キアリ症候群）および以前は**静脈閉塞症** veno-occlusive disease として知られていた類洞閉塞症候群がある．
- 右心不全は，小葉中心性うっ血を特徴とする肝臓の受動的静脈うっ血を引き起こし，心不全が重症であれば，小葉中心性出血性壊死を起こす．肉眼的には，ナツメグ肝としてみられる．

肝腫瘍
- 肝臓は結腸，肺，乳腺の原発腫瘍由来の転移性がんが最も多い部位である．
- 肝細胞腺腫は肝細胞の良性腫瘍である．大部分は，さまざまな程度の悪性度にかかわる分子変化に基づいて亜分類できる．経口避妊薬や男性ホルモンの使用に関連している．
- 悪性腫瘍の主な2つのかたちは，肝細胞癌 (HCC) と胆管癌である．HCC がはるかに一般的である．
    - HCC は，アジアおよびアフリカ地域に多い腫瘍であり，その発生率は米国で増加している．
    - HCC の主な病因は，B 型および C 型肝炎，アルコール関連肝疾患，非アルコール性脂肪性肝疾患，ヘモクロマトーシス，およびアフラトキシン曝露である．米国，カナダ，欧州では，HCC の約 90％が肝硬変の肝臓で発症する．アジアでは，約50％の症例が非肝硬変肝臓で発生する．
    - 肝細胞障害に関連した慢性の炎症と細胞再生は，発がんの素因となる．
    - HCC は単発，ないし多発して血管に浸潤する傾向があり，さまざまな程度に正常の肝構築を再現する．これらはβカテニン遺伝子とテロメラーゼ遺伝子の変異と関連している．
    - 胆管癌は肝内あるいは肝外胆管の腫瘍で，タイ肝吸虫やシナ肝吸虫種といった肝吸虫が風土病となっている地域で比較的多い．

胆嚢の疾患
- 胆嚢疾患には胆石症，急性および慢性胆嚢炎，胆嚢癌が含まれる．
- 胆石の形成は米国，カナダ，欧州ではありふれた疾患である．胆石の圧倒的多数は胆汁中でのコレステロール過飽和が引き起こすコレステロール結石である．アジア諸国ではビリルビンとカルシウムを含む色素性結石が最も多く，それらの場所での慢性溶血性疾患の高い発生率と肝吸虫症の蔓延による．
- コレステロール結石の発生のリスク因子は，加齢，女性，エストロゲン使用，肥満，遺伝である．
- 胆嚢炎はほぼ常に胆石症と関連するが，約10％の症例では胆石なしに起こる．
- 急性結石性胆嚢炎は緊急胆嚢摘出術の最大の原因である．
- 胆嚢癌はほぼ常に胆石と関連している．進行期で診断されるために予後はきわめて悪い．

臨床検査 [a]

検査	参考値	病態生理／臨床的関連
α₁アンチトリプシン(AAT)，血清	100〜190 mg/dL	α₁アンチトリプシン(AAT)は肝細胞で産生され，好中球のセリンプロテアーゼ，特に好中球エラスターゼを阻害する。AAT欠損症は，タンパク質のミスフォールディングと肝臓への蓄積をもたらす突然変異によって引き起こされる。その結果，肺胞細胞におけるAATの血清濃度が低くなると，肺胞細胞が破壊的プロテアーゼに対して脆弱になり，肺気腫のリスクが高まる。AAT血清測定とプロテアーゼインヒビター(Pi)遺伝子型判定は，症状のある患者に対する診断検査の重要な部分である。PiZZ型は臨床的に最も一般的な型であり，血清AATの90%までが消失する。
アラニンアミノトランスフェラーゼ(ALT) アスパラギン酸アミノトランスフェラーゼ(AST)，血清	ALT： 男性：7〜55 U/L 女性：7〜45 U/L AST： 男性：8〜48 U/L 女性：8〜43 U/L	ALTとASTは正常では肝細胞の細胞質に存在する酵素である。ASTはミトコンドリアにも存在する。細胞膜の損傷に伴い，両者とも血液中に放出される。ALTはASTよりも肝障害に特異的で，より長く値の上昇が続く。炎症性肝疾患では，ALT値は通常AST値と同等か高く，その結果，ALT:AST比は1以上となる。アルコール関連障害に続発する肝疾患では，アルコールがミトコンドリア傷害を引き起こすため，ALTに比べてASTがより大きく上昇する。典型的にはAST:ALT比>2となる。末期の肝硬変では，肝細胞の減少により両方の酵素が低値のことがある。
アルカリホスファターゼ(AP)，血清	年齢・性別により異なる 成人男性：40〜129 U/L 成人女性：35〜104 U/L	APは細胞膜由来の酵素である。主なアイソザイムは肝型，骨型，胎盤型である。非妊娠成人では，肝臓アイソザイムが優勢である。腸管APは食後に増加する。APは胆道疾患(例：胆道閉塞，原発性硬化性胆管炎)あるいは肝転移の鋭敏なマーカーである。AP上昇の他の原因としては，慢性炎症性疾患(例：サルコイドーシス，潰瘍性大腸炎)，敗血症，および高齢者ではパジェット病などがある。
アルファフェトプロテイン(AFP)，血清	< 8.4 ng/mL	AFPは胎芽の肝細胞や胎児卵黄嚢細胞により発生過程で産生され，出生後には一部の腫瘍で産生される。AFPは肝細胞癌患者の約70%で増加する。この測定法は肝細胞癌の診断には感度と特異性に欠けるが，治療に対する反応のモニタリングや再発の検出には有用である。AFPは，卵巣や精巣の胚細胞腫瘍の一部や，開放型の神経管欠損症(例：無脳症，二分脊椎)の母体血清で増加する。
抗平滑筋抗体(ASMA)，血清	陰性	ASMAは自己免疫性肝炎(AIH)と関連しているが，病因における役割は不明である。ASMAは1型自己免疫性肝炎患者の約50%で陽性である。ANAもAIHに認められることがあるが，ASMAはANAよりもAIHに特異的である。ASMA(およびANA)値は治療中に変動することがあり，コルチコステロイド治療によって消失することもある。抗体価は転帰を予測しない。
ビリルビン(総，直接，間接)，血清	総ビリルビン 年齢により異なる 成人：1.2 mg/dL以下 直接0.0〜0.3 mg/dL	ビリルビンは胆汁中の主要な色素であり，80%は老化した赤血球の分解に由来する。残りの20%はヘム含有タンパク質(ミオグロビン，シトクロムなど)の破壊およびヘムの異化に由来する。総ビリルビンは，水溶性で尿中に排泄される直接型(抱合型)ビリルビンと，水溶性でない間接型(非抱合型)ビリルビンの合計である。抱合型高ビリルビン血症は尿が濃くなり，肝胆道系疾患の徴候となる。非抱合型高ビリルビン血症は，産生亢進(例，溶血性貧血)，肝吸収障害，または抱合の低下による可能性がある。新生児は核黄疸(新生児溶血性疾患などによる高ビリルビン血症による脳損傷)のリスクがある。
セルロプラスミン，血清	年齢・性別により異なる 成人男性： 　19.0〜31.0 mg/dL 成人女性： 　20.0〜51.0 mg/dL	セルロプラスミンは肝臓で合成される急性相反応物質であり，血液中の銅を運搬する主要な(95%)タンパク質である。ウィルソン病では，ATP7B遺伝子の変異により，胆汁中への銅の輸送が減少し，セルロプラスミンへの取り込みが減少し，血液中へのセルロプラスミンの分泌が減少する。その結果，組織，特に肝臓，脳，目に銅が蓄積し，毒性障害を引き起こす。過剰銅の病理学的影響には，肝硬変，神経精神症状，血尿・タンパク尿，角膜辺縁のカイザー・フライシャー環などがある。
γグルタミルトランスペプチダーゼ(GGT)，血清	成人男性：8〜61 U/L 成人女性：5〜36 U/L	GGTは肝臓，腎臓，膵臓を含む複数の組織に存在する。非常に高いGGT上昇は，肝内および肝後性の胆道閉塞症でみられる。中等度のGGT上昇は，あまり特異的ではなく，あらゆるタイプの肝疾患(例：アルコール関連肝炎)やいくつかの薬剤(例：抗痙攣薬，経口避妊薬など)でみられる。アルカリフォスファターゼとGGTがともに上昇する場合は，胆道疾患を示唆する。
肝炎の検査		
A型肝炎ウイルス(HAV)IgM抗体，血清	陰性	HAVに対するIgM抗体(IgM抗HAV抗体)は，発症時または発症の数日前に産生され，3〜6か月後に低下して検出されなくなる。IgM抗HAV抗体の存在は，HAVの急性感染の診断に用いられる。
A型肝炎ウイルスIgG抗体，血清	陰性	HAVに対するIgG抗体(IgG抗HAV抗体)は臨床症状の発現時に産生される。これらの抗体は持続し，患者の生涯にわたって免疫を提供する。IgG抗HAV抗体は，A型肝炎の急性感染または予防接種により産生される。

検査	基準値	解説
A型肝炎ウイルスポリメラーゼ連鎖反応(PCR), 血清	陰性	PCR法は, 感染直後からALT値が低下するまでのウイルス血症期間中にHAV RNAを検出するために用いることができる。この検査は, 診断のための血清学的検査ほど一般的ではないが, 集団発生や治療に対する反応を評価するのに有用である。
B型肝炎ウイルス(HBV)コア抗体, IgM, 血清	陰性	B型肝炎コアに対する抗体(HBc-Abまたは抗HBc)は, 患者がB型肝炎に自然感染した場合にのみ産生される。抗HBc IgMは急性感染時に産生され, 数か月後には, 感染が急性で治癒したか慢性にとどまったかにかかわらず減少する。IgM陽性は最近の感染を示唆する。抗HBc IgMは, ひとたびHBV表面抗原が減少してHBV表面抗体が出現する前の間に陽性となる, 唯一の血清学的検査である("血清学的ウィンドウ期")。
B型肝炎ウイルスe抗体(HBeAb), 血清	陰性	HBeAbは急性肝炎から回復した患者にみられ, 通常, HBsAgからHBsAbへの転換前に存在する。HBeAbが増加すると, HBeAgは減少する。HBeAbは急性肝炎の治癒の徴候である。HBeAbは, B型肝炎に自然感染した患者で産生され, ワクチン接種を受けた人には存在しない。
B型肝炎ウイルス表面抗体(HBsAb), 血清	陰性	通常, 急性肝炎が治癒してHBsAgが低下すると, HBsAbの値は上昇する。しかし, 一部の患者では, HBsAgが消失した後, 数か月間HBsAbが検出されない。このような患者では, HBコアタンパクに対するIgMを検出することで診断を確定することができる。HBsAbは自然に感染した人だけでなく予防接種を受けた人にも存在する。
B型肝炎ウイルス表面抗原(HBsAg), 血清	陰性	HBsAgは最初に検出される血清学的マーカーであり, HBV感染後6～16週間で症状が出現する。急性肝炎が治癒すると, HBsAgは症状発現後約12週間で消失する。
B型肝炎ウイルス(HBV)コア(HBc)総抗体, 血清	陰性	HBcに対する抗体は, 症状発現後, HBV表面抗原に対する抗体が存在した後すぐに検出される。最初の抗体はIgMで, IgGが続く。総抗HBc抗体はIgMとIgGの両方の測定である。
B型肝炎ウイルス(HBV) DNA PCR, 血清	陰性	HBV DNAはHBsAgが出現する約3週間前の感染後30日までに検出可能であり, 急性肝炎でピークに達し, 感染の消失とともに徐々に減少する。急性HBV感染症の診断には血清学的方法が第一であるが, HBV DNA PCR法はHBsAgが出現する前の初期感染の診断, 活動性HBV感染と非活動性HBV感染の鑑別, そして抗HBV治療に対する反応をモニタリングするのに有用である。
B型肝炎ウイルス(HBV)e抗原(HBe-Ag), 血清	陰性	B型肝炎e抗原(HBe抗原)は分泌性タンパクで, 活発なウイルス複製に伴って認められる。HBe抗原は, HBV表面抗原が出現した直後に検出される。HBe抗原の持続は慢性肝炎への進行の指標となる。抗HBe抗体の出現は, 急性感染がピークに達し, 収束しつつあることを意味する。
C型肝炎ウイルス(HCV)抗体スクリーニング, 血清	陰性	HCVに対するIgG抗体は, 一般に感染後2か月間は検出されないが, 通常6か月までには検出される。免疫不全の人では検出時期の遅延はより一般的である。抗体はウイルスから感染症を防ぐものではない。抗体は通常持続するが, 時間の経過とともに消失することもある。
C型肝炎ウイルス(HCV) RNA, RT-PCR, 血清	検出されない	HCV RNAは感染後1～3週間(HCV抗体が認められる1～1.5か月前)で検出可能であり, 定性的または定量的(リアルタイムRT-PCR法)に報告される。慢性HCV感染では, 中和抗体の存在にもかかわらず, 患者の90%で循環血液中のHCV RNAが持続する。
D型肝炎ウイルス(HDV)総抗体, 血清	陰性	IgM抗HDVは感染後2～3週間で出現し, 最近のHDV曝露の信頼できる指標であるが, 一時的であることが多い。HDVとHBVの急性重複感染は, HDAgとHBcAgに対するIgM(B型肝炎の新規感染を示す)の存在と関連している。HDVの重複感染による慢性肝炎の場合, 血清中にHBsAgが存在し, 抗HDV抗体(IgGおよびIgM)は数か月またはそれ以上持続する。
E型肝炎ウイルス(HEV) IgGおよびIgM抗体, 血清	陰性	IgM抗体は早期に検出され, 4～5か月以内に消失する。IgG抗体はIgM反応のほぼ直後に出現する。IgG抗体がどれくらいの期間持続するかは不明である。

[a] この表の編集におけるシカゴ大学医学部のAnjana Pillai博士の支援に深く感謝する。
参考値はhttps://www.mayocliniclabs.com/ からMayo Foundation for Medical Education and Researchの許諾を得て使用。無断転載を禁ず。
Deyrup AT, D'Ambrosio D, Muir J, et al. Essential Laboratory Tests for Medical Education. Acad Pathol. 2022;9. doi: 10.1016/j.acpath.2022.100046. より引用。

膵臓

Pancreas

第15章

膵臓 pancreas は，いわゆる"十二指腸のCループ"から脾門部までを横走している後腹膜臓器である．膵臓に明確な解剖学的な分画構造はないものの，近接する血管や靱帯により頭部，体部，尾部に大別される．

膵臓は一臓器で二臓器分の重要な機能をもつ．まず，ランゲルハンス島は膵実質全体に点在し，1～2％を占め，重要な内分泌機能を担う．外分泌部分は膵実質の大半を占め，食事の消化に必須な分解酵素を分泌する．膵臓を侵す疾患は深刻な病態や死亡の原因となることがある．膵臓は後腹膜臓器であるため，外分泌部分の疾患に関連した臨床徴候や症状は非特異的で，残念なことに多くの膵臓疾患は長期間にわたって診断されないまま疾病が進行してしまう．したがって，膵臓疾患の存在を認識するためには，強く疑う必要がある．

膵臓外分泌部分 exocrine pancreas は，消化酵素を産生する**腺房細胞** acinar cell と消化酵素を十二指腸へ運ぶ導管や膵管からなる．腺房細胞は，多くの消化酵素を不活性な酵素前駆体として合成し，**チモーゲン顆粒** zymogen granule に蓄えている．腺房細胞が分泌刺激を受けると顆粒は管腔側の細胞膜と融合し，管腔内へ消化酵素を放出する．これらの消化酵素は，吻合を繰り返す膵管を通じて十二指腸に運ばれる．

膵管の管腔内を覆う表層上皮細胞も重要な物質を分泌している．導管内を被覆する立方上皮細胞は重炭酸塩に富む分泌液を産生し，比較的大きな膵管の管腔内を被覆する円柱上皮細胞はムチン（粘液）を産生している．また，膵管上皮細胞は CFTR（cystic fibrosis transmembrane conductance regulator）分子を発現している．この膜タンパク質の機能異常は膵分泌物の重炭酸塩などの生化学成分や粘性に影響し，囊胞性線維症患者における膵臓疾患の病態生理に重要な役割を果たす（第4章）．

後述するが，膵臓の自己消化（膵炎）は非常に重篤な病態に陥る危険性がある．そのため，多数の"安全機構（fail-safe mechanism）"が自己消化を発症する危険性を最小限にとどめるように発達している．

● 前述のように大半の膵酵素は，不活性な酵素前駆体で合成され，チモーゲン顆粒内で他の酵素と分離貯蔵されている．
● 十二指腸エンテロペプチダーゼ（**エンテロキナーゼ** enterokinase）はトリプシノーゲンをトリプシンに活性化することで酵素前駆体の活性化を惹起するため，膵酵素の活性化は十二指腸で起こる．
● **膵由来分泌性トリプシン阻害物質** pancreatic secretory trypsin inhibitor として知られる SPINK1（serine protease inhibitor Kazal type 1）が腺房細胞や膵管上皮細胞から分泌されている．
● さらに，活性型トリプシンの局所濃度を制御するため，酵素活性に重要な部位を切断する自己不活性化機構がトリプシンでは発達しているため，トリプシンや他の膵消化酵素は膵内で活性化されない．
● 腺房細胞は，トリプシンやキモトリプシン，ホスホリパーゼ A_2 のような消化酵素に対して高度に耐性である．

膵臓外分泌部分の疾患には，囊胞性線維症，**先天異常** congenital anomaly，急性・慢性膵炎，腫瘍が含まれる．囊胞性線維症に関しては第4章で詳述したため，本章では主に囊胞性線維症以外について述べる．

先天異常

膵臓の先天異常はまれであり，代表的な疾患を以下に簡潔に述べる．

● **分割膵** pancreas divisum（図15.1）**は最も高頻度に臨床的に発見される先天異常**で，先天異常の3～10％を占め，背側と腹側の膵原基の膵管融合不全に起因する．主膵管（**ウィルスング管** duct of Wirsung）は総胆管と**ファーター乳頭部** papilla of Vater 近位部で合流し，副膵管（**サントリーニ管** duct of Santorini）は副乳頭から十二指腸へ膵液を輸送する．分割膵は腹側と背側の膵原基の癒合不全により生じる結果，膵実質の大半を占める背側膵原基からの膵液は，狭い開口部しかもたない副膵管経由で分泌される．分割膵患者の主膵管は，膵頭部の狭い領域の外分泌部分で産生される膵液をファーター乳頭部から十二指腸に導出するにすぎない．95％以上の患者では無症状だが，急性膵炎や慢性膵炎を発症する患者も存在する．これらの膵炎は，副乳頭を介する膵液の流出不全に関

謝辞：テキサス州ヒューストン市テキサス大学 MD Anderson がんセンターの Anirban Maitra 博士による本書の旧版における本章への貢献に深謝する．

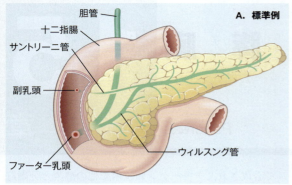

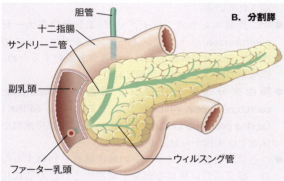

図 15.1　膵管の解剖
A：標準例の膵臓。B：分割膵

稠な囊胞内容物を貯留する膵囊胞性腫瘍との重要な鑑別点となる（後述）。

膵　炎

膵臓の炎症性疾患は，急性と慢性に大別される。**急性膵炎** acute pancreatitis は，炎症の原因が取り除かれれば正常な膵機能に戻ることが可能な機能障害である。対照的に**慢性膵炎** chronic pancreatitis は，外分泌機能を担う膵実質が不可逆的に破壊される炎症である。

急性膵炎

急性膵炎は可逆性病変であり，局所の浮腫や脂肪壊死にとどまる病変から，出血を伴う広範囲の壊死性病変まで，重症度はさまざまである。急性膵炎は比較的頻度の高い重篤な疾患であり，人口 10 万人当たりの年間発生率は世界では 33〜74 人で，西洋では 5〜35 人であり，総死亡率は約 5％である。急性膵炎の発生率は，肥満や胆石患者の増加に伴い，増大している。

病因と病態形成

米国における最も高頻度な急性膵炎の発症原因は，胆石の総胆管への嵌頓に伴うファーター乳頭部からの膵液の流出障害であり，"**胆石性膵炎** gallstone pancreatitis"ともよばれる。アルコールの過剰使用に伴う急性膵炎も 2 番目に高頻度であり，ほぼ同様の発症割合である。急性膵炎の 80％以上は胆石 gallstone や慢性アルコール過剰使用が原因となり，その他の多くの因子（表 15.1）も誘因と考えられている。これらは以下の原因を含む。

- 非胆石関連膵管閉塞（例：膵癌，十二指腸乳頭部周囲腫瘍，分割膵，胆汁から沈殿した固形微粒子（"泥状胆汁"），回虫 Ascaris lumbricoides や肝吸虫 Clonorchis sinensis に代表される寄生虫感染）。
- 代謝疾患：高トリグリセリド血症，副甲状腺機能亢進症などの高カルシウム血症を引き起こす病態が重要であり，高トリグリセリド血症（1,000 mg/dL 以上）は急性膵炎の 5〜10％を占める原因であることが報告されている。
- 薬剤：抗痙攣薬，抗がん剤，サイアザイド系利尿薬，エストロゲンや多数の薬剤。
- 感染症：膵臓外分泌細胞に直接感染するムンプスウイルス，コクサッキーウイルス。

係していると考えられる。

- **輪状膵** annular pancreas は比較的まれな形成異常であり，十二指腸を完全に取り囲む輪状の膵臓組織が形成される。胃膨満や嘔吐といった十二指腸閉塞の症状や徴候を示すことがある。
- **異所性膵** ectopic pancreas は胎生期の遺残組織であり，概して小さく（直径数 mm から数 cm の範囲）粘膜下組織に位置し，発生頻度は約 2％である。好発部位は胃と十二指腸であり，空腸，**メッケル憩室** Meckel diverticulum，回腸がそれらに続く。組織学的にしばしばランゲルハンス島を伴う正常の膵腺房組織で構成されている。通常は偶発性・無症候性であるが，局所の炎症から痛みを惹起し，まれに粘膜出血を引き起こす。また，ランゲルハンス島由来神経内分泌腫瘍（第 18 章）の約 2％が異所性膵から発生する。
- **先天性囊胞** congenital cyst は，膵管の発達異常によって生じる。**多囊胞病** polycystic disease においては，腎臓，肝臓，膵臓のすべてに囊胞が存在する（第 12 章）。膵囊胞は，顕微鏡的な病変から直径が 5 cm に達する病変までさまざまである。囊胞の内腔は均一な立方上皮や平坦化した上皮で覆われ，外側は薄い線維性被膜で囲まれている。これらの良性囊胞は透明な**漿液性内容物** serous fluid を貯留し，しばしば粘

大部分の膵炎患者で何らかの疾患背景の存在が示唆されているが，急性膵炎の 10〜20％の患者では明らかな原因が同定できていない（**特発性膵炎** idiopathic pancreatitis）。多くの研究成果が蓄積されてきており，特発性膵炎患者の疾患背景に遺伝子変異が存在する場合があることが明らかになってきている。例えば，特発性膵炎とよばれてきた疾患のなかには特定の遺伝子に胚細胞変異が生じることで発症する場合がある。常染色体顕性遺伝形式はトリプシノーゲンをコードする PRSS1 遺

膵炎

表15.1　急性膵炎の病因因子

代謝性因子
アルコール使用障害[a]
高トリグリセリド血症
高カルシウム血症
薬剤（アザチオプリンなど）

遺伝性因子
トリプシノーゲン（*PRSS1*）
トリプシンインヒビター（*SPINK1*）

機械性因子
胆石[a]
外傷
医原性損傷
術中損傷
色素注入を伴う内視鏡術

血管性因子
ショック
アテローム性塞栓
結節性多発動脈炎

感染性因子
ムンプス（流行性耳下腺炎）ウイルス
コクサッキーウイルス

[a] 米国で最も高頻度な病因。

伝子変異が最も高頻度であり，常染色体潜性遺伝形式は*CFTR*遺伝子変異が最も高頻度である。*CFTR*変異が主に膵臓に限局した症状を呈する場合もある（第4章）。

　急性膵炎は，腺房内で活性化された膵酵素による膵実質の自己消化により引き起こされる。遺伝性急性膵炎の研究から，トリプシンの未成熟な活性化が急性膵炎発症に重要な役割を果たしていることが明らかになった。また，**遺伝性膵炎** hereditary pancreatitis に最も共通の特徴は，トリプシン酵素活性の増加や持続を制御する分子の機能欠失であり，膵トリプシン前駆体であるトリプシノーゲンをコードする*PRSS1*遺伝子変異が代表的な疾患である。病的な変異型トリプシノーゲンは自己不活化に抵抗性となり，自己不活化経路が破綻する。この変異型トリプシノーゲンはトリプシンを過剰に活性化するだけではなく，トリプシンを介した他の消化酵素前駆体を恒常的に活性化する。**放出された酵素は血管を傷害し，膵実質内に出血をきたす**。また，トリプシンはプレカリクレインを活性型に変換し，キニン系が亢進する。さらに，第XII因子（ハーゲマン因子 Hageman factor）の活性化は凝固系や補体系の活性化を惹起する（第3章）。

　急性膵炎へ至る可能性を有する酵素活性化には，3つ

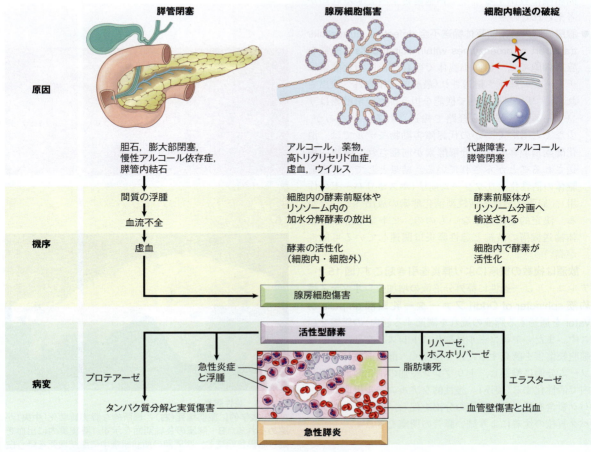

図15.2　急性膵炎の病因に関する仮説

の酵素活性化経路が想定されている(図15.2)。
- **膵管閉塞 pancreatic duct obstruction**：胆石や胆泥の嵌頓，あるいは膵管の流れを妨げる外部からの圧迫は，膵管内圧を上昇させ，消化酵素が豊富に含まれる膵液の組織内貯留をきたす。リパーゼは活性型で分泌されるため，膵液貯留が強い局所で脂肪壊死を引き起こす原因となる。傷害された組織内では，腺房周囲の筋線維芽細胞や白血球は炎症性サイトカインを放出し，微小血管透過性亢進による間質浮腫や炎症を病変部で増悪させる。浮腫は局所血流をさらに悪化させ，腺房細胞は血流不全や虚血性傷害に陥る。
- **原発性腺房細胞傷害 primary acinar cell injury**：高トリグリセリド血症，アルコール使用（後述），虚血，ウイルス感染（例：ムンプス），薬剤，外傷などによる腺房細胞傷害は，急性膵炎の病因となる。トリグリセリドによる細胞毒性は充分に理解されていないが，一説にはトリグリセリドが豊富な大型カイロミクロンが毛細血管サイズの微小循環を妨害することで膵臓腺房細胞に虚血性傷害を誘発し，傷害を受けた腺房細胞がリパーゼを細胞外間質に放出しトリグリセリドを加水分解し，毒性が高い遊離脂肪酸を周囲組織に放出することで細胞傷害を増悪する経路が考えられている。
- **腺房細胞内酵素前駆体輸送不全 defective intracellular transport of proenzymes within acinar cells**：健常な腺房細胞では，粗面小胞体での合成後に消化酵素はチモーゲン顆粒へ輸送され（最終的に細胞外へ放出される），リソソーム内で機能を担う加水分解酵素はリソソームへ，異なる経路で輸送される。ところが，少なくともいくつかの代謝障害動物モデルでは，消化酵素前駆体と加水分解酵素が同梱されて細胞内輸送されることが示されている。結果として，酵素前駆体の活性化，リソソーム崩壊（ホスホリパーゼの作用），局所における活性型消化酵素の放出へとつながる。決定的な証拠はないものの，ヒトでも酵素前駆体輸送機構の破綻と急性膵炎は関連している可能性が高い。

飲酒は複数の機序により膵炎を引き起こす(図15.2)。アルコールは一過性に膵外分泌液の増加や，**オッディ括約筋 sphincter of Oddi**（**ファーター乳頭部 ampulla of Vater** を通過する膵液の流れを調節する筋肉）の攣縮を起こす。また，アルコールは酸化ストレスにより直接的な細胞膜傷害を誘発するだけではなく，酵素前駆体をリソソーム分画に輸送し，トリプシンや他の消化酵素を細胞内で活性化する（前述）。慢性的なアルコール摂取はタンパク質含有量の多い膵液の分泌を促し，濃縮されたタンパク質栓の沈着により細い膵管の閉塞をきたす。

形態学

急性膵炎の形態像の基本的な組織学的変化は，(1)微小血管の透過性亢進による浮腫，(2)リパーゼによる脂肪壊死，(3)急性炎症反応，(4)膵実質の自己消化性傷害と血管網の破綻による間質出血である。

比較的軽い急性膵炎の組織像は，間質の浮腫，膵実質や膵周囲脂肪組織の部分的な脂肪壊死である(図15.3A)。脂肪壊死は膵臓由来の消化酵素による脂肪細胞の破壊によって生じる。遊離脂肪酸はカルシウムと結合し，組織内局所で不溶性の沈殿物を形成する。

急性壊死性膵炎 acute necrotizing pancreatitis のような重篤な状態では，腺房組織や膵管組織，ランゲルハンス島，血管にまで傷害が及ぶ(e図15.1)。肉眼的に膵実質内では，赤黒い出血巣内に黄白色でチョーク様の**脂肪壊死巣 fat necrosis**が散在性にみられる(図15.3B)。脂肪壊死は，膵外脂肪組織である大網，腸間膜，腹腔外脂肪(例：皮下脂肪)にも起こることがある。多くの場合，漿液性で脂肪滴を伴い，やや混濁した薄茶色の腹水貯留を認める(これは脂肪組織の酵素的な分解産物に由来する)。最重症例，すなわち**出血性膵炎 hemorrhagic pancreatitis** の状態では，びまん性の出血を伴う広範囲の膵実質壊死が認められる(e図15.2)。

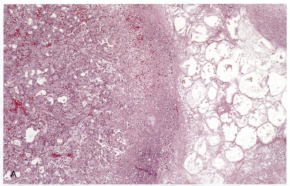

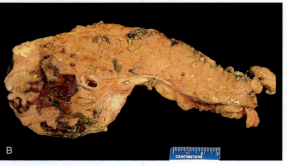

図15.3 急性膵炎
A：組織学的に脂肪壊死(右)と局所的な膵実質壊死(中央)が認められる。B：膵臓の長軸割面を示す。膵実質内に出血を疑う暗黒色領域と，膵周囲の脂肪組織中に脂肪壊死を疑う白色調の領域(左上)が認められる。

臨床的特徴

急性膵炎の主訴は腹痛 abdominal pain である。腹痛の程度は，不快感にとどまる軽い症状から，何もできなくなるくらい重篤な症状まで多彩である。まずは，血漿中リパーゼ値やアミラーゼ値の上昇や，腹痛をきたす他疾患の除外によって急性膵炎が診断される。80％の急性膵炎は軽度で自然に軽快するが，20％は重篤な病態に陥る。

重篤な急性膵炎は医学的に最も緊急性がある疾患群の1つに位置づけられている。たいていの場合，圧痛，筋性防御，腸蠕動音消失を伴った悲惨で急激な"**急性腹症 acute abdomen**"の発症である。特徴的なのは，持続性の強い疼痛と，その痛みが上背部へ放散することである。消化性潰瘍による消化管穿孔，胆石疝痛，急性胆嚢炎による胆嚢破裂，腸間膜動脈の閉塞による腸管梗塞など，類似する重篤な腹痛をきたす他疾患を鑑別する必要がある。

重症急性膵炎の発症は，消化酵素の全身に及ぶ放出と炎症反応の爆発的な活性化が原因である。白血球増加，播種性血管内凝固症候群（DIC）（第10章），びまん性肺胞傷害後に起こる急性呼吸促迫症候群（第11章），びまん性脂肪壊死を呈する。重症急性膵炎では，微小血管の透過性亢進に伴う循環血液量の減少が起こるため，末梢血管の虚脱（ショック）を急速に発症する。エンドトキシン血症（腸内細菌叢と循環血液間の防御壁破綻による）や急性尿細管傷害に伴う腎不全（第12章）が合併することもある。

検査所見では，腹痛の発症後4～12時間以内に血清リパーゼ値とアミラーゼ値の急激な上昇がある。**血清リパーゼ値は最も特異性や感度が高い急性膵炎のマーカーである**。なぜなら，**血清アミラーゼ値は血中半減期が短く3～5日以内に正常範囲内に戻るが，血清リパーゼ値は8～14日は高値が保たれるためである**。低カルシウム血症は広範な脂肪壊死部にカルシウム沈着が生じるためにみられる生化学検査所見であり，持続した場合は予後不良のサインである。また，**コンピュータ断層撮影 computed tomography（CT）や核磁気共鳴画像 magnetic resonance imaging（MRI）**を用いた画像検査により，炎症性に腫大した膵臓が描出される。

急性膵炎の治療方針として最も重要なのは，対症療法（例：血圧維持，疼痛緩和）と経口摂取の制限を行い，膵臓を"**休ませる（resting）**"ことである。急性壊死性膵炎患者の40～60％で壊死部位に感染を起こす。多くの場合は消化管の防御壁破綻に伴うグラム陰性菌の感染であり，臨床経過がさらに悪化する合併症である。大半の急性膵炎患者は最終的に回復し一命を取り留めるが，消化酵素の全身への放出により重篤な合併症である，全身性炎症反応症候群を伴うショック状態，DIC（第3章），急性呼吸促迫症候群（第11章）や全身性脂肪壊死を併発する。これらの症例では，急性膵炎は医学的な緊急性が高い疾患である。回復した患者では，無菌性または感染性**膵膿瘍 pancreatic abscess** や **膵仮性囊胞 pancreatic pseudocyst** などの後遺症を生じる場合がある。

■ 膵仮性囊胞

仮性囊胞は液状物を貯留し，膵内よりも膵外に形成されることが多い。急性膵炎の発症数週後に，壊死後に液状化した膵臓組織は，線維性組織により周囲から隔てられた囊胞を形成する。この囊胞壁の内腔は上皮細胞による被覆はない〔それゆえに"**仮性（pseudo）**"と命名されている〕（図15.4）。囊胞内容物は膵酵素が豊富であるため，内容物の酵素活性検査は診断的価値がある。仮性囊胞の多くは孤発性である。囊胞は膵臓表面に存在し，膵周囲の後腹膜や小網囊を巻き込むことが一般的である。囊胞の直径は2～30 cm まで大小さまざまである。仮性囊胞は膵囊胞全体の約75％を占める。多くの仮性囊胞は自然消失するが，感染，囊胞壁の破綻，出血，隣接組織に圧迫や閉塞などの合併症を引き起こす危険性がある。

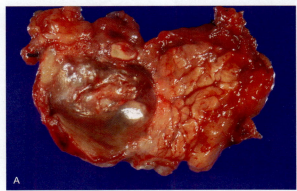
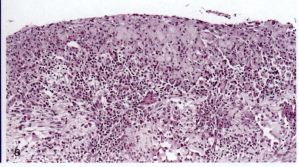

図15.4　膵仮性囊胞
A：膵臓の横断割面では，壊死性の囊胞壁と境界がやや不明瞭な囊胞が認められる。B：組織学的に囊胞壁は上皮細胞を欠き，フィブリンを伴う肉芽組織と組織球により囊胞壁が形成され，慢性炎症の典型的な変化を示す。

慢性膵炎

慢性膵炎は，長期にわたる炎症の持続と膵臓外分泌部分の不可逆的な破壊を伴う線維化が特徴であり，最終的にはランゲルハンス島も失われてしまう。注意すべきことは，病因にかかわらず，急性膵炎発作を反復した結果として慢性膵炎に至る場合もある。有病率の推定は難しいが，慢性膵炎の罹患率は米国人口の0.04～5%，世界では10万人あたり9～62人の範囲と推定されている。

病態形成

急性と慢性膵炎の病因は類似した原因による。飛び抜けて多い慢性膵炎の原因は，長期にわたる過剰なアルコール使用が圧倒的に多く，特に中年男性に多い。アルコールがどのように膵細胞傷害や炎症を惹起するかについて明確ではない。消化酵素活性化の変化，活性酸素産生量の増加，腺房細胞への直接傷害などが考えられ，機能的や解剖学的な膵管閉塞も慢性膵炎発症の危険因子と考えられる。

1型自己免疫性膵炎 type 1 autoimmune pancreatitis：IgG4を分泌する形質細胞を中心に膵実質内に浸潤がみられ，慢性膵炎とは明確に異なる病態である。自己免疫性膵炎は，多臓器を巻き込むIgG4関連疾患として定義されている（第5章）。抗B細胞療法やステロイドにより良好な治療効果が見込まれるため，この疾患の認識は重要である。

慢性膵炎患者のうち約40％の症例は素因を認めることができない。しかし，急性膵炎の場合と同様に"特発性（idiopathic）"と思われる症例の多くは，*CFTR*, *PRRS1*, *SPINK1*のような家族性急性膵炎の原因遺伝子として変異が検出される遺伝子の胚細胞変異と関連している。前述のように，*PRRS1*（トリプシノーゲンをコードする）や*SPINK1*（膵分泌性トリプシン阻害物質をコードする）の変異はトリプシンの過剰な活性化を許容する。

形態学

肉眼的に膵臓は非常に硬くなり，ときにきわめて拡張した膵管や石灰化結石が認められる。顕微鏡的に，慢性膵炎は，膵実質の線維化に伴う腺房の数と大きさの減少や膵管のさまざまな程度の拡張が特徴的であり，初期には，ランゲルハンス島は比較的保たれている（図15.5A）。腺房脱落 acinar loss がよく観察される特徴であり，大半の場合，残存する小葉や膵管周囲に慢性炎症細胞浸潤を伴う。膵管上皮細胞は，萎縮あるいは過形成や扁平上皮化生を起こしており，膵管結石が目立つこともある（図15.5B）。残存するランゲルハンス島は，硬化した線維性組織に取り囲まれ，癒合や腫大が観察されることもあるが，最終的には消失してしまう（e図15.3）。

1型自己免疫性膵炎は慢性膵炎と異なり，特徴的な組織像を示す。膵実質へのIgG4陽性形質細胞を中心とし，リンパ球を伴う著明な炎症細胞浸潤と，"渦巻状"の線維化と静脈炎を特徴とする（リンパ形質細胞性硬化性膵炎 lymphoplasmacytic sclerosing pancreatitis）。

臨床的特徴

慢性膵炎で最も高頻度な症状は腹痛であり，繰り返す黄疸や漠然とした消化不良感，持続性や発作性の腹痛と背部痛によって膵炎の存在が判明することがあるが，膵外分泌機能不全や糖尿病を発症するまでまったく臨床症状に欠ける場合もある（糖尿病はランゲルハンス島の破壊により発症する）。アルコールの過剰使用，過食（膵分泌液の需要が亢進する），アヘンなどオッディ括約筋の筋緊張を亢進させる薬物の使用などにより急性増悪発作が誘発される。

臨床的に強く疑わないかぎり，慢性膵炎の確定診断は困難である。腺房破壊が進行した慢性膵炎末期では膵逸脱酵素の上昇がみられない。また，膵外分泌機能不全による吸収不良から起こる体重減少と低アルブミン血症による浮腫も，慢性膵炎を示唆する所見である。脂溶性ビ

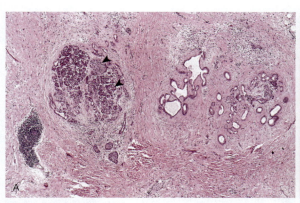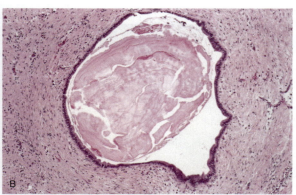

図15.5　慢性膵炎
A：膵実質の広範な線維化と腺房組織の萎縮がみられ，残存するランゲルハンス島（矢頭）と膵管（右）は少数である。慢性炎症細胞や腺房細胞が散在性に存在している。B：膵組織強拡大像（アルコール関連慢性膵炎）では，拡張した膵管と好酸性結石が認められる。

タミンD欠乏による骨減少症をきたすことがあり，CTや超音波検査を用いる腹部画像検査による膵臓の石灰化像は慢性膵炎を疑う根拠となる。

慢性膵炎は一般的に急速に生命にかかわる疾患ではないが長期予後は不良であり，20〜25年で罹患患者の50％が死亡している。**膵仮性嚢胞 pancreatic pseudocysts**（既述）が約10％の患者に観察される。長期間の慢性膵炎に伴う合併症で最も重篤な疾病は，膵癌である。小児期から発症するPRSS1変異を伴う遺伝性膵炎の患者では，膵癌の生涯発症率が40％であるが，他の慢性膵炎患者で膵癌の罹患率はわずかな増加にとどまる。

膵腫瘍

膵外分泌部の腫瘍は，嚢胞性腫瘍や充実性腫瘍に大別される。良性腫瘍や，高悪性度で致死的な悪性腫瘍を含む。

嚢胞性腫瘍

嚢胞性腫瘍 cystic neoplasm は，生命の危険性が少ない良性嚢胞から浸潤性で致死的ながんまでさまざまである。膵嚢胞のうち約5〜15％が腫瘍性であるが，**膵腫瘍 pancreatic neoplasm** 全体での嚢胞性膵腫瘍の割合は5％にも満たない。嚢胞性膵腫瘍は3種類に大別され，漿液性嚢胞腫瘍のようにほとんど常に良性である疾病だけではなく，膵管内乳頭状粘液性腫瘍や粘液性嚢胞腫瘍のように良性から悪性の腫瘍もある。大半の嚢胞性腫瘍は他疾患の精査のために行われる腹部画像検査で偶発的に発見され，嚢胞性腫瘍のうち，膵管内乳頭状粘液性腫瘍が38％，粘液性嚢胞腫瘍は23％，漿液性嚢胞腫瘍は16％を占める。これらの腫瘍はそれぞれ個別に述べる。

漿液性嚢胞腺腫

これらの腫瘍は透明で黄色調の液体を満たした多数の小嚢胞が形成され，嚢胞内腔をグリコーゲンに富んだ立方上皮細胞が覆っている（図15.6）。これらの嚢胞は小さく（1〜3 mm），単発性や多発性であり，小嚢胞が多発する蜂の巣構造を呈することがある。70歳代に，腹痛などの非特異的症状で発症することが一般的で，男女比は1：2である。大多数は良性であり，外科的切除により患者は完治する。大半の**漿液性嚢胞腺腫 serous cystadenomas** は，**低酸素誘導因子α hypoxia-inducible factor α（HIFα）**の転写活性を抑制する**フォンヒッペル・リンドウ病 von Hippel-Lindau（VHL）disease** 腫瘍抑制遺伝子に機能喪失を起こす体細胞変異の保因者に発症する（第12章）。

粘液性嚢胞腫瘍

漿液性嚢胞腫瘍と対照的に，**粘液性嚢胞腫瘍 mucinous cystic neoplasm** は95％以上が女性に発症し，

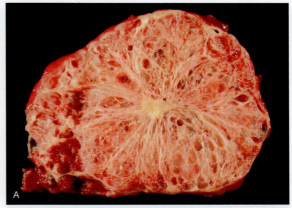

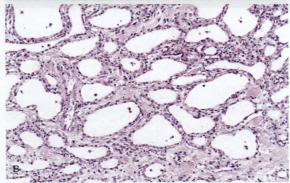

図15.6 漿液性嚢胞腺腫
A：漿液性嚢胞腺腫の横断割面を示す。蜂の巣構造の微小嚢胞がみられ，膵実質は辺縁に薄く残存するのみである。嚢胞は比較的小さく，嚢胞内にやや黄色調で透明な液体を有している。B：組織学的に，嚢胞壁は異型の乏しい立方上皮によって被覆されている。

浸潤癌に進行する前がん病変である。膵体尾部に好発し，痛みは乏しく，進行は遅い。嚢胞内は濃厚で粘稠なムチンで満たされ，嚢胞壁は粘液産生性円柱上皮によって覆われ，上皮下に卵巣様間質細胞の密な増生を伴う（図15.7）。約1/3までの粘液性嚢胞腫瘍に浸潤性腺癌を認め，漿液性嚢胞腫瘍と異なる重要な相違点である。粘液性嚢胞腫瘍は約半数に*KRAS*がん遺伝子変異がみられる。

膵管内乳頭粘液性腫瘍

膵管内乳頭粘液性腫瘍 intraductal papillary mucinous neoplasm（IPMN）は，粘液性嚢胞腫瘍と対照的に女性よりも男性に発症が多く，膵頭部に好発するムチンを産生する膵管内腫瘍である。IPMNは主膵管やその分枝から発生し，粘液性嚢胞腫瘍にみられる細胞成分に富む卵巣様間質は認められない（図15.8）。非浸潤性IPMNは粘液性嚢胞腫瘍と同様に，浸潤癌に進行する。主膵管に発生するIPMNは70％で浸潤癌に進行するが，分岐膵管では浸潤癌に進行する危険性は低い。"コロイド

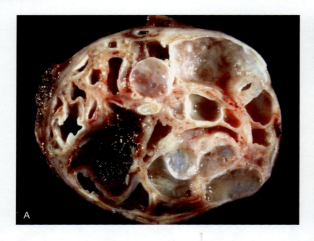

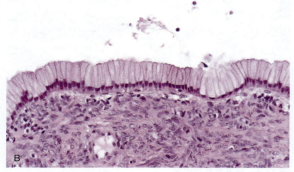

図15.7　粘液性囊胞腫瘍
A：膵尾部の多房性粘液囊胞の横断割面を示す。囊胞は大きく，内部に粘稠なムチンを有している。B：囊胞壁は粘液産生性円柱上皮に被覆されており，間質に"卵巣様"間質細胞が密に増生している。

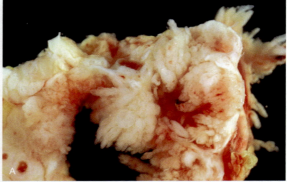

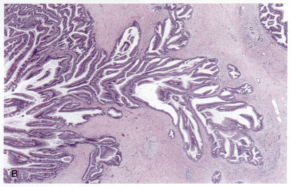

図15.8　膵管内乳頭粘液性腫瘍
A：膵頭部の横断面であり，乳頭状に突出する腫瘍により主膵管が拡張している。B：乳頭粘液性腫瘍が主膵管を巻き込み（左），さらに小膵管へと進展している（右）。

colloid"膵癌とは，細胞外基質のムチン産生が豊富な非囊胞性粘液産生腺癌であり，ほぼ全例がIPMNの悪性転化により生じる。80%までのIPMNsに *KRAS* 変異が検出され，刺激性Gタンパク質αサブユニットをコードする *GNAS* 遺伝子変異がIPMNの2/3までに検出される（第18章）。この刺激性Gタンパク質の持続的な活性化はセカンドメッセンジャーであるcyclic AMPの増加をきたし，リン酸化酵素の活性化と細胞増殖を誘導する。

■ 膵　癌

　膵臓浸潤性管状腺癌（**膵癌** pancreatic carcinoma と通常よばれる）は，米国において肺癌と大腸癌に次ぐがん死亡原因の第3位に位置する。肺癌や大腸癌と比べると発症頻度はかなり低いものの，膵癌は死亡率が最も高いがんの1つであり，生命予後不良という点ではトップクラスのがんである。2021年に6万人に迫るアメリカ人が膵癌と診断され，膵癌を実質的な原因として診断されて間もなく死亡している。膵癌の5年生存率は8%という惨憺たる治療成績である。世界でも，10万人あたり8～14人が膵癌を発症し，6.92人が膵癌を死因として

いる。

病態形成

　すべてのがんに共通するように，膵癌も先天性と後天性のがん関連遺伝子の変異結果として発生する。大腸癌で提唱される多段階がん化過程と相同性があり（第6章，第13章），膵管上皮細胞に徐々に遺伝子変異が蓄積され，非腫瘍性上皮から非浸潤性前駆病変，そして浸潤癌へ進行する（図15.9）。膵管内乳頭粘液性腫瘍と粘液性囊胞腫瘍は，腺腫から浸潤性腺癌に進行する疾患単位であるが，膵癌の先行病変は小膵管あるいは膵小管内に最もよく観察され，"膵上皮内腫瘍性病変 pancreatic intraepithelial neoplasia（PanIN）"とよばれる。PanINはしばしば浸潤癌の近くに観察され，浸潤癌と同じ遺伝子変異を多く有しているため，膵浸潤癌の前がん病変と考えられている。さらに，PanINにおける上皮細胞では明らかにテロメアが短くなっており，がんの特徴を満たす病的な染色体異常を獲得するリスクが高くなっている。大半の膵癌はPanINから発生するが，大半のPanINは悪性腫瘍の発生母地とならないことを強調したい。

　近年に行われた膵癌のゲノムシークエンスで，*KRAS*，*CDKN2A/p16*，*SMAD4*，*TP53* の4個の遺伝子が，最も高頻度に体細胞変異を起こしている標的遺伝子であることが確

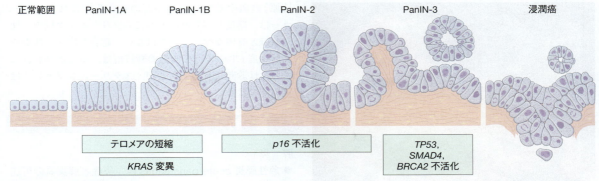

図 15.9　膵癌の進展モデル*
テロメアの短縮とがん遺伝子である KRAS 変異が発がん初期に，がん抑制遺伝子である CDKN2A/p16 の不活化が中間期に，さらにがん抑制遺伝子である TP53，SMAD4，BRCA2 の不活化が後期に発生する。ここでは一般的な変異の順序を記したにすぎず，重要なことは変異の発生順序よりも複数の変異蓄積であることに留意せよ。PanIN（pancreatic intraepithelial neoplasm）：膵上皮内新生物。図上部の番号は PanIN の進展を示している。＊ステージは臨床病期を指しているわけではなく，発がん過程でのステージを指す。（Maitra A, Hruban RH: Pancreatic cancer. Annu Rev Pathol Mech Dis 3:157, 2008. より改変）

認された。

- KRAS 遺伝子は，膵癌において最も高頻度に変異が認められるがん遺伝子であり，90％以上の症例では点突然変異により活性化が起こっている。この遺伝子変異により内在性 GTPase 活性が障害されるため，KRAS タンパク質が恒常的に活性化状態となってしまう。KRAS は種々の細胞内シグナル伝達系路を活性化することで発がんを助長する（第 6 章）。
- CDKN2A 遺伝子は，30％の症例で不活化が起こっている。この遺伝子座は 2 個のがん抑制遺伝子をコードし（第 6 章），p16/INK4a タンパク質は細胞周期の進行に重要な役割を果たすサイクリン依存性キナーゼを阻害し，ARF は p53 がん抑制因子タンパク質の機能を増加させる。
- SMAD4 遺伝子は膵癌の 55％で不活化されているがん抑制遺伝子であるが，他の腫瘍では不活性化はまれである。SMAD4 タンパク質は TGF-β 受容体の下流のシグナル伝達に重要な役割を果たしている。
- TP53 遺伝子は，膵癌の 50〜70％で不活化が起こっているがん抑制遺伝子である。p53 タンパク質は，細胞周期チェックポイントの制御やアポトーシスや老化の誘導に重要な働きを示す分子である（第 6 章）。BRCA2 遺伝子は膵癌の一部で変異が認められる。

膵癌は高齢者に好発し，全膵癌の 80％が 60 歳代から 80 歳代に発症している。最大の環境因子は**喫煙**であり，喫煙は膵癌の発症リスクを 2 倍に増加させる。慢性膵炎や糖尿病の長期罹患歴も，疫学的に膵癌の発症リスクを中等度に増加させる因子である。慢性膵炎と糖尿病は膵癌のリスク因子であるだけではなく，膵癌の症状でもあり得る。膵頭部に生じる腫瘍は遠位側の体尾部に慢性膵炎を惹起し，腫瘍による膵管閉塞に伴う膵炎から，糖尿病を生じうる。そのため，慢性膵炎や糖尿病が膵癌患者の臨床症状となる場合がある。実際，新規発症の糖尿病患者の 1％には，臨床的に疑われていない高齢者膵癌の初発症状である場合が存在する。膵癌の家族内集積例が報告されており，多様な遺伝性症候群に膵癌の発症リスクを増加させる側面を有することが認識されてきている。例えば，家族性乳癌・卵巣癌遺伝子 BRCA2 やミスマッチ修復遺伝子変異など，膵癌患者の約 10％ に胚細胞変異が検出される。

形態学

膵癌のおおよそ 60％が膵頭部，15％が膵体部，5％が膵尾部に原発巣を形成し，残りの 20％が膵臓全体をびまん性に侵す。多くの場合，膵癌は硬く灰白色で境界不明瞭な星芒状腫瘤である（図 15.10A）。

膵癌の特徴は 2 つあり，1 つは強い浸潤性を示すことである（たとえ"早期"浸潤癌であっても，膵組織周囲に広範に浸潤する）。もう 1 つは，強い線維化を伴う宿主反応を引き起こすことである（**線維形成性反応 desmoplastic response**）。

膵頭部癌の大半は，膵頭部を通過する総胆管の遠位側閉塞をきたす。このような症例の約半数で顕著な胆道系の拡張を認め，典型例では黄疸を示す。こうした膵頭部癌ときわめて対照的に，膵体部癌や膵尾部癌は胆道を巻き込まない。膵癌はしばしば後腹膜へ進展し，神経に浸潤することで腹痛の原因となる。しばしば，脾臓，副腎，脊椎，横行結腸，胃へ浸潤する。さらに，膵周囲リンパ節，胃リンパ節，腸間膜リンパ節，大網リンパ節，肝門部リンパ節が侵されることも多く，肝臓は膵癌の転移巣により腫大する。肺や骨に遠隔転移を認めることがある。

顕微鏡的には，膵癌は**中分化から低分化型の腺癌**が多く，ムチン産生を伴う不整な腺管構造や胞巣を形成する腫瘍細胞が強い浸潤性増殖を示す（図 15.10B）。腫瘍浸潤に伴う間質の線維化は強く，浸潤傾向は膵内外の神経周囲に波及し，リンパ管侵襲もよく認められる。

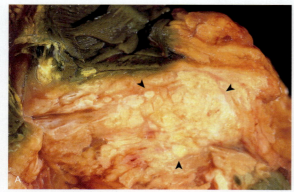

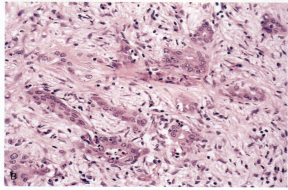

図15.10 膵癌
A：膵頭部および隣接する総胆管の横断割面を示す。膵実質に境界不明瞭な腫瘤が認められる（矢頭）。胆汁流路が完全閉塞を起こして総胆管に胆汁沈着をきたしたため，総胆管が緑色に変色している。B：組織学的に，膵内に線維化（線維形成性反応）を伴い，腺管形成が乏しい膵管癌が認められる。

臨床的特徴

　典型的な膵癌の場合，病巣が拡大して他臓器に影響を与えるまで何ら症状を示さない。多くの患者の初発症状である疼痛が生じたときには，しばしば膵癌は治療不可能なほど進行している。**閉塞性黄疸** obstructive jaundice は膵頭部癌に関連して起こるが，膵癌の総胆管浸潤に至って生じる臨床症状であるため，膵癌の根治手術を行うための早期発見は困難である。体重減少，食欲不振，全身倦怠感，衰弱は，膵癌の進行を示す所見である。**移動性血栓性静脈炎** migratory thrombophlebitis（**トルソー症候群** Trousseau syndrome）は約10％の膵癌患者に発症するが，その原因は血小板凝集因子や腫瘍および腫瘍壊死産物から放出される凝固促進因子である（第6章）。前述のように，膵癌の初発症状は糖尿病の発症で気づかれる場合もある。

　膵癌の臨床経過は，悲惨なほどに短くて進行性である。診断時に外科的切除が可能な膵癌は，膵癌全体の20％にも満たない。膵癌の早期発見と根治治療につながる種々のバイオマーカー研究が行われてきており，多くの逸脱酵素や抗原〔例：CEA（がん胎児性抗原），CA-19-9

抗原〕の血中濃度に上昇が認められる。これらのマーカーは，感度と特異度はともにスクリーニング検査に使えるほど有望なマーカーではない。超音波内視鏡検査や高解像度CTのような画像診断技術は，がんが疑われる場合には診断に有用であるが，スクリーニングとしては実用的ではない。

要　約

膵　炎

- **急性膵炎** acute pancreatitis は，炎症と膵実質の可逆性傷害が特徴である。炎症による膵傷害は，局所的な浮腫や脂肪壊死から広範囲にわたり出血を伴う実質壊死まで炎症と組織傷害の強さに応じてさまざまである。臨床症状も，軽度の腹痛から急激で致死的な循環障害までさまざまである。
- **慢性膵炎** chronic pancreatitis は，膵実質の不可逆性傷害と線維性瘢痕組織の形成が特徴である。臨床症状は，慢性吸収障害（膵外分泌機能不全による）や糖尿病（ランゲルハンス島の減少による）を呈する。
- 両疾患とも類似した病因を基盤としており，急性膵炎を繰り返した結果として慢性膵炎に至る場合も存在する。両疾患に最も多い原因は，**胆石による膵管閉塞** ductal obstruction by gallstones と**長期の過剰アルコール使用**（chronic alcohol excess）である。さらに，膵消化酵素の不適切な活性化（トリプシノーゲンやトリプシンインヒビターをコードする遺伝子の変異による）や一次的な腺房細胞傷害（毒素，感染，虚血，外傷などによる）も膵炎の誘因となる。また，*CFTR* 変異も膵炎の素因となる。

膵腫瘍

- 事実上，すべての漿液性嚢胞腫瘍は良性であり，粘液性嚢胞腫瘍や膵管内乳頭状粘液性腫瘍は治療可能であるが，がんに進行する危険性が高い。
- 膵癌はがん遺伝子（*KRAS*）やがん抑制遺伝子（*CDKN2A/p16*, *TP53*, *SMAD4*）の変異の蓄積を伴う非浸潤性前がん病変（PanINが最も一般的）から発生することが推測されている。
- 典型的な膵癌の組織像は，強い線維形成反応を伴う管状腺癌である。
- 大半の膵癌は進行期にようやく診断されることが一般的であり，死亡率は高い。
- 閉塞性黄疸は膵頭部癌の特徴の1つである。多くの患者は衰弱しかねないほどの激しい痛みを経験する。
- 膵尾部癌は臨床病期が進行するまでしばしば検出されない。

臨床検査

検査	参考値	病態生理／臨床的関連
血清アミラーゼ	28～100 U/L	炭水化物を加水分解するアミラーゼは，主に唾液腺や膵臓から分泌される。血清アミラーゼは炎症などの腺房傷害や導管の閉塞により増加するため，急性膵炎，膵仮性嚢胞，膵管閉塞（胆石，膵癌など）は血清アミラーゼ値を増加する。急性膵炎では血清アミラーゼ値は急速に増加し（症状の発現から4～12時間以内），3～5日以内に基準範囲値内に戻る。現在では血清リパーゼが急性膵炎の診断に好まれる（下記参照）。血清アミラーゼ値は膵外分泌機能不全や慢性膵炎で低下する。
血清リパーゼ	13～60 U/L	リパーゼは膵腺房細胞で産生され，食事中の脂肪を加水分解するために十二指腸に分泌される。腺房細胞傷害（急性膵炎など）によりリパーゼは膵実質内に放出され，急性炎症，膵実質の自己消化や脂肪壊死，血管傷害などの局所的な組織損傷をきたす。急性膵炎では血清リパーゼ値は基準上限値の3倍以上に増加し，4～8時間以内に高値を示し，14日間にわたって高値が保たれる場合がある。血清リパーゼ値は急性膵炎において感度と特異性が高い検査であるが，膵炎の重症度とは必ずしも相関しない。

参考値はMayo Foundation for Medical Education and Researchの許可を得てhttps://www.mayocliniclabs.com/から引用。無断転載を禁ずる。
Deyrup AT, D'Ambrosio D, Muir J, et al. Essential Laboratory Tests for Medical Education. Acad Pathol. 2022;9. doi: 10.1016/j.acpath.2022.100046. より引用。

男性生殖器および下部尿路

Male Genital System and Lower Urinary Tract

第16章

陰茎

奇形

陰茎 penis の先天性奇形 malformation では遠位尿道口の開口部異常が最も多く，尿道が本来ある位置ではなく，陰茎の腹側あるいは背側に開口する。前者を尿道下裂，後者を尿道上裂とよぶ。これらの奇形は，尿道狭窄を伴い，不完全な閉塞により尿路感染症をきたす危険性がある。尿道下裂は男児の出産 300 例に 1 例の割合で発生し，しばしば停留精巣や鼠径ヘルニアを合併する。

炎症

亀頭炎 balanitis，亀頭包皮炎 balanoposthitis は，感染によって生じ，亀頭あるいは余剰包皮に炎症をきたす。起炎菌としては，**カンジダ・アルビカンス** *Candida albicans* や嫌気性細菌（**ガルドネレラ属菌** *Gardnerella*，化膿性菌など）によるものが多い。例えば，割礼を受けていない男性では，包皮内部が不潔な状態になり，剥離した上皮，汗，残屑などからなる**恥垢** smegma とよばれる物質が包皮内部に蓄積する。恥垢により局所への刺激が起こり，感染巣となる。亀頭炎・包皮炎は，多くの場合，包皮を亀頭から反転できない状態，つまり**包茎** phimosis の男性に起こりやすい。包茎は通常，亀頭包皮炎を繰り返した後の瘢痕形成が原因だが，先天的な異常の場合もある【訳注：日本では割礼は一般的ではなく，包茎男性の割合は多い】。

腫瘍

陰茎腫瘍の大部分（95％以上）は扁平上皮癌である。扁平上皮癌は米国，欧州，その他の先進国では非常にまれだが，発展途上国では男性のがん全体の 10〜20％を占めている。多くは包皮の環状切除を施行していない 40 歳以上の男性にみられる。低所得，不衛生な習慣，喫煙，慢性炎症，ヒトパピローマウイルス（HPV）感染症

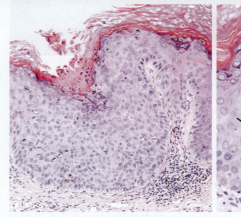

図 16.1　高グレード陰茎上皮内新生物 (PeIN)
基底膜は保たれているが，上皮内の扁平上皮には成熟障害と極性の乱れが生じている（左図）。強拡大（右図）では基底層領域より上方に数個の核分裂像（矢印）がみられる。

が危険因子である。

陰茎扁平上皮癌の前がん病変である**陰茎上皮内腫瘍**（PeIN）は肉眼的に単発性の斑状病変であり，中年以降男性の陰茎部と陰囊に多くみられる。組織学的には異形成細胞が上皮内に増殖するが間質への浸潤は認められない（図 16.1）。PeIN の患者の約 10％に浸潤性扁平上皮癌が続発する。

陰茎の**浸潤性扁平上皮癌** invasive squamous cell carcinoma は，灰白色の痂皮を伴った丘疹状病変であり，通常，亀頭や包皮に発生する。がんは深部結合組織に浸潤し，周囲との境界不整な陥凹性，潰瘍性病変を形成する（図 16.2）。この疾患には，HPV–16，18 型感染との関連性が指摘されている。組織学的には典型的な角化型扁平上皮癌の像を呈することが多く，予後は腫瘍の病期による。鼠径あるいは骨盤内リンパ節への多発性（3 個以上）あるいは両側性の転移を有する患者は予後不良である。**疣状癌** verrucous carcinoma は HPV 非関連の**扁平上皮癌** squamous cell carcinoma の一型であり，乳頭状増殖が特徴的である。このがんでは細胞異型はなく，深部では境界明瞭な圧排性増殖を呈する。局所においては浸潤性ではあるが，転移をきたすことはきわめてまれである。

謝辞：ジョンズ ホプキンス大学医学部病理学講座のジョナサン・I・エプスタイン博士とタマラ・L・ローダン博士による本書の旧版における本章への貢献に深謝する。加えて編者はアラバマ大学バーミングハム校病理学講座のジョージ・ジャブール・ネットー博士の本章への貢献に感謝する。

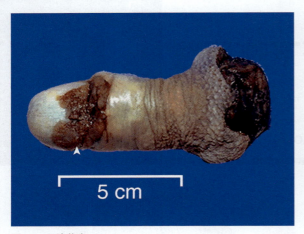

図 16.2　陰茎癌
亀頭部は，潰瘍を形成する浸潤性の腫瘤により変形している。
(Klatt EC: Robbins and Cotran Atlas of Pathology, ed 4, Fig. 12.6, Philadelphia, 2021, Elsevier より)

陰嚢，精巣，精巣上体

　陰嚢 scrotum の皮膚には局所的な真菌感染症のみならず，乾癬（第 22 章）のような全身性の皮膚症など種々の炎症性疾患が生じる。陰嚢原発の腫瘍はまれであるが，ときに**扁平上皮癌** squamous cell carcinoma が発生する。精巣鞘膜腔に液体が貯留することにより陰嚢の腫大をきたすことがあり，これは陰嚢水腫とよばれる。陰嚢水腫は明らかな原因なく発生する（特発性）こともあり，隣接する腫瘍や炎症により引き起こされることもある。血瘤（凝血塊の貯留）は，外傷や捻転により生じる。乳び瘤（リンパ液の貯留）はフィラリア症に続発する。陰嚢水腫内に貯留した透明な漿液は透光性が高いため，患部に光線をあてたときの透光性を観察することによって，他の液体や精巣腫瘍と区別することができる。

停留精巣（停留睾丸）および精巣の萎縮

　停留精巣 cryptorchidism とは，陰嚢内に下降すべき精巣が，腹腔内に部分的もしくは完全に留まった状態である。停留精巣により，精巣機能障害や精巣がんのリスク上昇をきたす。生後 1 歳の男児のおよそ 1% に停留精巣がみられる。通常は，精巣は胎齢 3 か月ごろに腹腔内から骨盤腔内にまで下降し，胎齢 8 か月ごろまでには鼠径管を通って陰嚢内に到達するとされている。ただし停留精巣の診断は，特に未熟児では 1 歳をすぎないと確定できない。なぜならば，陰嚢への精巣下降は，特に未熟児においては出生時に必ず完了しているとは限らないからである。停留精巣の約 25% は両側性とされている。停留精巣は精巣の萎縮につながるため，両側性の停留精巣は男性不妊の原因となる。また，一側性の場合でも，対側の正常に下降した精巣に萎縮を生じることがある。

　停留精巣は不妊症だけではなく，悪性腫瘍の発生リスクを上昇させる。停留側のみならず，正常に下降した対側精巣にも悪性腫瘍が発生する頻度が高まることが知られている。このことより，停留精巣は単なる下降障害による位置異常ではなく，内因性の異常が，がん発生リスクの上昇，精巣萎縮，不妊症リスクの増加を引き起こすと推測されている。停留精巣は小さく硬い。停留精巣の組織学的変化は，生後 2 歳ころから始まり，基底膜の肥厚，精祖細胞の消失，間質の増生，ライディッヒ細胞の相対的増加などが認められる。停留精巣内に**精細管内胚細胞性腫瘍** germ cell neoplasia in situ（後述）を生じ，これが精巣腫瘍のもととなる。現在は，停留精巣に対する外科的手術（精巣固定術）は生後 6〜12 か月齢までに行うことが推奨されている。

炎症性疾患

　炎症性疾患 inflammatory lesion は，精巣よりも精巣上体に多い。性行為感染症により惹起されるものに関しては後述する。それ以外では，非特異的精巣上体・精巣炎に加え，流行性耳下腺炎に併発するもの，結核によるものがある。

- **非特異的精巣上体** nonspecific epididymitis・**精巣炎** orchitis は尿路感染症から生じることが多く，精索のリンパ管や輸精管を介して精巣に感染が波及する。精巣は腫大し軟らかく，組織学的には多数の好中球浸潤が認められる。
- **ムンプス感染** mumps infection（流行性耳下腺炎）による精巣炎は，小児ではまれだが，思春期後の男性では感染者の 20〜30% で起こる。通常，耳下腺が腫大してから 1 週間ほどで，急性間質性精巣炎を発症する。まれに男性不妊症を引き起こす。
- **精巣結核** testicular tuberculosis は，精巣の肉芽腫性炎症のうち最も一般的なものである。通常は精巣上体炎をきたし，精巣に波及することもある。組織学的所見は，他の部位の活動性結核でみられるものと同様である。肉芽腫性炎症の他の原因としては，自己免疫性精巣炎がある。これは外傷後に発生し，通常は精細管内に存在する精巣抗原が，外傷により周囲組織に放出されることにより起こる。

循環障害

　精巣捻転症 torsion とは，精巣および精索が回転し捻じられた病態である。通常，壁が厚く弾力のある動脈への血流は保たれる一方で，精巣の静脈系が圧排され，還流が阻害される，これにより高度の静脈内血液うっ滞と静脈性梗塞が引き起こされる（e 図 16.1）。精巣捻転症には 2 つの型がある。1 つ目は**新生児精巣捻転症** neonatal torsion で，母体内や出生後間もないころにみられる。この型では捻転を起こしうるような解剖学的異常はみられない。2 つ目は成人にみられる**精巣捻転症** adult torsion である。こちらは，精巣を陰嚢内に固定する部分の両側

表 16.1 精巣腫瘍のまとめ

腫　瘍	好発年齢(歳)	形態像	腫瘍マーカー
セミノーマ	40～50歳	均一，明るい細胞質と円形～多角形核よりなる細胞がシート状に増殖．間質のリンパ球浸潤	10%でhCG上昇
胎児性癌	20～30歳	未分化な多形細胞が索状，シート状，乳頭状増殖．ほとんどの例で卵黄囊腫瘍，絨毛癌と混在	AFP上昇の可能性あり
精母細胞性腫瘍	50～60歳	小，中，大の多形細胞．炎症細胞浸潤を伴わない．	陰性
卵黄囊腫瘍	3歳	未分化な扁平状，立方状，円柱状細胞	90%でAFP上昇
絨毛癌(純型)	20～30歳	絨毛形成のない腫瘍性栄養膜細胞と合胞体栄養膜細胞	100%でhCG上昇
奇形腫	全年齢	種々の分化程度を示す三胚葉成分	20～25%でAFP上昇
混合腫瘍	15～30歳	上記がさまざまな割合で混在．多くは奇形腫と胎児性癌の混合	腫瘍の成分により，AFPおよびhCGが上昇

AFP(alpha fetoprotein)：αフェトプロテイン，hCG(human chorionic gonadotropin)：ヒト絨毛性ゴナドトロピン

性の解剖学的異常により精巣の可動域が上昇することにより発生する．成人型の精巣捻転症では通常，思春期に突然に下腹部から陰囊にかけて痛みが現れる．

精巣捻転症は，泌尿器科学的には緊急を要する疾患の1つである．精巣の捻転が6時間以内に解除されると，精巣機能は温存可能である．対側の精巣捻転を防ぐために，他側精巣の精巣固定術を行う．

精巣腫瘍

精巣腫瘍 testicular neoplasms の約95%は胚細胞性腫瘍で，ほぼすべて悪性である．一方，セルトリ細胞 Sertoli cell あるいはライディッヒ細胞 Leydig cell から発生する性索間質性腫瘍はまれであり，これらは通常良性の経過をたどる．ここでは主に胚細胞性腫瘍について述べる．

病態形成

精巣腫瘍の原因に関してはいまだ不明な点が多く，遺伝的および環境的要因の両方が発症に寄与するとされている．アフリカとアジアでは発症率が最も低いが，近年では世界規模で増加傾向にある．家族歴も重要であり，罹患者の子は4倍，兄弟は8～10倍の罹患リスクがある．前述のように，停留精巣では悪性腫瘍発生の危険度が高まり，停留側のみならず下降した対側の精巣においてもその危険度が増す．精巣悪性腫瘍症例の約10%に停留精巣の既往歴があるとされている．また，アンドロゲン不応症候群や性腺形成不全症など，性分化疾患(インターセックス症候群)では，精巣腫瘍の発生頻度が高い．片側の精巣に腫瘍を発生した場合，対側精巣にも腫瘍を発生する危険性が生じる．12番短腕の過剰染色体は，同腕染色体〔i(12p)〕としてみられることが多く，これはほとんどすべての型の胚細胞性腫瘍にみられる．この染色体領域でどの遺伝子が腫瘍形成に関連しているかは判明していない．KIT遺伝子のがん原性突然変異は約25%の腫瘍でみられる．

思春期以降の精巣胚細胞性腫瘍のほとんどは，前がん病変である精細管内胚細胞性腫瘍 germ cell neoplasia in situ から発生すると考えられている．その理由として，この前がん病変は，停留精巣など精巣腫瘍を発生する危険度が高い疾患においてよくみられること，十分に発育した胚細胞性腫瘍における12番染色体の異常が，この前がん病変でもみられることが挙げられる．精細管内胚細胞性腫瘍は，胚細胞性腫瘍に隣接した精細管内にしばしば認められる．これは，他の多くの臓器(例：膵臓，結腸，前立腺など)で，浸潤癌に隣接した部位に前がん病変が認められることと同様である．

精巣胚腫瘍はセミノーマと非セミノーマ性腫瘍に分類される(表16.1)．セミノーマ(精上皮腫)は最もよくみられ，精巣胚細胞性腫瘍の約50%を占める【訳注：日本ではセミノーマの頻度は50%よりもやや高いと考えられる】．精巣セミノーマは，卵巣に発生するディスジャーミノーマ dysgerminoma，中枢神経系や性腺外に形成される胚細胞腫 germinoma と同一の組織像である．

形態学

胚細胞性腫瘍は，単一の組織型のもの(全体の約60%【訳注：日本では60%よりもやや多い】と複数の組織型が混合するものに分けられる．セミノーマ seminoma は軟らかく境界が明瞭，灰白色調の腫瘍であり，割面が膨隆する傾向がある(図16.3)．腫瘍が大きい場合には凝固壊死巣がみられることがあるが，通常出血はみられない．セミノーマ細胞は大型，淡明でグリコーゲンが豊富な細胞質を有し，核は円形から多角形，核小体が目立つ(図16.4)．腫瘍細胞はしばしば線維性の隔壁により区画され，小胞巣を形成する．腫瘍に介在してリンパ球浸潤を認めることが多い．症例によっては腫瘍細胞数よりもリンパ球数のほうが多い場合さえある．肉芽腫性炎症反応を伴うこともまれではない．セミノーマ症例の約15%では，ヒト絨毛性ゴナドトロピン(hCG)を含有する栄養膜合胞体細胞様巨細胞がみられる．これらの細胞は，血清中のhCG上昇の原因であり，Ⅰ期の患者の10～15%では軽度の上昇を認める．一方，播種を呈するような進行例ではhCG値の上昇は30～50%の患者にみられる．ただし，栄養膜合胞体細胞様巨細胞の存在は予後には関係せず，hCG値は通常，後述する絨毛癌に比べてはるかに低い．

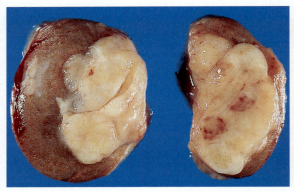

図16.3　精巣セミノーマ
肉眼的に，境界明瞭，黄白色調，充実性，均質な腫瘤を形成する。(Fletcher CD: Diagnostic Histopathology of Tumors, ed 5, Fig. 14B.7, Philadelphia, 2021, Elsevierより)

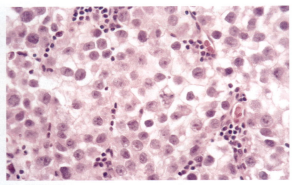

図16.4　精巣セミノーマ
組織学的には，大型で境界明瞭な細胞で，核が明るく核小体が明瞭である。リンパ球浸潤を伴っている。

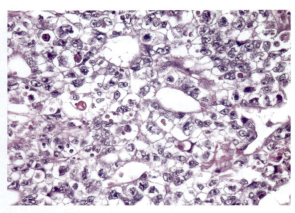

図16.6　胎児性癌
未分化な細胞のシート状増殖からなり，ところにより管腔構造を呈する。核は大型で核クロマチンの増量がみられる【訳注：粗糙な核クロマチンと水疱状(vesicular)核が特徴的である】。

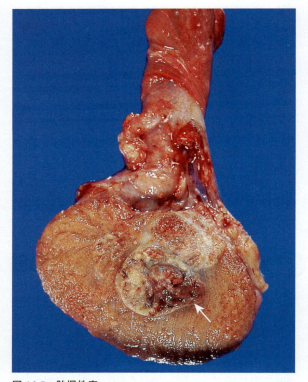

図16.5　胎児性癌
図16.3のセミノーマとは異なり，出血を伴う腫瘤を形成する（矢印）。(Fletcher CD: Diagnostic Histopathology of Tumors, ed 5, Fig. 14B.20, Philadelphia, 2021, Elsevierより)

起源および病態は通常のセミノーマとはまったく異なる。精母細胞性腫瘍は，単一組織型で精細管内胚細胞性腫瘍を伴わない。また遺伝学的には，12p同腕染色体は認められず，9番染色体短腕の増幅がみられる。

　胎児性癌 embryonal carcinomaは境界不明瞭な浸潤性腫瘍であり，出血・壊死が頻発する（図16.5）。また，全身性の転移をきたしている症例においても原発巣がごく小さい場合があり，注意を要する。腫瘍細胞は**大型で，好塩基性の細胞質，大きな核と明瞭な核小体を有する**。このような細胞が分化傾向不明なシート状，管腔状，乳頭状構造を呈し増殖する（図16.6）。多くの場合，胚細胞性腫瘍の他組織型（例：卵黄囊腫瘍，奇形腫，絨毛癌など）と混在する。純型の胎児性癌は精巣の全胚細胞性腫瘍の約2〜3％にすぎない。

　卵黄囊腫瘍 yolk sac tumorは内胚葉洞腫瘍ともよばれ，3歳以下の小児の原発性精巣腫瘍では最多を占める。小児発生例では予後良好である。対照的に，思春期以降の卵黄囊腫瘍は単一組織型であることはまれで，胎児性癌を始めとする他の胚細胞性腫瘍成分に混在していることが多い腫瘍は丈の低い立方状から円柱の上皮細胞からなり，微小囊胞，レース状

精母細胞性腫瘍 spermatocytic tumor（以前は精母細胞性セミノーマ spermatocytic seminomaとよばれていた）の頻度はまれで，胚細胞性腫瘍全体の1〜2％にすぎない【訳注：日本ではさらに頻度はまれと考えられる】。他の生殖細胞腫瘍とは対照的に，罹患者は一般的に高齢（通常65歳以上）である。この緩徐に増殖する腫瘍は転移せず，外科的切除により治療された場合の予後は良好である。精母細胞性腫瘍の一部の細胞は形態学的にセミノーマ細胞に類似しているが，その

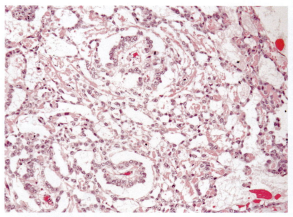

図 16.7　卵黄嚢腫瘍
微小な空隙状構造，小嚢胞，乳頭状構造を認め，胎生期の糸球体を模倣しているようにもみえる（シラー・デュヴァル小体）【訳注：これはあくまで模倣しているにすぎず，この腫瘍の組織発生と腎臓には直接的関連はない】。

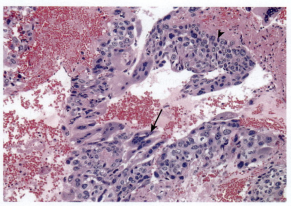

図 16.8　絨毛癌
1つの核が中心部に配置する栄養膜細胞様の腫瘍細胞（矢頭）と，好酸性の細胞質，多数の核よりなる栄養合胞体細胞類似の腫瘍細胞（矢印）からなる。出血と壊死が目立つ。

（網状）配列，シート状構造，管腔状あるいは乳頭状構造をとり増殖する（図 16.7）。**シラー・デュヴァル小体 Schiller-Duval body** とよばれる，発生初期の腎糸球体を模倣するような構造が特徴的である。しばしばエオジン好染性の小硝子様小体を混在する。この小体には免疫組織化学的染色によって$α_1$アンチトリプシンや$α$フェトプロテイン（AFP）が証明される。

絨毛癌 choriocarcinoma は，悪性度の高い腫瘍であり，腫瘍性胚細胞が胎盤絨毛の**栄養膜細胞 trophoblast に類似した細胞**へと分化している。広範な転移をきたしている患者においてさえ，原発巣が小さく，触知できないこともある。この腫瘍では，**栄養膜細胞類似**の小型・立方状の細胞が不規則なシート状配列を示し，暗調な異型核を有する**栄養合胞体細胞類似**の大型好酸性合胞体細胞が混在したり，周囲を取り囲んだりする（図 16.8）。出血と壊死が頻発する。免疫組織化学的染色では栄養合胞体細胞において hCG の発現を認める。

奇形腫 teratoma は，腫瘍性胚細胞が種々の体細胞系への分化を呈したものである。幼児〜成人にまで幅広くみられる。幼児や小児では，単一組織型の奇形腫が非常に多く，"思春期前型"とよばれる。乳児および小児の胚細胞性腫瘍の中で，奇形腫は卵黄嚢腫瘍に次いで頻度が高い。成人では単一組織型の奇形腫はまれであり（2〜3％），多くの場合，胎児性癌や卵黄嚢腫瘍などの他の腫瘍型と混合してみられる。充実性増殖，軟骨様，嚢胞形成など，さまざまな組織が混在するため，多彩な肉眼形態を呈する（e 図 16.2）。組織学的には，神経組織，筋束，軟骨，表皮に似た扁平上皮（皮膚付属器を伴うこともある），甲状腺や気管上皮，消化管壁，脳の一部といったさまざまな組織構造がランダムに増殖，あるいは器官を模倣するように配列する（図 16.9）。それらは成人にみられるような成熟した組織のこともあれば，幼児や胎児にみられる未熟な組織のこともある。思春期前型の奇形腫は，**精細管内胚細胞性腫瘍や 12p 同腕染色体との関連は薄く，良性の経過をたどる**。一方，成人の奇形腫においては，良性の転帰

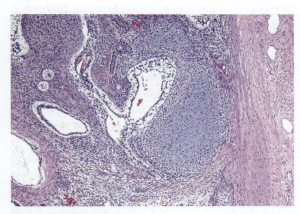

図 16.9　精巣奇形腫
腺組織，軟骨，平滑筋，未熟な間質の無秩序な増殖を認める。

をたどるものはまれであり，組織学的に成熟型であったとしても，一般的に悪性とみなされる。

まれに奇形腫に胚細胞性以外のがん腫を合併することがあり，"体細胞型悪性腫瘍を伴う奇形腫"とよぶ。この場合，奇形腫に混在して扁平上皮癌，腺癌や種々の肉腫が認められる。奇形腫におけるこれらの非胚細胞性悪性腫瘍は，転移性胚細胞腫瘍に対して有効な治療法（後述）に抵抗性である。したがって，このような場合には，外科的に切除できるかということが治癒成否の鍵を握ることとなる。

臨床的特徴

精巣胚細胞性腫瘍は，**無痛性精巣腫大 painless testicular mass** として発症することが多い。陰嚢水腫のときにみられるような透光性はない。精巣腫瘍の生検は腫瘍を周囲組織に散布させてしまう危険性を伴い，起こってしまった場合は，精巣摘除術に加え，陰嚢皮膚合併切除も必要になる。したがって，精巣に充実性腫瘤が存在すれば，悪性の想定のうえで精巣摘除術を施行する。

特に非セミノーマ性胚細胞性腫瘍では，精巣には触知可能な腫瘍がないにもかかわらず，すでに転移をきたしていることさえある。

セミノーマと非セミノーマは異なる臨床像を示す。

- **セミノーマ** seminoma はかなりの大きさになるまで精巣内に限局していることがある。セミノーマでは，転移はほとんどの場合リンパ節であり，腸骨リンパ節，傍大動脈リンパ節に多い。血行性転移は進行例にのみみられる。
- **非セミノーマ性胚細胞性腫瘍** nonseminomatous germ cell neoplasms ではごく早期から**血行性**，リンパ行性転移をきたす可能性がある。血行性転移は肺と肝臓に多い。転移巣および再発時の組織型が，原発巣の組織型とは異なることがある。

精巣胚細胞性腫瘍から分泌される末梢血における**腫瘍マーカー** tumor marker の検出は，以下の2つの点で重要である：（1）これらのマーカー（**表16.1に臨床的あるいは形態学的特徴とともに要約**）は診断に有用である，（2）診断確定後の治療に対する反応をみるうえでも重要である。hCGは絨毛癌では常に陽性であり，栄養膜合胞体細胞を伴う胚細胞性腫瘍では，わずかな上昇を示すこともある（前述）。精巣腫瘍患者における **AFP** の上昇は，卵黄嚢腫瘍成分の存在を示唆し，胎児性癌や奇形腫の一部でもみられる。また，**乳酸脱水素酵素** lactate dehydrogenase（LDH）の値は腫瘍量と相関する。

精巣腫瘍の治療および予後は，臨床病期および病理病期，組織型に大きく依存する。セミノーマは放射線感受性と化学感受性が高く，予後は一般的に良好である。I 期およびII期のセミノーマでは精巣摘除術が主たる治療法であり，必要に応じて術後化学療法や放射線療法を行うことにより，95%以上の患者が完全治癒する。非セミノーマ性胚細胞腫瘍の患者では，より積極的な化学療法により約90%が完全寛解し，ほとんどが治癒する。単一型の胎児性癌は，混合型胚細胞腫瘍よりも個体への侵襲性が高い。単一型の絨毛癌および絨毛癌を主体とする混合胚細胞腫瘍は予後不良である。

前立腺

前立腺 prostate は尿道周囲領域，中心領域，移行領域，辺縁領域の4つに区分されている（**図16.10**）。各領域にはそれぞれ異なる増殖性病変が発生する。例えば，**過形成** hyperplastic lesion は移行領域内側に発生するのに対し，**前立腺癌** carcinoma of the prostate の70〜80%は辺縁領域に起こる【訳注：日本の前立腺癌では辺縁領域発生のがんは約50〜60%程度と推測されており，移行領域に発生するものも多い】。そのため，前立腺癌は直腸指診検査によって発見できるのに対し，過形成は尿路狭窄症状によって発見される傾向が強い。正常な前立腺腺管は2つの細胞層からなる。すなわち，平坦な細胞からなる基底細胞層と円柱状細胞からなる分泌細胞層であ

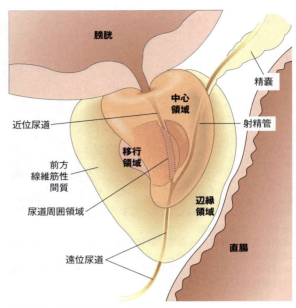

図16.10　成人前立腺の構造模式図
前立腺は尿道周囲領域，中心領域，移行領域，辺縁領域の4つに区分される。がんのほとんどは辺縁領域に生じるのに対し，良性前立腺過形成は中心領域に生じる【訳注：日本人前立腺癌においては，欧米よりも移行領域（前立腺の尿道より前方・精丘より上部）に存在する症例の頻度が高く，辺縁領域を主座とするがんはおおよそ40〜60%程度と推定されている】。

る。腺をとりまく間質は平滑筋と線維性組織からなる。前立腺には，感染症，炎症，過形成，腫瘍などの病変がみられるが，特に前立腺癌は重要である。

前立腺炎

前立腺炎 prostatitis は3種類に大別される。（1）**急性細菌性前立腺炎** acute bacterial prostatitis は，急性尿路感染症と同様の細菌によって引き起こされる。（2）**慢性細菌性前立腺炎** chronic bacterial prostatitis も，一般的な尿路感染症の原因病原体によることが多い。（3）**慢性非細菌性前立腺炎** chronic abacterial prostatitis は，臨床的には**骨盤痛症候群** pelvic pain syndrome を呈することがあり，最も一般的な前立腺炎である。

前立腺炎の診断は通常，針生検に基づいて行われることはない。なぜなら組織学的所見が非特異的であることに加え，感染した前立腺の針生検により敗血症を引き起こす可能性があるからである。ただし，前立腺硬結を生じることがある**肉芽腫性前立腺炎** granulomatous prostatitis の場合は，前立腺癌を否定するために生検が行われる。米国では【訳注：日本においても】肉芽腫性前立腺炎は，表在性膀胱癌に対する**バシル・カルメット・ゲラン** Bacillus Calmette–Guérin（BCG）注入療法後にみられることが多い（後述）。真菌による肉芽腫性前立腺炎は通常，免疫抑制状態の患者にしかみられない。**非特異的肉芽腫性前立腺炎** nonspecific granulomatous prostatitis

は比較的よくみられ【訳注：日本ではまれである】，前立腺内の破裂した導管や腺房から組織内に漏出した分泌物に対する異物反応に由来する。

臨床的特徴

急性細菌性前立腺炎 acute bacterial prostatitis では，突然の発熱，悪寒，排尿障害，会陰痛を生じ，場合によっては尿閉をきたす。症例によっては敗血症を併発することもある。急性前立腺炎が疑われる場合，炎症によって軟らかくなった前立腺への圧力が菌血症を引き起こす可能性があるため，直腸指診は禁忌である。診断は尿培養と臨床的特徴によって行う。慢性細菌性前立腺炎 chronic bacterial prostatitis では通常，無症候期を挟んで尿路感染症を繰り返す。背部痛，排尿障害，会陰部や恥骨上部の不快感が主要症候である。診断は，前立腺分泌物に白血球増多が認められるかどうか，および細菌培養が陽性であるかどうかによって決まる。急性および慢性の細菌性前立腺炎の治療法はいずれも抗生物質投与である。慢性非細菌性前立腺炎 chronic abacterial prostatitis は，症状からは慢性細菌性前立腺炎と区別できないが，尿路感染症の再発歴がない。前立腺分泌液には高倍率視野あたり10個以上の白血球が含まれる（炎症の存在を示す）が，細菌培養は陰性である。病因は不明であるため，除外診断となる。慢性骨盤痛症候群の治療は対症療法的であり，症状により治療内容が異なる。

良性前立腺過形成

良性前立腺過形成 benign prostatic hyperplasia（BPH）は，前立腺間質と腺管の増殖が原因であり，50歳以上の男性に最もよくみられる良性前立腺疾患である。その頻度は加齢とともに徐々に増加し，80代では90％に達する。良性前立腺過形成による前立腺の腫大は，尿路狭窄の原因として重要である。

病態形成

BPHの病因論的な解明は完全とはいえないものの，アンドロゲン過剰分泌が前立腺間質と腺管の増殖における中心的役割を果たしているのは明らかである。例えば，思春期以前に精巣摘除術を受けた男性や，アンドロゲンの活性が阻害されるような遺伝病がある男性にはBPHはみられない。ジヒドロテストステロン dihydrotestosterone（DHT）は，主要な前立腺増殖にかかわるアンドロゲンであり，テストステロンの約10倍の活性を有する。DHTは，前立腺内で，5α-リダクターゼ（還元酵素）2型により，テストステロンから合成される。DHTは，核内アンドロゲン受容体（テストステロンとも結合する）に結合し，前立腺上皮および間質細胞の成長と生存を促す遺伝子の発現を調節している。DHTによって誘導された成長因子は，間質細胞の増殖を増加させ，上皮細胞の死滅を減少させると考えられている。加齢に伴ってテストステロン分泌は低下する一方で，エストロゲン分泌は変化しないため，高齢者では，末梢でエストロゲンからアンドロゲンへの転換が起こっていると考えられている。エストロゲンはDHTと相乗的に作用して，エストロゲン受容体を有する前立腺上皮細胞および間質細胞の成長を促進する可能性がある。

形態学

BPHでは，肥大した前立腺の重量はしばしば3～5倍（60～100 g）以上に増加する。BPHは移行領域に起こりやすいため，しばしば尿道を圧迫し，尿道はスリット状になる。前立腺の割面では過形成による結節がみられ，肉眼的な色調と性状は細胞量 hyperplastic nodules によって異なる（図16.11A）。個々の結節は充実性，または囊胞状腔を混在することもあり，後者は拡張した腺に相当する。

組織学的に，過形成性結節においては，腺要素と線維筋性間質の増殖がさまざまな割合で認められる（図16.11B）。過形成を示す腺は，丈の高い円柱状の上皮細胞と扁平化した基底細胞の二層からなる（図16.11C）。この二層性は，前立腺癌における腫瘍腺管との鑑別点である（後述）。腺腔内にはしばしば分泌タンパク質が濃縮した物質が貯留しており，アミロイド小体 corpora amylacea とよばれる（e図16.3）。

臨床的特徴

BPHの主な症状は，前立腺の肥大そのものと間質平滑筋の収縮によって引き起こされる尿路閉塞である。排尿抵抗の増大は，膀胱の拡張と壁の肥厚を引き起こし，その結果，排尿が不完全となり，残尿感を呈する（e図16.4）。溜まった残尿は細菌の培地となり，感染源となる。患者は頻尿，夜間頻尿，排尿の開始および停止の困難，溢流，排尿困難（排尿痛）を訴え，膀胱および腎臓における細菌感染のリスクが増大する。完全な尿路閉塞は痛みを伴う膀胱の膨張を惹起し，適切な治療が行われなければ水腎症へと至る可能性がある（第12章）。症候性BPHは通常，α-アドレナリン遮断薬（α₁-アドレナリン受容体を遮断することにより前立腺平滑筋を弛緩させる）と5α-リダクターゼ阻害薬（テストステロンからのDHT生成を阻害する）により内科的に管理される。さまざまな外科的手技（例：経尿道的前立腺切除術，高密度焦点式超音波療法[HIFU]，レーザー療法，温熱療法，経尿道的電気蒸散療法，経皮的ラジオ波焼灼療法など）は，内科的療法が奏効しない症例に用いられる。

前立腺癌

前立腺癌 carcinoma of the prostate は，米国では男性のがんの中で最も多く，2022年には米国における男性がん患者の21％を占めると推定されている。前立腺癌は肺癌に次いで，男性のがん関連死因の第2位である。前立腺癌は主に加齢に伴う疾患である【訳注：日本では2021年の前立腺癌の予測罹患数は，全がん中最多の95,400人，男性の全がんに占める割合は17％である。

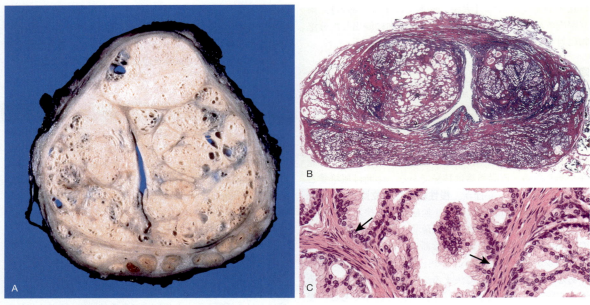

図16.11　良性前立腺過形成
A：境界明瞭な大小の過形成結節がみられる。尿道は圧排され，内腔はスリット状を呈している。B：低倍率では尿道の両側に過形成結節を形成している。過形成結節はこのような腺管増生によるものばかりではなく，間質細胞からなることもある。C：強拡大では，過形成腺管は大型の乳頭状構造を呈する。前立腺の腺癌とは異なり，基底細胞が存在している（矢印）。

一方，部位別予測死亡数は肺癌，大腸癌，胃癌，膵臓癌，肝臓癌，前立腺癌の順である】。剖検症例による検討では，前立腺癌の発生率は50歳代の男性では20％だが，70～80歳の男性では約70％に増加する【訳注：このように死後の剖検により発見されたがんをラテントがんとよぶ】。前立腺癌の自然経過には，悪性で急速に致死的となるものから，低悪性度の，臨床的意義がほとんどないようなものまで，幅広いバリエーションがある。米国では，アフリカ系アメリカ人男性は，ヨーロッパ系アメリカ人男性の2倍以上の割合で前立腺癌により死亡している。この原因は解明されていないが，検診や治療へのアクセスの不平等が大きく関与している。

病態形成

臨床研究および実験による結果から，アンドロゲン，遺伝的要因，環境的要因，後天的な体細胞の突然変異が前立腺癌の発生および進行に関与していると考えられている。

- アンドロゲン androgen は非常に重要である。アンドロゲンへの依存は確立されたがんにもみられ，がんは当初アンドロゲンにより増殖すると考えられている。したがって，外科的または化学的去勢に反応して，がんは一時的に退縮することが多い（アンドロゲン依存性）。ほとんどの腫瘍は，アンドロゲン受容体遺伝子の増幅（アンドロゲン分泌低下に対して感受性を増大させる），およびリガンド非依存性のアンドロゲン受容体活性化を可能にする変異を獲得することによって，最終的にアンドロゲン遮断に対する耐性を獲得する（アンドロゲン非依存性・去勢抵抗性）。その他の変異やエピジェネティックな変化は，代替シグナル伝達経路を活性化し，アンドロゲン受容体シグナルの必要性を回避する可能性がある。
- 遺伝的要因 heredity もがん発症に寄与している。前立腺癌に罹患した一親等血縁者をもつ男性は，がん罹患リスクが2倍に上昇する。リスク上昇に関連する多数の生殖細胞系列変異が同定されている。例えば，MYC の発現に影響を及ぼす調節領域の変異，BRCA2 などの相同組換え，DNA ミスマッチ修復領域の突然変異は，異常タンパクを産生する。このような変異を有する男性では，若年発症，易進行性癌の罹患リスクが増大する。臨床的特徴および発症率は集団（人種，地域，嗜好，経済状況など）によって異なる。
- 環境要因 environmental exposure としては，発がん物質，エストロゲン，酸化剤への曝露は，前立腺上皮を損傷し，その結果，がんの発生につながる遺伝子損傷やエピジェネティックな変化を獲得するという仮説がある。疫学研究および動物実験により，焦げた赤身の肉や動物性脂肪を多く含む欧米食は，前立腺癌のリスク上昇と関連することが指摘されている。
- 他のがんと同様に，後天的な遺伝子異常 aquired genetic aberration が細胞形質転換の実際の原動力である。最も一般的な遺伝子変化は，ETS ファミリー転写因子遺伝子のコーディング配列を TMPRSS2 プロモーターに隣接させる染色体再構成である。この転座により，ETS がん遺伝子はアンドロゲンによって調節される TMPRSS2 プロモーターの制御下におかれ，アンドロゲン依存的に過剰発現する。MYC の増幅と PTEN の欠失は細胞増殖を促進し，抗アンドロゲン療法に対する抵抗性に寄与する可能性がある。進

行例では，アンドロゲン受容体遺伝子の増幅と同様に，TP53 の欠損（欠失または突然変異による）および RB の欠失が一般的である。遺伝子発現を変化させるエピジェネティックな事象も前立腺癌では一般的である。初期に頻発する事象の1つは，GSTP1（グルタチオン-S-トランスフェラーゼ Pi 1）遺伝子の DNA メチル化によるエピジェネティックなサイレンシングである。GSTP1（グルタチオン-S-トランスフェラーゼ Pi 1）タンパクは異物性化合物の解毒に関与しているため，この機能欠損により，環境発がん物質の毒性が増強される可能性がある。その他，一部の前立腺癌においては，エピジェネティック修飾によって，細胞周期の制御（RB, CDKN2A），ゲノム安定性維持（MLH1, MSH2），Wnt シグナル伝達（APC）にかかわる遺伝子の正常な機構が阻害されている。

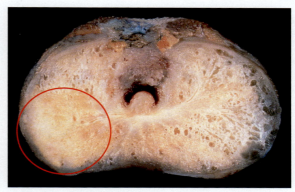

図 16.12　前立腺の腺癌
がんは向かって左下方，円に囲まれた部分（前立腺後部）にみられる。この部位では周囲より充実性で白色調がやや強い。対側同部位の辺縁領域にみられるスポンジ様の外観と比較すること。

形態学

症例の約 70％において前立腺癌は前立腺の辺縁領域，多くの場合は尿道よりも後方部に発生するため，直腸診で触知可能である【訳注：日本では，がんの前立腺内での発生部位は米国とは異なる（前述）】。割面では，腫瘍性組織はざらざらとして硬く，指で触れることにより確認できることもあるが，一般的に肉眼上，がんの判別は極めて困難である。進行した病変は，隣接する腺に浸潤し，境界不明瞭な灰白色の硬い病変としてみられる（図 16.12）。

ほとんどの前立腺癌は明瞭な管腔形成を示す高〜中分化腺癌である。腺は通常，良性腺管より小さく（図 16.13A）立方上皮または低い円柱上皮の単一かつ均一な層で裏打ちされ，BPH や正常腺管にみられる基底細胞層を欠いている。また，がん腺管は密に集簇しており，良性腺管でみられる枝分かれや管腔内での上皮細胞の乳頭状突出がみられない。核は肥大し，しばしば1個以上の明瞭な核小体を有する（図 16.13B）。核の大きさや形には，わずかなばらつきがみられることもあるが，核の多形性は決して強くない。核分裂像はまれである。グレードの上昇とともに腺管の辺縁部は不整形となり，篩状腺管，シート状の細胞，孤在性細胞がみられる。約 80％の症例で，浸潤癌の周辺には前がん病変として考えられている**高グレード前立腺上皮内腫瘍 high grade prostatic intraepithelial neoplasia（HGPIN）**がみられる。注目すべきは，浸潤癌でみられる分子変化の多くが HGPIN でもみられることである【訳注：ただし HGPIN と浸潤癌の関連性については十分な解明はされておらず，HGPIN の前がん病変としての重要性は不明である】。

悪性度分類は，がんを腺の形態に基づいて 1-5 の 5 つのパターンに分類する**グリソン（Gleason）分類**が使用されている。パターン 1 は最も分化度の高い腫瘍で，良性の前立腺組織と類似している（図 16.14A）。一方でパターン 5 の腫瘍は腺を形成せず，索状，シート状，充実性である（図 16.14C）。その他のパターンはこれらの中間的な形態をとる（図 16.14B）。ほとんどの腫瘍は複数のパターンからなるが，その場合，観察対象の中で最も優勢なパターンを第 1 パターン，次に優勢なパターンを第 2 パターンと評価し，各々のパターンの数値

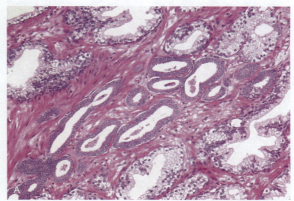

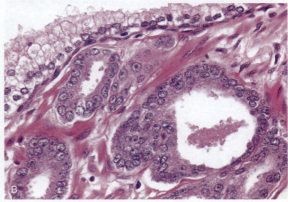

図 16.13　前立腺癌の組織像
A：大型で明るい細胞質を有する良性腺管の間に小型，密在性のがん腺管が増生している。B：高倍率では上方の良性腺管と比較して，がん腺管では核が大型で核小体が明瞭，細胞質は暗調である。

を加することによりグリソンスコアを算出する。針生検にて発見された前立腺癌のうち，治療により完全治癒が見込める可能性が高いがんはグリソンスコア 6 または 7 である。【訳注：近年ではグリソンスコア 6 症例に対しては積極的な治療を行わず，臨床的に経過観察する方法（待機療法）が選択され

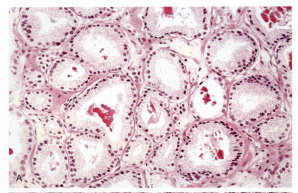
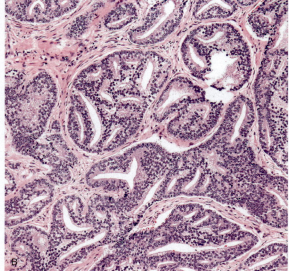
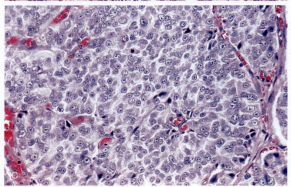

図16.14　前立腺癌のグリソン分類
A：グリソンスコア3＋3＝6の前立腺癌（グレードグループ1）。単層の悪性上皮細胞よりなる腺管で，その大きさは均一，背中合わせ（back-to-back）に配列している【訳注：原書ではグリソンスコア1＋1＝2とあるが，グリソンスコア2の癌は現実的には存在しないとされており，この写真は3＋3＝6が妥当と考える】。B：グリソンスコア4＋4＝8の腺癌（グレードグループ4）。大型の腺腔は，多数の橋渡しにより管腔が区分けされ，これを篩状腺管とよぶ。C：グリソンスコア5＋5＝10（グレードグループ5に該当）の腺癌。腺形成はみられず，シート状に配列した悪性細胞からなる。（B，提供：ExpertPath，著作権：*Elsevier*．）

る傾向にある】。一方で，グリソンスコアが8–10の腫瘍は，治癒の可能性が低い進行がんの傾向がある。現在，グリソンスコアは5つのグレードグループに分類され，それぞれ予後が異なる。前立腺癌の病理学的病期分類（ステージ）においては，このグレードグループと他の因子の組み合わせにより階層化を行い，各症例の管理（治療方針決定や予後推定）を行っている。

臨床的特徴

　米国では，ほとんどの前立腺癌は小型で触知不能かつ無症候であり，血中前立腺特異抗原 prostatic specific antigen（PSA）（後述）の上昇を契機に施行される針生検により発見されることが多い【訳注：日本でも同様である】。前立腺癌の70～80％は前立腺の辺縁領域に発生し，直腸指診で不整，硬い結節として触知できることもある。前立腺癌は辺縁領域に発生することが多いため，病期が進んだ症例以外ではBPHのような尿路狭窄症状を呈することはない。局所進行性がんでは精囊や尿道周囲領域に浸潤し，さらに隣接する軟部組織，膀胱壁へと拡がる。まれに直腸にも浸潤する。骨への転移は進行例でよくみられ，特に脊椎骨に骨形成性の転移性病変がみられる（e図16.5）。骨転移病変は，シンチグラムにより同定される。対照的に，骨に転移する他臓器原発がんのほとんどは融解性病変を引き起こす。

　血清PSA値の測定は，前立腺癌の診断と管理（病勢把握など）のために広く用いられているが，その有用性に関しては議論の余地もある。PSAは前立腺上皮の産物であり，通常は精液中に分泌される。前立腺癌のスクリーニング検査としては，PSAの測定値は感度および特異度が十分でなく，さまざまな良性の状況（例：前立腺炎や前立腺の操作後）でも上昇する可能性がある。PSA値が上昇した患者にMRIを行えば，触知不能ながんを同定できる場合がある。逆に，臓器限局性前立腺癌が同定された患者の20～40％のPSA値は，前立腺癌の可能性が高いとされるPSAカットオフ値を下回る。現実問題として，前立腺癌の多くは進行が非常に緩徐であり，PSAスクリーニングによってそのようながんを過剰に発見することは無駄な治療へとつながり，ひいては罹患率の増加や経済的コストの上昇をもたらす。大規模な研究によると，PSAスクリーニングは前立腺癌による死亡率を低減する効果がほとんどないことが示されている。このため，PSA検査のスクリーニングツールとしての価値については疑義が生じている【訳注：日本でもこの議論はなされ続けているが，PSA検査は徐々に一般的になってきている】。一方で，いったんがんが診断されれば，定期的なPSA測定により，患者の治療に対する反応を評価することが可能である。例えば，限局性病変に対する根治的前立腺摘除術や放射線療法後にPSAが高い場合は，がんの再発や播種を示唆する。

前立腺癌の治療には，手術または放射線療法があり，これにホルモン療法を組み合わせる【訳注：日本では，状況によって病初からホルモン療法のみが選択されることもある】。これらの治療を受けた患者の90%以上は15年の余命が期待できる。根治的前立腺摘除術後の予後は，病理学的病期，断端におけるがんの有無（がん腫が摘除されているか否か），グリソンスコアに基づいて評価される。前立腺癌細胞の増殖と生存はアンドロゲンに依存しているため，アンドロゲン除去が治療上の重要な鍵となる。アンドロゲン除去療法は，通常，黄体形成ホルモン放出ホルモン（LHRH）の合成アゴニストの投与であり，これによりテストステロンの産生に必要なLHの産生が調節される。LHRHアゴニストは体内のLHRHと同様に，当初はLHの放出を刺激するが，LHRHの高レベル状態が継続的に存在すると，下垂体からの黄体形成ホルモン産生が停止する。その結果，精巣ではアンドロゲンが産生されなくなる。抗アンドロゲン療法は前立腺癌の一時的な寛解を実現するが，やがて多くの症例でアンドロゲン非依存性のクローンが出現し，疾病の進行をもたらし個体を死に追いやる可能性がある【訳注：これを去勢抵抗性前立腺癌とよぶ】。

尿管，膀胱，尿道

腎盂，尿管 ureter，膀胱 bladder そして尿道 urethra は，内腔を尿路上皮とよばれる特殊な重層の移行上皮で被覆されている。粘膜直下には粘膜固有層があり，さらに深部には固有筋層（排尿筋）がある。これらにより膀胱壁を形成している。これらの臓器においては，先天性異常，感染症および他の炎症性疾患，腫瘍が臨床的に重要である。

尿管

尿管の障害には，頻度は高くないが，先天性障害，新生物，反応性病変などがある。そのうちのいくつかについて解説する。

- 腎盂尿管移行部狭窄症 ureteropelvic junction (UPJ) obstruction は先天性の疾患であり，幼児および小児期に起こる水腎症の主たる原因である。女児よりも男児に多くみられる。
- 尿管原発の悪性腫瘍 malignant tumor は腎盂，腎杯，膀胱に発生する悪性腫瘍に類似した形態を示す（後述）。その大部分は尿路上皮癌である。
- 後腹膜線維症 retroperitoneal fibrosis はまれな疾患であり，後腹膜臓器を巻き込む炎症性線維性増殖によって尿管が狭窄や閉塞をきたすため水腎症の原因となる。この疾患は中高年に好発し，女性よりも男性に多い。一部の症例は，IgG4関連疾患（第5章）と考えられており，その場合，IgG4産生性形質細胞と豊富な線維性細胞増殖よりなる炎症性病変である。上記以外の原因としては悪性疾患（例：リンパ腫，尿路癌など），放射線，手術の既往，薬物への曝露（例：麦角誘導体，アドレナリン遮断薬，TNF阻害薬など）が挙げられる。しかし，ほとんどの症例は明らかな原因がなく，原発性または特発性である（オーモンド病）。

膀胱

非腫瘍性疾患

憩室 diverticulum は，膀胱の壁が外側に囊状に膨出した状態であり，その直径は1 cm 未満から10 cm までさまざまである。先天性のこともあり，または持続的な尿道閉塞（例：良性前立腺過形成など）の結果として生じる後天性のこともある。多くの場合は小型，無症状であるが，ときに再発性尿路感染症や膀胱結石形成の素因となる尿の停滞を引き起こす。

膀胱炎には多くの型がある。
- 細菌性膀胱炎 bacterial cystitis は特に女性に多くみられるが，これは女性の尿道が短く腸内細菌が定着しやすいためである。病原体のうち最も多いのは大腸菌群であり，プロテウス菌 Proteus，クレブシエラ菌 Klebsiella，エンテロバクター菌 Enterobacter がこれに続く。
- 出血性膀胱炎 hemorrhagic cystitis は，シクロフォスファミドのような細胞傷害性抗腫瘍薬 cytotoxic antitumor drug を使用している患者にみられることがあり，ときにアデノウイルス感染を併発する。
- マラコプラキア malakoplakia は主に大腸菌 E. coli，場合によってはプロテウス菌 Proteus による慢性的な細菌感染に伴って生じる特徴的な慢性炎症反応である。後天的な食細胞の機能障害に起因すると考えられている。その結果，未消化細菌物質が膨張したファゴソーム内に貯留し，カルシウム塩の沈着により層状凝固物（ミカエリス・グートマン小体 Michaelis-Gutmann body）を形成することがある。

住血吸虫症が流行している地域では，慢性膀胱炎が膀胱の扁平上皮化生を引き起こし，扁平上皮癌の発生率が増加する。

腫瘍

膀胱癌は世界で9番目に多いがんであり，重大ながん罹患率と死亡率の原因となっている。膀胱癌は男性に多く，高所得国，都市部でよくみられる悪性腫瘍である。約80%の患者は，50～80歳代である。膀胱癌の組織型としては尿路上皮癌が最多である（米国では約90%）。米国では，扁平上皮癌は全膀胱癌の約2～5%ほどにすぎないが，東アフリカや中東など，尿路住血吸虫症の流行域である国々では扁平上皮癌の頻度は高い。膀胱の腺癌はまれである【訳注：ただし尿路上皮癌の一部が腺癌の形態をとることはまれではない】。

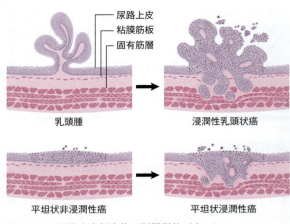

図16.15　尿路上皮新生物の形態学的パターン
CIS（carcinoma in situ）：上皮内癌

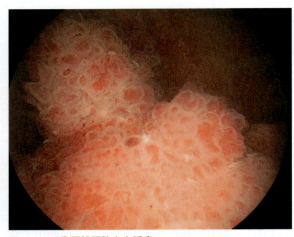

図16.16　乳頭状尿路上皮腫瘍
膀胱鏡検査では，サンゴ状の乳頭状尿路上皮腫瘍が膀胱内にみられる。

病態形成

　尿路上皮癌の発生原因としては，喫煙，さまざまな職業性発がん物質，放射線療法，シクロフォスファミドへの長期曝露などの環境因子が重要である。膀胱癌の家族歴もリスク因子の1つとして知られている。膀胱を裏打ちする移行上皮は，さまざまな形態の形質転換を起こすことがある。例えば，傷害に対する反応として，尿路上皮はしばしば扁平上皮化生を起こす。これは異形成病変，非浸潤性および浸潤性扁平上皮癌の前駆症状である。この一連の引き金となるものの1つは住血吸虫症であり，流行域では膀胱扁平上皮癌の重要なリスク因子となる。このような環境で発生するがんでは，慢性炎症を基盤として腫瘍が発生する（第6章）。
　腫瘍の進行には大きく分けて2つの分子経路がある。
- 表在性乳頭状腫瘍 superficial papillary tumors の多くは，成長因子受容体を介したシグナル伝達を増加させるような機能的変異を獲得している（例：FGFR3 チロシンキナーゼ受容体遺伝子の増幅，RAS および PI3–キナーゼをコードする遺伝子の活性化変異など）。これらの腫瘍は頻繁に再発するが，固有筋層にまで浸潤するのは全症例の約20％のみで，その場合，通常は TP53 変異が関与する。
- 上皮内腫瘍 carcinoma in situ は，p53 と RB の機能を消失させるような変異を有する平坦（＝乳頭状ではない）病変から発生する。さらに遺伝子およびエピジェネティックな変化によって筋層への浸潤が起こる。

形態学

　尿路上皮性腫瘍の形態は，純粋な乳頭状から結節状，扁平状までさまざまである。乳頭状病変は赤色で隆起した疣贅状であり，直径1cm未満のものから直径5cm以上に及ぶ大きな腫瘤まで，大きさもさまざまである（e図16.6）。多くの場合，複数の腫瘍が多発性にみられる。
　浸潤性尿路上皮癌に至る経路として，2つの前がん病変 precursor lesions があると考えられている（図16.15）。最も一般的な前がん病変は非浸潤性乳頭状腫瘍であり（図16.16），上皮内癌 carcinoma in situ（CIS）が前がん病変のこともある。ただし，約半数の浸潤性膀胱癌の患者では組織学的にこれら前がん病変は見いだせない。この理由としては，浸潤癌が大きく広がったために前がん病変が破壊され，消失したと推測されている。
　非浸潤性乳頭状尿路上皮腫瘍の予後予測に関する最重要因子は異型度であり，構造的特徴および細胞学的特徴の両方に基づいて判断する。乳頭状腫瘍は(1)**乳頭腫 papilloma**，(2)**低悪性度乳頭状尿路上皮腫瘍 papillary urothelial neoplasm of low malignant potential（PUNLMP）**，(3)**低異型度乳頭状尿路上皮癌 low-grade papillary urothelial carcinoma（LGUC）**，(4)**高異型度乳頭状尿路上皮癌 high-grade papillary urothelial carcinoma（HGUC）**の4つに細分類されている（図16.17）【訳注：日本では(2)の PUNLMP は，独立した疾患として採用されておらず，それに該当する症例は(3)の低異型度乳頭状尿路上皮癌に含められている】。
　上皮内癌（CIS）は，平坦な尿路上皮内に明らかに悪性と考えられる細胞が増殖した状態，と定義される（図16.18）。高異型度乳頭状尿路上皮癌では一般的に細胞相互の接着性が減弱しているため尿中に腫瘍細胞がこぼれ落ち，尿細胞診検査によりがんを確認できることがある。上皮内癌は一般に多数の病巣を形成し，ときに膀胱粘膜内の広範囲に広がり，さらに尿管や尿道まで進展することもある。未治療で経過するとCISの50～75％は浸潤性癌へと進行する。
　浸潤性乳頭状尿路上皮癌 invasive papillary urothelial cancer は，高異型度を呈することが多く，粘膜固有層まで広がっていることもあれば，深部の固有筋層にまで深く入り込んでいることもある（e図16.7）。初回の診断におけるがんの深達度と病期の判定は，予後予測に関する最重要因子である。
　膀胱の扁平上皮癌は典型的に広範な角化を示し，慢性膀胱炎および膀胱感染と関連していることがほとんどである。膀胱の腺癌は組織学的には胃腸管でみられる腺癌に類似している。この型のがんは，膀胱頂部の尿膜管遺残や腸上皮化生上

にある。また，再発に伴って異型度を増していくことが多い。再発の危険性は腫瘍の大きさ，病期，異型度，病巣の数，核分裂像の多寡，周辺粘膜の上皮内癌の有無により規定される。再発がんは原発巣以外に生じる場合があるが，原発がんと同一の遺伝子異常をもっている。したがって再発病変は，原発部位のがん細胞が剝離し，新たな場所に生着したと考えられている。**高異型度の乳頭状尿路上皮癌は，浸潤性であることが多い**。一方，低異型度乳頭状尿路上皮癌では再発の頻度は高いが浸潤癌へ進展する頻度は低い。

　膀胱癌の治療法は，がんの異型度，病期によって変化し，固有筋層に浸潤しているかどうかで決まる。小さな乳頭状癌で低異型度のものは，経尿道的切除術により診断し，切除できる。再発や進行の危険性が高いがん症例に対しては，**カルメット・ゲラン桿菌** *Bacillus Calmette–Guérin* (BCG) とよばれる，弱毒化された**結核菌の菌株** *Mycobacterium bovis* を膀胱内に注入する療法が行われる。BCGにより限局性の遅延型過敏反応を引き起こし，腫瘍細胞が破壊される。治療後は周期的に膀胱鏡検査や尿の細胞診により，がんの再発の有無を検査する。根治的膀胱全摘除術が第一適応になるのは，固有筋層にまで浸潤した場合（筋層浸潤性尿路上皮癌）であり，放射線療法や化学療法が併用されることもある。転移性のがん腫のほとんどは化学療法に反応しない一方で，約30％の転移症例は免疫チェックポイント阻害薬に反応し，この患者群に希望をもたらしている。

性行為感染症

さまざまな感染性の病原体が性行為によって伝染する可能性がある（**表16.2**）。**性行為感染症** sexually transmitted infection (STI) になるリスクを上げる行動としては，(1) 比較的若年での初めての性行為，(2) 複数人との性行為，(3) 他に複数人の性行為者がいる人との性行為，(4) コンドームを使用しないこと，が挙げられる。医療機関への迅速なアクセスが不十分なためにSTIの診断と治療が迅速に行われなければ，感染が持続し，その結果，感染拡大のリスクが高まる可能性が生じるだろう。

　さまざまな病原体がSTIを引き起こすが，それらには共通の特徴もある。

- **STI は，局所に定着し，尿道，膣，子宮頸部，直腸，口腔咽頭から広がることがある**。STIの感染は，感染していることに気づいていない無症状な人からしばしば伝播する。
- 1つのSTIを引き起こす病原体に感染することで，他のSTIにも感染するリスクが上昇する。この原因として，共通のリスク要因の存在や感染による上皮傷害が考えられる。
- STIを引き起こす微生物は，妊婦から胎児や子どもに伝播し，深刻な障害をきたす可能性がある。

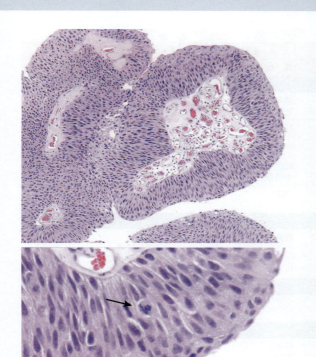

図16.17　非浸潤性低異型度乳頭状尿路上皮癌
強拡大（下）では核は軽度の異型を伴い，核分裂像が散見される（矢印）。

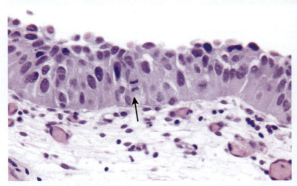

図16.18　上皮内癌（CIS）
クロマチンの増加した腫大核と核分裂像を認める（矢印）。

皮から発生すると考えられている。腸上皮化生はまれであり，さまざまな原因による慢性的な炎症によって起こるとされている。

臨床的特徴

　膀胱癌では通常，**無症候性の血尿** painless hematuria を呈する。尿路上皮癌の患者は，そのがんの進行度にかかわらず，がんを切除した後に新たな腫瘍が生じる傾向

表 16.2 主な性行為感染症

病原体	疾患または症候群		
	男性	両性	女性
ウイルス			
単純ヘルペスウイルス (Herpes simplex virus)		初発と再発ヘルペス 新生児ヘルペス	
B 型肝炎ウイルス (Hepatitis B virus)		肝炎	
ヒトパピローマウイルス (Human papilloma virus)	陰茎癌	尖圭コンジローマ 肛門癌 中咽頭癌	子宮頸部異形成とがん，外陰癌
ヒト免疫不全ウイルス (Human immunodeficiency virus)		AIDS	
クラミジア			
クラミジア・トラコマティス (Chlamydia trachomatis)	尿道炎 精巣上体炎 直腸炎	性病性リンパ肉芽腫	尿道症状 子宮頸管炎 バルトリン腺炎 卵管炎とその後遺症
モリクテス			
ウレアプラズマ・ウレアリティクム (Ureaplasma urealyticum)	尿道炎		子宮頸管炎
細菌			
淋菌 (Neisseria gonorrhoeae)	精巣上体炎 前立腺炎 尿道狭窄	尿道炎 直腸炎 咽頭炎 全身性淋菌感染	子宮頸管炎 子宮内膜炎 バルトリン腺炎 卵管炎と続発性の不妊症，子宮外妊娠，再発性卵管炎
トレポネーマ・パリダム (Treponema pallidum)		梅毒	
ヘモフィルス・デュクレイ (Haemophilus ducreyi)		軟性下疳	
カリマトバクテリウム・グラヌロマチス (Calymmatobacterium granulomatis)		鼠径肉芽腫 (donovanosis)	
原虫類			
トリコモナス・バジナリス (Trichomonas vaginalis)	尿道炎 亀頭炎		膣炎

梅毒

梅毒 syphilis はスピロヘータ属の梅毒トレポネーマ Treponema pallidum によって引き起こされる慢性の STI である。公衆衛生上の対策や効果的な治療があるにもかかわらず，2001 年以降，その発症率は着実に増加している。梅毒感染者は，医療対策が不十分な阻害されたコミュニティで特に高い。男性の感染者が多くみられ，実際に第 1 期または第 2 期梅毒患者の 86% は男性である。特に避妊具を用いていない男性同士の性行為でみられる。ただし，2013 年以降，女性の発症率も劇的に増加しており，同時に先天性梅毒 congenital syphilis の割合も増加している。また HIV 感染患者においては梅毒の発症率が高く，臓器病変や神経梅毒に進行する可能性がより高いといわれている。

病態形成

通常は，梅毒の初期（第 1 期または第 2 期）段階にある性的パートナーの皮膚や粘膜にみられる未治癒状態の病変との接触により感染が起こることにより成立する。病原体は性交時に皮膚や粘膜のごくわずかな傷から未感染者の体内に侵入する。先天性梅毒の場合，梅毒トレポネーマは母体への感染初期段階で，胎盤を経由して，胎児へと感染する。

体内に入ると，初感染部に病変が生じるよりも前に，病原体はリンパ管，血管を介して短期間に全身に広がる。

梅毒は 3 つの病期に分けられ，それぞれに異なる臨床的所見や・病理学的特徴がみられる（図 16.19）。

- **第 1 期梅毒** primary syphilis：感染後数週間後（平均 21 日）で，梅毒トレポネーマが侵入した部位に下疳 chancre とよばれる一次病変が生じる。下疳には多くのスピロヘータが存在し，ここからも血液やリンパ管を介して全人に広がる。宿主は免疫反応で対抗するものの，病原体を完全に消滅させることはできない。
- **第 2 期梅毒** secondary syphilis：第 1 期梅毒の下疳は 4〜6 週で自然に消失し，未治療患者の約 25% で第 2 期梅毒へと移行する。第 2 期梅毒の症候（後述）としては，感染性が非常に高い粘膜・皮膚病変と全身性リンパ節腫脹があ

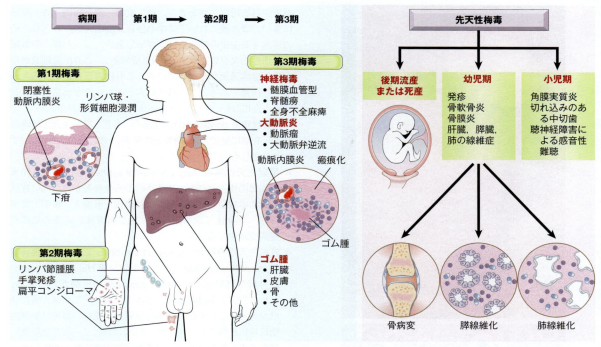

図 16.19　梅毒の多様な症状

る。下痢と同様，第 2 期梅毒の病変は抗菌療法を行わなくても自然消退する。この時点で患者は，**早期潜伏期梅毒 early latent phase syphilis** の段階に入る。

- **第 3 期梅毒 tertiary syphilis**：未治療患者は，無症状の**晩期潜伏期梅毒 late latent phase syphilis** に入り，これは初感染から 1 年以上を経過したものを指す。通常は，5〜20 年の晩期潜伏期の後，約 1/3 の患者で新たな症候が現れる。この時期を第 3 期梅毒とよんでいる。心血管系や中枢神経系を中心として病変を生じ，さらに他臓器に病変が及ぶこともある。この時期ではスピロヘータの検出はかなり困難であり，それゆえに 1, 2 期に比べて感染性も低下する。

梅毒トレポネーマ *T. pallidum* は梅毒に感染している母親から胎盤を経由して胎児へ移行し，先天性梅毒の発症につながる。病原体の数が多い第 1 期，第 2 期患者では胎児への感染の可能性が高い。先天梅毒の徴候は，妊娠 4 か月以降に表れる。妊娠母体での感染徴候が軽微な場合があるので，妊婦全例に梅毒の血清検査が行われている。未治療の先天性梅毒の 25％において，子宮内死亡と周産期死亡が発生する。

形態学

梅毒病変の特徴的組織像は増殖性動脈内膜炎 proliferative endarteritis と，すべての病期でみられる著明な形質細胞の浸潤である。動脈炎は，梅毒に感染したすべての部位において組織損傷における中心的役割を果たしているが，その病因についての詳細は解明されていない。スピロヘータそのものが，直接動脈に感染したり，血管に損傷を加えているという証拠は見いだされず，むしろ宿主側の免疫反応によって内皮細胞の活性化や増殖（動脈内膜炎）が引き起こされた結果，血管周囲の線維化や管腔の狭窄を生じると考えられている。

第 1 期梅毒では，男性の 70％で陰茎か陰嚢に，女性の 50％で外陰部か子宮頸部に下疳が発生する。下疳はわずかに隆起した，硬い紅色丘疹であり，直径数センチメートルになることもある。表面がびらん化し，浅い潰瘍を形成する。この硬結は，びらんを呈する皮膚のすぐ隣に，ボタンのような固い塊をつくることがあり，これを硬性下疳とよぶ（図 16.20A）。所属リンパ節はたいてい軽度に腫大して硬く触知される。組織学的には，潰瘍部にはリンパ球，形質細胞の浸潤，炎症，動脈内膜炎がみられる（図 16.20B）。早期病変の病巣部では，スピロヘータは免疫組織化学染色により容易に同定される。下疳が消失して約 2 か月以内に，第 2 期梅毒の病変が出現する。全身性のリンパ節腫脹と口腔および掌蹠の**粘膜皮膚病変 mucocutaneous lesion** である。発疹はしばしば直径 5 mm 以下の赤褐色の斑点からなるが，鱗屑性または膿疱性のこともある。皮膚間擦部，例えば肛門や生殖器周囲，内股部，腋窩などには**扁平コンジローマ condylomata lata** とよばれる広基性隆起性病変を生じることがある（HPV による尖圭コンジローマとは区別しなくてはならない：第 17 章）。第 2 期梅毒に特徴的な粘膜・皮膚病変，**増殖性動脈内膜炎 proliferative endarteritis** においても，特殊染色または免疫組織化学染色で病変部に多数のスピロヘータが認められる。リンパ節腫大は頸部と鼠径部に顕著である。腫大リンパ節では非特異的な濾胞過形成や胚中心形成，形質細胞浸潤がみられ，ときに肉芽腫形成や好中球浸潤も認められる。まれに肝炎，腎疾患，眼疾患（虹彩炎），消化管症状をきたすこともある。

器で生じる可能性があるが，特に皮膚，皮下組織，骨，関節に多い．ゴム腫においては中心部に凝固壊死巣がみられ，その周囲を高密度の線維性組織が取り囲み，リンパ球，形質細胞，活性化マクロファージ（類上皮細胞），ときに巨細胞からなる炎症性浸潤が混在している．これは遅延性過敏反応を示唆する所見である．ゴム腫内にスピロヘータが含まれることはめったにない．

先天性梅毒 congenital syphilis は，死産，早期先天性梅毒（2歳よりも前に発症），晩期先天性梅毒（2歳以降に発症）のいずれかを生じる．

- **早期先天性梅毒** early congenital syphilis とは，通常先天性梅毒の生産児において生下時から生後数か月以内に症状を認める場合をいう．患児には鼻漏，肝腫大，黄疸，骨格異常，全身性リンパ節腫脹，第2期梅毒と同様の粘膜皮膚病変が生じる．
- **晩期先天性梅毒** late congenital syphilis では，**間質性角膜炎** interstitial keratitis，**ハッチンソン歯** Hutchinson teeth，**聴神経性難聴** eighth-nerve deafness の三徴がみられる．ハッチンソン歯は小型で，小さな切歯で，エナメル質に切痕があることが多い．聴神経性難聴と視神経萎縮は髄膜血管梅毒に続発する．その他，脛骨の前弯（サーベル状脛骨），頭蓋骨の前頭部隆起，鞍鼻変形，知的障害などが生じる．

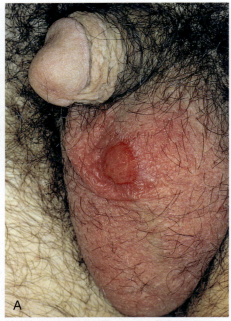

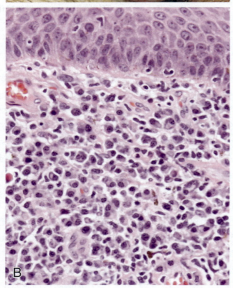

図 16.20
A：陰嚢の梅毒性下疳．潰瘍を形成しているにもかかわらず無痛性であり，自然治癒する．B：組織学的には，形質細胞が扁平上皮下へびまん性に浸潤している．

第3期梅毒の病変は，心血管系梅毒，神経梅毒と，いわゆる"良性"第3期梅毒の3つに大別される．これらは単一のこともあるし，種々の病変が併存することもある．心血管系梅毒では血管内膜炎による**梅毒性大動脈炎** syphilitic aortitis を生じる（第8章）．**神経梅毒** neurosyphilis は HIV 感染者での発症頻度が増加する（第21章）．良性の第3期梅毒は灰白色で弾力性のある病変であり，**ゴム腫** gummas とよばれる．ゴム腫は，単発または多発し，大きさは顕微鏡的病変から大きな腫瘍様腫瘤までさまざまである．ゴム腫はほとんどの臓

臨床的特徴

梅毒トレポネーマ T. pallidum はペニシリンなどの抗生物質に対して非常に感受性が高く，短期間の投与によりすべての段階の梅毒を十分に治療できる．血清学的検査はいまだに広く用いられている．血清学的検査には，非トレポネーマ性抗体検査とトレポネーマ性抗体検査がある．非トレポネーマ性抗体検査には，宿主組織とトレポネーマ細胞壁の両方に存在するカルジオリピン抗原に対する抗体を検出する迅速血漿反応（RPR）検査と性病検査（VDRL）検査が含まれる【訳注：日本では STS 法とよばれており，これには緒方法，ワッセルマン法，ガラス板法，前述の RPR カード法などが含まれる】．全身性エリテマトーデス患者の抗カルジオリピン抗体は梅毒検査で偽陽性を示すことがある．一方，トレポネーマ抗体検査は梅毒トレポネーマに特異的に反応する抗体を感知する．

これらの検査は，測定される抗体反応の違いや検査そのものが不完全なことにより，解釈は必ずしも容易ではない．

- トレポネーマ性抗体検査も非トレポネーマ性抗体検査も，第1期梅毒に対する感度は中程度（約70～85％）である．
- どちらの検査も，第2期梅毒に対する感度は非常に高い（95％以上）．
- トレポネーマ性検査では第3期あるいは潜伏期梅毒に対する感度が非常に高い．一方，非トレポネーマ性抗体価は時間とともに低下するため，これらの期

の梅毒に対する感度はやや低い。
- 非トレポネーマ性抗体レベルは梅毒の治療が成功すると低下するので，これらの検査で検出される力価の変化は治療のモニタリングに利用できる。トレポネーマ性検査は非定量的であり，治療が奏効した後でも陽性は持続する。
- どちらのタイプの検査も梅毒の初回スクリーニングに使用できるが，陽性の場合は，もう一方の検査で確認する必要がある（例：非トレポネーマ性検査の陽性結果をトレポネーマ性検査で確認する，またはその逆）。

どちらの検査でも偽陽性となることがあるため，確認検査が必要である。これらの検査で偽陽性の原因となるものには，妊娠，自己免疫疾患（例：全身性エリテマトーデスなど），梅毒以外の感染症などがある。

淋病

淋病 gonorrhea は淋菌 Neisseria gonorrhoeae によって引き起こされる性行為感染症である。米国では細菌性性感染症の中では，クラミジア・トラコマティス Chlamydia trachomatis に次いで2番目に多い感染症である。感染は通常，性交中に感染者の粘膜と直接接触することによる。菌は粘膜上皮，特に円柱上皮あるいは移行上皮に接着し，さまざまな膜結合型接着分子と線毛 pilus とよばれる構造によって，宿主の上皮細胞を貫通して宿主の深部組織へ侵入する。

男性の場合，感染により尿道炎を引き起こす。女性では，淋菌感染は無症状のことが多く，気づかれないこともある。女性の無症候性淋病が未治療の場合，その影響は特に深刻であり，上行性感染が骨盤内炎症性疾患を引き起こし，不妊症や異所性妊娠の原因となる（第17章）。他の性感染症との重複感染も多く，特にクラミジア・トラコマティス Chlamydia trachomatis は淋病と同様の臨床経過をたどる（後述）。感染は培養検査と PCR 検査によって診断される。淋病は特定の抗生物質で治療されるが，これらに対する耐性が出現しつつある。

形態学

淋菌 N. gonorrhoeae は著しい化膿性炎症を引き起こす。男性では尿道からの膿性分泌 purulent urethral discharge が最もよくみられる症状であり，外尿道口に浮腫とうっ血を伴う。分泌物をグラム染色すると，好中球の細胞質内に多数のグラム陰性双球菌が見いだされる（図 16.21）。感染が上行すると急性前立腺炎 acute prostatitis や精巣上体炎 epididymitis（図 16.22），ときに精巣炎 orchitis を併発する。重症例では膿瘍が形成される。女性では，尿道や子宮頸管からの滲出物はさほどではなく，バルトリン腺など近傍の急性炎症が一般的である。上行感染により子宮や卵管，卵巣に急性炎症が生じ，ときに卵管・卵巣膿瘍を伴う。急性炎症の後には肉芽組織形成と瘢痕化が生じ，感染部位の変形や狭窄により骨盤炎

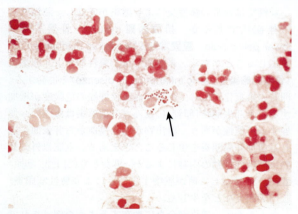

図 16.21　淋菌（Neisseria gonorrhoeae）
尿道分泌物のグラム染色。好中球細胞質内にグラム陰性双球菌（矢印）が認められる。（Dr. Rita Gander, Department of Pathology, University of Texas Southwestern Medical School, Dallas, Texas. の厚意による）

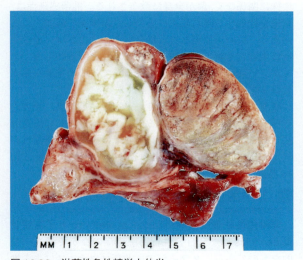

図 16.22　淋菌性急性精巣上体炎
精巣上体は膿瘍により置換されている。右側には正常の精巣を認める。

pelvic inflammatory disease を引き起こすこともある（第19章）。

臨床的特徴

感染した男性のほとんどで罹患後2～14日以内に排尿障害 dysuria，頻尿 urinary frequency，粘液と膿を混在する尿道分泌物 mucopurulent urethral exudate などの症状が出現する。一方で，淋病感染は無症候性なことがある。適切な抗生物質投与により菌は消失し，症状は消退する。未治療の状態が続くと炎症は進行し，前立腺，精嚢，精巣上体，精巣へと病変が及ぶ。未治療患者は，慢性尿道狭窄，恒久的な不妊症，淋菌の長期保菌者となる可能性がある。

女性では通常の腟性交により感染が成立し，急性期には無症状であるか，**排尿困難 dysuria**，**骨盤下部痛 lower pelvic pain**，**腟異常分泌物 vaginal discharge** などを生じることがある．未治療では，急性卵管炎，卵巣炎（**骨盤内感染症 pelvic inflammatory disease**）を併発する．卵管の瘢痕化が生じ，不妊や異所性妊娠の危険度が増加する．上部生殖路（卵管）に及んだ淋菌感染症は腹腔内へ進展する可能性があり，滲出物が右結腸曲から肝表面に達し淋菌性肝周囲炎を生じることさえある．上記以外の初感染部は性行動の内容によるが，男女ともに口腔，咽頭，肛門，直腸などに菌が感染することにより急性咽頭炎，肛門周囲炎などを生じる．

成人や青年で感染が全身に散布するような例はまれであるが，その場合は敗血症性関節炎を呈し，出血性丘疹および膿疱性皮疹を伴う．このような全身性感染を引き起こす株は，通常，宿主の補体に対する耐性を獲得している．まれではあるが，遺伝性補体欠損症の患者では感染株に関係なく，菌が全身に散布される．淋菌感染症は，産道を通過する際に乳児に感染し，結膜炎を起こすことがあり，失明の原因となる場合もある．これは，硝酸銀や抗生物質を新生児の眼に注入することで予防可能であるが，一部の低資源国では依然として失明の重要な原因となっている．

核酸増幅検査は，その精度，迅速な結果提供，患者から採取した検体で実施できることより，好ましい診断方法であるとされている．培養検査では抗生物質感受性の判定が可能であるが，上記検査よりも感度が低く，約48時間を要する．

非淋菌性尿道炎および子宮頸管炎

非淋菌性尿道炎 nongonococcal urethritis と **子宮頸管炎 cervicitis** は，今日の性行為感染症のなかで最も一般的なものである．クラミジア・トリコマティスによる性器感染症は，世界で最多の細菌性性器感染症であり，**マイコプラズマ・ゲニタリウム Mycoplasma genitalium** がこれに次ぐ．さらに他の菌種としては，**トリコモナス・バジナリス Trichomonas vaginalis** や **ウレアプラズマ・ウレアリティクム Ureaplasma urealyticum** などがある．原因菌は，地理的要因，患者集団の性行為習慣によって異なる．症例の約50％において，病原体を同定することができない．前述したように，淋菌感染とクラミジア感染には関連が深い．

クラミジア・トラコマティスは小型のグラム陰性菌で，もっぱら細胞内で病原性を発揮し，2つの形態をとる．感染型は**基本小体 elementary body** ともよばれ，細胞外においても一定期間生存可能である．基本小体は，主に受容体を介したエンドサイトーシスにより宿主細胞内に取り込まれる．ひとたび細胞内に入ると，基本小体は代謝的に活発化した形態に変化し，これは**網状小体 reticulate body** とよばれる．宿主細胞のエネルギー源を利用して網状小体は増殖し，円柱上皮細胞に感染しやすい新しい感染基本小体がつくられる．

クラミジア・トラコマティス感染の臨床的特徴は淋菌感染の症状と似通っている．両者において，精巣上体炎，前立腺炎，骨盤内感染症，咽頭炎，結膜炎，肝周囲炎，肛門周囲炎などを起こす．クラミジア・トラコマティス尿道炎は男女ともに無症状なことがあるため，未治療で経過することがある．この場合，経腟分娩時に新生児に感染する可能性がある．このように感染したクラミジア・トラコマティスの最も一般的な症状は結膜炎であり，次いで肺炎が挙げられる．クラミジア・トラコマティスは，後述の**性病性リンパ肉芽腫 lymphogranuloma venereum (LGV)** の原因にもなりうる．

クラミジア感染症によってリンパ性肉芽腫を生じていない場合，臨床像のみならず形態学的にも淋病と鑑別することは困難である．感染初期には好中球主体の水性あるいは膿性の粘液分泌を生じる．したがって，性器や尿から採取した検体をPCR法により診断することが望ましい．関節炎の最も一般的な原因はクラミジア・トラコマティスによるものと考えられており，カンピロバクター ジェジュニやフレクスナー赤痢菌などでもみられる（第19章）．まれではあるが，関節炎は尿道炎や子宮頸部炎や結膜炎に併発して起こることがある．

性病性リンパ肉芽腫症

性病性リンパ肉芽腫症 lymphogranuloma venereum (LGV) は慢性の潰瘍性疾患である．原因菌はクラミジア・トラコマティスの一部の菌種で，前述した非淋菌性尿道炎や頸管炎を起こすクラミジア・トラコマティスとは異なる菌株である．以前は熱帯や亜熱帯地方の風土病とみなされていたが，現在では，地域の別なく，特に男性間での避妊具を用いない性行為によって感染が広がり，鼠径部のリンパ節腫脹や直腸炎の原因として重要視されている．LGV感染ではHIVの重感染をきたしていることが多い．

形態学

LGV患者では非特異的な尿道炎，下部泌尿生殖器の丘疹または潰瘍性病変を形成する．その後，領域リンパ節が腫脹し，圧痛を生じるようになる．病変は癒合拡大し，破裂をきたし，その結果，瘻孔を生じることがある．未治療の場合，肛門や生殖器の線維化や狭窄を引き起こす可能性がある．直腸狭窄は特に女性に多くみられる．組織学的には，**肉芽腫と好中球浸潤を主体とする炎症**が混在しており，特殊染色にて，上皮細胞や炎症細胞内に種々の程度のクラミジア封入体が見いだせる．リンパ節病変は肉芽腫形成性の炎症であり，不整形の壊死巣や好中球浸潤（**星型膿瘍 stellate abscess**）を伴う（e図16.8）．時間とともに炎症は終息し，線維化が起こる．線維化により局所リンパ路の狭窄や閉塞を生じ，**リンパ浮腫 lymphedema** を起こす．

臨床的特徴

LGV の診断は，臨床的特徴がさまざまであるため難しい．他のクラミジア感染症と同様に，PCR 法が感度と特異度ともに最も高い．血清学的検査は特異的ではなく，過去の感染と現在の感染を区別することはできない．

軟性下疳

軟性下疳 chancroid はグラム陰性桿菌の**ヘモフィルス・デュクレイ** *Haemophilus ducreyi* によって引き起こされる急性の潰瘍形成性感染症である．この疾患は熱帯あるいは亜熱帯地方の低資源国で多くみられる．これらの国々では，ヘモフィルス・デュクレイの検査がルーチンで行われていないため，診断が見逃されている可能性もある．さらに，細菌を単離して検出するのは困難であり，PCR 法による診断も普及していない．軟性下疳は皮膚に潰瘍を形成するので，HIV 感染症の門戸としても重要である．

形態学

軟性下疳の初期病変は外生殖器の丘疹であるが，すぐに破れて**潰瘍** ulcer を形成する．梅毒とは異なり，丘疹は，痛みを伴い複数生じることがあり，硬化することはない．この潰瘍は組織学的には好中球破砕物，フィブリンからなる表層部と，壊死物や血栓により閉塞した血管よりなる肉芽組織層からなる．さらにその下にはリンパ球・形質細胞が密に浸潤している．病巣周辺の領域リンパ節に二次感染すると，壊死性リンパ節炎を起こし，高頻度に膿瘍を形成し，滲出性潰瘍を引き起こす．

臨床的特徴

軟性下疳の初期病変は感染後 4〜7 日以内に表れる．男性患者では陰茎を主とする外生殖器に，女性患者では膣や尿道周囲に病変が生じる．数日の経過で初期病巣はびらん化し**不整形の潰瘍** irregular ulcer となり，痛みを伴うことがある．**所属リンパ節** lymph node，特に鼠径部リンパ節は約半数の症例で感染後 1〜2 週間のうちに腫大し，痛みを伴う．軟性下疳の診断には，特殊な培地による培養でヘモフィルス・デュクレイを検出する必要があるが，それでも検出率は 80％未満である．PCR 法による核酸増幅は発達しているものの，実施可能な施設は限られている．

トリコモナス症

トリコモナス・バジナリスは比較的大きな鞭毛をもつ原虫で通常は性行為によって感染する．栄養型は粘膜に付着し，表在性病変を形成する．掻痒感および多量の泡状の黄色分泌液を伴う膣炎を呈することが多い．尿道に感染すると頻尿や排尿障害を生じる．感染者の 70％は無症状であるが，未治療で経過すると，多くの女性は最終的に症状を呈する．妊娠中の感染は，前期破水や早産を引き起こす恐れがある．男性では，トリコモナス・バジナリス感染は非淋菌性尿道炎の起炎菌となる．トリコモナスは通常，膣の擦過標本からの顕微鏡検査にて検出される．トリコモナス症が疑われた場合は，同時にクラミジアや淋菌感染症の検査も行われる．

性器ヘルペス

性器ヘルペスは最も一般的な性行為感染症である．**単純ヘルペス** herpes simplex virus（HSV）1 型，2 型は，いずれも口腔および肛門性器ヘルペス両方の原因となりうるが，肛門性器ヘルペスは主に 2 型により引き起こされ，1 型感染に続発する症例も増加している．CDC（疾病管理予防センター）によると，地域によって差があるものの，米国では，14〜49 歳の人々の 8 人に 1 人が HSV2 型に感染している．HSV は，粘膜や傷のある皮膚に直接接触した際に感染する．このウイルスは室温，特に乾燥状態では容易に不活性化するので，患者と直接接触しなければ感染は生じない．他の性感染症と同様，感染のリスクは性的な関係をもつ人数と関連する．HSV2 型感染は粘膜潰瘍を形成するため，最近では特に HIV 感染のリスクを高めることが知られている．

形態学

性器ヘルペス感染の初発症状は，外生殖器粘膜・皮膚やその周辺部における**有痛性** painful，**紅斑を伴う水疱形成** erythematous vesicle である．組織学的には，**表皮内水疱形成** intraepithelial vesicle とそれに伴う細胞壊死物の出現，好中球浸潤，そして核内封入体が特徴的である．この封入体は古くから**コードリー（Cowdry）A 型** Cowdry type A inclusion とよばれ，明るい**ハロー（halo）**を伴い，紫色の均質な核内構造を呈する【訳注：すりガラス様と形容される】（e 図 16.9）．感染細胞は通常多核の合胞体を形成する．封入体は抗 HSV 抗体による免疫染色でも検出され，組織標本や塗抹標本で容易に HSV 感染と診断することができる．

臨床的特徴

前述のとおり，HSV 1 型，HSV 2 型ともに口腔および性器ヘルペス両方の原因となる．両型により初感染病巣および再発病変を粘膜や皮膚に生じ，1 型，2 型のどちらが感染したかは区別できない．ただし 2 型の初回感染においては，無症候性のこともある．初回感染患者では局所に有痛性水疱を生じ，排尿障害や尿道からの異常分泌，所属リンパ節の腫脹と圧痛，さらに全身症状として発熱，筋肉痛や頭痛などを生じ，これらは数週間持続することもある．HSV はこの時期に盛んに排出されており，粘膜病変が完全に治癒するまでその状態が続く．さらに症候が消褪した後も，診断から 3 か月くらいまでは無症候性にウイルスの排出が起こりうる．再発の場合，初回感染時よりも軽症であり罹病期間も短い．診断は，

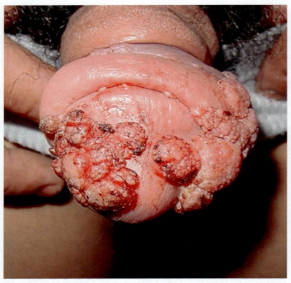

図16.23　尖圭コンジローマ
多数のコンジローマ性病変が亀頭，冠状溝，包皮に認められる。
(Amin MB, Tickoo SK: Diagnostic Pathology: Genitourinary, ed 3, St. Louis, 2023, Elsevier. より)

ス全体の頻度とともに上昇している。予後や治療の観点より，新生児ヘルペスの症状は，(1)皮膚や目，および口などの限局性病変(SEM)，(2)SEM の有無にかかわらない中枢神経系病変，(3)肝臓や肺などへの播種性病変，に分類される。死亡率は播種性疾患で最も高く，1年死亡率は約 30% である。中枢神経系に病変を有する乳児の約 70% に，その後の神経発達異常がみられる。

ヒトパピローマウイルス(HPV)感染症

ヒトパピローマウイルス human papillomavirus(HPV) は，尖圭コンジローマを含む生殖器扁平上皮増殖の原因となるだけでなく，悪性へと転化しうる数種の前がん病変を引き起こす。後者は，主として子宮頸部でみられるが(第 17 章)，陰茎，外陰部，咽頭扁桃，結膜にも生じる。尖圭コンジローマ condyloma acuminatum は性病性疣贅ともいわれ，HPV6 型，11 型によって生じる。病変は陰茎や女性生殖器にみられる。この病変を第 2 期梅毒の扁平コンジローマと混同してはならない。生殖器 HPV 感染症は経腟分娩に際して新生児に感染することがある。HPV ワクチンは，低リスク型(6型，11型)と高リスク型(16型，18型)の両方を予防することができるので，性病性疣贅や HPV に関連したがんの発症を防止する。

水疱性病変の内容液のウイルス培養あるいは PCR 法により行われる。

　正常の免疫能を有していれば，性器ヘルペスが命にかかわることはまれである。一方，免疫不全患者の性器ヘルペス感染症は重篤であり，致命的な全身性疾患に進展しうる。新生児ヘルペス感染症 neonatal herpes infection は，通常，性器ヘルペス初感染または再感染している母親から経腟分娩された児に生じ(産道感染)，児の生命を脅かす危険性がある。その頻度は性器ヘルペ

形態学

尖圭コンジローマは男性では陰茎の冠状溝や包皮内側に生じ，小さな無茎性病変から直径数 cm に及ぶ大きな乳頭状病変まで，大きさや形態はさまざまである(図16.23)。女性では病変は外陰部に生じる。病変の詳細な組織像は第 17 章で述べる。

要　約

陰茎の病変
- 陰茎の病変では扁平上皮癌とその前がん病変が重要で，HPV 感染との関連が深い。
- 浸潤性扁平上皮癌は亀頭，陰茎に潰瘍性病変を形成し，鼠径リンパ節に転移をきたすことがあるが，遠隔転移はまれである。ほとんどの場合，包茎の男性に生じる。
- 他の重要な陰茎の病変としては，尿道の開口部位の先天的異常(尿道上裂，尿道下裂)および炎症(亀頭炎，包茎)がある。

停留精巣
- 停留精巣とは精巣が陰嚢内に下降せず腹腔内にとどまっている状態であり，1 歳男児の約 1% にみられる。
- 両側性停留精巣では両方の精巣に精細管萎縮を生じ，不妊の原因となる。不妊はときとして片側性停留精巣でも起こる。
- 停留精巣では精細管内胚細胞新生物を生じ，ひいては精巣悪性腫瘍を発生する危険度が増加する。早期の精巣固定術により不妊と悪性腫瘍の危険性は減少する。

精巣腫瘍
- 精巣腫瘍の主たる徴候は無痛性精巣腫大である。停留精巣や精巣形成不全においては発生の危険度が増す。
- 精巣腫瘍の 95% は胚細胞性腫瘍であり，残りはセルトリまたはライディッヒ細胞由来である(性索間質性腫瘍)。単一"純型"組織型(約 6 割)と複合組織型がある【訳注：日本では単一組織型腫瘍のセミノーマが占める割合が上記よりもやや高い】。
- 単一組織型腫瘍ではセミノーマ，胎児性がん，卵黄

囊腫瘍，絨毛癌の頻度が高い【訳注：日本では単一組織型腫瘍では圧倒的にセミノーマが多い】。複合組織型では複数の組織型が混在し，胎児性癌，奇形腫と卵黄囊腫瘍の組み合わせが多い。
- 精巣腫瘍は臨床的にセミノーマと非セミノーマに分けられる。セミノーマは長期に精巣内に限局する。転移先は主として傍大動脈リンパ節であり，遠隔臓器転移はまれである。予後は非セミノーマよりも良好である。非セミノーマ性腫瘍は早期にリンパ行性，血行性に転移する。
- hCG は栄養膜合胞体細胞で産生されるため，絨毛癌や栄養膜合胞体細胞を伴うセミノーマでは血中 hCG が上昇する。血中 AFP は卵黄囊腫瘍で上昇する。

前立腺炎
- 細菌性前立腺炎には急性または慢性のものがある。通常は，大腸菌や他のグラム陰性桿菌によるものである。
- 慢性骨盤痛症候群（慢性前立腺炎）の症候は慢性細菌性前立腺炎に類似するが，病因は不明で治療も困難である。
- 肉芽腫性前立腺炎の病因には，感染性（BCG 膀胱注入療法後を含む）のものと非感染性のもの（破裂した前立腺導管や腺房から漏出した液体に対する異物反応）がある。

良性前立腺過形成
- BPH は増殖性の病変であり，腺および間質組織の良性増殖である。テストステロンの代謝産物であるジヒドロテストステロン（DHT）のホルモン刺激により起こる。
- BPH は尿道周辺部に発生する。過形成性の結節においては，腺および間質組織がさまざまな比率で増殖する。過形成性の腺では立方上皮が内腔側に，扁平な基底細胞がその外側に配置しており，これらにより細胞層を形成している【訳注：すなわち，良性過形成腺管では分泌細胞と基底細胞により腺の 2 層性が保持されている】。
- 臨床症状は前立腺そのものの腫大と間質平滑筋成分の収縮によって引き起こされる尿路閉塞に起因するもので，排尿開始困難，頻尿，夜間頻尿と尿勢低下である。慢性の尿道閉塞により再発性の尿路感染症をきたす。

前立腺癌
- 前立腺癌は 50 歳以上の男性に多くみられる。
- 前立腺癌には緩徐な発育を示し，患者にとって致命的とならないものもあれば，早期に死に至らしめるような悪性度の高いものもある。
- 前立腺癌における後天性の遺伝子変異のなかで最も一般的なのは TMPRSS2–ETS の融合遺伝子や，PI3K/AKT シグナル伝達の亢進であり，腫瘍細胞の成長や生存を促進する。
- 多くの場合，前立腺癌は前立腺外側の辺縁領域に発生するため，直腸指診により発見されることもある。
- がんの悪性度の指標としてグリソン分類があり，病理学的病期や予後とよく相関する。
- 血清 PSA の測定は，スクリーニング検査としては議論の余地があるが，前立腺癌の再発・進展のモニタリングにおいては，明らかに有用である。
- 前立腺癌はアンドロゲン依存性であるため，放射線照射の有無に問わず，外科手術または薬物による去勢，および放射線療法にて治療される。

膀　胱
- 膀胱の非腫瘍性疾患には憩室炎や感染症（膀胱炎）などがある。
- 膀胱の炎症性病変には，細菌性膀胱炎，出血性膀胱炎，間質性膀胱炎，マラコプラスキアがある。
- 膀胱癌の大部分（米国では 95～97％）は尿路上皮癌である。扁平上皮癌は，尿路ビルハルツ住血吸虫症の流行域で発生率が高い。
- 膀胱癌のリスク因子には，喫煙，さまざまな職業性の発がん物質への曝露，シクロホスファミドや放射線治療歴などがある。
- 浸潤性尿路上皮癌には 2 つの異なる前がん病変があり，それらは非浸潤性乳頭状腫瘍と上皮内癌である。
    - 非浸潤性乳頭状腫瘍には，乳頭腫，悪性度の低い乳頭状尿路上皮新生物（PUNLMP），低悪性度乳頭状尿路上皮癌，および高悪性度乳頭状尿路上皮癌が含まれる。乳頭状腫瘍は，成長因子受容体経路を介したシグナル伝達を増加させる機能獲得型変異（例：FGFR3 の増幅）を有する。病変の進行はまれであり（約 20％），TP53 変異と関連している。
    - 上皮内癌は筋浸潤癌になる可能性が高く，p53 と RB の機能を損ねる突然変異が発がんの初期に起こる。

性感染症
梅　毒
- 梅毒はトレポネーマ・パリダムによる性行為感染症であり，3 つの病期がある。
    - 第 1 期には外陰部に下疳とよばれる無痛性病変を生じ，所属リンパ節が腫大する。
    - 第 2 期では全身性リンパ節腫脹と粘膜皮膚病変（バラ疹，扁平コンジローマ）を認める。第 1 期および第 2 期病変には細菌が存在するため，感

- 染を伝播する可能性がある。
  - 第3期には大動脈炎や動脈弁閉鎖不全症，脳，脊髄，髄膜を含む神経病変，ゴム腫とよばれる肉芽腫を形成する。病変部には通常トレポネーマは存在しない。
- 先天性梅毒は，主に第1期，第2期梅毒の母から子へ，子宮内あるいは出産時の産道を介して感染する。死産の原因となり，肝臓，脾臓，肺，骨に組織傷害を起こすことがある。
- 梅毒病変の特徴は増殖性動脈内膜炎と形質細胞優位の炎症細胞浸潤である。ゴム腫では中心部に壊死があり，周囲にリンパ球・形質細胞浸潤，活性化マクロファージ，線維化を認める。
- 診断の主軸は血清学的検査である。非トレポネーマ性抗体検査(VDRLとRPR)【訳注：日本ではSTS法とよばれ，ワッセルマン法や緒方法，ガラス板法が一般的】は通常，病初期に陽性となるが，病期の進行とともに陰転化する。トレポネーマ特異的抗体検査(TPHA)は第1期梅毒後に陽性となり，それ以降持続的に陽性を示す。

淋病
- 淋病は泌尿生殖器系にみられる性行為感染症のうちでも一般的な疾患である。通常の補体系免疫反応を有していれば全身への播種は防げる。
- 淋病は排尿困難と乳白色の膿性尿道排泄を呈するが，多くの症例，特に女性では無症状であることも多い。
- 女性において治療されない場合，骨盤内炎症性疾患を引き起こし，不妊症や子宮外妊娠の原因となる。
- クラミジア・トラコマティス C. trachomatis，感染の併発が多くみられる。
- 淋病は妊娠母体から経産道的に新生児へと感染する。
- 診断は，培養やPCR法にて行われている。

非淋菌性尿道炎および頸管炎
- 非淋菌性尿道炎・子宮頸管炎は最も頻度の高い性行為感染症であり，起炎菌はクラミジア・トラコマティスが最多で，トリコモナス・バジナリス，マイコプラズマ・ゲニタリウム，ウレアプラズマ・ウレアリティクムなどもある。
- クラミジア・トラコマティスはグラム陰性菌であり，細胞内に寄生し，その臨床症状は男性でも女性でも，淋菌と区別できない。診断は尿検体や腟拭い液を用い，感度の高いPCR法によりなされる。
- クラミジア・トラコマティス感染では，関節炎，結膜炎，全身性粘膜皮膚病変を生じることがある。

性病性リンパ肉芽腫症，軟性下疳
- 性病性リンパ肉芽腫症は，クラミジア・トラコマティスの一部の菌種によって引き起こされ，非淋菌性尿道炎を起こす菌種とは異なる。尿道炎，外陰部の潰瘍性病変とリンパ節腫脹を主病変とし，直腸に波及することもある。病変は急性および慢性炎症を示し，線維化によりリンパ浮腫と直腸狭窄をきたす。PCR法や血清学的検査によって診断される。
- 軟性下疳はヘモフィルス・デュクレイを起炎菌とし，外陰部に有痛性潰瘍を形成する。鼠径リンパ節病変が多くの症例でみられ，リンパ節腫脹とともに周囲皮膚潰瘍を形成する。潰瘍底では表層側に壊死と好中球浸潤があり，その深部では炎症性肉芽組織とリンパ球浸潤を認める。培養やPCR法により診断可能である。

性器ヘルペスとヒトパピローマウイルス感染症
- 主としてHSV 2型が性器ヘルペスの原因であるが，HSV 1型によることもある。初回感染患者では無症状あるいは外陰部の粘膜や皮膚に有痛性水疱を生じ，痛みを伴う所属リンパ節の腫脹がみられる。再発病変は一般に初回感染時よりも痛みは少なく，病変は局所性である。
- 組織学的には，HSV感染症の水疱内には壊死物と融合性の多核巨細胞が含まれる。巨細胞の核内には紫色の封入体(コードリーA型)を認め，これは抗HSV免疫染色で陽性像を示す。
- 新生児ヘルペス感染症は性器ヘルペス母体から感染し，致死的なこともある。罹患児には脳炎を含む全身性ヘルペス感染症を生じることがあり，致死率も高い。
- HPVは生殖器粘膜に感染し，非腫瘍性病変(尖圭コンジローマ)，前がん病変(例：子宮頸部上皮内癌)，そして子宮頸部および陰茎の浸潤性扁平上皮癌など，性器粘膜の多くの増殖性病変を引き起こす。HPVワクチンはこれらの病変を予防する。

臨床検査

検査	参考値	病態生理／臨床的関連
血清中αフェトプロテイン（AFP）	＜ 8.4 ng/mL	AFPは胚性肝細胞および胎児卵黄嚢細胞に発現する糖タンパク質である。出生後に産生量は低下するが，特定の腫瘍患者で上昇する。血清AFP値は，肝細胞癌患者の90％および卵巣および精巣の特定の胚細胞腫瘍（例：卵黄嚢腫瘍，胎児性癌，卵黄嚢腫瘍成分を含む混合性胚細胞腫瘍）患者で上昇する。AFPは，開放性神経管欠損症（例：無脳症，二分脊椎）の母体血中でも上昇する。
血清中ヒト絨毛性ゴナドトロピン（hCG）	男性および妊娠していない女性：＜ 5 mIU/mL 妊娠中は変動する	hCGはαサブユニットとβサブユニットからなるホルモンである。αサブユニットはFSH，LH，TSHと同じであるため，ほとんどの検査では感度を上げるためにβサブユニットを測定・評価する。妊娠第1期には，胎盤の栄養膜合胞体細胞で合成されたhCGは，黄体からのプロゲステロンの分泌を促す。その後，胎盤からプロゲステロンが分泌されるようになり，hCGレベルは低下する。hCGは，絨毛癌，栄養膜合胞体細胞を伴うセミノーマ／非セミノーマ性腫瘍，卵巣胚細胞腫瘍，および妊娠性絨毛性疾患などで分泌されることがある。hCGは，診断および疾患モニタリングのための腫瘍マーカーとして臨床的に有用である。
非トレポネーマ梅毒検査（梅毒血清反応[RPR]，性感染症研究室[VDRL]，血清／脳脊髄液[CSF]）。	無反応	VDRLとRPRは非トレポネーマ性の血清学的検査で，梅毒の原因菌であるトレポネーマによって傷害された細胞から放出されるリポタンパク質／カルジオリピン抗原に対する抗体を測定したものである。力価は時間の経過や治療後に低下するため，これらの検査は第1期，第2期梅毒の診断やこの時期における治療に対する反応の追跡において最も有用である。両検査とも，抗体は，下疳の発生から数週間以内，感染成立後約4〜6週間から検出可能となる。異なる非トレポネーマ検査間の力価は比較できないので，治療に対する反応の評価においては，同一の検査を使用すべきである。抗体は梅毒に特異的ではないため，確認のためにはトレポネーマ検査（例：T. pallidum IgG/IgM抗体検査）が必要である。全身性エリテマトーデス（SLE）では，リポタンパク質／カルジオリピン抗原に対する自己抗体の形成により，生物学的偽陽性がみられることがある。VDRLは神経梅毒の診断に有用であるが，偽陰性率が高いため，陽性結果のみが有用である。
血清中前立腺特異抗原（PSA）	総PSA値 0〜4 ng/mL	PSAは前立腺上皮から産生されるタンパク質であり，前立腺癌の診断，病期分類，治療モニタリングにおける腫瘍マーカーとして使用される。ただし，PSAはがんに特異的なものではない：PSAの上昇は，前立腺炎，前立腺肥大症，手術後や射精後にもみられる。したがって，前立腺癌の確定診断には，生検による病理学的診断が必要である。PSA検査は，治療後の再発のモニタリングに最も有用である。
血清中トレポネーマ・パリダム IgG/IgM抗体	無反応	T. pallidumに対するIgGおよびIgM抗体の検査は，梅毒の原因菌に対する特異的な検査である。この検査は特に第3期梅毒や潜伏期梅毒の診断に有用である。しかし，これらの抗体は感染後にも持続的に検出され，治癒後にも抗体陽性となる。したがって，非トレポネーマ性のRPR検査やVDRL検査などを用いることで，感染がどの程度最近のものか，患者が適切な治療を受けているかどうかを把握することができる。

[a] この表の編集におけるシカゴ大学病理学部のGladell Paner博士の支援に深く感謝する。
参考値は Mayo Foundation for Medical Education and Research の許可を得て https://www.mayocliniclabs.com/ から引用。無断転載を禁ずる。
Deyrup AT, D'Ambrosio D, Muir J, et al. Essential Laboratory Tests for Medical Education. Acad Pathol. doi:10.1016/j.acpath.2022.100046. より引用。

女性生殖器と乳腺

第17章

Female Genital System and Breast

外陰部

外陰部 vulva は女性の外生殖器であり，有毛な皮膚を有する外陰唇と，粘膜によって覆われた小陰唇よりなる。外陰部に生じる疾患で最も頻度が高いのは炎症性の疾患であり，これらは重篤性というよりは不快感が問題となることが多い。外陰部の悪性腫瘍は生命を脅かしかねないが，発生頻度は低い。

外陰炎

外陰部炎の最も一般的な原因は外因性刺激に対する反応性の炎症であり，アレルゲンや刺激物によることがある。強いかゆみによる掻破による外傷は，しばしば状態を悪化させる。

アレルギー性皮膚炎と接触性皮膚炎は，ローションや石鹸，消毒薬，衣類の化学処理などの添加物に反応して起こることがある。これらは，境界明瞭な紅斑性の滲出性および結痂性の丘疹や斑点として現れる。高齢者では尿が接触皮膚炎の原因となる場合がある。

外陰炎 vulvitis は，感染症，特に性行為感染症によっても起こることがある。最も重要な病原体には，**ヒトパピローマウイルス（HPV）**が含まれる。これは尖圭コンジローマ，**外陰部上皮内新生物（VIN）**，および一部の外陰部扁平上皮癌の原因となる。単純ヘルペスウイルス（HSV-1 または HSV-2）も挙げられ，性器ヘルペスの原因となる。**淋菌（ニューセリア・ゴナレア** *Neisseria gonorrhoeae*）は外陰部膿瘍性感染の原因となる。**トレポネーマ・パリダム** *Treponema pallidum* も外陰部接触部位の初期潰瘍を引き起こす。**カンジダ** *Candida* も外陰炎の原因の1つだが，性行為感染症ではない。

外陰炎の重要な合併症の1つは，バルトリン腺の導管の閉塞である。導管が閉塞されることで，有痛性のバルトリン腺の拡張（**バルトリン腺嚢胞** Bartholin cyst）と膿瘍形成が起こりうる。

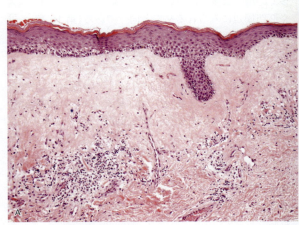 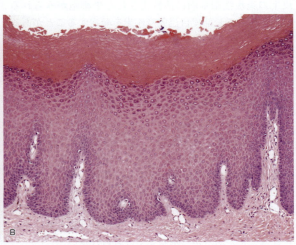

図17.1　外陰上皮の非腫瘍性疾患
A：硬化性苔癬：表皮の著しい菲薄化，真皮表層の線維化，真皮深層の慢性炎症細胞浸潤を認める。B：表皮の肥厚と過角化を認める。

謝辞：ニューヨーク州ニューヨーク市の Memorial Sloan Kettering Cancer Center 病理部の Lora Hedrick Ellenson 博士，マサチューセッツ州ボストンの Harvard Medical School の Brigham and Women's Hospital 病理部の Susan C. Lester 博士による本書の旧版における本章への貢献に深謝する。本版でも Lester 博士に賛助していただき感謝する。

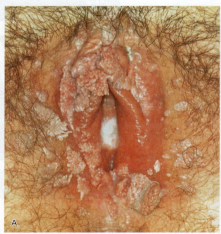
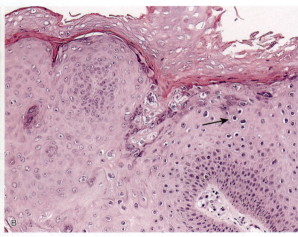

図17.2 A：多数の外陰部のコンジローマ。B：尖圭コンジローマの組織学的特徴には，扁平上皮肥厚，過角化，および核周囲のハロー（矢印）を伴う非定型の肥大した高色素性核を特徴とするヒトパピローマウイルスの細胞傷害効果（コイロサイトーシス異型）が含まれる。

非腫瘍性上皮性病変

硬化性苔癬

　硬化性苔癬 lichen sclerosus は，表皮の菲薄化，表皮突起の消失，均一で細胞成分に乏しい真皮の線維化した領域，および帯状の単核細胞浸潤（図 17.1A）を特徴とする。臨床的には，なめらかな白色の斑点（白斑 leukoplakia）または丘疹が出現し，経過とともに癒合することがある。外陰全体に及ぶと，大陰唇が萎縮，硬化し，膣口が狭窄する。硬化性苔癬は全年齢層に発生するが，多くは閉経後もしくは思春期前の女性である。病因は不明だが，表皮下の炎症性細胞内に活性化された T 細胞がみられることと患者の一部で自己免疫疾患を発症することがあることから，自己免疫疾患との関連が示唆されている。硬化性苔癬の女性では，外陰扁平上皮細胞癌のリスクがわずかに高くなるが，本疾患自体は前がん性病変ではない。

扁平上皮過形成

　以前は過形成性ジストロフィーや単純型慢性苔癬とよばれていた扁平上皮過形成は，掻痒感を緩和するために皮膚を擦ったり引っ掻いたりすることによって生じる非特異的な状態である。臨床的には白斑として現れ，組織学的検査では表皮の肥厚（アカントーシス）と過角化（図 17.1B）がみられる。時には真皮にリンパ球の浸潤がみられることもある。過形成した上皮には核分裂像がみられることがあるが，細胞異型はみられない。

　これに類似する白斑，もしくは白色局面は，乾癬や扁平苔癬（第 22 章）などのさまざまな良性皮膚疾患，また上皮内癌 in situ carcinoma，浸潤性扁平上皮癌などの悪性の外陰部疾患でもみられる。これらの肉眼的に類似した疾患を鑑別するためには，生検と顕微鏡による観察を行う必要がある。

腫　瘍

コンジローマ

　コンジローマ condyloma とは，2 種類の性器の疣贅状病変であり，ともに性行為感染症である。扁平コンジローマ condylomata lata は，今日ではあまりみられなくなったが，第 2 期梅毒で生じる扁平でわずかに隆起した病変である（第 16 章）。より頻度の高い尖圭コンジローマ condylomata acuminata は，主に低リスクの HPV 6 型および 11 型によって起こる。肛門，生殖器の表面のどこにでも生じ，乳頭状で明確に隆起しているか，平坦でざらついた形状をしており，単発のこともあるが多くの場合は多発性の病変として発生し，男性のペニスや肛門周辺にみられる病変と同一である（第 16 章）。外陰部では病変の大きさは直径数 mm〜数 cm の幅があり，赤紅色から紅褐色を呈する（図 17.2A）。組織学的には，乳頭状，外方状の間質を肥厚した重層扁平上皮が覆っており（e 図 17.1），特徴的なウイルス性細胞病理変化（コイロサイトーシス異型）として，肥大し，しわのある核，過染色質，および細胞質内の核周囲のハローがみられる（図 17.2B）。外陰部コンジローマはがんに進行することはない。しかしながら，扁平コンジローマを有する女性は，膣や子宮頸部の HPV 関連疾患にも罹患するリスクは高い。HPV ワクチン（後述）で，低リスク HPV 感染と尖圭コンジローマへの罹患を高い確率で防ぐことができる。

外陰癌

　外陰癌 carcinoma of the vulva は，女性の生殖器に生じるがんの約 3％を占めており，大半は 60 歳以上の女性に生じる。外陰癌の約 90％は扁平上皮癌であり，その他は主に腺癌と基底細胞癌である。

疫学，病因，組織学的観点から外陰部に生じる扁平上皮癌には2種類の異なるタイプがあると考えられている。頻度の低いタイプ（基底細胞癌と疣状癌）は高リスク型HPV（特にHPV 16型）の感染と関連しており，平均年齢60歳の女性で発症し，なかでも喫煙者に多くみられる。このタイプでは，がんの発生に先行して**外陰部上皮内腫瘍** vulvar intraepithelial neoplasia(VIN)とよばれる上皮内に生じる前がん病変がみられることが多い。VINはほとんどの患者において異型度を増しながら進行し，最終的に上皮内癌に転化する。浸潤癌に進行するリスクは，45歳以上の女性や免疫不全の女性で高くなる。VIN（外陰部上皮内腫瘍）のリスク要因は，同じHPV感染症であるため，子宮頸部扁平上皮内病変と同じである（後述参照）。

高齢女性（平均年齢75歳）の硬化性苔癬や扁平上皮形成が長期間続いている場合には，扁平上皮癌の第二の型（**角化型扁平上皮癌** keratinizing squamous cell carcinoma）が発生することがある。これはHPV関連ではない。このがんの前がん病変として外陰上皮内新生物があり，異常角化や基底層に限局した細胞異型がみられる。この病変の治療をしないとHPV陰性で高分化な角化型扁平上皮癌が発生する可能性がある。硬化性苔癬や扁平上皮過形成における慢性的な上皮刺激と，これに伴う細胞増殖によってがん遺伝子や腫瘍抑制遺伝子のドライバーミューテーションの獲得を促進することで悪性転化すると考えられる。

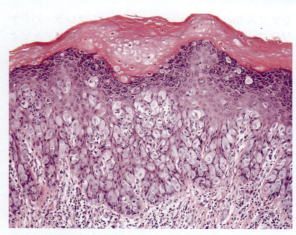

図17.3　外陰部パジェット病
淡明な細胞質をもつ大きな腫瘍細胞が表皮全体に散在している。真皮には慢性炎症細胞浸潤を認める。

形態学

外陰上皮内新生物(VIN)および早期の外陰癌は，通常，**白斑** leukoplakia として現れるが，およそ1/4の症例では，メラニンによって病変が色素沈着している。時間の経過とともに，白斑の領域は隆起性もしくは潰瘍性の腫瘍となる。HPV陽性の腫瘍はしばしば多発性で疣贅性であり，低分化の**扁平上皮癌** squamous cell carcinomas であることが多い。一方，HPV陰性の腫瘍は通常，単発で発症し，高分化な角化型扁平上皮癌である。

どちらのタイプの外陰癌も数年間は原発部位に限局するが，いずれも必ず浸潤や転移を起こし，多くの場合，所属リンパ節に転移する。血行性に肺や他の臓器に転移することもある。多くのがんと同様に，予後は腫瘍の進行期で異なり，また転移のリスクは浸潤の深さや腫瘍の大きさと相関する。

乳房外パジェット病

パジェット病 Paget disease は，表皮内に異型上皮細胞が増生する病態であり，外陰部または乳頭の皮膚に発生する（後述）。乳房パジェット病ではほとんどの場合，乳腺に乳管癌が存在するが，外陰部（乳腺外）のパジェット病では深部に腫瘍がある症例はわずかである。ほとんどの外陰部のパジェット病は，外陰部皮膚の導管内の多能性幹細胞から発生する。

パジェット病は，皮膚に痂皮のある鱗状の紅斑として出現し，皮膚炎様に見えることがある。組織学的には表皮内に淡色微細顆粒状の細胞質と時に核内封入体を有する異型上皮細胞が，孤在性もしくは数個ずつ認められる（図17.3）。

表皮内パジェット病は，浸潤や転移がない状態で数年〜数十年にわたって持続することがある。治療法としては広範囲切除が行われる。まれだが浸潤があれば予後は悪い。

膣

成人において，**膣** vagina が病変の原発部位となることはまれであり，隣接する臓器（例：子宮頸部，膀胱，直腸）から生じたがんや感染症による二次的な病変が多い。

膣の先天性奇形はまれで，膣の完全欠損，中隔膣や重複膣（中隔子宮頸部の合併が多いが，中隔子宮のときもある），胎生期のウォルフ管遺残物から生じる先天性外側性**ガルトナー管嚢胞** Gartner duct cyst などが挙げられる。

膣炎

感染による二次性膣炎は一般的で，通常は一過性であり，膣分泌物（白帯下）の原因となることが多い。感染因子には，細菌，真菌，寄生虫が含まれる。多くは正常な共生菌であり，糖尿病，全身抗生物質療法（正常な微生物叢を乱す），免疫不全，妊娠，または流産後などの際に病原菌となる。頻繁にみられる病原体には，**カンジダ・アルビカンス** Candida albicans，トリコモナス・バ

ジナリス Trichomonas vaginalis，ガードネレラ・バジナリス Gardnerella vaginalis がある。カンジダ・アルビカンスは約20％の女性で正常な膣内細菌叢の一部であり，症状を伴う感染例のほとんどで上記の素因の1つがみられるが，まれにより毒性の強い新規株による重複感染の場合がある。カンジダ膣炎は，濃厚な白色の分泌物を特徴とし，パパニコロウ染色検査で同定できる菌糸形態を含んでいる（e図17.2）。世界中で，**トリコモナス・バジナリス** *T.vaginalis* は最も一般的な非ウイルス性の性感染症である。感染はしばしば無症候性だが，大量の水様の灰緑色の分泌物を引き起こし，そのなかに寄生虫が顕微鏡検査で確認される（e図17.3）。ガードネレラ・バジナリスはグラム陰性の球桿菌で，**細菌性膣炎** bacterial vaginosis の主な原因とされる。患者は薄い悪臭のある分泌物を呈し，そのなかには「手がかり細胞」とよばれる，球桿菌で覆われた重層扁平上皮細胞がみられる。

悪性腫瘍

扁平上皮癌

膣癌は非常にまれであり，子宮頸部扁平上皮内病変に類似した前駆病変（後述参照）である膣上皮内腫瘍（VAIN）から発生する。膣原発癌のほぼすべては，高リスクHPV感染と関連する**扁平上皮癌** squamous cell carcinoma である。最大のリスク要因は，子宮頸部または外陰のがんの既往である。浸潤性腫瘍は最も頻繁に上部膣，特に外子宮口と接合する後壁にみられ，領域である腸骨リンパ節に転移する傾向がある。

胎児性横紋筋肉腫

ブドウ状肉腫ともよばれるこのまれな膣腫瘍は，悪性の胚性横紋筋芽細胞からなり，5歳未満の乳幼児に最も多くみられる。膀胱や胆管など他の部位にも発生することがある。他の軟部腫瘍については第19章で詳細に記載されている。

子宮頸部

子宮頸部 cervix の病変はほとんどが炎症性（頸管炎）である。一方で子宮頸部扁平上皮癌は，世界で最も多い女性のがんの1つである。

子宮頸管炎

子宮頸部の炎症はきわめてよくみられ，膿性の膣分泌物を伴う。子宮頸管炎は感染性のものと非感染性のものに分類されるが，もともと膣には連鎖球菌，ブドウ球菌，腸内球菌，**大腸菌** *Escherichia coli*，**カンジダ属菌** *Candida spp*，時にはそれ以外の好気性および嫌気性菌などからなる正常細菌叢が存在していることから，両者を区別することは困難である。

もっと重要な病原微生物は，**クラミジア菌** *Chlamydia trachomatis*，**ウレアプラズマ・ウレアリティクム** *Ureaplasma urealyticum*，**膣トリコモナス** *T. vaginalis*，**淋菌** *Neisseria gonorrhoeae*，**単純ヘルペスⅡ型**（性器ヘルペスの原因となる），いくつかのHPVである。これらの多くは性行為によって感染する。これらの病原体のなかで，クラミジア菌は最もよくみられるものであり，婦人科でみられる子宮頸管炎症例の40％で原因菌となっている。ヘルペス感染の頻度は低いが，母体の産道を介して新生児に感染し，時に致死的ともなる重篤な全身感染症を引き起こすこともあるため注意する必要がある。

子宮頸管炎は通常，検診もしくは白帯下によって気づかれることが多く，通常は淋菌やクラミジアにも有効な汎用抗生剤による治療が行われる。膣液の遺伝子検査でこれらの感染を証明する場合もあり，また**膣トリコモナス** *Trichomonas vaginalis* がみつかることもある。

子宮頸管ポリープ

子宮頸管ポリープ endocervical polyp は臨床的によくみられる子宮頸管内から外子宮口へ突出する良性病変である。有茎のわずかな"隆起"から，大きなポリープ状の塊まで大きさはさまざまである。組織学的には，粘液分泌性の子宮頸管腺で覆われた線維性の間質がみられ，しばしば炎症を伴っている。このポリープの問題点は，潰瘍形成などを伴うことで不規則な膣出血を引き起こし，悪性が疑われる可能性があることである。しかし，この病変が悪性化することはなく，捻除術や外科的切除術によって完治する。

子宮頸部腫瘍

子宮頸部に生じる腫瘍 neoplasia of the cervix のほとんどは上皮由来のもので，発がん性のある系統のヒトパピローマウイルス（HPV）が原因となって生じる。発生の過程で，子宮内頸部の粘液を産生する円柱上皮は子宮頸膣部を覆う扁平上皮と外子宮口において接合する。思春期が始まると扁平上皮と円柱上皮の接合部は外転し，円柱上皮が子宮頸膣部でみられるようになる。露出した円柱上皮は最終的に扁平上皮化生を起こし，**移行帯** transformation zone とよばれる部位ができる（図17.4）。

病態形成

子宮頸癌の発生において，高リスクHPVは最も重要な要因である。HPVはDNAウイルスであり，遺伝子型に基づいて高リスクおよび低リスクの発がん性に分類される。高リス

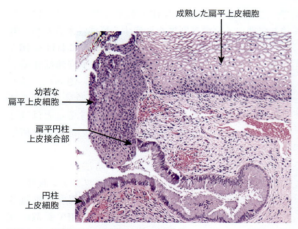

図17.4　正常子宮頸部移行帯の組織像
子宮頸部移行帯には，グリコーゲンに富む成熟した扁平上皮から，幼若な化生性の扁平上皮，頸管腺の円柱上皮へと移行がみられる。

クHPVは，膣，外陰部，陰茎，肛門，扁桃，および他の咽頭部位に発生する扁平上皮癌にも関与している。ほとんどのHPV感染は一過性であり，宿主の免疫応答によって数か月以内に排除される。感染の持続期間はHPVの型に関連しており，高リスクHPVの感染は低リスクHPVの感染よりも平均して排除に時間がかかる。持続感染は子宮頸部の前駆病変およびその後のがんの発生リスクを高める。**子宮頸部上皮内腫瘍(CIN)**および浸潤癌の発生における重要なリスク要因はHPV曝露に直接関連しており，初交年齢の若さ，多数の性パートナー，多くの性パートナーをもっていた性パートナー，および高リスクHPV株による持続感染などが含まれる。

HPVが発がん因子として作用する能力は，ウイルスのE6およびE7タンパク質に依存する。これらはそれぞれ，主要な腫瘍抑制タンパク質であるp53およびRBを阻害する。HPVは未熟な扁平上皮細胞に感染するが，ウイルスの複製は成熟した扁平上皮細胞で行われる。通常，成熟した細胞は細胞周期のG_1期で停止するが，HPV感染はこれを防ぎ，ウイルスゲノムの複製およびウイルス粒子の産生を行う。初期に発現するウイルスタンパク質のうち，E6およびE7ががん遺伝子である。E6はp53に結合してそれを破壊し，テロメラーゼの発現を上昇させる。一方，E7はRBタンパク質に結合することでRBが抱えていたE2F転写因子を解放し，細胞周期の進行が促進される(第6章)。

16型と18型という2種類の高リスク型HPVの感染が，CINや子宮頸癌発生の原因のおよそ70％を占める(図17.5)。一般的に高リスク型HPVは持続感染しやすく，持続感染は病変の進行のリスク因子の1つである。また，これらの高リスク型HPVは自分のDNAを宿主細胞のゲノムへ組み込む傾向もみられるが，これもがんへの進展に関係している。一方，低リスク型HPV(例：6型や11型)は，子宮頸部よりも外陰や膣におけるコンジローマの発生と関連しており，機能的に異なるもしくは活性の弱いタイプのE6とE7を発現し，ウイルスのDNAは宿主ゲノムに組み込まれず，遊離エピソームとして存在する。HPV感染は子宮頸癌と強く関連するが，

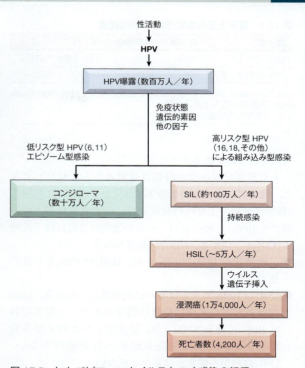

図17.5　ヒトパピローマウイルス(HPV)感染の転帰
がん化の進行には，ウイルスDNAの宿主細胞への組み込みと，それに加えて本文で述べたような遺伝子変異が生じることが関連している。SIL：扁平上皮内病変，HSIL：高度扁平上皮内病変

HPV単独では腫瘍発生のプロセスを推し進めることはできない。後述するように，HPVに感染した高度の前駆病変でも浸潤癌に進行しない場合がある。子宮頸部異形成が子宮頸癌へと進行するか否かには，免疫系や内分泌系の状態，他の性感染症との合併などのさまざまな因子がかかわってくる。ウイルス遺伝子の宿主ゲノムへの挿入は，2とおりの機序で悪性転化に関与していると考えられる。(1)HPVゲノムのなかでE6とE7を負に制御する遺伝子が遺伝子挿入によって常に破壊され，それらの遺伝子が高発現すること，(2)遺伝子挿入の部位は宿主ゲノムのなかでもがん遺伝子の近くに起こることがあり，その場合にこれらの宿主遺伝子の過剰発現も同時に起こることがある。

生殖可能年齢においては1種類もしくは複数のタイプのHPV(ヒトパピローマウイルス)への感染率が高いにもかかわらず，がんを発症する人は少ない。したがって，他の要因，例えば共発がん物質(例：喫煙)への曝露や宿主の免疫状態が，HPV感染が退縮するか，持続して最終的にがんに至るかに影響すると考えられる。

扁平上皮内病変(SIL,子宮頸部上皮内病変)

HPV関連発がんは，SILとよばれる前がん的上皮性変化から始まり，通常，浸潤癌がみつかる何年も，時には何十年も前に発生する。SILの発生のピークが30歳ごろであるのに対し，浸潤癌は45歳ごろと，ずれがある

表17.1 扁平上皮内病変（SIL）の自然経過

病変	消退	病態持続	進行
LSIL（CIN I）	60%	30%	10%（HSILへ進行）
HSIL（CIN II, III）	30%	60%	10%（がんへ進行）[a]

LSIL（low-grade SIL）：低悪性度扁平上皮内病変，HSIL（high-grade SIL）：高悪性度扁平上皮内病変
a 2～10年以内の進行

のはこのためである。

子宮頸部前駆病変の分類は時間とともに変化してきた。臨床的には疾患の生物学的態度を反映した二段階法（低悪性度扁平上皮内病変＝LSIL；高悪性度扁平上皮内病変＝HSIL）を用いるが，一部の治療の決定には三段階法（CIN I，CIN II，CIN III）も使われる。

- 二段階法のLSILはCIN Iに，HSILはCIN IIとIIIに相当する。
- LSILはHSILよりもはるかに高頻度にみられる。LSILのほとんどの症例は自然に退縮するが，一部の症例はHSILに進行する。LSILではウイルス粒子が多量に産生され，宿主細胞の増殖への影響は少ない。LSILは前がん病変とは見なされない。
- HSILは細胞増殖の促進，上皮の分化の停止，ウイルス粒子の産生の低下を特徴とする。HSILはがんへと進展するリスクの高い病変と考えられている。

HSILは前がん病変だが，ほとんどの場合，がんに進行せず，まれに退縮することもある。進行のリスク要因には喫煙や免疫抑制があり，後者は免疫監視が進行を防ぐ役割を果たしていると考えられる。HSILの大部分はLSILから進展するが，約20%のHSILは既存のLSILとは無関係に de novo に発生する。

HSILとLSILでは自然経過の違い（表17.1）があるので，これらを正確に診断することで最適な患者管理を行うことができる。子宮頸部前がん病変は肉眼的に病変がわかるよりもずっと前の段階で細胞診検査で検出できる。SILの早期発見の根拠となるのがパパニコロウ（Pap）検査であり，移行帯から採取した細胞を顕微鏡で検査する方法である。Pap検査はがんの早期発見法として歴史上最もうまく行った検査である。50年前，米国では子宮頸癌が女性のがん死亡原因の首位だったが，死亡率は75%減少し，現在ではがん死亡原因の13位となっている。一方で，Pap検査のスクリーニングが低い国々では子宮頸癌の発生率が高く，新規症例の85%以上が低・中所得国で診断されている。この格差は子宮頸癌の死亡率にもみられ，低・中所得国では年齢標準化死亡率が10万人当たり12.4に対し，高所得国では10万人当たり5.2である。

子宮頸部擦過物におけるHPV DNAの存在を検査することは，子宮頸癌スクリーニングの補完的な分子検査方法である。HPV検査は非常に高感度に高リスクHPV型を識別できる。この検査は30歳以上の女性に最も有用で，この年齢で高リスクHPV検査が陰性の患者は，今後5年間に子宮頸部腫瘍を発症する可能性がきわめて低い。30歳未満の女性の場合，この年齢層におけるHPVの感染率が高いため，HPV検査で今後子宮頸部腫瘍ができるかどうかを予測することは難しい。さらに，多くの女性は20代前半でHPV感染するが，通常，ウイルスは免疫系によって排除され，SILに進行することはほとんどない。SILへと進行する場合でもその過程には何年もかかるためである。

子宮頸癌のもう1つの重要な予防法は，高リスクHPV型に対するワクチン接種である。ワクチン接種は，11～12歳の男女および26歳までの若年男女に推奨される。男性のワクチン接種は，女性へのHPV拡散の役割や男性におけるHPV関連の肛門癌や咽頭癌の影響を考えると，非常に重要である。6，11，16，および18型に対する4価HPVワクチンや，最近導入された9価ワクチンは，HPV感染を予防するのに非常に効果的で，これらのHPVジェノタイプに関連する尖圭コンジローマや子宮頸癌の頻度を大幅に低減すると期待されている。ワクチンは最大10年間の保護効果を提供し，より長期的な追跡調査が進行中である。その有効性にもかかわらず，ワクチン接種を行えば定期的な子宮頸癌検診が不要となるわけではない。発がんのリスクのある女性の多くはすでに感染していることと，現在のワクチンでは多くの高リスクHPVに対応しているが，すべてではないためである。

形態学

図17.6はSILの3つの段階を表している。LSILは，扁平上皮の下部1/3に異形成変化，上皮表層に**コイロサイトーシス koilocytotic change** がみられることである。HSIL（CIN II）では，異形成は上皮の下部2/3にまで及び，基底層より上部で細胞や核の大小不同，核クロマチンの不均一性，核分裂像が認められるようになる。表層の細胞についてはある程度分化が保たれており，コイロサイトーシスを伴うものもある。HSIL（CIN III）では，上皮の成熟傾向のほぼ完全な消失，さらに顕著な細胞や核の大小不同，クロマチンの不均一性，細胞の配列の乱れ，異常核分裂像などがみられ，これらの変化は上皮のほぼ全層においてみられる。コイロサイトーシスは通常みられない。これらの組織学的特徴は図17.7で示されているような細胞形態と相関する。

臨床的特徴

SILは無症状であり，パパニコロウ塗抹細胞診による異常所見によって初めて臨床的な問題として浮上する。このような場合，コルポスコピーにより追加検査が行われる。その際には，病変や生検する周辺の部位をみやすくする目的で酢酸が使用される。生検によりLSILと診断された女性は，注意深く経過観察することで保存的に管理されるが，HSILと診断された場合は外科的に病変

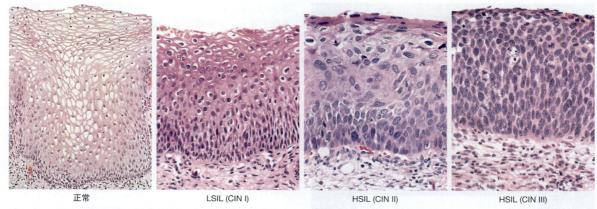

図17.6 子宮頸部扁平上皮内病変(SIL)のスペクトル
左端は比較のための正常扁平上皮。コイロサイトーシスを伴うLSIL，進行した異型細胞が上皮全層にみられるHSIL，異型細胞が広く行きわたり，成熟傾向を損失したHSIL(上皮内癌)(右端)。

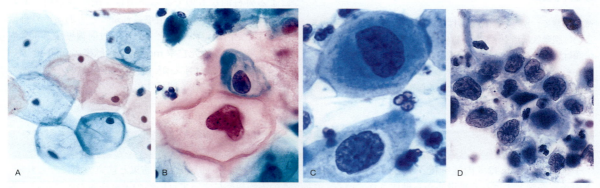

図17.7 パパニコロウ染色での扁平上皮内病変(SIL)の細胞の特徴
表層の扁平上皮細胞は赤色か青色に染まる。A：剥離された正常の表層扁平上皮細胞。B：低悪性度扁平上皮内病変(LSIL)。C，D：両方とも高悪性度扁平上皮内病変(HSIL)。注目すべきことは，病変が高度になるにつれて細胞質が減少し，N/C比が上昇することである。これは病変が進むにつれ，これらの細胞が剥離された病変の表層における細胞分化傾向が失われていくことを反映している(図17.6)。(Dr. Edmund S. Cibas, Brigham and Women's Hospital, Boston, Massachusetts. の厚意による)

部を切除(円錐切除術)することで治療される。HSILと診断された女性は，生涯にわたりパパニコロウ塗抹細胞診や臨床検査で追跡検査を受け続けていくことが必須である。なぜなら，このような女性はHPV感染に関連する子宮頸癌，外陰癌，膣癌を発症するリスクが持続するためである。

浸潤性子宮頸癌

子宮頸癌で最も頻度の高い組織型は扁平上皮癌であり(80%)，次いで腺癌と腺扁平上皮癌(15%)，神経内分泌系の小細胞癌(5%未満)である。興味深いことに，この数十年で腺癌の相対的な割合が増加してきている。その理由としては，浸潤性扁平上皮癌が減少していることと，腺上皮の病変は扁平上皮の病変に比べ，がん化する前の段階においてパパニコロウ塗抹細胞診で同定することが難しいことが挙げられる。

扁平上皮癌の発生件数のピークは約45歳であり，これは前駆病変であるSILが発見されて約10〜15年経過した後である。すでに述べたように，SILが浸潤癌に進行するかどうかはさまざまであることから予測ができず，進行するためにはHPV感染だけでなく，がん抑制遺伝子やがん遺伝子に変異が生じることが必要である。進行のリスク因子となるものには，喫煙，HIV感染などがあり，後者は免疫系がSILの進行を妨げる役割を有することを示唆している。リスク因子(前述)の有無は，ある患者がSILからがんに進行するリスクを予想するために役立つ可能性があるが，実際に病変の進行を監視するためには，検診を頻繁に行い，疑いのある病変を生検するしか確実な方法はない。

形態学

浸潤性子宮頸癌は移行帯 transformation zone から発生し，顕微鏡的に間質への浸潤がみられる病巣から，肉眼的に顕著な外方向性増殖を示す腫瘍(図17.8)までさまざまである。顕

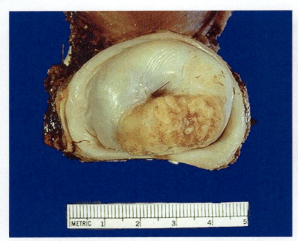

図17.8　子宮頸癌（全周性，浸潤性，外方性発育を伴う）を認める外子宮口

態学的に似ている。がんが子宮頸部を取り囲むように間質に浸潤すると，子宮頸部は"樽状頸部 barrel cervix"となり，触診で同定することができる。子宮傍結合組織に浸潤すると，子宮は骨盤に固定される。骨盤リンパ節への転移は浸潤の深さと脈管侵襲所見と相関している。深さ3mm以下の病変では転移率は1%以下であるが，深達度が3mmを超えると10%以上に骨盤リンパ節転移がみられる。

微鏡観察で，浸潤性腫瘍はしばしば扁平上皮癌細胞が舌状あるいは胞巣状構造を形成し，線維性の間質応答を伴っている。分類は扁平上皮への分化の程度に基づいており，最低限の分化からケラチン真珠を呈するような高分化のものまである。まれな神経内分泌系への分化を示す腫瘍は肺の小細胞癌に形

臨床的特徴

浸潤性子宮頸癌の発症例の多くは，一度もパパニコロウ塗抹細胞診を受けたことがないか，または以前の細胞診から何年も経過した女性に発症したものである。そのような場合では，不正性器出血，白色帯下，性行為における疼痛，排尿障害などを自覚症状として医療機関を訪問することが多い。治療は子宮摘出術とリンパ節郭清術による外科的なものである。小さな微小浸潤癌であれば，円錐切除術によって治療されることもある。外科治療だけで完治が望めないときには，放射線療法と化学療法も効果がある。**死亡率 mortality** は腫瘍の病期（ステージ）に最も強く関係するが，神経内分泌系の小細胞癌の場合は細胞の型に強く関係する。

子宮体部

子宮体部 uterus は，内腔を覆う子宮内膜と，その直下の子宮筋層とよばれる平滑筋から構成されている。ここでは特に頻度が高く重要な疾患のみを扱うことにする。

子宮内膜炎

子宮内膜の炎症は，好中球かリンパ球のどちらの炎症性細胞浸潤が多いかによって，急性または慢性に分類される。急性子宮内膜炎はまれであり，出産後や流産後に発生する細菌感染のみである。慢性子宮内膜炎の診断は，健康な子宮内膜においてもリンパ球が存在するため，形質細胞浸潤を評価する。結核は肉芽腫性子宮内膜炎を引き起こし，結核性卵管炎や腹膜炎も合併することが多い。

子宮内膜炎 endometritis は骨盤内感染症の一部であり，しばしば淋菌 N. gonorrhoeae やクラミジア菌 C. trachomatis 感染による。米国では，結核性子宮内膜炎は免疫不全の場合のみでみられるが，結核の流行国ではより一般的であり，他国から来た移民の骨盤内感染症の鑑別診断とするべきである。どの子宮内膜炎においても症状は，発熱，腹痛，月経異常と共通している。

腺筋症

腺筋症 adenomyosis は，子宮内膜が子宮筋層内にみられるものである。子宮内膜の間質と腺のどちらか，あるいは両方が，筋層深部の筋束と筋束の間にみられる。この内膜組織によって反応性の子宮筋層の肥厚が起こるため，しばしば子宮壁が肥厚した子宮の肥大化や球形化をもたらす。進行した腺筋症では，**月経過多 menorrhagia** や**月経困難 dysmenorrhea**，月経開始前の骨盤痛を呈することもある。また，腺筋症は子宮内膜症と合併することもある。

子宮内膜症

子宮内膜症 endometriosis の特徴は，子宮内膜腺と間質が子宮以外でみられることである。子宮内膜症は，妊娠可能年齢の女性の10%で起こる。また，不妊症の女性の約半数でこの疾患が起こっている。子宮内膜症は多巣性であることが多く，骨盤内組織（卵巣，ダグラス窩，子宮靱帯，卵管，直腸膣中隔）に病巣がみられる。頻度は低いが，骨盤内組織より遠位の腹膜腔や臍周囲もしくは腹腔鏡手術の瘢痕にみられることもある。子宮内膜症には，表在性腹膜子宮内膜症，卵巣子宮内膜症，深部浸潤性子宮内膜症の3種類がある。悪性転化のリスクは主に深部浸潤性子宮内膜症に限られている。

病態形成

子宮内膜症の病因はいまだに明確ではない。提唱されている起源は大きく2つのカテゴリーに分かれる：(1)子宮内膜の細胞が起源であるとする説と(2)子宮外の細胞を起源とし，

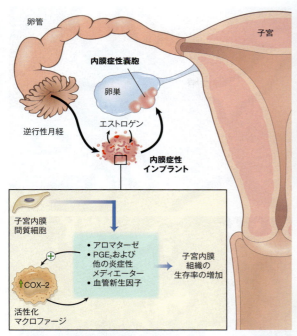

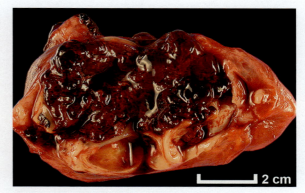

図17.10　卵巣子宮内膜症
卵巣を切開すると巨大な子宮内膜症性嚢胞があり，なかは変性した血液で満たされている〔チョコレート嚢胞（chocolate cyst）〕。（Nucci MR, Parra–Herran C: Gynecologic Pathology: A Volume in Foundations in Diagnostic Pathology Series, ed 2, Fig. 13.25, Philadelphia, 2021, Elsevier. より引用）

図17.9　子宮内膜症の病態。描かれているのは，子宮内膜症性インプラントの形成と維持に関与すると考えられている，子宮内膜症性インプラントで発現する因子と活性化マクロファージとの相互作用である。COX2：Cyclooxygenase 2；PGE_2：prostaglandin E_2

これらの細胞が子宮内膜組織を作ることができるという説である。主要な説は次の通りである：

- **逆流説**：子宮内膜組織が月経血の逆流によって卵管の開口部を通って異所性の部位に植え付けられるという仮説。
- **良性転移説 benign metastasis**：子宮内膜組織が，血管やリンパ管を介して遠隔部位（例：骨，肺，脳など）に「広がる」という説。
- **化生説 metaplastic theory**：腹膜上皮（骨盤内や腹腔内の中皮）は胚の発生過程ではミュラー管および最終的には子宮内膜へと分化するので，異所性子宮内膜組織が腹膜上皮から直接生じるのであろうという説。中腎管の遺残組織から生じるとの説もある。
- **子宮外幹・前駆細胞説 extrauterine stem/progenitor**：血液中の骨髄由来の幹・前駆細胞が内膜組織に分化するという説である。

近年の研究によると，移植された子宮内膜組織は異所性であるだけでなく，子宮内膜とは異なる特性がある（図17.9）。子宮内膜症組織では，プロスタグランジン E_2，血管内皮増殖因子（VEGF），マトリックスメタロプロテアーゼ（MMP）などの炎症性および血管新生因子のレベルが上昇しており，その一部は内膜組織に誘導されたマクロファージによって放出されている。子宮内膜症の間質細胞が高レベルのアロマターゼを産生するため，アンドロゲンからのエストロゲンの局所的な産生量が増加する。

形態学

子宮内膜症は通常，**機能性の子宮内膜 functioning endometrium** からなるため，周期的な出血を起こす。異常部位に血液がたまるため，病変部の漿膜表面もしくは直下に微小なものから直径1〜2 cmに及ぶものまでの肉眼的に赤褐色の結節もしくは点状物がみられる。病変が広範囲に及ぶ場合，器質化した血腫によって，卵管，卵巣，および他の構造物の間に広範な線維性癒着が引き起こされ，ダグラス窩が閉塞する。卵巣では繰り返す出血によって生成された茶色の液体で満たされた大きな嚢胞性腫瘍（直径3〜5 cm）がみられることがある。これらは**チョコレート嚢胞 chocolate cyst**または**子宮内膜嚢胞 endometriomas**とよばれる（図17.10）。子宮内膜腺と間質が子宮内膜以外の部位にみられることで診断する。

臨床的特徴

臨床的な徴候と症状には，子宮内出血と子宮周囲粘着症による激しい月経痛，性交痛，骨盤痛がある。月経不順は多くみられ，不妊は患者の30〜40%にみられる重要な問題である。有効な治療法には，COX–2阻害薬とアロマターゼ阻害薬が含まれる。まれに子宮内膜症組織内で悪性腫瘍が発生することがある。

異常子宮出血

性器からの異常な出血が最も多い。例えば，月経過多（月経期におけるおびただしい量の出血や，出血期間の延長），**不正子宮出血 metrorrhagia**（月経と月経の間の不規則な出血），排卵時および閉経後の出血である。これらの症状の原因としては，**不正子宮出血 dysfunctional uterine bleeding**，子宮内膜ポリープ，平滑筋腫，子宮内膜増殖症，子宮内膜癌の頻度が高い。

子宮の異常出血の原因は女性の年齢に左右される（表17.2）。子宮に器質的病変がないにもかかわらず，異常な出血をきたすことを不正子宮出血という。不正出

表17.2　不正子宮出血の年齢別原因

年　齢	原　因
思春期 （初経）前	思春期早発症（視床下部性，脳下垂体性，卵巣性）
青春期	無排卵性周期，血液凝固障害
妊娠可能 年齢	妊娠合併症（流産，栄養膜疾患，子宮外妊娠）
	解剖学的病変（平滑筋腫，腺筋症，ポリープ，子宮内膜増殖症，がん）
	不正子宮出血 　無排卵性周期 　機能性排卵性出血（黄体不全など）
閉経前後	不正子宮出血 　無排卵性周期
	解剖学的病変（がん，子宮内膜増殖症，ポリープ）
閉経後	解剖学的病変（がん，子宮内膜増殖症，ポリープ） 子宮内膜の萎縮

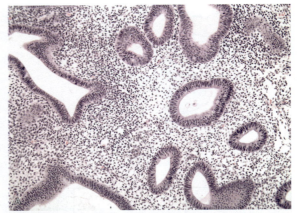

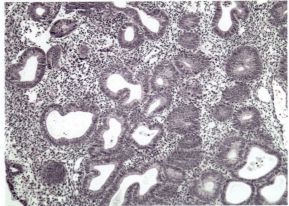

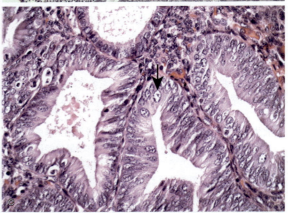

血の原因として最も多いのは無排卵である。**無排卵性周期 anovulatory cycles** はホルモンバランスの崩れによって起こり，思春期あるいは閉経前後に多く，視床下部－下垂体－卵巣の連携不全による。

- **内分泌系の異常 endocrine disorder**，例えば，プロラクチンを分泌する下垂体腫瘍であればゴナドトロピン放出ホルモン（GnRH）の分泌を妨げ，結果として**黄体形成ホルモン（LH）**と**卵胞刺激ホルモン（FSH）**のレベルを低下させる。
- **卵巣疾患 ovarian lesion**，例えば，顆粒膜細胞腫などの機能性卵巣腫瘍や，多嚢胞性卵巣症候群などである（後述）。
- **全身の代謝異常 generalized metabolic disturbances**，例えば，肥満，低栄養，または慢性の全身性疾患である。

不正子宮出血は黄体機能不全，すなわち黄体のプロゲステロン産生能の不足による黄体期の短縮によって起こる場合もある。

子宮内膜および子宮筋層の増殖性病変

子宮体部の腫瘍で最も頻度が高いのは，子宮内膜増殖症，子宮内膜癌，子宮内膜ポリープおよび平滑筋の腫瘍である。これらの疾患はいずれも不正子宮出血で発症する傾向がある。

子宮内膜増殖症

プロゲスチンに比べてエストロゲンが過剰に存在する場合，それが高度もしくは長期間に及ぶと，過剰な子宮内膜増殖（増殖症）を誘発する可能性がある。これは，子宮内膜癌の重要な前駆症状である。エストロゲン過剰の一般的な原因は肥満であり，脂肪組織がステロイド前駆体をエストロゲンに変換するためである。エストロゲン過剰の他の原因には，プロゲスチンを相殺しないでエス

図17.11　子宮内膜増殖症
A：無排卵性または「異常」な子宮内膜で，拡張した腺がみられる。B: 異型性のある過形成で，腺の密集や細胞の異型性がみられる。C: 異型性過形成の高倍率像で，丸みを帯びた小胞状の核と顕著な核小体がみられる（矢印）。

トロゲン系ステロイドを長期間投与することや，卵巣のエストロゲンを産生する病変（多嚢胞性卵巣症候群や卵巣の顆粒－線維腫細胞腫など）が含まれる。

子宮内膜増殖症は，異型のない増殖症と異型増殖症の2つに分けられる。異型のない増殖症は，さまざまな組織像を示すことがあるが，基本的な特徴は腺管が間質に比して増加することである（図17.11A）。異型増殖症は，

核異型と腺管の複雑なパターンを呈する（図 17.11B, C）。異型子宮内膜増殖症にはがん遺伝子変異，特に**腫瘍抑制遺伝子** tumor suppressor gene である *PTEN* の変異がみられることが近年明らかとなっており，これは子宮内膜癌と共通している。このため，異型子宮内膜増殖症はがんの前駆病変と見なされ，**子宮内膜上皮内新生物** endometrial intraepithelial neoplasia（EIN）とよばれることとなった。したがって検体中に異型増殖症がみつかった場合には浸潤癌の存在を除外するために精査する必要がある。妊孕性を望まない患者には子宮全摘術が行われるが，若い患者では，子宮を温存するために高用量のプロゲスチン療法が試みられることがある。一方で異型のない増殖症は，子宮内膜癌への進展のリスクが低い（1〜3% の間）とされる。

子宮内膜癌

高所得国では，子宮内膜癌が女性の生殖器系で最も頻繁に発生するがんである。子宮内膜癌は組織学的および病因的に大きく2つに分類される：類内膜癌と漿液性癌である。他にも，明細胞癌や混合型ミュラー腫（がん肉腫）などがあるが，まれなのでここでは詳しく述べない。

病態形成

子宮内膜癌のうち，類内膜癌は，閉経周辺期の女性における子宮内膜過形成の状況でエストロゲン過剰に関連して発生するが，漿液性癌は高齢の閉経後の萎縮した子宮内膜で発生する。**類内膜型** endometrioid type は子宮内膜癌の 80% を占めている。ほとんどのケースでは分化が良好で，増殖期の子宮内膜腺を模倣するため，この名前がつけられている。これらは通常，異型を伴う子宮内膜過形成の状況で発生し，したがってエストロゲン過剰を引き起こす状態（例：肥満，エストロゲン分泌卵巣腫瘍，および外因性エストロゲンへの曝露）と関連する。

ミスマッチ修復遺伝子とがん抑制遺伝子である *PTEN* の変異が，類内膜癌の段階的発がんの初期変化の1つである。**カウデン（コーデン）症候群** Cowden's syndrome とは，生殖細胞系の *PTEN* の変異をもつ女性のことで，類内膜癌のリスク因子の1つである。*TP53* 変異も生じるが，比較的珍しく，類内膜癌の発がんの後期の段階で生じると考えられている。

漿液性 serous type の内膜癌は，頻度は低いものの悪性度ははるかに高い。内膜癌の約 15% を占め，過剰エストロゲンや子宮内膜増殖症との関連はない。DNAミスマッチ修復遺伝子や *PTEN* に変異があることはまれであるが，漿液性腺癌のほとんどで *TP53* がん抑制遺伝子に変異がある。漿液性癌の先行病変として *TP53* の変異がしばしばみられる**漿液性内膜上皮内癌** serous endometrial intraepithelial carcinoma（SEIC）があり，この変異が発がんの初期過程に関与していることが示唆される。この形態の子宮内膜癌の発達において，変異した p53 機能の中心的な役割が示され，卵巣浸潤性上皮癌と顕著な形態学的および生物学的重複性が示されている。

形態学

類内膜癌は，正常な子宮内膜によく似ており，外方性か浸潤性に増殖する（図 17.12A，図 17.12B）。組織型はさまざまであり，粘液産生型，卵管型（線毛上皮型），扁平上皮型（しばしば腺扁平上皮型）などがある。類内膜癌は子宮内膜から発生し，筋層に浸潤して脈管内に浸潤し（リンパ管や静脈への侵襲），所属リンパ節へ転移することもある。類内膜癌は，分化度に基づく悪性度分類（グレード1〜3）がなされている。

漿液性癌 serous carcinoma は，類内膜癌にみられるような腺管構造を形成することもあるが，小さな房状分岐や乳頭構造を形成することが多く，いずれにせよ著しい細胞異型を示す。漿液性癌は非常に悪性度が高いため，文字どおり高悪性度に分類される。免疫組織化学によって漿液性癌の p53 は強く染まることが明らかとなり（図 17.12C，D），*TP53* の変異との関連が明らかとなった（変異型 p53 は細胞内に多量に蓄積するため免疫染色で比較的容易に検出できる）。

臨床的特徴

子宮内膜癌の初期症状は著しい黄白色の**帯下** leukorrhea と異常出血であり，閉経後の女性によくみられる。がんが進行するにしたがって子宮は触知可能なほどに大きくなり，また，がんが子宮外へと進展していくことで子宮は周囲の組織と癒着する。子宮内膜癌は一般的に転移しにくいが，放置されれば必ず所属リンパ節へ，さらには遠隔臓器への転移が起こる。治療されれば，ステージIの子宮内膜癌の5年生存率は 90% であるが，進行すると生存率は急激に下がる。漿液性癌の予後は，手術後の進行期分類に依存している。悪性度が高いため，高ステージの場合が多く，その場合は予後不良である。

子宮内膜ポリープ

子宮内膜ポリープは通常無茎性で，大きさは 0.5〜3 cm 程度である。大きなポリープは，子宮内膜粘膜から子宮腔内に突出する場合がある。組織学的には基底層様の子宮内膜よりなっており，小型筋型動脈や囊胞状に拡張した内膜腺がみられる。ポリープのなかで間質細胞はクローン性増殖をする腫瘍成分であることが明らかとなった。子宮内膜ポリープはあらゆる年齢で発生する可能性があるが，加齢とともに発生率が増加する。異常子宮出血が起こるためがんが疑われるが，悪性転化はまれである。

子宮平滑筋腫

子宮筋腫（一般的にはフィブロイドとよばれる【訳注：欧米ではフィブロイドとよばれるが日本では使われない】）は，女性で最も一般的な腫瘍の1つである。良性の平滑筋の腫瘍であり，単発のこともあるが，しばしば多発する。この腫瘍はエストロゲンとプロゲステロン刺激によって増大するため，更年期後には縮小する。平

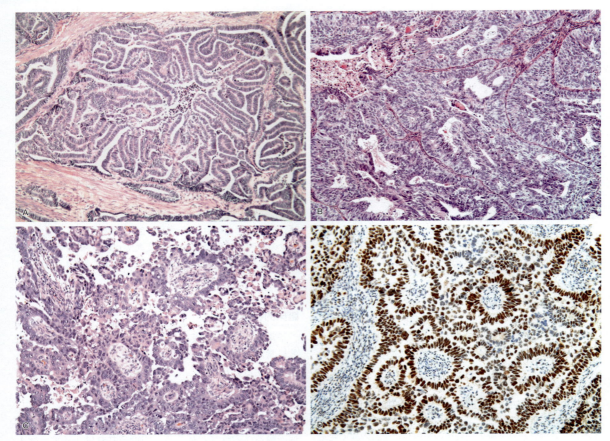

図17.12　子宮内膜癌
A：グレード1の類内膜癌。腺管構造を形成しつつ子宮筋層に浸潤している。B：グレード3の類内膜癌。主に充実性に増生している。C：内膜の漿液性癌。著しい細胞異型を伴う腫瘍細胞が乳頭状構造を形成している。D：免疫染色ではp53の蓄積が認められ，*TP53*の変異と関連がある所見である。

滑筋腫は，6番染色体と12番染色体の転座などいくつかの染色体異常としばしば関連している。これらの染色体異常は，子宮内膜ポリープや脂肪腫などのさまざまな良性腫瘍とも共通している。RNAポリメラーゼⅡによる転写を調節するタンパク質をコードする*MED12*遺伝子の変異は，子宮筋腫の最大70%でみられる。*MED12*変異が子宮筋腫の発症にどのように寄与するかは解明されていない。

形態学

子宮平滑筋腫は特徴的ならせん状の切断面をもつ，境界明瞭な，硬い灰白色の腫瘤である。腫瘍が複数存在する場合，子宮全体に散在し，小さな結節から大きな腫瘍までみられることがある（図17.13）。腫瘍によって子宮が変形することがある。完全に筋層内にあることもあるが（筋層内腫瘍），子宮内膜（粘膜下）や漿膜（漿膜下）の直下に存在することもある。漿膜下腫瘍の場合，腫瘍は細く伸びた茎で子宮外に突出し，周囲器官から血液供給を受けることがある（寄生性子宮筋腫）。粘膜下筋腫では潰瘍を生じ，異常な子宮出血を引き起こす可能性がある。組織学的には子宮の筋層とよく似た平滑筋細胞の束状増生を特徴とする。線維化や石灰化，変性軟化がみられることがある。

臨床的特徴

子宮筋腫はしばしば無症状であり，骨盤の定期健診で偶然発見されることがある。症状のある場合，最も一般的な初発症状は月経過多であるが，不規則出血がある場合もある。筋腫が悪性転化して平滑筋肉腫になることはきわめてまれである。

平滑筋肉腫

平滑筋肉腫 leiomyosarcoma はまれな悪性腫瘍であり，子宮筋層または子宮内膜間質前駆細胞から生じると考えられている。ほとんどの場合，単発性であり，主に閉経後の女性に発生する。これに対して，平滑筋腫は多発性であり，通常は閉経前に発生する。平滑筋肉腫は，しばしば染色体の欠失を含む複雑で多様な遺伝子型を有している。平滑筋腫と同様に平滑筋肉腫にも*MED12*変異がみられるが，その割合は30%と低くなっている。

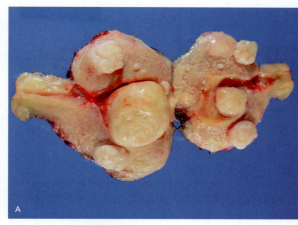
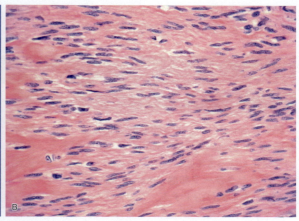

図17.13　子宮平滑筋腫
A：切開された子宮には粘膜下層，子宮筋層，漿膜下層に多数の褐白色の腫瘍を認め，それぞれの切断面は特徴的な渦巻状を呈している。B：組織学的には明らかな異常のみられない，平滑筋細胞の束状の増生を認める。

形態学

典型的な平滑筋肉腫は軟らかく，出血や壊死がみられる。組織学的には，平滑筋腫とよく似た高分化なものから退形成の著しい腫瘍までさまざまである（e図17.4）。平滑筋肉腫の診断をするうえで特徴的な所見は，**腫瘍壊死** tumor necrosis，**細胞異型** cytologic atypia，**核分裂** mitotic activity 像の増加である。核分裂像の増加は，良性の場合，特に若年女性の平滑筋腫でみられることがあるため，上記3つすべての悪性の指標を満たすことが平滑筋肉腫の確定診断に必要である。

平滑筋肉腫は切除後に再発することが多く，最終的に半数以上が血行性に肺，骨，脳などの遠隔臓器に転移する。腹腔全体に播種することもある。

卵　管

卵管 fallopian tube に生じる疾患で最も多いのは炎症（卵管炎 salpingitis）であり，ほとんどの場合は骨盤内炎症性疾患の一部としてみられる。他の異常では**子宮外妊娠** ectopic pregnancy と子宮内膜症が比較的多くみられる。

卵管の炎症はほとんどが感染によるものである。化膿性卵管炎は任意の化膿性微生物によって引き起こされ，時には複数の微生物が関与することがある。**淋菌** *N. gonorrhoeae* は，症例の60％以上で病原体として関与しており，残りの症例の多くは**クラミジア菌** *C. trachomatis* によるものである。結核性卵管炎は米国ではまれだが，結核が流行している地域ではより一般的であり，これらの地域では不妊症の重要な原因となっている。

卵管炎はいずれも卵管内炎症による滲出液や壊死物もしくは卵管卵巣膿瘍（図17.14）によって拡張し骨盤内腫瘤を形成することによって，発熱，下腹部または骨盤痛が起こる。卵巣と卵管または卵管のひだの間に癒着が形成されることがあり，後者によって卵管外妊娠のリスクが増加する（後述）。卵管の損傷や閉塞は永続的な不妊を引き起こす可能性がある。

卵管に生じる**原発性腺癌** primary adenocarcinoma は，かつてはまれだと考えられていたが，卵巣に生じると思われていた高悪性度漿液性癌の多くの原発部位が卵管ではないかと考えられるようになっている。多くの研究成果から，**漿液性卵管上皮内癌** serous tubal intraepithelial carcinoma（STIC）が卵管采に存在することが示された。子宮の漿液性癌と同様90％以上のSTICで *TP53* の変異があることが明らかとなった。STIC は遺伝的リスク因子を有さない女性から予防的に切除された卵管よりも，*BRCA1* と *BRCA2* に変異のある女性の卵管により高い頻度で認められる。このことは，散発性の"卵巣"漿液性癌も卵管に由来することを示唆している（後述）。卵管腔

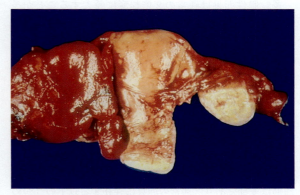

図17.14　骨盤内炎症性疾患
両側性であるが非対称性である。写真上で子宮の左側には出血性の炎症性腫瘤を認め，卵管と卵巣はそのなかに隠れている。反対側では卵管と広範に癒着している卵巣がみえる。

内と卵管采は腹膜腔と直接つながっているため，卵管癌はみつかったときには大網や腹膜腔へすでに播種していることが多い。

卵巣

卵胞嚢胞および黄体嚢胞

卵巣 ovaries 内における卵胞嚢胞 follicle cysts や黄体嚢胞 luteal cysts は，ごくありふれたものであり，生理的な変化といってもよい。これらの無害な病変は，破裂しなかったグラーフ卵胞 Graafian follicle や破裂後すぐに閉鎖した卵胞に由来する。このような嚢胞は多発することが多く，卵巣の漿膜直下で発育する。通常これらは直径1〜1.5 cm と小さく，透明な漿液で満たされている。時には直径4〜5 cm に達し，腫瘤として触れたり骨盤痛を引き起こしたりする。嚢胞の大きさが小さいときには，顆粒膜細胞や黄体細胞が内壁を覆っているが，液体がたまるにつれてこれらの細胞は圧迫され萎縮することもある。嚢胞が破裂，腹腔内出血や急性腹症を引き起こす場合もある。

多嚢胞性卵巣症候群

多嚢胞性卵巣症候群 polycystic ovarian syndrome（PCOS）は，アンドロゲン過剰と排卵機能不全の徴候や症状（月経異常，多毛症，多嚢胞性卵巣，慢性無排卵，不妊など）を特徴とする複雑な内分泌障害である。これは，女性の最も一般的な内分泌/代謝障害の1つであり，生殖期の女性の間で6〜10%みられる。通常，思春期に発症する。PCOSの病因はいまだに完全に理解されていないが，環境要因と遺伝要因の両方が関与しているようである。アンドロゲン生合成に関与する酵素の異常調節によって過剰なアンドロゲン産生が引き起こされることが主な特徴と考えられている。患者は，メタボリックシンドローム，2型糖尿病，高血圧，脳血管障害，子宮内膜増殖およびがんのリスクが高くなる。

多嚢胞性卵巣は通常の2倍程度に腫大することが多い。また，灰白色でなめらかな外皮質を有しており，皮質下には直径0.5〜1.5 cm の嚢胞が散在する（e 図17.5）。組織学的には，線維性に肥厚した卵巣被膜下において，無数の嚢胞が認められる。嚢胞内壁は，過形成性黄体化内莢膜細胞を伴う顆粒膜細胞に被覆されている。卵巣内に黄体はまったくみられない。

卵巣腫瘍

米国において，卵巣癌は子宮内膜癌に次ぐ頻度であり，婦人科がんにおける最も多い死因となっている。卵巣の腫瘍は多様であり，通常の卵巣に存在する以下の3つの細胞タイプから発生する：(1) 多分化能のある表面/卵管上皮細胞，(2) 多能性の生殖細胞，(3) 性索−間質細胞。上皮性の腫瘍が卵巣腫瘍の大部分を占め，悪性の場合は卵巣癌の約90%を占めている（表17.3）。生殖細胞および性索−間質細胞腫瘍ははるかに少なく，卵巣腫瘍の20〜30%を占めるが，悪性の腫瘍全体においては10%未満である。

表層上皮腫瘍

ほとんどの原発性卵巣腫瘍はミュラー管上皮から発生する。これらの腫瘍の分類は，上皮の分化度と増殖の程度に基づいている。主な組織型は，漿液性，粘液性，類内膜性の3つで，それぞれが良性，境界悪性，悪性のいずれかに分類される。表面上皮性腫瘍の約80%は良性で，主に20〜45歳の若い女性に発生し，しばしば嚢胞性であり，随伴する間質成分をもつこともある。いわゆる境界悪性腫瘍（悪性度が不確定な腫瘍）はやや高年齢で発生し，中間的な「グレーゾーン」カテゴリーに分類される。大部分は良性の挙動を示すが，一部は再発し，少数はがんに進行することがある。悪性腫瘍は45〜65歳の女性により一般的にみられ，嚢胞性（嚢胞腺癌）または充実性である。組織由来と発生原因に基づいて，卵巣癌はさらにタイプⅠとタイプⅡの2つに分類される（図17.15）。

- タイプⅠがん type Ⅰ carcinoma：境界悪性腫瘍や子宮内膜症に関連してしばしば発生する低悪性度腫瘍で，低悪性度漿液性，類内膜性，および粘液性腫瘍が含まれる（下記参照）。
- タイプⅡがん type Ⅱ carcinoma：高悪性度漿液性癌

表17.3 主な卵巣腫瘍の頻度

タイプ	悪性腫瘍の頻度(%)	両側性の頻度(%)
漿液性	47	
良性(60%)		25
境界悪性(15%)		30
悪性(25%)		65
粘液性	3	
良性(80%)		5
境界悪性(10%)		10
悪性(10%)		<5
類内膜癌	20	20
未分化がん	10	—
顆粒膜細胞腫	5	5
奇形腫	1	
良性(96%)		15
悪性(4%)		まれ
転移性	5	>50
その他	3	—

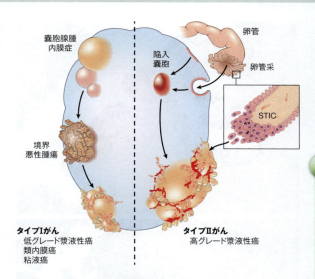

図17.15　さまざまな卵巣腫瘍の由来
タイプIがんは，良性腫瘍から境界悪性腫瘍へと進展し，低悪性度がんになると考えられている。タイプIIがんは，表層上皮封入嚢腫／卵管上皮から，しばしばみつからない前駆病変を経て高悪性度がんへと進展する。このタイプは高度な異型を呈し，漿液性であることが多い。STIC：漿液性卵管内上皮内癌

が最も多く，これは漿液性上皮内癌から発生する。

卵巣癌の重要なリスク因子としては，未経産，家族歴，そして特定の生殖細胞のがん抑制遺伝子における突然変異がある。未婚女性および出産数の少ない既婚女性ではがんが発生しやすい。経口避妊薬の長期使用は，排卵の抑制によると思われるが，発がんのリスクを減少させる。家族性の卵巣癌は全体の5～10%であり，その多くは，*BRCA1*もしくは*BRCA2*遺伝子の突然変異と関連している。遺伝性乳癌でも*BRCA1*または*BRCA2*の突然変異がみられる（後述）。*BRCA1*または*BRCA2*の突然変異を有する女性の推定される卵巣癌リスクは，70歳までに20～60%である。この突然変異は，散発性の卵巣癌の8～10%でみられるが，大多数は他の分子メカニズムによって発生する（後述）

■ 漿液性腫瘍

漿液性腫瘍は卵巣上皮腫瘍のなかで最も一般的であり，悪性卵巣腫瘍のなかでも最も多い。約70%が良性または境界悪性であり，30%が悪性である。良性および境界悪性腫瘍は，主に20～45歳の間に最も多くみられる。漿液性癌は，一般に家族性の場合を除いて，人生の後半に発生する。

漿液性癌は低悪性度または高悪性度に分類される。低悪性度のものは，良性または境界病変から生じ，段階的に進行して浸潤性癌となる。漿液性境界腫瘍から生じる低悪性度腫瘍には，*KRAS*，*BRAF*，または*ERBB2*がん遺伝子の変異があり，通常，*TP53*対立遺伝子は野生型

である。高悪性度の漿液性腫瘍は急速に進展する。前述の通り，これらの高悪性度病変の多くは，卵管の縁状端にある漿液性卵管上皮内癌を経由して発生する。*TP53*変異は高悪性度漿液性癌においてほぼ全例でみられ，その発生率は95%以上である。*BRCA1*または*BRCA2*変異をもつ女性に生じる卵巣癌はほぼすべて*TP53*変異を伴う高悪性度漿液性癌である。

● 形態学

肉眼的には漿液性腫瘍の多くは直径30～40 cmと大型で，球形，卵円形の嚢胞状構造になっている。直径5～10 cmと小さい場合もある。良性の約25%は両側性である。良性型の漿膜表面はなめらかで光沢があるが，嚢胞腺癌の表面は不規則な結節状であり，腫瘍の浸潤が漿膜面にまで及んでいることを示す。断面は，小さい嚢胞性腫瘍では内腔が単一のこともあるが，大きいものでは内腔は通常多数の隔壁で仕切られており，多房性腫瘤となっている。嚢胞内は，通常，透明な漿液で満たされている。嚢胞内腔には乳頭状の突出がみられ，これらは悪性腫瘍でより顕著である（図17.16）。

組織学的には，良性腫瘍では1層の**高円柱上皮 tall columnar epithelial cell**が特徴的で，これが嚢胞内壁を覆っている（図17.17A）。この細胞には線毛をもつものも多い。同心円層状の石灰化物である**砂粒体 psammoma body**は，乳頭突起先端において多くみられる。悪性化すると，これらの上皮が退形成を起こして間質に浸潤する。乳頭構造は多層的で複雑になり，がん細胞が，巣状あるいは未分化シート状構造となって線維性軸組織に浸潤している（図17.17C）。これらの明瞭な良性型・悪性型の間に**境界悪性腫瘍 borderline tumor**があり（図17.17B），細胞異型が軽度で，間質への浸潤も通常はほとんどみられない。境界悪性腫瘍の腹膜播種病変は通常"**非浸潤性 noninvasive**"である。卵巣の漿液性腫瘍では悪性度にかかわらず腹膜の表面や大網に播種性転移することが多く，しばしば腹水を伴っている。

臨床的特徴

高悪性度漿液性癌では，手術や化学療法を施行しても予後が悪いのは，初発時の病期による。卵巣に限局した境界型および悪性腫瘍の5年生存率はそれぞれ100%および70%であるのに対し，腹膜に浸潤した同じ腫瘍の5年生存率はそれぞれ約90%および25%である。境界型腫瘍は経過が長いため，何年経っても再発する可能性があり，5年生存率は治癒と同義ではない。

■ 粘液性腫瘍

粘液性腫瘍 mucinous tumorは次の2点で漿液性腫瘍と大きく異なる。1つはその上皮が粘液分泌細胞からなるという点，もう1つは粘液性腫瘍のほうが悪性度は低い点である。粘液性腫瘍のなかで悪性は10%にすぎず，境界悪性が10%，良性が80%である。卵巣の粘液性腫瘍は，主に中年期に発生し，思春期前と閉経後はまれで

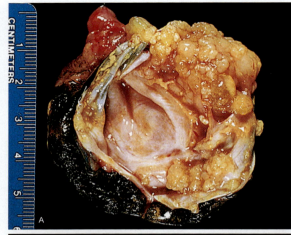

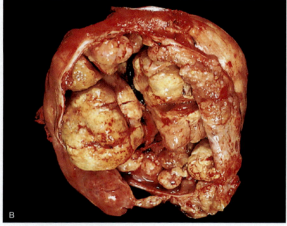

図17.16　卵巣漿液性腫瘍
A：漿液性境界悪性腫瘍。切開にて囊胞壁に細かい乳頭状の腫瘍の増生がみられる。B：囊胞腺癌。切開にて内部に巨大な充実性腫瘤がみられる。（*Dr. Christopher Crum, Brigham and Women's Hospital, Boston, Massachusetts.* の厚意による）

ある。*KRAS* プロトオンコジーンの点突然変異は，卵巣のすべての粘液性腫瘍でみられる。

形態学

　肉眼的には粘液性腫瘍は，囊胞性の塊を形成し，内容物が粘液性であることを除いて漿液性腫瘍と区別がつかないことがある。ただし，粘液性腫瘍はより大きく多囊胞性であり，表面が平滑で，図17.18Aのようである。組織学的には粘液を産生する上皮細胞が囊胞を覆っている（図17.18B）。悪性腫瘍は，充実性増生，上皮細胞の層状配置，細胞学的異型性，および間質浸潤によって特徴づけられる。
　漿液性腫瘍と比較すると，粘液性腫瘍が両側性となる頻度はかなり低く，この点は原発性卵巣粘液性腫瘍と消化管の粘液性腫瘍が卵巣に転移したもの（いわゆる，**クルッケンベルグ腫瘍 Krukenberg tumor**）とを鑑別するのに有用である（クルッケンベルグ腫瘍は両側卵巣腫瘤の場合が多い）。
　粘液性腫瘍が破裂すると腹膜に粘液が沈着する場合がある

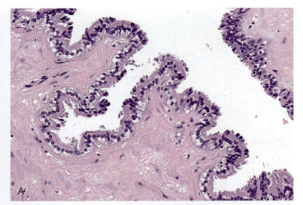

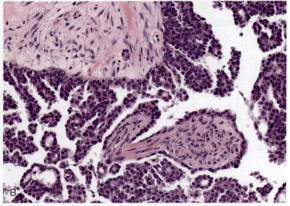

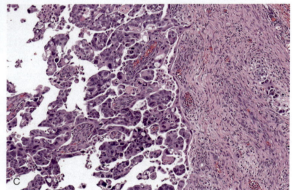

図17.17　卵巣の漿液性腫瘍の顕微鏡的な外観
A：漿液性囊腫で，柱状上皮をもつ間質乳頭を示している。B：境界線型漿液性腫瘍で，建築的複雑さが増し，上皮細胞の層状化がみられる。C：卵巣の高度漿液性癌で，基底質に浸潤している。
（© 2022 University of Michigan. 使用許諾を得て使用している）

が，これらが腹膜で長期間残留することはほとんどない。腹膜に転移した粘液性腫瘍細胞が大量の粘液を産生する場合は**腹膜偽粘液腫 pseudomyxoma peritonei** とよばれ，その多くは消化管，特に虫垂からの腫瘍転移である（第13章）。

臨床的特徴

　粘液性囊胞腺癌の予後は漿液性囊胞腺癌よりもややよ

類内膜腫瘍の多くは悪性である。約20％の症例が両側性であり、さらにそのうち15〜20％の症例では子宮内膜癌を併発している。子宮内膜癌の場合と同様に、卵巣の類内膜癌でもがん抑制遺伝子である PTEN 遺伝子、あるいは PI3K-AKT 経路の活性化をもたらす他の遺伝子の突然変異がしばしばみられる。

■ 明細胞癌

明細胞性腫瘍は、卵巣上皮性腫瘍のまれなサブタイプである。良性および境界性の明細胞性腫瘍は非常にまれであり、明細胞癌もまれである。この腫瘍では淡明で豊富な細胞質を有する大型の上皮細胞がみられ、妊娠期の分泌過多性子宮内膜に類似している。この腫瘍は時に子宮内膜症や卵巣の内膜様がんと関連して発生し、子宮内膜癌の変種であるとも考えられている。この考えは最も頻度の高い遺伝子変異は PIK3CA、ARID1A、KRAS、PTEN、TP53 であり、子宮内膜癌と共通していることからも裏づけられる。明細胞癌の治療法は他の卵巣癌と同じである。

▌ その他の卵巣腫瘍

胚細胞または性索－間質由来の卵巣腫瘍は他にも多くの種類があるが、いずれも非常にまれであり、ここではそのなかでも比較的頻度の高いものとして胚細胞由来の**奇形腫 teratomas** のみを取り上げる。胚細胞および性索由来のその他の腫瘍の特徴については表17.4に示した。

■ 奇形腫

奇形腫 teratomas は卵巣腫瘍の15〜20％を占める。これらは次の3つに分類される。(1)成熟(良性)、(2)未熟(悪性)、(3)単胚葉性または特殊型。奇形腫の90％以上は良性である。

良性(成熟)囊胞性奇形腫

ほとんどの良性成熟囊胞性奇形腫において、外胚葉・中胚葉・内胚葉の三胚葉に由来する成熟組織がみられる。通常は囊胞形成がみられ、その内壁が皮膚付属器を伴う明瞭な表皮によって覆われているため、一般に**類皮囊腫 dermoid cysts** とよばれる。若年女性において卵巣の腫瘤として発見されることが多い。また、囊胞内にみられる歯様組織が産生する石灰化病巣が存在するために、腹部のX線写真またはCTスキャンで偶然にみつかることも多い。約90％が片側性で右側に多く、直径10 cm を超えることはまれである。囊腫の断面をみると、皮脂性の分泌物や密生した毛髪で満たされていることが多く、これらを取り除くと有毛性の表皮が内壁を覆っているのがわかる(図17.19)。結節状の突起から歯が生えていることもある。骨や軟骨、気管支や消化管の上皮組織、その他の組織がみられる場合もある。

この奇形腫では捻転を引き起こしやすく(症例の10〜

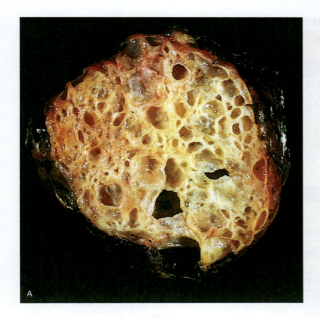

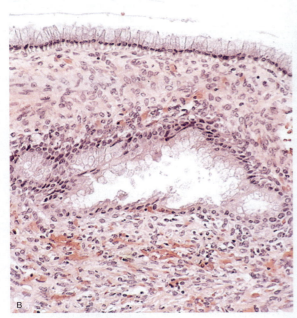

図17.18　卵巣粘液性囊胞性腫瘍
A：粘液性囊胞腺腫。細い隔壁で隔てられた多房状構造がみられる。囊胞内に光沢のある粘液が確認できる。B：囊胞壁を覆っている円柱上皮細胞。

いが、組織型よりも病期進行度のほうが治療成果に与える影響が大きい。

■ 類内膜腫瘍

類内膜腫瘍 endometrioid tumor は通常、充実性または囊胞性であり、子宮内膜症に関連する場合もある。顕微鏡でみると、子宮内膜腺に類似した管状腺管が囊胞壁に形成されている。良性型や境界悪性型も存在するが、

表 17.4 卵巣の胚細胞腫瘍と性索-間質性腫瘍および卵巣転移の主な特徴

腫瘍	好発年齢	片側性または両側性	組織学的特徴	臨床所見
胚細胞由来				
未分化胚細胞腫	20〜30歳代。性腺形成不全と合併することがある。	80〜90%は片側性	精巣の精細胞腫に相当。灰色、大小の充実性胞巣を形成する。明るい胞体を有する腫瘍細胞が、索状構造あるいは胞巣を形成し、細い線維性隔壁に区画される。間質にはリンパ球や、肉芽腫を含む。	悪性であるが、1/3のみが高悪性度で転移する。放射線感受性であり80%が治癒する。
絨毛癌	30歳以下	片側性	胎盤の絨毛癌と同じ。栄養膜細胞と合胞体栄養細胞の2種類の細胞が、出血を伴う小胞巣を形成する。	初期より広範囲に転移する。胎盤腫瘍に比べて、卵巣原発の場合は化学療法耐性である。
性索腫瘍				
顆粒膜-細胞腫瘍	閉経後に多いが全年齢で罹患する。	片側性	微小〜大型で、灰色〜黄色を呈する(嚢胞腔あり)。立方状の顆粒膜細胞が索状あるいはシート状構造を形成し、脂肪滴を有し、紡錘形あるいは上皮様の莢膜細胞とともに増生する。顆粒膜細胞成分が卵胞に類似することがある。	莢膜細胞より多量のエストロゲン分泌がみられることもあり、内膜癌や乳癌の原因となる。悪性のこともある(5〜25%)。
莢膜細胞-線維腫	全年齢	片側性	肉眼的に灰色で充実性の線維腫細胞成分と、肉眼的に黄色で脂肪滴を有する上皮様の莢膜細胞の増生よりなる。	ホルモン産生はほとんどない。時にエストロゲン産生はある。40%が胸腹水を合併(メーグス症候群)するが、原因は不明。悪性のものはまれ。
セルトリ・ライディッヒ細胞腫瘍	全年齢。20〜30代がピーク	片側性	肉眼的には通常、小型で灰色〜黄茶色で充実性の腫瘍。精巣の発生途中のような精細管や性索、上皮様で好酸性の胞体を有するセルトリ細胞がみられる。	多くは、男性化あるいは脱女性化を伴う。悪性のものはまれ。
転移性卵巣腫瘍				
	年齢は比較的高め	ほとんど両側性	大きいものでは直径20 cmの、通常、灰白色で充実性の腫瘍。異型性の高度な腫瘍細胞が索状あるいは腺管構造を形成し、間質結合組織の増多を伴って増生する。粘液産生の腫瘍細胞(印環細胞)がみられることがある。	原発臓器は、消化管(クルッケンベルグ腫瘍)、乳腺、肺など。腹膜偽粘液腫に関連する。

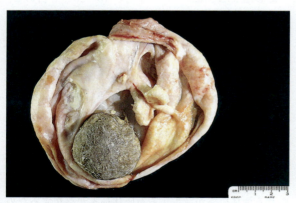

図17.19 卵巣の成熟奇形腫(類皮嚢腫)
毛髪の塊(底部)とさまざまな組織が入り混じっているのを認める。(Dr. Christopher Crum, Brigham and Women's Hospital, Boston, Massachusetts. の厚意による)

15%)、この場合は緊急外科治療が必要となる。まれではあるが、成熟神経組織を含む奇形腫が増殖した際に、腫瘍随伴性の合併症として辺縁系脳炎がみられる場合があり、腫瘍の切除によって症状は軽減される。この自己免疫疾患は、他のある種の腫瘍、最も一般的な肺の小細胞癌でもみられる。また、約1%の症例では悪性化がみられ、多くは扁平上皮癌である。

未熟(悪性)奇形腫

未熟(悪性)奇形腫はまれな腫瘍で、胎児期および未熟な胎児組織に似た組織を含む点で良性の成熟奇形腫とは異なっている。主に未成年の思春期前もしくはそれ以降の若年女性にみられ、発症時の平均年齢は18歳である。腫瘍は通常非常に大きく、割面では充実している。組織学的には未熟な神経上皮、軟骨、骨、または他の未熟な成分がさまざまな割合でみられる(e図17.6)。転移のリスクは、未熟な神経上皮成分の割合に相関する。

特殊型奇形腫

特殊型奇形腫の頻度は低く、全体は分化した組織からなる。最も頻度が高いのは卵巣甲状腺腫であり、甲状腺同様の組織がみられ、甲状腺機能亢進症まで起こす場合がある。肉眼的には褐色で小さく、片側性である。その他の例としては**卵巣カルチノイド** ovarian carcinoid があり、まれにカルチノイド症候群を引き起こす。

臨床的特徴

卵巣腫瘍の治療にあたっては，一般的に診断時には進行期の場合が多いため，臨床的困難を伴うことが多い．すべての卵巣癌は類似の臨床症状を示し，最も一般的なものは下腹部痛と腹部の腫大である．消化器系の不調，頻尿，排尿困難，骨盤圧迫感など，他の多くの症状が現れる場合もある．卵巣腫瘍の約30%は定期健診の婦人科検査で偶然発見される．大きな腫瘍は腹囲の増加を引き起こす可能性があり，小さな腫瘍，特に成熟奇形腫は茎捻転を起こすことがあり，激しい腹痛を引き起こすこともある．悪性漿液性腫瘍の転移性播種は，しばしば腹水を引き起こす．一方，機能性の性索／間質性腫瘍の場合，エストロゲン（顆粒細胞腫瘍）やアンドロゲン（ライディッヒ細胞腫瘍）などのホルモンを分泌して発見されることもある．顆粒細胞腫瘍では，子宮内膜増殖症による膣出血でみつかることもある．

卵巣癌のほとんどの患者が進行期にみつかるため，予後は一般的に悪い．早期の腫瘍を検出するための現在のスクリーニング方法は，特異性と感度が低くほとんど有用ではない．血清マーカーである CA–125 タンパク質は，卵巣癌患者の 75〜90%で上昇しているが，腫瘍が卵巣に限局している場合，半数では検出されない．さらに，この腫瘍マーカーはさまざまな良性疾患や卵巣以外のがんでしばしば上昇する．したがってこのマーカーの最大の有用性は，診断が確立された後の治療反応をモニタリングすることとなっている．

妊娠と関係する疾患

妊娠に関係する疾患や胎盤 placenta の病的状態が，母子双方の罹患率および死亡率に重大な影響を与える．ここではその一部について述べるにとどめるが，病変に関する形態学的知識はその疾患を臨床的に理解する際にも有用であるだろう．

胎盤の炎症および感染症

感染症は，2つの経路で胎盤に到達する可能性がある：(1)分娩路を通じた上行感染または(2)血液経路（経胎盤的）による拡散である．上行感染ははるかに一般的であり，ほとんどが細菌性である．通常，多菌種で，膣内および腸内の微生物が含まれる．多くの場合，このような症例では，絨毛羊膜の感染が羊水膜破裂および早産を引き起こす．顕微鏡検査では，絨毛羊膜に好中球浸潤，浮腫，充血（急性絨毛膜羊膜炎 acute chorioamnionitis）がみられる．感染は臍帯や胎盤絨毛にも広がる可能性があり，臍帯の急性血管炎（臍帯炎 funisitis）を引き起こす．

いわゆる TORCH 症候群〔トキソプラズマ症（T：toxoplasmosis），その他の感染症（O：other），風疹（R：rubella），サイトメガロウイルス（C：cytomegalovirus），ヘルペスウイルス（H：herpesvirus）〕に分類されるいくつかの血行性感染症は，胎盤を侵すことがある．これらの感染症は，絨毛膜絨毛に慢性炎症細胞浸潤（慢性絨毛膜炎）を生じ，胎児に波及して組織傷害（脳炎，脈絡網膜炎など）や慢性後遺症（知的障害，心臓異常など）を引き起こすことがある（第4章）．

子宮外妊娠

子宮外妊娠とは，胚が子宮外の部位に着床することを指す．最も一般的な部位は卵管の子宮外部（症例の約90%）である．その他の部位には卵巣，腹腔，卵管内子宮部（副角妊娠）がある．子宮外妊娠は確認された妊娠の2%を占める．最も重要な原因は，慢性卵管炎による卵管内の狭窄／閉塞および内部の瘢痕形成である．その他の原因には，子宮内の腫瘍，子宮内膜症，および輸卵管周囲の瘢痕（虫垂炎，以前の手術などによる）がある．子宮内避妊具は子宮外妊娠の2倍のリスクと関連している．ただし解剖学的原因が明確でないこともある．卵巣妊娠は，卵胞が破裂する直後に卵子が受精された場合に起こる．腹腔内での妊娠は，受精卵が卵管采から脱出し，腹膜に着床することで発生する．

形態学

着床部位にかかわらず，子宮外妊娠では初期の胚発生はほぼ正常であり，胎盤組織，羊膜嚢，脱落膜変化が形成されるのが特徴である．卵管妊娠では胎盤が卵管壁に浸潤して最終的には貫通し，卵管内血腫 intratubal hematoma（卵管留血腫 hematosalpinx），または，腹腔内出血 intraperitoneal hemorrhage，あるいはその両方を引き起こす．卵管はしばしば，灰色の胎盤組織や胎児成分をいくらか含む新鮮な凝血塊によって膨らんでいる．組織学的には胎盤絨毛や，まれに観察される胎児組織が診断根拠となる．

臨床的特徴

月経停止や，血中および尿中の胎盤ホルモン上昇があるために，子宮外妊娠は破裂するまで正常妊娠と区別できないことがある．重篤な子宮外妊娠破裂では突然強烈な腹痛を起こして急性腹症の徴候を示し，しばしばショック状態に陥るため迅速な外科的処置を要する．

子癇前症／子癇

子癇前症は，妊娠中の母体内皮機能障害によって引き起こされる全身性症候群である．妊婦の3〜5%に発生し，初産婦により多くみられる．通常，妊娠後期に高血圧，浮腫，タンパク尿を伴って発症する．罹患した女性の一部では発作を起こして重篤になる場合もあり，この特に重篤な形態の疾患を子癇とよぶ．子癇前症の早期発見と治療の進歩により，特に致命的な子癇の発生は現在

ではまれとなった。

病態形成

正確な誘因は不明だが，一般的な特徴として，子宮胎盤血管床のらせん動脈の再構築が不十分であるために胎盤への母体血流が不足することが挙げられる。通常の妊娠では，らせん動脈の筋弾性壁に栄養膜細胞が侵入することで，拡張した広い血管洞になる。しかし，子癇前症や子癇ではこの血管の再構築が障害され，筋弾性壁が保持され，血管の通路が狭いままとなる。子宮胎盤血流の減少は，胎盤の低酸素，胎盤機能不全，および血管新生を調節する循環因子の異常な放出を引き起こすと考えられる。これには，VEGFやTGF–βの効果に拮抗する抗血管新生因子である可溶性FMS様チロシンキナーゼ–1やエンドグリンが含まれる。これらの障害が内皮細胞機能障害，血管の過反応性，および臓器末端の微小血管症を引き起こすという仮説である。

子癇前症および子癇に関連する血管機能障害は，以下のようないくつかの重大な結果を引き起こす可能性がある：

- 慢性的な低灌流から生じる**胎盤梗塞** placental infarction
- 血管拡張剤であるプロスタサイクリンおよびプロスタグランジンE_2の内皮細胞による産生の減少と，血管収縮剤であるトロンボキサンA_2の産生増加に起因する**高血圧** hypertension
- 内皮機能障害，抗血栓因子（例：PGI_2）の放出減少，および凝固促進因子の増加による**過凝固状態** hypercoagulability
- 子癇患者にみられる腎臓や肝臓の**末端臓器不全** end-organ failure。重度の子癇前症患者の約10％は，「HELLP症候群」とよばれる状態を発症する。これは，血小板消費による微小血管性溶血性貧血，肝酵素の上昇，血小板の低下，時には播種性血管内凝固（DIC）を特徴とする。

形態学

形態学的変化は多様であり，疾患の重症度とある程度相関する。胎盤の異常には以下が含まれる：

- **梗塞** infarcts：これは健康な妊娠でもみられることがあるが，重度の子癇前症や子癇でははるかに多くみられる。
- **胎盤後出血／血腫** retroplacental hemorrhage
- **胎盤絨毛の虚血性変化** ischemic changes of placental villi（末端絨毛の表面における合胞体核の集合体である合胞体上皮結節の増加）
- **脱落膜血管の異常** abnormal decidual vessel；線維素様壊死と脂質を含むマクロファージの局所的な蓄積（**急性動脈硬化** acute atherosis）を特徴とする

臨床的特徴

子癇前症は，通常妊娠34週以降に発症するが，胞状奇胎，既存の腎疾患，高血圧，または凝固障害のある女性ではより早く始まることがある。子癇に進行すると，腎機能が障害され，血圧がさらに上昇する。発作や昏睡が起こる場合もある。最も効果的な治療法は早急な出産であるが，早産の場合，早期出産のリスクと子癇前症の継続による危険性を比較検討する必要がある。タンパク尿と高血圧は通常，出産後1～2週間以内に消失し，多くの場合，後遺症は残らない。

妊娠性絨毛性疾患

妊娠性絨毛性疾患とは，絨毛または栄養膜組織の増殖を特徴とする一連の腫瘍および腫瘍様状態をいう。このタイプの主な疾患には，全胞状奇胎および部分胞状奇胎，侵入奇胎，絨毛癌，胎盤部位栄養膜腫瘍（PSTT）が含まれる。これらはすべて，程度の差はあるが，ヒト絨毛性ゴナドトロピン（hCG）を産生する。

胞状奇胎：全胞状奇胎および部分奇胎

存続絨毛症（侵入奇胎）および絨毛癌のリスクがあるため，胞状奇胎を正しく診断することは重要である。奇胎は組織学的に絨毛の囊胞性腫脹とさまざまな栄養膜細胞の増殖で特徴づけられる。通常，妊娠初期（平均で9週目）に骨盤超音波検査またはhCG値の異常高値によって診断される。奇胎妊娠はどの年齢でも発症する可能性があるが，生殖期の両端，つまり10代の若者と40～50歳の女性でリスクが高くなる。

胞状奇胎には2つの代表的な亜型，**全胞状奇胎** complete hydatidiform mole および **部分奇胎** partial mole がある。全胞状奇胎では胚発生が起こらないため胎児成分をまったく含まず，絨毛はすべて異常で，絨毛上皮細胞は二倍体（46, XX, まれに, 46, XY）である。部分奇胎では初期胚発生が起こるため胎児成分を含み，絨毛の一部が正常で，ほとんどの例が三倍体（69, XXYなど）である（**表17.5**）。全胞状奇胎・部分奇胎はともに受精の際の父方遺伝物の過剰から生じる（e図17.7）。全奇胎の場合，すべての遺伝的内容は2つの精子（または二倍体の精子）によって供給され，父性染色体のみを含む二倍体細胞が生成される。一方，部分奇胎の場合，卵子が2つの精子（または二倍体の精子）によって受精され，父性遺伝子が優勢な三倍体の染色体数をもつ。全奇胎と同様に，部分奇胎も存続絨毛症のリスクが高いが，絨毛癌との関連がないという点で異なる。

全胞状奇胎の発生率は，米国や他の西洋諸国では約

表17.5 全胞状奇胎および部分胞状奇胎の特徴

特徴	全胞状奇胎	部分奇胎
核型	二倍体	三倍体
絨毛浮腫	すべての絨毛	一部の絨毛
栄養膜細胞増殖	びまん性；全周性	限局性；軽微
血清中hCG	上昇[a]	やや上昇[a]
組織中hCG	++++	+
絨毛癌を起こす確率	2.5%	まれ

hCG（human chorionic gonadotropin）：ヒト絨毛性ゴナドトロピン
[a] 妊娠期間中

妊娠性絨毛性疾患 707

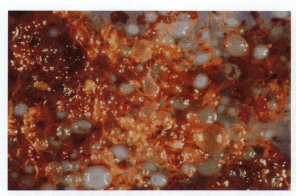

図17.20　全胞状奇胎
多数の膨張した（水腫化した）絨毛からなる。

毛癌ほどの悪性転移能はもたない全胞状奇胎のことである。侵入奇胎は水腫様の絨毛を有しており，これが子宮壁に浸潤し，破裂や致命的な出血をもたらすことがある。顕微鏡下では絨毛上皮に異型性変化がみられ，また，栄養膜状・合胞体状双方の絨毛上皮成分が増殖しているのがみられる。

　本症は浸潤性が強いため，完全に除去するのは技術的に難しいが，転移が起こることはない。水腫性の絨毛が肺や脳など遠隔臓器に塞栓を起こすこともあるが，これらが増殖性の転移となることはなく，通常は自然に消退する。子宮筋層の深部にまで浸潤するため完全掻爬が困難で，血清β-hCG値が上昇したままのこともある。この場合は臨床的に追加治療が必要になるが，幸い化学療法でほとんどの症例は治癒する。

妊娠性絨毛癌

　絨毛癌は非常に悪性度の高い腫瘍であり，妊娠性絨毛上皮か，あるいは，頻度は低いが胚細胞腫瘍のように性腺の全能性細胞のどちらかに由来する。西欧諸国ではまれで，米国では妊娠3万例につき1例ほどの頻度でしか発生しないが，アジアやアフリカの国々ではより多くみられ，その頻度は妊娠2,000例に1例に達する。絨毛癌の約50％は全胞状奇胎から生じ，約25％は流産後，そして残りのほとんどは正常妊娠後に発症する。別の言い方をすれば，妊娠に異常があればあるほど**妊娠性絨毛癌 gestational choriocarcinoma** のリスクが高まることになる。絨毛癌のほとんどの症例において，褐色の血性帯下および血中・尿中β-hCG値の上昇といった所見がみられる。しかし一方で，奇胎において想定されるような子宮の顕著な肥大はみられない。一般に絨毛癌では，奇胎と関係した疾患よりもβ-hCG値はかなり高い。

2,000妊娠につき1〜1.5とされている。胞状奇胎は20歳未満および40歳以上で最も一般的であり，この状態の既往歴は，次の妊娠における絨毛性疾患のリスクを増加させる。かつては，妊娠12〜14週に「予定日よりも大きすぎる」という理由で発見されることが多かった奇胎だが，超音波による早期の妊娠モニタリングにより，検出時の妊娠週数が早まっている。全奇胎では，hCGレベルは通常の妊娠週数に比べてはるかに高くなることがよくあり，時には10万IU/Lを超えることもある。一方，部分奇胎では，絨毛増殖量が低いため，hCGレベルが上昇したり，正常範囲内にあったりすることがある。全奇胎および部分奇胎の両方で，胎児の心音が聞こえないことが典型的である。ほとんどの奇胎は掻爬によって除去され，その後，hCGレベルが非妊娠時のレベルに低下するまで，6か月〜1年間，hCGレベルがモニタリングされる。

> **形態学**
>
> 　子宮の大きさは，早期の奇胎では正常の場合もあるが，より進行した症例では，子宮内腔は透明で壁が薄く壊れやすい囊胞状の構造物によって押し広げられている（図17.20）。胎児成分は全胞状奇胎ではほとんどみられないが，部分奇胎ではよくみられる。顕微鏡でみると**全胞状奇胎 complete hydatidiform mole**では絨毛は水腫化し血管形成はなく，絨毛の中心部には粘液腫性・浮腫性の間質がまばらに存在する。通常，絨毛上皮では栄養膜細胞層および栄養膜合胞体細胞層の増殖がある程度みられる（図17.21）。**部分奇胎 partial mole**では浮腫を起こしている絨毛はごく一部であり，栄養膜細胞層の増殖も局所的で軽微である。また，絨毛は縁が不規則に波打っているのが特徴である。部分奇胎のほとんどの症例において胎児成分がみられ，絨毛内の赤血球のみの場合もあるが，完全な胎児の形成をみることもある。

> **形態学**
>
> 　絨毛癌は通常，子宮における出血性・壊死性の腫瘤としてみられる。高度な壊死のために腫瘍の存在範囲がきわめて小さくなっていることがある。原発巣で"自己融解 self-destruct"が起こり，転移巣のみで診断できる場合もある。非常に早期の段階から，腫瘍は子宮筋層や血管内へと浸潤している。胞状奇胎や侵入奇胎とは異なり，絨毛癌では絨毛は形成されず，異型の目立つ立方体状の栄養膜細胞層や栄養膜合胞体細胞層からなっている（図17.22）。

　ほとんどの絨毛癌は，発見された時点ですでに広範な血行性転移を起こしており，多くは肺（50％），膣（30〜40％），脳，肝臓，腎臓である。リンパ行性転移はまれである。

　きわめて悪性度の高い腫瘍であるが，胎盤性絨毛癌には化学療法が非常に有効である。絨毛癌に罹患した患者は，たとえ遠隔転移があったとしてもほぼ100％が完治する。一方，性腺（卵巣または精巣）に発生する絨毛癌で

侵入奇胎

　侵入奇胎とは，局所的に強い浸潤性を示すものの，絨

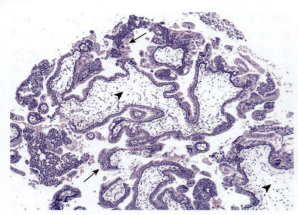

図17.21　全胞状奇胎
この組織像では水腫状に膨張した絨毛（下側）と絨毛上皮の増殖（上側）がみられる。

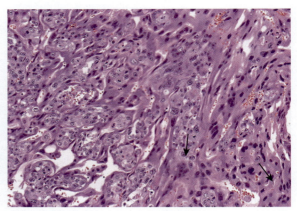

図17.22　絨毛癌
腫瘍性の栄養膜細胞と多核の栄養膜合胞体細胞の両方が観察される（矢印）。（© 2022 – University of Michigan の許可を得て使用）

は化学療法はあまり有効でない。

胎盤部絨毛性腫瘍

　胎盤部絨毛性腫瘍は，妊娠性絨毛性腫瘍のうち2％未満を占める。これは中間栄養細胞ともよばれる絨毛外の栄養膜細胞の腫瘍性増殖である。これらの細胞は，胎盤の栄養膜細胞層から増殖し，母体の脱落膜および子宮筋層に浸潤する。腫瘍細胞は栄養膜細胞層と栄養膜合胞体細胞層の特徴をもつが，栄養膜合胞体細胞とは異なり，中間栄養膜細胞は大量のhCGを産生せず，血清hCG濃度は低い。ただしこの腫瘍はヒト胎盤ラクトーゲン（hPL）を分泌する。腫瘍は二倍体（しばしばXX型）で通常，妊娠の数か月後に発生する。腫瘍が子宮内膜と子宮筋層に限局している場合は一般に穏やかな臨床経過がみられ，全体的な経過は良好である。胎盤部絨毛性腫瘍は他の絨毛性腫瘍ほど化学療法が有効ではなく，腫瘍が子宮外部に広がると予後が悪化する。

乳　腺

　乳腺の機能単位は小葉であり，これは特殊な小葉内間質によって支えられている。乳房小葉には2層の細胞があり，内側の乳腺上皮細胞は授乳期に乳汁を産生する。基底部に位置する筋上皮細胞は収縮機能をもち，乳汁の排出を助けるとともに，基底膜を支持する役割を果たす。導管は乳汁が乳頭に到達するための通路となる。乳房の大きさは主に小葉間間質によって決定され，思春期に増加し，加齢とともに萎縮する。それぞれの成分は，良性および悪性病変の両方の発生源となる（図17.23）。

乳腺疾患の臨床像

　乳腺疾患の主な臨床症状は，痛み，炎症性変化，**乳頭分泌物 nipple discharge**，"**しこり lumpiness**"，あるいは**腫瘤触知 palpable masses** である（図17.24A）。ほとんどの病変（＞90％）は良性で治療を必要としないが，悪性を除外するための精査が必要となる。がんの可能性は年齢とともに増加する。一方で，乳癌患者のうち45％に症状があるが，他はスクリーニング検査で偶然みつかった症例である（図17.24B）。
- **痛み pain**（乳房痛）は月経時によくみられる症状であり，浮腫あるいは張りに伴うものであると思われる。特定の部位での痛みは，囊胞の破裂や脂肪組織の損傷（脂肪壊死）によるものが多い。ほとんどの有痛性病変は良性であるが，約5％では原因が乳癌である。
- **炎症 inflammation** によって乳房は，浮腫状あるいは発赤調となる。乳腺の炎症の頻度は高くなく，多くは感染によるものだが，そのほとんどが授乳中に起こるものである。炎症はまれであるが，通常，授乳中や母乳育児中の感染によって起こる。乳房全体または一部に紅斑や浮腫がみられる。炎症に類似するがん（"**炎症性 inflammatory**" 乳癌）が重要な疾患となる（後述）。
- **乳頭分泌物 nipple discharge** は，両側性で量が少ない場合は心配することではない。乳頭分泌を呈する最も頻度の高い良性病変は，乳頭直下の大型の乳管に発生する乳頭腫であり，乳頭分泌を伴う。自発性，片側性，血性の排出は，悪性腫瘍の可能性が最も高い。
- **しこり lumpiness**，もしくは乳房全体に及ぶ結節状変化は，生理的なものが多い。著明な場合には，画像診断を行い，独立した結節があるかどうかを判別する。
- **腫瘤触知 palpable masses** は，上皮性もしくは間質

性の腫瘍によるものの場合があり，一般的には2〜3 cm以上の大きさであれば触知可能と考えられる。多くは良性（〜95%）であり，楕円形から円形で境界が明瞭である。一方で，悪性腫瘍は組織を越えて浸潤するので境界が不明瞭である。しかしながら，がんの一部も，一見境界明瞭な腫瘤となる場合があるため，触知可能な腫瘤はすべて精査する必要がある。

- **女性化乳房** gynecomastia が唯一，男性で多い乳腺症状である。拮抗されないエストロゲンの過剰によってできる正常乳腺類似の病変であり，間質と上皮細胞の両者が増殖するが，アンドロゲンによって消失可能である。

マンモグラフィー検査 mammographic screening によるスクリーニング検査は，いまだ転移していない触知不能な初期の乳癌を発見する目的で1980年代に導入された。マンモグラフィーの感度，特異度は年齢が上がるにつれて悪性腫瘍がみつかる可能性が高くなり，40歳では検査で異常がみつかった症例の10%ががんだが50歳以上では25%となる。米国では現在，50歳以上でみつかる女性のがんのほとんどはマンモグラフィーによるものである。乳癌の主なマンモグラフィー徴候は，密度と石灰化である。

炎症過程

乳腺の炎症はまれであり，感染や自己免疫疾患，異物反応によって起こることがある。症状としては発赤や浮腫があり，しばしば痛みと局所的な圧痛を伴う。乳腺の炎症は頻度が低いため，炎症癌による症状の可能性を常に考慮する必要がある（後述）。

多くの場合は抗生剤で適切に治療可能であり，授乳の継続が可能となる。まれに外科的切除とドレナージが必要となることもある。細菌感染症は，主に授乳開始後の最初の月に発生する膿瘍であり，黄色ブドウ球菌や，よりまれには連鎖球菌が原因である。ほとんどの場合，抗生物質と継続的な乳汁の排出によって適切に治療される。まれに，外科的切開と排膿が必要になることがある。授乳期間外での膿瘍はまれで，多くは混合嫌気性菌感染によるものである。

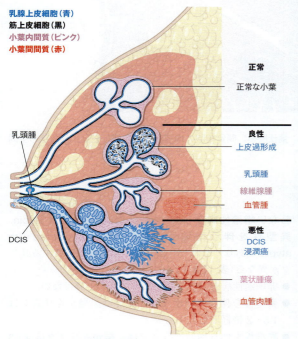

図17.23　乳腺障害の発生源
良性上皮性病変には，乳頭腫が含まれる。これらは乳首の下の洞に成長し，腺房内に起こる上皮過形成も含まれる。悪性上皮性病変は主に乳癌で，その状態は原位にとどまることも，乳房内に侵入して広がり，転移によって広がることもある。専門化した腺葉間質（ピンク色の細胞）は，線維腺腫やフィロイド腫の発生源となることがある。一方，腺葉間質（赤の細胞）は，さまざまなまれな良性および悪性腫瘍の発生源となることがある。DCISは原位乳管癌を示している。

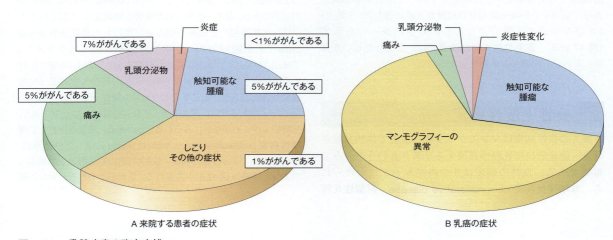

図17.24　乳腺疾患の臨床症状
A：主訴として来院しやすい頻度の高い症状。B：乳癌でみられる症状。

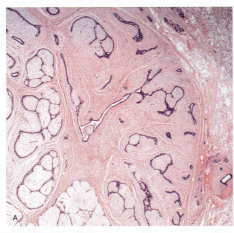 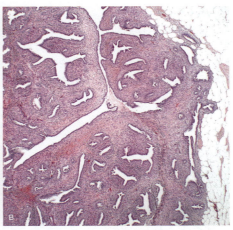

図17.25　小葉内間質由来の腫瘍
A：線維腺腫。境界明瞭な膨張型の腫瘤を形成する良性腫瘍。B：葉状腫瘍。間質細胞の増殖が管腔を押しやり，裂隙状の空間が形成され，周囲の間質へ突出する。

間質性腫瘍

乳腺には2種類の間質，小葉内間質と小葉間間質があり，両者から異なる腫瘍が発生する（図17.23）。小葉内間質から派生する腫瘍は，良性の線維腺腫と，時には再発し，まれに悪性の経過をたどることがある葉状腫瘍に分けられる。これらの2つの腫瘍は，同じ遺伝子のドライバー変異を共有するため，一連のスペクトラムではないかと考えられる。小葉間間質からは，他の部位の結合組織に発生するのと同じ種類の腫瘍（例：脂肪腫や血管肉腫）が発生することがある。

形態学

間質の線維芽細胞が増殖すると，上皮細胞を押し出して歪ませ，細長い裂け目状の構造を形成する。腫瘍は境界が明確で細胞密度が低い（図17.25A）。一方，**葉状腫瘍 phyllodes tumors** では間質細胞が上皮細胞を上回って増殖する傾向があり，増殖する間質細胞の球状結節が上皮に覆われ，「葉状」（ギリシャ語で「葉のような」）の成長パターンを示す（図17.25B）。高悪性度の葉状腫瘍では，上皮が乏しいか欠如しており，肉腫様の外観を呈する。

良性上皮性病変

多くの良性病変はマンモグラフィー検査で偶然発見される。臨床的には乳癌へ進展するリスクという点のみで重要である。良性の病変は3つのグループに分けられる。**非増殖性病変 nonproliferative disease**，**異型性を伴わない増殖性病変 proliferative disease without atypia**，**異型性を伴う増殖性病変 proliferative disease with atypia** であり，それぞれにおいて乳癌へと進展するリスクが異なる（表17.6）。

- 非増殖性病変では，発がんリスクの上昇はない。
- 異型性を伴わない増殖性病変では，発がんリスクは1.5～2倍軽度上昇する。
- 異型性を伴う増殖性病変では，発がんリスクは4～5倍上昇する。

多くはマンモグラフィーで発見されるか，手術検体中の偶発所見として臨床的に注目される。

形態学

非増殖性病変は，嚢胞，線維症，腺症の3つの主要な形態パターンに分類される。「非増殖性」とは，これらの病変でみられる単層の上皮細胞を指し，増殖性病変でみられる多層の過形成上皮とは対照的である。最も一般的な非増殖性乳腺病変は，しばしばアポクリン化生を起こす管腔細胞の層に覆われた**単純嚢胞 simple cysts** である（図17.26A）。分泌物が石灰化し，マンモグラフィーで検出されることがある。嚢胞が破裂すると，流出した破片に対する慢性炎症と線維化が乳房の触知可能な結節（いわゆる「線維嚢胞性変化」）を引き起こすことがある。**腺症 adenosis** では，小葉あたりの腺房の数が増加する。これは妊娠中には正常であり，非妊娠女性にも局所的にみられることがある。異型を伴わない**増殖性病変 proliferative lesions without atypia** には，上皮過形成，硬化性腺症，複合硬化性病変，放射状硬化性病変（放射状瘢痕），および乳頭腫（e 図17.8）が含まれる。これらはそれぞれ異なる程

良性上皮性病変

表17.6 上皮性乳房病変と浸潤癌発生リスク

病理的病変	相対リスク（生涯絶対リスク）[1]
非増殖性乳房変化（軽度の過形成，乳管外形症，嚢胞，アポクリン転移，腺腫症，複雑な特徴を伴わない線維腺腫）。	1.0（3%以下）
異型性を伴わない増殖性病変（中等度または血色のよい過形成，硬化性腺腫症，複雑な硬化性病変，複雑な特徴を有する線維腺腫）。	1.5〜2.0（5%以下〜7%）
異型性を伴う増殖性病変（非定型乳管過形成，非定型小葉過形成）	4.0〜5.0（13%以下〜17%）
上皮内癌（LCISとDCIS）（非浸潤性小葉癌，非浸潤性乳管癌）	8.0〜10.0（25%以下〜30%）

[1]：相対リスクとは，リスクのない女性と比較した浸潤癌を発症する可能性のことである。生涯絶対リスクとは，介入がない場合に浸潤癌を発症すると予想される女性の割合である。

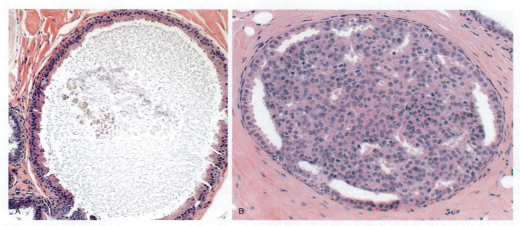

図17.26 乳腺の良性上皮性疾患
A：非増殖性変化。このアポクリン嚢胞では，顆粒状で広い細胞質を有する上皮細胞が被覆しており，非増殖性変化の一般的な特徴である。B：上皮過形成。腺管内に乳管上皮細胞と筋上皮細胞がさまざまな割合でみられる。

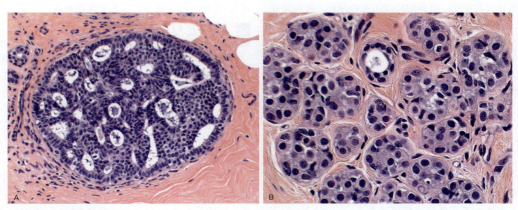

図17.27 異型増殖性乳腺疾患
A：異型管状過形成（ADH）。乳管内に上皮が充満し，辺縁ではよくそろった円柱上皮細胞，中央部ではより丸みを帯びた細胞からなっている。一部の管腔は丸く規則的だが，周辺の空間は不規則で狭い割れ目状である。高度の異型性がみられるが，DCISの基準には満たない。B：異型小葉過形成（ALH）。均一な類円形核を有し，小さくて結合性の弱い細胞が部分的に小葉内に充満する。これらの細胞は形態学的には，LCISの細胞と同じだが，進展範囲が狭い。

度の上皮細胞の増殖と関連している。これらは通常，マンモグラフィーでの高密度，石灰化，または他の理由で行われた生検での偶発的な所見として検出される。異型を伴う**増殖性疾患 proliferative disease with atypia**には，異型管状過形成（ADH）および異型小葉過形成（ALH）が含まれる。管状および小葉という用語は，非浸潤性および浸潤性癌の組織型の説明にいまだ使用されているが，実際にはすべての乳癌が末端管小葉単位の細胞から発生するとされている。ADHは非浸潤性乳管癌（DCIS）に，ALHは非浸潤性小葉癌（LCIS）に非常に類似しているが，より病変が小さい。ADHの細胞は均一で，境界の明瞭な区画や架橋を形成する（図17.27A）。一方，ALHの細胞は単調で，丸い均一な核がみられる（図17.27B）。

表 17.7　乳癌の主な生物学的タイプのまとめ

タイプ	ER 陽性 /HER2 陰性。"ルミナル"	HER2 陽性（ER 陽性または陰性）。"HER2"	トリプルネガティブ（ER, PR, HER2 陰性）。"TNBC"
頻度	50〜65%	20%	15%
患者の特徴	高齢女性，男性，スクリーニングで発見された症例，BRCA2 の生殖細胞変異	若年女性，TP53 の生殖細胞変異	若年女性，BRCA1 の生殖細胞変異保因者。アフリカ系アメリカ人女性
グレード	1 または 2	主に 2 または 3	主に 3
化学療法反応性	10% 以下	ER 陽性（15%），ER 陰性（30% 以下〜60%）	30% 以下
再発までの時間	長年にわたる低グレード；晩期再発の可能性あり（初診から 10 年を超える）。骨転移では長期生存の可能性あり	早期と後期（10 年のピークをもつ二峰性）	早期ピークは 8 年未満，晩期再発はまれ，転移を伴う生存はまれ
転移部位	骨（70〜80%），内臓（25〜30%），脳（〜10%）	骨（70%），内臓（45%），脳（30%）	骨（40%），内臓（35%），脳（25%）
頻度の高い遺伝子変異	PIK3CA（29〜45%），TP53（12〜29%）	TP53（70〜80%），PIK3CA（〜40%）	TP53（70〜80%），PIK3CA（9%）

PIK3CA は，ホスフォイノシチド 3- キナーゼ（PI3K）タンパクの遺伝子名である。TNBC：トリプルネガティブ乳癌

がん

乳癌は世界中で女性に最も多く，最も致命的な悪性腫瘍である。毎年 200 万人以上の女性が新たに診断され，そのうちの 1/3 がこの病気で亡くなる。乳癌の発症率は，米国やヨーロッパで他の地域の 4〜7 倍高いが，世界的な発症率と死亡率は急速に増加しており，特に低所得国で顕著である。この傾向の要因は，乳癌リスクを増加させる社会的変化，具体的には出産の遅れ，妊娠回数の減少，授乳の減少と，寿命の延長，最適な医療へのアクセスの欠如と考えられている。

米国で 90 歳まで生きる女性の乳癌の生涯リスクは 8 人に 1 人である。2021 年には米国で 28 万人以上の女性が浸潤性乳癌と診断され，4 万 3 千人以上の女性がこの病気で亡くなったと推定されている。この死亡者数は，がんによるものとしては肺癌に次いで 2 番目に多い。1980 年代半ば以降，死亡率は 30% から 20% 未満に減少した。この減少は，スクリーニングが改良されてより低いステージのがんを発見できるようになったことと，より効果的な全身治療の両方による。

ほとんどすべての乳癌は腺癌である（＞ 95%）。臨床的に最も有効な分類法では，乳癌は，エストロゲン受容体（ER）とプロゲステロン受容体（PR）の 2 つのホルモン受容体の発現と，ヒト上皮増殖因子 2（HER2 もしくは ERBB2）の発現の有無によって主に 3 つのグループに分けられる。この章では，これらのグループを指すために以下の用語が使用される。

- ルミナル（全体の 50〜65%）（ER 陽性 /HER2 陰性）
- HER2 陽性（ER 陽性または陰性。全体の 10〜20%）
- トリプルネガティブ（ER，PR，HER2 がすべて陰性；全体の 10〜20%）

ER の発現が高いルミナル癌は，通常 PR の発現も高く，このような ER 陽性 /PR 陽性の腫瘍は通常，分化が良好で成長が遅い。これに対して，ER の発現が低く，PR が欠如しているルミナル癌は，対極的に，通常は分化が悪く，増殖率が高い。

これらの 3 つのグループは，患者の背景，病理所見，治療に対する反応性，転移のパターン，再発までの時間，および予後において大きく異なっている（**表 17.7**）。それぞれのグループでその他の特殊な組織型があり（後述），その一部は臨床的にも意味がある。

疫学とリスク因子

乳癌は 25 歳未満の女性ではまれで，30 歳を過ぎると急速に増加する。トリプルネガティブ癌と HER2 癌は 40 歳以降も比較的一定の発生率である。対照的に，管腔癌は年齢とともに発生率が著しく増加する。その結果，トリプルネガティブ癌と HER2 陽性癌は，若年女性ではがんのほぼ半分を占め，年配の女性ではがんの 20% 未満である。

乳癌の生物学と結果は，社会的に定義された人種，民族，社会経済的地位によって異なる。乳癌の発症率は高所得国で最も高く，低所得国で最も低い。CDC によれば，米国では社会的に定義された人種間で新しい乳癌診断の発症率はほぼ同じである。しかし，診断時の年齢は社会的に定義された人種間で異なり，診断時の中央値はヨーロッパ系アメリカ人が最も高く，ヒスパニック系アメリカ人が最も低い。トリプルネガティブおよび HER2 癌はアフリカ系アメリカ人に多くみられる。この格差の理由は明らかではないが，出産回数や授乳などの社会的要因が寄与している可能性がある。対照的に，ホルモン受容体陽性 /HER2 陰性癌はヨーロッパ系アメリカ人に多くみられる。アフリカ系アメリカ人女性とヨーロッパ系アメリカ人女性の乳癌の発症率は同じであるが，前者は後

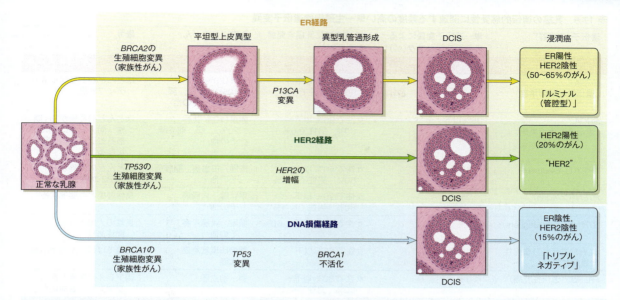

図17.28 乳管癌の主な発がん経路
最も頻度が高いのは ER 陽性癌への経路である(黄色の矢印)。形態的に識別できる前駆病変としては ADH，DCIS があり，いずれも PI3 キナーゼの遺伝子である *PIK3CA* の突然変異など ER 陽性癌と同様の遺伝子異常を有する。遺伝子プロファイリングの結果から，これらのがんは"ルミナル"(管腔)型と分類される。このタイプでは，*BRCA2* の生殖細胞変異を有する患者に最も多くみられる。次に頻度が高いのは，*HER2* の遺伝子増幅に伴う HER2 タンパクの過剰発現がみられるタイプである(緑色の矢印)。このタイプでは ER は，陽性，陰性のいずれかであり，通常，*TP53* 遺伝子の生殖細胞変異を有する。アポクリ DCIS と類似するアポクリン腺症が前駆病変の可能性があるが，確定されていない。最も頻度が低いが，分子特性が乳癌のなかで際立っているのが，ER，HER2 ともに陰性のトリプルネガティブ癌である(青色の矢印)。このタイプでは，*BRCA1* と *TP53* の両者の機能的欠損があるため，ゲノム不安定性がみられる。

者よりも 42％ 高い確率でこの病気で亡くなる。腫瘍の生物学的特性(例えば，この集団ではトリプルネガティブの腫瘍が多い)がこの格差に関連するが，早期発見システムの不備や不十分な治療などの他の要因も関係している。

最も重要なリスク要因は，性別(患者の 99％ が女性)，年齢，生涯にわたるエストロゲンへの曝露，遺伝的遺伝，およびやや影響が少ないが環境および生活習慣要因である(表 17.8)。リスクを減少させる主な要因は，20 歳前の早期妊娠と長期間の授乳である。

病態形成

乳癌の 3 つのサブタイプは，ホルモン受容体と HER2 の発現の有無で分けられ，経路のあいまいなものもあるが，いずれも乳管／小葉系の上皮にドライバー遺伝子の変異が段階的に加わることによって起こると考えられる(図 17.28)。乳癌の発がんにはがん遺伝子における遺伝性および後天性のドライバー変異の両方が原因となる。乳癌感受性を付与する主な生殖細胞系列変異は，ゲノムの安定性を調節する遺伝子や，成長促進シグナル伝達経路に関与する遺伝子に影響を与える。*BRCA1* および *BRCA2* は古典的な腫瘍抑制遺伝子であり，がんは両方のアレルが不活化または欠陥がある場合にのみ発生する(第 6 章)。これらのタンパク質は両方とも二本鎖 DNA 切断の修復において重要な機能を果たしている。*BRCA1* お

表17.8 乳癌発症の危険因子

リスク因子	相対リスク[a]
女性であること 加齢 浸透率の高い生殖細胞遺伝子変異 強い家族歴：1 人以上の第一親等近親者(例：母，姉妹，娘)が乳癌にかかっている場合，特に若年発症や複数がん罹患者がいる場合 本人の乳癌罹患歴 高い乳房密度	> 4.0
浸透率が中等度の生殖細胞遺伝子変異 若年期に胸部への高線量の放射線照射 家族歴(第一親等近親者 1 人)	2.1 ～ 4.0
早い初経(12 歳未満) 遅い閉経(55 歳以上) 遅い初産(35 歳以上) 未経産 授乳経験がないこと 外因性ホルモン療法 閉経後の肥満 身体活動の不足 過度のアルコール摂取	1.1 ～ 2.0

[a] リスク要因がない女性と比較して，浸潤癌を発症する可能性

よび *BRCA2* 生殖細胞系列変異は多数同定されているが，浸透率，発症年齢，および他の種類のがんに対する感受性は異なっている。しかし，保因者の 70 歳までの乳癌リスクは 45～75％ であり，一般集団の 12％ と比較して高い。*BRCA2*

表 17.9　乳癌の遺伝的感受性に関連する頻度の高い単一生殖細胞遺伝子変異

遺伝子（症候群）	単一遺伝子変異による乳癌の発症リスク（%）[a]	70歳までに乳癌を発症するリスク[b]	乳癌以外のがん	備考
浸透率の高い生殖細胞遺伝子変異				
BRCA1（遺伝性乳癌卵巣癌）	55%以下	女性で40%以下〜90%、男性で1%	卵巣（20%以下〜40%）、卵管、膵、前立腺、その他	ほとんどがトリプルネガティブ乳癌
BRCA2（遺伝性乳癌卵巣癌）	35%以下	女性で30%以下〜60%、男性で6%	卵巣（10%以下〜20%）、膵、前立腺、その他	ほとんどの乳癌がER陽性。両アレルに変異があるとファンコニ貧血になる
TP53（Li-Fraumeni）	<1%	女性で50%以下〜60%、男性で<1%	肉腫、白血病、脳腫瘍、その他	ほとんどの乳癌がERとHER2が陽性
PTEN（Cowden）	<1%	女性で20%以下〜80%、男性で<1%	甲状腺、内膜癌、その他	良性腫瘍とも関連する
STK11（Peutz-Jeghers）	<1%	女性で40%以下〜60%	卵巣、大腸、膵、その他	良性の大腸ポリープとも関連あり
CDH1（遺伝性びまん性胃癌症候群）	<1%	女性で50%以下	胃の印環細胞癌、大腸	乳癌ではほとんどが小葉癌
PALPB2（遺伝性乳癌）	<1%	女性で30%以下〜60%、男性で<1%	膵、前立腺	両アレルに変異があるとファンコニ貧血になる
浸透性が中等度の生殖細胞遺伝子変異				
ATM（ataxia-telangiectasia）	5%以下	女性で15%以下〜30%		両アレルに変異があると運動失調性毛細血管拡張症になる
CHEK2（遺伝性乳癌）	5%以下	女性で10%以下〜30%	前立腺、甲状腺、大腸、腎	乳癌ではほとんどがER陽性

浸透率の高い生殖細胞変異では乳癌の発症リスクが4倍を超え、乳癌の3〜7%を占める。浸透率が中等度の生殖細胞変異では乳癌の発症リスクは2〜4倍となり、乳癌全体の5〜10%を占める。ER, エストロゲン受容体
a 乳癌のリスクがある単一の生殖細胞遺伝子変異によってこの遺伝子に関連する乳癌に罹患するリスク
b 特定の患者のリスクは、乳癌に罹患するリスクのある遺伝子変異以外の遺伝子変異の存在によっても異なることがある

変異は主にER陽性腫瘍と関連しており、BRCA1変異はトリプルネガティブ癌と強く関連している（図17.28）。家族性乳癌に関連する他の変異遺伝子には、PI3K-AKT経路の負の調節因子であるTP53およびPTENが含まれる（第6章）。よく記述された症候群の一部としてしばしば生殖細胞系列変異と関連する他の腫瘍抑制遺伝子の変異は、乳癌だけでなく他の悪性腫瘍のリスクも増加させる（表17.9）。乳癌の発生の直接的な要因は、遺伝的、ホルモン的、および環境的なカテゴリーに分類することができる。

BRCA1とBRCA2の体細胞変異は散発性の乳癌ではまれだが、トリプルネガティブ乳癌の50%にBRCA1のメチル化による不活性化がみられる。TP53の体細胞変異は乳癌、特にトリプルネガティブ癌とHER2陽性癌でしばしばみられる（表17.7）。PI3K-AKTシグナル伝達経路の不活性化をもたらす遺伝子異常は、散発性のER陽性癌もしくはHER2陽性癌での頻度が高い（図17.28）。

臨床的に重要な乳癌で高頻度なのはHER2遺伝子の増幅である。HER2は受容体型チロシンキナーゼであり、RAS経路やPI3K-AKT経路を活性化することによってアポトーシスを防ぎ、細胞増殖を促進する。HER2の過剰発現を伴うがんは病理学的に特徴的であり、増殖スピードが速い。かつてはそのために予後が悪かったが、HER2を標的とした治療薬の開発によって、HER2遺伝子の増幅している症例の予後は著しく改善した。

エストロゲンは特に閉経後の乳癌発症に重要な役割を果たしている。エストロゲンはERに結合し、多数の標的遺伝子の転写を刺激することで、乳腺上皮細胞の増殖と生存を促進する。これは思春期、月経周期、妊娠中のエストロゲンの生理学的効果である。過剰なエストロゲン刺激によって引き起こされるDNA複製は、変異の蓄積を助長する可能性がある。これにより、月経周期の累積回数と女性の乳癌発症リスクの関連性や、ルミナル型と年齢の強い関連性が説明できる。エストロゲンの発がん促進効果の重要性を明確に示す指標として、エストロゲン拮抗薬の利点がある。これは、高リスクの女性におけるルミナル癌の発症を減少させ、閉経後のホルモン療法を受けた女性におけるルミナル癌の発症率の増加、そしてER陽性癌のエストロゲン拮抗薬による治療への反応などが挙げられる。

上皮内癌

乳癌は大きく分けて、転移の可能性がない非浸潤性の**上皮内癌**（carcinoma in situ）と、広がって致命的になる可能性がある**浸潤性癌**（invasive carcinoma）に分類される。まず、上皮内癌の形態と臨床的意義について説明し、その後浸潤性癌について説明する。

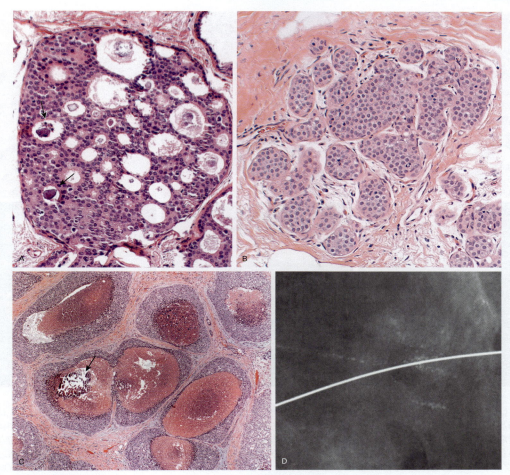

図17.29　非浸潤性（上皮内）癌
A：非浸潤性乳管癌（DCIS）。乳腺小葉を歪める管状の空間がみられる。分泌物が石灰化している（矢印）。B：非浸潤性小葉癌（LCIS）。均一な細胞が乳腺小葉を充満している。C：コメド型DCIS。高度な増殖がみられ，中心部に壊死と石灰化（矢印）がある大きな領域が複数の乳管を充満する。D：標本のX線像。乳管内に線状および枝分かれした石灰化がみられ，DCISに伴う変化である。

形態学

非浸潤性乳癌 noninvasive（in situ）carcinoma は，DCIS（ductal carcinoma in situ 上皮内乳管癌）とLCIS（lobular carcinoma in situ 上皮内小葉癌）との2つに分類される。DCISは小葉を分断する管腔構造を形成する（図17.29）。定義上，どちらも基底膜を"尊重して"これを越えず，間質やリンパ管への浸潤はみられない。DCISの組織学的所見は非常に多様である。核の形態は均一で目立たないもの（**低核異型度 low nuclear grade**）から，多形性を伴うもの（**高核異型度 high nuclear grade**）までさまざまである。DCISは触知可能な腫瘤を形成せず，分泌物中の膜片上に形成される石灰化や中心壊死（「コメドネクローシス」）により，ほとんどの場合マンモグラフィーで検出される（図17.29C, D）。

乳頭のパジェット病 Paget disease of the nipple は，乳管内非浸潤性癌（DCIS）が乳管内を進展し，乳頭と連続する皮膚にまで拡がったものであり，乳頭および乳輪の皮膚に一側性の痂皮性滲出物を生じる。腫瘍細胞は乳頭の扁平上皮内に単独もしくは数個ずつ存在し，組織学的に外陰部のパジェット病に類似している（e図17.9）。

臨床的特徴

現在のDCISの治療は，通常，外科的切除とその後の放射線治療であり，これにより20年間で95%以上の生存率が得られる。低グレードなDCISで病変が小さい場合は年間約1%の割合で浸潤癌が発症するが，この場合にも上記のDCISとしての治療が必要かどうかを判断するための観察試験が進行中である。同じ乳房の四分円内に浸潤癌が発生すると，関連するDCISと同様のグレードおよびERとHER2の発現を示す傾向がある。高グレードまたは広範なDCISを有する患者は，浸潤性癌への進行リスクが高いと考えられている。

LCISは，石灰化や乳腺間質反応がほとんどないため，

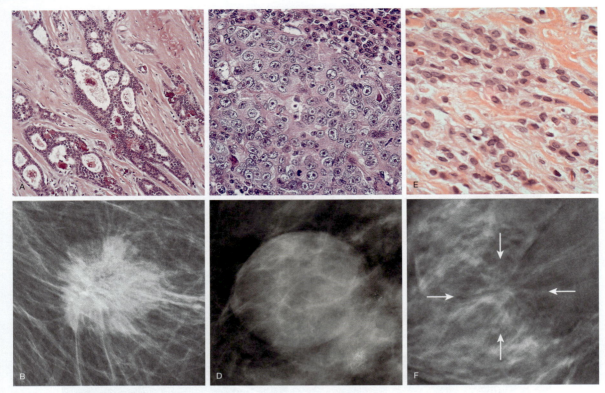

図17.30　浸潤性乳癌の増殖パターン
A：多くは腺管を形成し（"乳管"癌とよばれている），線維形成性の間質反応を伴う。B：マンモグラフィーではがんは密度の高い腫瘤として認められ，透過性の高い周囲組織への腫瘍の浸潤が放射状の突起構造としてみられる。C：小葉癌では接着性の弱い腫瘍細胞が索状に浸潤し，間質反応があまりみられない。したがって，マンモグラフィーでは目立たない不整な陰影として認められる（D）。まれには，腫瘍細胞がこの写真のように髄様に充実性に増生したため（E），あるいは粘液産生によって，マンモグラフィー画像上，境界明瞭となり良性にみえることもある（F）。AおよびCは，Fletcher CD 著 Diagnostic Histopathology of Tumors, ed 5, Figs. 16.61, 16.63, Philadelphia, 2021 年，Elsevier，フィラデルフィアより引用

マンモグラフィーでの高密度病変として検出されることはまれで，ほとんどの場合偶然に発見される。LCISは両方の乳房に浸潤癌が発生するリスク要因であり，同側の乳房のリスクがやや高い。浸潤癌の発生率は年間約1％であり，未治療のDCISで観察される率と同様である。しかし，DCISとは異なり，特定の病変の外科的切除がリスクを低下させるかどうかは不明である。LCISをもつ女性の約1/3は最終的に浸潤性癌を発症する。現在の治療方法は画像と臨床経過の厳重な観察と，抗エストロゲン治療によるリスク軽減となる。

浸潤癌

浸潤性乳癌の形態学的外観は多種多様である。約1/3は，重要な生物学的および臨床的関連があるため，議論に値する特殊な組織型に分類できる。

形態学

浸潤性腫瘍が乳房内で最もよくみられる部位は，上外側の四分円（50％）であり，次いで中央部（20％）である。乳癌を患う女性の約4％では，両側性の原発性腫瘍や同じ乳房内に連続する病変がみられる。浸潤癌のサブタイプの特徴的な組織学的パターンについてとすべてのサブタイプで共通のグレード分類を説明する。

浸潤性乳癌の大部分（70〜80％）は，特殊な型にさらに分類されないがん腫で，一般に**乳管癌** ductal carcinomaとよばれる（図17.30A）。これらは通常DCISを伴う。組織学的には，核異型に乏しく高分化な腺管を形成する腫瘍から，多形な細胞がシート状に増生する腫瘍まで多岐にわたる。浸潤癌の多くは線維形成反応を伴って（このためマンモグラフィーで高密度となる）（図17.30B），徐々に触知可能な硬い腫瘤となっていく。

特殊型に分類されないもう1つの組織型として髄様癌がある。これは全乳癌の約5％を占め，ほぼ常にトリプルネガティブである。BRCA1関連がんの半数以上がこの組織型である。このがんはしばしば境界明瞭な円形の病変を形成し，画像診断では良性腫瘍と区別するのが難しい場合がある（図17.30D）。組織学的には大型の未分化細胞がシート状に増生し，主にT細胞からなる顕著なリンパ球浸潤を伴う（図17.30C）。

浸潤性小葉癌 invasive lobular carcinomaは，形態学的にはLCISと同様の細胞により構成される。この腫瘍は乳癌の10〜15％である。腫瘍細胞は個別に間質へ浸潤し，しばし

表17.10 乳癌の標的治療

標的	治療法
ER	エストロゲン除去(卵巣摘出術,アロマターゼ阻害剤)
	ER 阻害剤(タモキシフェン)
	ER の劣化
サイクリン依存性キナーゼ 4/6 (CDK4/6)	キナーゼ阻害薬(パルボシクリブ,アベマシクリブ,リボシクリブ)
HER2	HER2 抗体にリンクした細胞傷害療法
	チロシンキナーゼ阻害剤
	ワクチン
BRCA1, BRCA2 の遺伝子変異による DNA ダメージによる相同組み換え修復障害[a]	相同組み換えによる DNA 修復を必要とする抗がん剤による治療(プラチナ製剤など)
	DNA 修復の別経路(PARP 阻害)
PI3K／AKT/mTOR 経路	経路のタンパクの阻害
免疫チェックポイントタンパク質	PD-L1, PD-I などの免疫チェックポイントタンパク質の阻害

ER：エストロゲン受容体，PARP：ポリ ADP リボースポリメラーゼ
[a] BRCA1 および BRCA2 の変異は相同組み換え修復の欠損を引き起こす

ば"一列の鎖状"に並ぶ(図 17.30E)。異型小葉過形成 atypical lobular hyperplasia，非浸潤性小葉癌 lobular carcinoma in situ (LCIS)，および浸潤性小葉癌 invasive lobular carcinoma でみられる細胞接着の喪失は，通常，E カドヘリン E-cadherin の機能不全によるものである。E カドヘリンは膜貫通タンパク質であり，乳房や他の腺組織における正常な上皮細胞の接着分子である。多くの例では，触診や放射線画像で検知可能な集塊をなすが，線維形成を伴わないびまん性の浸潤を示し，臨床的潜伏がんとして画像でもみつからない場合がある(図 17.30F)。乳癌のなかで小葉癌は転移様式に特徴があり，脳脊髄液中や漿膜表面，消化管，卵巣，子宮，および骨髄へと進展することが多い。浸潤性小葉癌のほとんどはホルモン受容体陽性であるが，HER2 の過剰発現はまれである。

炎症性乳癌 inflammatory carcinoma は，特定の形態ではなく臨床的な症状で定義される。患者は，触知可能な腫瘤がない腫れた紅斑性の乳房を呈する(e 図 17.10)。このような症状を呈する浸潤癌は一般的に低分化で，広い範囲でリンパ管に侵襲して閉塞をきたし，浮腫と皮膚の肥厚を引き起こし，炎症様である(オレンジの皮様の外観)。しかし，実際には炎症ではない。これらの腫瘍は通常，高グレードであり，ルミナル，HER2，またはトリプルネガティブのいずれかの型であることが多い。

粘液癌 colloid (mucinous) carcinoma は，ER 陽性/HER2 陰性腫瘍であり，細胞外ムチンを多量に産生する。粘液癌は通常ゼラチン様で軟らかいが，これは産生されたムチンがいわゆる"粘液湖"として腫瘍の周りを取り囲み，境界明瞭な腫瘤を形成するためである。

管状癌 tubular carcinoma は，別のタイプの ER 陽性/HER2 陰性癌であり，通常はマンモグラフィーによる不整な高密度領域として発見される。顕微鏡下では，管状癌は低異型度の核をもつ明瞭な管状構造を形成する。リンパ節転移はまれであり，予後は非常によい。

すべての浸潤性乳癌は，腺管形成，核異型度，および細胞分裂の頻度に基づいてグレード 1(低グレード)からグレード 3(高グレード)に分けられる(e 図 17.11)。低グレード腫瘍の核は正常細胞と類似している。高グレード腫瘍の核は腫大し，輪郭が不整となる。低グレード腫瘍の多くは，よく分化した腺管構造を形成し，良性病変との区別が困難な場合もあるが，高グレード腫瘍では極性を失ってシート状構造を形成し，もしくは個別に浸潤する。

臨床的特徴

(スクリーニングを受ける必要のない若い女性を含めて)スクリーニングを受けずにみつかるほとんどの乳癌は，本人が触知可能な腫瘤である。その場合，すでに浸潤しており，典型的には 2〜3 cm 大となっている。このような腫瘍のおよそ半数は局所リンパ節に転移している。スクリーニングを受けた，やや年齢の上のグループでは 60％の症例が症候を示していない初期のがんであり，20％は浸潤していない。スクリーニングによってみつかる，このようなやや上の年齢の女性の乳癌は小さく，そのうち 15％程度しかリンパ節に転移していない。

予後は腫瘍の広がり(つまり解剖学的ステージ)と腫瘍の生物学(例：ER および HER2 の発現，腫瘍サブタイプ，増殖能)に依存する。解剖学的ステージは，原発腫瘍の大きさ/範囲(T)，局所リンパ節の関与(N)，および遠隔転移の有無(M)に基づいている。腫瘍の大きさは独立した予後因子であり，腋窩リンパ節転移のリスクと相関している。皮膚の局所浸潤(潰瘍化または皮膚リンパ管の関与)や骨格筋の侵襲も予後が悪いことと関連している。

大部分のがんは，まず局所リンパ節に転移することから，リンパ節転移の有無は信頼できる予後予測因子である。多くの場合，腫瘍はリンパ流に沿って 1 つか 2 つの腋窩リンパ節に転移する。これらのリンパ節に転移がない場合，他のリンパ節にも通常は転移していない。このため，重篤な合併症のある広範なリンパ節郭清に代わって，センチネルリンパ節生検 sentinel node biopsy を行うことが一般的となった。特に ER 陽性の女性では，長期の寛解と緩和が得られるが，遠隔転移が認められると治癒は期待できない。再発時の遠隔転移臓器は生物学的タイプによって異なる。トリプルネガティブと HER2 陽性癌は最初の 8 年以内に脳や内臓に転移しやすいが，ER 陽性癌では骨転移が最も多く，晩期再発を起こしやすい(表 17.7)。

その他の予後因子は，腫瘍生物学と治療に対する反応性に関連する。

● 増殖能 proliferation は腫瘍の悪性度分類で考慮され，有糸分裂数を評価することによって測定されるが，

細胞毒性化学療法に対する反応性と密接に結びついている。急速に増殖するがん細胞は，DNAを損傷したり，細胞分裂を阻害したりする薬剤に感受性が高いからである。
- **エストロゲン受容体とプロゲステロン受容体の発現**は，抗エストロゲン療法に対する反応を予測する。ホルモン受容体陽性癌の増殖は，治療により何年も抑制され，遠隔転移があっても長期間生存することが可能である。
- 粘液癌や管状癌などの特殊な組織型は予後が良好な傾向がある。対照的に，炎症性癌は特に予後不良で，3年生存率はわずか3〜10%である。
- **遺伝子発現プロファイリング**。乳癌細胞のmRNAレベルを定量する独自の評価法が数多く開発されている。そのほとんどは，増殖に関与する遺伝子の組み入れに重きを置いている。現在のところ，これらの評価法の最大の臨床的価値は，化学療法の毒性を免れることができる，進行が遅く抗エストロゲン反応性のがん患者を同定することである。
- **ネオアジュバント化学療法**に対する反応。手術前に患者を治療することで，化学療法に対する腫瘍の反応を観察する機会が得られる。トリプルネガティブおよびHER2癌の1/3以上は完全に退縮する（病理学的完全奏効とよばれる）。対照的に，化学療法に完全に反応する腔内癌は非常に少ない。

解剖学的ステージと生物学的要因を組み合わせることで，予後の予測精度が向上する。この認識に基づき，米国癌症連合委員会 American Joint Committee on Cancer （AJCC）のステージングシステムでは，解剖学的ステージとER，PR，HER2，グレード，そして一部の場合には遺伝子発現解析などの生物学的特徴を組み合わせて，予後ステージグループを作成する。例えば，トリプルネガティブ乳癌の場合，そのより侵襲性のある振る舞いを反映して，予後ステージングシステムでより高いステージに分類されることがある。

乳癌治療の目標は，局所疾患の制御と既知または潜在的な遠隔転移の治療によって生存期間を延長することである。局所については乳房温存手術（"乳房温存術"）と放射線療法により，多くの患者で制御される。乳房切除術は通常，局所進行性の疾患や再発リスクを減少させたい第二の原発がんの高リスクをもつ女性に必要とされる。

既知または遠隔転移の可能性がある病変の治療および局所再発の抑制には，系統的な標的療法が使用される（表17.10）。ER陽性のがんに対しては，タモキシフェンおよびアロマターゼ阻害剤による内分泌療法が非常に効果的な選択肢である。化学療法は，分子サブタイプに関係なく高増殖性のがんに使用される。HER2陽性のがんに対しては，HER2拮抗薬による標的療法が予後を著しく改善したが，すべての腫瘍に有効というわけではなく，一部はHER2拮抗薬に対する抵抗性を示すこともある。トリプルネガティブ乳癌は依然として治療の課題である。相同組み換え修復欠損のあるがんに対して選択的に作用する薬剤と細胞傷害性療法の併用は，約1/3の症例で完全またはほぼ完全な奏効を示す。これらの腫瘍のゲノム不安定性は，より侵襲的で治療抵抗性のあるサブクローンの出現の可能性を高める深刻な遺伝的異質性を引き起こす。ただし，ゲノム不安定性は腫瘍新抗原の発現を引き起こすこともあり，免疫チェックポイント阻害剤の使用は多くの臨床試験で評価されている。

要約

外陰部

非腫瘍性上皮性病変
- 硬化性苔癬は萎縮した上皮と，しばしばみられる真皮の線維化が特徴である。扁平上皮癌の発症リスクはわずかに上がる。
- 慢性単純性苔癬は上皮の肥厚（過形成）と，しばしばみられる炎症細胞の浸潤が特徴である。
- 硬化性苔癬，扁平上皮癌など白板症の原因となりうる他の疾患と確実に区別するためには，病変部の組織を生検することが必要である。

外陰部腫瘍
- HPVと関連する外陰部扁平上皮癌は，通常低分化であり，時に多発性である。多くが**外陰部上皮内腫瘍 vulvar intraepithelial neoplasia（VIN）**より生じる。
- HPVと関連しない外陰部扁平上皮癌は，高齢の女性に発生する。通常高分化で単発性である。硬化性苔癬と関連する"分化型" VIN（dVIN）を前駆病変として発生することが多い。
- 外陰部パジェット病は，表皮内で上皮細胞が増殖することで生じる赤色で鱗屑のある病変である。乳房パジェット病の場合とは異なり，がんを合併することはまれである。

子宮頸部

子宮頸部腫瘍
- 子宮頸癌のリスク因子には，最初の性交年齢が早いこと，複数の性交相手などHPVへの曝露に関係しているものと，喫煙，免疫不全などHPVと関係しないものがある。
- ほとんどすべての子宮頸癌がHPVと関連しているが，特に高リスク型である16，18，31，33型と関連が強

い【訳注：日本では16，18型以外の高リスク型として52，58型が多いとされている】。HPVワクチンは16型と18型のHPVに感染することを予防する。
- HPVは，E6とE7のウイルス由来タンパク質を発現することによってp53やRBがん抑制因子を不活化し，その結果，細胞増殖が促進され，DNA損傷により誘発されるアポトーシスが抑制される。
- 子宮頸癌では，高リスクHPVが宿主ゲノムに挿入されており，これによるE6とE7の発現上昇ががんへの進展に寄与する。
- **低度異形上皮内病変** low-grade squamous intraepithelial lesion(LSIL)および**高度異形上皮内病変** high-grade squamous intraepithelial lesion(HSIL)は，浸潤性癌の前駆病変である。
- パパニコロウ塗抹細胞診は，SILやがんを発見し，子宮頸癌の発生頻度を有意に減少させた非常に効果的なスクリーニング方法である。現在はこの方法に加えてHPV検査が併用されている。

子宮
非腫瘍性子宮内病変
- 腺筋症は，子宮筋層で子宮内膜が増殖した状態であり，子宮の肥大化をもたらす。
- 子宮内膜症は，子宮外に子宮内膜と間質が増生する疾患であり，骨盤や腹部の腹膜に病変が起こることが多い。まれにリンパ節や肺のような離れた部位にも病変が及ぶことがある。
- 子宮内膜症における異所性の子宮内膜は，周期的な出血をきたし，月経困難症や骨盤痛の主な原因となる。
- 子宮内膜症の異所性表現は，炎症性仲介物質のレベルが増加しており，COX-2阻害剤で治療されることがある。

子宮内膜増殖症と子宮内膜癌
- 子宮内膜増殖症は，エストロゲン過剰（内因性，外因性を問わない）によって引き起こされる。
- 子宮内膜増殖症のリスク因子は，無排卵性周期，多嚢胞性卵巣症候群，エストロゲン産生性卵巣腫瘍，肥満，プロゲスチン拮抗のないエストロゲン治療などである。
- 子宮内膜増殖症は，がんへと進展していく危険性を反映する細胞異型の有無により分類される。
- 臨床的・分子病理学的に子宮内膜癌には2つの主要な型がある。
  - 類内膜癌は，エストロゲン過剰や子宮内膜増殖症と関連している。早い段階からDNAミスマッチ修復遺伝子とPTEN遺伝子の不活性化が起こっている。

- 子宮内膜に生じる漿液性癌は年輩の女性に発生し，通常は子宮内膜萎縮と特徴的な前駆病変である**漿液性上皮内癌** serous endometrial intraepithelial carcinoma(SEIC)と関連して起こる。SEICと浸潤性漿液性癌の両者でTP53遺伝子の変異がみられることから，これは早期に起こる変化と考えられている。
- 両タイプのがんのいずれにおいても生存期間を左右する重要な因子は病期である。漿液性癌は類内膜癌よりも子宮外へと進展することが多いことから，予後が悪い。

卵管炎
- 卵管の炎症（卵管炎）は淋菌（60％）とクラミジア・トラコマティスによるものが最も多い。
- 卵管の原発性腺がんは卵巣の多くの高悪性度漿液性がんの起源である可能性がある。

卵巣
卵巣腫瘍
- 卵巣腫瘍は，表層上皮，胚細胞，性索-間質細胞から生じる。
- 悪性卵巣腫瘍で最も多いのは上皮性腫瘍で，40歳以降の女性に好発する。
- 上皮性腫瘍で多いタイプは，漿液性，粘液性，類内膜性である。また，それぞれに，良性型，悪性型，境界型（低悪性度型）がある。漿液性腫瘍と子宮内膜様腫瘍は悪性である可能性が高く，粘液性腫瘍は通常良性である。
- 漿液性癌は最も頻度が高く，多くは卵巣ではなく卵管遠位に発生する。
- 性索-間質腫瘍は顆粒膜細胞，**セルトリ細胞** Sertoli cell，**ライディッヒ細胞** Leydig cell，卵巣間質細胞に分化しうる。分化の方向性によって，エストロゲンやアンドロゲンを産生することもある。
- 胚細胞腫瘍（ほとんどが嚢胞性奇形腫）は，若年女性の卵巣腫瘍では最も多く，大部分は良性である。
- 胚細胞腫瘍は，卵原細胞（未分化胚細胞腫），初期胚性組織（胚芽腫），卵黄嚢（内胚葉洞腫瘍），胎盤組織（**絨毛癌** choriocarcinoma），多発性胎児組織（奇形腫）に分化する。

妊娠と関連する疾患
子宮外妊娠
- 子宮外妊娠は子宮体部以外への受精卵の着床と定義される。全妊娠の約1％に生じ，卵管への着床が最も多い。
- 瘢痕化を伴う慢性卵管炎は，卵管妊娠の主なリスク因子である。
- 子宮外妊娠の破裂は緊急性が高く，適切な処置が行われないと，出血や死に至ることもある。

妊娠性絨毛性疾患
- 奇胎は，妊娠の際に父系染色体が異常に分配されてしまうことで起こる。
- 部分奇胎は三倍体で，父系染色体を2セット有する。通常は胎児成分が存在し，持続性の絨毛疾患に進行することはまれである。
- 全胞状奇胎は二倍体であり，すべての染色体は父由来である。胚や胎児組織はまったくみられない。
- 全胞状奇胎のうち10～15％が持続性の絨毛疾患に進行し，ほとんどは侵入奇胎である。絨毛癌に進行する症例は約2.5％のみである。
- 妊娠性絨毛癌は浸潤性が強く，転移も高頻度で起こる。しかし，卵巣性（非妊娠性）絨毛癌とは対照的に，化学療法に対する反応性が高くほとんどの症例が治癒する。
- 胎盤部絨毛性腫瘍は無痛性で，hPLを産生し，通常は中間型栄養膜細胞からなる早期の腫瘍である。化学療法への反応性は高くない。

乳腺
乳腺疾患の臨床像
- 乳腺に症状がある場合，悪性腫瘍があるかどうかを評価する必要がある。
- 症状にかかわらず，多くの場合は良性である。
- 乳癌は，スクリーニング検査未施行の若い女性では腫瘤の触知によって，より年輩の女性ではマンモグラフィーによるスクリーニングでみつかることが多い。

乳癌
- アメリカ人女性が生涯において乳癌を患うリスクは，8人に1人の割合である。
- 大半（75％）の乳癌は，50歳以降に診断されている。
- 乳癌の主なリスク因子は，ホルモン環境と遺伝的罹患率に関連する。
- 乳癌全体のうちの約12％は，遺伝性の生殖細胞変異によるものであり，*BRCA1*か*BRCA2*の遺伝子変異が単一遺伝子変異例のおよそ半分を占める。
- 非浸潤性乳管癌（DCIS）は，浸潤性乳管癌の前駆病変であり，マンモグラフィー検査で石灰化としてみつかることが多い。DCISと診断された女性において浸潤性乳癌が生じる場合，たいていは同側性の浸潤性乳管癌である。
- **非浸潤性小葉癌 lobular carcinoma in situ（LCIS）は**，発がんリスクのマーカーであるとともに前がん病変である。LCISと診断された女性において，浸潤性小葉癌がみつかった場合，2/3は同側乳腺であるが，1/3は対側である。
- 浸潤性乳癌は，組織型と生物学的態度で次の3つに分類される。ER陽性/HER2陰性癌，HER2陽性癌，ER/PgR/HER2陰性（トリプルネガティブ）癌である。がんの生物学的タイプは，臨床的特徴，グレード，遺伝子変異のプロファイル，転移のパターン，治療への反応性，再発までの時間，そして予後と関連する。
- 予後は腫瘍の生物学的タイプ，病期と，最適な治療を受けることができるかによって左右される。

臨床検査[a]

検査	参考値	病態生理／臨床的関連
アルファフェトプロテイン（AFP），血清	< 8.4 ng/mL	AFP（アルファフェトプロテイン）は，胎生期に卵黄囊細胞や肝細胞で発現する糖タンパク質である。出生後にはその産生が低下するが，特定の腫瘍に罹患すると上昇する。血清中のAFPは，肝細胞癌の患者の90％で上昇し，卵巣や精巣の一部の胚細胞腫瘍（例：卵黄囊腫瘍や胎児性癌）の患者でも増加する。また，AFPは神経管閉鎖障害（例：無脳症，脊髄裂）を伴う妊婦の血清でも上昇する。
アンドロステンジオン，血清	年齢，性別，性成熟の段階によって値が異なる。成人男性では40～150 ng/dL　成人女性では30～200 ng/dL	アンドロステンジオンは，精巣，副腎皮質，卵巣でコレステロールから生成されるステロイドホルモンである。副腎でのアンドロステンジオンの産生は，アドレノコルチコトロピン（ACTH）によって制御されている。アンドロステンジオンはテストステロンの前駆体であり，多毛症，多囊胞性卵巣症候群（PCOS），男性化する副腎腫瘍，早発性思春期，クッシング病，異所性ACTH産生腫瘍，先天性副腎過形成において増加する。
CA19–9，血清	< 35 U/mL	CA19–9は，主に消化管の導管細胞によって生成される細胞表面の糖タンパク質複合体である。最も頻繁に使用される膵癌マーカーだが，婦人科疾患でも上昇することがある。CA19–9の値で，付属器腫瘍の良悪性を鑑別することはできないが，子宮内膜癌や卵巣癌の予後予測に有用である可能性がある。
CA–125，血清	< 46 U/mL	CA–125は，胎生期の体腔上皮由来の細胞（例：卵管，卵巣，大腸）で発現する糖タンパク質である。血清中のCA–125は，進行した上皮性卵巣癌で上昇し，腫瘍摘出手術後の残存病変の有無を評価したり，再発のモニタリングに使用することができる。しかし，CA–125は卵巣癌に特異的ではなく，妊娠や子宮内膜症，骨盤内炎症疾患，その他の婦人科以外のがんでも上昇することがある。

エストラジオール, 血清	年齢, 性別, 性成熟の段階(タナー段階)によって値が異なる。成人男性では10～40 pg/mL 成人(閉経前の)女性では15～350 pg/mL 閉経後の成人女性では<10 pg/mL	エストロン(E1), エストラジオール(E2), エストリオール(E3)は, 女性の生殖系および二次性徴の発達と調節に関与する。体内で生成される3種類のエストロゲンである。エストラジオールは, 非妊娠状態の閉経前女性において優勢なエストロゲンホルモンであり, 卵巣の卵胞で生成され, 月経周期を調節する。エストラジオールの値は, 妊娠の評価, 排卵のモニタリング, 無月経の評価, および閉経状態の評価に使用される。
エストロゲン受容体(ER), プロゲステロン受容体(PR), およびHER2検査について	ER/PR：陽性：腫瘍細胞の>1%【訳注：日本ではJ-scoreやAllred法が用いられており, それぞれで陽性の定義が定められている】がエストロゲン受容体(ER)またはプロゲステロン受容体(PR)に対して免疫反応性を示す。 HER2：IHCによる陽性：腫瘍細胞の>10%で強い膜染色を示す。 ISHによる陽性：使用するプローブに応じて異なる。	浸潤性乳癌と新たに診断されたすべての症例で, エストロゲン受容体(ER), プロゲステロン受容体(PR), およびHER2の検査が行われ, 腫瘍の生物学的態度に基づくサブタイプに分類される。HER2タンパク質は, 表皮成長因子受容体ファミリーに属する受容体チロシンキナーゼであり, その過剰発現は通常, 遺伝子増幅によるものである。乳癌の大多数(50～65%)ER+/PR+/HER2陰性であり, これらの腫瘍はエストロゲン拮抗薬に良く反応し, 通常は予後良好である。HER2が増幅している腫瘍では, 抗HER2療法の適応となる。乳癌の約20%がHER2陽性である。ER, PR, およびHER2がすべて陰性の腫瘍は, トリプルネガティブ乳癌とよばれ, 乳癌の約15%を占める。
エストロン, 血清	年齢, 性別, 性成熟の段階(タナー段階)によって値が異なる。 成人男性では10～60 pg/mL 成人女性(閉経前)では17～200 pg/mL 閉経後の成人女性では<10 pg/mL	エストロン(E1)は, 更年期における主なエストロゲンの形態であり, 主に脂肪組織や副腎でのアンドロステンジオンの周辺アロマターゼ反応から生成される。エストロンは, より強力なホルモンであるエストラジオールの前駆体として機能しているが, エストロンとエストラジオールの間では相互変換も行われる。E1のレベルは, 他のステロイドホルモンとともに, 思春期の遅れや早発(女性では男性より多い)を評価する際や, 性ステロイド障害(例：17α-ヒドロキシラーゼ欠損)の評価, さらには閉経後の骨折リスク評価やホルモン療法のモニタリングに使用される。甲状腺機能亢進症, 肝硬変, ターナー症候群, エストロゲンまたはアンドロゲンを産生する腫瘍, 多嚢胞性卵巣症候群(PCOS)などでE1高値となることがある。FSH(卵胞刺激ホルモン)は, 前頭下垂体から分泌されるゴナドトロピンで, 卵巣の卵胞の成長を刺激する。月経周期の中期におけるFSHおよび黄体形成ホルモン(LH)の急増によって排卵が起こる。FSHの測定は, 妊娠能力の評価, 月経不規則の評価, 排卵の予測, 下垂体障害の調査に有用である。FSHおよびLHは, 一次性生殖腺不全, 早発性思春期, そして更年期において上昇する。
卵胞刺激ホルモン(FSH), 血清	年齢, 性別, 性成熟の段階(タナー段階)によって値が異なる。 成人男性では1.2～15.8 IU/L 成人女性(閉経前)では 　卵胞期：2.9～14.6 IU/L 　中期：4.7～23.2 IU/L 　黄体期1：1.4～8.9 IU/L 閉経後：16.0～157.0 IU/L	FSHは下垂体前葉から分泌されるゴナドトロピンで, 卵巣卵胞の成長を刺激する。月経周期の中期にFSHと黄体形成ホルモン(LH)が急増すると, 排卵に至る。FSH測定は, 受胎可能性の評価, 月経不順の評価, 排卵の予測, および下垂体障害の調査に有用である。FSHおよびLHは, 原発性性腺機能不全, 思春期早症, および閉経において上昇する。
高リスクHPV(hrHPV)検査, 部位不同	高リスクHPV陰性	高リスクHPV(hrHPV)検査では, 子宮頸癌になる可能性が高いタイプのHPVの有無を調べる。細胞診スクリーニングと高リスクHPV検査は, 患者の年齢やガイドラインに応じて, 単独で使用されることもあれば, 組み合わせて使用されることもある。
ヒト絨毛性ゴナドトロピン(hCG), 血清	男性もしくは妊娠していない女性では<5 mIU/mL 妊娠中の値は変動する。	hCG(ヒト絨毛性ゴナドトロピン)は, αおよびβのサブユニットからなるホルモンである。αサブユニットは, FSH(卵胞刺激ホルモン), LH(黄体形成ホルモン), TSH(甲状腺刺激ホルモン)と同じであるため, ほとんどの検査は特異度を高めるためにβサブユニットのレベルを測定する。妊娠初期において, 絨毛性栄養膜細胞によって合成されるhCGは, 黄体を刺激してプロゲステロンの分泌を促す。その後, 胎盤がプロゲステロンを分泌し始めると, hCGのレベルは低下する。hCGは, 絨毛癌, 精巣腫瘍(セミノーマおよび非セミノーマ), 卵巣の胚細胞腫瘍, 妊娠性栄養膜細胞疾患など, さまざまな腫瘍によって分泌されることがある。尿や血液中のhCGを測定することで, 早期妊娠を検出することができる。また, 血中のhCGレベルは, 正常に発展している妊娠, 流産, 異所性妊娠を区別するのに役立つ。hCGは, 診断や病状モニタリングのための腫瘍マーカーとして臨床的に有用である。
黄体形成ホルモン(LH), 血清	男性では1.3～9.6 IU/L 女性(閉経前)では 　卵胞期：1.9～14.6 IU/L 　中期：12.2～118.0 IU/L 　黄体期：0.7～12.9 IU/L 閉経後：5.3～65.4 IU/L	LH(黄体形成ホルモン)は, FSH(卵胞刺激ホルモン)と共に分泌されるホルモンである。LHは, 性腺機能低下症の評価において測定され, 中央性の障害(下垂体または視床下部の障害)の場合は低値を示し, 卵巣または精巣の一次性障害の場合は高値を示す。LHは, 排卵を予測するためや, 月経不規則の評価, 妊孕性の調査において測定される。

子宮頸部細胞診スクリーニング検査	パパニコロウ染色にて形態的にHPV感染を疑わせる細胞がみられないこと	ほとんどの浸潤性子宮頸癌は扁平上皮癌であるが，高リスクHPVによる持続感染のみで必ず扁平上皮癌を発症するわけではない。細胞診スクリーニング検査を行うことで，子宮頸癌に進行する可能性のある前駆病変を特定することができる。頸部細胞診スクリーニング検査では，外子宮頸部および内子宮頸部から採取した細胞の形態的特徴，特に異形成の程度を評価する。ただし具体的方法については最新のガイドラインを参照することが強く推奨される。
プロゲステロン，血清	成人女性(妊娠中でない)： 　卵胞期：≤ 0.89 ng/mL 　排卵期：≤ 12 ng/mL 　黄体期：1.8～24 ng/mL 妊娠中： 　初期：11～44 ng/mL 　中期：25～83 ng/mL 　後期：58～214 ng/mL 閉経後：≤ 0.20 ng/mL	プロゲステロンは，黄体，妊娠中の胎盤，および副腎皮質によって産生される。月経周期の黄体期において，子宮内膜腺の分泌やらせん動脈の発達を促進することによって子宮内膜での胚の着床準備をする。中黄体期のプロゲステロン値を測定することで，排卵したかどうかを判断することができる。排卵後受精しなかった場合には黄体は退行し，プロゲステロン値が低下する。このため子宮内膜が剥がれ落ちて月経が起こる。
総テストステロン，血清	成人男性：240～950 ng/dL 成人女性：8～60 ng/dL	女性では，テストステロンは卵巣や副腎において前駆体より生成される。女性におけるテストステロンの過剰は，にきび，多毛症，男性型脱毛症などの男性ホルモン過剰症の徴候を引き起こすことがある。男性ホルモン過剰症は，多嚢胞性卵巣症候群(PCOS)，非古典型先天性副腎過形成，卵巣過剰刺激症，ならびに卵巣および副腎腫瘍などの他のまれな内分泌疾患によって引き起こされることがある。男性ホルモン過剰症や月経異常の徴候を評価する際には，総テストステロンおよび遊離テストステロンの検査が行われることがある。女性患者において総テストステロンが150 ng/dLを超える場合，アンドロゲンを分泌する腫瘍が疑われるため精査する必要がある。

関連する遺伝子検査

項目	方法	臨床的事項
BRCA1, *BRCA2*	個別DNA配列解析もしくは次世代シークエンサーによるパネル検査	*BRCA1*(染色体17q21)および*BRCA2*(染色体13q12.3)は，二本鎖DNAの断裂修復に関与する腫瘍抑制遺伝子である。*BRCA1*および*BRCA2*の変異は，遺伝性の乳癌や卵巣癌，ならびに前立腺癌や膵臓癌などのいくつかの他の腫瘍でみられる。*BRCA1*の変異はトリプルネガティブ乳癌と関連しているのに対し，*BRCA2*の変異はほとんどがER陽性乳癌である。PARP(ポリアデニル酸二リン酸リボースポリメラーゼ)阻害剤は，いくつかの*BRCA*変異関連の乳癌や卵巣癌の治療に使用できる。
PIK3CA	個別DNA配列解析もしくは次世代シークエンサーによるパネル検査	PIK3CAは，ホスファチジルイノシトール-3 キナーゼ(PI3K)の遺伝子であり，その活性化変異は，ホルモン受容体陽性/HER2陰性の乳癌の約40%にみられる。PI3K阻害剤は，いくつかの乳癌の治療に使用することができる。

[a] この表の編集におけるシカゴ大学産婦人科のJulie Chor博士および医学部4年生のHannah Caldwellの支援に深く感謝する。
参考値はMayo Foundation for Medical Education and Researchの許可を得てhttps://www.mayocliniclabs.com/から引用。無断転載を禁ずる。
Deyrup AT, D'Ambrosio D, Muir J, et al. Essential Laboratory Tests for Medical Education. Acad Pathol. 2022;9. doi: 10.1016/j.acpath.2022.100046. より引用。

第18章 内分泌系

Endocrine System

内分泌器官（内分泌腺ともいう）は，体の代謝の均衡状態を維持し，急性ストレスによる代謝的な要求に対処するために，他の組織で作用する**ホルモン** hormone とよばれる分子を分泌している。多くのホルモンの分泌は，特定の代謝的な要求に伴って産生されたいわゆる刺激ホルモンによって制御されている。あるホルモンが産生されると，その産生を亢進させた刺激ホルモンを分泌している内分泌腺の活動性はしばしば抑制される。これは**フィードバック抑制** feedback inhibition として知られている。

ホルモンは，その作用メカニズムに基づいていくつかの主要なカテゴリーに分類される。

- 細胞表面受容体に結合することにより作用するホルモンには，(1) 成長ホルモン growth hormone やインスリン様ペプチドホルモン，(2) アドレナリン adrenaline (エピネフリン epinephrine) のような小分子が含まれる。これらのホルモンが細胞表面の受容体に結合することによって，**サイクリック AMP** cyclic adenosine monophosphate (cAMP)，**イノシトール 1,4,5-三リン酸 IP₃** (inositol 1,4,5-trisphosphate) やイオン化カルシウムなどの細胞内**セカンドメッセンジャー** second messenger の増加を引き起こす。これらのセカンドメッセンジャーにより細胞内シグナル伝達経路が活性化され，ホルモンの作用に必要なタンパク質の遺伝子転写を引き起こす。
- 細胞内の受容体に結合することにより作用するホルモン：脂溶性ホルモンは，拡散により細胞膜を通過し，細胞質や核にある受容体に結合する。その結果できたホルモン－受容体複合体は，次に DNA 上の調節領域に特異的に結合することにより，特定の標的遺伝子の発現に影響を及ぼす。この種のホルモンには，**ステロイド** steroid (例：エストロゲン estrogen，アンドロゲン androgens，グルココルチコイド glucocorticoid) や**サイロキシン** thyroxine が含まれる。

内分泌疾患は一般的に以下の原因により引き起こされる。(1) ホルモンの**産生低下** underproduction や**産生過剰** overproduction と，それによって生じる生化学的および臨床的病態，(2) ホルモンの刺激に対する**標的臓器の抵抗性** endo-organ resistance，(3) **非機能性** nonfunctional，ホルモン産生過剰 overproduction，産生低下 underproduction を示す**腫瘍性病変** neoplasm。内分泌疾患の診断と治療はホルモンやその調節因子，その他の代謝産物などの濃度の生化学的測定に大きく依存している。

下垂体

下垂体 pituitary は小さな豆のような形をした組織で，脳底部の**トルコ鞍** sella turcica のなかに存在する。下垂体は視床下部と密接な関係があり，視床下部から伸びる神経細胞の軸索と豊富な静脈叢からなる"下垂体柄 (茎) stalk" によりつながっている。下垂体は形態学的および機能的に明らかに異なる2つの部分からなる。それは，**前葉** anterior lobe (腺性下垂体 adenohypophysis) と**後葉** posterior lobe (神経性下垂体 neurohypophysis) である。下垂体の疾患は前葉か後葉のどちらかに影響を及ぼす。

下垂体前葉 anterior pituitary は，甲状腺や副腎，性腺や乳腺などの組織のホルモン産生を刺激する刺激ホルモンを生成する。下垂体前葉は，発生学的に発生途中の口腔粘膜に由来する上皮細胞により構成されている。通常の組織切片では，**好塩基性細胞質** basophilic cytoplasm，**好酸性細胞質** eosinophilic cytoplasm，または染色性に乏しい（**色素嫌性** chromophobic) 細胞質をもつ細胞の色彩に富んだ配列が認められる（図18.1）。これらの細胞の染色性の特徴は，異なったペプチドホルモンを産生していることと関連している。

- **成長ホルモン産生細胞** somatotroph は成長ホルモン growth hormone (GH) を産生する。
- **プロラクチン・成長ホルモン産生細胞** mammosomatotroph は GH とプロラクチン prolactin (PRL) を産生する。

謝辞：Dr. Anirban Maitra (Professor of Pathology and Translational Molecular Pathology, The University of Texas, MD Anderson Cancer Center, Houston, Texas による本書の旧版における本章への貢献に深謝する。

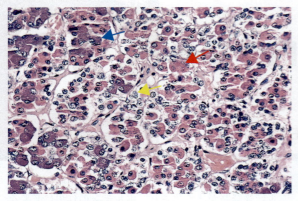

図 18.1　正常の下垂体前葉
下垂体前葉は，異なったペプチドホルモンを産生するいくつかの特徴的な細胞から構成されている．それらは違った染色態度を示す．ヘマトキシリン・エオジン染色による組織切片では，青色に染まる(好塩基性)細胞(青色矢印)は甲状腺刺激ホルモン産生細胞，性腺刺激ホルモン産生細胞と副腎皮質刺激ホルモン産生細胞，好酸性赤色に染まる(エオジン好性または好酸性)細胞(赤色矢印)は成長ホルモン産生細胞とプロラクチン産生細胞，そして非染色性細胞(嫌色素性)(黄色矢印)はホルモンを分泌してホルモンが枯渇してしまった細胞，もしくはホルモン産生能をもたない未熟な細胞の可能性がある．これらの細胞から産生されたホルモンの機能は本文中に記述されている．

- 乳腺刺激ホルモン産生細胞 lactotroph はプロラクチンを産生する．
- 副腎皮質刺激ホルモン産生細胞 corticotroph は副腎皮質刺激ホルモン adrenocorticotropic hormone (ACTH)，プロピオメラノコルチン proopiomelanocortin (POMC)，メラニン細胞刺激ホルモン melanocyte-stimulating hormone(MSH)を産生する．
- 甲状腺刺激ホルモン産生細胞 thyrotroph は甲状腺刺激ホルモン thyroid-stimulating hormone(TSH)を産生する．
- 性腺刺激ホルモン産生細胞 gonadotroph は卵胞刺激ホルモン follicle-stimulating hormone(FSH)と黄体ホルモン luteinizing hormone(LH)を産生する．女性では，FSH は卵巣でのグラーフ卵胞の形成を刺激し LH は排卵と黄体形成を誘導する．同じ 2 つのホルモンは，男性では精子形成と**男性ホルモン testosterone** の産生を制御する．

これらの下垂体ホルモンの放出は，視床下部で産生される因子によって制御されている．ほとんどの視床下部因子は刺激性に働き，下垂体ホルモンの放出を促進するが，他の特定の因子(例：ソマトスタチン somatostatin，ドーパミン dopamine)は抑制的に働く(図 18.2)．まれに下垂体疾患の症候が，下垂体原発の異常によるものというよりはむしろ視床下部因子の過剰産生，もしくは産生不足に由来するものである場合がある．

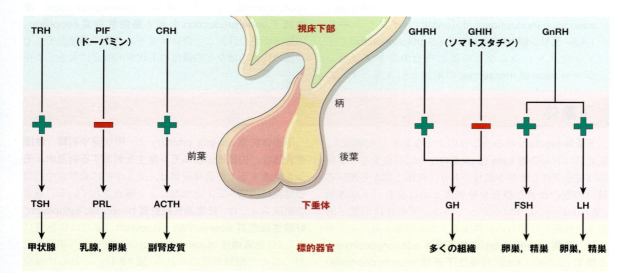

図 18.2　視床下部–下垂体系
視床下部は刺激因子(＋)と抑制因子(－)を分泌することにより，腺性下垂体(下垂体前葉)からのホルモン分泌を制御している．これらにより下垂体前葉からの 6 つのホルモン，すなわち副腎皮質刺激ホルモン(ACTH またはコルチコトロピン)，卵胞刺激ホルモン(FSH)，成長ホルモン(GH またはソマトスタチン)，黄体ホルモン(LH)，プロラクチン(PRL)と甲状腺刺激ホルモン(TSH またはサイロトロピン)の分泌を調節している．CRH(Corticotropin-releasing hormone)：副腎皮質刺激ホルモン放出ホルモン，GHIH(growth hormone-inhibiting hormone)：成長ホルモン分泌抑制ホルモン，GHRH(growth hormone-releasing hormone)：成長ホルモン放出ホルモン，GnRH(gonadotropin-releasing hormone)：性腺刺激ホルモン放出ホルモン，PIF(prolactin-inhibiting factor)：プロラクチン分泌抑制因子，TRH(thyrotropin-releasing hormone)：甲状腺刺激ホルモン放出ホルモン

下垂体後葉からは抗利尿ホルモン antidiuretic hormone（ADH）とオキシトシン oxytocin の2つのペプチドホルモンが産生される。それらは視床下部で合成され，下垂体後葉で貯蔵された後，必要時に速やかに血中に放出される。下垂体後葉はある種のグリア細胞（下垂体細胞 pituicyte という）と，視床下部から下垂体柄を通じて伸びている軸索突起より形成されている。ADH は，血漿浸透圧の増加と，運動やある種の感情状態のような刺激に反応して産生される。ADH は腎臓の集合管に作用して，水分の再吸収を促進する。オキシトシンは，妊娠時の子宮や乳腺の乳管周囲の平滑筋収縮を刺激する。

下垂体疾患の臨床症状

下垂体疾患の症候は次のように分けることができる。

- 局所の腫瘤増大による影響 mass effect：視神経と視交叉 optic chiasm はトルコ鞍に近接しているため，下垂体病変の拡大に伴ってしばしば視交叉の神経線維が圧迫される。これによって，最も一般的には外側（側頭側）の視野欠損という**視野異常 visual field abnormality** をきたし，これは"**両耳側半盲 bitemporal hemianopia**" とよばれる。増大する頭蓋内腫瘍の場合と同じように，下垂体腫瘍は頭痛，悪心，嘔吐など**頭蓋内圧亢進 elevated intracranial pressure** の症状をきたす。ときには下垂体腫瘍内の出血によって，突然の腫瘍の増大と意識消失をきたすことがある。これを**下垂体卒中 pituitary apoplexy** とよぶ。急性下垂体卒中は突然死をきたすことがあるため，脳外科的な緊急事態である。
- **下垂体機能亢進症 hyperpituitarism** は刺激性ホルモンの過剰分泌に起因する。この最も多い原因は前葉の**下垂体腺腫 anterior pituitary adenoma** であるが，下垂体や下垂体外の他の病変が原因の場合もある。下垂体機能亢進症は特定のホルモンの過剰産生を反映している。それについては個々の下垂体腺腫の部分で述べる。
- **下垂体機能低下症 hypopituitarism** は刺激性ホルモンの欠損によるものであり，**虚血性傷害 ischemic injury，手術 surgery，放射線治療 radiation，炎症反応 inflammatory reaction**，そして非機能性下垂体腺腫 nonfunctioning pituitary adenoma（後述）を含めた，下垂体を傷害しうるさまざまな組織破壊性病変の結果として生じる。

下垂体前葉腫瘍

下垂体前葉腫瘍は，より正確な用語である**下垂体神経内分泌腫瘍 pituitary neuroendocrine tumor** と新たに命名された。しかし，下垂体腺腫は診療上，また医学文献上も強く定着した名前であるため，本書ではこの名前を継続して使用する。下垂体腺腫は下垂体腫瘍のなかで最も一般的な腫瘍であり，内分泌異常をきたすホルモンを産生したり，また，非機能性で腫瘍増大による影響を生じたりする。最初に下垂体腺腫の一般的な特徴を述べ，その後特殊な腫瘍について述べる。

下垂体腺腫の一般的特徴

下垂体機能亢進症の最も多い原因は，前葉に生じたホルモン産生腺腫である。頻度があまり高くないその他の原因として，下垂体前葉の過形成やがん，下垂体以外に発生した腫瘍によるホルモンの分泌，視床下部の異常などが挙げられる。**下垂体腺腫 pituitary adenoma** には以下のような目立った特徴がある。

- 下垂体腺腫は，腫瘍細胞から産生されるホルモンに基づいて分類される。それらは組織切片の免疫組織化学染色によって検出される（表 18.1）。

表 18.1 下垂体腺腫の分類

下垂体の細胞の種類	ホルモン	関連する腺腫	症候群[a]
プロラクチン産生細胞	プロラクチン	プロラクチン産生腺腫	乳汁漏出症，無月経（女性） 性機能不全，不妊
GH 産生細胞	GH	GH 産生腺腫	巨人症（小児） 先端肥大症（成人）
プロラクチン・GH 産生細胞	プロラクチン，GH	プロラクチン・GH 産生腺腫	GH とプロラクチン過剰の特徴を併せもつ
ACTH 産生細胞	ACTH や POMC 由来のペプチド	ACTH 産生腺腫	クッシング症候群 色素過剰症（肌の色が白い人）
TSH 産生細胞	TSH	TSH 産生腺腫	甲状腺機能亢進症
性腺刺激ホルモン分泌細胞	FSH, LH	性腺刺激ホルモン分泌腺腫	卵巣過剰刺激 女性の生理不順男性の精巣肥大 思春期早発症

ACTH（adrenocorticotrophic hormone）：副腎皮質刺激ホルモン，FSH（follicle-stimulating hormone）：卵胞刺激ホルモン，GH（growth hormone）：成長ホルモン，LH（luteinizing hormone）：黄体化ホルモン，POMC（proopiomelanocortin）：プロオピオメラノコルチン，TSH（thyroid-stimulating hormone）：甲状腺刺激ホルモン

[a] これらの症候群は機能性腺腫に限定している。非機能性（無症候性）腺腫は，腫瘍細胞内ではそれぞれの分類に対応するホルモンを産生しており，それは組織切片での特異的な免疫組織化学染色により確認できる。しかし，それに関連する臨床症状は生じない。典型的には，腫瘍増大による正常下垂体実質の破壊に伴う下垂体機能低下症を示す。

（Annual Review of Pathology: Mechanisms of Disease, Volume 4 © 2009 by Annual Reviews, http://www.annualreviews.org. Asa SL, Essat S: The pathogenesis of pituitary tumors. Annu Rev Pathol 4:97, 2009 より許可を得て改変）

- 下垂体腺腫には，**機能性** functional adenoma（ホルモン産生を伴うもの），**非機能性** nonfunctioning adenoma（ホルモンを産生しないもの），また**無症候性** silent adenoma（ホルモン過剰の臨床症状がなく組織レベルにおいてのみホルモンの産生が証明できるもの）がある。機能性と非機能性のいずれの下垂体腺腫も通常1種類の細胞からなり，機能性のものは単一のホルモンを産生する。しかし，例外もあり，ある下垂体腺腫は2つの異なったホルモン（成長ホルモンとプロラクチン prolactin が最も多い組み合わせ）を分泌する。
- 下垂体腺腫は，直径が1cm以下のものは**微小腺腫** microadenoma，1cmを超えると**巨大腺腫** macroadenoma とよばれる。
- 非機能性腺腫は臨床上発見されるのが遅く，それゆえ巨大腺腫の場合が多い。サイズが大きいために，非機能性の腺腫は隣接した**下垂体前葉実質** parenchyma を侵食・破壊することがあり，それによって下垂体機能低下症を生じることがある。
   下垂体腺腫の好発年齢は35〜60歳である。解剖例による検討では，症例の10%以上に下垂体腺腫が認められるが，ほとんどは臨床的に無症状である。
- *ubiquitin-specific protease 8*（*USP8*）の活性化型変異は，副腎皮質刺激ホルモン産生腺腫の30〜60%に認められる。それがコードするタンパク質は，**上皮増殖因子受容体** epidermal growth factor receptor（EGFR）等のタンパク質からユビキチン残基を取り除く酵素であり，それらのタンパク質がプロテアソーム依存性に分解されるのを防ぐ。したがって，下垂体腺腫ではUSP8の機能亢進により，EGFRや他の細胞増殖促進性のシグナル伝達経路の活性が亢進する。
- 下垂体腺腫の約5%は遺伝的な素因の結果として発生する。これらの症例で変異をきたしている遺伝子（*MEN1* と *CDKN1B* 等）は，正常では転写と細胞周期を制御する。これらの遺伝子の体細胞変異は散発性の下垂体腺腫ではまれである。
- 重篤な病態と関係する分子的異常は，既知のがん遺伝子，がん抑制遺伝子の異常が含まれ，サイクリンD1の過剰発現や *TP53* 変異，**網膜芽細胞腫遺伝子** retinoblastoma gene（*RB*）のエピジェネティックな発現抑制などがある。さらに，*RAS* がん遺伝子の活性化型突然変異はまれな**下垂体癌** pituitary carcinoma，正確には下垂体神経内分泌癌に認められる。これらの遺伝子の機能については第6章で述べる。

病態形成

他の腫瘍と同様に，下垂体腺腫の原因はがん遺伝子の変異である。最も一般的には後天性の**体細胞変異** somatic mutation であるが，下垂体腫瘍が遺伝的に発生しやすい**生殖細胞変異** germline mutation のこともある。

- **Gタンパク質** G protein の変異が，下垂体腺腫における最も一般的な遺伝子異常の1つである。Gタンパク質は，細胞表面の受容体 cell surface receptor（例：成長ホルモン放出ホルモン growth hormone-release hormone（GHRH）受容体）からのシグナルを伝達する。それは刺激性である場合と抑制性である場合があるが，刺激性のものをGsとよぶ（e図18.1）。Gsはα，β，γサブユニットからなるヘテロ三量体タンパク質である。その不活性型では，Gsのαサブユニット（Gsα）は，**グアノシン二リン酸** guanosine diphosphate（GDP）と結合しているが，受容体からのシグナルにより**グアノシン三リン酸** guanosine triphosphate（GTP）に置き換わる。このGTP結合型GsはcAMPのようなセカンドメッセンジャーを活性化し，多くのタイプの内分泌細胞の細胞増殖とホルモン産生・分泌を促進する。通常，Gsαの活性化は一過性である。なぜなら，αサブユニットにおける内因性のGTPase活性によってGTPがGDPに加水分解されるからである。Gsαをコードしている *GNAS* 遺伝子の変異はこのGTPase活性を阻害し，Gsαの恒常的な活性化をもたらす。*GNAS* の変異は成長ホルモン産生腺腫の約40%に認められ，副腎皮質刺激ホルモン産生腺腫の少数にも認められている。しかし，甲状腺刺激ホルモン産生腺腫，プロラクチン産生腺腫，性腺刺激ホルモン産生腺腫には認められない。

形態学

典型的な下垂体腺腫は境界明瞭な軟らかい病巣である。小さい腫瘍はトルコ鞍に限局しているが，大きい腫瘍は視交叉や近接した組織を圧迫したり（図18.3A），トルコ鞍や前床突起を侵食したりすることがあり，さらに海綿静脈洞や蝶形骨洞にまで広がることもある。およそ30%の症例では腺腫は被膜を伴わず，隣接する骨，硬膜，そしてまれであるが脳にまで浸潤する。出血巣や壊死巣は大きな腺腫でよくみられる。

下垂体腺腫は**シート状** sheet，**索状** cord，**乳頭状** papillae に配列する比較的一様な多角形の細胞からなる。支持性結合組織ないし**レチクリン** reticulin はまばらである。腫瘍細胞の核は，形態が均一のこともあれば多形性のこともある。細胞の均一性と明確なレチクリン網を欠く点から，下垂体腺腫を非腫瘍性の下垂体前葉実質と区別することができる（図18.3B）。一般に細胞分裂像は少ない。腫瘍細胞の細胞質は，細胞内の分泌物質の種類と量によって好酸性，好塩基性，嫌色素性を示す。腺腫の機能性をその組織像から正確に予見することはできない。

機能性腺腫と下垂体機能亢進症

さまざまな下垂体細胞から発生した腺腫は，その起源となった細胞の種類により特徴的なホルモンを産生し，そのホルモンの活性を反映する臨床的症状を引き起こす。

プロラクチン産生腺腫（プロラクチノーマ）

プロラクチン産生腺腫 prolactin-secreting lactotroph adenoma（プロラクチノーマ prolactinoma）は機能亢

下垂体前葉腫瘍

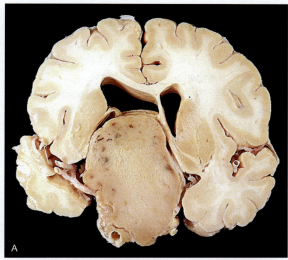

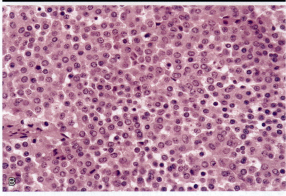

図 18.3　下垂体腺腫
A：大きな非機能性腺腫がトルコ鞍の領域をはるかに超えて増殖し，その上にある脳を変形させている。非機能性腺腫はホルモンを分泌しているものよりも診断時には大きくなっていることが多い。B：腺腫はまばらなレチクリンを伴う単調な細胞よりなる。それは図 18.1 に示す正常の下垂体とは対症的である。

ン血症の影響は男性や高齢の女性には軽微であり，臨床的にみつかる前に腫瘍が大きくなっていることがある。高プロラクチン血症は，妊娠，エストロゲン大量投与療法，腎不全，甲状腺機能低下症，視床下部病変，ドーパミンの再取り込みを抑制する薬剤など，他の病態によっても生じることがある。加えて，鞍上部に生じる腫瘤性病変はプロラクチン分泌に対する視床下部の正常な抑制作用を妨げることにより，高プロラクチン血症を引き起こすことがあり，これは**下垂体柄効果 stalk effect** として知られる。それゆえに，下垂体腺腫の患者では，血清プロラクチンの軽度の上昇（200 μg/L 未満）は必ずしもプロラクチン分泌性腫瘍を意味するとは限らないことを知っておく必要がある。

■ 成長ホルモン産生腺腫

　成長ホルモン産生腺腫 growth hormone secreting somatotroph adenoma は，機能性下垂体腺腫のなかで 2 番目に多く，約 10％ を占める。そして，小児では巨人症 gigantism，成人では先端肥大症 acromegaly を引き起こす。成長ホルモンの過剰による臨床症状は軽微なため，成長ホルモン産生腺腫は臨床的に発見されるまでに非常に大きくなっていることがある。顕微鏡的観察では，成長ホルモン産生腺腫は密または疎な顆粒をもつ細胞からなり，免疫組織化学染色によって腫瘍細胞の細胞質内に成長ホルモンが存在することを示すことができる。同様に，少量のプロラクチンも免疫染色にてしばしば同定される。

　持続的な成長ホルモンの過剰状態は，**インスリン様増殖因子 1 insulin-like growth factor 1（IGF1）** の肝臓からの分泌を促し，IGF1 は成長ホルモンとともに骨や筋肉の過剰な成長を引き起こす。成長ホルモン分泌腺腫が思春期前の小児のような骨端閉鎖前に発生した場合，成長ホルモンと IGF1 の過剰分泌は**巨人症 gigantism** を引き起こす。この状況では，体格が全体的に大きくなり，不釣り合いな長い手足を伴うことが特徴である。成長ホルモンと IGF1 の増加が持続したり，骨端閉鎖後に成長ホルモンと IGF1 の増加が生じたりすると，患者は**先端肥大症 acromegaly** を生じる。先端肥大症では軟部組織，皮膚，内臓，顔面や手足の骨の成長が顕著に現れる。顎の肥大によって顎が突出し（**顎前突症 prognathism**），顔面下部が広くなり歯と歯の間に隙間ができる。手足は大きくなり，指は長く太くなる。ほとんどの症例では，巨人症は先端肥大症の症状を伴っている。これらの変化はゆっくり進行し，認識されるまでに何年もかかるため，腺腫は発見されるまでに非常に大きくなることがある。

　持続する成長ホルモンの過剰は，代謝異常とも関係がある。その最も重要なものは糖尿病である。これは，成長ホルモンが末梢組織のインスリン抵抗性を引き起こし，高血糖に対する体の反応を鈍くするために起こる（後の糖尿病の記述を参照）。経口糖負荷試験に反応した成

性下垂体腺腫 hyperfunctioning pituitary adenoma のなかで最も多く，30〜50％ を占める。プロラクチン産生腺腫は高プロラクチン血症をきたし，性腺の機能を抑制する。腺腫の大きさは，微小腺腫から腫瘤増大による重大な影響を示す大きな膨張性腫瘍まである。プロラクチンは免疫組織化学的手法によって腫瘍細胞の細胞質内に検出できる。

　プロラクチン産生腫瘍からは非常に効率よくプロラクチンが分泌されるため，たとえ微小腺腫でも症状を引き起こすのに十分なホルモンを分泌する。それらの症状は典型的には，**無月経 amenorrhea，乳汁漏出 galactorrhea，性欲減退 loss of libido，不妊 infertility** からなる。高プロラクチン血症の症状（例：無月経）は閉経前の女性に顕著なので，生殖年齢の女性でより早期にプロラクチノーマの診断がつく。対照的に，高プロラクチ

長ホルモンの産生抑制が認められないことが，先端肥大症の最も感度のよい検査の1つである。成長ホルモン過剰による他の症状として，性腺機能の低下や全身性筋力低下，高血圧，関節炎，うっ血性心不全，消化器悪性腫瘍のリスクの上昇がある。

■ 副腎皮質刺激ホルモン産生腺腫

機能的な副腎皮質刺激ホルモン産生腺腫 corticotroph adenoma による副腎皮質刺激ホルモン adrenocorticotropic hormone(ACTH)の過剰産生は副腎皮質でのコルチゾール過剰分泌を引き起こし，クッシング病 Cushing disease を発症する。クッシング病は高コルチゾール症 hypercortisolism の最も一般的な原因である。あらゆる原因（下垂体腺腫のみでなく）による内因性のコルチゾール産生過剰が引き起こす病態は**クッシング症候群 Cushing syndrome** として知られているが，これについては後の副腎の疾患の項にて述べる。

副腎皮質刺激ホルモン産生腺腫は下垂体腺腫の約5%を占める。多くは診断時には微小腺腫である。副腎皮質刺激ホルモン産生腺腫はグリコシル化された ACTH タンパク質をもち，これは PAS 染色にて陽性を示し，免疫組織化学染色により特異的に同定できる。クッシング症候群の治療のために副腎を外科的に切除した後に，大きな，臨床的に侵襲性の高い副腎皮質刺激ホルモン産生腺腫を生じることがある。この状態は**ネルソン症候群 Nelson syndrome** として知られており，多くの場合，すでに存在している副腎皮質刺激ホルモン産生微小腺腫に対する副腎皮質ステロイドの抑制効果が失われたために起こる。患者は下垂体腫瘍の容積増大による症状を示す。クッシング症候群の患者は，**メラノサイト刺激ホルモン melanocyte-stimulating hormone(MSH)** の過剰産生によりしばしば皮膚の色素沈着過剰が認められる。これは，MSH が ACTH と同じ前駆体タンパク質（**プロオピオメラノコルチン proopiomelanocortin**）の切断に由来するためである。

■ その他の下垂体前葉腫瘍

その他の下垂体腺腫は，下垂体機能亢進症とはいえないほどの軽微なホルモン異常を示すか，または無機能性でホルモン異常をきたさない。

- **性腺刺激ホルモン分泌細胞腺腫 gonadotroph adenoma** は，生殖腺に作用するホルモン（**黄体化ホルモン luteinizing hormone(LH) と卵胞刺激ホルモン follicle-stimulating hormone(FSH)**）を産生する。これらの腺腫は，通常臨床的に明らかなホルモン症状を示さず，局所の腫瘍増大による症状を呈するほど大きくなってから発見される。腫瘍細胞は通常，LH と FSH の両者に共通のゴナドトロピン α サブユニットや，β-FSH と β-LH それぞれに特異的なサブユニットに対する免疫染色にて同定される。通常は FSH のほうがより優位に分泌される。
- **甲状腺刺激ホルモン産生腺腫 thyrotroph(thyroid-stimulating hormone(TSH) producing adenoma)** は全下垂体腺腫の約1%を占め，甲状腺機能亢進症のまれな原因となっている。
- **非機能性下垂体腺腫 nonfunctioning pituitary adenoma** はいろいろな起源の腫瘍のグループであり，下垂体腫瘍の約25～30%を占める。非機能性腺腫の典型的な症状は腫瘍の増大によるものである。これらの腫瘍は，残存している下垂体前葉細胞を損傷して下垂体機能低下症を生じさせることもある。下垂体機能低下症は，腫瘍内出血により突然発症するか，または腺腫が徐々に増大するためにゆっくり発症する。
- **下垂体癌 pituitary carcinoma** は非常にまれである。下垂体癌は，通常トルコ鞍を越える腫瘍の増大と遠隔転移をきたす。

下垂体機能低下症

臨床的に重要な下垂体機能低下症は下垂体の病変による場合が多いが，視床下部の腫瘍のように視床下部からの下垂体ホルモン放出因子の到達を妨げるような異常が原因の場合もある。**尿崩症 diabetes insipidus**（後述）というかたちで下垂体後葉機能不全を伴う下垂体機能低下症は，ほとんどの場合，視床下部の異常が原因である。下垂体前葉機能低下症は以下のような異常によって起こる。

- **腫瘍とその他の腫瘤性病変**（特に非機能性下垂体腺腫）
- **下垂体前葉の虚血性壊死 ischemic necrosis**。**シーハン症候群 Sheehan syndrome** とよばれる分娩後下垂体前葉壊死は，臨床的に重要な下垂体前葉壊死のなかで最もよくみられる病態である。妊娠中に，主にプロラクチン分泌細胞の大きさと数が増加するために下垂体前葉は増大する。しかし，血流圧の低い下垂体門脈静脈系からはそれに比例した血液供給の増加は起こらない。そのため腫大した下垂体は，特に分娩時出血や低血圧をきたした女性では虚血性損傷を受けやすい。それに対して，下垂体後葉は動脈枝から直接血液供給を受けるため，虚血性損傷を受けにくい。下垂体壊死は，播種性血管内凝固(DIC)，鎌状赤血球性貧血，頭蓋内圧亢進，外傷性損傷，あらゆる原因によるショック，そしてがんに対する免疫チェックポイント阻害薬治療の合併症などでも生じることがある。
- 外科的，または放射線学的治療による下垂体切除などの**医原性要因**。
- その他のまれな下垂体前葉機能低下の原因は，サルコイドーシスや結核などの炎症性疾患，外傷，下垂体を巻き込んだ転移性腫瘍などがある。
- 下垂体の発生や機能に関与する転写因子の遺伝子変

異は，下垂体機能低下症のまれな要因である。

下垂体前葉機能低下の臨床症状はどのホルモンが欠乏したかに依存する。小児では，成長ホルモンの欠乏によって成長障害を生じる。**性腺刺激ホルモン gonadotropin** ないし**性腺刺激ホルモン放出ホルモン gonadotropin-releasing hormone（GnRH）**の欠乏によって，女性の無月経や不妊，性欲減退，勃起不全や恥毛・腋毛の脱落が生じる。TSH や ACTH の欠乏は，それぞれ甲状腺機能低下症や副腎皮質機能低下症を生じる（後述）。プロラクチンの欠乏は産後の乳汁分泌不全を引き起こす。MSH は ACTH と同じ前駆体分子から合成されるため，下垂体前葉は MSH の豊富な分泌源である。そのため，下垂体機能低下症の症状の1つに，メラノサイトへの MSH の刺激効果が失われることによる皮膚の色素減少がある。

下垂体後葉の疾患

臨床的に問題となる**下垂体後葉の疾患 posterior pituitary disorder** は**抗利尿ホルモン antidiuretic hormone（ADH）**の欠乏または過剰産生に関連する。

- **ADH 欠乏 ADH deficiency** は**尿崩症 diabetes insipidus** を引き起こす。尿崩症は，腎臓が尿から水分を適切に再吸収できないことによって起こる非常に多い尿量（**多尿 polyuria**）で特徴づけられる。尿崩症は，頭部外傷，腫瘍，炎症性病変と，視床下部や下垂体に及ぶ外科的処置などにより生じる。この異常は，自然発症的（**特発性 idiopathic**）に生じる場合もある。ADH 欠乏による尿崩症は**中枢性 central** とよばれ，腎臓の集合管が血中 ADH に反応しないことにより発症する，**腎性尿崩症 nephrogenic diabetes insipidus** と区別される。両者の臨床的な症状は類似しており，比重が異常に低く，薄い尿を大量に排出し，そして血清ナトリウム濃度と浸透圧が上昇する。腎臓からの水分の過剰な喪失の結果，口渇と多飲症を生じる。水を飲むことができる患者は一般的に尿からの水の損失を代償できるが，昏迷状態や**寝たきり bedridden**，何らかの原因で水を摂取する能力に制限がある患者は，生命を脅かすような脱水を発症することがある。

- **抗利尿ホルモン不適合分泌症候群 syndrome of inappropriate secretion of antidiuretic hormone（SIADH）**は，典型的には ADH の過剰産生と関連している。ADH 過剰により腎臓での水分の過剰な再吸収が起こる。SIADH の原因には，悪性腫瘍（特に肺の**小細胞癌 small cell carcinoma**）からの異所性 ADH 分泌，肺の非腫瘍性疾患，視床下部や神経性下垂体の局所的な傷害などがある。SIADH の臨床症状は，低ナトリウム血症，脳浮腫，およびその結果生じる神経学的異常である。体全体の水分量は増加するが，血液量は正常であり末梢性浮腫は生じない。

甲状腺

甲状腺 thyroid は，薄い峡部によってつながれた2つの葉部からなり，通常は喉頭の前下方に位置している。それぞれの葉部は小葉に分かれ，各小葉はおおよそ20～40の一様に分布する甲状腺濾胞よりなる。甲状腺濾胞は，立方ないし背の低い円柱上皮細胞で形成されている。濾胞上皮細胞は，活性化型甲状腺ホルモンのヨード化前駆タンパク質である**サイログロブリン thyroglobulin** を合成する。サイログロブリンは，コロイドとよばれる均一な液体として甲状腺濾胞内に貯蔵される。視床下部からの刺激因子に反応して，下垂体前葉の甲状腺刺激ホルモン分泌細胞から **TSH（甲状腺刺激ホルモン thyrotropin）**が循環血液中に分泌される。TSH が甲状腺濾胞上皮細胞の TSH 受容体に結合すると刺激性の G タンパク質が活性化され，そしてこのシグナル伝達により甲状腺ホルモンの合成と放出が誘導される。甲状腺濾胞上皮細胞はサイログロブリンを**サイロキシン thyroxine（T_4）**とそれより少量の**トリヨードサイロニン triiodothyronine（T_3）**に変化させる。T_4 と T_3 は体循環系に放出され，そのほとんどは循環血漿タンパク質に結合して末梢組織へと輸送される。結合型 T_3，T_4 タンパク質は血清中の未結合型（**遊離 free**）T_3，T_4 の濃度を狭い範囲に維持するように働くとともに，組織が T_3 と T_4 を迅速に利用できるようにしている。末梢において，遊離 T_4 の大部分は脱ヨード化されて T_3 になる。T_3 は T_4 の10倍の親和性で標的細胞内の甲状腺ホルモン核受容体に結合し，それに比例して大きな活性を示す。甲状腺ホルモンはさまざまな種類の細胞のなかの核内**甲状腺ホルモン受容体 thyroid hormone receptor（TR）**へ結合する。このホルモン-受容体複合体は多くの遺伝子の転写を調節し，炭水化物，脂質の分解やタンパク質合成などのさまざまな効果を引き起こす。これらの過程の結果として基礎代謝率が上昇する。

甲状腺の病気を臨床的に発見することは重要である。なぜなら，その多くは内科的・外科的治療で症状が改善するからである。これらの病気には甲状腺ホルモンの過剰分泌（**甲状腺機能亢進症 hyperthyroidism**）や，甲状腺ホルモンの欠乏（**甲状腺機能低下症 hypothyroidism**），そして甲状腺の腫瘤性病変などがある。

甲状腺機能亢進症

甲状腺ホルモンの血中濃度の上昇は，**甲状腺中毒症 thyrotoxicosis** とよばれる代謝亢進状態 **hypermetabolic state** を引き起こす。甲状腺中毒症は，通常甲状腺の機能亢進によって起こるため，**甲状腺機能亢進症**

hyperthyroidism としてしばしば扱われる。

病態形成

甲状腺中毒症の最もよく知られている3つの原因は：
- 甲状腺のびまん性過形成を示す自己免疫性甲状腺疾患である**グレーブス病** Graves disease（日本では**バセドウ病** Basedow disease のほうがよく用いられる）（症例の85%を占める）
- 機能亢進性（中毒性）多結節性甲状腺腫
- 機能亢進性（中毒性）甲状腺腺腫

甲状腺ホルモンの過剰放出は，ある種の甲状腺炎や，まれにはTSH産生下垂体腺腫においても一過性に認められることがある。

臨床的特徴

甲状腺中毒症の臨床症状はさまざまであり，主に甲状腺ホルモンによる**代謝亢進状態**や，**自律神経系** autonomic nervous system の過剰活動に起因する。
- **全身症状** constitutional symptom：甲状腺中毒症患者の皮膚は軟らかく，温かく，熱放散のための血流の増加と末梢血管拡張により赤みを帯びている。一般的に暑さに弱く**過剰な発汗**がみられる。交感神経系の活動性亢進と代謝亢進の結果，**食欲は亢進しているのに体重は減少している**。
- **消化管** gastrointestinal：消化管が刺激される結果，素早い食物通過（腸管の運動亢進）をきたし，下痢，脂肪の吸収不良，脂肪便になる。
- **心臓** cardiac：心収縮力増大や末梢組織の酸素要求が増加するため，**動悸** palpitation と**頻脈** tachycardia がよくみられる。年配の成人患者では，既存の心疾患が悪化してうっ血性心不全 congestive heart failure になることもある。
- **神経と筋肉** neuromuscular：交感神経の活動亢進により，患者は神経質になったり，振戦，被刺激性を訴えたりすることが多い。およそ50%の患者に近位筋の筋力低下（**甲状腺性ミオパチー** thyroid myopathy）がみられる。
- **眼の変化** ocular change により，しばしば甲状腺機能亢進症に気づく。上眼瞼を挙上する上瞼板筋の交感神経性過剰刺激のために，**大きく見開いた凝視するような目つきと瞬目の遅れ**がみられる。
- **甲状腺クリーゼ** thyroid storm は，重度の甲状腺機能亢進症を突然に発症することを意味している。これはグレーブス病の患者に最も起こりやすく，おそらく感染症，外科手術，抗甲状腺剤の中止，さまざまなストレスに際してみられるようなカテコールアミン値の急上昇の結果である。甲状腺クリーゼは迅速な治療を必要とし，治療を受けなかった患者の大部分は不整脈で死亡する。

- **無感情型甲状腺機能亢進症** apathetic hyperthyroidism は，高齢者に生じる甲状腺中毒症であり，高齢者では典型的な甲状腺ホルモン過剰症状が現れないことがある。背景にある甲状腺疾患は，原因不明の体重減少や心臓血管系の病気の悪化のための精密検査によってみつかることがよくある。

甲状腺機能亢進症の診断は，臨床症状と検査データに基づいてなされる。**血清TSH値の測定が，甲状腺機能亢進症に対して最も有用な単独のスクリーニングテストである**。なぜなら，多くの症例でTSHは病気がまだ無症状である最も初期の段階においても減少するからである。下垂体や視床下部の病変に関連した続発性甲状腺機能亢進症というまれな症例においては，TSH値は正常か増加を示す。TSH値の低下は通常，血中遊離T$_4$値の増加に関係しているが，ときには遊離T$_4$値の増加の代わりに血中T$_3$値の増加（**T$_3$中毒症** T$_3$ toxicosis）が認められることがある。そのような場合には遊離T$_4$量は減少している可能性があり，血清中のT$_3$値を直接測定することが有用であるだろう。TSHと遊離甲状腺ホルモンの測定によって甲状腺中毒症が診断されると，甲状腺の放射性ヨード取り込みの測定が病因の解明に有用である。例えば，グレーブス病ではびまん性に取り込みが増加し，中毒性腺腫では単発の結節状に取り込みが増加しており，また甲状腺炎では取り込みが減少している。

甲状腺機能低下症

甲状腺機能低下症 hypothyroidism は，甲状腺ホルモンの産生が不十分であるために起こる。それは，甲状腺内の内因性異常（原発性），あるいは下垂体の病気（続発性）の結果として認められる。（**表18.2**）。

表18.2 甲状腺機能低下症の原因

原因	機序
原発性	
甲状腺切除術後，放射線曝露	正常甲状腺組織の消失
甲状腺炎	炎症による甲状腺濾胞の破壊
ヨード欠乏	甲状腺ホルモンの合成減少
薬剤（リチウム，ヨード化合物）	甲状腺ホルモン合成の傷害
ホルモン異常性甲状腺腫（まれ）	甲状腺ホルモン合成の先天的欠損
甲状腺発生に関与する遺伝子の異常（まれ）	甲状腺の発生異常
甲状腺ホルモン抵抗性症候群（まれ）	甲状腺ホルモン受容体の変異
続発性（中枢性）	
下垂体機能不全（まれ）	TSH産生の欠損
視床下部の機能不全（まれ）	TSH産生の欠損

病態形成

原発性甲状腺機能低下症は**先天性** congenital，**自己免疫性** autoimmune，そして**医原性** iatrogenic の原因による（先天性甲状腺機能低下症のことを**クレチン病** cretinism ともいう）。

- 甲状腺の発生の障害（**甲状腺形成不全** thyroid dysgenesis）や甲状腺ホルモンの合成の障害（**ホルモン合成不全性甲状腺腫** dyshormonogenetic goiter）をきたす**遺伝子異常** genetic variant は，先天性甲状腺機能低下症の原因である。
- 地域性にみられる食事からのヨード摂取不足は典型的には幼少初期の甲状腺機能低下症として現れるため，先天性甲状腺機能低下症ともよばれているが，遺伝子異常が原因ではない。これは世界中の甲状腺機能低下症の最も一般的な原因であり，約20億の人々が影響を受けている。
- 食事中のヨード摂取が十分な地域では，**自己免疫性甲状腺疾患** autoimmune thyroid disease が甲状腺機能低下症の一般的な原因となっている。自己免疫性甲状腺機能低下症の大多数は，**橋本甲状腺炎（橋本病）** Hashimoto thyroiditis によるものである（後述）。
- **医原性甲状腺機能低下症** iatrogenic hypothyroidism は，外科手術や放射線による甲状腺実質の損傷，または薬剤による予期せぬ副作用が原因である。

臨床的特徴

甲状腺機能低下症の臨床症状は，その発症年齢によってさまざまである。

- **先天性ヨード欠乏症** Congenital iodine deficiency は，乳児期や幼児期に発症する甲状腺機能低下症のことをいう。以前は，この疾患はヒマラヤやアンデスなどの山岳地帯のように，食事からのヨード摂取が不足している世界の地域で非常によく認められた。しかし現在では，ヨードを含む塩分の摂取が広まったためにずっと頻度は少なくなっている。甲状腺ホルモン合成に障害をきたすような酵素欠損が，**孤発性の先天性甲状腺機能低下症のまれな原因となっている**。**先天性ヨード欠乏症**の臨床症状には，骨格系と中枢神経系の発達障害，重度の精神発達遅滞，身体障害，低身長，粗野な顔立ち，舌の突出，臍ヘルニアがある。精神発達遅滞の重症度は，子宮内でヨード不足が起こる時期に影響される。胎児の甲状腺が形成される前の妊娠初期には，胎児は胎盤を通過する母体のT_3やT_4に依存している。この重要な時期に母体の甲状腺機能低下症があると，重度の胎児の精神障害を引き起こす可能性がある。対象的に，胎児の甲状腺が発達し終えた妊娠後期に母体の甲状腺ホルモンが減少した場合には，脳の発達に影響はない。
- 年長の小児や成人の甲状腺機能低下症は，**粘液水腫** myxedema として知られる病態を引き起こす。初期症状としては，**全身倦怠感，無気力状態，精神的不活発**などがあり，うつ病に類似している。また**便秘**

や**発汗低下**をきたす。皮膚は血流が減少するため冷たく青白くなる。心拍出量の減少により呼吸が浅くなり，**運動能も低下**する。甲状腺ホルモンは，筋細胞の機能に関係するいくつかの遺伝子の転写を制御しており，その遺伝子産物は心拍出の効率的な維持に重要な役割を担っている。さらに，甲状腺機能低下は総コレステロールとLDLの増加を促進し，それにより粥状動脈硬化症や心血管障害の発症に寄与している可能性がある。組織学的に，グリコサミノグリカンやヒアルロン酸といった細胞外基質（細胞外マトリックス）が皮膚や皮下組織，腸に蓄積しているのが観察される。これにより，**非圧痕性の浮腫**，のっぺりとした粗野な顔立ち，**舌の肥大化**，声が低くなる等の症状をきたす。

甲状腺機能低下症の診断は血液検査による。甲状腺機能亢進症の場合と同様に，**血清中 TSH 値の測定が最も感度のよいスクリーニングテストである**。原発性の甲状腺機能低下症では，視床下部と下垂体での**甲状腺刺激ホルモン放出ホルモン** thyrotropin-releasing hormone (TRH)とTSHの産生に対するフィードバック抑制が失われているために，血清TSH値は上昇している。反対に，視床下部や下垂体の原発性障害に起因する甲状腺機能低下症の症例では，TSH濃度は上昇していない。甲状腺機能低下症患者の血清T_4値は，原因にかかわらず減少している。

自己免疫性甲状腺疾患

自己免疫はさまざまな甲状腺疾患の原因となり，それらを総合して**自己免疫性甲状腺疾患** autoimmune thyroid disease という。これらの疾患には，**甲状腺炎** thyroiditis や，炎症とは必ずしも関連がないが，抗体に起因する甲状腺機能異常（例：グレーブス病）が含まれる。

甲状腺炎は，甲状腺の炎症として特徴づけられるさまざまな病態を包括している。本項では，最も頻度が高く臨床的に重要な3つの甲状腺炎，すなわち(1)**橋本（慢性リンパ球性）甲状腺炎（橋本病）** Hashimoto (chronic lymphocytic) thyroiditis，(2)**亜急性肉芽腫性（ドゥケルヴァン）甲状腺炎** subacute granulomatous (de Quervain) thyroiditis，(3)**無痛性甲状腺炎** painless thyroiditis に焦点を絞って述べる（表18.3）。

橋本（慢性リンパ球性）甲状腺炎

橋本甲状腺炎は，ヨード摂取量が十分な地域における甲状腺機能低下症の原因として最も頻度が高いものである。この疾患の罹患率は45〜65歳で最も高く，女性に非常に多く認められる（男女比は1：10〜1：20）。

病態形成

橋本甲状腺炎は，甲状腺の自己抗原に対する免疫応答によ

表 18.3　甲状腺炎

	橋本（慢性リンパ球性）甲状腺炎	亜急性肉芽腫性（ドゥケルヴァン）甲状腺炎	無痛性甲状腺炎	リーデル甲状腺炎
病態形成	甲状腺抗体に対する自己免疫反応；CTLとサイトカイン介在性炎症による甲状腺の破壊	ウイルス感染，またはウイルスに対する宿主の応答と推定される	自己免疫の関与が推定される	IgG4関連疾患
組織所見	単核球優位の炎症，しばしば胚中心形成を伴う；萎縮性の甲状腺濾胞上皮	甲状腺濾胞の破壊；炎症	リンパ球浸潤，しばしば胚中心を伴う	リンパ形質細胞浸潤を伴う高度の線維化，IgG4陽性B細胞浸潤を伴う
臨床的特徴	甲状腺の無痛性びまん性腫大；進行性の甲状腺機能低下症	急性発症の頸部痛，発熱，変化する甲状腺腫大，一時的な甲状腺機能低下症	無痛性の頸部腫瘤，一時的な甲状腺機能低下症状	硬い固定した甲状腺腫瘤，通常は甲状腺機能は正常

CTLs（Cytotoxic T lymphocytes）：細胞障害性Tリンパ球

り甲状腺組織が破壊される自己免疫疾患である。病気の経過として，リンパ球浸潤と線維化に伴う甲状腺濾胞上皮細胞の進行性脱落が認められる。ほとんどすべての患者において，甲状腺の抗原に対する血中自己抗体が存在する。複数の免疫学的機序が甲状腺濾胞上皮細胞の障害に関与している可能性があるが，それらの相対的寄与についてはまだ明らかになっていない（図18.4）。

- 甲状腺抗原に特異的な CD8 陽性細胞傷害性 T 細胞 CD8+ cytotoxic T cells による甲状腺濾胞上皮細胞の破壊。
- サイトカインが介在する細胞死：CD4 陽性 T 細胞の活性化が甲状腺内でインターフェロンγなどの炎症性サイトカインの産生を誘発する。その結果，マクロファージの誘導と活性化をきたし，それにより甲状腺濾胞が傷害される。
- 以前は，抗甲状腺抗体 antithyroid antibody（抗サイログロブリン抗体 antithyroglobulin antibody，抗甲状腺ペルオキシダーゼ抗体 antithyroid peroxidase antibody）が結合することにより，抗体依存性に細胞傷害が起こる（第5章）ことが発症機序と考えられてきた。現在は，抗甲状腺抗体が補体依存性の機序により甲状腺濾胞上皮細胞を傷害することも可能性として考えられている。しかしながら，これらの抗体が甲状腺傷害の原因なのか，結果なのか，明らかになっていない。

他の自己免疫疾患と同様に，橋本甲状腺炎は約40％の一卵性双生児で同時に発生し，患者の無症状の兄弟の約50％で血中甲状腺抗体が検出されることから，本疾患には有意な遺伝的要素が認められる。橋本甲状腺炎の罹患率の増加は，免疫制御関連遺伝子の多型性と関連がある。それには，T細胞応答の阻害因子をコードする細胞傷害性Tリンパ球関連抗原4 cytotoxic T lymphocyte-associated antigen-4（*CTLA4*）遺伝子等が含まれる（第5章）。

形態学

通常，甲状腺はびまん性かつ左右対称性に腫大している。組織学的には甲状腺実質内へのリンパ球，形質細胞，マクロファージを含む単核炎症細胞浸潤 mononuclear inflammatory

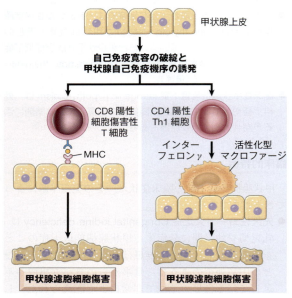

図18.4　橋本甲状腺炎の病態形成
甲状腺自己抗原に対する免疫寛容の破綻のために，細胞傷害性T細胞の浸潤，局所的に放出されたサイトカイン，そしてその他の機序によって，自己免疫応答による甲状腺濾胞上皮細胞の破壊が進行する。IFN-γ（Interferon gamma）：インターフェロン・ガンマ，MHC（major histocompatibility complex）：主要組織適合抗原複合体

infiltrate が広範に認められ，よく発達した胚中心 germinal center 形成を伴っている（図18.5）。甲状腺濾胞は萎縮性で，多くの領域ではヒュルトレ細胞 Hürthle cell あるいは好酸性細胞 oxyphil cell とよばれる豊富な好酸性顆粒状の細胞質を有する上皮細胞によって形成されている。損傷の進行に反応して化生を起こしたものである。電子顕微鏡的にヒュルトレ細胞は，多数の腫大したミトコンドリアの存在が特徴であり，それが組織学的な形態を反映している。間質の結合組織は増加しており，豊富である。

臨床的特徴

橋本甲状腺炎は，中年女性に高頻度に起こる無痛性，

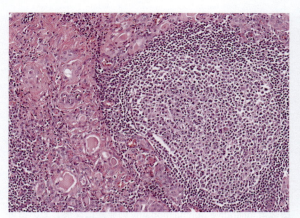

図18.5　橋本甲状腺炎
リンパ球が甲状腺実質内に密に浸潤している。胚中心を伴っている。(© 2022　ミシガン大学．許可を得て使用）

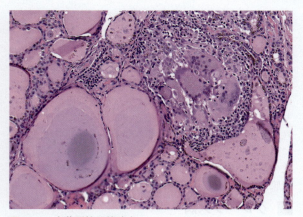

図18.6　肉芽腫性甲状腺炎
単核リンパ球の浸潤と肉芽腫性炎症を伴った甲状腺濾胞の部分的な破壊が認められる。(© 2022　ミシガン大学．許可を得て使用）

びまん性の甲状腺腫大として臨床的に発見され，通常はゆっくり発症する軽度の甲状腺機能低下症を伴う。甲状腺機能低下症は，甲状腺濾胞の破壊に伴う甲状腺ホルモン放出による**一過性甲状腺中毒症** transient thyrotoxicosis が先行することもある（ハシトキシコーシス hashitoxicosis）。この時期には遊離型 T_4 と T_3 値が上昇し，TSH 値は減少し，放射性ヨード取り込みは減少している。甲状腺機能低下症が生じるにつれ T_4 と T_3 値は徐々に減少し，それに伴って TSH 値が代償性に増加する。橋本甲状腺炎の患者は**他の自己免疫疾患** other autoimmune disease を合併することが多く，甲状腺によくみられる **B 細胞性非ホジキンリンパ腫** B cell non-Hodgkin lymphoma（第 10 章）を発症するリスクも高くなっている。橋本病とがんとの関係はまだ議論の余地があるが，形態学的および分子生物学的な解析において，乳頭癌発症リスクが上がることが示唆されている。

亜急性肉芽腫性（ドゥケルヴァン）甲状腺炎

亜急性肉芽腫性甲状腺炎 subacute granulomatous thyroiditis はドゥケルヴァン甲状腺炎 de Quervain thyroiditis としても知られており，橋本甲状腺炎と比べるとずっと頻度は少ない。ドゥケルヴァン甲状腺炎は 30〜50 歳の間に発症することが多く，他の甲状腺炎と同様に男性よりも女性で高頻度に生じる。亜急性甲状腺炎は，ウイルス感染や，ウイルス感染が引き金となる炎症反応によって起こると考えられている。患者の大多数は甲状腺炎を発症する直前に上部気道感染の既往がある。橋本甲状腺炎とは異なり，亜急性肉芽種性甲状腺炎の免疫反応は永続的なものではないため，その反応は自然寛解する。

形態学

甲状腺は硬く，被膜は保たれており，片側性あるいは両側性に腫大する場合がある。組織学的検査では甲状腺濾胞の破壊が認められ，コロイドの溢出による好中球の浸潤を伴い，時間が経つとリンパ球，形質細胞，マクロファージに置き換わる。コロイドの溢出により巨細胞を伴った著しい**肉芽腫性反応**が誘発され，巨細胞のなかにはコロイドを含んでいるものもある（図18.6）。炎症と線維化の消失によって治癒する。

臨床的特徴

亜急性肉芽腫性甲状腺炎の発症はしばしば急激であり，**頸部の痛み** neck pain（特に嚥下時），発熱，倦怠感，さまざまな程度の甲状腺腫大を特徴とする。他の甲状腺炎の場合と同様に，一過性の甲状腺機能亢進症が生じることがある。白血球数と赤血球沈降速度が増加する。甲状腺の破壊が進むにつれて，一過性の甲状腺機能低下が始まることもある。この状態は典型例では自然に改善し，ほとんどの患者では 6〜8 週間のうちに甲状腺機能は正常な状態に戻る。

その他のタイプの甲状腺炎

無痛性甲状腺炎 painless thyroiditis：この疾患は亜急性リンパ球性甲状腺炎ともよばれ，一部の患者は妊娠後に発症する（**分娩後甲状腺炎** postpartun thyroiditis）。橋本甲状腺炎の亜型と考えられており，自己免疫性の病因において類似性がある。患者の大多数において抗甲状腺抗体が血中に認められる。多くは中年女性が罹患し，患者は無痛性の頸部腫脹あるいは甲状腺ホルモン過剰の症状を示す。初期にみられる甲状腺中毒症の状態（おそらく甲状腺組織の破壊に続発して出現）は，続く 2〜3 か月以内に甲状腺機能は正常な状態に戻る。少数の患者において，症状が最終的に甲状腺機能低下症にまで進行することがある。甲状腺は左右対称に軽度腫大している。組

織学的所見として，甲状腺実質内の過形成性胚中心を伴ったリンパ球浸潤が認められる。

リーデル甲状腺炎：リーデル甲状腺炎 Riedel thyroiditis は，まれな IgG4 関連疾患 IgG4-related disease（第 5 章）である。甲状腺と周囲の頸部組織に広がるリンパ球・形質細胞浸潤と高度の線維化が特徴であり，副甲状腺や反回神経にまで及ぶ。診察では硬く可動性に乏しい甲状腺腫瘤としてみつかり，悪性甲状腺腫瘍に類似している。この疾患は，後腹膜などの体の他の部位の突発性線維化と関連がある。患者の約 3 分の 1 は甲状腺機能低下を示す可能性がある。

グレーブス病

グレーブス病 Graves disease（日本では"バセドウ病"を用いることが多い）は自己抗体関連疾患であり，内因性の甲状腺機能亢進症の最も多い原因である。グレーブス病の発症のピークは 20～40 歳であり，女性は男性の 7 倍罹患率が高い。米国の女性の 1.5～2.0% が罹患するといわれている。

病態形成

グレーブス病の多くの症状は，TSH 受容体に対する自己抗体により引き起こされる。それは内因性の刺激ホルモンに関係なく甲状腺濾胞細胞に結合し，刺激作用を及ぼす。グレーブス病では複数の自己抗体が産生され，最もよくみられるのは**甲状腺刺激ホルモン受容体抗体** thyrotropin (TSH) receptor antibody である。この IgG 抗体が TSH 受容体に結合して TSH を模倣した作用を示す。その結果，甲状腺ホルモンの産生と放出が増加する。ほとんどすべてのグレーブス病患者にてこの自己抗体が検出される。他の TSH 受容体結合性自己抗体も同定されており，いくつかは TSH が TSH 受容体に結合するのを阻害する。1 人のグレーブス病患者の血清中に，刺激性と抑制性の両方の免疫グロブリンの共存がみつかることは珍しくない。患者の一部で甲状腺機能低下症の併発のエピソードがみられる理由がこの所見で説明できるであろう。なぜ患者が TSH 受容体に対する自己免疫反応をきたすのかは明らかでない。他の自己免疫疾患と同様に，遺伝的な要因が認められている。それは，一卵性双生児では同じ病気を発症する確率が高く，特定の *HLA* 遺伝子座や *CTL4* 等の免疫応答と免疫制御に関連する遺伝子との関連が認められることを反映している。

自己免疫反応は，グレーブス病に特徴的な**炎症細胞浸潤性眼障害** infiltrative ophthalmopathy の発症に関係している可能性がある。TSH 受容体は，甲状腺のみでなく眼窩の線維芽細胞と脂肪細胞にも発現している。活性化型 CD4 陽性 T 細胞がサイトカインを分泌し，細胞外マトリックスタンパク質の産生を増加させる。それが後眼窩領域に蓄積し，眼障害を引き起こしている。

形態学

グレーブス病では，甲状腺はその濾胞上皮細胞の**びまん性肥大** diffuse hypertrophy と**過形成** hyperplasia のために左右対称性に腫大している。甲状腺の表面は通常平滑で軟らかく，被膜は正常に保たれている（図 18.7）。組織学的には，未治療例の濾胞上皮細胞は丈が高く，正常より細胞密度が高い。この上皮細胞の密度の増加は，しばしば濾胞内腔へと突出する小乳頭構造形成につながる。そのような乳頭構造は乳頭癌でみられる乳頭構造とは異なり，線維血管性の芯を欠く。濾胞内腔のコロイドは色が薄く，その縁はホタテガイの縁のように波打っている。T 細胞を主体とし，少数の B 細胞と成

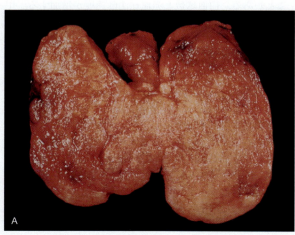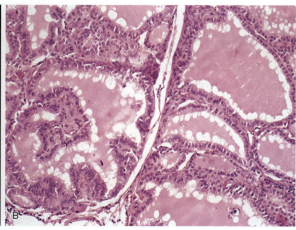

図 18.7　グレーブス病
A：びまん性，左右対称性の甲状腺の腫大とぼってりした深紅の甲状腺実質。B：丈の高い円柱上皮より形成された濾胞を伴うびまん性過形成性の甲状腺。込み入った大型の濾胞上皮細胞は甲状腺濾胞内に突出する。これらの細胞は濾胞内のコロイドを活発に再吸収するため，コロイドの辺縁は"ホタテガイの縁のように波を打った(scalloped)形"をしている。A：*American Registry of Pathology* から許可を得て使用。Medeiros, L. Jeffrey et al. Tumors of the Lymph Node and Spleen, AFIP Atlas of Tumor Pathology. Series 4, Fascicle 25. American Registry of Pathology, 2017 の図 5-2 より。

熟した形質細胞を含むリンパ球浸潤が間質中に広くみられ，典型例では胚中心構造も散在性に認められる。

甲状腺外組織にみられる変化に全身性のリンパ濾胞過形成がある。眼病変のある患者では，ムコ多糖の存在のために眼窩組織が浮腫状となる。さらに，ほとんどがT細胞からなるリンパ球浸潤と線維増生を伴っている。眼窩内の筋肉は初期には浮腫性であるが，病気の進行に伴って後に線維化することがある。もし皮膚病変があれば，その特徴はグリコサミノグリカン沈着とリンパ球浸潤による真皮の肥厚である。

臨床的特徴

グレーブス病の臨床症状には，すべてのタイプの甲状腺中毒症（前述）に共通なものと，甲状腺の**びまん性過形成** diffuse hyperplasia of the thyroid，**眼障害** ophthalmopathy，**皮膚障害** dermopathy などのグレーブス病に特有なものとがある。甲状腺中毒症の程度は症例によってさまざまで，ときには他の症候ほどには目立たない場合もある。機能亢進状態になった甲状腺の血流量は増加しており，しばしば雑音が聞こえる。グレーブス病の眼病変では，大きく見開いた凝視するような目つきと瞬目の遅れを伴った眼球の異常な突出（**眼球突出** exophthalmos）が生じる（図 18.8）。この眼球突出は甲状腺中毒症の治療が奏効しても持続したり進行したりすることがあり，ときには角膜の損傷をきたす。外眼筋はしばしば筋力低下が認められる。炎症細胞浸潤性の皮膚病変は，脛骨を覆う皮膚で最もよく起こり，皮膚の落屑性の肥厚と硬化をきたす（**脛骨前粘液水腫** pretibial myxedema）。皮膚病変はわずかに色素沈着した丘疹や小結節となることがあり，しばしばオレンジの皮のようにザラザラした肌になる。グレーブス病の臨床検査所見では，血中**遊離** T_4 と T_3 値の上昇と TSH 値の低下が認められる。自己抗体の甲状腺濾胞に対する持続的刺激によって，**放射性ヨードの取り込みがびまん性に増加**している。

自己免疫性甲状腺疾患は，このように連続した疾患となっている。それは甲状腺機能低下症を示す橋本甲状腺炎が一方の端にあり，そして甲状腺機能亢進症が特徴のグレーブス病がもう片方にある。しかし，両者の境界は曖昧である。ときには甲状腺機能亢進症が既存の橋本甲状腺炎に併発し，一方でグレーブス病患者に甲状腺機能低下が自然発症することもある。橋本甲状腺炎とグレーブス病が家族内で同時に発生することさえしばしばある。また，これらの自己免疫疾患の間に組織学的な共通性（最も特徴的なのは，甲状腺内の顕著なリンパ球浸潤と胚中心形成）が認められることも驚くことではない。他の自己免疫疾患，例えば**全身性エリテマトーデス** systemic lupus erythematosus，**悪性貧血** pernicious anemia，**1 型糖尿病** type 1 diabetes や**アジソン病** Addison disease の発生頻度も，両疾患にて増加している。

びまん性多結節性甲状腺腫

甲状腺の腫大，すなわち**甲状腺腫** goiter は，甲状腺ホルモンの産生低下が原因であり，最もよくみられるのは食事中のヨード不足の結果である。ヨードは甲状腺ホルモンの合成に必須であるため，その欠乏症は甲状腺ホルモン産生の障害をきたす。これにより，代償性に血清 TSH 値が上昇する。血清 TSH 値の上昇は甲状腺濾胞細胞の肥大と過形成を引き起こし，最終的には甲状腺の**びまん性腫大**（diffuse goiter）を引き起こす。甲状腺の腫大の程度は甲状腺ホルモンの欠乏の程度と期間に比例する。代償性の甲状腺腫大によりホルモンの欠乏を克服し，患者では高確率で**甲状腺機能正常状態** euthyroid に維持される。しかし，もし背景にある疾患が非常に重篤（例：先天的な生合成異常）であった場合，代償性の反応では甲状腺ホルモンの合成障害を克服するには不十分であり，その結果，**甲状腺腫性甲状腺機能低下症** goitrous hypothyroidism を発症する。

病態形成

甲状腺腫には**地域性** endemic のものと**孤発性（散発性）** sporadic のものがある。

- **地域性甲状腺腫** endemic goiter は，食物中にヨードが少ない地域に発生する。地域性という用語は，ある地域の人口の 10％以上が甲状腺腫に罹患している場合に用いられる。ヨードを含む食事の摂取が進むにつれて，地域性甲状腺腫の頻度や程度は明らかに改善された。
- **孤発性甲状腺腫** sporadic goiter は地域性甲状腺腫より頻度は低い。男性よりも女性が発症することが多く，最も頻

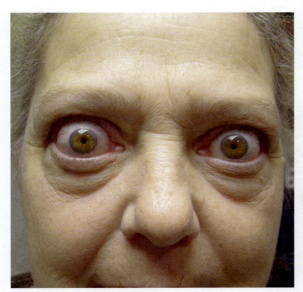

図 18.8　グレーブス病の眼障害
グレーブス病患者の眼球突出。（K. B. Krantz, MD. の厚意による　https://app.expertpath.com/document/graves-disease-diffuse-hyperplasia/e4eecfb6-ca6d-4451-9bf8-0460bd95e1a5?searchTerm=graves.）

度が高いのは思春期から若年成人であり，この時期は**サイロキシン**の生理的需要が増加する。孤発性甲状腺腫はいくつかの状況によって引き起こされ，それにはカルシウムや**アブラナ科** Brassicaceae に属する野菜（例：キャベツ，カリフラワー）のような，甲状腺ホルモンの合成を阻害する物質の過剰摂取などがある。その他の例では，甲状腺腫は甲状腺ホルモンの合成を阻害する遺伝性酵素欠損によって起こる場合もある（**ホルモン異常性甲状腺腫** dyshormonogenetic goiter）。しかしながら，ほとんどの症例において孤発性甲状腺腫の原因は不明である。

形態学

びまん性甲状腺腫 diffuse goiter では，濾胞は密に並んだ円柱状細胞で形成されており，グレーブス病でみられたように積み上がって内腔へ突出することがある。もし食事中のヨードが増加するか，甲状腺ホルモンの需要が減少すれば，濾胞上皮は退縮し，大きくてコロイドに富んだ甲状腺組織を形成する（**コロイド甲状腺腫** colloid goiter）。そのような症例の甲状腺の割面は一般に褐色で，硝子様で透明感がある。組織学的には，濾胞上皮は病気の初期には過形成性であり，退縮期には扁平で立方状である。

実際に，長期間続くびまん性甲状腺腫は**多結節性甲状腺腫** multinodular goiter へと変化する。多結節性甲状腺種は分葉状となり，非対称性に腫大し，非常に大きくなることがある。その割面では，さまざまな量の褐色のゼラチン様コロイドを含んだ不揃いな結節がみられる（図 18.9A）。古い病変では線維化，出血，石灰化や嚢胞状変化が認められる。組織像では扁平化した不活発な上皮により形成されたコロイドに富む濾胞（図 18.9B）や，**濾胞の過形成** follicular hyperplasia を示す領域が，退行性病変とともに認められる。

臨床的特徴

甲状腺腫の主な臨床像は，腫大した甲状腺の容積増大による影響である。頸部の大きな腫瘍による美容上の問題に加えて，甲状腺腫は気道閉塞，嚥下障害，および頸部と上胸部の大血管の圧迫（**上大静脈症候群** superior vena cava syndrome，第 8 章）を引き起こす場合もある。

多結節性甲状腺腫は典型的にはホルモン非産生性であるが，少数例（10 年以上の症例のうち約 10％）で TSH 刺激非依存的な甲状腺ホルモン合成を示す自律的結節の出現により，二次的な甲状腺中毒症状を示すものもある。この状態は，**中毒性多結節性甲状腺腫** toxic multinodular goiter または**プランマー症候群** Plammer syndrome として知られているが，グレーブス病による甲状腺中毒症にみられる炎症細胞浸潤性眼病変や皮膚病変は伴わない。多結節性甲状腺種の長期罹患者における悪性腫瘍の発生頻度は低い（5％以下）が，ゼロではない。そのため，突然のサイズ増大や新たな症状（嗄声 hoarseness など）がみられた場合には，甲状腺腫とともに悪性腫瘍の発生を考慮する必要がある。

甲状腺腫瘍

甲状腺腫瘍 thyroid neoplasm には，被膜で覆われた良性の腺腫から高度に悪性の**未分化癌** anaplastic carcinoma まである。**甲状腺癌** thyroid carcinoma は，**甲状腺の結節** thyroid nodule を伴う患者をみる場合に常に頭に入れておかなければならない疾患である。甲状腺の**孤立性結節** solitary nodule の大部分は良性の腺腫，または限局性非腫瘍性病変（例：多結節性甲状腺腫における大きな結節，単純性嚢胞，甲状腺炎の病巣）である。これに対して甲状腺癌はまれであり，孤立性甲状腺結節の 1％に満たない。甲状腺結節の性質を知る手掛かりになる臨床的指標がいくつかある。

● 孤立性結節，小児や若年の患者（30 歳未満），男性の

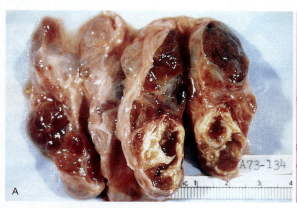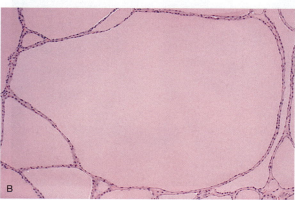

図 18.9　多結節性甲状腺腫
A：粗大な結節状の甲状腺は線維化と嚢胞性変化を伴っている。B：大型の甲状腺濾胞は非活動的な平坦な上皮細胞より形成され，多量の貯蔵されたピンク色のコロイドで充満している（B：*Klatt EC: Robbins and Cotran Atlas of Pathology, ed 4, Fig. 15.21, Philadelphia, 2021, Elsevier* より）

甲状腺結節は悪性である可能性がある。
- **放射線 radiation** の曝露歴がある場合，甲状腺悪性腫瘍の発生率は高くなる。
- 画像検査で放射性ヨードの取り込みを示さないホルモン非産生性の結節（非放射性結節 cold nodule）は悪性である可能性が高い。

しかしながら，個々の患者の検査の段階ではこのような傾向の考慮は意味をなさない。最終的には，甲状腺結節の穿刺吸引細胞診や外科的に切除された甲状腺組織の組織学的検査による形態学的診断によって，その甲状腺結節の性質についての最も明確な情報がもたらされるのである。

腺腫

甲状腺の腺腫 adenoma は，典型的には，濾胞上皮由来のよく分離した孤立性腫瘍であり，そのため**濾胞腺腫 follicular adenoma** として知られる。腺腫は，多結節性甲状腺腫における大きな結節や，頻度の少ない濾胞癌 follicular carcinoma との臨床的および形態学的鑑別が難しい場合がある。腺腫のうち圧倒的多数は非機能性であるが，ごく一部の腺腫は甲状腺ホルモンを産生し（**中毒性腺腫 toxic adenoma**），臨床的に明らかな甲状腺中毒症を引き起こす。一般的に濾胞腺腫は悪性腫瘍の前駆病変ではない。しかしながら両者に共通する遺伝子変異があることは，濾胞癌の一部は既存の腺腫から生じる可能性があることを示唆している。

病態形成

中毒性腺腫で最もよくみられる遺伝子異常は，TSH 受容体のシグナル伝達経路の恒常的な活性化を引き起こす体細胞変異である。機能獲得型 gain of function 遺伝子変異が，高頻度で TSH 受容体自体（*TSHR*）をコードする遺伝子に，そして，まれに Gs の α サブユニット（*GNAS*）をコードする遺伝子に認められ，それが甲状腺濾胞上皮細胞の増殖と TSH 刺激非依存性の甲状腺ホルモン分泌（**甲状腺の自律性 thyroid autonomy**）を誘発する。その結果，甲状腺機能亢進症が引き起こされる。全体的にみて，TSH 受容体シグナル伝達系における体細胞遺伝子変異は，半数以上の中毒性腺腫に認められる。このような変異は，前述した中毒性多結節性甲状腺腫の自律性結節の一部でも認められる。

非機能性濾胞腺腫は遺伝子変異が多様であることが特徴である。それには *RAS* 遺伝子変異（20% 未満）や *PTEN* 遺伝子変異などがあり，これらは濾胞癌でも認められる。

形態学

典型的な甲状腺腺腫は**単発性 solitary** で球状を示し，隣接する非腫瘍性甲状腺組織を圧排する。腫瘍細胞は**明瞭でかつ完全な被膜**によって隣接する甲状腺実質から隔てられている（図 18.10A）。組織学的には，腫瘍細胞は，コロイドを入れた，形の揃った濾胞を形成し，細胞のサイズ，形や，核の形態が

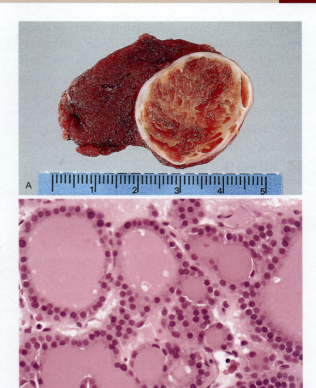

図 18.10　甲状腺濾胞腺腫
A：肉眼像では，単発で境界明瞭な結節が認められる。B：組織像では，よく分化した濾胞は正常な甲状腺実質と類似している。

やや不揃いで，分裂像はまれである（図 18.10B）。ときには腫瘍細胞が明るい好酸性顆粒状細胞質（**好酸性 oxyphil**，または**ヒュルトレ細胞性変化 Hürthle cell change**）を示すことがある。すべての濾胞腺腫に共通する特徴は，完全な被膜により腫瘍が囲まれていることである。濾胞癌では，被膜浸潤と血管侵襲の両方またはいずれか一方が認められるため（後述），被膜の状態を注意深く観察することが，濾胞腺腫を濾胞癌から鑑別するために非常に重要である。

臨床的特徴

甲状腺の腺腫のほとんどは無痛性結節であり，しばしば日常の診察の際に発見される。大きな腫瘍は嚥下障害などの局所症状を引き起こす場合がある。中毒性腺腫の患者は甲状腺中毒症の症状を示すことがある。放射性ヨードを投与した場合，非機能性腺腫はヨードの取り込みが正常甲状腺実質ほど活発ではない。そのため放射性核種を用いたシンチグラムでは，腺腫は周囲の正常な甲状腺組織に比べて"cold"の結節にみえる【訳注："cold"とは，放射性ヨード取り込み異常低値を示す】。しかし，中毒性腺腫はシンチグラムでは"warm"あるいは"hot"の結節としてみえる【訳注："warm"とは，

放射性ヨード取り込み正常範囲を示す．"hot"とは放射性ヨード取り込み異常高値を示す】．"cold"の結節の約10％は悪性である．一方，"hot"の結節に悪性のものは多くない．腺腫が疑われる症例の術前検査では，超音波検査と穿刺吸引細胞診が必須である．悪性を除外するためには被膜の完全な状態を評価する必要があるため，甲状腺の腺腫が疑われる場合には外科的に切除される．甲状腺腺腫の予後はきわめて良好で，再発することはない．

甲状腺癌

小さく，臨床的に無症候の甲状腺の悪性結節の発見は，米国ではこの数年間で急増しており，それは甲状腺の超音波検査や他の画像診断の利用が増加したことが主な理由である．しかし，甲状腺癌による死亡数はこの間においても比較的変わっておらず，偶然発見された甲状腺癌に対する良好な結果を示している（それはまた，臨床的に影響のないがんを発見することに意味があるのかという疑問を呈している）．青年期から中年期の甲状腺癌患者では女性が多いことが知られている．対照的に，小児と高齢者の症例では男女の間で同頻度である．ほとんどの甲状腺癌（髄様癌を除く）は濾胞上皮から発生し，その大多数は高分化型病変である．甲状腺癌の主要な亜型とそれぞれの頻度は以下に示すようになっている．

- 甲状腺乳頭癌 papillary thyroid carcinoma（症例の85％以上）
- 甲状腺濾胞癌 follicular thyroid carcinoma（症例の5～15％）
- 甲状腺未分化癌 anaplastic（undifferentiated）thyroid carcinoma（症例の5％未満）
- 甲状腺髄様癌 medullary thyroid carcinoma（症例の5％）

甲状腺癌の亜型は，それぞれに臨床的および生物学的に特徴があるため，これらについては個別に記述する．次に甲状腺癌の各亜型の分子生物学的病態形成の概要を示す．

病態形成

甲状腺癌の主要な各亜型は，異なる分子生物学的病態が関与している．3つの濾胞上皮細胞由来の悪性腫瘍における遺伝子変異は，正常では成長因子が受容体型チロシンキナーゼに結合することにより活性化するシグナル伝達経路を，恒常的に活性化する．それにより癌化を誘導する（図18.11）．
- 甲状腺乳頭癌 papillary thyroid carcinoma：MAP キナーゼシグナル伝達経路 MAP kinase pathway の活性化がほとんどの乳頭癌で認められる．制御を逸脱した MAP キナーゼシグナル伝達の最も一般的な機序は，(1)受容体型チロシンキナーゼ RET と NTRK1（neurotrophic tyrosine kinase receptor 1）の遺伝子再構成（10～20％）；(2) BRAF の点突然変異（40～65％）；(3) RAS 遺伝子の発癌性突然変異（10～30％）である．RET や NTRK1 遺伝子の染色体再構成，BRAF と RAS 遺伝子の変異は過剰な刺激効果をもたらすため，これらの分子の異常は相互排他性である．

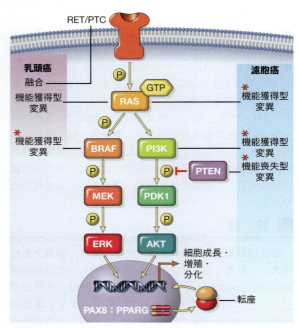

図18.11　甲状腺濾胞細胞由来の悪性腫瘍における遺伝子変異
MAP キナーゼと PI3K/AKT シグナル伝達経路で最もよくみられる遺伝子変異は＊で示してある．

甲状腺乳頭癌発生に影響する最も重要な因子は電離放射線 ionizing radiation への曝露，特に20歳までの曝露である．この知見に沿うように，1986年に発生したチェルノブイリ原発の事故後，電離放射線に曝露した子ども達の間で乳頭癌の罹患率が顕著に増加した．
- 甲状腺濾胞癌 follicular thyroid carcinoma：甲状腺濾胞癌はしばしば RAS 遺伝子や PI3K/AKT シグナル伝達系の構成分子に突然変異を有している．この場合，PI3K をコードしている PIK3CA 遺伝子の機能獲得型変異と PI3K を抑制性に制御している PTEN 遺伝子の機能喪失型変異の両方が認められる．RAS と PIK3CA の変異はまた良性濾胞腺腫や未分化癌にも認められ（次項参照），そのことがこれらの腫瘍の間での共通の組織発生機序を有していることを示唆している．濾胞癌の半分近くでは，特有の(2;3)(q13;p25)転座がみられ，この転座により，甲状腺の発達に重要なホメオボックス遺伝子である PAX8 と，甲状腺上皮細胞の最終分化に関与する核内ホルモン受容体をコードする PPARG（proliferator-activated receptor gene）遺伝子の融合遺伝子が形成される．

食餌性ヨードの欠乏（拡大解釈すれば，多結節性甲状腺腫の発生）は濾胞癌の発症頻度増加と関連している．その機序は不明である．
- 甲状腺未分化癌 anaplastic thyroid carcinoma：この高度に悪性の腫瘍は新規 de novo に生じることもあるが，一般的には高分化型の乳頭癌や濾胞癌の増悪により発生する．未分化癌に認められる遺伝子変化には，未分化癌に特有の変異とともに分化癌に認められるもの（例：RAS や

PIK3CA 遺伝子変異）も含まれる。これらの特異的な変異のうち最も頻度の高いものは，*TP53* における機能喪失型変異であり，これは未分化癌の発生において重要な役割を果たしていると考えられている。

- **甲状腺髄様癌** medullary thyroid carcinoma：前述の亜型とは対照的に，髄様癌は甲状腺濾胞上皮ではなく傍濾胞 C 細胞から発生する。家族性髄様癌は**多発性内分泌腫瘍症 2 型** multiple endocrine neoplasia type 2（MEN-2）（後述）で認められ，RET チロシンキナーゼ受容体の恒常的な活性化を引き起こす *RET* がん原遺伝子の生殖細胞変異を伴う。後天性の *RET* 遺伝子変異は非家族性（散発性 sporadic）の髄様癌の約半数においても認められる。

■ 甲状腺乳頭癌

乳頭癌は過去の放射線被曝に関連して生じた甲状腺癌の大部分を占める。

形態学

甲状腺乳頭癌は単発性，または多発性病巣として生じる。この腫瘍は，境界明瞭で被膜を伴っていたり，また周囲の実質内に浸潤し，境界不明瞭となっていることもある。割面では診断につながる乳頭状増殖の領域がみられることがある（図 18.12A）。乳頭癌の組織学的特徴には以下が含まれる。

- 単層ないし多層性の立方上皮細胞によって覆われ，血管結合組織性の芯を伴う枝分かれした**乳頭状構造** branching papillae（図 18.12B）。多くの場合において，乳頭状構造を覆う上皮は高分化で整然と並んだ立方形の細胞であるが，多形性を示すものや未分化な形態を示すものもみられる。
- 乳頭癌の核は非常に微細なクロマチンをもち，顕微鏡による観察では透き通っていたり，中身が抜けているようにみえるため，**すりガラス様の核** ground-glass nuclei とよばれる（図 18.12C）。さらに，細胞質が核内に陥入し**核内封入体**（偽封入体）や核の溝がしばしばみられる。（図 18.12D）。これらの核の構造は，乳頭構造が欠如しているときでさえ，甲状腺乳頭癌の診断に十分である。
- **砂粒体** psammoma body とよばれる同心円状石灰化物が，時々，病変内に認められ，たいていは乳頭構造の中心部に認められる。これらの構造は濾胞癌や髄様癌にはほぼみられない。
- 腫瘍のリンパ管侵襲がしばしばみられるが，血管侵襲は比較的少なく，特に小さな病巣では少ない。周囲の頸部リン

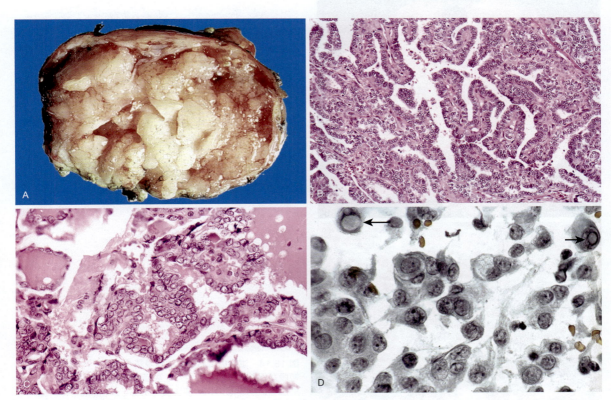

図 18.12　甲状腺乳頭癌
A〜C：肉眼でも判別できる乳頭状構造を伴う乳頭癌。この特徴的な例では，よく形成された乳頭構造（B）は特徴的なすりガラス様の核（C）をもつ細胞で形成されており，それらは 1920 年代の漫画の登場人物に基づいて，ときに "みなし児アニーの眼様"の核とよばれる。D：乳頭癌の穿刺吸引細胞診で得られた細胞。特徴的な核内封入体が，吸引された細胞の一部に認められる（矢印）。（Dr. S. Gokasalan, Department of Pathology, University of Texas Southwestern Medical School, Dallas, Texas. の厚意による）

パ節への転移は半数もの症例に起こる。

甲状腺乳頭癌は多数の亜型が存在するが，最もよく認められるのは，いわゆる被膜を伴った**濾胞亜型** encapsulated follicular variant で，乳頭癌の核の特徴をもち，ほぼ全体が濾胞構造よりなる。このような腫瘍の約1/3は，前述した濾胞癌の特徴である*PAX8-PPARG*融合遺伝子を形成する転座を有している。

臨床的特徴

甲状腺乳頭癌は非機能性腫瘍であり，そのため多くは無痛性頸部腫瘤として発見される。それは甲状腺内の腫瘤か，または頸部リンパ節転移であることもある。通常は特異的な核の形態に基づき，穿刺吸引細胞診によって術前診断がなされる。甲状腺乳頭癌は進行が遅く，10年生存率は95％を超える。頸部リンパ節への転移は，予後に重大な影響を及ぼすことはない。少数例では，診断がついた時点で血行性転移がみられ，その多くは肺への転移である。乳頭癌患者の長期生存は，年齢（一般に，40歳以上の患者の予後はあまりよくない），甲状腺外伸展の存在および遠隔転移の有無（病期）など，いくつかの要因に依存する。

甲状腺乳頭癌の濾胞亜型の一部は被膜浸潤を伴うが，その他は被膜浸潤を欠いており，基本的には悪性としての振る舞いはしない。

■ 甲状腺濾胞癌

甲状腺濾胞癌は男性より女性に多く（男女比1：3），甲状腺乳頭癌よりも高い年齢で生じることが多い。発症頻度のピークは40～60歳代にある。濾胞癌の発生率は食餌中のヨードが欠乏している地域で多く，逆にヨード摂取量が十分な地域では発生率が減少傾向にあるか，または不変である。

形態学

濾胞癌はよく被包化されているか，広く浸潤を示す孤発性腫瘤である。明瞭に被包化された腫瘍は，肉眼的に濾胞腺腫と見分けることは不可能といってよい。組織学的に，ほとんどの濾

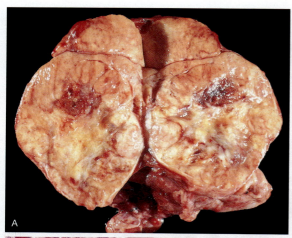

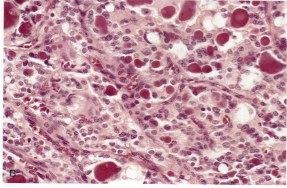

図 18.13 甲状腺濾胞癌
A：甲状腺の片葉を置換するように増殖する濾胞腺癌の割面。腫瘍は明るい小麦色を呈し，小さい出血を認める。B：一部の腺腔構造内にコロイドを確認できる。

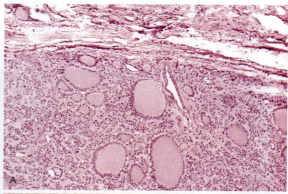

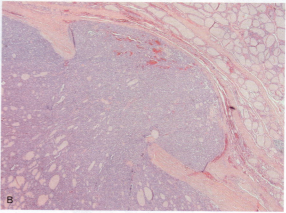

図 18.14 濾胞癌における被膜浸潤
被膜が保たれているか否かを評価することは，濾胞腺腫と濾胞癌を区別するのに大変重要である。A：腺腫では，線維性被膜が腫瘍性濾胞を取り囲んでおり，腫瘍の被膜内浸潤はみられない。通常被膜の外には圧排された正常甲状腺実質がある（図の上部）。B：対照的に，濾胞癌は被膜内浸潤を示し，それはこの図の例のようにきわめて軽微なこともあるが，広範囲に浸潤して頸部組織内にまで広がることもある。

胞癌は小さな濾胞を形成する非常に均一な細胞から構成され，正常な甲状腺を思わせる（図18.13）。濾胞腺腫と濾胞癌の鑑別には，腫瘍の被膜浸潤や血管侵襲の有無を明らかにするために，腫瘍の被膜，すなわち甲状腺との境界部位を重点的に組織学的に検査する必要がある（図18.14）。前述したように，浸潤性の濾胞構造を示す腫瘍でも核の特徴が乳頭癌の典型的所見を示しているものは，乳頭癌の濾胞亜型とみなすべきである。

臨床的特徴

甲状腺濾胞癌は，孤立性の**非機能性甲状腺腫瘍 cold thyroid nodule** として発見されることが最も多い。まれな症例では機能亢進を示す場合もある。この腫瘍は血流に乗って肺，骨，および肝臓に転移しやすい。乳頭癌とは異なり，所属リンパ節への転移は少ない。広範な浸潤を伴う癌患者の半数くらいが10年以内に死亡する一方，微小浸潤にとどまる患者の10年以内の死亡率は10%以下である。濾胞癌は外科的切除によって治療される。分化のよい転移がんは放射性ヨードを取り込む場合があり，それを利用して転移巣を発見し，切除することができる。

■ 甲状腺未分化癌

甲状腺未分化癌は甲状腺濾胞上皮の未分化型腫瘍である。未分化癌は死亡率100%に達する高悪性度のがんである。未分化癌の患者は他の種類の甲状腺癌の患者よりも高齢で，平均年齢は65歳である。未分化癌の患者のうちの25%に分化癌の既往があり，他の25%の患者の切除標本には同時発生的な分化癌が認められる。

形態学

甲状腺未分化癌は，一般に甲状腺被膜を越えて周囲の頸部組織内に急速に浸潤増大する大きな腫瘤として発見される。組織学的に，腫瘍は非常に未分化な細胞からなり，それらは大きく多形性，または紡錘形で，一部の症例では両方の細胞形質が混在している（図18.15）。

一部の腫瘍には乳頭状または濾胞状分化を示す病巣がみられ，より分化した癌が由来であることを示唆している。

臨床的特徴

甲状腺未分化癌は，治療にもかかわらず急激に増大する。遠隔転移がよくみられるが，ほとんどの症例は，腫瘍の頸部局所における浸潤性増殖と，重要な頸部組織の障害によって1年以内に死亡する。

■ 甲状腺髄様癌

甲状腺髄様癌は甲状腺の傍濾胞細胞（C細胞）から発生する神経内分泌腫瘍である。正常なC細胞と同様に髄様癌はカルシトニンを分泌するため，その測定が診断や術後の患者の経過観察に重要な役割を果たす。一部の症例では，腫瘍細胞はソマトスタチン，セロトニン，および血管作動性腸管ペプチド（VIP）のような，その他のポリペプチドホルモンを産生している。髄様癌の症例の約

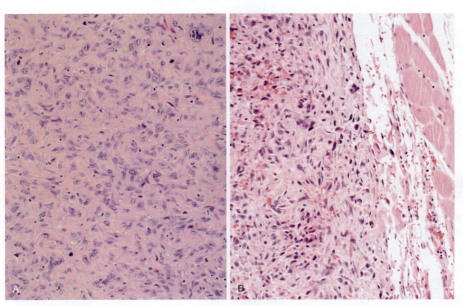

図18.15　甲状腺未分化癌
A：間質の線維化を伴う高度の多型性を示す上皮細胞と紡錘形細胞。B：右側の骨格筋のなかに浸潤する紡錘形細胞。（Klatt EC: Robbins and Cotran Atlas of Pathology, ed 4, Fig.15.31, Philadelphia, 2021, Elsevier より）

70％は**孤発性（散発性）**sporadically に発生する。残りの30％は家族性であり，**多発性内分泌腫瘍** multiple endocrine neoplasia(MEN) 症候群 2A 型または 2B 型，あるいは MEN 症候群とは関連性のない**家族性甲状腺髄様癌** familial medullary thyroid carcinoma を背景として発生する。それらのすべての腫瘍は RET の生殖細胞変異に関連している。散発性髄様癌は MEN 症候群と関連がない家族性髄様癌と同様に成人に発生し，その発生頻度のピークは 50〜60 歳代にある。対照的に，MEN-2A または MEN-2B に関連した症例では，髄様癌はもっと若い患者で発生する傾向があり，小児で生じる場合もある。

形態学

甲状腺髄様癌は単発性結節として，あるいは甲状腺両葉にわたる多発性病巣として発生する。**家族性発生の症例は両葉性で多中心性発生であることが多い**。大きな病巣はしばしば壊死や出血を伴い，甲状腺の被膜を越えて進展することもある（図 18.16A）。組織学的に髄様癌は多角形または紡錘形の細胞からなり，これらの細胞が胞巣，索状構造，および腺管様構造を形成する。変性したカルシトニン分子由来の**アミロイド沈着** amyloid deposit が，多くの例で間質中にみられ（図 18.16B），この腫瘍の特徴的所見である。カルシトニンは，免疫組織化学的方法により，腫瘍細胞内とアミロイド内の両方で容易に確認できる。家族性髄様癌に特徴的な所見の 1 つは，周囲の甲状腺の実質内に多数の **C 細胞過形成** C cell hyperplasia がみられることであり，通常この所見は散発例では認められない。C 細胞過形成の病巣は，髄様癌発生の前駆病変に相当すると考えられている。

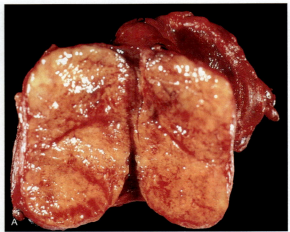

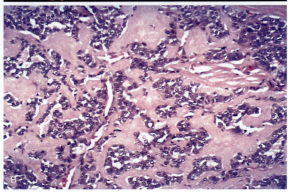

図 18.16　甲状腺髄様癌
A：線維性被膜を伴わない 2 分割された充実性腫瘤。B：多量のアミロイドは均一のピンクの細胞外基質として認められる。(*Dr. Joseph Corson, Brigham and Women's Hospital, Boston* の厚意による)

臨床的特徴

散発性の甲状腺髄様癌の症例は頸部腫瘤として生じることがほとんどで，ときに嚥下障害や嗄声のような周囲組織の圧迫症状を伴う。一部の例では，初発症状はペプチドホルモン分泌によって引き起こされる（例：血管作動性腸管ペプチド分泌によって生じる下痢）。患者の家族のカルシトニン濃度の増加または RET 変異を調べることにより，家族性髄様癌の早期発見が可能である。後述するように，RET 変異をもつ MEN-2 の血縁者では，髄様癌発生に先んじて予防的な甲状腺切除が勧められている。これら無症候のキャリアから切除された甲状腺の唯一の組織学的所見は，C 細胞の過形成または小さな（1 cm 未満の）**微小髄様癌** micromedullary carcinoma であることがよくある。

副甲状腺

副甲状腺 parathyroid gland は発生学的に，胸腺と同様に第 3，4 **咽頭嚢** pharyngeal pouche に由来する。一般的には，それらは左右の甲状腺葉部の上下極に非常に近接して存在しているが，頸動脈鞘，胸腺や，前縦隔のその他の部位など，咽頭嚢が下降する経路のどこにでも位置する可能性がある。副甲状腺の大部分は，**副甲状腺ホルモン** parathyroid hormone(PTH) を貯留する分泌顆粒を有する**主細胞** chief cell から構成されている。好酸性細胞は，正常副甲状腺内に単独，あるいは小さな集団として認められる。それらはわずかに主細胞より大きく，好酸性の細胞質からなり，豊富なミトコンドリアを含む。

副甲状腺ホルモンはカルシウムホメオスタシス calcium homeostasis を調節する。副甲状腺の活動性は，視床下部と下垂体から分泌される刺激ホルモンよりも，むしろ血中の遊離イオン化カルシウム濃度により調節されている。通常，遊離カルシウム濃度が低下すると PTH の合成と分泌が促進され，標的臓器である腎臓と

骨に影響を及ぼす。
- 腎尿細管でのカルシウムの再吸収の促進
- 尿中のリン酸塩排出の増加と，それによる血清リン酸値の低下と遊離カルシウム値の上昇（リン酸塩はイオン化カルシウムと結合するため）。
- 腎臓での，ビタミンDからその活性型であるジヒドロキシ型への変換の促進と，それによる胃腸でのカルシウム吸収の増加。
- 破骨前駆細胞から成熟破骨細胞への分化を誘導することによる，間接的な**破骨細胞の活性化の促進**（骨吸収によりイオン化カルシウムを遊離させる）。それは，receptor activator of NF-κB ligand（RANKL）の産生を促し，**破骨細胞形成抑制因子 osteoprotegerin** の発現を抑制することによる（第19章）。

これら一連の作用の結果，血中の遊離カルシウム濃度が増加し，それにより主細胞からのPTH分泌が抑制される。副甲状腺の異常には機能亢進と機能低下がある。副甲状腺の腫瘍は，甲状腺の腫瘍と異なり，腫瘍増大による影響よりも，むしろPTHの過剰分泌により気づかれることが多い。

副甲状腺機能亢進症

副甲状腺機能亢進症 hyperparathyroidism には主として**原発性** primary と**二次性** secondary のものがあり，それらよりも頻度は低いが，**三次性** tertiary の副甲状腺機能亢進症がある。原発性のものは自律性のPTH過剰分泌により起こるが，二次性，三次性のものは典型的には慢性腎不全患者の二次的な病態として起こる。

原発性副甲状腺機能亢進症

原発性副甲状腺機能亢進症 primary hyperparathyroidism は，最も一般的な内分泌疾患の1つであり，**高カルシウム血症** hypercalcemia の重要な原因である。20世紀後半，この疾患の発見は劇的に増加したが，これは主として，入院患者に行う日常的な血清カルシウム測定による。原発性副甲状腺機能亢進の背景にあるさまざまな副甲状腺疾患の頻度は以下のようである。

- 腺腫 adenoma：85〜95％
- 原発性過形成 primary hyperplasia（びまん性または結節性）：5〜10％
- 副甲状腺癌 parathyroid carcinoma：1％

病態形成

2つの遺伝子の異常が副甲状腺腫瘍にしばしば関連している。
- **サイクリンD1遺伝子 cyclin D1 gene 再構成**：サイクリンD1は細胞周期の正の制御を行う（第6章）。副甲状腺腺腫の10〜20％は，後天性の**第11番染色体の逆位**が認められ，それにより正常では11qにある**サイクリンD1**をコードする遺伝子が，11pにあるPTH遺伝子の調節領域の近傍に位置するようになる。この調節領域が，PTH産生細胞においてサイクリンD1の異常発現を誘導し，細胞の増殖亢進を引き起こす。遺伝子逆位を伴わない副甲状腺腺腫の約40％でもサイクリンD1の過剰発現を認めるが，このことはサイクリンD1の発現調節異常を導く別の機序が存在していることを示している。
- **MEN1 の変異**：約30〜35％の孤発性の副甲状腺腫瘍は，MEN1 がん抑制遺伝子（後述）の両遺伝子座の変異を伴っている。孤発性腫瘍でのMEN1遺伝子変異は，家族性副甲状腺腺腫におけるものとほぼ同じである。

形態学

原発性副甲状腺機能亢進症にみられる形態学的変化は，副甲状腺とともに，高カルシウム血症の影響を受ける他の臓器にも生じる。75〜80％の症例において，1つの副甲状腺に単発性の腺腫が認められる。典型的な副甲状腺腺腫は境界明瞭で，軟らかい褐色の小結節で，薄い被膜に包まれている。定義として，**副甲状腺腺腫 parathyroid adenoma** は1つの副甲状腺に限局するものを指す。他の副甲状腺は正常の大きさか，あるいは血清カルシウム濃度の上昇によるフィードバック抑制のためにやや萎縮している。ほとんどの副甲状腺腺腫の重さは0.5〜5gである。顕微鏡的には副甲状腺腺腫は主に主細胞から構成される（図18.17）。線維性被膜で分けられた，圧排された非腫瘍性副甲状腺組織が，腺腫を縁取るようにみえることがしばしばある。腺腫の主細胞は正常の主細胞に比べて大きく，さまざまな大きさの核を伴っている。奇妙な多形性の核を認めることがしばしばある（いわゆる**内分泌異型**）が，これは悪性を示唆するものではない。細胞分裂像はまれである。正常の副甲状腺実質とは対照的に，腺腫内では脂肪細胞は目立たない。

原発性副甲状腺過形成 primary parathyroid hyperplasia は，典型的には複数の腺に生じる。しかし，一部の症例では腺の肥大はわずかに1つか2つの腺にみられるだけで，腺腫との区別が難しい場合もある。組織学的に最もよくみられるものは主細胞の過形成であり，これは副甲状腺にびまん性または多結節性に生じる。腺腫の場合と同様に，過形成の病巣内に間質の脂肪は目立たない。

副甲状腺癌 parathyroid carcinoma は腺腫と区別がつきにくい限局性病変であることがある。このような腫瘍は1つの副甲状腺が腫大して，灰白色で不整な腫瘤を形成し，ときには10gを超える場合もある。がん細胞は通常均一な形態を示し，正常副甲状腺細胞に類似している。結節性または索状配列を示している。腫瘍結節は通常密な線維性被膜に包まれている。細胞形態学的特徴に基づいた副甲状腺癌の診断は信頼性に乏しく，周辺組織への浸潤や転移だけが信頼できる診断基準である，と一般的に考えられている。1/3の症例で局所再発が認められ，1/3の症例で遠隔部位への播種が認められる。

原発制服甲状腺機能亢進症では，他の臓器の形態学的変化が認められる：

- 骨格系の変化 skeletal change として認められるのは破骨細胞の機能亢進であり，それにより骨基質を侵食し，カルシウム塩を血中に動員する。それは特に長管骨骨幹端で顕著である。骨の再吸収に伴って造骨作用の活性化と骨梁の新生が起こる。さらに重症例ではその骨皮質はひどく薄くなり，骨髄内には多量の線維組織が認められ，出血巣や嚢胞形成を伴う（**嚢胞性線維性骨炎 osteitis fibrosa cystica**）（第19章）。破骨細胞の凝集，反応性巨細胞，出血壊死などはときとして腫瘤を形成し，腫瘍と間違われることがある（副甲状腺機能亢進症の**褐色腫瘍 brown tumor**）。
- 腎臓の変化：PTH による高カルシウム血症は，尿路のカルシウム結石（**腎結石 nephrolithiasis**），腎臓間質，尿細管における石灰化（**腎石灰沈着症 nephrocalcinosis**）を生じやすくする。
- 高カルシウム血症に続く**転移性（異所性）石灰化 metastatic calcification** は，胃，肺，心筋，血管などを含む他の部位にみられることもある。

臨床的特徴

　原発性副甲状腺機能亢進症は通常，成人の病気であり，また女性のほうが男性よりも罹患率が高い（男女比約4：1）。**原発性副甲状腺機能亢進症の最もよくみられる異常所見は，血清中のイオン化カルシウム濃度の上昇である**。実際，原発性副甲状腺機能亢進症は，**無症候性高カルシウム血症 clinically silent hypercalcemia** の最も一般的な原因である。それ以外の状態でも，高カルシウム血症が引き起こされることがある（表18.4）。成人にみられる臨床的に明らかな高カルシウム血症の最大の原因はがんであり，腫瘍細胞からの **PTH 関連ポリペプチド PTH–like polypeptide（PTHrP）**の分泌や溶骨性骨転移に由来する**腫瘍随伴症候群 paraneoplastic syndrome** の一部として高カルシウム血症を引き起こす（第6章）。サルコイドーシス患者に認められる高カルシウム血症は，マクロファージによる 1,25-dihydroxyvitamin D3 の合成促進による。悪性腫瘍に関連した高カルシウム血症をもつ患者の予後は悪く，それは典型的にはがんの進行と関連している。副甲状腺の機能亢進により引き起こされた高カルシウム血症の患者では，血清 PTH 濃度が不適切に上昇しているのに対し，悪性腫瘍を含む副甲状腺以外の疾患により高カルシウム血症をきたしている患者では，血清 PTH 濃度は検出できないほどに低い。その他の PTH 濃度上昇に関連した検査値の異常としては，低リン酸血症やカルシウム，リン酸塩の尿中への排泄量増加が挙げられる。

　原発性副甲状腺機能亢進症の症状は，従来よくみられた結石による尿路閉塞に伴う痛みや，骨粗鬆症や嚢胞性線維性骨炎により弱くなった骨が骨折することによる痛みなどがある。副甲状腺機能亢進症において，認められる可能性があるその他の徴候や症状としては以下のものがある。

- 便秘，悪心，消化性潰瘍，膵炎，胆石症などの**胃腸障害 gastrointestinal disturbance**
- うつ，傾眠，痙攣などの**中枢神経異常 central**

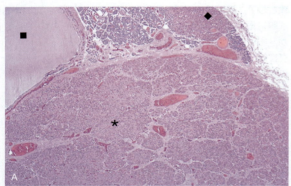

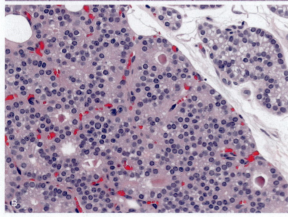

図 18.17　副甲状腺腺腫
A：この副甲状腺腺腫（∗）に隣接する領域は正常副甲状腺縁 rim of normal（normal rim）であり，右上にピンク色の好酸性細胞の結節（◆）を伴っている。そして左上には偶発的な所見であるピンクのタンパク質様の液体を貯留した小さい良性の副甲状腺嚢胞（■）を認める。B：高倍率では，核の大きさには若干の不揃いがあり，所々濾胞形成が認められる。（A：*Klatt EC: Robbins and Cotran Atlas of Pathology*, ed 4, Fig. 15.34, Philadelphia, 2021, Elsevier より，B：Dr. Nicole Cipriani, Department of Pathology, University of Chicago, Chicago, Illinois の厚意による）

表 18.4　高カルシウム血症の原因

PTH 上昇	PTH 減少
副甲状腺機能亢進症 　原発性（腺腫＞過形成）[a] 　二次性[b] 　三次性[b] 家族性低カルシウム尿性高カルシウム血症	悪性腫瘍による高カルシウム血症 　溶骨性転移 　PTHrP による ビタミンD中毒 運動不足 薬剤性（サイアザイド利尿薬） 肉芽腫性疾患（サルコイドーシス）

PTH（parathyroid hormone）：副甲状腺ホルモン，PTHrP（PTH-related protein）：PTH 関連タンパク質
[a]：原発性副甲状腺機能亢進症は高カルシウム血症の最も一般的な原因である。
[b]：二次性と三次性の副甲状腺機能亢進症は進行性腎不全に最も高頻度に合併する。

nervous system alteration
- 筋力低下，筋緊張低下などの**神経筋異常** neuromuscular abnormality
- **多尿** polyuria や続発性の多飲

　これらのうち，いくつかの異常（例：多尿や筋力低下）は高カルシウム血症と明らかに関連しているが，その他多くの症状の発症機序はいまだにはっきりしていない。血清カルシウム値は，今ではほとんどの患者で日常的に測定されているため，副甲状腺機能亢進症は初期段階で発見される。そのため，多くの古典的な臨床症状，特に骨と腎臓の病気は大変少なくなっている。

二次性副甲状腺機能亢進症

　二次性副甲状腺機能亢進症 secondary hyperparathyroidism は，血清カルシウム濃度の慢性的な低下により副甲状腺が代償的に過剰に活性化されることにより引き起こされ，通常は腎不全に伴って認められる。慢性腎不全が二次性副甲状腺機能亢進症を引き起こすメカニズムは複雑で，完全には解明されていない。慢性腎不全はリン酸塩の排出を低下させ，その結果，高リン酸血症を引き起こす。血清リン酸濃度の上昇は，血清カルシウム濃度の低下に直結する。加えて，活性型ビタミンDの合成に必要な腎臓の$α_1$水酸化酵素活性が減少し，腸でのカルシウム吸収が低下する（第7章）。このような変化が慢性的な低カルシウム血症をきたし，副甲状腺からのPTHの産生を引き起こす。

形態学

　二次性副甲状腺機能亢進症における副甲状腺は過形成の状態である。原発性過形成の場合と同様，腺の腫大は必ずしも左右対称ではない。組織学的に，過形成の腺では主細胞の増加や，より豊富で淡明な細胞質をもった細胞（**水様透明細胞** water-clear cell）が認められ，それらはびまん性または多結節性に分布している。脂肪細胞の数は減少している。原発性副甲状腺機能亢進症にみられるものと類似した**骨病変** bone change も認められることがある。**転移性石灰化**が多くの組織に認められることがある。

臨床的特徴

　二次性副甲状腺機能亢進症の臨床所見は，大部分が慢性腎不全に関連するものである。PTH過剰に関連した骨の異常（**腎性骨異栄養症** renal osteodystrophy）や他の変化は，概して原発性副甲状腺機能亢進症にみられるものよりも重症度は低い。代償性にPTH濃度が上昇するため，血清遊離カルシウム濃度は比較的正常値に近いまま保たれているが，随伴するリン酸塩値の上昇により転移性石灰化が誘導される。血管の転移性石灰化は，ときとして皮膚やその他の臓器に重大な虚血性傷害を与えることがあり，この過程は**カルシフィラキシス** calciphylaxis とよばれる。患者のうち少数ではあるが，副甲状腺の活性が自立的かつ過剰状態になり，結果として高カルシウム血症を引き起こすことがある。この状態は，ときに**三次性副甲状腺機能亢進症** tertiary hyperparathyroidism とよばれることもある。そのような患者では副甲状腺機能亢進症をコントロールするため，副甲状腺の切除が必要になることがある。

副甲状腺機能低下症

　副甲状腺機能低下症 hypoparathyroidism は，機能亢進症に比べて非常に頻度が低い。副甲状腺機能低下症の主要な原因としては以下のものが挙げられる。

- **外科的切除** surgical ablation：最もよく認められる原因は，甲状腺摘出術や他の頸部外科手術時の不注意な副甲状腺切除による。
- **先天性欠損** congenital absence：染色体22q11.2領域の欠損により，二次的に発生する胸腺無形成（**ディジョージ症候群** DiGeorge syndrome）と心奇形と関連している（第4章）。
- **自己免疫性副甲状腺機能低下症** autoimmune hypoparathyroidism：副甲状腺は自己免疫性多内分泌腺症候群の影響を受ける。これは**自己免疫調節** autoimmune regulator (*AIRE*) 遺伝子の変異により生じると考えられ，この病態については自己免疫性副腎炎の項でより詳しく述べる。

　副甲状腺機能低下症の主な臨床所見は，低カルシウム血症に続発するものである。急性発症例（外科的切除の後に起こるような）では，**神経筋の易刺激性** neuromuscular irritability（例：ピリピリ感 tingling，**筋痙攣** muscle spasm，**しかめ面** facial grimacing，**持続性の手足の痙攣** sustained carpopedal spasm または**テタニー** tetany），**不整脈** cardiac arrhythmias や，ときには**頭蓋内圧亢進** increased intracranial pressure と，**てんかん発作** seizure がみられる。慢性的な低カルシウム血症の症状としては，白内障や大脳基底核の石灰化，歯の異常などが認められる。

膵内分泌

　膵内分泌系 endocrine pancreas は，ランゲルハンス島 islet of Langerhans から構成されている。このなかには4種類の主要な細胞が含まれる。
- **β細胞** β cell はインスリンを産生する。インスリンは組織中のグルコース利用を調節し血中グルコース濃度を低下させるが，糖尿病の項にて詳しく述べる。
- **α細胞** alpha cell は**グルカゴン** glucagon を分泌し，肝臓でのグリコーゲン分解作用を通してグルコース

濃度を上昇させる。
- δ細胞 delta cell はソマトスタチン somatostatin を分泌し，インスリンとグルカゴンの放出を抑制する。
- PP細胞 PP cell は膵臓ポリペプチドを分泌し，胃や腸の酵素の分泌の刺激や腸の運動の阻害など，複数の胃腸に対する作用がある。

膵内分泌の最も重要な疾患は，インスリンの分泌不全，または作用不全による糖尿病である。

糖尿病

糖尿病 diabetes は高血糖症 hyperglycemia を特徴とする代謝障害の一群である。糖尿病での高血糖はインスリンの分泌不全か，インスリンの作用不全か，または最も一般的には両者による。糖尿病による慢性高血糖とそれに付随する代謝障害は複数の臓器の障害を引き起こし，特に腎臓，眼，神経や血管に障害が認められる。米国では，糖尿病は末期の腎臓病や成人発症の失明，そして事故とは関係がない下肢の切断の主要な原因である。

米国糖尿病学会によると，2019年には米国人口の11％にあたる3,700万人以上の小児と成人が糖尿病に罹患しており，そのうち約1/4は自分が高血糖症を患っていることに気がついていない。およそ140万人の新たな糖尿病患者が毎年米国で診断されている。2つの主要な病型は，1型糖尿病 type 1 diabetes（糖尿病患者の一部）と2型糖尿病 type 2 diabetes（糖尿病患者の大多数）である。体をあまり動かさない生活習慣や不規則な食習慣は，西洋風食生活に慣れた米国と世界の他の地域において，近年の2型糖尿病と肥満の増加の一因となっている。

診 断

血糖は，通常70～120 mg/dLという狭い範囲で維持されている。米国糖尿病学会（ADA）と世界保健機関（WHO）によると，糖尿病の診断基準は以下のとおりである。
- 空腹時の血糖値が126 mg/dL以上
- 随時血糖値が200 mg/dL以上（古典的な糖尿病の症状（後述）を伴う患者）
- 75 g経口ブドウ糖負荷試験 oral glucose tolerance test において2時間後の血糖値が200 mg/dL以上
- グリコヘモグロビン HbA1c ≧ 6.5％（グリコヘモグロビンは，糖尿病の臨床症状の項で述べる）

のいずれかの基準を満たす。

古典的な高血糖徴候を有する患者の随時血糖検査を除くすべての検査は，別の日に再検査して確認する必要がある。注意すべきは，重度の感染症，火傷，外傷などのストレスに関連する多くの急性状態は，インスリンの作用に拮抗するカテコールアミンおよびコルチゾールなどのホルモンの分泌による，一過性の高血糖を引き起こす可能性があることである。そのため，糖尿病の診断には，急性疾患の治癒後も高血糖が持続することが必要である。

耐糖能異常（境界型糖尿病）は2型糖尿病の発症に先行してよく出現する血糖の異常状態で，以下のように定義される。
- 空腹時血漿グルコース（空腹時血糖値）100 mg/dL以上125 mg/dL以下（空腹時血糖異常 impaired fasting glucose）
- 経口ブドウ糖負荷試験において，2時間後の血糖値が140 mg/dL以上199 mg/dL以下
- HbA1cの値が5.7％以上，6.4％以下

のいずれかの基準を満たす。

耐糖能異常がある人の1/4には，今後5年間に明らかな2型糖尿病を発症するリスクがある。肥満や家族歴のある人はそのリスクが高い。加えて，境界型糖尿病の人は心血管疾患にかかるリスクがある。

分 類

すべての病型の糖尿病患者には，共通の症状として高血糖があるが，背景にある高血糖の原因は非常に多彩である。糖尿病の以前の分類は，発病年齢や治療方法に基づいていたが，現在の分類は病因に基づいている（表18.5）。糖尿病患者の大半は以下の2つの大まかな分類にあてはまる。

- 1型糖尿病 type 1 diabetes は，免疫学的機序による膵臓β細胞 pancreatic β-cell の破壊と，それによるインスリン分泌の絶対的な欠乏により特徴づけられる自己免疫疾患 autoimmune disease である。1型糖尿病は全糖尿病患者の約5～10％を占めており，20歳未満の若者でみつかる最も一般的な病型である。以前は1型糖尿病はインスリン依存性糖尿病とよばれていたが，2型糖尿病でもインスリン治療が必要なことがあるため，現在では正確な病態を反映していないと考えられている。

- 2型糖尿病 type 2 diabetes は，末梢のインスリン抵抗性 insulin resistance と膵臓β細胞の不十分な分泌反応（相対的インスリン不全 relative insulin deficiency）の組み合わせで引き起こされる。糖尿病患者の約90～95％は2型糖尿病で，患者の多くは肥満症である。以前は2型糖尿病は成人発症糖尿病とよばれていたが，今では使用されていない。それは，小児と若者の肥満症発症率が増えるに従って，この世代の2型糖尿病患者数が増加しているためである。1型糖尿病と2型糖尿病の重要な類似点，相違点について，表18.6にまとめてある。

さまざまな単遺伝子性，二次性の要因が残りの糖尿病の原因である（後述）。単遺伝子性と二次性の糖尿病を合わせると糖尿病の10％以上を占める（これは，1型糖尿病より多いことを示している）。これらの主要なタイプの糖尿病は発症メカニズムは異なるが，腎臓，眼，神経，

表18.5 糖尿病の分類

1型糖尿病（絶対的インスリン欠乏を引き起こすβ細胞の破壊）
自己免疫による
突発性（自己抗体陰性）

2型糖尿病（インスリン抵抗性とβ細胞機能不全の複合）

その他の糖尿病

β細胞機能に関与する遺伝子異常
β細胞の発生と機能にかかわるさまざまな遺伝子の変異による単一遺伝子型の糖尿病（若年発症成人型糖尿病[MODY]）
β細胞の発生とインスリン産生にかかわる遺伝子の変異による新生児糖尿病
ミトコンドリアDNAの変異によるミトコンドリア糖尿病 maternally inherited diabetes and deafness（MIDD）

膵外分泌系の異常（膵疾患由来の糖尿病）
慢性膵炎
膵切除・膵損傷
膵臓癌
囊胞性線維症
ヘモクロマトーシス
膵石性膵疾患

内分泌障害
先端巨大症
クッシング症候群
甲状腺機能亢進症
褐色細胞腫
グルカゴノーマ

薬物
グルココルチコイド
甲状腺ホルモン
インターフェロンα
タンパク質分解酵素阻害剤
βアドレナリン作用薬

糖尿病に関連する遺伝子症候群
ダウン症候群
クラインフェルター症候群
ターナー症候群

妊娠糖尿病

（American Diabetes Association: Diagnosis and classification of diabetes mellitus, Diabetes Care 37（Suppl 1）:S81–S90, 2014より改変）

表18.6 1型糖尿病と2型糖尿病の特徴

1型糖尿病	2型糖尿病
臨床的特徴	
幼少期，思春期に発症する	通常成人に発症する；幼少期，思春期から発生率は上昇している
正常体重，もしくは診断前に体重減少	肥満（80％）
インスリン濃度が進行性に減少する	インスリン濃度が上昇（初期）；その後インスリン濃度は正常になるか，または穏やかに減少する
血中に膵島自己抗体あり	膵島自己抗体はない
インスリン治療をしないと糖尿病性ケトアシドーシスを発症する	非ケトン性高浸透圧性昏睡を発症する
遺伝的特徴	
MHCクラスIとクラスIIの遺伝子と大きく関連あり。CTLA4やPTPN22の遺伝子多型とも関連あり	HLAと関連なし。糖尿病誘発性遺伝子や肥満関連遺伝子と関連あり
病態形成	
膵島自己抗原に対する自己免疫寛容の破綻	末梢組織のインスリン抵抗性，β細胞による不十分なインスリン分泌
	さまざまな肥満関連因子（血中非エステル型脂肪酸，炎症メディエーター，アディポカイン）がインスリン抵抗性と関連している
病理組織学的特徴	
自己免疫性"膵島炎"	膵島のアミロイド沈着（晩期）
β細胞減少，膵島萎縮	軽度のβ細胞減少

HLA（human leukocyte antigen）：ヒト白血球型抗原，MHC（major histocompatibility complex）：主要組織適合抗原複合体

血管の長期合併症は同じである。なぜなら，それらすべての合併症は高血糖に関連しているからである。そして，これらの合併症は重症化や死につながる主な原因である。

糖尿病の病態形成

正常なインスリンの生理学とグルコースのホメオスタシス

糖尿病の2つの主要なタイプの病態形成について述べる前に，正常なインスリン生理とグルコース代謝について少し触れる。

正常時のグルコースのホメオスタシスは3つの相互に関係のあるプロセスによりしっかりと制御されている。それは（1）肝臓でのグルコース産生，（2）主に骨格筋などの末梢の組織でのグルコースの取り込みと利用，（3）インスリンとそれに拮抗する作用をもつホルモン（特にグルカゴン）の作用である。

最も重要なインスリンの作用は，体内の特定の細胞内へのグルコース輸送量を増加させることである（図18.18）。食後に血糖値が上昇すると，インスリン値が上昇し，グルカゴン値は下降する。インスリンは主に横紋（骨格）筋にてグルコースの取り込みと利用を促進する。筋細胞では，グルコースはグリコーゲンとして貯蔵されるか，酸化されてアデノシン三リン酸（ATP）や細胞増殖に必要な中間代謝物を産生するのに使用される。インスリンはアミノ酸の取り込みとタンパク質合成を促進し，タンパク質分解を抑制する。よってインスリンの代謝への作用は同化作用，つまりグリコーゲンや脂質，タンパク質の合成促進と分解抑制といえる。これらに加えて，インスリンはいくつかの細胞増殖にかかわる機能も担っている。例えば，特定の細胞におけるDNA合成を促進し，細胞の増殖・分化を刺激するなどである。インスリンにはあまり依存していないが，脳と脂肪組織も相当量のグルコースが血液から供給されている。脂肪組織

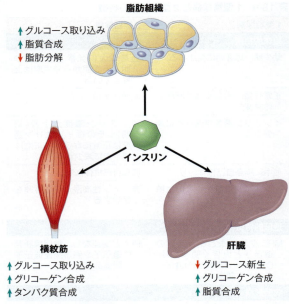

図 18.18　横紋筋，脂肪組織，肝臓におけるインスリンの代謝機能

では，グルコースは脂質に代謝され，脂肪のかたちで蓄えられる。**脂質合成 lipogenesis** を促進するとともに，インスリンは脂肪細胞での**脂質分解 lipolysis** を抑制している。

インスリンは肝臓でのグルコース産生を抑制する。インスリンとグルカゴンはグルコース代謝において相反する制御効果をもつ。**空腹時**においては，低インスリンおよび高グルカゴンの状態により，肝臓での糖新生とグリコーゲン分解を促進すると同時にグリコーゲン合成を減少させ，低血糖を防いでいる。よって，空腹時の血糖値は主に肝臓におけるグルコース産生量により決まる。

膵臓 β 細胞からのインスリン放出の引き金となる最も重要な刺激はグルコースである。食物の経口摂取は血糖を上昇させ，それが β 細胞に伝わり，グルコースは ATP 産生のために代謝される。それに伴って細胞内カルシウム濃度が上昇し，β 細胞の顆粒からのインスリン分泌とインスリンの産生を誘導する。食事の摂取は複数のホルモン，特に腸の細胞から産生される**インクレチン** incretin の分泌を導く。これらのホルモンは膵 β 細胞からのインスリン分泌を促進し，グルカゴン分泌を減らし，胃内容の排出を遅らせる。これにより満腹感を生む。インクレチンの作用は 2 型糖尿病患者で著しく低下している。インクレチンの作用をもとの状態に戻すことで，血糖調節と体重減少（満腹感の回復により）をもたらす。これらの結果，インクレチン作用を模倣したり，インクレチン分解を遅らせたりすることで内因性インクレチンのレベルを上げるという，2 型糖尿病患者への新薬の開発をもたらした。

末梢組織（骨格筋と脂肪組織）では，分泌されたインスリンは**インスリン受容体 insulin receptor** に結合し，グルコース取り込みの促進と食後のグルコース利用を促進するいくつかの細胞内応答を誘発する。これによりグルコースホメオスタシスを維持している。膵臓 β 細胞でのインスリン合成と放出から末梢細胞でのインスリン受容体との反応に至る複雑なシグナル伝達経路のさまざまな部位での異常は，すべて糖尿病の発症につながる可能性がある。

1 型糖尿病の病態形成

1 型糖尿病は自己免疫疾患であり，膵島の破壊は主に内因性の β 細胞上の抗原に対して感作された免疫作動細胞 immune effector cell により引き起こされる。臨床的に，1 型糖尿病の発症は突然であるが，通常 β 細胞への自己免疫による攻撃は病気が明らかになる何年も前から始まっている（図 18.19）。この病気の典型的な症状は病気の経過の遅い時期，β 細胞の 90% 以上が破壊された後に現れてくる。

多くの自己免疫疾患と同様に，1 型糖尿病の病態形成は遺伝的感受性や環境因子の影響を受ける。全ゲノムに及ぶ連鎖解析により，20 以上の 1 型糖尿病の感受性遺伝子座が同定された。これらのなかで最も強い関連を示すのが MHC クラス II（HLA–DR）遺伝子である。1 型糖尿病のヨーロッパ系アメリカ人の 90〜95% は HLA–DR3 か DR4，またはその両方をもっているが，対照的に健常人では 40% しかもっていない。また，患者の 40〜50% は DR3/DR4 のヘテロ接合体であるが，対照的に健常人では 5% のみである。しかし，この HLA 遺伝子座を受け継いだ多くの人は糖尿病を発症しない。このことは，これらの遺伝子は糖尿病に関係しているが，それ自体が糖尿病を引き起こすわけではないことを示している。いくつかの非 HLA 遺伝子も 1 型糖尿病の高感受性に関係している。それらはインスリンをコードする遺伝子や，CTLA4 や PTPN22 などの遺伝子の多型も含まれる。第 5 章で述べたように，CTLA-4 は T 細胞の抑制性の受容体であり，PTPN-22 はチロシン脱リン酸化酵素タンパク質である。どちらも T 細胞反応を抑制すると考えられる。したがって，これらの機能活性を阻害する遺伝子多型は T 細胞の過剰な活性化を引き起こすと考えられる。1 型糖尿病に関連するインスリン遺伝子多型により，胸腺でのインスリン発現が抑制され，そのため，インスリンタンパク質に特異的に反応する T 細胞の排除（免疫寛容）の破綻をきたす（第 5 章）。

環境要因，特に膵臓のコクサッキーウイルス感染などの感染症も，1 型糖尿病の発症に関与している。それは腸管微生物に変化をもたらすが，1 型糖尿病発症における役割は明らかになっていない。ある感染症は 1 型糖尿病発症を抑制する可能性もあるが，その機序も不明である。

1 型糖尿病の根源にある免疫異常は，β 細胞抗原 β cell antigen に特異的な T 細胞の自己免疫寛容 self tolerance の破綻である。この免疫寛容の破綻は，胸腺での自己反応性 T 細胞の排除の失敗，本来エフェクター T 細胞応答を弱める調節性 T 細胞の異常など，さまざまな要因の組み合わせにより生じる（第 5 章）。膵島細胞の破壊は，基本的には膵島抗原に対

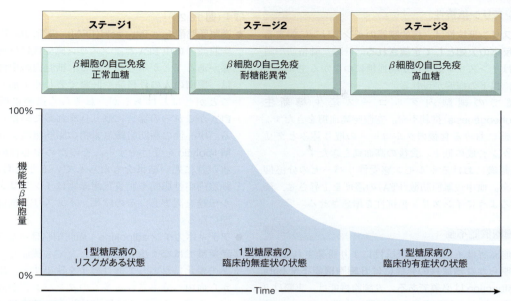

図 18.19　1 型糖尿病の発症までのステージ
β 細胞の量の推測値が年齢に対して記してある。ステージ 1 で 2 つ以上の抗膵島自己抗体が現れることによって，β 細胞の自己免疫が明らかになる（Insel RA, et al: Staging presymptomatic type 1 diabetes. Diabetes Care 38:1864–1974, 2015 から許可を得て改変）

する T 細胞の反応による（Ⅳ型アレルギー，第 5 章）。疾患の早期の段階で膵臓の病変部が組織学的に検査されたまれなケースでは，膵島には β 細胞の壊死やリンパ球浸潤がみられる（この病変を"膵島炎 insulitis"という）（後述）。インスリンや β 細胞の酵素であるグルタミン酸脱炭酸酵素など数多くの β 細胞抗原に対する自己抗体 autoantibody の産生が，70〜80％の患者の血液中で認められているが，これらの抗体が β 細胞の破壊に関与しているかどうかは不明である。

2 型糖尿病の病態形成

2 型糖尿病は遺伝的，環境的要因が関係している複雑な疾患である。1 型糖尿病と違い自己免疫疾患ではない。2 型糖尿病に特徴的な 2 つの異常は，(1)末梢の組織のインスリン反応性低下（インスリン抵抗性），(2)インスリン抵抗性と高血糖 hyperglycemia に対するインスリン分泌不全として現れる β 細胞機能異常 beta cell dysfunction，である（図 18.20）。座りっぱなしの生活習慣や食習慣といった環境要因は，2 型糖尿病と明らかに関係がある（後述）。遺伝的要因も 2 型糖尿病に関与し，一卵性双生児における同時発症率は 80〜90％であり，これは 1 型糖尿病の場合（双生児の同時発症率は約 50％）よりも明らかに多い。近年の大規模全ゲノム連鎖解析により，遺伝的要因がさらに明らかになっている。それにより糖尿病誘発性 diabetogenic 遺伝子といわれる多くの感受性遺伝子座が同定された。これらの遺伝子がどのように糖尿病発症にかかわっているかはまだ解明されていない。1 型糖尿病と異なり，この疾患は免疫の寛容や制御にかかわる遺伝子（例：HLA，CTLA4）との関連はない。

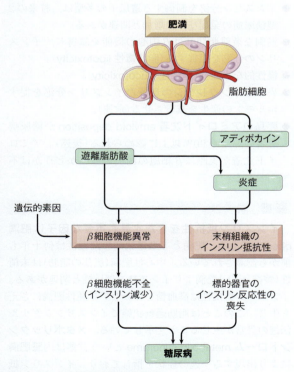

図 18.20　2 型糖尿病の病態形成
肥満に関連するインスリン抵抗性と β 細胞不全の結果，糖尿病が発症する。FFAs（Free fatty acids）：遊離脂肪酸。（Kasuga M: Insulin resistance and pancreatic β–cell failure. J Clin Invest 116:1756, 2006 より改変）

■ インスリン抵抗性

インスリン抵抗性は，標的臓器のインスリンに対する正常な反応の欠如として定義される。肝臓，骨格筋や脂肪組織はインスリン抵抗性が高血糖につながる主な臓器であり，以下の病態が現れる。

- 肝臓での細胞内グルコース産生(**糖新生 gluconeogenesis**)抑制不全。空腹時高血糖をきたす。
- 骨格筋における食後のグルコースの取り込みとグリコーゲン合成の低下。食後の高血糖をきたす。
- 脂肪組織におけるホルモン感受性リパーゼの分泌抑制不全。血中遊離脂肪酸(FFA)の濃度を上昇させ，後述するようにインスリン抵抗性を増悪させる。

■ β細胞機能不全

耐糖能障害はインスリン抵抗性により誘発されるが，一方，明らかな糖尿病の発症には**β細胞機能不全 beta cell dysfunction**は必須である。β細胞機能は，実際は2型糖尿病のほとんどの患者の病初期に亢進しており，インスリン抵抗性を克服し血糖値を正常に保つために，主に代償性に作用している。しかし，最終的にβ細胞が末梢組織のインスリン抵抗性による長期にわたる需要に対応できなくなり，相対的にインスリン欠乏の状態に陥る。

2型糖尿病におけるβ細胞機能不全には，以下のようないくつかのメカニズムが関与している。

- インスリン分泌を制御する遺伝子の多型は，将来の2型糖尿病の発症リスク増加と関連がある。
- 過剰な遊離脂肪酸はβ細胞の機能を障害し，インスリンの分泌を阻害する(**脂肪毒性 lipotoxicity**)。
- 慢性的な高血糖(**糖毒性 glucotoxicity**)。
- 異常な**インクレチン**の影響がインスリン分泌を促すホルモンの産生を減少させる(前述)。
- 膵島の**アミロイド沈着 amyloid deposition**が糖尿病患者の膵島の90%以上に認められる(後述)。アミロイド沈着が実際にβ細胞の消失の原因かどうかは不明である。

■ 肥満

インスリン抵抗性をきたす最も重要な因子は**肥満 obesity**である。肥満と2型糖尿病の関連性は何十年も前から認識されている。中心性肥満(腹部の脂肪)は末梢性(臀部，皮下)肥満よりインスリン抵抗性と関連がある。インスリン抵抗性は高血糖を伴わない単純性肥満にさえも生じ，このことは脂肪過剰状態でインスリンシグナル伝達の異常が生じることを示している。**メタボリックシンドローム metabolic syndrome**という言葉は内臓肥満により出現する一連の症状を指しており，インスリン抵抗性，耐糖能異常，高血圧や脂質異常症などの心血管系リスク要因が含まれる。メタボリックシンドロームの人は2型糖尿病を発症するハイリスク群である。

肥満はさまざまな面でインスリン感受性に悪影響を及ぼす(図18.20)。

- **遊離脂肪酸 free fatty acid(FFA)**：横断的研究により，空腹時の血中FFAとインスリン感受性には逆相関関係があることが示されている。細胞内の中性脂肪量は，肥満の人の骨格筋や肝臓で著しく増加していることがしばしばあるが，おそらく過剰に循環するFFAがこれらの器官に取り込まれるためだと思われる。中心性の脂肪組織は末梢の脂肪組織より**脂肪分解 lipolytic**を受けやすい。そのため中心性の脂肪分布が特に悪い結果をもたらしていると説明される。細胞内中性脂肪や脂質代謝産物はインスリンシグナル伝達を阻害し，その結果，インスリン抵抗性の状態になる。
- **アディポカイン adipokine**：脂肪細胞は単なる脂肪貯蔵組織ではなく内分泌器官としても機能し，代謝状態の変化に反応して液性因子を放出する。脂肪細胞から血中へ分泌される多くのタンパク質が同定されているが，それらは**アディポカイン(または，脂肪性サイトカイン adipose cytokine)**という総称で知られている。これらの一部はインスリン抵抗性を引き起こすが，他のもの(レクチンやアディポネクチンなど)は血糖を低下させる。それは，一部には末梢の組織のインスリン感受性を増加させることによる(第7章)。アディポネクチンの濃度は肥満の人は低下している。そのことがインスリン抵抗性につながっている。

■ 炎症

過去数年の間に，**炎症 inflammation**が2型糖尿病の病因のなかで重要な因子であることが明らかになってきた。炎症環境(FFAといった過剰栄養のために分泌された炎症性サイトカインによって引き起こされる)は，末梢組織のインスリン抵抗性やβ細胞の機能不全(後述)を惹起する。マクロファージやβ細胞内の過剰なFFAは，細胞質内のタンパク質複合体である**インフラマソーム inflammasome**を誘導し，サイトカインであるインターロイキン(IL-1)(第5章)の分泌を引き起こす。IL-1はマクロファージ，膵島や他の細胞から炎症性サイトカインのさらなる分泌を刺激する。そしてIL-1は他のサイトカインと同様に，末梢組織でのインスリン抵抗性を誘導し，β細胞の機能を阻害する。

■ 単一遺伝子型の糖尿病

単一遺伝子型糖尿病(表18.5)はまれであり，1つの遺伝子の機能喪失型変異によって糖尿病の状態を示す。単一遺伝子型の糖尿病は発症年齢により，先天性の**早期発症糖尿病 congenital early onset diabetes**(新生児期に発症)と，新生児期以後で通常25歳までに発症する**若年発症成人型糖尿病 maturity onset diabetes of young (MODY)**に分類される。先天性の糖尿病の背景にある原

因には，インスリン遺伝子自体の変異や，母系遺伝性糖尿病や両側性難聴（ミトコンドリア DNA の変異を伴う母方からの遺伝）などの症候を示すミトコンドリア DNA の変異などが含まれる。まれな機能喪失型のインスリン受容体変異は，高インスリン血症（フィードバック抑制の欠如による）と先天性糖尿病を伴う深刻なインスリン抵抗性を引き起こす。それに対して，MODY は β 細胞の発生と機能にかかわるタンパク質をコードする遺伝子の変異により引き起こされ，多くの臨床症状は 2 型糖尿病に類似している。したがって，MODY の診断はしばしば見逃されることがあり，根底にある病因としての遺伝子変異が発見されないことがある。

他の糖尿病亜型

1 型糖尿病，2 型糖尿病と単一遺伝子型の糖尿病に加えて，他のまれな糖尿病の亜型がある。さまざまな内分泌疾患（例：クッシング症候群や成長ホルモン過剰）に関連して発症する続発性糖尿病は，本章の他の項にて述べる。ここでは，妊娠糖尿病とさまざまな慢性外分泌性膵臓疾患による続発性糖尿病（"膵臓由来の" 糖尿病）について簡単に述べる。

- **妊娠糖尿病 gestational diabetes**：米国では妊娠の約 5％に高血糖が合併する。妊娠は糖尿病易発症状態であり，そのホルモン状態によりインスリン抵抗性を引き起こす。正常血糖値を示す妊娠女性の一部は，このために妊娠糖尿病を発症する可能性がある。妊娠前糖尿病（高血糖がすでに受胎期に認められる）の女性は，死産や胎児の先天性奇形のハイリスク群である（第 4 章）。それゆえ，先天性奇形を防ぐために，また，妊娠後期には胎児の過成長（巨大児）を防ぐために，血糖値の厳格なコントロールが妊娠初期から必要である。胎児の過成長は，母体の高血糖が胎児のインスリン様成長ホルモンの代償性分泌を促すことによる。妊娠糖尿病を発症したほとんどの妊婦は，血糖コントロールのためにインスリンが必要である。妊娠糖尿病は通常出産に伴って回復する。しかし，10 年以内に真の糖尿病を発症するリスクがあり，それは妊娠後 5 年以内に最も高率で起こる。それ以降は，糖尿病のリスクは通常の状態に戻る。
- **膵臓由来の糖尿病 pancreatogenic diabetes** は，膵外分泌系の疾患の結果，膵島が損傷を受けることにより発症する高血糖状態と定義される（**表 18.5**）。背景となる原因には**嚢胞性線維症 cystic fibrosis**，**慢性膵炎 chronic pancreatitis** や **膵腺癌 pancreatic adenocarcinoma** などがある。高齢になってから新たに発症した糖尿病の約 1％は，潜在性の膵腺癌による（第 15 章）。

糖尿病の臨床像

糖尿病の多彩な臨床像を簡潔に説明するのは困難である。ここでは 1 型糖尿病，2 型糖尿病のそれぞれの罹患患者について述べ，その後，糖尿病の急性，慢性合併症と臨床症状について述べる。

1 型糖尿病はどの年齢にも発症するが，小児と若年成人に最もよく発症する。明らかな **1 型糖尿病の徴候**を示してからの 1〜2 年は，残存している β 細胞からの適度のインスリン分泌により外因性インスリンの必要性は低い。最終的に β 細胞の予備は枯渇し，高血糖をコントロールするために外因性インスリンが不可欠になる。β 細胞の破壊は緩やかな経過をたどるが，感染などのインスリン要求が増加する出来事をきっかけとして，耐糖能異常から明らかな糖尿病への移行が突然起こる。

2 型糖尿病は典型的には 40 歳以上の肥満症の患者に見られるが，若年成人や小児でも，特に肥満症の場合には発症することがある。しかしながら，2 型糖尿病は明らかな肥満症でない場合にも認められ，肥満度指数を指標にすると，高所得地域の糖尿病患者の 10％，低所得地域ではもっと多い割合で肥満症ではない。日常の血液検査により，無症状の人でもしばしば糖尿病と診断される。

糖尿病の古典的 3 徴候

糖尿病の発症は**多尿 polyuria**，**多飲 polydipsia**，**過食 polyphagia**（**糖尿病の古典的三徴候 classic triad of diabetes** として知られる），そして重症の 1 型糖尿病では**ケトアシドーシス ketoacidosis** で特徴づけられ，これらはすべて代謝の乱れからくるものである（**図 18.21**）。インスリンは同化ホルモンであり，その欠乏により異化の状態となり，グルコース，脂肪，タンパク質の代謝に影響を及ぼす。グルコースの筋組織と脂肪組織への取り込みは急激に減少する。肝臓や筋肉へのグリコーゲンの貯蔵が減少し，貯蓄されていたグリコーゲンも分解によって枯渇してしまう。その結果，血糖値の上昇が腎臓の再吸収の閾値を超え，**糖尿 glycosuria** が生じる。糖尿は浸透圧利尿による多尿を誘発し，水分と電解質の喪失をまねく。血糖値の上昇から生じる高浸透圧血症と腎臓からの水分喪失の両者の影響により細胞内水分の枯渇が誘導され，脳の浸透圧受容体が刺激される。これらの一連の反応により強い口渇（**多飲 polyposia**）が現れる。インスリンの欠乏によってタンパク質や脂質の異化が誘導される。タンパク質分解により産生されたアミノ酸は肝臓に取り込まれ，グルコース産生のための材料として使われる。タンパク質や脂質の異化は負のエネルギーバランスを誘発し，食欲亢進をまねく（**過食 polyphagia**）。以上より，糖尿病の典型的な 3 徴候，が揃う。食欲亢進にもかかわらず，異化作用が優位であるために体重減少や筋肉虚脱へとつながる。過食と体重減少の組み合わせは矛盾するため，常に糖尿病の可能性を疑うべきである。

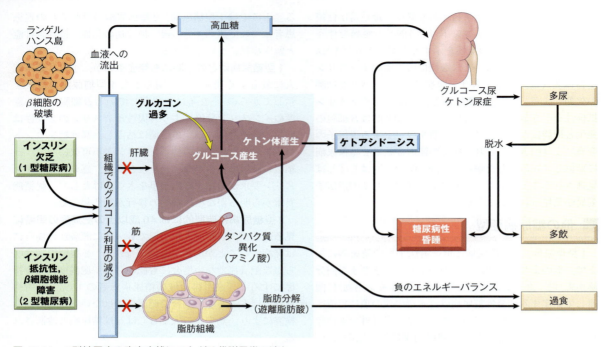

図18.21　1型糖尿病の臨床症状につながる代謝異常の流れ
絶対的なインスリンの欠乏は異化状態につながり，ケトアシドーシスや深刻な脱水を引き起こす。これらの異常は中枢神経系を危険にさらし，昏睡を引き起こす。放置された場合，最終的には死に至る。FFAs（Free fatty acids）：遊離脂肪酸

■ 糖尿病の急性代謝性合併症

糖尿病性ケトアシドーシス diabetic ketoacidosis は糖尿病，通常は1型糖尿病の重度の急性代謝性合併症である。それは，インスリン欠乏による重症の高血糖（血糖値500～700 mg/dL）が原因であり，通常は患者がインスリンを使用していないために起こる。それは普通の食事とは異なった非常に偏った食事，普段と異なる運動や感染などのストレスがきっかけとなって起発症する。これらの原因によりエピネフリンの分泌が誘導され，それがインスリンの作用を阻害し，インスリンとは逆の調節ホルモンであるグルカゴンの分泌を刺激することにより，インスリン欠乏状態をさらに悪化させる。その結果としての高血糖が，浸透圧利尿と脱水症状を引き起こす。インスリン欠乏はさらにホルモン刺激性リパーゼの活性化をきたし，それが貯蔵脂肪の過剰分解と血中遊離脂肪酸の増加を誘導する。この遊離脂肪酸が肝臓で酸化されて**ケトン体 ketone** が産生される。飢餓のときには，ケトン体産生は順応現象であり，ケトン体は重要な器官（脳など）のエネルギー源として消費される。ケトン体の産生速度が末梢組織での消費速度を上回ると，**ケトン血症 ketonemia** や**ケトン尿症 ketonuria** へとつながる。ケトン体の蓄積は血液のpHを低下させ，結果として代謝性アシドーシスを引き起こす。ケトン体の尿への排泄が脱水によって阻害されると代謝性アシドーシスはさらに悪化する。

糖尿病性ケトアシドーシスの臨床症状は，**疲労 fatigue**，**悪心・嘔吐 nausea and vomiting**，強い腹痛，特徴的な**甘い匂い fruity odor**，そして深い**努力性呼吸 labored breathing**（クスマウル呼吸 Kussmaul breathing としても知られる）などである。ケトアシドーシスの状態が持続すると，最終的に意識低下や昏睡に陥る。ケトアシドーシスの治療には，インスリンを投与し，代謝性アシドーシスを補正して，感染症などの背景にある誘発因子を治療する必要がある。

高浸透圧性非ケトン性昏睡 hyperosmolar nonketotic coma は，非常に高い血糖値の結果引き起こされる危険な状態である。高浸透圧性非ケトン性昏睡は1型糖尿病でも2型糖尿病でも起こるが，2型糖尿病患者に起こることが多い。持続する浸透圧利尿の結果，重症の脱水をきたす。典型的には，脳卒中あるいは感染によって十分な水分摂取が維持できない高齢の糖尿病患者に起こる。未治療の患者は昏睡に陥る。高血糖状態は通常非常に重症になり，血糖が600～1,200 mg/dLにもなる。

インスリンで治療されている患者で最もよくみられる急性合併症は**低血糖 hypoglycemia** である。その原因として，食事を抜く，過剰な身体的負荷，過剰なインスリン投与，またスルホニル尿素剤などの経口糖尿病治療薬を治療に併用している場合の不適切な経口薬投与量などがある。低血糖の徴候や症状は，**めまい dizziness**，**せん妄 confusion**，**発汗 sweating**，**動悸 palpitations**，頻

脈 tachycardia などがある。低血糖が持続すると意識消失が起きる場合がある。経口的，または経静脈的なグルコース投与により低血糖を早急に回復させることが，将来の神経学的な障害を予防するために重要である。

糖尿病の慢性合併症

どのタイプの糖尿病でも長期罹患による死亡は，主に高血糖に伴う慢性合併症と，それによる大中の筋性動脈の傷害（**糖尿病性大血管傷害** diabetic macrovascular disease）と小血管の傷害（**糖尿病性微小血管傷害** diabetic microvascular disease）による。糖尿病による大血管傷害により粥状動脈硬化症の急速な進行を引き起こし，その結果，心筋梗塞や脳梗塞，下肢の虚血をきたす。微小血管傷害の影響は網膜，腎臓と末梢神経に顕著に現れ，その結果，糖尿病性網膜症，糖尿病性腎症，糖尿病性神経症を発症する（図18.22）。合併症の発症時期，重症度，障害される臓器は患者によってさまざまである。高血糖のしっかりとしたコントロールにより，合併症の発症を遅らすか，または予防できる可能性がある。

病態形成

持続的な高血糖（糖毒性）が糖尿病の長期合併症の重要な影響因子である。持続する高血糖状態がさまざまな組織に有害な影響を及ぼしているが，それにはいくつかの機序がある。

● **終末糖化産物** advanced glycation end product（AGE）：AGEは，細胞内のグルコース由来の前駆体（グリオキサール，メチルグリオキサール，デオキシグルコソン）とタンパク質のアミノ基の間で非酵素的な反応を起こすことで形成される。AGE形成は高血糖により促進される。AGEは特有の受容体（RAGE）に結合するが，その受容体は炎症細胞（マクロファージやT細胞），内皮，血管平滑筋に発現している。血管系でのAGEシグナルによる有害な影響には以下のものがある。

　● サイトカインおよび成長因子の放出。それには，基底膜への過剰な基質の沈着を誘導する**トランスフォーミング増殖因子β** transforming growth factor-β（TGF-β）や，糖尿病性網膜症に関与する**血管内皮増殖因子** vascular endothelial growth factor（VEGF）などが含まれる。

　● 血管内皮細胞での**活性酸素種** reactive oxygen

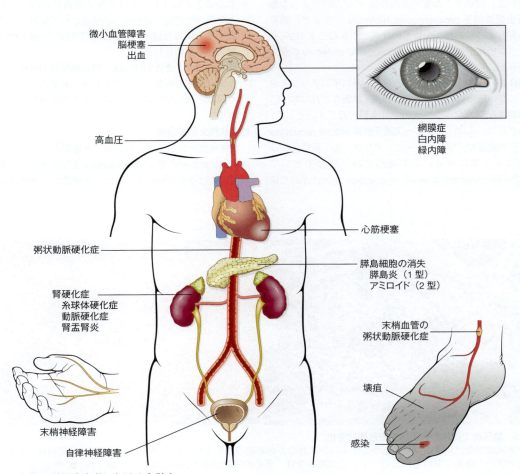

図18.22　長期の糖尿病患者における合併症

species（ROS）の産生。
- 内皮細胞およびマクロファージにおける凝固促進物質の活性 procoagulant activity の上昇。
- 血管平滑筋細胞 vascular smooth muscle cell の増殖および細胞外基質（細胞外マトリックス）extracellular matrix の合成の促進。

受容体が仲介する影響に加え，AGE は細胞外基質タンパク質を直接架橋する。AGE が架橋結合したタンパク質は，他の血漿タンパク質や間質内のタンパク質を取り込む。例えば低密度リポタンパク質（LDL）は，AGE 修飾を受けた大きな血管壁のなかに取り込まれ，粥状動脈硬化症（第 8 章）を進行させる。また，アルブミンは毛細血管壁のなかに取り込まれ，基底膜の肥厚の一因となる。これは糖尿病性微小血管障害の特徴である（後述）。これらすべての要因が糖尿病に関連する血管傷害を促進させる。

- プロテインキナーゼ C protein kinase C の活性化：カルシウムイオンおよびセカンドメッセンジャーであるジアシルグリセロール（DAG）によるプロテインキナーゼ C（PKC）の活性化は，重要なシグナル伝達経路である。細胞内の高血糖は，解糖中間体から新たな DAG の合成を刺激し，その結果 PKC の活性化を引き起こす。PKC 活性化の下流での影響は多彩であり，糖尿病性網膜症においてみられる新生血管形成に関係する血管内皮成長因子（VEGF）のような**血管新生促進因子 proangiogenic molecule** の産生や，細胞外基質および基底膜への物質の沈着を引き起こす TGF-β のような**線維形成促進因子 profibrogenic molecule** の産生を引き起こす。
- 代謝経路の障害：グルコースの取り込みにインスリンを必要としない組織（神経，水晶体，腎臓，血管など）において，高血糖は細胞内グルコースの上昇を引き起こす。そして，そのグルコースは，**アルドース還元酵素 aldose reductase** により代謝され，ソルビトール，ポリオール，最終的にはフルクトースになる。この経路では，補因子として NADPH（nicotinamide adenine dinucleotide phosphate）を使用する。NADPH は，グルタチオン還元酵素が還元型グルタチオン（GSH）を再生する反応においても必要とされる。第 1 章で述べたように，GSH は細胞内において重要な抗酸化剤の 1 つであり，GSH の減少は細胞の**酸化ストレス oxidative stress** への感受性を高める。高血糖が持続すると，細胞内 NADPH の減少が進行し，GSH の再生反応が阻害され，酸化ストレスが増加する。

形態学

多くの重要な形態的変化は，糖尿病の数多くの慢性合併症に関係している。これらの変化は，1 型糖尿病，2 型糖尿病いずれにも認められる。

膵臓

膵臓における病変は多彩である。以下に挙げるいくつかの変化が存在する可能性がある。

- 膵島 islet の数と大きさの減少。この所見は 1 型糖尿病に多く，特に急速に進行する症例でよくみられる。膵島のほとんどが小さくて目立たず，容易には同定できない。
- 膵島への白血球浸潤 leukocytic infiltrate（膵島炎）1 型糖尿病において認められ，主に T リンパ球浸潤による（図 18.23A）。
- 膵島のアミロイド沈着は 2 型糖尿病で認められる。毛細血管壁内や周囲，細胞間への沈着として現れる。病変が進行すると膵島はほとんど消失してしまう（図 18.23B）。線維増生も認められる。
- 膵島の数や大きさの増加は，特に糖尿病の母親から生まれた非糖尿病の新生児に認められる。おそらく，胎児の膵島が母親の高血糖に対する反応として過形成を起こすためである。

糖尿病性大血管傷害

糖尿病性大血管傷害の特徴は，大動脈と大〜中サイズの動脈に**粥状動脈硬化症 atherosclerosis** を起こすことである。糖尿病における粥状動脈硬化症は，重症でかつ発症時期が早い

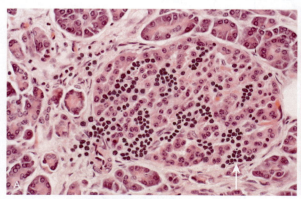
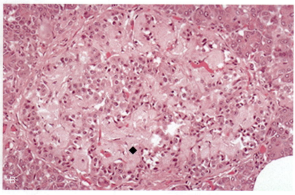

図 18.23　糖尿病で認められる膵島の形態的変化
A：1 型糖尿病の自己免疫性膵島炎。ランゲルハンス島の炎症細胞浸潤が認められる（矢印）が，周囲の腺房組織は正常である。
B：2 型糖尿病の膵島におけるアミロイド。この膵島では，多くの膵島細胞の周囲にピンクの硝子様（◆）物質（アミロイド）の沈着がみられる。（Klatt EC: Robbins and Cotran Atlas of Pathology, ed 4, Figs. 9.18, 9.19, Philadelphia, 2021, Elsevier より）

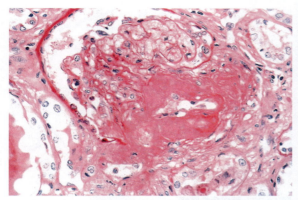

図18.24　PAS染色で認められる高度の腎硝子様細動脈硬化症
著しく肥厚し，ねじれた輸入細動脈。無構造状に肥厚した血管壁が明瞭。（Dr. M.A. Venkatachalam, Department of Pathology, University of Texas Health Science Center, San Antonioの厚意による）

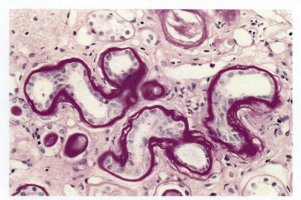

図18.25　糖尿病患者の腎臓における尿細管基底膜の肥厚（PAS染色）

ことを除くと，非糖尿病性の粥状動脈硬化症と区別できない（第8章）。冠動脈（冠状動脈）coronary artery の粥状動脈硬化症による心筋梗塞 myocardial infarction は，糖尿病の最も多い死因である。これは糖尿病の女性と男性でほとんど同じ頻度で起こる。対照的に，糖尿病でない出産可能な年齢層の女性では心筋梗塞はまれである。血管傷害が進行した結果生じる下肢の壊疽 gangrene は，糖尿病患者では一般の人と比べて100倍も多い。太い腎動脈も重度の粥状動脈硬化症になりやすいが，糖尿病の腎臓への最大の影響は，後述するように糸球体や微小循環系で起こる。

硝子様細動脈硬化症 hyaline arteriolosclerosis は高血圧に合併する血管病変であるが（第10章，第14章），糖尿病患者では糖尿病でない者に比べ，より高頻度にかつ，より重症になる。しかし，これは糖尿病に特有の病変ではなく，糖尿病や高血圧ではない高齢者でもみられる。これは，細小動脈の壁が無構造状，硝子様に肥厚した状態であり，これにより血管内腔の狭小化をきたす（図18.24）。糖尿病の患者においては，その重症度は罹病期間と高血圧の有無に関係している。

糖尿病性微小血管傷害 diabetic microangiopathy

糖尿病でよく認められる形態学的特徴の1つは，**基底膜のびまん性肥厚**である。基底膜の肥厚は，皮膚や骨格筋，網膜，腎糸球体，腎髄質の毛細血管で特に顕著である。しかし，腎尿細管（図18.25）やボーマン嚢，末梢神経，胎盤のような血管以外の組織でもみられる。光学顕微鏡，電子顕微鏡により，実質組織と血管内皮を周辺の組織から分離する基底膜は，主にⅣ型コラーゲンから構成される硝子様物質の沈着によって顕著に肥厚していることがわかる。このように，基底膜が肥厚しているにもかかわらず，糖尿病の毛細血管は血漿タンパク質成分が正常よりも漏れやすくなっている。微小血管傷害 microangiopathy は，**糖尿病性腎症** diabetic nephropathy や**網膜症** retinopathy，一部のニューロパチー neuropathy の発症の背景にある。糖尿病でない高齢者にも類似した微小血管傷害がみられることがあるが，糖尿病の長期療養患者にみられるほど進行することはまれである。

糖尿病性腎症

腎臓は糖尿病における重要な標的器官である（第12章）。腎病変は主に以下のものが挙げられる。(1) 糸球体病変，(2) 腎血管病変，特に細動脈硬化症，(3) 壊死性乳頭炎を含む腎盂腎炎。

最も重要な**糸球体病変** glomerular lesion は毛細血管基底膜の肥厚，びまん性メサンギウム硬化症，結節性糸球体硬化症である。糸球体毛細血管基底膜の肥厚は血管全長に及ぶ。この変化は電子顕微鏡により，糖尿病発症後2〜3年以内の患者で認められ，しばしば腎機能の変化に先行して現れる（図18.26）。

びまん性メサンギウム硬化症 diffuse mesangial sclerosis はメサンギウム細胞の増殖と基底膜肥厚に伴うメサンギウム基質の増加による。これは罹病歴10年以上の患者のほとんどで認められ，高齢の患者と高血圧を伴う患者によくみられる。糸球体硬化症が高度になると，患者はタンパク尿，低アルブミン血症，浮腫を特徴とするネフローゼ症候群を発症する（第12章）。

結節性糸球体硬化症 nodular glomerulosclerosis (Kimmelstiel-Wilson lesion) は糸球体の辺縁部に存在するボール状の基質の沈着物が特徴の糸球体病変である（図18.27）。結節性糸球体硬化症は糖尿病の長期療養患者の約15〜30％に認められ，腎不全の主要な原因の1つである。びまん性メサンギウム硬化症とは対照的に，結節性糸球体硬化症は本質的には糖尿病に特徴的な病変である。

腎粥状動脈硬化症 renal atherosclerosis および**細動脈硬化症** arteriolosclerosis は，糖尿病でみられる大血管傷害の一部である。腎臓は高頻度かつ著しく損傷を受ける臓器の1つである。動脈や細動脈の変化は全身にみられる変化と類似している。硝子様細動脈硬化症は輸入細動脈だけでなく，輸出細動脈にも認められる。輸出細動脈の細動脈硬化症は糖尿病患者に特有である。血管傷害と糸球体硬化症は腎臓の虚血を誘発し，腎臓のびまん性の瘢痕性病変をきたす。それにより腎臓の表面は微細な顆粒状を呈する（腎硬化症 nephrosclerosis）（図18.28）。

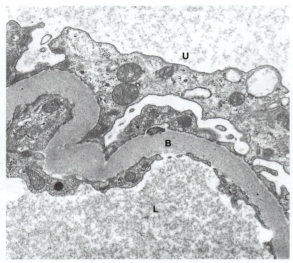

図18.26 糖尿病性腎症の高度に肥厚した糸球体基底膜
B：糸球体基底膜，L：糸球体毛細血管腔，U：尿腔．（Dr. Michael Kashgarian, Department of Pathology, Yale University School of Medicine, New Haven, Connecticut の厚意による）

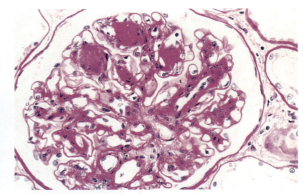

図18.27 糖尿病性腎症
長期糖尿病患者の腎組織切片（PAS染色）における結節性糸球体硬化症．（Dr. Lisa Yerian, Department of Pathology, University of Chicago, Chicago, Illinois の厚意による）

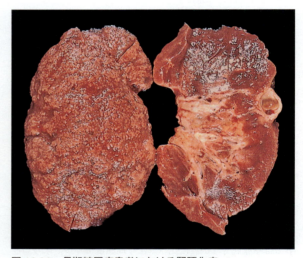

図18.28 長期糖尿病患者における腎硬化症
二分割された腎臓は，腎表面のびまん性顆粒状の変化（左）と著しい皮質の萎縮（右）を示している．腎盂腎炎の結果生じた，いくつかの不規則な陥凹と偶発性の皮質の囊胞（右端）も認められる．

腎盂腎炎 pyelonephritis は急性あるいは慢性の腎臓の炎症で，通常，間質組織に始まり，尿細管に進展する．急性と慢性のいずれの腎盂腎炎も糖尿病患者と同様に糖尿病でない者にも生じるが，糖尿病患者のほうが重症である．急性の腎盂腎炎の特殊な病態の1つである**壊死性乳頭炎** necrotizing papillitis （または**乳頭壊死** papillary necrosis）（第12章）は，糖尿病患者のほうが糖尿病でない者よりもはるかによく認められる．

糖尿病性眼合併症 ocular complications of diabetes
　ときに全盲になる視覚障害は，長期療養の糖尿病患者の重大な合併症の1つである．糖尿病性網膜症については眼の病気の章である第21章にて述べる．

糖尿病性神経障害 diabetic neuropathy
　糖尿病による神経系の障害で最も一般的なものは下肢の末梢性左右対称性の神経障害であり，運動神経と感覚神経の両方，特に感覚神経が傷害される（第20章）．神経の障害はおそらく微小血管傷害と毛細血管の透過性の亢進の結果であり，それにより神経と軸索の直接傷害を引き起こすと考えられる．

■ 慢性糖尿病の臨床像

　すでに強調したように，1型糖尿病と2型糖尿病は高血糖という共通した所見を示すが，病態生理学的にはまったく異なった病気である．表18.6に2つの糖尿病を区別する臨床的，遺伝的，病理組織学的な特徴を要約している．それにもかかわらず，前述したように，1型糖尿病も2型糖尿病も長期療養に伴う合併症はコントロール不良の高血糖のために起こり，類似している．そして，糖尿病患者の重症化と死亡の大部分はこれらの合併症が原因である．多くの場合，これらの合併症は，およそ高血糖の発症後15～20年で現れる．この病気の主な慢性合併症は次に述べる．

● 心筋梗塞，腎血管傷害 renal vascular insufficiency，脳血管傷害 cerebrovascular accident などの**大血管合併症** macrovascular complication は，長期糖尿病患者の最も多い死因である．糖尿病患者は，糖尿病でない人と比較して冠動脈疾患の発症率が2～4倍高く，そして心血管合併症により死亡するリスクが4倍高い．糖尿病患者は深刻な心血管傷害を発症しやすい背景疾患，例えば，高血圧や脂質異常症を伴うことがしばしばある（前述のメタボリック症候群の項参照）．

● **糖尿病性腎症**は，米国において末期腎障害の一番の原因である．そして，腎不全は糖尿病患者の死因と

して心筋梗塞に次いで2番目に多い。糖尿病性腎症の最初の徴候は尿中への微量のアルブミンの出現（30 mg～3.5 g/日）である。適切な治療がなされない場合，1型糖尿病患者のおおよそ80％と2型糖尿病患者の20～40％は，10～15年以内に**ネフローゼ症候群** nephrotic syndrome（尿タンパク3.5 g/日以上）（第12章）を発症し，通常は高血圧症も併発する。明らかな腎症から末期腎障害への進行は非常に多様であり，糸球体濾過率の進行性の低下により証拠づけられる。診断から20年経過すると，明らかな腎症をもつ1型糖尿病患者の75％以上，2型糖尿病患者の20％以上が末期腎障害となり，透析あるいは腎移植が必要となる。

- **視覚障害は，糖尿病の長期療養者で最も恐れられる合併症である**。米国において，糖尿病は後天性の失明で最も多い原因である。およそ60～80％の患者が，診断から15～20年後に何らかのかたちで糖尿病性網膜症を発症する。糖尿病性網膜症の基本的な病変である血管新生は，網膜における低酸素誘導性のVEGF過剰発現により誘導される。この病態の最近の治療法は，血管新生阻害剤の硝子体内注入などがある（第21章）。

- **糖尿病性神経障害**はさまざまな症候群を引き起こし，中枢神経系や末梢の感覚運動神経，自律神経系を侵す。糖尿病に特徴的な多発神経症は，通常初期には下肢に影響を及ぼす。しかし時間の経過とともに，上肢にも同様の傷害をきたす。糖尿病性神経症の他の症状は，腸や膀胱に障害をもたらし，ときにはインポテンスを引き起こす自律神経障害や，突然の下肢脱力，上肢脱力，単独性の脳神経麻痺を示す糖尿病性単神経障害がある。

- **糖尿病患者は，皮膚の感染症，結核 tuberculosis，肺炎 pneumonia，腎盂腎炎にかかりやすい**。感染症は糖尿病関連の死亡の約5％を占めている。糖尿病性神経障害の患者では，つま先の些細な感染が最終的には死につながる長期の合併症（**壊疽，菌血症 bacteremia，肺炎**）の初発症状となることがある。

糖尿病による慢性合併症とそれに関連する罹患率や死亡率は，血糖値の厳格な管理によって軽減される。1型糖尿病患者ではインスリン投与が主な治療法であるが，2型糖尿病ではインスリン感受性を向上させる食事制限や運動などといった薬剤を使わない方法が，しばしば初期治療となる。2型糖尿病患者の多くは，最終的には血糖値を下げるための薬物療法が必要となる。血糖値のコントロールは**グリコヘモグロビン**（HbA1C）の割合を測定することによって臨床的に評価される。HbA1Cは，赤血球のヘモグロビンへのグルコース成分の非酵素的な付加によって形成される。HbA1Cは長期間（2～3か月）にわたる血糖値管理を評価することができ，血糖と比較して1日単位の変動に影響されにくい。米国糖尿病学会は，糖尿病の長期合併症のリスクを下げるためにHbA1cを7％以下に維持することを推奨している。さらに，糖尿病患者は大血管障害による合併症のリスクを下げるために，LDLとHDLコレステロールと中性脂肪を正常レベルに維持することが必要である。健康的で活動的な生活スタイルにすることが，この現代の病気に対する最良の予防法の1つである。

膵神経内分泌腫瘍

膵神経内分泌腫瘍 pancreatic neuroendocrine tumor（PanNET）は，**膵島細胞腫瘍** islet cell tumor としても知られている。膵臓の外分泌腺の腫瘍（第15章）に比べてまれであり，全膵腫瘍のわずか2％を占めるのみである。PanNETは成人に多く，単発性または多発性である。悪性の場合，肝臓が転移の好発部位である。PanNETは膵ホルモンを分泌することが多いが，なかには無機能性のものもある。無機能性の腫瘍は発見時には通常サイズが大きくなっている。それは，過剰なホルモン産生に関連する症状をしばしば呈する機能的な PanNET と比較して，無機能性の腫瘍は臨床的に発見されるのが遅れるためである。これらの腫瘍はがん抑制遺伝子である *MEN1* や *PTEN* の変異や，*ATRX* 遺伝子の賦活化変異を高頻度に伴っている。ATRXの機能喪失は，テロメラーゼ非依存性テロメア維持として知られる機序により，テロメアの長さを維持することにつながる。

インスリノーマ

β細胞腫瘍（**インスリノーマ** insulinomas）は最も多い PanNET であり，多量のインスリンを産生し，精神錯乱，昏迷，意識消失などの重症の低血糖発作を引き起こす。発作は絶食や運動によって誘発され，摂食および非経口的なグルコース投与で速やかに改善する。多くのインスリノーマは外科的切除によって治癒する。

形態学

インスリノーマの大多数がまだ小さく（直径2 cm以下），膵臓内にとどまっている時期に発見される。ほとんどが単発性であるが，多発性腫瘍や膵臓外の異所性腫瘍もみられる。悪性腫瘍は症例全体の10％以下で，局所の浸潤や転移を根拠に診断される。組織学的には良性腫瘍は巨大な膵島のようにみえ，単調な細胞による索状構造は保たれている。悪性腫瘍もまた高分化であることが多く，一見被膜に覆われているようにみえる。**アミロイド沈着** deposition of amyloid は多くのインスリノーマでみられる特徴である（図18.29）。

ガストリノーマ

ガストリンの明らかな分泌過多の原因の多くは，ガストリン産生腫瘍（**ガストリノーマ** gastrinoma）が原因である。ゾリンジャー・エリソン症候群は，ガストリンの

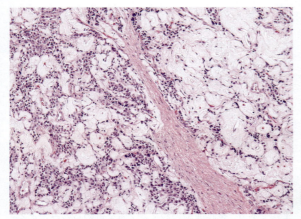

図18.29　膵内分泌腫瘍（PanNET），膵島細胞腫ともよばれる腫瘍細胞は胞巣を形成し，単調な増殖像を示し，細胞多形や分裂像は少ない。薄いピンク色のアミロイドの豊富な沈着を示しており，これはインスリノーマの特徴である。柵状の線維性間質も認められる。

分泌過多を伴うこの腫瘍に関連する症候群であり，胃酸 gastric acid の分泌過多をきたす。それにより，90〜95％の患者に認められる消化性潰瘍 peptic ulceration を引き起こす。十二指腸および胃の潰瘍はしばしば多発性であり，一般の消化性潰瘍病変（第13章）と同じであるが，通常の治療には反応しない場合が多い。さらに，潰瘍は空腸のようなまれな部位で生じることもある。難治性の空腸潰瘍がみつかったときはゾリンジャー・エリソン症候群を考えるべきである。患者の50％以上で下痢が認められ，30％はそれを主訴とする。約25％の患者では，ガストリノーマは MEN-1 症候群（後述）のように，他の内分泌腫瘍と同時発生している。

形態学

ガストリノーマは膵臓や膵周辺組織，十二指腸壁に発生する。ガストリン産生腫瘍 gastrin-producing tumor の過半数は診断時に局所浸潤 locally invasive を示しているか，すでに遠隔転移している。散発性ガストリノーマは通常単発性であるのに対して，MEN-1 関連ガストリノーマはしばしば多発性である。膵臓のインスリン分泌腫瘍と同様に，ガストリン産生腫瘍は組織学的に穏やかで，明らかな退形成はほとんどみられない。

副腎皮質

副腎 adrenal gland は皮質 cortex と髄質 medulla で構成される左右1対の内分泌組織であり，皮質と髄質はそれぞれ発生・構造・機能の点で異なっている。皮質は異なる種類の細胞による3つの層で構成されている。副腎を包む被膜のすぐ内側にある薄い層が球状帯 zona glomerulosa である。同じように薄い網状帯 zona reticularis は，髄質に隣接している。それらの間にある厚い束状帯 zona fasciculata は，皮質のうち約75％を構成している。

副腎皮質 adrenal cortex は3つの異なる種類のステロイドを合成している。

- グルコ（糖質）コルチコイド glucocorticoid（主にコルチゾール cortisol）：主に束状帯で合成されるが網状帯も少し関与している。
- ミネラル（鉱質）コルチコイド mineralocorticoid：代表的なものはアルドステロン aldosterone である。これは球状帯で産生される。
- 性腺ステロイド sex steroid（エストロゲンとアンドロゲン androgen）：主に網状帯で産生される。

副腎髄質 adrenal medulla はクロム親和性細胞 chromaffin cell によって構成されている。それは重クロム酸カリウムに浸けると黒褐色を呈することから名づけられている。クロム親和性細胞は，自律神経系の節前神経線維からのシグナルに反応してカテコールアミン catecholamine を合成・分泌する。同様の細胞の集塊は副腎外傍神経節系として体中に分布している。

まず副腎皮質の疾患について述べ，その次に髄質の疾患について述べる。副腎皮質の疾患は，皮質の機能亢進と，機能低下に関連するものとに分けることができる。

副腎皮質機能亢進症

3つの異なった副腎機能亢進を示す症候群があり，それぞれ皮質の3層から産生される1つもしくは2つ以上のホルモンの異常産生により起こる。

- コルチゾールの過剰によって生じるクッシング症候群 Cushing syndrome
- ミネラルコルチコイドの過剰によって生じる高アルドステロン症 hyperaldosteronism
- アンドロゲンの過剰による副腎性器症候群 adrenogenital syndrome または男性化症候群 virilizing syndrome

副腎皮質ステロイドは類似した機能を有しているため，これらの症候群の臨床的特徴にはいくらか重複するところがある。

高コルチゾール症：クッシング症候群

高コルチゾール症 hypercortisolism（クッシング症候群 Cushing syndrome）は，グルココルチコイドの増加によって引き起こされる。臨床の現場では，ほとんどのクッシング症候群は外因性のグルココルチコイド投与に

よるものである（医原性）。それ以外の例は内因性で，3つの最もよくみられる疾患は以下のとおりである（図18.30）。

- ACTH過剰分泌を伴う原発性視床下部 – 下垂体疾患
- 下垂体以外の腫瘍による異所性ACTH分泌
- 原発性副腎皮質腫瘍（腺腫，またはがん）と，まれに原発性副腎皮質過形成

ACTH過剰分泌を伴う原発性視床下部 – 下垂体疾患 hypothalamic–pituitary disease はクッシング病として知られ，内因性高コルチゾール症の症例の約70%を占める。この疾患は女性のほうが男性よりも約4倍多く，20～40歳台に最もよく認められる。ほとんどの患者では，下垂体にACTH産生腺腫が存在する。それらは通常非常に小さく腫瘤増大による影響を及ぼさないが，例外もある。とてもまれだが，明らかな腺腫ではなくACTH産生細胞の過形成がある場合がある。ACTH産生細胞の過形成は原発性か，あるいはきわめてまれだが，視床下部のACTH放出ホルモン corticotropin releasing hormone（CRH）産生腫瘍によるACTHの放出刺激の過剰によって二次的に生じることがある。クッシング病患者の副腎の特徴は，ACTH過剰によって両側の皮質にさまざまな程度の結節性過形成（後述）が二次的にみられることである（"ACTH依存性"クッシング症候群）。そして，この副腎皮質過形成により高コルチゾール症が誘導される。

下垂体以外の腫瘍によるACTHの異所性分泌 secretion of ectopic ACTH は，クッシング症候群の約10～15%を占める。多くの場合，原因となる腫瘍は**肺小細胞癌** small cell carcinoma of the lung であるが，カルチノイド腫瘍，甲状腺髄様癌，膵神経内分泌腫瘍を含むその他の腫瘍でも，この腫瘍随伴症候群をきたすことがある。あるいは，ときに神経内分泌腫瘍がACTH放出ホルモンを産生し，それがACTH分泌と高コルチゾール症を引き起こすことがある。どのケースにおいても，ACTH上昇に伴い副腎は二次的に両側の皮質過形成をきたす。

副腎の腺腫やがんといった**原発性副腎皮質腫瘍** primary adrenal neoplasm や，まれではあるが**原発性副腎皮質過形成** primary cortical hyperplasia は，内因性クッシング症候群の約15～20%を占める。これは，腫瘍性または過形成性の副腎は自律性の機能を有しているため，**ACTH非依存性クッシング症候群** ACTH–independent Cushing syndrome とよばれる。副腎性クッシング症候群の生化学的な特徴は，血清コルチゾールの高値とACTHの低値である。

形態学

高コルチゾール症の主な病変は下垂体と副腎皮質にみられる。**下垂体** pituitary は，その原因によりさまざまな変化を呈する。最もよくみられる変化は，外因性または内因性のグルココルチコイドの上昇によるもので，**クルック硝子変性** Crooke hyaline change とよばれる。この場合，正常では顆粒状好塩基性を呈する下垂体前葉のACTH産生細胞の細胞質は，均質な明るい好塩基性の物質により置換される。この変化は，細胞質の中間径ケラチンフィラメントの蓄積によって起こる。下垂体性のクッシング病には腺腫（前述）が認められる。

副腎の形態学的変化は高コルチゾール症の原因にも影響を

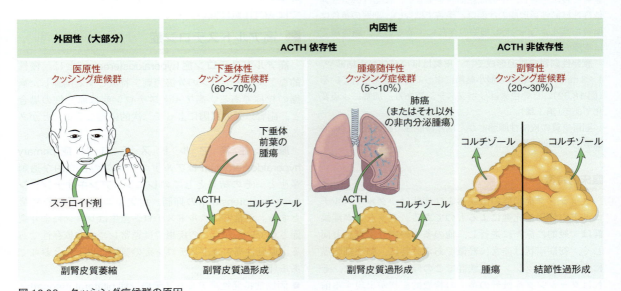

図18.30　クッシング症候群の原因
3つの内因性のタイプと，それよりも多い外因性（医原性）のタイプを示している。ACTH（adrenocorticotrophic hormone）：副腎皮質刺激ホルモン

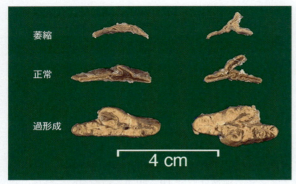

図18.31　副腎皮質の萎縮と過形成
萎縮した副腎は正常副腎（中央）と比較して薄くなる（上段）。びまん性過形成（下段）では副腎皮質は黄色で肥厚し，やや結節状を呈する。萎縮した副腎は長期のステロイド剤治療を受けた患者の副腎で，過形成性の副腎はACTH依存性クッシング症候群の患者の副腎である。ACTH（adrenocorticotrophic hormone）：副腎皮質刺激ホルモン

受け，以下のような像が認められる。（1）皮質の萎縮，（2）びまん性過形成，（3）大結節性または微小結節性過形成，（4）腺腫，またはがんである。

　外因性のグルココルチコイドによるクッシング症候群患者では，内因性ACTHの抑制により両側の**副腎皮質の萎縮 cortical atrophy**をきたし，特に束状帯や網状帯で特異的に認められる（図18.31）。球状帯はACTH非依存性であるため，このような場合でも通常の厚さを保っている。これに対して，内因性高コルチゾール症においては，副腎は過形成を示すか，あるいは皮質の腫瘍を有している。

　びまん性過形成 diffuse hyperplasiaは，ACTH依存性クッシング症候群の患者にみられる（図18.31）。両側の副腎は軽度または著明に腫大し，片方で30gにまで及ぶこともある。副腎皮質は肥厚し，不整な結節状を呈する。後者はACTH非依存性結節性過形成の症例ほど顕著ではない。副腎の黄色は脂質に富んだ（lipid-rich）細胞の存在によるもので，顕微鏡では空胞のようにみえる。

　原発性副腎皮質過形成では，皮質はほぼ全体が大結節や，1～3mmの暗い色素の微小結節によって置き換えられている（図18.32）。この色素はリポフスチンであり，加齢による変化である（第1章）。

　副腎皮質の機能性腺腫とがんは非機能性の副腎腫瘍との形態学的な区別は難しい（後述）。

臨床的特徴

　クッシング症候群の徴候および症状は，グルココルチコイドの作用の亢進によるものである。クッシング症候群は一般的に徐々に進行し，他の多くの内分泌疾患と同じく，初期症状は非常に軽微である。特に，肺小細胞癌に合併したクッシング症候群でこの傾向が認められ，それはクッシング症候群の多くの特徴的症状が出現する前に基礎疾患の急速な進行をきたすためである。クッシング症候群の初期徴候には，**高血圧症 hypertension**と**体重増加 weight gain**がある。時間の経過とともに脂肪組織が体幹部に多く分布するという特徴がより顕著となり，結果として**中心性肥満 truncal obesity（central obesity）**，"**丸みを帯びた顔（満月様顔貌）rounded face（moon face）**"，および脂肪の後頸部と背中への沈着が起こる。高コルチゾール症は速筋の（II型）筋原線維の選択的な萎縮を引き起こし，結果として筋肉量の減少と四肢の近位筋の筋力低下を伴う。グルココルチコイドは糖新生を促進し，細胞によるグルコースの取り込みを抑制する。その結果，**高血糖**，**糖尿**，**多飲**を伴う二次性糖尿病を引き起こす。グルココルチコイドのタンパク質の異化作用のためコラーゲンの喪失が引き起こされる。そのため皮膚は薄くて弱く，傷つきやすくなり，腹部に**皮膚線条 cutaneous striae**が認められることが多い（図18.33）。コルチゾールはカルシウム代謝にもさまざまな効果をもたらし，腎臓でのカルシウム再吸収の抑制と尿中へのカルシウム排出増加をきたし，骨吸収，**骨粗鬆症 osteoporosis**，易骨折性を引き起こす。グルココルチコイドは免疫反応を抑制するため，クッシング症候群の患者は種々の感染症へのリスクが高い状態にある。さらには，気分変動，うつ病，明らかな精神病といった**精神的な症状**だけでなく，**多毛症 hirsutism**や**月経不順 menstrual abnormality**といった症状も呈する。下垂体または異所性ACTH分泌などの副腎以外の原因によるクッシング症候群は，ACTH前駆物質に付随したメラノサイト刺激ホルモンの分泌により，二次的な皮膚への色素沈着の亢進がみられることが多い。

　下垂体性と異所性クッシング症候群では，ACTH値は上昇し，尿中に排泄されるコルチコステロイドの量が増加する。それに対して，副腎腫瘍によるクッシング症候群やコルチコステロイドの投与によるクッシング症候群ではACTH値は低い。

高アルドステロン症

　高アルドステロン症 hyperaldosteronismとは，慢性的なアルドステロンの分泌過剰を特徴とする関連した病態の総称である。高アルドステロン症は原発性の場合と，副腎以外の原因によって二次的に起こる場合とがある。

　原発性高アルドステロン症 primary hyperaldosteronismはアルドステロンの自立的な過剰産生と，その結果としての**レニン－アンギオテンシン renin–angiotensin**系の抑制，血漿レニンの低下を特徴とする。正常ではアルドステロン産生はレニンにより調節されているが，この疾患では通常レニン非依存性である。原発性高アルドステロン症の原因は以下のとおりである（図18.34）。

● **両側性特発性高アルドステロン症 bilateral ideopathic hyperaldosteronism**は原因不明の両側副腎の結節性過形成が特徴である。これは原発性高アルドステロ

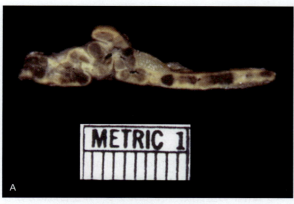
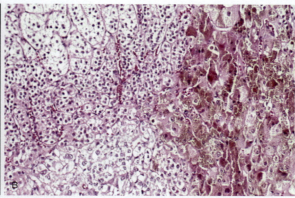

図18.32　原発性色素性結節性副腎皮質過形成
A：腫大した副腎には明瞭な色素性結節を伴う。B：組織所見では，結節はこの写真の右の部分にみられるようなリポフスチン色素を含んだ細胞で構成されている。（写真は Dr. Aidan Carney, Department of Medicine, Mayo Clinic, Rochester, Minnesota の厚意による）

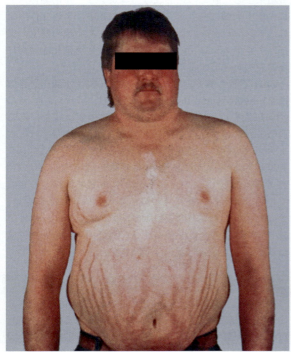

図18.33　クッシング症候群の患者
特徴的な体型は中心性肥満，満月様顔貌，腹部皮膚線条を伴う。（Lloyd RV, et al: Atlas of Nontumor Pathology; Endocrine Diseases. Washington, DC, 2002, American Registry of Pathology より許可を得て引用）

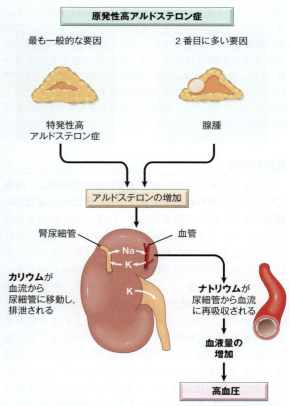

図18.34　原発性アルドステロン症の主要な原因と腎臓への主な影響

ン症の最も一般的な原因であり，症例の60％を占める。
- 副腎皮質腫瘍 adrenocortical neoplasm はアルドステロン産生腺腫が最も多く，まれだが副腎皮質癌がある。原発性高アルドステロン症の約35％が単発性のアルドステロン産生腺腫が原因であり，この病態は**コン症候群 Conn syndrome** として知られている。
- **家族性高アルドステロン症** familial hyperaldosteronism は，アルドステロン合成酵素 aldosterone synthase 遺伝子，*CYP11B2* のまれな活性化型遺伝子変異により起こることがある。

続発性高アルドステロン症 secondary hyperaldosteronism では，レニン-アンギオテンシン系の活性化に反応してアルドステロンの分泌が起こる。

これは**血漿中のレニン濃度の上昇**が特徴的で，以下のような状態に伴ってみられる．
- 腎血流量の減少（細動脈性腎硬化症，腎動脈狭窄症）
- 動脈血の低容量や浮腫（うっ血性心不全，肝硬変，ネフローゼ症候群）
- 妊娠（エストロゲンの誘導により血漿のレニン基質が上昇することによって起こる）

形態学

両側性突発性過形成は，正常の球状層に類似した細胞のびまん性，もしくは局所的な過形成が特徴である．

アルドステロン産生腺腫 aldosterone-producing adenomaは，ほとんどの症例において単発性で小さく（直径 2 cm 以下），境界明瞭な病変である．この腺腫の割面は明るい黄色であり，球状帯の細胞（正常ではアルドステロンを産生）よりも，束状帯の細胞に類似した脂質を含んだ細胞で構成されている．それらの細胞は，大きさも形も一様である傾向があるが，ときには細胞や核の多形性がみられることもある．高血圧治療薬であるスピロノラクトンで治療された患者では，好酸性で層状の細胞質内封入体が認められることがある（e 図 18.2）．クッシング症候群の場合の副腎皮質腺腫とは対照的に，高アルドステロン症の場合の腺腫は通常 ACTH 分泌を抑制しない．それゆえ，隣接した正常副腎皮質や対側の副腎は萎縮性ではない．

臨床的特徴

高アルドステロン症の最も重要な臨床的特徴は，高血圧症である．それは主にナトリウム貯留と血液量増加の結果である．高血圧症患者の 5～10％がこの疾患であると推定されており，原発性高アルドステロン症は二次性高血圧の最もよくある原因である．高アルドステロン症による高血圧の長期の影響は，原発性高血圧症の影響と同様であり（第 8 章），心不全，心筋梗塞，不整脈，脳卒中などがある．**低カリウム血症 hypokalemia** は，腎臓でのカリウム喪失によって起こり，これにより筋力低下，知覚異常，視野異常，テタニーなどのさまざまな神経筋症状を引き起こす．以前は，低カリウム血症は原発性高アルドステロン症の必須の症状と考えられていたが，今では新たに診断された患者の約 50％が正常カリウム濃度を示しており，これは主に早期発見による．

副腎性器症候群

副腎性器症候群 adrenogenital syndrome はアンドロゲンの過剰により起こる疾患群であり，原発性の性腺障害や原発性の副腎疾患などのいくつかの病因によって引き起こされる．副腎皮質は，**デヒドロエピアンドロステロン dehydroepiandrosterone** と**アンドロステンジオン androstenedione** という 2 種類の物質を分泌する．これらは末梢組織で**テストステロン testosterone** に変換され，アンドロゲン作用を有するようになる．性腺アンドロゲンとは違い，副腎アンドロゲンの産生は ACTH によって調節される．したがって，アンドロゲンの過剰分泌は独立した 1 つの症候群として発症する場合と，クッシング病と同時に存在する場合とがある．アンドロゲン過剰症をきたす副腎疾患には，**副腎皮質腫瘍 adrenocortical neoplasm** や**先天性副腎過形成 congenital adrenal hyperplasia（CAH）**などがある．アンドロゲン過剰の症候（**男性化 virilization**）を伴う副腎皮質腫瘍は腺腫よりもがんのほうが多い．

先天性副腎過形成 Congenital adrenal hyperplasia（CAH）は一群の常染色体潜性遺伝性疾患であり，副腎ステロイドの生合成，特にコルチゾール生合成にかかわる酵素の遺伝的欠損により特徴づけられる．この病態では，コルチゾール産生の減少によってフィードバック抑制がなくなり，代償的に ACTH の分泌が亢進する．その結果生じた副腎の過形成は，コルチゾール前駆体ステロイドを過剰に産生し，そのステロイドが男性化作用をもつアンドロゲンの合成を促進する．ある種の酵素の欠損はアルドステロンの分泌も減少させ，男性化症候群に塩の喪失を併発することがある．

CAH で最も多くみられる酵素欠損は **21 水酸化酵素欠損 21-hydroxylase deficiency** であり，これは症例の 90％以上を占める．21 水酸化酵素欠損症は背景にある遺伝子異常の状況によりさまざまである．副腎では，コルチゾール，アルドステロン，性腺ステロイドはコレステロールからいろいろな中間産物を経て合成される．21 水酸化酵素はコルチゾールとアルドステロンの合成に必須であるが，性腺ステロイドの合成には必要ない．そのため，21 水酸化酵素の欠損は，コルチゾールとアルドステロンの合成を減少させ，共通の中間産物を性腺ホルモン産生経路に導く（e 図 18.3）．

形態学

CAH のすべての症例において，副腎は**両側性に過形成**を示し，ときには正常重量の 10～15 倍の重さになることもある．副腎皮質は肥厚して結節状となり，割面では広い皮質は脂質の枯渇のために茶色を呈している．増殖している細胞は主として小さく，好酸性の細胞であり，そこに脂質に富んだ明るい細胞が混在している．ほとんどの患者では下垂体前葉に ACTH 産生細胞の過形成がみられる．

臨床的特徴

CAH の臨床症状はアンドロゲン過剰とアルドステロン，グルココルチコイドの欠損の有無に関連した異常が出現する．酵素欠損の性状と程度によって，周産期，若年期，または（頻度は少ないが）成人期に初発症状が現れる．

21 水酸化酵素欠損症において，過度のアンドロゲン作用は女性に対して男性化の特徴を引き起こす．それには乳児における陰核の肥大や仮性半陰陽から，思春期後

の女性における過少月経，多毛症，ニキビなどが挙げられる。男性においてアンドロゲンの過剰は，若年患者では外生殖器の肥大とその他の思春期早発症の徴候と関連する。CAHの男性の多くは生殖能力があるが，一部はライディッヒ細胞の発生異常と精子減少症を引き起こす。21水酸化酵素欠損症の患者のおよそ1/3では，この酵素欠損によってアルドステロンの欠乏をきたし，その結果ナトリウムの喪失を引き起こす。CAH患者では同時に起こるコルチゾール欠乏によって**急性副腎不全** acute adrenal insufficiency（後述）のリスクが高まる。

男性か女性か曖昧な生殖器の新生児をみたらCAHを疑わなくてはならない。乳児では重度の酵素欠損によって嘔吐，脱水および塩喪失などによって生命にかかわる状況に陥る場合がある。軽度の酵素欠損では，女性は初潮の遅れ，過少月経または多毛症がみられる場合がある。このような場合，すべての症例でアンドロゲン産生性の卵巣腫瘍を除外する必要がある。CAH患者へのグルココルチコイド投与による治療は，グルココルチコイド濃度を適正にするとともにACTH濃度を抑える。それにより多くの臨床症状の原因であるステロイドホルモンの合成を低下させる。塩分喪失を伴うCAH患者はミネラルコルチコイドの補充が必要である。

副腎不全

副腎皮質不全 adrenocortical insufficiency または**副腎皮質機能低下** adrenocortical hypofunction は，原発性副腎疾患（**原発性副腎不全** primary hypoadrenalism）またはACTH欠乏による副腎刺激の減少（**続発性副腎不全** secondary hypoadrenalism）のどちらかによって生じる。原発性副腎皮質不全には，急性（**副腎クリーゼ** adrenal cricis）と慢性（**アジソン病** Addison disease）がある。

急性副腎皮質不全

急性副腎皮質不全 acute adrenocortical insufficiency はいくつかの病態にて起こる。**大量の副腎出血** massive adrenal hemorrhage は副腎皮質を広範に破壊して急性副腎皮質不全を起こすことがある。この状態は抗凝固療法を受けている患者，術後に播種性血管内凝固をきたした患者，そして重度の敗血症患者などで起こり，重度の敗血症に伴う病態は**ウォーターハウス・フリーデリクセン症候群** Waterhouse–Friderichsen syndrome として知られる（図18.35）。このような致命的症候群は以前から**髄膜炎菌** Neisseria meningitidis による敗血症に合併するとされているが，それ以外の感染症によっても生じる。ウォーターハウス・フリーデリクセン症候群はいずれの年齢でも起こるが，小児で最もよく発症する。副腎出血の原因は不明であるが，副腎の小血管への細菌の直接播種や播種性血管内凝固（第3章）の発症，敗血症による血管内皮傷害などが要因として挙げられる。慢性副腎皮質不全患者では，すでに限られている生理的予備能力を

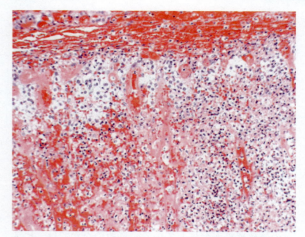

図18.35　ウォーターハウス・フリーデリクセン症候群
劇症型の敗血症を伴った乳児の両側性副腎出血で，その結果，急性副腎不全となった。剖検では副腎は肉眼的に出血を呈し，萎縮していた。組織学的には皮質構造の残存はほとんどみられない。

上回るようなストレスが加わると，急性のクリーゼを起こすことがある。グルココルチコイドを投与され続けている患者では，萎縮した副腎がグルココルチコイドホルモンを産生できなくなっているため，急なステロイドの中断に伴い，あるいは急性のストレスに対してステロイドの量を増やさなかった場合に副腎クリーゼ様の症状を呈することがある。

慢性副腎皮質不全：アジソン病

アジソン病 Addison disease，すなわち**慢性副腎皮質不全** chronic adrenocortical insufficiency は，副腎皮質の進行性破壊によって生じるまれな疾患である。90%以上の症例において，以下の4つのうちの1つが原因であると考えられる。それは**自己免疫性副腎炎** autoimmune adrenalitis，結核，**後天性免疫不全症候群** acquired immunodeficiency syndrome（AIDS），**がんの転移** metastatic cancer である。

● **自己免疫性副腎炎**は感染症が少ない国では原発性副腎不全の70〜90%を占める。自己免疫性副腎炎は単独で認められるか，または他の内分泌器官の自己免疫疾患に合併して認められる。これらの**自己免疫性多内分泌症候群** autoimmune polyendocrine syndrome（APS）のなかで，最もよくわかっているのがAPS1であり，これは染色体21番上にある*AIRE*（autoimmune regulator）遺伝子の変異により起こる。APS1は内分泌器官の自己免疫による破壊が特徴であり，主に副腎と副甲状腺に認められる。しばしば粘膜皮膚カンジダ症や，皮膚，歯牙，爪などの異常を伴うことがある。AIREタンパク質は胸腺における組織抗原の発現や，これらの抗原に特異的なTリンパ

球の排除にかかわっている(第5章)。APS1の患者は，Th17 T細胞(第5章)から分泌されるエフェクターサイトカインであるIL-17に対する自己抗体も発現する。IL-17は真菌感染に対する防御機構に重要であり，自己抗体によるIL-17の減少や機能阻害により慢性粘膜皮膚カンジダ症を発症する。

- **感染**，特に結核や真菌の感染が原発性慢性副腎皮質不全を起こすことがある。かつて結核性副腎炎はアジソン病の90％を占めていたが，治療の進歩によりまれになっている。HIV感染と免疫不全による結核の再増加に伴って，結核による副腎不全を臨床的に考慮する必要がある。結核性副腎炎を認めた場合，通常は他の部位，特に肺や泌尿生殖器などに活動性の結核感染が合併している。真菌のなかでは，**ヒストプラズマ** Histoplasma capsulatum と**コクシジオイデス** Coccidioides immitis の全身感染も副腎に及んで慢性副腎皮質不全を引き起こすことがある。AIDS患者ではいくつかの他の感染症(例：サイトメガロウイルス，**非結核性抗酸菌** Mycobacterium avium-intracellulare)によって副腎不全をきたす危険がある。
- 副腎への**がんの転移** metastatic neoplasm は副腎不全のもう1つの原因である。全身にがんの播種を生じている患者では，副腎は転移の好発部位であり，ある程度の副腎不全をきたすほどの副腎皮質破壊が生じることもある。肺癌や乳癌が副腎転移の原発巣の大部分を占める。

続発性副腎皮質不全

がん転移や感染，梗塞，放射線曝露などといった，ACTH分泌を減少させるような視床下部と下垂体のあらゆる疾患は，アジソン病にさまざまな面でよく似た副腎機能低下症候群を引き起こす。ACTH欠乏は単独で起こるか，もしくは多くの下垂体ホルモンの欠乏を伴う汎下垂体機能低下症の症状の1つとして生じることもある。原発性副腎皮質不全の患者では副腎皮質が破壊されているため，外因性にACTHを投与しても血清コルチゾールの上昇反応がみられない。**続発性副腎皮質不全** secondary adrenocortical insufficiency では，血清ACTHの低値とACTH投与に対して即座に血清コルチゾールの上昇がみられるのが特徴である。対照的に原発性副腎疾患の患者では，副腎皮質の破壊のために外因性ACTH投与に対して反応しない。

形態学

副腎の所見は副腎皮質不全の原因によってさまざまである。**原発性自己免疫性副腎炎** primary autoimmune adrenalitis の特徴は副腎の不規則な萎縮であり，腎上部の脂肪組織内に副腎をみつけることが非常に困難なこともある。組織学的に皮質内には，虚脱化した結合組織の網目のなかにわずかに散在する皮質細胞が存在するのみである。皮質内にさまざまな程度のリンパ球浸潤がみられ，隣接する髄質にまで広がっていることもあるが，それ以外は髄質は保たれている。**結核性** tuberculosis または**真菌性疾患** fungal disease では，他の領域の感染巣でみられるのと同じ肉芽腫性炎症反応によって副腎の構築は影響を受ける。副腎不全が**がんの転移** metastatic carcinoma によって生じた場合，副腎は腫大し，正常の構造は崩れ，浸潤した腫瘍細胞に置き換わっている。**続発性副腎不全**においては副腎は小さく扁平化した形をしており，少量の脂質が残存しているために黄色調を保持している。均一に薄く萎縮した黄色の皮質が中心部の正常な髄質を囲んでいる。組織学的には，特に束状帯と網状帯で細胞質内の脂質喪失による皮質細胞萎縮がみられる。

臨床的特徴

典型的には，副腎皮質の少なくとも90％が損なわれるまで副腎不全の臨床徴候は現れない。初期の症状は進行性脱力や易疲労であることが多く，非特異的愁訴として片づけられることもある。**消化管障害** gastrointestinal disturbance が多く，食欲不振，吐き気，嘔吐，体重減少，下痢などがある。原発性と続発性の副腎不全の間で臨床症状に違いがある。原発性副腎不全の患者では，ACTHと同じ前駆体ポリペプチドに由来するメラノサイト刺激ホルモンの増加により，皮膚や粘膜面に**色素過剰症** hyperpigmentation が生じる。顔面，腋下，乳頭，乳輪，会陰部が色素過剰症の主な好発部位である。それに対して続発性副腎皮質不全患者ではメラノサイト刺激ホルモンは増加しないため色素過剰症はみられない。原発性副腎不全の患者では，アルドステロン値の低下によってカリウム貯留とナトリウム喪失が起こり，それによって**高カリウム血症** hyperkalemia，**低ナトリウム血症**，**血液量減少** volume depletion，**低血圧症** hypotension が生じる。それに対して続発性副腎不全では，コルチゾールとアンドロゲン産生量が減少し，アルドステロンの産生量は正常か，ほぼ正常であるのが特徴である。コルチゾール欠乏と糖新生障害によってまれに低血糖が起こることがある。低血糖は成人よりも乳幼児や小児に起こりやすい。慢性副腎不全の患者では感染，外傷，手術などの侵襲によって急性副腎クリーゼが起こることがあり，その際は難治性嘔吐，腹痛，低血圧，昏睡，血管虚脱が生じる。ただちにグルココルチコイドを補充しなければ急速に死に至る。

副腎皮質腫瘍

機能性副腎腫瘍はさまざまなタイプの副腎機能亢進症の原因になることがある。腺腫は高アルドステロン症とクッシング症候群を併発することが多いが，男性化をきたす腫瘍はがんであることのほうが多い。しかし，必ずしもすべての副腎皮質腫瘍がステロイドホルモンを産生するとは限らない。副腎皮質腫瘍が機能性であるかどう

副腎皮質腫瘍　765

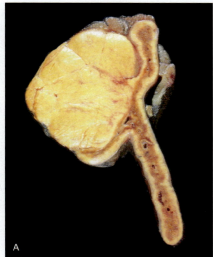
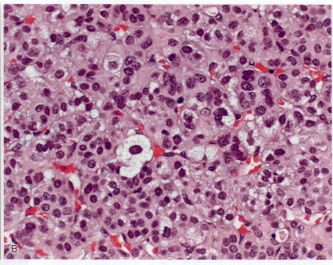

図 18.36　副腎皮質腺腫
A：腺腫は孤発性で境界が明瞭であるため，結節性過形成とは区別できる。副腎皮質腺腫の機能状態は肉眼や組織所見からは予見できない。B：腫瘍性の細胞には細胞質内に脂質が存在するため空胞がある。やや核の多形がみられる。分裂像と壊死像はみられない。

かを決定するには，臨床的な診察とホルモンまたはその代謝産物の血液検査による測定が必要である。

形態学

　副腎皮質腺腫は薄い，もしくはよく形成された被膜を有する黄色の腫瘤である。多くは小さく，直径 1〜2 cm で 30 mg 以下である（図 18.36A）。組織学的に，副腎皮質腺腫は正常の束状層の細胞に類似した細胞より形成されている（図 18.36B）。多くの副腎皮質腺腫は機能亢進を起こさず，しばしば剖検または別の理由に基づく腹部画像診断に際して偶然に発見される。

　副腎皮質癌 adrenocortical carcinoma はまれな腫瘍であり，小児も含めてどの年齢にも発生しうる。副腎皮質癌は通常大きな被膜を伴わない腫瘤であり，200〜300 mg のものもよく認められ，正常副腎組織を破壊する。割面では，副腎皮質癌は典型的な場合，斑状，境界不明瞭で，壊死巣や出血巣および囊胞性変化の領域を含んでいる（図 18.37A）。組織学的に，副腎皮質癌は通常は副腎腺腫に類似した分化のよい腫瘍細胞よりなるが，副腎に転移した未分化癌の細胞と区別困難な奇妙で多形性のある細胞からなる場合もある（図 18.37B）。副腎癌は副腎静脈や大静脈，リンパ管に非常に浸潤しやすい。副腎周囲や大動脈周囲のリンパ節への転移がよくみられ，肺やその他の内臓へ血行性に転移することも多い。副腎癌患者の平均生存期間は約 2 年である。**副腎皮質へのがんの転移は原発性の副腎皮質癌よりも明らかに頻度が高い。機能性腫瘍では，良性，悪性のどちらでも隣接する副腎皮質と対側の副腎は萎縮する。それは高コルチゾール値のために内因性のACTH が抑制されるためである。**

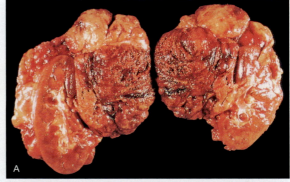
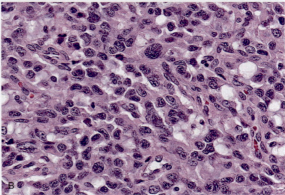

図 18.37　副腎癌
A：腫瘍は出血と壊死を伴い，腎臓の上部を圧排するため，腎臓は萎縮する。B：組織学的に未分化で多形性に富む細胞を認める。

副腎髄質の腫瘍

副腎髄質の最も重要な疾患は腫瘍であり，クロム親和性細胞からなる腫瘍（褐色細胞腫 pheochromocytoma）と神経原性腫瘍（神経芽腫 neuroblastoma や，より成熟した神経節腫 ganglion cell tumor などを含む）がある。

褐色細胞腫

褐色細胞腫はクロム親和性細胞からなる腫瘍で，その非腫瘍性細胞と同様にカテコールアミンを合成，分泌し，ときには他のペプチドホルモンを合成，分泌することもある。まれな疾患ではあるが，この腫瘍が特に重要とされるのは，この疾患が（アルドステロン分泌腺腫と同様に）外科的に治癒可能な高血圧を生じるからである。

褐色細胞腫は組織学的に"10％のルール"がある。

- 褐色細胞腫の10％は副腎外発生であり，それらはツッカーカンドル Zuckerkandl 器官（大動脈の分岐部や下腸間膜動脈の起始部に位置する）や頸動脈小体などに生じるが，そこではパラガングリオーマ（傍神経節腫）paraganglioma とよばれる。
- 副腎褐色細胞腫の10％は両側性に発生する。この数字は家族性の症候群に関連している場合には50％まで上がる。
- 副腎褐色細胞腫の10％は悪性である。悪性の腫瘍は副腎外発生の場合に多い（腫瘍の20％にも上る）。
- 褐色細胞腫の10％は高血圧を伴わない。正常血圧を示す褐色細胞腫の患者は増加している。それは他の疾患に伴う画像診断でみつかることがあるからである。

10％のルールのなかで，家族性発生に関するものは修正された。

病態形成

褐色細胞腫およびパラガングリオーマは遺伝子的に不均一な疾患であり，少なくとも10以上の異なった遺伝子にドライバー変異がみつかっている。それらがコードするタンパク質はいくつかの機序により発がんを誘導する。MEN-2型症候群 MEN-2 syndrome（後述）を引き起こす RET と1型神経線維腫症 type 1 neurofibromatosis（第21章）を引き起こす NF1 は成長因子受容体経路を通じたシグナルを増強する。フォンヒッペル・リンドウ病 von Hippel–Lindau disease（第12章，第21章）を引き起こす VHL，コハク酸脱水素酵素複合体のサブユニット，そして EPAS1 はすべて低酸素誘導因子 hypoxia-inducible factor（HIF）（第6章）の活性を増加させる。

形態学

褐色細胞腫には，副腎に限局する小さなものから，数 kg に達する大きな出血性の腫瘤を形成するものまである。割面では小さな褐色細胞腫は黄褐色で境界明瞭な病巣を呈し，周囲の副腎組織を圧排している（図18.38A）。より大きな病巣では出血性，壊死性，および嚢胞形成性を示す傾向があり，典型例では副腎が不明瞭になる。新鮮な腫瘍組織を重クロム酸カリウム溶液に浸すと，カテコールアミンと反応して黒褐色に変わる。

顕微鏡的に，褐色細胞腫は多角形から紡錘形のクロム親和性細胞とその支持細胞からなり，豊富な血管網によって小さな胞巣に仕切られる（図18.38B）。腫瘍細胞の細胞質は，カテコールアミンを含む顆粒が存在することから，しばしば微細な顆粒状にみえ，それは鍍銀染色で明瞭に観察できる。電子顕微鏡では，膜で覆われた高電子密度の顆粒が多数認められ，これらはカテコールアミンや，ときにはその他のペプチ

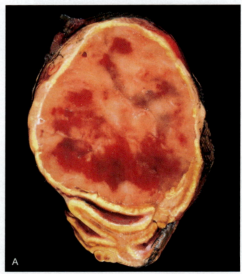

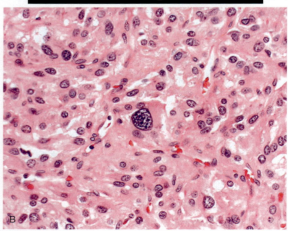

図18.38　褐色細胞腫
A：腫瘍は薄い皮質に囲まれており，出血部位がみられる。残存副腎組織が下部に認められる。B：褐色細胞腫の組織像。豊富な細胞質を伴う特徴的な細胞の胞巣がみられる。カテコールアミンを含む顆粒はこの標本ではみられない。良性である褐色細胞腫でも，奇妙な細胞（bizarre cell）を認めることはまれではない（この写真の中央にある細胞のように）。

ドを含んでいる。腫瘍細胞の核はしばしば，かなり多形性に富んでいる。腫瘍細胞の多形性とともに被膜浸潤と血管浸潤の両方が良性の病変にみられることがある。それゆえに，褐色細胞腫における悪性の確定診断は転移の有無に基づいて行われる。転移は所属リンパ節に加え，肝臓や肺，骨といった遠隔部位にも起こりうる。

臨床的特徴

カテコールアミン catecholamine（ドーパミン dopamine，エピネフリン epinephrine とノルエピネフリン norepinephrine）は自律神経系の機能を調節する働きをしている。そのため褐色細胞腫からのそれらの分泌は，自律神経系の活性化と類似した状態を示す。褐色細胞腫の主な臨床所見は高血圧 hypertension であり，大部分の患者に認められる。ほとんどの患者は慢性的な持続する血圧上昇を認める。褐色細胞腫の患者の約 2/3 が，突発性の高血圧症状を経験している。これは，頻脈や動悸，頭痛，発汗，振戦，不安を伴う突然の急激な血圧上昇である。腹部や胸の痛み，吐き気，嘔吐を伴うこともある。突発性の血圧の上昇はカテコールアミンの突然の放出によって起こり，それにより急性に心不全，肺水腫，心筋梗塞，心室細動や脳血管障害を誘発する。

その他のよくある症状は頭痛と全身発汗である。ある症例では，褐色細胞腫は ACTH やソマトスタチンといった他のホルモンを分泌することがあり，そのため，これらのホルモンの作用に関連した臨床的特徴を呈することもある。褐色細胞腫の臨床検査による診断は，遊離カテコールアミンやその代謝産物であるバニリルマンデル酸 vanillylmandelic acid，メタネフリン metanephrine などの尿中排泄量の増加を証明することで行われる。単発性の良性褐色細胞腫は，外科的切除により治療する。外科的切除が不可能な場合は，長期にわたる高血圧に対する薬物治療が必要になることがある。

神経芽腫とその他の神経原性腫瘍

神経芽腫は小児の頭蓋外固形腫瘍のうち最も頻度が高いものである。この腫瘍は生後 5 年以内に発生することが多く，ときに幼児期に発生することもある。神経芽腫のほとんどは副腎髄質か後腹膜交感神経節に発生するが，交感神経系のどこにでも発生し，ときとして脳内に発生することもある。ほとんどの神経芽腫は孤発性であるが，家族性に発生することもある。これらの腫瘍に関しては第 4 章のなかで他の小児腫瘍とともに述べている。

多発性内分泌腫瘍症候群

多発性内分泌腫瘍症候群 multiple endocrine neoplasia (MEN) syndrome は，複数の内分泌器官において増殖性病変（過形成，腺腫，がん）をきたす常染色体顕性遺伝性疾患の一群である。その他の遺伝性腫瘍（第 6 章）のように，MEN 症候群で生じる内分泌腫瘍は孤発性に生じる腫瘍とは明らかに違う特徴をもっている。

- これらの腫瘍は，孤発性の腫瘍よりさらに若い年齢層に発生する。
- これらの腫瘍は，複数の内分泌器官に同時性 synchronously あるいは異時性 metachronously に発生する。
- 1 つの器官内であっても，腫瘍はしばしば多発性 multifocal となる。
- これらの腫瘍では通常，先行病変として発生母地の細胞からなる無症候性の内分泌腺過形成が認められる（例：MEN-2 の患者では，髄様癌の近傍の甲状腺実質内に C 細胞過形成がほとんど常に認められる）。
- これらの腫瘍は，孤発性に生じる同様の内分泌腫瘍に比べて一般的に進行が速く，より高い頻度で再発する。

多発性内分泌腫瘍症 1 型

MEN-1 症候群 MEN-1 syndrome は，メニン menin というタンパク質をコードする *MEN1* がん抑制遺伝子 *MEN1* tumor suppressor gene の生殖細胞変異が原因である。メニンはいくつかの異なった転写因子複合体の構成因子であり，メニンの機能喪失はその結合タンパク質の機能の調節異常をきたし，転写活性の異常と腫瘍発生を誘導する。最も一般的に腫瘍が発生する器官は，副甲状腺，膵臓，下垂体である。

- **副甲状腺**：原発性副甲状腺機能亢進症 Primary hyperparathyroidism は MEN-1 に最もよく認められる症状（80〜95％の患者に発症）であり，ほとんどの患者において最初に認められる症状である。それはほぼすべての患者において 40〜50 歳までに発症する。副甲状腺の異常は過形成と腺腫がある。
- **膵臓**：膵臓の内分泌腫瘍は MEN-1 における主な死因である。この腫瘍はたいてい進行が速く，転移巣を伴っている。膵内分泌腫瘍はしばしば機能性（ホルモンを分泌する）である。ガストリノーマに関連するゾリンジャー・エリソン症候群 Zollinger–Ellison syndrome や，インスリノーマに関連する低血糖はよくみられる内分泌症状である。
- **下垂体**：MEN-1 症候群の患者における最も頻度の高い下垂体腫瘍は，プロラクチン産生腺腫である。一部の患者では成長ホルモン産生腫瘍のために末端肥大症をきたす。
- MEN-1 症候群の患者に発生する他の腫瘍には，十二指腸のガストリノーマ gastrinoma，甲状腺と副腎の腺腫，脂肪腫がある。それらはすべて，一般人より

多発性内分泌腫瘍症2型

MEN-2症候群 MEN-2 syndromeは，MEN-2AとMEN-2Bの2つの異なった症状を呈する病態に分けられる。それらは *RET* がん原遺伝子 *RET* proto-oncogene の活性化型変異という同じ分子学的原因に起因している。症状の違いは *RET* 遺伝子変異の種類の違いに関係しており，それが2つのサブタイプのさまざまな症状の原因となっている。

多発性内分泌腫瘍症2A型

一般的にMEN-2Aに関連する器官は以下を含む。
- **甲状腺**：甲状腺髄様癌は，無治療の症例のほとんどに認められ，通常は20歳までに発生する。この腫瘍は一般に多発性で，C細胞過形成が周囲の正常甲状腺に認められる。**家族性甲状腺髄様癌** familial medullary thyroid cancerは，MEN-2Aの亜型として認められるが，以下に挙げた他の特徴は伴わない。MEN-2A，MEN-2Bと比較して，家族性甲状腺髄様癌は典型的にはより高齢で発症し，より緩徐な経過をたどる。
- **副腎髄質**：50％の患者で褐色細胞腫が認められ，そのうち10％以下が悪性である。
- **副甲状腺**：およそ10〜20％の患者において，原発性副甲状腺機能亢進症につながる副甲状腺過形成を生じる。

多発性内分泌腫瘍症2B型

MEN-2Aに認められるRETのアミノ酸変異とは異なった1つのアミノ酸変異が，すべてのMEN-2B（今ではしばしばMEN-3とよばれる）の症例の原因と考えられている。患者は甲状腺髄様癌と褐色細胞腫を発症する。甲状腺髄様癌は通常多発性で，MEN-2Aよりも進行が速い。MEN-2Bは以下のような特徴的な臨床症状を示す。
- 原発性副甲状腺機能亢進症は発症しない。
- MEN-2Bの患者では，**内分泌腺以外の徴候** extraendocrine manifestationを伴う。それらは粘膜層（例：胃腸管，口唇，舌）の神経節腫と**マルファン様体型** marfanoid habitusであり，後者では異常に長い長管骨のためにマルファン症候群に類似の体型を示す（第4章）。

遺伝子検査の出現以前には，MEN-2症候群患者の家族は年に1度の**カルシトニン** calcitonin の生化学検査によるスクリーニングを受けていたが，感度が低かった。現在では，日常的な遺伝子検査によってMEN-2家系における *RET* 遺伝子変異のキャリアは，より早期に，より高い信頼度を伴って発見される。生殖細胞系列の *RET* 変異のすべての保有者は，必発である甲状腺髄様癌を防ぐため，予防的な甲状腺の切除を受けるよう勧められている。

他の2つのMEN症候群，MEN-4とMEN-5が最近報告された。MEN-4は *CDKN1B* 遺伝子の不活化型生殖細胞変異による。症状はMEN-1に類似している。

MAX がん抑制遺伝子の生殖細胞変異によりMEN-5症候群が起こる。MEN-5の患者はしばしば両側の褐色細胞腫と他の腫瘍を発生する。MEN-2と違って，甲状腺髄様癌とC細胞過形成はMEN-5では起こらない。

要約

下垂体

下垂体腺腫（神経内分泌腫瘍）
- 下垂体機能亢進症で最も多い原因は，下垂体前葉腺腫である。
- 下垂体腺腫は，巨大腺腫（直径1cm超過）と微小腺腫（直径1cm以下）に分けられ，臨床的には機能性と非機能性に分けられる。
- 巨大腺腫は，視覚異常などを含む腫瘤増大による症状を生じることがある。
- 機能性腺腫は，過剰に産生されているホルモンの機能に応じて，明確な内分泌症候を伴う。
  - プロラクチン産生腺腫 Lactotroph (prolactin-producing) adenoma：無月経，乳汁漏出，性欲減退，不妊
  - 成長ホルモン産生腺腫 Somatotroph (growth hormone-producing)：巨人症（小児），先端肥大症（成人），耐糖能異常と糖尿病
  - 副腎皮質刺激ホルモン分泌細胞（ACTHとメラノサイト刺激ホルモン産生）腺腫：クッシング症候群，色素過剰症
- *GNAS* 遺伝子の変異は，最も頻度の高い遺伝子変異の1つであり，刺激性Gタンパク質の恒常的な活性化をもたらす。
- ほとんどの腺腫でみられる2つの典型的な形態学的特徴は，細胞の形態が均一であることと，レチクリン網がないことである。

その他の下垂体疾患
- 下垂体機能低下症 hypopituitarism（下垂体前葉ホルモン欠損症）はまれであり，多くの場合，腫瘍による実質の侵食か，または虚血性壊死（出産後，シーハン症候群 Sheehan syndrome という）が原因である。
- 下垂体後葉の最もよくみられる疾患は，ADH欠損に

よる尿崩症である。それにより尿中への水分喪失が起こる。

甲状腺
甲状腺炎
- 橋本（慢性リンパ球性）甲状腺炎は，ヨード摂取量が十分な地域における甲状腺機能低下症の最も多い原因である。
- 橋本甲状腺炎は自己免疫疾患である。その特徴は甲状腺実質の進行性の破壊，ヒュルトレ細胞様の変化，リンパ球・形質細胞浸潤，リンパ濾胞形成であり，高度の線維化を伴うこともあれば伴わないこともある。
- 複数の自己免疫機構が橋本甲状腺炎の甲状腺障害に関与している。それには CD8 陽性 T 細胞，サイトカイン（INF-γ），および抗甲状腺抗体が介在する細胞傷害などがある。
- 亜急性肉芽腫性（ドゥケルヴァン）甲状腺炎は自然に改善する疾患であり，おそらくウイルス感染に続いて起こる。その特徴は，甲状腺の痛みと肉芽腫性炎症が起こることである。
- 無痛性（亜急性リンパ球性）甲状腺炎は自然に改善する疾患であり，しばしば妊娠後に発症し（**分娩後甲状腺炎**），一般的に無痛性で，甲状腺内のリンパ球性炎症が特徴である。

グレーブス病（バセドウ病）
- グレーブス病は，内因性の甲状腺機能亢進症の原因として最も多いものであり，甲状腺中毒症，眼病変，皮膚病変の 3 症状によって特徴づけられる。
- グレーブス病は，自己抗体が TSH 受容体に結合し，TSH の作用を模倣して，甲状腺濾胞上皮細胞上の TSH 受容体を活性化することにより起こる自己免疫疾患である。
- グレーブス病の甲状腺の特徴は，濾胞のびまん性肥大と過形成，リンパ球浸潤であり，グリコサミノグリカン沈着とリンパ球浸潤のために眼障害や皮膚障害をきたす。
- 臨床検査所見には血清中の遊離 T_3 および T_4 値の上昇と TSH 値の低下がみられる。

甲状腺腫瘍
- 甲状腺腫瘍の多くは**孤立性甲状腺結節**として認められ，すべての甲状腺結節の 1％のみが腫瘍性である。
- **濾胞腺腫**が良性腫瘍のなかで最も多く，乳頭癌が悪性腫瘍のなかでは最も多い。
- 甲状腺癌には多数の遺伝子経路が関与している。遺伝子異常の一部は甲状腺癌にきわめて特異的であり，そのような遺伝子異常には *PAX8–PPARG* 遺伝子融合（濾胞癌）や *RET* がん遺伝子が関係する染色体再構成（乳頭癌），および *RET* 遺伝子の変異（髄様癌）などがある。
- **濾胞腺腫や濾胞癌**はどちらもよく分化した濾胞上皮細胞からなり，濾胞癌では被膜内または血管内への浸潤が認められることから両者は鑑別される。
- **乳頭癌**はたとえ乳頭構造を伴っていなくても，核の特徴（すりガラス様の核，核内偽封入体）に基づいて診断される。この腫瘍は一般的にリンパ管経由で転移するが，予後は良好である。
- **未分化癌**は，TP53 機能の喪失により濾胞癌または乳頭癌から発生すると考えられている。未分化癌は，悪性度がきわめて高く，例外なく致死的ながんである。
- **髄様癌**は傍濾胞 C 細胞から発生する。髄様癌は散発性のもの（70％）と家族性のもの（30％）がある。多中心性発生と C 細胞過形成は家族性例の特徴である。カルシトニン由来のアミロイド沈着は髄様癌に特徴的な組織学的所見である。

副甲状腺
副甲状腺機能亢進症
- 原発性副甲状腺機能亢進症は無症候性高カルシウム血症の最も多い原因である。
- 症例の大多数で，原発性副甲状腺機能亢進症は孤発性の副甲状腺腺腫によって引き起こされ，それより頻度は下がるが，副甲状腺過形成によることもある。
- 副甲状腺腺腫は単発性であるが，副甲状腺過形成は典型的には複数の腺に生じる。
- 副甲状腺機能亢進症の骨所見には，骨吸収，**嚢胞性線維性骨炎**，"**褐色腫瘍**"などがある。腎臓の変化としては腎結石，腎石灰沈着症などがある。
- 日常的な血液検査により高カルシウム血症が早期に発見されるため，副甲状腺機能亢進症の多くの症例は無症状である。
- 二次性副甲状腺機能亢進症は，腎不全に高頻度に続発する慢性低カルシウム血症により引き起こされ，副甲状腺は過形成となる。
- 悪性腫瘍は最も重要な症候性高カルシウム血症の原因であり，それは溶骨性の骨転移や，腫瘍から放出される PTH 関連タンパク質による。

膵内分泌
糖尿病：病態形成と長期療養による合併症
- 1 型糖尿病は膵島 β 細胞の進行性の破壊で特徴づけられる自己免疫疾患であり，インスリンの絶対的な欠乏を引き起こす。自己反応性 T 細胞と自己抗体の両方が関与する。
- 2 型糖尿病はインスリン抵抗性と β 細胞機能不全が原因であり，インスリンの相対的な欠乏を引き起こす。自己免疫は関与しない。

- 肥満はインスリン抵抗性と（よって2型糖尿病と）密接な関係があり，過剰な遊離脂肪酸や異常なレベルのアディポカイン，脂肪組織内が炎症環境へと変化することなど，さまざまな因子が関係している。
- 単一遺伝子型の糖尿病はまれな疾患であり，これは原発性のβ細胞機能障害や，インスリン–インスリン受容体シグナル伝達の異常を引き起こす，1つの遺伝子の欠陥が原因となって発生する。
- 糖尿病の長期療養による合併症はすべての型の糖尿病に共通しており，主に血管，腎臓，神経，眼に影響が出る。これらの合併症の発症には3つの機構が存在する。すなわち，終末糖化産物の生成，プロテインキナーゼCの活性化，酸化ストレスにつながるポリオール代謝経路の障害である。

膵神経内分泌腫瘍（PanNET）
- インスリノーマは最もよくみられる膵神経内分泌腫瘍である。インスリノーマは通常良性であるが，多量のインスリンを分泌し低血糖発作を誘発する。
- ガストリノーマは膵臓内，膵周囲領域，または十二指腸壁に発生することがある。ガストリノーマはガストリンを産生し，そのために胃酸分泌が増加し消化性潰瘍を誘発する。

副腎

高コルチゾール症（クッシング症候群）
- 高コルチゾール症の最も多い原因は，ステロイドの外因性の投与である。
- 内因性高コルチゾール症の原因としては，下垂体のACTH産生微小腺腫（**クッシング病**）が最も多く，次いで原発性副腎腫瘍（**ACTH非依存性高コルチゾール症**），そして腫瘍による腫瘍随伴性ACTH分泌（肺小細胞癌など）が多い。
- 副腎の形態学的特徴としては，両側性の副腎皮質萎縮（外因性ステロイド投与による病態），両側性のびまん性または結節性の過形成（主に内因性クッシング症候群でみられる），また副腎皮質腫瘍などがある。

副腎性器症候群
- 副腎皮質は以下の2つの場合において過剰なアンドロゲンを分泌する。それは副腎皮質腫瘍（たいてい"男性化"がん）と先天性副腎過形成（CAH）である。
- CAHは常染色体潜性遺伝の疾患群であり，ステロイド（主にコルチゾール）の生合成に欠陥があるのが特徴である。最も多くみられるタイプは21水酸化酵素の欠損である。
- コルチゾール産生の減少は代償的にACTHの分泌を増やし，それによってアンドロゲン産生が促進される。アンドロゲンは男性化作用をもっており，女性における男性化（外陰形成不全，過少月経，多毛症）や男性の思春期早発症が認められ，また，いくつかの例においては塩（ナトリウム）喪失と低血圧がみられる。
- 副腎皮質の両側性過形成が特徴的である。

副腎皮質不全（副腎機能低下症）
- 原発性副腎皮質不全には，急性（ウォーターハウス・フリーデリクセン症候群）のものと慢性（アジソン病）のものとがある。
- 西洋における慢性副腎不全は，自己免疫性多発性内分泌症候群に関連した自己免疫性副腎炎に続発することが最も多い。
- その他には結核と，ヒト免疫不全ウイルス感染に合併した日和見感染，腫瘍の副腎への転移が慢性副腎不全の重要な原因である。
- 副腎皮質不全の患者は典型的には倦怠感や衰弱や消化管障害を生じる。原発性副腎皮質不全では，メラノサイト刺激ホルモン濃度の上昇と，それによる皮膚への色素過剰症が特徴的である。

副腎髄質
- 褐色細胞腫はカテコールアミン産生細胞の腫瘍であり，高血圧の原因となる。副腎外に発生した同様の腫瘍はパラガングリオーマとよばれる。

MEN症候群
- MEN-1は転写因子（menin）をコードする*MEN1*遺伝子の生殖細胞変異が原因である。MEN-1の患者は副甲状腺（腺腫），膵臓（内分泌腫瘍），下垂体（プロラクチン産生腺腫）と他の内分泌器官に腫瘍を発生する。
- MEN-2は*RET*がん遺伝子の変異により発生する。2つの亜型が違う変異により発生する。MEN-2Aでは甲状腺（髄様癌），副腎髄質（褐色細胞腫），そして副甲状腺（腺腫）の腫瘍が発生する。それに対してMEN-2B（MEN-3ともよばれる）は甲状腺と副腎の2つの腫瘍，粘膜部位の神経節線維腫，骨格型の発達異常を伴う。

血液検査[a]

検査	参考値	病態生理／臨床的関連
副腎皮質刺激ホルモン，血漿	7.2～63 pg/mL　午前採血	視床下部からの副腎皮質刺激ホルモン放出ホルモン（CRH）は下垂体前葉でのACTH合成を誘導する。ACTHは，副腎からのコルチゾールおよびアンドロゲン分泌を刺激する。コルチゾール濃度の上昇は，外因性副腎皮質テロイドの投与，およびクッシング病（下垂体ACTH分泌腫瘍），クッシング症候群，異所性ACTH産生腫瘍，副腎過形成でみられる。デキサメタゾン抑制試験は，クッシング病と他の原因による高コルチゾール症を鑑別するのに役立つ。低コルチゾール血症の重要な原因には，原発性および続発性副腎不全，先天性副腎過形成がある。
アルドステロン，血清	成人： ≤ 21 ng/dL	アルドステロンは副腎皮質で産生される主要な鉱質コルチコイドである。アルドステロンは腎遠位尿細管でのナトリウム輸送を刺激し，血圧と血液量の重要な調節因子である。アルドステロンを増加させる病態には，副腎腺腫，副腎過形成，およびレニン-アンギオテンシン-アルドステロン系の過剰な活性化（例えば，レニン産生腫瘍，腎動脈狭窄，動脈圧低下および浮腫）が含まれる。アルドステロン欠乏症は，レニン低値（腎疾患など）またはレニン高値（原発性副腎不全による）でみられることがある。
アンドロステンジオン，血清	年齢，性別，性発達状態により変化する。 成人男性：40～150 ng/dL 成人女性：30～200 ng/dL	アンドロステンジオンは，精巣，副腎皮質，卵巣でコレステロールから産生されるステロイドホルモンである。副腎でのアンドロステンジオンの産生は副腎皮質刺激ホルモン（ACTH）によって制御されており，生殖腺では黄体形成ホルモン（LH）と卵胞刺激ホルモン（FSH）によって制御されている。アンドロステンジオンはテストステロンの前駆体であり，多毛症，多嚢胞性卵巣症候群（PCOS），男性化副腎腫瘍，思春期早発症，クッシング病，異所性ACTH産生腫瘍，先天性副腎過形成などで増加する。
カルシトニン，血清	成人男性：≤ 14.3 pg/mL 成人女性：≤ 7.6 pg/mL	カルシトニンは，イオン化カルシウム濃度の上昇に反応して甲状腺の傍濾胞細胞（C細胞）から分泌される。カルシトニンは副甲状腺ホルモンの作用を阻害し，破骨細胞に直接結合することによって骨吸収を抑制する。カルシトニンは血清カルシウムおよびリン濃度を低下させる。カルシトニンは甲状腺髄様がん患者で上昇することがある。
カルシウム，血清	イオン化（遊離）カルシウム 成人：4.57～5.43 mg/dL 全カルシウム 成人：8.6～10.0 mg/dL	カルシウムはタンパク質上の負の電荷を帯びた部位に結合し，pHの影響を受ける。アルカローシスは，負の電荷が増加させ，カルシウムの結合が増加するため，遊離カルシウムが減少する。アシドーシスになると，負の電荷が増加し，カルシウムの結合が減少するため，遊離カルシウムが増加する。イオン化カルシウム濃度の低下は副甲状腺を刺激して副甲状腺ホルモン（PTH）を分泌させ，これにより腎尿細管細胞はカルシウム吸収を増加させ，破骨細胞は骨からカルシウムを放出する。PTHはまた，腸管からのカルシウム吸収を増加させる。高カルシウム血症は原発性副甲状腺機能亢進症（PTH分泌の増加）または悪性腫瘍（PTH関連蛋白の分泌または転移による骨破壊）でみられる。高カルシウム血症の他の原因には，薬物／サプリメント，内分泌疾患，肉芽腫性疾患，および症候群性疾患（例，多発性内分泌腫瘍）がある。低カルシウム血症の一般的な原因には，慢性腎不全および低マグネシウム血症（PTH分泌を障害し，PTH標的器官の抵抗性を引き起こす）がある。
コペプチン プロAVP（アルギニン　バソプレッシン），血漿	非飲水制限，非空腹時成人： <13.1 pmol/L 飲水制限，空腹時成人： <15.2 pmol/L	視床下部の神経分泌細胞は，AVP（抗利尿ホルモン，ADHとしても知られる），コペプチン，ニューロフィシンIIからなるプレプロホルモンを分泌し，その3つの成分は下垂体後葉に輸送される。血管内容積の減少および血漿浸透圧／ナトリウム濃度の上昇に応答して，AVPは腎遠位尿細管での水分再吸収を刺激する。最も一般的には視床下部または下垂体茎の損傷に起因するが，ADHが不十分な場合，多尿，多飲，および高ナトリウム血症を伴う尿崩症が生じる。ADHの不適切な放出が低ナトリウム血症を引き起こした場合，抗利尿ホルモン不適合分泌症候群（SIADH）という。これは中枢神経系疾患，肺疾患，または異所性ADH分泌による腫瘍随伴症候群（例：肺小細胞癌）で起こりうる。AVPは血漿中での半減期が短く分析が困難であるが，AVPと等モル量分泌されるコペプチンは半減期が長いため，AVPの代用マーカーとして使用される。
コルチゾール（遊離），血清	0.121～1.065 μg/dL（早朝採血）	コルチゾールは主要な内因性グルココルチコイドであり，ストレス反応とグルコース代謝の重要な調節因子である。コルチゾールレベルは，視床下部からの副腎皮質刺激ホルモン放出ホルモン（CRH）の周期的放出に応答して，下垂体からの副腎皮質刺激ホルモン（ACTH）によって調節される。ACTHとコルチゾールの濃度は朝にピークを迎え，夕方に低下する。コルチゾールが増加する病態は，高コルチゾール症（クッシング症候群）として知られている。低コルチゾール血症は，副腎または下垂体の損傷／疾患によることがある。グルココルチコイド系薬剤の使用は，CRH-ACTH-副腎軸の抑制を引き起こし，薬剤を中止するまで内因性コルチゾール産生の低下を引き起こす。

硫酸デヒドロエピアンドロステロン(DHEAS), 血清	年齢により変動	DHEAは主要な副腎アンドロゲンであり，性ステロイドの前駆体である．大部分は，硫酸塩との抱合体であるDHEASとして分泌される．DHEAとDHEASの検査結果は，ほとんどの臨床状況で同じ意味で利用することができる．DHEAS濃度の上昇は，男性は通常無症状であるが，女性ではアンドロゲン過剰症の症状または徴候を引き起こすことがある．DHEA/DHEASは通常，副腎アンドロゲン産生の評価が必要な場合，例えば，(1)過形成，(2)副腎腫瘍，(3)副腎皮質性思春期徴候(性的成熟)，(4)思春期遅延，および(5)多毛症などで検査される．
グルコース, 血清	1歳以上：70〜140 mg/dL	生理的な血糖値は，主にインスリンおよびグルカゴンによって維持されている．高血糖は，インスリン不足(I型糖尿病など)または末梢のインスリン抵抗性(II型糖尿病など)のいずれかが原因である可能性がある．血清グルコースの測定は，糖尿病の診断および管理に有用である．ヘモグロビンA1cは血糖コントロールの長期的な指標となるものであり，日々の血糖値を補う役目を担う．低血糖は，通常インスリン過剰投与時におこり，生命を脅かすことがある．
成長ホルモン(GH; ソマトトロピン), 血清	成人男性：0.01〜0.97 ng/mL 成人女性：0.01〜3.61 ng/mL	下垂体前葉の成長ホルモン分泌細胞からのGH分泌は，グレリン(胃)およびGH放出ホルモン(GHRH)(視床下部)によって刺激され，ソマトスタチン(視床下部)によって抑制される．GHとインスリン様成長因子1(IGF-1)はGH分泌を抑制する．GHはほとんどの組織と臓器の成長を誘導するが，その効果は軟骨と骨で最も顕著である．GH濃度は小児期に増加し，思春期にピークとなり，加齢とともに減少する．乳児期または幼児期にGHの濃度が低いと小人症を起こすことがあり，GHの濃度が高いと小児(骨端が閉鎖する前)の巨人症や成長板が閉鎖した後には先端巨大症の原因となることがある．GHは拍動性に放出されるため，随時的なGH濃度測定は診断的価値がほとんどない．GH刺激試験では，薬剤(例：L-ドーパ，クロニジン)を用いてGH分泌を刺激する．
成長ホルモン放出ホルモン(GHRH), 血清	基準範囲：5〜18 pg/mL	GHRHは下垂体前葉による成長ホルモン(GH)の合成と分泌を刺激する．GHRHは拍動性に分泌され，睡眠開始時に大量に分泌される．視床下部のソマトスタチンはGHとGHRHの両方の分泌を抑制する．GHRH合成はGHとIGF-1による負のフィードバックにより抑制される．過剰なGHRHは視床下部腫瘍，または腫瘍随伴症候群(気管支カルチノイドなどの高分化神経内分泌腫瘍など)によることがある．GHRHの過剰により，巨人症や先端巨大症を引き起こすことがある．GHRHが減少すると，小人症を引き起こすことがある．
ヘモグロビンA1c(HbA1c, 糖化ヘモグロビン), 血清	4.0〜5.6%	グルコースがヘモグロビンに非酵素的に結合すると，糖化ヘモグロビン(HbA1c)が形成される．この反応は継続的に起こるため，赤血球の寿命である8〜12週間の平均血糖値を反映する．グルコースの平均血中濃度が高い患者(糖尿病の場合など)は，グルコース代謝が障害されていない患者よりもHbA1c値が高くなる．HbA1cは長期血糖コントロールをモニタリングするための重要な臨床検査である．HbA1cは糖尿病の診断のための検査でもあり，異なる2日間でHbA1cが6.5%以上であれば糖尿病と診断される．HbA1cは糖尿病になる可能性のある患者(糖尿病予備軍)を同定することにも利用され，5.7〜6.4%の値は糖尿病になるリスクの上昇と関連がある．HbA1cは，赤血球の入れ替わりが速い状態(慢性溶血，エリスロポエチン治療を受けている患者など)では，誤って低くなることがある．HbA1cは赤血球の入れ替わりが遅い場合(ビタミンB_{12}欠乏症など)には，誤って高くなることがある．
メタネフリン, 血漿遊離型もしくは24時間尿	血漿： < 0.050 nmol/L 尿： 正常血圧の成人男性：261 μg/24 hours, 正常血圧の成人女性：180 μg/24 hours, 高血圧の成人：< 400 μg/24 hours	メタネフリンは，褐色細胞腫および神経堤由来の他の腫瘍から分泌される2つのホルモンであるノルエピネフリンおよびエピネフリンの主要代謝産物である．メタネフリンの測定は，エピネフリンまたはノルエピネフリンを直接測定するよりも正確である．血漿遊離メタネフリンの測定は，褐色細胞腫および傍神経節腫に対する感度がきわめて高い．メタネフリン値の上昇は神経堤腫瘍を示唆するが，2番目の検査(24時間尿メタネフリン)で確認すべきである．カテコールアミンが一時的に分泌されるような状況では，24時間採尿が望ましい．

検査項目	基準値	説明
副甲状腺ホルモン（PTH），血清	15～65 pg/mL	PTHは副甲状腺の主細胞によって合成・分泌される。それは骨と腎臓に直接作用することにより，また1,25ジヒドロキシビタミンDを介して腸に間接的に作用することにより，カルシウム恒常性の維持に重要な役割を果たしている。PTHは破骨細胞による骨吸収と，骨からのカルシウム，リン酸の放出を促進する。腎臓では，PTHはカルシウムの再吸収を促進し，ビタミンDを活性型であるジヒドロキシビタミンDへ変換させ，リン酸の再吸収を抑制する。これらの作用により，血漿中の遊離カルシウム濃度が上昇し，リン酸濃度が低下する。PTHの測定は，高カルシウム血症と低カルシウム血症の鑑別診断に有用である。原発性副甲状腺機能亢進症（腺腫，過形成）による高カルシウム血症では，患者のPTH値は上昇している。他の原因（悪性腫瘍におけるPTHrPなど）による高カルシウム血症では，PTHは一般的に低値である。二次性副甲状腺機能亢進症は，血清カルシウムの異常な低下（腎不全，消化管吸収不良，ビタミンD欠乏症など）によるPTHの代償性過剰分泌である。副甲状腺機能低下症の最も一般的な原因は，副甲状腺切除術または甲状腺切除術に伴う副甲状腺の偶発的な除去である。
副甲状腺ホルモン関連ペプチド（PTHrP），血漿	≤ 4.2 pmol/L	PTHrPは特定の悪性腫瘍（乳癌，肺および頭頸部の扁平上皮癌など）によって分泌され，副甲状腺ホルモン受容体に結合して，骨におけるカルシウム吸収および腎臓におけるカルシウム再吸収を促進する。腫瘍随伴性高カルシウム血症では，フィードバック抑制により副甲状腺ホルモン濃度は一般的に低いか検出不能である。基礎にある悪性腫瘍の治療が成功すると，通常PTHrPおよびカルシウム濃度が低下し，その後副甲状腺ホルモン濃度が上昇する。
総T3（総トリヨードサイロニン），血清	80～200 ng/dL	T3（トリヨードサイロニン）は，より生理的に活性の高い甲状腺ホルモンである。T3として分泌される甲状腺ホルモンはごく一部で，残りはサイロキシン（T4）である。T4は循環血中で脱ヨウ素化されてT3になる。T3の評価には，総T3や遊離T3（結合していないT3を測定する）など，いくつかの検査が用いられる。T3値は，甲状腺機能の評価および甲状腺疾患の治療の評価のために，TSH，総T4および遊離T4とともに用いられる。ほとんどの場合，この目的のためには総T4および遊離T4で十分であるため，T3および遊離T3はルーチンには用いない。T3は甲状腺中毒症の評価のために用いられる。
遊離T4（遊離サイロキシン），血清	0.9～1.7 ng/dL	サイロキシン（T4）は甲状腺で合成され，末梢でトリヨードサイロニン（T3）に代謝される。T4の大部分は甲状腺結合グロブリンと結合しており，遊離T4が活性型である。甲状腺結合グロブリンに結合していない「遊離」T4は循環血中T4の約0.05%のみであるが，ほとんどの患者集団において，遊離T4の測定により甲状腺の状態を正確に評価することができる。総T4，遊離T4，およびTSHは，しばしば甲状腺機能の評価に併用される。遊離T4の低下は甲状腺機能低下症でみられ，遊離T4の上昇は甲状腺機能亢進症でみられる。遊離T4はTSHとともに評価すべきである。一般的に優先する検査はTSH測定である。なぜならTSH濃度に異常があれば遊離T4にも影響するからである。
甲状腺ペルオキシダーゼ抗体，血清	< 9.0 IU/mL	甲状腺ペルオキシダーゼ（TPO）はサイログロブリンのヨード化を触媒することにより，甲状腺ホルモンの前駆体であるモノヨードチロシンとジヨードチロシンを生成する。TPOに対する抗体は自己免疫性甲状腺疾患によくみられるが，一般人口の5～20%にも存在する。抗TPO抗体は自己免疫性甲状腺疾患（橋本甲状腺炎，バセドウ病など）に対する感度の高い検査であるが，これらの疾患に特異的なものではない。一般的に，抗TPO抗体値が最も高いのは橋本甲状腺炎である。
甲状腺刺激ホルモン（TSH），血清	成人：0.3～4.2 mIU/L	TSH（サイロトロピン thyrotropin）は下垂体前葉で産生され，甲状腺ホルモンによるフィードバック抑制を受ける。甲状腺濾胞細胞上のTSH受容体に結合して，細胞分裂，細胞肥大，甲状腺ホルモン（サイロキシンおよびトリヨードサイロニン）の産生増加を刺激する。TSHは原発性甲状腺機能低下症および原発性甲状腺機能亢進症の一次スクリーニングとして用いられる。TSHが低い場合は遊離T4およびT3を追加して甲状腺機能亢進症の程度を判定し，TSHが高い場合は遊離T4を実施して甲状腺機能低下症の程度を評価する。レボチロキシンによる治療を受けている原発性甲状腺機能低下症患者では，TSH単独でもスクリーニング検査として十分である。中枢性甲状腺機能低下症（視床下部または下垂体疾患による甲状腺機能低下症）の患者では，遊離T4は低値または正常下限で，TSHは低値または正常である可能性がある。

| 甲状腺刺激ホルモン(サイロトロピン)受容体抗体,血清 | ≤ 1.75 IU/L | バセドウ病では,TSH 受容体抗体(甲状腺刺激免疫グロブリンともよばれる)が TSH 受容体に結合して受容体を活性化するが,フィードバック抑制が働かないため甲状腺中毒症を引き起こす。受容体の活性化をブロックする TSH 受容体抗体もあり,ブロック抗体と活性化抗体のバランスがバセドウ病の重症度に寄与していると考えられている。TSH 受容体抗体検査は,臨床的にバセドウ病が疑われるが甲状腺機能検査が正常な場合や,放射性同位元素検査が禁忌の患者(例えば,妊娠中の人)に有用である。TSH 受容体抗体は治療(アブレーションや手術)がうまくいっても持続して出現することがある。また IgG 抗体であるため胎盤を通過して新生児甲状腺中毒症を引き起こすことがある。 |

[a] この表の編集における Dr. Katie O' Sullivan, Department of Medicine, University of Chicago の支援に深く感謝する。
参考値は *Mayo Foundation for Medical Education and Research* の許可を得て https://www.mayocliniclabs.com/ から引用。無断転載を禁ずる。
Deyrup AT, D'Ambrosio D, Muir J, et al. Essential Laboratory Tests for Medical Education. Acad Pathol. 2022;9. doi: 10.1016/j.acpath.2022.100046 より引用。

骨，関節および軟部腫瘍 第19章

Bones, Joints, and Soft Tissue Tumors

骨

骨の構造と機能

骨 bone は，身体の運動支持機能を果たし，筋力を伝達し，内臓を保護し，カルシウムおよびリン酸塩の**恒常性維持** homeostasis に密接に関与する．骨基質の主成分をなす石灰化基質を生成し再構成する，特異的な細胞により，骨は形成・維持される．

骨基質

骨基質は**類骨** osteoid とよばれる，有機性成分（35％）と**鉱質** mineral 成分（65％）とからなり，骨基質内には，骨の**恒常性**を維持するさまざまな細胞が含まれる．類骨は主としてⅠ**型膠原線維** type Ⅰ collagen よりなり，少量の**グリコサミノグリカン** glycosaminoglycan およびその他のタンパク質を含む．骨に硬度を与える鉱質成分は，無機性成分であるヒドロキシアパタイトである．骨基質は，**線維性骨** woven bone もしくは**層板骨** lameller bone の2種類の形状（図19.1）として生成される．線維性骨は胎児性増生期や骨折の修復において急速に形成され，膠原線維が脈絡に乏しく不規則に構成され，層板骨における平行性・規則的な膠原線維に比べて，構造的な安定性に乏しい．成人における線維性骨の存在は，損傷を受けた骨の修復の進行を示し，常に異常所見である．

骨細胞

骨基質内には種々の細胞が含まれる．

- **骨芽細胞** osteoblast は骨基質の表面に存在し，骨基質を生成・凝集させ，骨基質の**鉱質化** mineralization を制御する（図19.2A）．骨芽細胞は，骨成長期の骨膜直下や成長後の髄腔内に存在する間葉系幹細胞に由来する．
- **骨細胞** osteocyte は骨芽細胞に由来し，骨（質）内に存在し，骨細胞の胞体突起を含む骨質内のトンネル状管腔（**骨細管** canalicuri）の複雑なネットワークを通じて，互いに連絡し合っている．骨細胞は，骨再形成を変化させることにより，（体内の）カルシウム・リンの値を調節し，（骨に加わった）機械的な力を感知し，それに反応する役割を果たす．

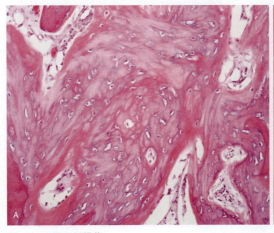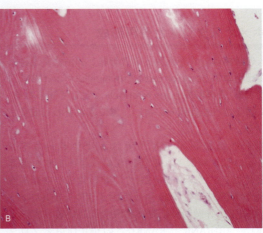

図19.1　骨の組織像
線維骨（A）は，層板骨（B）に比べ，細胞密度がより高く，形状が不整である．

謝辞：Dr. Andre w Horvai, Departement of Pathology, University of California, San Fransisco による本書の旧版における本章への貢献に深謝する．

- 破骨細胞 osteoclast は骨（質）表面に存在し，特異的分化を示す多核組織球で，末梢血中の**単核細胞** monocyte に由来する。破骨細胞は，骨基質内に認められるタンパク群と結合し，細胞外における閉じた窪み（骨再吸収窩 resorption pit）を生成し，そこに酸と中性プロテアーゼ matrix metalloproteases（MMP）を分泌し，骨吸収を導く（図 19.2B）。

骨の発生

胚発生 embryogenesis において，長管骨は軟骨による原型から内軟骨性骨化 endochondral ossification の過程により形成される。軟骨による原型（原基 anlage）は間葉系前駆細胞から生成され，妊娠約 8 週で，原基の中心部が吸収され，髄管（髄腔）が生じ，同時に**骨幹部** diaphysis において，骨芽細胞が骨膜下に皮質骨を形成し始め，**一次骨化中心** primary center of ossification をなし，放射状に骨を生成する。長軸方向の両端（骨端 epiphysis）では内軟骨性骨化が遠心性に進む（**二次骨化中心** secondary center of ossification）。このとき，軟骨板が，増大する上記 2 つの骨化中心の間に取り込まれ，**骨端軟骨** physis または**成長板** growth plate を形成する（図 19.3）。成長板内の**軟骨細胞** chondrocyte は，経時的に，増殖・肥大し，**アポトーシス** apoptosis の過程をたどる。アポトーシスの部位では，**基質** matrix は鉱質（石灰）化し，毛細血管が入り込み，栄養を供給された骨芽細胞は類骨を形成する。このように進行して，長管骨が長軸方向に成長する。

扁平骨 flat bone は，上記とは異なり，膜状骨化 intramembranous ossification とよばれる過程により形成される。例えば，頭蓋骨は軟骨原基を経ずに骨芽細胞によって組織の線維層から直接形成され，扁平骨は既存の骨表面にさらに骨新生が加わることにより成長・増大する。

ホメオスタシスと骨再形成

成人の骨格は，骨芽細胞と破骨細胞との活性が連携して**骨多細胞単位** bone（or basic）multicellular unit（BMU）を構成する，**骨再形成** bone remodeling として知られる，緊密に調節された仕組みに従い，常に入れ替わり改変されている。

骨再形成は細胞間相互作用および**サイトカイン** cytokine により制御される（図 19.4）。骨再形成を調節する重要なシグナル伝達経路は，(1) 破骨細胞前駆細胞に発現する膜貫通性受容体活性因子 NF-κB（RANK），(2) 骨芽細胞や骨髄間質細胞に発現する RANK リガンド（RANKL），(3) RANK と RANKL との相互作用をブロックする分泌型の "おとり decoy" 受容体として，骨芽細胞により生成される，**オステオプロテジェリン** osteoprotegerin（OPG）の 3 つである。RANK からのシグナルは，破骨細胞の生成および生存に必須の転写因子

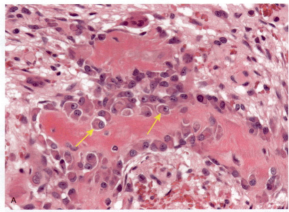
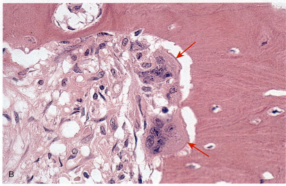

図 19.2　骨芽細胞と破骨細胞の組織像
A：活性化骨芽細胞（黄色の矢印）が骨基質を生成する。B：骨を吸収する 2 個の破骨細胞（赤色の矢印）。

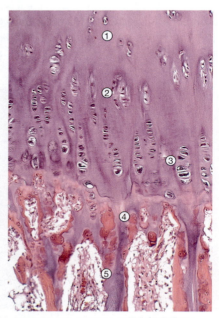

図 19.3　内軟骨性骨化が進行中の活動期成長板
①予備層 reserve zone，②増殖層 zone of proliferation，③肥大層 zone of hypertrophy，④アポトーシス層 zone of apoptosis と石灰化層 zone of mineralization，⑤一次海綿質 primary spongiosa。

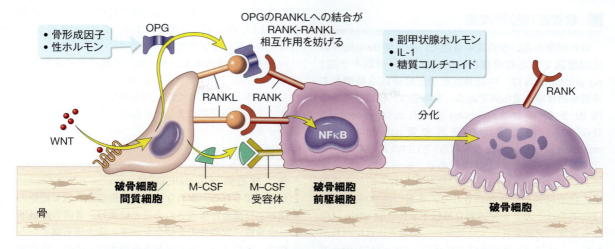

図19.4 破骨細胞の形成・機能を調節するパラクライン（傍分泌）分子機構
破骨細胞もマクロファージへと分化する細胞と同じ細胞である単球 monocyte に由来する．骨芽細胞・骨髄間質細胞の細胞膜表面の RANK リガンド（RANKL）が，その受容体として破骨細胞前駆細胞の表面に存在する RANK（receptor activator for nuclear factor–κB）と結合する．RANK と macrophage colony–stimulating factor（M–CSF）受容体とから導入されたシグナルが，前駆細胞を機能性破骨細胞へと分化させる．対照的に WNT タンパクの結合は，間質細胞・骨芽細胞が，RANKL が破骨細胞前駆細胞表面の RANK と結合するのを妨げる"おとり decoy"受容体としてのオステオプロテジェリン osteoproteogerin（OPG）を分泌する引き金となる．結果として，OPG は，破骨細胞の分化を抑制することにより，骨吸収を妨げる．

NF–κB を活性化する．骨再形成を調節する，その他の重要な経路としては，骨芽細胞により生成される**単球コロニー刺激因子** monocyte–colony stimulating factor（M–CSF）と **WNT タンパク質**があり，種々の細胞からつくられる WNT タンパク質は，OPG 産生の引き金となる．これらの経路の重要性は，*OPG*，*RANK*，および *RANKL* の各遺伝子における，まれだが，教えられるところの多い**生殖細胞突然変異** germline mutation が，骨代謝の重篤な障害を起こすことにより証明される．

骨形成と骨再吸収との均衡は，RANK と WNT との情報伝達により調節される．例えば，OPG と RANKL とは互いに対抗するので OPG 対 RANKL の比率の増加または低下に従い，骨吸収もしくは骨形成のそれぞれが，誘因される．この均衡に影響する全身性因子としては，各種のホルモン，ビタミンD，炎症サイトカイン（例：IL–1），増殖因子〔例：骨形成性タンパク群（BMP）〕などが含まれる．複雑なメカニズムに従い，**副甲状腺ホルモン parathyroid hormone（PTH）**，IL–1，糖質コルチコイドは，破骨細胞の分化と骨の代謝回転とを促進する．それと対照的に，BMP と性ホルモン（エストロゲン，テストステロン）とは，OPG 発現に傾くことにより，通常は，破骨細胞の分化もしくは活性をブロックする．

骨成長停止後の若年成人期に，骨量はピークに達する．この骨量最大値は，ビタミンD受容体遺伝子の多型性，栄養，身体活動性などの多くの要因により定まる．30～40歳代のはじめから骨再吸収が骨形成を上回り始め，結果として，骨量減少に向かう．

骨・軟骨の形成異常

骨格形成異常の多くは生殖細胞系列遺伝子変異 germlline mutation の結果で，多くは骨形成の早期に変化が明らかとなる．骨形成異常のスペクトラムは広く，標準的な分類法は得られていない．ここでは，主な疾患を，その想定される病因に従って分類する．

形成異常 developmental disorder は，間葉系組織の移動と凝集とにおける局所的な異常（**異骨症** dysostosis），もしくは，骨・軟骨の広範な構築異常（**異形成** dysplasia）により生じうる．350 種類以上の，ほとんどはきわめてまれな，異骨症および異形成が記載されている．最も頻度の高い異骨症には，骨や手指足趾の完全欠損（無形成 aplasia），骨・手指足趾の過剰（過剰指趾 supernumerary digit），骨の異常癒合（例：合指症 syndactyly，頭蓋骨癒合症 craniosynostosis）などが含まれる．ホメオボックス遺伝子 homeobox gene や，サイトカインおよびサイトカイン受容体をコードする遺伝子などの変異が，異骨症の最も多い原因である．これとは対照的に，異形成は，骨格全体の発生や再形成を制御する遺伝子（以下後述）の突然変異により生じる．骨の生物学において用いられる限りでは，dysplasia（異形成）という術語は，前がん性病変（第6章）という意味ではなく，成長・形成の異常な形状を意味している，という点を理解しておくことが重要である．

軟骨無(低)形成症

最も頻度の高い骨格異形成症で，小人症 dwarfism の主な原因である軟骨無(低)形成症(軟骨形成不全症) achondroplasia は，内軟骨性軟骨形成遅延を特徴とする常染色体顕性遺伝病である。本疾患は，線維芽細胞増殖因子受容体3 fibroblast growth factor receptor 3 (FGFR3)の機能獲得性突然変異 gain-of-function mutation により引き起こされる。FGFR3 は内軟骨性骨化を抑制する典型的な特徴があり，軟骨無(低)形成症においては FGFR3 が構造的に活性化され，内軟骨性増生の病的抑制が引き起こされる。本症の約90%の症例は，そのほとんどが父方対立遺伝子 paternal allele に生じる新規の突然変異により発症し，罹患児は近位四肢が短縮し，体幹は比較的正常な体長で，額の突出を伴う頭部の増大と鼻根部の著しい陥凹を示す。このような骨格異常は，寿命もしくは知的能力などの変化を通常は伴わない。

タナトフォリック骨異形成症

タナトフォリック骨異形成症 thanatophoric dysplasia は，最も頻度の高い致死性型の小人症で，軟骨細胞の増殖低下と，軟骨増殖帯の構成異常に基づく。軟骨無(低)形成症と同様に本病変も FGFR3 の機能獲得性突然変異に起因するが，タナトフォリック骨異形成症における突然変異はシグナル伝達活性のより高度の増強を生じさせる。タナトフォリック骨異形成症の発生は出生約2万例につき1例の頻度である。罹患者は，全肢節短縮型 micromelic の四肢短縮，前額突出，相対的大頭症(巨頭症)，小胸郭，ベル状腹部(膨隆)を呈する。胸腔低形成は呼吸不全をまねき，患児は生下時もしくは生後早期に死亡する。

骨形成不全症

骨形成不全症 osteogenesis imperfecta(OI)は，最も頻度の高い遺伝性結合組織異常症で，遺伝子突然変異に基づくI型コラーゲン合成障害に起因する多様な表現型・病型を呈する疾患である。OI は骨や，他のI型コラーゲンに富む組織(関節，眼，耳，皮膚，歯など)を主に侵す。遺伝的には多様であるが，多くは，I型コラーゲンのα1鎖またはα2鎖をコードする遺伝子における常染色体顕性遺伝性の突然変異による。これらの突然変異は，コラーゲンポリペプチドの折りたたみ構造形成不全を引き起こし，野生型コラーゲン鎖の適正な凝集を妨げる(顕性機能喪失性阻害変異 dominant negative loss of function)。

OI における基本的な異常は，極度に少ない骨量合成で，結果として極端な骨の脆弱性をきたす。その他の所見としては，強膜のコラーゲン量低下により強膜が透明化し内部の脈絡膜が透見されることによる青色強膜，神経障害に伴う感音性難聴や中耳骨の異常による伝音性難聴，および，象牙質形成不全による，小さく，不整形で，青黄色の歯牙，などを含む。

OI は複数の臨床亜型に分かれ，それぞれの重篤度は大きく異なり，胎内で，もしくは出生直後に，すべて死亡し，全体として等しく致死的な亜型もあれば，骨折しやすく，特に小児期に著しいものの，寿命は正常である亜型もある。

骨大理石病

骨大理石病 osteopetrosis は，marble bone disease としても知られる，まれな遺伝性疾患群で，破骨細胞の生成および機能が障害されることにより，骨吸収が低下し，全身性・対称性の骨硬化を示す。骨大理石病という名称は，石のような骨の性状を表現するものの，骨自体は異常にもろく，容易に骨折する。

骨大理石病は，遺伝形式と臨床所見の重篤度とに基づいて複数の亜型に分けられる。骨大理石病を起こす突然変異のほとんどは，カルシウムヒドロキシアパタイト分解に必要な，破骨細胞の再吸収小窩における酸性化過程を障害する。

常染色体顕性型の骨大理石病は，典型的には病態が最も軽い。繰り返す骨折の検索・評価のために行われた画像的検討の際によりみつかる場合のごとく，青年期もしくは成人期まで，疾患が発見されないこともある。このような症例では，軽度の脳神経障害や貧血を伴う場合もある。罹患骨は髄管を欠き，長管骨の骨端は，球根状〔エアレンマイヤー・フラスコ変形(Erlenmeyer flask deformity，三角フラスコ変形ともよばれる)〕を呈し，変形する。神経孔は狭小化し，通過する神経を圧迫する。正常では成長期に消失する一次海綿質 primary spongiosa が，本疾患においては持続し，髄腔を満たし，造血髄のための余地がなくなり，貧血をきたす。

重篤な小児骨大理石病は，常染色体潜性突然変異で，著明な肝脾腫をきたしうるほどの過剰な髄外造血にもかかわらず，白血球減少症によりしばしば致死的である。

骨の代謝性疾患

骨量減少症と骨粗鬆症

骨量減少症 osteopenia は骨量の減少を指し，骨粗鬆症 osteoporosis は，高度の骨量減少症により骨折の危険性が有意に増した状態と定義される。画像所見では，平均最大骨量の少なくとも2.5SD(標準偏差 standard deviation)を超える減少が骨粗鬆症と診断され，平均最大骨量の1～2.5SD の減少が骨量減少症，と診断される。病変はいずれかの骨，または，領域骨格性に限局性，もしくは全身骨格全体を侵す全身性である。骨粗鬆症は，内分泌異常(例：甲状腺機能亢進症)，消化管障害(例：栄養失調)，薬剤性(例：副腎皮質ホルモン)，などによ

り二次性に生じうるが，大部分は一次性である。

骨粗鬆症の最も多い病型は，老人性 senile および閉経後 postmenopausal の病型である。主にこれらのタイプの骨粗鬆症について以下に述べる。

病態形成

若年成人期に最大骨量に達する。最大骨量は，遺伝要因，特に骨代謝に影響する遺伝子の多型性（後述）に影響される。身体活動性，筋力，食事，ホルモン環境も要因となる。最大骨量に到達後，骨代謝回転は1年間当たり平均0.7%の骨量減少で進む。骨粗鬆症の病態形成性についてはいくつかの要因が基盤となる（図19.5）。

- **年齢に伴う変化**：若年者に比べて，高齢者の骨芽細胞は，増殖能や生合成能が低下し，増殖因子に対する反応性が低下し，結果として骨形成能が低下する。**老人性骨粗鬆症 senile osteoporosis** として知られれる，この型の骨粗鬆症は，**代謝回転低下 low-turnover** による骨粗鬆症と考えられている。
- **身体活動性低下**：加齢に伴う身体活動性低下は，骨量低下をきたす。非可動性または麻痺性の四肢における骨吸収，もしくは，運動家における骨密度増加に示されるごとく，正常骨の再構築のために，骨細胞は，骨芽細胞・破骨細胞を刺激もしくは抑制することにより，機械的負荷に反応する。運動のタイプが重要で，1回の負荷の大きさのほうが，負荷の回数よりも骨密度への影響が大きい。したがって，ウエイトトレーニングのような負荷のかかる運動のほうが，自転車のような反復耐久性運動よりも，骨量増加へのより効果的な刺激となる。
- **遺伝的因子**：単一遺伝子の異常は，骨粗鬆症のごく一部の症例にしか関与していない。ゲノムワイド関連解析 genome-wide association study によると，特定の遺伝子群での多型性が，骨粗鬆症にかかわっている。これらは，RANK，RANKL および OPG における配列変異体 sequence variant が含まれ，それらはすべて，破骨細胞主調節因子〔HLA locus（理由不明），エストロゲン受容体遺伝子〕をコードする。
- **カルシウムについての栄養状態**：若年者（特に若年女性）は食餌性のカルシウム摂取が低くなりがちで，最大骨量を低くする要因の1つとなっている。カルシウム不足は，副甲状腺ホルモン（PTH）の濃度を上げ，ビタミンD値の低下も老人性骨粗鬆症の発生に役割を果たすのであろう。
- **ホルモンの影響**：エストロゲンは，骨芽細胞のアポトーシスを抑制し，破骨細胞のアポトーシスの促進，RANKL産生の抑制などを含めて，種々の機序を通じて，骨密度を増加させる。閉経後10年間で，毎年の骨量は，皮質骨で2%減，海綿骨で9%減に達する。エストロゲン低下が，この現象における，主たる役割を果たし，閉経後女性の40%近くは骨粗鬆症に罹患する。閉経後のエストロゲン低下は，骨新生と骨吸収とをともに促進するが，後者が優位となり，結果として，**高代謝回転性 high-turnover** の骨粗鬆症をきたす。エストロゲン低下はまた，機序は不明ながら，血中・骨髄内在性の免疫細胞による IL-6，TNF および IL-1 などの炎症サイトカイン分泌も促進する（図19.5）。これらのサイトカインは，RANKL の値を増加させ，OPG を減少させ，破骨細胞の動員と活動性とを誘発する。

形態学

骨粗鬆症の指標は組織学的に正常な骨の骨量減少である。閉経後および老人性の骨粗鬆症では全身骨格が侵されるが，いくつかの骨において変化がより著しくなりがちである。閉経後骨粗鬆症では，亢進した破骨細胞活性は，椎体骨海綿骨のようなより広い骨表面を有する骨や骨の部分に主として働く（図19.6）。骨梁板は穿孔され，薄くなり，骨梁相互のつながりが失われ（図19.7），微小骨折が進行し，結果として椎体の圧潰をきたす。

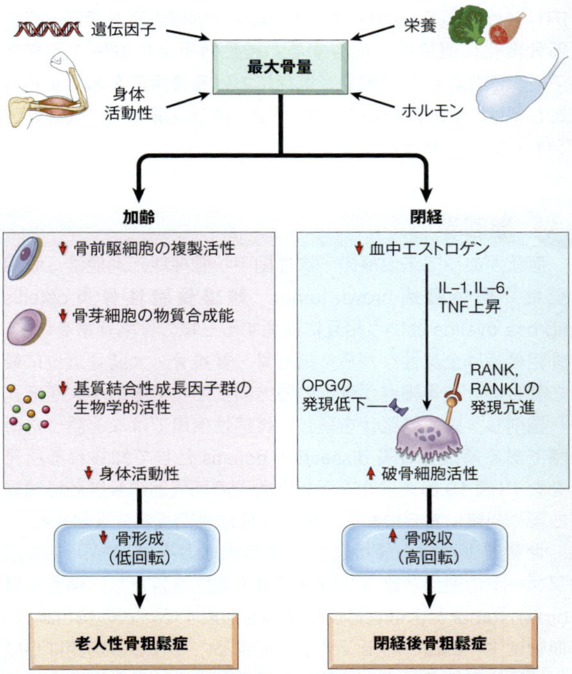

図19.5　閉経後および老人性骨粗鬆症の病態生理（本文参照）

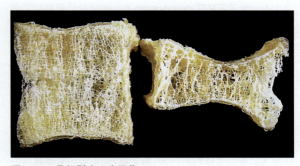

図19.6　骨粗鬆症の肉眼像
骨粗鬆症の椎体（右）は，圧迫骨折により正常椎体（左）に比べて（上下が）短縮する。骨粗鬆症の椎体が，水平方向の骨梁の特徴的な減少と，垂直方向の厚い骨梁とを示す点に着目せよ。

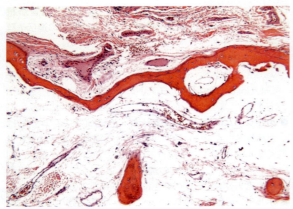

図 19.7　骨粗鬆症の組織像
進行した骨粗鬆症では，髄腔内骨梁（下），皮質骨（上）ともに菲薄化が著しい。

臨床的特徴

骨粗鬆症の臨床像は，どの骨が侵されるかによる。胸・腰部の脊椎骨の圧迫骨折は，疼痛を伴い，多発すると有意な身長短縮や，**腰椎円背 lumbar lordosis，脊椎後側弯症 kyphoscoliosis** などの種々の変形をきたす。大腿骨頸部・骨盤骨・脊椎の骨折に伴い，運動が制限されると，肺塞栓や肺炎などの合併症をきたし，年間死亡数は4万～5万人に達する。

骨量が30～40％減少するまでは，単純Ｘ線写真で骨粗鬆症を確実に判定することはできず，血清中のカルシウム，リン，アルカリホスファターゼの測定も診断意義に欠ける。したがって，無症状な場合の骨粗鬆症のスクリーニング診断は困難である。骨量減少の最もよい評価法は，骨密度を測るための，二重エネルギーＸ線吸収測定法 dual-energy X-ray absorptiometry および定量的CT撮影 quantitative computed tomography などの特別な画像撮影法である。

老人性および閉経後の骨粗鬆症の予防と治療とには，運動，カルシウムやビタミンＤの適切な摂取，骨吸収を抑える薬剤（例：**ビスホスホネート bisphosphonate**），などがある。抗RANKL抗体として破骨細胞の活性をブロックする，**デノスマブ denosumab** も，閉経後骨粗鬆症の有効な治療である。エストロゲン受容体に対する**作用薬（作動薬）agonist** による，閉経後ホルモン療法は，骨量低下速度を遅延させるが，複数の合併症，特に，深在静脈血栓症，脳卒中，乳癌発生率上昇，などにより，骨粗鬆症治療のためのエストロゲン使用は制限される。

くる病と骨軟化症

くる病 rickets も**骨軟化症 osteomalacia** も，ビタミンＤの欠乏もしくは代謝異常（第7章）による。**くる病**は小児における病態を指し，骨の成長板の骨化が障害される。**骨軟化症**は成人型であり，骨再形成の過程で形成される骨質が，鉱質成分に乏しく，骨折しやすくなる。基本的な欠損障害は，骨の鉱質化不全で，結果として，鉱質化を伴わない基質が蓄積する。

副甲状腺機能亢進症

PTHの産生と活性との過剰が，破骨細胞活性・骨再吸収・骨量減少を亢進させる。全身骨格が侵されるが，画像的にはいくつかの部位（例：指趾骨）においてより明瞭である。孤立性副甲状腺機能亢進症は，中年成人に発生のピークがあり，**多発性内分泌腫瘍症 multiple endocrine neoplasia（MEN-1とMEN-2A）**の一部としてみられる場合は，いくぶん年齢が若い。

病態形成

第18章に述べられるごとく，副甲状腺ホルモン（PTH）は，カルシウムホメオスタシスにおいて，以下の機序で中心的役割を果たす。

- 破骨細胞の活性化，骨吸収促進，および，骨芽細胞上のRANKL発現増強によるカルシウム動員。
- 腎尿細管でのカルシウム再吸収の増加。
- 尿中リン排泄量の増加。
- 腎臓 alpha-1 hydroxoylase による，活性化ビタミンD，1,25(OH)₂-Dの合成促進，および，それによる腸からのカルシウム吸収亢進と，骨芽細胞上のRANKL誘導を通じての骨からのカルシウムの動員。

これらの働き全体の最終的な結果として，血清カルシウムが上昇し，それが，正常の環境では，さらなるPTH産生を抑制する。自律的なPTH分泌（**一次性副甲状腺機能亢進症 primary hyperparathyroidism**）により，または腎疾患を基盤として（**二次性副甲状腺機能亢進症 secondary hyperparathyroidism**）（第18章），過剰な，もしくは異常なPTH値が生じる。PTHは一次性副甲状腺機能亢進症にみられる骨変化に直接的に関与する。慢性腎不全に派生する異常で，二次性副甲状腺機能亢進症における骨病変を起こすものとしては，1,25(OH)₂-D合成不全，高リン酸血症，代謝性アシドーシスがある。

形態学

症状があって未治療の一次性副甲状腺機能亢進症は，骨粗鬆症，**褐色腫瘍 brown tumor**，**線維囊胞性骨炎 osteitis fibrosa cystica** という相互に連関する三様の骨格異常を示す。骨粗鬆症は全身性ながら，指趾骨・脊椎骨・大腿骨近位に最も著しい。破骨細胞が骨梁の縦方向に沿ってその中央を穿孔し掘削し，鉄道線路状を呈し，炎症性疾患ではなく誤った術語である**解離性骨炎 dissecting osteitis** として知られる所見をなす（図19.8）。変化を受けた骨梁表面周囲の骨髄腔は線維血管性組織に置き換わる。画像所見は骨密度減少を呈する。

骨量減少は微小骨折と二次性の出血とを誘発し，マクロファージの遊出と修復性線維組織の増生をきたし，**褐色腫瘍 brown tumor** とよばれる反応組織を形成する。この褐色調は，血管増生・出血・ヘモジデリンによる。これらの病変はしばしば囊胞変性を示す。破骨細胞活性の亢進，骨梁周囲の線維

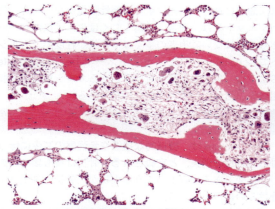

図19.8　副甲状腺機能亢進症の骨組織像
副甲状腺機能亢進症に伴い，破骨細胞が骨梁の中心部へと掘削する（解離性骨炎）。

化，囊胞状の褐色腫瘍は高度の副甲状腺機能亢進症の指標で，**全身性線維囊胞性骨炎** generalized osteitis fibrosa cystica として知られる。

臨床的特徴

　骨量が減少すると，患者は骨折，骨変形および関節障害を伴いやすくなる。副甲状腺機能亢進症は，通常，（血清カルシウム測定を含む）ルーチン血液検査で診断され，早期に治療されるので，線維囊胞性骨炎をみることは現在ではまれである。PTH値が正常化すれば骨変化は完全に回復可能である。二次性副甲状腺機能亢進症は，通常，一次性副甲状腺機能亢進症ほど，重篤でなく，遷延化しないので，骨格異常もより軽度となる傾向にある。ルーチン検査でみつかることの多くなった無症状症例では，血清カルシウム，クレアチニン，骨鉱質成分濃度の測定により，経過観察される。

骨パジェット病（変形性骨炎）

　骨パジェット病 paget disease（変形性骨炎 osteitis deformans）は，骨量が増加するも，不規則で構造的に異常な骨形成を伴う。この特異な骨疾患は，(1)**初期骨融解期** osteolytic stage に始まり，(2)**骨吸収-骨新生混在期** mixed osteoclastic–osteoblastic stage は，骨形成優位に終わり，(3)**最終骨硬化期** burned–out quiescent osteosclerotic stage，の3期を経る（図19.9）。
　骨パジェット病は，通常，中高年成人に発症し，罹患率は，加齢に伴い上昇する。40歳以上の米国成人の1%にみられる。骨パジェット病は，英国・中央ヨーロッパ，ギリシャ，およびヨーロッパ系移民による植民地地域（例：米国，オーストラリア）に比較的多い。これに対し，スカンジナビア・中国・日本・アフリカの原住者にはまれである。罹患者の多くは無症状のため，正確な罹病率は確定困難である。

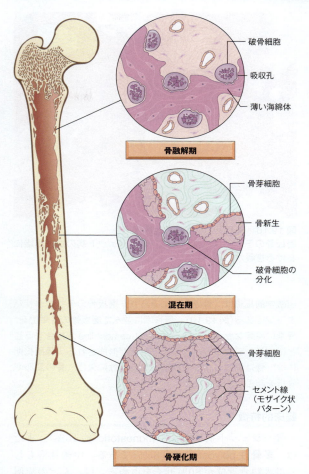

図19.9　骨パジェット病進展における3段階を示す模式図

病態形成

　遺伝因および環境因がともに骨パジェット病の原因として現時点では示されている。家族性パジェット病の50%，散発例の10%で，sequestosome–1 として知られているタンパク質をコードする *SQSTM1* 遺伝子の突然変異を示す。*SQSTM1* 遺伝子の突然変異は，NF–κB活性を亢進させ，それにより，破骨細胞活性が亢進する。*RANK* における活性化突然変異と，*OPG* における不活性化突然変異とが若年性骨パジェット病症例のあるものに関与している。疾患の地理的な分布は何らかの未知の環境因子による影響も示唆する。細胞培養での検討では，破骨細胞前駆細胞に対する麻疹ウイルスもしくは他のRNAウイルスの慢性感染が要因となる可能性も挙げられている。

形態学

　骨パジェット病は，病期の違いや部位の違いによって組織像にきわめて多様な変化を示す。初期の骨融解期は，多数の大型の破骨細胞と骨再吸収窩を特徴とする。破骨細胞は100個以上の核を有する場合もある。破骨細胞は混在期にも持続するが，骨表の多くは著明な骨芽細胞によっても縁取られる。

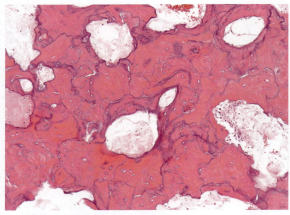

図19.10　骨パジェット病の組織像
層板骨のモザイクパターンは，骨パジェット病の病理組織における意義がある。

組織学的指標は，骨硬化期にみられ，層板骨のモザイク状パターンである（図19.10）。無秩序に並んだ層板骨の各単位を，異常に明瞭なセメント線 prominent cement line が結合することにより，ジグソーパズル様の形状が形成される。骨硬化期には，骨は肥厚しつつも構造的な安定性に欠け，骨の変形や骨折を起こしやすくなる。

臨床的特徴

　骨パジェット病は**単骨性 monostotic**（約15%），または，**多骨性 polyostotic**（約85%）である。中軸骨格もしくは大腿骨近位が80%近くを占める。ほとんどの症例は無症状で，画像所見により偶然にみつかる。罹患骨に限局した疼痛が好発症状で，微小骨折，または，増生骨が脊髄神経根や脳神経根を圧迫することによる。頭蓋・顔面骨の増生は**獅子様顔貌 leontiasis ossea（lion face）**をきたし，頭蓋骨が重くなりすぎて，患者が頭部を直立保持するのが困難ともなる。骨パジェット病の脆弱化した骨は，頭蓋底の陥凹（**扁平頭蓋底 platybasia**）や後頭蓋窩の狭小をきたす。荷重負荷により，大腿骨・脛骨の前弯（e図19.1），大腿骨頭偏位が生じ，高度の**二次性骨関節症 secondary osteoarthritis** をきたす。**白墨状骨折 chalk stick-type fracture** もしばしばみられる合併症で，通常，下肢長管骨に生じる。脊椎骨圧迫骨折は**脊柱後弯症 kyphosis** や，脊髄傷害をきたす。まれに，骨パジェット病罹患の骨における血管増生は被覆皮膚を加温し，重度の多骨性病変による血流増加が，動静脈シャントとして作用し，**高拍出性心不全 high-output heart failure** や，背景心臓疾患の増悪をきたす場合もある。患者の多くは，血清アルカリホスファターゼ高値で，血清カルシウムや，血清リンは正常である。

　種々の腫瘍が，骨パジェット病の骨に生じる。二次性骨肉腫は骨パジェット病患者全体の1%以下に生じるが，高度の多骨性パジェット病症例では5〜10%にみら

れ，急速に進行し，死に至る。悪性転化がない場合，骨パジェット病は，通常，重篤もしくは生命予後にかかわる疾患ではない。患者の多くは，症状が軽度で，**カルシトニン calsitonin** や**ビスホスホネート bisphosphonate** のような，破骨細胞活性を低下させるカルシウム再吸収阻害薬の治療で容易に症状が抑制される。

骨折

　骨折 fracture は，機械的な損傷や骨強度の減少に伴う骨の統合性の消失，と定義される。骨折は最も頻度の高い骨病変である。以下のような表現が，骨折のタイプを分けるのに用いられる。

- 単純骨折：病変を覆う表皮面が保たれる。
- 複雑（開放）骨折：骨と皮膚外表面とが交通する。
- 破砕（粉砕）骨折：骨が破片状に分かれる。
- 変位骨折：骨折した骨の骨折端相互の位置がずれる。
- 疲労骨折：骨に反復性負荷がかかるような身体活動性の増強が続いた後に緩徐に進行する骨折。
- 若木骨折：骨内の一部にのみ及び，骨が柔軟な，幼児や年少児に多い。
- 病的骨折：腫瘍などの背景疾患により弱くなった骨に生じる。

骨折治癒

　骨折の際に，血管の破綻が血腫を生じさせ，骨折離開部を埋め，骨の傷害部を包囲する（図19.11）。凝血塊が骨折部位を被覆し，炎症細胞の流入や線維芽細胞・新生毛細血管増生などを導く，**フィブリン網の足場**を形成する。同時に，脱顆粒した血小板や，遊走する炎症細胞が，**血小板由来増殖因子 platelet-derived growth factor（PDGF），トランスフォーミング増殖因子β transforming growth factor-β（TGF-β），線維芽細胞増殖因子 fibroblast growth factor（FGF）**および，その他の，骨膜・髄腔・周囲軟部組織の骨前駆細胞 **osteoprogenitor cell** を活性化し，破骨細胞・骨芽細胞の活性を誘発する**因子を放出する**。最初の1週間後までには，主として未石灰化の組織（**軟性仮骨 soft callus** または**前仮骨 procallus**）が，両骨折端間をつなぎ合わせる。約2週間後までには，この軟性仮骨は，骨芽細胞による線維性骨の蓄積により**骨性仮骨 bony callus** へと変化する。場合によっては，骨折線を取り囲む軟部組織および骨組織内の活性化間葉系細胞は，**軟骨細胞 chondrocyte** に分化し，**線維性軟骨 fibrocartilage** および**硝子軟骨 hyaline cartilage** を生成する。骨折線に沿って新たに生成された軟骨は，軟骨内骨化を経て，髄腔内および骨膜下に新たに蓄積された骨梁による，切れ目なく連続する骨形成網をなす。このようにして，骨折端が架橋される（図19.11）。

　仮骨が成熟し，負荷が加わると，負荷を受けない部分は再吸収される。この骨再形成は，骨折骨の形状・輪郭

骨壊死（無血行性壊死） 783

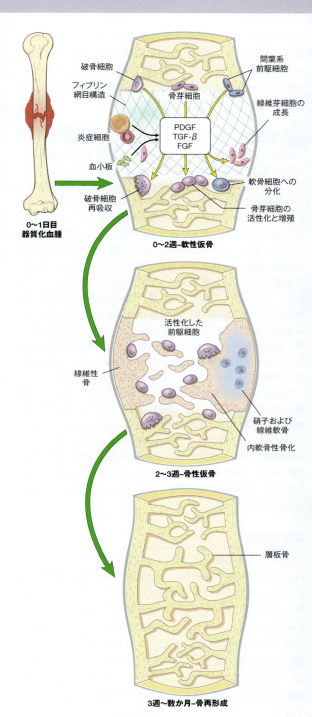

図 19.11　骨折の治癒過程の組織像
骨折に対する反応は器質化血腫に始まる。2週間以内に、2つの骨折端は、フィブリン網目構造により架橋され、この網目構造内で前駆細胞から破骨細胞・骨芽細胞・軟骨細胞が分化する。これらの細胞が軟骨・骨基質をつくり、適切な骨折固定により正常の層板骨へと再形成する。

が層板骨として再建されるまで、仮骨の大きさを縮小させる。髄腔の回復とともに骨折治癒過程は完了する。
　骨折の修復過程はいくつかの要因により妨げられる。

- 変位骨折 displaced fracture もしくは破砕（粉砕）骨折 comminuted fracture は、しばしばある程度の変形をきたす。
- 固定が不完全だと仮骨が動き、正常な成熟を妨げ、遷延治癒 delayed union または難治性骨折（偽関節）nonunion をきたす。
- もし難治性骨折（偽関節）が持続すると、形成不良の仮骨は囊胞変性に陥り、内腔面が滑膜様細胞に被覆され、偽関節（false joint or pseudoarthrosis）を形成する。
- 骨折部での感染は、骨折治癒の重大な障害となり、特に開放骨折で頻度が高い。
- 低栄養・糖尿病・骨異形成（例：骨粗鬆症）も骨折治癒を妨げる。それらの病態に対しては、外科的固定が必要となる場合もある。

骨壊死（無血行性壊死）

　骨壊死（無血行性壊死）osteonecrosis（avascular necrosis）は、骨および骨髄細胞の梗塞（虚血性壊死）を指す。血管傷害（例：外傷、血管炎）、薬剤（例：副腎皮質ホルモン）、全身系統疾患（例：鎌状赤血球発作 sickle cell crisis）、放射線などを含む広い範囲のさまざまな状態が、骨の虚血の誘因となる。症例の約25%は原因不明である。骨壊死の原因となる機序としては、血管の機械的な損傷、血栓性閉塞、血管外からの圧迫等を含む。骨壊死の年齢分布は、中年成人にピークがあり、米国での股関節置換術の原因の10%を占める。

形態学

　骨梗塞は髄腔 medullary 病変、もしくは軟骨下 subchondral 病変である。原因にかかわらず、髄腔梗塞は地図状で、骨梁と骨髄とを侵すが、皮質骨は、骨膜からの側副血行によって庇護され、変化を免れる。軟骨下梗塞では、軟骨下骨板を底部とする三角形もしくは楔形の組織領域が壊死に陥る。直上の関節軟骨は、滑液（関節液）によって栄養を与えられるので壊死しない。顕微鏡的には、壊死骨は、骨細胞に欠ける空の骨小窩により認識され、残存する生きた骨梁は新生骨形成の足場となり、他方で破骨細胞が壊死骨梁を吸収する。軟骨下梗塞の修復は緩徐なので、壊死骨の虚脱、および、骨折、関節軟骨の脱落も伴う（図 19.12）。

臨床的特徴

　症状は発生部位と梗塞の広がりとによる。典型的には、軟骨下梗塞 subchondral infarct は、最初は運動時痛のみで、次第に持続痛となる。前項に述べたごとく、軟骨下梗塞はしばしば虚脱・圧潰するため、高度の二次性骨関節症（骨関節炎、変形性関節症）に進行する場合がある。治療は、保存的手段〔荷重負荷制限（免荷）・固定〕から手術までも含む。

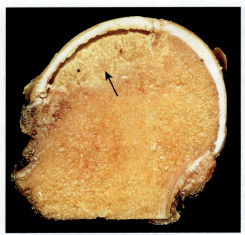

図 19.12　骨壊死の肉眼像
大腿骨骨頭，軟骨下の楔型灰黄色領域を呈する骨壊死（矢印）。被覆する関節軟骨と，骨との間の空隙は，骨梁の圧迫骨折による。

骨髄炎

骨髄炎 osteomyelitis は骨および髄腔の炎症を指し，実質上，常に感染による二次性変化である。骨髄炎はどのような全身系統性感染の合併症でもありうるが，より多くは一次性単発病変としてみられる。ウイルス・寄生虫・真菌・細菌を含めて，すべての病原体が骨髄炎を生じうるが，ある種の化膿菌や抗酸菌が最も多い。

化膿性骨髄炎

化膿性骨髄炎 pyogenic osteomyelitis のほとんどすべては，細菌感染が原因である。病原体は，(1) 血行性散布，(2) 近接する部位からの波及，(3) 複雑骨折もしくは整形外科的処置後の直達感染により骨に到達する。骨髄炎以外の他の点では健康な小児の場合，ほとんどの骨髄炎は血行性が原因で，長管骨により多い。成人では，開放骨折・外科処置・糖尿病の合併症のことが最も多く，糖尿病の場合は，特に足部感染を生じやすい。

病原菌は解剖学的部位と臨床的背景（糖尿病性足部・外科処置部など）により異なる。全体として，黄色ブドウ球菌 Staphylococcus aureus が培養陽性の化膿性骨髄炎の最も多い病原体である。黄色ブドウ球菌細胞壁タンパク質は膠原線維 collagen 等の骨基質成分に結合し，それにより，骨に付着しやすくなる。新生児期には，B群連鎖球菌 group B streptococci と大腸菌 E. coli とが可能性の高い病原体で，年長児では，黄色ブドウ球菌のような グラム 陽性菌が最も頻度の高い原因である。混合細菌感染は，直達伝播，外科手術，または，開放骨折において多い。鎌状赤血球症 sickle cell anemia の患者では，骨壊死部で細菌感染を受けやすく，脾臓機能低下により，骨髄炎の危険性が増す。サルモネラ菌 Salmonella および他のグラム陰性菌が起炎菌である可能性の頻度が最も高い。原因病原体を同定する機会を高める可能性がある限り，骨組織から，細菌培養用検体を採取するべきである。50％近くの症例では特異的な起炎菌は分離されない。

形態学

骨髄炎の形態像は，病期（急性 acute，亜急性 subacute，または 慢性 chronic）や感染部位によって異なる。急性期では，細菌が増殖し，好中球性の炎症反応を起こす。引き続いて，骨細胞と骨髄との壊死が最初の 48 時間以内に生じる。細菌と炎症とは縦方向に，および横断放射状に，ハバース管系を通じて広がり，骨膜に達する。小児では，骨膜は皮質骨に緩く付着し，炎症細胞浸潤により剥離して，骨膜下膿瘍 subperiosteal abscess を形成し，骨表に沿って遠くまで骨膜を解離する。骨膜が持ち上がって罹患域への血流をさらに阻害し，同部の壊死をきたす。骨膜の破綻は周囲軟部組織の膿瘍を起こし，皮膚に交通して，瘻孔 draining sinus を形成する。骨端部の感染が連続する関節面を通じて，もしくは関節包や腱・靱帯付着部に沿って，関節内に広がり，敗血症性 septic もしくは化膿性関節炎 suppurative arthritis となり，関節軟骨を破壊し，永続的な運動障害をきたしうる。

感染後 1 週間で慢性炎症細胞がサイトカインを放出し，破骨細胞による骨吸収，骨内線維性増生，および辺縁の反応性骨形成を誘導する。壊死骨部は腐骨 sequestrum として知られる。新たに形成された骨は，骨柩 involucrum とよばれる新生組織の殻を，壊死に陥った感染骨部の周囲に形成する（図 19.13）。慢性骨髄炎の組織所見はより多彩であるが，典型的には，骨髄線維化，腐骨，リンパ球・形質細胞による炎症細胞浸潤を伴う。

臨床的特徴

血行原性の骨髄炎は，時に，易疲労感・発熱・悪寒・白血球増加・罹患部の強い拍動痛などの急性全身症状を示す。それ以外の場合は症状は軽微で，原因不明の発熱（小児に多い）のみ，もしくは局所痛（成人に多い）のみの場合もある。単純レントゲン画像所見では骨硬化縁に囲まれた溶骨性骨破壊像という特徴的な所見を示し，MRI は骨髄炎の変化をより特異的かつ高感度に識別する。ほとんどの場合，病原体の同定には生検および骨髄培養が必要である。抗生物質と外科的排膿で通常は治癒する。

5〜25％の症例，とりわけ，診断の遅れ，患者の抵抗性減弱，広範な骨壊死，または，不適切な化学療法もしくは不適切な外科的郭清などの場合に，急性骨髄炎は治癒しない。そのような慢性感染の経過中に，自然発症性急性再燃が，ときとしては数年の休止期を経て，差し挟まれる場合もある。慢性骨髄炎の合併症としては，病的骨折，二次性（反応性）アミロイドーシス，心内膜炎，敗血症，瘻孔形成に伴う扁平上皮癌，罹患骨の肉腫などがある。

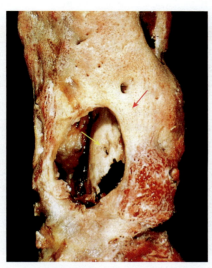

図19.13　瘻孔性骨髄炎患者より切除された大腿骨
骨膜下の壊死していない新生骨の皮殻(骨柩，黄色の矢印)に空いた瘻孔から，壊死に陥った本来の壊死骨(腐骨，赤色の矢印)がみえる。

結核性骨髄炎

抗酸菌感染症は，歴史的には，経済的貧困国での問題であったが，移民や免疫能が低下した患者の，増加などにより，全世界的に頻度が上昇している。全体としては，肺または肺以外の結核症の1～3%に骨への感染が合併するとされる。

病原体は，通常，血行性で，いずれかの部位の内部臓器の活動性病巣に由来する。直達性の波及(例：肺病巣から肋骨へ，気管・気管支リンパ節から隣接する脊椎骨へ)も生じうる。骨への感染は，気づかれるまでに数年を経過している場合もある。典型的には，罹患者は，局所痛，微熱，悪寒，体重減少などを示す。免疫能低下状態の患者を除くと，感染は，通常，単発孤立性である。乾酪性肉芽腫の存在という組織学的特徴は，他の部位での結核においても典型像とされる。抗酸菌性骨髄炎は，化膿性骨髄炎に比べ，より破壊的で，治療抵抗性である。

抗酸菌性骨髄炎の患者の40%で脊椎が侵される(ポット病 Pott disease)。感染は，椎間板を破って複数の脊椎骨に広がり，軟部に進展し，腸腰筋膿瘍を形成する場合もある(e 図19.2)。椎間板と脊椎骨との破壊はしばしば恒久性の圧迫骨折をきたし，脊椎側弯症 scoliosis または脊椎後弯症 kyphosis，および，脊髄・脊髄神経圧迫による二次性の神経障害を生じる。

骨腫瘍および腫瘍関連病変

原発性骨腫瘍の頻度が低い点，骨悪性腫瘍の治療にしばしば身体欠損を伴う手術が必要な点などが，この疾患群を特に対応困難なものとしている。米国では，毎年約2,400例の骨発生肉腫が診断される。罹患した身体部分の機能を保ちつつ生存率を最良にするのが，治療の目標である。特定のタイプの腫瘍が特定の年齢層・特定の部位に好発する点は，診断の重要な手がかりとなる。例えば，骨肉腫 osteosarcoma は青年期に発生のピークがあり，膝周囲部に最も多く，一方，軟骨肉腫 chondrosarcoma は中高年成人の骨盤骨や四肢近位に生じる。

骨腫瘍 bone tumor は種々の臨床像を示す。良性病変が，しばしば，無症状で偶然にみつかる一方，他の腫瘍は，痛みを伴ったり，緩徐に増生する腫瘤や病的骨折としても，認められる。画像所見は腫瘍の部位と広がりとを定め，鑑別診断の範囲を狭めるための特徴を見いだせるが，ほとんどすべての場合において，確定診断には生検が必要である。

骨腫瘍は，その腫瘍が模する正常細胞のタイプや，腫瘍が産生する基質に従い分類される(表19.1)。対応する正常組織が認められない病変の場合は，臨床病理学的特徴により分類される。良性腫瘍の数は，悪性腫瘍よりもはるかに多く，大半は30歳までに生じる。中高年成人の骨腫瘍は悪性の可能性がより高くなる。

骨形成腫瘍

この群のすべての腫瘍は，石灰化を伴わない類骨，もしくは石灰化を伴う線維性骨をつくる。

類骨骨腫と骨芽細胞腫

類骨骨腫 osteoid osteoma と骨芽細胞腫 osteoblastoma は同一の組織像を呈する良性骨形成腫瘍であるが，臨床的および画像的に異なる。定義上，類骨骨腫は径2 cm 以内である。若年男性に最も多い。約50%以上の症例は大腿骨・脛骨の骨皮質に生じる。反応性皮質骨による厚い硬化縁が画像診断上唯一の手がかりともなる。径が小さいにもかかわらず，おそらく骨芽細胞がつくるプロスタグランジンE_2 prostaglandin E_2 により，強い夜間痛を示し，アスピリンやその他の非ステロイド系抗炎症剤が有効である。骨芽細胞腫 osteoblastoma は径が2 cm を超え，脊椎骨後方成分(椎弓板 lamina および椎弓根 pedicle)に好発する。もし痛みを伴う場合もアスピリンに反応せず，通常，周囲の明らかな骨反応は伴わない。類骨骨腫は，ラジオ波焼灼術 radiofrequency ablation で治療可能で，他方，骨芽細胞腫は掻爬もしくは一塊切除される。

形態学

類骨骨腫・骨芽細胞腫は，円形・卵円形の出血性でザラついた褐色調組織を呈する。境界明瞭で，繊細につながり合う線維性骨の骨梁が単層の骨芽細胞に縁取られる(図19.14)。腫瘍性の骨梁を囲む間質は，拡張・鬱血した多数の毛細血管を含む疎な結合織よりなる。比較的小型である点，辺縁明瞭な点，かつ，腫瘍性骨芽細胞の良性の細胞学的特徴は，この両腫瘍を骨肉腫 osteosarcoma から鑑別するのに役立つ。

表 19.1　原発性骨腫瘍の代表例の分類

分類	転帰	組織型	好発部位	年齢(歳)	形態
軟骨形成性	良性	骨軟骨腫	長管骨骨幹端	10〜30	軟骨帽を伴う骨性突出
—	—	軟骨腫	手足の小骨	30〜50	髄腔内の境界明瞭な限局性硝子軟骨
—	悪性	軟骨肉腫(通常型)	骨盤骨,肩部	40〜60	髄管から皮質骨を破り軟部に進展し,細胞密度・異型の増した軟骨細胞
骨形成性	良性	類骨骨腫	長管骨骨幹端	10〜20	骨皮質,網目状の線維性骨微小骨梁
—	—	骨芽細胞腫	脊柱	10〜20	椎体骨後方成分,類骨骨腫と同じ組織像
—	悪性	骨肉腫	大腿骨遠位骨幹端,脛骨近位	10〜20	髄管内から骨膜を持ち上げて広がり,悪性細胞が線維性骨をつくる
起源不明	良性	骨巨細胞腫	長管骨骨端	20〜40	髄管および骨皮質を破壊,破骨細胞のシート
—	—	動脈瘤様骨嚢胞	脛骨近位,大腿骨遠位,脊椎骨	10〜20	細胞性・線維性隔壁に隔てられた出血性腔隙
—	悪性	ユーイング肉腫	長管骨骨幹	10〜20	未分化な小円形細胞性のシート

(Mayo 財団の許可により Unni KK, Inwards CY: Dahlin's Bone Tumors, ed 6. Philadelphia, 2010, Lippincott–Williams & Wilkins を改変)

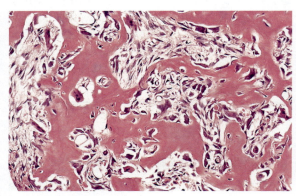

図 19.14　類骨骨腫の組織像
類骨骨腫は,無秩序に連結し明瞭な骨芽細胞に縁取られ,細胞成分のまばらな,線維血管性間質に埋まる,網目状の線維性骨梁からなる。(Fletcher CD: Diagnostic Histopathology of Tumors, ed 5, Fig. 25.44B, Philadelphia, 2021, Elsevier. より)

■ 骨肉腫

　骨肉腫は,類骨基質もしくは石灰化した骨梁をつくる**悪性腫瘍である**。造血系腫瘍を除くと,骨肉腫は最も頻度の高い骨原発悪性腫瘍である。骨肉腫は二峰性の年齢分布を示し,約 75％は 20 歳以下に生じ,より低い 2 つ目のピークは,骨パジェット病・骨梗塞・放射線照射後などの骨肉腫を発生しやすい背景病態を伴う高年者にみられる(二次性骨肉腫 secondary osteosarcomas)。男性が女性よりも多い(1.6：1)。どの骨にも罹患しうるが,通常長管骨骨幹端に生じ,若年成人では,約 50％は膝周囲の,大腿骨遠位もしくは脛骨近位である。

　骨肉腫は,進行性に増大する有痛性腫瘤を呈する。病的骨折が初発症状ともなる。典型的には,画像所見では,大きく,破壊性で,溶骨像と硬化像との混じる腫瘍が周囲への浸潤性境界を示す(図 19.15)。腫瘍は,しばしば皮質骨を破り,骨膜を持ち上げ,三角形楔形状の活動性骨膜下骨形成(**コッドマン三角 Codman triangle**)をなす。この所見は悪性腫瘍を示唆するものの,骨肉腫に診断を確定するものではない。

病態形成

　骨肉腫の頻度の頂点は青年期の成長加速時期にあたる。骨肉腫が最も高頻度に生じる部位である,急速に成長する骨における成長板付近では,細胞増殖亢進により,腫瘍発生に導く突然変異が誘因される可能性もあるかもしれない。骨肉腫は,多数の染色体異常を含む,複雑な染色体の複合性構造異常や,よく知られたがん抑制遺伝子やがん原遺伝子(第 6 章)の突然変異を示し,以下のような例を含む。

- *RB* 突然変異は,散発性骨肉腫の 70％にみられる。生殖細胞系列 *RB* 遺伝子変異 germline *RB* mutation は 骨肉腫のリスクを 1000 倍増加させる。
- *TP53* は,リ・フラウメニ症候群 Li-Frameni syndrome 患者において,生殖細胞突然変異を示し,患者は,骨肉腫の頻度が著明に高い。*TP53* の生殖細胞突然変異は,散発性骨肉腫においても,しばしばみられる。
- *MDM2* および *CDK4* は,p53 と RB の機能をそれぞれ抑制し,多くの(低悪性度)高分化型骨肉腫において過剰発現している。
- *CDKN2A*(*INK4a* としても知られる)は,2 つの腫瘍抑制因子(p16 および p14)をエンコードし,多くの骨肉腫に於いて不活化されている。
- *MYC* の増幅は骨肉腫の半数近くにみられ,特に予後不良に関連している。

形態学

　骨肉腫は体積の大きな腫瘍で,ザラついた灰白色で,しばしば出血域を示し,周囲の骨皮質を破壊し,軟部組織に浸潤する(図 19.16)。広範な髄腔の腫瘍進展は,骨髄を浸潤・置換する。ときとして,**骨端線 epiphyseal plate** を越えたり関節腔に侵入することもある。

　腫瘍細胞は**多型性 pleomorphism**,大型の濃染核を有する。異型な腫瘍性巨細胞,異常核分裂像(例：三極分裂)も含む著

骨腫瘍および腫瘍関連病変　787

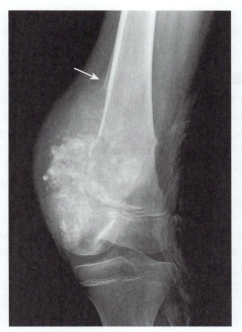

図19.15　骨肉腫のX線像
大腿骨遠位の骨肉腫で，著明な骨形成が軟部へと広がる。持ち上げられた骨膜が反応性骨形成による三角形の皮殻を形づくり，コッドマン三角として知られる（矢印）。（Czerniak B: Dorfman and Czerniak's Bone Tumors, ed 2, Fig. 5-15A, Philadelphia, 2016, Elsevier. より）

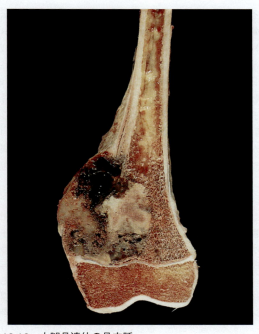

図19.16　大腿骨遠位の骨肉腫
広範な皮質骨破壊と骨膜下増生。腫瘍は，骨端成長軟骨板の骨幹端側に限局する。出血域は生検部を表す。（Czerniak B: Dorfman and Czerniak's Bone Tumors, ed 2, Fig. 5-17A, Philadelphia, 2016, Elsevier. より）

明な細胞分裂像を示す。広範な壊死，血管侵襲もしばしばみられる。石灰化を伴わぬ類骨基質や，石灰化した骨産生する悪性腫瘍細胞の存在が，骨肉腫の診断に必要で（図19.17），それらの細胞外基質は，典型的には，繊細でレース状だが，幅広いシート状または幼若な骨梁状になる場合もある。

臨床的特徴

　骨肉腫は，(1) **術前化学療法** neoadjuvant chemotherapy，(2) 外科手術，(3) 化学療法の集学的アプローチにより治療される。外科手術により確認される術前化学療法による壊死の程度が，重要な予後判定所見である。骨肉腫は悪性度が高く，血行性に肺転移する。化学療法の導入により予後は有意に改善し，初診断時に転移巣が確認されない患者での5年生存率は60～70％に達するが，転移例・再発例・二次性骨肉腫などの患者の転帰は，いまだに不良である。

■ 軟骨形成腫瘍

　これらの腫瘍は硝子軟骨をつくることが特徴である。良性軟骨形成腫瘍が悪性のものよりずっと頻度が高い。

■ 骨軟骨腫

　この病変は無柄固着性または骨性隆起による有茎性で

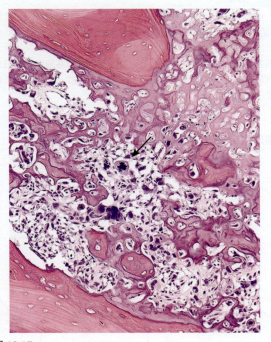

図19.17
多型性悪性腫瘍細胞から産生されるレース状の類骨が，骨肉腫の既存の層板骨を架橋する。異常核分裂像に注目（矢印）。（Czerniak B: Dorfman and Czerniak's Bone Tumors, ed 2, Fig. 5-24D, Philadelphia, 2016, Elsevier. より）

ある。約85％は単発性である。残りは，**多発性遺伝性外骨腫症候群** multiple hereditary exostosis syndrome（後述）の部分像としてみられる。単発性骨軟骨腫は，通常，青年期後半から若年成人期に初診断されるが，多発性骨軟骨腫は小児期にみつかる。男性は，女性の3倍多い。骨軟骨腫は，内軟骨性骨化による骨に発生し，長管骨の成長板近くの骨幹端，特に膝関節周囲から生じる（図19.18）。緩徐に増生する腫瘤で，神経を圧迫したり，茎が折れたりすると疼痛を生じうる。多くの場合，偶然みつかる。多発性遺伝性外骨腫では，基盤骨は屈曲短縮し，骨端部成長障害の関与を示す。

病態形成

遺伝性外骨腫には，*EXT1* 遺伝子もしくは *EXT2* 遺伝子における生殖細胞性機能喪失突然変異，および，それに伴う成長板軟骨細胞の残りの野生型対立遺伝子の機能喪失が関与する。*EXT1* もしくは *EXT2* の発現低下は散発性骨軟骨腫にもみられる。これらの遺伝子は，ヘパラン硫酸グリコサミノグリカン heparan sulfate glycosaminoglycan を合成する酵素をコードする。減少した，もしくは異常なグリコサミノグリカンは，軟骨成長の局所調節因子であるインディアン ヘッジホッグ Indian hedgehog 因子の正常な拡散を妨げ，その結果，ヘッジホッグシグナル伝達 hedgehog signaling，および，軟骨細胞の分化を障害する。

形態学

骨軟骨腫は 1〜20 cm 大である。軟骨帽は硝子軟骨（図19.19）からなり，外縁は**軟骨膜** perichondrium に覆われる。軟骨は成長板様を模し，内軟骨性骨化を示し，新生骨が頭部と茎との内部を形成する。茎の皮質骨は基盤骨の皮質骨へと移行し，骨軟骨腫の髄腔と基盤骨の髄腔とが連続する結果となる。

臨床的特徴

骨軟骨腫は，通常，成長板閉鎖の時期に成長が止まる。

有症性の腫瘍は，単純切除で治癒する。ごくまれに二次性の軟骨肉腫が，通常は，多発性遺伝性外骨腫に伴う腫瘍において，生じる。

■ 軟骨腫

軟骨腫 chondroma は硝子軟骨の良性腫瘍で，通常，軟骨内骨化性の骨に生じる。腫瘍は，**髄腔内**（**内軟骨腫** enchondroma），もしくはまれに，皮質骨表面に〔**骨表（傍骨）軟骨腫** juxtacortical chondroma〕発生する。内軟骨腫は通常20〜50歳に診断される。典型的には手足の小管状骨骨幹端に単発する。画像所見の特徴は，内部に不規則な石灰化を伴う限局性の骨透亮像，硬化縁，変化なく保たれた皮質骨である（図19.20）。オリエール病 Ollier disease とマフッチ症候群 Maffucci syndrome とは，多発性内軟骨腫（内軟骨腫症 enchondromatosis）を特徴とする。

大型の骨に生じる散発性の内軟骨腫のほとんどは無症状で，偶然にみつかるが，ときとして有痛性の病的骨折をきたす。

病態形成

イソクエン酸デヒドロゲナーゼ isocitrate dehydrogenase の2つのアイソフォームをコードする *IDH1* 遺伝子および *IDH2* 遺伝子のヘテロ接合性機能獲得性突然変異が，症候群性および単発性の内軟骨腫の軟骨細胞において認められる。この突然変異は IDH タンパク質に新たな酵素活性を付与し，2 ヒドロキシグルタル酸 2-hydroxyglutarate の合成を導く。第6章で論じたように，このいわゆる"がん代謝物 oncometabolite"は，いくつかのがん関連遺伝子の発現を恐らく変化させるであろう効果としての DNA メチル化の制御を妨げる。

形態学

通常，内軟骨腫は 3 cm 以下，灰青色透明である。硝子軟骨の境界明瞭な複数の結節内に埋まる，良性様にみえる軟骨細胞よりなる（図19.21）。結節の辺縁では内軟骨性骨化を，

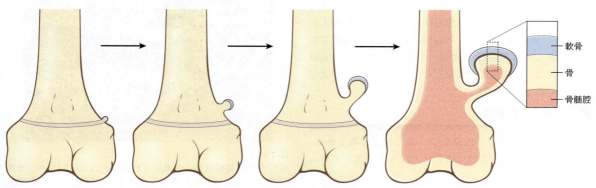

図 19.18　骨軟骨腫発生の経過
骨軟骨腫の発生は骨端軟骨からの外方増生に始まる。

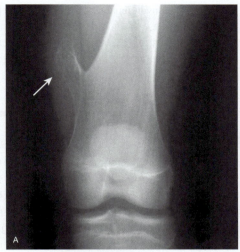

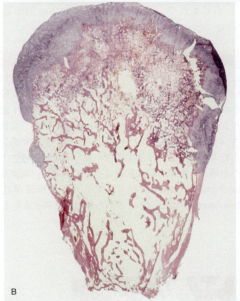

図 19.19　骨軟骨腫
A：大腿骨遠位から生じた骨軟骨腫（矢印）の画像所見。B：表面に狭い軟骨帽を有する有茎性骨軟骨腫の全割切片標本。（Czerniak B: Dorfman and Czerniak's Bone Tumors, ed 2, Fig. 6-81D, Philadelphia, 2016, Elsevier, 2016. より）

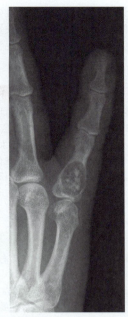

図 19.20　手指基節骨（proximal phalanx）の内軟骨腫
中心石灰化を伴う骨透亮性軟骨結節が皮質骨を菲薄化させているが破ってはいない。

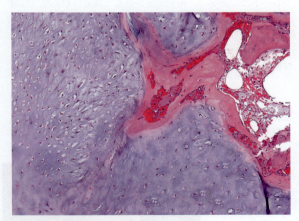

図 19.21　内軟骨腫の組織像
内軟骨腫は，薄い反応性骨層に囲まれた硝子軟骨の結節からなる。

中心部では石灰化や梗塞も伴う。症候群性内軟骨腫症では，散発性内軟骨腫に比べ，細胞密度・異型がより高度な場合もある。

臨床的特徴

軟骨腫の増生能は限定的である。治療は臨床的な状況に従い，多くの場合は経過観察または掻爬が行われる。単発の軟骨腫の肉腫化はまれだが，内軟骨腫症に伴うものは，肉腫化の頻度がより高い。

■ 軟骨肉腫

軟骨肉腫 chondrosarcoma は軟骨を産生する悪性腫瘍である。（骨肉腫に次いで）2番目に多い，悪性基質産生性骨腫瘍である。**通常型** conventional（硝子軟骨産生性），脱分化 dedifferentiated，淡明細胞 clear cell，間葉性 mesenchymal の各型に亜分類され，約90%は通常型なので，我々もそれに絞って論じる。通常型軟骨肉腫の患者は通常40歳以上で，男性が女性の2倍多い。通常型軟骨肉腫の約15%は二次性で，先行する内軟骨腫または骨軟骨腫から発生する。通常型軟骨肉腫は中心骨格，特に骨盤骨，肩，肋骨などに好発する。対照的に，

骨肉腫は，大腿骨，脛骨のような長管骨の骨幹端領域に通常生じる。画像所見では，腫瘍は骨皮質を破壊し，軟部腫瘤を形成し，石灰化した軟骨が綿毛状の濃度の領域としてみえる。

病態形成

多発性骨軟骨腫症候群に生じる軟骨肉腫は，軟骨基質タンパク合成を制御する EXT1 および EXT2 遺伝子の機能喪失性突然変異を示し，軟骨腫症関連軟骨肉腫および散発性軟骨肉腫，ともに，IDH1 または IDH2 の突然変異を伴う場合がある。DNA メチル化による CDKN2A 腫瘍抑制遺伝子 locus の発現抑制 silencing も，散発性軟骨肉腫には多い。

形態学

通常型軟骨肉腫は大きな腫瘍で，光沢のある灰白色・透明な軟骨性の結節からなり，ゼラチン状もしくは水腫状領域も伴う（図 19.22A）。局在性（斑状）の石灰化は典型的で，中心壊死により囊胞性空隙も伴う。皮質骨外進展が多い，組織学的には，軟骨が髄腔内に浸潤し，正常な骨梁を取り込む（図 19.22B）。腫瘍の細胞密度，細胞異型，核分裂の程度はさまざまで，その程度により1から3までグレードを分ける。グレード1の腫瘍は，細胞密度が低く，腫瘍性軟骨細胞は腫大した水疱状の核に小型の核小体を有する。これに対し，グレード3の軟骨肉腫は，高い細胞密度，高度の多型性，異型な腫瘍性巨細胞およびしばしば認められる細胞分裂像により特徴づけられる。

臨床的特徴

軟骨肉腫は，通常，有痛性で，進行性に増大する腫瘤を呈する。通常型 conventional 軟骨肉腫のほとんどはグレード1，転移はまれ，5年生存率80〜90%である。これに対し，グレード3の腫瘍の70%は血行性転移（典型的には肺に）し，5年生存率は50%未満である。通常型軟骨肉腫の治療は外科的広範切除である。

起源不明の腫瘍

ユーイング肉腫

ユーイング肉腫 Ewing sarcoma は小円形細胞からなる悪性腫瘍で，22番染色体上の EWSR1 遺伝子を含む転座により特徴づけられる。ユーイング肉腫は骨原発悪性腫瘍の約10%を占め，小児骨組織において，骨肉腫に次いで2番目に多い肉腫である。患者の80%は20歳未満で，男児が女児よりいくぶん多い。ユーイング肉腫はきわめてまれで，米国では，毎年約200例が診断されている。

病態形成

ほとんど全例（＞90%）で，ユーイング肉腫は，（11;22）(q24;q12) の均衡型転座 balanced translocation により，22番染色体上の EWSR1 遺伝子と11番染色体上の FLI1 遺伝子とのインフレーム融合 in-frame fusion が生じる。この遺伝子は，キメラ EWS/FLII タンパクをコードし，クロマチンに結合し，転写を抑制し，不明の機序により，無制御増生・異常分化へと導く。腫瘍の細胞起源は不明であるが，間葉系幹細胞 mesenchymal stem cell および未分化神経外胚葉性細胞 primitive neuroectodermal cell が最も有力な候補とされる。

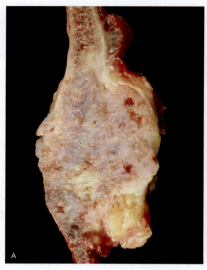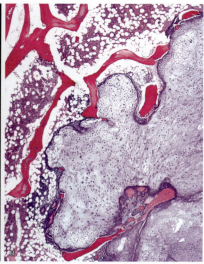

図19.22　軟骨肉腫
A：硝子軟骨結節が胸骨の髄腔内に進展し，皮質を超えて増生し，胸骨周囲軟部組織に，比較的境界明瞭な軟部腫瘤を形成する。
B：軟骨肉腫が既存の層板骨を通り抜けて浸潤する。（Czerniak B: Dorfman and Czerniak's Bone Tumors, ed 2, Figs. 7-10A, 7-14C, Philadelphia, 2016, Elsevier. より）

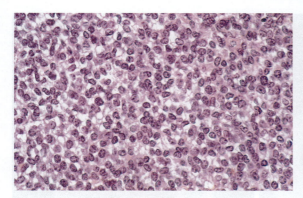

図 19.23　ユーイング肉腫の組織像
ユーイング肉腫は，最小限の明るい胞体を伴う小円形細胞のシート状増生からなる。

形態学

　ユーイング肉腫は骨幹部髄腔内に生じ，通常，皮質骨・骨膜・軟部組織に浸潤する。腫瘍先進部への骨膜反応は特徴的な，タマネギの皮状の形状 onion-skin apearance をなす，層状の反応性骨形成を形成する。肉眼上は，腫瘤は，軟らかく，褐灰白色で，しばしば出血・壊死を伴う。小児の**小円形細胞性 blue cell tumor** の1つである（第4章）。顕微鏡的には，リンパ球よりやや大きく，より接着性のある均一な小円形細胞のシートをなす（図 19.23）。胞体は狭く，糖原に富むため淡明にもみえる。**ホーマーライト型ロゼット Homer-Wright rosette**（線維性領域を中心とする円周状の腫瘍細胞塊）を伴う場合もある。腫瘍細胞は骨も軟骨も生成しない。

臨床的特徴

　腫瘍は有痛性・増生腫瘍で，通常は長管骨骨幹部に生じるが，20%は骨外性である。罹患部はしばしば軟らかく，熱感があり，腫脹する。画像的には浸潤性境界を伴う破壊性溶骨性腫瘤で，周囲軟部組織へと広がる。ユーイング肉腫は高悪性度腫瘍であるが，術前補助化学療法 neoadjuvant chemotherapy に外科切除を追加し，放射線療法を行うもしくは行わない場合での5年生存率は75%，長期寛解率は50%である。

■ 骨巨細胞腫

　骨巨細胞腫 giant cell tumor は，破骨細胞型の多核巨細胞の存在と，骨端部という局在を特徴とする。良性ながら，局所的に増殖性が高い。この比較的低頻度の腫瘍は，20歳代から40歳代 (third through fifth decades of life) にみられることが多い。

病態形成

　骨巨細胞腫に含まれる細胞の大半は，非腫瘍性の破骨細胞およびその前駆細胞である。腫瘍細胞自体は幼若な骨芽細胞前駆細胞で，RANKLを高度に発現し，RANKLが，破骨細胞前駆細胞の増殖と成熟破骨細胞への分化とを促進する。骨芽

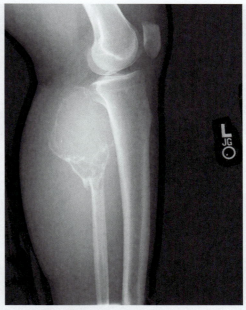

図 19.24　骨巨細胞腫の X 線像
画像所見上，腓骨近位のこの骨巨細胞腫は，主として溶骨性かつ，皮質骨の破壊を伴って膨張性である。病的骨折も存在する

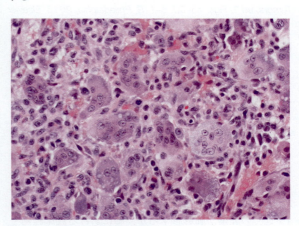

図 19.25　骨巨細胞腫の組織像
骨巨細胞腫が，単核間質細胞を背景に，多数の多核巨細胞を示す。

細胞と破骨細胞との間の正常のフィードバックの欠如は，限局性，かつ，高度に破壊性の骨再吸収を引き起こす。

形態学

　骨巨細胞腫は，典型的には，被覆する骨皮質を破壊し，膨隆性の軟部腫瘤を形成し，反応性の骨殻状骨形成により縁取られる（図 19.24）。肉眼的には，赤褐色調の腫瘤で，しばしば嚢胞変性を示す。顕微鏡的には，骨・軟骨形成は明瞭ではなく，腫瘍は 100 個，もしくはそれ以上の核を有する多数の反応性破骨細胞型多核巨細胞と，より目立たない，均一な卵円形単核腫瘍細胞の介在とからなる（図 19.25）。

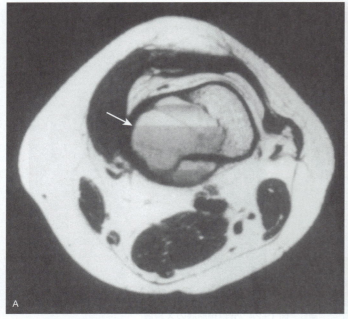 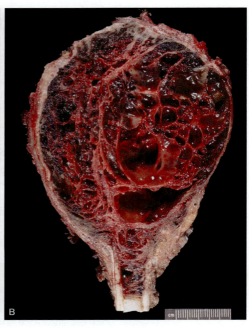

図19.26　動脈瘤様骨嚢胞
A：MRI軸写（水平断）axial magnetic resonace image での特徴的な液面形成 fluid-fluid levels（矢印）を示す。B：動脈瘤様骨嚢胞の肉眼像。この半割された腓骨近位部では，病変は出血性・海綿状を呈する。（Czerniak B: Dorfman and Czerniak's Bone Tumors, ed 2, Figs. 15-5C, 5-11B, Philadelphia, 2016, Elsevier. より）

臨床的特徴

　骨巨細胞腫は長管骨の骨端部に生じ，大腿骨遠位・脛骨近位に最も多い。この発生部位は特徴的で，多くの他の骨腫瘍より離れて腫瘍を位置づける。関節近くという局在は，関節炎様症状を引き起こしうる。時には病的骨折としても認められる。骨巨細胞腫は典型的には掻爬により治療されるが，40～60％で局所再発をみる。RANKLインヒビターであるデノスマブは，切除術が変形を伴ったり，機能低下をまねく場合などに，外科切除に代わり，骨巨細胞腫の治療に有効であるともされる。4％近くの腫瘍が肺転移するが，肺における臨床経過も原発巣における臨床経過と同様とされ，多くの患者は，転移病巣切除により治癒する。

■ 動脈瘤様骨嚢胞

　動脈瘤様骨嚢胞 aneurysmal bone cyst（ABC）は，血液に満たされた多房性の嚢胞性空隙を特徴とする。どの年齢にも生じるが，大部分は青年期にみられる。大腿骨，脛骨，椎体の後方成分に最も好発する。

● 病態形成

　ABCにおける紡錘形細胞は起源不明で，しばしば，染色体17p13の再構成により，USP6のコード領域と，調節領域，最も多くは COLIAI 遺伝子領域，との融合が生じ，USP6 の過剰発現が誘導される。USP6 遺伝子は，transcription factoer NF-κB の活性を上方制御する脱ユビキチン化酵素をコードする。このことが，さらに，嚢胞状骨吸収を誘導するマトリックスメタロプロテアーゼなどのタンパクをコードする遺伝子発現を増強する。

● 形態学

　画像的には，ABCは通常，偏在性・膨隆性・溶骨性の境界明瞭な骨幹端病変である。コンピュータ断層撮影法（CT）および核磁気共鳴画像法（MRI）では，内部隔壁と特徴的な**液面形成 fluid-fluid level** とを示す（図19.26A）。肉眼的には，血液を入れ，菲薄な褐白色の隔壁に隔てられ，血液の充満した，多嚢胞性変化である（図19.26B）。隔壁は内皮の被覆を欠き，腫大し均一な線維芽細胞，破骨細胞様多核巨細胞，反応性の線維性骨よりなる（図19.27）。

● 臨床像

　ABCは，局所の疼痛と腫脹とを呈する。良性病変であるが，**局所侵襲性** locally aggressive である。
　治療は，掻爬 curettage または**切除・摘出** excision による。10～50％の症例に再発がみられる。

■ 骨原発腫瘍に類似する病変

■ 線維性骨皮質欠損および非骨化性線維腫

　線維性骨皮質欠損 fibrous cortical defect は，よくみられる形成異常で，線維性結合織が骨を置換する。2歳

骨腫瘍および腫瘍関連病変

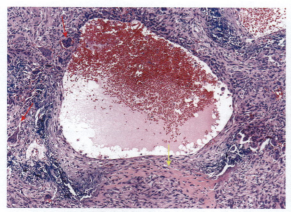

図19.27　動脈瘤様骨嚢胞の組織像
動脈瘤様骨嚢胞は、線維芽細胞性増生・反応性の線維性骨（黄色の矢印）・破骨細胞型の多核巨細胞（赤色の矢印）などを含む線維性隔壁に囲まれ、血液に満たされた嚢胞状空隙を伴う。

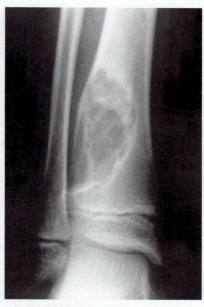

図19.28　非骨化性線維腫のX線像
脛骨遠位骨幹端の非骨化性線維腫が、硬化縁に縁取られた偏在性分葉状の透亮像を呈する。

以上の小児の50%に達する程度に認められ、典型的には、青年期の偶発的所見としてみられる。圧倒的大多数が、大腿骨遠位および脛骨近位の骨幹端に偏在性に生じ、約半数は両側性または多発性である。ほとんどは、径0.5cm未満であるが、5～6cmに増生した病変は非骨化性線維腫 nonoffifying fibroma (NOF) として分類される。線維性骨皮質欠損および、髄腔に生じる骨幹端線維性欠損 metaphyseal fibrous defect は両方とも、狭い硬化縁に囲まれ、明瞭に境界された、放射線透亮像である（図19.28）。この所見は十分に特異的であり、生検はほとんど必要とされない。

形態学

非骨化性線維腫 nonoffifying fibroma は灰色から黄褐色の、細胞に富む病変で、線維芽細胞とマクロファージとを含む。細胞学的におとなしい線維芽細胞はしばしば花筵様 storiform（風車様 pinwheel）状に配列し、マクロファージは泡沫状の胞体を有する細胞集塊として、もしくは多核巨細胞のかたちをとる（図19.29）。ヘモジデリンが通常存在する。

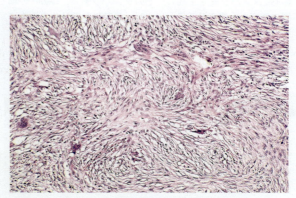

図19.29　線維性骨皮質欠損もしくは非骨化性線維腫
良性紡錘形細胞によりなる花筵様の形状に散在する破骨細胞型の多核巨細胞が線維性骨皮質欠損もしくは非骨化性線維腫の特徴である。

臨床的特徴

小さなNOFのほとんどは数年で自然消退する。進行性に増大する少数例では、病的骨折を伴うこともあり、別の腫瘍の可能性を除外するために生検も必要となる。そのような症例は掻爬により治療され、骨移植が必要なこともある。

■ 線維性異形成

線維性異形成 fibrous dysplasia は、局所的な形成障害による良性腫瘍で、正常骨のすべての構成成分が認められるものの、それぞれが成熟した構造に分化していない。この病変は骨形成の過程で生じ、散発性 sporadic または症候群性 syndromic である。病変は以下のように認められる。

- 単骨性 monostotic：1つの骨に生じる。
- 多骨性 polyostotic：複数の骨に生じる。
- マザブラウド症候群 Mazabraud syndrome：骨異形成と軟部粘液腫との併存。
- マッキューン・オルブライト症候群 McCune–Albright syndrome：多骨性線維性異形成、カフェオレ（café–au–lait）状の皮膚色素沈着および、内分泌異常、特に性早熟を伴う。

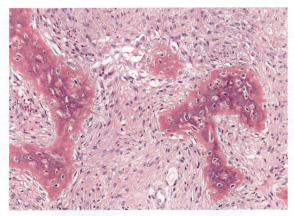

図 19.30　線維性異形成
線維性異形成は，骨芽細胞による明瞭な周囲縁取りに欠け，線維性組織の背景内に生じる，屈曲線状の線維性骨よりなる。

多骨性線維性異形成は成人に及んでも問題を残す場合がある。四肢帯に生じた場合は，広範な変形や骨折を起こす可能性もある。高度の骨痛を抑えるためにビスホスホネート製剤 bisphosphonate も投与される。まれな合併症は，その多くは多骨性病変にみられ，肉腫への悪性転化である。

転移性腫瘍

転移性腫瘍 metastatic tumor は，最も頻度の高い悪性骨病変で，原発性骨悪性腫瘍 primary bone cancer よりもはるかに多い。腫瘍の骨への転移経路は，(1) 直接進展，(2) リンパ行性・血行性の散布，(3) 脊髄内播種（バトソン静脈叢を経由する）などである。どのようながんでも骨転移をきたしうるが，成人では，骨転移の75％以上は，前立腺・乳腺・腎・肺のがんに由来する。小児では，神経芽腫 neuroblastoma，ウィルムス腫瘍 Wilms tumor，横紋筋肉腫 rhabdomyosarcoma が，骨転移の最も多い原発病変である。

骨転移は典型的には多発性で，中心軸骨格，特に脊柱にみられる。画像的には純溶骨像 purely lytic（骨破壊性），純造骨像 purely blastic（骨形成性），または，それらが混在する。前立腺癌のようなある種の腫瘍群では，典型的に骨形成性転移 osteoblastic metastasis を形成する一方，腎癌・乳癌のような他の腫瘍群では，ほとんどの場合，溶骨性病変を伴う。転移性がん細胞と，転移先の本来の骨細胞との相互作用がこのような異なる特徴に関与している。腫瘍細胞は，プロスタグランジン prostaglandin，サイトカインおよび，破骨細胞の活性を促す副甲状腺ホルモン様ペプチド PTH–like peptide を分泌する。一方，骨吸収により，腫瘍細胞増生を促す基質結合増殖因子が放出される。新生骨を布置するように骨芽細胞を刺激する，WNT タンパクを，腫瘍細胞が分泌することにより，結果として骨硬化性転移が成立しているとも思われる。

骨転移の存在は一般的には予後不良であるが，乳癌および前立腺癌からの転移は，ホルモン治療により，ときとして，年余に及ぶ抑制が可能である。その他のがんに対する，治療の選択肢としては，全身化学療法・免疫療法，局所性放射線治療・ビスホスホネート bisphosponates 投与，などがある。病的骨折に対する保存的安定術として外科手術が必要な場合もある。

病態形成

線維性異形成のすべての亜型は，下垂体腺腫においてもみられる（第18章）*GNAS1* 遺伝子の機能獲得性突然変異により発生する。この突然変異は，**恒常活性型** constitutively active の Gs タンパク質を生成し，そのタンパク質が，cAMP の細胞内濃度を上昇させることにより，骨芽細胞の分化を障害する。胚発生のどの時期に突然変異が生じるかによって，また，突然変異が生じた間葉系細胞の比率と局在とにより，表現型は異なる。

形態学

線維性異形成では，髄腔内融解性病変が拡大し，骨の弯曲と皮質骨の菲薄化とをもたらす。骨膜反応には通常欠ける。病変組織は肉眼的に，茶白色，粗糙で，骨芽細胞の縁取りを伴わず，中等度の密度の線維芽細胞性増生に囲まれた，**線維性骨** woven bone の曲線的な骨梁よりなる（図19.30）。囊胞変性・出血・泡沫状マクロファージもその他のよくみられる所見である。

臨床的特徴

単骨性線維性異形成の多くは成長板の閉鎖とともに増大が止まる。病変はしばしば無症状だが，疼痛・骨折をきたす場合もある。有症性の病変は掻爬により治療されるが，再発がよくみられる。

関節

関節 joint は，可動性と機械的な安定性とを可能にする。**固着性** solid（**非滑膜性** nonsynovial）と空隙性 cavitated（**滑膜性** synovial）とに分類される。固着性関節は**不動関節** synarthrosis ともよばれ，構造的安定性を与え，最小限の可動性を許容する。それらは関節腔に欠け，頭蓋骨縫合の線維性不動関節 fibrous synarthroses や，胸骨・肋骨間や骨盤骨間の軟骨性不動関節 cartilaginous synarthroses を含む。滑膜性関節は，これとは対照的に，関節腔を有し広い関節可動域を可能とする。滑膜がこれらの関節を囲む。滑膜は貪食能を有する特別なマクロファージである type A 滑膜細胞 type A synoviocytes と，線維芽細胞性と同様に，ヒアルロン酸や種々のタンパク

質を生成する type B 滑膜細胞 type B synoviocytes とに覆われる。滑膜細胞層は基底膜を欠き，したがって，血液と滑液との間での栄養・老廃物・気体の効率的な交換が可能となっている。滑液は血漿の透過液で，滑膜細胞によりつくられたヒアルロン酸を含み，粘稠な潤滑液として働き，関節軟骨に栄養を供給する。

硝子軟骨は，弾力性の衝撃緩衝物かつ荷重抵抗性表面を与える，特異な結合組織である。硝子軟骨は，Ⅱ型コラーゲン，プロテオグリカン，および軟骨細胞からなり，血管・リンパ管・神経支配に欠ける。膠原線維は張力性の負荷に耐え，垂直方向の荷重を支える。水分とプロテオグリカンとは加圧に耐え，摩擦を減少させる。軟骨細胞は基質を生成し，それを改造・再構成する酵素を分泌する。これらの分解酵素は不活性型として生成され，これも軟骨細胞から産生されるインヒビターにより，抑制を受ける。

関節炎

関節炎は，関節の炎症である。最も多い関節炎の形態は，骨関節症 osteoarthritis とリウマチ性関節炎 rheumatoid arthritis で，それぞれ，病因，臨床像・病理学的所見などの異なる病態・疾患である（表 19.2）。

骨関節症（変形性関節症，骨関節炎）

骨関節症 osteoarthritis（OA）（変形性関節症 degenerative joint disease）は軟骨の変性を特徴とし，滑膜性関節の構造的・機能的障害を引き起こす最も頻度の高い関節疾患である。骨関節炎という表現は炎症性疾患を示唆するが，病態としての骨関節症（変形性関節症）自体は第一義的には，関節軟骨の変性疾患であり，二次的な病態因子として炎症を伴う。

OAの多くは，当初は気づかれにくいまま，明確な誘因なく加齢現象として発症する（**特発性または一次性骨関節症 idiopathic or primary osteoarthritis**）。この場合，通常は単関節性（すなわち，限られた関節のみの発症）である。約 5％ の症例では，関節変形，関節外傷の既往，関節におけるリスクを高める全身系統疾患（例：糖尿病，肥満）の背景などの何らかの誘因を伴って，OA が若年者にもみられる。これらを背景とする場合，二次性骨関節症とよばれる。OA の罹患率は 50 歳を超えると対数的に増加し，70 歳以上の 40％ が罹患する。

病態形成

OAの病変は，関節軟骨の変性とその修復の異常に起因する。生体内機械的負荷が，損傷の基盤となる主な病理学的機序であるが，基質の構成成分やシグナリング分子などをコードする遺伝子の多型性を含めた遺伝性因子も，軟骨細胞の傷害や細胞外基質の変化を引き起こしうる（図19.31）。

骨関節症の初期には，おそらく基質欠損に反応して，軟骨細胞が増殖し，二型膠原線維 type Ⅱ collagen 網を分解するマトリックスメタロプロテアーゼ群 matrix metalloproteinases（MMP）を分泌する。同時に基質の水分が増加し，プロテオグリカンの濃度が低下する。正常では水平方向に並んだⅡ型膠原線維は裂け，関節面に裂け目・亀裂が生じ（図 19.32A），関節面は顆粒状かつ軟らかくなる。軟骨細胞，滑膜細胞，およびマクロファージ由来のサイトカイン cytokines と拡散性因子 diffusible factors とが，組織損傷に反応して動員され，特に，TGF–β（MMPs 生成を誘導する），IL-1，IL-6，プロスタグランジン prostaglandin，および，一酸化窒素 nitric oxycide もまた，OA に関与し，慢性・軽度の炎症が，軟骨損傷と病変進行とに働く。TNF，骨形成タンパク質 bone morphogenetic proteins と TGF–β とが，関節辺縁での骨性隆起である骨棘 osteophytes の形成に中心的な役割を果たす。

形態学

進行した病態は，軟骨細胞消失，基質高度劣化，軟骨部の全層脱落を特徴とする。軟骨および軟骨下骨質の剥落片が関節内に崩落し，遊離体（関節鼠 joint mice）を形成する。露出した軟骨下骨質面は新たな関節面を成し，対側の関節面との摩擦は，骨露出面を研磨し，磨かれた象牙状をきたす（**骨象牙質化 bone eburnation**）（図 19.32B）。関節を構成する骨を貫く微小骨折が頻発し，骨折による裂隙は，滑液を軟骨下領域へと一方通行で流入させ，ボール弁 ball valve 状の機序により，線維性壁を有する嚢胞を形成させる。関節表面の辺

表 19.2 骨関節症とリウマチ性関節炎の特徴の比較

	骨関節症	リウマチ性関節炎
一次病原性異常	関節軟骨への機械的損傷	自己免疫
炎症の役割	おそらく二次：炎症性メディエーターが関節損傷を増強す	一次：軟骨破壊は関節抗原に反応するT細胞と抗体によって引き起こされる
関節の関与	主に体重を支える（膝，腰）	多くの場合，指の小関節から始まり，進行すると複数の関節が侵される
病理	軟骨の変性と断片化，骨棘，軟骨下嚢胞，最小限の炎症	軟骨を侵し破壊する炎症性パンヌス。重篤な慢性炎症。関節癒合
血清抗体	なし	ACPA，リウマチ因子を含むさまざまなもの
他の臓器への影響	なし	あり（肺，心臓，その他の臓器）

ACPA（Anticitrullinated peptide antibody）：抗シトルリン化タンパク質抗体

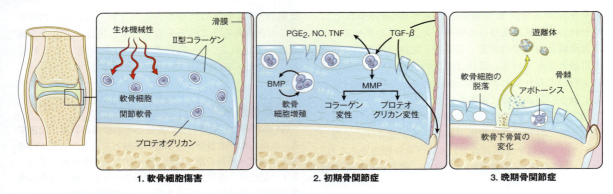

図 19.31　骨関節症(OA)の模式図解
OA は遺伝的素因を有する患者における軟骨細胞の傷害(1)に始まり，細胞外基質の変化をきたすと考えられる．(2)軟骨細胞は増殖し，傷害された基質を修復しようとするが，持続性の崩壊のほうが初期の OA における修復を凌駕する．(3)晩期の OA は，骨基質および軟骨細胞の消失とともに軟骨下骨質の傷害を示す．

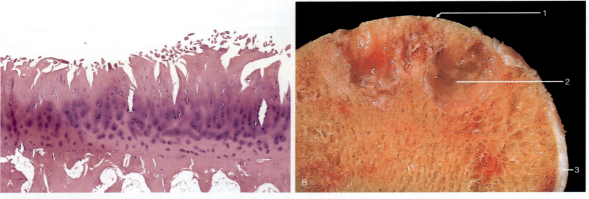

図 19.32　骨関節症
A：関節軟骨の特徴的な細線維化の組織像．B：象牙質化を呈する関節面に，軟骨下骨質(1)，軟骨下嚢胞(2)，残存する関節軟骨(3)が示されている．

縁で外方への過剰増生 osteophyte が生じ，線維軟骨および硝子軟骨に覆われ，次第に骨化する．滑膜は，軽度にうっ血・線維化するのみで，慢性炎症細胞が散在する場合もある．これらの形態変化は，リウマチ性関節炎(後述)のそれとはまったく異なり，図 19.33 に要約される．

臨床的特徴

一次性 OA は通常 50 歳代に発症する．もし若年者が OA の有意な徴候を示す場合は，背景となる原因を精査する必要がある．特徴的な症状は，動作時に増強する関節痛，朝のこわばり morning stiffness，関節雑音(**軋轢音 crepitus**)，関節可動域制限などである．骨棘による椎間孔狭窄 inpingment は頸部・腰部の神経根を圧迫し，神経根痛，**筋痙攣 spasmus**・筋萎縮・神経障害を起こす．股関節，膝関節，下部腰椎関節，頸椎関節，**近位および遠位指節間関節 proximal distal interphalangeal joint，母指手根中手関節 first carpometacarpal joint，母趾足根中足関節 first tarsometatarsal joint** などの関節に好発する．**ヘバーデン結節 Heberden node** は遠位指節間関節(DIP 関節)の顕著な骨棘で，女性により多くみられる．経過とともに関節変形をきたしうるが，**リウマチ性関節炎 rheumatoid arthritis(RA)**(後述)とは異なり，**関節癒合 fusion of joint** は生じない．画像所見で確認される病状の重篤さの程度は，疼痛や機能障害とはうまく相関しない．OA を予防する，もしくは，その進行を遅らせる治療法はない．治療は，疼痛の管理，炎症を鎮めるための NSAIDs，関節内副腎皮質ホルモン投与，運動制限，重篤な症例では関節置換術などがある．

リウマチ性関節炎

リウマチ性関節炎(RA)は慢性の自己免疫性疾患で，主に関節を侵し，非化膿性増殖性炎症性滑膜炎を起こす．RA は，しばしば関節軟骨の破壊へ，ときとしては，**関節癒着 ankylosis**(関節強直症，関節癒着症)へと進行する．関節外病変が皮膚・心臓・血管・肺に生じうる．米国における**有病率 prevalence** は約 0.25～1％で，女性が

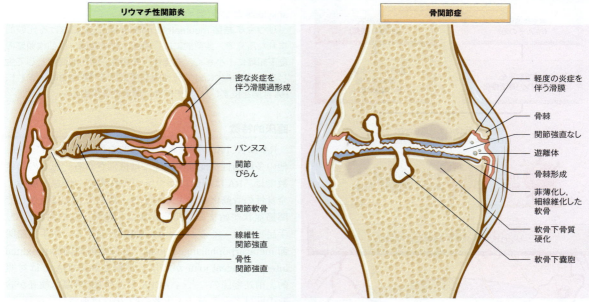

図 19.33　リウマチ性関節炎と骨関節症との形態学的特徴の比較

男性の 3 倍多い。20 歳代〜40 歳代に最も頻度が高い。

病態形成

RA の自己免疫反応は，関節抗原と反応する CD4 陽性のヘルパー T 細胞によって引き起こされる。病的変化は，**CD4 陽性 T 細胞と，おそらく抗体とにより引き起こされた炎症の結果である**（図 19.34）。膠原線維 collagen や化学的に修飾されたペプチド peptide を含めた，多くの関節抗原が，病的な免疫反応の起点 initiator かつ標的として想定されている。

CD4 陽性のヘルパー T リンパ球と，他の細胞群が，以下に含まれるような，関節障害に関与する多数のサイトカイン cytokines を産生する。

- マクロファージ macrophage 由来の TNF，IL-1，および IL-6 は，白血球やその他の細胞を動員し活性化し，硝子軟骨破壊するタンパク質分解酵素の分泌を刺激する。TNF 拮抗薬の治療効果に基づき，このサイトカインは，炎症および関節損傷のキーメディエイター key mediator と信じられている。
- Th17 細胞由来の IL-17 は好中球および単球を動員する。
- 活性化 T 細胞上に発現した RANKL は破骨細胞を刺激し，破骨細胞が骨再吸収を起こす。

抗体群も関節損傷に役割を果たす。RA の滑膜はしばしば芽中心を有するリンパ濾胞と豊富な形質細胞とを含む。患者血清中に認められる自己抗体の多くは**シトルリン化ペプチド citrllinated peptide** に対して特異的で，シトルリン化ペプチドのアルギニン残基は翻訳後変換によりシトルリン citrulline に変化する。関節内に認められる，フィブリノゲン fibrinogen，II 型コラーゲン type II collagen，αエノラーゼ α-enolase およびビンキュリン vinculin を含むいくつかのタンパク内には，修飾された抗原決定基 epitopesepi が存在する。**抗シトルリン化タンパク質抗体** anticitrullinated peptide antibody（ACPA）は RA 患者の 70％ に達する症例の血清に認められる診断指標である。いくつかのデータは，ACPA が疾患の重篤度 severity と持続性 persistence とに影響を及ぼすことを，示唆する。患者の約 80％ はさらに，IgG の Fc 領域に結合する血清 IgM または IgA 自己抗体も示す。これらの**自己抗体はリウマチ因子 rheumatoid factor** とよばれ，疾患の進行における役割については不明で，RA に罹患していないヒトにも認められる場合もある。

他の自己免疫病と同じく，遺伝的素因と環境因子とが，疾患の発生・進行・慢性化に関与する。RA を発症するリスクの 50％ は遺伝的素因であるとされる。HLA-DR4 対立遺伝子 allele は ACPA 陽性の RA と連関する。示された事実は，シトルリン化タンパク質である**ビンクリン vinculin** 上の**エピトープ（抗原決定基）epitope** が，多くの微生物上のエピトープと類似し，クラス II HLA-DR4 分子により提示されうること（分子相同性 molecular mimicry）を示唆する。

環境因子には，多数の候補が想定されている。患者の少なくとも 70％ は，炎症に際してつくられたと思われる ACPA を血中に有する。（歯周炎を含む）感染や喫煙のような悪条件が自らのタンパク質のシトルリン化を促進し，自己免疫反応の引き金となる新たなエピトープ epitope をつくる可能性がある。

形態学

RA は典型的には，主として手足の小関節を侵す左右対称性の**関節炎 arthritis** としてみられる。滑膜は浮腫，肥厚，過形成を呈し，本来の平滑な遊離縁は繊細かつ球状の絨毛の被覆に置き換わる（図 19.35A,B）。特徴的な組織所見は，（1）**滑膜細胞の過形成 synoviocyte hyperplasia** と増殖 proliferation，

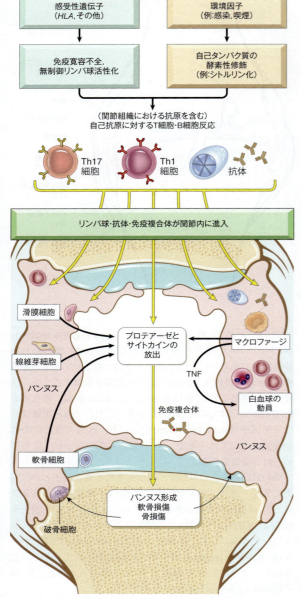

図19.34　リウマチ性関節炎の病態形成にかかわる主な経路

(2)CD4 陽性のヘルパー T 細胞，B 細胞，形質細胞，樹状細胞，マクロファージからなる**密な炎症細胞浸潤 dense inflammatory infiltrate**（図19.35C），(3)血管新生に伴う血管増生，(4)滑液膜と関節との表面の，好中球および器質化フィブリン塊，そして(5)軟骨下基質における破骨細胞活性により，関節辺縁のびらんと軟骨下嚢胞などである。これらの変化総体として，浮腫性滑液膜・炎症細胞・肉芽組織・線維芽細胞の集塊である**パンヌス pannus** を形成し，それが関節軟骨上に増生し，関節軟骨のびらんを起こす。進行例では，パンヌスは骨同士を架橋し，**線維性関節強直症 fibrous ankylosis** を形成し，後には骨化し，**骨性関節強直症 bony**

ankylosis となる（図19.33）。

リウマチ結節 rheumatoid nodule は，RA における比較的まれな所見で，典型的には，前腕・肘・後頭・腰仙椎領域の皮下組織に，小さく，充実性，無痛性，卵円形腫瘤として生じる。組織学的には壊死性肉芽腫に似る（図19.36）。まれに RA は肺を侵す（リウマチ結節，間質性肺疾患）。

臨床的特徴

RA は ACPA の存在と，特徴的な画像所見とにより，他の多関節性炎症性関節症とは区別される。患者の約半数では，RA は緩徐にかつ気づかれずに，倦怠・疲労・全身性の骨筋肉痛により始まる。数週もしくは数か月で関節症状が始まる。関節症状は，通常，左右対称性で，手足・手首・くるぶし・肘・膝に好発する。中手指節関節 metacarpophalangeal joint，近位指節間関節 proximal interphalangeal joint がしばしば侵される（OA とは対照的。前述参照のこと）。ACPA および RF の臨床検査が診断の助けとなるが，RA 患者の約 20% は血清反応陰性で，この場合の診断は臨床所見に基づく。

罹患した関節は腫脹・熱感・疼痛を伴う。OA とは対照的に，朝の起床時や，関節動作停止経過後に患者の関節がこわばる。典型例では，進行性の関節腫大・可動域制限により，寛解・増悪を繰り返し進む経過をたどる。少数の患者，特に，血清 RF，ACPA 陰性の症例では，疾患が停止したり退縮したりする場合さえもある。

腱・靱帯および，時には近接する骨格筋の炎症がしばしば関節炎に伴い，特徴的な手指の尺骨偏位や，手指の屈曲・過伸展異常をきたす（それぞれ，**スワンネック変形 swan–neck deformity** および **ボタンホール変形 boutonnière deformity**，をなす）（図19.37A）。画像所見上の指標は，関節液貯留，関節周囲の骨萎縮，骨びらん，関節裂隙狭小化，および，関節軟骨の消失である（図19.37B）。

RA の治療は，副腎皮質ホルモン，メトトレキサートなどのその他の免疫抑制剤，さらに最も注目されるのは TNF 拮抗剤などである。しかし，抗 TNF 薬剤は根治的ではなく，疾患の再燃を防ぐために，患者は TNF 拮抗剤を使い続けねばならない。TNF 拮抗剤による長期治療では，**結核菌 Mycobacterium tuberculosis** などの日和見感染性病原体の感染のリスクが高まる。T- および B- リンパ球の反応を妨げる，他の生物学的製剤も治療に使用される。

若年性特発性関節炎

若年性特発性関節炎 juvenile idiopathic arthritis（JIA）は，原因不明，おそらく自己免疫性の，多様な病態からなる疾患群で，小児期発症の関節炎としてみられ，系統的炎症の徴候を通常示す。いくつかの亜型群が含まれ，それぞれの定義は明瞭ではないが，系統性（多関節型）と，少数関節型 oligoarticular form とを含み，両者は，発症

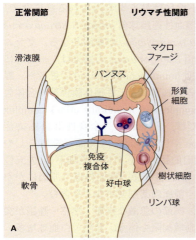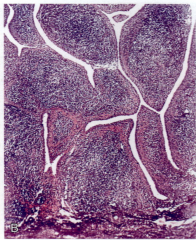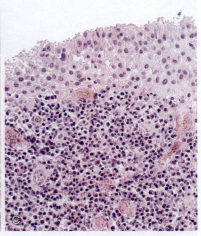

図19.35　リウマチ性関節炎
A：関節病変の模式図。B：低倍では，絨毛形成と密なリンパ球浸潤を伴う，著明な滑膜の過形成を呈する。C：高倍では，多数の形質細胞が肥厚した滑膜下に認められる。（*A：Feldmann M: Development of anti–TNF therapy for rheumatoid arthritis. Nat Rev Immunol 2:364, 2002.* より許可を得て改変）

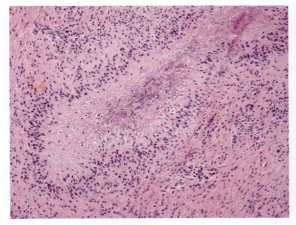

図19.36　リウマチ結節の組織像
リウマチ結節は，柵状（閲兵式様）に並んだ（palisaded）組織球でに縁取られた中心壊死からなる。

年齢のみならず臨床経過も異なる。

血清反応陰性脊椎関節炎

血清反応陰性脊椎関節炎 seronegative spondyloarthropatisは，多様な病態からなる疾患群で，以下の特徴を共有する。
- リウマチ因子に欠ける。
- 病変は，滑膜よりもむしろ骨への靱帯付着部である。
- 仙腸関節および脊椎関節を侵す
- HLA–B27 と関連する。
- 骨性増殖により **関節強直症** ankylosis（関節癒合）をきたす。

病態は免疫介在性で，おそらく，未確定の抗原に対するT細胞の反応が引き金となる。抗原はおそらく感染性で，筋肉骨格系の細胞に発現する抗原と交差反応する可能性がある。これらの疾患群に含まれる二病変を以下に述べる。

強直性脊椎炎 ankylosing spondylitis は，脊椎関節炎の基本型で，特に仙腸関節の関節軟骨の破壊と骨性強直とをきたす。本疾患は，10歳代・20歳代に下背部痛と脊椎可動域制限として症状が現れる。股関節・膝関節・肩関節などの末梢関節の病変が，少なくとも1/3の患者にみられる。患者の約90％は HLA–B27 陽性であるが，HLA–B27 の役割については不明で，疾患の引き金となる単独もしくは複数の抗原を，この MHC 変異体が提示しうる能力とおそらく関連しているのではとも推察されるが，抗原も病因となる免疫細胞も，いずれも知られてはいない。

反応性関節炎 reactive arthritis は，腸管（例：赤痢菌 *Shigella*，サルモネラ *Salmonella*，エルシニア *Yersinia*，カンピロバクター *Campylobacter*，およびクロストリディウム・ディフィシル *Clostridioides difficile*）または生殖器・泌尿器（例：クラミジア *Clamydia*）の感染後，数日から数週間後に生じる，単関節性もしくは少数関節性の関節炎と定義される。患者群の一部は，関節炎，非淋菌性尿道炎または頸管炎，結膜炎の3徴候を示す。患者のほとんどは若年成人で，HLA–B27 陽性のことが多い。疾患はおそらく感染に誘発された自己免疫反応により引き起こされる。最初の感染の数週間以内に，患者は下背部痛を経験する。足関節・膝・足が，しばしば非対称性に，最も高頻度に侵される。慢性症状の重篤な患者では，脊椎が侵され，強直性脊椎炎との区別がつかない。

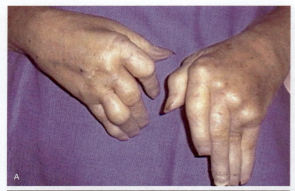

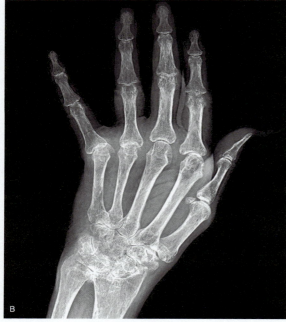

図 19.37　手のリウマチ性関節炎
A：手の著明な尺側偏位および指の屈曲 – 伸展変形。B：画像所見はびまん性の乏骨症，手根骨・中手骨・指節骨・指節骨間の各関節裂隙の著明な狭小化，関節周囲の骨のびらん，手指の尺骨偏位(ulnar drift)を含む。(A：Klatt EC: Robbins and Cotran Atlas of Pathology, ed 4, Fig. 17.67, Philadelphia, 2021, Elsevier. より)

感染性関節炎

関節は，血行性播種・皮膚からの直達性感染・軟部組織膿瘍や骨髄炎からの連続性の波及などにより感染を起こす。急速かつ恒久性の関節破壊をきたしうる点で，**感染性関節炎 infectious arthritis** は重篤な病態となりうる。

■ 化膿性関節炎

急性化膿性関節炎の原因となる細菌感染は，通常，血行性に拡散し，関節に到達する。骨髄炎と同様に，病原体は解剖学的な部位，臨床的な状況(例：外傷，静脈内薬剤使用)による。黄色ブドウ球菌 Staphylococcus aureus が成人・小児には最もよくみられる病原菌で，新生児では，B 群溶血性連鎖球菌 group B Streptococcus や，淋菌 Neisseria gonorrhoeae が原因となる。グラム陰性細菌や，緑膿菌 Pseudomonas の感染は，一般的には，免疫無防備状態 immunocompromized の患者や，静脈内薬剤使用者にみられる。先天性補体膜侵襲複合体欠損症 inherited complement membrane attack complex (C5〜C9)のヒトでは，とりわけ，全身性淋菌感染症 gonococcal infection や(それに伴う)関節炎を起こしやすい。その他の素因的状態としては，免疫不全(先天性もしくは後天性)，消耗性疾患，関節外傷，原因にかかわらず慢性関節炎，静脈内薬剤使用などを含む。

古典的な症状は，関節の急激な疼痛・熱感・腫脹が突然発症し，関節可動域制限を伴う。発熱・白血球増多・C 反応性タンパク C-reactive protein 上昇が通例である。感染は通常単関節性で，膝関節・股関節・肩関節・肘関節・手関節・胸鎖関節に頻発する。中心軸骨格関節は血管内薬剤使用者においてより多く侵されやすい。関節穿刺液が膿性で，起炎菌が同定されれば診断上有意である。早期の診断と効果的な抗菌療法により関節破壊を防ぐことが可能である。

■ ライム病関節炎

ライム病 Lyme disease は，シカマダニ Ixodes deer ticks に媒介されるスピロヘータに属するボレリア菌 Borrelia burgdorferi により引き起こされる。ライム病は，米国における代表的な節足動物媒介病である。ニューイングランドや中部大西洋岸諸州，北中西部に多くみられるが，地理的な範囲は，広がりつつある。古典的な形式では，3 つの病期を経て進行性に多臓器に及ぶ(図 19.38)。最初の皮膚感染，すなわち**初期限局性病期 early localized stage** に引き続き，**初期播種性病期 early disseminated stage** では，皮膚・脳神経系・心臓・髄膜に広がる。**後期播種性病期 late disseminated stage** は，慢性抗生剤抵抗性病態を伴う場合もある。未治療で経過すると，関節炎，特に膝関節炎が感染後数週から数か月で生じる。

現在では，多くの患者が初期に治療され治癒するので，患者におけるライム病関節炎の頻度は 10％以下で，有色人種では，古典的な移動性紅斑 erythema midrans が不明瞭なため，頻度が高くなることがある(e 図 19.3)。未治療患者の約 60〜80％は，数週から数か月持続する**遊走性関節炎 migratory arthritis**(**ライム病関節炎 Lyme arthritis**)を，最もしばしば膝関節に発症する。スピロヘータは関節炎を示す関節の 25％にしか証明されないが，抗ボレリア抗体 anti–Borrelia antibody の血清学的確認により診断が確定する。治療はボレリア属に活性を有する抗生剤を用いる。標準的な治療により 90％が治癒する。後期の抗生剤抵抗性関節炎の患者の多くでは，ポリメラーゼ連鎖反応 polymerase chain reaction(PCR)

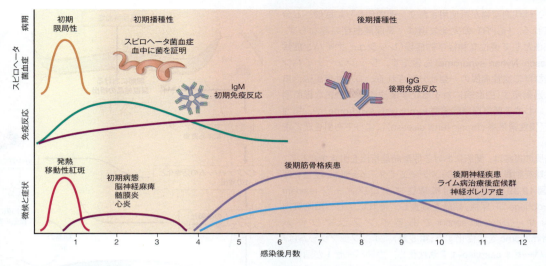

図19.38　ライム病の臨床病期
ライム病は，初期限局性・初期播種性・後期播種性の臨床的に認められる3つの病期を経て進行する。最初の症状は，スピロヘータ感染に直接由来するが，後期の徴候と症状とは免疫介在性と思われる。(Dr. Charles Chiu, University of California San Francisco, San Francisco, California. より許可を得て改変)

によっても関節液にボレリア菌が確認できない場合がある。おそらく，ボレリア菌外表面のプロテインA protein Aに対する細胞性（特にT1）および液性の反応が，何らかの未知の自己抗原と交差反応 cross–rasctし，後期のこの自己免疫性関節炎を導くのであろうと推定されている。慢性症状としては関節痛に加えて，非特異的症状（疲労感，認知障害）が含まれ，**ライム病治療後症候群 posttreatment Lyme disease syndrome(PTLDS)**として総称されている。

形態学

感染した滑液膜は，慢性滑膜炎を呈し，滑膜細胞の過形成・フィブリン沈着・単核球浸潤（特にCD4陽性T細胞），および，動脈壁のタマネギの皮状の肥厚を伴う。重篤例の形状はリウマチ性関節炎に類似しうる。

結晶沈着性関節炎

種々の関節疾患に伴って，関節に結晶が沈着する。内因性の結晶のうち病因となるのは，尿酸ナトリウム1水和物 monosodium urate(MSU)（**痛風 gout**），ピロリン酸カルシウム calcium pyrophosphate dehydrate（**偽痛風 pseudogout**），塩基性リン酸カルシウム basic calcium phosphate などがある。人工関節に用いられる生体材料 biomaterial 等の外因性結晶 exogenous crystals もびらんに陥り，摩耗とともに破砕片残渣が蓄積する。すべての種類の結晶は，軟骨を破壊する炎症反応の引き金となり，関節の病態をつくり出す。

痛風

痛風は，関節内もしくは関節周囲への尿酸結晶沈着により発症する急性関節炎の一過性発作により示される。一次性（症例の90%）にせよ，何らかの背景疾患に伴う二次性にせよ，痛風は，組織および体液中の異常な尿酸過剰を特徴とする。

病態形成

高尿酸血症（血清尿酸値6.8mg/dL以上）が痛風の発症の必要条件であるが，十分条件ではない。尿酸値上昇は，過剰産生，排泄低下，もしくはその双方の結果として生じうる。尿酸値レベルは，種々の要因により定まる。

- **合成 synthesis**：尿酸はプリン体分解系の最終産物である。その合成亢進は典型的にはプリン体産生の何らかの異常を反映する。プリン体それ自身は，互いに連関した2つの経路の産生物である。**de novo経路 de novo pathway**では，プリンヌクレオチドは非プリン性前駆体から合成され，**サルベージ経路 salvage pathway**では，食事摂取由来，もしくはDNAやRNAの分解時に生じた，遊離プリン塩基からプリンヌクレオチドが合成される。
- **排泄**：尿酸は腎糸球体で循環血流から濾過され，腎の近位尿細管でほぼ完全に再吸収される。再吸収された尿酸のごく一部は遠位尿細管で分泌され，尿中に排泄される。

一次性痛風 primary gout では，尿酸値の上昇は，最も多くの場合，排泄の減少により，その原因についてはほとんどの患者で不明である。二次性痛風 secondary gout は，薬剤使用，もしくは，高尿酸血症をもたらす状況による。一次性痛風のごく一部は，酵素欠損による尿酸の過剰産生が原因である。例えば，ヒポキサンチン–グアニンホスホリボシルトランスフェラーゼ hypoxanthine guanine phosphoribosyl transferase (HGPRT)の部分欠損がサルベージ経路を妨げ，そのため，

プリン体代謝産物が再使用されず，その代わりに尿酸へと分解される。HGPRTの完全欠損は，高尿酸血症のみならず，臨床像として優位な神経学的症候(**レッシュ・ナイハン症候群** Lesch–Nyhan syndrome)もきたす。レッシュ・ナイハン症候群は二次性痛風の一型と分類される。二次性痛風は，また，過剰産生(白血病に対する化学療法の際の急速な細胞崩壊，いわゆる**腫瘍崩壊症候群** tumor lysis syndrome)や，排泄低下(**慢性腎疾患** chronic renal disease)によっても引き起こされる。

痛風の炎症は，関節における尿酸結晶析出を引き金として，白血球を動員する(炎症の)メディエイター mediator 産生を促す(図19.39)。滑膜の組織常住マクロファージ resident macrophage が(尿酸)結晶を貪食し，それにより，細胞質内センサー cytosolic sensor であるインフラマソーム inflammasome を活性化する(第5章)。インフラマソームは，**カスパーゼ1** caspase–1 を活性化し，カスパーゼ1が活性化IL–1βの産生にかかわる。IL–1は関節内の好中球の動員と蓄積とを促し，好中球が他のサイトカイン cytokine，フリーラディカル free radical，プロテアーゼ protease を放出する。マクロファージと好中球とに貪食された結晶もまた，ファゴリソソーム phagolysosome の膜を傷害し，ライソゾーム酵素 lysosomal enzyme の流出を導く。以上の結果が急性関節炎で，典型的には，数日から数週間で，自然に収束する。急性関節炎の発作が繰り返され，最終的には，尿酸結晶の集塊と炎症組織とからなる**痛風結節** tophus が，炎症性の滑膜や関節周囲組織に形成される。軟骨に重篤な損傷が生じ，関節機能が障害される

高尿酸血症の患者の約10%のみが臨床的な痛風を発症する。症候性痛風の成立に働くその他の因子として含まれるのは：

- 患者の**年齢**と高尿酸血症の**経過の長さ**：通常，高尿酸血症が20〜30年続いた後に痛風が発症する。
- **遺伝性素因**：よく知られた*HGPRT*の伴性遺伝性の異常に加え，尿酸もしくは鉄の輸送と炎症とに関与する遺伝子多型が痛風にも認められる。
- アルコール飲用
- 肥満
- 尿酸の排泄を低下させる薬剤(例：サイアザイド)

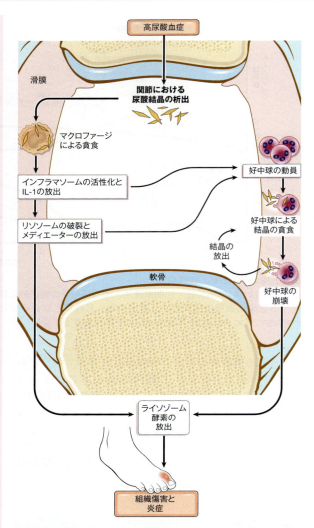

図19.39　急性痛風性関節炎の病態発生
尿酸結晶がマクロファージにより貪食され，痛風に特徴的な炎症を引き起こす種々の炎症メディエーターの産生を促す。主な炎症サイトカインの1つであるIL–1が，さらに種々の細胞からのケモカインやその他のサイトカインの放出を促すことに注目せよ。

形態学

急性痛風性関節炎 acute gouty arthritis は，滑膜および関節滑液に浸透する好中球に富む密な炎症細胞浸潤を特徴とする。**尿酸結晶** urate crystal が，関節吸引液内の好中球の胞体内にしばしばみられ，滑膜内に小集塊をなす。尿酸結晶は，長く，細く，針状で，負複屈折性である。滑膜は浮腫性・うっ血状で，好中球，および，散在性に，リンパ球・形質細胞・マクロファージも含む。

慢性結節性痛風 chronic tophaceous arthritis は，急性発作時の繰り返す尿酸結晶沈着により生じる。尿酸塩が関節面に殻状をなし，滑膜に白墨状の沈着を形成する(図19.40A)。滑膜は増生・線維化し，炎症細胞浸潤を伴って肥厚し，パンヌス pannus を形成し，そのパンヌスが直下の軟骨を破壊する。

関節軟骨・靱帯・腱・滑液包における**痛風結節** tophus は痛風の診断根拠である。痛風結節は，多数の異物型多核巨細胞反応に囲まれた尿酸結晶の大きな集塊からなる(図19.40 B，C)。

痛風腎 gouty nephropathy は，腎髄質の間質もしくは尿細管における尿酸結晶または痛風結節により引き起こされる腎合併症(例：尿酸性腎結石症 uric acid nehrolithiasis(腎臓結石 kidney stone))を指す。

臨床的特徴

痛風には4つの臨床病期が認められる。

関節炎   803

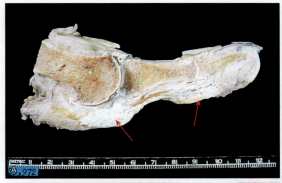
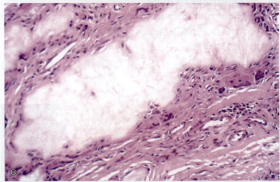
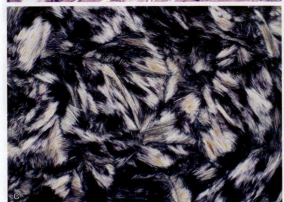

図19.40　痛風
A：手術で切断された母趾（第1足指）の関節と軟部に生じた痛風結節（矢印）。B：尿酸結節－溶解した尿酸結晶塊が，反応性線維芽細胞・単核炎症細胞・多核巨細胞に取り囲まれる。C：尿酸結晶は針状で，偏光下で非複屈折性である。

- **無症候性高尿酸血症** asymptomatic hyperuricemia は，男性では思春期前後，女性では閉経後に始まる。
- **急性痛風性関節炎** acute gouty arthritis は，突然の発症・耐えがたい関節痛・局所の発赤・熱感として現れる。初回発作のほとんどは単関節性，50％に，母趾の**中足趾節関節** metatarsophalangeal joint に生じる。未治療では，急性関節炎は数時間から数週間続き，次第に完全消退する。
- **無症状間欠期** asymptomatic intercritical period は急性関節炎収束後の無症状の期間である。適切に治療されない場合は，しかしながら，発作再発はほとん

ど避けがたく，発作を繰り返す間隔は次第に短くなり，しばしば多関節性となる。
- **慢性結節性痛風** chronic tophaceous gout は，初回の急性発作から平均約10年後に生じ，画像所見上，**傍関節性骨侵食** juxtaarticular bone erosion と関節裂隙の消失 loss of the joint space とを示す。

痛風の治療は，生活習慣の改善（例：体重減少，飲酒制限，プリン体摂取制限のための食習慣変化）と，症状を緩和し（例：NSAIDs，コルヒチン）尿酸値を下げる（例：キサンチンオキシダーゼ阻害剤 xanthine oxidase inhibitor）ための薬物療法とを目的とする。腎臓からの尿酸排泄を増加させる尿酸排泄促進薬 uricosuric drug も使用されうる。一般的には，痛風は寿命を縮めないが，生活の質には大きく影響する。

■ ピロリン酸カルシウム結晶沈着症（偽痛風）

ピロリン酸カルシウム結晶沈着症 calcium pyrophosphate crystal deposition disease（CPPD）は，**偽痛風** pseudogout としても知られ，通常，50歳以上にみられ，加齢とともに頻度が上がる。性差・人種差はない。CPPDは，**散発性** sporadic（**特発性** idiopathic），**遺伝性** hereditary，および**二次性** secondary に分けられる。ピロリン酸輸送チャネルに関する生殖細胞突然変異による，常染色体顕性遺伝の病型は，結晶沈着と関節炎とが比較的若年期に生じる。関節損傷の既往，副甲状腺機能亢進症，ヘモクロマトーシス，甲状腺機能低下症，糖尿病などの種々の病態が二次性の病型を引き起こす。研究によると，正常では石灰化（鉱質化）を抑制している関節軟骨のプロテオグリカンが分解され，軟骨細胞周囲の結晶化を引き起こすと示唆される。痛風と同様に，炎症はマクロファージにおけるインフラマソームの活性化に基づく。

形態学

結晶沈着は，関節軟骨，**半月板** menisci，**椎間板** intervertebral disc に生じ，沈着が大きくなると崩壊し，関節内に播種する。結晶は白墨状の白くもろい沈着で，組織学的には，ヘマトキシリン－エオジン染色標本で卵円形青紫色の集塊としてみえる（図19.41A）。個々の結晶は菱形，最大径 0.5～5 μm（図19.41B），正複屈折性である。炎症は痛風よりも通常軽度である。

臨床的特徴

CPPDはしばしば無症状である。しかし，急性・亜急性・慢性の関節炎を起こす場合があり，臨床的にOAもしくはRAと間違われる可能性もある。関節症状は数日ないし数週間持続し，単関節性または多関節性で，膝・手首・肘・肩・くるぶしの関節の順で好発する。最終的に約50％の患者が有意な関節破壊を示す。治療は保存

的で，結晶沈着を防ぐ，または，遅延させる治療は知られていない。

関節腫瘍と腫瘍関連病変

ガングリオン，**滑膜嚢胞** synovial cyst，骨軟骨性遊離体などの反応性の**腫瘍関連病変** tumorlike lesion は，しばしば関節や腱鞘に生じる。通常，外傷や変性過程に起因し，腫瘍よりもはるかに頻度が高い。関節の原発腫瘍はまれで，通常は良性で，本来，関節および関連構造に存在する細胞型・組織型（滑液膜・脂肪・血管・線維組織・軟骨）を模す傾向にある。滑膜肉腫は，かつて，関節組織に関連するもしくは由来すると考えられたことがあるが，現在では，起源不明の腫瘍とされ，軟部腫瘍の項で後述する。

ガングリオンと滑膜嚢胞

ガングリオン ganglion は小さい（1〜1.5 cm）嚢胞で，ほとんどが関節包や腱鞘の近く，しばしば手首の関節周囲に生じる。硬く，可動性で，エンドウ豆大の光透過性の結節を呈する。結合織の嚢胞状・水腫状変性の結果として生じ，したがって，嚢胞壁内面に被覆細胞層を欠き，真正の嚢胞ではない。嚢胞液は滑液と同様だが，関節腔との交通はない。その名称にもかかわらず，神経系の**神経節** ganglia とは関係がない。

関節包を越えた滑膜の滑脱や，滑液包の著しい拡張により**滑膜嚢胞** synovial cyst が生じる場合がある。よく知られている例は，RA または OA を背景として膝窩部に生じる滑膜嚢胞（**ベイカー嚢胞** Baker cyst）である。滑膜細胞層は過形成状となったり，炎症細胞とフィブリンとを含む場合もある。

腱鞘滑膜巨細胞腫

腱鞘滑膜巨細胞腫 tenosynovial giant cell tumor は，関節の**滑膜細胞層** synovial lining，**腱鞘** tendon sheath，および**滑液包** bursa に生じる良性腫瘍である。腱鞘滑

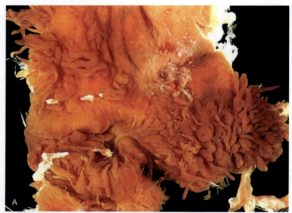

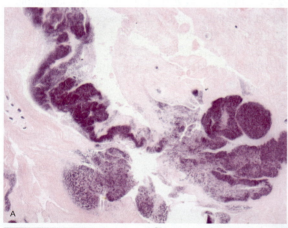

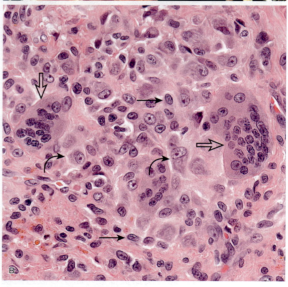

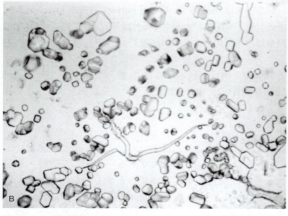

図 19.41　偽痛風
A：沈着は軟骨に生じ，無構造な塩基性物質からなる。B：ピロリン酸カルシウム結晶の塗抹標本。

図 19.42　腱鞘滑膜巨細胞腫
A：びまん性型；切除された滑膜は，突起・結節を伴う。B：組織学的に類上皮細胞（**湾曲矢印**），単核間質細胞（**細い矢印**）および破骨細胞様巨細胞（**太い矢印**）を含む，混合細胞群をなす。（B：*ExpertPath*. Copyright Elsevier, 2022. より）

膜巨細胞腫は，**びまん性 diffuse**（従来は**色素性絨毛結節性滑膜炎 pigmented villonodular synovitis**として知られていた）か，または，**限局性 localized**を呈しうる。限局性型は通常，腱鞘に付着した孤立性結節として，特に手に多く，一方，びまん性型は大関節に好発する傾向にある。両型ともに，20歳代から40歳代の患者において最も高い頻度で診断される。

病態形成

びまん性型・限局性型ともに t(1;2)(p13;q37)の**体細胞性染色体相互転座 reciprocal somatic chromosomal translocation**を伴い，その結果，VI型コラーゲンα-3遺伝子プロモーターと単球コロニー刺激因子 monocyte colony stimulating factor (M-CSF)をコードするCSF1遺伝子との融合が生じる。したがって結果として，腫瘍細胞は多量の M-CSF を分泌し，骨巨細胞腫（既述）の場合と同じ機序によりマクロファージの増殖を促す。

形態学

腱鞘滑膜巨細胞腫 tenosynovial giant cell tumorは赤褐色から橙黄色である。びまん性型では，正常の滑らかな関節滑膜が，襞・手指様の突起・結節などにより，よじれた敷物状となる（図19.42A）。これに対し，**限局性型（結節型 nodular）**は境界明瞭である。腫瘍細胞は，腫瘤のごく一部の細胞にあたり，多稜形・中等大で滑膜細胞に似る（図19.42B）びまん型・限局型，両型ともに，ヘモジデリンと泡沫状脂肪滴とを伴い，多細胞も含む，マクロファージが高度に浸潤する。

臨床的特徴

びまん性型腱鞘滑膜巨細胞腫は最もしばしば膝（症例の80%）に生じる。罹患者は典型的には，単関節性関節炎と同じく，疼痛，関節の可動域制限，反復性の腫脹を訴える。時には腫瘤が触知される。限局性型は，孤立性で・緩徐に増生する・無痛性の腫瘤で，しばしば手に生じる。病変のあるものは，隣接する骨および軟部組織を侵食することにより，他の組織型の腫瘍を模することもある。両型ともに外科切除で治癒するが，再発がびまん性型により多い。切除不可能な患者に対し，M-CSFシグナリング経路に対する拮抗剤を用いる臨床試験が研究されている。

軟部腫瘍

慣用的に，**軟部組織 soft tissue**という表現は，骨・関節・軟骨・中枢神経系・造血系・リンパ系を除いた非上皮性組織を指す。骨格筋腫瘍を除き，良性軟部腫瘍が，悪性（すなわち肉腫）よりも100倍多い。米国では，軟部肉腫の頻度は年間約1万2,000例で，すべてのがんの1%以下である。しかしながら，肉腫はすべてのがん死亡率の2%を占め，その高悪性度と，効果的治療法に乏しい点とを反映する。大部分の**軟部腫瘍 soft tissue tumor**は，四肢，特に大腿に生じる。約15%が小児に生じ，それらのあるものは，生殖細胞系列遺伝子変異を示し，それらの腫瘍を高リスク群に位置づけている。

病態形成

ほとんどの腫瘍は散発性で，素因・誘因が不明である。ごく少数の軟部腫瘍は，多発性腫瘍を伴う種々の症候群（例：神経線維腫症1型，ガードナー症候群，リ・フラウメニ症候群，オスラー・ウェーバー・ランデュ症候群）の背景となる，腫瘍抑制遺伝子の生殖細胞突然変異を伴っている。その他の腫瘍は，放射線，火傷，毒素などの環境性曝露に連関するものもある。

多くのがん腫や，ある種の血液悪性腫瘍のような，よく知られた先行病変や細胞から生じる腫瘍とは異なり，ほとんどの肉腫の起源は不明である。いくつかの肉腫は既知の間葉性系統の指標（例：骨格筋）を発現するが，すべての肉腫は，**腫瘍原遺伝子 oncogene**や**腫瘍抑制遺伝子 tumor suppressor gene**における**体細胞性ドライバー突然変異 somatic driver mutation**を獲得した，**間葉系幹細胞 mesenchymal stem cell**から生じると考えられている。

腫瘍発生の遺伝機構は複雑であるが，**核型異常 karyotypic abnormality**に基づいてある程度の一般化が可能である。

- **単純な核型 simple karyotype**（肉腫の15〜20%）：多くの白血病のように，肉腫もしばしば正倍数体（euploid）腫瘍で，単一の，もしくは少数の染色体変化が腫瘍発生の初期に生じ，診断上有意なマーカーとして役立つほどに特異的である。この特徴を示す腫瘍は若年者に最も多く発生し，顕微鏡的に単調な形状を示す傾向にある。例としては，すでに述べたユーイング肉腫や**滑膜肉腫 synovial sarcoma**が含まれる。いくつかの例では，これらの遺伝子再構成の腫瘍原性効果が，ある程度十分に解明されている。他の例ではいまだ不明である。腫瘍原性の腫瘍特異性融合タンパク質は治療上の有力な分子標的となる。
- **複雑な核型 complex karyotype**（肉腫の80〜85%）：この群の腫瘍は，通常，異数体 aneuploid または多倍体 polyploid で，複数の染色体増加・減少 chromosomal gain and loss という，背景にあるゲノム不安定性を示唆する特徴を示す。例としては，**平滑筋肉腫 leiomyosarcoma**や**未分化多型細胞肉腫 undifferentiated pleomorphic sarcoma**を含む。これらの腫瘍は，成人により多く，多型性腫瘍細胞よりなる傾向にある。

軟部腫瘍の分類は，新たな分子遺伝子異常が見いだされるにしたがい，進展を続けている。臨床的には，軟部腫瘍は，良性の限定的増殖性病変で最小限の治療を必要とするものから，中間悪性度の局所侵襲性腫瘍で転移のリスクが最小限の

表 19.3　軟部肉腫の臨床的特徴

分類	転帰	組織型	好発部位	年齢（歳）	形態
脂肪	良性	脂肪腫	表層四肢，体幹	40〜60	成熟脂肪組織
	悪性	高分化脂肪肉腫	深部四肢，後腹膜	50〜60	非定型間質細胞が散在する脂肪組織
		粘液型脂肪肉腫	大腿，脚	30s	粘液様マトリックス，"chicken wire" 血管，円形細胞，脂肪芽細胞
線維性	良性	結節性筋膜炎	腕，前腕	20〜30	紡錘細胞から星状細胞，血管外赤血球
		深在性線維腫症	腹壁	30〜40	密な抗原線維の，長く引きずるような束
	悪性	線維肉腫	深部四肢	40〜60	単形紡錘形細胞
骨格筋	良性	横紋筋腫	頭頸部	0〜60	多角形の横紋筋芽細胞，"spider" cell
	悪性	胞巣状横紋筋肉腫	四肢	5〜15	隔壁の間にある均一で円形の異形細胞
		胎児性横紋筋肉腫	泌尿生殖器，頭頸部	1〜5	原始紡錘形細胞，"strap" cell
平滑筋	良性	平滑筋腫	四肢	20s	均一で腫大の束状の好酸球
	悪性	平滑筋肉腫	大腿，後腹膜	40〜60	多形好酸球性細胞
血管	良性	血管腫	頭頸部	0〜10	毛細血管または静脈の輪状の塊
	悪性	血管肉腫	皮膚，下肢深部	50〜80	毛細血管への浸潤
神経鞘	良性	神経鞘腫	頭頸部	20〜50	被包性，線維性間質，核淡蒼化
		神経線維腫	広範，皮膚，皮下	10〜20+	粘液質，粗いコラーゲン，疎性の細胞束，肥満細胞
	悪性	悪性末梢神経鞘腫瘍	四肢，肩帯	20〜50	密に集合した細胞束，異型性，分裂活性，壊死
不明	良性	孤立性線維性腫瘍	骨盤，胸膜	20〜70	枝分かれした異所性血管
	悪性	滑膜肉腫	大腿，脚	15〜40	均一な好塩基性紡錘形細胞の密な細胞束，偽腺構造
		未分化多形肉腫	大腿	40〜70	高悪性度の未分化多角形，円形または紡錘形細胞，奇怪な核，異型分裂，壊死

もの，高悪性度腫瘍で転移リスクと致命率とが有意に高いものまでを含む。すべての高悪性度腫瘍は**肉腫 sarcoma** とよばれるが，この術語はより広義に，局所侵襲性かつ転移のまれな腫瘍群についても用いられる。病理学的な分類は，形態学的（例：筋肉への分化など），免疫組織化学的，および分子医学的な特徴に基づく。ほとんど腫瘍概念においては，腫瘍の **grade**（分化度）および**病期 stage**（大きさと深達度）が重要な予後判定因子である。

次節では，代表的な軟部腫瘍について考慮する（表 19.3 に要約）。

脂肪組織の腫瘍

脂肪腫

脂肪腫 lipoma は脂肪細胞性分化を伴う良性腫瘍で，最も頻度の高い成人軟部腫瘍である。**通常型脂肪腫 conventional lipoma** は最も多い亜型で，この通常型から，さらに特徴的な形態学的・遺伝学的性状により，他のまれな亜型が区別される。通常型脂肪腫は成熟脂肪細胞よりなり，典型的には中年成人の，四肢近位・躯幹の皮下に境界明瞭な腫瘤を形成する。まれに，脂肪腫は大きく，筋肉内にあり，境界不明瞭である。大部分の脂肪腫は単純切除により治癒する。

脂肪肉腫

脂肪肉腫 liposarcoma は，脂肪組織の悪性腫瘍である。成人の肉腫では最も多い。主として，50歳代，60歳代の深部軟部組織や後腹膜に生じる。

脂肪肉腫の3つの特徴的な亜型（高分化型 well-differentiated，粘液型 myxoid，多形型 pleomorphic）は，異なる遺伝子変異を示す。高分化型は p53 抑制因子の *MDM2* を含む染色体 12q13–q15 領域の増幅を伴う。高分化脂肪肉腫は比較的おとなしく，完全に切除されうると予後は良好であるが，後腹膜腫瘍の場合はしばしば再発し，より高悪性度の腫瘍へと進む。**粘液型脂肪肉腫 myxoid liposarcoma** は，（12;16）染色体転座により生じた融合遺伝子が，脂肪細胞への分化を阻止し，初期（原始・始原・幼若）細胞 primitive cell の無制御な増生へと導く。粘液型脂肪肉腫は中間悪性としての態度を示す。**多型性脂肪肉腫 pleomorphic liposarcoma** は，複雑な染色体核型を示し，遺伝子異常の再現性に欠ける。高悪性度の腫瘍で，しばしば転移をきたす。

> **形態学**
>
> 脂肪肉腫は3亜型に分けられる。
> - **高分化脂肪肉腫 well-differentiated liposarcoma** は，脂肪細胞とともに散在する紡錘形間質細胞を示す（図 19.43A）。
> - **粘液型脂肪肉腫 myxoid liposarcoma** は，豊富な細胞外好塩基性基質，樹枝状血管網，およびまばらに分布し胎児脂

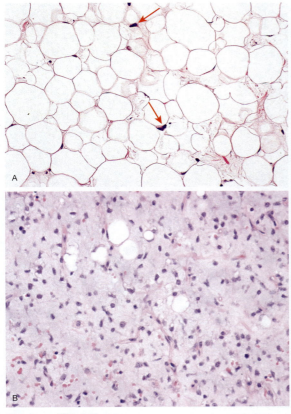

図19.43　脂肪肉腫
A：高分化型脂肪肉腫は，成熟脂肪細胞と，濃染核を有するまれな異型間質細胞(赤矢印)とからなる．B：粘液型脂肪肉腫は，豊富な基質を伴い，毛細血管網に富み，その間に未熟な脂肪細胞が散在する．(A：Goldblum JR, Folpe AL, Weiss SW: Enzinger & Weiss's Soft Tissue Tumors, ed 7, Fig. 14.12, Philadelphia, 2020, Elsevier. より)

たどるか，または深在性(デスモイド腫瘍 desmoid tumor ともよばれる)である．後者は大きく，浸潤性の腫瘤で，しばしば再発するものの，転移はしない．深在性線維腫症は CTNNB1(βカテニン)または APC 遺伝子の突然変異を含み，Wnt シグナル伝達の亢進をきたす．多くは散発性であるが，APC 遺伝子の生殖細胞突然変異を有する家族性腺腫性ポリポーシス(ガードナー症候群 Gardner syndrome)(第13章)の患者は，深在性線維腫症を発症しやすい．

骨格筋腫瘍

他の組織系統の分化傾向を示す腫瘍とは対照的に，骨格筋への分化を示す腫瘍のほとんどは悪性である．例外的に良性の**横紋筋腫 rhabdomyoma** は，しばしば**結節性硬化症 tuberous sclerosis** を伴い(第21章)，心臓または軟部組織に生じることがある．

横紋筋肉腫

横紋筋肉腫は，骨格筋への分化を示す悪性間葉系腫瘍である．**胞巣状 alveolar**(20%)，**胎児性 embryonal**(50%)，多形性 pleomorphic(20%)，紡錘細胞/硬化型 spindle cell/sclerosing(10%)の4つの亜型が認められ，横紋筋肉腫肉腫の**胞巣状 alveolar** および**胎児性 embryonal** の各亜型は，小児および青年期で最も頻度の高い軟部肉腫で，通常20歳以前に生じる．多形性横紋筋肉腫 pleomorphic type は成人に，紡錘細胞/硬化型 spindle cell/sclerosing type は全年齢層に生じる．小児の横紋筋肉腫は，副鼻腔・頭頸部・泌尿生殖器系という正常構造の成分としては骨格筋を多くは含まない部位に好発し，この肉腫が未分化な間葉系幹細胞から生じるのではないという知見を補強する．

胎児性と多形性の両亜型は遺伝的異質性を示す．胞巣状横紋筋肉腫はしばしば FOXO1 遺伝子と，PAX3 遺伝子または PAX7 遺伝子との融合を含み，それぞれ t(2;13) または t(1;13) の転座による．PAX3 は骨格筋への分化を開始させる転写因子で，PAX3–FOXO1 融合キメラタンパク質が分化を阻害するのは，急性白血病にみられる多くの転写因子融合タンパク質と同様の機序である．

- 肪様を思わせる幼若細胞を含む(図19.43B)．腫瘍における高細胞密度は予後不良につながる．
- 多型性脂肪肉腫は，シート状の未分化細胞，奇怪な核，種々の量の未熟な脂肪細胞(脂肪芽細胞 lipoblast)からなる．

線維性腫瘍

線維芽細胞 fibroblast および筋線維芽細胞 myofibroblast の腫瘍はまれで，通常良性である．結節性筋膜炎 nodular fasciitis は，線維芽細胞・筋線維芽細胞性 fibroblastic and myofibroblastic の自己限定的な増生で，典型的には若年成人の上肢に生じる．以前は反応性病変と考えられていたが，実は，MYH9–USP6 融合遺伝子をつくる(17;22)転座を伴い，単クローン性の，自己限定増殖性増生であることが示されている．結節性筋膜炎はしばしば自然消退し，切除後の再発はまれである．

線維腫症 fibromatosis は，潜在性で無害な臨床経過を

形態学

肉眼的には，**胎児性横紋筋肉腫 embryonal rhabdomyosarcoma** は軟らかく灰色の浸潤性腫瘤である．腫瘍細胞は，種々の分化段階の横紋筋細胞を模し，水腫状間質内の未熟な円形細胞・紡錘形細胞のシートを含む．ストラップ状 straplike の胞体と明らかな横紋構造とを伴う横紋筋芽細胞が認められることもある(図19.44A)．**ブドウ状肉腫 sarcoma botryoides** は，胎児性横紋筋肉腫の亜型で，膀胱や膣のような中腔・腔状臓器の壁に生じる．

胞巣状横紋筋肉腫 alveolar rhabdomyosarcoma では，線維性隔壁が，腫瘍細胞，肺胞構造を思わせるごとき集簇・集塊

に分ける。腫瘍細胞は均一に円形で，細胞質に乏しく，結合性はごく軽微である（図19.44B）。

多形性横紋筋肉腫 pleomorphic rhabdomyosarcoma は，多数の大きな，ときとして多核の，奇怪な，他の多形細胞肉腫と類似する，好酸性腫瘍細胞を特徴とする。横紋筋性の分化を確認するには，ミオゲニン myogenin などの筋肉特異タンパク質の免疫組織化学的証明が，横紋筋性の分化を確認するために通常必要である。

紡錘細胞／硬化性横紋筋肉腫 spindle cell/sclerosing rhabdomyosarcomas は，小胞状クロマチンを伴う紡錘形細胞よりなり，長い索状もしくは花筵状 storiform pattern を呈する。横紋筋芽細胞 rhabdomyoblast がときとして存在する。密な膠原線維性，硬化性間質が成人例でより目立つときもある。

臨床的特徴

横紋筋肉腫は高悪性度腫瘍で，通常は外科切除と化学療法により，場合により放射線療法を追加して治療される。胎児性横紋筋肉腫のうちのブドウ状横紋筋肉腫亜型は予後が最もよく，多型性横紋筋肉腫亜型はしばしば致命的である。

平滑筋腫瘍

平滑筋腫

平滑筋腫 leiomyoma は，平滑筋の良性腫瘍で，子宮に最も好発するが，いかなる部位の軟部組織からも生じうる。子宮平滑筋腫（子宮筋腫，第17章）の頻度は高く，**不妊** infertility や**過多月経** menorrhagia などの種々の症状を起こす場合がある。平滑筋腫は皮膚の**立毛筋** erector pili muscle からも生じ（**立毛筋平滑筋腫** pilar leiomyoma），まれには深部体腔軟部組織や消化管からも生じる。**フマル酸ヒドラターゼ** fumarate hydratase （FH）遺伝子の生殖細胞性機能喪失性突然変異は，多発性皮膚平滑筋腫・子宮平滑筋腫・腎細胞癌の発生により示される**常染色体性症候群** autosomal syndrome （Hereditary leiomyomatosis and renal cell cancer）においてみられる。FHは，**クレブス回路** Krebs cycle の酵素で，上記の連関は，代謝異常と腫瘍との結びつきのさらなる興味深い例となっている。

軟部組織の平滑筋腫は，通常1〜2 cm大で，核異型がごく軽微の，有糸分裂のきわめてまれな好酸性に濃染する紡錘形細胞束からなる。腫瘍細胞は，先端が鈍で，長く伸びた核を有し，単発病変は外科切除により治癒する。

平滑筋肉腫

平滑筋肉腫 Leiomyosarcoma，すなわち平滑筋分化所見を示す悪性腫瘍の大部分は，四肢の深部軟部組織（子宮に加えて）後腹膜に生じる。軟部肉腫の10〜20％にあたり，主として高齢成人にみられ，男性よりも女性に多

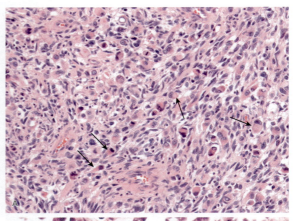

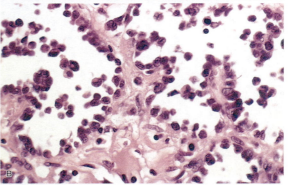

図19.44　横紋筋肉腫
A：胎児性横紋筋肉腫は，未分化で円形のものから，濃く好酸性で骨格筋への分化を示すものまでを含む，悪性細胞からなる（矢印）。B：結合性に乏しく均一な円形細胞の配列に囲まれた，多数の空隙を伴う，胞巣状横紋筋肉腫。(A: *Goldblum JR, Folpe AL, Weiss SW: Enzinger & Weiss's Soft Tissue Tumors*, ed 7, Fig. 19.6, Philadelphia, 2020, Elsevier. より)

い。とりわけ致死的な形は，大血管，しばしば下大静脈に生じる。平滑筋肉腫は，複雑な核型を導くゲノム安定性欠失を背景として有する。

形態学

深部軟部組織では，平滑筋肉腫は，無痛性の緊密な腫瘤である。後腹膜腫瘍の場合はその大きさ故に，腹部症状を起こすこともある。腫瘍は，好酸性紡錘形細胞の織り成す束状から，多形細胞の敷き詰め状までの幅を呈する。免疫組織化学による平滑筋タンパク質の確認が診断の助けとなる。核分裂像や壊死がよくみられる。

臨床的特徴

治療は，腫瘍の大きさ・部位・悪性度にしたがう。浅在性の平滑筋肉腫は通常小さく，予後良好だが，後腹膜腫瘍は対処困難で，局所進展や，転移拡大，特に肺転移により死亡する。

起源不明の腫瘍

多くの軟部腫瘍は判別可能な組織型に帰属させることが可能であるが，かなりの比率の腫瘍は既知の何らかの間葉系組織系統を模することがない．この群には，単純なもしくは複雑な核型の腫瘍が含まれ，それぞれについての各例を次に記述する．

滑膜肉腫

滑膜肉腫 synovial sarcoma は，関節近傍の局在の頻度が高いため，滑膜から生じると想定されたが，遺伝子転座に伴う肉腫で，種々の程度に上皮性分化を示す．滑膜肉腫は軟部肉腫の約10％を占める．ほとんどは，青年期もしくは若年成人に生じる．各患者は，数年の経過で緩徐に増生する，四肢深在性の腫瘤を示す．ほとんどの滑膜肉腫は，*SS18* 遺伝子と3つの *SSX* 遺伝子のうちの1つからなる融合遺伝子を形成する特徴的な(x;18)(p11;q11)転座を有する．この融合遺伝子が，正常の染色体再構成 chromatin remodeling を妨げることにより細胞周期の調節を狂わせる，キメラ転写因子をコードする．

形態学

組織学的には，滑膜肉腫は**単相性** monophasic もしくは**二相性** biphasic である．単相性滑膜肉腫 monophasic synovial sarcoma は，胞体に乏しくクロマチンの濃染した均一な紡錘形細胞の，短く密に集合した細胞束からなる．二相性滑膜肉腫 biphasic synovial sarcoma は，立方状から円柱状の上皮様細胞からなる，腺管状構造を追加の成分として含む（図19.45）．腫瘍細胞，特に二相性型の細胞は，上皮性抗原（例：ケラチン keratin）に陽性なので，免疫組織化学は，この腫瘍を同定し，他の多くの肉腫から鑑別するのに有効である．

臨床的特徴

滑膜肉腫は，患肢温存手術と，多くの場合，化学療法とにより，強力に治療される．5年生存率は25～62％で，病期と患者の年齢とに相関する．転移は，肺や，肉腫には珍しく局所リンパ節に多い．

未分化多形肉腫

未分化多形肉腫 undifferentiated pleomorphic sarcoma は，組織形態・免疫形質・遺伝学的特徴では他の範疇に分類できない，悪性未分化間葉系腫瘍を包含する．大部分は，四肢の深部軟部組織，特に中高年の大腿部に生じる．これらの腫瘍は，典型的には，**異数体性** aneuploid で，多数の構造的・数的な染色体変化を伴う．

形態学

未分化多形肉腫は通常，灰白色の肉質状腫瘤で，解剖学的部位 compartment によってはかなり巨大（10～20cm）になりうる．壊死・出血がよくみられる．顕微鏡的には，高度に多形性で，濃染した不規則な，時に奇怪な核を伴う大型の紡錘形から多稜形の細胞のシートからなる（図19.46）．異型な非対称性の形を含む核分裂像に富む．定義上，本腫瘍細胞は，何らかの認識可能な系統に沿った分化に欠ける．

臨床的特徴

未分化多形肉腫は，高度浸潤性悪性腫瘍で，外科切除と**術後補助化学療法** adjuvant chemotherapy，および／もしくは，放射線照射により治療される．予後は通常不良で，転移が症例の30～50％に生じる．

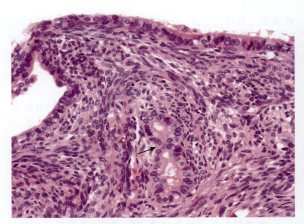

図19.45　紡錘形細胞と腺管様（矢印）との古典的な二相性の組織像を示す滑膜肉腫

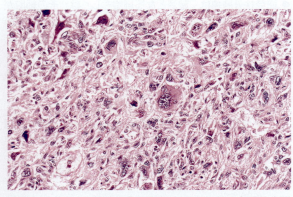

図19.46　未分化細胞の敷き詰めを示す未分化多形性肉腫（Goldblum JR, Folpe AL, Weiss SW: Enzinger & Weiss's Soft Tissue Tumors, ed 7, Fig. 12.12, Philadelphia, 2020, Elsevier. より）

要約

骨・軟骨の先天性異常
- 単骨性もしくは限局性多骨群性の異常は，**異骨症 disostosis** とよばれ，間葉織 mesenchyme の移動・凝集の不全に由来する。それらは，骨欠損，過剰骨，または，異常骨癒合を呈する。**骨格全体としての広範な，骨・軟骨の形成異常は異形成 dysplasia** とよばれる。
- *FGFR3* 突然変異は，2種の異形成〔軟骨無（低）形成症およびタナトフォリック骨異形成症〕の原因でこの両者は小人症 dwarfism を呈する。
- I 型コラーゲンをコードする遺伝子の突然変異が，骨形成不全と骨格脆弱性を特徴とする骨形成不全症 osteogenesis imperfecta の大部分における基盤である。

骨・軟骨の代謝性疾患
- **骨量減少症 osteopenia** と **骨粗鬆症 osteoporosis** とは組織学的に正常の骨で骨量が減少している状態を指す。骨粗鬆症では，骨量減少の程度が骨折の危険性を有意に増加させるほどに高度である。本疾患の頻度はきわめて高く，有病率や，骨折に伴う死亡率も高い。最大骨量，年齢，活動性，遺伝，栄養，ホルモンの影響など多数の要因が病態形成に関与する。
- **骨軟化症 osteomalacia** は石灰化不全の骨を特徴とする。成長期の骨格では，くる病として知られる状態で特徴づけられる。
- **副甲状腺機能亢進症 hyperparathyroidism** は，自律的な，もしくは，補償性の，PTH 過剰分泌により生じ，骨粗鬆症・褐色腫瘍・線維嚢胞性骨炎 osteitis fibrosa cystica をきたしうる。早期診断が通例となっている高所得国では，これらの症状はほとんどみられない。

骨腫瘍および骨腫瘍関連病変
- 原発性骨腫瘍は，起源となる細胞もしくは，その細胞が産生する基質に従って分類される。これに該当しない残りの腫瘍は，臨床病理学的な特徴により分類される。ほとんどの原発性骨腫瘍は良性である。転移，特に肺・前立腺・腎・乳腺からの転移が原発性骨腫瘍よりはるかに多い。
  主な原発腫瘍の分類には下記のものが含まれる。
    - 骨形成性：**骨芽細胞腫 osteoblastoma** と **類骨骨腫 osteoid osteoma** とは，類骨を形成する良性骨芽細胞からなる。骨肉腫 osteosarcoma は悪性骨芽細胞からなる浸潤性腫瘍で，主として若年者に生じる。
    - 軟骨形成性：**骨軟骨腫 osteochondroma** は **軟骨帽 cartilage cap** を伴う外骨腫である。散発型 sporadic と，*EXT* 遺伝子突然変異による症候群型 syndromic の各型がある。軟骨腫は硝子軟骨を形成する良性腫瘍で，多くは手指・足趾に生じる。軟骨肉腫は軟骨性細胞の悪性腫瘍で成人の中心軸骨格に生じる。
- **ユーイング肉腫 Ewing sarcoma** は浸潤性・悪性の小円形細胞腫瘍で，t(11;22) 転座を伴う。
- **線維性異形成 fibrous dysplasia** は，*GNAS1* 遺伝子の機能獲得性突然変異による，骨構成成分の局所性発育停止である。

関節炎
- 最も頻度の高い関節病変である **骨関節症 osteoarthritis（変形性関節症, degenerative joint disease）** は，関節軟骨の変性過程において，生体力学的負荷に伴う軟骨基質の分解・消耗が合成を上回る。炎症は軽微で典型的には二次的である。局所での炎症サイトカイン産生が関節変性の進行を促す。
- **リウマチ性関節炎 rheumatoid arthritis（RA）** は慢性の自己免疫性炎症性疾患で，主として小関節を左右対称性に傷害するが，他の関節も侵しうる。RA は，自己抗原，特にシトルリン化タンパク質に対する細胞性・液性の免疫反応に起因する。TNF が中心的な役割を果たし，TNF 拮抗薬が臨床上有効である。
- 血清反応陰性脊椎関節炎は，種々の異なる病態を含む疾患群で，おそらく自己免疫性関節炎と思われ，仙腸関節や脊椎骨関節に好発し，HLA-B27 の患者に主としてみられる。
- 化膿性関節炎は細菌による関節腔への通常血行性の感染による。
- **ライム病 Lyme disease** は **ボレリア菌 Borrelia burgdorferi** の全身系統性感染で，局所症として，慢性期の自己免疫性要因によると思われる，感染性関節炎を呈する。
- **痛風と偽痛風** とは，それぞれ，**尿酸 urate** またはピロリン酸カルシウムの沈着により，関節に引き起こされた炎症反応の結果である。

軟部腫瘍
- 軟部腫瘍の範疇は，骨格，関節，中枢神経系，造血系およびリンパ系の各組織を除いた非上皮性組織に生じた腫瘍を指す。肉腫は悪性の間葉系腫瘍である。
- すべての軟部腫瘍は，成熟した細胞からよりもむしろ，**多能性間葉系幹細胞 pluripotent mesenchymal stem cell** からおそらく生じるが，軟部腫瘍は以下のごとくに分類可能である。すなわち，
    - 成熟した間葉系組織（例：脂肪）を模する腫瘍。これらはさらに良性型と悪性型とに分けられる。
    - 対応する正常組織を有さない細胞からなる腫瘍

（例：滑膜肉腫 synovial sarcoma，未分化多形細胞肉腫 undifferentiated pleomorphic sarcoma）。
- 単純な核型を示す肉腫は，染色体上の，もしくは分子的な，再現性のある異常を呈し，それは病態発生に関与し，診断に役立つほどに十分に特異的である。
- 成人の肉腫の大部分は，複雑な核型を示し，多型性を呈す傾向があり，遺伝的に多様で，予後不良である。

臨床検査[a]

検査	参考値	病態生理／臨床的関連
抗シトルリン化タンパク質抗体，血清	< 20 U/mL	シトルリン化はタンパク質の翻訳後修飾であり，特に滑膜組織における炎症と関連している。関節リウマチ（RA）では，多くのシトルリン化抗原に対して自己抗体が誘導される。これらの抗シトルリン化タンパク質抗体（ACPA）は，一部の RA 患者の滑液中に同定されている。ACPA は RA 患者の 60～80% に認められ，ELISA ベースの血清検査では 85～99% の特異性を示した。また，ACPA は RA の発症に先行し，発症の数年前に現れるという証拠もある。ACPA のレベルは，疾患の進行や抗腫瘍壊死因子（TNF）抗体治療に対する反応性と相関することを示唆する研究もある。
リウマチ因子（RF），血清	< 15 IU/mL	リウマチ因子は，他の免疫グロブリン G 抗体の Fc 部分と反応する抗体である。その名前とは裏腹に，RF は RA に対する特異性を欠き，シェーグレン症候群患者の 40～60% にも認められる。しかし，RF の存在は RA の重症度の上昇と相関するため，RF は予後の指標となりうる。RF の RA に対する感度と特異度はそれぞれ約 70% と 85% である。RF と抗シトルリン化タンパク質抗体を併用することで，より高い診断結果が得られる可能性がある。
尿酸，血清	男性：< 8.0 mg/dL 女性：< 6.1 mg/dL	尿酸はプリン代謝によって生成される。プリン体は体内で合成されるか，特に核物質を多く含む食品（レバーなど）から摂取される。体内の尿酸の約 75% は尿中に排泄される。高尿酸血症は痛風の発症に必要であるが，十分ではない。痛風の大半の症例では，血漿尿酸の上昇を引き起こす欠陥は不明であるが，腎排泄の減少によるものである可能性が高い。さらに少数の症例では，ヒポキサンチン・グアニンホスホリボシルトランスフェラーゼ（HGPRT）という酵素の一部または全部が欠損しており，Lesch–Nyhan 症候群を引き起こすことがある。二次性痛風をもたらす高尿酸血症は，細胞毒性薬物療法（例えば，がん化学療法）を受けている患者や，侵攻性の新生物（例えば，急性白血病）および慢性腎不全（排泄低下）の背景でみられることがある。高尿酸血症の患者のほとんどは痛風を発症しない。

[a] この表の編集における Dr. Pankti Reid, Department of Medicine, University of Chicago の支援に深く感謝する。
参考値は Mayo Foundation for Medical Education and Research の許可を得て https://www.mayocliniclabs.com/ から引用。無断転載を禁ずる。Deyrup AT, D'Ambrosio D, Muir J, et al. Essential Laboratory Tests for Medical Education. Acad Pathol. 2022;9. doi: 10.1016/j.acpath.2022.100046 より引用。

末梢神経と筋肉

Peripheral Nerves and Muscles

第20章

末梢神経と骨格筋とは，随意運動を可能にし，われわれを取り巻く外界についての感覚情報を脳に伝える。病変の解剖学的な分布と，それに伴う徴候・症状は，共に，神経・筋病変を分類するのに役立つ。神経・筋疾患についての以下の記載は，解剖学的順路に従い，近位末梢神経から遠位末梢神経筋系筋接合部・骨格筋の順に構成されている。

末梢神経疾患

末梢神経の2つの主要な機能要素は，軸索突起と，シュワン細胞 Schwann cell からつくられるミエリン鞘とである。軸索の径とミエリンの厚さとは互いに相関し，また神経伝導速度とも相関するため，それらの特性により，それぞれに特異的な感覚器からの受容や運動機能をつかさどる異なるタイプの軸索の判別が可能となる。例えば，**軽触覚 light touch** は，髄鞘に厚く囲まれ径が太く伝導速度の速い軸索によって伝達され，一方，温覚は伝導速度が遅く，軽度に有髄，もしくは無髄の細い軸索により伝達される。有髄性線維の場合は，1個のシュワン細胞が，ちょうど1個ずつの，**髄鞘節 myelin segment** もしくは**輪間節 myelin internode** を，1本の軸索に沿って構成・維持する（図20.1A）。隣接する輪間節同士が**ランヴィエ絞輪 node of Ranvier** により互いに隔てられることにより，**跳躍伝導 saltatory conduction** が生じる。どの末梢神経も，径の異なる軸索を含み，それぞれの軸索がそれぞれ異なる機能を果たす。これらの軸索は神経束をなし，**神経周膜細胞層 layer of perineurial cell** により被覆される。**神経周膜細胞 perineurial cell** は，神経束内側の**神経内膜 endoneurium** と外側の**神経上膜 epineurium** との間の関門を形成する。

末梢神経傷害の様式

末梢性ニューロパチー peripheral neuropathy は，**軸索性 axonal** または**脱髄性 demyelinating** にしばしば分けられるが，多くの病態は混合型の性格を示す。**軸索性ニューロパチー axonal neuropathy** は軸索への直接の傷害により生じ，傷害された部位より遠位の軸索全体が変性に陥る（**ウォーラー変性 Wallerian degeneration** とよばれる）。軸索変性は二次的に髄鞘消失を伴う（図20.1B）。再生は，軸索の再成長とそれに伴う遠位軸索の**髄鞘再形成 remyelination** を通じて行われる（図20.1C）。軸索性ニューロパチー axonal neuropathies の形態学的指標は軸索密度の低下で，電気生理学的には，神経インパルスの信号強度の減少と相関する。

脱髄性ニューロパチー demyelinating neuropathy は，シュワン細胞もしくは髄鞘が傷害され，軸索が比較的保たれ，結果として，振幅を保ちつつ神経伝送速度の異常な低下をきたすのが特徴である。脱髄は，軸索に沿った個々の髄鞘節（輪間節）にランダムに分布して，不連続に生じうる，これは**節性脱髄 segmental demyelination** とよばれる（図20.1B）。形態学的には，脱髄性ニューロパチーは軸索の密度が比較的正常で，節性脱髄と修復とを呈す。異常に薄い髄鞘と短縮化した髄鞘節（輪間節）とにより，そのことが示される（図20.1C）。

末梢神経傷害に伴う疾患

多くの異なる疾患が末梢性ニューロパチーに関与する（表20.1）。次項では，それぞれに個別のタイプとしての多発性神経障害（ポリニューロパチー）群の範例となるようないくつかの病型や，特に頻度の高い疾患を選んで論じる。

糖尿病性末梢性ニューロパチー

糖尿病は末梢性ニューロパチーの最も多い原因で，通常，糖尿病長期経過例に生じる。15年以上経過する糖尿病症例の80%に達する患者が糖尿病性ニューロパチーの所見を示す。糖尿病性ニューロパチーは，単発のもしくは複合した，いくつかの病型を含む。

- **遠位対称性知覚運動多発神経障害 distal symmetric sensorimotor polyneuropathy** は，糖尿病性末梢神経障害のなかで最も頻度が高い。知覚性軸索が運動性軸索よりも高度に傷害され，臨床所見では**知覚異常 paresthesia** や**知覚鈍麻 numbness** が優位となる。このタイプの糖尿病性多発ニューロパチーは，軸索性と脱髄性とのいずれの障害の特徴も示す。糖尿病性ニューロパチーの病態発生は複雑で，完全には理解されていない。高血糖により亢進した**グリコシル化**

謝辞：Dr. Peter Pytel, Department of Pathology, University of Chicago による本書の旧版における本章への貢献に深謝する。

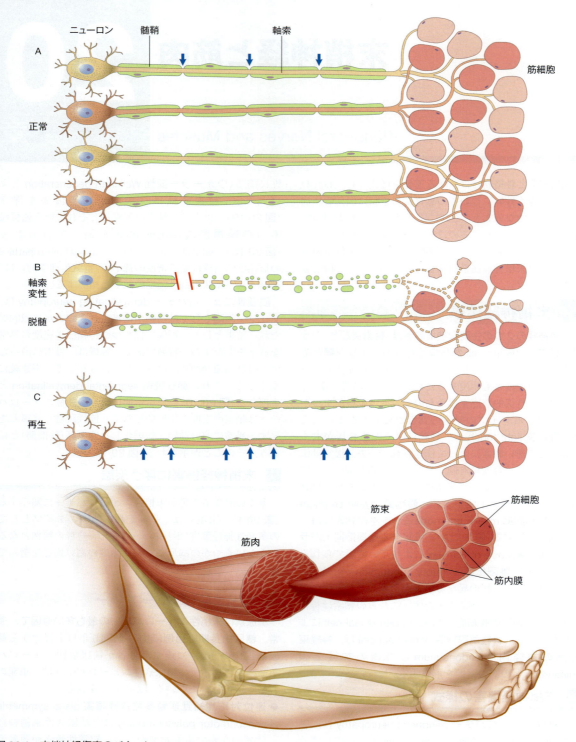

図20.1 末梢神経傷害のパターン
A：正常な運動単位では，タイプIおよびタイプIIの筋線維（表20.2参照）がチェッカー盤状の分布を示す。運動系軸索に沿って，**ランヴィエ絞輪（矢印）**より隔てられた，髄鞘節の厚さや長さが均一である。B：急性軸索傷害（**上の軸索**）により遠位の軸索・髄鞘の変性が生じ，神経支配を絶たれた筋線維の萎縮を伴う。対照的に，急性脱髄疾患（**下の軸索**）では個々の髄鞘節にランダムな分節状の変性が生じ，一方，軸索は保たれる。C：傷害後の軸索の再生（**上の軸索**）により筋線維との連結が復活する。再生した軸索は，シュワン細胞により再び髄鞘化されるが，もとの状態に比べて新しい髄鞘節は短く，髄鞘は薄い。脱髄疾患が寛解（**下の軸索**）すると再髄鞘化が生じるが，傷害後の軸索の再生と同様に，隣接する傷害されていない正常な髄鞘節に比べ，新たな髄鞘節は短くて薄い（ランヴィエ絞輪を**矢印**で示す。Aのパネルと比較せよ）。

表20.1 末梢性ニューロパチー

病因による分類	原因となる疾患・要因
栄養性および代謝性	糖尿病 尿毒症 ビタミン欠乏症−チアミン（ビタミンB_1），ビタミンB_6，ビタミンB_{12}
中毒性	薬剤（例：ビンブラスチン，ビンクリスチン，パクリタキセル，シスプラチン，オキザリプラチン，ボルテゾミブ，コルヒチン，イソニアジドなど） その他の毒性物質（例：アルコール，鉛，アルミニウム，ヒ素，水銀，アクリルアミド）
血管障害性，浸潤性	血管炎 アミロイドーシス，サルコイドーシス，リンパ腫
炎症性	ループス，シェーグレン，混合性結合組織障害などの自己免疫疾患 ギラン・バレー症候群 慢性炎症性脱髄性多発神経炎（慢性炎症性脱髄性ポリニューロパチー）
感染性	帯状疱疹 ハンセン病 HIV ライム病
遺伝性	シャルコー・マリー・トゥース（Charcot-Marie-Tooth）ニューロパチー，タイプⅠ，タイプⅡおよび伴性（X-linked）
その他	腫瘍随伴性，白質ジストロフィーのなかのいくつか

glycosylationの最終産物の蓄積，血中**活性酸素種 reactive oxygen species** の上昇，細血管変化，軸索代謝の変化などのすべてが関与するのであろう。血糖値の厳格なコントロールが最善の治療である。

- **自律神経障害（自律神経ニューロパチー）** autonomic neuropathy は，起立性低血圧や，腸管・膀胱・心臓・性機能などの変化を伴う。
- **腰仙部神経根障害** lumbosacral radiculopathy（diabetic amyotrophy）は，非対称性の疼痛，知覚鈍麻，筋力低下，片側の下肢に始まり対側に拡がるのを典型的とする筋萎縮を通常示す。

■ ギラン・バレー症候群

ギラン・バレー症候群 Guillain–Barré syndrome は，急速に進行する急性の脱髄疾患で，**運動系軸索を侵し，上行性の脱力をきたす**。症状は典型的には2週間かけて進行し，発症から4週間後にはほとんどの患者は最悪状態となる。生命予後にかかわる末梢神経系疾患として最も頻度の高いものの1つである。ギラン・バレー症候群症例の約2/3は何らかの感染がその微生物 microbe に特異的なT細胞と抗体との生成を引き起こし，それらのT細胞と抗体とがさらに神経鞘における抗原との交差反応を引き起こすということが引き金となる。T細胞関連型と抗体関連型との両方の反応が含まれるが，前者が優位な役割を果たすと信じられている。これに関与する感染源としては，**カンピロバクタージェジュニ** Campylobacter jejuni，EBウイルス Epstein–Barr virus，サイトメガロウイルス cytomegalovirus，ヒト免疫不全ウイルス human immunodeficiency virus（HIV），**ジカウイルス** Zika virus，および，最近ではSARS–CoV–2などが含まれる。障害は，神経根や近位神経部分に最も著しく，マクロファージ macrophageに富む単核球浸潤を伴う。治療は**血漿交換療法 plasmapheresis**（攻撃性の抗体を取り除くため），静脈内免疫グロブリン点滴静注 intravenous immunoglobulin infusion（不明の機序により免疫反応を抑制する），換気補助 venitlatory support などの支持療法 supportive care がある。

疾患初期の急性期を生き延びた患者は，時間の経過とともに通常は回復する。

■ 慢性炎症性脱髄性多発神経炎（慢性炎症性脱髄性ポリニューロパチー）

CIDPは，2か月もしくはそれ以上かけて進行する左右対称性の知覚・運動混合性多発神経炎を特徴とする，炎症性末梢性ニューロパチーである。脱力・歩行困難・知覚鈍麻・疼痛もしくは**ピリピリ感 tingling** など，運動・知覚ともに異常がみられるのが通例である。ギラン・バレー症候群と同じくCIDPも免疫系を介する病態であるが，ギラン・バレー症候群とは異なり，CIDPは，慢性の，再発・寛解反復性，もしくは進行性の経過をたどる。異常タンパク血症 paraproteinemias，リンパ球系腫瘍，HIV感染，などを伴う患者において頻度が高い。末梢神経は，各髄鞘節ごとに脱髄と髄鞘再生とをそれぞれ示す。

■ 中毒性，血管炎性，および遺伝性，各型の末梢神経障害

末梢性ニューロパチーにはその他のさまざまな原因があり（表20.1），そのうちのいくつかは簡単に述べておく意味がある。

- **アルコール** alcohol，癌化学療法薬（例 タキサン taxanes，白金製剤 platinum），ヒ素 arsenic のような薬剤や**環境性毒素** environmental toxin は，**軸索輸送 axonal transport** もしくは細胞骨格の機能を障害し，末梢性ニューロパチーをきたす。最長の軸索が最も傷害されやすく，そのため，症状は四肢末端に最初に現れ，かつ最も目立つ。
- **全身性血管炎** systemic vasculitis。末梢神経は，複数の異なる形の**全身性血管炎** systemic vasculitis により傷害され（第8章），**結節性多発動脈炎** polyarteritis nodosa，クリオグロブリン症 cryoglobulinemina，および好酸球性多発血管炎性肉芽腫症（チャーグ・ストラウス症候群 Churg–Strauss syndrome）を含む。総体として，末梢神経障害は，初診時において，血管炎を示す患者の約1/3に認められる。最も多い臨床像は有痛性非対称性の知覚・運動混合性末梢神経障害で，個々の神経をランダムに障害する。1本の神経内でのそれぞれの神経束ごとに軸索傷害の程度の変化の幅

が大きいため，不規則・まばらに散在する病変の分布も，顕微鏡的には明らかである。

- **末梢神経の遺伝性疾患** inherited diseases of peripheral nerves は多種多様 heterogineos であるが，比較的頻度の高い病態である。遺伝性運動性感覚性ニューロパチー hereditary motor and sensory neuropathies は時としてシャルコー・マリー・トゥース病の傘の下に包含され，とりわけ最も頻度の高い，遺伝性末梢神経ニューロパチーで，有病率は2500人当たり1人である。脱髄性の場合も軸索性の場合もある。ほとんどは成人で発症して緩徐に進行し，**後天性多発神経炎** acquired polyneuritis に似る。最も多い原因は，髄鞘関連タンパク質をコードする遺伝子の突然変異である。

- **アミロイドニューロパチー**は，アミロイド線維の末梢神経への沈着による。軽鎖アミロイドーシス light chain amyloidosis（多発性骨髄腫 multiple myeloma または単クローン性免疫グロブリン血症 monoclonal gammopathy を背景とする），および家族性ATTRアミロイドーシス familial transthyretin-related amyloidosis は，最も多いアミロイドニューロパチーである。本疾患は，進行性の脱力，知覚鈍麻，神経性疼痛，その他，起立性低血圧のような本病態が進行性自律神経症状であることの特徴の1つを，疾病の経過の早期に伴う。軽鎖アミロイドーシス light chain amyloidosis の治療は，病原性軽鎖を分泌する形質細胞クローンを除去する化学療法および，時としては自己造血幹細胞移植を含む。肝移植（変異型 mutant transthyretin の供給源を除去するため）も，家族性ATTRアミロイドーシスに対する治療として30年行われてきたが，より最近では，遺伝子治療技術による transthyretin 遺伝子発現の silencing が，疾病修飾療法の第一選択 first line treatment となっている。transthyretin を不活化させ，その凝集を防ぐいくつかの薬剤も用意されている。

■ 特発性ニューロパチー

30％から40％のニューロパチーは精査の後も原因を明らかにし得ず，特発性 idiopathic (or crytogenic) と分類される。大部分は年長成人（55歳以上）で，緩徐に進行し，神経長に依存する有痛性の軸索性ニューロパチーである。特発性ニューロパチーのあるものは，境界型糖尿病 prediabetes や，メタボリックシンドローム（内臓脂肪症候群）metabolic syndrome（血糖値異常 dysglycemia，高血圧 hypertension，高脂血症 Hyperlipidemia，肥満 obesity，等の総称）に起因する。治療は，局所用製剤 topical products，抗てんかん剤 antiepileptics，抗うつ剤 antidepressants，および鎮痛剤 analgesics による，ニューロパチー性疼痛の対処を主とする。

神経筋接合部疾患

神経筋接合部 neuromuscular junction は，運動神経軸索と骨格筋との接合部に存在する特別な複合的構造で，筋収縮を調節する。この部分では，末梢運動神経遠位端が小突起へと分枝し，球状のシナプスボタンとして終末する。神経インパルスは，**シナプス前膜 presynaptic membrane** を**脱分極 depolarize** させ，カルシウム流入と，**シナプス間隙 synaptic cleft** への**アセチルコリン acetylcholine** の放出とを誘発する。アセチルコリンは，シナプス間隙を越えて拡散し，シナプス後膜のアセチルコリン受容体と結合して，筋線維の脱分極と，**電気機械性カップリング electromechanical coupling** を通じて筋収縮をきたす。**神経筋接合部疾患** disorders of the neuromuscular junction は，しばしば，神経筋接合部の構造的変化をきたすが，一方同時に，目立った形態的変化を何ら伴わずに，機能異常を引き起こすこともある。本項では，神経筋接合部でのシグナル伝達を障害する疾患のうち，より頻度が高いか，もしくは病理学的に注目すべきものについて考察する。

■ 重症筋無力症

重症筋無力症 myasthenia gravis は，変動性の筋力低下を伴う自己免疫疾患で，神経筋接合部を標的とする自己抗体により引き起こされる。全身性筋無力症患者の約85％はシナプス後性アセチルコリン受容体（AChR）に対する自己抗体を有し，一方，その他の患者の殆んどは，筋細胞膜筋特異的チロシンキナーゼ sarcolemmal muscle-specific tyrosin kinase（MuSK）に対する抗体を有する。我々はここでは，100万人あたり150〜200人と，より頻度の高い，抗AChR関連型に焦点を合わせる。10〜20歳代を peak とする（女性優位の）早発型と，50〜70歳が peak の（男性優位の）晩発型との二相性の年齢分布を示す。胸腺異常が高頻度で，(1)胸腺過形成，実際には反応性B細胞性濾胞が存在する（症例の60％〜70％）；(2)胸腺腫，胸腺上皮の腫瘍（症例の10％〜15％）（第10章），の2型をとる。これら2つとも，シナプス後膜を損傷させるAChR自己抗体の生成を準備することにより，自己抗原に対する免疫寛容 tolerance を混乱させるとみられる。AChR自己抗体は全身型の患者の85％，顔筋型重症筋無力症の50％に認められる（以下参照）。AChRに対する自己抗体は，結合性 binding，遮断性 blocking，調節性 modulating に分類される。結合性抗体は補体を活性化し，それが神経筋接合部を障害し，AChRを破壊する。遮断性抗体はAchのAChRへの結合を妨げる。調節性抗体は受容体サブユニット receptor subunits を架橋 cross-link し，取り込み internalization を行い，胸腺腫による重症筋無力症に関与する。

臨床的に，重症筋無力症は，外眼筋の筋力低下による

眼瞼下垂 ptosis (drooping eyelids) や複視 diplopia (doule vision) をしばしば示す．このようなパターンの筋力低下は，顔面筋や外眼筋の変化に比較的乏しいほとんどの一次性ミオパチーとは，明らかに異なる．重症筋無力症には顔筋型と全身型との2つの臨床型がある．ある患者では，症状が眼筋に限局し，他の患者では，眼筋，および，球筋 bulbar muscle と呼吸筋 respiratory muscle とを含む全身の筋力低下により，機械換気が必要となる場合もある．筋力低下の重症度は，ときには数分の経過で，典型に変動する．筋肉への電気生理学的刺激を繰り返すと，反応強度が低下するのが特徴的である．一方，コリンエステラーゼ拮抗剤 cholinesterase inhibitor は，シナプス間隙 synaptic cleft のアセチルコリン acetylcholine 濃度を増加させることにより，筋力を改善させる．有効な治療としては，コリンエステラーゼ拮抗剤の他に，ステロイド，他の免疫抑制剤，血漿交換療法，および，適応のある患者に対する胸腺切除，などを含む．重症筋無力症の予後は，これらの治療の進歩により有意に改善し，殆んどの患者は正常の寿命を示す．しかし，重症筋無力症患者の約10％は治療抵抗性で，患者の一部は，今なお，呼吸不全などの合併症に苦しんでいる．

ランバート・イートン症候群

ランバート・イートン症候群 Lambert–Eaton syndrome は，シナプス前カルシウムチャネル機能を抑制することによりシナプス間隙へのアセチルコリン放出を低下させる自己抗体により引き起こされる．ランバート・イートン症候群の患者は，四肢，および，時として，全身の筋肉の脱力を経験し，ごく短い筋肉収縮，または，高頻度の神経刺激の繰り返しにより十分量の細胞内カルシウムが蓄積され，アセチルコリン放出を容易にし，筋力低下が改善する．ランバート・イートン症候群は，腫瘍随伴病態 paraneoplastic disorder として，特に肺小細胞癌患者にみられ，その他の症例においては一次性の自己免疫疾患である．ランバート・イートン症候群の対症療法は，シナプス前カリウムチャネルをブロックする薬剤を含み，そのことが，シナプス前膜の活動電位 action potentials の継続時間を延長させる．重症筋無力症患者とは異なり，コリンエステラーゼ拮抗剤は有効ではない．他のやり方の治療としては，背景にある何らかの癌の治療や，原因となる抗体価を低下させる血漿交換療法や免疫抑制療法により下げるのが治療方針となる．背景にしばしば，浸潤性悪性腫瘍を併発することから，ランバート・イートン症候群の患者の予後は，重症筋無力症患者に比べて不良である．

その他の神経筋接合部疾患

その他のいくつかの神経筋接合部疾患について簡単に記載する．

- 先天性筋無力症候群 congenital myasthenic syndrome は種々の神経筋接合部タンパク質の機能を混乱させる遺伝子突然変異の結果として生じる，多様な異なる遺伝性疾患を含む．原因となる突然変異は，**シナプス前性** presynaptic，または**シナプス性** synaptic，または**シナプス後性** postsynaptic のタンパク質をコードする．したがって，これらの疾患群は，ランバート・イートン症候群 Lambert–Eaton syndrome，または，重症筋無力症 myasthenia gravis を摸する症状を示しうる．疾患群のうちのいくつかの病型は，アセチルコリンエステラーゼ拮抗剤による治療に反応する．
- **外毒素産生菌** exotoxin–producing bacteria 感染は，神経伝達の不全や筋収縮を伴うことがある．破傷風菌 *Clostridioides tetani* とボツリヌス菌 *Clostridioides botulinum* とは（第9章）ともにきわめて強力な神経毒を放出し，神経筋伝達を阻害する．破傷風毒素 tetanus toxin は，抑制ニューロンの働きをブロックし，アセチルコリン放出の増加と，持続性の**筋収縮・痙攣** spasm (tetanus) とをきたす．対照的に，ボツリヌス毒素 botulinum toxin は，アセチルコリン放出を抑制し，**弛緩性麻痺** flaccid paralysis をきたす．精製された毒素（ボトックス botox）は，局注後もきわめて安定であるという特性により，シワや，（眼瞼痙攣 blepharospasm や斜視 strabismus などの）筋不随意運動に伴う種々の他の病態に対して，拮抗剤として広く用いられる．

骨格筋疾患

骨格筋傷害および萎縮の様式

運動系の主たる構成成分は，運動単位 motor unit で，1個の下位運動ニューロンと，その軸索，神経筋接合部，および，ニューロンが支配する筋線維からなる．骨格筋はタイプの異なる線維よりなり，**遅筋** slow–twitch タイプⅠ線維と，**速筋** fast–twitch タイプⅡ線維との2つに，

表20.2 筋線維のタイプ

	タイプⅠ	タイプⅡ
働き	持続性筋力	急速作動
運動タイプ	高酸素運動	低酸素運動
出力	低	高
疲労耐性	高	低
脂肪量	高	低
糖原量	低	高
エネルギー代謝	低解糖能，高酸化能	高解糖能，低酸化能
ミトコンドリア密度	高	低
ミオシン重鎖発現	*MYH7*	*MYH1*，*MYH2*，*MYH4*
色調	赤色（高ミオグロビン量）	暗赤色／淡褐色（低ミオグロビン量）

おおよそ大別される（表20.2）。筋線維のタイプは神経支配に依存する。1つの運動単位のすべての筋線維は同じタイプからなる。正常では，異なるタイプの筋線維が**チェッカー盤状 checkerboard pattern** に分布する（図20.1A）。いくつかのタンパク質やタンパク質複合体が骨格筋の特異的な構造や機能にとって重要不可欠である。それらには，筋線維分節（**サルコメア sarcomere**）を形成するタンパク質や，**ジストロフィン–糖タンパク質複合体 dystrophin–glycoprotein complex**，さらに，筋肉がその代謝における必要性を満たせるようにするための酵素などが含まれる。

一次性骨格筋疾患 primary muscle disease またはミオパチー myopathy は，筋肉への神経支配を混乱させる異常により生じる二次性骨格筋疾患 secondary neuropathic change とは区別される。この両者はともに筋肉の機能と形態との変化を伴うが，それぞれに際立った特徴を有し，図20.2 に示される。筋障害の後天性の原因もまた，特徴的な変化へと導く。例えば，長期の筋肉不使用（例：長期の褥臥，骨破損後のギプス固定，等々に因る）は局所の，もしくは，全身性の筋萎縮を導き，タイプⅠ筋線維よりもタイプⅡ筋線維により目立つ。糖質コルチコイド曝露は，外因性であれ，内因性（例：Cushing症候群）であれ，近位筋およびⅡ型筋線維に優位の萎縮を招く。

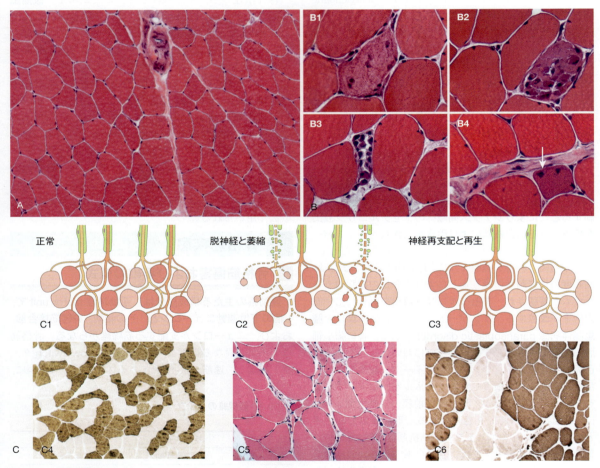

図20.2　骨格筋傷害のパターン
A：正常な骨格筋では，比較的揃った多角形の筋線維が辺縁核を伴って密に集合し，わずかな結合織により分けられた束をなす。筋周囲の筋束間隔壁には血管を含む(上方中央)。B：ミオパチー性疾患では，区域性の壊死と，個々の筋線維の再生とを伴う。壊死細胞(B1～B3)には種々の程度に炎症細胞が浸潤する。再生筋線維(B4，矢印)の特徴は，好塩基性胞体と腫大核小体(この拡大図では確認できない)とである。C：神経原性変化。(C1)4個の運動単位の模式図では，明るく染まった筋線維(タイプⅠ)，または暗く染まった筋線維(タイプⅡ)がチェッカー盤状に混在する。(C2)支配神経軸索の障害により，栄養補給の喪失と筋線維の萎縮とをきたす。(C3)筋線維への神経再支配により，筋線維タイプの転換と同一タイプの筋線維の集簇が起こる。ここに示すように，神経再支配によりしばしば運動単位は大きくなり，より多くの筋線維が1個の軸索に支配される。(C4)正常筋肉は，ATP加水分解酵素(ATPアーゼ ATPase)反応(pH 9.4)で，タイプⅠ(明るい)筋線維とタイプⅡ(暗い)筋線維とのチェッカー盤状分布を示し，写真(A)に対応する。(C5)平坦化した角化(angulated)萎縮筋線維の集簇(群集萎縮)は，神経支配の遮断に伴う典型的な所見である。(C6)脱神経と神経再支配との進行により，筋線維の大きな集塊が同じ筋線維タイプを示す〔筋線維タイプの群集形成(fiber type grouping)〕。

遺伝性骨格筋疾患

筋ジストロフィーとよばれる先天性筋疾患は，種々の核遺伝子やミトコンドリア遺伝子の突然変異により，不随意収縮（**筋強直 myotonia**）もしくは筋力低下を示し，麻痺に至る。この病変のあるものはほぼ生下時より存在するが，それ以外では，筋肉は生下時は健常で，異常は時間経過と共に生じる。臨床的には，異種多様で，ある例は，骨格筋が疾患の主座で，一方，他の例では，その他の更なる器官（例：心臓）も含まれる。この稀な疾患において，最も共通してみられる点のみここで述べる。

ジストロフィン異常症：デュシェンヌ型とベッカー型筋ジストロフィー

最も頻度の高い筋ジストロフィーは，X-linked 劣性遺伝病で，**ジストロフィン dystrophin** とよばれる巨大構造タンパク質の機能を障害する遺伝子突然変異による（図 20.3）。結果として，これらの疾患は**ジストロフィン異常症**とよばれる。**デュシェンヌ型筋ジストロフィー Duchenne muscular dystrophy（DMD）**と**ベッカー型筋ジストロフィー Becker muscular dystrophy（BMD）**とが，これらの群に含まれる，2 つの最も重要な疾患である。DMD は出生男児の 3,500 人に 1 人の発症頻度で，例外なく致死的である。年少期に発症し，ほとんどはティーンエージャー期迄には車椅子が必要となり，若年成人期に死亡する。ベッカー型筋ジストロフィーは頻度がより低く，病状も重篤度がより低い。

病態形成

デュシェンヌ型およびベッカー型の筋ジストロフィーは，X 染色体上のジストロフィン dystrophin 遺伝子の機能喪失型遺伝子突然変異による。ジストロフィンをコードする遺伝子は人類の遺伝子のうち最も大きいものの 1 つで，2.3 milion 塩基対，79 exons の長さよりなる。ジストロフィンは，dystrophin, dystroglicans, sarcoglicans よりなるジストロフィン－糖タンパク質複合体 dystrophin-glycoprotein complex（図 20.3）の主要コンポーネントであり，原形質膜を貫き，筋線維内部の細胞骨格と細胞外基底膜との結合に働き，したがって，筋収縮時における，筋線維とその細胞膜との機械的安定性を与える。この複合体における欠陥は，膜の微小破損を導き，カルシウムの流入を招き，筋変性における変化の引き金となりうる。デュシェンヌ型筋ジストロフィーは，典型的には，ジストロフィンの全欠損に至る，欠失，もしくはフレームシフト変異 frameshift を伴う。これとは対照的に，ベッカー型筋ジストロフィーは，典型的には，部分的な機能を保持する切り詰められたタンパク質の合成を許容し，この型がより重篤度の軽い表現型であることを説明する。ジストロフィン－糖タンパク質複合体は心筋機能にも重要であり，結果として，経過とも最終的に多くの患者に心筋症が生じる。この複合体の他の構成成分に影響する突然変異は，肢帯型筋ジストロフィー limb-girdle muscular dystrophies（LGMD）（後

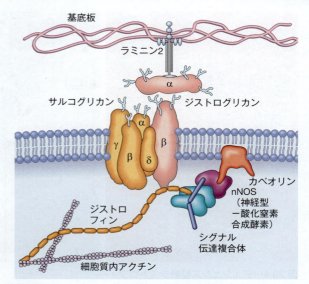

図 20.3　ジストロフィン－糖タンパク質複合体
この糖タンパク質複合体は，細胞膜（筋鞘（sarcolemma））と，ラミニン 2（laminin-2）などの細胞外の基質タンパク質や細胞内細胞骨格とを結合させる。結合のためのボタンの組み合わせ（key set）は，足場となるタンパク質であるジストロフィンタンパク質によりつくられ，このジストロフィンタンパク質が，筋線維性細胞骨格を膜貫通性のジストログリカン（dystroglycan）およびサルコグリカンにつなぎとめ，神経型－酸化窒素合成酵素（neuronal nitric oxide synthetase（nNOS））・カベオリン（caveolin）からなる細胞内シグナル経路を担う複合体に結合する。ジストロフィンの突然変異は，伴性遺伝性のデュシェンヌ（Duchenne）型筋ジストロフィーやベッカー（Becker）型筋ジストロフィーに関与し，カベオリンおよびサルコグリカンタンパク質の突然変異は常染色体性肢帯型筋ジストロフィーに関与し，α₂ ラミニン（メロシン）（α₂-laminin（merosin））の変異は，あるタイプの先天性筋ジストロフィーに関与する。

述）などの他の一次性筋疾患を生じさせる。

形態学

DMD と BMD との罹患骨格筋の組織学的変化は，BMD での変化がより軽度である点を除けば，同様である（図 20.4）。ジストロフィン dystrophin の免疫組織科学的検討では，正常の筋細胞膜性 sarcolemmal の染色態度が，デュシェンヌ筋ジストロフィー で消失し，ベッカー筋ジストロフィー で減退している。

これらの両者および他の筋ジストロフィーの組織学的指標は，進行性の筋線維壊死および再生である。もし変性が修復よりも速く進むと，筋肉は線維化と脂肪とにより置き換えられる。再生の進行に伴い，筋肉は，典型的には，筋線維の著しい大小不同や核の異常な中心化を呈する。DMD・BMD ともに心筋を侵し，筋細胞の肥大と間質の線維化とを種々の程度に示す。

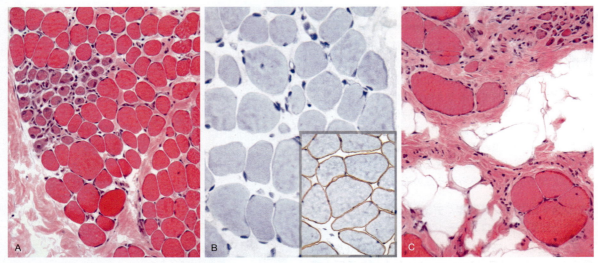

図20.4　デュシェンヌ型筋ジストロフィー
2人の兄弟からの筋生検検体の組織学像．AとB：3歳の男児からの検体．C：Aの兄，9歳の男児からの検体．Aにみられるように若年では束状の筋構造は保たれるものの，筋線維径が大小不同である．加えて，好塩基性の再生筋線維が集簇し（左側），ピンク色に染まる局所性構造物として，軽度の筋内膜内線維化が筋線維間に認められる．B：免疫組織化学的染色では，正常な筋肉（挿入図）では茶色に染色される膜結合ジストロフィンが，本例では完全に欠如する．C：兄からの生検では，病変が進行し，筋線維径の著しい大小不同，脂肪織化，筋内膜内線維化が特徴的である．

臨床的特徴

　DMDのしばしば最初の症状は，筋力低下により動きがぎこちなく不器用で，仲間についていけない点である．筋力低下は典型的には骨盤帯に始まり，次いで肩甲帯に及ぶ．下腿筋の肥大は**仮性肥大 pseudohypertrophy**とよばれ，早期の理学所見である．当初は筋線維の肥大により筋の体積が増すが，筋線維が進行性に変性するにつれ，脂肪織や筋肉内線維化に筋肉が次第に置き換えられる．心筋傷害と線維化とは心不全や不整脈をきたし致命的となりうる．中枢神経系の器質的・構造的な異常については報告がないが，ときに認知障害もみられ，重篤な場合は高度知的障害に分類されうる場合もある．筋肉変性の進行に伴い，血清クレアチンキナーゼは生下時より10歳ごろまでは高値であるが，病状の進行とともに筋肉量が減少するため下降する．BMDは年長児期もしくは青年期に発症し，進行がより遅く，速度にもより幅がある．心臓障害が主たる臨床症状である場合もあり，そのために有意な骨格筋筋力低下を示さなくとも死に至る例もある．デュシェンヌ型筋ジストロフィー患者の平均寿命は，25歳から30歳で，ほとんどの患者は呼吸不全，肺感染，または心不全により死亡する．対照的に，ベッカー型筋ジストロフィーは典型的には，年長児，思春期，または成人に発症し，より緩徐に進行し，患者はほぼ正常に近い平均余命を示しうる．

　ジストロフィン異常症 dystrophinopathiesの治療は困難で，現時点では主として支持療法より成る．確実な治療には骨格筋線維および心筋線維でのジストロフィン値を回復させる必要がある．そのためにいくつかの遺伝子治療が試みられている．これには，RNAのスプライシングを変化させるRNA類似分子（アンチセンスRNA）の投与をし，有害な突然変異を含むエクソンを"スキップ skipping"させ，部分的に活性をもつ短縮型ジストロフィンタンパク質を発現させることが含まれる．この方法は，臨床的に承認されているものの，効果は軽度と思われる．その他のいまだ試験的段階の戦略として，リボソームによる終止コドンの"読み飛ばし read-through"を促進させる薬剤の使用，すなわち，機能性ジストロフィンタンパク質の合成を可能にする他の策略や，遺伝的改変ウイルスを用いたジストロフィンミニ遺伝子 mini-genesの投与の方法もある．

■ その他の伴性（X-Linked）遺伝性筋ジストロフィーと常染色体遺伝性筋ジストロフィー

　その他の筋ジストロフィーは，DMDやBMDと特徴を共通とするとともに，特有の臨床的・遺伝的・病理学的特色も示す．

● **筋緊張性ジストロフィー myotonic dystrophy**．筋強直，筋肉群の持続性の収縮は，筋緊張性ジストロフィー症の基本的な神経筋性症状である．患者はしばしばこわばりを訴え，例えば握手の後で，つかんだ手を緩めるのが難しいことを報告する．筋緊張性ジストロフィーは，三塩基反復の伸長に伴う疾患（第4章）で，常染色体優性遺伝である．筋緊張性ジストロフィー患者の95%以上は，**筋強直性ジストロフィープロテインキナーゼ dystrophia myotonica-protein kinase（DMPK）**をコードする遺伝子の突然変異を伴

う．正常人では，この遺伝子は5回から37回のCTG反復を含むが，患者では通常45回から数千回の反復を伴う．第4章において論じられた如く，本疾患は三塩基反復伸長による"有害な"機能獲得 toxic grain of function に由来する．筋緊張性ジストロフィーは，しばしば，年長児において足背屈筋群の筋力低下により歩行障害をきたし，次いで，手の内在筋や手関節伸筋の筋力低下，顔面筋萎縮や眼瞼下垂へと至る．他の組織系も侵され，致命的な可能性のある心臓不整脈，白内障，早期の前頭部脱毛，内分泌異常，睾丸萎縮などを示す．

- 肢帯型筋ジストロフィー群．これらの筋ジストロフィー muscular dystrophy は，躯幹や四肢に好発する．遺伝的背景はさまざまである．病因となる遺伝子突然変異のあるものは，ジストロフィン以外のジストロフィン−糖タンパク質複合体の構成成分に関与する．他の突然変異では，小胞輸送や細胞膜傷害後の修復にかかわるタンパク質（例：カベオリン，図20.3），細胞骨格タンパク質，もしくはジストロフィン−糖タンパク質複合体の構成成分の1つであるジストログリカン dystroglycan の翻訳後修飾 posttranslational modification にかかわるタンパク質などに影響を与える遺伝子突然変異もある．

- エメリ・ドレフュス型筋ジストロフィー Emery–Dreifuss muscular dystrophy（EMD）は遺伝的に多様な病態で，核内にみられる構造タンパク質にかかわる遺伝子突然変異による．伴性（X–linked）遺伝の場合はエメリン emerin タンパク質をコードする遺伝子の突然変異により，常染色体優性遺伝の場合はラミン A/C lamin A/C をコードする遺伝子の突然変異による．これらのタンパク質の欠損により，繰り返しの機械的負荷を受ける（例えば，心筋・骨格筋）細胞の核構造が不完全となると想定されている．臨床像は，進行性の筋力低下・消耗，肘・踵の拘縮，心疾患を特徴とする．心疾患は重篤で，心筋症および不整脈により，患者の40％が突然死に至る．

- 顔面肩甲上腕ジストロフィー fascioscapulohumeral dystrophy は，常染色体優性遺伝性の筋ジストロフィーで，正常では成熟組織には発現しない転写因子 DUX4 を発現させる遺伝子異常による．DUX4 標的遺伝子の多くは骨格筋の正常機能に関与し，その過剰発現によりこの疾患が発症すると考えられる．ほとんどの患者は，通常，顔面筋・肩甲筋の筋力低下により20歳までに発症する．ほとんどの患者の生命予後は健常人と同じである．

■ チャネロパチー，代謝性ミオパチー，ミトコンドリアミオパチー

その他の重要な遺伝性骨格筋疾患として，イオンチャネル（チャネロパチー channelopathy）・代謝・ミトコンドリア機能などの欠陥に基づくものがある．

- イオンチャンネルミオパチー ion channel myopathy は，イオンチャネルにおける遺伝性欠損による家族性の疾患群で，筋強直 myotonia，血漿カリウム値異常に伴う反復性の低緊張性麻痺 hypotonic paralysis，またはその双方を特徴とする．低カリウム性および高カリウム性周期性四肢麻痺は共に一過性の全身性筋力低下をきたす．低カリウム性周期性四肢麻痺の頻度がより高く，麻痺性発作 paralytic attacks は数時間から数日継続し，運動後の休止や，炭水化物に富む食事に誘発される．骨格筋のカルシウムチャネルの遺伝子突然変異は，低カリウム性周期性四肢麻痺の最も高頻度の原因である．対照的に，高カリウム性周期性四肢麻痺は，筋収縮時のナトリウム流入を調節する，骨格筋のナトリウムチャネルをコードする遺伝子の突然変異の結果である．悪性高熱症 malignant hyperthermia はまれな常染色体優生遺伝症候群で，頻脈 tachycardia，頻呼吸 tachypnea，筋痙攣 muscle spasm，高熱症 hyperpyrexia を特徴とする．カルシウム放出チャネルであるリアノジン受容体 ryanodine receptor RYR1 をコードする遺伝子の突然変異により生じる．患者がハロゲン化吸入麻酔薬 halogenated anesthetic agent もしくはサクシニルコリン succinylcholine を手術時に投与された場合をきっかけとして，発症する．突然変異を受けた受容体の麻酔薬への曝露が，未知の機序を通じ，筋小胞体 sarcoplastic reticulum からのカルシウム流入を増大させ，筋緊張性痙攣 tetany と過剰な熱生成をきたす．

- ミトコンドリアミオパチー mitochondrial myopathy は，ミトコンドリア遺伝子，核遺伝子の両遺伝子がともにミトコンドリア機能に必須のタンパク質やRNAをコードするため，ミトコンドリア遺伝子もしくは核遺伝子の突然変異により生じる．ミトコンドリア変異に由来する異常は，母性遺伝を示す（第4章）．ミトコンドリアミオパチーは，通常は近位筋力低下，ときに重篤な眼筋障害（外眼筋麻痺 external ophthalmoplegia）として若年成人期に発症する．ミトコンドリア病では，正常の筋組織像を示す場合も，異常なミトコンドリアの集簇を示す場合もあり，後者では特殊染色で，赤いしみ状の所見を示し，赤色ぼろ線維 ragged red fiber とよばれる．これらは電子顕微鏡で，異常な形や大きさのミトコンドリアの集積を呈し，結晶状封入体 crystalline inclusion を示すものもある．

- 代謝性ミオパチーはいくつかのグリコーゲン蓄積症を含み，最も頻度が高いのは，マッカードル病とポンペ病である．マッカードル病は，筋ホスホリラーゼ myophosphorylase 欠損により生じ，筋線維が短時間の強度の運動時にグリコーゲンを利用する能力に

欠け，運動が耐え難く，筋痙攣とミオグロビン尿症とを招く．ポンペ病はライソゾーム病lysosomal storage diseaseで，α-グルコシダーゼacid alpha glucosidase欠損（第4章）により，心臓・肝・および筋肉（幼児型）もしくは，筋肉（成人発症型），にグリコーゲンが沈着する．

後天性骨格筋疾患

さまざまな後天性疾患が筋力低下・筋痙攣・筋痛を示す．これには，炎症性ミオパチーinflammatory myopathy・中毒性筋傷害・炎症後横紋筋融解症・糖尿病における筋梗塞などが含まれる．ほとんどは成人にみられ，急性もしくは亜急性に発症する．

炎症性ミオパチー

多発性筋炎polymyositis，皮膚筋炎dermatomyositis，封入体筋炎inclusion body myositisは，炎症性ミオパチーの伝統的な3型である．これは，さまざまな表現型を示す複雑な病態群についてのごく単純化した分類であり，必ずしも明瞭には記述できない．以下の記述は鍵となる原則を概説する．

- 多発性筋炎は自己免疫疾患で，CD8陽性の細胞傷害性T細胞が未確定の抗原により活性化され，筋細胞を死滅させる．組織学的には，筋線維の壊死と再生とが認められる（図20.5A）．従来，多発性筋炎とよばれてきた多くの症例は，免疫介在性壊死性ミオパチー（散在性の炎症とある程度の免疫性機序の証拠），抗合成酵素症候群antisynthetase syndrome，または封入体筋炎inclusion-body myositis（以下に論じる）と現在は再分類されている．したがって，多発性筋炎が真に明確な独立した疾患概念かどうかは確実ではない．
- 皮膚筋炎は，小児の炎症性ミオパチーとしては最も頻度が高く，小児においては，独立した疾患概念としてみえる．成人では，しばしば傍腫瘍性疾患paraneoplastic disorderとしてみられる．いずれの場合においても，自己免疫を基盤とすると考えられている．典型的には，日光被照射部皮膚の発疹のような皮膚変化や，全身系統的症状（例：間質性肺病変）を伴う場合もある．二次的な筋肉・皮膚の傷害を伴う細血管壁の損傷もある．筋線維の損傷は，傍隔壁および，筋束周囲に目立ち，単核細胞浸潤を伴うことがある（図20.5B）．抗Mi-2自己抗体は，皮膚筋炎に対して高度に特異的であるが，感度は低い．
- 抗合成酵素症候群は，抗Jo-1抗体anti-Jo1 antibodyを最多とする異なるアミノアシルtRNA aminoacyl-transfer-RNAsに対する自己抗体を伴う，自己免疫性疾患である．筋炎（多発性筋炎または皮膚筋炎の病像），発熱，間質性肺疾患，非糜爛性関節炎，を含む複数の症状を示す．
- 封入体筋炎は，50歳以上では最も頻度の高い炎症性ミオパチーである．他のタイプの筋炎とともに一括してグループ分けされているが，炎症が本症の原因なのか結果なのかについてはいまだに定見がない．封入体筋炎の形態学的な指標は，過リン酸化タウhyperphosphorylated tau，βアミロイド前駆物質に由来するアミロイド，TDP43に満たされた縁取り空胞rimmed vacuole（図20.5C）の存在である．これらのタンパク質は，神経変性疾患患者の脳にもみられ（第21章），封入体筋炎を加齢に伴う変性疾患と想定する意見にも導く．筋原性変化myopathic change，単核球浸潤，筋肉内線維化，脂肪織化などの慢性炎

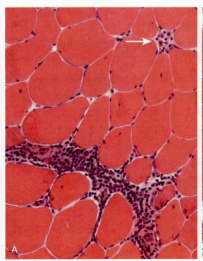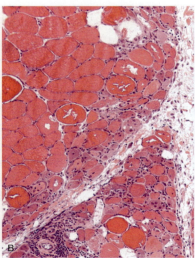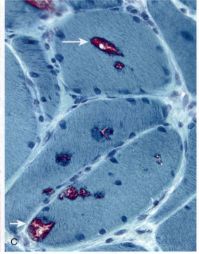

図20.5　炎症性ミオパチー
A：多発性筋炎は，筋肉内炎症細胞浸潤と筋線維壊死（矢印）とを特徴とする．B：皮膚筋炎は筋束辺縁・線維性隔壁近傍での著明な萎縮をしばしば示す．C：封入体筋炎，縁取り空胞（矢印）を含む筋線維を示す．ゴモリ・トリクローム染色変法．

症性ミオパチーに典型的なその他の特徴も明瞭である。慢性・進行性の経過をたどり，免疫抑制剤に対する反応は一般に不良で，この点も炎症が二次的な事象であることを示唆する。

中毒性ミオパチー

いくつかの毒素は筋傷害を起こし得て，それらは内因性（例：サイロキシン thyroxine）または外因性（例：急性アルコール中毒・種々の薬剤）である。

- 甲状腺中毒性ミオパチー thyrotoxic myopathy は，急性もしくは慢性の近位筋力低下を示し，甲状腺機能亢進症 thyrotoxicosis の最初の徴候の場合となりうる。組織所見は，筋線維壊死・再生を含む。
- ステロイドミオパチー steroid myopathy は長期ステロイド治療もしくは内因性ステロイド産生の状況下に生じる。通常は，クレアチンキナーゼ creatine kinase 正常値の近位ミオパチーで，筋生検ではタイプ2筋線維萎縮を呈する。
- エタノールミオパチー ethanol myopathy は，過度の飲酒後にみられる。横紋筋融解の程度はときに高度で，ミオグロビン尿症により二次的に急性腎不全を起こす場合もある。患者は，全身性のもしくは単一の筋群に限局する急性の筋痛を，通常訴える。組織学的には筋細胞の腫脹・壊死・再生が認められる。
- 薬剤性ミオパチー drug myopathy は種々の薬剤により生じる。ミオパチーは，スタチン statins（例：アトルバスタチン atorvastatin，シンバスタチン simvastatin，プラバスタチン pravastatin）の最も頻度の高い合併症で，服用者の約1.5%にみられる。二種類のスタチン関連ミオパチー，(1)薬剤の直接の毒性によるもの，(2)スタチンによる HMG–CoA 還元酵素に対する自己抗体による免疫介在性ミオパチー，が知られている。

骨格筋の腫瘍

これらについては第19章において，他の軟部腫瘍とともに論じる。

末梢神経鞘腫瘍

末梢神経鞘からいくつかの異なる腫瘍が生じる。それらの腫瘍は，軟部腫瘤形成，疼痛，神経や周囲の組織構造との衝突・絞扼・圧迫に伴う機能障害，などを呈する。ほとんどの末梢神経腫瘍において，腫瘍細胞はシュワン細胞への分化を示す。多くは成人に生じ，良性型と悪性型とを含む。重要な特徴は，家系内腫瘍症候群である神経線維腫症1型 neurofibromatosis type 1（NF1）および神経線維腫症2型 neurofibromatosis type 2（NF2）をしばしば伴う点である。

神経鞘腫と神経線維腫症2型

神経鞘腫 Schwannoma（シュワン細胞腫）は被膜を有する良性の腫瘍で，軟部組織・内部臓器・脊髄神経根などに生じる。脳神経 cranial nerve では第8神経の前庭神経 vestibular nerve 部分に最も多い。神経根や前庭神経に腫瘍が生じた場合は，聴神経シュワン細胞腫における聴覚障害を含めて，神経根圧迫による症状を伴う。

ほとんどの神経鞘腫は散発性 sporadic であるが，10%は家系性の神経線維腫症2型を伴う。NF2の患者は多発性神経鞘腫，髄膜腫 meningioma，上衣腫 ependymoma（第21章）を生じるリスクがある。両側性前庭神経シュワン細胞腫は，神経線維腫症2型の指標となる。その名称にもかかわらず，神経線維腫 neurofibroma（後述）は NF2 の患者にはみられない。

NF2 は，22 番染色体にある，マーリン merlin タンパク質をコードする遺伝子の，機能喪失型突然変異 loss of function mutation による，常染色体優生の疾患である。マーリンはアクチン細胞骨格と相互作用し，細胞形態，細胞増生，細胞相互の付着（細胞接着）を支配するのに働く，いくつかの鍵となる信号径路にかかわっている。注目されるに，散発性神経鞘腫における体細胞突然変異によっても，マーリン発現は混乱させられる。

形態学

肉眼的には，ほとんどの神経鞘腫は境界明瞭な腫瘤で，近傍の末梢神経に隣接している。顕微鏡での観察では，シュワン細胞の単調な増生よりなり，しばしば密と疎な領域からなり，それぞれ，Antoni A と B 領域とよばれる（図 20.6A，B）。密な Antoni A の部分では，ねじれた核を有するおとなしい紡錘形細胞が交叉する束状を呈する。しばしば細胞が横に並び，核の柵状配列 palisading を成し，その結果，有核の部分と無核の部分とが帯状に交互し，Verocay body とよばれる。軸索の大部分は腫瘍から圧排されている。まばらなアントニ B の領域では，紡錘形細胞が水腫状の細胞外基質内に散在する。

神経線維腫および神経性線維腫症1型

神経線維腫は良性の末梢神経腫瘍である。3つの重要な亜型が知られている。

- 限局性皮膚神経線維腫 localized cutaneous neurofibroma は，表在性の結節状もしくはポリープ状の腫瘍である。単発性・散発性病変として，または，神経線維腫症1型 neurofibromatosis 1（NF1）に伴う多発性病変として生じる。
- 蔓状神経線維腫 plexiform neurofibroma は，末梢神経もしくは神経叢に沿ってびまん性に拡がる。外科的切除はしたがって困難で，しばしば末梢神経機能不全の後遺症を残す。蔓状神経線維腫は，実質的に

NF1（後述）の診断根拠となる．他の良性神経鞘腫瘍と異なり，本腫瘍は時として悪性化する．
- **びまん性神経線維腫** diffuse neurofibroma は浸潤性に増生し，大きく異様な形状の皮下腫瘤を呈しうる．これもしばしば NF1 を伴う．

NF1 は常染色体優性遺伝性の疾患で，17 番染色体の長腕上にコードされた腫瘍抑制遺伝子であるニューロフィブロミン neurofibromin の突然変異により生じる．ニューロフィブロミンは，有力な腫瘍タンパク質である RAS（第 6 章）に対する**抑制調節因子 negative regulator** である．ニューロフィブロミンの機能喪失と，その結果としての RAS の活性亢進とは，NF1 関連腫瘍における枢要な特徴と思われる．NF1 を背景として生じる腫瘍においては，NF1 の一方の対立遺伝子 allele が生殖系列において失われ，残っている（NF1）対立遺伝子に突然変異が起こるか，不活性化された（silenced の）状態になっている．この腫瘍群は，3 つのすべてのタイプの神経線維腫症・**悪性末梢神経鞘腫** malignant peripheral nerve sheath tumor・**視神経膠腫** optic glioma・その他の神経膠腫，を含む．加えて，NF1 の患者は種々の程度に，学習障害・**痙攣発作** seizure・骨格異常・動脈閉塞を伴う血管異常・**虹彩** iris の色素斑（**リッシュ結節** Lisch nodules）・色素性皮膚病変（腋窩色素斑およびカフェオレ斑 café-au-lait spot）を示す．

> ### 形態学
>
> 神経鞘腫と異なり，神経線維腫は被膜を有さない．**限局性皮膚神経線維腫**のように境界明瞭な場合もあれば，びまん性・浸潤性の増生も示す．神経鞘腫とは対照的に，神経線維腫内のシュワン細胞は，肥胖細胞・線維芽細胞様細胞・**神経周膜細胞様細胞** perineurial-like cell などの他の細胞型と混在する．背景間質は，波打つような形状のまばらな膠原線維束をしばしば含む他，水腫状，もしくは密な膠原線維束を含む場合もある（図 20.6D）．**蔓状神経線維腫**は，罹患神経それぞれの複数の神経束に広がる（図 20.6C）．**びまん性神経線維腫**は，皮膚の真皮もしくは皮下に広範な浸潤性増生を示す．

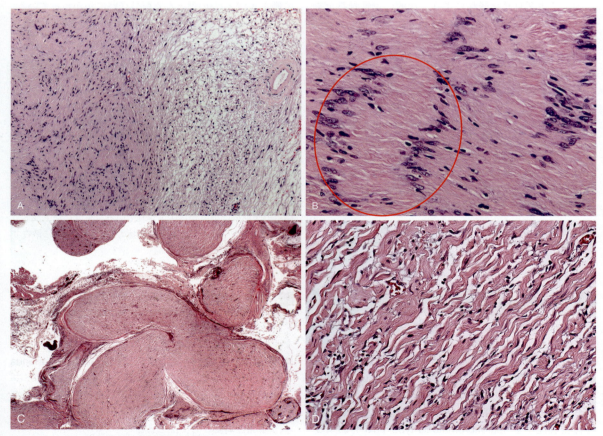

図 20.6　シュワン細胞腫と蔓状神経線維腫
A, B：神経鞘腫．A にみられるように，神経鞘腫はしばしば細胞密度が高い Antoni A 領域（左）と，まばらな低細胞の Antoni B 領域（右），および硝子化した血管（右）を含む．B：腫瘍細胞の核が柵状に並ぶ Antoni A の領域であり Verocay body を形成している（このような小体の 1 つを印の部分で示す）．C, D：蔓状神経線維腫．腫瘍細胞浸潤により，複数の神経束が腫大し（C），強拡大（D）では良性にみえる紡錘細胞と，細く削ったニンジンのように波打つ膠原線維とが混在する．

悪性末梢神経鞘腫

悪性末梢神経鞘腫は典型的には成人にみられ，シュワン細胞への分化を示し，末梢神経からの発生が明らかな場合もある。神経線維腫の悪性化としても生じうるが，その場合の多くは蔓状神経線維腫由来である。症例の約半数はNF1の患者に生じ，NF1患者の全経過中において，その3〜10％に悪性末梢神経鞘腫が生じる。組織学的には，細胞密度が高く，退形成（分化した形質の喪失），壊死，浸潤性増生，多形性，高い増殖能などの明らかな悪性所見を示す。

外傷性神経腫

外傷性神経腫 traumatic neuroma は，先行する外傷による末梢神経の切断に基づく非腫瘍性増生である。切断性の外傷が，再生プログラム（図20.1）を活性化し，近位の軸索断端から突起が発芽・伸長するのを特徴とする。傷害が重篤で神経周膜が破綻した場合，この新たな突起は切断された遠位側の神経端という行き場を失う。適切な誘導を受けずに伸びた軸索突起は，シュワン細胞の反応性増生を引き起こし，軸索・シュワン細胞・結合織の不規則な混合よりなる限局性の有痛性結節を形成する。

要約

末梢性ニューロパチー
- 末梢性ニューロパチーは筋力低下や知覚消失をきたし，**多発性ニューロパチー** polyneuropathy，多発性単神経炎，単発性神経障害（モノニューロパチー）などのかたちをとる。
- **軸索性** axonal と**脱髄性** demyelinating との各末梢性ニューロパチーは，臨床的特徴・筋電図検査・病理学的特徴に基づいて区別されうる。軸索性と脱髄性とが混在する傷害による疾患もある。
- 糖尿病は末梢性ニューロパチーの最も多い原因である。
- **ギラン・バレー症候群**と**慢性炎症性脱髄性ニューロパチー** chronic inflammatory demyelinating polyneuropathy はともに免疫系が関与する脱髄疾患で，前者は急性，後者は慢性の経過をそれぞれたどる。
- 代謝性疾患，薬剤，有毒物質，**結合組織病** connective tissue disease，血管炎，および感染はすべて末梢性ニューロパチーを起こしうる。
- いくつかの生殖細胞系列遺伝子変異が末梢性ニューロパチーを起こす。これらの多くは，晩発性で，後天性ニューロパチーに似る。

神経筋接合部疾患
- 神経筋接合部疾患は，顔面筋・外眼筋の筋力低下をしばしばきたし，重症度は変動する。
- 重症筋無力症とランバート・イートン症候群は免疫系が関与する疾患として最も頻度が高く，それぞれ，典型的には，シナプス後性のアセチルコリン受容体に対する抗体，もしくは，シナプス前性のカルシウムチャネルに対する抗体により引き起こされる病態である。
- AChR に対する自己抗体は，抗体および補体を介した運動終板の損傷によって神経筋伝達を障害する。
- 重症筋無力症はしばしば胸腺過形成もしくは胸腺腫を伴う。ランバート・イートン症候群の大部分は**腫瘍随伴症候群** paraneoplastic disorder/syndrome で，肺小細胞癌の頻度が最も高い。
- 神経筋接合部タンパク質の先天性欠損および細菌毒素も，神経筋伝達障害症状をきたす。

骨格筋の障害
- （遺伝性あるいは後天性の）一次性ミオパチーにより，または，筋肉に対する神経支配の障害に伴い二次性に，骨格筋の機能が損なわれうる。
- 遺伝性ミオパチーは，筋ジストロフィー・先天性ミオパチー・先天性筋ジストロフィーを含む，かなり特徴的ないくつかの臨床病型に分かれる。
- **ジストロフィン異常症** dystrophinopathy は，伴性疾患 X-linked disorder で，ジストロフィン遺伝子の突然変異やジストロフィン–糖タンパク質複合体の崩壊に基づく。遺伝子突然変異のタイプに応じて，重症型（デュシェンヌ型筋ジストロフィー），もしくは，軽症型（ベッカー型筋ジストロフィー）となる。
- 後天性ミオパチーの原因は，炎症や毒物曝露などさまざまである。炎症性筋炎には，多発性筋炎，皮膚筋炎，封入体筋炎の3つのタイプがあり，それぞれに特徴がある。

末梢神経鞘腫
- **末梢神経鞘腫瘍** peripheral nerve sheath tumor のほとんどにおいて，腫瘍細胞はシュワン細胞性の分化を示す。
- 末梢神経鞘腫瘍は，家系内腫瘍症候群である神経線維腫症1型と2型との重要な特徴の1つである。
- 神経鞘腫とは良性の神経鞘腫瘍である。神経鞘腫は限局性の腫瘍で，罹患神経を圧排し，NF2における特徴の1つである。
- 神経線維腫は散発性の皮下結節として，大きく境界不明瞭な軟部病変として，もしくは神経内増生としてみられる。神経線維腫はNF1と関連する。
- 約50％の悪性末梢神経鞘腫は，先行病変をもたない患者に新規に生じ，残り半数は先行するNF1関連神経線維腫の悪性化により生じる。

中枢神経系と眼

Central Nervous System and Eye

第21章

本章では主に中枢神経疾患を説明する。章末では，解剖学的，機能的に中枢神経と連結している眼に関する重要な疾患を簡潔に記載する。

中枢神経

中枢神経系（CNS）の疾患には，ヒトの最も重篤な疾患がいくつか含まれている。これらの疾患は，CNSの高度に分化した構造や機能を反映した多くの特徴的な病理像を示す。CNSの主要な機能単位はニューロン（灰白質）である。さまざまなタイプの神経細胞はさまざまな局在をしていて，機能的役割，神経線維連絡の分布，神経伝達物質，代謝，活動電位のレベルなどにそれぞれ異なる特性をもっている。ある神経細胞グループは，いくつかの共通する性質のために，さまざまな傷害に対して選択的脆弱性を示すことがある。脳のさまざまな領域は，それぞれ異なる機能があるために，傷害後に生じる症状や症候の様式は，傷害を受けた領域と病理学的変化の両方に大きく依存している。成熟した神経細胞は細胞分裂が不可能で，ある特定の機能を果たすために不可欠な少数の神経細胞が破壊されても神経脱落症状を起こすことになる。神経細胞に加えて，CNSには膠細胞（白質）を構成している星状膠細胞や乏突起膠細胞が含まれている。CNSの構成要素は，多数の特殊な神経疾患により傷害されると同時に，通常みられる損傷（例：虚血や感染症など）に対しても他の組織とは異なる形式で反応する。

特殊な疾患を解説する前に，傷害や感染症においてCNSによくみられる特徴的な形態学的変化について簡単に概観する。

形態学

神経細胞の傷害像。傷害に反応して，神経細胞とその突起（軸索と樹状突起）にはいくつかの変化が観察される。不可逆的な低酸素や虚血性傷害では，12時間以内に急性の細胞傷害が通常のH&E染色で明瞭となる（図21.1A）。細胞体は萎縮し，核は濃縮して核小体が消失し，細胞質内の粗面小胞体（神経細胞のニッスル小体）が消失し，細胞体は強い好酸性を示す（**好酸性神経細胞 red neurons**）。軸索の傷害においても，細胞体は丸く腫大して核は辺縁に偏在し，核小体が腫大し，ニッスル小体は辺縁に移動する（**中心染色質融解 central chromatolysis**）。さらに急性の傷害では，典型的には血液脳関門が破綻し，さまざまな程度の脳浮腫が生じる（後述）。

多くの**神経変性疾患 neurodegenerative disease**では，異常なタンパクが蓄積（例：アルツハイマー病のアミロイド斑）したり，特異的な**細胞内封入体 intracellular inclusions**（例：パーキンソン病のレビー小体）が出現する。ウイルス感染症では，感染した神経細胞に他の細胞と同様に封入体が形成されることがあり，このような封入体は診断の助けとなる。神経変性疾患のなかには神経突起が腫大して捻転することがあり，**変性神経突起 dystrophic neurites**とよばれる。

星状膠細胞（アストロサイト）astrocyteの傷害と修復。星状膠細胞は脳内の修復と瘢痕形成に大きな役割を果たし，この過程はグリオーシスとよばれる。傷害に反応し，星状膠細胞は肥大して過形成になる。核は腫大して小胞状となり核小体は目立ってくる。細胞体は腫大して明るいピンク色となり，細胞は太く分枝した突起を多数伸ばす（**肥胖性星状膠細胞 gemistocytic astrocyte**，図21.1B）。他の臓器と異なり，脳損傷後に線維芽細胞が組織修復にかかわるのは特殊な状況（例：貫通性脳損傷や脳膿瘍周囲）で起こる。グリオーシスが長期にわたる場合は，反応性星状膠細胞の細胞体は萎縮し，突起は固く織り合わされて線維性となる（**線維性星状膠細胞 fibrillary astrocyte**）。ローゼンタールファイバー Rosenthal fiberは，太くて長く明るい好酸性のタンパク質凝集体で，慢性のグリオーシスや悪性度の低い**神経膠腫 gliomas**の星状膠細胞の突起にみられる。

オリゴデンドロサイト oligodendrocyte（乏突起膠細胞）は髄鞘を産生するが，さまざまな傷害に対する形態学的変化は限られた範囲内であり，進行性多巣性白質脳症では核内にウイルス封入体がみられる。

ミクログリア microglialは胚卵黄嚢由来の寿命の長い細胞で，CNSに常在して貪食細胞としての機能を果たす。感染や外傷などの組織傷害によって活性化されると，増殖して組織

謝辞：Matthew P. Frosch 博士（Department of Pathology, Massachusetts General Hospital, Harvard Medical School, Boston Massachusetts）と Robert Folberg 博士による本書の旧版における本章への貢献に深謝する。

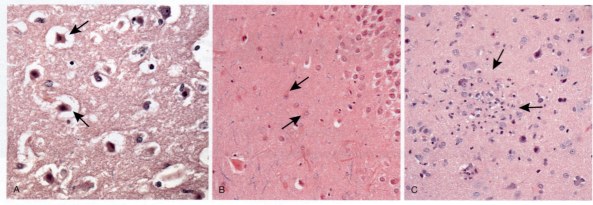

図21.1　神経細胞の傷害様式
A：大脳皮質の急性低酸素・虚血性傷害。個々の細胞体は萎縮し好酸性（好酸性神経細胞，矢印）となり，核は濃縮する。B：反応性星状膠細胞（矢印）は，細胞体が好酸性となり多数の放線状突起を示す。C：ミクログリアの集簇像が境界不明瞭な結節を形成する像（矢印）は，ウイルス感染症で一般的にみられる所見である。

学的により明瞭になる。ミクログリアは，脱髄巣，梗塞や出血の器質化巣では，活性化マクロファージのようにみえてくる。また，感染症などの場合には核が長くなる（桿状細胞 rod cell）。桿状ミクログリアが傷害部位に集簇した像は，**ミクログリア結節 microglial nodule** とよばれる（図21.1C）。同様の集簇は，傷害された神経細胞の周囲に集まり貪食する像としてみられる（**神経細胞貪食現象 neuronophagia**）。

上衣細胞 ependymal cell は脳室系と脊髄中心管を覆っている。特に，**サイトメガロウイルス cytomegalovirus（CMV）**のような感染因子は広範に上衣細胞を傷害し，典型的なウイルス封入体がこのなかにみられることもある。**脈絡叢 choroid plexus** は上衣細胞と連続し，特殊な上皮の被膜は**脳脊髄液 cerebrospinal fluid（CSF）**を分泌する役目を果たす。

神経疾患の臨床所見は局在症候に由来することが多く（例：大脳動脈の閉塞による反対側の筋力低下），これは傷害側を示すが，非局在症候（例：精神状態の変化）は，神経疾患の存在を示すが，その局在は示さない。

脳浮腫，脳ヘルニア，水頭症

脳と脊髄は頭蓋骨と脊椎管に包まれ，神経と血管は特別な孔を通ってこの構造とつながっている。壊れやすい中枢神経組織がこのような固い強固な構造に収納されている利点は明白だが，脳実質が腫脹するような病的状態になると，ほとんどゆとりがないことになる。その結果，実際に頭蓋内の体積が増加すると頭蓋内圧が亢進する。実質的に頭蓋内圧の亢進は，心血管系の脳への血液供給能を傷害し，その結果，脳灌流圧は低下し，重篤なあるいは致命的な転帰をきたす。頭蓋内の体積が増大して危険になる病態には，脳全体の浮腫，水頭症，出血，虚血，腫瘍などの占拠性病変が含まれる。

脳浮腫

脳浮腫 cerebral edema とは，脳実質内に水分が過剰に貯留することである。脳浮腫が出現する機序は2つあり，特に脳が全般的に傷害される場合はしばしば同時に出現する。

- **血管性浮腫 vasogenic edema** は，正常な血液脳関門の機能の破綻により起こり，血管腔から脳内の細胞間隙に液体が移動する。血管性浮腫は，局所的（例：炎症や腫瘍による血管の透過性亢進の結果など）にも，あるいは脳全体にも起こる。
- **細胞傷害性浮腫 cytotoxic edema** は，神経細胞やグリア細胞の傷害により細胞内の液体成分が増加するが，全身の低酸素や虚血性傷害，毒性物質の曝露に引き続いて起こることがある。

脳浮腫では脳は正常より軟らかくなり，頭蓋腔内に"いっぱい"になる。脳全体に浮腫が起こると，脳回は扁平化し，脳溝は狭小化して脳室腔は圧排される（図21.2）。

水頭症

脳室内の脈絡叢で産生された**脳脊髄液 cerebrospinal fluid（CSF）**は，脳室系を循環して**ルシュカ孔 foramen of Luschka**，**マジャンディ孔 foramen of Magendie** からクモ膜下腔へ流出し，そこでクモ膜顆粒により吸収される。産生と吸収のバランスによりCSFの体積は定常状態に保持されている。

水頭症 hydrocephalus は，脳室内のCSFの容積が増大する状態である。多くの場合，CSFの流れの障害やCSFの再吸収障害の結果として起こる。脳室系でCSFの循環が局所的に障害されると脳室の一部分が拡張するが，他の部位は変化しない。このパターンは**非交通性水頭症 noncommunicating hydrocephalus** とよばれ，モン

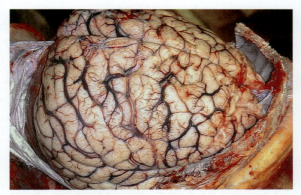

図21.2 脳浮腫
脳回の表面は，腫脹した脳が脳硬膜と頭蓋骨内側面により圧迫されて扁平化する。このような変化は頭蓋内圧の危険な上昇に伴い出現する。

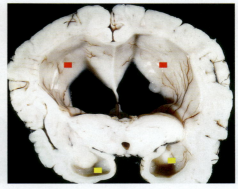

図21.3 水頭症
視床中部の前額断で，拡大した側脳室（赤四角：側脳室体部，黄色四角：側脳室後角）がみえる。

ロー孔 foramen of Monro や中脳水道の占拠性病変（腫瘍や出血，あるいは感染症）による閉塞により最もよく起こる。**交通性水頭症** communicating hydrocephalus では脳室系全体が拡大し，通常，CSF再吸収の減少により二次的に起こるが，原因はよくわかっていない。

頭蓋の縫合線が閉鎖する前の乳児に水頭症が起こると，頭蓋が大きくなる。いったん縫合線が閉鎖した後に水頭症が起こると，脳室は拡大して頭蓋内圧は亢進するが，頭囲は変化しない（図21.3）。これらの状態とは反対に，一次性なCSFの体積増加，代償性にCSFの体積が増加する状態（**代償性水頭症** hydrocephalus ex vacuo）は，脳実質が減少する原因（例：脳梗塞や変性疾患など）により起こる。

脳ヘルニア

脳ヘルニアは，頭蓋内圧上昇により，強靭な硬膜のひだ（大脳鎌とテント）や頭蓋骨の開放部位から脳組織が位置を変えることである。脳ヘルニアは，頭蓋内圧が許容範囲を越えて上昇すると生じる。脳ヘルニアは占拠性病変，びまん性（全般性脳浮腫）あるいは局在性（腫瘍，膿瘍や出血）病変により最も起こりやすい。頭蓋内圧亢進は血管を圧排し脳の灌流を減少させ，虚血性障害を起こしてさらに脳浮腫を増悪させる。

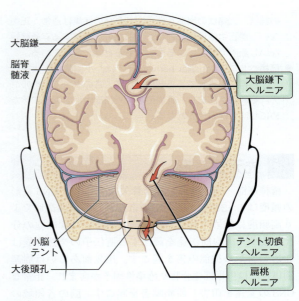

図21.4 脳ヘルニア
脳実質が，固定された大脳鎌，小脳テントを越えて偏位し，あるいは小脳扁桃が（大後頭孔へ）偏位してくる。CSF（Cerebrospinal fluid）：脳脊髄液

形態学

脳は，異なる開存部位からヘルニアを起こし，脳腫脹がきわめて高度な場合には，同時に複数の箇所にヘルニアを起こす（図21.4）。

- **大脳鎌下（帯状回）ヘルニア** subfalcine (cingulate) herniation は，一側性，非対称性に大脳半球が腫脹し，大脳鎌の下から帯状回を押し出す。このヘルニアでは前大脳動脈の圧迫を起こして，反対側の下肢の筋力低下や，ヘルニアが優位半球を圧迫する時には失語症をきたすことがある。
- **テント切痕（鉤）ヘルニア** transtentorial (uncinate) herniation は，側頭葉内側面がテントの自由縁側に圧迫されて起こる。側頭葉が押し出され，病巣側の第3脳神経が障害されて瞳孔が散大し，眼球運動が障害される（blown pupil）。後大脳動脈が圧迫され，一次視覚野を含む後大脳動脈の灌流領域が虚血性障害に陥ることがある。さらに側頭葉の押し出しが起こると，中脳への圧力が対側の大脳脚をテントに対して圧迫し，ヘルニアと同側の片麻痺を起こすことがある。大脳脚の圧迫は，**カーノハン圧痕** Kernohan's notch として知られている変形を起こす。テント切痕ヘルニアによる中脳と上行性網様体系の圧迫は意識障害を起こす。テント切痕ヘルニアが進行すると**デュレー出血** Duret hemorrhage（図21.5）とよばれる中脳，橋

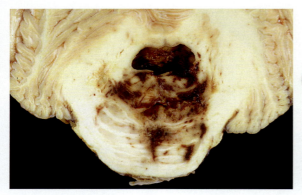

図21.5 デュレー出血
占拠性病変が脳を下方へ圧迫し，正中から橋に流入する血管が破綻して出血を起こす。

の線状，火焔状の出血を伴う。これらの病巣は通常，正中ないし傍正中領域に起こり，上部脳幹を灌流する穿通静脈ないし動脈の断裂によるものであると考えられている。
- **扁桃ヘルニア** tonsillar herniation では，小脳扁桃が大後頭孔から押し出されてくる状態を示す。このタイプのヘルニアは脳幹部を圧迫し，延髄の呼吸・循環中枢を障害するためにしばしば致命的となる。

先天性奇形

精神遅滞，脳性麻痺，神経管欠損を起こすCNS奇形の頻度は1〜2％である。脳の奇形は，多発性奇形でより高頻度に認められる。神経細胞あるいは膠細胞の分化，成熟，細胞間伝達を調節する遺伝子の突然変異はCNSの奇形や機能障害を起こす。出生前あるいは周産期傷害には中毒性化合物や感染性因子が含まれ，正常なCNSの発達を阻害し組織障害を起こす。脳の各領域の発達は，妊娠時期によりそれぞれ異なっているため，受傷の時期が奇形のパターンに影響を与え，早期の病変はより重篤な表現型を示す。

神経管欠損

神経管の欠損 neural tube defect は正中に起こる奇形で，神経組織，髄膜，それらを覆う骨や軟部組織を含む異常が特徴であり，総じて，CNS奇形のなかで最も頻度が高い。2つの明確な病態が関与している（1）神経管の閉鎖不全，神経管の奇形周囲に異常な骨格が形成されることにより二次的に間葉系組織の欠損が起こる（例：無脳症や脊髄髄膜瘤），（2）軸位の中胚葉の発達異常に由来する一次性の骨欠損と二次的な中枢神経の異常（例：脳瘤，髄膜瘤，二分脊椎）。妊娠初期の葉酸欠乏は，その原因は不明だがリスクを上昇させ，重要な予防策は，妊娠可能年齢の女性に葉酸を投与することで神経管欠損の頻度を70％まで減少させることができる。神経管欠損では血清αフェトプロテイン値が上昇するので，母体のαフェトプロテインと画像検査のスクリーニングにより早期に神経管欠損を発見することが増加してきた。

形態学

- 最も多い神経管の形成異常は，脊髄を形成する神経管の後端に起こる。これらは，無症候性の骨欠損（潜在性二分脊椎 spina bifida occulta）から，髄膜突出を伴う扁平で脊髄の髄節形成障害を示す重度の二分脊椎まで幅が広い。
- **脊髄髄膜瘤** myelomeningocele は，脊椎の欠損部位を通じてCNS組織が逸脱する異常（図21.6）で，腰仙髄に多い。患者は下肢の運動感覚障害，膀胱直腸障害を示す。臨床症状はこの領域の脊髄異常に由来し，それを覆う薄い皮膚から波及した感染をしばしば合併し，潰瘍形成しやすい。
- **無脳症** anencephaly は，神経管の前方端の異常で起こる奇形で，前脳と上部頭蓋骨の欠損が生じる。後頭蓋窩の構造はさまざまな程度に存在することがある。
- **脳瘤** encephalocele は，頭蓋骨の欠損部位からのCNS奇形組織の憩室状の突出である。これは，しばしば後頭葉領域や後頭蓋窩に起こる。前方に起こると脳組織は副鼻腔に伸展することがある。

前脳奇形

小脳症 microencephaly は脳の容積が小さい奇形の群を示し，通常，小さな頭蓋（小頭症 microcephaly）を合併している。これは，染色体異常，胎生期アルコール中

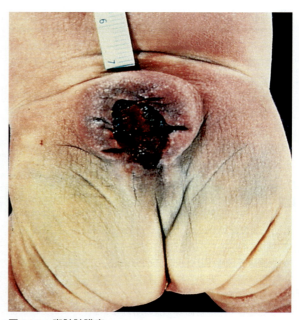

図21.6 脊髄髄膜瘤
髄膜と脊髄実質の両者が殿部の上にある囊胞様組織内にみられる。

毒，ヒト免疫不全ウイルス human immunodeficiency virus（HIV）やジカウイルスの子宮内感染症など，さまざまな合併症で起こる．大脳皮質に向かうべき神経細胞数の産生減少を伴っていることが共通した特徴である．脳の発達の初期段階では，脳室下帯上衣下層の前駆細胞が増殖し，前駆細胞集団から離れて大脳皮質へ遊走を始める細胞と，増殖する細胞のプールにとどまる細胞のバランスが，結局，神経細胞とグリア細胞の全体の発生数に影響する．もし，前駆細胞プールから未熟な状態で過剰に細胞が遊走すると，成熟神経細胞は不十分にしか発生せず脳は小さくなる．発達期における神経細胞の遊走や分化の障害は，脳回と新皮質の層構造の異常を起こし，しばしば神経細胞は解剖学的に異常な位置に最終的に到達する．遊走を調節するさまざまな遺伝子変異が，さまざまな奇形を生む．代表的な例は**全前脳症 holoprosencephaly**で，正常な正中構造の形成障害が特徴である．軽度の型では嗅球と関連組織の欠損（**無嗅脳症 arrhinencephaly**）のみを示す場合もある．重度な場合，脳は半球に分離せず，脳葉を形成せず，単眼症のように顔面の正中構造の欠損を伴う場合がある．最もよく知られた遺伝的原因は，**ヘッジホッグ hedgehog**シグナル経路の部位に機能喪失を起こす遺伝子変異である．

他の例では，脳回の欠損で完全な欠損である**滑脳症 lissencephaly**や部分欠損，また，多数の不規則に形成された脳回（**多小脳回症 polymicrogyria**）が含まれる．

後頭蓋窩の奇形

後頭蓋窩の領域で最も多い奇形は，小脳の位置異常や欠損である．

- **アーノルド・キアリ奇形 Arnold–Chiari malformation（キアリⅡ型奇形 Chiari type Ⅱ malformation）**は，小さな後頭蓋窩と小脳虫部が大後頭孔から下方に伸展する小脳正中の位置異常であり，水頭症と腰髄の脊髄髄膜瘤が典型的にはみられる．
- より軽い奇形である**キアリⅠ型奇形 Chiari type Ⅰ malformation**では，小脳扁桃が低位にあり，頭蓋底の大後頭孔を通って伸展する．大後頭孔に多くの組織があることによってCSFの流れを閉塞し，延髄を圧迫するが，頭痛や脳神経障害はしばしば成人期になってはじめて現れる．脳外科的治療により症状は軽減する．
- **ダンディー・ウォーカー奇形 Dandy–Walker malformation**は，後頭蓋窩の拡大，小脳虫部の欠損，正中の大きな嚢胞が特徴である．

遺伝性代謝疾患

いくつかの遺伝性疾患では，神経細胞とグリア細胞の代謝経路を傷害し，幼少期から進行性の障害を示す．これらの疾患は，傷害される細胞や領域（例：神経細胞か白質），細胞内小器官（例：ライソゾーム，ペルオキシソーム，あるいはミトコンドリア），あるいは代謝経路（例：スフィンゴリピドーシス，極長鎖脂肪酸代謝）などにより分類される．これらの疾患の背景となる遺伝子変異は，典型的には神経系に特異的な合成あるいは分解経路に影響する．

- **神経蓄積病 neuronal storage disease**は，神経細胞内に蓄積物質が貯留することが特徴で，典型的には神経細胞死をもたらす．皮質の神経細胞が障害されると認知機能が低下し，痙攣を起こすこともある．大部分は，常染色体潜性疾患でスフィンゴリピドの特異的代謝酵素の欠損で起こり（ガングリオシドを含む），ムコ多糖症，ムコリピッド，他には神経細胞内のタンパク質や脂質の輸送が障害されて起こる．テイ・サックス病，ニーマン・ピック病，ムコ多糖症（すべてライソゾーム蓄積病）などの疾患の例は第4章で解説している．
- **ミトコンドリア脳筋症 mitochondrial encephalomyopathy**は，酸化的リン酸化の障害で，しばしば骨格筋を含む多臓器を傷害する（第20章）．脳を傷害する場合は，灰白質が白質より重篤に傷害されるが，神経細胞がより代謝需要が大きいからであると推測される．これらの疾患はミトコンドリアや核の遺伝子変異で起こる．臨床的には，筋力低下，痙攣，視覚障害を単独あるいは合併する．

脳血管障害

脳血管障害 cerebrovascular diseaseは，血管系病変による病理過程が起こす脳病変である．脳血管障害は，先進国では主要な死因や罹患率の高い疾患の1つである．3つの基本的な病態は，(1)血栓性閉塞，(2)塞栓性閉塞，(3)血管の破綻，である．"脳卒中 stroke" は臨床的な名称で，症候が急性発症するこれらの病態すべてに用いられる．血栓症と塞栓症は同じような影響を脳に与え，酸素と代謝物質の欠乏により脳梗塞を起こし，罹患血管に灌流されている領域に虚血性傷害を起こす．同様の傷害は，完全に灌流が傷害された状態や高度な低酸素血症（例：**循環血液量減少性ショック hypovolemic shock**），重篤な低血糖などでも脳全体に起こる．出血は血管の破綻を伴い，組織の直接的な傷害だけでなく二次性の虚血傷害も起こす．外傷による血管傷害は外傷の項で別途述べる．

低酸素，虚血，梗塞

脳は，血管から恒常的にグルコースと酸素の供給を必要とするきわめて酸素依存性の高い組織である．脳は体重の2％以内にすぎないが，安静時心拍出量の15％を必要とし，全身の全酸素消費量の20％を占めている．脳血流は血管抵抗の自動調節能により，血圧や頭蓋内圧が広い範囲に変動しても通常一定に保たれる．脳は2つの機序により酸素欠乏状態になる．

- **機能的な低酸素 functional hypoxia** は，酸素分圧の低下（例：高地），酸素運搬能の低下（例：高度な貧血，一酸化炭素中毒），組織の酸素利用を阻害する毒素（シアン化合物中毒）により起こる．
- **虚血 ischemia** は，一過性 transient であれ恒久的 permanent であれ，低血圧や血管閉塞，あるいはその両者による組織の低灌流により起こる．

■ 脳全体の虚血

脳全体の低酸素や虚血は，脳血流の全般性低下（心停止やショック状態，重篤な低血圧）や血液の酸素運搬脳の低下（例：一酸化炭素中毒）時に起こる．臨床的予後は傷害の重篤度と期間による．傷害が軽度であれば，一時的に混迷状態をきたすことがあっても，その後完全に回復する．ニューロンはグリア細胞より虚血に脆弱であり，最も脆弱な神経細胞は，海馬や大脳皮質の錐体細胞，小脳のプルキンエ細胞である．軽い虚血や一過性の虚血であっても，これらの脆弱な領域に障害を起こす患者もいる．脳全体に重篤な虚血が起こると，それぞれの領域の脆弱性に関係なく，広範囲な神経細胞死が起こる．この状態を生き延びた場合には，しばしば神経学的に高度な障害を残し，永続的な植物状態に陥る．臨床的にいわゆる"**脳死 brain death**"の診断基準に相当する場合には，大脳の随意運動と反射にかかわる機能，呼吸駆動を含む脳幹の機能が消失する．このような重篤な障害を起こした患者が人工呼吸器を装着すると，脳は次第に自己融解を起こす．

る領域がある．これに対して，視床，基底核，深部白質などを供給する深部穿通枝血管には側副血行がほとんどみられない．

塞栓性梗塞 embolic infarction は，**血栓性梗塞 thrombotic infarction** より頻度が高い．心臓弁膜からの塞栓源の頻度が高く，心筋機能障害，弁膜疾患，心房細動は重要なリスク因子である．血栓性塞栓は，頸動脈や大動脈弓内のアテローム性プラーク（粥腫）からしばしば起こる．静脈由来の塞栓が，卵円孔開存により動脈系の循環に入り，脳内にひっかかることがあり（奇異性塞栓，第9章），下肢の深部静脈からの血栓塞栓や，骨折後に通常起こる脂肪塞栓などが含まれる．内頸動脈から直接支配を受ける中大脳動脈領域が，塞栓症によって最も障害されやすい．塞栓は，血管が分枝する部位やアテローム性（粥状）**動脈硬化 atherosclerosis** によって，内腔が狭窄している領域に詰まりやすい．

脳梗塞を起こす**血栓性閉塞 thrombotic occlusion** の大部分は動脈硬化性プラーク（粥腫）である．血栓症の最も頻度の高い領域は，頸動脈が外頸動脈と内頸動脈に分かれる分岐部，中大脳動脈の起始部，脳底動脈の両端である．これらの閉塞では血栓は前方へ伸展したり，血栓の断片が剥がれて遠位部に塞栓を起こすことがある．いわゆる"**ラクナ梗塞 lacunar infarct**"とよばれる径が数mmの小梗塞を起こす血栓性閉塞は，長期間の高血圧症による慢性的障害により小さな穿通枝動脈が閉塞する場合に起こる（後述）．

形態学

脳全体に虚血が起こると脳は腫脹し，脳回は幅広くなり，脳溝は狭小化する．割面では灰白質と白質の境界が不明瞭となる．不可逆的な虚血性変化（梗塞）の組織学的変化は3つに分類される．**初期変化 early change** は傷害後12～24時間内に起こり，急性の神経細胞の変化（好酸性ニューロン）（図21.1A）は，初期の微細な空胞変性に続いて胞体が好酸性となり，後に核が濃縮して核崩壊を起こす．同様の変化は少し遅れて星状膠細胞，乏突起膠細胞にも起こる．この後に，組織傷害に対応する反応，好中球の浸潤が始まる．**亜急性の変化 subacute change** は24時間から2週間までに起こり，組織の壊死，マクロファージの浸潤，血管増生，反応性グリオーシスが起こる．**修復**は2週間後から起こり，壊死組織がすべて除去され，グリオーシスを起こす．

■ 局所性脳虚血

大脳動脈の閉塞は，初期には局所の虚血を生じ，次いで血管の支配領域の梗塞をきたす．梗塞巣の大きさ，部位，形態および組織傷害の範囲は，側副血行の発達により修飾される．特にウィリス動脈輪や皮質動脈と髄膜動脈の吻合（網）による側副血行路により，傷害が限局され

形態学

梗塞は，大きく2つのグループに分けられる．非出血性梗塞 **nonhemorrhagic infarct** では，急性期の血管閉塞により起こるが，側副血行あるいは塞栓の溶解による虚血組織の再灌流により出血性梗塞 **hemorrhagic infarct** が起こることがある．**出血性梗塞 hemorrhagic infarct** では，通常多発性の点状出血を示し，ときに癒合する（図21.7A, B）．顕微鏡像と出血性梗塞の進展は，非出血性梗塞と類似していて，血管外への血液の流出と再吸収が加わる．凝固異常を伴う症例では，出血性梗塞が広範な頭蓋内血腫を伴うことがある．

非出血性梗塞 nonhemorrhagic infarct の肉眼的所見は経時的に変化する．発症6時間以内では外見上変化は観察できないが，48時間までには組織は蒼白となり，軟化腫脹する．2～10日経つと障害された脳は軟化してもろくなり，生き残った周辺組織の浮腫が軽減し，以前には不明瞭だった正常領域と病的領域の境界がより明瞭となる．10日から3週間経過すると，組織は液状化して灰白色調の組織に囲まれた液体状の嚢胞になり，壊死組織を再吸収しながら次第に膨張する（図21.7C）．

顕微鏡学的には，組織は特徴的な反応を順次示す．発症後12時間は，神経細胞の虚血性変化（好酸性神経細胞）（図21.1A）と細胞傷害性浮腫と血管性浮腫の両者が出現す

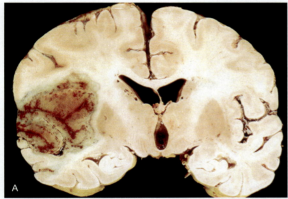

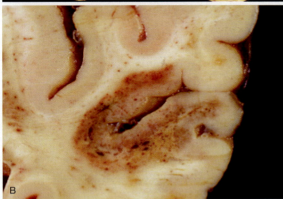

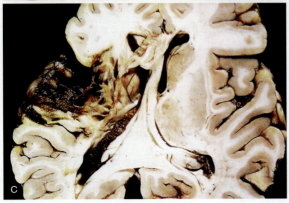

図21.7　脳梗塞
A：脳の割面では左中大脳動脈領域に大きな色調の変化した局所的な出血性梗塞を認める。B：点状出血を示す梗塞巣が，虚血巣の再灌流障害に一致して側頭葉にみられる。C：陳旧性の囊胞化した梗塞巣は皮質が破壊されて周囲はグリオーシスを示す。

る。血管内皮細胞およびグリア細胞のなかでも星状膠細胞は腫大し，有髄線維は崩壊を始める。最初の数日間には好中球が傷害領域に出現するが（図21.8A），その後2〜3週間にわたりマクロファージに置き換わる。ミエリンや赤血球の崩壊産物を貪食するマクロファージは，数か月から数年病巣にみられることもある。貪食作用と液状化が進行するにつれて病巣端の星状膠細胞は徐々に腫大および分裂し，胞体が腫大し

た星状膠細胞のネットワーク（肥胖性変化）が発達する（図21.8B）。数か月後には星状膠細胞の核と細胞質の著明な腫大は減少する。囊胞壁では，星状膠細胞の突起がグリア線維の厚い束を形成し，新生した毛細血管と血管周囲の結合織と混在する（図21.8C）。

境界領域梗塞（分水嶺梗塞）border zone（watershed）infarctは，脳や脊髄の動脈灌流域の最も遠位部にある領域に起こる。分水嶺梗塞は，通常，血圧低下の後にみられる。大脳半球では，前大脳動脈と中大脳動脈の境界領域が最も傷害されやすい。この領域が傷害されると，半球間裂から数cm外側の大脳穹窿面にくさび形の壊死巣が生じる。

臨床的特徴

脳梗塞は局在症状と非局在症状を呈し，通常血栓症より塞栓性閉塞はより急性発症となる。前大脳動脈の閉塞では，運動および/あるいは感覚障害（例：下肢）が優位で，優位側半球の中大脳動脈の閉塞では，失語症，運動および/あるいは感覚障害と片麻痺，後大脳動脈閉塞では視野障害が起こる。

頭蓋内出血

頭蓋内出血は，(1)高血圧症や他の疾患による血管壁の傷害，(2)動静脈奇形や海綿状血管腫 cavernous malformation による血管構造異常のある病巣，(3)外傷，(4)腫瘍などによって生じる。出血は頭蓋内，脳の実質外あるいは脳内（脳実質内）のどこでも起こる（表21.1）。硬膜外あるいは硬膜下出血は通常，外傷によって生じ，後述する。これに対して，脳実質内の出血とクモ膜下出血は，通常脳血管障害により起こり，ここで解説する。

原発性脳実質内出血

高血圧症が脳実質内出血の最も一般的な危険因子で，臨床的に重篤な出血の50％以上を占め，慢性高血圧の死因の約15％にあたる。原発性脳出血（非外傷性）の大部分は成人の中年期から老年期に起こり，発症頻度のピークは60歳ごろである。大部分は脳実質内の小血管の破綻によって起こる。脳内出血は，範囲が広い場合，脳室へ穿破することがあるが，小出血の場合は臨床的に無症状となることがある。高血圧性脳出血の好発部位は，基底核，視床，橋，小脳であり，血腫の部位と大きさが臨床症状を規定する。患者が急性期を乗り越えると，血腫は次第に吸収され，臨床的にかなり改善がみられる場合もある。

形態学

脳出血急性期では，血管から流出し血液が周囲の実質組織を圧迫する（図21.9A）。時間の経過とともに血腫は辺縁部が褐色調の囊胞となる。顕微鏡像では，急性期には中心部の凝血塊と周辺部の浮腫を伴う典型的な虚血性変化を示す神経細

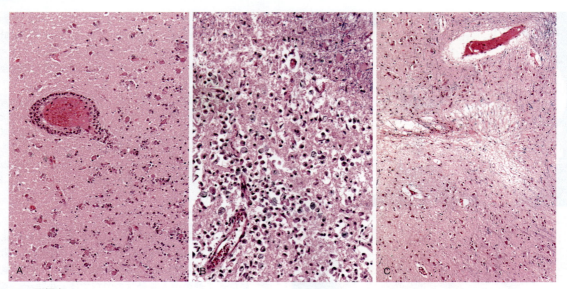

図21.8 脳梗塞
A：脳梗塞巣の好中球浸潤は，血液供給が保たれている病巣の端から始まる．B：10日後までには，梗塞巣はマクロファージの出現と周囲の反応性グリオーシスを示す．C：陳旧性の皮質内の小軟化巣は軽度のグリオーシスを伴う組織消失領域として観察できる．

表21.1 CNSの出血の型

部　位	原　因	その他の像
脳実質内	外傷（脳挫傷）	脳が頭蓋骨内面と接する脳回の頂が選択的に傷害（前頭葉と側頭葉極，前頭葉眼窩面表層）
	虚血（虚血性梗塞性梗塞からの出血性梗塞）	虚血性変化の起きた領域の点状出血（再灌流による傷害），通常，皮質のリボンに出現
	脳アミロイド血管症	"脳葉型" 出血，皮質下白質を巻き込み，クモ膜下腔にしばしば進展
	高血圧症	深部白質，視床，基底核や脳幹部が中心，脳室穿破することもある
	腫瘍（原発性，転移性）	悪性度の高いグリオーマの合併，ある種の転移性腫瘍（メラノーマ，絨毛癌，腎細胞癌）
クモ膜下腔	外傷	典型的には脳実質傷害を合併
	血管の異常（動静脈奇形，動脈瘤）	突然発症の激しい頭痛，急速に悪化する神経症状，血管攣縮による二次障害の出現
硬膜外腔	外傷	通常は頭蓋骨骨折を合併（成人），急速進行性の神経症状（しばしば短時間の意識清明期の後に）は介入を要する
硬膜下腔	外傷	外傷の程度は軽度な場合がある．緩徐進行性の神経症状は，しばしば受傷時から遅れて出現

胞とグリア細胞から構成される．実際に浮腫が軽減すると，色素と脂肪を含んだマクロファージが出現し，反応性の星状膠細胞の増生が病巣周辺にみえる．細胞の変化過程は，脳梗塞後に観察される時間的経過と同じように起こる．動脈に動脈硬化性変化を認めることがある（図21.9B）．

臨床的特徴

梗塞と同様に脳実質の出血の症状と症候は病巣部位による影響が大きい．症状は数分から場合によっては数時間にわたり急速に進行することが多く，その後徐々に改善する．片麻痺，急性の意識混濁，記憶障害，視野障害が起こる．

■ 脳アミロイド血管症

脳アミロイド血管症 cerebral amyloid angiopathy（CAA）は，アルツハイマー病（後述）にみられるものと同じアミロイドを形成するペプチドが，中ないし小径の髄膜血管と皮質血管の血管壁に沈着する疾患である．アミロイドの沈着により，血管壁は硬く脆弱となり，出血の危険性が高くなるが，高血圧性脳出血とは異なる分布を示す．CAAに伴う出血は，しばしば大脳皮質の脳葉に起こる（脳葉型出血 lobar hemorrhage）（図21.9C，D）．このような症候性出血に加え，CAAは小血管（1 mm未満）にも無症候性皮質出血を起こす（微小出血 microhemorrhage）．

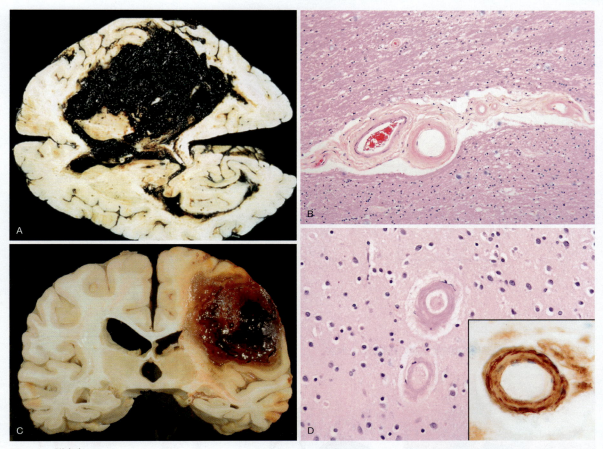

図 21.9　脳出血
A：巨大な高血圧性脳出血が側脳室に穿破している。B：長期間の高血圧症患者では硝子様細動脈硬化（線維化と細動脈壁の肥厚）は基底核と皮質下白質にみられる。これは高血圧性脳出血とラクナ梗塞の危険因子である。C：脳アミロイド血管症による大きな皮質出血。D：脳アミロイド血管症におけるアミロイドの沈着した細動脈。挿入図：血管壁のAβタンパクの沈着を免疫組織化学染色で示す。（C：Dr. Dimitri Agamanolis, http://neuropathology-web.org. の厚意による）

■ クモ膜下出血と囊状動脈瘤

臨床的に重要な非外傷性クモ膜下出血の最も頻度の高い原因は，囊状（桑実状）動脈瘤 saccular (berry) aneurysm の破裂である。クモ膜下腔への出血は，血管奇形や外傷，脳内出血の脳室内穿破，凝固異常や腫瘍などでも起こる。硬膜外出血と硬膜下出血は典型的には外傷により二次的に起こり，後述する。

囊状動脈瘤の破裂は，約 1/3 の症例では，頭蓋内圧が急激に上昇するとき，例えば排便時に力んだときや性交時の興奮に伴い発生する。動脈圧に従って血液がクモ膜下腔に流出するため，患者は突然の耐えがたい頭痛に襲われ（雷鳴頭痛 thunderclap headache とよばれ，これまで経験したことのない激しい頭痛と表現される），すぐに意識を失う。25〜50％の患者が最初の出血で死亡するが，生存した人でも再出血がよく起こる。予後は，それぞれの出血のエピソードごとに悪化する。

囊状（桑実状）動脈瘤の約 90％は，主要な血管が分枝する近傍のウィリス動脈輪の前方にでき（図 21.10），

20〜30％には多発性脳動脈瘤が存在する。動脈瘤は生下時には存在せず，血管中膜の欠損により時間をかけて形成される。常染色体顕性遺伝疾患である多発性囊胞腎（第 12 章）の人は動脈瘤の危険度が高く，細胞外基質の異常を伴う遺伝性疾患（例：**エーラス・ダンロス症候群 Ehlers–Danlos syndrome**）の人も同様である。結局，動脈瘤では年間約 1.3％の人が，おそらく径が増大して破裂し出血を起こしている。例えば，動脈瘤の大きさが 1 cm を超えると年間の出血の危険性が約 50％にもなる。クモ膜下出血後の早期には，他の血管を巻き込む血管攣縮により虚血性傷害の危険度がさらに高くなる。クモ膜下出血の治癒期には髄膜の線維化と瘢痕化が起こり，正常な脳脊髄液の流れの閉塞や，再吸収の障害により水頭症を引き起こすことがある。

形態学

未破裂の囊状動脈瘤は，動脈の薄い血管壁が外側に膨らん

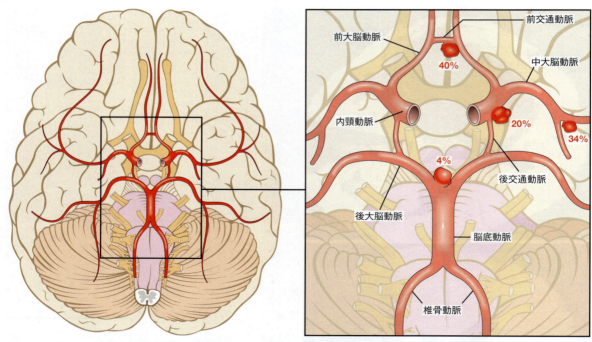

図21.10　ウィリス動脈輪の囊状動脈瘤の好発部位と頻度

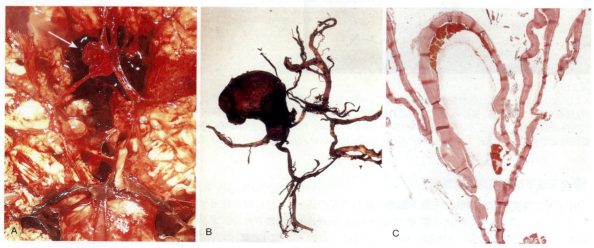

図21.11　囊状動脈瘤
A：脳底部からの所見．ウィリス動脈輪の前大脳動脈の動脈瘤（矢印）が破裂している．B：ウィリス動脈輪を取り出し，大きな動脈瘤を示す．C：囊状動脈瘤の断面で，硝子化線維化した壁を示す（H&E染色）．

でいる（図21.11）．筋層と内弾性板は，動脈瘤の頸部で終止して動脈瘤囊状部から欠損し，囊状部は肥厚硝子化した内膜のみから形成されている．動脈瘤を覆う外膜は，もとの動脈から連続している．通常，動脈瘤の先端が破裂し，クモ膜下腔や脳実質内，あるいはその両者に血液が流出する．

非囊状動脈瘤では，動脈硬化性，真菌性，外傷性，解離性動脈瘤などが存在する（第8章）．後者の3つは（囊状動脈瘤と同様に），主としてウィリス動脈輪の前方領域にしばしばみられるのに対し，動脈硬化性動脈瘤はしばしば紡錘状で脳底動脈に最も多い．非囊状動脈瘤は通常，クモ膜下出血ではなく血管を閉塞し，脳梗塞を起こす．

■ 血管奇形

脳内の血管奇形は，異常な血管の特徴により主として4つのタイプがあり，動静脈奇形 arteriovenous malformation（AVM），海綿状血管腫 cavernous malformation，毛細血管拡張症 capillary telangiectasia，静脈血管腫 venous angioma に分類される。AVM は最も頻度が高く，男性は女性の2倍起こりやすい。通常は10〜30歳の間に，痙攣，脳出血，クモ膜下出血などを起こす。新生児期の大きな AVM は，動脈から静脈への血液の直接シャントのために，高拍出量のうっ血性心不全を起こすことがある。AVM は，血管奇形のなかで最も出血の危険性が高いタイプである。多発性の AVM は遺伝性出血性毛細血管拡張症でみられることがあり，この疾患は常染色体顕性遺伝性疾患でしばしば TGF-β 経路の遺伝子変異を伴う。

形態学

AVM は，クモ膜下腔から脳実質内に広がる血管を巻き込み，脳内にのみに起きる。肉眼的には糸ミミズ様の血管がからまった網状構造のようにみえる（図21.12）。組織学的には，グリア組織により隔てられた拡張した血管で，しばしば陳旧性の出血痕がみられる。

海綿状血管腫 cavernous malformation は，拡張してまばらに集合した血管の集まりで薄い結合織の壁を有し，血管の間には神経組織は介在しない。小脳，橋，皮質下領域にしばしばみられ，動静脈シャントはないため，血流量は低い。異常血管の周囲には陳旧性の出血痕や梗塞，石灰沈着などがしばしばみられる。

毛細血管拡張症 capillary telangiectasia は，拡張した薄い壁の血管の顕微鏡的集合体で，比較的正常な脳実質で隔てられ，しばしば橋にみられる。静脈血管腫 venous angioma（静脈瘤）は拡張した静脈血管から構成される。この2つのタイプの血管奇形は，出血や症状を伴うことはまれで，偶然発見されることが多い。

他の血管疾患

高血圧性脳血管疾患

高血圧症は，基底核や大脳半球白質，脳幹部に血液を供給する深部穿通枝小動脈や細動脈に**硝子様細動脈硬化 hyaline arteriolar sclerosis**（第8章）を起こす。障害を起こした細動脈壁は脆弱になり，より破綻しやすくなる。径300 μm 以下の血管に小動脈瘤を形成することがある。高血圧症は，頭蓋内の大出血（既述）に加え，いくつかの病的変化を起こす。

- **ラクナ lacune** あるいは**ラクナ梗塞 lacunar infarct** は，数 mm 以下の小さな囊胞状の梗塞で，深部灰白質（基底核，視床），内包，深部白質，橋にみられる。これらは，太い皮質動脈の単一の穿通枝の閉塞により起こる。ラクナの部位により，臨床的に無症候の場合も，重大な障害を残す場合もある。
- 穿通枝の小径血管の破綻が，小出血を起こすことがある。時間が経つとこれらの出血は再吸収され，褐色調の組織に取り囲まれたスリット状の囊胞（**スリット状出血 slit hemorrhage**）として残る。
- **急性高血圧性脳症 acute hypertensive encephalopathy** は，拡張期血圧が 130 mmHg 以上に急激に持続的に上昇するとしばしば起こる（いわゆる重篤な悪性高血圧症，第8章，第12章）。頭蓋内圧が上昇し，頭痛，混迷，嘔吐，痙攣，ときには昏睡となり脳機能の全般性障害を特徴とする。ただちに頭蓋内圧の減圧治療が必要である。剖検例では脳浮腫を示し，テント切痕ヘルニアや小脳扁桃ヘルニアを伴う場合もあれば，伴わない場合もある。組織学的には，他の臓器と同様に，点状出血と細動脈のフィブリノイド変性が灰白質や白質に観察されることがある（第8章，第12章）。

血管炎

CNS の血管炎は，多くは感染症や全身性自己免疫疾患により起こる。血流を障害し，大脳の機能障害や梗塞を起こす。小血管と大血管の感染性血管炎は，かつては梅毒や結核に伴ってみられたが，現在は免疫不全の状態で日和見感染によりしばしば起こる（例：アスペルギルス症，帯状疱疹，サイトメガロウイルスなど）。多発性結節性動脈炎のような全身性の血管炎は，脳血管を傷害し，脳内に単一の，あるいは多発性脳梗塞を起こすことがある。

血管性認知症

長年にわたり多発性，両側性の灰白質（皮質，視床，基底核），白質の梗塞が累積すると，認知症，歩行障害，仮性球麻痺（感情失禁）にしばしば局在性神経症状が重畳した臨床症状を呈することがある。この症候は**血管性認知症 vascular dementia** とよばれ，いくつかのタイプの多発性血管障害（1）脳動脈硬化，（2）血栓症や頸動脈や心原性起源の塞栓症，（3）慢性高血圧症による脳動脈硬化により起こる。神経変性疾患による認知機能低下や認知症の患者においても脳血管障害を合併する。

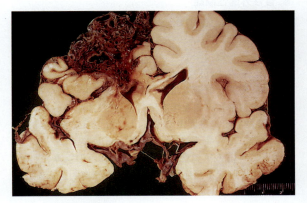

図21.12　動静脈奇形

中枢神経系の外傷

頭部外傷による物理的な力は，頭蓋骨骨折，脳実質損傷と血管の傷害を起こし，この3つの傷害は共存する。病変の解剖学的な位置と脳の機能的修復能力の限界が，CNS外傷の転帰を決定する要因である。外傷性脳病変の大きさと分布は，外傷を起こした物体の形態，衝撃力，そして受傷時の頭部の動きによる。頭部への打撃が，貫通性であるのか鈍的なものによるのかにより，開放性外傷か閉鎖性外傷になる。数立方センチメートルの脳実質の外傷が臨床的に無症候になる場合（もし前頭葉であれば），重篤な後遺症（例：脊髄）や致命的（例：脳幹部）になることがある。

外傷性脳実質傷害

頭部が固定された物体に衝突すると，衝突と同側の脳に外傷が起こる（**直撃損傷 coup injury**）場合と反対側に起こる場合がある（**対側衝撃損傷 contrecoup injury**）。直撃 coup と対側衝撃 contrecoup の病巣は，肉眼的にも組織学的にも類似した脳挫傷である。脳挫傷は，急激に組織が転位して血管系が破壊され，続いて出血，組織傷害，浮腫が発生する。脳回の頂上は頭蓋骨の最も近くにあるため，最も頭部外傷に脆弱な部位である。脳挫傷は，頭蓋骨の粗くて不規則な内側面に接した脳の領域である前頭葉眼窩回や側頭葉極によくみられる。銃弾のような射出物や骨折片による貫通性の病巣では，裂傷が起こり，組織は裂けて，血管は破綻し出血を起こす。

形態学

脳挫傷は，横断面ではくさび形をしており，衝撃点に最も近い部分が幅広くなっている（図21.13A）。受傷数時間内には傷害組織全体に出血が起こり，大脳皮質の幅を越えて白質やクモ膜下腔に広がる。機能的な障害は早期からみられるが，受傷による神経細胞の形態学的変化（核の濃染，細胞体の好酸性変化，細胞の崩壊）が出現するには24時間程度かかる。傷害組織に対する炎症細胞浸潤が通常みられ，好中球が出現し，その後マクロファージが出現する。虚血性病変では，大脳皮質の表層は保たれてグリオーシスを起こすのに対し，外傷では表層が最も傷害を受けやすい。

陳旧性の外傷病巣では陥凹して退縮し，脳回の頂上を巻き込んで黄褐色調の病巣（**plaques jaunes**）を示す（図21.13B）。これらの部位では，グリオーシスと残存するヘモジデリンを含んだマクロファージの出現を認める。

外傷は，より軽微だが広範な軸索傷害（**びまん性軸索傷害 diffuse axonal injury**）を脳内に起こすことがあり，ときには重篤な後遺症となる。脳内のある領域が別の位置へ動くことによって，軸索の統合性と機能を破壊する。角加速度だけで，衝撃がなくても軸索傷害と出血を起こす。外傷直後から昏睡となる患者の50%は，白質傷害とびまん性軸索傷害があると考えられ，通常，受傷数時間以内に軸索腫大がみられる。

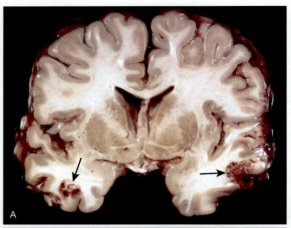

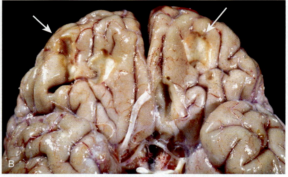

図21.13 脳挫傷
A：急性脳挫傷が両側側頭葉にみられ，出血と組織破壊（矢印）がみられる。B：陳旧性脳挫傷は黄褐色調（矢印）を呈し，前頭葉下面表層にみられる。

脳震盪 concussion は，頭部外傷後の意識障害の有無にかかわらず，可逆性の脳機能障害である。一過性の神経障害は，意識障害や一時的な呼吸停止や反射の消失などを含む。神経学的に完全に回復しても，外傷時の健忘は持続する。神経活動が突然破綻する病態形成は，よくわかっていない。

慢性外傷性脳症

慢性外傷性脳症（CTE，かつて**ボクサー脳症 dementia pugilistica** とよばれていた）は，認知症をきたす疾患で，フットボール選手やボクサーが反復性の頭部外傷の後で起こす。傷害された脳は萎縮し，脳室は拡大し，傷害された脳回の谷と前頭側頭葉の血管周囲に特徴的なタウタンパクを含む神経原線維変化（神経変性疾患の項を参照，後述）を認める。脳震盪の反復はCTE発症の危険因子だが，どのような要素（例えば，数，頻度および／または個々の外傷の重篤度，あるいはこれらの組み合わせ）が最終的に脳症を発症するのかはまだ未解明である。

外傷性血管傷害

血管傷害は，頭部外傷ではしばしばみられ，直接血管壁が破綻してさまざまな部位に出血を起こす（表21.1）。傷害される血管により，**硬膜外 epidural**，**硬膜下 subdural**，**クモ膜下腔 subarachnoid**，**脳実質内 intraparenchymal**（図21.14A）に出血が起こり，単独で起こる場合もあれば合併する場合もある。クモ膜下出血と脳内出血は，動脈瘤と高血圧の項ですでに解説した。外傷では，挫傷と裂傷の同側にしばしば起こる。

硬膜外血腫

硬膜内を走行する血管のなかで，特に中硬膜動脈は外傷により損傷されやすい。小児と大人では，硬膜血管を巻き込む裂傷はほとんど常に頭蓋骨骨折から生じる。これに対して，乳幼児では容易に変形可能な頭蓋骨による外傷性転位により，頭蓋骨骨折がなくても血管が破綻する。いったん血管が裂けると，血圧により血液が貯留し，頭蓋骨内側面に密着した硬膜が離れ，血腫を形成して脳表を圧迫する（図21.14B，e図21.1）。臨床的には，患者は受傷時から神経症候が出現するまでの数時間の間，意識清明を示す場合がある。硬膜外血腫は，急速に増大する場合には，死を防ぐために脳外科的な緊急ドレナージが必要となる。

硬膜下血腫

外傷時に脳が急速に動くと，大脳半球からクモ膜下腔と硬膜下腔を通って静脈洞に注ぐ架橋静脈が裂ける。これらの血管の破綻は硬膜下腔に出血を起こす。硬膜の内側の細胞層はきわめて薄く，クモ膜層に非常に近接しているため，硬膜とクモ膜の間に血液が流出するようにみえるが，実際には硬膜の二層間に出血している。大脳萎縮のある患者（例：加齢性変化）では架橋静脈は強く伸展しており，脳の可動域がより広くなるため，高齢者ではかなり軽微な頭部外傷後でも高率に硬膜下血腫を起こす原因となっている。乳幼児では，架橋静脈の壁が薄いため，同様に硬膜下血腫を起こしやすい。

硬膜下血腫は，受傷後48時間以内に症状を示すことが最も多い。硬膜下血腫は大脳半球の外側面に形成されることが最も多く，約10％の症例では両側性となる。神経学的徴候は，隣接する脳にかかる圧力により生じる。これらの徴候は，しばしば頭痛や混迷状態といった局在性に乏しい臨床症状を示すことが最も多く，緩徐進行性に神経症状が悪化することがある。

> ### 形態学
>
> 急性硬膜下血腫は，肉眼的に新鮮な凝血塊が脳表に沿って付着した状態で，脳溝の深部には達していない（図21.14C，e図21.2）。血腫下の脳は扁平化しており，クモ膜下腔には多くの場合，出血はみられない。硬膜下血腫は，凝血の融解（約1週間），肉芽組織が硬膜表層から血腫内に形成され（2週間），線維化を起こす（1～3か月）ことで器質化される。硬膜下血腫はしばしば再出血を起こす。おそらく肉芽組織の薄い血管壁から出血し，顕微鏡的にはさまざまな時期の血腫の像を示している。

臨床症候を示す硬膜下血腫の治療は，器質化した血腫と組織を外科的に除去することである。

周産期脳傷害

脳性麻痺 cerebral palsy は非進行性の神経学的運動障害で，痙性，ジストニア，失調，アテトーゼ，不全麻痺などが特徴で，出生前ないし周産期の傷害によって起こる。知的機能障害を伴わないこともある。症状と徴候は生下時には明確ではないこともあり，原因となった出来事のはるか後に明らかになってくることがある。

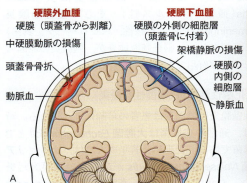
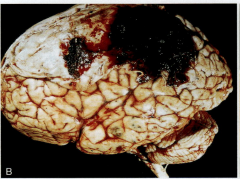
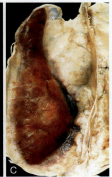

図21.14　外傷性頭蓋内出血
A：硬膜外血腫は，通常，頭蓋骨骨折に伴い硬膜動脈の破綻によって起こり，動脈血が硬膜と頭蓋骨の間に貯留する。硬膜下血腫では，脳と上矢状洞間の架橋静脈が傷害され，硬膜の2層間に血液が貯留する。B：硬膜外血腫が硬膜の一部を覆っている。C：大きな器質化した硬膜下血腫が硬膜に付着している。（B：Dr. Raymond D. Adams, Massachusetts General Hospital, Boston, Massachusetts. の厚意による）

周産期脳傷害 perinatal brain injury の2つの主要な傷害型には，出血と梗塞がある。これらは，成人の出血や梗塞の病巣とは病巣の位置や周囲組織の反応のタイプが異なる。未熟な乳児では，特に側脳室前角付近に隣接した**胚芽層内の脳実質内出血** intraparenchymal hemorrhage の危険性が高い。出血は脳室内に広がり，クモ膜下腔に達して水頭症を引き起こすことがある。虚血性梗塞は，未熟児では特にテント上の脳室周囲白質に起こることがある（**脳室周囲白質軟化症** periventricular leukomalacia）（図 21.15）。これらの梗塞の瘢痕組織像は，チョーク様の黄色の斑で，明瞭な白質の壊死巣と異栄養性石灰化から成り立っている。灰白質と白質を巻き込む重篤な病変では，大きな嚢胞状の病巣が半球全体に形成され，この病態は**多嚢胞性脳症** multicystic encephalopathy とよばれる。

中枢神経系感染症

感染症が中枢神経系を傷害する場合には，神経細胞やグリア細胞の直接的な傷害の結果生じる場合，微生物の毒素あるいは，免疫反応の結果により間接的に起こる場合がある。病原体の中枢神経系への侵入には主に4つの経路がある。

- **血行性播種** hematogenous spread は，動脈系の循環を経由した病原体の最も多い侵入経路であるが，顔面静脈と頭蓋の静脈洞の吻合を通じて逆行性に静脈性播種が起こることもある。
- 微生物の**直接生着** direct implantation は，開放性，穿通性外傷後に起こることが通常多いが，先天性奇形（例：髄膜脊髄瘤）では病原体が容易に侵入可能になることがある。
- **経胎盤性播種** transplacental spread。周産期感染症では経胎盤的あるいは出生時に起こり脳に破壊的な病変を起こしやすい。このグループの病原体にはトキソプラズマ，サイトメガロウイルス（CMV）があり，組織傷害に随伴して脳実質に石灰化を起こすことがあり，後述する。
- **局所的播種** local extension は，含気副鼻腔，歯，頭蓋骨や脊椎の感染巣の近傍組織から波及する。
- ウイルスは，狂犬病や帯状疱疹などのウイルスのように，**末梢神経系** peripheral nerve system に沿って運ばれることがある。

次の項では中枢神経系に特徴的な感染について述べる（表 21.2）。

髄膜炎

髄膜炎 meningitis はクモ膜下腔内の髄膜の炎症過程であり，炎症が髄膜からその下にある脳内へ波及すると**髄膜脳炎** meningoencephalitis とよぶ。この語句は**化学性髄膜炎** chemical meningitis のような非感染性の場合にも用いられる。例えば，**類上皮腫** epidermoid cyst の破片による刺激物や，転移性がん細胞がクモ膜下腔に播種して生じる炎症によるがん性髄膜炎である。

感染性髄膜炎は，**急性化膿性髄膜炎** acute pyogenic meningitis（通常，細菌性），**無菌性髄膜炎** aseptic meningitis（通常，ウイルス性），そして**慢性髄膜炎** chronic meningitis（通常，結核性，スピロヘータ，真菌）に大きく分類される。脳脊髄液検査が，髄膜炎の原因の同定にしばしば有用である。

急性化膿性髄膜炎（細菌性髄膜炎）

細菌性髄膜炎の原因菌は患者の年齢により異なる。新生児では，通常の病原菌は**大腸菌** Escherichia coli と B群連鎖球菌である。青少年と若年成人では，**ナイセリア髄膜炎菌** Neisseria meningitidis が最も多い髄膜炎起炎菌であり，高齢者では，**肺炎連鎖球菌** Streptococcus pneumoniae と**リステリア菌** Listeria monocytogenes の頻度が高い。すべての年齢層で，患者は典型的には感染症の全身症状と，髄膜刺激症状と頭痛，羞明，被刺激性，意識混濁と項部硬直を含む神経症状を示す。腰椎穿刺で

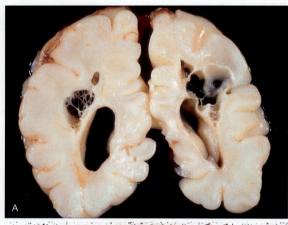

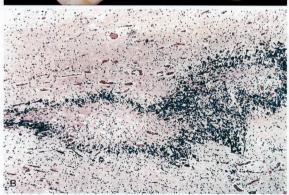

図 21.15　周産期脳傷害
A：慢性期の脳室周囲白質軟化症。脳室周囲白質に大きな嚢胞腔（両側大脳半球にある）は，出生前あるいは周産期の重篤な虚血性傷害が長期経過した像である。B：脳室周囲白質軟化症の組織像では，中心部に白質の壊死巣があり辺縁部には石灰化した軸索突起がみえる。

表 21.2 一般的な中枢神経系の感染症

感染の型	臨床症状	一般的な病原微生物
細菌感染症		
髄膜炎	急性化膿性髄膜炎	大腸菌, B群連鎖球菌(幼児)
		ナイセリア髄膜炎菌(若年成人)
		肺炎球菌, リステリア菌(高齢者)
	慢性髄膜炎	結核菌
局所感染	膿瘍	連鎖球菌, ブドウ球菌
	硬膜下膿瘍	複数菌(ブドウ球菌, 嫌気性グラム陰性菌)
ウイルス感染症		
髄膜炎	急性無菌性髄膜炎	エンテロウイルス
		麻疹(亜急性硬化性全脳炎)
		ヒト免疫不全ウイルス(HIV)
		インフルエンザ
		リンパ球性脈絡髄膜炎ウイルス
脳炎	脳炎症候群	単純ヘルペス(単純ヘルペス1型, 単純ヘルペス2型)
		サイトメガロウイルス
		ヒト免疫不全ウイルス
		JCポリオーマウイルス(進行性多巣性白質脳症)
	節足動物媒介脳炎	ウエストナイルウイルス, 他のアルボウイルス
脳幹部と脊髄を侵す群	脳幹脳炎	狂犬病
	脊髄灰白髄炎	ポリオウイルス
	脳炎, 髄膜炎	ウエストナイルウイルス
リケッチア, スピロヘータ, 真菌		
髄膜炎を起こす群	ロッキー山紅斑熱	リケッチア
	神経梅毒	梅毒トレポネーマ
	ライム病(神経ボレリア症)	ボレリア・ブルグドルフェリ
	真菌性髄膜炎	クリプトコッカス・ネオフォルマンス
		カンジダ・アルビカンス
原虫と後生動物		
髄膜炎	脳マラリア	熱帯熱マラリア原虫
	アメーバ脳炎	ネグレリア種
局在感染症	トキソプラズマ症	トキソプラズマ
	囊虫症	有鉤条虫

は髄液圧の上昇, 好中球増加, タンパク質の増加, 糖の低下を示す. 未治療では化膿性髄膜炎は致命的であるが, 迅速な診断と有効な抗生物質の使用によって多くは救命される.

形態学

急性髄膜炎では, 滲出物が脳表上の髄膜腔内に出現する(図21.16). 髄膜血管はうっ血して目立ち, 脳表の血管に沿って膿が広がっている. 組織学的には, 傷害の強い部位では好中球がクモ膜下腔に充満し, 軽症例では髄膜の血管周囲にみられる. 未治療の髄膜炎では, グラム染色でさまざまな数の起炎菌が認められる. 劇症な髄膜炎では, 炎症細胞は髄膜静脈壁に浸潤し, 部分的に脳実質内(脳炎)に波及する. 二次的な血管炎と静脈血栓症から出血性梗塞を起こすことがある. 化膿性髄膜炎後に髄膜の線維化が起こり水頭症となることが

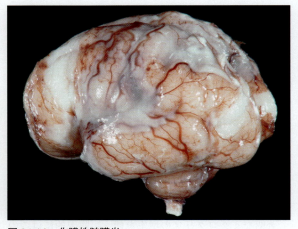

図21.16 化膿性髄膜炎
化膿性の滲出液の分厚い層が脳幹部と小脳を覆い, 髄膜が肥厚している.

あり，結核性髄膜炎（後述）の合併症として起こりやすい。

■ 無菌性髄膜炎（ウイルス性髄膜炎）

無菌性髄膜炎 aseptic meningitis は臨床用語で，髄膜刺激症状，発熱，比較的急性の意識障害を示し，細菌培養では陰性となる髄膜炎に対して用いられる。通常ウイルス感染が原因であるが，リケッチアや自己免疫が原因となる場合がある（表 21.2）。臨床像は化膿性髄膜炎ほど劇症ではなく，髄液所見も異なる。無菌性髄膜炎では，リンパ球が増加し，タンパク質増加は中等度で，糖は通常はほぼ正常である。ウイルス性無菌性髄膜炎は，通常自然治癒し，対症療法となる。病原体は少数で同定されるが，より感度，特異度の高い技術（例えば DNA 塩基配列の決定）の進歩により改善している。同定された病原体では，エンテロウイルスの頻度が最も高く，80％にのぼる。

■ 慢性髄膜炎

マイコバクテリアやスピロヘータ，真菌を含むいくつかの病原体は，慢性髄膜炎を起こす。これらの微生物による感染は脳実質組織へ及ぶことがある。

結核性髄膜炎

結核性髄膜炎は，通常，頭痛，気分不良，混迷状態，嘔吐といった全身症状を伴う。髄液細胞増加は中等度にとどまり，単核球からなるか多核白血球と単核球が混在し，タンパク質レベルはしばしば著明に上昇し，糖は典型例では中等度に減少するか正常を示す。**結核菌** *Mycobacterium tuberculosis* の感染は，境界明瞭な実質内腫瘤（**結核腫 tuberculoma**）を形成することがあり，髄膜炎を伴う場合もある。慢性結核性髄膜炎は特に脳底部にクモ膜の線維化を起こし，髄液の再吸収を阻害して水頭症をきたす。

スピロヘータ感染症

神経梅毒 neurosyphilis は第 3 期梅毒であり，未治療のトレポネーマ・パリダム *Treponema pallidum* 感染者の約 10％に発生する。HIV 感染症の患者では神経梅毒のリスクが高くなり，しばしば重篤化する。梅毒による中枢神経系の傷害パターンはいくつかあり，単独でみられる場合と合併してみられる場合がある。

- **髄膜血管型神経梅毒** meningovascular neurosyphilis は慢性髄膜炎であり，通常，脳底部を障害して形質細胞やリンパ球に富む閉塞性動脈内膜炎をきたす。
- **麻痺性神経梅毒** paretic neurosyphilis では，スピロヘータにより脳実質が障害され，神経細胞の脱落と著明なミクログリアの増生を伴う。臨床的にはこの病型は，精神や身体機能，気分障害（誇大妄想を含む）を潜在性進行性に起こし，やがて高度の認知症になる。
- **脊髄癆** tabes dorsalis は，後根の感覚神経の障害により起こる。その結果，関節覚の障害と失調が起こり，痛覚の消失は皮膚と関節障害を起こし（**シャルコー関節 Charcot joint**），他の感覚障害ではとりわけ特徴的な突発的で短い刺すような疼痛 "**電撃痛 lightning pain**" を起こし，深部腱反射は消失する。

神経ボレリア症 neuroborreliosis は，ライム病の病原体である**ボレリア・ブルグドルフェリ** *Borrelia burgdorferi* というスピロヘータにより神経系が侵される疾患である。神経学的症候はきわめて多様で，無菌性髄膜炎，顔面神経麻痺，軽度の脳症，多発性神経炎などがみられる。

真菌性髄膜炎

中枢神経系の真菌感染は慢性髄膜炎を起こし，他の病原体と同様に，時々脳実質にも感染を起こすことがある。免疫抑制は真菌感染のリスクを増大させる。いくつかの真菌は中枢神経疾患の病原体となる。

- **クリプトコッカス・ネオフォルマンス** *Cryptococcus neoformans*，**クリプトコッカス・ガッティ** *Cryptococcus gattii* は髄膜炎と髄膜脳炎の両者の原因となる。クリプトコッカス・ネオフォルマンスは主に免疫不全の患者に疾患を発症させるが，クリプトコッカス・ガッティは免疫健常者に疾患を発症させしばしば肺病変を伴う（第 11 章）。2 つの病原体の CNS 合併症は 2 週間程度で致命的になる場合や，数か月から数年にわたり潜在性となることがある。CSF にはほとんど細胞が検出されないこともあるが，タンパク質は高値を示す。粘液性の被膜をもつ酵母菌がインディアインク染色の切片で観察でき，クリプトコッカスの抗原検査で病原体を疑うことが可能である。脳内への侵入は，ウィルヒョウ・ロバン腔で血管に沿って起こる。微生物が増殖するとウィルヒョウ・ロバン腔の体積が増加し，"**石鹸の泡状 soap bubble**" の外観となる（e 図 21.3）。
- **カプスラーツム型ヒストプラスマ症** *Histoplasma capsulatum* は，通常，播種性に神経系を侵す。HIV 感染者で本症のリスクが高くなる。ヒストプラスマ症は（結核と同様に），典型的には脳底髄膜炎を起こし，髄液タンパク質の上昇，軽度の糖の低下とリンパ球増加を示す。脳実質組織では，多くはウィルヒョウ・ロバン腔に沿って真菌が進入する。
- **コクシジオイデス・イミチス症** *coccidioides immitis* は，アメリカ南西部の砂漠地帯の真菌の風土病で，全身感染から髄膜炎を起こす。特殊な抗体や抗原検査による髄液検査で診断することが可能である。未治療の場合には，コクシジオイデス髄膜炎はきわめて致死性が高い。

脳実質の感染症

あらゆる感染性病原体は（ウイルスから寄生虫まで）脳へ感染を起こす可能性があり，しばしば特徴的な傷害パターンをとる。一般的にウイルス感染症は最もびまん性に傷害を起こし，細菌による（髄膜炎を伴わない場合）病巣は最も限局し，他の病原体はより混合したパターンを示す。免疫不全の患者では，どのような病原体でもより広範な傷害がみられることが典型的である。

脳膿瘍

脳膿瘍 brain abscess は，局在する炎症を伴う脳の壊死巣で細菌感染症により起こることが最も多い。脳膿瘍は微生物の直接侵入や，隣接病巣からの局所的波及（乳突炎，副鼻腔炎），血行性播種（通常，心臓，肺，遠位部の骨などの一次病巣）から発生する。発症要因は次のようなものがある。**急性細菌性心内膜炎 acute bacterial endocarditis** では，感染性塞栓が遊離して多発性膿瘍を形成する。**チアノーゼ性先天性心不全 cyanotic congenital heart disease** には右→左シャントがあり，微生物の肺の濾過作用が欠如する。気管支拡張症のような**慢性の肺感染症 chronic pulmonary infection** では，微生物は血行性に播種する。

脳膿瘍は明瞭な破壊的な病巣であり，中心部の液状の壊死巣と周囲を浮腫組織に取り囲まれている（図21.17）。壊死巣の外側縁には，血管新生を伴う豊富な肉芽組織がある。新生血管は血管透過性が異常となり周囲に強い浮腫を起こす。患者は進行性の局在性神経症状，頭蓋内圧亢進を伴う症候を示す。典型的にはCSFの白血球数とタンパク質レベルは上昇するが，グルコース値は正常である。感染源が明確な場合，あるいは無症状でも小病巣（頭蓋外）を突き止めることができることがある。頭蓋内圧が亢進し致命的な脳ヘルニアをきたすことがあり，膿瘍が破裂して脳室炎，髄膜炎，静脈洞血栓を起こすことがある。外科的治療と抗生物質治療により，高い致死率を10％以下に減少させることが可能になる。

ウイルス性脳炎

ウイルス性脳炎は脳実質の炎症であり，ほぼ例外なく髄膜の炎症を伴う（髄膜脳炎 meningoencephalitis）。ウイルスによりさまざまな傷害パターンを示すが，最も特徴的な組織学的所見は，血管周囲性と脳実質内の単核細胞の浸潤（図21.18A），ミクログリア結節（図21.18B），神経食現象である。ある種のウイルスは特徴的封入体を形成する。髄液検査はCNSの細菌感染症とウイルス感染症を区別する補助となる。髄液圧は通常軽度上昇し，早期の好中球増多は急速にリンパ球増多に変化し，タンパクは上昇するが，糖は正常を示す。

神経系は，狂犬病やポリオなどのウイルスに特に侵されやすい。あるウイルスはCNSの特殊な種類の細胞に感染し，また，他のウイルスは侵入経路に沿って脳の特定の領域（内側側頭葉や，辺縁系）を傷害する。風疹やCMVのように胎盤経由で起こる子宮内のウイルス感染症は破壊的な病巣をつくることがあり，**ジカウイルス Zika virus** では脳の発達障害を起こす。神経系への直接的な感染に加え，全身のウイルス感染後の免疫系の反応によりCNSが傷害を受けることがある。

アルボウイルス

アルボウイルス arbovirus（節足動物媒介ウイルス arthropod-borne virus）は，特に世界の熱帯地方における重要な流行性脳炎で，重篤な症状を示し，高い致死率を示す。そのなかでもより頻度の高いタイプは，**東部および西部ウマ脳炎 Eastern and Western equine encephalitis，西ナイルウイルス West Nile virus** 感染症である。患者は，痙攣，混迷状態，せん妄，嗜眠傾向や昏睡のような全般性神経症状を呈し，非対称性の腱反射や眼筋麻痺などの局所神経症状を示す。

> **形態学**
>
> アルボウイルス脳炎は同じような病理像を示す。特徴的なものは，血管周囲性のリンパ性髄膜脳炎（好中球を伴うこともある）である。灰白質，白質には多巣性の壊死を認め，神経食現象（e図21.4），神経細胞の壊死組織の貪食像，ミクログリア結節（図21.1C）を認める。重症例では，局所出血を伴う壊死性血管炎を認めることもある。

ヘルペスウイルス

HSV-1脳炎はどの世代でも起こるが，小児と若年成人に最も高頻度にみられる。特徴的な症状は，前頭葉や側頭葉の傷害を反映した，気分，記憶，行動の変化である。反復性HSV-1脳炎は，抗ウイルス防御に重要な役割を果たすToll様受容体のシグナル伝達（特にTLR-3）

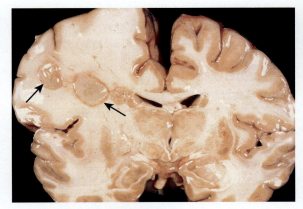

図21.17 前頭葉白質の脳膿瘍（矢印）

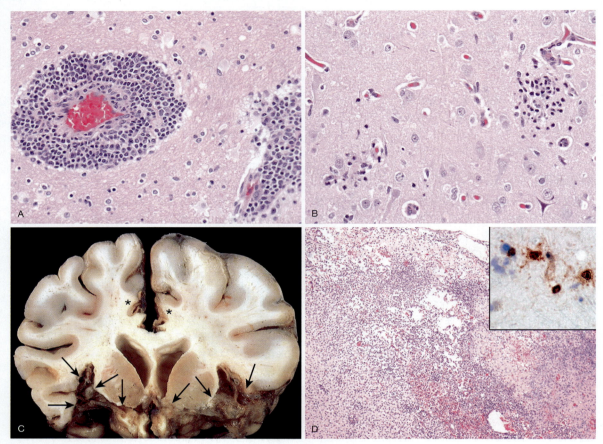

図21.18　ウイルス感染症
A，B：ウイルス性脳炎（髄膜脳炎）の特徴は，血管周囲のリンパ球浸潤（A）とミクログリア結節（B）である。C：ヘルペス脳炎では前頭葉下面と側頭葉内側（矢印），帯状回（星印）が広範囲に破壊される。D：急性ヘルペス脳炎では壊死性炎症像が特徴で，核内のウイルス封入体が免疫染色で確認できる（挿入図）。（C：*Dr. T.W. Smith, University of Massachusetts Medical School, Worcester, Massachusetts.* の厚意による）

を妨げる遺伝性変異を伴っていることがある。

形態学

ヘルペス脳炎は，側頭葉下面と内側面，前頭葉眼窩回から始まり，これらの部位が最も強く傷害される（図21.18C）。最も高度に傷害された領域は壊死性で，しばしば出血を示す。血管周囲性の炎症細胞浸潤が通常みられ（図21.18D），**大型の好酸性の核内封入体**（コードリー（Cowdry）A型）が神経細胞とグリア細胞の両者にみられる。

HSV-2も神経系を傷害する。通常は成人の髄膜炎を起こすが，活動性の初期HSV性器感染をもつ母体から経膣分娩された新生児に，重篤な播種性脳炎が起こることがある。

水痘・帯状疱疹ウイルス varicella-zoster virus（VZV）は初期感染では水痘を起こし，通常，神経系合併症は何も起こさない。ウイルスは後根神経節の神経細胞に潜在性に感染する。成人で再活性化されると，感覚神経に炎症と神経細胞傷害を起こす。1つないし数個の皮膚分節の領域に有痛性の小水疱性皮疹が出現する（**帯状疱疹 shingles**）。これは通常，自然に治癒するが，傷害領域に疼痛が持続することがある（**帯状疱疹後神経痛 postherpetic neuralgia**）。VZVは肉芽腫性血管炎を起こすことがあり，これにより梗塞が起こることがある。免疫不全状態の患者では，急性の帯状疱疹脳炎を起こすことがある。封入体は神経細胞やグリア細胞にみられる。

サイトメガロウイルス（CMV）

CMV感染は，胎児や免疫不全の患者に発生する。CNSのあらゆる細胞（神経細胞，グリア細胞，上衣細胞と内皮細胞）に感染感受性がある。子宮内感染が起こると脳室周囲に壊死が起こり，脳に重篤な傷害を与え，後に脳室周囲に石灰化を伴う小頭症を起こす。成人が感染するとCMVは亜急性脳炎を起こし，同様に脳室周囲が最も傷害されることが多い。病巣は出血性となることがあり，典型的なウイルス封入体をもった細胞がみられる

(e 図 21.5)。

ポリオウイルス

ポリオウイルス poliovirus は，無症状ないし軽症の胃腸炎の最大の原因となるエンテロウイルスで，ごく少数は二次的に中枢神経系に侵入し，脊髄や脳幹部の運動ニューロンを傷害する〔麻痺性灰白髄炎（麻痺性ポリオ）paralytic poliomyelitis〕。運動ニューロンが消失すると，対応する身体領域の筋萎縮と反射低下を伴う弛緩性麻痺を起こす。急性期には呼吸筋麻痺により死亡する場合もある。ポリオ後症候群 postpolio syndrome は，典型的には初期の疾患が回復した25～35年後に出現し，筋肉容積の減少と疼痛を伴う進行性の筋力低下を示すが，病態はよくわかっていない。再出現する筋力低下は，過去のポリオ感染と同じ分布を示す。世界的なワクチン接種によりポリオはほとんど根絶されたと思われているが，パキスタンやアフガニスタンなどの低資源地域ではなお感染は持続している。さらに，アフリカのように風土病のポリオが廃絶された地域において，経口ワクチンに含まれる弱毒化ウイルスの逆変異により，汚染された飲料水を介して麻痺性ポリオが少数例発生している。

狂犬病ウイルス

狂犬病 rabies は，イヌ，コウモリ，自然保因者であるさまざまな野生のほ乳類などの狂犬病にかかっている動物の唾液によってヒトに伝播する致命的な脳炎である。WHOによると，毎年6万人がイヌの狂犬病で死亡している。ウイルスは傷口側から末梢神経に沿って上行してCNSに侵入し，潜伏期間（通常は1～3か月）は傷口と脳との距離に依存する。初期には，倦怠感，頭痛，発熱などの非特異的な症状を示す。感染が進行すると，患者は異常なCNS興奮症状を示し，少し触れても痛がり，激しい運動反応は痙攣へ進展する。喉頭筋の痙縮のために水の嚥下を嫌がるようになる（恐水症 hydrophobia）。躁状態と傾眠の期間から昏睡になり，ほぼ全例が呼吸中枢不全から死に至る。

ヒト免疫不全ウイルス

効果的な抗レトロウイルス治療以前は，AIDS患者の80～90％に剖検で神経病理学的変化が確認された。これらの変化は，神経系へのウイルスの直接作用，日和見感染，多くはEBV陽性B細胞腫瘍であるCNS原発悪性リンパ腫から成り立っている。これらの二次的なHIV感染症の合併は多剤抗ウイルス治療の効果により減少してきた。しかしHIV関連神経障害 HIV-associated neurocognitive disorder（HAND），軽度の認知機能障害から高度の認知症は，疾患の原因として依然として存在している。この症候群は，HIVの脳のミクログリアへの感染と自然免疫反応の活性化に起因していると考えられている。その後に起こる神経障害は，サイトカインに誘導される炎症反応とHIV由来タンパク質の毒性作用の合併に由来する。

無菌性髄膜炎は，HIV初感染の1～2週間以内に患者の10％で起こる。HIV抗体が陽性になり，CSFからウイルスが分離されることがある。症候性ないし無症候性神経系のHIV感染症の早期，急性期の神経病理学的所見では，軽度のリンパ球性髄膜炎，血管周囲性の炎症細胞浸潤，大脳半球の髄鞘脱落がみられる。

感染確立後に有効な抗HIV治療が開始されると，**免疫再構築症候群** immune reconstitution inflammatory syndrome（IRIS）に伴う神経合併症が起きる危険性がある。急速に進行する認知機能障害と脳浮腫が出現する。IRISの病因は不明だが，以前は抑制されていた免疫応答がHIV感染に対する有効な治療によって活性化されたことによると考えられている。IRISはしばしば，抗酸菌，真菌あるいはウイルスなどの日和見感染を合併しているが，他の誘因となる疾病がなくても起こる。

形態学

HIV脳炎は，ミクログリア結節 microglial nodule が広く分布する慢性炎症反応が特徴で，壊死巣や反応性グリオーシスを伴うことがある。ミクログリア結節は小血管周囲にもみられ，異常に腫大した血管内皮細胞と血管周囲泡沫細胞，あるいは色素貪食マクロファージを伴っている。これらの変化は主として皮質下白質，間脳，脳幹部にみられる。ミクログリア結節の重要な構成要素は，マクロファージ由来の**多核細胞 multinucleate cell** である。白質に多巣性，あるいは，びまん性の髄鞘淡明化，軸索腫大やグリオーシスを伴う症例もある。HIVは，CD4陽性単球あるいは多核マクロファージやミクログリアのなかに存在している。

HIV脳炎とは異なり，IRISの脳病変では，血管周囲や脳実質内にびまん性にCD8陽性T細胞の浸潤を伴い，有意なHIV感染細胞や多核細胞の存在を欠いている。

ポリオーマウイルスと進行性多巣性白質脳症

進行性多巣性白質脳症 progressive multifocal leukoencephalopathy（PML）は，ポリオーマウイルスであるJCウイルスによって起こる。ウイルスは乏突起膠細胞に選択的に感染して，傷害細胞の細胞死により，脱髄が起こる。大部分の人は小児期にJCウイルスに曝露されていることが血清学的に示されており，この病気が免疫不全状態の人に限定して起こることから，ウイルスが再活性化された結果，PMLが発症すると考えられている。患者は局在性で絶え間なく進行する神経徴候と症状を示し，画像検査で広範な，しばしば多巣性の病変が大脳半球や小脳の白質で認められる。特異的治療は乏しく，通常1年以内に致死的となる。

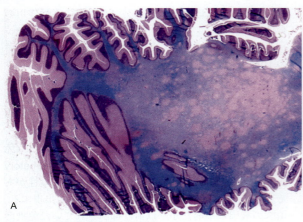 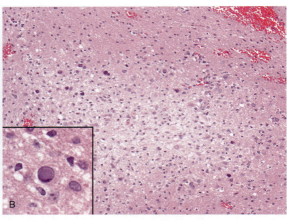

図21.19　進行性多巣性白質脳症
A：髄鞘染色で染めた切片は不規則な境界不明瞭な脱髄病変を示し，ところどころで癒合している。B：組織学的には病巣は脱髄巣からなる。**挿入図**：ウイルス封入体を含む腫大したオリゴデンドログリアの核はウイルス感染細胞の特徴である。

形態学

病変は斑状の不規則な境界不明瞭な白質の破壊病巣から構成され，進行すると病変は拡大する（図21.19）。それぞれの病巣は脱髄巣で，中心部には脂質を貪食したマクロファージが散在し，軸索は減少する。病巣の辺縁では，乏突起膠細胞の核が腫大し，クロマチンが光沢のある両染色性のウイルス封入体に置き換わっている。ウイルスはアストロサイトにも感染し，異様で巨大な形となり，核は不規則に濃染し，多核となるため腫瘍と見間違えるような形態を示す。

■ 真菌性脳炎

真菌感染症は通常，脳実質内に肉芽腫や膿瘍を形成し，髄膜炎を伴うことが多い。最も頻度の高い真菌感染症では次のような特徴的なパターンを示す。

- カンジダ・アルビカンス Candida albicans は通常，多発性の微小脳膿瘍を形成し，肉芽腫を形成することも，しないこともある。
- ムコール菌症 mucormycosis は，ケカビ目 Mucorales に属する真菌によって起こり，糖尿病性ケトアシドーシスの患者の鼻腔や副鼻腔に起こるのが典型的である。血行性に脳内に播種したり，篩状骨板から直接侵入したりする。脳へ直接侵入するムコール菌の傾向は，他の真菌症と異なり，遠隔の病巣から血行性に播種して脳に到達しやすい。
- アスペルギルス Aspergillus fumigatus は，血管壁を侵して血栓症を起こすため，広範囲な感染性出血性梗塞という特徴的なパターンを起こす傾向がある。

■ 他の髄膜脳炎

神経系とその被覆組織を侵す微生物は他にも広い範囲にみられるが，そのなかから，ここでは比較的よくみられる3つの生物について解説する。

脳トキソプラズマ症

トキソプラズマ・ゴンディ Toxoplasma gondii 原虫による脳の感染は，免疫不全の成人や，活動性の感染のある母親から経胎盤的に感染した新生児に起こる。その結果，**脈絡網膜炎** chorioretinitis，**水頭症** hydrocephalus，**頭蓋内石灰化** intracranial calcification の3徴候を示す。成人では，臨床症状は数週間で亜急性に進行し，局所症状と全般性症状の両者を示す。炎症と感染巣の血液脳関門の破壊により，画像検査では，しばしばリング状増強効果を伴う病巣に浮腫を伴う。

形態学

後天的な免疫不全の成人が感染すると，脳にはしばしば多発性の膿瘍がみられ，大部分は大脳皮質（皮質と白質の境界領域）と深部灰白質を侵す。急性期の病巣は，中心部が壊死巣となり，急性，慢性の炎症細胞，マクロファージの浸潤と血管の増生を周囲に認める。壊死巣周辺では，遊離したタキゾイト（急増虫体）free tachyzoites と，被膜化されたブラディゾイト（緩増虫体）bradyzoites の両者がみられる（e 図21.6）。

嚢（胞）虫症

嚢虫症 cysticercosis は，**有鉤条虫** Taenia solium の最終段階の感染の結果，起こる。経口摂取された幼虫の微生物が消化管の管腔に遊離すると，成虫のサナダムシにならないかぎり他の組織に滞留し被嚢される。嚢胞は身体中にみられ，通常は脳内とクモ膜下腔にみられる。嚢虫症は典型例では占拠性病変となり痙攣を起こす。

微生物は平滑な膜をもった嚢胞内にみられる。体壁と口部の**小鉤構造**（hooklet）が最もよく識別できる。治療後に，嚢胞化した微生物が死滅すると，周囲の脳組織にしばしば好酸球を含む強い炎症細胞浸潤と著明なグリオーシスを起こすことがあり，症状を悪化させることが

ある。

アメーバ症

アメーバ性髄膜脳炎 amebic meningoencephalitis は、寄生虫の種類によって起こる症状のタイプが異なる。**ネグレリア・フォーレリ** Naegleria fowleri 種は、停滞した新鮮な温水池に遊泳しており、急速に進行する致死的な脳炎を起こす。**赤痢アメーバ** Entamoeba histolytica は大腸から血行性に播種し、急性発症の大脳アメーバ症を起こし、急速に進行して死に至る。さまざまな種の**アカントアメーバ** Acanthamoeba は慢性の肉芽腫性髄膜脳炎を起こす。

■ 硬膜外，硬膜下感染症

硬膜外腔や硬膜下腔は、直接局所に感染が波及して細菌や真菌感染を起こすことがある。**硬膜外膿瘍** epidural abscess は、副鼻腔炎や骨髄炎に合併して起こる。脊髄硬膜外腔に病巣ができると脊髄を圧迫し、脳外科の緊急手術の対象となる。頭蓋骨や含気副鼻腔の感染が硬膜下腔に波及して**硬膜下膿瘍** subdural empyema を起こすことがある。硬膜の下にあるクモ膜とクモ膜下腔は、通常は傷害されないが、大きな硬膜下膿瘍は占拠性病変となることがある。さらに硬膜下を横断する架橋静脈に血栓性静脈炎が起こり、静脈閉塞を起こして脳梗塞も起こすことがある。大部分の患者は、発熱、頭痛、項部硬直があり、未治療では、局所神経症候、傾眠傾向、昏睡に至る。外科的排膿などの治療により硬膜側から膿瘍は改善し、もし完全に回復すると、肥厚した硬膜のみが唯一観察可能な所見として残る。迅速な治療により通常は完全に回復する。

栄養障害

脳は代謝需要が高いので、栄養の不均衡や全身代謝の変化に特に脆弱である。中毒性ならびに後天性の代謝疾患は、例えば肝性脳症（第14章）アルコール中毒（第7章）は比較的よく神経症状を呈する。神経症状を呈する比較的頻度の高い栄養障害をここで解説する。

■ チアミン欠乏症

チアミン欠乏症 thiamine deficiency による全身症状（**脚気** beriberi）に加え、**ウェルニッケ脳症** Wernicke encephalopathy は急激な精神症状、眼球運動障害、失調を起こす。チアミンの投与によってウェルニッケ脳症の症状は回復しうるが、治療が遅れると遷延して大部分は不可逆的な状態となり、重篤な記銘力障害を伴う**コルサコフ症候群** Korsakoff syndrome に移行する。2つの症候群は密接に関連し、**ウェルニッケ・コルサコフ症候群** Wernicke-Korsakoff syndrome としばしばよばれる。本症は慢性アルコール中毒の患者で特によくみられるが、胃腸疾患、胃腸バイパス術、持続的な嘔吐（例えば妊娠悪阻、神経性大食症）などによってチアミン欠乏をきたす患者でも起こる。

形態学

ウェルニッケ脳症は、乳頭体と、第3脳室、第4脳室に隣接する領域、視床下部に出血壊死巣を形成することが特徴である。壊死が消退した領域は、囊胞状となりヘモジデリンを貪食したマクロファージがみられる。視床背内側核の病巣がコルサコフ症候群の記憶障害と最もよく関連している。

■ ビタミン B$_{12}$ 欠乏症

ビタミン B$_{12}$ 欠乏症は、貧血に加え、広範な髄鞘と軸索の脱落を示す神経傷害を脊髄の白質に起こし、**亜急性連合性脊髄変性症** subacute combined degeneration of the spinal cord とよばれている。脊髄の上行性、下行性神経路がともに傷害される。症状は何週にもわたり進行する。初期には軽度の失調と下肢の痺れとピリピリ感を示し、下肢の痙性麻痺が進行して完全に対麻痺となることもある。ただちにビタミン補充療法を行えば臨床症状は改善するが、完全に対麻痺になった場合には回復は難しい。

髄鞘疾患

CNS 内では軸索は髄鞘に緊密に覆われており、髄鞘は電気的な絶縁体として活動電位が素早く伝播することを助けている。髄鞘は、乏突起膠細胞によりつくられた高度に特殊化された細胞膜が近接し、多層となった構造である。有髄線維は脳内のすべての領域に存在しているが、白質の主要な構成成分であり、大部分の髄鞘の疾患は一次性に白質を侵す疾患である。末梢神経の髄鞘はCNS の髄鞘に類似しているが、いくつかの点で相違している。(1)末梢の髄鞘は乏突起膠細胞ではなくシュワン細胞によってつくられる。(2)末梢神経のシュワン細胞はただ1つの絞輪間部を覆う（第20章）のに対し、CNS では1つの乏突起膠細胞の突起によって多くの絞輪間部がつくられている。(3)特異的なタンパク質と脂質も異なっている。CNS の髄鞘疾患の大部分は末梢神経には大きな障害を起こさず、逆もまた同じである。

一般的には、髄鞘を侵す CNS 疾患は2つの大きなグループに分かれる。

- **脱髄疾患** demyelinating disease は、以前は正常だった髄鞘が主として傷害される後天的な疾患である。本群の最も頻度の高い疾患は、免疫が介在して傷害が起こる**多発性硬化症** multiple sclerosis（MS）と関連疾患である。他のタイプとしては、進行性多巣性白質脳症（前述）のように乏突起膠細胞にウイルス感染が起こる場合や、薬剤や他の毒性物質により起こる場合がある。

- **白質ジストロフィー** leukodystrophy は、髄鞘の形成

不全による疾患で，髄鞘が適切に形成されなかったり，髄鞘の代謝動態に異常がある。これらの疾患の多くは，突然変異により正常な髄鞘の形成に必要なタンパク質の機能が破壊されている。

多発性硬化症

多発性硬化症（MS）は自己免疫的な脱髄疾患であり，疾患活動性には時間的多巣性があり，白質病変に空間的な多巣性の病変を形成することが特徴である。MSは最も頻度の高い脱髄疾患で，欧米では約1,000人に1人の有病率であり，発症率は増加している。疾患は臨床的にどの年齢層にもみられるが，小児期の発症や50歳以降の発症はまれである。女性は男性の2倍の罹患率である。

病態形成

MSの病巣は，遺伝的素因のあるヒトに髄鞘成分に対する自己免疫反応によって引き起こされる。他の自己免疫疾患と同様に（第5章），MSの発症には，遺伝子要因と不確定な環境誘因が関与している。

- 遺伝的要因：MSの発症率は，第一度近親者に本疾患がみられる場合は15倍も高くなり，一卵性双生児の1人が罹患している場合には150倍高くなる。本疾患の遺伝的背景はその一部のみが説明されていて，同定されている局在部位の多くは，他の自己免疫疾患を合併している。主要組織適合遺伝子複合体が強力に関連し，*HLA-DRB1*1501*対立遺伝子保有者がMSの疾患感受性遺伝子として約3倍多い。他の遺伝子座では，IL-2とIL-7の受容体と免疫反応に関与するタンパク質の遺伝子がMSに随伴している。
- 自己免疫性：疾患は，髄鞘抗原に反応しサイトカインを分泌するTh1およびTh17 T細胞とB細胞によって発症する。Th1細胞はIFN-γを分泌し，マクロファージが活性化され，Th17細胞は白血球の動員を促進する。脱髄は，活性化された白血球と傷害物質によって起こる。脳の脱髄巣と周囲組織の浸潤は，Tリンパ球（主としてCD4陽性細胞と少数のCD8陽性細胞）とマクロファージから構成される。B細胞除去治療が有効であることに示されるようにBリンパ球と抗体も疾患に重要な役割を果たしている。EBウイルス（EBV）感染症の合併が報告されているが，髄鞘タンパクの自己免疫への関与の有無や過程は不明である。

形態学

MSは多巣性の白質疾患である。肉眼的に，脱髄斑とよばれる特徴的な病変は散在性で，わずかに陥凹し透明感があり，灰色ないし黄褐色の色調を示す（図21.20A）。脱髄斑は通常，脳室周囲によくみられ，また，視神経，視交叉，脳幹部，上行性・下行性神経路，小脳，脊髄にも高頻度にみられる。病巣は境界明瞭である（図21.20B）。活動性脱髄斑 active plaque では，現在進行形の髄鞘破壊が髄鞘崩壊産物を貪食した多数のマクロファージを含んでいる（図21.21）。リンパ球

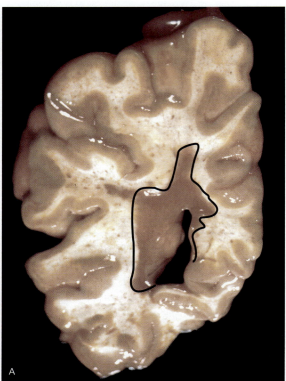

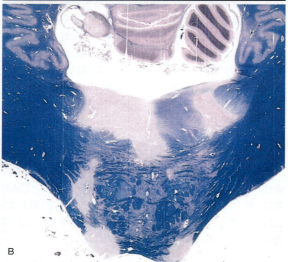

図21.20　多発性硬化症（MS）
A：未固定脳の割面では側脳室後角周囲に灰褐色の脱髄斑を認める（線で囲まれた部分）。B：第4脳室周囲の脱髄病巣（MS脱髄斑）は髄鞘染色が消失している。ルクソール・ファストブルーPASの髄鞘染色。

も存在し，主として血管周囲に集簇している。小静脈周囲性に小さな活動性病巣がしばしばみられる。軸索は相対的に保たれるが減少していることもある。脱髄斑が不活発になると（非活動性脱髄斑 inactive plaque），炎症は大部分が消失し，髄鞘はほとんど残存せずアストロサイトの増生とグリオーシスを認める。

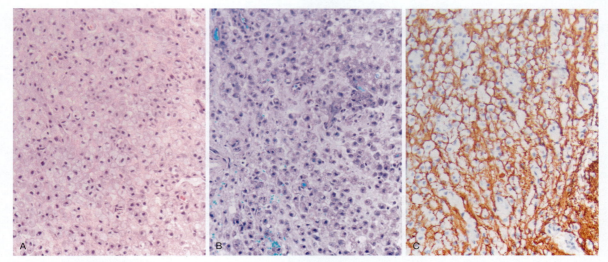

図21.21　多発性硬化症
A：活動性の脱髄病巣は脂質を貪食した多数のマクロファージのために細胞密度が高くみえる。B：同じ病巣をルクソール・ファストブルー PAS の髄鞘染色で染めると髄鞘が完全に消失している。C：神経線維の免疫染色（褐色）では軸索は比較的保たれている。

臨床的特徴

MS の経過はさまざまである。3 つの臨床病型がある。

- **再発 - 寛解型 MS**（relapsing-remitting MS）は，最も頻度の多い型で，症例の 85 〜 90％を占める。典型的には何度も**再発 relapses** と**寛解 remission** を繰り返すことが特徴だが，寛解期の回復は不完全である。時間の経過とともに，通常は徐々に，しばしば段階的に神経脱落症状が加算される。
- **二次進行型 MS Secondary progressive MS** は，初期は再発と寛解期があるが，その後は 10 〜 20 年にわたり寛解のない進行性悪化をたどる。
- **一次性進行型 MS Primary progressive MS** は，発症後ほとんどあるいは軽度の改善と再発を示すことなく進行性の脱落症状を示す。

臨床的単一症候群 clinically isolated syndrome（CIS）は，MS の最初期の臨床症状を表現する語句である。視神経の傷害（**視神経炎 optic neuritis**）による一側性の視力障害は，しばしば初期症状となる。しかし，視神経炎のエピソードのある患者の極少数（10 〜 50％，人口調査によれば）が MS を発症する（寛解と再発，進行性経過という定義による）。脳幹部が傷害されると脳神経症状を示し（失調，眼振，核間性眼筋麻痺）を示す。脊髄病変では，体幹と四肢に運動と感覚障害，痙性，排尿障害をきたす。画像検査では，MS の患者の脳では臨床所見から想定されるより多くの病巣が検出され（e 図 21.7），従来想定されていた以上に頻回に病巣の出現と消退が繰り返されている。認知機能の障害も出現するが，他の障害に比してかなり軽度なことが多い。どのような患者でも，次の再発時期を予測することは困難で，最新の治療では免疫反応を調節して，再発の頻度と重症度を低下させることを目指している。

MS 患者の CSF は，軽度にタンパク質が増加し，γグロブリンの比率が上昇している。1/3 の症例では中等度の髄液細胞増加を認める。免疫グロブリンを測定すると，特定の免疫グロブリンに対応する**オリゴクローナルバンド oligoclonal band** が同定できる。これらの抗体が疾患の経過にどのように関連するのかは不明である。

他の後天性脱髄疾患

免疫介在性脱髄は，比較的軽いウイルス性疾患を含む多くの全身の感染症の後にみられる。これらは，感染源の神経系への直接播種ではないと考えられている。むしろ，病原体の関連抗原に対する免疫反応が髄鞘抗原に対して交叉反応することにより，髄鞘が傷害される結果になると考えられている。

髄鞘に対する自己免疫反応を発生させる感染後の病理には，一般的に 2 つのパターンがある。MS とは異なり，これらはほとんどの場合，急性に発症する単相性疾患である。**急性散在性脳脊髄炎 acute disseminated encephalomyelitis（ADEM）**は，典型的には先行感染から 1 〜 2 週間後に症状が出現し，MS では局所症状が出現するのに対して，ADEM では非局在症状（頭痛，傾眠傾向，昏睡）が出現する。症状は急速に進行し，症例の 20％は致死的転帰となるが，残りの患者では完全に回復する。**急性壊死性出血性脳脊髄炎 acute necrotizing hemorrhagic encephalomyelitis** は，典型的には若年成人や小児が罹患する，より重篤な関連疾患である。

視神経脊髄炎 neuromyelitis optica（NMO）を含む他の

後天性髄鞘疾患は，視神経と脊髄を主要病変とする抗体介在性脱髄疾患であり，浸透圧性脱髄症候群 osmotic demyelination syndrome は，乏突起膠細胞が非免疫性に傷害され，典型的には低ナトリウム血症を急速に補正した後で急速に四肢麻痺をきたすことがある。

先に解説した進行性多巣性白質脳症 progressive multifocal leukoencephalopathy（PML）は，免疫不全患者に JC ウイルスが再活性化されて起こる脱髄疾患である。

白質ジストロフィー

白質ジストロフィー leukodystrophy は，髄鞘の合成あるいは代謝回転に異常が起こることによる，遺伝性の髄鞘形成異常疾患である。MS とは異なり，神経症状は若年で発症し進行性である。神経画像検査ではびまん性で対称性の髄鞘脱落を示す。

3 つのまれな白質ジストロフィーについて解説する。

- クラッベ病 Krabbe disease は常染色体潜性白質ジストロフィーで，ガラクトシルセラミダーゼ galactosylceramidase の欠損により生後 3 〜 6 か月の間に発症する。ガラクトセレブロシドは，代替経路で代謝され，細胞毒性化合物であるガラクトシルスフィンゴシンを生成する。脳と末梢神経の髄鞘が消失し，中枢神経の乏突起膠細胞が消失する（e 図 21.8）。2 歳以上の生存はまれである。
- 異染性白質ジストロフィー metachromatic leukodystrophy は，常染色体潜性疾患で，ライソゾーム酵素であるアリルスルファターゼ A の欠損によりマクロファージ内にスルファチドが蓄積する。スルファチドは生物学的活性があり，トルイジンブルーのような色素で染色すると色素の吸収スペクトラムが偏位して，異染性とよばれる変化を示す。予後は診断時の年齢により，発症がより若ければ，より進行が速い。
- 副腎白質ジストロフィー adrenoleukodystrophy は，X 連鎖潜性遺伝性疾患で，ペロキシゾームへの分子輸送に関与する ATP 結合カセットトランスポーターファミリー（ABCD1）に変異を伴う。極長鎖脂肪酸（VLCFAs）が代謝されず，血清中の VLCFAs が上昇する。青少年が行動異常と副腎不全を示す。典型的には診断後 1 〜 10 年で死亡する。

造血幹細胞移植は，酵素的に正常なマクロファージを CNS に再生し，クラッベ病や副腎白質ジストロフィーで一定の効果が認められている。

神経変性疾患

神経変性疾患は，進行性の神経細胞脱落を特徴とし，典型的には機能的に相互関連する神経細胞の集団が傷害される。異なる疾患が特定の神経系を傷害する傾向があり，傷害されている部位を反映する症状や症候が出現する（表 21.3）。

- 海馬と連合皮質が傷害される疾患は認知機能の変化を示し，しばしば記憶，行動や言語が障害される。経過とともに，アルツハイマー病 Alzheimer disease（AD）のようにこれらの症状は認知症へ進行する。
- 基底核を傷害する疾患は運動障害を呈し，パーキンソン病 Parkinson disease（PD）のような運動減少や，あるいはハンチントン病 Huntington disease（HD）のような運動過多を示す。
- 小脳や，その入力あるいは出力回路を侵す疾患は，脊髄小脳失調症のような運動失調を起こす。
- 運動系に傷害が起こると，筋萎縮性側索硬化症のように，筋力低下，嚥下傷害や呼吸困難がしばしば初めにみられる。

神経変性疾患の多くに共通する病的過程は，タンパク質凝集体の蓄積である（表 21.3）。タンパク質凝集体は，タンパク質の立体構造を変化させたり，タンパク質の処理や排出にかかわる経路を障害する遺伝子変異により起こることもある。それ以外に，タンパク質の合成と除去（遺伝的，環境的，よくわからない要因により）の微妙な不均衡がタンパク質を緩徐に蓄積している可能性もあ

表 21.3 主な神経変性疾患の特徴

疾　患	臨床像	タンパク質封入体/凝集体
プリオン病（クロイツフェルト・ヤコブ病）	認知症	海綿状変化；PrP^{sc} タンパク
アルツハイマー病（AD）	認知症	Aβ（老人斑） タウ（神経原線維変化）
前頭側頭葉変性症（FTLD）	行動異常，言語障害	タウ TDP-43 他（まれ）
パーキンソン病（PD）	運動低下性運動異常症	αシヌクレイン
ハンチントン病（HD）	運動過多性運動異常症	ハンチンチン（ポリグルタミンリピート伸長）
脊髄小脳失調症	小脳性運動失調	さまざまなタンパク質（ポリグルタミンリピート伸長）
筋萎縮性側索硬化症（ALS）	上位および下位運動ニューロン徴候を伴う筋力低下	SOD1 TDP-43

る。凝集体は，しばしば正常な細胞のタンパク質分解酵素による分解に抵抗を示し，細胞内あるいは細胞外に蓄積して炎症反応を惹起し，神経細胞に直接毒性を示す場合もある。近年の研究から，大きな（すなわち，顕微鏡でみえる）タンパク質凝集体は細胞に対して毒性はなく，細胞傷害はより小さな（**オリゴメリック oligomeric**）凝集体によることが示唆されている。しかし，凝集体に移行するタンパク質量が増加すると，タンパク質の正常な機能が減弱し，これも細胞傷害の一因になる可能性がある。表21.3から明らかなように，多数の疾患で同じタンパク質が凝集体として出現する。細胞内のタンパク質凝集体は封入体として，細胞外の集合体は沈着物として，組織学的に確認でき，両者は診断の指標となる。

多くの神経変性疾患では，他に2つの像が共通してみられる。

- 実験的には，これらの疾患の神経細胞内に蓄積する多くのタンパク質凝集体は，脳のひとつの部位から別の部位の健常な神経細胞に伝播することが可能にみえる。このように，凝集体はさらに凝集物を形成する種となり，プリオン（後述）のように疾患過程が伝播する。しかしながら，罹患患者から健康な人に播種することは，古典的なプリオン病にのみみられる。
- 自然免疫系の活性化は神経変性疾患に共通している。疾患のリスク遺伝子には，免疫制御経路の分子をコードしているものがある。サイトカインや補体介在性慢性炎症あるいは他の機序により惹起されることにより，免疫系がこれらの疾患に関与しているかどうかは，不明である。

■ プリオン病

プリオン病 prion disease は，異常な折りたたみ構造をもつプリオンタンパク質が凝集して細胞間を伝播することによって起こる，急速に進行する神経変性疾患である。これらは，孤発性，家族性，医原性，変異型の**クロイツフェルト・ヤコブ病 Creutzfeldt-Jakob disease (CJD)**を含み，動物の病気であるヒツジのスクレーピー，ウシの海綿状脳症（**狂牛病 mad cow disease**）も同じくプリオン病である。

病態形成

原因タンパク質は，**プリオンタンパク質 prion protein (PrP)** とよばれ，正常な形（PrP^C）から立体構造が変化したPrP^{SC}（scはスクレーピー(scrapie)を表す）へと変化して異常な立体構造となる。PrPは正常ではαヘリックス構造に富んでいるが，PrP^{SC}はβシート構造が多く，タンパク質分解に抵抗性を示す。PrP^{SC}が物理的にPrP^C分子と相互作用すると，PrP^CをPrP^{SC}の構造（図21.22）をとるように誘導し，この特徴からPrP^{SC}の感染性が説明されている。経過とともに，この自己増幅過程は，脳内に病的なPrP^{SC}分子を蓄積させる。ある種のPrP^C

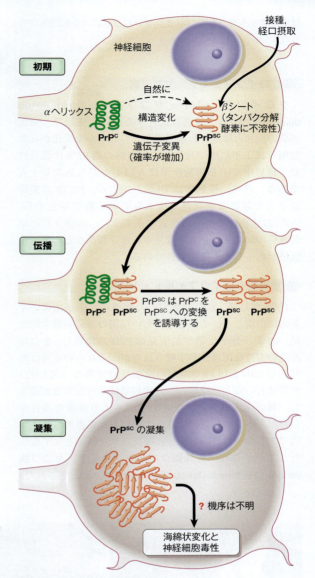

図21.22 プリオン病の病態
αヘリックス構造のPrP^Cは自然にβシート構造をとるPrP^{SC}に転換するが，PrP遺伝子変異を伴う家族性疾患では，より高率にこの現象が起こる。PrP^{SC}は，汚染された食物，医療器具，医薬品などの外因からも由来する。いったん出現すると，PrP^{SC}は物理学的な相互作用によりさらにPrP^C分子をPrP^{SC}に転換し，最終的に病的なPrP^{SC}凝集を形成する。

の遺伝子（PRNP）の点変異は，自然に起こる構造変化の率を加速し，これらの変異があると早期に発症する**家族性プリオン病 familial forms of prion disease**〔**家族性クロイツフェルト・ヤコブ病 familial Creutzfeldt-Jakob disease (fCJD)**〕となる。PrP^Cは自然に構造変化を起こすことがあり（きわめて低頻度に），**孤発性プリオン病 sporadic Creutzfeldt-Jakob disease (sCJD)**はこのように説明されている。神経組織にPrP^{SC}が蓄積することが細胞傷害の原因のようだが，細胞変性と最終的な細胞死の機序はよくわかっていない。その一因

は構造変化を起こしたプリオンタンパク質による細胞死かもしれない。

■ クロイツフェルト・ヤコブ病

クロイツフェルト・ヤコブ病 Creutzfeldt-Jakob disease(CJD)は，急速に進行する認知症疾患で，発症初期の記銘力障害や行動異常などのわずかな変化から典型例では1年以内で死に至る。症例の約85%は孤発性で，世界中での年間発症率は人口100万人あたり1人である。通常，罹患者は70歳以上だが，PRNP点変異によって起こる家族性ではより若い年齢で発症する。PrP^{sc}の感染性の特徴に合致するように，汚染された深部電極の植え込みやヒト成長ホルモン製剤などの医原性伝播があることも確認されている。

■ 変異型クロイツフェルト・ヤコブ病

1995年以降，CJDに類似した疾患の症例が相次いで英国に出現した。これらの新しい症例の神経病理学的所見，および分子生物学的所見はCJDに類似し，2つの疾患の密接な関連性が示唆されたが，それらの症例は典型的なCJDとはいくつかの重要な点で異なっていた。疾患は若い成人に発症し，発症初期には行動異常が顕著で，神経症状は典型的なCJDよりもより緩徐な進行を示した。多数の検討により，この疾患は家畜のプリオン病であるウシの海綿状脳症に曝露された結果として生じたことが示され，**変異型クロイツフェルト・ヤコブ病 variant Creutzfeldt-Jakob disease(vCJD)** と命名された。

輸血による伝播も少数だが報告されている。

● 形態学

CJDの進行から死亡までは通常きわめて急速なため，肉眼的な脳の萎縮はあっても非常に軽度である。顕微鏡的には，特徴的な所見は**大脳皮質や深部灰白質**(尾状核，被殻)**の海綿状変化の形成**である。これは多巣的に起こり，ニューロピル(樹状突起，軸索やシナプスを含む灰白質の好酸性の領域)のなかや，ときには神経細胞の胞体周囲にさまざまな大きさの小さな顕微鏡的な空胞が不均一に形成される(図21.23A)。進行した症例では，高度な細胞脱落と反応性グリオーシス，ときには空胞状の領域が広がり，囊胞様になっている(**海綿状態 status spongiosus**)。**クールー斑 Kuru plaques** は異常なPrP^{sc}が細胞外に沈着した構造である。これらは，コンゴーレッド染色やPAS染色に陽性で，通常小脳にみられ(図21.23B)，vCJDでは大脳皮質に多数みられる(図21.23C)。プリオン病のすべての病型で，免疫組織化学でタンパク質分解酵素K抵抗性PrP^{sc}の存在が確認できる。

■ アルツハイマー病

アルツハイマー病 Alzheimer disease(AD)は高齢者の認知症に最も多くみられる疾患で，加齢とともに発症率は増加する。発症率は65～74歳では3%，75～84歳では19%，84歳以上では47%である。大部分は孤発性であるが，少なくとも5～10%は家族性である。孤発例では50歳以前の発症はまれであるが，遺伝性では早期発症がみられることがある。

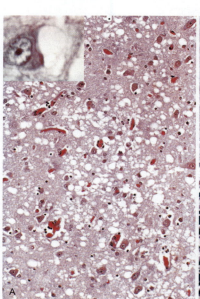
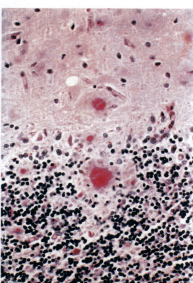
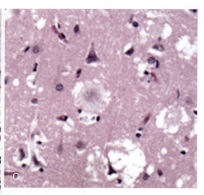

図21.23　プリオン病
A：大脳皮質の海綿状変化を示す。**挿入図**：空胞を伴った神経細胞の拡大図。B：凝集したPrP^{sc}からなる小脳のクールー斑 (PAS染色)。C：変異型CJDでは皮質のクールー斑が海綿状変化に囲まれている。

病態形成

ADの基本的な異常は脳の特定の領域に2つのタンパク質、AβとタウがP, それぞれ老人斑と神経原線維変化という形式で蓄積することである。これらの変化は、二次的に神経細胞の機能障害、神経細胞死、炎症反応を起こす。老人斑は凝集したAβペプチドのニューロピルへの沈着で、神経原線維変化は微小管結合タンパク質タウの凝集したもので、細胞内に出現し神経細胞の死後も細胞外に持続的に存在する。老人斑と神経原線維変化の両者が神経細胞の機能障害に関与するようだ。Aβと神経原線維変化は、認知機能障害が出現するはるかに以前より脳に出現しはじめ、大量のAβと神経原線維変化は重篤な認知機能障害と密接に関連している。神経原線維変化の数は変性神経突起を伴う**老人斑** neuritic plaques より認知症の程度により強く関連している。これらの異常凝集体同士の相互関連の詳細や凝集体が神経細胞傷害をどのように起こすのかが重要な疑問点だが、まだ解明されていない。

Aβの役割

Aβの病的な形態である、42アミノ酸ペプチドの産生は、ADが発症する重要な起点である。Aβペプチドの産生には、異常な酵素の処理過程により、あるいは産生量の増加により増えると考えられる。Aβ42は、膜貫通タンパク質であるアミロイド前駆体タンパク質（APP）が、βセクレターゼ（βアミロイド変換酵素（BACE））とγセクレターゼという2つの酵素で順次切断されてつくられる（図21.24）。APPはαセクレターゼとγセクレターゼによっても切り出されて異なるペプチドを遊離するが、これは病的にはならない。APPやγセクレターゼの2つの成分、プレセニリン1あるいはプレセニリン2の点変異により、Aβ42の産生率が増加し家族性ADを発症する。

APPの遺伝子は第21番染色体に局在しているが、この変異やコピー数の増加はADの危険因子を増加させる。後者は21トリソミー（ダウン症候群）や、APPの中間部重複のある

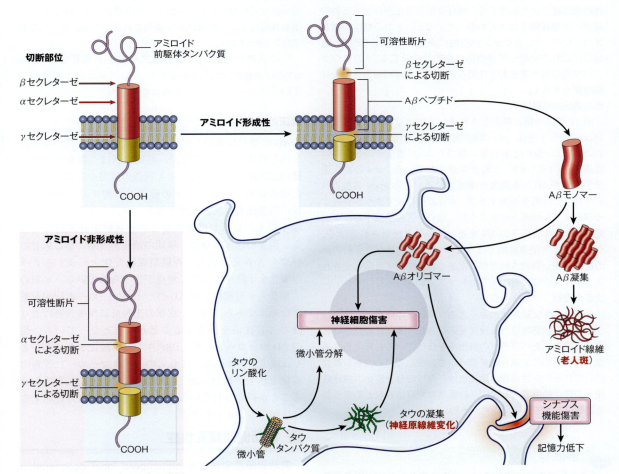

図21.24 アルツハイマー病の病態
アミロイド前駆体タンパク質は、αセクレターゼとγセクレターゼによって切断され、無害な可溶性ペプチドを産生するが、アミロイド前駆体タンパク質がβセクレターゼとγセクレターゼという2つの酵素で切断されたAβペプチドは、神経細胞を傷害する病的なオリゴマーと、特徴的な細胞外により大きな老人斑を形成する凝集体を産生する。タウの過剰なリン酸化の機序は不明である。

患者では，おそらくAPP遺伝子コピー数が増えて，Aβの産生増加が起きるためと推測される。

一度産生されるとAβは高度に凝集しやすく，初期には小さなオリゴマーを形成し，これらはやがて伝播して大きな凝集体を形成して線維化する。大きな凝集体は老人斑としてみえ，疾患の病理学的指標となるが，小さなオリゴマーがより病的な形態かもしれない。オリゴマーは細胞内に形成されるか，あるいは細胞外から取り込まれる。これらのオリゴマーは，ミトコンドリアや他の細胞内小器官の機能を傷害して神経細胞を傷害し，存在するシナプスの数を減少させ，残存するシナプスの機能を損なう。シナプスの機能障害は，疾患の古典的症状である記憶力の低下の根底にあると考えられている。

タウの役割

神経原線維変化は，ADの第2の病理学的指標で，タウタンパク質を含み，ADでのこのタンパク質の役割にはより多くの興味がもたれてきた。タウは軸索に存在する微小管結合タンパク質である。ADでは，タウは過剰にリン酸化され微小管結合能や正常な微小管の安定化機能を喪失し，凝集して神経原線維変化を形成する。神経原線維変化が介在する神経細胞への傷害機序はよくわかっていない。2つの機序が推測されている。(1)タウタンパク質の凝集がストレス反応を惹起し，これが持続して最終的に細胞死を起こす。(2)タウタンパク質の微小管安定化作用が消失し，神経細胞毒性となり細胞死をまねく。

他の遺伝的危険因子

第19番染色体に符号化されているアポリポタンパク質E(ApoE)遺伝子座は，ADの発症の危険因子に強い影響がある。2つのアミノ酸の正常多型に基づくApoE遺伝子の3つの対立遺伝子(ε2, ε3, ε4)が同定されている。ε4の対立遺伝子の量がADの危険度を増加させる。このApoE多型がAβの産生と沈着を促進するが，Aβ非依存性でタウが介在する神経変性を増悪させるようだ。結局，この遺伝子座は高齢発症ADの危険因子の1/4を担っていると評価されている。ゲノムワイド関連解析では，ADの危険因子となる多数の他の遺伝子座が同定されたが，疾患の病因に関する暗号化されたタンパク質の役割はよくわかっていない。

炎症の役割

Aβの小さな凝集体とより大きな凝集体の両者は，ミクログリアや星状膠細胞から炎症反応を惹起する。この反応はおそらく凝集したペプチドの排出を手伝っていると考えられるが，障害を起こす媒介物質の分泌も刺激しているかもしれない。これらの炎症過程の活性化は，タウのリン酸化，神経細胞への酸化的傷害，シナプスの異常な刈り込みなどのさらなる影響を与えている可能性がある。

形態学

ADの脳の肉眼的観察では，さまざまな程度の大脳皮質の萎縮がみられるが，前頭葉，側頭葉，頭頂葉で顕著である。萎縮により脳溝は開大し，組織の消失により脳室は拡大する(代償性水頭症)。顕微鏡的には，ADは**老人斑** neuritic plaques と**神経原線維変化** neurofibrillary tangle の存在によって診断される。

変性神経突起を伴う老人斑は，しばしば中心部のアミロイドの芯の周囲に，変性した神経突起に由来する拡張して弯曲した嗜銀性の突起が局所的な楕円状の集合としてみられる(図21.25A, B)。変性神経突起を伴う老人斑の大きさは直径20～200 μm，ミクログリアと反応性星状膠細胞が周辺部に存在する。老人斑は新皮質だけではなく海馬と扁桃核にもみられるが，一次運動野と一次感覚野は通常疾患の後期になるまで比較的老人斑が出現しにくい。周囲の神経突起の反応を欠くAβ沈着は，**びまん性老人斑** diffuse plaque とよばれる。これらは典型的には，大脳皮質表層，基底核，小脳皮質にみられ，老人斑の初期段階を代表している。

神経原線維変化(NFT)は，**対らせんフィラメント** paired helical filament の束であり，神経細胞胞体内の塩基性線維性構造物として観察され，細胞質に置き換わったり核を取り囲んだりする(図21.25C, D)。神経原線維変化は細胞の死後も残存し，細胞外に病理像を形成する。NFTの出現は，主として皮質の神経細胞，海馬の錐体細胞や扁桃核，前脳基底核，縫線核などの細胞にもみられる。対らせんフィラメントの主要な構成成分は，**異常にリン酸化されたタウ** tau タンパク質である(図21.25)。

他の病理所見としては，**脳アミロイド血管症** cerebral amyloid angiopathy(CAA)があり，ADではほぼ必ず随伴しているが，AD以外の脳にもみられる。

臨床的特徴

ADの進行は緩徐だが止むことはなく，症状の経過はしばしば10年以上に及ぶ。初期症状は，物忘れやその他の記憶障害で，進行すると言語の障害や計算や習熟した運動技能の障害など他の症状が出現する。最終的には，罹患患者は失禁状態となり，無言となり歩行ができなくなる。しばしば肺炎などの合併症が終末期に起きる。現在の臨床治験は，早期の前臨床段階にある患者の脳からAβを除去し，神経原線維変化を形成するタウの変化を予防する治療に焦点が当てられている。早期の治療介入を可能にしたADのバイオマーカーの同定が重要な進歩である。現在，症状の出現前に画像診断により脳のAβ沈着を描出することが可能となっている。他のADマーカーとして，CSF中のリン酸化タウの存在とAβ減少が含まれる。これらのバイオマーカーに改善の変化を示す治療介入が，ADの発症予防と進行を遅らせることが期待されているが，この仮説を厳密に証明するには何年もかかるだろう。

前頭側頭葉変性症

前頭側頭葉変性症 frontotemporal lobar degeneration (FTLD)は，主として前頭葉と，あるいは側頭葉を傷害するさまざまな疾患の包括的総称である。変性という語句は神経病理学的変化を記載するときに用いられ，臨床的には，**前頭側頭型認知症** frontotemporal dementia と

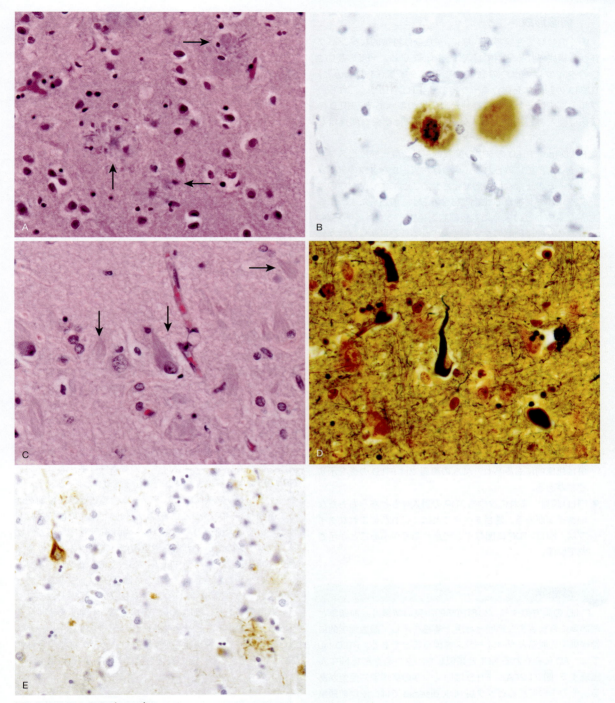

図21.25　アルツハイマー病
A：アミロイドの芯を取り囲む変性神経突起を伴う老人斑（**矢印**）。B：老人斑の芯と周囲の領域がAβペプチドに対する免疫染色で陽性に染色されている。C：神経原線維変化が1つの神経細胞内にあり，細胞外の神経原線維変化もいくつかみられる（**矢印**）。D：鍍銀染色で神経原線維変化（**黒色**）が明瞭にみえる。E：神経原線維変化（**左上**）と神経突起が老人斑（**右下**）の周囲にありタウの免疫染色で明確にみえる。

いう語句が用いられる。病変分布（前頭葉か側頭葉）により，行動異常か言語障害が優位となる。FTLDは以下の2つの点でADと異なる。(1)行動異常や言語障害は記憶障害に先行する，(2)より若い年齢に発症する。この違いが2つの認知症を臨床的に鑑別するのに役立つ。

病態形成

多くの神経変性疾患と同様に，FTLDは特徴的なタンパク質から構成される細胞内封入体を伴っている。頻度の高い2つのタイプは，タウの封入体を伴うタイプ(FTLD-tau)と，TDP43の封入体を伴うタイプである(FTLD-TDP)。これらのグループにはそれぞれ孤発性と遺伝性の型がある。FTLDの臨床亜型と神経細胞の封入体のタイプには明確な関連はない。

- **FTLD-tau**：FTLDのタウの変異は，リン酸化部位とスプライシング部位にみられる。両者はさまざまなタウのアイソフォームの正常な比率を変化させることにより，タウの凝集を増加させ神経の機能障害を起こす。前述したように異常なタウがどのように神経細胞を傷害するかは不明だが，凝集体が神経細胞のタウを減少させることにより機能が喪失する要素と異常にリン酸化されたタンパク質の存在が毒性効果を示す要素の両者が想定されている。
- **FTLD-TDP**：TDP43はRNA結合タンパクでRNAのプロセシングに関与している。このタイプのFTLDで最も頻度が高い遺伝子異常は，*C9orf72*（chromosome 9 open reading frame #72）におけるヘキサヌクレオチド反復配列の伸長で，この遺伝子の機能は不明だが，TDP43の凝集を起こす。頻度は低いが，TDP43自体の遺伝子変異，あるいはプログラニュリン遺伝子の変異でも起こり，プログラニュリンは分泌タンパク質だが機能は不明で，TDP43凝集を起こす機序は不明である。タウと同様に，TDP43の活性喪失とタンパク質凝集体による毒性機能獲得の両者が疾患に関与している可能性がある。TDP43の神経細胞の封入体は，大部分の筋萎縮性側索硬化症(ALS)にもみられる。この合併は臨床的にもみられ，ALSの患者ではFTLDの像を示すことがある。
- FTLDには，まれにタウもTDPの封入体もどちらももたないタイプがある。注目すべきことは，これらのまれなタイプは，FTLD-TDPに関与する経路と関連があることが示されている。

形態学

FTLDの両方のタイプの形態学的所見の特徴は，前頭葉と側頭葉にさまざまな範囲と程度で萎縮を示し，顕微鏡学的に神経細胞の脱落とグリオーシスを伴うことである。FTLD-tauでは，ADにみられるNFTと類似した，タウを含んだNFTが出現する(図21.26A)。FTLDはいくつかの病理学的亜型がある。その1つである**ピック病 Pick disease**では，脳は前頭葉と側頭葉に著明な非対称性萎縮を示し，上側頭回の後方2/3は萎縮がみられず，頭頂葉や後頭葉が巻き込まれることはきわめてまれである(e図21.9)。高度な萎縮では，大脳皮質は非常に薄くなり（"ナイフの刃"）のようになる。神経細胞の脱落は大脳皮質の外側3層で最も高度になる。残存する神経細胞は特徴的な腫大（**ピック細胞 Pick cells**）を呈し，細胞質に強い嗜銀性を示す円形，類円形，線維性の封入体**ピック球 Pick bodies**(図21.26B)を認める。FTLD-TDPでは，TDP43陽性封入体が出現する細胞ではTDP43の核の免疫染色性が消失する(図21.26C，D)。

パーキンソン病

パーキンソン病 Parkinson disease(PD)は，黒質のドーパミン産生神経細胞の脱落により起こる疾患で，運動減少性運動異常を特徴とする神経変性疾患である。ドーパミン作動性ニューロンは黒質から線条体に投射し運動活動の制御に関与している。**パーキンソニズム parkinsonism**は，振戦，筋強剛，動作緩慢，姿勢反射障害を特徴とする臨床症候である。このタイプの運動障害は，ドーパミン作動性ニューロンを傷害するさまざまな疾患でみられる。パーキンソニズムは，ドーパミン拮抗薬やドーパミン作動性ニューロンを選択的に傷害する毒物によっても誘発されることがある。毒性物質には"合成"ヘロインや農薬などに含有される化学物質が含まれる。

病態形成

PDは，タンパク質の蓄積と凝集，ミトコンドリア異常と黒質の神経細胞の脱落を起こす。本疾患の診断と病態への手がかりはレビー小体であり，正常な神経細胞に存在するαシヌクレインを含む特徴的な封入体である。αシヌクレインはシナプス伝達にかかわるタンパク質である。PDの遺伝子異常に基づくと，異常タンパク質と，オートファジーの欠損とライソゾーム変性による細胞内小器官クリアランスが本疾患の病因となっている。シヌクレインの凝集体はオートファジー（第1章）により排除され，PDの遺伝子変異は，オートファジーやミトコンドリア機能のエンドソームの輸送経路に役割をはたす産物（**パーキン Parkin**，その他）のいくつかの遺伝子に関与している。大部分のパーキンソン病は孤発性であるが，αシヌクレインの遺伝子点変異や重複は，常染色体性顕性遺伝性PDの原因となる。グルコセレブロシドの変異を起こすゴーシェ病のヘテロ接合性が，PDの危険因子の1つであることが示されている（第4章）。グルコセレブロシダーゼはライソゾーム酵素であり，細胞構成成分の異常な代謝回転がPD進行段階を決定することが示唆されている。LRRK2キナーゼの遺伝子において毒性機能を示す変異は，大部分は常染色体性顕性PDを起こすが，その異常を起こす機序は不明である。

形態学

典型的な肉眼的所見は，黒質(図21.27A, B)と青斑核の褪色である。顕微鏡所見では，これらの領域のメラニン含有，カテコールアミン作動性神経細胞の脱落とグリオーシスを認める。残存する神経細胞内には**レビー小体 Lewy body**がみられる。レビー小体は1つあるいは複数みられ，細胞体内に存在する好酸性，円形あるいは長細い封入体である(図21.27C)。電子顕微鏡ではレビー小体は，αシヌクレインおよびニューロフィラメントとユビキチンを含む他のタン

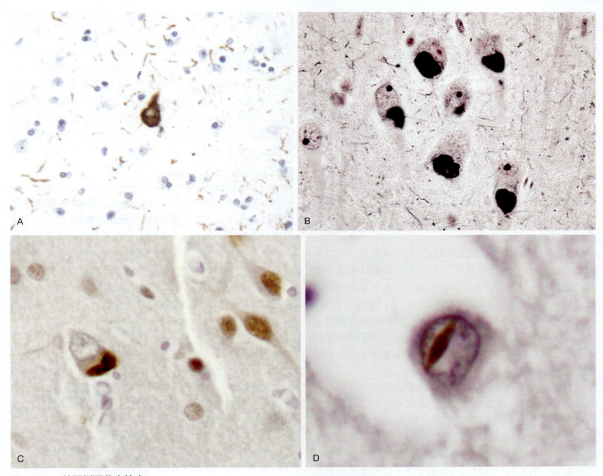

図 21.26 前頭側頭葉変性症
A：FTLD-tau。1つの神経原線維変化が無数のタウを含む神経突起（タウの免疫染色）とともに存在している。B：ピック病。ピック球は円形の均質な神経細胞内封入体で銀染色に濃染する。C：FTLD-TDP。細胞質内 TDP43 封入体が正常な核の免疫染色性低下とともにみられる（TDP43 免疫組織化学）。D：FTLD-TDP。 プログラニュリン変異を伴う場合は，TDP43 の封入体は通常核内にみられる。

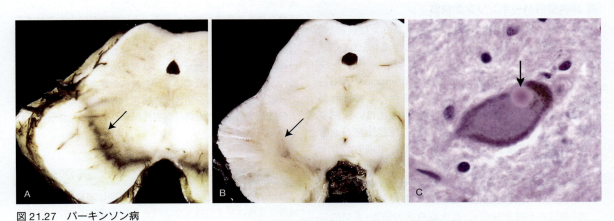

図 21.27 パーキンソン病
A：正常な黒質（矢印）。B：特発性パーキンソン病の黒質の褪色（矢印）。C：黒質の神経細胞内のレビー小体がピンク色に染色されている（矢印）。

パク質から構成される微細な線維構造である。さらに、レビー神経突起 Lewy neurite とよばれるαシヌクレインの凝集体を含む変性突起がみられることがある。

臨床的特徴

PD は通常運動障害を症状とし、中毒物質への曝露や他の病因はみられない。特徴的な症状は振戦、動作緩慢、筋強剛である。振戦は典型的には、"弾丸を丸めるような pill-rolling" と記載されるものが静止時にみられる。疾患は 10～15 年にわたり進行し、最終的には高度な運動緩慢によりほとんど無動に近い状態となる。誤嚥性肺炎や姿勢反射障害による転倒から起こる外傷が死因となる。

PD の運動障害は、初期には L ジヒドロキシフェニルアラニン（L-DOPA）に反応するが、この治療は疾患の進行を遅らせることはできない。時間とともに L-DOPA の効果は減弱し、運動機能の変動が起こり、問題となる。PD の運動症状のもう 1 つの治療は、脳深部刺激術である。淡蒼球や視床下核に電極を挿入して、基底核の回路を調整し、しばしば L-DOPA を有意に減量することができる。

黒質線条体系のドーパミン作動経路の脱落を伴った運動障害は PD の重要な病像だが、この疾患ではより広範な臨床的病理学的症状を呈する。黒質が障害される前に、脳幹（迷走神経背側運動核や網様体）の神経細胞脱落が起こり、運動障害がみられる前に睡眠障害を起こすことがある。典型的には軽度な変動を伴う認知症と幻覚は多くの PD 患者にみられ、大脳皮質の障害に起因している。運動障害の出現後 1 年以内に認知症が出現すると、レビー小体型認知症 Lewy body dementia（LBD）とよばれる。

非典型的パーキンソン症候群

これらの疾患は、臨床症状にパーキンソン症候群（動作緩慢と筋強剛）が他の症状とともに含まれ、L-DOPA に対する反応性は小さい。

- 進行性核上性麻痺 progressive supranuclear palsy。患者は体幹の筋強剛、頻回の転倒を伴う姿勢反射傷害、随意的な眼球運動障害を示す。他には、頸部ジストニア、仮性球麻痺、軽度の進行性認知症が通常みられる。病理学的指標は神経細胞と膠細胞のタウ陽性封入体で、脳幹部や深部灰白質にみられる。
- 大脳皮質基底核変性症 corticobasal degeneration。この疾患は、錐体外路性の筋強剛、非対称性の運動障害（四肢の不随意運動）、高次脳機能の傷害（典型的には失行）をしばしば呈する。大脳皮質にはタウ陽性封入体を認める。
- 多系統萎縮症 multiple system atrophy（MSA）。この孤発性疾患は脳内のいくつかの系統を傷害し、乏突起膠細胞の胞体内にα-synuclein 陽性の封入体を形成することが特徴である。臨床症状は異なる神経回路の傷害に起因する。線条体黒質系（パーキンソニズムを起こす）、オリーブ・橋・小脳系（運動失調を起こす）、中枢神経系の自律神経系（自律神経傷害、著明な症状として起立性低血を起こす）。実際の患者では、発症当初はこれらの症状の 1 つが目立つことがあるが、典型的には MSA の進行につれて他の系統の症状も顕在化する。

ハンチントン病

ハンチントン病 Huntington disease（HD）は常染色体性顕性遺伝性疾患で、線条体（尾状核と被殻）の変性を伴う運動異常症である。身体のあらゆる部位の不随意なピクピクとした動きが特徴で、四肢のねじれるような動きが典型的である。疾患は緩徐進行性の経過をたどり、平均罹病期間約 15 年で死に至る。初期には、物忘れ、思考と情動障害などの認知機能障害を認め、進行すると高度な認知症となる。

病態形成

HD は、ハンチンチンタンパク質をコード化する遺伝子の CAG3 塩基（グルタミンをコードする）反復配列伸長によって起こる。正常な対立遺伝子は 11～34 の繰り返し配列をもっているが、疾患を起こす遺伝子はリピート数が増加し、ときには数百に達する場合もある。遺伝子型と表現型には、リピート数が増加すると発症が早くなるという強い相関性がみられる。いったん発症すると、病気の経過にはリピート数とはあまり優位な関係はみられない。精子形成時期にさらに病的な CAG（グルタミンをコード化）の伸長が起こるため、父方から遺伝すると次の世代の発症は早くなり、この現象は**表現促進現象 anticipation**（第 4 章）とよばれる。

HD は、ハンチンチンの伸長ポリグルタミン鎖に関連した毒性機能の獲得によって起こるようだが、このタンパク質の正常な機能や異常な形態がどのように疾患を起こすかは不明である。変異タンパク質はユビキチン化され、タンパク質分解されて断片化し、核内に大きな凝集体を形成する。他の変性疾患と同様に、異常なタンパク質のより小さな凝集体に毒性があると推測されている。これらの凝集体は、転写因子の分離、タンパク質分解経路の破壊、あるいはミトコンドリア機能を攪乱し、潜在的に傷害作用を及ぼすことが示唆されている。

形態学

肉眼的には脳は小さく、尾状核は著明に萎縮しているが、被殻の萎縮はあまり強くない場合もある（図 21.28）。淡蒼球は二次的に萎縮する場合もあり、側脳室や第 3 脳室は拡張を示す。しばしば前頭葉にも萎縮がみられ、頭頂葉の萎縮はあまりみられないが、ときには皮質全体の萎縮を認めることもある。

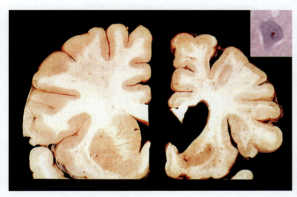

図21.28　ハンチントン病
健常半球（左）とハンチントン病（右）の半球を比較すると線条体の萎縮と脳室拡大がわかる。挿入図：ユビキチン免疫染色に強陽性を示す皮質神経細胞の核内封入体。（肉眼写真は Dr. Vonsattel, Columbia University, New York, New York. の厚意による）

顕微鏡的には線条体の障害領域の高度な神経細胞脱落とグリオーシスを認める。神経伝達物質としてγアミノ酪酸（GABA），エンケファリンやダイノルフィン，サブスタンスPを遊離する中型の有棘ニューロンは特に脆弱性が高く，疾患早期から傷害される。線条体の変性の程度と運動症候の重症度には強い相関がみられ，皮質の神経細胞脱落と認知症も関連性がある。残存する線条体と皮質の神経細胞には，ユビキチン化されたハンチンチンの凝集体を含む核内封入体がみられる（図21.28，挿入図）。

脊髄小脳失調症

脊髄小脳失調症 spinocerebellar ataxia（SCA）は，小脳性あるいは感覚性運動失調，痙性，感覚運動性末梢神経障害を含む臨床症状を示す，多くの常染色体顕性疾患の不均一な集合体である。これらの疾患は，原因遺伝子の相違，遺伝様式や発症年齢，症状や症候をもとに相互に鑑別することができる。本疾患群は，小脳皮質，脊髄，脳の他の領域や末梢神経などをさまざまな程度に傷害する。傷害領域には神経細胞の変性がみられるが，非特異的な変性所見であることが多く，軽度のグリオーシスを伴っている。運動失調に随伴してみられる臨床症状が，特徴がよくわかっている疾患の病型の区別に役立つ。約45のSCAの遺伝子異常が同定されているが，既存の特徴的な病型にあてはまらない症例も多く残されている。

HDと同様に，いくつかのSCAは，さまざまな遺伝子のポリグルタミン鎖をコードするCAG反復配列の伸長によって起こる。これらのSCAのタイプでは，HDと同様に異常タンパク質を含む神経細胞の核内封入体がみられ，リピート数の伸長程度と発症年齢の間には逆相関がみられる。

フリードライヒ失調症 Friedreich ataxia は常染色体潜性遺伝形式の進行性疾患で，一般的に10歳以前に歩行失調で発症し，その後，手の不器用さや構音障害が出現する。多くの患者には凹足と脊柱後側弯症を認め，心疾患，糖尿病の頻度は高い。疾患は通常，フラタキシンをコードする遺伝子のGAA3塩基反復配列伸長によって起こるが，このタンパク質は特にミトコンドリア内で細胞内の鉄イオンのレベルを調節している。リピート数の伸長の結果，転写サイレンシング（転写後遺伝子抑制）を起こし，フラタキシンのレベルの低下が，ミトコンドリア機能障害と酸化的傷害の増加を誘導する。

筋萎縮性側索硬化症

筋萎縮性側索硬化症 amyotrophic lateral sclerosis（ALS）は，脊髄と脳幹部の下位運動ニューロンと大脳皮質の上位運動ニューロンの細胞死により起こる。下位運動ニューロンの消失は筋肉の脱神経を起こし，筋萎縮（"**筋萎縮症 amyotrophy**"），筋力低下と線維束性収縮を起こし，上位運動ニューロンの消失によって，麻痺，反射亢進，痙性とバビンスキー徴候 Babinski sign が出現する。さらに，上位運動ニューロン障害の結果，脊髄の外側にある皮質脊髄路が変性する（**側索硬化 lateral sclerosis**）。感覚系は通常障害されないが，認知機能障害が起こることがある。

疾患の発症率は男性のほうが女性よりやや高く，臨床的には40歳代以降に症状が出現する。通常，四肢遠位部の非対称性の軽微な筋力低下から始まる。疾患の進行につれて，筋力や筋肉量が減少し，個々の運動単位が不随意に収縮する**線維束性収縮 fasciculation** とよばれる現象が起こる。最終的には，呼吸筋に及んで肺感染症を繰り返し，しばしば死因となる。上位運動ニューロンと下位運動ニューロンの障害の強弱はさまざまだが，大部分の患者では両者が障害される。下位脳神経運動核の障害が初期から起こって急速に進行することがあり，**球麻痺型筋萎縮性側索硬化症 bulbar amyotrophic lateral sclerosis** とよばれる。このタイプでは，嚥下障害と言語障害が前景になる。

病態形成

大部分の症例は孤発性であるが，約10％は家族性で，多くは常染色体顕性遺伝形式である。家族性の症例は孤発性の症例より早期に発症するが，いったん発症すると臨床経過は孤発性と似ている。21番染色体上にあるスーパーオキシドジスムターゼSOD1の変異が，最初に同定された遺伝性ALSの原因遺伝子で，家族性ALSの約20％を占める。これらの変異は，異常な折りたたみ構造をもつSOD1タンパク質を産生して，折りたたまれていないタンパク質の反応の引き金となり，神経細胞のアポトーシスを起こすのではないかと考えられている。

ALSには多数の遺伝子座が同定されている。最も頻度の高い家族性ALSの原因は，*C9orf72* 遺伝子の6塩基反復配列伸

長で，前述したように，前頭側頭葉変性症でもしばしば傷害される。C9orf72 によりコードされるタンパク質は RNA 結合タンパク質を伴っている。特に，ALS を起こす他の2つの遺伝子変異，TDP43（FTLD も合併する）と FUS である。このようには RNA 結合タンパク質に異常が収束することは，RNA の切り出しの異常が，直接的，間接的に ALS の原因となることを示唆しているが，SOD1 変異がこの像に合致するかは不明確で未解決なままである。遺伝子の重複から予測されるように，ALS と FTLD には認知機能障害のように臨床的な重複がみられる。

形態学

肉眼的に最も明確な変化は脊髄前根にみられ，前根は薄く灰白色調となる（図 21.29A）。特に病変が高度な例では，中心前回（運動皮質）が上位運動ニューロンの細胞死のために軽度に萎縮を示す。顕微鏡的には脊髄全長にわたり，**前角神経細胞の減少**と反応性グリオーシスと前根の有髄線維の脱落を認める（図 21.29B）。同様の所見は運動脳神経核にもみられるが，外眼筋を支配する脳神経核は，きわめて長期に生存した例を除いて，ほぼ常に保たれている。ALS の症例には TDP-43 を含む神経細胞内封入体を認める群がある。前角細胞死による神経支配の消失により，骨格筋は神経原性萎縮を示す。

■ 他の運動ニューロン疾患

運動ニューロンは他の疾患においても，ALS と同様の一次性傷害部位になる。

- **球脊髄性筋萎縮症** spinal and bulbar muscular atrophy（Kennedy disease）は X 染色体連鎖疾患で，脊髄と脳幹部の下位運動ニューロンの変性による四肢の筋萎縮，舌萎縮と線維束性攣縮を示す球麻痺が特徴的な疾患である。これは3塩基配列が伸長する疾患の1つである。伸長する繰り返し配列は，X 染色体上のアンドロゲン受容体遺伝子の第1エクソンに起こり，アンドロゲン受容体の機能を傷害し，アンドロゲン不応性，女性化乳房，睾丸萎縮，精子減少を起こす。キャリアの女性の多くは無症状である。選択的に運動ニューロンが傷害される機序は不明だが，HD や他の脊髄小脳失調症のような他のポリグルタミン病と同様に，異常タンパク質を含む核内封入体を認める。疾患の進行は緩徐で，大部分の罹患者は末期まで歩行が可能で，寿命は正常である。
- **脊髄性筋萎縮症** spinal muscular atrophy（SMA）は，一般的に進行性の筋力低下を呈する著明な下位運動ニューロンの傷害を特徴とする小児疾患に属する。この疾患は，スプライセオソームの集合にかかわるタンパク質 SMN1 をコードする遺伝子の変異による機能喪失により起こる。遺伝子治療の発達で，運動ニューロンの SMN の機能的発現を増加させることにより治療効果をあげている。

腫瘍

CNS 腫瘍の年間発症率は，米国の成人では，頭蓋内腫瘍では10万人あたり約24人，1/3 は悪性で，脊髄腫瘍は10万人あたり1～2人である。転移性腫瘍は原発性腫瘍より多い。CNS 腫瘍は，小児癌の割合が高く，全小児腫瘍の20%に相当し，急性リンパ芽球性白血病が最も小児癌の死亡率の高いものとなっている。小児の CNS 腫瘍は，組織型，遺伝子変異，発生部位が成人とは異なる。小児では後頭蓋窩に腫瘍が発生しやすく，成人では多くはテント上に発生する傾向がある。

神経系の腫瘍は，身体の他の部位にできる悪性腫瘍とは異なるユニークな特徴をもっている。

- CNS 腫瘍は，がんに比べて，前癌状態や上皮内癌のような形態は明らかなものはない。
- 悪性度の低い病巣であっても，脳の広い領域に浸潤すれば重篤な臨床症状を呈し，切除不能で予後不良となる。
- 腫瘍の解剖学的位置は，組織分類と悪性度による局所への影響にかかわらず（例えば，良性の髄膜腫であっても延髄を圧迫すれば心肺停止を起こす）予後に影響する。
- CNS 腫瘍は最も悪性度の高いグリオーマにおいても CNS の外部へ転移することはまれである。

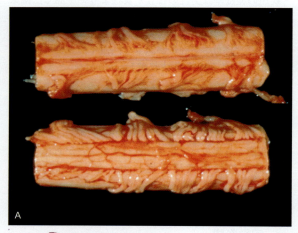

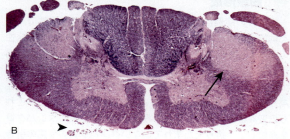

図 21.29 筋萎縮性側索硬化症
A：脊髄髄節を腹側（上）と背側（下）からみると前根（運動）が後根（感覚）より萎縮している。B：脊髄は皮質脊髄路の髄鞘染色が消失し（この切片の右側で明瞭，**矢印**）前根の萎縮（**矢頭**）を認める。

膠腫

膠腫は脳実質の腫瘍である。2021のCNS腫瘍のWHO分類では，*IDH*遺伝子の特異的変異と染色体の1pと19qの消失という分子学的特徴が，従来の組織所見に基づく分類に組み入れられた。**新しい分類によると，びまん性膠腫は成人型と小児型びまん性膠腫に分けられた**。治療のプロトコールと治験は，現在この新しいWHO分類に基づいて行われ，さらに組織所見をグレード1から4に分けて，4つのなかの1つに分類している。多くのがんのように，低悪性の脳腫瘍は，クローン進化により時間とともに進行し攻撃的となり，腫瘍の悪性度が高くなる。

成人型びまん性膠腫 adult-type diffuse gliomasは，3つの型，星細胞腫*IDH*変異型，髄芽腫*IDH*野生型，乏突起膠腫*IDH*変異と1p/19q共欠失に分けられる。これは，成人CNSの悪性腫瘍の大部分を占める。

小児の膠腫はより多様で，びまん性のものと限局性のものがあり，通常限局型はより予後がよい。小児のびまん性膠腫はさらに，低悪性度と高悪性度に分けられ，成人型と異なり，*IDH*変異や1p/19q共欠失を伴わない。この分子学的相違は予後に影響する。例えば小児型びまん性膠腫は，大分部は成人型に比べて悪性度が低い。以下の解説では成人型膠腫に焦点を当てる。

星細胞腫，*IDH*変異型

*IDH*変異型星細胞腫は，通常大脳半球の星細胞から発生する腫瘍である。好発年齢は30〜50歳代である。最もよくみられる症状と徴候は，痙攣，頭痛，腫瘍の解剖学的な位置に関連した局所徴候である。腫瘍の組織像と分子学的像により，WHOグレード2〜4に分類される。グレード1は良性を意味し，すべてのびまん性膠腫は悪性と考えられるので，用いられない。分子学的特徴は悪性度分類に組み入れられている。例えば，*CDKN2A*および/あるいは*CDKN2B*のホモ接合欠失は，たとえ組織像が低悪性度を示唆していても，星細胞腫，*IDH*変異型，WHOグレード4となる。

> **病態形成**

名前のとおり，これらの腫瘍はイソクエン酸デヒドロゲナーゼ1遺伝子*IDH1*，または（頻度は低いが）その相同遺伝子*IDH2*（これらの遺伝子と腫瘍形成における役割については第6章を参照）のドライバー変異と特徴的に関連している。加えて，*TP53*や*ATRX*遺伝子に不活性化変異があることも多い。

> **形態学**

グレード2と3の星細胞腫は，境界不明瞭で，灰白色調の浸潤性の腫瘍であり，浸潤した脳組織は腫大して傷害領域に変性が起きるが，明らかな腫瘤は形成しない（図21.30A）。グレード4の星細胞腫は脳実質にびまん性に浸潤し，明らかな境界はつくらず，*IDH*野生型の膠芽腫とは異なり，通常中心部の壊死や出血を欠く。

顕微鏡学的には，グレード2の星細胞腫はよく分化し，グリア細胞の核が軽度から中等度増加し，さまざまな核異型，グリア細線維性酸性タンパク質（GFAP）陽性の微細な星細胞突起網が介在し，線維性変化を示す（図21.30B）。腫瘍と正常組織の境界部は不明瞭で，腫瘍細胞は主病巣からかなり離れた正常組織内にも浸潤している。グレード3星細胞腫は，細胞密度がより高く，核異型も多く，核分裂像もみられる。グレード4の腫瘍は，より細胞密度が高く，細胞異型と増殖能が高く，微小血管増生および/また壊死を認める。

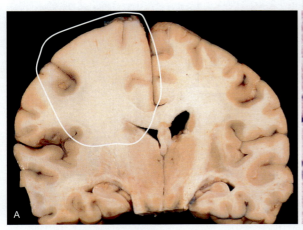
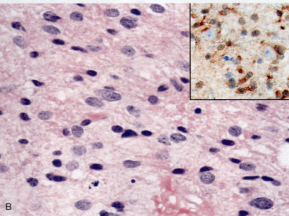

図21.30 星細胞腫，IDH変異型，グレード2
A：冠状断では左半球が腫大し，腫瘍細胞の浸潤（円形領域）により皮髄境界が不明瞭となっている。B：腫瘍の組織像では，腫大した不規則な大きな核が脳の線維化を起こした基質にみられる。小型の円形，卵円形の核は，それぞれ良性の乏突起膠細胞と反応性星状膠細胞である。挿入図：変異IDH1の免疫組織染色が腫瘍細胞に陽性となり，陰性の皮質の神経細胞を取り囲んでいるものもある。

臨床的特徴

びまん性星細胞腫は，数年間は症状が安定し，ある時点から進行することがあり，生存期間の中央値は5年以上である。実際に，悪性度の高い組織像が出現し急速に腫瘍が増大すると臨床像が急激に悪化する。IDH変異型星細胞腫の患者の全体の生存期間の中央値は，グレード2の腫瘍では10年以上，グレード3の腫瘍では5〜10年，グレード4では3年である。

■ 膠芽腫，IDH野生型

膠芽腫はびまん性星細胞腫の第2の型である。IDH野生型膠芽腫（WHOグレード4）は星細胞から発生し，成人の原発性悪性脳腫瘍の50％を占める。この腫瘍は常にグレード4の病巣となる（グレードの低い前駆体からの悪性化はない）と考えられ，予後はきわめて不良である。

病態形成

髄芽腫，IDH野生型は，癌の特徴を獲得する原因となる多数の遺伝子変異をもっている（第6章）。例えば，多くの髄芽腫は，老化の回避につながる遺伝子の変化（テロメラーゼ変異，あるいはテロメアの伸長変化につながる変異），正常な増殖制御（サイクリン依存性キナーゼ阻害因子p16をコードする *CDKN2A* の両アレルの欠失）からの離脱，成長因子シグナル経路の活性化（*EGFR* あるいは *EGFR* 遺伝子増幅），およびアポトーシスに対する抵抗性（*TP53* 変異）などである。もう1つの遺伝子変化は，DNA修復酵素をコードし，化学療法剤に対する感受性に影響する *MGMT* 遺伝子のプロモーターのメチル化である。

形態学

膠芽腫では，病巣により腫瘍の肉眼所見に多様性があることが特徴である。固く白色調の領域があれば，軟らかく黄色調（組織の壊死のため）の場合，嚢胞状に変性して出血を示す領域もある（図21.31A，e図21.10）。組織像はグレード4の星細胞腫と類似し，細胞密度が高く，核異型のある低分化な多型細胞で，核分裂像が多く，壊死（壊死の境界に沿って柵状に配列した腫瘍細胞を伴う漿液性壊死巣）や微小血管増生を認める（図21.31B）。分子遺伝学的特徴もグレードに関連している。例えば，*TERT* プロモーター変異，*EGFR* 遺伝子の増幅，あるいはDNAコピー数の変化（+7/-10染色体コピー数の変化）は，壊死や微小血管増生がない場合でも膠芽腫グレード4に分類される。

臨床的特徴

膠芽腫，IDH野生型は，50〜70歳代の高齢者が罹患しやすい。好発部位は大脳半球（側頭葉，頭頂葉，前頭葉，基底核，視床）である。腫瘍は急速に増大し，多くの患者では痙攣，認知機能障害，悪心，嘔吐，ときに激しい拍動性の頭痛を呈する。脳梁に急速に浸潤して対側半球に増生すると，両側性，対称性病変（バタフライ膠芽腫）となる。画像検査では多くの場合，リング状造影される病巣を示す。予後はきわめて不良で，たとえ治療を行っても（切除，放射線治療と化学療法），生存期間の中央値はわずか15〜18か月である。

■ 乏突起膠腫，IDH変異，および1p/19q共欠失

びまん性膠腫の第3のタイプは，オリゴデンドロサイトに類似した細胞から構成されるものである。腫瘍悪性度で補正すると，乏突起膠腫（CNS WHOグレード2,

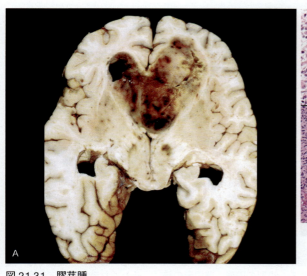 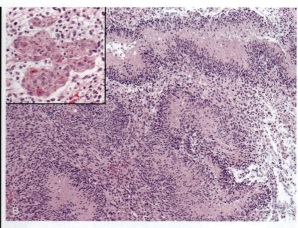

図21.31　膠芽腫
A：腫瘍は壊死と出血，浸潤する腫瘤を形成している。B：不整形の柵状の壊死（腫瘍細胞の核が赤色で核のない壊死領域を取り囲んでいる）。挿入図：微小血管増殖。

3）はびまん性膠腫のなかで最も予後がよく，星細胞系腫瘍と同様に，現在形態学と遺伝子学的特徴から定義されている。乏突起膠腫はグリオーマの5〜15％を占め，30〜40歳代に最もよくみられる。患者はしばしば痙攣を含む神経症状を，数年にわたり前駆症状として示していることがある。病巣は大部分大脳半球，主として前頭葉と側頭葉にみられる。外科治療，化学療法，放射線療法によって平均生存年は，グレード2の乏突起膠腫では10〜20年，グレード3の乏突起膠腫では5〜10年となっている。

病態形成

これらの腫瘍は，染色体1pと19qを共欠失し，つねにIDH1あるいはIDH2変異を伴っている。大部分の乏突起膠腫は，TERT遺伝子のプロモーター領域にも変異があり，テロメラーゼ活性が増加する。

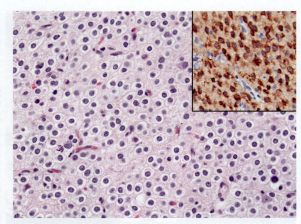

図21.32　乏突起膠腫
腫瘍細胞は球状の核をもち，しばしば細胞質は明るい暈状となる。背景組織の血管は薄く，網目構造を形成する。挿入図：びまん性星細胞腫と同様，腫瘍細胞は変異IDH免疫染色に陽性を示す。

形態学

分化した乏突起膠腫（WHOグレード2）は浸潤性腫瘍で，ゼラチン様の灰白色調腫瘤を形成し，囊胞や局所出血，石灰化を示すことがある。顕微鏡的に腫瘍は，微細な顆粒状のクロマチンを含む球状の核（正常なオリゴデンドロサイトと類似）が明るい暈輪haloの胞体に囲まれたいわゆる"目玉焼き"様の像をもつ細胞の規則的なシート状配列から構成されている（図21.32）。典型的には，腫瘍は毛細血管が吻合した微細な編み目状構造"鶏小屋の金網像"を形成する。石灰化は，顕微鏡的な微細のものから大きな沈着まで，この腫瘍の90％で認められる。核分裂像の頻度は通常低い。グレード3乏突起膠腫は，より悪性度が高い亜型で，細胞密度の増加，核異型，核分裂像の増加，しばしば毛細血管の増生と/あるいは壊死を認める。

毛様細胞性星細胞腫

毛様細胞性星細胞腫は比較的良性な腫瘍で，典型的には小児や若年成人に起こる。大部分は小脳に発生する限局性腫瘍で，閉塞性水頭症や頭蓋内圧亢進などの症状と症候を示す。多くは小脳に発生するが，第3脳室，視神経路や脊髄，ときには大脳半球に出現する。腫瘍はしばしば囊胞を伴い，切除後に再発する場合は，腫瘍の充実性成分よりも囊胞が増大することが多い。これらの腫瘍は境界が明瞭なので，通常完全な切除が可能である。

毛様細胞性星細胞腫の大部分には，セリン／スレオニンキナーゼBRAFをコードする遺伝子の活性化突然変異や転座があり，その結果分裂促進因子活性化タンパク質キナーゼ（MAPK）のシグナル経路に活性化が起こる。毛様細胞性星細胞腫は，IDH1あるいはIDH2の変異はみられない。

形態学

毛様細胞性星細胞腫はしばしば囊胞状で，囊胞壁には壁在結節があり，充実性の場合は通常境界明瞭である。腫瘍は，GFAP陽性を示す長く細い"毛髪様"突起をもつ双極性細胞からなる。**ローゼンタール線維**，好酸性顆粒小体，微小囊胞がしばしばみられるが，壊死と核分裂像はまれである（e図21.11）。

上衣腫

上衣腫（WHOグレード2, 3）は，上衣細胞で裏打ちされた脊髄中心管を含む脳室系に隣接した部位に高頻度に発生する。20歳以下の年齢では，典型的には第4脳室近傍に発生し，この年齢層の原発性脳腫瘍の5〜10％を占める。成人では脊髄に最も起こりやすく，脊髄の腫瘍では神経線維腫症2型に特によくみられる（第20章）。上衣腫の最近の分類では，組織像，解剖学的発生部位（すなわち，テント上，後頭蓋窩，脊髄），遺伝子学的変化（例：ZFTA融合，YAP1融合，MYCN増幅など）を組み込んでいる。完全に切除されたテント上および脊髄の上衣腫は，後頭蓋窩のものより予後良好である。完全に切除された場合の臨床的予後は，テント上や脊髄上衣腫が，後頭蓋窩のものより良好である。他の上衣系腫瘍には，上衣下腫（CNS WHOグレード1）と粘液乳頭状上衣腫（CNS WHOグレード2）がある。

形態学

第4脳室では，上衣腫は典型的には脳室底から発生する充実性あるいは乳頭状の腫瘤である（図21.33A）。腫瘍細胞は，豊富な顆粒状のクロマチンをもつ規則的な円形ないし卵円形

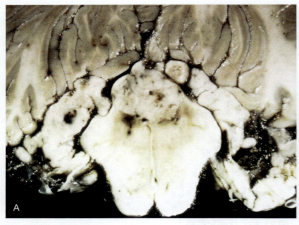
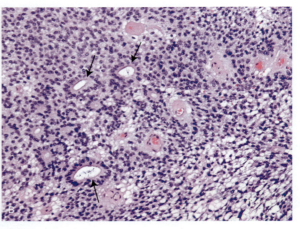

図21.33　上衣腫
A：第4脳室の腫瘍は彎曲し，周囲の組織を圧迫し，浸潤している。B：組織学的には上衣ロゼット（腺管様中心部の空隙，矢印）と血管周囲性偽ロゼット（線維性突起からなる無核帯が中心部の血管に向かって走行）の両者を認める。

の核をもつ。核の間にはさまざまな厚い線維状の背景がある。腫瘍細胞は円形ないし伸長した構造（ロゼット rosette, 管腔 canal）をつくり，胎生期の上衣管 ependymal canal に類似し，管腔に細長い突起を伸ばし（図21.33B），血管周囲性偽ロゼット perivascular pseudorosette を呈することがより多く，腫瘍細胞が血管周囲に配列し，上衣細胞の細い突起から構成される無核帯が，血管壁周囲に介在している。退形成性上衣腫では細胞密度が高くなり，核分裂像の増加，壊死，微小血管増殖像を示し，上衣細胞への分化像がより不明瞭となる。

神経系腫瘍

膠腫よりはるかに頻度は少ないが，神経細胞の特徴をもった細胞から構成される腫瘍で，典型的には悪性度が低いことが多く，しばしば痙攣を起こし，10歳以下あるいは20歳以下に発症する。このグループの病巣は，神経細胞のマーカーであるシナプトフィジンやニューロフィラメントタンパク，神経細胞の核抗原 NeuN を発現する細胞から構成されている。

- 神経節膠腫 ganglioglioma（CNS WHO グレード1）は，腫瘍性の神経細胞とグリア細胞から構成されている。大部分の腫瘍細胞は緩徐に増殖し，しばしば痙攣を起こす。神経節膠腫の20～50％は BRAF 遺伝子の点変異をもっている。側頭葉が好発部位である。
- 胚芽異形成性神経上皮腫瘍 dysembryoplastic neuroepithelial tumor（CNS WHO グレード1）は，小児と若年成人に緩徐に増殖する悪性度の低い腫瘍で，しばしば痙攣を起こし，切除後の予後は良好である。これらの病巣は典型的には側頭葉表層に起こり，円柱状に配列して突起の中心部を取り巻く小型の円形神経細胞から構成される。

胎児性（原発性）腫瘍

一部の神経外胚葉起源の腫瘍は，発達中の CNS にみられる前駆細胞に類似する原始的な"小さな円形細胞"の外観を呈する。通常，分化は乏しいが，多系列に分化することもある。最も頻度が高いのは髄芽腫 medulloblastoma で，小児脳腫瘍の20％を占める。

髄芽腫

髄芽腫は大部分で小児に起こり，主として小脳に発生する。神経系のマーカーがほぼ常に発現しているが，グリア系のマーカーの発現はまれである。腫瘍は悪性度が高く，未治療患者の予後はきわめて不良であるが，放射線治療の感受性が非常に高い。腫瘍の全切除，化学療法，放射線治療を行うことで5年生存率は75％と高くなる。

髄芽腫ではいくつかの分子亜型が同定され，ソニック・ヘッジホッグ（SHH）経路の機能獲得型遺伝子変異を伴うタイプが含まれるが，この分子は正常な小脳の発達と WNT/β-カテニンシグナル経路に重要な役割を果たす。注目すべきことは，ヘッジホッグシグナル伝達を負に制御する PTCH1 遺伝子に生殖細胞系突然変異がある例では，髄芽腫と皮膚の基底細胞癌の発症リスクが高くなるが，皮膚の基底細胞癌はヘッジホッグシグナル伝達経路の調整傷害に伴う第二の腫瘍（第22章）。分子遺伝学的変化（WNT の活性化，SHH の活性化，TP53 の変異）に基づく分類では，髄芽腫は4つのグループに分けられている。分子遺伝学的，組織学的サブタイプは劇的に予後に影響し，WNT 活性化髄芽腫は標準治療で5年生存率はほぼ100％であるのに対して，SHH 活性化と TP53 変異髄芽腫はきわめて予後不良である。

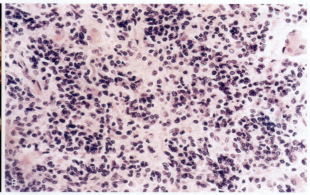

図21.34　髄芽腫
A：髄芽腫が小脳の虫部上方に発生（矢印）している脳の矢状断像を示す。B：髄芽腫の組織像。多くは小型の青色の原発性腫瘍細胞。

形態学

　小児では髄芽腫は小脳正中部に発生し，成人では小脳外側にしばしば発生する。腫瘍の境界は明瞭なことが多く，灰色調でもろく，小脳葉の表面に進展し，髄膜を巻き込むことがある（図21.34A）。髄芽腫は，小児のいくつかある"小さな青色細胞"腫瘍の1つである。これらの腫瘍は細胞密度が高く，同じような形態の細胞が敷石状に配列する（図21.34B）。個々の神経細胞は，小型で細胞質が乏しく，クロマチンに富んだ核をもち，核分裂像は豊富である。しばしば，局所的な神経細胞への分化がロゼットの形態にみられ，神経芽細胞腫でみられるロゼットとよく似ていて，原発の腫瘍細胞が中心部の神経線維網（神経突起により囲まれた微細なピンク色の部位）を取り囲んでいる。脳脊髄液への播種（**髄膜播種 drop metastases**）が起こることがある。

他の脳実質の腫瘍

中枢神経原発リンパ腫

　中枢神経原発リンパ腫は，節外性リンパ腫の2％，頭蓋内腫瘍の1％を占める。免疫不全状態にある人のCNS腫瘍としては最も頻度が高い。免疫不全のない人では，発症年齢は比較的幅広いが，60歳以降の発症頻度が高い。

　原発性 primary という語句は，身体の他の領域で発生したリンパ腫が二次的にCNSに転移した病変と区別するものである（第10章）。中枢神経原発リンパ腫は脳実質内を多巣性に侵し，眼を障害することもあり，CNS外（リンパ節や骨髄）に播種することもまれだが末期に起こる。逆に，CNS外から発生したリンパ腫が脳実質に進展することはまれで，このような場合には髄膜や髄液に播種し，髄液細胞診で腫瘍細胞が同定されて診断されることがある。

　中枢神経原発リンパ腫の大分部はびまん性大細胞型B細胞リンパ腫であり，非CNS組織に発生したびまん性大細胞型B細胞リンパ腫より悪性で一般的に予後が悪い（第10章）。免疫不全の状態では，悪性B細胞は通常**エプスタイン・バールウイルス Epstein-Barr virus（EBV）**に潜伏感染している。

形態学

　病巣は，白質と皮質と同様にしばしば深部灰白質を侵す。脳室周囲への播種がよくみられる。腫瘍はグリア系腫瘍に比べて境界は相対的にはっきりしているものの，転移性腫瘍ほど境界は明瞭ではない。EBV関連リンパ腫では，しばしば広い領域に壊死を起こす。組織学的には，悪性リンパ腫様細胞は血管周囲性に集簇して周囲の脳実質に浸潤する。中枢神経原発リンパ腫の最も頻度が高いものは，びまん性大細胞型Bリンパ腫であり、CD20のようなB細胞抗原に対する免疫染色で確認される。

髄膜腫

　髄膜腫 meningioma（WHOグレード1～3）は典型的な良性腫瘍，クモ膜の髄膜皮細胞から発生し，硬膜に付着していることが多く，通常成人に発症する。髄膜腫は脳の外表のいずれの部位にもみられるが，同様に脳室内にもみられ，脈絡叢の間質のクモ膜細胞からも発生する。しばしば，漠然とした非局在性症状や，あるいは腫瘍により圧迫されている直下の脳の局在症状により気づく。大部分の髄膜腫は容易に直下の脳と分離することができるが，脳内に浸潤する腫瘍もあり，その場合には再発の危険性が高い。髄膜腫の全体的予後は腫瘍の大きさと位置，外科的に到達しやすいか，組織学的グレードに影響される。

病態形成

多発性の髄膜腫がある人で，特に第8脳神経シュワン細胞腫かグリア系腫瘍を伴っている場合は，神経線維腫症2型（NF2）の可能性を考慮する必要がある（第20章）。NF2を合併していない髄膜腫の約半数にも NF2 腫瘍抑制遺伝子に機能喪失性変異がみられる。この変異は髄膜腫のすべてのグレードにみられることから，腫瘍発生との関連が示唆されている。NF2 の変異のない孤発性髄膜腫のなかで，さまざまなシグナル分子や転写因子とともにヘッジホッグ経路を調整する遺伝子を含む他のいくつかのドライバー遺伝子変異が同定されている。2021年 WHO CNS 腫瘍分類では，髄膜腫の分類とグレード分け（例："ラブドイド"型と"乳頭状"型の BAP1 変異，グレード3の髄膜腫における TERT プロモーター変異，および/あるいは CDKN2A/B のホモ接合型欠失）に分子マーカーを組み入れている。

形態学

髄膜腫（WHO グレード1）は境界明瞭な硬膜に付着した腫瘍で，直下の脳を圧迫するが，典型的には浸潤しない（図 21.35A，e 図 21.12）。直上の骨に進展することがある。髄膜腫の組織学的亜型分類15のなかで特徴的なものをいくつか取り上げる。**髄膜皮性**髄膜腫は細胞が密に集合して合胞体様となり細胞膜はみえない。**線維性**髄膜腫は，細長い細胞とその間に多数のコラーゲン線維が沈着している。**移行性**髄膜腫は，髄膜皮性髄膜腫と線維性髄膜腫の両者の像をもっている。**砂粒腫性**髄膜腫は多数の砂粒腫を伴う（図 21.35B）。**分泌性**髄膜腫は，腺腔様構造内に PAS 陽性の好酸球性分泌物をもつ。

グレード2髄膜腫は，核分裂率が高くなり，明らかな脳浸潤を示すことが特徴で，脊索腫様髄膜腫，明細胞髄膜腫，あるいは明瞭な核小体や壊死などの組織像を示すものが含まれる。この腫瘍は局所での増殖性が高く，高率に再発を繰り返し，外科的切除に加え治療が必要となることがある。

グレード3髄膜腫はまれだが，組織学的に悪性度の高い肉腫やがん，メラノーマに類似する高悪性度の腫瘍である。核分裂像の頻度は，典型的には他型の髄膜腫よりはるかに高い。

転移性腫瘍と傍腫瘍症候群

転移性腫瘍は，頭蓋内腫瘍の半数以上を占めている。脳転移をきたしやすい腫瘍は，肺，乳腺，腎臓，大腸，皮膚のメラノーマで，これらは全転移性脳腫瘍の80%を占めている。転移巣は明確な輪郭を示す腫瘤で，しばしば皮質と髄質の境界に形成され，局所の浮腫と反応性グリオーシスを惹起する。

転移巣による直接的で局所的な影響に加え，**傍腫瘍症候群 paraneoplastic syndrome** が末梢神経系，中枢神経系を障害することがあり，ときには悪性腫瘍が臨床的に明らかになるより以前に出現することがある。傍腫瘍症候群の患者の多くは腫瘍抗原に対する抗体をもっている。傍腫瘍症候群によくみられる神経系の障害は，小脳変性症（失調を起こす），辺縁系脳炎（認知症を起こす），感覚性末梢神経障害である。

家族性腫瘍症候群

腫瘍抑制遺伝子のさまざまな変異による遺伝性症候群では，特定のタイプのがんの危険率が高くなる。特にCNS を巻き込むものをここで解説する。末梢神経系の腫瘍を伴う家族性症候群は，第20章で解説している。

結節性硬化症

結節性硬化症 tuberous sclerosis（TSC）は，脳や他の組織での過誤腫的な良性腫瘍の発生を特徴とする常染色体性顕性遺伝性疾患である。CNS 内の過誤腫は，グリア神経細胞過誤腫，**上衣下巨細胞性星細胞腫 subependymal giant cell astrocytoma（SEGA）**を含む上

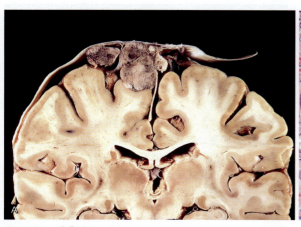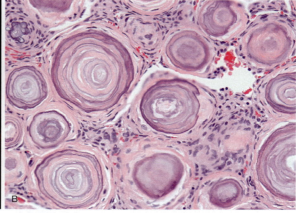

図 21.35 髄膜腫
A：傍矢状にある多結節性髄膜腫が硬膜に付着して直下の脳を圧迫している。B：渦巻き型の増生と砂粒体（同心円状の石灰化）を示す髄膜腫。

衣下過誤腫などさまざまなものから構成される。発症頻度は出生5,000〜10,000に対して約1の割合である。この腫瘍はモンロー孔付近に発生するため，急性の閉塞性水頭症を発症し，外科治療と/あるいはmTOR阻害薬（後述）による治療を必要とする。皮質結節は痙攣を合併するが，抗痙攣薬でのコントロールが困難になることがある。大脳以外の病変では，腎血管筋脂肪腫（第12章），**網膜グリア過誤腫 retinal glial hamartoma**，肺リンパ管筋腫症と心臓横紋筋腫（第9章）がある。囊胞は，肝臓，腎臓，膵臓などさまざまな部位にみられる。皮膚病変には，血管線維腫，革様に肥厚した斑点（**鮫皮様斑点 shagreen patches**），脱色素斑（**木の葉様白斑 ash leaf patches**），爪下線維腫がある。

結節性硬化症は，ハマルチンをコードする*TSC1*，あるいはチュベリンをコードする*TSC2*の破綻により発生する。ハマルチンとチュベリンは，細胞の栄養状態を"感知"して細胞の代謝を調節するリン酸化酵素であるmTORを負に調節する二量体を形成する。これら2つのTSCタンパク質は，どちらかのタンパク質が消失するとmTOR活性が増加し，栄養素の摂取を制限する正常なフィードバック機構を中断させ細胞増殖が増加する。

■ フォンヒッペル・リンドウ病

この常染色体性顕性遺伝形式の疾患に罹患すると，小脳半球内や網膜に血管芽腫が発生し，また，頻度は低いが，脳幹部や脊髄，神経根などにも発生する。患者の膵臓や，肝臓，腎臓などに囊胞が発生することがあり，腎臓に腎細胞癌を発生する傾向が高い（第12章）。疾患頻度は3〜4万人に1人である。治療は症候性腫瘍に対して行われ，小脳腫瘍の外科的切除と網膜の血管芽腫のレーザー治療を行う。

障害遺伝子である腫瘍抑制遺伝子*VHL*は，転写因子である**低酸素誘導因子 hypoxia-inducible factor (HIF)**を分解するユビキチンリガーゼ複合体の一部になるタンパク質をコードする。フォンヒッペル・リンドウ病の患者から発生した腫瘍は，一般にVHLタンパク質の機能をすべて喪失している。その結果，これらの腫瘍は高レベルのHIFを発現してVEGFやさまざまな成長因子の発現を駆動し，ときにはエリスロポエチンの発現が増加し，腫瘍随伴性多血症になることがある。

> ### 形態学
>
> **血管芽腫 hemangioblastoma**は，この疾患の最も主要な神経症状であり，きわめて血管に富む腫瘍で，大きな液性囊胞を伴う壁在結節として発生する。顕微鏡的には，腫瘍は毛細血管サイズかそれよりいくらか径の大きな薄い血管壁をもつ無数の血管の間に，空胞状でPASに弱陽性で脂質に富む細胞質をもつ間質細胞が入り込むかたちで構成されている。これらの間質細胞は，TGF-βファミリーの1つであるインヒビンを発現しており，診断の有用な指標である。

眼

視力は生活の質の大きな問題である。眼に特有な疾患（白内障，緑内障など）もあるが，多くの眼疾患は，眼特有の構造と機能によって修飾されているが，身体の他の部分の疾患過程と共通点がある（図21.36）。近年，眼疾患の分子病態が解明され，急速に治療へ応用されている。例えば，角膜血管新生，糖尿病性網膜症，病的血管新生に起因するある種の加齢性血管新生は，現在，血管内皮増殖因子（VEGF）拮抗薬により良好に治療され，数年前には失明していたかもしれない患者の視力を救っている。

本章のこの節は，眼の解剖学に基づいて構成され，眼の最も一般的な疾患のいくつかに焦点を当てている。眼疾患には，眼自体（眼球）または付属器（まぶた，眼窩，結膜，涙腺，視神経）が関与するものがある。

■ 結　膜

結膜は，眼瞼の内側と眼球の外側を覆っている粘膜である。非角化重層扁平上皮とその下にある薄い結合組織層からなる。

■ 結膜炎

細菌およびウイルス感染はしばしば結膜炎を引き起こし，通常は後遺症なく治癒するが，グラム陰性細胞内細菌である**クラミジア・トラコマティス *Chlamydia trachomatis*（トラコーマ trachoma）**に感染すると，著しい結膜瘢痕が生じることがある。この細菌は非常に感染力が強いため，トラコーマは多くの低所得国の風土病であり，世界中で失明の主要な感染原因となっている。感染は最初，軽度の濾胞性結膜炎から始まる。発作が繰り返されると瘢痕化が生じ，上まぶたが反転して，睫毛が内側に曲がる（睫毛乱生）。睫毛が繰り返し眼をこすると，最終的に角膜潰瘍，瘢痕化，混濁が生じる。

■ 他の結膜病変

結膜の日光にさらされた部位に日光損傷が生じると，翼状片および瞼裂斑とよばれる粘膜下病変が生じることがある。いずれも良性であり，視力を脅かすものではない。UV照射によって誘発された新生物を除外するために，生検が必要な場合がある。

結膜に発生する**腫瘍 tumors**には，扁平上皮癌とメラノサイト性病変があり，扁平上皮癌では上皮内異形成変

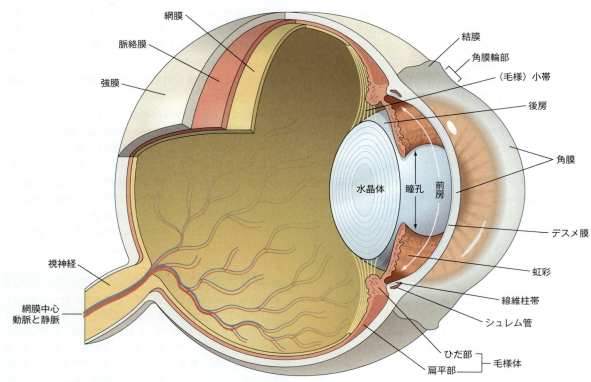

図21.36　眼の解剖図

化が先行することがある。結膜母斑はよくみられるが，角膜に浸潤することはまれであり，良性である。結膜黒色腫は片側性であり，しばしば後天性BRAF変異を有し，耳下腺または顎下リンパ節に転移することがある。

角膜

角膜とその上にある涙膜は，眼の主要な屈折面を構成している。角膜の形状は眼の屈折力に大きな影響を与え，**近視 myopia**（屈折力に対して眼球が長すぎる）と**遠視 hyperopia**（屈折力に対して眼球が短すぎる）の治療にレーザーによる角膜切開術（LASIK）のような手技の成功によって証明されている。

前方では，角膜は基底膜上にある上皮で覆われている。上皮基底膜のすぐ下にある**ボーマン層 Bowman layer** は無細胞だ。角膜実質は血管とリンパ管を欠いており，この特徴は角膜の透明性だけでなく，角膜移植の高い成功率にも寄与している。角膜内皮は神経堤に由来し，血管内皮とは関連していない。角膜内皮は特殊な基底膜である**デスメ膜 Descemet membrane** の後面を覆っている。

角膜炎と潰瘍

細菌，真菌，ウイルス（特に単純ヘルペスと帯状疱疹），原虫（アカントアメーバ）など，さまざまな病原体が角膜の炎症と潰瘍を引き起こす。すべての型の角膜炎では，角膜上皮および間質線維芽細胞（角膜実質細胞ともよば

れる）のコラゲナーゼの活性化によって，角膜間質の溶解が促進されることがある。虹彩および毛様体血管から前房に漏出した滲出液および細胞は細隙灯顕微鏡検査で確認できることがあり，ペンライト検査でも確認できるほどの量が蓄積することがある（前房蓄膿）。合併する角膜潰瘍は感染性である場合においても，前房蓄膿は微生物を含まず，急性炎症に対する血管反応を示す。角膜炎の特定の型には，特徴的な所見がある。例えば，慢性単純ヘルペス角膜炎は，デスメ膜（e 図21.13）を含む肉芽腫性反応を伴うことがある。

円錐角膜

2,000人に1人の頻度で発生する円錐角膜は，炎症または血管新生の証拠なしに進行性に角膜が薄くなることを特徴とする，かなり一般的な疾患である。このように角膜が薄くなると，角膜は球形ではなく円錐形になり，矯正が困難な乱視を引き起こす。眼鏡やコンタクトレンズで視力を矯正できない患者は，角膜移植の対象となる。他の多くの変性とは異なり，円錐角膜は典型的には両側性だ。その発症は，遺伝的素因に起因し，アトピー疾患で目をこするなどの環境的要因が重なった可能性がある。

形態学

ボーマン層の断裂を伴う角膜の菲薄化は円錐角膜

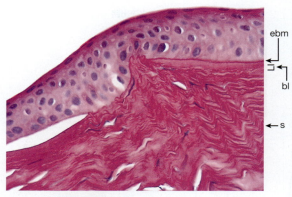

図 21.37 円錐角膜
PAS 染色で病変のない上皮基底膜(ebm)を示す。ボーマン層(bl)は上皮基底膜と間質(s)の間に位置する。図の右側から中央に向かってボーマン層をたどると，不連続な部分があり円錐角膜と診断ができる。

(図 21.37)の組織学的特徴である。一部の患者では，デスメ膜が急激に断裂し，前房の房水が角膜実質にアクセスできるようになる。デスメ膜の隙間からの房水の突然の滲出(**角膜水腫 corneal hydrops**)により，視力が突然悪化することがある。水腫の後に角膜瘢痕が生じ，視力障害の一因となることもある。

■ フックス角膜内皮ジストロフィー

いくつかあるジストロフィーの１つであるフックス角膜内皮ジストロフィーは，角膜内皮細胞の喪失に起因し，間質の浮腫および肥厚を引き起こす。これは米国の角膜移植の主要適応症の１つである。フックス角膜内皮ジストロフィーの主要な臨床症状である**間質性浮腫 stromal edema** と**水疱性角膜症 bullous keratopathy** は，いずれも内皮細胞の消失に関連している。疾患の初期に，内皮細胞は異常な基底膜物質(**グッテー guttae**)の滴状沈着を生じ，細隙灯顕微鏡検査によって臨床的に可視化できる。疾患の進行に伴って，内皮細胞の総数が減少し，残存細胞は間質性の脱水(角膜の透明性を維持する相対的脱水)を維持できなくなる。その結果，間質は浮腫状となり肥厚する。すりガラス状の外観を獲得し，視力はぼやけている。慢性的な浮腫のため，間質は最終的に血管新生を起こすことがある。ときに，初期のフックスジストロフィーでなくても，白内障手術後に内皮細胞の数が減少することがある。この状態は**偽水晶体性水疱性角膜症 pseudophakic bullous keratopathy** として知られ，角膜移植の適応でもある。

■ 前分節

前房は前方に角膜，側方に線維柱帯，後方に虹彩で囲まれている。後房は虹彩の後方と水晶体の前方にある。**房水 aqueous humor** は毛様体のプリカタ部によって産生され，後房に入って水晶体を浸し，瞳孔を経由して循環し前房に到達する。水晶体は閉じた上皮系である；水晶体上皮の基底膜(水晶体被膜として知られる)が水晶体を完全に包む。したがって，水晶体上皮は表皮や粘膜上皮のように死んだ細胞を排出せず，加齢とともにこれらの細胞は水晶体の中心に蓄積して透明度が低下する。

■ 白内障

白内障 cataract は水晶体の混濁で，先天性と後天性がある。加齢性白内障が症例の大部分を占め，典型的には水晶体核の混濁(**核硬化症 nuclear sclerosis**)に起因し，おそらく加齢に伴う細胞変性の結果である。全身性疾患(例：ガラクトース血症，糖尿病，ウィルソン病，アトピー性皮膚炎)，薬物(特にコルチコステロイド)，放射線，外傷，および多くの眼内疾患が白内障形成を促進することがある。頻度は低いが，白内障はウロクロム色素の蓄積および水晶体皮質の液状化に起因する場合がある。混濁した水晶体を除去するために最も一般的に使用される方法は，水晶体の内容物を取り出し，水晶体嚢をそのままにする。その後，人工の眼内レンズを眼に挿入する。

■ 緑内障

緑内障 glaucoma という用語は，通常眼圧の上昇を伴う視神経障害の疾患群を指す。眼圧が正常な一部の患者では，特徴的な視神経および視野の変化(**正常または低眼圧緑内障 normal or low-tension glaucoma**)が生じることがある。緑内障の病態生理を理解するためには，房水(図 21.38)の産生および排出を考慮することが有用である。房水は毛様体で産生され，後房から瞳孔を通って前房に入る。房水の大部分は線維柱帯を通って流出するが，線維柱帯は角膜周辺部と虹彩の前部表面によって形成される角に位置する。

流出障害の機序に基づき，緑内障は原発性と続発性の２つの主要カテゴリーに分類される。

- **開放隅角緑内障 open-angle glaucoma** は通常，眼圧上昇と関連する。房水の産生の増加または開放角における房水流出に対する抵抗性により生じることがある。原発開放隅角緑内障は緑内障の最も一般的な型である。続発性開放隅角緑内障は，外傷または壊死性腫瘍後の赤血球などの粒子状物質の沈着によることがある。
- **閉塞隅角緑内障 angle-closure glaucoma** では，前房隅角が狭くなったり閉じたりするため，眼からの房水の排出が物理的に妨げられ，眼圧が上昇する。原発閉塞隅角緑内障は，前房がきわめて浅い遠視の患者に最もよくみられる。続発閉塞隅角緑内障は，慢性網膜虚血の状況における VEGF の上方調節に起因する血管新生緑内障と同様に，病的な膜が虹彩を覆って形成されることによる。

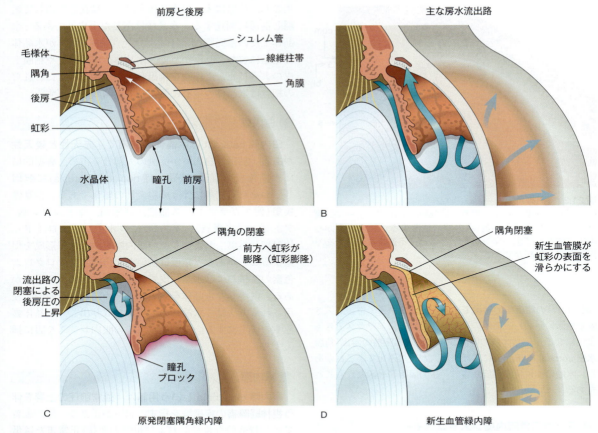

図21.38　緑内障
A：正常な虹彩の表面は，陰窩とひだで非常にきめ細かい。B：房水の正常な流れ。房水は後房で産生され，瞳孔を通って前房に流れる。房水の出口の主な経路は，線維柱帯を経由してシュレム管に入る。C：原発閉塞隅角緑内障。解剖学的に素因のある眼では，瞳孔縁の虹彩が水晶体へ一次的に近接し，後房から前房への房水の通過を遮断する。後房に圧力が加わり，虹彩が前方に膨隆し（膨隆虹彩）線維柱帯を閉塞する。D：新生血管緑内障。新生血管膜が虹彩の表面を覆って成長し，虹彩のひだと陰窩を滑らかにする。新生血管膜内の筋線維芽細胞は，膜を収縮させ，線維柱帯に付着させる（末梢前部癒着）。房水の流出が妨げられ，眼圧が上昇する。

両タイプの緑内障は，視野欠損を伴う視神経障害を引き起こし，最初は周辺視野が傷害される。特徴的には，神経節細胞のびまん性消失と網膜神経線維層の菲薄化がみられ，進行した症例では視神経が陥凹して萎縮する。

ブドウ膜

ブドウ膜 uvea は虹彩，脈絡膜，毛様体からなる。脈絡膜は体のなかで最も血管が豊富な組織である。

ブドウ膜炎

ブドウ膜炎は，ブドウ膜を構成する組織の１つまたは複数に生じる炎症である。臨床診療では，ブドウ膜炎 uveitis という用語は，全身症状の部分症状，または眼に限局した慢性炎症性疾患に限定される。ブドウ膜炎は，感染性因子によって引き起こされる場合（例：ニューモシスチス・イロベチイ Pneumocystis jirovecii，旧称カリニ肺炎），特発性の場合（例：サルコイドーシス），または自己免疫性の場合（例：交感神経性眼炎）がある。ブドウ膜炎は，主に前部（例：**若年性特発性関節炎 juvenile idiopathic arthritis**）または前部と後部の両方に生じることがある。ブドウ膜炎は，しばしば網膜の病理を合併する。

肉芽腫性ブドウ膜炎 granulomatous uveitis はサルコイドーシスの一般的な合併症である（**第11章**）。前部では滲出液が生じ，それが角膜沈着物となる。後部では，脈絡膜にサルコイド肉芽腫がみられることがある。結膜生検が肉芽腫性炎症を検出し，眼サルコイドーシスの診断を確定するために行われることがある。

多数の感染過程が脈絡膜または網膜に影響しうる。典型的には，一方の区画の炎症は他方の区画の炎症と関連する。網膜トキソプラズマ症 toxoplasmosis は通常，ブドウ膜炎および強膜炎さえ伴う。AIDS患者は，特に未治療の場合，サイトメガロウイルス網膜炎および**ニューモシスチス Pneumocystis** またはマイコバクテリアによ

る脈絡膜の感染症を発症することがある。

交感性眼炎 sympathetic ophthalmia は，眼に限局した非感染性ブドウ膜炎の1つである。この状態は，典型的にはブドウ膜の全成分に影響する両側性肉芽腫性炎症を特徴とする。幼い Louis Braille を失明させた交感性眼炎は，眼の穿通性損傷の合併として発症することがある。損傷した眼では，免疫系から隔離された網膜抗原が結膜のリンパ管に達し，損傷した眼だけでなく反対側の損傷していない眼にも遅延型過敏反応を引き起こすことがある。この疾患は，損傷後2週間～数年後にわたって発症することがある。ブドウ膜のびまん性肉芽腫性炎症を特徴とし，ときに好酸球浸潤を伴う。交感性眼炎は全身性免疫抑制薬で治療する。

■ 新生物

眼内腫瘍は原発性または転移性の場合がある。成人で最もよくみられるのはブドウ膜への転移であり，典型的には脈絡膜への転移である。眼への転移が発生するときわめて予後不良で，治療は通常放射線療法が行われるが，緩和療法にとどまる。

ブドウ膜黒色腫

ブドウ膜黒色腫 uveal melanoma は成人の最も一般的な原発性眼内悪性腫瘍である。米国では，これらの腫瘍は黒色腫の約5％を占め，年齢補正した発生率は100万人あたり5人/年である。良性ブドウ膜母斑は，特に脈絡膜母斑が多いが，約2％が罹患する。

病態形成

皮膚黒色腫とは異なり，ブドウ膜黒色腫の発生は何年にもわたり安定した状態に留まり，紫外線への曝露とリスクとの間に明確な関連性はない。これに沿うように，腫瘍ゲノムの配列決定は，ブドウ膜黒色腫の分子病因が皮膚黒色腫のそれとは異なることが明らかとなっている。皮膚および結膜黒色腫とは異なり，*BRAF* 変異はブドウ膜黒色腫において関連していない。対称的に，ブドウ膜黒色腫の約85％は *GNAQ* または *GNA11* に機能獲得型変異を有しており，どちらも MAPK 経路（第6章）などの増殖を促進する経路を活性化する G タンパク質共役受容体をコードしている。特に，ブドウ膜母斑も *GNAQ* および *GNA11* 変異と関連しているが，黒色腫に移行することはまれであり，ブドウ膜黒色腫の発生には他の遺伝的事象が必要であることを示している。第3染色体の欠損がよくみられ，これは脱ユビキチン化酵素をコードする腫瘍抑制遺伝子である *BAP1* の欠失につながる。BAP1 はタンパク質複合体の構成要素であり，遺伝子サイレンシングにつながる抑制的なマークをクロマチン上に配置し，したがって，ブドウ膜黒色腫は，エピジェネティックな変化が腫瘍の病態に中心的な役割を果たしていると考えられるがんの増加リストにも加わっている（第6章）。*BAP1* の生殖細胞系変異は，ブドウ膜黒色腫および悪性中皮腫および腎細胞癌を含む他のいくつかの腫瘍の素因となる。

形態学

組織学的に，ブドウ膜黒色腫は紡錘型と類上皮型の2種類の細胞をさまざまな割合で含む（図21.39）。**紡錘細胞** spindle cells は紡錘形であるが，**類上皮細胞** epithelioid cells は類円形であり，細胞学的異型性が大きい。皮膚黒色腫と同様に，一部の症例では大量の腫瘍浸潤リンパ球が認められる。よくみられる特徴でめずらしいものは，腫瘍細胞の束を囲むラミニンによって裏打ちされたループ状のスリット状の空間である。これらの空間（血管ではない）は血管につながり，血漿および場合によっては血液を輸送する血管外導管として機能する。

ブドウ膜黒色腫はまれな例外を除いて，血行性に播種する。ほとんどの腫瘍は最初に肝臓に転移するが，これは特定の臓器に対する腫瘍の特異的な向性を示す主要な例である。

臨床的特徴

ほとんどのブドウ膜黒色腫は偶発的な所見であるか，網膜剥離または緑内障に関連する視覚症状を呈する。脈絡膜および毛様体黒色腫の予後は，(1) 大きさに関連する，(2) 細胞型（類上皮細胞を含む腫瘍は，紡錘細胞のみを含む腫瘍よりも予後が不良である），(3) および増殖指数。

ブドウ膜黒色腫の治療には，眼球の摘出（眼球摘出術）または放射線療法が用いられる。これら2つの治療法で治療した腫瘍間で生存率に差はないようである。放射線療法が望ましい治療法である。虹彩のみに発生する黒色腫は比較的緩慢な経過をたどる傾向があるが，毛様体および脈絡膜の黒色腫はより進行性である。

5年生存率は約80％であるが，黒色腫の累積死亡率は10年で40％であり，その後毎年1％ずつ増加する。転移は治療後何年も経ってから現れることがあり，典型的には肝臓であり，特定の腫瘍が特定の臓器に転移する顕著な例である。MAPK 阻害剤のような標的療法は，臨床試験でいくつかの有望な結果を示しているが，現在，転移性ブドウ膜黒色腫に対する有効な治療法はない。

■ 網膜

神経感覚網膜は，視神経と同様，間脳の派生物である。したがって，損傷があると網膜はグリオーシスを起こす。網膜色素上皮は発生学的に，脳が外に膨らんだ一次視小胞に由来する。網膜の構造は，さまざまな眼疾患の検眼鏡的所見を説明する。滲出液は，網膜の外網状層，特に黄斑に蓄積する傾向がある。加齢とともに硝子体が液状化して崩壊し，「飛蚊症」の視覚感覚を生じることがある。また，加齢とともに硝子体の後面（後部硝子体）が神経感覚網膜から分離することがある（**後部硝子体剥離 posterior vitreous detachment**）。

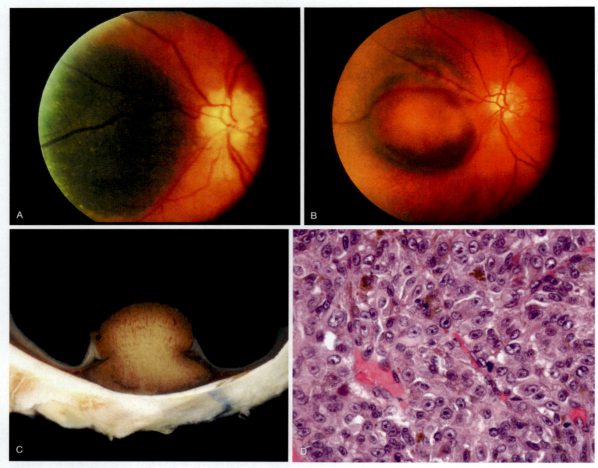

図21.39　ブドウ膜黒色腫
A：視神経乳頭近傍の脈絡膜の比較的平坦な色素性病変の眼底写真。B：同じ患者の数年後の眼底写真；腫瘍が成長しブルッフ膜を貫通して破裂している。C：ブルッフ膜を破裂した脈絡膜黒色腫の肉眼的写真。上の網膜が剥離している。D：類上皮黒色腫の細胞。（A～C：Folberg R:Pathology of the Eye—A Interactive CD-ROM Program, Philadelphia, 1996, Mosby より）

■ 網膜剥離

網膜剥離 retinal detachment は，網膜色素上皮（RPE）から神経感覚網膜が剥離することである。病因および網膜の断裂の有無によって2つの型に分類される（図21.40）。

- 裂孔原性網膜剥離 rhegmatogenous retinal detachment は網膜剥離の最も一般的な型であり（ギリシャ語で裂孔という意味），全層網膜欠損を伴う。硝子体が構造的に崩壊した後に網膜裂孔が発生することがあり，後部硝子体は網膜内境界膜との強い接着点に牽引力を発揮する。その後，液状化した硝子体液が裂孔から浸透し，神経感覚網膜とRPEの間の潜在的な空間に到達し，硝子体剥離を起こす。増殖性硝子体網膜症 proliferative vitreoretinopathy により，網膜グリア細胞またはRPE細胞による網膜上膜または網膜下膜の形成を合併することがある。
- 非裂孔原性網膜剥離 nonrhegmatogenous retinal detachment（網膜裂孔を伴わない網膜剥離）は，著しい滲出を伴う網膜血管障，およびRPEを損傷し，網膜下の脈絡膜循環から液体が漏出する病態で合併することがある。脈絡膜腫瘍および悪性高血圧を伴う網膜剥離は，非裂孔原性網膜剥離の例である。

■ 網膜血管疾患

正常では，網膜細動脈の薄い壁により，眼底検査で循環血液を直接観察できる。高血圧と糖尿病の2つの全身疾患は，循環を障害し，網膜機能に重要な影響を及ぼす。

高血圧

長期にわたる高血圧を伴う網膜細動脈硬化症では，網膜細動脈と静脈は共通の外膜鞘（図21.41A）を共有しているため，肥厚した細動脈が血管の交差部位で静脈を圧迫することがある。細動脈-静脈交差部より遠位の静脈うっ滞は，網膜静脈分枝の閉塞を誘発することがある。

眼 | 873

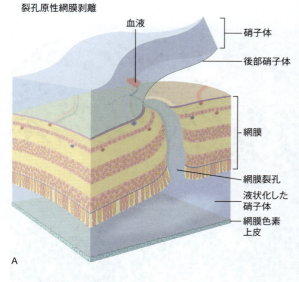

裂孔原性網膜剥離
血液
硝子体
後部硝子体
網膜
網膜裂孔
液状化した硝子体
網膜色素上皮

A

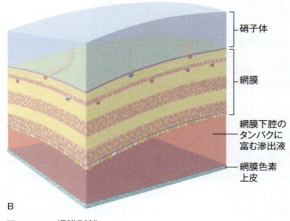

非裂孔原性網膜剥離
硝子体
網膜
網膜下腔のタンパクに富む滲出液
網膜色素上皮

B

図21.40　網膜剥離
A：裂孔原性網膜剥離では，後部硝子体が網膜の内境界膜からきれいに分離しないと，硝子体が網膜を牽引し，この時点で裂けてしまう。液状の硝子体が網膜欠損部を貫通し，網膜は網膜色素上皮から分離する。B：非裂孔原性網膜剥離では，網膜下腔はタンパクに富む滲出液で充満する。

細動脈壁が厚くなると，循環血液の眼の知覚が変化し，血管が狭くみえることがあり，血管壁の厚さの程度に応じて，血柱の色が鮮やかな赤から銅，銀に変化することがある。

重度の高血圧症では，網膜および脈絡膜の血管が損傷し，限局性脈絡膜梗塞を生じることがある。脈絡膜血管系の内層である脈絡毛細血管の損傷は，続いて，その上にあるRPEを損傷し，神経感覚網膜とRPEの間の空間に滲出物を蓄積させ，網膜剥離を生じる。損傷した網膜細動脈からの滲出物は，典型的には網膜の外網状層（図21.41B）に蓄積する。

網膜細動脈の閉塞は，網膜の神経線維層の梗塞を引き起こすことがある（網膜神経節細胞層の軸索が神経線維層に分布する）。神経線維層の軸索輸送は軸索損傷の時点で中断され，損傷した軸索の腫脹した末端にミトコンドリアが蓄積すると，組織学的にあたかも細胞体のようにみえる像（**細胞様小体 cytoid bodies**）が生じる。細胞様小体の集合は神経線維層梗塞を形成し，"綿花様白斑"とよばれる。

糖尿病

糖尿病は米国成人の失明原因の第1位である。**糖尿病の眼病変は網膜症，白内障形成，緑内障の形をとることがある**。網膜症は最も一般的なパターンで，一連の変化からなり，これらの変化が合わさって事実上糖尿病と診断される。網膜の病変には2つの型がある。非増殖性網膜症と増殖性網膜症である。

- **非増殖性糖尿病網膜症 nonproliferative diabetic retinopathy** には，網膜内または網膜前出血，網膜白斑，微小動脈瘤，静脈拡張，浮腫，および最も重要な網膜毛細血管の肥厚（微小血管症）など，網膜血管の構造的および機能的異常に起因する一連の変化が含まれる。全身の糖尿病性微小血管症（**第18章**）と同様に，網膜血管の基底膜は肥厚する。さらに，内皮細胞に対する周皮細胞の数が減少する。微小動脈瘤は，網膜脈絡膜毛細血管の特徴的な囊状拡張であり，検眼鏡を通して小さな赤い点として観察され，糖尿病性微小血管障害の重要な徴候である。糖尿病患者の網膜微小循環が易漏出性となる場合は，視力障害の一般的な原因である黄斑浮腫を引き起こす。血管の変化はまた，"軟性"（微小梗塞）または"硬性"（血漿タンパクおよび脂質の沈着）の滲出物を生じさせ，これらの滲出物は網状外層に蓄積し，検眼鏡でみえる"綿花様"白斑を生じる。網膜微小循環はしばしば過透過性であるが，微小閉塞の影響も受ける。血管不全と血管微小閉塞はともにフルオレセイン（蛍光色素）の静脈注射後に臨床的に可視化できる。微小循環変化による網膜の非灌流はVEGFのアップレギュレーションと網膜内血管新生（網膜の内部境界膜下に位置する）と関連する。
- **増殖性糖尿病網膜症 proliferative diabetic retinopathy** は，視神経頭部または網膜（**図21.42A**）の表面の新しい血管の出現により定義される血管新生と線維化の過程である。この病変は，特に黄斑部に及ぶ場合，失明を含む重篤な結果をもたらす。"網膜血管新生"という用語は，新しく形成された血管が網膜の内境界膜を破った場合にのみ使用される。新生血管膜とよばれる新しく形成された血管網は，支持線維性またはグリア性間質（**図21.42B**）の有無にかかわらず，血管新生血管で構成される。新生血管は虹彩の表面にも影響を及ぼし，新生血管緑内障を引き起こすことがある。硝子体が剥離せず，後部硝子体が無傷で

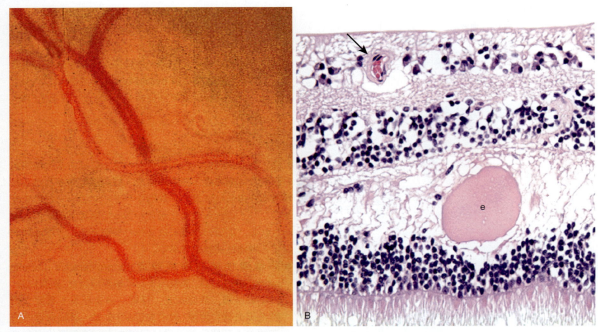

図21.41　高血圧性網膜疾患
A：高血圧における眼底。細動脈の直径が小さくなり，血柱の色の彩度が低くなる（銅線のようになる）。血管壁がさらに肥厚すると，赤色の色彩が減弱し，血管が"銀色の線"のようにみえる。この眼底写真では，硬化した細動脈が交差する部分で静脈が圧迫されていることに注意する。B：網膜細動脈の壁（矢印）は厚い。網膜外網状層の滲出液（e）に注意する。（A：University of Iowa, Department of Ophthalmology and Visual Science, Dr. Thomas A. Weingeist の厚意による）

あれば，新生血管膜は網膜内境界膜と後部硝子体の間の平面に沿って伸びる。硝子体が後に網膜内境界膜から剥離した場合（後部硝子体剥離），破壊された新生血管膜から大量出血が生じることがある。さらに，網膜新生血管膜の器質化に伴う瘢痕が網膜にしわをつくり，網膜視細胞の配向を破壊して視覚の歪みを生じ，網膜に牽引力を及ぼして網膜剥離を引き起こすことがある。網膜新生血管は，虹彩と線維柱帯の間の癒着を引き起こし，緑内障を引き起こすことがある。

VEGF阻害剤の硝子体への注入は，糖尿病性黄斑浮腫および網膜新生血管の治療に用いられており，分子病態の知識が治療戦略の成功に発展する例である。

網膜変性

加齢黄斑変性（AMD）

加齢黄斑変性 Age-Related Macular Degeneration（AMD）は，中心視に必要な黄斑の損傷に起因する。加齢黄斑変性は乾燥型と湿潤型の2つの型があり，湿潤型では新生血管新生が存在し，乾燥型では新生血管新生が存在しないことで区別される。この疾患の名前が示すように，加齢は危険因子である。75歳以上の個人におけるAMDの累積発生率は8％であり，寿命の増加とともにAMDは主要な健康問題となっている。AMDの病態を理解するためには，RPE, Bruch 膜（RPEの基底膜を含む）および脈絡膜血管系の最内層である脈絡毛細管板からなる構造的および機能的単位の存在を理解することが重要である。この単位のいずれかの構成要素の障害も，それを覆う光受容体の健康に影響し，視力障害を生じる。

- 乾燥性（萎縮性）AMD〔dry(atrophic) AMD〕は，Bruch 膜におけるびまん性または散在性の沈着およびRPEの地図状萎縮により，検眼鏡的に特徴づけられる。これらの患者では視力障害が重度であることがある。抗酸化作用のある亜鉛およびビタミンの経口摂取は，AMDへの進行を遅らせる可能性がある。現在，乾燥AMDに対する有効な治療法はない。

- 滲出型（新生血管）AMD〔wet(neovascular) AMD〕は，RPEの下のBruch 膜を貫通する血管の存在により定義される脈絡膜新生血管を特徴とする。この新生血管膜もRPEを貫通し，神経感覚網膜の直下に位置する。この膜の血管が漏出し，滲出した血液が黄斑瘢痕に器質化することがある。ときに，これらの血管が出血源となり，局所的充血が臨床的に眼内新生物と誤診されたり，びまん性硝子体出血を引き起こしたりする。現在，血管新生AMDの治療の中心は，血管新生を減少させるためのVEGF拮抗薬の患眼の硝子体への注射である。

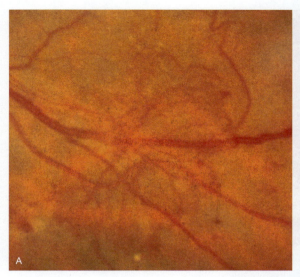

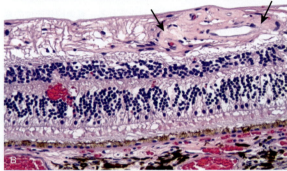

図 21.42　糖尿病性網膜症
A：新生血管膜を形成する網膜新生血管の検眼鏡像。B：異常血管の出現が顕微鏡写真の右半分（**矢印の間**）の網膜内境界膜のすぐ下にある。左半分の外網状層の網膜出血に注意。

病態形成

　AMD の病態を理解するためには，RPE, Bruch 膜（RPE の基底膜を含む）および脈絡膜血管系の最内層である脈絡毛細管板からなる構造的および機能的単位の存在を理解することが重要である。この単位のいずれかの構成要素の障害も，それを覆う光受容体の健康に影響し，視力障害を生じる。現在，この疾患の病因におけるいくつかの遺伝子，特に CFH（補体因子 H）および他の補体調節遺伝子の役割に注目が集まっている。AMD に関連する補体調節遺伝子変異体はすべてその機能を低下させるようであり，AMD が過剰な補体活性に由来する可能性を示唆している。喫煙などの環境曝露も，特に遺伝的素因のある個人において，AMD のリスクを増加させる可能性がある。

網膜色素変性症

　網膜色素変性症は，桿体および錐体または網膜色素上皮の進行性の変性または機能障害を特徴とする遺伝性疾患である。網膜色素変性症は，場合によっては全盲を含むさまざまな程度の視覚障害を引き起こす。**網膜炎 retinitis** という用語は，これらの疾患が炎症性であると誤って推定されていた時代の遺物である。網膜炎は単独で起こることもあれば（非症候性網膜色素変性症，症例の約 65％），**バルデット・ビードル症候群 Bardet-Biedl syndrome** などの家族性症候群の一部として起こることもある。

　非症候性網膜色素変性症には複数の変異と遺伝パターンが報告されており，いずれも視細胞または RPE の機能を調節する。典型的には，おそらくミスフォールディングタンパク質の蓄積の結果として，桿体と錐体の両方がアポトーシスにより失われる。桿体の喪失は，早期の夜盲症および視野狭窄につながることがある。錐体が喪失すると，中心視力が影響を受けることがある。臨床的には，網膜萎縮は網膜血管の収縮および視神経乳頭の萎縮（"ろう様蒼白"）および血管周囲の網膜色素の蓄積を伴い，病名の "色素変性" の由来となっている。

■ 網膜新生物

網膜芽細胞腫

　網膜芽細胞腫は小児の最も一般的な原発性眼内悪性腫瘍である。網膜芽細胞腫の分子遺伝学については第 6 章で詳述する。網膜芽細胞腫という名前は，グリア細胞と神経細胞の両方に分化できる細胞が起源であることを示唆するかもしれないが，現在では細胞の起源は神経前駆細胞であることが明らかになっている。症例の約 40％で，網膜芽細胞腫は 1 つの RB 対立遺伝子の生殖細胞変異を受け継ぐ人に発症する。網膜芽細胞腫は，第 2 の体細胞変異が網膜前駆細胞に起こり，RB 遺伝子の機能が失われたときに起こる。孤発例では，両方の RB 対立遺伝子が体細胞変異によって失われる。生殖細胞系変異を有する患者に生じる網膜芽細胞腫は，しばしば両側性である。さらに，予後が非常に悪い松果体芽細胞腫（"三側性" 網膜芽細胞腫）と関連している可能性がある。

形態学

　遺伝性および孤発性網膜芽細胞腫の病理は同一である。腫瘍はしばしば結節性腫瘤で，通常は網膜後部にあり，ときに衛星播種を伴う。未分化および分化の両方の要素を含むことがある。前者は，網膜芽細胞に似た高色素性核を有する小型の円形細胞の集合体として出現し，腫瘍の "小型円形青色細胞" グループに分類する。高分化型腫瘍では，光受容体分化を反映する**フレクスナー・ウィンターシュタイナーロゼット Flexner-Wintersteiner rosettes** およびフルーレットがあり，中心内腔の周囲の立方または短円柱状細胞の集合からなる。腫瘍細胞は血管を取り囲んで生存し，血管の乏しい領域には壊死像が典型的にはみられ，網膜芽細胞腫の血液供給への依存性を示している（図 21.43）。変性した石灰化の局在は特徴的である。

　網膜芽細胞腫は脳，頭蓋骨，骨髄に広がる傾向があり，

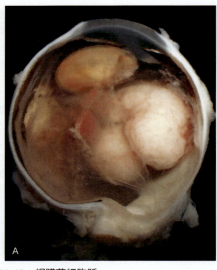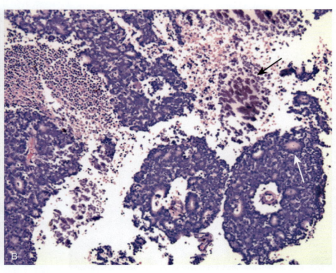

図21.43　網膜芽細胞腫
A：網膜芽細胞腫の肉眼写真。B：腫瘍細胞が血管周辺にみえるが，血管から離れた部位に壊死がみられる。腫瘍壊死部位の変性した石灰化（黒矢印）。フレクスナー–ウィンターシュタイナーロゼットは，偽"内腔"の周囲にみられる腫瘍細胞の単層配列で，腫瘍全体にみられ，1つを白矢印で示す。

肺に播種することはまれである。予後は，眼以外への進展および視神経に沿った浸潤ならびに脈絡膜浸潤により悪影響を受ける。視力を維持し腫瘍を根絶するために，多くの眼科腫瘍医は現在，眼動脈を介した薬剤の眼への選択的送達を含む化学療法により腫瘍負荷を軽減しようと試みている。化学療法による腫瘍減量後に，腫瘍はレーザー治療または凍結固定術により除去されることがある。

■ 視神経

中枢神経系の感覚路として，視神経は髄膜に囲まれ，脳脊髄液は神経の周囲を循環している。視神経の病理は脳の病理と似ている。例えば，視神経の最も一般的な原発腫瘍は神経膠腫（典型的には若年者では毛様細胞性星細胞腫，高齢者ではびまん性神経膠腫）および視神経鞘髄膜腫である。

■ 乳頭浮腫

乳頭浮腫 papilledema は，頭蓋内圧亢進の結果として生じる視神経乳頭の両側性腫脹を指す。視神経乳頭の浮腫は，神経の圧迫の結果として生じることもある（視神経の原発性新生物では神経の腫脹が片側性の乳頭浮腫を生じる）。神経を取り囲む圧力の上昇は静脈うっ滞の一因となり，軸索輸送を妨げ，神経乳頭の腫脹につながる。典型的には，頭蓋内圧亢進による急性乳頭浮腫は視力障害と関連しない。検眼鏡では，視神経乳頭が腫脹し充血している（図21.44）。長期間にわたり充血が持続することがある。

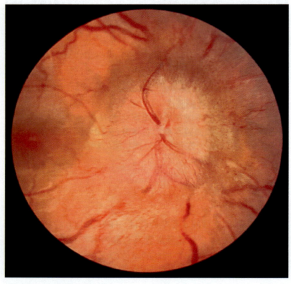

図21.44　乳頭浮腫
頭蓋内圧亢進に続発する乳頭浮腫では，視神経は典型的には腫脹し充血する。(Dr. Sohan S. Hayreh, Department of Ophthalmology and Visual Science, University of Iowa, Iowa City, Iowa. の厚意による)

■ 視神経炎および神経障害

歴史的には，多くの無関係な病態が視神経炎という名称で分類されてきたが，一般的な臨床的用法では，視神経炎という用語は視神経の脱髄に続発する視力障害を表すために用いられる。視神経炎の最も重要な原因の1つは多発性硬化症である（前述）。実際，視神経炎はこの疾

患の最初の症状となることがある．視神経脱髄のエピソードが単回のみの場合に，視力が回復し，疾患を発症しないこともある．

非虚血性**視神経障害** optic neuropathy は遺伝性の場合もあれば，栄養欠乏またはメタノールなどの毒素による二次性の場合もある．重度の視覚障害を経験することがある．

要 約

中枢神経系

脳浮腫，ヘルニア，水頭症
- 脳浮腫では脳実質内に水分が過剰に貯留する．水頭症では，脳室系の CSF の容積が増加する．
- 脳容積の増加（CSF 容積の増加，浮腫，出血や腫瘍による）は，頭蓋骨に囲まれた限られた容積の内圧を上昇させ，灌流圧を減少させ，頭蓋内の硬膜の区画を越えて，あるいは頭蓋の開放部分を越えて脳組織を押し出す（ヘルニア）．

先天性奇形
- 脳の奇形は遺伝的要素や外的傷害により起こる．
- さまざまな奇形は，神経管の閉鎖不全（二分脊椎症，脊髄髄膜瘤），神経組織の不適切な形成，神経細胞の移動の変化（例：小頭症），小脳の発達異常（例：アーノルド・キアリ奇形）により起こる．

遺伝性代謝疾患
- 神経細胞や白質を傷害する遺伝性全身疾患は，神経細胞の蓄積病（例：テイ・サックス病，ニーマン・ピック病）やミトコンドリア異常などの疾患が含まれる．

脳血管障害
- 脳卒中 stroke は，出血あるいは血管の閉塞により急性の神経学的脱落症状を呈する臨床的用語である．
- 脳梗塞は血流供給が失われると起こり，広範囲にあるいは局所的にも起こり，最も血液供給が乏しい領域を侵す（分水嶺領域 watershed の梗塞）こともある．
- 局所的な脳梗塞の大部分は脳塞栓であり，塞栓の溶解や再灌流後に，非出血性梗塞が出血性になる場合がある．
- 原発性脳出血は，典型的には高血圧症（大部分は，白質，深部灰白質，後頭蓋窩に起こる）あるいは脳アミロイド血管症（大脳皮質）による．
- クモ膜下出血は，通常，脳動脈瘤や動静脈奇形のような血管の構造異常で起こる．

中枢神経系の外傷
- 脳の物理的損傷は，頭蓋骨内側面が脳組織に強い力で接触すると生じる．
- 鈍的外傷では，頭蓋骨との衝撃に応じ，もともと衝撃が加わった側（同側外傷）と，反対側の脳（対側外傷）の両者に外傷が生じる．
- 頭部と脳が急速に位置を変えることで軸索損傷が起こり（びまん性軸索損傷），しばしば重篤な，不可逆性の神経症状を起こす．
- 外傷による血管壁の損傷は，部位により，硬膜外，硬膜下，あるいは，クモ膜下出血とともに脳実質内出血を形成する．
- 周産期脳傷害は，(1) 出血，しばしば胚芽層に起こり，脳室系へ広がるリスクがあり，(2) 虚血病巣は脳室周囲白質軟化症をきたす．

神経系の感染症
- さまざまな病原体が脳に達する経路は異なり，異なるタイプの疾患を引き起こす．
- 細菌感染は，髄膜炎，脳膿瘍，慢性髄膜脳炎を起こす．
- ウイルス感染は，髄膜炎と髄膜脳炎を起こす．
- 真菌と原虫はさまざまな病巣を起こす．

後天性代謝疾患と中毒疾患
- 栄養障害：チアミン欠乏症は局所の出血と壊死を起こす（Wernicke-Korsakoff 症候群），ビタミン B_{12} 欠乏症は亜急性連合性脊髄変性症を起こす．
- 代謝疾患：低血糖は神経傷害を起こし，高血糖は混迷と昏睡を起こし，肝疾患でアンモニアが上昇すると星状膠細胞を傷害する（肝性脳症）．
- 中毒疾患：金属（例：鉛），工業化合物，環境汚染物質（例：一酸化炭素）はさまざまな構造を傷害し，エタノールは脳浮腫や小脳異常を起こすことがある．

髄鞘の疾患
- 多発性硬化症は，若い成人に起こる自己免疫性脱髄疾患のなかで最も多い髄鞘の疾患である．しばしば再発と寛解の経過をとり，実質的には進行性の神経障害が蓄積する．
- 免疫が介在する脱髄で，頻度が低いタイプには，感染後にしばしば起こり，より急性の経過をとるものがある．
- 白質ジストロフィーは，髄鞘の生成と代謝回転に異常を示す遺伝性疾患である．

神経変性疾患
- 神経変性疾患においては脳の傷害パターンに依存した症状が出現する．大脳皮質を障害する疾患は通常，認知機能の障害，人格変化や記憶障害を起こし，基底核を傷害する疾患は運動障害を示す．
- 多くの変性疾患では，さまざまなタンパク質の凝集を伴っており，病理学的指標となっている．家族性疾患では，これらのタンパク質をコードしたり代謝調節をしたりする遺伝子変異を伴っている．

- プリオン病は正常な細胞内タンパク質 PrP の構造が変化することで起こる。孤発性，伝播性，遺伝性のものがある。
- 認知症のなかでは，アルツハイマー病（Aβの老人斑とタウの NFT）が最も頻度が高い。他の認知症疾患には，さまざまな FTLD（病巣にタウを含む型と他の封入体を含む型）とレビー小体型認知症（αシヌクレインを含む病巣）が含まれる。
- 運動低下性運動傷害疾患ではパーキンソン病が最も多く，αシヌクレインを含む封入体を伴っている。
- 筋萎縮性側索硬化症は運動ニューロン疾患では最も多い型で，孤発性とさまざまな遺伝性のものがある。

CNS 腫瘍
- CNS の原発性腫瘍は，脳の被膜（髄膜）や脳実質（膠腫，神経細胞系腫瘍，脈絡叢腫瘍）の細胞から発生する。
- 悪性度の低い良性の腫瘍でも，脳内での発生部位により臨床的な予後が不良となることがある。
- 特定のタイプの腫瘍は，脳の特定の領域（例：小脳の髄芽腫）を障害し，好発年齢（小児期の髄芽腫と毛様性星細胞腫，高齢者の膠芽腫とリンパ腫）がある。
- グリア系腫瘍はおおまかに，星細胞腫，膠芽腫，乏突起膠腫，上衣腫に分類される。腫瘍の悪性度は，組織学的な異型性，細胞密度，壊死，核分裂像などに伴って高くなる。

眼

結　膜
- 結膜炎はさまざまな細菌やウイルスの感染によって引き起こされ，通常は自然治癒する。低所得国でよくみられるクラミジア・トラコマティスが原因のトラコーマは，しばしば慢性感染症で，まぶたが歪み，角膜の瘢痕化や失明を引き起こすことがある。

角　膜
- 角膜の炎症は，前房における非感染性の滲出過程を伴うことがあり，前房の構造を歪め，二次性緑内障および白内障の一因となることがある。
- 円錐角膜は，角膜の輪郭を歪め，その屈折面を変化させ，矯正が困難な乱視を引き起こす。

前眼部
- 白内障は水晶体の混濁であり，先天性または後天性がある。

- 緑内障という用語は，視野および視神経乳頭の大きさと形状に特徴的な変化を伴う視神経障害を特徴とする疾患群を指し，通常は眼圧上昇の結果として生じる。
- 緑内障は房水の産生増加またはその流出障害の結果として生じることがあり，開放隅角型と閉塞隅角型に分類される。

ブドウ膜
- ブドウ膜炎は，全身性疾患の部分症であるか，または眼に限局した慢性疾患の多様な疾患群に限定される。
- サルコイドは肉芽腫性ブドウ膜炎を生じうる全身性疾患の一例であり，交感性眼炎は，片眼への穿通性損傷結果として発症することがあり，両側性肉芽腫性炎症を生じうる。
- 成人の最も一般的な眼内腫瘍は眼への転移である。
- 成人の最も一般的な原発性眼内腫瘍はブドウ膜黒色腫である。ブドウ膜黒色腫の遺伝的背景は皮膚黒色腫とは異なる。ブドウ膜黒色腫は血行性に播種し，最初の転移は典型的には肝臓である。

網　膜
- 網膜剥離は，神経感覚網膜が RPE から分離した状態であり，網膜の裂孔の結果生じることもあれば（裂孔原性網膜剥離），網膜の内側または下の病変のために網膜の裂孔がなくても生じることもある（非裂孔原性網膜剥離）。
- 病的な眼内血管新生に起因する失明の主な原因は，増殖性糖尿病網膜症および滲出性（湿潤性）加齢黄斑変性を含む。VEGF 拮抗薬は，これらの疾患の多くで視力障害を予防する可能性がある。高血圧は網膜の血管病変も引き起こす。
- 網膜芽細胞腫は小児の最も一般的な原発性眼内腫瘍である。

視神経
- 乳頭浮腫として知られる視神経乳頭の両側性腫脹は，脳脊髄液圧の上昇および視神経内の軸索輸送の停滞の結果として生じることがある。片側性の乳頭浮腫は，局所腫瘍による圧迫により生じることがある。
- 視神経障害は遺伝性の場合もあれば（レーバー遺伝性視神経障害など），後天性の場合もあり，そのなかでも多発性硬化症は重要な原因である。

第22章 皮膚
Skin

　皮膚疾患はごくありふれたもので，いらいらさせる程度のかゆみから命にかかわるようなメラノーマ（悪性黒色腫）までいろいろある。皮膚疾患の多くは皮膚固有のものだが，多臓器疾患の一部分現象という場合もある。後者に属するもののなかには，全身性エリテマトーデスや神経線維腫症などがある。このような症例では，皮膚病変は，しばしば基礎疾患を見つけ出すための最初の手掛かりとなる。

　皮膚は，身体と外部環境との接点としては一番広い面積を占めているので，重要な免疫反応の場をなしている。皮膚は常に外界からの微生物や非微生物抗原に曝露され，これらの抗原は表皮内の**ランゲルハンス細胞 Langerhans cell** や真皮内の樹状細胞によって捕獲・処理され，局所リンパ節へと運ばれて，免疫反応を始動させる。表皮を構成する扁平上皮細胞（**角化細胞 keratinocyte**）は，環境からの傷害に対して物理的な防壁となるばかりでなく，サイトカインを分泌し，表皮や真皮の微細環境に影響を与えることによって皮膚の恒常性を保つ役割を果たしている。これらのサイトカインは表皮細胞間の相互反応を制御しているばかりでなく，真皮内へ拡散し，真皮の微小環境にも影響を与えている。下床の真皮には，CD4陽性のヘルパーTリンパ球とCD8陽性の細胞傷害性Tリンパ球，制御性T細胞（Treg）や，ときにB細胞も存在している。表皮は，正常でγ/δT細胞を含んでいるが，真皮には血管周囲性に肥満細胞や散在するマクロファージがある。これらはいずれも自然免疫系の構成成分である。これらの免疫細胞や局所で放出されるサイトカインを介した局所免疫反応によって，炎症性あるいは感染性皮膚疾患の組織変化や臨床像が決定される。

　本章では，頻度が高く病態形成学的に例示しやすい皮膚病変に焦点をあてることにする。皮膚病変を考える場合，以下のことを認識しておくことが大切である。すなわち，皮膚病理を実践するためには，臨床医，特に皮膚科医との密な交流をもつことである。臨床医から送られてくる病歴，臨床肉眼所見や病変の分布は，診断をつけるためには顕微鏡所見と同等に重要である。皮膚疾患は初学者を困惑させるかもしれない。その理由の一部に，皮膚科医や皮膚病理医が，"この領域の独特な"用語を使用することがある。つまり，これらの用語を知っておくことで，お互いにはっきりこれらの病気を理解し，対話し合うことができるのである。以下に必要な用語のいくつかを表22.1で解説しておく。

急性炎症性皮膚症

　膨大な数の炎症性皮膚症が存在するため，経験豊かな臨床医の鋭い洞察力をもってしても診断に苦慮することがある。一般に，急性病変は数日から数週間持続し，炎症細胞浸潤，浮腫で特徴づけられ，症例によってはさまざまな表皮，血管もしくは皮下組織の傷害がみられる。**急性皮膚症 acute dermatosis** の場合，他臓器の急性炎症性疾患と異なり，しばしば好中球よりも単核細胞浸潤が多い。急性期の病変は持続したり，慢性期に移行したりする症例もあれば，そのまま治まって自己限定的なものもある。

蕁麻疹

　蕁麻疹 urticaria（"hives"）はよくみられる皮膚疾患で，限局性の**肥満細胞 mast cell の脱顆粒とその結果生じる皮膚微小血管の透過性亢進**によって，**膨疹 wheal** とよばれる搔痒を伴う紅斑性，浮腫状の扁平隆起（局面）を生じる。

病態形成

　多くの場合，蕁麻疹は即時型（Ⅰ型）過敏反応によって起こる（第5章）。環境内に存在する抗原は，免疫グロブリンE（IgE）に特異的に結合するFc受容体を介して肥満細胞の表面に提示されているIgEと結合し，肥満細胞の脱顆粒を誘発する。抗原としては，ウイルス，花粉，食物，薬剤，昆虫毒などが関与する。IgE非依存性蕁麻疹は，アヘン剤やある種の抗生物質などが直接に肥満細胞の脱顆粒を誘導することでも起こる。詳細に調べても，その原因を明らかにできない場合がほとんどである。

謝辞：MDアンダーソンがんセンター（ヒューストン，テキサス）病理学教室のアレキサンダー・J・ラザー博士による本書の旧版における本章への貢献に深謝する。

表22.1　皮膚病変に対する用語

肉眼所見に対する用語	定　義
擦過創（表皮剥離）excoriation	表皮の損傷を特徴とする外傷性病変で，線状の局面（例：深い引っかき傷）を生じる。しばしば自分で生じさせたものである
苔癬化 lichenification	肥厚し粗糙となった皮膚で，岩に生えているコケに類似した形態を示す。通常は反復して皮膚を擦過した結果生じる
斑 macule, patch	周囲とはその色合いで区別される境界明瞭で平坦な病変をいう。5 mm以下の病変を macule, 5 mmを超える病変を patch とよばれる
丘疹 papule, 結節 nodule	ドーム状あるいは頂上扁平な隆起性の病変。丘疹は直径 5 mm以下のもので，5 mmを超える病変は結節とよばれる
局面 plaque	表面が平坦な隆起性病変で，通常は直径が 5 mm以上。丘疹が融合してできることがある
膿疱 pustule	限局性で，膿で充満する隆起性病変
鱗屑 scale	乾燥した角質物からなる板状の盛り上がりで，角質層の肥厚で起こる
小水疱 vesicle, 水疱 bulla, blister	液体で充満する隆起性病変。直径 5 mm以下のもの（小水疱 vesicle）や直径 5 mmを超えるもの（水疱 bulla）がある。水疱 blister は，小水疱および水疱の両方を含めた一般的用語として用いられる
膨疹 wheal	かゆみを伴う一過性の隆起性病変。真皮内に浮腫が起こることによって白色を帯びる，紅斑となるなどいろいろな様相を示す
顕微鏡所見に対する用語	定　義
棘細胞増殖 acanthosis	表皮細胞のびまん性過形成
異常角化 dyskeratosis	顆粒細胞層よりも下層の細胞が早期に異常な角化を示すことをいう
過角化（角質増生）hyperkeratosis	角質層の肥厚で，しばしばケラチンの質的異常を伴う
乳頭腫症 papillomatosis	真皮乳頭部の過形成と拡大により皮表が隆起した状態
錯角化（不全角化）parakeratosis	角質層にまだ核が残存していることを特徴とする角化の状態。口腔粘膜などでは錯角化は正常でみられる
海綿化 spongiosis	表皮細胞間の浮腫をいう

形態学

蕁麻疹の組織像は軽微で，真皮浅層の細静脈周囲に単核細胞，まれに好中球，ときに好酸球がまばらに浸潤している。真皮浅層に浮腫が起こるために，正常時よりも膠原線維束が広く離開してみえるようになる。真皮浅層の細静脈周囲に存在する肥満細胞は通常のヘマトキシリン・エオジン(H&E)染色標本では顕著ではなく，ギムザ染色を行うと容易に認められるようになる。

臨床的特徴

蕁麻疹は一般に 20〜40 歳の間に発生することが多い。個々の発疹は数時間で発症，消退するが，皮疹の出現は数日から数か月間持続することもある。病変の大きさや性状はそれぞれで異なり，搔痒を伴う小さな丘疹から，大きな浮腫状の紅斑局面までさまざまである。身体の特定部位に限局することや汎発性に広がることもある。圧迫性蕁麻疹 pressure urticaria とよばれる蕁麻疹の特殊病態では，圧力の加わる領域（例：足や殿部）のみに存在することがある。一般に，この状態は生命にかかわるようなものではないが，生活の質を低下させることもある。多くは抗ヒスタミン剤に反応するが，重症例ではロイコトリエン拮抗薬，IgE の作用を阻害する単クローン抗体や免疫抑制剤の投与を必要とすることがある。

湿疹性皮膚炎

湿疹 eczema（元来，"噴きこぼれる" という意味）は，病因的に異なる多数の病態を含む臨床的用語である。早期には赤色の丘疹としてみられ，しばしば小水疱を伴うが，滲出性となり，やがて痂皮になる。搔痒感を伴うのが特徴である。持続すると，これらの病変は融合し，やや膨隆した落屑性局面へと変化する。変化の性格や程度は臨床型によって異なり，以下のように分類されている。

- アトピー性皮膚炎 atopic dermatitis は環境内の抗原に対する免疫反応の1つで，表皮のバリア機能の欠陥に基づき，抗原への皮膚の透過性亢進を起こさせる。
- アレルギー性接触皮膚炎 allergic contact dermatitis は局所へのアレルゲンの曝露に起因する遅延型過敏反応によって起こる。
- 薬剤関連性湿疹性皮膚炎 drug-related eczematous dermatitis は薬剤に対する過敏性反応によって生じる。
- 光線湿疹性皮膚炎 photoeczematous dermatitis は紫外線（UV）や可視光線に対する異常反応として起こる。
- 原発性刺激性皮膚炎 primary irritant dermatitis は化学的，物理学的，機械的に皮膚を傷害する物質への曝露により生じる。

アトピー性皮膚炎を引き起こす元となるバリア機能の欠陥は遺伝的素因によるものと考えられ，数年から数十年も持続することもあるが，他の湿疹性皮膚炎は，攻撃刺激因子が除去された場合や曝露が強くない場合は完全に消退するので，基礎原因を検索することが重要であることを強調しておきたい。ここでは，最もよく経験するアトピー性皮膚炎と接触皮膚炎について説明する。

アトピー性皮膚炎は幼少期に発症することが最も多く，全世界的に 5〜20% の子どもが罹患する。いわゆるアトピー三徴候の1つである IgE の増加を伴う。その他に，喘息と食物アレルギーがアトピー徴候に含まれる。罹患児はしばしばアトピーの家族歴を有し，表皮のバリ

ア機能に必須である構成タンパク質フィラグリンfilaggrinの機能を障害する遺伝子変異体を受け継いでいることが多い。

アレルギー性接触皮膚炎 allergic contact dermatitis（**接触過敏症**ともよばれる）は，自己タンパク質と化学的に反応する環境中の因子に曝露されることによって誘発される。これにより新生抗原がつくられ，それが適応免疫系のT細胞相に認識される。この代表的な例が**ウルシオール** urushiolで，これはセイヨウキヅタ，オーク（日本のミズナラ，カシワに近い）やウルシに存在する反応物質である。その因子によって修飾された自己タンパク質は表皮および真皮内の樹状細胞によって処理され，灌流域のリンパ節へと移動し，この抗原タンパク質をナイーブT細胞に提示する。この感作によって免疫学的記憶が獲得される。そして，抗原に再曝露すると，循環中の活性化されたCD4陽性メモリーTリンパ球が病変部皮膚へ移動する。そこでサイトカインを放出することによって，さらに炎症細胞を遊走させ，表皮傷害をもたらす。この変化は，どの遅延型過敏反応にもみられるものである（第5章）。

形態学

接触皮膚炎では，その名が示すとおり，皮膚病変は誘発因子が直接接触した部位に限局する（図22.1A）。これに反して，その他の湿疹では病変は広く分布してみられる

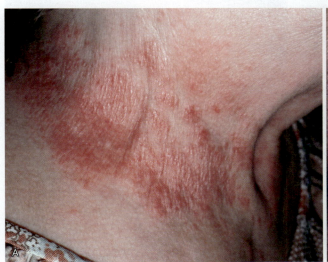
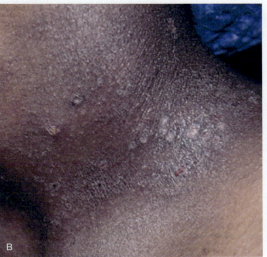
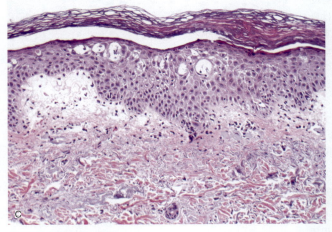

図22.1　湿疹性皮膚炎
A：縞柄の紅斑と鱗屑を伴うニッケル誘発性の接触皮膚炎で，色白のこの女性が身に着けたネックレスによって生じたものである。B：対照的に，色黒の人では色素が増強したようにみえることがある。この症例はアトピー性皮膚炎の例である。また，ここには示されていないが，色黒の人では炎症後の色素脱失をみることもある。C：組織学的には表皮細胞間に液体の貯留（海綿化）が起こり，水疱形成へと進行していくことがある。
（B：許可を得てCutis. 2019;104:164-168. ©2019, Frontline Medical Communications Inc. から転載）

（図 22.1B）。肉眼的に，病変は肌タイプによって紅斑性となったり，過色素性となったり逆に低色素性となる。急性の病変では掻痒性，浮腫性，滲出性の丘疹となり，しばしば小水疱や水疱を形成する。抗原曝露が持続すると，表皮は鱗屑状(過角化状)となり，肥厚(棘細胞増殖 acanthosis)する。これらのいくつかは病変部の掻破によって形成され，さらに増悪する(後述の慢性単純性苔癬を参照)。

組織学的に，**海綿化 spongiosis**(表皮内浮腫液)はどの**急性湿疹性皮膚炎 acute eczematous dermatitis** をも特徴づける所見である。このため**海綿状皮膚炎 spongiotic dermatitis** ともよばれる。浮腫液は，表皮の細胞間隙に滲み出し，角化細胞を押しのけ，互いに離開させる(図 22.1C)。細胞間橋は引き延ばされるため，より明瞭となり，観察されやすくなる。この変化は，真皮浅層の血管周囲性リンパ球浸潤，真皮乳頭層の浮腫と肥満細胞の脱顆粒を伴う。好酸球がみられることもあり，これは薬剤誘発性の海綿状発疹の例で特に顕著であるが，一般に組織像は原因のいかんにかかわらず類似し，注意深い臨床との比較検討が必要である。

臨床的特徴

アレルギー性接触皮膚炎の治療は原因となるアレルゲンへの曝露の除去と抗炎症剤の局所療法(外用)である。大人の患者では，アトピー性皮膚炎はしばしば自然軽快するが，ときに慢性化したり，増悪することがある。治療選択肢には，抗炎症剤の局所治療や(掻痒感軽減のための)抗ヒスタミン剤投与から，Th2 免疫反応に重要な役割をもつサイトカインである IL-4 や IL-13 をブロックする抗体製剤の全身治療までの幅がある。

多形紅斑

多形紅斑 erythema multiforme は，皮膚回帰性 skin-homing の CD8 陽性細胞傷害性 T リンパ球による上皮傷害で特徴づけられる。これはまれな疾患で，通常は自然に治癒する。この疾患は**ある種の感染や薬剤に対する過敏性反応**と考えられている。先行する感染症のなかには，単純ヘルペス，マイコプラズマ，真菌によるものがある。また，関係する薬剤には，サルファ剤，ペニシリン，サリチル酸塩，ヒダントインや抗マラリア薬などがある。T 細胞は，皮膚や粘膜上皮の基底細胞を攻撃するが，その抗原についてはいまだによくわかっていない。ヒト白血球抗原（HLA）のハプロタイプがこの疾患と関係がある。

形態学

斑状病変，丘疹，小水疱や水疱などのいろいろな形態を示す病変がみられる。このため，多形(multiforme)という用語が与えられている。完成した病変では，特徴的な"**標的状 targetoid**"の形態がみられる(図 22.2A)が，浅黒い皮膚の人でははっきりしないことがある(図 22.2B)。組織学的には，初期病変では真皮浅層の血管周囲性リンパ球浸潤，真皮の浮

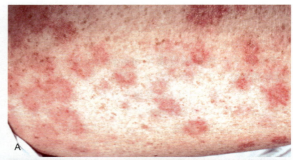
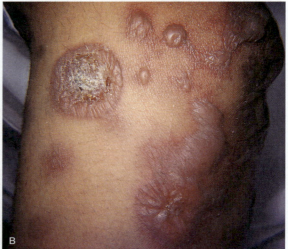
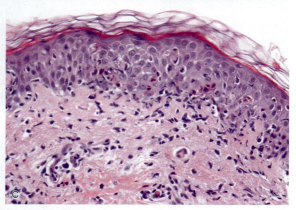

図 22.2　多形紅斑
A：色素の薄い皮膚では，境界明瞭で標的状にみえる紅斑性の局面が多形紅斑の特徴である。B：もっと色素の濃い皮膚の人では病変は色素に富んでみえ，病巣の中心部は灰色から銀色にみえる。C：早期の病変では，真皮表皮境界部に沿ってリンパ球の浸潤をみる（境界皮膚炎 interface dermatitis）。散在性に，黒く縮んだ核と好酸性の細胞質を有する角化細胞がみられる。これはアポトーシスに陥りかけた細胞である。（B：*Immunity and Immunologic Oral Lesions, in Oral Pathology for the Dental Hygienists, with General Pathology Introductions,* Peters SM and Ibsen OAC, eds., Elsevier, 2023 から引用）

腫，真皮表皮接合部のリンパ球浸潤がみられ，このリンパ球はアポトーシスに陥った角化細胞と密接に関連している（図22.2C）。経過とともに，表皮基底層の壊死は明瞭となり，融合してくる。やがて水疱を伴うことがある。

臨床的特徴

多形紅斑の最も多い原因は直近の単純ヘルペスウイルスの感染で，通常，感染後1週間前後で特徴的な皮疹が出現する。多形紅斑の病変では重症度に差が大きく，幅広い疾患群を形成している。感染に伴ってみられるタイプでは，ヘルペスウイルス感染に伴うものが多く，その病状はあまり深刻でない。

慢性炎症性皮膚症

慢性炎症性皮膚症 chronic inflammatory dermatosis とは，数か月から年余にわたって特徴的な臨床像を示す持続性の炎症性皮膚疾患を指すが，急性期症状をもって発症することもある。ある種の慢性炎症性皮膚症では，過剰，あるいは異常な鱗屑の形成と脱落（落屑 desquamation）のために皮膚表面が粗糙となる。

乾癬

乾癬 psoriasis は出現頻度の高い慢性炎症性皮膚症で，米国人の1〜2％が罹患している。疫学的研究によると，罹患患者では心血管疾患による死亡の危険度が高くなっていることが示されている。それは乾癬が慢性炎症の状態を引き起こしているためではないかと考えられている。

病態形成

乾癬はT細胞によって引き起こされる炎症性疾患で，自己免疫性と推定されているが，その誘発抗原についてはよくわかっていない。リスク因子と考えられているものに，遺伝的因子（ヒト白血球抗原（HLA）型やその他影響を受けやすい遺伝子座）と環境因子の両方がある。誘発抗原が自己抗原なのか環境内抗原なのか，あるいはその両方なのかは知られていない。CD4陽性のTh1やT_H17細胞などの感作T細胞は皮膚に回帰（ホーミング）し，表皮内に集積する。これらの細胞は，サイトカインや増殖因子を分泌し，角化細胞の過剰増殖を起こし，特徴的な病変をつくりだす。乾癬の病巣は，感受性のある患者に局所の外傷が加わることによって誘発される。この現象をケブネル現象 Koebner phenomenon とよぶ。外傷は局所に炎症反応を起こし，病変の進行を助長する。ゲノムワイド関連解析研究の結果から，乾癬の発症リスクの増加がHLA遺伝子領域と適応免疫に関連するタンパク質をエンコードする遺伝子，TNFシグナル伝達，皮膚防御機能に関係する遺伝子の多型性と関連すると指摘されている。また，いくつかの遺伝子領域は本症の重篤な合併症で罹患者の10％にみられる乾癬性関節炎の発生にも関係している。

形態学

色白の肌タイプの人では，典型的な病変は，境界明瞭でピンク色から鮭肉色の局面をなし，銀白色の鱗屑が緩やかに付着している（図22.3A）。浅黒い肌の患者では鮭肉色から色素沈着を伴った局面まで幅のある病変を形成し，灰色の鱗屑を伴う（図22.3B）。著しい**表皮肥厚（棘細胞増殖）**acanthosis があり，表皮突起は下方への規則正しい配列を示しながら延長

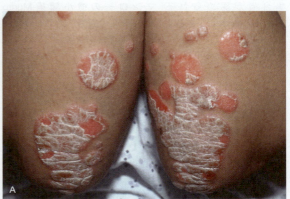

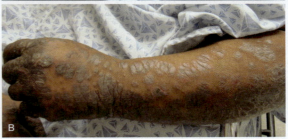

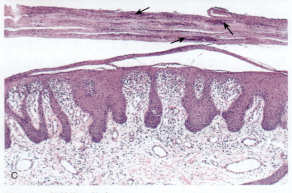

図22.3 **慢性期の乾癬**
A：色白の肌の人では，紅斑を伴う局面の表面は銀白色の鱗屑で覆われている。B：色黒の肌の人では，鮭肉色（サーモンピンク）から色素に富んで暗調にみえるものまでさまざまで，通常，灰色の鱗屑を伴う。C：組織学的には著しい表皮過形成と均一に下方へ伸展する表皮突起（乾癬型過形成 psoriasiform hyperplasia），厚い錯角化性の鱗屑がみられ，所々に好中球の浸潤を認める（マンロー微小膿瘍 Munro microabscesses，矢印）。（B：Department of Dermatology, Duke University Medical Center, Durham, North Carolina の Dr. Sarah Wolfe の厚意による）

している（図22.3C）。この下方へ向かう増殖は"試験管立てに置かれた試験管"にたとえられる。表皮細胞の細胞交替（細胞回転）が亢進し、成熟が遅れることによって**顆粒細胞層の欠如と著しい錯角化による鱗屑形成**が引き起こされる。真皮乳頭尖端直上の表皮細胞層は菲薄化し、真皮乳頭の血管は拡張、蛇行している。鱗屑を剥がそうとすると、これらの血管から容易に出血し、多数の微小な出血点を生じる。これを**アウスピッツ血露現象 Auspitz sign** という。海綿状の表皮浅層内に好中球が集簇したり（**コゴイ海綿状膿疱 spongiform pustule of Kogoj**）、錯角化を示す角質層には小さな好中球の集合巣が認められる（**マンローの微小膿瘍 Munro microabscesses**）。同様の変化は真菌の表層感染でもみられる。したがって、乾癬の診断をする場合には真菌感染の可能性を否定するために特殊染色を行わなければならない。

臨床的特徴

肘、膝、後頭部頭皮、腰仙骨部、臀間裂、陰茎亀頭部や外陰部が侵されることが多い。指趾の爪の変化は乾癬症例の30%に起こる。乾癬は軽微で限局性に現れることが多いが、ときに広範に拡大したり、重症となったりすることもある。治療の目的は、炎症性メディエーターの放出やその作用を防ぐことに向けられる。軽症例ではコルチコステロイドか他の免疫調節薬入りの軟膏による局所外用で、重症例では免疫抑制効果を有する光線療法やTNF阻害剤、Th17免疫反応抑制剤などで治療される。

扁平苔癬

扁平苔癬 lichen planus は、"かゆみのある（pruritic）、紫紅色（purple）、多角形の（polygonal）平坦な丘疹（planar papules）や局面（plaques）"が皮膚や粘膜に現れるため、伝統的に英語表記"pruritic, purple, polygonal, planar papules, plaques"の頭文字をとって、"Ps"と表現される。扁平苔癬は、基底部角化細胞に発現した未知の抗原や真皮・表皮境界部に沈着した未知の抗原に対して、CD8陽性のT細胞関連性細胞傷害性免疫反応が誘発されるために生じる。

形態学

扁平苔癬の皮疹は、**掻痒のある、紫紅色で表面が平坦な丘疹**からなり、部分的に融合して局面を形成する（図22.4A）。これら丘疹には、しばしば**ウィッカム線条 Wickham stria** とよばれる白色点状、または線条模様がみられる。角化細胞が傷害されてメラニン色素が真皮に脱落するため色素過剰症が起こることがある。組織学的には、扁平苔癬は**境界皮膚炎 interface dermatitis** の典型例で、炎症と傷害が扁平上皮と真皮乳頭の境界部に集中しているためにそうよばれている。真皮表皮境界部に沿って浸潤リンパ球が密に、そして連続して帯状に配列するのが特徴である（図22.4B）。基底層の角化細胞は浸潤リンパ球と密接に関連してみられ、萎縮したり壊死に陥る。おそらく、傷害に対する反応として、基底細胞はそ

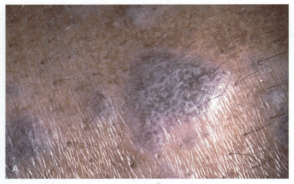

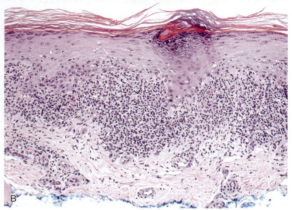

図22.4 扁平苔癬
A：表面平坦で桃紫色、多角形を示す丘疹が、白色でレース状の模様（ウィッカム線条）を示しているのが特徴である。B：組織学的には、真皮表皮境界部に沿って帯状のリンパ球浸潤がみられ、過角化、過顆粒細胞症があり、表皮突起は尖端が尖った"鋸歯状"構造をとっている。これらの所見は基底細胞層が慢性的に傷害されるために起こってくる。

の大きさや形状がもっと成熟した有棘層の細胞に類似してくる（"**扁平上皮化 squamatization**"）。このような炎症パターンによって真皮表皮境界部は角張ったジグザグ状（**鋸歯状 saw-toothing**）の輪郭を示す。壊死に陥り、核を消失した基底細胞が炎症性変化を示す真皮乳頭層内に取り込まれることがあり、コロイド体とか**シバット体 Civatte body** とよばれている。これらの変化は多形紅斑（もう1つの境界皮膚炎のタイプ、前述）にいくぶん類似しているが、扁平苔癬では、慢性変化の特徴である表皮肥厚、顆粒細胞層と角質層の肥厚（それぞれ**顆粒層肥厚 hypergranulosis** と**過角化 hyperkeratosis** とよばれる）がみられる。

臨床的特徴

扁平苔癬はまれで、通常、中年の成人に発症する。皮膚病変は多発性で、対称性に分布し、特に四肢、しばしば手首や肘の周りに好発し、外陰部や陰茎亀頭部にも生じる。約70%の症例で、白色網状（網目状）の口腔粘膜病変が存在する。皮膚病変は通常、発症1～2年以内に自然消退するが、口腔内病変は持続し、ひどい場合は摂

食障害を起こすこともある。

慢性単純性苔癬

慢性単純性苔癬 lichen simplex chronicus は，樹皮を覆う地衣に似た皮膚の粗糙化した状態として現れる。絶えず擦ったり，引っ掻いたりなど局所の外傷が繰り返されると起こってくる反応である。この状態が限局し結節を形成すると，結節性痒疹 prurigo nodularis とよばれる。慢性単純性苔癬の病理発生のメカニズムはまだわかっていないが，外傷が上皮の過形成を引き起こし，最終的には真皮の瘢痕化を起こすためと考えられている。

形態学

慢性単純性苔癬は，組織学的には棘細胞増殖，過角化と顆粒層肥厚で特徴づけられる。表皮突起の延長や真皮乳頭層の線維化，真皮内の慢性炎症細胞浸潤もみられる（図22.5）。面白いことに，この病巣は，正常の手のひら（手掌），足の裏（足底，足蹠）の皮膚に似てみえる。この領域では，皮膚肥厚は繰り返し機械的ストレスを受けるための適応反応として現れている。

臨床的特徴

病変はしばしば膨隆して紅斑状または色素過剰性の鱗屑に富む局面を形成し，角化細胞性腫瘍と間違われることがある。慢性単純性苔癬は，しばしば他の掻痒を伴う皮膚症に合併したり，それを覆い隠したりしてしまうことがある。そのため病変が外傷による可能性も考慮に入れつつ，基礎的原因を考え除外していくことが大切である。

感染性皮膚症

細菌感染症

皮膚には多くの細菌感染症 bacterial infection が起こる。そのなかには，膿痂疹 impetigo のような表層感染症から，刺創に関連して緑膿菌 Pseudomonas aeruginosa といった細菌が感染する真皮深部の膿瘍までがある。病気の起こり方は，他臓器にみられるものと同様の細菌感染症に類似する。ここでは，膿痂疹についてのみ述べる。

形態学

膿痂疹は角質層下に好中球が集簇し，しばしば角層下膿疱を形成することで特徴づけられる。非特異的な表皮の反応性変化と真皮浅層の炎症細胞浸潤を伴う。グラム染色を行うと，表皮浅層に球菌が認められることがある。

臨床的特徴

よくみられる皮膚細菌感染症の1つである膿痂疹 impetigo は，主として子どもにみられる。原因菌は，通常，黄色ブドウ球菌 Staphylococcus aureus や，頻度は少ないものの化膿性連鎖球菌 Streptococcus pyogenes で，感染源への直接接触によって感染する。膿痂疹は，しばしば，四肢や鼻，口周囲の顔面に，孤立性の小さい斑状病巣として始まり，急速に拡大して"蜂蜜様の色合いをした痂皮"（乾固した血清，かさぶた）を伴う大きな環状の局面（図22.6）を形成する。黄色ブドウ球菌や化膿性連鎖球菌が鼻部や肛門部に集落を形成しているような人でその発生率は高い。ときに，自己免疫性の水疱性疾患 blistering disorder と類似した，水疱型 bullous の膿痂疹を子どもでみることがある。

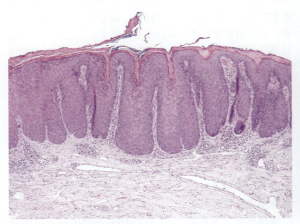

図22.5　慢性単純性苔癬
明瞭な棘細胞増殖がみられ，過角化と顆粒層肥厚を伴っていることに注意。真皮浅層の線維化と血管拡張はともによくみられる所見で，この写真でもみられる。

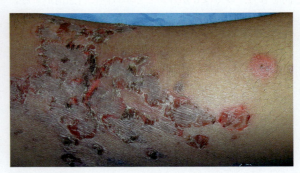

図22.6　膿痂疹
この小児の腕には，細菌による表層感染病巣があり，乾燥固化した漿液に覆われたかさぶた（痂皮）を伴う紅斑としてみられる。（Dr. Angela Wyatt, Bellaire, Texas. の厚意による）

真菌感染症

真菌感染症 fungal infection にはいろいろなものがあり、白癬 tinea あるいはカンジダ属 Candida spp. の表層感染症から、免疫力が抑制された人にみられるアスペルギルス属 Aspergillus spp. の重篤な感染症まである。真菌は、角質層、毛髪や爪などの表層や、深在性で真皮や皮下組織に感染したり、免疫低下状態の患者で血行性に全身に散布されたりするものがある。

形態学

組織像は、病原菌の種類や宿主の反応によって異なる。浅在性感染では表皮内に好中球浸潤を伴うのが特徴的である。深在性真菌感染症では、より強い組織傷害を生じ、しばしば肉芽腫性反応を誘発する。アスペルギルスはしばしば血管侵入性を示す。真菌を同定するためには、過ヨウ素酸シッフ (PAS) あるいはゴモリ Gomori のメテナミン銀染色が有用である。

臨床的特徴

浅在性感染では、通常紅斑状から灰褐色の斑状病巣が形成され、患者の肌質によっては鱗屑を伴う。掻痒を伴うことがある。浅在性真菌感染症では、ときに形態が環状となることもある。ただ、乾癬や湿疹に類似する病変を形成するので、乾癬や湿疹の鑑別診断には真菌感染症の可能性を考慮に入れることが大切である。アスペルギルス感染症のような深在性感染では、病巣は紅斑状(赤色)、青紫色ないし色素沈着を伴って黒みを帯びた結節ないし局面となり、ときに局所出血や潰瘍化を伴う。

疣贅(ゆうぜい)

疣贅 verruca (wart) は、ヒトパピローマウイルス human papillomavirus (HPV) で起こる扁平上皮細胞の増殖性病変である。小児や青年期に多いが、どの年齢層にもみられるありふれた疾患である。感染者との直接的接触によって伝染する。疣贅は通常一定の期間で終わる傾向をもち、多くは6か月から2年以内に自然消退する。

病態形成

HPV属の幾種類かのものは、口腔咽頭部や肛門性器部の前がん病変や浸潤がんの発生と関係している(第6, 13, 16および17章)。しかし、皮膚の疣贅は、悪性転化の可能性を欠く低危険度の HPV タイプによって主に引き起こされる。高危険度のウイルスと同様に、これら低危険度のウイルスも、ウイルス由来のE6やE7腫瘍タンパク質を発現し、表皮細胞の増殖を変調させ、細胞の寿命を延ばす。E6やE7タンパク質の構造的変化が生じ、これが宿主のタンパク質との相互作用に影響を与えることが低危険度のウイルスががんではなく疣贅を生じさせる原因となっている。疣贅の増殖は通常免疫反応によって停止されるので、免疫不全状態になると疣贅の病巣は大きくなり、もっと数が増える。

形態学

疣贅はその肉眼形態と出現部位によりいくつかのタイプに分類され、それぞれのタイプは明らかに対応するHPVの亜型によって起こる。尋常性疣贅 verruca vulgaris (図22.7A) は、疣贅のなかで一番多いタイプで、病変はどこにでも起こるが、手、特に手背や爪周囲領域に最も頻度が高い。色白肌の人では灰白色から黄褐色、扁平からやや膨隆した、0.1〜1 cm大の丘疹となり、表面は粗糙で石目模様を呈するが、色黒肌の人では黒ずんでみえる(図22.7B)。扁平疣贅 verruca plana/flat wart は顔面や手背面に好発する。これらの疣贅は平坦で平滑、黄褐色ないし暗褐色の斑状病巣を形成する。足底疣贅 verruca plantaris, 手掌疣贅 verruca palmaris はそれぞれ足底と手掌に起こる。これらは粗糙で鱗屑を伴い1〜2 cm大に達し、融合して胼胝に類似する表面の変化を呈することがある。尖圭コンジローマ condyloma acuminatum (外陰部疣贅 genital wart) は陰茎、女性の外陰部、尿道や肛門周囲領域にみられる(第16章、第17章)。いずれの疣贅にも共通する組織所見は、表皮の過形成 epidermal hyperplasia (いわゆる疣贅状 verrucous ないし乳頭状表皮過形成 papillomatous epidermal hyperplasia) (図22.7C) と細胞質内空胞化(コイロサイトーシス koilocytosis)である。コイロサイトーシスは表皮浅層にみられることが多く、感染した細胞の核周囲が抜けてみえるようになる状態をいう。病巣部の細胞には著明なケラトヒアリン顆粒と好酸性の細胞質内タンパクの凝集物がみられ、これは扁平上皮の成熟障害の結果と考えられている(図22.7D)。

水疱性疾患

小水疱や水疱は互いに関連のない病態(例：ヘルペスウイルス感染症、海綿状皮膚炎)で二次的な現象としてもみられるが、水疱が一次的で最も特徴的である疾患群も存在する。水疱は皮膚の特定の層で生じる傾向があるが、どの層で生じているのかを評価することが、正しい組織学的診断に必須である(図22.8)。

尋常性天疱瘡と落葉状天疱瘡

天疱瘡 pemphigus はまれな自己免疫性水疱性疾患で、表皮ならびに粘膜上皮の細胞間接着性が失われるために生じる。以下の3つの亜型がある。

- 尋常性天疱瘡 pemphigus vulgaris (最も頻度の高いタイプ)
- 落葉状天疱瘡 pemphigus foliaceus
- 腫瘍随伴性天疱瘡

腫瘍随伴性天疱瘡 paraneoplastic pemphigus は内臓悪性腫瘍を伴う。ここでは説明を省略する。

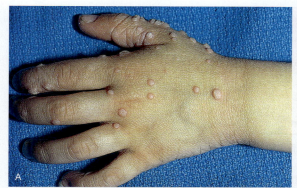
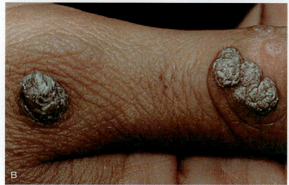
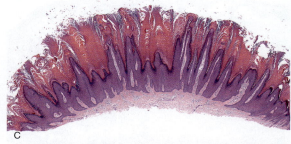
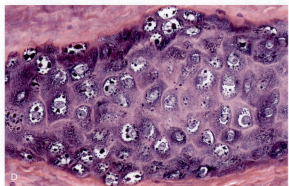

図 22.7　尋常性疣贅
A：粗糙で細かい凹凸面を特徴とする疣贅が多発している。
B：色黒の肌では，疣贅は色素に富み黒くみえることが多い。
C：組織学的には，病変は左右対称性の乳頭状の表皮増殖を示す領域からなっている。しばしば冠の尖頭のように放射状，対称性に広がっている。D：強拡大では，核周囲の淡明化や暈輪，明瞭なケラトヒアリン顆粒がみられ，細胞傷害性変化が確認される。（B：*Plastic Surgery Key, https://plasticsurgerykey.com/27-viral-diseases-of-skin-and-mucosa/.* から引用）

病態形成

尋常性天疱瘡も落葉状天疱瘡も自己免疫疾患で，抗体媒介性の（Ⅱ型）過敏反応によって起こる（第 5 章）。関連する抗体は，皮膚や粘膜上皮の細胞間に存在するデスモソームのタンパク質（デスモグレインのタイプ 1 と 3）に結合する IgG 自己抗体である（e 図 22.1）。抗体はデスモソームの細胞間接着機能を傷害し，同時に細胞間タンパク質分解酵素を活性化する。デスモグレインタンパク質が表皮内のどこに分布しているかと自己抗体の特異性によって病変の局在が決定されるが，他の未知の因子も臨床型に影響している。直接蛍光抗体法で検索すると，病変部位には細胞間に IgG の沈着が粗い網目状に認められるのが特徴的である（図 22.9）。天疱瘡には，その他多くの自己免疫疾患と同様に，特定の *HLA* 対立遺伝子との連鎖がある。

形態学

天疱瘡の亜型すべてに共通する組織学的変化は，**棘融解 acantholysis** である。これは隣り合う扁平上皮細胞間の接着装置が破壊された状態を意味している。**尋常性天疱瘡 pemphigus vulgaris** は，DSG1 と DSG3 に対する抗体によって引き起こされるもので，粘膜と皮膚，特に頭皮，顔面，腋窩，鼠径部，躯幹そして圧力の加わる部などの皮膚を侵す。病変は表在性の弛緩性小水疱ないし水疱で，水疱は容易に破れて，深くしばしば広範に広がる痂皮で覆われたびらんを残す（図 22.10A）。尋常性天疱瘡では，棘融解は選択的に基底細胞層直上の細胞層に起こり，**基底層直上棘融解性水疱 suprabasal acantholytic blister** を生じる（図 22.10B）。**落葉状天疱瘡 pemphigus foliaceus** は，DSG1 に対する抗体によってのみ引き起こされるもので，天疱瘡のなかではまれで，軽症型である。そのため，水疱は主に皮膚に限局し，粘膜が侵されることはほとんどない。この水疱は表在性で，破れた水疱部の紅斑と痂皮はより限局している（図 22.11A）。落葉状天疱瘡では，棘融解は表皮浅層に起こり，顆粒層を選択的に侵すため角層下水疱が生じる（図 22.11B）。

臨床的特徴

尋常性天疱瘡は，まれな疾患で年配者に好発する。男性よりも女性に多い。病変は痛みを伴い，特に破裂したときには痛みが強く，二次感染を伴うことが多い。大半の症例で経過観察中に口腔咽頭部に病変がみられる。治療の主体は免疫抑制剤の投与で，ときとして一生続けなければならないこともある。

水疱性類天疱瘡

水疱性類天疱瘡 bullous pemphigoid は，もう 1 つの後天性水疱性疾患で，自己免疫性機序で起こる。

病態形成

水疱性類天疱瘡にみられる水疱は，表皮基底膜部に自己反

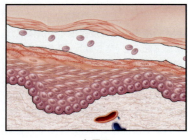 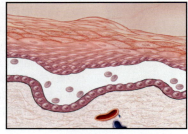 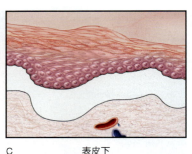

図22.8　水疱形成の位置
A：角層下（例：落葉状天疱瘡）。B：基底層直上（例：尋常性天疱瘡）。C：表皮下（例：水疱性類天疱瘡や疱疹状皮膚炎）。

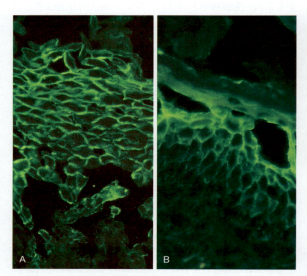

図22.9　天疱瘡の直接蛍光抗体法での所見
A：尋常性天疱瘡。免疫グロブリンと補体（緑色蛍光で示される）が角化細胞の細胞膜に沿って均一に沈着し，特徴的な目の粗い"網目織物状"の様相を呈している。B：落葉状天疱瘡。免疫グロブリンの沈着は表皮表層に分布している。

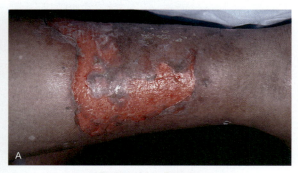 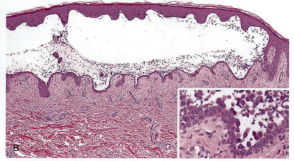

図22.10　尋常性天疱瘡
A：下肢に発生したびらん部で，天蓋の欠損を伴ういくつかの水疱が融合してできている。B：基底層直上の表皮内水疱で，水疱内には周囲の細胞との結合性を消失し（棘融解性acantholytic），丸くなった角化細胞が多数認められる（挿入写真）。

応性のIgG抗体や補体が沈着することによって誘発される（図22.12A）。水疱性類天疱瘡は，基底部角化細胞が基底膜と結合するときに必要とされるタンパク質と結合する自己抗体によって引き起こされる（e図22.1）。ほとんどの抗体沈着は真皮表皮境界部で連続性，線状に起こる（図22.12A）。この部位では基底膜接着斑（ヘミデスモソームhemidesmosome）とよばれる特殊構造が基底角化細胞と下床の基底膜とを結びつけている。いわゆる水疱性類天疱瘡抗原bullous pemphigoid antigens；BPAGsとはヘミデスモソームの構成成分のいくつかから構成されるものであり，このうちのBPAG2（17型膠原線維 type XVII collagen）に対する抗体が水疱を形成する原因であると証明されている（図22.12B）。病原性抗体との結合はさらに好中球や好酸球を呼び寄せることになる（図22.12C）。このように，水疱性類天疱瘡と尋常性天疱瘡は同様の病理発生のメカニズムで発生するが，標的となる抗原（水疱性類天疱瘡ではヘミデスモソームで，天疱瘡ではデスモソーム）の局在が異なるため，臨床症状や経過が異なることになる。

形態学

水疱性類天疱瘡では透明な液体を含んだ**緊満性水疱 tense subepidermal bulla**を伴う（図22.12B）。被蓋する表皮に棘融解を欠くのが特徴である。早期病変には，種々の数の好酸球が真皮・表皮境界部にみられ，ときには好中球，真皮浅層の浮腫と基底細胞層の空胞化がみられる。空胞変性を生じた基底細胞層は，最終的には液体の充満した水疱へと変化してい

水疱性疾患

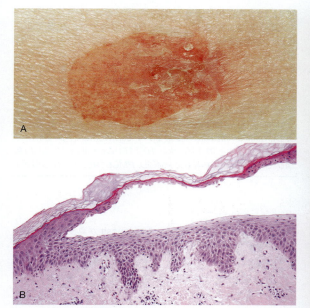

図22.11　落葉状天疱瘡
A：落葉状天疱瘡の水疱は尋常性天疱瘡のものよりももっと表層に位置している。B：角層下水疱の特徴的な顕微鏡像である。

く（図22.12C）。水疱の天蓋は，細胞間結合部が損なわれていない表皮全層で覆われている。これが，天疱瘡の水疱との決定的な違いである。

臨床的特徴

　水疱性類天疱瘡の水疱は天疱瘡の水疱ほどには容易に破れず，もし感染の合併がなければ瘢痕を残すことなく治癒する。掻痒が顕著である。臨床経過は症状の軽減と再燃を繰り返すが，免疫抑制剤の局所あるいは全身投与によく反応する。**妊娠性類天疱瘡** gestational pemphigoid は**妊娠性疱疹** herpes gestationis ともよばれているが，ウイルスによって起こるものではなく，後者の名称は誤称である。妊娠中期から後期にかけて突然出現する臨床的に特有の亜型である。**妊娠性疱疹**は出産後に消退するのが特徴であるが，将来もう一度妊娠すると再発することがある。

疱疹状皮膚炎

　疱疹状皮膚炎 dermatitis herpetiformis は，グルテン過敏症を伴う自己免疫性水疱症の1つで，非常に強い**掻痒を伴う集簇性の小水疱と丘疹**を特徴とする。主に男性にみられ，多くは20～30歳代に発症する。その80％までの症例で，腸の**セリアック病** celiac disease に合併することがあるが，セリアック病の少数例しか疱疹状皮膚炎を発症しない。セリアック病と同じく，疱疹状皮膚炎でも**グルテン** gluten を含まない食事に反応し軽快する。

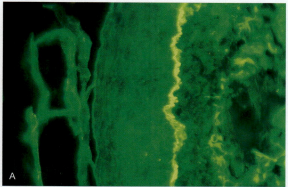

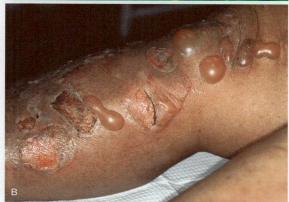

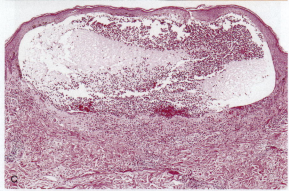

図22.12　水疱性類天疱瘡
A：直接蛍光抗体法でIgG抗体が，表皮下基底膜領域に沿って線状に縁取るように沈着している（表皮は帯状の蛍光の左側に存在する）。B：液体で満たされ緊満性となった典型的な水疱の肉眼像。C：表皮下水疱には，好酸球に富む炎症細胞浸潤がみられる。（C：Dr. Victor G. Prieto, Houston, Texas. の厚意による）

病態形成

　疱疹状皮膚炎では，遺伝的素因のある人で（小麦のタンパク質であるグリアジンに由来する）食餌中のグルテンに対するIgA抗体と，筋内膜や組織内酵素トランスグルタミナーゼに交叉反応を示すIgA自己抗体ができると考えられる。この酵素のなかには角化細胞に発現する表皮トランスグルタミナーゼも含まれている（第13章）。直接蛍光抗体法で，IgA

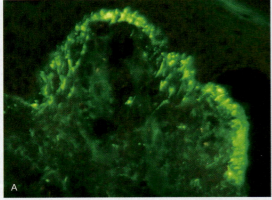
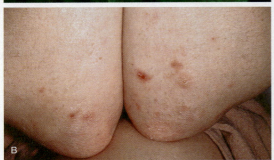
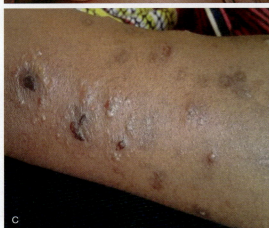
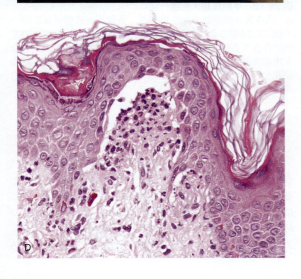

図22.13　疱疹状皮膚炎
A：真皮乳頭の先端部に IgA 自己抗体が選択的に沈着することが特徴的である。B, C：病巣は破綻していないものと，紅斑性（B）ないし過色素性（C）の水疱からなり，しばしば集簇する（ここには肘と腕の病変を示す）。D：水疱は基底細胞層の傷害により生じる。それは，まず真皮乳頭の先端部に集簇した好中球（微小膿瘍）によって引き起こされる。(A：Dr. Victor G. Prieto, Houston, Texas の厚意による；C：Dermatitis herpetiformis—Machona MS, Gupta M, Mudenda V, Ngalamika O. Dermatitis herpetiformis in an African woman. Pan Afr Med J. 2018 Jun 12;30:119. doi: 10.11604/pamj.2018.30.119.14012. PMID: 30364361; PMCID: PMC6195247. から引用）

の不連続性で**顆粒状沈着 granular deposit** が真皮乳頭先端部に選択的に認められる（図22.13A）。これはヘミデスモソームを真皮につなげる細線維に対する IgA 抗体が結合することによる（e 図22.1）。結果として傷害と炎症が惹起され，表皮下水疱が形成される。

形態学

疱疹状皮膚炎にみられる小水疱やびらんは，両側性，対称性，集簇性に生じ，紅斑様あるいは色素に富んで暗調にみえる。好発部位は伸側皮膚，肘，膝，上背部，殿部である（図22.13B, C）。患者の肌の色によって，病変は紅斑様にみえることも暗調にみえることにもなる。好中球は**真皮乳頭の先端部 tip of dermal papillae** に選択的に集まり，**微小膿瘍 microabscesses** を形成する（図22.13D）。この微小膿瘍上の基底細胞には空胞と最終的には真皮表皮間の分離を生じ，**表皮下水疱 subepidermal blister** を形成してくることになる。

皮膚腫瘍

良性および前がん性上皮性病変

良性の上皮性腫瘍はよくみられる疾患で，表皮や毛包に存在する幹細胞様細胞に由来するものである。これらの腫瘍は，増殖しても一定の大きさでとどまり，一般に悪性転化することはない。

脂漏性角化症

脂漏性角化症 seborrheic keratosis は，出現頻度の高い色素沈着性の表皮腫瘍で，中年以上に好発する。特に躯幹に多くみられるが，四肢，頭部，頸部にも認められる。色黒の皮膚タイプの人では，**黒色丘疹性皮膚症 dermatosis papulosa nigra** とよばれる脂漏性角化症の一亜型が，多発性で小さな過色素性の丘疹として顔面や頸部に出現する。

脂漏性角化症は，増殖因子のシグナル経路に活性化突然変異を起こすことにより発生する。本腫瘍の大部分には**線維芽細胞増殖因子受容体3 fibroblast growth factor** receptor 3（FGFR3）の活性化突然変異が起こっている。この受容体にはチロシンキナーゼ活性があり，RASやPI3K/AKT 経路を刺激する。一方，その他のものではRAS や PI3K などの下流経路における活性化突然変異を伴っている。美容上気になる以外，脂漏性角化症と黒色丘疹性皮膚症は，一般に臨床的に問題となることはない。まれに，**腫瘍随伴症候群 paraneoplastic syndrome** として多数の脂漏性角化症が急激に発生することがある（レーザー・トレラ徴候 Leser-Trelat sign）。このような症状を示す患者には，脂漏性角化症の増殖を促す増殖因子を産生する内臓がん（胃腸管のがんが一番多い）がみつかることがある。

形態学

脂漏性角化症は円形で**外方性発育 exophytic** を示す貨幣状の局面 coinlike plaque で，大きさは，直径数 mm 大から数 cm 大といろいろである。病変部は皮膚表面に"張りついたような"外観（"stuck-on" appearance）を与える（図 22.14，挿入写真）。黄褐色から暗褐色で，通常，表面はビロード状ないし顆粒状である。ときに，黒ずんだ色合いや色の濃淡を示すため悪性黒色腫が疑われ，確認のために生検されることがある。

組織学的には，正常表皮の基底細胞に類似した小型細胞が単調で一様な広がりを示して増殖している（図 22.14）。基底細胞様細胞内には種々の程度にメラニン色素が存在しており，このため臨床的には褐色を呈する。表層では，過角化が起こり，ケラチンを充満した小さな囊胞（**角質囊胞 horn cyst**）や表層角化細胞の腫瘍巣内部への陥入（**偽角質囊胞 pseudo-horn cyst**）がみられ，これらが特徴的所見となって

いる。黒色丘疹性皮膚症も同様の組織像を示す。

■ 光線（日光）角化症

光線（日光）角化症は，紫外線（UV）によって DNA が損傷され，TP53 やその他皮膚の扁平上皮癌でしばしば変異を示す遺伝子に突然変異を起こし発生する前がん性病変である。この病変は通常，日光に慢性的に曝露された結果であり，過角化を伴うことから，**光線角化症 actinic keratosis**（あるいは日光に関係するため**日光角化症 solar keratosis**）とよばれる。扁平上皮癌へ移行する割合は低く，年間 0.1% から 2.6% である。ほとんどの症例で消退するか，そのまま持続する。

形態学

光線角化症は普通 1 cm 以下の大きさで，黄褐色から褐色，ないし赤色を呈し，触れると表面粗糙に感じる（図 22.15A）。顕微鏡学的には，表皮の下層で**細胞異型 cytologic atypia** がみられ，しばしば基底細胞の過形成（図 22.15B）か，表皮の萎縮ないしびまん性の菲薄化を伴う。真皮には太い青灰色の弾性線維が出現する（**日光弾性線維症 solar elastosis**）。これは，慢性的な日光傷害の結果起こる変化である。角質層は肥厚し，細胞核の残存（**錯角化 parakeratosis**）をみる。まれに，細胞異型が表皮全層にわたってみられる例もある。このような病変は表皮内扁平上皮癌の一型と考えられている（図 22.15C）。

臨床的特徴

光線角化症の病変は色白の人に多く，その出現頻度は年齢や日光曝露の程度とともに増加する。予想されるように，顔，腕，手背などの露光部皮膚が好発部位である。悪性化進展の危険性は低いが，予防あるいは美容上の目的で，局所の寒冷療法（表層凍結）や局所塗布療法で効果的かつ安全に治療される。

■ 悪性上皮性腫瘍

■ 扁平上皮癌

扁平上皮癌 squamous cell carcinoma は，一般に色白の老人の露光部に生じる頻度の高い腫瘍である。女性よりも男性で出現頻度が高い。

病態形成

皮膚の扁平上皮癌は，主に紫外線への曝露により広範な DNA の損傷と，きわめて高い突然変異荷重を生じることから起こる（第 6 章）。まれな疾患である**色素性乾皮症 xeroderma pigmentosum** の患者では，紫外線による DNA 損傷の修復が傷害されているため，発症の危険率がきわめて高い。TP53 の変異が起こることが多いのと同様，RAS の活性化突然変異とノッチ（Notch）受容体をエンコードしている遺伝子の**機能**

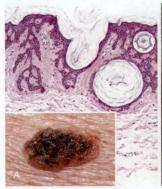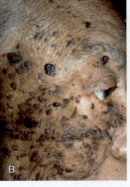

図 22.14 脂漏性角化症
A：病変の表面は粗糙で，褐色，蝋様にみえ，あたかも皮膚に"しっかりとくっついて離れない"ような感じがあるのが特徴である（挿入写真）。組織学的には，均一な基底細胞様角化細胞の規則正しい増殖巣からなり，ケラチンを含む微小囊胞（角質囊胞）の形成傾向を示す。B：肌の色の濃い人では，病変はしばしば色素に富み，顔面や頸部に集簇してみられる（**黒色丘疹性皮膚症 dermatosis papulose nigra**）。（B：Andrews' Diseases of the Skin, 13e, Elsevier, 2020, Fig. 29.7. より引用）

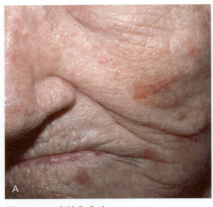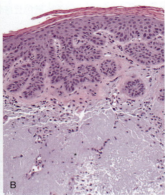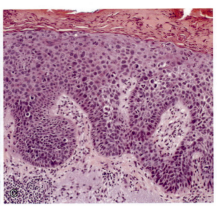

図22.15　光線角化症
A：過剰の鱗屑が覆っているために赤色調で紙ヤスリ状の表面粗糙な病変が頬と鼻に存在する。B：基底細胞層の異型病巣（異形成）は，その上皮の集まりが下方へ出芽するように突出し，著しい角化，錯角化，真皮内の日光弾性線維症（星印）を伴う。C：全層に及ぶ異型上皮をみる表皮内癌の病変。

喪失型変異が起こりやすい。これらの遺伝子は，正常の扁平上皮細胞の分化を秩序立てて制御するものである。

　免疫力の低下した患者，特に臓器被移植レシピエントでは，皮膚の扁平上皮癌の発生率が高い。それは，免疫学的監視機構がこの腫瘍の発生を制限するのに重要な役割を果たしていることを示している。他の素因としては外陰部皮膚での発がん性ヒトパピローマウイルス，産業発がん物質（タールや油），治癒しない慢性潰瘍，火傷瘢痕，ヒ素の摂取や電離放射線がある。

形態学

　表皮内扁平上皮癌 squamous cell carcinoma *in situ*（非浸潤性扁平上皮癌）は境界明瞭で角質増殖を伴う局面ないし結節で，赤色から皮膚常色までさまざまな色合いを示す。なかには先行する光線角化症から起こるものもある。組織学的には，表皮内扁平上皮癌は，**表皮全層 all level of the epidermis** にわたって異型度の高い細胞が認められるのが特徴で，核密度が高く，無秩序に分布している。もっと進行した浸潤性の扁平上皮癌は，結節状で，しばしば鱗状の病変となり潰瘍化することがある（図22.16A）。このような腫瘍では，いろいろな分化度のものがみられ，異型扁平上皮が整然とした小葉構造をとり，大きな角化した領域を示すものから，極度に分化の低い細胞からなり，壊死巣や不全型で孤立性の角化（**異常角化 dyskeratosis**）を伴うものまでがある（図22.16B）。

臨床的特徴

　皮膚の浸潤性扁平上皮癌はまだ小さい段階でみつかることが多く，切除可能である。約4％の症例で，診断時に局所リンパ節への転移を認める。転移の発生率は病変の厚さと皮下脂肪組織までの浸潤の程度，発生部位によって決まる。発生部位としては耳介や口唇領域の病変で危険率が高い。光線角化症を基盤として発生してくるものでは，局所侵攻性であるが，一般に長い経過を経て

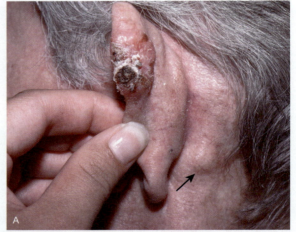
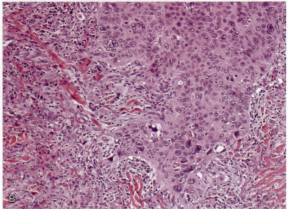

図22.16　浸潤性扁平上皮癌
A：結節状，過角化性の病変が耳介部にみられる。すでに耳介後部リンパ節には明瞭な転移巣がある（矢印）。B：異型扁平上皮が不規則・不整な突起となって真皮に浸潤している。この写真の症例では，棘融解状となっている。

はじめて転移をきたす。一方，火傷瘢痕や，潰瘍，日光非露光部の皮膚から発生するものではしばしばもっと侵攻性の態度を示す。転移性皮膚扁平上皮癌は遺伝子変異の負荷が大きいので，おそらく免疫チェックポイント阻害剤による治療に大きく反応し，患者への治療効果が期待される。

■ 基底細胞癌

基底細胞癌 basal cell carcinoma は発生頻度の高いがんであるが，緩徐に進行し，めったに転移することはない。慢性的に日光にさらされる領域に発生しやすく，色白の人に生じる傾向がある。

● 病態形成

基底細胞癌の分子的特徴は，*PTCH1* の機能喪失型変異である。この遺伝子は，腫瘍抑制遺伝子で，ヘッジホッグシグナル伝達を抑制する。そのため，腫瘍は構成成分であるヘッジホッグ経路の活性化を示すことになる。ヘッジホッグの過剰な活性化は，順次，細胞増殖と生存に関係する多数の下流遺伝子を活性化したり，他の悪性転換に関連した表現形質発現を促進する。偶発性の基底細胞癌では，*PTCH1* の突然変異があることは，紫外線によって誘導された DNA 損傷があることを明らかに示すものである。基底細胞癌でのヘッジホッグシグナル伝達増強の主な役割はゴーリン症候群 Gorlin syndrome でよりよくわかる。この症候群は家族性基底細胞癌や**歯原性角化嚢胞性腫瘍** odontogenic keratocystic tumors（第 13 章）**，髄芽腫** medulloblastoma（第 21 章）に関連した *PTCH1* の欠損が受け継がれていることによって起こる常染色体顕性（優性）疾患である。ヘッジホッグ経路は胎芽発生に重要な役割を果たしているので，ゴーリン症候群の患者ではしばしば微細な発生異常を伴う。家族性であれ散発性の腫瘍であれ，紫外線傷害によって得られる *TP53* の突然変異もよくみられる。

● 形態学

基底細胞癌はやや盛り上がった結節ないし丘疹様の病変で，その辺縁は不整で捲れ上がっている。ときに潰瘍化しており，しばしば著明に拡張した表皮下血管（**毛細血管拡張** telangiectasia）を伴っている（図 22.17A）。色白の肌の人では赤くみえるが，特に浅黒い肌の患者では腫瘍にメラニン色素が含まれるため，メラノサイト系母斑（母斑細胞母斑）や悪性黒色腫に類似してみえることがある（図 22.17B）。組織学的には，腫瘍細胞は，正常表皮の基底細胞ないし毛包の胚芽細胞に類似している。腫瘍は表皮，あるいは毛包上皮から発生するだけなので，粘膜にはみられない。2 つの病型が認められ，1 つは表皮から発生する**多病巣表在発育型** multifocal superficial growth である。もう 1 つは**結節型** nodular lesion で，腫瘍細胞は種々の程度の好塩基性細胞質と濃染する核を有し，索状，島状に真皮下方へ伸び，線維性ないし粘液調の間質内に埋め込まれている（図 22.17C）。腫瘍胞巣辺縁部の細胞核は最外層で 1 列にきれいに配列し（**柵状配列** palisade），組織切片上では，接する間質と人工的に分離され，腫瘍胞巣との間に裂隙が形成されるのが特徴である（図 22.17D）。

臨床的特徴

米国では，年間 100 万個以上の基底細胞癌が治療されている。腫瘍発生の最も重要なリスク因子は日光曝露の累積である。米国では温暖な南部地方に多い。オース

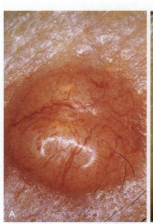 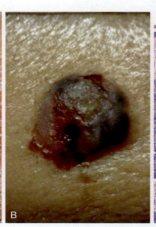 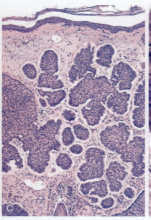 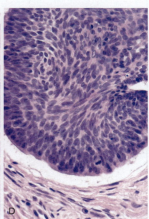

図 22.17　基底細胞癌
A：肌の色がそれほど濃くない人では，通常病変は表面平滑で，真珠様の光沢を示し，拡張した血管を伴う丘疹として認められる。B：肌の色が濃い人では，病変はメラニン色素に富んでみえる。C：腫瘍は基底細胞様細胞からなり，その胞巣が線維性間質に浸潤性に増殖している。D：腫瘍細胞は細胞質に乏しく，小さく濃縮した核を有し，腫瘍胞巣辺縁部で柵状に配列している。裂隙が腫瘍細胞と間質の間で形成されている。これは切片作成上のアーチファクトであるが，非常に特徴的である。
（B：©DermNet NZ www.dermnetnz.org 2022. から許可を得て複製）

トラリアなど赤道近くの日照気候領域では，北欧に比べてその発生率は40倍も高くなる．個々の腫瘍は通常局所切除術で治療されるが，約40%の症例で5年以内に他領域に基底細胞癌の発生をみる．進行すると潰瘍化したり，放置したりすると骨や副鼻腔に広範な局所性浸潤を示すことがある．転移はまれである．局所で進行した腫瘍や転移をきたしたものでは，ヘッジホッグ経路の阻害剤が使用される．

メラノサイトの増殖巣

メラノサイト系母斑

厳密にいえば，母斑 nevus という言葉はすべての先天性皮膚病変を意味する．しかし，**メラノサイト系母斑** melanocytic nevus はメラノサイト（色素細胞）の先天性あるいは後天性の良性腫瘍を指している．メラノサイト系母斑は色白の肌の人に多い．

病態形成

メラノサイト系母斑は良性腫瘍で，*BRAF* や *RAS* 遺伝子の機能獲得型突然変異によって起こる．この母斑は，基底角化細胞の間に正常で散在し，樹状突起を豊富に有するメラニン産生細胞に由来する．すでに説明したように，*BRAF* 遺伝子はセリン／スレオニン・キナーゼをエンコードしており，これは細胞外信号制御キナーゼ（ERK）経路のRASの下流に位置している（第6章）．無制限なBRAF/RASの情報伝達が起こると，まずメラノサイトの増殖を引き起こし，やがて老化現象 senescence が起こることが実験的に示唆されている．どのようにしてこれら相対立する結果が連動して起こるのかはよくわかっていないが，老化が誘発され増殖"制御"がかかるとすれば，なぜごく少数例の母斑だけが悪性黒色腫に転化していくのかが説明できるのではないかと考えられている．実際，母斑細胞は，真皮表皮境界部で発育し，下床の真皮に侵入すると，いわゆる**細胞老化**ととらえられる形態学的変化を示してくる（図22.18）．浅層にある母斑細胞は大きく，メラニン色素を産生する傾向があり，胞巣 nest を形成しながら増殖する．一方，深層の母斑細胞は小型となり，メラニン色素の産生は少ないか消失し，索状の配列か孤立性の細胞増殖を示す．最深部の母斑細胞は，紡錘状の形態を示し，束状に広がる．このような一連の形態変化は，悪性黒色腫ではみられない現象なので，組織診断をつけるうえで重要である．

形態学

通常型メラノサイト系母斑は黄褐色から褐色で，均等に色素が沈着した小さい（普通5mm径以下）丘疹で，境界明瞭な円形の輪郭を示す（図22.19A）．初期には，母斑細胞の核は丸く均一で，核小体は小さく目立たない．核分裂像はごく少ないか，あるいは存在しない程度である．これらの細胞は真皮表皮境界部に沿って"胞巣"を形成しながら増殖している．このような早期病変は，**境界母斑** junctional nevus とよばれている（図22.18）．最終的には，ほとんどの境界母斑は下部真皮へと増殖していき，胞巣や索状の細胞巣を形成する（**複合母斑** compound nevus）．病変が古くなると，表皮内の胞巣は完全に消失し，真皮内の母斑のみが残る**真皮内母斑**

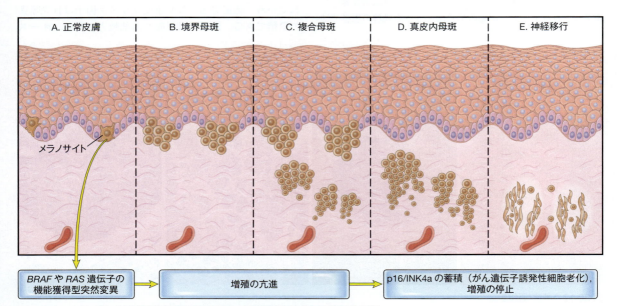

図22.18 メラノサイト系母斑（母斑細胞母斑）の形態的および分子的発生過程
A：母斑を伴わない正常皮膚ではわずかにメラノサイトを散見する程度である．B：*BRAF* や *RAS* の活性化変異が起こると，境界部のメラノサイトは増殖し，母斑を形成するようになる．C：時間が経つとメラノサイトの胞巣は真皮内に侵入し，複合母斑となる．D，E：さらに，がん抑制分子であるp16（INK4aとしても知られている）が蓄積すると細胞老化が誘導され，完全な増殖の停止，真皮内母斑細胞の"成熟"をきたす．この過程は"神経移行 neurotization"とも表現される．

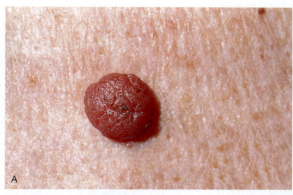
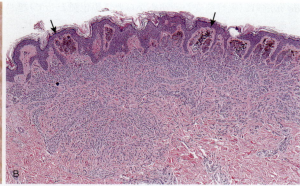

図 22.19　メラノサイト系母斑
A：メラノサイト系母斑は比較的小さく，左右対称性で均一な色素沈着を示す病変である。B：複合母斑はメラニン顆粒に富む浅層（表皮）のメラノサイト（矢印）の胞巣と真皮内メラニン顆粒に乏しいないしまったくないメラノサイトの胞巣からなっている。

intradermal nevus となる（図22.19B）。

臨床的特徴

　メラノサイト系母斑はその形状が多彩で，多数の類型に分けられている。大半は単に美容上少し気になる程度のことが多いが，炎症を引き起こしたり，悪性黒色腫に類似してみえたりすることから，外科的に切除されることもある。複合母斑と真皮内母斑は，境界母斑よりも隆起したものが多い。

■ 異形成母斑

　異形成母斑 dysplastic nevus は，色白の肌の人に好発し，散発性や家族性に起こる。家族性のものは，悪性黒色腫発生の危険度が高いことが確認されているため，臨床的に重要である。通常のメラノサイト系母斑でみられるように，異形成母斑でも活性化を引き起こす RAS や BRAF 変異がよく認められ，これが病理発生に関与していると考えられている。

形態学

　異形成母斑は，ほとんどの後天性母斑よりも大きく（しばしば直径 5 mm より大きい），**体表面に 100 を超える多数の病変が生じることもある**（図22.20A）。これは扁平な斑状病変あるいは軽度に隆起した局面を呈し，表面が"小石を敷き詰めたような"性状を示す。通常は，色素沈着の程度が均一ではなく多彩で，輪郭が不整である（図22.20A，挿入写真）。
　組織学的には，異形成母斑は主に複合母斑の形態を示し，構造的および細胞学的な異常増殖を伴っている。表皮内にある母斑細胞の胞巣は大きく，隣り合う胞巣との間に異常な融合（架橋形成）がみられる。この過程の一時期では，単一の母斑細胞が真皮表皮接合部に沿って基底細胞を置換する，いわゆる"**黒子様過形成** lentiginous hyperplasia"を示すようになる。不整でしばしば角張った核形態と核濃染を示す細胞異型がよく認められる。真皮浅層にも変化がみられる。軽度の

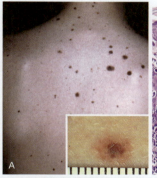
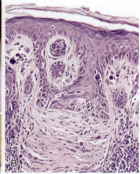

図 22.20　異形成母斑
A：異形成母斑症候群の患者の背中にみられた多数の不整形を示す母斑。病変は，普通 5 mm 以上の大きさとなり，境界不整で挿入拡大写真にみられるように色素沈着も多彩である。B：真皮浅層に互いに平行に走る線維束がみられるのが特徴的所見である。

リンパ球浸潤，メラニン色素の逸脱，真皮マクロファージによる色素の貪食（**メラニン色素失調** melanin incontinence），そして母斑細胞（メラノサイト）の表皮内胞巣を取り囲むような線状の線維化が認められる（図22.20B）。これらの所見はこの病変に対する宿主の反応である。

臨床的特徴

　通常型の母斑とは異なり，**異形成母斑は露光部のみならず，非露光部にも生じる**傾向がある。**家族性異形成母斑症候群** familial dysplastic nevus syndrome は非常に悪性黒色腫を発生しやすく，一生のうちに悪性転化する危険度はほぼ100％である。散発性の異形成母斑では，10個以上の異形成母斑が出現している人でのみ，悪性黒色腫の発生危険率が高いようである。異形成母斑から悪性黒色腫への移行は臨床的にも組織学的にも記載されている。しかし，これらの症例は例外的といえ，ほとんどの悪性黒色腫は先行する母斑から発生するのではなく，

de novo に（先行病変なく初めから悪性黒色腫として）起こる。このように，異形成母斑であれ他の母斑であれ，個々の母斑が悪性黒色腫になる確率はきわめて低いと考えられているが，異形成母斑の病変があれば，それを悪性黒色腫発生の危険指標（マーカー）としてみるほうがよい。

■ 悪性黒色腫

悪性黒色腫 melanoma は，基底細胞癌や扁平上皮癌に比べるとそれほど多いものではないが，致死性はきわめて高い。悪性黒色腫の発生頻度は過去数十年にわたって劇的に増加したと報告されている。それは，部分的には危険率の高い人が紫外線曝露を受ける機会が増加した結果でもあり，また一方では積極的に検査されることから初期病変の検出率が高まった結果でもある。今日，皮膚悪性黒色腫のごく初期の徴候に一般の人々の多くが気づくようになったおかげで，大半の黒色腫は外科的に治癒可能となった。

病態形成

他の皮膚悪性腫瘍と同様に，主に紫外線によるDNA損傷が段階的にドライバー遺伝子の突然変異を起こさせ，悪性黒色腫を発生させている。露出した皮膚や日光にさらされることが多く，皮膚メラニンが少ない色白の人の多いオーストラリアなどの地域で腫瘍発生頻度が最も高い。若い時期に強くしかも間欠的な日光照射を受けると危険率が高くなる。すでに家族性異形成母斑症候群の項で述べたように，遺伝的要素も腫瘍の発生と進展に役割を果たしており，5％から10％の症例で関与している。例えば，CDKN2A 遺伝子座に生殖細胞系突然変異があることが，まれな家族性悪性黒色腫患者の40％にまでみつかっている。この複合遺伝子座は2つの腫瘍抑制遺伝子をエンコードしている。その1つは p16 で，これは活性化状態では網膜芽細胞腫（RB）腫瘍抑制タンパクを保持することによって細胞周期の G_1–S の移行を制御するサイクリン依存性キナーゼ阻害因子である。もう1つは p14 で，これは p53 腫瘍抑制タンパクの活性をその分解を防ぐことで増強する（第6章）。

悪性黒色腫の発生段階は，水平方向への増殖期と垂直方向への増殖期に区分される。悪性黒色腫発生の初期段階で，そうと認識可能なものは，メラノサイトの真皮・表皮境界部に沿っての側方進展からなる病巣（黒子様過形成と境界母斑，図22.21A～C）であるといわれている。この病変は，やがて初期黒色腫へ移行し，しばしば長い期間表皮内での水平増殖期 radial growth phase を示すことを特徴としている（図22.21D）。この段階では，黒色腫細胞は浸潤や転移の能力をもたない。時間とともに，**垂直増殖期 vertical growth phase** が起こってくる。つまり，腫瘍は下方へ増殖し，細胞

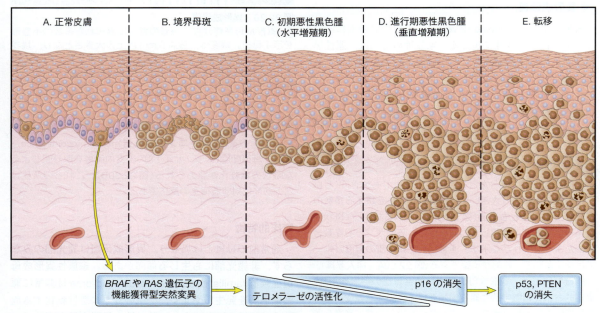

図22.21　形態学的および分子的にみた悪性黒色腫の発生過程
A：正常皮膚ではわずかにメラノサイトを散見する程度である。B：BRAF や RAS の活性化変異が起こると表皮基底層のメラノサイトが増殖し，母斑を形成してくることもある。C：さらにテロメラーゼの発現を活性化させる遺伝子の変異など他の変異が加わると形質転換と初期黒色腫の発生が起こるようになる。初期の黒色腫は表皮内を外方性に広がる（水平増殖期 radial growth phase）。D：さらにがん抑制タンパクである p16 の消失などの事態が加わるともっと浸潤性の強い増殖が起こる（垂直増殖期 vertical growth phase）。E：転移能を獲得するのはがん抑制タンパクである PTEN と p53 の消失を引き起こす遺伝子変異を受けてからである。

の成熟を欠いた膨張性集塊となって真皮深部へ進展する（図22.21E）。この過程が起こる前には平坦であった病変が結節状となる。この時期は転移能の発生に関連する。

良性の母斑から発生したと思われる悪性黒色腫を含めた，家族性および散発性症例を使ってのDNA塩基配列の研究はその分子病理発生を考えるうえで重要な示唆を与えてくれた（図22.21）。最初に起こることは，*BRAF*あるいはもっと低い頻度で*RAS*遺伝子の活性化突然変異であるようである。ほとんどの症例では，他の突然変異が加わらないかぎり良性の母斑だけが形成される。形態的に悪性黒色腫を疑わせるような"異型性(atypical)"を示す母斑や水平増殖期の黒色腫の遺伝子配列に関する研究からは，悪性黒色腫では一般にテロメラーゼの発現を活性化させる突然変異が起こっていることが示された。テロメラーゼの発現については，（良性母斑で普通にみられる運命といえる）"老化"を止めるとの説がある。他の突然変異やエピジェネティックな異常が付加された場合，*CDKN2A*やそれをエンコードする腫瘍抑制遺伝子p16の消失が起こり，腫瘍は浸潤性の垂直増殖期に移行する。この皮膚で起こる腫瘍発生の段階中に紫外線への曝露が加わると，遺伝子突然変異が付加され，腫瘍の進行の機会が増える。最後に，腫瘍抑制遺伝子*TP53*や*PTEN*などの遺伝子に突然変異が加わると腫瘍は転移能を獲得してくる。この段階では，異数性aneuploidyや遺伝子コピー数の変化が現れ，発生中の腫瘍に遺伝子的不均一性が加わってくる。

一方，非露光部である肢端部や粘膜部に発生するまれなタイプの黒色腫は，別の分子的異常の過程をたどる。これらの腫瘍にみられる，最も頻度の高い初期の突然変異は，*KIT*受容体チロシンキナーゼ遺伝子に起こる機能獲得型突然変異である。同様に，ブドウ膜に発生する黒色腫もいくつかの異なる組み合わせのドライバー遺伝子の突然変異を有している。最も顕著なものは，相互排他的な突然変異で，GTP結合タンパクである*GNAQ*や*GNA11*を活性化させるものである。

露光部に発生する黒色腫では紫外線で誘発されて起こる多量の変異があり，それによって新たな抗原がつくられることになる。そのため，黒色腫の発生には，腫瘍細胞は宿主の免疫反応を抑制するか回避する能力を獲得しなければならないことになる。免疫反応回避の重要性は，多くの進行した悪性黒色腫の免疫チェックポイント阻害剤に対する反応によって証明されている。免疫チェックポイント阻害剤とは，その働きが抑制されている黒色腫特異的反応T細胞を解き放ち，腫瘍を攻撃するようにさせる薬剤である（後述）。

形態学

悪性黒色腫は良性の母斑と異なり，しばしば**色素沈着量が著しく多彩で**，濃淡の違う黒色，褐色，紅色，暗青色や灰色となる（図22.22A）。腫瘍境界は不整で，しばしば"切れ込み"を示す。

組織学的には，悪性細胞は表皮内ではすべてのレベルで不明瞭な胞巣を形成したり，個々ばらばらに増殖（パジェット様分布pagetoid spread）したりし，真皮内では膨張性の結節となって発育する。これらは，それぞれ水平増殖期，垂直増

殖期にあたる（図22.22B，C）。表層拡大型の黒色腫では，しばしばリンパ球浸潤が強いことは注意すべきである（図22.22B）。この所見は，腫瘍特異抗原に対する宿主の反応を表しているのかもしれない。腫瘍の厚さは黒色腫の生物学的態度の悪さと強く相関している。これらの因子を観察，記録し総合的に考えることで，予後に関する正確な予測が可能となる。

個々の黒色腫細胞は，母斑細胞よりもかなり大型である。典型的には，腫瘍細胞は大型の核をもち，核形は不整で，クロマチンは核膜縁に凝集するのが特徴である。しばしば"サクランボ状赤"と表現される，明瞭な好酸性で赤い核小体をもつ（図22.22D）。免疫組織化学染色は転移巣の検出に有用である（図22.22D，挿入写真）。

臨床的特徴

悪性黒色腫のほとんどは皮膚に発生するが，他に**口腔**と**肛門陰部の粘膜**，**食道**，**クモ膜**，そして**眼球**にも生じる。皮膚悪性黒色腫の発生頻度は皮膚の色素量に逆比例する。黒色腫は色白の人に多いが，色黒の人にも発生するし，足底部（いわゆる末端黒色腫），手掌や爪床にも頻繁に出現する。皮膚悪性黒色腫は一般に無症状であるが，ときに早期の症状として掻痒が出現することもある。**最も重要な臨床所見は色素性病変の色調や大きさの変化である**。臨床所見で注意すべきは以下である。

1. 先行する母斑の急激な増大
2. 病変の掻痒や痛み
3. 成人期になって新たに色素性病変が発生
4. 色素性病変の輪郭が不整
5. 色素性病変内の色調濃淡の多彩性

これらの原則は，悪性黒色腫の"ABC"と表現される。つまり，A：asymmetry（非対称性），B：border（辺縁が不整），C：color（多彩な色調濃淡），D：diameter（直径が大きい），E：evolution（先行する母斑からの変化）である。黒色腫はできるかぎり早く発見し，治療に入ることが肝要である。浅い病変は，大半の症例で外科的に治癒可能であるが，転移すると黒色腫はしばしば致命的となる。

転移の可能性は，被蓋表皮の顆粒細胞層最上端から垂直増殖期の結節最深部までの距離をmm単位で計測することで予測できる（**ブレスロウの厚さBreslow thickness**と称される）。その他，転移の危険率は核分裂の多い腫瘍や局所免疫反応の誘導のない腫瘍で高くなる。転移は，所属リンパ節のみならず肝臓，肺，脳，その他ほとんどの部位にみられる。前哨（センチネル）リンパ節（悪性黒色腫の原発巣から最初に流れ込んでくるリンパ節）を外科手術の際に生検して調べると，腫瘍の生物学的態度に関してさらなる情報が得られる。

BRAFやKITを選択的に阻害する薬剤が開発され，BRAFやKIT突然変異のある転移腫瘍の患者でそれぞれ劇的な反応が示されている。しかし，薬剤抵抗性をきた

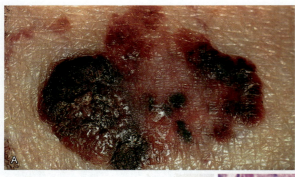
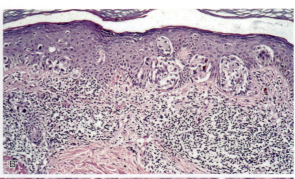
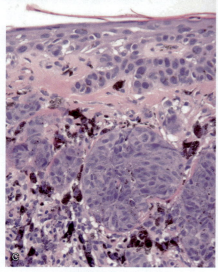
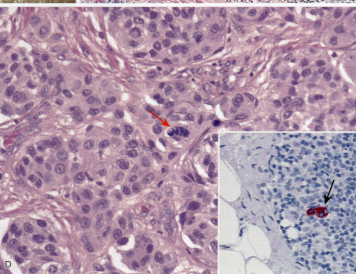

図22.22　悪性黒色腫
A：臨床的に病変は母斑よりも大きい傾向があり，不整な形態や多彩な色素沈着を示す。斑状の領域は，表層（水平）増殖期にあることを意味し，隆起性の病変はしばしば真皮内浸潤（垂直増殖期）にあることを示唆している。B：水平増殖期には，表皮内に胞巣形成性と孤立性の黒色腫細胞の散布がみられる。C：垂直増殖期には，浸潤する腫瘍細胞の結節状の集簇巣を真皮内に認める。D：黒色腫細胞は，大きさ，形ともに不整で濃染する核と著明な核小体を有している。写真中央部には異常核分裂像がみられる（赤い矢印）。挿入写真は，前哨（センチネル）リンパ節に転移した黒色腫細胞が小さな集合巣を形成している所（矢印）を，メラノサイトのマーカーであるHMB-45の免疫染色で示している。

すことによって結果的に多くの腫瘍で再発する。さらに最近では，免疫チェックポイント阻害剤で患者の抗腫瘍性細胞障害性T細胞による反応を増強することによって（第6章），転移巣を固定化し，場合によっては著しい腫瘍の縮小や臨床的寛解をきたす効果があることが示されている。現在，進行した黒色腫の治療はいくつかのチェックポイント阻害剤とBRAF阻害剤など他の標的治療を併用する方法が用いられている。

要約

炎症性皮膚症
- 炎症性皮膚症にはたくさんあり，IgE抗体がさまざまに関与するもの（蕁麻疹 urticaria），抗原特異性T細胞によるもの（湿疹 eczema，多形紅斑 erythema multiforme と乾癬 psoriasis）や外傷によるもの（慢性単純性苔癬）が含まれる。
- アトピー性皮膚炎や乾癬では，遺伝的感受性がその基盤として内在している。
- これらの疾患は，炎症反応のパターンに基づいてグループ分けすることができる（例：扁平苔癬や多形紅斑にみられる境界皮膚炎がこれにあたる）。
- 組織所見には重なりや非特異的なものが多いので，皮膚疾患を確定的に診断するには臨床像との相関をとることがきわめて重要である。

水疱性疾患
- 水疱性疾患は表皮傷害部位によって分類される。
- このグループの疾患はしばしば表皮や基底膜の構成タンパク質に対する特異自己抗体によって引き起こ

され，角化細胞同士の分離・離開を生じる（棘融解）。
- 天疱瘡 pemphigus は細胞間に存在する幾種類かのデスモグレイン（デスモソームの一部）に対する IgG の自己抗体の形成に関係し，その結果として角層下（落葉状天疱瘡）や基底細胞直上（尋常性天疱瘡）に水疱を形成する。
- 水疱性類天疱瘡 bullous pemphigoid では，基底膜の構成タンパク質（ヘミデスモソームの一部）に対する IgG の自己抗体が関与し，表皮下水疱が形成される。
- 疱疹状皮膚炎 dermatitis herpetiformis は，（セリアック病と同様に）トランスグルタミナーゼに対する IgA 自己抗体に関連し，表皮下水疱が形成される。

良性および前がん性上皮性病変
- 脂漏性角化症 seborrheic keratosis：円形，平坦な局面で，表皮の基底細胞の単一な増殖巣 proliferations からなり，メラニン色素を含有することがある。表皮の過角化があり，角質物で充満した囊胞構造を伴うことが特徴である。
- 光線角化症 actinic keratosis：日光露光部に出現し，表皮の下層に細胞異型がみられる。ときに表皮内癌へ移行していくこともある。
- 上記両病変とも発がん性の突然変異を伴っているが，悪性転化は脂漏性角化症ではきわめてまれで，光線角化症の少数例でのみ認められる。

悪性上皮性腫瘍
- 基底細胞癌と扁平上皮癌の頻度は終生の日光曝露時間の増加に強く関連している。
- 皮膚原発扁平上皮癌の危険因子には，色白の肌，紫外線曝露，発がん性ヒトパピローマウイルス，発がん化学物質への曝露，皮膚の慢性炎症や瘢痕化，免疫抑制状態がある。
- 皮膚扁平上皮癌は転移能をもっているが，通常は転移前に発見され切除される。
- 基底細胞癌は，世界的に最も頻度の高い悪性腫瘍で，局所侵攻性であるが，転移はきわめてまれである。ヘッジホッグ経路の遺伝子変異を伴う。

メラノサイト系病変，良性および悪性
- メラノサイト系母斑 melanocytic nevus の多くでは，*BRAF*，やや頻度は低いが *RAS* の活性化変異を示すが，大半は悪性転化することはない。
- 散発性の異形成母斑 dysplastic nevus は前がん病変というよりも，悪性黒色腫発生の危険指標とみなすほうがよい。異形成母斑は，特徴的な構造異型と細胞異型を示す。
- 黒色腫 melanoma はきわめて侵攻性の強い悪性腫瘍で，わずか数 mm の厚さの腫瘍でも転移をきたし，最後には患者を死に至らしめることがある。
- 多くの症例で，黒色腫は上皮内型から浸潤（真皮）型へと進行していく。腫瘍の厚さや核分裂活性などの真皮内浸潤腫瘍の指標は全生存期間と強い相関を示す。
- 露光部皮膚に発生する黒色腫はしばしば BRAF セリン−スレオニンキナーゼの活性化遺伝子変異を伴い，BRAF 阻害剤や免疫チェックポイント阻害剤に反応する。他の悪性腫瘍と同様，いくつかのがん遺伝子（*BRAF* や *RAS*）における遺伝子変異やがん抑制遺伝子（p16, *TP53* や *PTEN*）の蓄積によって発生する。

臨床検査[a]

検査	参考値	病態生理／臨床的関連
BP180（BPAG2），BP230（BPAG1）抗体，血清	< 20 RU/mL	BPAG1 や BPAG2 は基底部上皮細胞と基底板をつなぎ止めるヘミデスモソーム内に存在する分子である。これらの分子は水疱性類天疱瘡の標的抗原となっている。BPAG1 や BPAG2 に対する抗体は水疱性類天疱瘡患者のほとんどに存在しているが，この検査が陰性であるからといって必ずしも本症の可能性を除外するものではない。臨床的に非常に疑わしいが臨床検査的に陰性である場合には皮膚組織を使っての免疫蛍光検査が勧められる。患者によっては，抗体価は病気の重症度と相関する。
脱アミノ化グリアジン IgG と IgA 抗体，血清	陰性：< 20.0 U 弱陽性：20.0〜30.0 U 陽性：> 30.0 U	組織グルタミン転移酵素に対する IgA 抗体（下記参照）の検査はセリアック病患者と疱疹状皮膚炎患者に対する最も重要な血清学的検査である。ただ，セリアック病患者の約 2％（そして疱疹状皮膚炎患者の少数例）ではこれを欠いている。このような場合では，セリアック病，疱疹状皮膚炎患者の確認に，脱アミノ化グリアジン IgG 抗体の検査が代替として使われる。患者が検査前に無グルテン食を摂取している場合にはこの検査の感度は下がる。
デスモグレイン 1/3 IgG 抗体，血清	< 20 RU/mL	デスモグレイン 1（DSG1）とデスモグレイン 3 は細胞表面に存在するデスモソームに関連する接着分子である。DSG1 は表皮角質層から基底膜まで分布してみられるが，DSG3 は表皮下部に限局している。これらのタンパク質に対する自己抗体は落葉状天疱瘡（DSG1）と尋常性天疱瘡（DSG3 と DSG1）でみられる。これによって細胞間接着が破壊され，水疱が形成される。

抗筋内膜抗体，IgA，血清	陰性 Negative	筋内膜（筋細胞を取り巻く結合組織）に対する IgA 自己抗体はセリアック病患者や疱疹状皮膚炎患者の 70％ から 80％ で上昇している。比較すると，抗組織グルタミン転移酵素（TTG）自己抗体は 90％ から 98％ の感度と 95％ から 97％ の特異度を示すので，抗筋内膜抗体検査は最初に行うべき検査ではない。また，これは IgA 抗体を欠く患者で使用できるものでもない。検査値は一般に病勢に相関し，無グルテン食を厳格に守っているとその値は減少している。
抗組織グルタミン転移酵素（TTG）IgA 抗体，血清	陰性：＜ 4.0 U/mL 弱陽性：4.0〜10.0 U/mL 陽性：＞ 10.0 U/mL	TTG はグリアジンを脱アミノ化する。このグリアジンは抗原提示細胞に存在する HLA-DQ2 と DQ8 分子に強い親和性をもって結合し，CD4+T 細胞反応を起こす。IgA 抗 TTG 自己抗体に対する酵素標識イムノソルベント検定法（ELISA）は疱疹状皮膚炎の検査法としては感度，特異度ともに高いものである。この検査法は IgA の存在を査定するものなので，（セリアック病患者のおよそ 2％；疱疹状皮膚炎患者ではもっと少ない頻度でみられる）IgA 欠乏症の患者では陰性となる。また，患者が無グルテン食を摂取しているときには，この検査は陰性となり，無グルテン食を遵守しているかの監視に有用である。

[a] この表の編集における Dr. Angad Chada, Department of Medicine, University of Chicago の支援に深く感謝する。
参考値は Mayo Foundation for Medical Education and Research の許可を得て https://www.mayocliniclabs.com/ から引用。無断転載を禁ずる。
Deyrup AT, D'Ambrosio D, Muir J, et al. Essential Laboratory Tests for Medical Education. Acad Pathol. 2022;9. doi: 10.1016/j.acpath.2022.100046. より引用。

和文索引

数字

I 型 MPGN　522
I 型膠原線維　775
1 型自己免疫性膵炎　656
1 型神経線維腫症　766
1 型糖尿病　735, 746
1 度房室ブロック　374
2 型神経線維腫症　238
2 型糖尿病　746
II 型肺胞上皮細胞　128
2 対立遺伝子　90
2 度房室ブロック　374
2 ヒット理論　233
2 ヒドロキシグルタル酸　788
III 型過敏症　162
3 度房室ブロック　374
3-ヒドロキシ-3-メチルグルタリル補酵素 A　99
7-デヒドロコレステロール　302
13-cis-レチノイン酸　125
21 水酸化酵素欠損　762
21 トリソミー　114
22q11.2 欠失症候群　116
25 水酸化酵素　302
25 ヒドロキシビタミン D　302

ギリシャ文字

α-L-イズロニダーゼ　110
α_1 アンチトリプシン　463
α_1 アンチトリプシン欠損症　625
α_1 水酸化酵素　302, 304
α 顆粒　70
α 細胞　745
α サラセミア　133
α サラセミア体質　405
α フェトプロテイン　641
α メラニン産生刺激ホルモン　309
α メラノコルチン刺激ホルモン　309
α 溶連菌　126
α 粒子　293
β アミロイドタンパク質　202
β カテニン遺伝子　640
β 軽症型サラセミア β　403
β 細胞　745
β 細胞機能異常　749
β 細胞機能不全　750
β 細胞抗原　748
β サラセミア体質　403
β 重症型サラセミア　404
β 中間型サラセミア　404
β 溶血性連鎖球菌　524
β 粒子　293
Δ^9 テトラヒドロカンナビノール　290
δ 細胞　746

英字

AA アミロイド　202
ACTH の異所性分泌　759
ACTH 非依存性クッシング症候群　759
ACTH 放出ホルモン　759
A/E 病変　582
AIDS 確定疾患　198
AIDS 関連（伝染性）カポジ肉腫　350
AIDS 指針疾患　198
AL アミロイド　202
APC/β カテニン経路　597, 603
A 型肝炎ウイルス　613
A 型性格　327
BV 関連びまん性大細胞型 B リンパ腫　431
B 型肝炎　290
B 型肝炎ウイルス　613
B 型肝炎表面抗原　614
B 細胞性非ホジキンリンパ腫　733
C3 糸球体症　522
C3 糸球体腎炎　523
C3 腎炎惹起因子　523
C3 転換酵素　42
C5 転換酵素　43
CD8 陽性細胞傷害性 T 細胞　732
CDK 阻害剤　231
COL3A1 遺伝子　98
CREST 症候群　180
C 型肝炎　290
C 型肝炎ウイルス　615
C 細胞過形成　742
C 反応性タンパク質　326
D-ダイマー　73
de novo 経路　801
DNA 腫瘍ウイルス　237
DNA 傷害　15
D 型肝炎ウイルス　617
ECM 隔離増殖因子　246
ES 細胞　54
E 型肝炎ウイルス　617
E カドヘリン　238, 717
FEV1/FVC 比　465
GM2 ガングリオシドーシス　108
GTPase 活性化タンパク質　229
G タンパク質　726
G バンド法　112
H5N1 インフルエンザ　486
HBc 抗原　613
HBe 抗原　613
HBs 抗原　614
HIV 感染　418
HIV 関連神経障害　845
HIV 関連性神経認知症　201
HLA ハプロタイプ　153
H 因子　44
IgA 腎症　528
IgE 関連過敏性反応 I 型　466
IgG4 関連疾患　182, 335, 734
JC ウイルス　200
L-イズロン酸スルファターゼ　110
LDL 受容体　98
MALT リンパ腫　258
MAP キナーゼシグナル伝達経路　738
MC4R 遺伝子　309
MEN-1 症候群　767
MEN-2 型症候群　766, 768
MEN1 がん抑制遺伝子　767
MHC 拘束　152
MPGN II 型　521
mRNA COVID-19 ワクチン接種　389
N-アセチル-p-ベンゾキノンイミン　287
N-アセチルシステイン　287
NOD 様受容体　31, 150
NS5A プロテイン　617
PPD 皮膚テスト　169
PP 細胞　746
PTH 関連ポリペプチド　744
QT 延長症候群　374
RET がん原遺伝子　768
RNA スプライシング因子　422
RNA 誘導サイレンシング複合体　91
T_3 中毒症　730
Th17 細胞　37
TLR 欠損　193
TNM システム　260
Toll 様受容体　30, 150
T 細胞介在性（IV 型）過敏症　162
T 細胞受容体　151
T 細胞領域　418
T リンパ球　517
WAGR 症候群　138
X 染色体連鎖性疾患（伴性遺伝性疾患）　97
X 連鎖　406

あ

アーノルド・キアリ奇形　831

和文索引

アイゼンメンジャー症候群 359, 394
アウエルバッハの筋層間神経叢 573
アウスピッツ血露現象 884
青い細胞の腫瘍 136
アカラシア 601
アカントアメーバ 847
亜急性 381, 784
亜急性心内膜炎 381
亜急性肉芽腫性(ドゥケルヴァン)甲状腺炎 731
亜急性肉芽腫性甲状腺炎 733
亜急性の変化 832
亜急性皮膚エリテマトーデス 178
亜急性連合性脊髄変性症 847
悪液質 42, 259, 405
悪性高熱症 292, 821
悪性黒色腫 896
悪性混合腫瘍 554
悪性腫瘍 214, 392
悪性新生物 122, 520
悪性中皮腫 505, 506
悪性貧血 566, 735
悪性末梢神経鞘腫 824
悪玉コレステロール 326
アグリゲイティバクター(アクチノバシラス)・アクチノミセテムコミタンス 549
あざ 347
アジソン病 504, 735, 763
足の弯曲 304
アジュバント 157
アショフ体(小体, 結節) 379
アズール 37
アステロイド小体 475
アスピリン 287, 406
アスベスト 281, 501
アスベスト症 473, 474
アスベスト小体 474
アスペルギルス 846
アスペルギルス種 639
アスペルギルス属 253, 345
アスペルギローマ 500
アセチルコリン 816
アセトアミノフェン 287, 621
アセトアルデヒド 624
圧痕浮腫 68
圧縮性無気肺 459
圧迫性蕁麻疹 880
軋轢音 796
アディポカイン 750
アディポネクチン 309
アデノシンデアミナーゼ 189
アデノシン二リン酸分解酵素 74
アテローム硬化性プラーク 323, 329
アテローム(粥腫) 323
アテローム性動脈硬化症 48, 79, 574

アテローム性動脈硬化予防的 327
アトピー 163, 466
アトピー3徴候 165
アトピー性 466
アトピー性皮膚炎 164, 880
アトピーマーチ 165
アトルバスタチン 823
アドレナリン 723
アドレナリン作動性ホルモン 18
アナフィラキシー 164
アナフィラキシーショック 83
アナフィラトキシン 38, 43
アニチコフ細胞 379
アノフェレス 408
アフタ性潰瘍 550, 589, 601
アフラトキシン 311, 639
アブラナ科 736
アフリカ風土病型カポジ肉腫 349
アポトーシス 4, 236, 776
アポトーシス小体 10
アポトーシス阻害タンパク質 242
アポトーシスを制御する遺伝子 223
アポフェリチン 22
アミオダロン 474
アミロイド 202
アミロイドーシス 53, 149, 388
アミロイド小体 669
アミロイド前駆体タンパク質 202
アミロイド沈着 742, 750, 757
アミロイドニューロパチー 816
アメーバ性髄膜脳炎 847
アラキドン酸 38
亜硫酸ガス 276
アルコール 624
アルコール関連肝疾患 622
アルコール関連心筋症 285
アルコール脱水素酵素 284
アルコールデヒドロゲナーゼ 283
アルサス反応 168, 337
アルツハイマー病 116, 850, 852
アルドース還元酵素 754
アルドステロン 320, 758
アルドステロン合成酵素 761
アルドステロン合成酵素遺伝子 761
アルドステロン産生腺腫 762
アルボウイルス 843
アルポート症候群 528
アレルギー 30, 161
アレルギー疾患 47
アレルギー性気管支肺アスペルギルス症 500
アレルギー性接触皮膚炎 880, 881
アレルギー性肺胞炎 476
アレルギー性鼻炎 164
アレルギー反応 447
アレルゲン 162

暗殻 430
アンギオテンシン 321
アンギオテンシンⅡ 320
アンジェルマン症候群 122
鞍状塞栓 79, 478
安定狭心症 331, 364, 366
暗点 535
アンドロゲン 670, 723, 758
アンドロステンジオン 762

い

胃 563
異栄養性石灰化 23
胃炎 601
イオンチャンネルミオパチー 821
いが状赤血球 579
意義不明単クローン性免疫グロブリン血症 436
異型狭心症 366
異型小葉過形成 717
異形成 217, 222, 560, 568, 777
異形成結節 640
異形成母斑 895, 899
異型性を伴う増殖性病変 710
異型性を伴わない増殖性病変 710
異型腺腫様過形成 501
異型度 259
異型リンパ球 417
医原性 731
医原性甲状腺機能低下症 731
移行帯 690, 693
易興奮性 367, 374
異骨症 777, 810
胃酸 758
遺残組織 139
異時性 767
萎縮 20
胃症 563, 601
異常角化 892
移植関連カポジ肉腫 350
異食症 410
胃食道逆流症 559, 601
移植片対宿主病 187, 558, 579
移植片動脈硬化症 185
移植片動脈症 394
異所性胃 556
異所性遺残 215
異所性胃粘膜 556
異所性膵 652
異所性組織 134
異所性ホルモン 217
異数性 226
異数体(性) 112, 809
胃腺癌 602
胃腺腫 569, 602
異染性白質ジストロフィー 850

和文索引

イソクエン酸デヒドロゲナーゼ 788
イタイイタイ病 279
痛み 708
一塩基多型 90
苺状動脈瘤 318
一次海綿質 778
一次孔 360
一次口型心房中隔欠損 360
一次骨化中心 776
一次止血 69
一次止血栓 69
一次性骨格筋疾患 818
一次性進行型 MS 849
一次性痛風 801
一次性副甲状腺機能亢進症 780
一次治癒 56
一次中隔 360
一次予防 311
胃腸炎 274
胃腸障害 744
一過性 832
一過性甲状腺中毒症 733
一酸化炭素 276
一酸化窒素 35, 74, 490
胃底腺ポリープ 568
遺伝 520
遺伝子異常 359, 731
遺伝子疾患 213
遺伝子多型 111, 274
遺伝子的に均一 392
遺伝性 803
遺伝性家族性先天性リンパ浮腫 346
遺伝性球状赤血球症 399
遺伝性血管性浮腫 43, 193
遺伝性疾患 94, 640
遺伝性出血性末梢血管拡張症 347
遺伝性腎炎 528
遺伝性膵炎 653
遺伝性代謝性肝疾患 625
遺伝性非ポリポーシス大腸癌 596, 603
遺伝性ヘモクロマトーシス 23, 625
遺伝的欠乏 445
遺伝的多様性 95
遺伝(的)要因 322, 670
伊東細胞 300
移動性血栓性静脈炎 660
イニシエーター 254
易熱性毒素 582
イノシトール 1,4,5-三リン酸 723
異物 30, 59
イマチニブ 572
陰窩炎 581
陰窩膿瘍 581, 590
陰窩の過形成 577
印環細胞 570
インクレチン 748

陰茎 222, 663
陰茎上皮内腫瘍 663
インスリノーマ 757
インスリン 308
インスリン受容体 748
インスリン抵抗性 310, 746
インスリン様成長因子 2 138
インスリン様増殖因子 1 311, 727
インスリン様ペプチドホルモン 723
陰性荷電をもつリン脂質 70
インターフェロン-γ 放出アッセイ 489
インターロイキン 157
インテグリン 33
咽頭嚢 742
院内感染性肺炎 487
陰嚢 664
インフラマソーム 31, 150, 310, 471, 750
インフルエンザ桿菌 481
インフレーム融合 790

う

ウィスコット・オルドリッチ症候群 191
ウィッカム線条 884
ウィップル病 413
ウイルス感染 418
ウイルス性肝炎 607
ウイルス性唾液腺炎 553
ウイルス性肺炎 510
ウイルス設定点 198
ウィルスング管 651
ウィルソン病 627
ウィルヒョウの3要素 74
ウィルムス腫瘍 136, 138, 542, 544, 794
ウェゲナー肉芽腫症 343, 480
ウェルニッケ・コルサコフ症候群 285, 847
ウェルニッケ脳症 847
ウォーターハウス・フリーデリクセン症候群 84, 443, 763
ウォーラー変性 813
右冠動脈優位の心臓 368
ウシ型結核菌 584
右室梗塞 373
う蝕 549, 601
右心肥大 361
右心不全 358
うっ血 65, 460
うっ血性肝腫大 358
うっ血性心不全 355, 730
うっ血性脾腫 358, 612
右半結腸に生じた結腸癌 598
膿 6, 32

羽毛状変性 631
ウルシオール 881
ウレアーゼ 565
ウレアプラズマ・ウレアリティクム 127, 680, 690
ウロキナーゼ型プラスミノーゲン活性化因子 246
運動単位 817

え

永久栓 70
エイコサノイド 38
衛生仮説 163, 465, 588
栄養失調症 274
栄養障害 20, 271
栄養状態 59
栄養性浮腫 297
栄養膜細胞 667
栄養膜細胞層 132
エーラス・ダンロス症候群 98, 835
液化 6
液性免疫 151
エキノコックス感染症 620
液面形成 792
エクスタシー 289
壊死 4
壊死性 468
壊死性糸球体腎炎 343
壊死性出血性間質性肺炎 480
壊死性腸炎 127, 129, 575
壊死性腸炎後狭窄症 129
壊死性乳頭炎 756
エストロゲン 723
壊疽 81, 292, 755
壊疽性壊死 6
壊疽性胆嚢炎 644
エタノールミオパチー 823
エナメル上皮腫 555
エピジェネティクス 227
エピジェネティック因子 422
エピジェネティック修飾 91
エピジェネティック制御 91
エピトープ 797
エピトープスプレッディング 174
エピネフリン 723, 767
エプスタイン・バールウイルス 248, 255, 350, 507, 569, 865
エメリ・ドレフュス型筋ジストロフィー 821
エメリン 821
エラスチン 57
エリート管理者 198
エリスロフェロン 626
襟ボタン状病変 505
エルゴステロール 302
エルシニア 581

遠位細葉性(傍隔壁性)肺気腫　462
遠位対称性知覚運動多発神経障害　813
塩化ビニル　281
嚥下困難　562
嚥下痛　558, 562
遠視　868
炎症　5, 17, 43, 55, 591, 708, 750
炎症細胞　463
炎症細胞浸潤性眼障害　734
炎症性　602, 708
炎症性偽腫瘍　182
炎症性ケモカイン　42
炎症性疾患　664
炎症性腸疾患　587
炎症性乳癌　717
炎症性嚢胞　555
炎症性腹部大動脈瘤　335
炎症性物質　129
炎症性ポリープ　568, 592, 603
炎症性ミオパチー　822
炎症性メディエーター　31
炎症性リンパ節炎　32
炎症媒介物質　574
炎症反応　725
遠心性システム　307
塩素痤瘡　280
エンテロキナーゼ　651
エンテロトキシン　574, 581
エンテロバクター菌　673
エンドセリン　69
エンハンサー　89

お

黄色ブドウ球菌　102, 290, 292, 381, 468, 483, 553, 620, 885
黄体化ホルモン　728
黄体形成ホルモン　696
黄体嚢胞　700
黄体ホルモン　724
黄疸　105, 400, 609, 629
嘔吐　105
横紋筋腫　392, 807
横紋筋肉腫　136, 794
大型胆管閉塞　647
大型弾性動脈　317
オートファジー　10, 20, 105, 240
オートファジー小胞　11
オートミール粥様　352
オキシトシン　725
悪心・嘔吐　752
オステオプロテジェリン　776
オスラー・ウェーバー・ランデュ病　347
オスラー結節　382
オゾン　275
オッズ比　172

オッディ括約筋　654
オプソニン　35
オプソニン化　35, 43, 159
おむつかぶれ　499
オメガ3脂肪酸　326
オリエール病　788
オリゴクローナルバンド　849
オリゴデンドロサイト　827
オリゴメリック　851
オレンジの皮　67
オンコサイトーマ　544
温室効果　272

か

ガードナー症候群　595, 807
ガードネレラ・バジナリス　127, 690
カーノハン圧痕　829
カーリング潰瘍　564
外陰炎　687
外陰癌　688
外因性経路　71
外陰部　687
外陰部上皮内腫瘍　689, 718
外陰部上皮内新生物　687
外陰部疣贅　886
開花様胆管病変　634
外眼筋麻痺　821
壊血病　57, 304
カイザー・フライシャー輪　628
外痔核　575
外傷　30
外傷性神経腫　825
灰色肝　484
外弾性板　317
回虫　585, 652
回腸末端　589
外毒素産生菌　817
回避・制限性食物摂取症　299
外ヘルニア　574
開放隅角緑内障　869
外方性発育　891
外膜　317
海綿化　882
海綿状外観　539
海綿状血管腫　134, 348, 638, 833, 836, 837
海綿状態　852
海綿状皮膚炎　882
海綿状リンパ管腫　348
海綿層　379
回盲弁　589
潰瘍　46, 284, 681
潰瘍形成　365
潰瘍性大腸炎　587, 603
潰瘍性直腸S状結腸炎　590
潰瘍性直腸炎　590

潰瘍性病変　344
解離性骨炎　780
火炎状母斑　347
過角化　551, 884, 885
化学性髄膜炎　840
化学物質　2, 296
化学療法　558
可逆性　1
過凝固状態　706
架橋－融合－切断サイクル　243
核黄疸　133, 630
角化型扁平上皮癌　508, 689
核型　112
核型異常　805
核硬化症　869
核－細胞質の成熟解離　412
核磁気共鳴画像　655
角質嚢胞　891
核周囲明庭　544
覚醒　131
顎前突症　727
拡張型心筋症　384
拡張機能障害　355
拡張症　347
獲得免疫　149
核内因子κB　258
核濃縮　5
核破砕　10
核破砕物を貪食したマクロファージ　418
核分裂　699
核崩壊　5, 137
角膜混濁　110
角膜ジストロフィー　528
角膜水腫　869
角膜軟化症　301
核融解　5
過形成　18, 222, 668, 734, 886
過形成性胃症　563
過形成性胃ポリープ　602
過形成性骨髄　416
過形成性細動脈硬化(症)　322, 535
過形成性ポリープ　565, 568, 593, 603
鵞口瘡　498, 550
過誤腫　134, 215, 500
過誤腫性ポリープ　592, 603
過剰指趾　777
過剰心異常　359
過食　751
過食性障害　299
下垂手　278
下垂足　278
下垂体　723, 759
下垂体癌　726, 728
下垂体機能亢進症　725
下垂体機能低下症　725, 768

下垂体後葉の疾患　729
下垂体神経内分泌腫瘍　725
下垂体腺腫　725
下垂体前葉　723
下垂体前葉実質　726
下垂体前葉の虚血性壊死　728
下垂体卒中　725
下垂体柄効果　727
ガストリノーマ　571, 757, 767
ガストリン産生腫瘍　758
カスパーゼ　8
カスパーゼ1　802
化生　20, 222
化生説　695
仮性肥大　820
家族性　94
家族性異形成母斑症候群　895
家族性クロイツフェルト・ヤコブ病　851
家族性高アルドステロン症　761
家族性高コレステロール血症　98
家族性甲状腺髄様癌　742, 768
家族性精神遅滞タンパク質　120
家族性大腸腺腫症　594, 603
家族性地中海熱　204
家族性プリオン病　851
家族性ミルロイ病　346
家族歴　359
過体重　307
下大静脈症候群　346
片親性ダイソミー　122
型過敏症　526
過多月経　808
滑液包　804
脚気　847
脚気心疾患　386
喀血　493
褐色萎縮　22
褐色細胞腫　766
褐色脂肪組織　310
褐色腫瘍　744, 780
活性型受容体　155
活性化誘導性シチジン脱アミノ酵素　191, 252
活性酸素種　12, 35, 274, 368, 624, 753, 815
活性酸素中間体　35
活動性炎症　563
活動性脱髄斑　848
滑脳症　831
合併症　566
滑膜細胞層　804
滑膜細胞の過形成　797
滑膜性　794
滑膜肉腫　805, 809, 811
滑膜嚢胞　804

滑面小胞体　3
カテコールアミン　138, 758, 767
カテコールアミン効果　391
可動性の遺伝要素　89
過度の角化　301
カドミウム　279
金網フェンスパターン　622
化膿菌　45
化膿性　391
化膿性炎症　45
化膿性関節炎　784
化膿性胸膜炎　505
化膿性骨髄炎　784
化膿性滲出液　32
化膿性胆管炎　631
化膿性肉芽腫　347, 550, 601
化膿性肺炎　468
化膿性扁桃炎　507
化膿性連鎖球菌　488, 885
カハールの間質細胞　602
過敏症　30, 160
過敏性血管炎　343
過敏性疾患　47, 149, 160
過敏性心筋炎　389
過敏性肺臓炎　476
過敏反応性　344
下部食道括約筋　556
カプスラーツム型ヒストプラスマ症　842
過分節顆粒球　412
過飽和　541
カポジ肉腫　200, 349
カポジ肉腫ヘルペスウイルス　255, 349, 431
鎌状赤血球症　366, 530, 637
鎌状赤血球体質　401
鎌状赤血球貧血　400
鎌状赤血球発作　783
鎌状ヘモグロビン　400
下葉　469
ガラクチトール　105
ガラクトース　105
ガラクトース-1-リン酸ウリジルトランスフェラーゼ　105
ガラクトース血症　105
ガラクトシルセラミダーゼ　850
カリクレイン　44
顆粒球コロニー刺激因子　416
顆粒状沈着　521, 890
顆粒層肥厚　884, 885
過リン酸化タウ　822
カルシウム結石　541
カルシウムホメオスタシス　742
カルシトニン　768, 782
カルシフィラキシス　745
カルチノイド　570, 600, 604

カルチノイド腫瘍　393, 505, 570
カルチノイド症候群　393, 505, 571
カルチノイド心疾患　393
ガルトナー管嚢胞　689
ガルドネレラ属菌　663
カルビンジン　302
カルメット・ゲラン桿菌　675
加齢黄斑変性　874
川崎病　339
がん　213
——の遺伝的素因　262
——の転移　763, 764
——の特徴　213
がん遺伝子　223
がん遺伝子中毒　230
肝炎　612
感音性難聴　528
寛解　849
肝外胆管癌　641
肝芽腫　639
眼窩周囲浮腫　68
がん関連遺伝子　223
眼球乾燥症　301
肝吸虫　652
眼球突出　735
環境因子　221
環境性腸機能障害　579
環境性腸症　576, 579
環境性毒素　815
環境要因　322, 670
管腔　864
ガングリオシド　107
ガングリオシドーシス　107
ガングリオン　804
間欠性跛行　331
がん原遺伝子　223
眼瞼下垂　817
眼瞼痙攣　817
眼瞼裂斜上　114
肝梗塞　636
肝硬変　102, 609, 610, 624, 627, 636
肝細胞癌　607, 612, 639
肝細胞指向性ウイルス　612
肝細胞腺腫　287, 638
肝細胞増殖因子　246
肝細胞風船化　622
間擦疹　499
含歯性嚢胞　555
カンジダ　292, 475, 558, 687
カンジダ・アルビカンス　550, 663, 689, 846
カンジダ症　199
カンジダ心内膜炎　499
カンジダ属菌　690
カンジダ肺炎　499
間質　214, 513

間質型　139
間質基質　57
間質性　485
間質性角膜炎　678
間質性肺疾患　461
間質性浮腫　869
肝脂肪沈着　102
がん腫　214, 500
肝腫大　105, 422, 426
管状　594
眼障害　735
管状癌　717
桿状細胞　828
管状絨毛状　594
環状染色体　114
環状鉄芽球　423
肝腎症候群　610
乾性　471
乾性角結膜炎　179
肝星細胞　607
がん精巣抗原　248
肝性脳症　609
関節　794
関節炎　167, 797
関節強直症　796, 799
間接クームス試験　407
関節血症　68
関節拘縮　110
間接作用物質　253
間接傷害　292
関節鼠　795
関節癒合　796
関節癒着(症)　796
関節裂隙の消失　803
感染　59, 520
乾癬　883, 898
管前型縮窄　363
肝腺腫　640
感染症　30, 520, 602
感染性関節炎　800
感染性血管炎　337
感染性心内膜炎　78, 381
感染性動脈瘤　334
感染性腹部大動脈瘤　335
完全閉塞　317
完全変異　120
肝臓　298, 476, 607
肝臓血管肉腫　351
乾燥症候群　179, 476
乾燥性(萎縮性)AMD　874
緩増虫体　846
がん代謝　240, 241
がん代謝物　240
がんタンパク質　228
肝蛭　620
冠動脈(冠状動脈)　755

―の血管収縮　288
冠動脈疾患　310, 364
嵌頓　574
肝内胆管癌　641
肝内胆汁うっ滞　632
肝脾腫　429
カンピロバクター　581
肝不全　609
貫壁性梗塞　368, 369, 574
感冒　485
顔面肩甲上腕ジストロフィー　821
肝門部　607
寛容　170
間葉系幹細胞　805
間葉性　789
がん抑制遺伝子　223
乾酪壊死　6, 51
乾酪壊死物質　492
灌流障害　342
灌流不良　59
関連痛　366

き

キアリⅠ型奇形　831
キアリⅡ型奇形　831
奇異性塞栓症　79, 360
記憶細胞　157, 160
機械性刺激　18
機械的因子　59
機械的支持　56
機械的損傷　290
偽角質嚢胞　891
気管　459
器官形成期　126
気管結核　493
気管支　459
気管支炎　281
気管支拡張症　459, 461
気管支結核　493
気管支粘膜　222
気管支肺異形成(症)　129
気管支肺炎　484
偽関節　783
気胸　488, 506
奇形　123
奇形腫　134, 214, 667, 703
奇形症候群　124
奇形赤血球症　405
奇形発生　136
起坐呼吸　357
疑似種　615
基質　776
器質化　45
器質化期　460
騎乗大動脈　362
偽水晶体性水疱性角膜症　869

寄生虫感染　603
偽性動脈瘤　333
気絶心筋　367
基礎代謝率　296
偽痛風　627, 801, 803
喫煙　326
喫煙関連間質性肺疾患　477
喫煙者マクロファージ　477
基底細胞癌　893
基底層過形成　559
基底層直上棘融解性水疱　887
基底膜　57, 245
亀頭炎　499, 663
気道再構築　466
亀頭包皮炎　663
キニナーゼ　44
キニノーゲン　44
キニン　44
偽粘膜　497
機能獲得　120
機能獲得型　737
機能獲得性突然変異　778
機能獲得変異　232
機能亢進性下垂体腺腫　726
機能失活変異　233
偽脳腫瘍　301
機能障害　29
機能性の子宮内膜　695
機能喪失変異　229
機能的な低酸素　832
偽ポリープ　590
基本小体　680
偽膜　584
偽膜性腸炎　583
ギムザ染色　112
キメラがんタンパク質　225
逆位　114
逆転写　141
逆流　377, 380
逆流性回腸炎　590
逆流性腎症　531
キャタピラ細胞　379
逆行性輸送　581
キャリア　618
吸収性抗カルシウム尿症　541
吸収不良　576
吸収不良性　602
吸収不良性下痢　576
弓状核　308
―の低形成　131
球状赤血球　399
球状赤血球症　407
球状帯　758
球状封入体　629
求心性心肥大　357
丘疹性の皮膚症　301

急性 HIV 症候群　197
急性 ITP　443
急性胃炎　284, 563, 601
急性一過性腸炎　581
急性咽頭炎　507
急性ウイルス性心膜炎　391
急性壊死性出血性脳脊髄炎　849
急性壊死性膵炎　654
急性壊疽性虫垂炎　600
急性炎症　29, 31, 563
急性化膿性髄膜炎　840
急性化膿性虫垂炎　600
急性肝うっ血　65
急性感染後性糸球体腎炎　524
急性感染症　507
急性冠動脈症候群　364, 365
急性肝不全　609
急性期反応　52
急性胸部症候群　402
急性結石性胆嚢炎　644
急性高血圧性脳症　837
急性喉頭炎　507
急性呼吸窮迫症候群　85
急性呼吸促迫症候群　292, 460
急性細菌性心外膜炎　391
急性細菌性心内膜炎　843
急性細菌性前立腺炎　668, 669
急性細胞性拒絶　184
急性散在性脳脊髄炎　849
急性湿疹性皮膚炎　882
急性絨毛羊膜羊膜炎　705
急性心筋梗塞　395
急性腎傷害　514, 529
急性心内膜炎　381
急性腎不全　514
急性膵炎　652, 660
急性前骨髄球性白血病　420
急性前立腺炎　679
急性虫垂炎　600, 603
急性痛風性関節炎　802, 803
急性動脈硬化　706
急性乳児神経型　109
急性尿細管壊死　532
急性尿細管傷害　532
急性肺うっ血　65
急性肺性心　377, 477
急性白血病　419
急性皮膚症　879
急性びらん性出血性胃炎　563
急性腹症　655
急性副腎皮質不全　763
急性副腎不全　763
急性ヘルペス歯肉口内炎　550
急性放射線肺臓炎　474
急性無石性胆嚢炎　644
急性リウマチ熱　379

急性リンパ節炎　346
球脊髄性筋萎縮症　860
急増虫体　846
急速進行性患者　198
急速進行性糸球体腎炎　513
吸虫　585
吸入傷害　291
球麻痺型筋萎縮性側索硬化症　859
偽幽門腺化生　590
仰臥位　131
境界悪性腫瘍　701
境界皮膚炎　884
境界母斑　894
境界領域梗塞（分水嶺梗塞）　833
胸管　318
共感染　617
狂牛病　851
狂犬病　845
凝固因子　44, 71
凝固因子阻害作用　74
凝固壊死　5
凝固促進物質の活性　754
凝固能亢進　75
凝固（能）亢進状態　574, 636
狭窄　317, 377, 395
共刺激因子　152, 157
狭心症　364, 366, 395
胸水（症）　65, 459, 493, 505
恐水症　845
胸腺過形成　448
胸腺疾患　448
胸腺腫　448
強直性脊椎炎　799
共通房室口　360
強皮症　180
胸部大動脈瘤　335
胸部の痛み　364
胸膜炎　484
胸膜炎性疼痛　493
莢膜型　482
莢膜形成　482
胸膜線維化　506
強膜の黄疸　631
胸膜プラーク　474
共抑制　158
棘細胞増殖　882, 885
局所浸潤　215, 758
局所性強皮症　180
局所的播種　840
局所熱感　29
極性の喪失　216
棘融解　887
虚血　2, 30, 832
虚血・再灌流傷害　17
虚血性 ATI　532
虚血性凝固壊死　81

虚血性傷害　374, 725
虚血性心筋症　374, 395
虚血性心疾患　357, 363
虚血性腸疾患　574, 602
虚血性脳症　331
巨細胞性心筋炎　390
巨細胞性大動脈炎　339
鋸歯状　884
鋸歯状細胞　408
巨人症　727
巨赤芽球　412
巨赤芽球性赤血球前駆細胞　423
巨赤芽球性貧血　412
拒絶反応　394
巨大睾丸　119
巨大後骨髄球　412
巨大腺腫　726
虚脱性糸球体症　520
ギラン・バレー症候群　815
切り傷　291
亀裂形成　365
近位および遠位指節間関節　796
筋萎縮症　859
筋萎縮性側索硬化症　859
筋強直　819, 821
筋強直性ジストロフィープロテインキナーゼ　820
筋緊張性痙攣　821
筋緊張性ジストロフィー　820
筋痙攣　745, 796, 821
菌血症　382, 757
筋原性変化　822
均衡型相互転座　113
近視　868
筋ジストロフィー　821
均質染色領域　226
筋収縮・痙攣　817
筋小胞体　821
筋線維芽細胞　58, 807
筋ホスホリラーゼ　111
緊満性水疱　888

く

グアノシン三リン酸　229, 726
グアノシントリフォスファターゼ　229
グアノシン二リン酸　229, 726
空腹時血糖異常　746
空胞変性　3
クームス試験　398
クール斑　852
クッシング潰瘍　564
クッシング症候群　259, 728, 758
クッシング病　728
グッテー　869
グッドパスチャー症候群　479, 517, 524
グッドパスチャー病　524

クッパー細胞　607
クモ細胞　392
クモ状血管腫　612
クモ状末梢血管拡張症　347
クモ膜下腔　839
クモ指症　97
グラーフ卵胞　700
クラインフェルター症候群　117
クラッキン腫瘍　641
クラッベ病　850
クラミジア　127
クラミジア菌　690, 694, 699
クラミジア・トラコマティス　679, 684
グラム陽性　482
グランツマン血小板無力症　71
グリアジン　577
グリオーシス　105
クリオグロブリン血症　439
クリグラー・ナジャール症候群1型　631
グリコーゲン　22
グリコーゲン蓄積症　22
グリコサミノグリカン　775
グリコシル化　813
グリコヘモグロビン　757
クリスマス病　445
グリソン分類　671
クリプトコッカス・ガッテイ　842
クリプトコッカス症　199
クリプトコッカス・ネオフォルマンス　499, 842
クリプトスポリジウム　585
クリプトスポリジウム・ホミニス　200
クルーズトリパノソーマ　389
クループ　507
グルカゴン　745
グルカゴン様ペプチド-1　307, 310
グルコース　105
グルコース-6-ホスファターゼ　110
グルコース-6-リン酸脱水素酵素（G6PD）の欠損　405
グルコース飢餓　239
グルココルチコイド　59, 723, 758
グルコセレブロシダーゼ　108
クルシュマンらせん体　467
グルタチオン　287
クルック硝子変性　759
クルッケンベルグ腫瘍　702
グルテン　889
グルテン感受性腸疾患　577
くる病　302, 780
グレイ　293
グレーブス病　166, 730, 734
クレチン病　731
クレブシエラ菌　673
クレブシエラ属　468

クレブシエラ肺炎桿菌　483
クレブス回路　808
グレリン　307, 310
クロイツフェルト・ヤコブ病　851, 852
グロームス腫瘍　347, 571
グロームス小体　571
クローン性　213
クローン性造血　324, 327, 423
クローン病　558, 576, 587, 589, 603
クロストリジオイデス・ディフィシル　574, 583
クロスマッチ　184
クロマチンの高次構造　89
クロム親和性細胞　758
クロルプロマジン　621
クロロホルム　279
クワシオルコル　297, 298

け

蛍光 *in situ* ハイブリダイゼーション　141
経口避妊薬　285
経口ブドウ糖負荷試験　746
脛骨前粘液水腫　735
軽鎖沈着症　438
珪酸　281
憩室　556, 673
憩室炎　587
形質細胞　154
形質細胞優勢　620
憩室症　586
形質膜　14
経上皮輸送　576
軽触覚　813
形成異常　777
形成性胃壁炎　570
痙性不快感　599
形成不全　124
形態学　1, 420
経胎盤性播種　840
経胎盤的感染　126
経膣的感染　126
軽度　560, 569
軽度異形成性結節　640
珪肺結節　473
珪肺症　48, 472
頸部の痛み　733
痙攣発作　104, 824
外科的切除　745
ケカビ目　846
下痢　676
劇症肝炎　628
血圧の調節　513
血液がん　218
血液凝固促進性変化　75
血液量減少　764

結核　757
結核菌　584, 798, 842
結核腫　842
結核性　764
結核性喉頭炎　507
結核性膿胸　493
血管　317, 513
　――の脆弱性　441
血管異形成　575, 602
血管うっ血　32
血管栄養血管　317
血管炎　167, 366, 480
血管外遊出　34
血管外溶血　399
血管拡張　31, 317
血管拡張性失調症変異　294
血管芽腫　543, 867
血管型　184
血管腫　134
血管周囲細胞浸潤　169
血管周囲性偽ロゼット　864
血管収縮　317, 365
血管収縮薬　574
血管周皮細胞　544
血管腫症　347
血管傷害　294
血管新生　48, 56, 129, 244, 330
血管新生スイッチ　244
血管新生促進因子　754
血管性認知症　837
血管性浮腫　828
血管内皮成長因子　543
血管内皮増殖因子　56, 129, 753
血管内溶血　399
血管肉腫　346, 392, 639
血管平滑筋細胞　320, 754
血管閉塞発作　402
血管攣縮　364
血管攣縮性狭心症　364
血球内ヘモグロビン減少　405
血胸　68, 506
月経過多　694
月経困難　694
月経不順　760
血行性感染　126
血行性散布　488
血行静止　32
血行性転移　219
血行性播種　840
結合組織病　170, 825
欠失　114, 171
血腫　68
血漿交換療法　815
血漿タンパク質　31
血小板　70, 295, 517
　――の接着　70

和文索引

血小板活性化　70, 72
血小板活性化因子　44, 129
血小板機能　441
血小板凝集　71
血小板減少症　295, 412
血小板収縮　71
血小板数　441
血小板栓の形成　69
血小板由来成長因子　425
血小板由来増殖因子　228, 782
血漿由来メディエーター　38
血清　398
血性胸膜炎　506
血清鉄の指数　398
血清反応陰性脊椎関節炎　799
血清フェリチン　409
結節型　893
結節状　351
結節性筋膜炎　807
結節性硬化症　807, 866
結節性硬化症ホジキンリンパ腫　434
結節性紅斑　476
結節性糸球体硬化症　755
結節性多発動脈炎　341, 815
結節性痒疹　885
結節性リンパ球優位型ホジキンリンパ腫　435
血栓症　65, 74, 636
血栓性血小板減少性紫斑病　444, 536
血栓性梗塞　832
血栓性静脈炎　346
血栓性微小血管症　532, 534, 536
血栓性微小血管障害　444
血栓性閉塞　832
血栓塞栓症　374
血中前立腺特異抗原　672
結腸ヒモ　586
結腸ポリープ　592
血尿　513
血餅の安定化　70
結膜乾燥症　301
血流障害　359
ケトアシドーシス　751
解毒　274
ケトン血症　752
ケトン体　752
ケトン尿症　752
ゲノムインプリンティング　94, 122
ゲノムの守護神　293
ゲノム不安定性　228
ゲノムワイド関連解析　588
ケブネル現象　883
ケモカイン　33, 42
ケラタン硫酸　109
ケラチン　809
下痢　105, 575, 576

下痢症　575, 583
ケロイド　60
原因病変　366
原因不明の肝硬変　622
嫌気性細菌　488
嫌気的解糖　12
限局性　805
限局性結節性過形成　638
限局性線維性プラーク　473
限局性全身性硬化症　180
限局性腸炎　587
限局性皮膚神経線維腫　823
嫌色素性　543
嫌色素性腎細胞癌　543, 544
腱鞘　804
腱鞘滑膜巨細胞腫　804
顕性機能喪失性阻害変異　778
顕性阻害(性)　96, 97
原虫　585
原虫感染　603
原発性　383, 415, 519, 743, 865
――の栄養失調　296
原発性アミロイドーシス　202
原発性(あるいは先天性)免疫不全症　188
原発性胃リンパ腫　602
原発性過形成　743
原発性高アルドステロン症　760
原発性硬化性胆管炎　635, 645
原発性抗リン脂質抗体症候群　177
原発性骨悪性腫瘍　794
原発性骨髄線維症　423, 425
原発性刺激性皮膚炎　880
原発性自己免疫性副腎炎　764
原発性視床下部‒下垂体疾患　759
原発性滲出性リンパ腫　200
原発性腺癌　699
原発性腺房細胞傷害　654
原発性胆汁性胆管炎　618, 633
原発性電気的異常　374
原発性の僧帽弁逸脱症　378
原発性肺高血圧症　479
原発性副甲状腺過形成　743
原発性副甲状腺機能亢進症　743, 767
原発性副腎皮質過形成　759
原発性副腎皮質腫瘍　759
原発性副腎不全　763
原発性レイノー現象　345
顕微鏡的　357, 514
顕微鏡的梗塞　369
顕微鏡的大腸炎　579
顕微鏡的多発血管炎　338, 343

こ

コイロサイトーシス　692, 886
抗GBM抗体媒介性半月体性腎炎　524

高アルドステロン症　758, 760
広域発がん　552
高異型度乳頭状尿路上皮癌　674
高インスリン血症　259
高エストロゲン血症　612
好塩基性　5
好塩基性細胞質　723
好塩基斑点　278
高円柱上皮　701
口蓋帆心顔症候群　116
口蓋裂　126
高核異型度　715
抗核抗体　174
高ガストリン血症　566
硬化性苔癬　688
硬貨様　500
高カリウム血症　764
高カリウム性周期性四肢麻痺　821
高カルシウム血症　23, 259, 438, 743
硬癌　215
交感性眼炎　871
後眼房性白内障　528
広基性　594
広基性鋸歯状腺腫　594, 603
広基性鋸歯状病変　593, 594
好気的解糖　239
後期播種性病期　800
恒久的な腎萎縮　540
抗凝固作用　73
口腔　222, 549
口腔カンジダ症　550, 601
口腔乾燥症　179, 553
高グリセリド　310
高グレード前立腺上皮内腫瘍　671
高血圧　259, 319, 513, 706, 767
高血圧症　288, 760
高血圧性心疾患　321, 375
高血糖　749
高血糖症　746
抗原　475
膠原血管病　170
抗原シフト　485
膠原線維　784
膠原線維性大腸炎　579, 602
膠原線維束　435
抗原提示細胞　151, 155
抗原ドリフト　485
抗甲状腺抗体　732
抗甲状腺ペルオキシダーゼ抗体　732
抗合成酵素症候群　822
抗好中球細胞質抗体　338
高コルチゾール症　728, 758
高コレステロール血症　325
虹彩　824
虹彩炎　476
虹彩毛様体炎　476

抗サイログロブリン抗体　732
好酸球　50, 509, 559
好酸球性食道炎　559
好酸球性多発血管炎性肉芽腫症　344
好酸球性肉芽腫　440
好酸球増多症　52
好酸性　5, 737
好酸性細胞　732
好酸性細胞質　723
好酸性硝子膜　128
好酸性神経細胞　827
高脂血症　325, 513
合指症　777
鉱質　775
鉱質化　775
抗シトルリン化タンパク質抗体　797
拘縮　60
恒常活性型　794
恒常性　775
恒常性維持　775
恒常性ケモカイン　42
甲状腺　729
　　──の結節　736
　　──の自律性　737
　　──の腺腫　737
甲状腺炎　731
甲状腺癌　736
甲状腺機能亢進症　729, 823
甲状腺機能正常状態　735
甲状腺機能低下症　729, 730
甲状腺クリーゼ　730
甲状腺形成不全　731
甲状腺刺激ホルモン　724, 729
甲状腺刺激ホルモン産生細胞　724
甲状腺刺激ホルモン産生腺腫　728
甲状腺刺激ホルモン受容体抗体　734
甲状腺刺激ホルモン放出ホルモン　731
甲状腺腫　735
甲状腺腫性甲状腺機能低下症　735
甲状腺腫瘍　736
甲状腺髄様癌　738, 739
甲状腺性ミオパチー　730
甲状腺中毒症　729
甲状腺中毒性ミオパチー　823
甲状腺乳頭癌　738
甲状腺ホルモン受容体　729
甲状腺未分化癌　738
甲状腺濾胞癌　738
高浸透圧性非ケトン性昏睡　752
口唇ヘルペス　550
口唇裂　126
腔水症　358
合成　801
抗生物質関連腸炎　583
抗線維素溶解作用　75
光線角化症　891, 899

光線湿疹性皮膚炎　880
梗塞　6, 65, 81, 478, 706
拘束型心筋症　384, 388
拘束性肺疾患　475
酵素欠損症候群　110
抗体　151
抗体介在性（Ⅱ型）過敏症　162
抗体介在性（血管性あるいは液性）拒絶　185
高代謝回転性　779
高窒素血症　513, 514
好中球　35, 51
好中球減少症　416
好中球細胞外トラップ　37
好中球浸潤　622
好中球増多症　52
後腸神経内分泌（カルチノイド）腫瘍　571
交通性水頭症　829
後天性　541
後天性素因　222
後天性多発神経炎　816
後天性嚢胞腎症　538
後天性免疫不全症候群　188, 193, 763
後天性ラクターゼ欠損症　579
後天的　441
後天的な遺伝子異常　670
高度異形上皮内病変　719
喉頭結核　493
喉頭乳頭腫　508
高度狭窄　395
高熱症　821
高拍出性心不全　355
紅斑　31
　　──を伴う水疱形成　681
紅板症　551, 601
広範性肝壊死　609
高フェニルアラニン血症　104
後腹膜線維症　673
後部硝子体剥離　871
鉱物性粉塵　281
後部尿道弁　531
抗プロテアーゼ　37
高分化型神経内分泌腫瘍　604
高分化脂肪肉腫　806
硬変肝　610
後方障害　355
合胞体様　508
硬膜下　839
硬膜外　839
硬膜外膿瘍　847
硬膜下膿瘍　847
高密度顆粒（δ 顆粒）　70
高密度コア神経内分泌顆粒　505
抗ミトコンドリア抗体　634
絞扼　574

後葉　723
抗利尿ホルモン　725, 729
抗利尿ホルモン不適合分泌症候群　729
抗利尿ホルモン分泌不全症候群　504
高リン酸血症　514
抗リン脂質抗体　175
抗リン脂質抗体症候群　76, 383
誤嚥性肺炎　487
ゴーシェ細胞　108
ゴーシェ病　108
コードリー（Cowdry）A 型　681
ゴーリン症候群　893
ゴーン初期変化群　491
ゴーン病巣　491
小型動脈　317, 341
小型皮質乳頭状腺腫　542
呼吸器障害　274
呼吸窮迫（促迫）症候群　128
呼吸困難　357, 464
呼吸細気管支　459
呼吸細気管支炎　477
呼吸性アルカローシス　287
呼吸バースト　13, 36
呼吸不全　460
コクシジオイデス　764
コクシジオイデス・イミチス症　494, 842
黒子様過形成　895
黒色丘疹性皮膚症　890
黒色腫　215, 899
黒水熱　409
固形化　483
コゴイ海綿状膿疱　884
枯草熱　164
固着性　794
骨壊死（無血行性壊死）　783
骨格系の変化　744
骨格の変形　405
骨芽細胞　775
骨芽細胞腫　785, 810
骨関節症　795, 810
骨幹端線維性欠損　793
骨幹部　776
骨柩　784
骨吸収　302
骨吸収–骨新生混在期　781
骨巨細胞腫　791
骨形成　302
骨形成性転移　794
骨形成不全症　778
骨細管　775
骨再吸収窩　776
骨再形成　776
骨細胞　775
骨腫瘍　785
骨髄　298, 476

骨髄異形成症候群　422
骨髄炎　784
骨髄形成不全　295
骨髄腫腎症　437
骨髄増殖性腫瘍　423
骨髄不全　414
骨髄無形成発作　400, 402
骨髄癆性貧血　409
骨性仮骨　782
骨性関節強直症　798
骨折　782
骨前駆細胞　782
骨象牙質化　795
骨粗鬆症　760, 778, 810
骨大理石病　778
骨多細胞単位　776
骨端　776
骨端線　786
骨端軟骨　302, 776
骨軟化症　301, 302, 780
骨軟骨腫　810
骨肉腫　138, 261, 785
骨破壊の亢進　23
骨パジェット病　781
骨盤炎　679
骨盤下部痛　680
骨盤痛症候群　668
骨盤内感染症　680
骨病変　745
骨表(傍骨性)軟骨腫　788
骨膜下膿瘍　784
骨量減少症　778, 810
古典型カポジ肉腫　349
古典型フェニルケトン尿症　104
古典経路　42
古典的なホジキンリンパ腫　433
ゴナドトロピン放出ホルモン　696
木の葉様白斑　867
小鉤構造　846
孤発性甲状腺腫　735
孤発性(散発性)　735, 742
孤発性プリオン病　851
コピー数多型　90
個別化　501
個別化治療　140
ゴム腫　678
ゴモリ　886
コラーゲン　57
孤立性結節　736
孤立性直腸潰瘍症候群　592
コルサコフ症候群　847
コルチゾール　758
コレカルシフェロール　302
コレステリルエステル　21
コレステロール　21
コレステロール結晶　327

コレステロール結石　642, 643
コレステロール裂隙　330
コレラ菌　580
コロイド　657
コロイド円柱　531
コロイド甲状腺腫　736
コロニー刺激因子　157
混合型　485
混合細胞性ホジキンリンパ腫　435
混合腫瘍　214, 554
コン症候群　761
コンジローマ　688
根尖周囲嚢胞　555
コンソリデーション　483
コンドロイチン硫酸　109
コンピュータ断層撮影　293, 655

さ

サーファクタント　128
サーファクタント関連タンパク質群　128
再灌流　370
再灌流傷害　370
細気管支　459
細気管支周囲線維化　469
細気管支中心性　477
細気管支肺胞幹細胞　501
催奇形性　293
細菌感染症　464, 885
細菌性血管腫症　347
細菌性喉頭蓋炎　507
細菌性腎盂腎炎　438
細菌性唾液腺炎　553
細菌性膣炎　690
細菌性膀胱炎　673
細菌叢　589
サイクリック AMP　723
サイクリン D　232
サイクリン D1 遺伝子　743
サイクリン依存性キナーゼ　231
最終骨硬化期　781
最終消化　576
再生実質結節　610
再生不良性貧血　295, 409
臍帯炎　705
細胆管反応　609, 634
細動脈　317
細動脈硬化(症)　323, 755
細動脈収縮　69
サイトカイン　40, 151, 776
サイトメガロウイルス　127, 496, 558, 575, 828
再発　262, 849
再発 - 寛解型 MS　849
再発性気道乳頭腫症　508
再発性ヘルペス性口内炎　550

再プログラミング　20
細胞異型　699, 891
細胞遺伝学的疾患　112
細胞外基質(細胞外マトリックス)　217, 244, 754
細胞介在性免疫　151
細胞外マトリックス　244
細胞死　2
細胞質　228
細胞腫脹　3
細胞傷害　1
細胞傷害性Tリンパ球　151
細胞傷害性Tリンパ球関連抗原4　732
細胞傷害性抗腫瘍薬　673
細胞傷害性浮腫　828
細胞診スメア　261
細胞性免疫　151
細胞増殖　55
──の制御　56
細胞毒素関連遺伝子A　565
細胞内封入体　827
細胞表面の受容体　726
細胞由来メディエーター　37
細胞溶解　43
細胞様小体　873
細胞量　669
細胞老化　24
細葉(小葉)中心性肺気腫　462
細葉中心性肺気腫　464, 472
サイロキシン　723, 729, 823
サイログロブリン　729
左冠動脈優位の心臓　368
サクシニルコリン　821
索状　554, 726
柵状配列　823, 893
索状卵巣　118
錯綜配列　388
左室肥大　375
左心不全　357
嗄声　736
錯角化　891
擦過傷　291
左半結腸に発生した腺癌　599
左方移動　52
鮫皮様斑点　867
作用薬(作動薬)　780
サラセミア　397
サリドマイド　125
砂粒体　701, 739
サルコイドーシス　23, 475
サルコメア　818
サルファ剤　406
サルベージ経路　801
サルモネラ(菌)　581, 583, 620
サルモネラ腸菌　583
酸化　36

酸化 LDL　327
三角状細胞　408
酸化ストレス　12, 463, 754
酸化的バースト　13
塹壕熱　349
サンゴ状結石　541
三次性　743
三次性副甲状腺機能亢進症　745
三次リンパ器官　50
産生過剰　723
酸性スフィンゴミエリナーゼ　108
産生低下　723
酸性物質のエアロゾル　276
酸性αグルコシダーゼ　111
酸素過剰期　129
サントリーニ管　651
散発性　739, 803, 823
散発的　374
酸分泌粘膜　566

し

シート状　554, 726
シーハン症候群　728, 768
シーベルト　293
シェーグレン症候群　179, 647
ジェーンウェイ病変　382
四塩化炭素　279
紫外線　293
紫外線照射　173
ジカウイルス　125, 815, 843
痔核　345, 575, 602
歯牙腫　555
志賀赤痢菌　582
志賀毒素媒介性溶血性尿毒症性症候群（HUS）　536
しかめ面　745
弛緩性麻痺　817
子癇前症　127
敷石状の外観　590
色素　22
色素過剰症　764
色素嫌性　723
色素性乾皮症　251, 255, 891
色素性結石　642, 643
色素性絨毛結節性滑膜炎　805
色素性網膜炎　540
色素胆石　402
子宮外幹・前駆細胞説　695
子宮外妊娠　699
子宮頸癌　287
子宮頸管炎　680
子宮頸管ポリープ　690
子宮頸部　690
　──に生じる腫瘍　690
子宮頸部上皮内腫瘍　691
糸球体　513

糸球体基底膜　513, 514
糸球体硬化　517
糸球体腎炎　167, 513
糸球体病変　755
子宮体部　694
子宮内感染(症)　127, 359
子宮内膜炎　694
子宮内膜癌　313
子宮内膜症　694
子宮内膜上皮内新生物　697
子宮内膜増殖症　19
子宮内膜嚢胞　695
軸索性　813
軸索性ニューロパチー　813
軸索輸送　815
シグナル伝達タンパク質　229
シクロオキシゲナーゼ　39
シクロオキシゲナーゼ阻害剤　40
ジクロロジフェニルトリクロロエタン　280
止血　65, 69
歯原性角化嚢胞　555
歯原性角化嚢胞性腫瘍　893
歯原性腫瘍　555
歯原性嚢胞　555
視交叉　725
自己炎症性症候群　150, 204
自己感染　585
自己寛容　160
死後凝血　77
自己抗体　749
　──はリウマチ因子　797
事故的な細胞死　4
自己摘脾　402
自己貪食性リソソーム　11
自己反応性T細胞　339
自己免疫　161, 170
自己免疫寛容　748
自己免疫疾患　30, 47, 161, 746
自己免疫性　731
自己免疫性胃炎　565, 566, 602
自己免疫性甲状腺疾患　731
自己免疫性疾患　480
自己免疫性膵炎　182
自己免疫性多腺症候群　171
自己免疫性多内分泌症候群　763
自己免疫性胆管症　633
自己免疫性副甲状腺機能低下症　745
自己免疫性副腎炎　763
自己免疫性溶血性貧血　429
自己免疫調節　745
自己免疫リンパ増殖症候群　172
しこり　708
歯根嚢胞　555
脂質異常症　514
脂質合成　748

脂質尿　513
脂質分解　748
歯周炎　549, 601
思春期型　540
視床下部　308
獅子様顔貌　782
自食胞　20
視神経炎　849
視神経膠腫　824
視神経障害　877
視神経脊髄炎　849
視神経病変　476
ジストログリカン　821
ジストロフィン異常症　819, 820, 825
ジストロフィン遺伝子　384
ジストロフィン–糖タンパク質複合体　818
次世代シーケンシング　142
自然免疫　149
自然流産　283
自然リンパ球　155
刺創(刺し傷)　291
持続感染　47
持続性の手足の痙攣　745
市中ウイルス性肺炎　485
市中急性肺炎　482
失血による貧血　398
実質　214
湿疹　164, 880, 898
失神　374
湿性壊疽　6
シトクロム P-450　274
シトルリン化ペプチド　797
シナ肝吸虫　620, 641
シナプス間隙　816
シナプス後性　817
シナプス性　817
シナプス前性　817
シナプス前膜　816
歯肉炎　549, 601
シバット体　884
ジパルミトイルホスファチジルコリン　128
紫斑　68
ジヒドロテストステロン　669
ジピロール　134
ジフテリア菌　17, 507
ジフテリア喉頭炎　507
脂肪壊死　6
脂肪壊死巣　654
脂肪肝　17, 102, 284, 298
脂肪肝炎　621, 623, 624
脂肪腫　215, 392, 806
脂肪症　21
脂肪性サイトカイン　750
脂肪性変化　284

脂肪線条　329
脂肪蓄積　590
脂肪毒性　750
脂肪肉腫　214, 806
脂肪燃焼分子　309
脂肪分解　750
脂肪便　576
脂肪変化(脂肪変性)　628
脂肪変性　3, 21, 608, 621, 624
死亡率　694
脂肪量　307
姉妹染色分体　112
シャーガス心筋炎　390
シャーガス病　389
視野異常　725
シャウマン小体　475
若年型　540
若年期　539
若年性特発性関節炎　798, 870
若年性ポリープ　592
若年発症成人型糖尿病　750
瀉血　627
斜視　817
シャペロン　107
シャルコー関節　842
シャルコー・ライデン結晶　468
シャント　359
腫　214, 215
縦隔性(間質性)気腫　465
縦隔大細胞性Bリンパ腫　432
就下性浮腫　67
充血　65, 464, 559
住血吸虫症　479, 620
重鎖クラス(アイソタイプ)スイッチング　159
周産期　539
周産期型　633
周産期心筋症　386
周産期脳傷害　840
収縮機能障害　355
収縮性心外膜炎　391
収縮性無気肺　460
収縮帯壊死　370
収縮不全　373
重症筋無力症　816
重症複合型免疫不全　188
修飾遺伝子　96
重度急性栄養不良　297, 313
重篤な狭窄　331
シュードモナス属　104
周皮細胞　318
修復　30
重複感染　617
終末期　469
終末期腎　537, 538
終末期腎疾患　513, 514

終末細気管支　459
終末糖化産物　753
絨毛癌　667, 719
絨毛状　594
絨毛腺腫　222
絨毛の萎縮　577
粥腫　23
粥状動脈硬化症　754
主細胞　563, 742
手指硬化症　180
手術　725
手掌紅斑　612
樹状細胞　150
手掌疣贅　886
腫脹　29, 464
出芽型分生子　498
出血　65, 68, 439, 460
出血性　81
出血性梗塞　832
出血性疾患　397
出血性膵炎　654
出血性素因　68, 397
出血性膀胱炎　673
術後補助化学療法　809
出生前診断　405
術前化学療法　787
術前補助療法　599
受動喫煙　283
受動的うっ血　358
受動免疫　160
腫瘍　213, 867
腫瘍壊死　699
腫瘍壊死因子　40
主要塩基性タンパク質　50
腫瘍学　213
腫瘍関連病変　804
腫瘍原遺伝子　805
腫瘍抗原　219
腫瘍細胞の細胞間接着　245
腫瘍随伴　217
腫瘍随伴症候群　259, 504, 511, 744, 825, 891
腫瘍随伴性天疱瘡　886
腫瘍随伴病態　817
腫瘍性　592
腫瘍性嚢胞　555
腫瘍性病変　723
受容体編集　171
腫瘍発生　136
腫瘍崩壊症候群　802
腫瘍マーカー　668
腫瘍様病変　347
腫瘍抑制遺伝子　697, 805
腫瘤触知　708
腫瘤増大による影響　725
シュワン細胞　137, 813

循環血液量減少性ショック　291, 557, 831
循環血中の抗好中球細胞質抗体　525
循環障害　636
純粋なコレステロール結石　643
純造骨像　794
純溶骨像　794
上衣下巨細胞性星細胞腫　866
上衣管　864
上衣細胞　828
上衣腫　823
上咽頭癌　508
漿液性　391, 697
漿液性炎症　45
漿液性癌　697
漿液性血性　391
漿液性上皮内癌　719
漿液性内膜上皮内癌　697
漿液性内容物　652
漿液性嚢胞腺腫　657
漿液性卵管上皮内癌　699
消炎　46
小円形細胞性　791
傷害関連分子パターン　150
消化管　278, 730
消化管間質腫瘍　571, 602
消化管障害　764
消化性潰瘍　567, 758
上気道　480
小球性　404
小球性低色素性貧血　410
小結節性肝硬変　622
上行性感染　126
上行性胆管炎　631
小細胞癌　500, 504, 729
錠剤誘発性食道炎　558
硝子化総脈硬化　534
硝子化動脈硬化症　534
上室性　374
上室性頻脈性不整脈　373
硝子軟骨　782
硝子膜　460
硝子膜病　128
硝子様　5
硝子様細動脈硬化(症)　322, 755, 837
常染色体共顕性　403
常染色体顕性遺伝性疾患　96
常染色体潜性 SCID　209
常染色体潜性遺伝性疾患　96
上大静脈症候群　346, 736
小腸　298, 572
小腸腺癌　578
小頭症　285, 830
小児型多嚢胞性腎症　539
小人症　778
小脳症　125, 830

上皮 Na イオンチャネル 100
上皮異形成 594
上皮化生 20
上皮型 506
上皮下沈着 521
上皮間葉転換 238
上皮細胞 55
上皮細胞型 139
消費性凝固障害 79, 441
上皮増殖因子 229
上皮増殖因子受容体 726
上皮内癌 217, 502, 551, 674, 688, 714
上皮内腫瘍 674
上皮内小葉癌 715
上皮内腺癌 502
上皮内リンパ球の増加 577
上皮様細胞 572
小胞体ストレス 8
静脈 317, 318
静脈血管腫 837
静脈血栓(症) 77
静脈性下腿潰瘍 59
静脈洞型心房中隔欠損 360
静脈閉塞(症) 602, 647
静脈閉塞症候群 637
静脈瘤 345, 556
静脈瘤性潰瘍 345
消耗・摩耗 22
小葉性気管支肺炎 483
小葉中心 607
小葉中心性壊死 358, 637
小葉中心性出血性壊死 637
小葉中心性の類洞 637
小葉内非浸潤性癌 717
小リンパ球性リンパ腫 428
ジョーンズ基準 381
初回通過効果 556
初期限局性病期 800
初期骨融解期 781
初期胎芽期 126
初期播種性病期 800
初期変化 832
食細胞オキシダーゼ 36
褥瘡 59
食道 556
食道胃静脈瘤 611
食道運動障害 180, 556
食道炎 498, 601
食道静脈瘤 345, 601
食道切除 561
食道入口部異所性胃粘膜 556
食道閉鎖症 556
食道閉塞 601
食道扁平上皮癌 561, 601
食道裂傷 558
食物アレルギー 164

食欲不振 259
女性化乳房 117, 612, 709
所属リンパ節 681
ショック 82, 574
ショック肺 86
徐脈 373, 374
シラー・デュヴァル小体 667
自律神経系 730
自律神経障害 815
自律神経ニューロパチー 815
視力障害 439
ジルベール症候群 631
脂漏性角化症 890, 899
腎異形成 538
腎移植 514
腎盂腎炎 529, 756
腎盂尿管移行部狭窄症 673
腎炎 516
腎炎惹起性 524
腎炎症候群 513, 516
心外膜炎 391
心外膜疾患 391
腎芽型 139
心拡大 374
腎芽腫 138, 542
新規抗原 248
腎虚血 259
真菌 498, 558
心筋炎 389
真菌感染症 886
真菌球 500
心筋虚血 288
心筋梗塞 364, 366, 755
心筋細胞 388
―― の空胞変性 370
心筋疾患 383
心筋症 383
真菌性疾患 764
真菌性動脈瘤 382
心筋破裂 372
神経液性機構 356
神経芽腫 136, 766, 794
神経管の欠損 830
神経筋異常 745
神経筋接合部 816
神経筋接合部疾患 816
神経筋の易刺激性 745
神経原性ショック 82
神経原線維変化 854
神経膠芽腫 246
神経膠腫 827
神経細胞貪食現象 828
神経周膜細胞 813
神経周膜細胞層 813
神経周膜細胞様細胞 824
神経鞘腫 571, 823

神経症状 439
神経上膜 813
神経性過食症 296, 299
神経性下垂体 723
神経性食思不振症 296, 298
神経節 804
神経節芽腫 137
神経節膠腫 864
神経節細胞 137
神経節腫 137, 766
神経線維腫 823
神経線維腫症1型 823
神経線維腫症2型 823
神経束内側の神経内膜 813
神経蓄積病 831
神経と筋肉 730
神経内分泌癌 571
神経内分泌腫瘍 570
神経梅毒 678, 842
神経ペプチド 44
神経ペプチドY／アグーチ関連タンパク質 308
神経変性疾患 827
神経ボレリア症 842
神経網 137
心血管障害 133, 274
腎血管傷害 756
腎結石 540, 541, 744
心原性ショック 82, 373
腎硬化症 322, 534
進行期のアテローム性動脈硬化症 23
人工呼吸器関連肺炎 487
進行性一次結核 491
進行性塊状線維症 472
進行性核上性麻痺 858
進行性硬化性ループス腎炎 526
進行性心不全 374
進行性多巣性白質脳症 845, 850
進行性肺結核症 492
人工的な挫滅 504
腎後性 514
腎細胞癌 542
心雑音 377
心室拡張 18
心室期外収縮 373
心室細動 367, 373, 374
心室中隔欠損症 359
心室頻拍 373
心室瘤 374
腎粥状動脈硬化症 755
滲出 31
滲出液 31, 45, 65, 66
滲出型(新生血管)AMD 874
滲出型黄斑変性 44
滲出性 602
滲出性胸水 505

滲出性下痢　576
浸潤型　645
浸潤性アスペルギルス症　499, 500
浸潤性癌　714
浸潤性カンジダ症　498
浸潤性小葉癌　716, 717
浸潤性乳頭状尿路上皮癌　674
浸潤性扁平上皮癌　663
浸潤能　246
尋常性天疱瘡　886, 887
尋常性疣贅　886
腎性高カルシウム尿症　541
腎性骨異栄養症　745
心静止　373, 374
新生児黄疸　631
新生児肝炎　633, 647
新生児期　496, 539
新生児呼吸窮迫症候群　127
新生児精巣捻転症　664
新生児胆汁うっ滞　632
新生児の抗体誘発性溶血性貧血　131
新生児の生理的黄疸　631
新生児ヘルペス感染症　682
新生児薬物離脱症候群　290
真性赤血球増加症　262
真性多血症　415, 423, 424
腎性尿崩症　729
新生物　213
腎石灰沈着症　23, 744
振戦　363, 377
腎前性　514
心臓　627, 730
――の原発腫瘍　392
腎臓　278
心臓移植　393
心臓硬化症　637
心臓性肝硬変　358
心臓突然死　331, 364, 374, 395
心臓発作　366
心タンポナーデ　391
伸展　78
心電図の異常　372
浸透圧性　602
浸透圧性下痢　575, 602
浸透圧脆弱性　400
浸透圧性脱髄症候群　850
腎毒性 ATN　532
心内膜下梗塞　365, 369
心内膜心筋線維症　389
心嚢血腫　68, 391
心嚢水　65, 391
塵肺症　281, 461
シンバスタチン　823
真皮内母斑　894
真皮乳頭の先端部　890
腎病変　344

心不全　18, 133, 355, 574
腎不全　23, 292
心不全細胞　65, 357
心房細動　357, 374
心房中隔欠損症　359
心膜炎　373
心膜摩擦音　391
蕁麻疹　879, 898
親和性の成熟　159

す

髄外造血　424
髄外造血巣　133
膵外分泌機能不全　103
髄芽腫　136, 864, 893
膵仮性嚢胞　655, 657
膵癌　658
膵管内乳頭粘液性腫瘍　657
膵管閉塞　654
水気胸　506
膵機能残存型　103
膵機能不全　576, 602
水銀　278
髄質　758
髄質海綿腎症　540
髄質嚢胞症　538
水腫性変性（水様変性）　3
膵腫瘍　657
髄鞘再形成　813
髄鞘節　813
水晶体後部線維増殖症　129
水晶体脱臼　528
水晶体転位症　97
膵上皮内腫瘍性病変　658
膵神経内分泌腫瘍　757
水腎症　540
膵腺癌　751
膵臓　627, 651
――の線維化　627
膵臓外分泌部分　651
膵臓の異常　102
膵臓由来の糖尿病　751
膵臓β細胞　746
垂直増殖期　896
膵島　754
膵島炎　749
膵島細胞腫瘍　757
水頭症　828, 846
水痘・帯状疱疹ウイルス　844
膵内分泌系　745
水尿管症　542
膵膿瘍　655
水平増殖期　896
水疱性角膜症　869
水疱性疾患　885
水疱性類天疱瘡　558, 887, 899

髄膜炎　840
髄膜炎菌　763
髄膜血管型神経梅毒　842
髄膜腫　823, 865
髄膜脳炎　840, 843
髄膜播種　865
膵由来分泌性トリプシン阻害物質　651
水溶性老廃物の排泄　513
水様透明細胞　745
スーパー抗原　85
スカベンジャー受容体　99, 328
スキップ　820
スキップ転移　219
スタージ・ウェーバー症候群　347
スタチン　326
ステロイド　723
ステロイドミオパチー　823
ストルバイト　541
ストレス性潰瘍　564
ストロンギロイデス属　585
スパイク　526
スフィンゴ脂質　105
スフィンゴミエリン　108
スペクトリン　96, 399
スモッグ　275
すりガラス陰影　469
すりガラス様肝細胞　618
すりガラス様の核　739
擦り傷　291
スリット隔膜　514
スリット状出血　837
スルフヒドリル基　277
スワンネック変形　798

せ

正確な医療　140
制御　30
制御性 T 細胞　171
制御性 T リンパ球　152
生検　261
性行為感染症　675
精細管内胚細胞性腫瘍　664, 665
星細胞　300
静止血栓　77
脆弱 X 関連早期卵巣機能不全　119
脆弱 X 関連早期卵巣不全　120
脆弱 X 症候群　118
脆弱化　317
脆弱プラーク　332
成熟　137
成熟奇形腫　135
星状膠細胞（アストロサイト）　827
正常伝達男性　120
精上皮腫　215
正常または低眼圧緑内障　869
生殖器異常　138

生殖細胞突然変異　777
生殖細胞変異　726
生殖補助医療　359
成人型　540
成人型管後型縮窄　363
成人型多囊胞性腎症　538
成人型びまん性膠腫　861
精神発達遅滞　138
性腺機能低下症　612
性腺刺激ホルモン　729
性腺刺激ホルモン産生細胞　724
性腺刺激ホルモン分泌細胞腺腫　728
性腺刺激ホルモン放出ホルモン　729
性腺ステロイド　758
精巣炎　664, 679
精巣結核　664
精巣決定遺伝子　97
精巣腫大　422
精巣腫瘍　665
精巣上体炎　679
精巣捻転症　664
精巣の萎縮　117
生体異物　274
声帯結節　508
成長板　776
成長ホルモン　723
成長ホルモン産生細胞　723
成長ホルモン産生腺腫　727, 768
成長ホルモン放出ホルモン受容体　726
性的感染　194
正倍数体　112
性病性リンパ肉芽腫　680
性病性リンパ肉芽腫症　680
星芒状瘢痕　544
精母細胞性腫瘍　666
精母細胞性セミノーマ　666
性ホルモン結合グロブリン　311
精密（個人に特異的な）医療　1
性欲減退　727
生理的過形成　19
生理的適応　17
生理的な肥大　357
セカンドメッセンジャー　228, 723
赤芽球癆　414
赤色肝　483
赤色血栓　77
赤色梗塞　81
赤色ぼろ線維　821
脊髄小脳失調症　859
脊髄髄膜瘤　830
脊髄性筋萎縮症　860
脊髄癆　842
石炭斑　472
脊柱後弯症　782
脊椎後側弯症　780
赤痢アメーバ　620, 847

赤痢菌　536, 581
石灰化　5, 378
石灰化大動脈弁狭窄症　355
石灰化大動脈変性　378
石灰沈着　180
赤血球　397
　──の疾患　397
赤血球横径分布　398
赤血球系前駆細胞　414
赤血球増多症　415
赤血球大小不同　405
赤血球沈降速度　53
石鹸の泡状　842
接合菌綱　499
切痕　363
切除　261
接触性皮膚炎　169
節性脱髄　813
切創　291
節足動物媒介ウイルス　843
接着　32
接着因子　565
接着受容体　57
接着糖タンパク質　57
切迫尿　530
セパシア症候群　102
ゼブラ小体　108
セミノーマ　665, 668
セラミド　108
セリアックスプルー　577
セリアック病　528, 576, 577, 602, 889
セルトリ細胞　665, 719
セルロプラスミン　410, 627
セレクチン　32
線維化　48, 58, 60, 293
線維芽細胞　56, 807
線維芽細胞・筋線維芽細胞性　807
線維芽細胞巣　470
線維芽細胞増殖因子　782
線維芽細胞増殖因子受容体3　778, 890
線維筋性異形成　319
線維筋性内膜異形成　323
線維形成　570
線維形成性反応　659
線維形成促進因子　754
線維腫　214, 392, 550, 601
線維腫症　807
線維性異形成　793
線維性隔壁　618
線維性間質を形成　215
線維性関節強直症　798
線維性狭窄　633
線維性骨　775, 794
線維性骨皮質欠損　792
線維性星状膠細胞　827
線維性軟骨　782

線維性被膜　365
線維層　379
線維束　610
線維束性収縮　859
線維素性　391
線維素性炎症　45
線維素膿性　391
線維素溶解系　73
線維嚢胞性肝疾患　641
線維嚢胞性骨炎　780
遷延治癒　783
前仮骨　782
腺窩細胞　563
腺癌　214, 500, 561, 645
前がん病変　222, 674
前期破水　127
腺筋症　694
尖圭コンジローマ　682, 688, 886
全結腸炎　590
穿孔　291, 567, 587
潜在性二分脊椎　830
穿刺吸引　261
全肢節短縮型　778
腺腫　214, 600, 603, 743
腺腫-がんシークエンス　501, 597
腺腫性ポリポーシス遺伝子　595
腺症　710
線状　382
染色体異常　133
染色体疾患　114
染色体不分離　114
全身症状　730
全身性エリテマトーデス　174, 383, 525, 735
全身性炎症反応症候群　53
全身性急性期反応　42
全身性・局所性の浮腫　298
全身性血管炎　602, 815
全身性硬化症　180
全身性高血圧症　355
全身性高血圧症心疾患　375
全身性線維嚢胞性骨炎　781
全身性粟粒結核　493
全身性浮腫　513
全身の代謝異常　696
全身浮腫　65
腺性下垂体　723
全前脳症　831
浅層　291
全層性　291
喘息　165, 461, 465
喘息重積状態　468
選択的タンパク尿　519
善玉コレステロール　326
先端肥大症　727
センチネルリンパ節　219

センチネルリンパ節生検　717
線虫　585
前腸神経内分泌(カルチノイド)腫瘍　571
疝痛　278
前庭神経　823
先天異常　651
先天性　94, 122, 496, 541, 731
先天性奇形　122, 663
先天性筋無力症候群　817
先天性欠損　745
先天性心疾患　358
先天性嚢胞　652
先天性梅毒　676, 678
先天性副腎過形成　762
先天性無神経節性巨大結腸　573
先天性ヨード欠乏症　731
先天性ラクターゼ欠損症　579
先天免疫　149
前頭側頭型認知症　854
前頭側頭葉変性症　854
前頭部　304
全トランス型レチノイン酸　126
セントロメア　89
全能性胚細胞　215
全肺腫瘍　505
仙尾骨奇形腫　135
腺病　493
潜伏感染　188
潜伏性　493
前壁中隔梗塞　374
前変異　120
腺房　459, 554
腺房型　502
腺房細胞　651
腺房細胞内酵素前駆体輸送不全　654
前方障害　355
全胞状奇胎　706, 707
腺房脱落　656
線毛　679
せん妄　752
線毛症　538
旋毛虫症　389
線毛–中心体複合体　538
前葉　723
　　──の下垂体腺腫　725
前立腺　668
前立腺炎　668
前立腺癌　668, 669
前立腺特異抗原　262

そ

走化性　34
早期胃癌　569
臓器機能不全　85
早期前期破水　127

早期先天性梅毒　678
早期潜伏期梅毒　677
早期発症糖尿病　750
爪甲感染症　499
早産　127, 283
創始者効果　107
爪周囲炎　499
巣状分節状糸球体硬化症　517, 519
巣状分節性壊死性糸球体腎炎　344
巣状分節性糸球体硬化症　290
巣状ループス腎炎　526
増殖因子　18, 228, 300
増殖因子受容体　228
増殖性 GN　524
増殖性硝子体網膜症　872
増殖性糖尿病網膜症　873
増殖性動脈内膜炎　677
増殖中心　428
増殖能　717
臓側上皮　514
相対危険率　172
相対的インスリン不全　746
総胆管　633
層板骨　775
僧帽弁　377
僧帽弁逸脱証　378
掻痒症　611
足細胞　514
足細胞傷害　517
足細胞突起消失　521
側索硬化　859
即時型　169
即時型(Ⅰ型)過敏症　161
即時型応答　164
即時反応　466
束状帯　758
塞栓　77, 78, 382
塞栓症　65
塞栓性梗塞　832
足底跛行　345
足底疣贅　886
続発性　296, 383
　　──の僧帽弁逸脱症　378
続発性アミロイドーシス　290
続発性感染症　298
続発性高アルドステロン症　761
続発性副腎皮質不全　764
続発性副腎不全　763
続発性ヘモクロマトーシス　405
続発性レイノー現象　345
側副血行　365, 368
粟粒　500
粟粒肺結核　492
組織因子　69
組織因子経路阻害因子　74
組織壊死　30

組織過敏反応　489
組織幹細胞　54
組織球症　440
組織球性肉腫　440
組織再生の足場　57
組織修復　30
組織損傷　489
速筋　817
ソマトスタチン　724, 746
ゾリンジャー・エリソン症候群　563, 567, 767

た

ターコット症候群　595
ターナー症候群　117
第1期梅毒　676
第2期梅毒　676
第3期梅毒　677
第Ⅴ因子ライデン変異　75
ダイオキシン　280
胎芽的　136
胎芽病　125
タイ肝吸虫　620, 641
大気汚染　275
帯下　697
退形成　215
退形成性　215
大血管　477
大血管合併症　756
大血管転位症　362
体腔性浸潤リンパ腫　431
大細胞癌　500, 504
体細胞性染色体相互転座　805
体細胞性ドライバー突然変異　805
体細胞変異　726
胎児アルコール症候群　125, 285
胎児異常　127
胎児形　633
胎児水腫　131
胎児性　807
胎児性横紋筋肉腫　807
胎児性癌　666
胎児赤芽球症　133
胎児発育不全　127
胎児貧血　133
胎児母体間出血　132
代謝異常　84
代謝回転低下　779
代謝機能障害関連脂肪性肝疾患　607, 624
代謝亢進状態　729
代謝性アシドーシス　287, 514
体重減少　576
体重増加　760
代償性気腫　465
代償性心不全　356

代償性水頭症　829
代償性肥大　357
代償的過形成　19
帯状疱疹　844
帯状疱疹後神経痛　844
対側衝撃　838
対側衝撃損傷　838
大腸　572
大腸菌　581, 582, 644, 673, 690, 840
大腸憩室　586
大腸腺癌　596
大腸腺腫症遺伝子　569
多遺伝子疾患　111
大動脈解離　321
大動脈縮窄症　363
大動脈二尖弁　377
大動脈弁狭窄症　355
タイトジャンクション　129
耐熱性毒素　582
大脳鎌下(帯状回)ヘルニア　829
大脳皮質基底核変性症　858
胎盤　705
胎盤異常　125, 127
胎盤梗塞　706
胎盤後出血/血腫　706
胎盤絨毛の虚血性変化　706
タイプⅠがん　700
タイプⅡがん　700
タイプA解離　337
胎便イレウス　103
胎便栓症候群(胎便イレウス)　102
大葉性肺炎　483
対らせんフィラメント　854
大量出血　567
大量の副腎出血　763
多飲　751
多因子遺伝　126
タウ　854
ダウン症候群　114
唾液腺炎　553, 601
多核巨細胞　51
多核細胞　845
高安動脈炎　340, 341
多環系炭化水素化合物　280
多型　90
多形紅斑　882, 898
多型性　786
多形性横紋筋肉腫　808
多形腺腫　214, 601
多形腺腫由来がん　554
多系統萎縮症　858
多血症　415
多結節性甲状腺腫　736
多骨性　782, 793
多小脳回症　831
唾石症　553

多臓器不全　292
脱水　574
脱髄疾患　847
脱髄性　825
脱髄性ニューロパチー　813
脱分化　789
脱分極　816
脱落膜血管の異常　706
タナトフォリック骨異形成症　778
多尿　540, 729, 745, 751
多能性間葉系幹細胞　810
多嚢胞性腎異形成　540
多嚢胞性腎症　538
多嚢胞性脳症　840
多嚢胞性卵巣症候群　700
多嚢胞病　652
多発血管炎性肉芽腫症　253, 338, 343
多発血管性肉芽腫症　480
多発性　767
多発性遺伝性外骨腫症候群　788
多発性筋炎　822
多発性硬化症　847
多発性内分泌腫瘍　742
多発性内分泌腫瘍症　780
多発性内分泌腫瘍症候群　767
多発性ニューロパチー　825
多病巣表在発育型　893
打撲傷　291
玉ねぎ状所見　535
タマネギの皮病変　178
タム-ホルスフォールタンパク質　533
多面発現性　95
多毛症　760
樽状頸部　694
単一臓器結核　493
単核炎症細胞浸潤　732
単核細胞　776
単核貪食細胞系　48
胆管　607
胆管癌　639, 641
胆管不足症候群　631
胆管閉塞　631
単球　48
単球コロニー刺激因子　777
単骨性　782, 793
胆砂　643
短鎖干渉RNA　92
胆汁うっ滞　608, 609, 629
胆汁梗塞　632
胆汁性肝硬変　632
単純性炭鉱夫塵肺症　472
単純性嚢胞　538
単純な核型　805
単純嚢胞　710
単純ヘルペス　681

単純ヘルペスウイルス　126, 200, 550, 558, 601
男性化　762
男性化症候群　758
男性ホルモン　724
胆石　629, 645, 652
胆石イレウス　643
胆石症　310, 400, 631
胆石性膵炎　652
胆石による膵管閉塞　660
炭素　22
単相性　809
単相性滑膜肉腫　809
断端部　218
ダンディー・ウォーカー奇形　831
胆道閉鎖　632
胆嚢炎　644
胆嚢癌　645
胆嚢蓄膿症　644
胆嚢の運動低下　643
タンパク質　22
タンパク質-エネルギー栄養障害　297
タンパク尿　513
単発性　737
炭粉結節　472
炭粉症　22
淡明細胞　789
淡明細胞癌　542, 543

ち

チアノーゼ　65, 359
チアノーゼ性先天性心不全　843
チアミン欠乏症　847
地域性　735
地域性甲状腺腫　735
チェッカー盤状　818
チェディアック・ヒガシ症候群　192
遅延型　169
遅延型過敏症　168
遅延性過敏性反応　489
知覚異常　813
知覚鈍麻　813
遅筋　817
恥垢　663
致死性の不整脈　288
父親由来のインプリンティング　122
父方対立遺伝子　778
腟　222, 689
腟異常分泌物　680
腟炎　498
腟トリコモナス　690
知的障害　104, 110
遅発反応　466
チフス菌　583
チフス結節　583
チフス熱　583

チモーゲン顆粒　651
チャネル病　374
チャネロパチー　821
中型筋性動脈　317
中心静脈硬化　622
中心静脈―門脈線維架橋　622
中心性肥満　760
中心染色質融解　827
中心的　155
中心融合型　113
虫垂　600
虫垂粘液性腫　604
中枢処理システム　307
中枢神経異常　744
中枢神経発作　402
中枢性　729
中足趾節関節　803
中腸神経内分泌(カルチノイド)腫瘍　571
中毒性巨大結腸症　590
中毒性腺腫　737
中毒性多結節性甲状腺腫　736
中皮腫　215
中膜　317
治癒不全　48
腸炎菌　583
腸型　570
腸型胃癌　570
腸管外症状　590
腸管凝集性大腸菌　583
腸管虚血　331
腸管出血性大腸菌　582, 583
腸肝循環　630
腸管症関連T細胞リンパ腫　578
腸管上皮細胞消滅遺伝子座　583
腸管侵入性大腸菌　583
腸管毒素原性大腸菌　582
腸管内腔における栄養素の分解障害　602
腸管内消化　576
腸管微小血管のパターン　574
腸管病原性大腸菌　582
腸管ポリープ　603
腸管癒着　572
長期非進行性患者　198
腸球菌　644
超急性拒絶　184
蝶形紅斑　177
腸結核　493
長鎖非コードRNA　91, 92
腸重積　572, 602
腸上皮化生　565, 566, 568, 602
聴神経性難聴　678
頂端膜　582
腸チフス　581
腸捻転　572

腸壁気腫症　129
跳躍伝導　813
直撃損傷　838
直接クームス試験　407
直接作用物質　253
直接傷害　292
直接生着　840
チョコレート嚢胞　695
治療方針　263
チロシナーゼ　248
チロシン　104
鎮痛薬性腎症　287

つ

ツァーン梗塞　636
ツァーン線条　77
椎間板　803
椎弓根　785
椎弓板　785
通常型　789
通常型間質性肺炎　470
通常型脂肪腫　806
痛風　801
痛風結節　802
痛風腎　802
ツッカーカンドル　766
ツベルクリン　169, 475
ツベルクリン反応　169
ツベルクリン陽転　489
蔓状神経線維腫　823
蔓状肺動脈症　479

て

低HDLコレステロール血症　310
低γグロブリン血症　428
低悪性度乳頭状尿路上皮腫瘍　674
低アルブミン血症　513
低異型度乳頭状尿路上皮癌　674
低核異型度　715
低カリウム血症　259, 762
低カリウム性周期性四肢麻痺　821
低カルシウム血症　302
低換気症候群　310
低灌流　85
低緊張性麻痺　821
定型カルチノイド　505
低形成　124
低形成性貧血　398
低血圧　319
低血圧症　764
低血糖　752
テイ・サックス病　96, 107, 108
低酸素症　2
低酸素脳症　358
低酸素誘導因子　543, 572, 766, 867
低酸素誘導因子α　657

低色素性　404
ディジョージ症候群　116, 190, 745
低身長ホメオボックス遺伝子　118
低浸透圧尿　531
ディスジャーミノーマ　665
低体温症　292
ディッセ腔　607
低度異形上皮内病変　719
低倍体　543
底部が広い潰瘍　590
低分化癌　214
低容量性ショック　82
停留精巣　664
低リン血症　302
デオキシリボヌクレアーゼ　5
適応　1
摘脾　400
テストステロン　762
デスドメイン　10
デスメ膜　868
デスモイド腫瘍　807
デスレセプター　9
デスレセプター経路　8, 26
テタニー　745
鉄過剰　386
鉄過剰状態　404
鉄欠乏性貧血　399, 567
デニス・ドラッシュ症候群　138
デノスマブ　780
デヒドロエピアンドロステロン　762
デュシェンヌ型筋ジストロフィー　819
デュビン・ジョンソン症候群　631
デュレー出血　829
デルタ因子　617, 646
デルマタン硫酸　109
テロメア　24, 89, 243
テロメアの代替伸長　243
テロメア病　25
テロメラーゼ　24
転移　218
転移性腫瘍　794
転移性石灰化　23
転移能　246
電解質均衡の維持　513
てんかん　3
てんかん発作　745
電気機械性カップリング　816
電気的不安定性　367
典型的狭心症　366
電撃痛　842
転座　113
転写因子　423
点状出血　68, 131
デンスデポジット病　521, 523
テント切痕(鉤)ヘルニア　829
点突然変異　94

点変異　224
天疱瘡　886, 899
電離放射線　293, 738

と

動員　30, 71
頭蓋骨癒合症　777
頭蓋内圧亢進　725, 745
頭蓋内石灰化　846
頭蓋瘻　304
透過性因子　519
導管　554
動悸　374, 730, 752
ドゥケルヴァン甲状腺炎　733
動原体　113
糖原病　22, 110
同時性　767
動静脈奇形　836
動静脈瘻　319
糖新生　750
透析　514
洞組織球症　418
糖タンパク質 IIb/IIIa　70
疼痛　29, 40
糖毒性　750
洞内皮細胞の腫大　418
糖尿　751
糖尿性微小血管傷害　755
糖尿病　59, 126, 326, 746
────の古典的三徴候　751
糖尿病性潰瘍　59
糖尿病性眼合併症　756
糖尿病性ケトアシドーシス　752
糖尿病性神経障害　756
糖尿病性腎症　755
糖尿病性大血管傷害　753
糖尿病性微小血管傷害　753
糖尿病胎芽病　126
糖尿病誘発性　749
橙皮状皮膚　346
東部および西部ウマ脳炎　843
洞不全症候群　374
ドゥベイキー　337
洞房結節　374
動脈　317
動脈解離　333
動脈管　361
動脈管開存症　129, 359, 361
動脈管索　361
動脈血栓　77
動脈硬化　282, 323, 832
動脈性潰瘍　59
動脈閉塞　602
動脈瘤　319
動脈瘤形成　323
動脈瘤様骨嚢胞　792

同腕染色体　113
ドーパミン　724, 767
トキシコロジー　274
トキソプラズマ　126, 127, 200, 389
トキソプラズマ・ゴンディ　846
トキソプラズマ症　418, 705, 870
特異的　37
毒素　565
毒素性ショック症候群　85
特徴的顔貌　109
特発性　384, 479, 729, 803
特発性肝硬変　610
特発性器質化肺炎　471
特発性後腹膜線維症　182
特発性膵炎　652
特発性線維性肺胞炎　470
特発性肺高血圧症　479
特発性肺線維症　470
特発性または一次性骨関節症　795
突然変異　94
飛び石病変　589
ドライバー変異　224, 501
ドライマウス　553
トラコーマ　867
トランスサイレチン　204
トランスフェリン　410
トランスフォーミング増殖因子α　229
トランスフォーミング増殖因子β　97, 126, 753, 782
トランスフォーミング増殖因子β1　102
トランスポゾン　89
トリコモナス　127
トリコモナス・バジナリス　680, 689, 690
トリソミー　112
トリパノソーマ　390, 556
トリプレットリピート突然変異　94
トリヨードサイロニン　729
努力性呼吸　752
トルコ鞍　723
トルソー症候群　78, 660
ドレスラー症候群　374, 391
トレポネーマ　126
トレポネーマ・パリダム　687, 842
トロポエラスチン　97
トロンビン　70
トロンボキサン A2　71
トロンボモジュリン　74
鈍化　3
貪食　35, 43

な

内因子–B$_{12}$複合体　413
内因性経路　71
内眼角贅皮　114
内痔核　575

ナイセリア菌　43
ナイセリア髄膜炎菌　840
内弾性板　317
内軟骨腫　788
内軟骨腫症　788
内軟骨性骨化　776
内皮炎　185
内皮細胞　56, 73
内皮細胞活性化　41, 74
内皮細胞機能不全　75
内皮細胞傷害　327
内皮細胞プロテイン C 受容体　74
内分泌系の異常　696
内分泌腺以外の徴候　768
内膜　317
内膜動脈炎　185
ナチュラルキラー　416
鉛　277
軟骨下梗塞　783
軟骨細胞　776, 782
軟骨腫　214, 215, 788
軟骨肉腫　214, 785, 789
軟骨帽　810
軟骨膜　788
軟骨無(低)形成症(軟骨形成不全症)　778
軟性仮骨　782
軟性下疳　681
難治性骨折(偽関節)　783
難治性スプルー　579
軟部腫瘍　805
軟部組織　805

に

ニーマン・ピック病　108
二価金属トランスポーター 1　410
肉芽腫　6, 51, 510
肉芽腫性炎症　51, 340, 490
肉芽腫性血管炎　340
肉芽腫性前立腺炎　668
肉芽腫性副鼻腔炎　344
肉芽腫性ブドウ膜炎　870
肉芽組織　56, 58
肉腫　214
肉腫型　506
ニクズク肝　65, 358, 637
二次喫煙　281
二次孔　360
二次口型心房中隔欠損　360
二次骨化中心　776
二次止血　69, 70
二次止血栓　71
二次進行型 MS　849
二次性アミロイドーシス　202
二次性がん　295
二次性高アルドステロン症　67

和文索引 921

二次性骨格筋疾患 818
二次性骨関節症 782
二次性痛風 801
二次性副甲状腺機能亢進症 745, 780
二次治癒 56
二次中隔 360
二次的抗リン脂質抗体症候群 177
二次的な副甲状腺機能亢進症 23
二次的免疫不全 188, 193
西ナイルウイルス 843
二重微小染色体 226
二相型 507
二相性 809
二相性滑膜肉腫 809
日光角化症 891
日光弾性線維症 891
二糖類分解酵素 579
ニトロソアミド 311
ニトロソアミン 311
ニトロフラントイン 406
乳管癌 716
乳管内非浸潤性癌 715
乳酸脱水素酵素 668
乳酸デヒドロゲナーゼ値 398
乳児型 540
乳児期 539
乳児血管腫 347
乳児突然死症候群 125, 130
乳汁漏出 727
ニューセリア・ゴノレア 687
乳腺刺激ホルモン産生細胞 724
乳頭壊死 530, 756
乳頭型 502
乳頭筋機能不全 373
乳頭腫 214, 674
乳頭状 726
乳頭状構造 739
乳頭状腎細胞癌 543
乳頭状線維弾性腫 392
乳頭状表皮過形成 886
乳頭のパジェット病 715
乳頭浮腫 535, 876
乳頭分泌物 708
乳糜胸 506
乳糜胸症 346
乳糜心膜症 346
乳糜性 391
乳糜性心外膜炎 391
乳糜性腹水 346
ニューモシスチス 870
ニューモシスチス・イロベチイ 191, 497, 870
ニューモシスチス・カリニ 497
ニューロパチー 755
ニューロフィブロミン 824
ニューロン特異的エノラーゼ 137

尿管 673
尿管原発の悪性腫瘍 673
尿管疝痛 541
尿細管 513
尿細管間質型 184
尿細管間質腎炎 513
尿細管間質性腎炎 529, 531
尿酸 810
尿酸およびシスチン結石 541
尿酸結晶 802
尿中ゴナドトロピン 117
尿道 673
尿毒症 391, 514
尿崩症 728, 729
尿路感染症 529
尿路結石 540, 541
二連銃大動脈 336
認識 30
妊娠性絨毛癌 707
妊娠性疱疹 889
妊娠性類天疱瘡 889
妊娠第1三半期 285
妊娠糖尿病 751

ぬ

ヌクレオチドオリゴマー 142
ヌクレオチド除去修復機構 251

ね

ネガティブセレクション 171
ネグレリア・フォーレリ 847
ネクロプトーシス 10
猫ひっかき病 349, 418
寝たきり 729
熱痙攣 292
熱産生 309
熱射病 292
熱傷 290
熱帯性スプルー 579
熱帯性腸症 579
熱帯熱マラリア原虫 408, 516
熱中症 292
ネフリン 514
ネフローゼ症候群 67, 513, 516, 757
ネフローゼ範囲 513
ネフロン喪失 517
ネフロン瘻−髄質嚢胞症複合体 540
ネルソン症候群 728
粘液型 502
粘液型脂肪肉腫 806
粘液癌 717
粘液腫 392
粘液腫様変性 378
粘液水腫 731
粘液性腫瘍 701
粘液性嚢胞腫瘍 657

粘液性嚢胞腺癌 600
粘液性嚢胞腺腫 600
粘液栓 468
粘液の分泌過多 643
粘表皮癌 555, 601
粘膜萎縮 568, 590
粘膜関連リンパ組織 258, 565, 570
粘膜梗塞 574
粘膜バリア 575
粘膜皮膚病変 677
粘膜皮膚リンパ節症候群 342

の

脳 298
脳アミロイド血管症 834, 854
脳海綿状血管奇形遺伝子 135
膿痂疹 885
膿気胸 506
膿胸 484, 488, 505
脳血管障害 274, 756, 831
脳三叉神経性血管腫症 347
脳死 832
脳実質内 839
脳室周囲白質軟化症 840
脳室上衣下・脳室内出血 127
脳障害 278
嚢状(桑実状)動脈瘤 835
嚢状動脈瘤 333
脳神経 823
膿腎症 530
脳震盪 838
膿性痰 468
膿性分泌 679
脳性麻痺 839
脳脊髄液 828
脳卒中 831
嚢虫症 846
膿尿 530
脳膿瘍 843
脳浮腫 68, 828
嚢胞状中膜壊死 97
嚢胞状中膜変性 336
嚢胞状ヒグローマ 348
嚢胞状リンパ管腫 131, 133
嚢胞性腫瘍 657
嚢胞性線維症 100, 468, 576, 751
嚢胞性線維症膜貫通コンダクタンス制御因子 576, 581
嚢胞性線維性骨炎 744
嚢胞性中膜変性 334
嚢胞腺腫 214
膿瘍 6, 45, 484
脳葉型出血 834
脳瘤 830
ノルエピネフリン 767
ノロウイルス 584

は

バーキットリンパ腫　225, 256, 432
パーキン　856
パーキンソニズム　856
パーキンソン病　850, 856
バークホルデリア・セパシア菌　102
ハーゲマン因子　653
バートン線　277
バーベック顆粒　440
ハームリダクション　289
ハーラー症候群　110
肺　459
肺炎　292, 757
肺炎連鎖球菌　482, 840
バイオエアロゾル　276
胚芽異形成性神経上皮腫瘍　864
胚芽層内の脳実質内出血　840
肺感染症　480
肺気腫　281, 461
敗血症　53, 127, 292
敗血症性　81, 784
敗血症性梗塞　81, 382
敗血症性ショック　53, 82, 292
敗血症性塞栓　488
肺高血圧　358
肺コンプライアンス　469
杯細胞　560
胚細胞腫　665
肺細葉　459
肺出血症候群　479
肺小細胞癌　759
肺硝子膜症　127
肺小葉　462
肺水腫　68, 131
倍数体　112
胚性幹細胞　54
肺性心　79, 358, 375, 395
肺尖部の胸膜　492
肺塞栓症　377, 477
肺炭粉沈着症　472
胚中心　156, 732
肺動脈血栓塞栓症　477
肺動脈弁下狭窄　362
梅毒　676
梅毒性大動脈炎　678
梅毒トレポネーマ　127, 620, 676, 677, 678
排尿困難　530, 680
排尿障害　679
肺膿瘍　487, 488
胚発生　776
肺病変　102
排便習慣の変化　599
肺胞　459
肺胞間質　459
肺胞出血　480

肺胞上皮　459
肺胞道　459
肺胞嚢　459
肺毛細血管炎　343
廃用　20
培養陰性心内膜炎　381
パイロトーシス　10
ハインツ小体　406
破壊　123
白質ジストロフィー　847, 850
白色梗塞　81
白色脂肪組織　310
白赤芽球症　415, 426
白癬　886
バクテロイデス　488
拍動性血腫　333
白内障　869
白斑　688, 689
白板症　222, 551, 601
白墨状骨折　782
剥離性間質性肺炎　477
破骨細胞　776
破骨細胞形成抑制因子　743
破砕（粉砕）骨折　783
パジェット病　23, 689
パジェット様分布　897
ハシトキシコーシス　733
橋本甲状腺炎　647, 731
播種　219
播種性血管内凝固　637
播種性血管内凝固症候群　79, 84, 441, 610
破傷風菌　817
破傷風毒素　817
バシル・カルメット・ゲラン　668
破水　127
バセドウ病　730
パターン認識受容体　150
発育性嚢胞　555
発汗　752
発がん性　253, 293
発がん性物質　253
発がん物質　281
パック年数　501
白血球減少症　52, 414
白血球浸潤　754
白血球接着不全　192
白血球増多症　52
白血球動員　41
白血球の疾患　397
白血球破砕性血管炎　343
白血球やその他の細胞の活性化　41
白血病　426
発現変動　96
発赤　29
パッセンジャー変異　224

ハッチンソン菌　678
バッド・キアリ症候群　637
発熱　40, 42, 52
発熱因子　52
鼻・大脳　499
バニリルマンデル酸　138, 767
パネート細胞化生　590
母親から小児への感染　194
母親由来のインプリンティング　122
羽ばたき振戦　610
バビンスキー徴候　859
ハプトグロビン　399
ハプトグロビン値　398
パラガングリオーマ　766
パラクライン（傍分泌）作用　228
バラ疹　583
パラチフス菌　583
ハリソン溝　304
"張りついたような" 外観　891
バルーン血管形成術　323
バルサルバ洞　378
バルデット・ビードル症候群　875
バルトネラ　349, 419
バルトネラ・クインターナ　349
バルトネラ・ヘンセラ菌　349, 418
バルトリン腺嚢胞　687
バルプロ酸　126
パルボウイルス　133
破裂　317, 365
バレット食道　560, 601
ハロー　499, 681
ハロゲン化　36
ハロゲン化吸入麻酔薬　821
晩期先天性梅毒　678
晩期潜伏期梅毒　677
晩期反応　164
汎血球減少症　414
半月体　525
半月体形成性糸球体腎炎　344, 514
半月体性 GN　524
半月板　803
パンコースト腫瘍　504
パンコースト症候群　504
瘢痕　48, 55, 56, 58, 60
瘢痕化　30
瘢痕形成　53, 369
瘢痕性無気肺　460
汎細葉(小葉)性肺気腫　462
汎細葉性肺気腫　463
斑状出血　68
斑状巣　350
汎心炎　379
伴性 SCID　189
伴性高 IgM 症候群　158
伴性疾患　825
伴性無γグロブリン血症　190

ハンター症候群　110
ハンチントン病　850, 858
パンデミック　485
ハンド・シューラー・クリスチャン病　440
パンヌス　798
反応性関節炎　582, 799
反応性全身性アミロイドーシス　204
反応性白血球増加症　416
反応性リンパ節炎　32
汎発性粟粒疾患　495
反復性感染症　438

ひ

非アトピー性　466
非アトピー性喘息　466, 509
非アルコール性脂肪肝炎　624
非アルコール性脂肪性肝炎　310
非アルコール性脂肪性肝疾患　607, 621, 624
ヒアルロン酸　57
鼻咽頭癌　258
非ウイルス性心筋炎　389
非角化型扁平上皮癌　508
非活動性脱髄斑　848
非滑膜性　794
皮下浮腫　67
非感染性血管炎　337
非感染性心筋炎　389
非乾酪性　51
非乾酪性肉芽腫　475, 590
脾機能亢進症　448, 612
非機能性　723, 726
非機能性下垂体腺腫　725, 728
非機能性甲状腺腫瘍　741
非経口感染　194
非結核性抗酸菌　102, 764
非結核性抗酸菌複合体　199
非交通性水頭症　828
非骨化性線維腫　793
非再開通　370
非細菌性血栓性心内膜炎　78, 259, 382
皮質　758
脾腫　397, 400, 422, 426
非出血性梗塞　832
非腫瘍性　592
微小血管血栓症　85
微小血管傷害　755
微小血管傷害性溶血性貧血　408, 443
微小血管性溶血性貧血　536
微小血栓　443
非小細胞癌　500
微小残存病変　262
微小出血　834
微小髄様癌　742
微小腺腫　726

微小膿瘍　890
微小変化群　518
微小メサンギウムループス腎炎　526
非浸潤性　701
非浸潤性小葉癌　720
非浸潤性乳癌　715
ヒスタミン　38, 163
ヒストプラズマ　764
ヒストプラズマ症　494
ビスホスホネート　780, 782
微生物叢　173
非セミノーマ性胚細胞性腫瘍　668
脾臓　476
脾臓梗塞　424
非増殖性糖尿病網膜症　873
非増殖性病変　710
非相同末端結合経路　243
肥大　18, 386
肥大型心筋症　384, 387
非代償性心不全　356
非対称性中隔肥厚　387
ビタミン A　126
ビタミン A 欠乏症　301
ビタミン B_{12}　398
ビタミン D 関連疾患　23
ビタミン K　444
ビタミン K 誘導体　406
左→右シャント　359
非タンパク質コード DNA 配列　89
ピック球　856
ピック細胞　856
ピック病　856
非定型 HUS　537
非定型カルチノイド　505
非定型抗酸菌症　494
非定型抗酸菌複合体　489, 494
非定型溶血性尿毒症症候群　517
非典型的な症状　577
ビトー斑　301
ヒト型結核菌　51
非特異的な間質性肺炎　471
非特異的な精巣上体　664
非特異的肉芽腫性前立腺炎　668
ヒトパピローマウイルス　221, 552, 682, 687, 690, 886
ヒトヘルペスウイルス 8 型　431
ヒト免疫不全ウイルス　290, 416
ヒドロキシメチルグルタリル CoA レダクターゼ　326
非粘液産生性腺癌　600
ピノサイトーシス　22
非薄基底膜症候群　528
非白血性白血病　415
肥胖性星状膠細胞　827
皮膚および粘膜リンパ系　156
皮膚回帰性　882

皮膚感染症　499
皮膚筋炎　822
皮膚障害　735
皮膚線条　760
皮膚テストアネルギー　489
皮膚の黄疸　631
皮膚微小血管の透過性亢進　879
皮膚病変　298, 476
ビブリオ属　580
非ふるえ熱産生　310
微粉炭　281
非抱合型ビリルビン濃度　398
ヒポキサンチン-グアニンホスホリボシルトランスフェラーゼ　801
非ホジキンリンパ腫　426
被膜下梗塞　426
肥満　306, 307, 750
肥満遺伝子　307
びまん型　570
びまん型胃癌　570
肥満関連高血圧　310
肥満細胞　879
びまん性　805
── の肝疾患　608
びまん性 GN　524
びまん性萎縮　566
びまん性過形成　735, 760
びまん性間質肺線維症　475
びまん性胸膜線維化　473
びまん性甲状腺腫　736
びまん性軸索傷害　838
びまん性腫大　735
びまん性神経線維腫　824
びまん性全身性硬化症　180
びまん性肺胞傷害　485
びまん性肥大　734
びまん性メサンギウム硬化症　755
びまん性ループス腎炎　526
びまん性老人斑　854
非免疫性水腫　131
ヒュルトレ細胞　732
ヒュルトレ細胞性変化　737
病因　1
病期　259, 806
表現促進現象　858
病原体関連分子パターン　150
表在静脈　345
表在性乳頭状腫瘍　674
病態形成　1
病的過形成　19
病的骨折　437
標的状　882
病的石灰化　23
標的赤血球　405
標的臓器の抵抗性　723
病的適応　17

表皮下水疱　890
表皮水疱症　558
表皮全層　892
表皮増殖因子受容体　501
表皮内水疱形成　681
表皮内扁平上皮癌　892
表皮肥厚（棘細胞増殖）　883
病理学　1
びらん　365
ピリピリ感　745, 815
ビリルビン　630
ピリン　204
非淋菌性尿道炎　680
ヒルシュスプルング病　573, 602
非裂孔原性網膜剥離　872
疲労　752
ピロリ菌　255
ピロリン酸カルシウム結晶沈着症　803
ピンクリン　797
貧血　53, 259, 397
貧血性　81
頻呼吸　821
頻尿　530, 679
頻脈　288, 366, 374, 730, 752, 821

ふ

ファーター乳頭部　651, 654
ファゴソーム　35
ファゴフォア　11
ファゴリソソーム　35
ファロー四徴症　361
ファンコニ貧血　251
不安定狭心症　364, 366, 395
不安定なプラーク　329
フィードバック抑制　723
フィールド効果　501
フィブリノイド　6
フィブリノイド壊死　6, 342, 535
フィブリリン　95, 97, 334
フィブリン　70, 71
　──の沈着　69
フィブリン血栓　85
フィブロネクチン　58
フィラデルフィア染色体　94
フィラリア症　67
風車様　793
風疹ウイルス　127
封入体筋炎　822
ブールハーフェ症候群　558
フェイルセーフ　171
フェナセチン　406
フェニトイン　418
フェニルアラニン　104
フェニルアラニン水酸化酵素　104
フェニルケトン尿症　104
フェムトリットル　398

フェロトーシス　10
フェロポーチン　410
フォン・ヴィレブランド因子　441
フォン・ヴィレブランド病　445
フォン・ギールケ病　110
フォンヒッペル・リンドウ症候群　134
フォンヒッペル・リンドウ病　348, 657, 766
不可逆的な傷害　2
不活化　122
不完全浸透　96
腹臥位　131
腹腔内出血　68, 705
副経路　42
副甲状腺　742
副甲状腺癌　743
副甲状腺機能亢進症　743, 810
副甲状腺機能低下症　745
副甲状腺腺腫　743
副甲状腺ホルモン　23, 302, 742, 777
副甲状腺ホルモン様ペプチド　794
複合多因子疾患　111
複合母斑　894
複雑性炭鉱夫塵肺症　472
複雑な核型　805
副作用　285
複視　817
副腎　758
副腎クリーゼ　763
副腎髄質　136, 758
副腎性器症候群　758, 762
副腎白質ジストロフィー　850
副腎皮質　758
副腎皮質癌　765
副腎皮質機能低下　763
副腎皮質刺激ホルモン　724, 728
副腎皮質刺激ホルモン産生細胞　724
副腎皮質刺激ホルモン産生腺腫　728
副腎皮質刺激ホルモン分泌細胞　768
副腎皮質腫瘍　761, 762
副腎皮質ステロイド　40
副腎皮質の萎縮　760
副腎皮質不全　763
腹水　65, 610, 612
腹水症　358
複製老化　24
腹痛　576, 655
腹部腫瘤触知　544
腹部大動脈瘤　334
腹部鈍痛　544
腹壁ヘルニア　602
腹膜偽粘液腫　600, 702
フクロウの目　496
腐骨　784
浮腫　65, 32
不整形の潰瘍　681

不整形の細管　554
不正子宮出血　695
不整脈　299, 355, 373, 745
不整脈原性右室心筋症　384, 387
不全　377
フゾバクテリウム　488
縁取り空胞　822
二日熱マラリア原虫　408
物理的因子　290
物理的・化学的傷害　30
不動関節　794
ブドウ状肉腫　807
ブドウ膜　870
ブドウ膜炎　870
ブドウ膜黒色腫　871
不妊　102, 727, 808
部分奇胎　706, 707
部分トロンボプラスチン時間　72, 441
フマル酸ヒドラターゼ　808
ブラ　463
　──による気腫　465
プラーク　364
　──のびらん　365
プラーク形成　506
プラーク中心部への出血　365
ブラジキニン　44
ブラストミセス　495
ブラストミセス症　494
プラスミノーゲン　73
プラスミン　73
プラダー・ウィリー症候群　122
プラバスタチン　823
フラビウイルス科　615
フランク・スターリング機構　356
プランマー症候群　736
フリードライヒ失調症　859
フリーラジカル　370
プリオンタンパク質　851
プリオン病　851
不利に働くライオニゼーション　406
プリマキン　406
プリンツメタル型狭心症　364, 366
ブルーム症候群　251
ブルトンチロシンキナーゼ　190
フレームシフト突然変異　94
ブレオマイシン　474
フレクスナー・ウィンターシュタイナーロゼット　875
ブレスロウの厚さ　897
ブレブ（水疱）形成　3
プレボテラ　488
プレボテラ・インテルメディア　549
フローサイトメトリー　262
プロオピオメラノコルチン　728
プログラム細胞死　4
プロスタグランジン　38, 39, 794

プロスタサイクリン 74
プロセシング 422
フロッピーバルブ症候群 98
プロテアーゼ 463
プロテアーゼインヒビター 628
プロテアーゼ活性化受容体 44, 70
プロテイン C 74
プロテインキナーゼ C 754
プロテウス菌 541, 673
プロテオグリカン 57
プロトロンビン時間 72, 440
プロピオメラノコルチン 724
プロモーター 89, 254
プロラクチノーマ 726
プロラクチン 723, 726
プロラクチン産生腺腫 726, 768
プロリン水酸化酵素 305
分化 136, 215
分化抗原群 426
分割膵 651
分化転換 20
分子擬態 173
分子シグネチャー 552
分子シャペロン療法 108
分子標的治療 230
分水嶺 574
糞石 600
分節状毛細血管壊死 525
分節性貫壁性壊死性炎症 341
糞線虫 585
分泌液 464
分泌型下痢 603
分泌性 602
分泌性下痢 575, 581
分娩後下垂体壊死 443
分娩後甲状腺炎 733
分離腫 134, 215
分類不能型免疫不全 191

へ

ベイカー嚢胞 804
平滑筋腫 571, 808
平滑筋肉腫 571, 698, 805
平均赤血球ヘモグロビン濃度 398
平均赤血球ヘモグロビン量 398
平均赤血球容積 398
閉経後 779
閉経後のホルモン療法 285
米国癌症連合委員会 718
米国合同審査会のがん病期判定 260
閉鎖 124
閉鎖不全 377, 395
閉塞 359, 468, 562
閉塞隅角緑内障 869
閉塞性黄疸 660
閉塞性過膨張 465
閉塞性血栓性血管炎 344
閉塞性細気管支炎 464
閉塞性腎症 540
閉塞性睡眠時無呼吸症 479
閉塞性睡眠時無呼吸症候群 310
閉塞性線維性胸膜炎 493
閉塞性動脈内膜炎 334
閉塞性無気肺 459
閉塞性門脈静脈症 636
壁梗塞 574
壁在血栓 77, 374, 386
壁細胞 563
壁側胸膜 474
壁側上皮 514
ヘキソサミニダーゼ A 107
ベッカー型筋ジストロフィー 819
ベックウィズ・ヴィーデマン症候群 138
ヘッジホッグ 831
ヘッジホッグシグナル経路 124
ヘバーデン結節 796
ヘパトウイルス属 613
ヘパトーマ 639
ヘパドナウイルス科 613
ヘパラン硫酸 109
ヘパラン硫酸グリコサミノグリカン 788
ヘパリン起因性血小板減少症候群 76
ヘパリン様分子 74
ヘフェスチン 410
ヘプシジン 53, 626
ペプチド 307
ペプトストレプトコッカス 488
ヘペウイルス 617
ヘペウイルス科 617
ヘミデスモソーム 888
ヘモグロビン電気泳動 398
ヘモジデリン 22, 480
—— の組織沈着 627
ヘモジデローシス 22
ヘモフィルス・インフルエンザ 482
ヘモフィルス・インフルエンザ菌 469
ヘモフィルス・デュクレイ 681
ヘリコバクター・ピロリ 255, 563, 565
ヘリコバクター・ピロリ胃炎 565
ベリリウム 281
ヘリング管 55
ペルオキシソーム増殖活性化受容体 300
ベルクロ 471
ヘルニア 572
ヘルニア嚢 573
ヘルパー T 細胞 151
ヘルパンギーナ 507
ヘルペスウイルス 127
ヘルメット状細胞 408

変異 311
変異型クロイツフェルト・ヤコブ病 852
変異原性 293
変位骨折 783
辺縁趨向 32
弁狭窄 380
変形 123
変形性関節症 310, 795, 810
変形赤血球症 405
ベンス・ジョーンズタンパク質 204, 436
変性神経突起 827
変性性弁膜症 377
変性的変化 334
ベンゼン 279
便潜血 599
片側肥大症 138
扁桃ヘルニア 830
弁の疣贅 366
扁平骨 776
扁平コンジローマ 677, 688
扁平上皮異形成 562
扁平上皮化 884
扁平上皮化生 300, 301
扁平上皮癌 214, 222, 500, 503, 551, 663, 664, 689, 690, 891
扁平上皮乳頭腫 508
扁平苔癬 884
扁平頭蓋底 782
扁平疣贅 886
鞭毛 565

ほ

ポイツ・ジェガース症候群 592
崩壊促進因子 43
蜂窩肺 471
傍関節性骨侵食 803
包茎 663
膀胱 673
膀胱尿管逆流 530
膀胱尿管口 530
房室結節 374
房室ブロック 374
放射線 293, 737
放射線吸収濃度 293
放射線性腸炎 575
放射線治療 725
放射線肺臓炎 474
放射線療法 558
放出反応 70
傍腫瘍症候群 866
傍腫瘍性疾患 822
膨疹 879
傍神経節腫瘍 572
疱疹状皮膚炎 577, 889, 899

房水　869
紡錘形細胞　572
紡錘細胞　808, 871
紡錘状動脈瘤　333
縫線　377
蜂巣　469
胞巣状　807
胞巣状横紋筋肉腫　807
蜂巣状線維化　470
包虫嚢胞　620
乏尿　514
放屁　576
傍皮質リンパ組織過形成　418
乏免疫性半月体性 GN　525
ボエルハーベ症候群　601
ポートワイン母斑　347
ホーマーライト型ロゼット　791
ホーマーライト偽ロゼット　137
ボーマン腔　514
ボーマン層　868
他の自己免疫疾患　733
ボクサー脳症　838
母系遺伝　121
星型膿瘍　680
ホジキンリンパ腫　201, 417, 426
母指手根中手関節　796
母趾足根中足関節　796
ホスファチジルイノシトールグリカン　406
ホスホフルクトキナーゼ　111
ホスホリルコリン　108
母性 PKU　104
補体系　17, 42
補体制御性タンパク質　193
補体沈着　476
補体の活性化異常　517
母体の疾患　359
母体の風疹　125
補体媒介性 TMA　536, 537
補体媒介性血栓性微小血管症　517
ボタンホール変形　798
ボックスカー類似の核　376
発作性夜間色素尿症　43
発作性夜間呼吸困難　357
発作性夜間ヘモグロビン尿症　193, 406
ポッター症候群　123
ポット病　493, 785
ボツリヌス菌　817
ボツリヌス毒素　817
ボディマス指標　307
ポドシン　514
ボトックス　817
骨　775
　──の痛み　421
母斑　894
ホメオスタシス　1

ホメオボックス　126
ホメオボックス遺伝子　777
ホモシスチン尿症　326
ホモバニリン酸　138
ぼやけた細胞　428
ポリープ　214, 508, 568
ポリ塩化ビフェニル　280
ポリオウイルス　845
ポリオ後症候群　845
ポリグルタミン病　121
ホリパーゼ A2 受容体　521
ポリフィロモナス・ジンジバリス　549
ポリメラーゼ　614
ポリメラーゼ連鎖反応　141, 566
ホルモン　723
ホルモン異常性甲状腺腫　736
ホルモン合成不全性甲状腺腫　731
ホルモン産生過剰　723
ホルモン性過形成　19
ホルモン分泌　513
ボレリア菌　810
ボレリア・ブルグドルフェリ　389, 842
本態性血小板血症　423
本態性高血圧　321, 534
ポンプ機能不全　373
ポンペ病　110, 111
翻訳後修飾　821

ま

マイクロ RNA　91
マイクロサテライト不安定性　251, 596, 597
マイクロサテライト不安定性経路　603
マイコバクテリウム・アビウム　584
マイコバクテリウム・アビウム・イントラセルラーレ　494
マイコバクテリウム・アブセサス　494
マイコバクテリウム・カンサシ　494
マイコプラズマ・ゲニタリウム　680
マイコプラズマ肺炎　483
マイコプラズマ・ホミニス　127
マイスナーの粘膜下神経叢　573
膜脂質の過酸化　14
膜状骨化　776
膜性腎症　290, 517, 520
膜性増殖性 GN　521
膜性増殖性糸球体腎炎　290, 521
膜性ループス腎炎　526
マグネシウム結石　541
膜補因子タンパク質　523
マクロファージ　35
　──の古典的活性化　49
　──の代替的活性化　49
マザブラウド症候群　793
マジャンディ孔　828
マッカードル病　111

マッキューン・オルブライト症候群　793
マックバーニー徴候　600
末梢神経系　840
末梢神経障害　285
末梢神経鞘腫瘍　825
末梢神経の遺伝性疾患　816
末梢神経の脱髄性ニューロパチー　278
末梢性　155
　──の血管収縮　288
末梢性・求心性システム　307
末梢性ニューロパチー　813
末端臓器不全　706
マトリックスメタロプロテアーゼ　58, 246
麻痺性灰白髄炎（麻痺性ポリオ）　845
麻痺性神経梅毒　842
マフッチ症候群　788
マラコプラキア　673
マラスムス　297
マラリア　126
マルファン症候群　95, 97, 334
マルファン様体型　768
丸みを帯びた顔　760
マロリー硝子体　622
マロリーワイス症候群　558
マロリーワイス裂傷　558, 601
満月様顔貌　760
慢性　784
慢性 ITP　443
慢性胃炎　565, 566
慢性炎症　29, 47
　──による貧血　409
　──への進展　46
慢性炎症時の貧血　411
慢性炎症性脱髄性多発神経炎　815
慢性炎症性脱髄性多発性ニューロパチー　825
慢性炎症性脱髄性ポリニューロパチー　815
慢性炎症性皮膚症　883
慢性炎症性貧血　252
慢性肝炎　608, 618, 628
慢性関節リウマチ　418
慢性気管支炎　461
慢性虚血　575
慢性虚血性心疾患　331
慢性血清病　168
慢性結節性痛風　802, 803
慢性高血圧症　127
慢性骨髄性白血病　262, 423
慢性細気管支炎　464
慢性細菌性前立腺炎　668, 669
慢性持続感染　468
慢性受動性肝うっ血　65
慢性腎盂腎炎　530

慢性心外膜炎　391
慢性神経型　109
慢性腎臓病　514
慢性腎不全　514
慢性膵炎　285, 652, 660, 751
慢性髄膜炎　840
慢性単純性苔癬　885
慢性胆道閉塞　632
慢性胆嚢炎　644
慢性肉芽腫症　36, 192
慢性粘膜皮膚カンジダ症　499
慢性肺うっ血　65
慢性肺感染症　843
慢性肺性心　377
慢性非細菌性前立腺炎　668, 669
慢性非神経型　109
慢性副腎皮質不全　763
慢性閉塞性肺疾患　461
慢性放射線肺臓炎　474
慢性溶血性貧血　401
慢性リウマチ性心炎　381
慢性リウマチ性心疾患　380
慢性リンパ性白血病　428
マンノース結合レクチン　102
マンモグラフィー検査　709
マンローの微小膿瘍　884

み

ミエリン像　3
ミエロペルオキシダーゼ　36
ミオパチー　818
ミカエリス・グートマン小体　673
右→左シャント　359, 477
ミクリッツ症候群　476
ミクリッツ病　182
ミクログリア　827
ミクログリア結節　828, 845
ミクロソームトリグリセリド輸送タンパク質　579
未熟奇形腫　135
未熟児　359
未熟児網膜症　129
未熟性　129
ミスセンス突然変異　94
三日熱マラリア原虫　408
密な炎症細胞浸潤　798
ミトコンドリア遺伝子　118, 121
ミトコンドリア経路　8, 26, 241
ミトコンドリア脳筋症　831
ミトコンドリアミオパチー　821
ミネラル（鉱質）コルチコイド　758
未分化がん（癌）　214, 508, 736
未分化多形細胞肉腫　805, 811
未分化多形肉腫　809
未分化リンパ腫キナーゼ　136
脈なし病　340

脈絡叢　828
脈絡膜炎　476
脈絡網膜炎　846

む

無顆粒球症　416
無感情型甲状腺機能亢進症　730
無機微粒子　281
無嗅脳症　831
無莢膜型　482
無菌性　81
無菌性髄膜炎　840, 842
無形成　556, 777
無茎性（広基性）　591
無月経　299, 727
無限の複製能力　243
無虹彩　138
無効赤血球造血　404
無効造血　412
ムコール感染症　499
ムコール菌症　846
ムコール症　499
ムコール属　345
ムコ多糖症　109
ムコ多糖類　105
無酸症　566
無症候性　726
──の血尿　675
無症候性血尿　514
無症候性高カルシウム血症　744
無症候性高尿酸血症　803
無症候性炭粉沈着症　472
無症状間欠期　803
無神経節症　573
無精子症　102
むちゃ食い障害　299
無痛性血尿　544
無痛性甲状腺炎　731, 733
無痛性精巣腫大　667
無痛性全身性リンパ節腫大　430
無痛性の梗塞　372
無尿　514
無脳症　830
無排卵性周期　696
無発生　124
ムンプス感染　664
無βリポタンパク質血症　579, 602

め

メサンギウム細胞　514
メサンギウム増殖性ループス腎炎　526
メタネフリン　767
メタボリック症候群　640
メタボリックシンドローム　310, 326, 750
メッケル憩室　652

メドゥーサの頭　346
メニン　767
眼の強膜の黄疸　609, 629
眼の変化　730
めまい　752
メラニン　22, 104, 302
メラニン細胞刺激ホルモン　724
メラニン色素失調　895
メラノーマ　247
メラノサイト系母斑　894, 899
メラノサイト刺激ホルモン　728
メルケル細胞ウイルス　255
免疫　149
免疫エディティング（免疫編集）　249
免疫応答　149
免疫学的表現型　421
免疫監視　247
免疫機能の障害　428
免疫グロブリン沈着　480
免疫系　149
免疫再構築炎症症候群　201
免疫再構築症候群　845
免疫作動細胞　748
免疫性血小板減少性紫斑病　443
免疫性水腫　131
免疫性溶血性貧血　407
免疫組織化学　261
免疫チェックポイント　249
免疫反応　2, 30
免疫複合体介在性疾患　162
免疫複合体媒介性半月体性 GN　524
免疫不全　149
免疫不全状態　468
メンケベルグ型動脈硬化（中膜硬化）　323
メンデル型感受性抗酸菌症　193

も

毛細血管　317
毛細血管拡張　180, 893
毛細血管拡張症　347, 837
毛細血管拡張性運動失調症　192, 251
毛細血管拡張性運動失調変異　192
毛細血管腫　134, 347
毛細血管性高血圧　517
毛細血管内増殖　522
毛細胆管　607
網状小体　680
網状帯　758
盲腸　589
毛包炎　499
網膜炎　476, 875
網膜芽細胞腫　136, 138
網膜芽細胞腫遺伝子　233, 726
網膜芽腫　222
網膜グリア過誤腫　867

網膜症 755
網膜剥離 872
モザイク 113
モザイク現象 113
モザイク体 114
モノソミー 113
モラクセラ菌 482
門脈圧亢進症 358, 610, 611
門脈域 607
門脈域-門脈域の隔壁線維化 634
門脈血栓症 636
門脈周囲 607
門脈周囲肝細胞 632
門脈体循環シャント 611
モンロー孔 828

や

薬剤関連性湿疹性皮膚炎 880
薬剤性 TMA 536
薬剤性ミオパチー 823
薬物使用 520
薬物反応 169
夜盲症 301

ゆ

優位血管 368
ユーイング肉腫 136, 262, 790
融解(液状)壊死 6
融解壊死 81
有害刺激 2
有害な機能獲得 121
有機塩素化合物 280
有機溶剤 279
有茎性 592, 594
融合遺伝子 225
融合壊死 608
有鉤条虫 846
有糸分裂後期遅滞 112
疣状癌 663
疣贅 78, 380, 381, 886
疣贅状過形成 886
疣贅性心内膜炎 78
遊走性関節炎 800
遊走性血栓性静脈炎 78
有窓性内皮細胞 514
有痛性 681
誘導性一酸化窒素合成酵素 490
有病率 796
遊離 729
遊離脂肪酸 750
輸血関連急性肺傷害 447
ユビキチン-プロテアソーム系 20

よ

溶解 78
溶血性尿毒症症候群 44, 193, 444
溶血性貧血 399
葉酸 398
葉状 710
葉状腫瘍 710
羊水過少症 123
羊水塞栓症 80
陽性変力作用 358
腰仙部神経根障害 815
腰椎円背 780
腰椎前弯症 304
羊膜帯 123
用量 274
容量 318
溶連菌感染後性 GN 524
ヨード添加塩 296
ヨードプシン 300
予期 120
予期しない突然の死亡 130
抑制型受容体 155
抑制調節因子 824
四日熱マラリア原虫 408
予備石灰化 304
ヨブ症候群 191, 499
読み飛ばし 820

ら

ライオニゼーション 116
ライオン仮説 116
ライディッヒ細胞 117, 665, 719
ライム病 389, 800, 810
ライム病関節炎 800
ライム病治療後症候群 801
雷鳴頭痛 835
落屑 883
ラクターゼ 105
ラクターゼ欠損症 602
ラクナ 837
ラクナ(空胞)細胞 434
ラクナ梗塞 832, 837
落葉状天疱瘡 886, 887
ラジオ波焼灼術 785
ラッセル小体 22
ラドン 276, 295
ラミニン 58
ーー A/C 821
ランヴィエ絞輪 813
卵円形の大楕円赤血球 412
卵円孔 360
卵円孔開存 360
卵黄嚢腫瘍 666
卵管 699
卵管内血腫 705
卵管留血腫 705
卵型マラリア原虫 408
ランケ変化群 491
ランゲルハンス細胞 155, 440, 879
ランゲルハンス細胞性組織球症 440
ランゲルハンス島 745
卵巣 700
卵巣カルチノイド 704
卵巣疾患 696
ランブル鞭毛虫 585
卵胞刺激ホルモン 696, 724, 728
卵胞嚢胞 700

り

リアノジン受容体 821
リーデル甲状腺炎 182, 734
リウマチ結節 798
リウマチ性関節炎 796, 810
リウマチ性心疾患 379
リウマチ熱 379
リキッドバイオプシー 116, 141
リシル水酸化酵素 98, 305
リステリア 126
リステリア菌 840
リゼルグ酸ジエチルアミド 290
リソソーム 105
リソソーム蓄積症 106
リソソーム膜 14
離脱症状 290
リッシュ結節 824
立毛筋 808
立毛筋平滑筋腫 808
リブマン・サックス心内膜炎 78, 177, 383
リ・フラウメニ症候群 236
リポキシゲナーゼ阻害剤 40
リポキシン 40
リポタンパク質(a)値 326
リポフスチン 22
リモデリング 56
隆起型 645
流行性耳下腺炎 553
両耳側半盲 725
良性高フェニルアラニン血症 104
良性腫瘍 214, 347, 638
良性前立腺過形成 669
良性転移説 695
両側性特発性高アルドステロン症 760
両対立遺伝子座 103
緑色連鎖球菌 553
緑内障 869
緑膿菌 102, 292, 469, 483, 885
緑膿菌属 487
輪間節 813
淋菌 127, 679, 687, 690, 694, 699
リン酸アンモニウムマグネシウム 541
輪状膵 652
臨床的単一症候群 849
輪状膿瘍 382
リンパ管 318

リンパ管炎　32, 346
リンパ管炎様　475
リンパ管腫　134, 135
リンパ管肉腫　351
リンパ球減少型ホジキンリンパ腫　435
リンパ球性大腸炎　579, 603
リンパ球増多症　52, 428
リンパ球豊富型ホジキンリンパ腫　435
リンパ形質細胞性硬化性膵炎　656
リンパ形質細胞性リンパ腫　438
リンパ行性転移　219
リンパ腫　136, 214, 215, 426
リンパ腫様ポリープ　430
リンパ上皮性病変　431
リンパ節炎　493
リンパ節腫大　422, 429
リンパ節腫脹　417
リンパ節症　418
リンパ組織球性(L&H)変異型 RS 細胞　435
リンパ浮腫　346, 680
淋病　679

る

類骨　775
類骨基質　302
類骨骨腫　785, 810
類上皮細胞　51, 871
類上皮腫　840
涙滴　415
類洞　607
類洞内転移　637
類洞閉塞症候群　637
類内膜型　697
類内膜腫瘍　703
類白血病反応　52, 416
類皮嚢腫　703
ループスアンチコアグラント　175

ルシュカ孔　828

れ

レイノー現象　180, 345
レーザー・トレラ徴候　891
レーバー遺伝性視神経症　121
レクチン経路　42
レジオネラ菌　483
レシチン　128
レチクリン　726
レチナール　299
レチノイド　299
レチノイド X レセプター　300
レチノイン酸　299
レチノイン酸受容体　300
レチノール結合タンパク質　300
裂溝　590
裂孔原性網膜剥離　872
裂孔ヘルニア　559
レッシュ・ナイハン症候群　802
裂傷　291
レテラー・ジーベ病　440
レニン　320
レニン–アンギオテンシン　760
レビー小体　856
レビー小体型認知症　858
レビー神経突起　858
レプチン　307, 309
レフラー心内膜心筋炎　389
連鎖　123
連鎖球菌　381
連鎖球菌性外毒素 B　524
連鎖不平衡　91
攣縮　366, 574
連銭　52

ろ

ロイコトリエン　38, 40

ロイコトリエン受容体拮抗薬　40
老化　236
老化現象　894
瘻孔　556, 590, 784
漏出液　358
老人性　779
老人性骨粗鬆症　779
老人性心アミロイドーシス　205
老人斑　853, 854
漏斗胸　97
ローゼンタールファイバー　827
ロート斑　382
ロキタンスキー・アショフ洞　644
濾出液　32, 66
路上生活者　296
ロゼット　864
ロタウイルス　585
肋骨脊椎角　530
肋骨軟骨接合部　304
ロバートソン転座　113, 114
濾胞　156
　　──の過形成　736
濾胞亜型　740
濾胞過形成　418
濾胞癌　737
濾胞性樹状細胞　155
濾胞性リンパ腫　225
濾胞腺腫　737
濾胞ヘルパー T 細胞　159

わ

ワーナー症候群　24
ワールブルク効果　239
ワイベル・パラーデ小体　445
ワイヤーループ構造　526
"綿アメ状"滲出物　497
ワルデンシュトレームマクログロブリン血症　438

欧文索引

数字

2-hydroxyglutarate 788
3-hydroxy-3-methylglutaryl-coenzyme A (HMG-CoA) 99
7-dehydrocholesterol 302
13-cis-retinoic acid 125
21-hydroxylase deficiency 762
22q11.2 deletion syndrome 116
25-hydroxylase 302
25-hydroxyvitamin D 302

ギリシャ文字

α-fetoprotein 641
α-granule 70
α-hemolytic streptococcus 126
α-L-iduronidase 110
α melanocortin stimulating hormone (α-MSH) 309
α-melanocyte stimulating hormone (MSH) 309
α-thalassemia 133
α-thalassemia trait 405
α_1-antitrypsin 463
α_1-antitrypsin deficiency 625
α_1-hydroxylase 302, 304
β-amyloid protein (Aβ) 202
β cell 745
β cell antigen 748
β-catenin gene 640
β-hemolytic streptococci 524
β-thalassemia intermedia 404
β-thalassemia major 404
β-thalassemia minor 403
β-thalassemia trait 403
Δ^9-tetrahydrocannabinol (THC) 290

A

AA (amyloid-associated) amyloid 202
AAH 501
abdominal aortic aneurysm (AAA) 334
abdominal herniation 602
abdominal pain 576, 655
abetalipoproteinemia 579, 602
abnormal decidual vessel 706
abrasion 291
abscess 6, 45, 484
absorptive hypercalciuria 541
Acanthamoeba 847
acantholysis 887
acanthosis 882, 883
accidental cell death 4

acetaldehyde 624
acetaminophen 287, 621
acetylcholine 816
achalasia 601
achlorhydria 566
achondroplasia 778
acid aerosol 276
acid alpha glucosidase 111
acid sphingomyelinase 108
acinar 502
acinar cell 651
acinar loss 656
acini 554
acinus 459
acquired 441, 541
acquired cystic kidney disease 538
acquired immunodeficiency syndrome (AIDS) 188, 193, 763
acquired lactase deficiency 579
acquired polyneuritis 816
acquired predisposing condition 222
acromegaly 727
ACTH-independent Cushing syndrome 759
actinic keratosis 891, 899
activating receptor 155
activation-induced cytidine deaminase (AID) 191, 252
active inflammation 563
active plaque 848
acute abdomen 655
acute acalculous cholecystitis 644
acute adrenal insufficiency 763
acute adrenocortical insufficiency 763
acute appendicitis 600, 603
acute atherosis 706
acute bacterial endocarditis 843
acute bacterial pericarditis 391
acute bacterial prostatitis 668, 669
acute calculous cholecystitis 644
acute cellular rejection 184
acute chest syndrome 402
acute chorioamnionitis 705
acute cor pulmonale 377, 477
acute coronary syndrome 364, 365
acute dermatosis 879
acute disseminated encephalomyelitis (ADEM) 849
acute eczematous dermatitis 882
acute endocarditis 381
acute erosive hemorrhagic gastritis 563

acute fulminant hepatitis 628
acute gangrenous appendicitis 600
acute gastritis 284, 563, 601
acute gouty arthritis 802, 803
acute hepatic congestion 65
acute herpetic gingivostomatitis 550
acute HIV syndrome 197
acute hypertensive encephalopathy 837
acute infantile neuronopathic form 109
acute infection 507
acute inflammation 29, 31, 563
acute ITP 443
acute kidney injury (AKI) 514, 529, 532
acute laryngitis 507
acute leukemias 419
acute liver failure 609
acute lymphadenitis 346
acute myocardial infarction 395
acute necrotizing hemorrhagic encephalomyelitis 849
acute necrotizing pancreatitis 654
acute pancreatitis 652, 660
acute pharyngitis 507
acute-phase response 52
acute postinfectious glomerulonephritis 524
acute (primary) pulmonary infection 495
acute promyelocytic leukemia 420
acute prostatitis 679
acute pulmonary congestion 65
acute pyogenic meningitis 840
acute radiation pneumonitis 474
acute renal failure 514
acute respiratory distress syndrome (ARDS) 85, 292, 460
acute rheumatic fever 379
acute self-limited colitis 581
acute suppurative appendicitis 600
acute tubular injury (ATI) 532
acute tubular necrosis 532
acute viral pericarditis 391
adaptation 1
adaptive immunity 149
Addison disease 504, 735, 763
adenocarcinoma 214, 500, 561, 596
adenocarcinoma *in situ* 502
adenohypophysis 723
adenoma 214, 600, 603, 737, 743
adenoma-carcinoma sequence 501, 597
adenomatous polyposis coli (APC) gene 569, 595

adenomyosis 694
adenosine deaminase(ADA) 189
adenosine diphosphatase 74
adenosis 710
adhesins 565
adhesion 32
adhesion receptor 57
adhesive glycoprotein 57
adipokine 750
adiponectin 309
adipose cytokine 750
adjuvant 157
adjuvant chemotherapy 809
adolescent 540
adrenal cortex 758
adrenal cricis 763
adrenal gland 758
adrenal medulla 136, 758
adrenaline 723
adrenergic hormone 18
adrenocortical carcinoma 765
adrenocortical hypofunction 763
adrenocortical insufficiency 763
adrenocortical neoplasm 761, 762
adrenocorticotropic hormone 724, 728
adrenogenital syndrome 758, 762
adrenoleukodystrophy 850
adult 540
adult polycystic kidney disease 538
adult postductal coarctation 363
adult T-cell leukemia/lymphoma(ATLL) 255
adult torsion 664
adult-type diffuse gliomas 861
advanced atherosclerosis 23
advanced glycation end product(AGE) 753
advanced sclerosing lupus nephritis 526
adventitia 317
adverse drug reaction(ADR) 285
aerobic glycolysis 239
affinity maturation 159
aflatoxin 311, 639
aganglionosis 573
Age-Related Macular Degeneration (AMD) 874
agenesis 124, 556
Aggregatibacter(Actinobacillus) *actinomycetemcomitans* 549
agonist 780
agranulocytosis 416
AIDS-associated(epidemic)KS 350
AIDS-defining illness 198
AIDS indicator disease 198
air pollution 275
airway remodeling 466

AIS 502
AJCC 718
AL(amyloid light chain)amyloid 202
alcohol 624
alcohol dehydrogenase 283, 284
alcohol-related cardiomyopathy 285
alcoholic-related liver disease 622
aldose reductase 754
aldosterone 320, 758
aldosterone–producing adenoma 762
aldosterone synthase 761
aleukemic leukemia 415
all level of the epidermis 892
all-trans-retinoic acid 126
allergen 162
allergic alveolitis 476
allergic bronchopulmonary aspergillosis 500
allergic contact dermatitis 880, 881
allergic disease 47
allergic reaction 447
allergic rhinitis 164
allergy 30, 161
allograft arteriopathy 394
almost always leads to permanent renal atrophy 540
alpha cell 745
alpha particle 293
Alport syndrome 528
alternative lengthening of telomeres 244
alternative macrophage activation 49
alternative pathway 42
alveolar 807
alveolar duct 459
alveolar epithelium 459
alveolar hemorrhage 480
alveolar rhabdomyosarcoma 807
alveolar sac 459
alveolus 459
Alzheimer disease(AD) 116, 850, 852
amebic meningoencephalitis 847
ameloblastoma 555
amenorrhea 299, 727
American Joint Committee on Cancer 718
amiodarone 474
amniotic band 123
amniotic fluid embolism 80
ampulla of Vater 654
amyloid 202
amyloid deposit 742
amyloid deposition 750
amyloid precursor protein(APP) 202
amyloidosis 53, 149, 388
amyotrophic lateral sclerosis(ALS) 859
amyotrophy 859

anaerobic bacteria 488
anaerobic glycolysis 12
analgesic nephropathy 287
anaphase lag 112
anaphylactic shock 83
anaphylatoxin 38, 43
anaphylaxis 164
anaplasia 215
anaplastic 215
anaplastic carcinoma 736
anaplastic lymphoma kinase(ALK) 136
anaplastic thyroid carcinoma 738
anaplastic(undifferentiated)thyroid carcinoma 738
anasarca 65
androgen 670, 723, 758
androstenedione 762
anemia 53, 259, 397
anemia of blood loss 398
anemia of chronic inflammation 252, 409, 411
anemic 81
anencephaly 830
aneuploid 112, 809
aneuploidy 226
aneurysm 319
aneurysm formation 323
aneurysmal bone cyst(ABC) 792
Angelman syndrome 122
angiitis 480
angina pectoris 364, 366, 395
angiodysplasia 575, 602
angiogenesis 48, 56
angiogenic switch 244
angiomatosis 347
angiosarcoma 346, 392, 639
angiotensin 321
angiotensin Ⅱ 320
angle-closure glaucoma 869
aniridia 138
anisocytosis 405
Anitschkow cell 379
ankylosing spondylitis 799
ankylosis 796, 799
annular pancreas 652
Anopheles 408
anorexia 259
anorexia nervosa 296, 298
anovulatory cycles 696
anterior lobe 723
anterior pituitary 723
anterior pituitary adenoma 725
anteroseptal infarct 374
anthracosis 22
anti-GBM antibody-mediated crescentic GN 524

anti-mitochondrial antibody 634
anti-neutrophil cytoplasmic antibody (ANCA) 338, 525, 634
anti-nuclear antibody (ANA) 174
anti-phospholipid antibody 175
anti-phospholipid antibody syndrome 76, 383
antibiotic-associated colitis 583
antibiotic-associated diarrhea 583
antibody 151
antibody-induced hemolytic anemia 132
antibody-mediated (type II) hypersensitivity 162
antibody-mediated (vascular or humoral) rejection 185
anticipation 120, 858
anticitrullinated peptide antibody (ACPA) 797
anticoagulant effect 73, 74
antidiuretic hormone 725, 729
antifibrinolytic effect 75
antigen 475
antigen-presenting cell (APC) 151, 155
antigenic drift 485
antigenic shift 485
antiprotease 37
antisynthetase syndrome 822
antithyroglobulin antibody 732
antithyroid antibody 732
antithyroid peroxidase antibody 732
anuria 514
aortic coarctation 363
aortic dissection 321
aortic stenosis 355
apathetic hyperthyroidism 730
APC 238
APC/β-catenin pathway 597, 603
aphthous ulcer 550, 589, 601
apical membrane 582
apical pleura 492
aplasia 124, 777
aplastic anemia 295, 409
aplastic crisis 400, 402
apoferritin 22
apoptosis 4, 236, 776
apoptotic body 10
appendix 600
aqueous humor 869
aquired genetic aberration 670
arachidonic acid (AA) 38
arachnodactyly 97
arbovirus 843
arcinogenic derivatives of bile acids 645
arcuate nucleus 308
ARDS 460
aregenerative anemia 398

Arnold–Chiari malformation 831
arousal 131
arrhinencephaly 831
arrhythmia 355, 373
arrhythmogenic right ventricular cardiomyopathy 384, 387
arsenic 279
arterial 317
arterial dissection 333
arterial obstruction 602
arterial thrombus 77
arterial ulcer 59
arteriolar vasoconstriction 69
arteriole 317
arteriolosclerosis 323, 755
arteriosclerosis 323
arteriovenous malformation (AVM) 836
arthritis 167, 797
arthropod-borne virus 843
Arthus reaction 168, 337
asbesto 281, 501
asbestos body 474
asbestosis 473, 474
ascaris 585
Ascaris lumbricoides 652
ascending cholangitis 631
ascending infection 126
Aschoff body 379
ascites 358, 610, 612
aseptic meningitis 840, 842
ash leaf patches 867
aspergilloma 500
Aspergillus 253, 345
Aspergillus fumigatus 846
Aspergillus species 639
aspiration pneumonia 487
aspirin 287, 406
asterixis 610
asteroid body 475
asthma 165, 461, 465
astrocyte 827
asymmetric septal hypertrophy 387
asymptomatic anthracosis 472
asymptomatic hematuria 514
asymptomatic hyperuricemia 803
asymptomatic intercritical period 803
asystole 373, 374
ataxia telangiectasia 192, 251
ataxia telangiectasia mutated (ATM) 192, 294
atheroma 23, 323
atheroprotective 328
atherosclerosis 48, 79, 282, 574, 754, 832
atherosclerotic plaque 323, 329
atopic 466

atopic dermatitis 164, 880
atopic march 165
atopic triad 165
atopy 163, 466
atorvastatin 823
atresia 124, 556
atrial fibrillation 357, 374
atrial septal defect (ASD) 359
atrioventricular node 374
atrophy 20
attaching and effacing lesion 582
attempt at healing 48
atypical adenomatous hyperplasia 501
atypical carcinoid 505
atypical hemolytic uremic syndrome (HUS) 517, 537
atypical lobular hyperplasia 717
atypical lymphocyte 417
Auerbach myenteric plexus 573
Auspitz sign 884
autoantibody 749
autoimmune 731
autoimmune adrenalitis 763
autoimmune cholangiopathy 633
autoimmune disease 30, 47, 161, 480, 746
autoimmune gastritis 565, 566, 602
autoimmune hemolytic anemia 429
autoimmune hypoparathyroidism 745
autoimmune lymphoproliferative syndrome (ALPS) 172
autoimmune pancreatitis 182
autoimmune polyendocrine syndrome 763
autoimmune polyglandular syndrome 171
autoimmune regulator (AIRE) 745
autoimmune thyroid disease 731
autoimmunity 161, 170
autoinfection 585
autoinflammatory syndrome 150, 204
autonomic nervous system 730
autonomic neuropathy 815
autophagic vacuole 11, 20
autophagolysosome 11
autophagy 10, 20, 105, 240
autoreactive T cell 339
autosomal codominant 403
autosomal recessive (childhood) polycystic kidney disease 539
autosomal recessive SCID 209
autosplenectomy 402
avoidant restrictive food intake disorder 299
axonal 813
axonal neuropathy 813

axonal transport 815
azoospermia 102
azotemia 513, 514
azurophil 37

B

B cell non-Hodgkin lymphoma 733
Babinski sign 859
bacillary angiomatosis 347
Bacillus Calmette–Guérin(BCG) 668, 675
backward failure 355
backwash ileitis 590
bacteremia 382, 757
bacterial cystitis 673
bacterial epiglottitis 507
bacterial infection 885
bacterial pyelonephritis 438
bacterial sialadenitis 553
bacterial vaginosis 690
Bacteroides 488
bad cholesterol 326
Baker cyst 804
balanced reciprocal translocation 113
balanitis 499, 663
balanoposthitis 663
balloon angioplasty 323
BAP1 506
Bardet-Biedl syndrome 875
barrel cervix 694
Barrett esophagus 560, 601
Bartholin cyst 687
Bartonella 349, 419
Bartonella henselae 349, 418
Bartonella quintana 349
basal cell carcinoma 893
basal metabolic rate(BMR) 296
basal zone hyperplasia 559
BASC 501
Basedow disease 730
basement membrane 57, 245
basophilic 5
basophilic cytoplasm 723
basophilic stippling 278
Becker muscular dystrophy 819
Beckwith–Wiedemann syndrome(BWS) 138
bedridden 729
Bence Jones protein 204, 436
benign 213
benign hyperphenylalaninemia 104
benign metastasis 695
benign prostatic hyperplasia(BPH) 669
benign tumor 214, 347, 638
benzene 279
beriberi 847

beriberi heart disease 386
berry aneurysm 318
beryllium 281
beta cell dysfunction 749, 750
beta particle 293
biallelic 90
bicuspid aortic valve 377
bilateral ideopathic hyperaldosteronism 760
bile canaliculi 607
bile duct 607
bile duct obstruction 631
bile infarcts 632
biliary atresia 632
bilirubin 630
binge eating disorder 299
bioaerosol 276
biopsy 261
biphasic 507, 809
biphasic synovial sarcoma 809
Birbeck granule 440
birthmark 347
bisphosphonate 780, 782
bitemporal hemianopia 725
Bitot spot 301
blackwater fever 409
bladder 673
bland 81
blastemal type 139
blastoconidia 498
Blastomyces 495
Blastomyces dermatitidis 494
blebbing 3
bleeding 439
bleeding disorder 397
bleomycin 474
blepharospasm 817
blistering disorder 885
blood cancer 218
blood vessel 317, 513
Bloom syndrome 251
blue cell tumor 136, 791
blunting 3
body mass index(BMI) 307
Boerhaave syndrome 558, 601
bone 775
bone change 745
bone eburnation 795
bone marrow 298, 476
bone marrow failure 414
bone mineralization 302
bone pain 421
bone remodeling 776
bone resorption 302
bone tumor 785
bony ankylosis 798

bony callus 782
border zone(watershed)infarct 833
borderline tumor 701
Borrelia burgdorferi 389, 810, 842
both allele 103
botox 817
botulinum toxin 817
boutonnière deformity 798
bowel ischemia 331
bowing of the leg 304
Bowman layer 868
Bowman space 514
boxcar nuclei 376
bradycardia 373, 374
bradykinin 44
bradyzoites 846
BRAF 899
brain 298
brain abscess 843
brain damage 278
brain death 832
brain edema 68
branching papillae 739
Brassicaceae 736
Breslow thickness 897
bridge-fusion-breakage cycle(BFB) 243
broad-based ulcer 590
bronchi 459
bronchial mucosa 222
bronchiectasis 459, 461
bronchioalveolar stem cell 501
bronchiole 459
bronchiolitis obliterans 464
bronchiolocentric 477
bronchitis 281
bronchopneumonia 484
bronchopulmonary dysplasia 129
brown adipose tissue(BAT) 310
brown atrophy 22
brown tumor 744, 780
Bruton tyrosine kinase(BTK) 190
Budd–Chiari syndrome 637
bulbar amyotrophic lateral sclerosis 859
bulimia nervosa 296, 299
bulla 463
bullous emphysema 465
bullous keratopathy 869
bullous pemphigoid 558, 887, 899
Burkholderia cepacia 102
Burkitt lymphoma 225, 256, 432
burned-out quiescent osteosclerotic stage 781
burr cell 408
bursa 804
Burton line 277

butterfly rash 177

C

C cell hyperplasia 742
C-reactive protein (CRP) 309, 326
C. trachomatis 684, 694, 699
C1 inhibitor (C1 INH) 43, 193
C3 convertase 42
C3 glomerulonephritis 523
C3 glomerulopathy 522
C3 nephritic factor (C3NeF) 523
C5 convertase 43
cachexia 42, 259, 405
cadmium (Cd) 279
calbindin 302
calcific aortic degeneration 378
calcific aortic valve stenosis 355
calcification 5, 378
calcinosis 180
calciphylaxis 745
calcitonin 768
calcium homeostasis 742
calcium pyrophosphate crystal deposition disease (CPPD) 803
calcium stones 541
calsitonin 782
Campylobacter 581
Campylobacter jejuni 581
canal 864
canal of Hering 55
canalicuri 775
cancer 213
cancer gene 223
cancer hallmark 213
cancer-testis antigen 248
cancers 213
Candida 292, 558, 687
Candida albicans 475, 550, 663, 689, 846
candida endocarditis 499
candida pneumonia 499
Candida spp 690
candidiasis 199
capacity 318
capillary 317
capillary hemangioma 134, 347
capillary hypertension 517
capillary telangiectasia 837
caput medusae 346
carbon 22
carbon monoxide (CO) 276
carbon tetrachloride 279
carcinogen 281
carcinogenic 293
carcinogenic agents 253
carcinoid 570, 600, 604

carcinoid heart disease 393
carcinoid syndrome 393, 505, 571
carcinoid tumor 393, 505, 570
carcinoma 214, 500
carcinoma ex pleomorphic adenoma 554
carcinoma *in situ* 217, 502, 551, 674, 714
carcinoma of the gallbladder 645
carcinoma of the prostate 668, 669
carcinoma of the vulva 688
cardiac 730
cardiac arrhythmia 299, 745
cardiac cirrhosis 358
cardiac failure 18, 133, 574
cardiac sclerosis 637
cardiac tamponade 391
cardiac transplantation 393
cardiogenic shock 82, 373
cardiomyopathy 383
cardiovascular defect 133
cardiovascular disease 274
caries 549, 601
carrier 618
cartilage cap 810
caseous material 492
caseous necrosis 6, 51
caspase 8
caspase-1 802
cat scratch disease 349, 418
cataract 869
catecholamine 138, 758, 767
catecholamine effect 391
caterpillar cell 379
cavernous hemangioma 134, 348, 638
cavernous lymphangioma 348
cavernous malformation 833, 836, 837
CD8+ cytotoxic T cells 732
CD59 43
CDK inhibitors (CDKI) 231
cecum 589
celiac disease 528, 576, 577, 602, 889
celiac sprue 577
cell death 2
cell-derived mediator 37
cell injury 1
cell lysis 43
cell-mediated immunity 151
cell proliferation 55
cell surface receptor 726
cell swelling 12
cellular aging 24
cellular immunity 151
cellular swelling 3
central 155, 729
central chromatolysis 827
central nervous system alteration 744

central nervous system stroke 402
central portal fibrous septa 622
central processing system 307
central stellate scar 544
central vein sclerosis 622
centriacinar emphysema 462, 464
centric fusion type 113
centrilobular 607
centrilobular emphysema 472
centrilobular hemorrhagic necrois 637
centrilobular necrosis 358, 637
centrilobular sinusoid 637
centromere 89, 113
cepacia syndrome 102
ceramide 108
cerebral amyloid angiopathy (CAA) 834, 854
cerebral cavernous malformation gene 135
cerebral edema 828
cerebral palsy 839
cerebrospinal fluid (CSF) 828
cerebrovascular accident 756
cerebrovascular disease 274, 831
ceruloplasmin 410, 627
cervical cancer 287
cervicitis 680
cervix 690
CFTR 100
Chagas disease 389
Chagas myocarditis 390
chalk stick-type fracture 782
chamber dilation 374
chancre 676
chancroid 681
changes in bowel habit 599
channelopathy 374, 821
chaperone 107
Charcot joint 842
Charcot-Leyden crystal 468
checkerboard pattern 818
Chédiak–Higashi syndrome 192
chemical meningitis 840
chemokine 34, 42
chemotaxis 34
chemotherapy 558
chest pain 364
Chiari type I malformation 831
Chiari type II malformation 831
chicken wire fence pattern 622
chief cell 563, 742
chimeric oncoprotein 225
Chlamydia 127
Chlamydia trachomatis 679, 690, 867
chlorancne 280
chloroform 279

chlorpromazine 621
chocolate cyst 695
cholangiocarcinoma 639, 641
cholecalciferol 302
cholecystitis 644
cholelithiasis 310, 400
cholestasis 608, 609, 629
cholesterol 21
cholesterol cleft 330
cholesterol crystal 327
cholesterol stone 642, 643
cholesteryl ester 21
chondrocyte 776, 782
chondroitin sulfate 109
chondroma 214, 215, 788
chondrosarcoma 214, 785, 789
choriocarcinoma 667, 719
chorioretinitis 846
choristoma 134, 215
choroid plexus 828
choroiditis 476
Christmas disease 445
chromaffin cell 758
chromophobe 543
chromophobe renal cell carcinoma 543, 544
chromophobic 723
chromosomal anomaly 133
chromosomal disorders 114
chronic 784
chronic abacterial prostatitis 668, 669
chronic adrenocortical insufficiency 763
chronic bacterial prostatitis 668, 669
chronic biliary obstruction 632
chronic bronchiolitis 464
chronic bronchitis 461
chronic cholecystitis 644
chronic cor pulmonale 377
chronic gastritis 565, 566
chronic granulomatous disease 36, 192
chronic (granulomatous) pulmonary disease 495
chronic hemolytic anemia 401
chronic hepatitis 608, 618, 628
chronic hypertension 127
chronic inflammation 29, 47
chronic inflammatory demyelinating polyneuropathy 825
chronic inflammatory dermatosis 883
chronic ischemia 575
chronic ischemic heart disease 331
chronic ITP 443
chronic kidney disease 514
chronic lymphocytic leukemia (CLL) 428
chronic meningitis 840
chronic mucocutaneous candidiasis 499

chronic myeloid leukemia (CML) 262, 423
chronic neuronopathic form 109
chronic non-neuronopathic form 109
chronic obstructive pulmonary 461
chronic pancreatitis 285, 652, 660, 751
chronic passive liver congestion 65
chronic pericarditis 391
chronic persistent infection 468
chronic pulmonary congestion 65
chronic pulmonary infection 843
chronic pyelonephritis 530
chronic radiation pneumonitis 474
chronic renal failure 514
chronic rheumatic carditis 381
chronic rheumatic heart disease 380
chronic serum sickness 168
chronic tophaceous arthritis 802
chronic tophaceous gout 803
chylopericardium 346
chylothorax 346, 506
chylous 391
chylous ascites 346
chylous pericarditis 391
cicatrization 460
cigarette smoking 326
cilia-centrosome complex 538
ciliopathy 538
CIN 691
circulatory disorder 636
cirrhosis 102, 609, 610, 624, 627, 636
cirrhotic liver 610
citrllinated peptide 797
Civatte body 884
classic Hodgkin lymphoma 433
classic KS 349
classic phenylketonuria 104
classic triad of diabetes 751
classical macrophage activation 49
classical pathway 42
clean margin 218
clear cell 789
clear cell carcinoma 542, 543
cleft lip 126
cleft palate 126
clinically isolated syndrome (CIS) 849
clinically silent hypercalcemia 744
clonal 213, 392
clonal hematopoiesis 327
clonal hematopoiesis of indeterminate potential (CHIP) 324, 423
Clonorchis 641
Clonorchis sinensis 620, 652
Clostridioides botulinum 817
Clostridioides tetani 817
Clostridium difficile 574, 583

clot stabilization 70
clouding of the cornea 110
cluster of differentiation (CD) 426
CMV 496
coagulation factor 44, 71
coagulative necrosis 5
coal dust 281
coal macule 472
coal nodule 472
coarse facial feature 110
cobblestone appearance 590
Coccidioides immitis 494, 764, 842
coin 500
coinfection 617
coinhibitory 158
COL3A1 gene 98
COL5A1 98
COL5A2 98
cold sore 550
cold thyroid nodule 741
colic 278
collagen 57, 784
collagen bands 435
collagen vascular disease 170
collagenous colitis 579, 602
collapsing glomerulopathy 520
collar-button lesion 505
collateral circulation 368
collateral perfusion 365
colloid 658
colloid casts 531
colloid goiter 736
colloid (mucinous) carcinoma 717
colonic diverticula 586
colonic polyp 592
colony-stimulating factor 157
comminuted fracture 783
common atrioventricular canal 360
common bile duct 633
common cold 485
common variable immunodeficiency (CVID) 191
communicating hydrocephalus 829
community-acquired acute pneumonia 482
community-acquired viral pneumonia 485
compensated heart failure 356
compensatory emphysema 465
compensatory hyperplasia 19
compensatory hypertrophy 357
complement-mediated TMA 536, 537
complement regulatory protein 193
complement system 17, 42
complete hydatidiform mole 706, 707
complete obstruction 317

complex karyotype　805
complex multigenic disorders　111
complicated CWP　472
complication　566
compound nevus　894
compression atelectasis　459
computed tomography(CT)　293, 655
concentric hypertrophy　357
concussion　838
condyloma　688
condyloma acuminatum　682, 886
condylomata acuminata　688
condylomata lata　677, 688
confluent necrosis　608
confusion　752
congenital　94, 122, 496, 541, 731
congenital absence　745
congenital adrenal hyperplasia　762
congenital aganglionic megacolon　573
congenital anomalies　122
congenital anomaly　651
congenital cyst　652
congenital early onset diabetes　750
congenital heart disease　358
congenital iodine deficiency　731
congenital myasthenic syndrome　817
congenital syphilis　676, 678
congestion　65, 460
congestive heart failure(CHF)　355, 730
congestive hepatomegaly　358
congestive splenomegaly　358, 612
Conn syndrome　761
connective tissue disease　170, 825
consolidation　483
constitutional symptom　730
constitutively active　794
constrictive pericarditis　391
consumptive coagulopathy　79, 441
contact dermatitis　169
contractile dysfunction　373
contraction atelectasis　460
contraction band necrosis　370
contracture　60
contrecoup　838
contrecoup injury　838
control of cell proliferation　57
contusion　291
conventional　789
conventional lipoma　806
Coombs test　398
COPD　461
copy number variations(CNV)　90
cor pulmonale　79, 358, 375, 395
cord　726
corneal dystrophy　528
corneal hydrops　869

coronary artery　755
coronary artery disease(CAD)　310, 364
coronary artery vasoconstriction　288
corpora amylacea　669
cortex　758
cortical atrophy　760
cortical papillary adenomas　542
corticobasilar degeneration　858
corticosteroid　40
corticotroph　724
corticotroph adenoma　728
corticotropin releasing hormone(CRH)　759
cortisol　758
Corynebacterium diphtheriae　17, 507
costimulator　152, 157
costochondral junction　304
costovertebral angle　530
"cotton candy" exudate　497
coup　838
coup injury　838
Cowdry type A inclusion　681
cramping　599
cranial nerve　823
craniosynostosis　777
craniotabes　304
creeping fat　590
crepitus　796
crescentic glomerulonephritis　344
crescentic GN　514, 524
crescents　525
CREST syndrome　180
cretinism　731
Creutzfeldt-Jakob disease(CJD)　851, 852
Crigler-Najjar Syndrome Type 1　631
CRISPR　92
critical stenosis　331, 364, 395
Crohn disease　558, 576, 587, 589, 603
Crooke hyaline change　759
cross-match　184
croup　507
crush artifact　504
cryoglobulinemia　439
crypt abscess　581, 590
crypt hyperplasia　577
cryptitis　581
cryptococcosis　199
Cryptococcus gattii　842
Cryptococcus neoformans　499, 842
cryptogenic cirrhosis　610, 622
cryptogenic fibrosing alveolitis　470
cryptogenic organizing pneumonia　471
cryptorchidism　664
Cryptosporidium　585
Cryptosporidium hominis　200

culprit lesion　366
culture-negative endocarditis　381
Curling ulcer　564
Curschmann spiral　467
Cushing disease　728
Cushing syndrome　259, 728, 758
Cushing ulcer　564
cutaneous and mucosal lymphoid system　156
cutaneous striae　760
cyanosis　65, 359
cyanotic congenital heart disease　843
cyclic adenosine monophosphate(cAMP)　723
cyclin D1 gene　743
cyclin-dependent kinase(CDK)　231
cyclooxygenase　39
cyclooxygenase inhibitor　40
cystadenoma　214
cystic fibrosis　100, 468, 576, 751
cystic fibrosis transmembrane conductance regulator(CFTR)　576, 581
cystic hygroma　131, 133, 348
cystic medial degeneration　334, 336
cystic medionecrosis　97
cystic neoplasm　657
cysticercosis　846
cytochrome P-450　274
cytogenetic disorders　112
Cytogenetics and Molecular Genetics　421
cytoid bodies　873
cytokine　40, 151, 776
cytologic atypia　699, 891
cytologic smear　261
cytomegalovirus(CMV)　127, 496, 558, 828
cytomegalovirus(CMV) infection　575
cytosol　228
cytotoxic antitumor drug　673
cytotoxic edema　828
cytotoxic T lymphocyte-associated antigen-4(CTLA4)　732
cytotoxic T lymphocyte(CTL)　151
cytotoxin-associated gene A(Cag A)　565
cytotrophoblast　132

D

D-dimer　73
damage-associated molecular pattern(DAMP)　150
Dandy-Walker malformation　831
DCIS　715
de novo　738

de novo pathway 801
de Quervain thyroiditis 733
death domain 10
death receptor 9
death receptor pathway 8
DeBakey 337
decay accelerating factor(DAF) 43
decompensated heart failure 356
dedifferentiated 789
defective intracellular transport of proenzymes within acinar cells 654
deficiency state 301
deficient luminal breakdown 602
deformation 123
degenerative changes 334
degenerative joint disease 795, 810
degenerative valve disease 377
dehydration 574
dehydroepiandrosterone 762
delayed 169
delayed hypersensitivity 489
delayed–type hypersensitivity(DTH) 168
delayed union 783
deletion 114, 171
delta agent 617, 646
delta cell 746
dementia pugilistica 838
demyelinating 825
demyelinating disease 847
demyelinating neuropathy 813
dendritic cell(DC) 150
denosumab 780
dense–core neurosecretory granule 505
dense deposit disease 521, 523
dense granule 70
dense inflammatory infiltrate 798
dentigerous cyst 555
Denys–Drash syndrome(DDS) 138
deoxyribonuclease(DNase) 5
dependent edema 67
depolarize 816
deposition of amyloid 757
deposition of fibrin 69
deposits of complement 476
dermatan sulfate 109
dermatitis herpetiformis 577, 889, 899
dermatomyositis 822
dermatosis papulosa nigra 890
dermoid cysts 703
dermopathy 735
Descemet membrane 868
desmoid tumor 807
desmoplasia 215
desmoplastic 570
desmoplastic response 659

desquamation 883
desquamative interstitial pneumonia 477
destruction of bone 23
detoxification 274
developmental cyst 555
developmental disorder 777
diabetes 59, 126, 746
diabetes insipidus 728, 729
diabetic embryopathy 126
diabetic ketoacidosis 752
diabetic macrovascular disease 753
diabetic microangiopathy 755
diabetic microvascular disease 753
diabetic nephropathy 755
diabetic neuropathy 756
diabetic ulcer 59
diabetogenic 749
dialysis 514
diapedesis 34
diaper rash 499
diaphysis 776
diarrhea 105, 575, 576
diarrheal disease 575
diastolic dysfunction 355
dichlorodiphenyltrichloroethane(DDT) 280
differentiation 136, 215
diffuse 570, 805
diffuse alveolar damage 485
diffuse atrophy 566
diffuse axonal injury 838
diffuse fibrosis in the pleura 473
diffuse gastric cancers 570
diffuse GN 524
diffuse goiter 735, 736
diffuse hyperplasia 760
diffuse hyperplasia of the thyroid 735
diffuse hypertrophy 734
diffuse interstitial fibrosis 475
diffuse liver disease 608
diffuse lupus nephritis 526
diffuse mesangial sclerosis 755
diffuse neurofibroma 824
diffuse plaque 854
diffuse systemic sclerosis 180
DiGeorge syndrome 116, 190, 745
dihydrotestosterone(DHT) 669
dilated cardiomyopathy(DCM) 384
DIP 477
dipalmitoylphosphatidylcholine 128
diphtheritic laryngitis 507
diplopia 817
dipyrrole 134
direct–acting agent 253
direct Coombs test 407
direct effects 292

direct implantation 840
disaccharidase 579
disorders of autosomal dominant inheritance 96
disorders of autosomal recessive inheritance 96
disorders of the neuromuscular junction 816
disorders of the thymus 448
disostosis 810
displaced fracture 783
disruption 123
dissecting osteitis 780
dissection 333
disseminated intravascular coagulation 79, 84, 441, 610, 637
disseminated miliary disease 495
dissolution 78
distal acinar(paraseptal) emphysema 462
distal symmetric sensorimotor polyneuropathy 813
disuse 20
divalent metal transporter 1(DMT1) 410
diverticula 556
diverticulitis 587
diverticulosis 586
diverticulum 673
dizziness 752
DNA damage 15
dominant negative 96, 97
dominant negative loss of function 778
dominant vessel 368
dopamine 724, 767
dosage 274
double–barreled aorta 336
double minute 226
Down syndrome 114
draining sinus 784
Dressler syndrome 374, 391
driver mutation 224, 501
drop metastases 865
drug-mediated TMA 536
drug myopathy 823
drug reaction 169
drug-related eczematous dermatitis 880
drug use 520
dry 471
dry mouth 553
Dubin-Johnson syndrome 631
Duchenne muscular dystrophy 819
duct 554
duct of Santorini 651
duct of Wirsung 651
ductal carcinoma 716
ductal carcinoma *in situ* 715

ductal obstruction by gallstones　660
ductular reaction　609, 634
ductus arteriosus　361
dull flank pain　544
Duret hemorrhage　829
dwarfism　778
dysembryoplastic neuroepithelial tumor　864
dysfunctional uterine bleeding　695
dysgerminoma　665
dyshormonogenetic goiter　731, 736
dyskeratosis　892
dyslipidemia　514
dysmenorrhea　694
dysostosis　777
dysphagia　562
dysplasia　217, 560, 568, 777
dysplastic nevus　895, 899
dysplastic nodule　640
dyspnea　357, 464
dystroglycan　821
dystrophia myotonica–protein kinase　820
dystrophic calcification　23
dystrophic neurites　827
dystrophin gene　384
dystrophin–glycoprotein complex　818
dystrophinopathy　820, 825
dysuria　530, 679, 680

E

E-cadherin　238, 717
E. coli　581, 673
early change　832
early congenital syphilis　678
early disseminated stage　800
early embryonic period　126
early gastric cancer　569
early latent phase syphilis　677
early localized stage　800
early–phase reaction　466
Eastern and Western equine encephalitis　843
EBV　507
EBV–associated diffuse large B cell lymphoma　431
ecchymosis　68
Echinococcal infections　620
ECM　244
ECM–sequestered growth factor　246
ecstasy　289
ectasia　347
ectopia lentis　97
ectopic gastric mucosa　556
ectopic hormone　217
ectopic pancreas　652

ectopic pregnancy　699
eczema　164, 880, 898
edema　32, 65
effacement of foot processes　521
efferent system　307
effusion　45, 65, 358
EGFR　501
egg–shaped macro–ovalocyte　412
Ehlers–Danlos syndrome　98, 835
eicosanoid　38
eighth–nerve deafness　678
Eisenmenger syndrome　359, 394
elastin　57
electrical instability　367
electrocardiographic abnormalities　372
electromechanical coupling　816
elementary body　680
elevated intracranial pressure　725
elite controller　198
emboli　382
embolic infarction　832
embolism　65
embolization　78
embolus　77
embryogenesis　776
embryonal　136, 807
embryonal carcinoma　666
embryonal rhabdomyosarcoma　807
embryonic stem cell　54
embryopathy　125
emerin　821
Emery–Dreifuss muscular dystrophy　821
emphysema　281, 461
empyema　484, 488, 505
empyema of the gallbladder　644
encapsulated　482
encapsulated follicular variant　740
encephalocele　830
encephalotrigeminal angiomatosis　347
enchondroma　788
enchondromatosis　788
end–organ failure　706
end–stage　469
end-stage kidney　537, 538
end-stage renal disease　513, 514
endemic　735
endemic African KS　349
endemic goiter　735
endo–organ resistance　723
endobronchial　493
endocapillary proliferation　522
endocervical polyp　690
endochondral ossification　776
endocrine disorder　696
endocrine pancreas　745
endometrial cancer　313

endometrial hyperplasia　19
endometrial intraepithelial neoplasia (EIN)　697
endometrioid tumor　703
endometrioid type　697
endometriomas　695
endometriosis　694
endometritis　694
endomyocardial fibrosis　389
endoneurium　813
endoplasmic reticulum (ER) stress　8
endothelial activation　41, 74
endothelial cell　56
endothelial dysfunction　75
endothelial injury　327
endothelial protein C receptor　74
endotheliitis　185
endothelin　69
endothelium　73
endotracheal　493
enhancer　89
Entamoeba histolytica　620, 847
enteric fever　581
enteroaggregative E.coli (EAEC)　583
Enterobacter　673
Enterococci　644
enterohemorrhagic Escherichia coli (EHEC)　582
enterohepatic circulation　630
enteroinvasive E.coli (EIEC)　583
enterokinase　651
enteropathogenic E. coli (EPEC)　582
enteropathy–associated T cell lymphoma　578
enterotoxigenic E. coli (ETEC)　582
enterotoxin　574
environmental enteric dysfunction　579
environmental enteropathy　576, 579
environmental exposure　670
environmental factor　221, 322
environmental toxin　815
enzyme lysyl hydroxylase　98
eosinophil　50, 509, 559
eosinophilia　52
eosinophilic　5
eosinophilic cytoplasm　723
eosinophilic esophagitis　559
eosinophilic granuloma　440
eosinophilic granulomatosis with polyangiitis　344
eosinophilic hyaline membrane　128
ependymal canal　864
ependymal cell　828
ependymoma　823
epicanthic fold　114
epidermal growth factor (EGF)　229

epidermal growth factor receptor（EGFR） 501, 726
epidermal hyperplasia 886
epidermoid cyst 840
epidermolysis bullosa 558
epididymitis 679
epidural 839
epidural abscess 847
epigenetic factors 422
epigenetic modifications 91
epigenetic regulation 91
epigenetics 227
epilepsy 3
epinephrine 723, 767
epineurium 813
epiphyseal cartilage 302
epiphyseal plate 786
epiphysis 776
epithelial 506
epithelial cell 55
epithelial cell type 139
epithelial dysplasia 594
epithelial metaplasia 20
epithelial sodium channel（ENaC） 100
epithelial-to-mesenchymal transition （EMT） 238
epithelioid cell 51, 572, 871
epitope 797
epitope spreading 174
Epstein-Barr virus（EBV） 248, 255, 350, 507, 569, 865
erector pili muscle 808
ergosterol 302
erosion 365
erythema 31
erythema multiforme 882, 898
erythema nodosum 476
erythematous vesicle 681
erythroblastosis fetalis 133
erythrocyte sedimentation rate 53
erythrocytosis 415
erythroferrone 626
erythroid progenitor 414
erythroplakia 551, 601
Escherichia coli 582, 644, 690, 840
esophageal dysmotility 180, 556
esophageal laceration 558
esophageal obstruction 601
esophageal squamous cell carcinoma 601
esophageal varices 601
esophageal varix 345
esophagectomy 561
esophagitis 498, 601
esophagogastric varices 611
esophagus 556
essential hypertension 321

essential thrombocythemia 423
estrogen 723
ethanol myopathy 823
etiology 1
euploid 112
euthyroid 735
Ewing sarcoma 136, 262, 790
excision 261
excretion of soluble wastes 513
exercise 326
exocrine pancreas 651
exophthalmos 735
exophytic 645, 891
exotoxin-producing bacteria 817
external elastic lamina 317
external hemorrhoid 575
external herniation 574
external ophthalmoplegia 821
extra cardiac abnormalitie 359
extracellular matrix 217, 244, 754
extraendocrine manifestation 768
extrahepatic cholangiocarcinoma 641
extraintestinal manifestation 590
extramedullary hematopoiesis 133, 424
extrauterine stem/progenitor 695
extravascular hemolysis 399
extrinsic pathway 71
exudate 31, 66
exudation 31
exudative 602
exudative diarrhea 576

F

facial grimacing 745
Factor H 44
factor V Leiden 75
fail safe 171
fallopian tube 699
false aneurysm 333
false joint 783
familial 94
familial adenomatous polyposis（FAP） 594, 603
familial Creutzfeldt-Jakob disease（fCJD） 851
familial dysplastic nevus syndrome 895
familial forms of prion disease 851
familial hyperaldosteronism 761
familial hypercholesterolemia（FH） 98
familial Mediterranean fever（FMF） 204
familial medullary thyroid cancer 768
familial medullary thyroid carcinoma 742
familial mental retardation protein（FMRP） 120
familial Milroy disease 346
family history 359

Fanconi anemia 251
fasciculation 859
Fasciola hepatica 620
fascioscapulohumeral dystrophy 821
fast-twitch 817
fat-burning molecule 309
fat necrosis 6, 654
fatigue 752
fatty change 3, 21, 284, 628
fatty liver 17, 102, 298
fatty streak 329
feathery degeneration 631
fecalith 600
feedback inhibition 723
femtoliter 398
fenestrated endothelial cell 514
ferroportin 410
ferroptosis 10
fetal abnormalities 127
fetal alcohol syndrome 125, 285
fetal anemia 133
fetal form 633
fetal growth restriction 127
fetal hydrops 131
fetal period 126
fetomaternal bleed 132
FEV_1 to FVC ratio 465
fever 40, 42, 52
fibrillary astrocyte 827
fibrillin 95, 97, 334
fibrin 70, 71
fibrin thrombus 85
fibrinoid 6
fibrinoid necrosis 6, 342, 535
fibrinolytic cascade 73
fibrinopurulent 391
fibrinous 391
fibrinous inflammation 45
fibroblast 56, 807
fibroblast growth factor（FGF） 782
fibroblast growth factor receptor 3 （FGFR3） 778, 890
fibroblastic and myofibroblastic 807
fibroblastic foci 470
fibrocartilage 782
fibroma 214, 392, 550, 601
fibromatosis 807
fibromuscular dysplasia 319
fibromuscular intimal hyperplasia 323
fibronectin 58
fibropolycystic liver disease 641
fibrosa layer 379
fibrosing stricture 633
fibrosis 48, 58, 60, 293
fibrous ankylosis 798
fibrous band 610

fibrous cap 365
fibrous cortical defect 792
fibrous dysplasia 793
fibrous septa 618
field cancerization 552
field effect 501
filariasis 67
fine-needle aspiration 261
first carpometacarpal joint 796
first-degree heart block 374
first-pass effect 556
first tarsometatarsal joint 796
first trimester 285
fissure 590
fissuring 365
fistula 556
fistula tract 590
flaccid paralysis 817
flagella 565
flat bone 776
flat wart 886
flatus 576
Flaviviridae family 615
Flexner-Wintersteiner rosettes 875
floppy valve syndrome 98
florid duct lesion 634
flow cytometry 262
fluid-fluid level 792
fluorescence *in situ* hybridization (FISH) 141
FMR1 94
focal and segmental necrotizing glomerulonephritis 344
focal lupus nephritis 526
focal segmental glomerulosclerosis 290, 517, 519
fodcal nodular hyperplasia (FNH) 638
folate 398
follicle 156
follicle cysts 700
follicle-stimulating hormone (FSH) 724, 728
follicular adenoma 737
follicular carcinoma 737
follicular dendritic cell (FDC) 155
follicular hyperplasia 418, 736
follicular lymphoma 225
follicular thyroid carcinoma 738
folliculitis 499
food allergy 164
foot drop 278
foramen of Luschka 828
foramen of Magendie 828
foramen of Monro 829
foramen ovale 360
foreign body 30, 59

forgut neuroendocrine tumor 571
forward failure 355
founder effect 107
foveolar cell 563
fracture 782
fragile X-associated primary ovarian insufficiency 119, 120
fragile X-associated tremor/ataxia syndrome 119, 120
fragile X syndrome (FXS) 118
frameshift mutation 94
frank hemorrhage 567
Frank-Starling mechanism 356
free 729
free fatty acid (FFA) 750
free radical 370
free tachyzoites 846
frequency 530
friction rub 392
Friedreich ataxia 859
frontal bossing 304
frontotemporal dementia 854
frontotemporal lobar degeneration (FTLD) 854
fruity odor 752
FSH 696
full mutation 120
full-thickness 291
fumarate hydratase (FH) 808
functional adenoma 726
functional hypoxia 832
functioning endometrium 695
fundic gland polyp 568
fungal 498
fungal disease 764
fungal infection 886
fungal organism 558
fungus ball 500
funisitis 705
fusiform aneurysm 333
fusion gene 225
fusion of joint 796
Fusobacterium 488

G

G banding 112
G protein 726
gain of function 120, 737
gain-of-function mutation 232, 778
galactitol 105
galactorrhea 727
galactose 105
galactose-1-phosphate uridyltransferase (GALT) 105
galactosemia 105
galactosylceramidase 850

gallstone 629, 645, 652
gallstone disease 631
gallstone ileus 643
gallstone pancreatitis 652
ganglia 804
ganglioglioma 864
ganglion 804
ganglion cell 137
ganglion cell tumor 766
ganglioneuroblastoma 137
ganglioneuroma 137
ganglioside 107
gangliosidosis 107
gangrene 81, 292, 755
gangrenous cholecystitis 644
gangrenous necrosis 6
Gardner syndrome 595, 807
Gardnerella 663
Gardnerella vaginalis 127, 690
Gartner duct cyst 689
gastric acid 758
gastric adenocarcinoma 602
gastric adenoma 569, 602
gastric heterotopia 556
gastrin-producing tumor 758
gastrinoma 571, 757, 767
gastritis 601
gastroenteritis 274
gastroesophageal reflux disease (GERD) 559, 601
gastrointestinal 730
gastrointestinal disturbance 744, 764
gastrointestinal stromal tumor (GIST) 571, 602
gastropathy 563, 601
Gaucher cells 108
Gaucher disease 108
gemistocytic astrocyte 827
generalized edema 513
generalized metabolic disturbances 696
generalized or dependent edema 298
generalized osteitis fibrosa cystica 781
genes that regulate apoptosis 223
genetic 520
genetic disorder 213, 359
genetic factor 322
genetic heterogeneity 95
genetic variant 731
genital abnormalities 138
genital wart 886
genome-wide association studies (GWAS) 588
genomic imprinting 95, 122
genomic instability 228
germ cell neoplasia *in situ* 664, 665
germinal center 156, 732

germinoma 665
germline mutation 726, 777
gestational choriocarcinoma 707
gestational diabetes 751
gestational pemphigoid 889
Ghon complex 491
Ghon focus 491
ghrelin 307, 310
GI tract 278
giant cell aortitis 339
giant-cell myocarditis 390
giant cell tumor 791
giant metamyelocyte 412
Giardia lamblia 585
Giemsa stain 112
gigantism 727
Gilbert syndrome 631
gingivitis 549, 601
Glanzmann thrombasthenia 71
glassy 5
glaucoma 869
Gleason 671
gliadin 577
glioblastoma multiforme 246
gliomas 827
gliosis 105
globular inclusion 629
glomerular basement membrane (GBM) 513, 514
glomerular lesion 755
glomeruli 513
glomerulonephritis (GN) 167, 513
glomerulosclerosis 517
glomus body 571
glomus tumor 347, 571
glucagon 745
glucagon-like peptide-1 (GLP-1) 308, 310
glucocerebrosidase 108
glucocorticoid 59, 723, 758
gluconeogenesis 750
glucose 105
glucose-6-phosphatase 110
glucose-6-phosphate dehydrogenase (G6PD) deficiency 405
glucose-hunger 239
glucotoxicity 750
glutathione (GSH) 287
gluten 889
gluten-free diet 577
gluten-sensitive enteropathy 577
glycogen 22
glycogen storage disease 22
glycogenosis 22, 110
glycoprotein IIb/IIIa (GpIIb/IIIa) 70
glycosaminoglycan 775

glycosuria 751
glycosylation 815
GM1 107
GM2 107
GM2 gangliosidosis 108
GnRH 696
goblet cell 560
goiter 735
goitrous hypothyroidism 735
gonadotroph 724
gonadotroph adenoma 728
gonadotropin 729
gonadotropin-releasing hormone (GnRH) 729
gonorrhea 679
good cholesterol 326
Goodpasture disease 517, 524
Goodpasture syndrome 479, 524
Gorlin syndrome 893
gout 801
gouty nephropathy 802
Graafian follicle 700
grade 259
graft arteriosclerosis 185
graft-versus-host disease 558
graft versus host disease (GVHD) 187, 579
gram-positive 482
granulomatosis with polyangiitis 480
granular deposit 521, 890
granulation tissue 56, 58
granulocyte colony-stimulating factor 416
granuloma 6, 51, 510
granulomatosis with polyangiitis 253, 338, 343
granulomatous inflammation 51, 340, 490
granulomatous prostatitis 668
granulomatous sinusitis 344
granulomatous uveitis 870
granulomatous vasculitis 340
gravel 643
Graves disease 166, 730, 734
gray hepatization 484
gray (Gy) 293
greenhouse effect 272
ground-glass hepatocytes 618
ground-glass nuclei 739
ground-glass shadow 469
growth factor 18, 228, 300
growth factor receptor 228
growth hormone (GH) 723
growth hormone-release hormone (GHRH) 726

growth hormone secreting somatotroph adenoma 727
growth plate 776
gruel-like 352
GTPase-activating protein (GAP) 229
guanosine diphosphate (GDP) 229, 726
guanosine triphosphatase (GTPase) 229
guanosine triphosphate (GTP) 229, 726
guardian of the genome 293
Guillain-Barré syndrome 815
gummas 678
guttae 869
gynecomastia 117, 612, 709

H

H.pylori gastritis 565
H5N1 influenza virus infections 486
Haemophilus ducreyi 681
Haemophilus influenzae 469, 481, 482
Hageman factor 653
halo 499, 681
halogenated anesthetic agent 821
halogenation 36
hamartoma 134, 215, 500
hamartomatous polyp 592, 603
Hand-Schüller-Christian disease 440
haptoglobin 399
haptoglobin level 398
harm reduction 289
Harrison groove 304
Hashimoto thyroiditis 647, 731
hashitoxicosis 733
hay fever 164
HbA1C 757
HBcAg 613
HBeAg 614
HbS 400
HBsAg 614
heart 627
heart attack 366
heart block 374
heart failure 355
heart failure cell 65, 357
heart muscle disease 383
heat 29
heat cramp 292
heat exhaustion 292
heat-labile toxin 582
heat-stable toxin 582
heat stroke 292
heavy-chain class (isotype) switching 159
Heberden node 796
hedgehog 831
hedgehog signaling pathway 124
Heinz body 406

Helicobacter pylori 255, 563, 565
helmet cell 408
helper T cell 151
hemangioblastoma 543, 867
hemangioma 134
hemarthrosis 68
hematogenous infection 126
hematogenous spread 219, 840
hematoma 68
hematosalpinx 705
hematuria 513
hemidesmosome 888
hemihypertrophy 138
hemoglobin electrophoresis 398
hemolytic anemia 399
hemolytic uremic syndrome 44, 193, 444
hemopericardium 68, 391
hemoperitoneum 68
hemoptysis 493
hemorrhage 65, 68, 460
hemorrhage into the core of plaque 365
hemorrhagic 81
hemorrhagic cystitis 673
hemorrhagic diathesis 68, 397
hemorrhagic infarct 832
hemorrhagic pancreatitis 654
hemorrhagic pleuritis 506
hemorrhoid 346, 575, 602
hemosiderin 22, 480
hemosiderosis 23
hemostasis 65, 69
hemothorax 68, 506
Hepadnaviridae 613
heparan sulfate 109
heparan sulfate glycosaminoglycan 788
heparin-induced thrombocytopenia (HIT) syndrome 76
heparin-like molecule 74
hepatic adenoma 287, 640
hepatic angiosarcoma 351
hepatic encephalopathy 609
hepatic steatosis 284
hepatic stellate cell 607
hepatitis 612
hepatitis A virus (HAV) 613
hepatitis B virus (HBV) 290, 613
hepatitis C virus (HCV) 290, 615
hepatitis D virus (HDV) 617
hepatitis E virus (HEV) 617
hepatoblastoma 639
hepatocellular adenoma 638
hepatocellular carcinoma (HCC) 607, 612, 639
hepatocyte ballooning 622

hepatocyte growth factor/scatter factor (HGF/SCF) 246
hepatoma 639
hepatomegaly 105, 422, 426
hepatorenal syndrome 610
hepatosplenomegaly 429
hepatotropic virus 612
Hepatovirus 613
hepcidin 53, 626
Hepevirus 617
hephaestin 410
hereditary 803
hereditary angioedema 43, 193
hereditary deficiency 445
hereditary disorder 94
hereditary hemochromatosis 23, 625
hereditary hemorrhagic telangiectasia 347
hereditary nephritis 528
hereditary nonpolyposis colorectal cancer (HNPCC) 596, 603
hereditary pancreatitis 653
hereditary predisposition 262
hereditary spherocytosis (HS) 399
heredity 670
heredofamilial congenital lymphedema 346
hernia 572
hernia sac 573
herpangina 507
herpes gestationis 889
herpes simplex 126, 200
herpes simplex virus (HSV) 550, 558, 601, 681
herpesvirus 127
heterotopia 134
heterotopic nest 215
hexosaminidase A 107
hiatal hernia 559
high-grade 560, 569
high-grade papillary urothelial carcinoma (HGUC) 674
high grade prostatic intraepithelial neoplasia (HGPIN) 671
high-grade squamous intraepithelial lesion (HSIL) 719
high nuclear grade 715
high-output failure 355
high-turnover 779
higher-order chromatin structures 89
hindgut neuroendocrine tumor 571
Hirschsprung disease 573, 602
hirsutism 760
histamine 38, 163
histiocytic sarcoma 440
histiocytosis 440

Histoplasma capsulatum 494, 764, 842
HIV-associated neurocognitive disorder (HAND) 201, 845
HIV infection 418
hives 879
HLA haplotype 153
hoarseness 736
Hodgkin lymphoma 201, 417, 426
holoprosencephaly 831
homeobox gene 777
homeobox (HOX) 126
homeostasis 1, 775
homeostatic chemokine 42
Homer–Wright pseudorosette 137
Homer–Wright rosette 791
homocystinuria 326
homogeneously staining region 226
homovanillic acid (HVA) 138
honeycomb 469
honeycomb fibrosis 470
honeycombing 471
hooklet 846
hormonal hyperplasia 19
hormone 723
hormone secretion 513
horn cyst 891
hospital-acquired pneumonias 487
HPV 687, 690
hromboemboli to the pulmonary arteries 477
human herpesvirus type 8 (HHV-8) 431
human immunodeficiency virus (HIV) 290, 416, 831
human papilloma virus (HPV) 221, 552, 682, 886
humoral immunity 151
Hunter syndrome 110
Huntington disease (HD) 850, 858
Hurler syndrome 110
Hürthle cell 732
Hürthle cell change 737
Hutchinson teeth 678
hyaline arteriolar sclerosis 837
hyaline arteriolosclerosis 322, 755
hyaline arteriosclerosis 534
hyaline cartilage 782
hyaline membrane 460
hyaline membrane disease 127, 128
hyaluronan 57
hydatid cysts 620
hydrocephalus 828, 846
hydrocephalus ex vacuo 829
hydronephrosis 540, 541
hydropericardium 65
hydroperitoneum (ascites) 65
hydrophobia 845

hydropic change　3
hydropneumothorax　506
hydrothorax　65, 505
hydroureter　542
hydroxymethylglutaryl coenzyme A（HMG–CoA）reductase　326
hygiene hypothesis　163, 465, 588
hyperacute rejection　184
hyperaldosteronism　758, 760
hypercalcemia　23, 259, 438, 743
hypercholesterolemia　325
hypercoagulability　75, 706
hypercoagulable state　574
hypercoagulative state　636
hypercortisolism　728, 758
hyperemia　65, 559
hyperemic　464
hyperestrogenemia　612
hyperfunctioning pituitary adenoma　727
hypergastrinemia　566
hyperglycemia　746, 749
hypergranulosis　884
hyperinsulinism　259
hyperkalemia　764
hyperkeratinization of the epidermis　301
hyperkeratosis　551, 884
hyperlipidemia　325, 513
hypermetabolic state　729
hyperopia　868
hyperosmolar nonketotic coma　752
hyperoxic phase　129
hyperparathyroidism　743, 810
hyperphenylalaninemia　104
hyperphosphatemia　514
hyperphosphorylated tau　822
hyperpigmentation　764
hyperpituitarism　725
hyperplasia　18, 222, 734
hyperplastic arteriolosclerosis　322
hyperplastic arteriosclerosis　535
hyperplastic gastric polyp　602
hyperplastic lesion　668
hyperplastic nodules　669
hyperplastic polyp　565, 568, 593, 603
hyperpyrexia　821
hyperresponsiveness　344
hypersegmented neutrophil　412
hypersensitivity　30, 160
hypersensitivity disease　47, 149, 160
hypersensitivity myocarditis　389
hypersensitivity pneumonitis　476
hypersensitivity vasculitis　343
hypersplenism　448, 612
hypertension　259, 288, 319, 513, 706, 760, 767
hypertensive heart disease　321, 375

hyperthyroidism　729, 730
hypertriglyceridemia　310
hypertrophic cardiomyopathy（HCM）384, 387
hypertrophic gastropathy　563
hypertrophy　18, 386
hypertrophy of lining endothelial cell　418
hypoalbuminemia　513
hypocalcemia　302
hypochromia　405
hypochromic　404
hypogammaglobulinemia　428
hypoglycemia　752
hypogonadism　612
hypokalemia　259, 762
hypomobility of the gallbladder　643
hypoparathyroidism　745
hypoperfusion　85
hypophosphatemia　302
hypopituitarism　725, 768
hypoplasia　124
hypoplasia of the arcuate nucleus　131
hypoploidy　543
hyposthenuria　531
hypotension　319, 764
hypothalamic–pituitary disease　759
hypothalamus　308
hypothermia　292
hypothyroidism　729, 730
hypotonic paralysis　821
hypoventilation syndrome　310
hypovolemic shock　82, 291, 557, 831
hypoxanthine guanine phosphoribosyl transferase（HGPRT）　801
hypoxia　2
hypoxia-inducible factor（HIF）　543, 572, 766, 867
hypoxic encephalopathy　358

I

iatrogenic　731
iatrogenic hypothyroidism　731
icterus　609, 629, 631
idiopathic　384, 479, 729, 803
idiopathic or primary osteoarthritis　795
idiopathic pancreatitis　652
idiopathic pulmonary arterial hypertension　479
idiopathic pulmonary fibrosis　470
idiopathic retroperitoneal fibrosis　182
IDL　99
IFN–γ release assays　489
IgA nephropathy　528
IgG4–related disease（IgG4–RD）　182, 734

IGRA　489
ileocecal valve　589
imatinib　572
immature teratoma　135
immediate　169
immediate response　164
immediate（type Ⅰ）hypersensitivity　161
immune checkpoint　249
immune complex-mediated crescentic GN　524
immune complex–mediated disorder　162
immune dysregulation　428
immune effector cell　748
immune hydrops　131
immune reaction　30
immune reconstitution inflammatory syndrome（IRIS）　201, 845
immune response　149
immune surveillance　247
immune system　149
immune thrombocytopenic purpura（ITP）　443
immunity　149
immunodeficiency disease　149
immunodeficiency state　468
immunoediting　249
immunoglobulin deposition　480
immunoglobulin G4（IgG4）–related disease　335
immunohemolytic anemia　407
immunohistochemistry　261
immunologic reaction　2
immunophenotyping　421
impaired fasting glucose　746
impaired perfusion　342
impetigo　885
in–frame fusion　790
in situ carcinoma　688
in utero infections　359
inactivated　122
inactive plaque　848
incarceration　574
incised wound　291
inclusion body myositis　822
incompetence　377
increased intracranial pressure　745
incretin　748
indirect–acting agents　253
indirect Coombs test　407
indirect effect　292
inducible　490
ineffective erythropoiesis　404
ineffective hematopoiesis　412
infantile　539, 540
infantile hemangioma　347
infarct　6, 81, 706

infarct of Zahn　636
infarction　65, 478
infection　30, 59, 520
infectious arthritis　800
infectious disease　602
infectious vasculitis　337
infective endocarditis　78, 381
inferior vena cava syndrome　346
infertility　103, 727, 808
infiltrating　645
infiltrative ophthalmopathy　734
inflammasome　31, 150, 310, 471, 750
inflammation　5, 17, 43, 55, 591, 708, 750
inflammatory　602, 708
inflammatory AAA　335
inflammatory bowel disease（IBD）　587
inflammatory carcinoma　717
inflammatory cell　463
inflammatory chemokine　42
inflammatory cyst　555
inflammatory lesion　664
inflammatory lymphadenitis　32
inflammatory mediator　31, 129, 574
inflammatory myopathy　822
inflammatory polyp　568, 592, 603
inflammatory pseudotumor　182
inflammatory reaction　725
inhalation injury　291
inherited diseases of peripheral nerves　816
inherited disorder　640
inherited metabolic liver disease　625
inhibitor of apoptosis protein（IAP）　242
inhibitory receptor　155
initiator　254
inlet patch　556
innate　149
innate immunity　149
innate lymphoid cell（ILC）　155
inorganic particulates　281
iNOS　490
insidious　493
instep claudication　345
insufficiency　377, 395
insulin　308
insulin receptor　748
insulin resistance　310, 746
insulin–like growth factor 1　311, 727
insulin–like growth factor 2　138
insulinomas　757
insulitis　749
integrin　33
intellectual disability　110
intercellular connection　245
interface dermatitis　884

interleukin　157
interleukin-1（IL-1）　40
intermittent claudication　331
internal elastic lamina　317
internal hemorrhoid　575
interstitial　485
interstitial cell of Cajal　602
interstitial keratitis　678
interstitial lung disease　461
interstitial matrix　57
interstitium　513
intertrigo　499
intervertebral disc　803
intestinal　570
intestinal adhesion　572
intestinal metaplasia　565, 566, 568, 602
intestinal polyp　603
intestinal tuberculosis　493
intestinal-type cancers　570
intima　317
intimal arteritis　185
intracellular inclusions　827
intracranial calcification　846
intradermal nevus　895
intraductal papillary mucinous neoplasm（IPMN）　657
intraepithelial lymphocytosis　577
intraepithelial vesicle　681
intrahepatic cholangiocarcinoma　641
intrahepatic cholestasis　632
intraluminal digestion　576
intramembranous ossification　776
intraparenchymal　839
intraparenchymal hemorrhage　840
intraperitoneal hemorrhage　705
intrasinusoidal metastasis　637
intratubal hematoma　705
intrauterine infection　127
intravascular hemolysis　399
intraventricular and germinal matrix hemorrhage　127
intrinsic factor–B12 complex antibody　413
intrinsic pathway　71
intussusception　572, 602
invasion　246
invasive aspergillosis　499, 500
invasive candidiasis　498
invasive carcinoma　714
invasive lobular carcinoma　716, 717
invasive papillary urothelial cancer　674
invasive squamous cell carcinoma　663
inversion　114
involucrum　784
iodepsin　300
iodized salt　296

ion channel myopathy　821
ionizing radiation　293, 738
IP3（inositol 1,4,5–trisphosphate）　723
IPF　470
iridocyclitis　476
iris　824
iritis　476
iron deficiency anemia　399, 567
iron index　398
iron overload　386, 404
irregular tubule　554
irregular ulcer　681
irreversible injury　2
irreversibly sickled cell　401
irritability　367
irritable　374
ischemia　2, 30, 832
ischemia–reperfusion injury　17
ischemic ATI　532
ischemic bowel disease　574, 602
ischemic cardiomyopathy　374, 395
ischemic changes of placental villi　706
ischemic coagulative necrosis　81
ischemic encephalopathy　331
ischemic heart disease（IHD）　357, 363
ischemic injury　374, 725
ischemic necrosis　728
islet　754
islet cell tumor　757
islet of Langerhans　745
isochromosome　113
isocitrate dehydrogenase　788
isolated-organ tuberculosis　493
itai-itai　279
Ito cell　300

J

Janeway lesion　382
jaundice　105, 400, 609, 629, 631
JC virus　200
Job syndrome　191, 499
joint　794
joint mice　795
joint stiffness　110
Jones criteria　381
junctional nevus　894
juvenile　539, 540
juvenile idiopathic arthritis　798, 870
juvenile polyp　592
juxtaarticular bone erosion　803
juxtacortical chondroma　788

K

kallikrein　44
Kaposi sarcoma herpesvirus（KSHV）　255, 349, 431

Kaposi sarcoma (KS) 200, 349
karyolysis 5
karyorrhexis 5, 10, 137
karyotype 112
karyotypic abnormality 805
Kawasaki disease 339
Kayser–Fleischer ring 628
keloid 60
keratan sulfate 109
keratin 809
keratinizing squamous cell carcinoma 508, 689
keratinocyte 879
keratoconjunctivitis sicca 179
keratomalacia 301
kernicterus 133, 630
Kernohan's notch 829
ketoacidosis 751
ketone 752
ketonemia 752
ketonuria 752
kidney 278
kinin 44
kininase 44
kininogen 44
klatskin tumors 641
Klebsiella 673
Klebsiella pneumoniae 483
Klebsiella spp. 468
Klinefelter syndrome 117
Koebner phenomenon 883
koilocytosis 886
koilocytotic change 692
Korsakoff syndrome 847
Krabbe disease 850
Krebs cycle 808
Krukenberg tumor 702
Kupffer cells 607
Kuru plaques 852
kwashiorkor 297, 298
kyphoscoliosis 780
kyphosis 782

L

L-iduronate sulfatase 110
labored breathing 752
laceration 291
lactase 105
lactase deficiency 602
lactate dehydrogenase level 398
lactate dehydrogenase (LDH) 668
lactotroph 724
Lactotroph (prolactin-producing) adenoma 768
lacunar cells 434
lacunar infarct 832, 837
lacune 837
lameller bone 775
lamin A/C 821
lamina 785
laminin 58
Langerhans cell 155, 440, 879
Langerhans cell histiocytosis 440
large bile duct obstruction 647
large-cell carcinoma 500, 504
large elastic artery 317
large intestine 572
laryngeal papilloma 508
laryngeal tuberculosis 493
late congenital syphilis 678
late disseminated stage 800
late latent phase syphilis 677
late-phase reaction 164, 466
latent infection 188
lateral sclerosis 859
layer of perineurial cell 813
LDL 98
LDL receptor 98
lead 277
Leber hereditary optic neuropathy 121
lecithin 128
lectin pathway 42
left dominant heart 368
left-sided colorectal adenocarcinoma 599
left sided heart failure 357
left-to-right shunt 359
left ventricular hypertrophy 375
Legionella pneumophila 483
leiomyoma 571, 808
leiomyosarcoma 571, 698, 805
lens dislocation 528
lentiginous hyperplasia 895
leontiasis ossea (lion face) 782
leptin 307, 309
Lesch–Nyhan syndrome 802
Leser–Trelat sign 891
lethal arrhythmia 288
Letterer–Siwe disease 440
leukemia 426
leukemoid reaction 52, 416
leukocyte adhesion deficiency (LAD) 192
leukocyte recruitment 41
leukocytic infiltrate 754
leukocytoclastic vasculitis 343
leukocytosis 52
leukodystrophy 847, 850
leukoerythroblastosis 415, 426
leukopenia 52, 414
leukoplakia 222, 551, 601, 688, 689
leukorrhea 697

leukotriene 38, 40
leukotriene receptor antagonist 40
Lewy body 856
Lewy body dementia (LBD) 858
Lewy neurite 858
Leydig cell 117, 665, 719
LH 696
Li–Fraumeni syndrome 236
Libman–Sacks endocarditis 78, 177, 383
lichen planus 884
lichen sclerosus 688
lichen simplex chronicus 885
ligamentum arteriosum 361
light chain (AL) amyloidosis 438
light touch 813
lightning pain 842
limited systemic sclerosis 180
limitless replicative potential 243
line of Zahn 77
linitis plastica 570
linkage disequilibrium 91
lipiduria 513
lipofuscin 22
lipogenesis 748
lipolysis 748
lipolytic 750
lipoma 215, 392, 806
lipoprotein (a) level 326
liposarcoma 214, 806
lipostat 307
lipotoxicity 750
lipoxin 40
lipoxygenase inhibitor 40
liquefactive necrosis 6, 81
liquefy 6
liquid biopsy 116, 141
Lisch nodules 824
lissencephaly 831
Listeria 126
Listeria monocytogenes 840
liver 298, 476, 607
liver failure 609
liver infarct 636
lobar hemorrhage 834
lobar pneumonia 483
lobular bronchopneumonia 483
lobular carcinoma *in situ* 715, 717, 720
lobule 462
local extension 840
local invasion 215
localized 805
localized cutaneous neurofibroma 823
localized fibrous plaques 473
localized scleroderma 180
locally invasive 758
locomotion 246

locus of enterocyte effacement 583
Loeffler endomyocarditis 389
logos 213
long noncoding RNA 91, 92
long QT syndrome 374
long-term nonprogressor 198
loss of function 30
loss-of-function mutation 229, 233
loss of libido 727
loss of nephrons 517
loss of polarity 216
loss of the joint space 803
low-grade 560, 569
low-grade dysplastic nodule 640
low-grade papillary urothelial carcinoma (LGUC) 674
low-grade squamous intraepithelial lesion (LSIL) 719
low HDL cholesterol level 310
low nuclear grade 715
low-turnover 779
lower esophageal sphincter (LES) 556
lower lobe 469
lower pelvic pain 680
lumbar lordosis 304, 780
lumbosacral radiculopathy 815
lumpiness 708
lung 459
lung abscess 487, 488
lung compliance 469
lung tumor 505
lupus anti-coagulant 175
luteal cysts 700
luteinizing hormone (LH) 724, 728
Lyme arthritis 800
Lyme disease 389, 800, 810
lymph node 681
lymphadenitis 493
lymphadenopathy 417, 418, 422, 429
lymphangioma 134, 135
lymphangiosarcoma 351
lymphangitic 475
lymphangitis 32, 346
lymphatic 318
lymphatic spread 219
lymphedema 346, 680
lymphocyte-rich and lymphocyte depleted Hodgkin lymphoma 435
lymphocytic colitis 579, 603
lymphocytosis 52, 428
lymphoepithelial lesion 431
lymphogranuloma venereum (LGV) 680
lymphohistiocytic (L&H) variant RS cells 435
lymphoid neoplasm 214
lymphoma 136, 215, 426

lymphomatoid polyposis 430
lymphoplasmacytic lymphoma 438
lymphoplasmacytic sclerosing pancreatitis 656
Lyon hypothesis 116
lyonization 116
lysergic acid diethylamide (LSD) 290
lysosomal membrane 14
lysosomal storage disease (LSD) 106
lysosome 105
lysyl hydroxylase 305

M

M. avium 584
M. bovis 584
M. tuberculosis 584
MAC 489
macroadenoma 726
macroorchidism 119
macrophage 35
macrovascular complication 756
mad cow disease 851
Maffucci syndrome 788
magnesium ammonium phosphate 541
magnesium stones 541
magnetic resonance imaging (MRI) 655
maintenance of ion balance 513
major basic protein 50
major vessel 477
malabsorption 576
malabsorptive 602
malabsorptive diarrhea 576
malakoplakia 673
malaria 126
malformation 123, 663
malformation syndrome 124
malignant 213
malignant hyperthermia 292, 821
malignant mesothelioma 505, 506
malignant mixed tumor 554
malignant neoplasms 122, 520
malignant peripheral nerve sheath tumor 824
malignant tumor 214, 392, 673
Mallory hyaline body 622
Mallory-Weiss syndrome 558
Mallory-Weiss tear 558, 601
malnutrition 274
MALT lymphomas 258
mammographic screening 709
mammosomatotroph 723
mannose-binding lectin2 (MBL2) 102
mantle zone 430
MAP kinase pathway 738
marasmus 297
Marfan syndrome 95, 97, 334

marfanoid habitus 768
margination 32
marrow aplasia 295
marrow hypercellularity 416
mass effect 725
massive adrenal hemorrhage 763
massive hepatic necrosis 609
mast cell 879
maternal conditions 359
maternal imprinting 122
maternal inheritance 121
maternal PKU 104
maternal rubella 125
matrix 776
matrix metalloproteinase (MMP) 58, 246
maturation 137
mature teratoma 135
maturity onset diabetes of young (MODY) 750
Mazabraud syndrome 793
McArdle disease 111
McBurney's sign 600
McCune-Albright syndrome 793
mean cell hemoglobin concentration (MCHC) 398
mean cell hemoglobin (MCH) 398
mean cell volume (MCV) 398
mechanical factor 59
mechanical support 56
mechanical trauma 290
mechanical trigger 18
Meckel diverticulum 652
meconium ileus 102
media 317
mediastinal large B cell lymphoma 432
medium-sized muscular artery 317
medulla 758
medullary cystic disease 538
medullary sponge 540
medullary thyroid carcinoma 738, 739
medulloblastoma 136, 864, 893
megaloblast 412
megaloblastic anemia 412
megaloblastoid erythroid precursors 423
meiotic nondisjunction 114
Meissner submucosal plexus 573
melanin 22, 104, 302
melanin incontinence 895
melanocortin receptor-4 gene (MC4R) 309
melanocyte-stimulating hormone (MSH) 724, 728
melanocytic nevus 894, 899
melanoma 215, 247, 896, 899
membrane cofactor protein (MCP) 523

membranoproliferative glomerulonephritis　290, 521
membranous lupus nephritis　526
membranous nephropathy　290, 517, 520
memory cell　157, 160
MEN-1 syndrome　767
MEN-2 syndrome　766, 768
Menderian susuceptibility to microbacterial disease　193
menin　767
meningioma　823, 865
meningitis　840
meningoencephalitis　840, 843
meningovascular neurosyphilis　842
menopausal hormone therapy（MHT）　285
menorrhagia　694, 808
menstrual abnormality　760
mental disability　104
mental retardation　138
mercury　278
Merkel cell carcinoma　255
mesangial cells　514
mesangial proliferative　526
mesenchymal　789
mesenchymal stem cell　805
mesothelioma　215
metabolic abnormality　84
metabolic acidosis　287, 514
metabolic dysfunction-associated steatotic liver disease（MASLD）　624
metabolic syndrome　310, 640, 750
metachromatic leukodystrophy　850
metachronously　767
metanephrine　767
metaphyseal fibrous defect　793
metaplasia　20, 222
metaplastic theory　695
metastasis　218, 246
metastatic calcification　23, 744
metastatic cancer　763
metastatic carcinoma　764
metastatic neoplasm　764
metastatic tumor　794
metatarsophalangeal joint　803
metrorrhagia　695
MGUS　436
MHC restriction　152
Michaelis–Gutmann body　673
microabscesses　890
microadenoma　726
microangiopathic hemolytic anemia　408, 443, 536
microangiopathy　755
microbial infection　464
microbiome　173

microbiota　589
microcephaly　125, 285, 830
microcytic　404
microcytic and hypochromic　410
microcytosis　405
microencephaly　830
microglial　827
microglial nodule　828, 845
microhemorrhage　834
micromedullary carcinoma　742
micromelic　778
micronodular cirrhosis　622
microRNA　91
microsatellite instability　251, 596, 597
microsatellite instability pathway　603
microscopic　357, 514
microscopic colitis　579
microscopic infarct　369
microscopic polyangiitis　338, 343
microsomal triglyceride transfer protein　579
microthrombi　443
microvascular thrombosis　85
midgut neuroendocrine tumor　571
migratory arthritis　800
migratory thrombophlebitis　78, 660
Mikulicz disease　182
Mikulicz syndrome　476
miliary　500
miliary pulmonary disease　492
mineral　775
mineral dust　281
mineralization　775
mineralocorticoid　758
minimal change disease　518
minimal mesangial lupus nephritis　526
minimal residual disease　262
missense mutation　94
missing enzyme syndrome　110
mitochondrial encephalomyopathy　831
mitochondrial genes　118, 121
mitochondrial myopathy　821
mitochondrial pathway　8, 26, 241
mitotic activity　699
mitral valve　377
mitral valve prolapse　378
mixed-cellularity Hodgkin lymphoma　435
mixed osteoclastic-osteoblastic stage　781
mixed pattern　485
mixed tumor　214, 554
mobile genetic elements　89
modifier gene　96
molecular chaperone therapy　108
molecular mimicry　173

molecular signature　552
Mönckeberg medial sclerosis　323
monoclonal gammopathy of undetermined significance　436
monocyte　48, 776
monocyte–colony stimulating factor（M–CSF）　777
mononuclear inflammatory infiltrate　732
mononuclear phagocyte system　48
monophasic　809
monophasic synovial sarcoma　809
monosomy　113
monostotic　782, 793
Moraxella catarrhalis　482
morphology　1, 420
mortality　694
mosaic　113, 114
mosaicism　113
mother–to–infant transmission　194
motor unit　817
MPGN　521
MPGN type Ⅱ　521
mRNA COVID-19 vaccination　389
mucinous　502
mucinous cystadenocarcinoma　600
mucinous cystadenoma　600
mucinous cystic neoplasm　657
mucinous tumor　701
mucinous tumors of the appendix　604
mucocele　553, 600
mucocutaneous lesion　677
mucocutaneous lymph node syndrome　342
mucoepidermoid carcinoma　555, 601
mucopolysaccharide　105
mucopolysaccharidosis（MPS）　109
mucopurulent urethral exudate　679
Mucor　345
Mucorales　846
mucormycosis　499, 846
mucosa–associated lymphoid tissue（MALT）　258, 565, 570
mucosal atrophy　568, 590
mucosal barrier　575
mucosal infarction　574
mucous plug　468
mucus hypersecretion　643
multicystic encephalopathy　840
multicystic renal dysplasia　540
multifactorial inheritance　126
multifocal　767
multifocal superficial growth　893
multinodular goiter　736
multinucleate cell　845
multinucleated giant cell　51

multiple endocrine neoplasia (MEN) 742, 780
multiple endocrine neoplasia (MEN) syndrome 767
multiple endocrine neoplasia type 2 (MEN-2) 739
multiple hereditary exostosis syndrome 788
multiple petechiae 131
multiple sclerosis (MS) 847
multiple system atrophy (MSA) 858
mumps 553
mumps infection 664
Munro microabscesses 884
mural infarction 574
mural thrombosis 374
mural thrombus 77, 374, 386
murmur 377
muscle phosphorylase 111
muscle spasm 745, 821
muscular dystrophy 821
mutagenic 293
mutation 94, 311
myasthenia gravis 816
Mycobacterium abscessus 494
Mycobacterium avium–complex 199, 489
Mycobacterium avium–intracellulare 494, 764
Mycobacterium bovis 675
Mycobacterium kansasii 494
Mycobacterium tuberculosis 51, 798, 842
Mycoplasma genitalium 680
Mycoplasma hominis 127
Mycoplasma pneumoniae 483
mycotic AAA 335
mycotic aneurysm 334, 382
myelin figure 3
myelin internode 813
myelin segment 813
myelodysplastic syndrome (MDS) 422
myeloma kidney 437
myelomeningocele 830
myeloperoxidase (MPO) 36
myelophthisic anemia 409
myeloproliferative neoplasms 423
myocardial infarction 364, 366, 755
myocardial ischemia 288
myocardial rupture 372
myocarditis 389
myocyte 388
myocyte disarray 388
myocyte vacuolization 370
myofibroblast 58, 807
myopathic change 822

myopathy 818
myopia 868
myotonia 819, 821
myotonic dystrophy 820
myxedema 731
myxoid liposarcoma 806
myxoma 392
myxomatous degeneration 378

N

N–acetyl–p–benzoquinoneimine (NAPQI) 287
N–acetylcysteine 287
N. gonorrhoeae 679, 694, 699
Naegleria fowleri 847
narrowing 317
nasopharyngeal carcinoma 258, 508
native immunity 149
natural killer (NK) 416
nausea and vomiting 752
NBTE 382
neck pain 733
necroptosis 10
necrosis 4
necrotizing 468
necrotizing enterocolitis 127, 129, 575
necrotizing glomerulonephritis 343
necrotizing hemorrhagic interstitial pneumonitis 480
necrotizing papillitis 756
negative regulator 824
negative selection 171
negatively charged phospholipid 70
Neisseria 43
Neisseria gonorrhea 127
Neisseria gonorrhoeae 679, 687, 690
Neisseria meningitidis 763, 840
Nelson syndrome 728
nematode 585
nenisci 803
neoadjuvant chemotherapy 787
neoadjuvant therapy 599
neoangiogenesis 244
neoantigen 248
neonatal 539
neonatal abstinence syndrome 290
neonatal cholestasis 632
neonatal hepatitis 633, 647
neonatal herpes infection 682
neonatal jaundice 631
neonatal respiratory distress syndrome 127
neonatal torsion 664
neoplasia 213
neoplasia of the cervix 690
neoplasm 723

neoplastic 592
neoplastic cyst 555
neovascularization 129, 330
nephrin 514
nephritic syndrome 513, 516
nephritis 516
nephritogenic 524
nephroblastoma 138, 542
nephrocalcinosis 23, 744
nephrogenic diabetes insipidus 729
nephrogenic rest 139
nephrolithiasis 744
nephronophthisis-medullary cystic disease complex 540
nephrosclerosis 322, 534
nephrotic range 513
nephrotic syndrome 67, 513, 516, 757
nephrotoxic ATI 532
neural tube defect 830
neuritic plaques 853, 854
neuroblastoma 136, 766, 794
neuroborreliosis 842
neurodegenerative disease 827
neuroendocrine carcinoma 571
neuroendocrine tumor 570
neurofibrillary tangle 854
neurofibroma 823
neurofibromatosis type 1 823
neurofibromatosis type 2 238, 823
neurofibromin 824
neurogenic shock 82
neurohumoral system 356
neurohypophysis 723
neurologic problem 439
neuromuscular 730
neuromuscular abnormality 745
neuromuscular irritability 745
neuromuscular junction 816
neuromyelitis optica 849
neuron–specific enolase 137
neuronal storage disease 831
neuronophagia 828
neuropathy 755
neuropeptide 44
neuropeptide Y 308
neuropil 137
neurosyphilis 678, 842
neutropenia 416
neutrophil 35, 51
neutrophil extracellular trap (NET) 37
neutrophil infiltration 622
neutrophilia 52
nevus 894
nevus flammeus 347
next-generation sequencing (NGS) 142
NF2 238

Niemann–Pick disease　108
night blindness　301
nipple discharge　708
nitric oxide　35, 74, 490
nitric oxide synthase　490
nitrofurantoin　406
nitrosamide　311
nitrosamine　311
NMO　849
no-reflow　370
NOD-like receptor（NLR）　31, 150
node of Ranvier　813
nodular　351
nodular fasciitis　807
nodular glomerulosclerosis　755
nodular lesion　893
nodular lymphocyte–predominant Hodgkin lymphoma　435
nodular sclerosis Hodgkin lymphoma　434
non–Hodgkin lymphoma（NHL）　426
non–mucin producing adenocarcinoma　600
non–protein-coding DNA sequences　89
non–small–cell lung cancer　500
non–specific interstitial pneumonia　471
nonalcoholic fatty liver disease　607, 621, 624
nonalcoholic steatohepatitis（NASH）　310, 624
nonatopic　466
nonatopic asthma　466, 509
nonbacterial thrombotic endocarditis　78, 259, 382
noncaseating　51
noncaseating epithelioid granuloma　475
noncaseating granuloma　590
nonclassic symptom　577
noncommunicating hydrocephalus　828
nonfunctional　723
nonfunctioning adenoma　726
nonfunctioning pituitary adenoma　725, 728
nongonococcal urethritis　680
nonhemorrhagic infarct　832
nonhomologous end–joining pathway　243
nonimmune hydrops　131
noninfectious causes of myocarditis　389
noninfectious vasculitis　337
noninvasive　701
noninvasive（*in situ*）carcinoma　715
nonkeratinizing squamous cell carcinoma　508
nonneoplastic　592
nonoffifying fibroma（NOF）　793

nonproliferative diabetic retinopathy　873
nonproliferative disease　710
nonrhegmatogenous retinal detachment　872
nonseminomatous germ cell neoplasms　668
nonshivering thermogenesis　310
nonspecific epididymitis　664
nonspecific granulomatous prostatitis　668
nonsynovial　794
nontuberculous mycobacteria　102
nontuberculous mycobacterial lung disease　494
nonunion　783
nonviral infectious causes of myocarditis　389
norepinephrine　767
normal or low-tension glaucoma　869
normal transmitting male　120
norovirus　584
notching　363
noxious stimuli　2
NS5A protein　617
NSCLC　500
NSIP　471
nuclear–cytoplasmic asynchrony　412
nuclear factor–κB（NF–κB）　258
nuclear sclerosis　869
nucleotide excision repair system　251
nucleotide oligomer　142
numbness　813
nutmeg liver　65, 358, 637
nutrition deficiency　20
nutritional disease　271
nutritional edema　297
nutritional status　59

O

obesity　306, 307, 750
obesity gene　307
obesity-related hypertension　310
oblique palpebral fissure　114
obliterative endarteritis　334
obliterative fibrous pleuritis　493
obliterative portal venopathy　636
obstraction atelectasis　459
obstruct vascular flow　359
obstruction　359, 468, 562
obstructive biliary cirrhosis　632
obstructive jaundice　660
obstructive overinflation　465
obstructive sleep apnea　310, 479
obstructive uropathy　540
occult bleeding　599

ocular change　730
ocular complications of diabetes　756
odds ratio　172
odontogenic cyst　555
odontogenic keratocyst　555
odontogenic keratocystic tumors　893
odontogenic tumor　555
odontoma　555
odynophagia　558, 562
oligoclonal band　849
oligodendrocyte　827
oligohydramnios　123
oligomeric　851
oliguria　514
Ollier disease　788
omega–3 fatty acid　326
oncocytoma　544
oncogene　223, 805
oncogene addiction　230
oncogenesis　136
oncogenic DNA virus　237
oncology　213
oncometabolism　240, 241
oncometabolite　240
oncoprotein　228
oncos　213
ongenital lactase deficiency　579
onion skin　322
onion-skin appearance　535
onion–skin lesion　178
onychomycosis　499
open-angle glaucoma　869
ophthalmopathy　735
Opisthorchis　641
Opisthorcis species　620
opsonin　35
opsonization　35, 43, 159
optic chiasm　725
optic glioma　824
optic nerve involvement　476
optic neuritis　849
optic neuropathy　877
oral candidiasis　550, 601
oral cavity　222, 549
oral contraceptive（OC）　285
oral glucose tolerance test　746
orchitis　664, 679
organ dysfunction　85
organ system failure　292
organic solvent　279
organization　45
organizing stage　460
organochlorine　280
orthopnea　357
Osler node　382
Osler–Weber–Rendu disease　347

osmotic 602
osmotic demyelination syndrome 850
osmotic diarrhea 575, 602
osmotic fragility 400
osteitis fibrosa cystica 744, 780
osteoarthritis(OA) 310, 795, 810
osteoblast 775
osteoblastic metastasis 794
osteoblastoma 785, 810
osteochondroma 810
osteoclast 776
osteocyte 775
osteogenesis imperfecta(OI) 778
osteoid 775
osteoid matrix 302
osteoid osteoma 785, 810
osteolytic stage 781
osteomalacia 301, 302, 780
osteomyelitis 784
osteonecrosis(avascular necrosis) 783
osteopenia 778, 810
osteopetrosis 778
osteoporosis 760, 778, 810
osteoprogenitor cell 782
osteoprotegerin(OPG) 743, 776
osteosarcoma 138, 261, 785
ostium primum 360
ostium primum ASD 360
ostium secundum 360
ostium secundum ASD 360
other autoimmune disease 733
ovarian carcinoid 704
ovarian lesion 696
ovaries 700
overproduction 723
overriding aorta 362
overweight 307
owl's eye 496
oxidation 36
oxidative burst 13
oxidative stress 12, 463, 754
oxidized LDL 327
oxyntic mucosa 566
oxyphil 737
oxyphil cell 732
oxytocin 725
ozone 275

P

P. carinii 497
pack-year 501
Paget disease 23, 689, 781
Paget disease of the nipple 715
pagetoid spread 897
pain 29, 40, 708
painful 681

painless generalized lymphadenopathy 430
painless hematuria 544, 675
painless testicular mass 667
painless thyroiditis 731, 733
paired helical filament 854
palisade 893
palisading 823
palmar erythema 612
palpable abdominal mass 544
palpable masses 708
palpitation 374, 730, 752
panacinar emphysema 463
panacinar(panlobular) emphysema 462
pancarditis 379
Pancoast syndrome 504
Pancoast tumor 504
pancolitis 590
pancreas 627, 651
pancreas divisum 651
pancreas-sufficient phenotype) 103
pancreatic abnormalities 102
pancreatic abscess 655
pancreatic adenocarcinoma 751
pancreatic carcinoma 658
pancreatic duct obstruction 654
pancreatic exocrine insufficiency 103
pancreatic fibrosis 627
pancreatic insufficiency 576, 602
pancreatic intraepithelial neoplasia (PanIN) 658
pancreatic neoplasm 657
pancreatic neuroendocrine tumor (PanNET) 757
pancreatic pseudocyst 655, 657
pancreatic secretory trypsin inhibitor 651
pancreatic β-cell 746
pancreatogenic diabetes 751
pancytopenia 414
pandemic 485
paneth cell metaplasia 590
pannus 798
papilla of Vater 651
papillae 726
papillary 502
papillary fibroelastoma 392
papillary muscle dysfunction 373
papillary necrosis 530, 756
papillary renal cell carcinoma 543
papillary thyroid carcinoma 738
papillary urothelial neoplasm of low malignant potential(PUNLMP) 674
papilledema 535, 876
papilloma 214, 674
papillomatous epidermal hyperplasia 886

papular dermatosis 301
paracortical hyperplasia 418
paracrine action 228
paradoxical embolism 79, 360
paraganglioma 572, 766
parakeratosis 891
paralytic poliomyelitis 845
paraneoplastic 217
paraneoplastic disorder 817, 822, 825
paraneoplastic pemphigus 886
paraneoplastic syndrome 259, 504, 511, 744, 866, 891
parasitic infection 603
parathyroid adenoma 743
parathyroid carcinoma 743
parathyroid gland 742
parathyroid hormone(PTH) 23, 302, 742, 777
parenchyma 214, 726
parenteral transmission 194
paresthesia 813
paretic neurosyphilis 842
parietal cell 563
parietal epithelium 514
parietal pleura 474
Parkin 856
Parkinson disease(PD) 850, 856
parkinsonism 856
paronychia 499
paroxysmal 374
paroxysmal nocturnal dyspnea 357
paroxysmal nocturnal hemoglobinuria (PNH) 43, 193, 406
partial mole 706, 707
partial-thickness 291
partial thromboplastin time(PTT) 72, 441
particle 276
parvovirus 133
passenger mutation 224
passive congestion 358
passive immunity 160
passive smoke inhalation 283
patch 350
patent ductus arteriosus(PDA) 129, 359, 361
patent foramen ovale(PFO) 360
paternal allele 778
paternal imprinting 122
pathogen-associated molecular pattern (PAMP) 150
pathogenesis 1
pathologic adaptation 17
pathologic calcification 23
pathologic fracture 437
pathologic hyperplasia 19

pathology 1
pattern of intestinal microvessel 574
pattern recognition receptor 150
pauci-immune crescentic GN 525
paucity of bile duct syndrome 631
PCSK9 99
peau d'orange 67, 346
pectus excavatum 97
pedicle 785
pedunculated 592, 594
PeIN 663
pelvic inflammatory disease 679, 680
pelvic pain syndrome 668
pemphigus 886, 899
pemphigus foliaceus 886, 887
pemphigus vulgaris 886, 887
penetrating 291
penis 222, 663
peptic ulcer disease (PUD) 567
peptic ulceration 758
Peptostreptococcus 488
perforation 567, 587
periapical cyst 555
peribronchiolar fibrosis 469
pericardial disease 391
pericardial effusion 391
pericarditis 373
perichondrium 788
pericyte 318
perinatal 496, 539
perinatal brain injury 840
perinatal form 633
perineurial cell 813
perineurial-like cell 824
perinuclear haloes 544
periodontitis 549, 601
periorbital edema 68
peripartum cardiomyopathy 386
peripheral 155
peripheral demyelinating neuropathy 278
peripheral nerve sheath tumor 825
peripheral nerve system 840
peripheral neuropathy 285, 813
peripheral or afferent system 307
peripheral vasoconstriction 288
periportal 607
periportal hepatocytes 632
perivascular cells (pericytes) 544
perivascular cuffing 169
perivascular pseudorosette 864
periventricular leukomalacia 840
permanent plug 70
permeability factors 519
pernicious anemia 566, 735
peroxidation of membrane lipids 14

peroxisome proliferator–activated receptors (PPAR) 300
persistent infection 47
personalized 501
personalized therapy 140
petechia 68
Peutz–Jeghers syndrome 592
phagocyte oxidase 36
phagocytosis 35, 43
phagolysosome 35
phagophore 11
phagosome 35
pharyngeal pouch 742
phenacetin 406
phenylalanine 104
phenylalanine hydroxylase (PAH) 104
phenylketonuria (PKU) 104
pheochromocytoma 766
philadelphia chromosome 94
phimosis 663
phlebothrombosis 77
phlebotomy 627
phosphatidylinositol glycan (PIG) 406
phosphofructokinase 111
phospholipase A2 receptor (PLA2R) 521
phosphorylcholine 108
photoeczematous dermatitis 880
phyllodes 710
phyllodes tumors 710
physical agent 290
physical and chemical injury 30
physiologic adaptation 17
physiologic hyperplasia 19
physiologic hypertrophy 357
physiologic jaundice of the newborn 631
physis 776
phytochemical 296
pica 410
Pick bodies 856
Pick cells 856
Pick disease 856
pigment 22
pigment gallstone 402
pigment stone 642, 643
pigmented villonodular synovitis 805
pilar leiomyoma 808
pill-induced esophagitis 558
pilus 679
pinocytosis 22
pinwheel 793
pitting edema 68
pituitary 723, 759
pituitary adenoma 725
pituitary apoplexy 725
pituitary carcinoma 726, 728
pituitary neuroendocrine tumor 725

placenta 705
placental abnormalities 127
placental abnormality 125
placental infarction 706
Plammer syndrome 736
plaque 350, 364
plaque erosion 365
plaque formation 506
plasma cell 154
plasma cell predominance 620
plasma–derived mediator 38
plasma membrane 14
plasma protein 31
plasma unconjugated bilirubin level 398
plasmapheresis 815
plasmin 73
plasminogen 73
Plasmodium falciparum 408
Plasmodium falciparum malaria 516
Plasmodium knowlesi 408
Plasmodium malariae 408
Plasmodium ovale 408
Plasmodium vivax 408
platelet 70, 295
platelet activation 70, 72
platelet adhesion 70
platelet aggregation 71
platelet contraction 71
platelet count 441
platelet function 441
platelet plug 69
platelet–activating factor 44, 129
platelet–derived growth factor 228, 425, 782
platelets 517
platybasia 782
pleiotropy 95
pleomorphic adenoma 214, 601
pleomorphic rhabdomyosarcoma 808
pleomorphism 786
pleural effusion 459, 493
pleural exudate 505
pleural fibrosis 506
pleural plaque 474
pleuritic pain 493
pleuritis 484
plexiform neurofibroma 823
plexiform pulmonary arteriopathy 479
pluripotent mesenchymal stem cell 810
PMF 472
pneumatosis intestinalis 129
pneumoconiosis 281, 461
Pneumocystis 870
Pneumocystis jiroveci 191, 497
Pneumocystis jirovecii 870
pneumonia 292, 757

pneumothorax 488, 506
podocin 514
podocyte injury 517
podocytes 514
poikilocytosis 405
point mutation 94, 224
poliovirus 845
polyarteritis nodosa(PAN) 341, 815
polychlorinated biphenyls(PCB) 280
polycyclic hydrocarbon 280
polycystic disease 652
polycystic kidney disease 538
polycystic ovarian syndrome(PCOS) 700
polycythemia 415
polycythemia vera 423, 424, 262, 415
polydipsia 751
polygenic disorders 111
polyglutamine disease 121
polymerase chain reaction(PCR) 141, 566
polymerase(Pol) 614
polymicrogyria 831
polymorphism 90, 111, 274
polymyositis 822
polyneuropathy 825
polyostotic 782, 793
polyp 214, 508, 568
polyphagia 751
polyploid 112
polyposis 751
polyuria 540, 729, 745, 751
Pompe disease 110, 111
poor perfusion 59
poorly differentiated carcinoma 214
Porphyromonas gingivalis 549
port wine stain 347
porta hepatis 607
portal hypertension 358, 610, 611
portal－portal septal fibrosis 634
portal tract 607
portosystemic shunt 611
positive inotrope 358
post-NEC stricture 129
posterior cataracts 528
posterior lobe 723
posterior pituitary disorder 729
posterior urethral valves 531
posterior vitreous detachment 871
postherpetic neuralgia 844
postmenopausal 779
postmortem clot 77
postpartun thyroiditis 733
postpolio syndrome 845
postrenal 514
poststreptococcal GN 524

postsynaptic 817
posttranslational modification 821
posttreatment Lyme disease syndrome（PTLDS) 801
Pott disease 493, 785
Potter syndrome 123
PP cell 746
PPD 475
PPD skin test 169
Prader-Willi syndrome 122
pravastatin 823
precision medicine 140
precision (or personalized) medicine 1
precursor lesion 222, 674
preductal coarctation 363
preeclampsia 127
preformed enterotoxin 581
premature rupture of membranes(PROM) 127
prematurity 127, 129, 359
premutation 120
prenatal diagnosis 405
prerenal 514
pressure sore 59
pressure urticaria 880
presynaptic 817
presynaptic membrane 816
preterm birth 283
preterm premature rupture of membranes（PPROM) 127
pretibial myxedema 735
prevalence 796
Prevotella 488
Prevotella intermedia 549
primaquine 406
primary acinar cell injury 654
primary adenocarcinoma 699
primary adrenal neoplasm 759
primary amyloidosis 202
primary anti-phospholipid antibody syndrome 177
primary autoimmune adrenalitis 764
primary biliary cholangitis(PBC) 618, 633
primary bone cancer 794
primary center of ossification 776
primary cortical hyperplasia 759
primary effusion lymphoma 200, 431
primary electrical disorder 374
primary gastric lymphoma 602
primary gout 801
primary hemostasis 69
primary hemostatic 69
primary hyperaldosteronism 760
primary hyperparathyroidism 743, 767, 780

primary hyperplasia 743
primary hypertension 534
primary hypoadrenalism 763
primary irritant dermatitis 880
primary malnutrition 296
primary mitral valve prolapse 378, 849
primary muscle disease 818
primary myelofibrosis 423, 425
primary neoplasm 392
primary parathyroid hyperplasia 743
primary pericarditis 391
primary prevention 311
primary pulmonary hypertension 479
primary Raynaud phenomenon 345
primary sclerosing cholangitis 635, 645
primary spongiosa 778
primary syphilis 676
primary union 56
Prinzmetal angina 364, 366
prion disease 851
prion protein(PrP) 851
proangiogenic molecule 754
procallus 782
procoagulant activity 754
procoagulant change 75
profibrogenic molecule 754
prognathism 727
programmed cell death 4
progressive heart failure 374
progressive massive fibrosis 472
progressive multifocal leukoencephalopathy(PML) 845, 850
progressive primary tuberculosis 491
progressive pulmonary tuberculosis 492
progressive supranuclear palsy 858
prolactin 723, 726
prolactin-secreting lactotroph adenoma 726
prolactinoma 726
proliferation 717
proliferation center 428
proliferative diabetic retinopathy 873
proliferative disease with atypia 710
proliferative disease without atypia 710
proliferative endarteritis 677
proliferative GN 524
proliferative vitreoretinopathy 872
prolyl hydroxylase 305
promoter 89, 254
prone position 131
proopiomelanocortin 724, 728
propagation 78
prostacyclin(PGI2) 74
prostaglandin 38, 39, 794
prostate 668

prostatic specific antigen (PSA) 262, 672
prostatitis 668
protease 463
protease-activated receptor (PAR) 44, 70
protease inhibitor 628
protein 22
protein C 74
protein enegy malnutrition (PEM) 297
protein kinase C 754
proteinuria 513
proteoglycan 57
Proteus 673
Proteus vulgaris 541
prothrombin time (PT) 72, 440
proto-oncogene 223
protozoa 585
protozoal infection 603
provisional calcification 304
proximal distal interphalangeal joint 796
prurigo nodularis 885
pruritus 611
psammoma body 701, 739
PSC 635
pseudo-horn cyst 891
pseudoarthrosis 783
pseudogout 627, 801, 803
pseudohypertrophy 820
pseudomembrane 497, 584
pseudomembranous colitis 583
Pseudomonas 104
Pseudomonas aeruginosa 102, 292, 469, 483, 885
Pseudomonas spp. 487
pseudomyxoma peritonei 600, 702
pseudophakic bullous keratopathy 869
pseudopolyp 590
pseudopyloric metaplasia 590
pseudotumor cerebri 301
psoriasis 883, 898
PTEN 899
PTH-like peptide 794
PTH-like polypeptide (PTHrP) 744
ptosis 817
pulmonary anthracosis 472
pulmonary capillaritis 343
pulmonary change 102
pulmonary edema 68, 131
pulmonary embolism 377, 477
pulmonary hemorrhage syndromes 479
pulmonary hypertension 358
pulmonary infection 480
pulmonary interstitium 459
pulmonary mucormycosis 499
pulsating hematoma 333

pulseless disease 340
pump failure 373
puncture wound 291
pure cholesterol stone 643
pure red cell aplasia 414
purely blastic 794
purely lytic 794
purified protein derivative 475
purpura 68
purulent exudate 32
purulent sputum 468
purulent urethral discharge 679
pus 6, 32
pyelonephritis 529, 756
pyknosis 5
pyogenic bacterium 45
pyogenic granuloma 347, 550, 601
pyogenic osteomyelitis 784
pyonephrosis 530
pyopneumothorax 506
pyrin 204
pyrogen 52
pyroptosis 10
pyuria 530

Q

quasispecies 615
quiescence 236
quinsy 507

R

RA 796
rabies 845
radial growth phase 896
radiation 293, 725, 737
radiation absorbed dose 293
radiation enterocolitis 575
radiation pneumonitis 474
radiation therapy 558
radicular cyst 555
radiofrequency ablation 785
radon 276, 295
ragged red fiber 821
Ranke complex 491
raphe 377
rapid progressor 198
rapidly progressive glomerulonephritis (RPGN) 513
RAS 899
Raynaud phenomenon 180, 345
RB 502
reactive arthritis 582, 799
reactive leukocytosis 416
reactive lymphadenitis 32
reactive oxygen intermediate 35

reactive oxygen species (ROS) 12, 35, 274, 368, 624, 753, 815
reactive systemic amyloidosis 204
receptor editing 171
reciprocal somatic chromosomal translocation 805
recognition 30
recruitment 30, 71
recurrence 262
recurrent herpetic stomatitis 550
recurrent infection 438
recurrent respiratory papillomatosis 508
red cell 397
red cell disorder 397
red cell distribution width (RDW) 398
red hepatization 483
red infarct 81
red neurons 827
red thrombus 77
redness 29
reduced penetrance 96
reflux nephropathy 531
refractory sprue 579
regeneration 30, 53
regenerative parenchymal nodule 610
regional enteritis 587
regulation 30
regulation of blood pressure 513
regulatory T cell (Treg) 171
regulatory T lymphocyte 152
regurgitation 377, 380
rejection 394
relapses 849
relapsing-remitting MS 849
relative insulin deficiency 746
relative risk 172
release reaction 70
remission 849
remodeling 56
removal 30
remyelination 813
renal atherosclerosis 755
renal cell carcinoma 542
renal dysplasia 538
renal failure 23, 292
renal hypercalciuria 541
renal ischemia 259
renal lesions 344
renal or ureteral colic 541
renal osteodystrophy 745
renal stones 540, 541
renal vascular insufficiency 756
renin 320
renin-angiotensin 760
repair 30
reperfusion 370

reperfusion injury　370
replicative senescence　24
reprogramming　20
resolution　46
resorption pit　776
respiratory alkalosis　287
respiratory bronchiole　459
respiratory bronchiolitis　477
respiratory burst　13, 36
respiratory disease　274
respiratory distress syndrome (RDS)　128
respiratory failure　460
restrictive cardiomyopathy (RCM)　384, 388
restrictive pulmonary disease　475
RET proto-oncogene　768
reticulate body　680
reticulin　726
retinal　299
retinal detachment　872
retinal glial hamartoma　867
retinitis　476, 875
retinitis pigmentosa　540
retinoblastoma gene (RB)　726
retinoblastoma (RB)　136, 138, 222, 233
retinoic acid　299
retinoic acid receptor (RAR)　300
retinoic x receptor (RXR)　300
retinoid　299
retinol-binding protein (RBP)　300
retinopathy　755
retinopathy of prematurity　129
retrograde transport　581
retrolental fibroplasia　129
retroperitoneal fibrosis　673
retroplacental hemorrhage　706
reverse transcription (RT)　141
reversible　1
rhabdomyoma　392, 807
rhabdomyosarcoma　136, 794
rhegmatogenous retinal detachment　872
rheumatic fever　379
rheumatic heart disease　379
rheumatoid arthritis　418, 796, 810
rheumatoid factor　797
rheumatoid nodule　798
rhinocerebral　499
rickets　302, 780
Riedel thyroiditis　182, 734
right dominant heart　368
right-sided colon cancer　598
right sided heart failure　358
right-to-left shunt　359
right-to-left shunting　478
right ventricular hypertrophy　361
right ventricular infarction　373

rimmed vacuole　822
ring abscess　382
ring chromosome　114
ring sideroblasts　423
RNA-induced silencing complex (RISC)　91
RNA splicing factors　422
Robertsonian translocation　113
rod cell　828
Rokitansky-Aschoff sinus　644
rolling　32
rose spot　583
Rosenthal fiber　827
rosette　864
rotavirus　585
Roth spot　382
rouleaux　52
rounded face (moon face)　760
RT-PCR　142
rubella virus　127
rupture　317, 365
rupture of membranes (ROM)　127
Russell body　22
ryanodine receptor　821

S

S. aureus　381
S. enteritidis　583
saccular aneurysm　333, 835
sacrococcygeal teratoma　135
saddle embolus　478
Salmonella　583
Salmonella enteritidis　583
Salmonella paratyphi　583
Salmonella typhi　583, 620
saltatory conduction　813
salty　100
salvage pathway　801
sarcoidosis　23, 475
sarcoma　214
sarcoma botryoides　807
sarcomatous　507
sarcomere　818
sarcoplastic reticulum　821
saw-toothing　884
scaffold for tissue renewal　57
scar　48, 55, 56, 58, 60
scar formation　53, 369
scarring　30
scavenger receptor　99, 329
Schaumann body　475
Schiller-Duval body　667
Schistosomiasis　479, 620
Schwann cell　137, 813
schwannoma　571
Schwannoma　823

scirrhous tumor　215
SCLC　500
sclerodactyly　180
scleroderma　180
scotomas　535
scrofula　493
scrotum　664
scurvy　57, 304
seborrheic keratosis　890, 899
second cancer　295
second-degree heart block　374
second-hand smoke　281
second messenger　228, 723
secondary adrenocortical insufficiency　764
secondary amyloidosis　202, 290
secondary anti-phospholipid antibody syndrome　177
secondary center of ossification　776
secondary gout　801
secondary hemochromatosis　405
secondary hemostasis　69, 70
secondary hemostatic plug　71
secondary hyperaldosteronism　67, 761
secondary hyperparathyroidism　23, 745, 780
secondary hypoadrenalism　763
secondary infection　298
Secondary mitral valve prolapse　378
secondary neuropathic change　818
secondary osteoarthritis　782
secondary progressive MS　849
secondary Raynaud phenomenon　345
secondary syphilis　676
secondary union　56
secretion　464
secretion of ectopic ACTH　759
secretory　602
secretory diarrhea　575, 581, 603
segmental capillary necrosis　525
segmental demyelination　813
segmental transmural necrotizing inflammation　341
seizure　104, 745, 824
selectin　32
selective proteinuria　519
self tolerance　160, 748
sella turcica　723
seminoma　215, 665, 668
senescence　236, 894
senile　779
senile cardiac amyloidosis　205
senile osteoporosis　779
sensorineural deafness　528
sentinel lymph node　219
sentinel node biopsy　717

sepsis 53, 127, 292
septic 81, 784
septic embolism 488
septic infarct 81, 382
septic shock 53, 82, 292
septum primum 360
septum secundum 360
sequence 123
sequestrum 784
seroanguineous 391
seronegative spondyloarthropatis 799
serous 391
serous carcinoma 697
serous cystadenomas 657
serous endometrial intraepithelial carcinoma(SEIC) 697, 719
serous fluid 652
serous inflammation 45
serous tubal intraepithelial carcinoma (STIC) 699
serous type 697
serrated adenoma 593
Sertoli cell 665, 719
serum 398
serum ferritin 409
sessile 591, 594
sessile serrated adenoma 594, 603
sessile serrated lesion(SSL) 594
sever combined immuno deficiency(SCID) 188
severe acute malnutrition(SAM) 297, 313
sex–hormone–binding globulin(SHBG) 311
sex steroid 758
sexual transmission 194
sexually transmitted infection(STI) 675
shagreen patches 867
Sheehan postpartum pituitary necrosis 443
Sheehan syndrome 728, 768
sheet 554, 726
shift to the left 52
Shiga toxin-mediated hemolytic uremic syndrome(HUS) 536
Shigella 581
Shigella dysenteria 582
Shigella dysenteriae 536
shingles 844
shock 82, 574
shock lung 86
short stature homeobox 118
shunt 359
SIADH 504
sialadenitis 553, 601
sialolithiasis 553

sicca syndrome 179, 476
sick sinus syndrome 374
sickle cell anemia 400, 530
sickle cell crisis 783
sickle cell disease 366, 637
sickle cell trait 401
sickle hemoglobin 400
sievert(Sv) 293
signal–transducing protein 229
signet ring cell 570
silent adenoma 726
silent infarct 372
silica 281
silicosis 48, 472
silicotic nodule 473
simple(capillary)lymphangioma 348
simple coal worker's pneumoconiosis 472
simple cysts 538, 710
simple karyotype 805
simvastatin 823
single-nucleotide polymorphisms(SNP) 90
sinoatrial node 374
sinus histiocytosis 418
sinus of Valsalva 378
sinus venosus ASD 360
sinusoid 607
sinusoidal obstruction syndrome 637
sister chromatid 112
situ 665
Sjögren syndrome 179, 647
skeletal change 744
skeletal deformity 405
skin–homing 882
skin infection 499
skin lesion 298, 476
skin test anergy 489
skip lesion 589
skip metastasis 219
skipping 820
slit diaphragm 514
slit hemorrhage 837
slow–twitch 817
small artery 317, 341
small bowel 298
small cell carcinoma 504, 729
small cell carcinoma of the lung 759
small–cell lung cancer 500
small interfering RNA(siRNA) 92
small–intestinal adenocarcinoma 578
small intestine 572
small lymphocytic leukemia(SLL) 428
smegma 663
smoker's macrophage 477
smoking–related interstitial disease 477

smooth ER 3
smudge cell 428
soap bubble 842
soft callus 782
soft tissue 805
soft tissue tumor 805
solar elastosis 891
solar keratosis 891
solid 794
solidification 483
solitary 737
solitary nodule 736
solitary rectal ulcer syndrome 592
somatic driver mutation 805
somatic mutation 726
somatostatin 724, 746
somatotroph 723
space of Disse 607
spasm 366, 574, 817
spasmus 796
specific 37
spectrin 96, 399
spermatocytic seminoma 666
spermatocytic tumor 666
spherocyte 399
spherocytosis 407
sphincter of Oddi 654
sphingolipid 105
sphingomyelin 108
spider angioma 612
spider cell 392
spider telangiectasia 347
spikes 526
spina bifida occulta 830
spinal and bulbar muscular atrophy (Kennedy disease) 860
spinal muscular atrophy(SMA) 860
spindle cell 572, 808, 871
spinocerebellar ataxia(SCA) 859
spleen 476
splenectomy 400
splenic infarcts 424
splenomegaly 397, 400, 422, 426
splinter 382
spongelike appearance 539
spongiform pustule of Kogoj 884
spongiosa layer 379
spongiosis 882
spongiotic dermatitis 882
spontaneous abortion 283
sporadic 735, 739, 803, 823
sporadic Creutzfeldt-Jakob disease(sCJD) 851
sporadic goiter 735
sporadically 742
spread by seeding 219

spur cell 579
squamatization 884
squamous cell carcinoma 214, 500, 503, 551, 561, 663, 664, 689, 690, 891
squamous cell carcinoma *in situ* 892
squamous dysplasia 562
squamous metaplasia 300, 301
squamous papilloma 508
SRY 97
stable 364
stable angina 331, 364, 366
stage 259, 806
staghorn calculus 541
stalk effect 727
Staphylococcus aureus 102, 290, 292, 468, 483, 553, 620, 885
stasis 32
stasis thrombus 77
statin 326
status asthmaticus 468
status spongiosus 852
steatohepatitis 621, 623, 624
steatorrhea 576
steatosis 21, 102, 608, 621, 624
stellate abscess 680
stellate cell 300
stenosis 377, 395
steroid 59, 723
steroid myopathy 823
stomach 563
storiform 793
strabismus 817
strand 554
strangulation 574
streak ovary 118
streptococcal exotoxin B 524
Streptococcus pneumoniae 482, 840
Streptococcus pyogenes 488, 885
Streptococcus viridans 381, 553
stress ulcer 564
stroke 831
stroma 214
stromal edema 869
stromal type 139
Strongyloides 585
struvite 541
"stuck-on" appearance 891
stunned myocardium 367
Sturge–Weber syndrome 347
subacute 381, 784
subacute change 832
subacute combined degeneration of the spinal cord 847
subacute cutaneous lupus erythematosus 178
subacute endocarditis 381

subacute granulomatous thyroiditis 733
subarachnoid 839
subcapsular infarcts 426
subchondral infarct 783
subcutaneous edema 67
subdural 839
subdural empyema 847
subendocardial infarct 365
subendocardial infarctions 369
subependymal giant cell astrocytoma (SEGA) 866
subepidermal blister 890
subepithelial deposits 521
subfalcine (cingulate) herniation 829
subperiosteal abscess 784
subpulmonic stenosis 362
subspecies 615
succinylcholine 821
sudden cardiac death (SCD) 331, 364, 374, 395
sudden infant death syndrome (SIDS) 125, 130
sudden unexpected infant death (SUID) 130
sulfhydryl group 277
sulfonamide 406
sulfur dioxide 276
superantigen 85
superficial papillary tumors 674
superficial vein 345
superinfection 617
superior vena cava syndrome 346, 736
supernumerary digit 777
supersaturation 541
supine position 131
suppurative 391, 468
suppurative arthritis 784
suppurative cholangitis 631
suppurative pleuritis 505
suprabasal acantholytic blister 887
supraventricular 374
supraventricular tachyarrhythmia 373
surfactant 128
surfactant-associated protein 128
surgery 725
surgical ablation 745
sustained carpopedal spasm 745
swan–neck deformity 798
sweating 752
swelling 29
swollen 464
sympathetic ophthalmia 871
synaptic 817
synaptic cleft 816
synarthrosis 794
synchronously 767

syncope 374
syncytial 508
syndactyly 777
syndrome of inappropriate secretion of antidiuretic hormone 504, 729
synovial 794
synovial cyst 804
synovial lining 804
synovial sarcoma 805, 809, 811
synoviocyte hyperplasia 797
synthesis 801
syphilis 676
syphilitic aortitis 678
systemic acute–phase response 42
systemic hypertension 355
systemic inflammatory response syndrome (SIRS) 53
systemic (left-sided) hypertensive heart disease 375
systemic lupus erythematosus 174, 383, 525, 735
systemic miliary tuberculosis 493
systemic sclerosis 180
systemic vasculitides 602
systemic vasculitis 815
systolic dysfunction 355

T

T cell–mediated (type IV) hypersensitivity 162
T-cell receptor (TCR) 151
T cell region 418
T follicular helper (Tfh) cell 159
T lymphocytes 517
T. pallidum 677, 678
T. vaginalis 690
T_3 toxicosis 730
tabes dorsalis 842
tachycardia 288, 366, 374, 730, 753, 821
tachypnea 821
taenia coli 586
Taenia solium 846
Takayasu arteritis 340, 341
tall columnar epithelial cell 701
Tamm-Horsfall protein 533
target cell 405
targeted therapy 230
targetoid 882
tau 854
Tay-Sachs disease 96, 107
teardrop 415
telangiectasia 180, 347, 893
telomerase 24
telomere 24, 89, 243
telomeropathies 25

tendon sheath 804
tenosynovial giant cell tumor 804
tense subepidermal bulla 888
teratogenesis 136
teratogenic 293
teratoma 134, 214, 667, 703
terminal bronchiole 459
terminal digestion 576
terminal ileum 589
tertiary 743
tertiary hyperparathyroidism 745
tertiary lymphoid organ 50
tertiary syphilis 677
testicular atrophy 117
testicular enlargement 422
testicular neoplasms 665
testicular tuberculosis 664
testosterone 724, 762
tetanus toxin 817
tetany 745, 821
tetralogy of Fallot 361
TGF-β 126
Th17cell 37
thalassemia 397
thalidomide 125
thanatophoric dysplasia 778
the American Joint Committee on Cancer Staging 260
therapeutic 263
thermal injury 290
thermogenesis 309
thiamine deficiency 847
thin basement membrane disease 528
third-degree heart block 374
thoracic aortic aneurysm 335
thoracic duct 318
thrill 363, 377
thrombin 70
thromboangiitis obliterans 344
thrombocytopenia 295, 412
thromboembolism 374
thrombomodulin 74
thrombophlebitis 346
thrombosis 65, 74, 636
thrombotic infarction 832
thrombotic microangiopathy 444, 517, 532, 534, 536
thrombotic occlusion 832
thrombotic thrombocytopenic purpura (TTP) 444, 536
thromboxane A_2 (TXA$_2$) 71
through 820
thrush 498, 550
thunderclap headache 835
thymic hyperplasia 448
thymoma 448

thyroglobulin 729
thyroid 729
thyroid autonomy 737
thyroid carcinoma 736
thyroid dysgenesis 731
thyroid hormone receptor (TR) 729
thyroid myopathy 730
thyroid neoplasm 736
thyroid nodule 736
thyroid-stimulating hormone (TSH) 724
thyroid-stimulating hormone (TSH) producing adenoma 728
thyroid storm 730
thyroiditis 731
thyrotoxic myopathy 823
thyrotoxicosis 729, 823
thyrotroph 724, 728
thyrotropin 729
thyrotropin-releasing hormone (TRH) 731
thyrotropin (TSH) receptor antibody 734
thyroxine 723, 729, 823
tight junction 129
tinea 886
tingible body macrophage 418
tingling 745, 815
tip of dermal papillae 890
tissue damage 489
tissue deposition of hemosiderin 627
tissue factor 69
tissue factor pathway inhibitor (TFPI) 74
tissue hypersensitivity 489
tissue necrosis 30
tissue repair 30
tissue stem cell 54
TLR defect 193
TNM system 260
tolerance 170
Toll-like receptor (TLR) 30, 150
tonsillar herniation 830
tophus 802
torsion 664
totipotential germ cell 215
toxic adenoma 737
toxic gain-of-function 121
toxic megacolon 590
toxic multinodular goiter 736
toxic shock syndrome 85
toxicology 274
toxin 2, 565
toxoplasma 126
Toxoplasma gondii 200, 389, 846
toxoplasmosis 418, 705, 870
TP53 502, 899
trachea 459

trachoma 867
transcervical infection 126
transcription factors 423
transdifferentiation 20
transepithelial transport 576
transferrin 410
transformation zone 690, 693
transforming growth factor-α 229
transforming growth factor-β 58, 97, 753, 782
transforming growth factor-β signaling 237
transfusion-related acute lung injury 447
transient thyrotoxicosis 733
translocation 113
transmigration 34
transmural infarct 368, 369
transplacental infection 126
transplacental spread 840
transplantation 514
transplantation-associated KS 350
transposition of the great arteries 362
transposons 89
transtentorial (uncinate) herniation 829
transthyretin 204
transudate 32, 66, 358
trauma 30
traumatic neuroma 825
trematode 585
trench fever 349
Treponema 126
Treponema pallidum 127, 620, 676, 687, 842
triangle cell 408
trichinosis 389
Trichomonas 127
Trichomonas vaginalis 680, 690
triiodothyronine (T$_3$) 729
trinucleotide (triplet) repeat mutation 94
trisomy 112
trisomy 21 114
trophoblast 667
tropical enteropathy 579
tropical sprue 579
tropoelastin 97
Trousseau syndrome 78, 660
truncal obesity (central obesity) 760
trypanosoma 390
Trypanosoma cruzi 389, 556
tuberculin 169
tuberculin conversion 489
tuberculin reaction 169
tuberculoma 842
tuberculosis 757, 764

tuberculous empyema 493
tuberculous laryngitis 507
tuberous sclerosis 807, 866
tubular 594
tubular carcinoma 717
tubules 513
tubulointerstitial nephritis 513, 529, 531
tubulointerstitial pattern 184
tubulovillous 594
tumor 213
tumor antigen 219
tumor lysis syndrome 802
tumor marker 668
tumor necrosis 699
tumor necrosis factor(TNF) 40
tumor suppressor gene 223, 697, 805
tumor-like lesion 347
tumors 867
Turcot syndrome 595
Turner syndrome 117
two-hit hypothesis 233
type 1 autoimmune pancreatitis 656
type Ⅰ carcinoma 700
type Ⅰ collagen 775
type 1 diabetes 735, 746
type Ⅰ IgE-mediated hypersensitivity reaction 466
type I MPGN 522
type 1 neurofibromatosis 766
type Ⅱ carcinoma 700
type 2 diabetes 746
type Ⅱ pneumocytes 128
type Ⅲ hypersensitivity 162, 526
type A dissection 337
type A personality 327
typhoid fever 583
typhoid nodule 583
typical angina 366
typical carcinoid 505
tyrosinase 248
tyrosine 104

U

ubiquitin-specific protease 8 (USP8) 726
ubiquitin-proteasome pathway 20
UIP 470
ulcer 46, 681
ulcerated lesions 344
ulceration 284, 365
ulcerative colitis 587, 603
ulcerative proctitis 590
ulcerative proctosigmoiditis 590
ultimate carcinogen 253
ultraviolet(UV) 173, 293
underproduction 723

undifferentiated carcinoma 214, 508
undifferentiated pleomorphic sarcoma 805, 809, 811
unencapsulated 482
unfavorable lyonization 406
uniparental disomy 122
unsheltered persons 296
unstable 364
unstable angina 364, 366, 395
unstable plaque 329
upper respiratory tract 480
urate 810
urate crystal 802
Ureaplasma urealyticum 127, 680, 690
urease 565
uremia 391, 514
ureter 673
ureteropelvic junction(UPJ) obstruction 673
urethra 673
urgency 530
uric acid and cystine stones 541
urinary frequency 679
urinary gonadotropin 117
urinary space 514
urinary tract infection(UTI) 529
urokinase plasminogen activator 246
urolithiasis 540, 541
urticaria 879, 898
urushiol 881
usual interstitial pneumonia 470
uterus 694
uvea 870
uveal melanoma 871
uveitis 870

V

vacuolar degeneration 3
vagina 689
vaginal discharge 680
vaginitis 498
valproic acid 126
valve vegetation 366
valvular stenosis 380
vanillylmandelic acid(VMA) 138, 767
variable expressivity 96
variant angina 366
variant Creutzfeldt-Jakob disease(vCJD) 852
varicella-zoster virus(VZV) 844
varicose ulcer 345
varicose vein 345
varix 556
vasa vasorum 317
vascular congestion 32

vascular damage 294
vascular dementia 837
vascular endothelial growth factor 56, 129, 543, 753
vascular fragility 441
vascular pattern 184
vascular smooth muscle cell 320, 754
vasculitis 167, 366
vaso-occlusive crisis 402
vasoconstriction 317, 365
vasoconstrictive drug 574
vasodilation 31, 317
vasogenic edema 828
vasospatic angina 364
vegetation 78, 381
vein 317, 318
velcro-like 471
velocardiofacial syndrome 116
veno-occlusive disease 637, 647
venous angioma 837
venous leg ulcer 59
venous obstruction 602
venous thrombus 77
ventilator-associated pneumonia 487
ventricular aneurysm 374
ventricular dilatation 18
ventricular fibrillation 367, 373, 374
ventricular premature contraction 373
ventricular septal defect(VSD) 359
ventricular tachycardia 373
Verocay body 823
verruca 380
verruca palmaris 886
verruca plana 886
verruca plantaris 886
verruca vulgaris 886
verruca(wart) 886
verrucous 886
verrucous carcinoma 663
verrucous endocarditis 78
vertical growth phase 896
vesicoureteral orifice 530
vesicoureteral reflux(VUR) 530
vessal spasm 364
vestibular nerve 823
Vibrio 581
Vibrio cholera 580
villous 594
villous adenoma 222
villous atrophy 577
VIN 687
vinculin 797
vinyl chloride 281
viral hepatitis 607
viral infection 418
viral pneumonia 510

viral set point　198
viral sialadenitis　553
Virchow triad　74
virilization　762
virilizing syndrome　758
visceral epithelium　514
visual field abnormality　725
visual impairment　439
vitamin A　126
vitamin B12　398
vitamin D-related disorder　23
vitamin K　444
vitamin K derivative　406
VLDL　99
vocal cord nodule　508
volume depletion　764
volvulus　572
vomiting　105
von Gierke disease　110
von Hippel–Lindau（VHL）disease　134, 348, 657, 766
von Willebrand disease　445
von Willebrand factor（vWF）　441
vulnerable　352
vulnerable plaque　332
vulva　222, 687
vulvar intraepithelial neoplasia（VIN）　689, 718
vulvitis　687

W

WAGR syndrome　138
Waldenström macroglobulinemia　438
Wallerian degeneration　813
Warburg effect　239
water–clear cell　745
Waterhouse–Friderichsen syndrome　84, 443, 763
watershed zone　574
weakening　317
wear–and–tear　22
Wegener granulomatosis　343, 480
Weibel-Palade body　445
weight gain　760
weight loss　576
well–differentiated liposarcoma　806
well–differentiated neuroendocrine tumor　604
Werner syndrome　24
Wernicke encephalopathy　847
Wernicke-Korsakoff syndrome　285, 847
West Nile virus　843
wet gangrene　6
wet macular degeneration　44
wet（neovascular）AMD　874
wheal　879
Whipple disease　413
white adipose tissue（WAT）　310
white cell disorder　397
white infarct　81
Wickham stria　884
Wilms tumor　136, 138, 542, 544, 794
Wilson disease　627
wire-loop structures　526
Wiscott–Aldrich syndrome　191
withdrawal symptoms　290
woven bone　775, 794
wrist drop　278

X

X–linked　406
X–linked agammaglobulinemia（XLA）　190
X–linked disorder　97, 825
X–linked hyper-IgM syndrome　158
X–linked SCID（X–SCID）　189
xenobiotics　274
xeroderma pigmentosum　251, 255, 891
xerophthalmia　301
xerosis conjunctiva　301
xerostomia　179, 553

Y

Yersinia　581
yolk sac tumor　666
YY peptide YY（PYY）　307

Z

zebra body　108
Zika virus　125, 815, 843
Zollinger–Ellison syndrome　563, 567, 767
zona fasciculata　758
zona glomerulosa　758
zona reticularis　758
Zuckerkandl　766
zygomycetes　499
zymogen granule　651

監訳者略歴

豊國 伸哉（とよくに しんや）

1985 年 3 月	京都大学医学部卒業
1985 年 5 月	天理よろづ相談所病院ジュニアレジデント
1990 年 9 月	米国 Food and Drug Administration 博士研究員
1991 年 3 月	京都大学大学院医学研究科修了
1992 年 10 月	京都大学医学部病理学教室第一講座助手
1993 年 4 月	同上　講師
1995 年 4 月	京都大学大学院医学研究科基礎病態学講座病態生物医学講師
1998 年 6 月	京都大学大学院医学研究科基礎病態学講座病態生物医学助教授／准教授
2008 年 7 月	名古屋大学大学院医学系研究科病理病態学講座生体反応病理学／分子病理診断学教授

高橋 雅英（たかはし まさひで）

1979 年 3 月	名古屋大学医学部卒業
1983 年 3 月	名古屋大学大学院医学研究科修了
1983 年 4 月	ハーバード大学医学部 Dana-Farber 癌研究所 Research Fellow
1985 年 11 月	愛知県がんセンター研究所研究員
1990 年 4 月	名古屋大学医学部病理学第 2 講座助手
1995 年 6 月	同上　助教授
1996 年 7 月	同上　教授
2000 年 4 月	名古屋大学大学院医学系研究科病理病態学講座教授
2003 年 4 月	名古屋大学大学院医学系研究科附属神経疾患・腫瘍分子医学研究センター・センター長（分子病理学分野教授）
2012 年 4 月	名古屋大学大学院医学系研究科長・医学部長
2017 年 4 月	名古屋大学理事・副総長
2020 年 4 月	藤田医科大学　特命教授

ロビンス基礎病理学　原書 11 版
──電子書籍（日本語・英語版）付

2011 年 9 月 15 日	原書 8 版初刷	発行
2014 年 8 月 30 日	原書 9 版初刷	発行
2018 年 12 月 10 日	原書 10 版初刷	発行
2025 年 1 月 20 日	原書 11 版初刷	発行

原著者　Vinay Kumar, Abul K. Abbas, Jon C. Aster, Andrea T Deyrup, Abhijit Das

監訳者　豊國 伸哉（とよくに しんや），高橋 雅英（たかはし まさひで）

発行所　エルゼビア・ジャパン株式会社
　　　　〒 106-0044　東京都港区東麻布 1-9-15　東麻布 1 丁目ビル
　　　　編集：電話 03-3589-5024 ／ FAX 03-3589-6364

発売所　丸善出版株式会社
　　　　〒 101-0051　東京都千代田区神田神保町 2-17
　　　　神田神保町ビル 6 階
　　　　営業：電話 03-3512-3256 ／ FAX 03-3512-3270
　　　　https://www.maruzen-publishing.co.jp

© 2025 Elsevier Japan KK. Printed in Japan
本書の複製権・翻訳権・上映権・譲渡権・公衆送信権（送信可能化権を含む）はエルゼビア・ジャパン株式会社が保有します。
本書のコピー，スキャン，デジタル化等の無断複製は著作権法上の例外を除き禁じられています。違法ダウンロードはもとより，代行業者等の第三者によるスキャンやデジタル化はたとえ個人や家庭内での利用でも一切認められていません。著作権者の許諾を得ないで無断で複製した場合や違法ダウンロードした場合は，著作権侵害として刑事告発，損害賠償請求などの法的措置をとることがあります。

JCOPY　〈(一社)出版者著作権管理機構委託出版物〉
本書の無断複写は著作権法上での例外を除き禁じられています．複写される場合は，そのつど事前に，(一社)出版者著作権管理機構（電話 03-5244-5088，FAX 03-5244-5089，e-mail: info@jcopy.or.jp）の許諾を得てください．

本書の内容に関するお問い合わせは，発行所であるエルゼビア・ジャパン株式会社へご連絡下さい．

組　　版：株式会社ビーコム
印刷・製本：株式会社アイワード

ISBN 978-4-621-30862-2　C3047　　　　Printed in Japan